W0262453

HANDBUCH DER HAUT- UND GESCHLECHTSKRANKHEITEN

J. JADASSOHN

ERGÄNZUNGSWERK

BEARBEITET VON

J. ALKIEWICZ · R. ANDRADE · R. D. AZULAY · H. J. BANDMANN · L. M. BECHELLI · M. BETETTO
H. H. BIBERSTEIN · R. M. BOHNSTEDT · G. BONSE · S. BORELLI · W. BORN · O. BRAUN-FALCO
W. BURCKHARDT · J. CABRÉ · F. T. CALLOMON · C. CARRIÉ · H. CHIARI · G. B. COTTINI · R.
DOEPFMER · CHR. EBERHARTINGER · H. EBNER · G. EHRMANN · F. FEGELER · E. FISCHER
H. FLEISCHHACKER · H. GÄRTNER · O. GANS · M. GARZA TOBA · P. E. GEHRELS · H. GÖTZ · L.
GOLDMAN · H. GOLDSCHMIDT · A. GREITHER · H. GRIMMER · P. GROSS · TH. GRÜNEBERG · J.
HÄMEL · D. HARDER · W. HAUSER · E. HEINKE · H.-J. HEITE · S. HELLERSTRÖM · A. HENSCH-
LER-GREIFELT · J. J. HERZBERG · G. von der HEYDT · G. E. HEYDT · H. HILMER · H. HOBITZ
H. HOFF · G. HOPF · O. HORNSTEIN · L. ILLIG · W. JADASSOHN · M. JÄNNER · R. KADEN
K. H. KÄRCHER · FR. KAIL · K. W. KALKOFF · W. D. KEIDEL · PH. KELLER · J. KIMMIG
G. KLINGMÜLLER · N. KLÜKEN · A. G. KOCHS · FR. KOGOJ · G. W. KORTING · E. KRÜGER-
THIEMER · H. KUSKE · F. LATAPI · H. LAUSECKER† · P. LAVALLE · A. LEINBROCK · K.
LENNERT · G. LEONHARDI · W. F. LEVER · P. G. LIEBALDT · W. LINDEMAYR · K. LINSER · H.
LÖHE† · L. J. A. LOEWENTHAL · A. LUGER · E. MACHER · F. D. MALKINSON · J. T. McCARTHY
K. MEINICKE · W. MEISTERERNST · N. MELCZER · A. M. MEMMESHEIMER · J. MEYER-ROHN
G. MIESCHER† · P. MIESCHER · A. MUSGER · TH. NASEMANN · FR. NEUWALD · G. NIEBAUER
H. NIERMANN · W. NIKOLOWSKI · F. NÖDL · B. OSTERTAG · F. PASCHER · R. PFISTER · K.
PHILIPP · A. PILLAT · H. PINKUS · W. POHLIT · H. PORTUGAL · M. I. QUIROGA · W. RAAB
R. V. RAJAM · B. RAJEWSKY · J. RAMOS E SILVA · H. REICH · R. RICHTER · G. RIEHL · H. RIETH
H. RÖCKL · ST. ROTHMAN · S. A. P. SAMPAIO · R. SANTLER . E. SCHEICHER-GOTTRON · C.
SCHIRREN · C. G. SCHIRREN · H. SCHLIACK · W. SCHMIDT · R. SCHMITZ · W. SCHNEIDER
U. W. SCHNYDER · H. E. SCHREINER · H. SCHUERMANN† · K.-H. SCHULZ · R. SCHUPPLI · J.
SCHWARZ · M. SCHWARZ-SPECK · H. P. R. SEELIGER · R. D. G. PH. SIMONS · J. SÖLTZ'SZÖTS
C. E. SONCK · H. W. SPIER · R. SPITZER · D. STARCK · Z. STARY · G. K. STEIGLEDER . H.
STORCK · G. STÜTTGEN · A. SZAKALL† · J. TAPPEINER · J. THEUNE · W. THIES · G. VELT-
MAN · J. VONKENNEL · F. WACHSMANN · G. WAGNER · W. H. WAGNER · E. WALCH . R.
WEHRMANN · K. WEINGARTEN · G. G. WENDT · A. WIEDMANN · H. WILDE · A. WINKLER
D. WISE · A. WISKEMANN · P. WODNIANSKY · KH. WOEBER · H. WÜST · K. WULF · J.
ZEITLHOFER · J. ZELGER · P. ZIERZ · M. ZINGSHEIM

HERAUSGEGEBEN GEMEINSAM MIT

R. DOEPFMER · O. GANS · H. GÖTZ · H. A. GOTTRON · J. KIMMIG · A. LEIN-
BROCK · G. MIESCHER† · TH. NASEMANN · C. G. SCHIRREN · U. W.
SCHNYDER · H. SCHUERMANN† · H. W. SPIER · G. K. STEIGLEDER · H.
STORCK · A. WIEDMANN

VON

A. MARCHIONINI

VIERTER BAND · VIERTER TEIL

SPRINGER-VERLAG
BERLIN · GÖTTINGEN · HEIDELBERG
1963

DIE PILZKRANKHEITEN DER HAUT DURCH HEFEN, SCHIMMEL, AKTINOMYCETEN UND VERWANDTE ERREGER

BEARBEITET VON

R. D. AZULAY · F. FEGELER · L. GOLDMAN · R. KADEN
K. H. KÄRCHER · F. LATAPI · P. LAVALLE · J. RAMOS E SILVA
S. A. P. SAMPAIO · J. SCHWARZ · H. P. R. SEELIGER

HERAUSGEGEBEN VON

A. MARCHIONINI UND **H. GÖTZ**

MIT 345 TEILS FARBIGEN ABBILDUNGEN

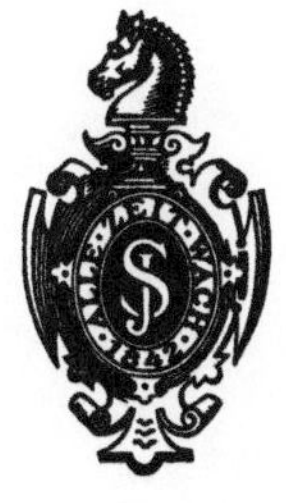

SPRINGER-VERLAG
BERLIN · GÖTTINGEN · HEIDELBERG
1963

© by Springer-Verlag OHG., Berlin · Göttingen · Heidelberg 1963
Softcover reprint of the hardcover 1st edition 1963
Library of Congress Catalog Card Number 28—17078
ISBN-13: 978-3-642-94870-1   e-ISBN-13: 978-3-642-94869-5
DOI: 10.1007/ 978-3-642-94869-5

Druck der Universitätsdruckerei H. Stürtz AG, Würzburg

Vorwort

Die „Pilzkrankheiten der Haut" werden in zwei Bänden des Ergänzungswerkes abgehandelt, von denen der 1962 erschienene, von Götz bearbeitete Band IV/3 die durch Dermatophyten hervorgerufenen Krankheiten umfaßt, während der vorliegende Band von elf Autoren aus Deutschland und Amerika bearbeitet wurde. Es war für diesen Band ein großer Gewinn, zur Bearbeitung unter anderem der südamerikanischen und der nordamerikanischen Blastomykose oder des Mycetoms Autoren gewonnen zu haben, die sich mit den betreffenden Krankheiten seit vielen Jahrzehnten beschäftigen. Während unsere Kenntnisse über die Bedeutung bestimmter Hefen, Dermatophyten, Schimmelpilze, Aktinomyceten und verwandter Organismen für die Entwicklung von Hautkrankheiten in den Erscheinungsjahren des Jadassohnschen Handbuches für Haut- und Geschlechtskrankheiten, 1928—1930, oft über Vermutungen nicht hinausreichten, hat sich inzwischen ein erheblicher Wandel vollzogen. Bei verschiedenen Leiden konnte nicht nur der Erreger präzisiert und die klinische Konzeption wesentlich erweitert werden, auch die Therapie hat große Fortschritte gemacht.

Mit diesem Band des Ergänzungswerkes liegt ein umfassender wissenschaftlicher Beitrag zu dem Problem der Pilzkrankheiten der Haut vor, der es dem gegenwärtig wissenschaftlich tätigen Dermatologen, Biologen und Mikrobiologen gestattet, sich mit den Grundlagen dieses wichtigen Arbeitsgebietes vertraut zu machen. In einer Zeit, in der die Entfernungen zwischen den Kontinenten auf wenige Flugstunden zusammengeschrumpft sind, muß auch die Kenntnis der vorwiegend in außereuropäischen Gebieten anzutreffenden Pilzinfektionen zum Rüstzeug eines jeden Dermatologen gehören.

Der Dank der Herausgeber gilt einmal den Autoren für ihren unermüdlichen Eifer bis zur Fertigstellung der Beiträge, zum anderen auch dem Springer-Verlag für das große Verständnis, das er bei der Förderung individueller Wünsche der Verfasser hinsichtlich des Textes und der Bildauswahl stets bewies.

München/Essen, März 1963

A. Marchionini und H. Götz

Inhaltsverzeichnis

Inhaltsverzeichnis XIII

Die Candidamykose (Candidosis, Candidiasis, Moniliasis, Oidiomykosis)

Von

Karl Heinz Kärcher, Heidelberg

Mit 50 Textabbildungen

I. Historischer Überblick über die Entwicklung seit 1930

1. Nomenklatur und Klassifikation

In ihrem Kapitel über die Soormykose betonten BUSCHKE und JOSEPH bereits 1928, daß sie eine eingehende Darstellung dieses Krankheitsbildes wegen der verschiedenartigen Hautaffektionen sowie anderweitiger Prozesse mit Beziehung zur Dermatologie als außerordentlich wichtig erachteten. In dem geschichtlichen Teil geben diese Autoren eine genaue Übersicht der einzelnen Etappen vom Erstbeschreiber LANGENBECK (1839) über den eigentlichen Entdecker F.TH.BERG (1848), der die Soorkrankheit methodisch untersuchte und monographisch beschrieb, bis zu VUILLEMIN, PLAUT und CASTELLANI, die sich um die botanische Erforschung des Soorpilzes verdient gemacht haben. 1853 hatte ROBIN den Pilz genau beschrieben und mit dem heute noch vereinzelt gebrauchten Namen Oidium albicans belegt. QUINQUAUD gab eine Beschreibung unter der Benennung Syringospora robinii. Es ist bemerkenswert, daß noch 1940 CONANT diese als Genusbezeichnung empfiehlt, um Klarheit unter den vielen, gebräuchlichen Synonyma zu schaffen. Die noch sehr gebräuchliche Bezeichnung Monilia albicans geht auf ZOPF (1890) zurück und die von Mycotorula auf WILL (1916). 1923 hatte nun BERKHOUT alle Organismen, die unberechtigterweise Monilia genannt wurden, einer genauen Untersuchung unterzogen und einige als Candida abgetrennt. LANGERON und GUERRA (1938) haben diese Nomenklatur übernommen und DIDDENS und LODDER traten für deren Wahl ein (1939). Auf dem 7. Internationalen Botaniker-Kongreß 1950 in Stockholm wurde Candida albicans von BENHAM als nomen conservandum erneut vorgeschlagen und diese Bezeichnung in der Zwischenzeit auch allgemein akzeptiert.

Wie BISBY ausführt, ist die Bezeichnung Oidium nur für Meltaue berechtigt und die Namensgebung Monilia kann ebenfalls aus taxonomischen Gründen nicht verwandt werden.

Wenn man bedenkt, daß in dem Buch von LODDER und KREGER VAN RIJ für Candida albicans (C.a.) 87 Synonyma aufgeführt sind, so kann man sich von der Möglichkeit der Irrtümer und Verwirrungen in der medizinischen Mykologie ein gutes Bild machen. Es ist nur zu begrüßen, daß durch die Arbeiten von DIDDENS, LODDER und KREGER VAN RIJ eine klare Linie in die Systematik der Hefen gebracht wurde und nun zumindest eine Möglichkeit der internationalen Verständigung gegeben erscheint.

Buschke und Joseph sprechen bei ihrer Einteilung der Blastomykosen von Hauptgruppen und Gruppen. Wir möchten meinen, daß dieses Vorbild leider nicht angewandt wird. Die Bezeichnungen Ordnung, Familie und Gattung oder im angelsächsischen Schrifttum: family, subfamily und genus, sind sprachlich so uneinheitlich und wenig zusammenhängend, daß uns eine logische Abstufung von der Hauptgruppe über die Gruppe zur Untergruppe und dem Glied als kleinster Einheit wesentlich verständlicher und logischer erscheint. Wir sind uns dessen bewußt, daß die anderen Begriffe eingeführt und weitgehend fixiert sind, aber dieser Vorschlag wird unter dem Eindruck einer allgemein besseren Verständlichkeit gemacht.

Es wäre demnach für unser Kapitel folgende Einteilung in Anlehnung an Lodder und Kreger van Rij vorzuschlagen:

Hauptgruppe:	Moniliales = Hyphomycetes.		
Gruppe:	Cryptococcaceae		
Untergruppen:	Cryptococcoideae	Trichosporoideae	Rhodotoruloideae
Glieder:	1. Cryptococcus	1. Trichosporon	1. Rhodotorula
	2. Torulopsis		
	3. Pityrosporum		
	4. Brettanomyces		
	5. Candida		
	6. Kloeckera		
	7. Trigonopsis		

Lodder und Kreger van Rij beschreiben bei C. Berkhout 30 verschiedene Arten und sechs Varietäten. Die ausgedehnte, häufigkeitsanalytische Arbeit von Rieth zeigt ganz deutlich, daß allein zahlenmäßig C.a. alle anderen Vertreter der Candidagruppe um ein Vielfaches übertrifft. So wurde 1111mal C.a. gegenüber 342mal C. parapsilosis, 203mal C. tropicalis, 170mal C. guliermondi, 33mal C. zeylanoides, 31mal C. krusei, 31mal C. robusta, 27mal C. pseudotropicalis, 15mal C. rugosa usw. kultiviert. C. pelliculosa war nur in elf Fällen und C. stelladoidea sogar nur fünfmal nachweisbar. Die Zahlen sind Gesamtzahlen und die Erreger wurden aus den Einsendungen der verschiedensten Materialien wie Hautschuppen, Haare, Nägel und Sekreten sowie Stuhl und Magensaft gezüchtet. Wenn man also aus 3128 imperfekten Hefen 1111mal C.a. und nur fünfmal C. stellatoidea züchten konnte, so beweist dies nur zu deutlich, daß den meisten Vertretern der Candidagruppe außer C.a. nur ganz selten eine klinische Bedeutung zukommen dürfte. Außer Candidahefen wurden von Rieth 686mal Torulopsis, 162mal Rhodotorula, 141mal Trichosporon und einmal Brettanomyces isoliert. Damit wird lediglich festgestellt, daß diese Hefen in Krankheitserscheinungen vorkamen, jedoch wäre daraus noch keinesfalls die Folgerung abzuleiten, sie als kausale Agentien ansehen zu dürfen. Solange die Frage der Pathogenität dieser Candidahefen und Hefen anderer Gruppen noch nicht weiter abgeklärt ist, möchten wir lediglich C.a. als den Prototyp des Erregers der Candidamykose anerkennen. Die Beobachtungen von Dermatosen der genannten Hefen sind daher in einem gesonderten Kapitel besprochen. Wenn man aber nach der Häufigkeitsanalyse von Rieth eine Liste der wichtigsten Candidavertreter aufstellen sollte, wäre folgende Reihenfolge zu beachten:

1. Candida albicans (Robin) Berkhout 1853;
2. Candida parapsilosis (Ashford) Langeron et Talice 1928;
3. Candida tropicalis (Castellani) Berkhout 1910;
4. Candida guilliermondi (Castellani) Langeron et Talice 1912;
5. Candida zeylanoides (Castellani) Langeron et Guerra 1920;
6. Candida krusei (Castellani) Berkhout 1910;
7. Candida robusta Diddens et Lodder 1942;
8. Candida intermedia (Ciferri et Ashford) Langeron et Guerra 1929;

  9. Candida pseudotropicalis (CASTELLANI) BASGAL 1911;
10. Candida rugosa (ANDERSON) DIDDENS et LODDER 1917;
11. Candida pelliculosa (REDAELLI) 1925;
12. Candida stellatoidea (JONES et MARTIN) LANGERON et GUERRA 1937.

Wir möchten an dieser Stelle nochmals betonen, daß wir diese Reihenfolge durchaus nicht für kompetent erachten, um Schlüsse auf die klinische Bedeutung und Pathogenität der einzelnen Vertreter der Candidagruppe zu erlauben. Allerdings möchten wir annehmen, daß C.a., C.paraps. und C.tropic. richtig eingestuft sind.

2. Klinische Bedeutung der Soorkrankheit

Wie eingangs erwähnt, hatten bereits BUSCHKE und JOSEPH dieses Krankheitsbild einer eingehenden Beschreibung wert befunden, da zahlreiche dermatologische Veränderungen durch den Erreger C.a. hervorgerufen werden könnten. Lag früher der Hauptakzent auf der saprophytären Eigenschaft dieses Organismus, der bei darniederliegender Abwehr, vor allem bei konsumierenden Erkrankungen wie Carcinose, Stoffwechselkrankheiten wie Diabetes und Dyspepsie der Säuglinge auftritt und zu den entsprechenden Haut- und Schleimhauterscheinungen führte, so ist seit Einführung der Antibiotica, Sulfonamide und Steroidhormone in die Therapie doch eine erhebliche Veränderung der Situation in diesem Bereich eingetreten. Sprunghaft hat sich die Zahl der Publikationen über Soorinfektionen (Candidiasis oder Candidamykose) erhöht. Vor allem wurde über Candidainfektionen im Gefolge von Sulfonamid- und Antibioticatherapie berichtet (GRIMMER, NIKOLOWSKI, ZEIGER, SCHUERMANN, KÄRCHER, VIVELL und GERMER u. v. a. m.).

Diese therapiebedingte Belebung des Candidaproblems beginnt also nach dem 2. Weltkrieg mit der Einführung des Penicillins und vor allem später nach Anwendung der sog. Breitbandantibiotica. Die Zunahme der Soorinfektionen fand ihren literarischen Niederschlag dann etwa im Jahre 1950 in den angelsächsischen und 2 Jahre später in den europäischen Ländern.

Wenn man die Kenntnisse der Epidemiologie, Klinik und Mykologie des Soorerregers seit der Entdeckung bis zur Niederschrift des Soorkapitels von BUSCHKE und JOSEPH mit den heutigen vergleicht, muß man zu der Auffassung kommen, daß sich zwar neue Aspekte hinsichtlich der Häufigkeit und der Art der Verlaufsform der Candidiasis durch die genannten Umstände ergeben haben, aber unsere Kenntnisse bezüglich der Biologie dieses Organismus nicht sehr beträchtlich seit dieser Zeit vermehrt wurden. Zumindest haben schon EPSTEIN, KRAUSPE, CONCETTI, REDAELLI OSTROWSKY, GRÜTZ, WIDAL u.a.m. (zit. nach BUSCHKE und JOSEPH, Handbuch der Haut- und Geschlechtskrankheiten von JADASSOHN 1928) klinische und experimentelle Untersuchungen angestellt, deren heute noch weitgehend bestehende Gültigkeit auch wir bestätigen konnten. Aber die klinischen Berichte über Soorerkrankungen waren in den Jahren vor und während des 2. Weltkrieges seltener geworden. Hier brachte die Antibiotica-Ära nicht nur eine unerfreuliche Vermehrung dieser Krankheitsfälle, sondern auch eine neue Belebung der experimentellen Forschung auf dem Gebiet der Biologie dieses Erregers. Da C.a. auf allen Schleimhäuten saprophytär vorkommen kann, ist es erklärlich, daß über Candidiasis nicht nur die Dermatologen, sondern, wie HOFFMEISTER mitteilt, auch von Internisten, Pädiatern, Chirurgen und Neurologen zunehmend berichtet wird (DOBIAS, MITCHELL, MAYER u.a.). Aber es leuchtet ohne weiteres ein, daß gerade in der Oto-Rhino-Laryngologie und Gynäkologie die Candidiasis im Antibioticazeitalter ebenfalls eine starke Zunahme erfahren haben dürfte. Ein Beweis hierfür ist die Mitteilung von zwei Fällen sog. „Pancandidiasis", ausgehend von pharyngealen Ulcerationen durch C.a. (IMAKIIRE, HOSEKO, HORIE, INOUE und TOKANO). Auch BERENDES und SCHALLOCK können eine Zunahme der Candidiasis der oberen Luftwege feststellen. Die zunehmende Häufigkeit der Candidamykosen des weiblichen Genitales seit Einführung der Antibiotica stellen RÜTHER, RIETH und KOCH fest. KLEPPER sagt hierzu, daß die Soorinfektion der Vagina noch vor wenigen Jahren eine Seltenheit war und nur bei schwerster Beeinträchtigung des Allgemeinbefindens gefunden wurde. Hier habe sich ein Wandel vollzogen, denn heute sei dieses Krankheitsbild nicht mehr ungewöhnlich und selbst Virgines gehören zu den Befallenen. Der Bericht einer Keratoconjunctivitis durch C.a. (ROBERTS) ist ein Beweis mehr für die Tatsache der Zunahme der Soorinfektion und der Einbeziehung praktisch aller medizinischen Disziplinen, denn bisher waren Mitteilungen über Pilzinfektionen des Auges, vor allem durch C.a., nicht bekannt geworden.

Trotz intensiver Bemühungen waren die Erfolge auf therapeutischem Gebiet bis vor kurzer Zeit gegen die Erkrankungen durch Hefen und hefeartige Erreger weitgehend negativer Art. Zwar konnten durch Farbstoffe, Borsäure und Jodkaligaben oberflächliche Haut- und Schleimhautinfektionen geheilt werden, auch führte die Besserung einer zugrunde liegenden Stoffwechselkrankheit zur Spontanabheilung, aber bei einer tiefen Hefemykose oder Generalisierung in andere Organe waren die prognostischen Aussichten sehr schlecht. Hier trat erfreulicherweise ein Wandel ein, da auch gegen diese Organismen Stoffe mit antibiotischer Wirkung isoliert werden konnten. HOSOYA berichtete 1954 über das Antibioticum Trichomycin aus Streptomyces hachijoensis, das gegen C.a. wirksam sei.

Bereits 1949 unternahmen amerikanische Forscher Versuche mit einem Antibioticum aus Streptomyces noursei. HAZEN und BROWN und BROWN, HAZEN und MASON nannten es zunächst Fungicidin und später führten sie es in die Therapie ein als Nystatin oder auch Mycostatine. Dieses Antibioticum hat sich inzwischen zur lokalen Behandlung der Haut- und Schleimhaut-Candidiasis, als auch bei peroraler und parenteraler Applikation bei Organinfektionen bewährt. Zahlreiche andere, antimykotisch wirksame Antibiotica haben wegen ihrer zu großen Toxicität keine Bedeutung erlangt. Das neueste fungicide Antibioticum mit einem relativ breiten antimykotischen Spektrum ist Amphotericin A und B. Es hat sich herausgestellt, daß dieses Mittel besonders bei generalisierten septischen Formen durch intravenöse Applikation zu dramatischen Erfolgen führt, jedoch bei Oberflächenbefall und in anderer Anwendungsform nicht so nachhaltig wirksam ist. HALDE, NEWCOMER, WRIGHT und STERNBERG konnten 1957 mit diesem Präparat erste klinische Beobachtungen anstellen. So kann man heute feststellen, daß die Gefahr einer tödlichen Sekundärinfektion durch C.a. bei einer vitalen Indikation zur Therapie mit Breitbandantibiotica durch antimykotisch wirksame Antibiotica als gebannt angesehen werden darf. Die Entdeckung der Antibiotica erfüllte einen Wunschtraum der Medizin, sie beendete das Zeitalter der Furcht vor bakteriellen Infektionen.

Gleichzeitig entstand eine neue Gefahr: die therapieresistenten Organmykosen durch Vernichtung der inhibitorisch wirkenden Bakterienflora. Auch hier hat der menschliche Forschergeist durch Darstellung antimykotisch wirksamer Antibiotica einen weiteren therapeutischen Fortschritt erzielt. So ist das Problem der Candidamykose heute weniger ein therapeutisches, sondern eher eine Frage der Kenntnis dieser Erkrankung, ihrer Symptomatologie und Pathogenese, vor allem deren Veränderung durch Antibiotica und Steroidtherapie.

II. Geographische Verteilung, Häufigkeit der Candidiasis

Die Tatsache, daß die 171 Stämme von C.a., die LODDER und KREGER VAN RIJ untersuchten, aus Einsendung von zahlreichen Ländern der ganzen Welt stammten, weist auf eine weitverbreitete, ja ubiquitäre Verteilung hin. Weiterhin fällt dabei auf, daß die Stämme alle von menschlichen oder tierischen Trägern stammten, aber nicht wie andere Pilze von Pflanzen oder aus der Erde gezüchtet wurden. So kann nach REICH und NECHTOW die Soorerkrankung von Hunden die Ursache einer Infektion und Reinfektion des Menschen sein. Sie schildern den Fall einer rezidivierenden Soorkolpitis einer Frau, bei der die Infektion durch Schlafen mit dem soorkranken Hund unter einer Decke zustande kam[1]. Auch CONANT, SMITH, BAKER, CALLAWAY und MARTIN weisen darauf hin, daß C.a. weltweit verbreitet sei und ohne Unterschied auf Rasse und Geschlecht gefunden werden könne. Zwar ist im Säuglings- und Greisenalter die Häufigkeit der Candidamykose eine größere und es finden sich bestimmte disponierende Faktoren, aber sie kann auch in jedem anderen Alter vorkommen. In Neuseeland gelang es MARPLES und MENNA z.B. bei 33,5% der Kinder und 50,5% Erwachsener C.a. aus der Mundhöhle zu züchten. Hingegen waren auf der gesunden Haut keine Hefepilze aus der Candidagruppe nachweisbar. Allerdings fanden sich im Stuhl wieder in 30,8% der Fälle C.a. Das Vorkommen stand in keinem Verhältnis zu dem Ernährungszustand. Auffallend ist die Begünstigung des Vorkommens in der Mundhöhle durch Zahnersatz. Mit Zahnersatz in 68% und mit gesunden Zähnen in 45% der Untersuchten fand sich C.a. Die Tatsache einer Zunahme der Candidamykose nach Antibioticabehandlung veranlaßte zahlreiche Untersucher zur Feststellung der Häufigkeit des Vorkommens von C.a. auf normaler Haut, Schleimhaut, in Körpersekreten und Exkreten. GERLOCZY, SCHMIDT und SCHOLZ analysierten statistisch den Einfluß der Antibioticatherapie auf die Häufigkeit der Candidamykose im Säuglingsalter. In 7 Jahren vor Einführung der Antibiotica erkrankten 4% der Säuglinge und in 7 Jahren seit der Einführung dieser Therapeutica 6%. Dabei verschob sich das Auftreten der klinischen Erscheinungen nach den jüngsten Altersklassen. Auch auf dem Gebiet der inneren Medizin machten DONOMAE und KAWAMORI in Japan die gleichen Beobachtungen. Die Zahl der Fälle von Candidiasis nach Antibioticatherapie hat sich statistisch gesichert vermehrt und die Pathogenität von C.a. steigerte sich durch die Mischinfektionen mit Proteus vulgaris und Pseudomonas aeruginosa, ebenfalls häufig antibioticaresistenter Bakterien. Weiterhin wurden zahlreiche Untersuchungen mit den neueren Differenzierungsmethoden durchgeführt, um C.a. von den übrigen Vertretern der Candidagruppe abzutrennen und hierbei gleichzeitig feststellen zu können, welche Bedeutung diesen anderen Candidapilzen zukommt. Eine epidemische oder endemische Verbreitung des Soorpilzes ist aber trotzdem heutzutage auf Grund der hygienischen Maßnahmen recht selten geworden. Zwar berichtet PAPP über eine Soorendemie in einer Neugeborenenabteilung durch einen mit C.a. verunreinigten Waschraum einer Säuglingsabteilung in Budapest, und GAVALLÉR sah in Caracas Anstaltsepidemien, bei denen 95,2% der Flaschenkinder und nur 4,8% der Brustkinder erkrankten. Er macht die zur Flaschenernährung nötigen Utensilien für die Übertragung verantwortlich. Weiterhin wird schlechter Ernährungszustand und antibiotische Behandlung der Neugeborenen als Ursache angenommen, aber eine Bevorzugung der Frühgeburten nicht festgestellt. Bei 288 Autopsien Neugeborener wurde in 72 Fällen (25%) Befall durch C.a. gefunden. Die Häufigkeit verteilte sich auf die verschiedenen

---

[1] Siehe RIETH und EL FIKI im Kapitel Cryptokokkose.

Organe: Zunge 86,1%, Oesophagus 50%, Pharynx 40,3%, Lunge 29,2%, Haut 20,8%, Dünndarm 5,5%, Magen 4,2%, Gehirn, Niere und Milz je 1,4%.

Aber diese Ereignisse sind selbst in unterentwickelten Ländern kaum noch zu beobachten. Auf der gesunden Haut wird C.a. im Gegensatz zur Schleimhaut relativ selten angetroffen. Samcov konnte bei Hautgesunden aus den Körperfalten keine Candidapilze züchten, hingegen bei 24 Kranken mit Intertrigo 20mal C.a. nachweisen.

Etwa ähnlich sind die Ergebnisse von Marvin, der bei 200 Hautgesunden nur in 1,5% C.a. fand und bei Hautkranken nach Ausschaltung der sicheren Mykosen immer noch 6,4% Hefemykosen nachweisen konnte. Hübschmann, Krauskopf und Frágner untersuchten die einzelnen Körperregionen genau auf die Häufigkeit der vorkommenden mykologischen Flora und konnten bei Hautgesunden ebenfalls nur kleine Prozentzahlen positiver Kulturen für C.a. nachweisen. Dagegen erwiesen sich bei pathologisch veränderter Haut die Kulturen in 59% positiv für Pilze und hiervon waren wieder 50% C.a. E. Fischer differenzierte 131 Hefestämme, die bei Kulturen aus Hautschuppen, Nägeln und Körpersekreten gewonnen worden waren und fand eine Zugehörigkeit zur Candidagruppe in 51%. Kärcher konnte bei 124 Untersuchungen von Haut, Nägeln und Körpersekreten sogar 94mal C.a. nachweisen. Das wohl ausgedehnteste Untersuchungsmaterial in dieser Hinsicht stammt von Rieth aus der Hamburger Hautklinik. Bei insgesamt 15592 Laboreinsendungen wurde in 3332 Fällen eine Hefe sicher differenziert. Hiervon konnte 1111mal C.a. nachgewiesen werden. Die herausragenden Gruppen mit der größten Häufigkeit von C.a. sind Hautschuppen, Nägel, Sputum und Vulva bzw. Vagina. Es folgen Mundhöhle, Stuhl und Magensaft. Diese wohl einmalige Häufigkeitsübersicht hinsichtlich der Zahlen untersuchten Materials gibt einen guten Aufschluß über die Verteilung von C.a. im menschlichen Organismus. Speziellere Untersuchungen mit dem Ziel der Feststellung der Häufigkeit dieses Organismus an bestimmten Stellen sind ebenfalls mehrfach unternommen worden. So ist es für unsere späteren Ausführungen über die Pathogenese der Soorinfektion interessant, zu wissen, daß Higuti aus Speichel und Kot von Mutter und Kind nur in 26% der Fälle keine C.a. züchten konnte. Auch im Tierexperiment gingen pathogene Hefestämme leicht vom Muttertier auf die Jungen über. Daraus ergibt sich die Folgerung, daß die Hefeinfektion des Säuglings am häufigsten direkt oder indirekt von der Mutter stammt. Diese Erkenntnis verdanken wir bereits Epstein, der bei 1000 Neugeborenen eine Morbidität von 2,4% in den ersten zehn Lebenstagen feststellte. Diese steigt auf 45,9% in der zweiten Lebenswoche, um dann langsam wieder abzusinken. Bei 57% der Mütter war Soor in der Schwangerschaft nachweisbar. Bezjak isolierte bei 100 Untersuchungen in 70 Fällen Hefepilze aus der Mundhöhle und hiervon 44mal C.a. Heymer und Doepfmer untersuchten an einem Kollektiv von 230 Patienten aller Altersklassen und mit den verschiedensten Haut- und Schleimhauterscheinungen die mykologische Flora der Mundhöhle. Bei 71% positiven Kulturen fand sich in 34% C.a. Diese war gefolgt von anderen Candidavertretern wie C.krusei, tropicalis, pseudotropicalis, parapsilosis und Brumptii sowie Trichosporon cutaneum. Bei gesunden Frauen gelang es Weinberg und Heights, in 24 Fällen bei 93 untersuchten Patientinnen C.a. aus der Vagina zu züchten. Dagegen fand Rauramo bei 62% der Frauen mit positiver Kultur aus der Vagina klinische Veränderungen und subjektive Beschwerden. Auch bei Fluor albus ließen sich in 25% Hefepilze der Candidagruppe züchten. Taschdjian und Kozinn stellten durch ausgedehnte Untersuchungen an 2175 Neugeborenen fest, daß C.a. nicht zu der normalen Mund- und Darmflora gehöre, denn von diesen 2175 Kindern hatten nur 82 (3,77%) einen Soor. 74,5% der Kinder mit positiven

Stühlen hatten eine Candidamykose der Haut in der Anogenitalgegend. 97,8%
der Kinder mit positiven Stühlen hatten klinisch eine Candidamykose. Orale
Abstriche führten in einem hohen Prozentsatz am dritten Tage post partum zum
Nachweis von Blastosporen. Diese Kinder bekamen in 100% einen oralen Soor.
GARNIER und VIEU haben 424 wegen Geschlechtskrankheiten behandelter Frauen
systematisch nach antibiotischer Behandlung die Vagina auf das Vorkommen
von Hefen untersucht. Dabei ergab sich in 78 Fällen eine positive Kultur, davon
61mal C.a. Bis auf zwei Patientinnen hatte niemand klinische Beschwerden.
Nach BECK und LÖHLEIN kommt es unter Penicillinbehandlung im Urin in 60%
zu Auftreten von Hefen. Die Autoren erklären dies mit einer verminderten
Schutzfunktion unter dieser Behandlung. BENHAM und HOPKINS beobachteten
niemals C.a. in Kulturen von gesunder Haut, jedoch in 18% der untersuchten
Fälle im Verdauungskanal. STAIB und WINDISCH haben ausgedehnte Untersuchungen über das Vorkommen von Hefen im Darmtrakt Kranker vorgenommen.
Sie konnten zwar neben C.a. auch andere Candidaarten feststellen, fanden aber
C.a. weitaus am meisten. Es ist hierbei bemerkenswert, daß C.a. vermehrt auftrat nach Antibioticatherapie, während seltenere Hefearten vermehrt bei Ver-
dauungsstörungen nachzuweisen waren. War das Wachstum von C.a. sehr üppig,
so war das Wachstum von E.coli gestört und umgekehrt. Auf diese Tatsache
haben schon ROLLE und MEHNERT sowie KÄRCHER hingewiesen. Bei seltenem
Vorkommen von C.a. war das Coliwachstum normal, jedoch störte das Vorkommen
anderer Hefearten das Coliwachstum nicht. Diese Unterschiede zwischen C.a.
und anderen Candidaarten in ihrem Verhalten gegenüber der physiologischen
Darmflora geben bereits einen Hinweis auf die später zu besprechende Rolle der
C.a. als krankmachender Organismus.

Besonders häufig aber kommt C.a. bei Stoffwechselstörungen wie beim
Diabetes vor. ENGELHARDT und HAUPT glauben den Grund hierfür in dem hohen
Zuckerspiegel des Gewebes gefunden zu haben. Sie fanden experimentell an elf
Hefestämmen ein Wachstumsoptimum bei 150—200% Zuckergehalt des Nähr-
bodens. Da ähnliche Resultate für Haut und Schweißzucker beim Diabetiker
gefunden werden können, gewinnt die Annahme Wahrscheinlichkeit, daß dieser
hohe Zuckergehalt als Nährboden günstig ist und eine Erklärung für das gehäufte
Auftreten einer Candidamykose beim Diabetiker abgibt.

In bestimmten Berufszweigen ist eine Häufung von Candidamykosen durch
besondere, begünstigende Faktoren gegeben. So wird immer wieder über ein
bevorzugtes Auftreten von Hautinfektionen mit C.a. bei Hausfrauen, Kranken-
schwestern, Spülfrauen, Bäckern und Konditoren, Barmixern und Fruchtpackern
berichtet (BALABANOFF, CONANT u. Mitarb.). Zweifellos schaffen alle Arbeiten,
die zu einer Maceration der Haut führen, gute Bedingungen für das Angehen einer
Hefepilzinfektion, wie auch bereits erwähnt, Stoffwechselkrankheiten und konsu-
mierende Erkrankungen sind Wegbereiter für eine Soormykose. Auf diese Fragen
wird in den folgenden Kapiteln näher eingegangen.

III. Klinik der Candidamykose

Die Candidamykose wird durch einen Erreger verursacht, der wohl in der
Hauptsache auf der Haut und Schleimhaut saprophytär nachgewiesen werden
kann, aber unter bestimmten Umständen zum Parasitismus übergeht und dann
auch die Fähigkeit besitzt, durch Organabsiedelung und septische Ausschwem-
mung mit dem Blutstrom deletäre Verlaufsformen zu verursachen. Es ist daher
verständlich, wenn bei der Häufung der Candidamykose seit Einführung der
Antibiotica sich alle medizinischen Fächer mit diesem Krankheitsbild erneut

befaßt haben und zahlreiche Mitteilungen aus der Dermatologie, Pädiatrie, Gynäkologie, Inneren Medizin, aber auch der Oto-Rhino-Laryngologie, Chirurgie, Ophthalmologie und Neurologie vorliegen. Es ist daher bei der Beschreibung dieses Krankheitsbildes immer unerläßlich, all diese Erscheinungsformen zu berücksichtigen.

1. Haut — lokalisierte Form
Angulus infectiosus candidamyceticus (Perlèche)

Von FREUND und FINNERUD wird dieses Krankheitsbild treffend Interlabialmykose benannt und überwiegend als durch C.a. verursacht angesehen. BENEDEK ist der Auffassung, daß die gefundenen Hefen und Streptokokken keine ursächliche Bedeutung haben, sondern lediglich Ausdruck der Unterernährung und Vitaminmangelerscheinung seien. Sobald eine Vitamin B-Therapie erfolge, heile die Perlèche ab. Auch SCHUERMANN stellt fest, daß die Soorkrankheit nur ein Symptom sei. Als Grundkrankheit kommen außer Vitaminmangel, Achylie, Eisenmangelanämie, schlecht passende Zahnprothesen und starker Speichelfluß in Frage. Die Patienten sind meist über 40 Jahre und Frauen werden bevorzugt befallen (Abb. 1).

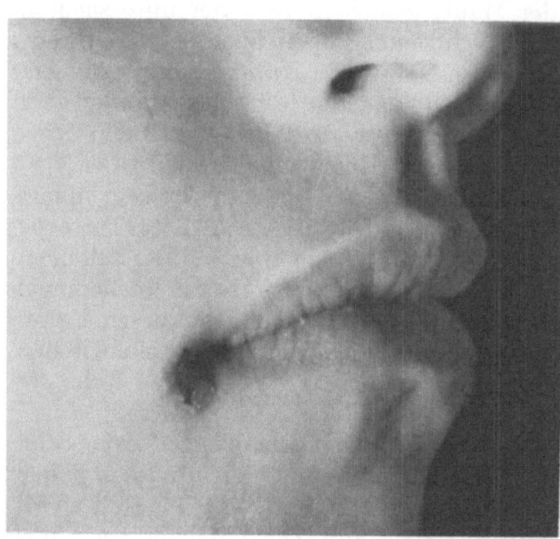

Abb. 1. Perlèche, Interlabialmykose

2. Erosio interdigitalis candidamycetica

Die von FABRY 1917 erstmalig beschriebene Interdigitalmykose durch C.a. tritt meist in den 3. und 4. Interdigitalräumen der Hände und Füße und vor allem bei Menschen mit Dyshidrosis oder als Berufsdermatose bei Beschäftigung in feuchtem Milieu auf. So sind in der Hauptsache Hausfrauen, Aufwaschfrauen, Brauerei- und Papierarbeiter, aber auch Personen aus den Pflegeberufen befallen (BALABANOFF). Als verschlimmernd kommt zu der Maceration der Gebrauch von Seifen und Spülmitteln, die eine Alkalisierung und Entfettung der Haut bewirken. Die Bevorzugung des 3. und 4. Interdigitalraumes erklärt die Mehrzahl der Autoren durch die schlechtere Belüftung infolge geringerer Abspreizung dieser Finger oder Zehen (RUTHER, SCHILLER und SCHLEGELMILCH, FINNERUD, McLEOD, CORNBLEET, STRYKER, TANIGUCHI). In den Interdigitalräumen finden sich weiße, krümelige Detritusmassen macerierter Haut mit Fissuren und teils blutenden Rhagaden. Es besteht heftiger Juckreiz. Nach Abwischen der macerierten Haut kommt eine hochrote, oft nässende Epidermis zum Vorschein. Manchmal bestehen Randsäume mit pustulösen Veränderungen, die auf den Fußrücken übergreifen (Abb. 2).

HIGUTI gelang es, mit Kulturen von C.a. aus solchen Interdigitalräumen gesunde Zwischenzehenräume zu infizieren. Außerdem war in den Stuhlkulturen dieser Personen ebenfalls C.a. auffindbar. Dieser Befund wird als bedeutsam herausgestellt, da eine Schmierinfektion wahrscheinlich sei. Die gezüchteten Stämme von Haut und Stuhl waren kaninchenpathogen. MECKEL konnte jedoch eine Erosio

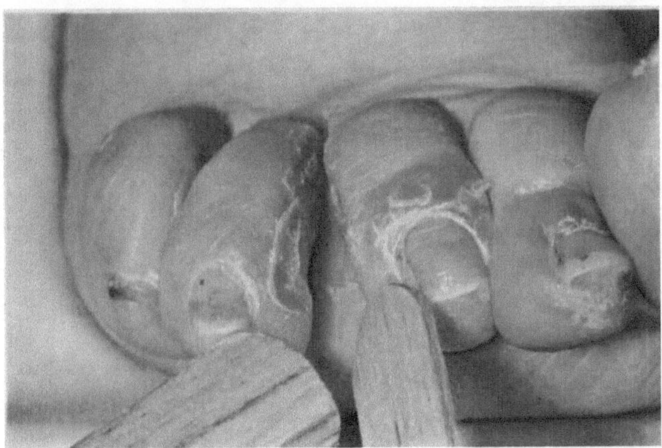

Abb. 2. Erosio interdigitalis candidamycetica. (Aus der Sammlung von E. DROUHET, Institut Pasteur, Paris)

interdigitalis durch C.a. nur erzeugen bei traumatischer Schädigung der Epidermis oder bei Diabetikern. Wir selbst konnten mehrere Fälle mit Erosio interdigitalis candidamycetica beobachten, bei denen eine vegetative Dystonie mit

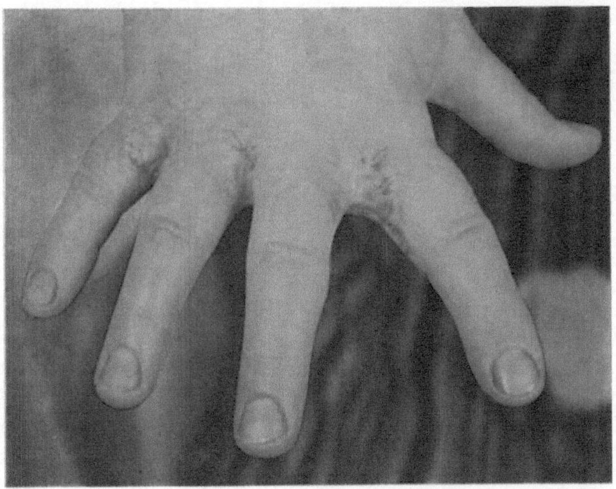

Abb. 3. Erosio interdigitalis candidamycetica

ausgeprägter neurozirkulatorischer Störung und begleitender Dyshidrosis immer wieder zu schwer beeinflußbaren Exacerbationen führte (Abb. 3).

3. Intertriginöse Candidamykose

Diese Form der Candidamykose findet sich meist bei adipösen oder diabetischen Frauen, axillär, sub- und intermammär, inguinal, genitocrural, periumbilical und perianal. Unter dem Bild des nässenden oder schuppenden seborrhoischen Ekzems findet sich in den genannten Körperbereichen eine hochrote bis blaurote, glänzende, meist nässende, relativ scharf begrenzte Hautveränderung. An den Rändern können papulo-pustulöse Einzelefflorescenzen sich mit

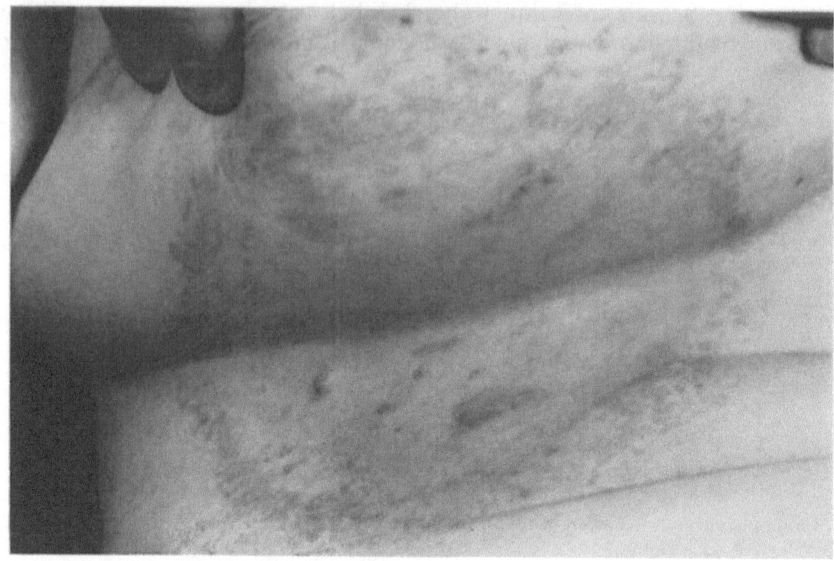

Abb. 4. Intertriginöse Candidamykose submammär bei Diabetes mellitus

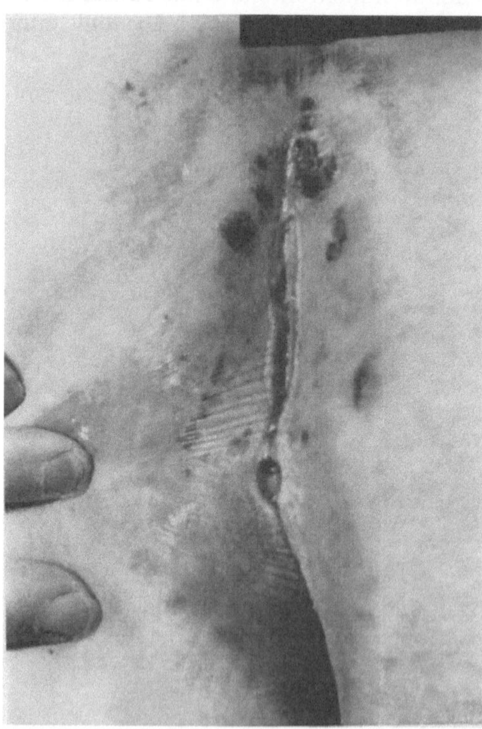

Abb. 5. Intertriginöse Candidamykose der rima ani
(anorectales Syndrom)

schuppenden oder flottierenden, gyrierten Rändern abwechseln. Higdon fand aber auch bei Soldaten in den heißen Sommermonaten eine große Zahl von intertriginöser Candidamykose im Genito-cruralbereich und führt dies auf die schlechte Belüftung dieser Körpergegend in der Uniform zurück. Aisu beschreibt eine Eczema-marginatum-ähnliche Konfiguration der intertriginösen Candidamykose der Achselhöhle und des Inguinalbereiches und konnte ebenso wie Okuna im Speichel und Stuhl dieser Personen C.a. nachweisen. Die Autoren sind der Auffassung, daß die intertriginöse Form eine Schmierinfektion der Haut darstelle. McLeod vertritt ähnlich wie Benedek die Meinung, daß hauptsächlich die feuchte und fette seborrhoische Haut an den Stellen der Körperfalten ein günstiges Milieu für das Wachstum von C.a. abgeben. Diese Situation ist besonders bei Frauen mit Hängebrüsten und zusätzlichem Diabetes gegeben. (Abb. 4).

Zur intertriginösen Form möchten wir auch die anorectale Form mit Pruritus ani sowie die Acrodermatitis enteropathica und das Windelekzem (diaper rash) der Säuglinge hinzurechnen. Es ist verständlich, daß bei Infektion mit C.a. durch die Mundhöhle eine Ansiedelung im Verdauungstrakt stattfindet und hier vor allem im Enddarm (Abb. 5). In den meisten Fällen bestehen keine Krankheitssymptome. Häufig wird aber durch eine antibiotische Therapie diese Ruhe gestört und durch Dezimierung der normalen Stuhlflora kann C.a. quantitativ an Bedeutung gewinnen und hierdurch in eine parasitäre Rolle überwechseln. In diesem Augenblick kann es dann von den Körperhöhlen aus zur Infektion der benachbarten Haut kommen. Pruritus ani nach antibiotischer Therapie mit gleichzeitigem Nachweis von C.a. wurde wiederholt berichtet. TAKAHASHI bestätigte die Meinung, daß bei solchen Formen immer C.a. im Stuhl gefunden werden kann und auch hautpathogene Eigenschaften nachweisen lassen. Eine kritische Untersuchung der Häufigkeit von C.a. bei dem Symptom Pruritus ani veranlaßt VOGEL zu der Meinung, daß viel zu oft dieses Krankheitsbild C.a. zugeschrieben wird. Er fand in weniger als 10% der Fälle mit Pruritus ani C.a. und nennt diese lästige Dermatose ein nach wie vor therapeutisch noch unbefriedigend gelöstes Problem. BROOKS wiederum glaubt, den Pruritus ani einer im alkalischen Milieu gedeihenden Darmflora zuschreiben zu müssen. Hierzu gehöre auch C.a. Bei Behandlung mit einer Suppe aus Gerstenmalzextrakt

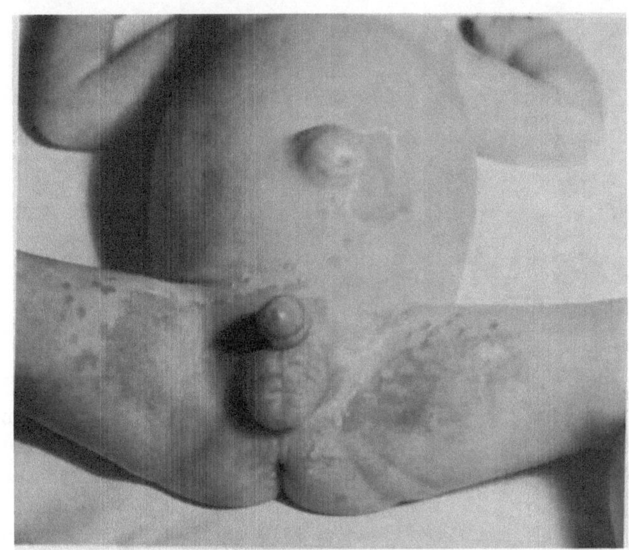

Abb. 6. Intertriginöser Säuglingssoor (diaper-rash). (Sammlung DOBIAS, New York)

komme es zu einer Ansäuerung des Stuhles und damit einer Zurückdrängung von C.a. Die Umstimmung der Darmflora bewirke oft ein schlagartiges Sistieren des Juckreizes bereits nach wenigen Tagen. Bei der Analmykose ist die Haut intertriginös verändert und kann natürlich völlig einem Analekzem anderer Genese gleichen. Es ist daher immer nach Ursachen anderer Art zu fahnden und man darf sich nicht mit einer positiven Kultur von C.a. begnügen.

Die intertriginöse Form des Säuglingssoor tritt unter dem Bild einer Acrodermatitis enteropatica oder eines akuten Ekzems im Bereich der Windeln auf. Bei der Acrodermatitis enteropathica ließ sich in einigen Fällen C.a. nachweisen, in anderen Fällen jedoch nicht. Nach DOBIAS wird C.a. als ursächlicher Erreger in den Fällen angenommen, die auf Jodchinolin (Sterosan, Enterovioform u. a.) gut ansprechen. Die Anerkennung der kausalen Rolle von C.a. bei diesem Krankheitsbild auf der Basis des therapeutischen Ausschlusses erscheint uns diskutabel zu sein. Bei dem akuten Ekzem im Windelbereich liegt ebenso nur in einer begrenzten Zahl der Fälle eine Candidamykose der Haut vor, ausgehend von einem intestinalen Soor. Klinisch findet sich eine flammend rote, nässende Haut mit zahlreichen, einzeln oder gruppiert stehenden, papulo-vesiculösen oder pustulösen Effloreszenzen in Übergangsgebieten zur gesunden Haut. Unter feuchten Verbänden und diätetischer Behandlung bildet sich dieses akute Krankheitsbild rasch zurück und verschwindet nach Abklingen des intestinalen Soors ganz. In einzelnen Fällen kann aber auch ein Übergreifen auf die gesamte Hautoberfläche stattfinden (Abb. 6).

4. Paronychia et Onychia candidamycetica

Der Nagelwall ist entzündlich verdickt, die Hautfelderung hier verstrichen. Manchmal ist nur eine seitliche Partie befallen, meist jedoch der gesamte Nagelwall. Häufig sind nur Daumen oder Großzehen befallen, aber in vielen Fällen auch alle Finger (Abb. 7).

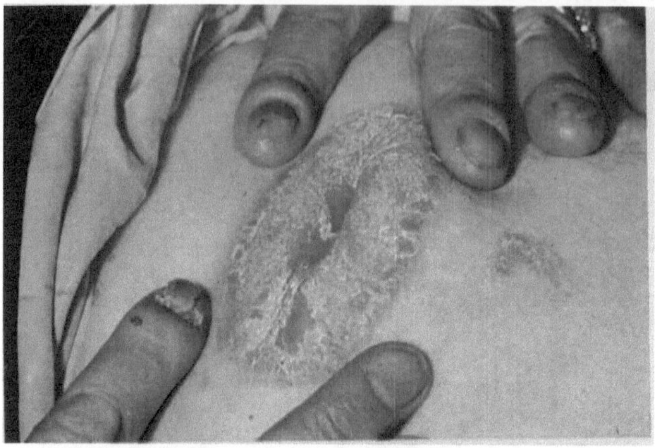

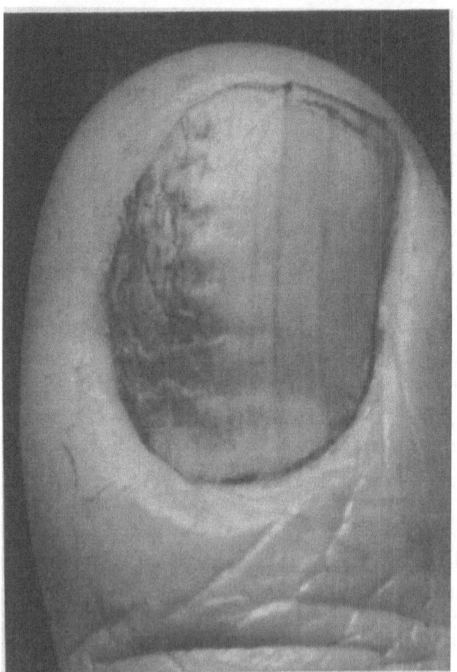

Auf Druck läßt sich unter dem Nagelwall ein dicker Eitertropfen auspressen, der mehr oder weniger reichlich Zelldetritus enthält. Der Nagel zeigt eine unregelmäßige, höckerige Oberfläche mit querverlaufenden Rillenbildungen. In einigen Fällen treten gelbbraune Verfärbungen der Nägel auf. Der Verlauf ist meist chronisch und zieht sich über Monate bis Jahre hin. In der Hauptsache werden

Abb. 7. Intertriginöse Candidamykose im Nabelbereich. Gleichzeitig Paronychia et Onychia candidamycetica. (Sammlung E. Drouhet)

Frauen befallen, da auch hierbei die häufige Arbeit im Wasser ein begünstigender Faktor ist. Die Frage, ob die Nagelveränderungen durch Schädigung der Nagelmatrix oder durch Einwachsen von C.a. in die Nagelsubstanz entstehen, war lange Zeit ungeklärt. Durch die experimentellen-Untersuchungen von Ehrmann und Wiedmann sowie die klinischen Beobachtungen von Sturde und Alkiewicz dürfte diese Frage dahingehend geklärt sein, daß ein Einwachsen von C.a. durchaus möglich erscheint. Vor allem die histologischen Nageluntersuchungen von Alkiewicz erhärten diese Meinung. Es ist auch nicht einzusehen, warum C.a. nicht den Nagel befallen sollte, wenn die Hefe in der Lage ist, Keratin zu spalten und als Stickstoffquelle zu benutzen (Blank und Kapica). Pigmentation des Nagels bei Candidamykose beobachteten Pierini, Alkiewicz und Schnapka. Diese Verfärbungen können durch gleichzeitig vorkommende Schimmel verursacht werden wie Alternaria tenuis (Schnapka) (Abb. 8).

Abb. 8. Paronychia et Onychia candidamycetica. (Überlassen durch Alkiewicz, Poznan)

5. Trichomycosis candidamycetica

Sylvest hat als erster auf die Folliculitis barbae durch C.a. nach Anwendung zinkoxydhaltiger Salben und Pasten hingewiesen. Allerdings war ihm der Nachweis eines Eindringens der Hefepilze in das Haar nicht gelungen. SCHIRREN und RIETH konnten bei zwei Patienten mit Folliculitis barbae klinisch und experimentell das Einwachsen der Hefe in die Haare nachweisen. Bei dem Krankheitsbild findet sich eine leichte Rötung der Haut mit follikulärer Schwellung und Pustelbildung. Meist besteht noch eine Perlèche und Candidamykose der Mundschleimhaut. Diese Befunde bestätigen weiterhin die Fähigkeit von C.a., Keratin zu spalten und erhärten damit die geäußerte Meinung, daß dieser Hefe eine besondere Stellung in der Candidagruppe hinsichtlich der Pathogenität zukomme. Wir selbst konnten bei einem Absceß im Bartbereich und einer Folliculitis barbae uns ebenfalls von der Tatsache überzeugen, daß C.a. das Haar befallen kann. Dies gilt nach unserer Meinung auch für Trichosporon cutaneum, worauf an dieser Stelle hingewiesen sei.

6. Candidamycosis cutis profunda s. generalisata

(Monilia-Granulom, Blastomykose durch Candida albicans)

Diese recht seltene Erscheinungsform der Candidamykose zeigt einige Besonderheiten, die eigentlich in allen beschriebenen Fällen nachweisbar waren.

Es handelte sich meist um Kinder mit teils normaler, teils zurückgebliebener körperlicher, aber normaler geistiger Entwicklung, die seit den ersten Lebensjahren an einem oralen Soor litten, der jeder Behandlung trotzte. In der Folgezeit kommt es dann zu einem Übergreifen auf die Haut, vor allem in Bereich des Kopfes und in den meisten Fällen tritt dann eine Generalisierung mit endogener Aussaat und deletärem Verlauf hinzu (Abb. 9). Dieser Typ der Candidamykose wird auf eine konstitutionelle Abwehrschwäche des befallenen Organismus zurückgeführt, obgleich hier noch zahlreiche Fragen unbeantwortet sind. In dieser Richtung sprechen die Beobachtungen von GOUGEROT und DUCHÉ, die bei einem Candidagranulom der Nase Abheilung nach Jodkaligaben

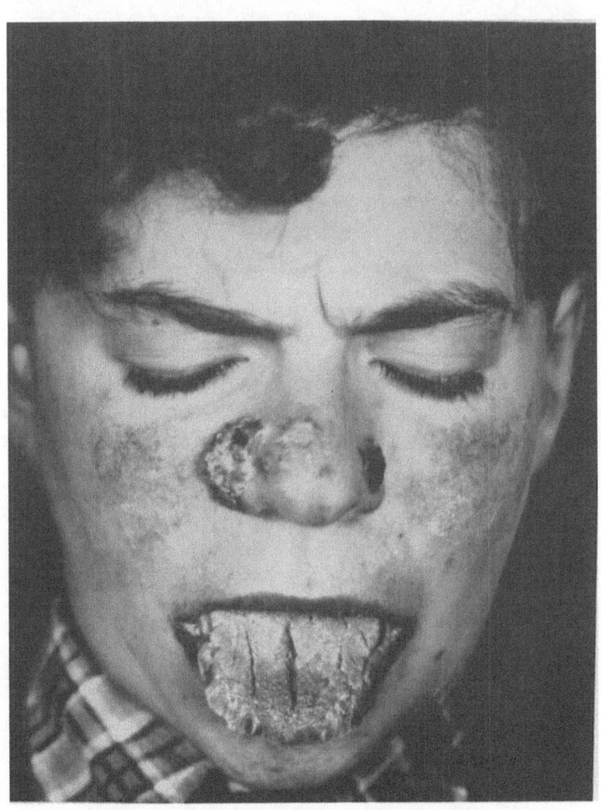

Abb. 9. Candidamycosis cutis profunda s. generalisata.
(Aus der Sammlung Chefarzt SEVIN, Hautklinik Stuttgart)

sahen. Es blieben aber typische Lupusknötchen zurück, so daß eine kombinierte Infektion mit Tuberkulose angenommen wurde. CAROL beschreibt eine profunde, generalisierte Candidamykose an Stamm und Extremitäten, die den Pseudo-

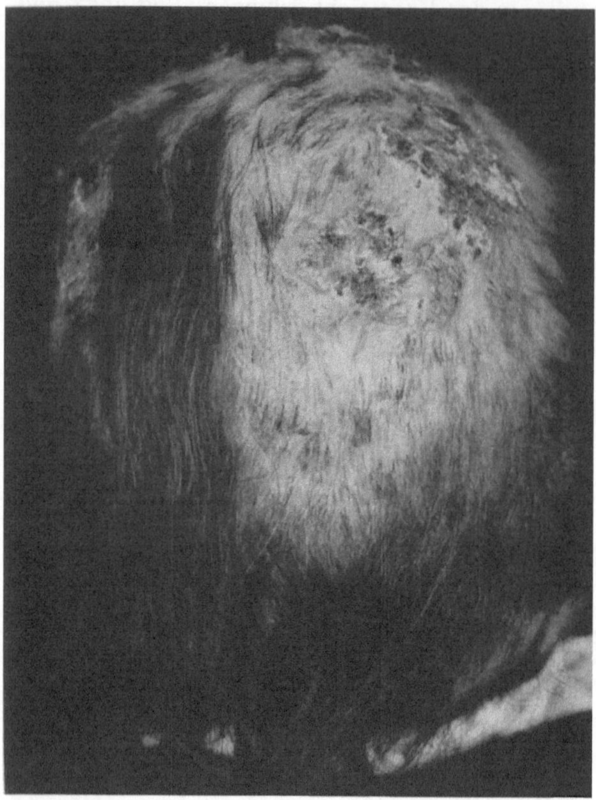

Abb. 10. Candidamycosis cutis profunda s. generalisata.
(Sammlung Chefarzt SEVIN, Hautklinik Stuttgart)

Bromuriden von BROCQ und PAUTRIER (zit. nach RUPPERT) gleicht. 1950 haben ROTHMAN und HAUSER anläßlich der Beobachtung eines sog. Moniliagranuloms ebenfalls betont, daß ursächlich eine eigenartige Resistenzminderung gegenüber C.a. in Frage komme. In den Fällen von RUPPERT, PLUSS und KADAS konnte außer C.a. noch ein Trichophytonpilz und Epidermophyton floccossum gezüchtet werden. Es scheint also tatsächlich eine Abwehrschwäche auf breiter Basis vorzuliegen und nicht spezifisch für eine Species zu sein. Weiterhin beschreiben BLUEFARB, BARSKY und HOITsowie CAJKOVAC und PURETIC Fälle von granulomatöser Candidamykose im Kopfbereich. Man findet hierbei zahlreiche bohnen- bis taubeneigroße Hautinfiltrate, die mit honiggelben, öligen Krusten bedeckt sind (Abb. 10). Weiterhin finden sich unter den Krusten schwammige Granulationen oder hochrote, nässende impetiginöse Herde. Dazwischen sieht man zahlreiche kleine atrophische weiße Narben,

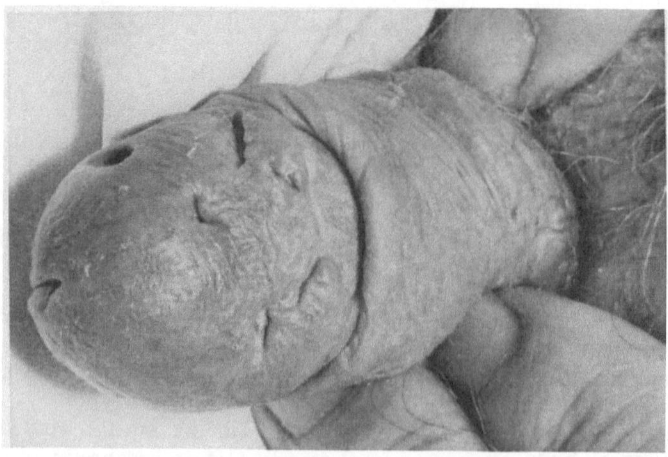

Abb. 11. Narbiger Ausheilungszustand einer granulomatösen Candidamykose der Glans penis. (Sammlung der Dermat. Abtg. Britz, Dr. THAL)

auf dem Kopf narbige Alopecie. Letztere auch von ANDREWS in einem Fall gesehen. PÄTIÄLÄ berichtet über eine Blastomykose durch C.a. bei einer Frau im Bereich des Mons pubis und THAL beschrieb eine ulcerogummöse Soorinfektion der Glans penis, die durch den Serumfungistasetest nach D. JANKE als gesichert angesehen werden konnte (Abb. 11). In diesen Fällen bleiben meist alle therapeutischen Bemühungen erfolglos. Bemerkenswert ist daher die weitgehende Abheilung bei einem Mädchen, welches Cyren B und Novex erhielt (RUPPERT). SCHREUS (zit. nach RUPPERT) glaubt, daß der keratinisierende Effekt des Hormons zu einer Verbesserung der Hautabwehr führe. Beobachtungen anderer Autoren lassen diesen Schluß aber nicht zu, so daß weiterhin nur die Annahme einer besonderen Disposition für Candidainfektionen übrig bleibt.

7. Candidamycosis cutis generalisata

Unter dem Bild der Erythrodermia desquamativa Leiner oder einer generalisierten Dermatitis seborrhoica kann bei Säuglingen eine oberflächliche cutane Candidamykose verlaufen. Diese nimmt von der Säuglingsintertrigo ihren Ausgang. Die Infektion der Haut erfolgt durch die C.a.-haltigen Stühle. MAYER, GÖTZ und SEITZ haben auf dieses Krankheitsbild aufmerksam gemacht und

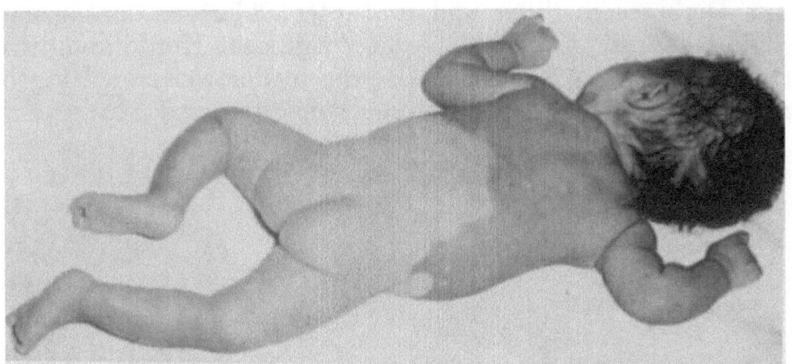

Abb. 12. Depigmentation der Haut durch Candidabefall

LIEBNER und FLÓRIÁN fanden ebenfalls bei 66% ihrer Fälle dieser Symptomatologie C.a. MÁRAMAROSI, OLÁH und TUZA möchten die Leinersche Erkrankung aber klar von dem Erythema mycoticum infantile abgetrennt wissen. Bei der Leinerschen Erkrankung ist das Allgemeinbefinden gestört, es kommt ursächlich keine Infektion in Frage. Bei dem Erythema mycoticum infantile ist der Beginn fast immer in der Glutäalgegend, um dann auf Oberschenkel, Stamm und übrigen Körper überzugreifen. Es bestehe daher keine Berechtigung, von einer Leinerschen Erkrankung durch C.a. zu sprechen. Es ist allerdings zutreffend, daß das E.m.i. der Leinerschen Erkrankung sehr ähneln könne. Eine ähnliche Beschreibung gaben bereits HIGUTI, SARATEANU, JOULIA und COULANT. Auch hier beginnt das Erythem in der Anal-Glutäalgegend und breitet sich in Form papulo-squamöser Herde mit lammellösen Schuppensäumen, scharf begrenzten Erythemen ohne Blasenbildung weiter auf den Körper aus (Abb. 12, 13 und 14).

Generalisierte Candidamykose bei Erwachsenen ist sicher selten, da in diesem Alter mehr die lokalisierten Formen oder Organbefall mit septischer Ausbreitung vorherrschen. SULZBERGER und PIERINI beschreiben solche Fälle, bei denen eine intertriginöse Form mit Ausdehnung auf die übrige Haut und gleichzeitiger Befall der Schleimhäute, des Urogenitaltraktes und der Lunge bestand. KOGOJ konnte eine Candidiasis unter dem Bild einer vegetierenden herpetiformen Dermatitis beobachten. Die genaue Analyse und wiederholte Nachuntersuchung des Falles veranlaßte KOGOJ zu der Vermutung, daß das Krankheitsbild der Dermatitis herpetiformis keine nosologische Einheit darstelle und z. B. durch C.a. sog. Doppelgänger entstehen könnten. Die Möglichkeit einer Aufpfropfung von C.a. auf eine D.h.D. wurde erwogen, aber als ausgeschlossen angesehen. KLÄRNER stellt an

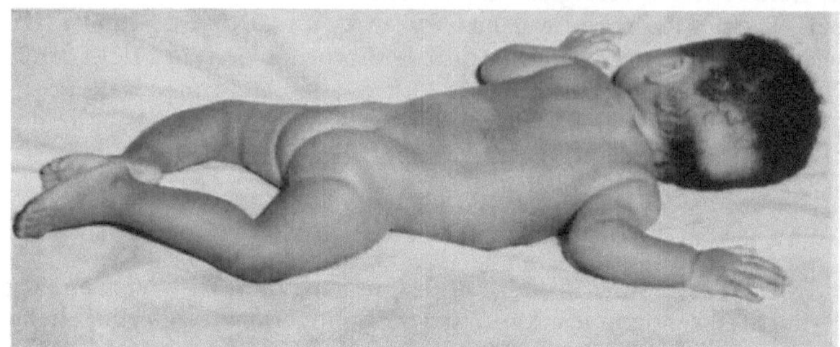

Abb. 13. Abheilung und Repigmentation nach Nystatinbehandlung. (Sammlung DOBIAS, New York)

Hand eines Falles generalisierter Soormykose im Erwachsenenalter bei einer Patientin mit Diabetes mellitus und multipler Sklerose die Eigenarten dieses Krankheitsbildes heraus. In der Nähe intertriginöser Herde kommt es zu einer generalisierten Ausbreitung pustulöser Herde, in der weiteren Umgebung papulöser Efflorescenzen. ALEXANDER, BLOCH, MIESCHER und STAEHELIN (zit. nach

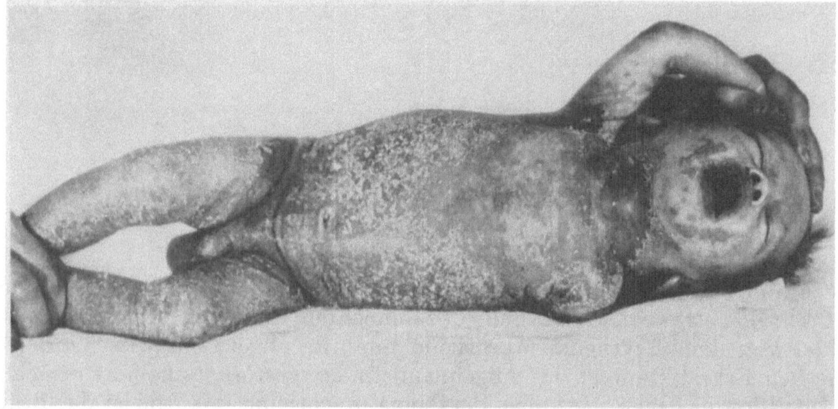

Abb. 14. Candidamycosis cutis generalisata. (Überlassen von E. LIEBNER, Univ.-Hautklinik Budapest)

KLÄRNER) sprechen daher von einer „Dermatitis oidiomycetica pustulosa". Bei wenig gestörtem Allgemeinbefinden läßt sich diese Form meist durch Lokalbehandlung gut beherrschen, kann aber bei Diabetes oder antibiotischer Behandlung doch einen schwereren Verlauf nehmen durch Beteiligung innerer Organe.

8. Schleimhaut

a) Mundschleimhaut (Schwämmchen, Muguet, Soor, Thrush-Glossitis, Pharyngitis, Tonsillitis candidamycetica)

Am häufigsten tritt der akute, lokalisierte Mundsoor bei Säuglingen auf. Die Infektion erfolgt hierbei durch den Geburtsakt in der Vagina der soorkranken Mutter. Die Angaben über die Häufigkeit des oralen Soors schwanken je nach

Autor sehr erheblich. Schuermann gibt an, bei der Hälfte aller gesunden Säuglinge und auch bei einer großen Zahl gesunder Erwachsener könne C.a. von der Mundschleimhaut gezüchtet werden (Abb. 15). Koulumies und Pätiälä fanden bei 50% aller untersuchten stationären Patienten Hefen im Speichel. Diese Zahl vermehrte sich bei Penicillinapplikation nicht nennenswert, während bei Breitbandantibioticagaben eine sichere Vermehrung nachgewiesen wurde. Auch Heymer und Doepfmer widmeten eine Studie der Pilzflora der Mundhöhle und fanden bei einem nicht ausgewählten Personenkreis in 34% C.a. und in weiteren 15% andere Candidavertreter. Sie folgern daraus, daß es daher heute nicht berechtigt sei, von einer echten Zunahme der Hefeerkrankungen zu sprechen. Durch den alleinigen Nachweis der C.a. dürfe nicht die Diagnose Candidamykose gestellt werden, da es hierdurch leicht zu Fehldeutungen des vorliegenden Befundes kommen könne. Dieser Ansicht wird von Taschdjian und Kozinn widersprochen und auch wir möchten diese Zahlen als viel zu hoch gegriffen betrachten. Bei 2175 Säuglingen konnten die genannten amerikanischen Pädiater nur in 3,77% C.a. nachweisen. Die Abstriche aus der Mundhöhle waren bereits am 3. Lebenstag positiv und am 6. Tag traten klinische Erscheinungen auf. Taschdjian und Kozinn beobachteten außerdem in den meisten Fällen mit positiven Stühlen klinisch eine Candidamykose und hierbei in einem großen Prozentsatz auch Hauterscheinungen. Sie folgern aus ihren ausgedehnten Beobachtungen, daß C.a. auf keinen Fall als ein Organismus der normalen Schleimhaut bezeichnet werden kann. Bei Kindern führen häufig Ernährungsstörungen zum Manifestwerden der

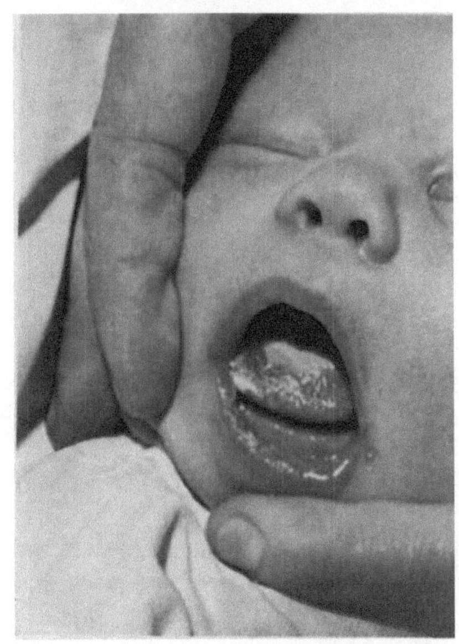

Abb. 15. Soor, Thrush, Muguet der Mundschleimhaut beim Säugling

Candidamykose (Debre, Mozziconacci, E. Drouhet, V. Drouhet, Hoppeler, Grumbach und Habib). Auch vitaminarme Ernährung der Mutter während der Schwangerschaft, künstliche Ernährung des Säuglings, Avitaminose und Dystrophie des Säuglings durch langdauernde Antibioticatherapie werden von Zajceva, Bystrova und Neljubina angeführt. Bei Erwachsenen kommen meist andere zusätzliche Faktoren als Ursache in Frage. So erwähnen Gay Prieto und Alvarez de Lara Diabetes, Carcinom, saure Reaktion der Mundschleimhaut, mangelhafte Speichelsekretion, Zahnprothesen und Alkoholismus. Es gebe aber auch zahlreiche Fälle, in denen keiner dieser Faktoren nachgewiesen werden könnte. Diese Tatsache zeigt die weitgehenden Unterschiede in der Verlaufsweise der Soorkrankheit bei Säuglingen und Erwachsenen. Man könnte daher berechtigterweise auch das Krankheitsbild des Säuglingssoor vom Erwachsenensoor abtrennen. Wir haben aber aus Gründen der Übersichtlichkeit hierauf verzichtet.

Bei der Candidamykose der Mundschleimhaut findet sich meist ein weißlicher bis cremefarbiger Belag der Lippen, Wangen und Zungenschleimhaut. Manchmal liegt dieser auch in Stippchenform vor Bei Abwischen der Beläge kommt es zu Blutungen. Die umgebende Schleimhaut ist entzündlich gerötet, die regionären Lymphknoten können geschwollen und leicht druckschmerzhaft sein. Dem akuten Soor der Schleimhautoberfläche steht eine chronisch verlaufende Form mit

Bildung granulomatöser Veränderungen der Lippen und Zungenschleimhaut gegenüber. So berichten MEYER-ROHN, SWARTZ, DUSSART, DOWNING und HAZARD über
die tiefe, chronische Form der Candidamykose mit teils ulcerösen Veränderungen
der Mundschleimhaut (Abb. 16). Diese Form zeigt eine ausgesprochene Therapieresistenz und Neigung zur Generalisierung, zumindest zu einem Übergreifen in die
Nachbarschaft. LECOULANT, SOURREIL, SARRAT und L. DE CRÉMEUR sahen bei
einem 12jährigen Mädchen eine Candidamykose unter dem Bild vegetierender
Pyodermien bei gleichzei-
tigem Soor der Mundschleimhaut. Auch die Kulturen von
Magensaft, Stuhl und Urin
waren positiv. Bei der verrukösen Form der Candida-
mykose der Lippen kann
die Abgrenzung gegenüber
Lichen ruber verrucosus
und Lupus erythematodes
schwierig sein, WILE gelang
es bei einer 76jährigen Frau,
aus den verrukösen Verän-
derungen C.a. zu züchten,
deren Ursache in einem oralen
Soor gefunden wurde. Seit
Einführung der Antibiotica
wurde häufiger über das
Auftreten der sog. schwarzen
Haarzunge berichtet und als
deren Ursache eine sekun-
däre Candidainfektion angesehen (FOX und AINSWORTH).
TOMASZEWSKI (zit. nach
GRIMMER) konnte jedoch
durch klinisch bakterielle
Untersuchungen nachweisen,
daß nur bei 50% der Fälle
mit einer schwarzen Haar-
zunge C.a. gefunden wird. Er

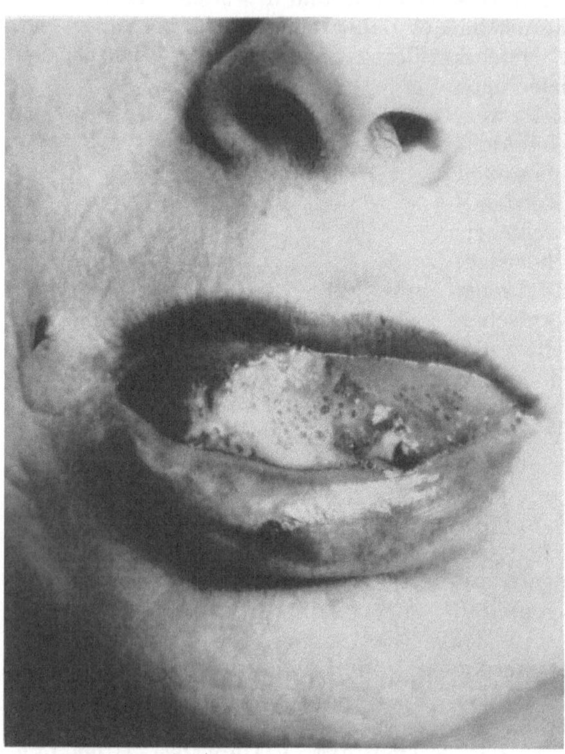

Abb. 16. Granulomatöse Candidamykose der Zunge beim Erwachsenen. (Sammlung der Univ.-Hautklinik Hamburg-Eppendorf,
Prof. MEYER-ROHN)

betrachtet den Nachweis von C.a. bei dieser Veränderung als ein zufälliges Ereignis.
KENEDY, BOWERS und WHIMSTER beschreiben Fälle isolierter Zungenmykose
durch C.a. nach Verbrennung der Zungenmitte oder beiderseits der Mittellinie.
Sie weisen darauf hin, daß die Glossite losangique médiane (Glossitis rhombica
mediana) BROCQ und PAUTRIER hiervon abzugrenzen sei. In den meisten Fällen
wird aber neben der Zunge die Wangenschleimhaut und der Rachen mit Uvula
befallen sein (TULASNE und LUTZ). Prädestinierend für einen isolierten Befall
dürfte eine anatomisch präformierte Zunge sein. So z.B. bei der Lingua plicata.
Hier fanden OLIVIER, COUDERT und REBOUL eine granulomatöse Entzündung.
Ebenso berichtet DANIEL über eine knötchenförmige Candidamykose der Zunge
und Mundschleimhaut. Nach GOTO, KOBAYASHI und TAGASUGI kann man folgende
acht Typen des Schleimhautbefalls feststellen:

1. Aphthöser, solitärer Typ.
2. Flacher Typ mit dünnem Belag.
3. Erosiver, Plaques muqueuses-Typ.

4. Irreguläre, tiefe Ulcerationen.
5. Nekrotische Ulcerationen mit septischer Reaktion.
6. Tiefe Ulcerationen mit starker Granulationsbildung.
7. Hyperplastischer, granulomatöser Typ.
8. Andere Formen.

Von der pharyngealen Candidamykose, die nach ZACKS lokalisiert vorkommen kann, geht in nicht mehr seltenen Fällen eine „Pancandidiasis" aus: Bei zwei Patienten fanden IMAKIIERE, HOSEKO, HORIE, INOUE und TOKANO nach dem Tod C.a. in den pharyngealen Ulcerationen sowie in Blut, Stuhl, Urin und verschiedenen inneren Organen. BERENDES und SCHALLOCK berichten über die Zunahme von Pilzdrusen in Tonsillen, die nach der operativen Entfernung histologisch untersucht wurden. Sie machen auf die Gefahr der Ausbreitung einer kryptogenen Pilzinfektion bei Antibioticabehandlung aufmerksam. ZEIGER lehnt diese Auffassung ab, da er nach Penicillinbehandlung in keinem Falle Drusen im Parenchym, sondern immer nur in den Krypten feststellen konnte. Dieser Befund sei schon lange bekannt und es sei bisher keine Zunahme der Pilzdrusen nach Antibiotica feststellbar gewesen.

Eine weitere otologische Schleimhautmykose durch C.a. stellt die Otitis media candidamycetica dar. KRESSMANN-DEBUS sah in einem Fall von Paronychie durch Hefepilze eine Otitis media candidamycetica im Anschluß an eine Antrotomie auftreten. Ebenso selten, aber berichtenswert erscheint die ophthalmologische Candidamykose zu sein. MENDELBLATT und ROBERTS beschreiben eine Keratoconjunctivitis durch C.a. In dem einen Fall entstand nach einer nichtperforierenden Hornhautverletzung ein Hornhautulcus, aus dem C.a. nachgewiesen wurde und bei welchem Iritis und Hypopyon eintraten. Im zweiten Fall kam es bei einem Asthmatiker ohne Verletzung am Auge zu einer Keratoconjunctivitis. Aus dem Eiter wurde ebenfalls C.a. gezüchtet. Hier führte die Lokalbehandlung mit Nystatin zu einer Heilung.

9. Urogenitaltrakt

(Balanitis, Vulvo-Vaginitis, Cystitis, Prostatitis candidamycetica)

Wie in der Literatur fast übereinstimmend erwähnt wird, kommt es in den meisten Fällen durch Infektion beim Coitus zur Balanoposthitis candidamycetica (Abb. 17). Natürlich kann von hier aus auch eine Infektion der Blase und der männlichen Adnexe erfolgen. So gelang es D. JANKE, aus Prostataexprimat und Samenflüssigkeit C.a. zu züchten. RIMBAUD und RIOUX, SEDLACEK und ELISTROWA konnten durch Untersuchungen der Geschlechtspartnerinnen in allen Fällen eine vaginale Candidamykose nachweisen. Außer einer Veränderung der Glans penis ist auch das innere Präputialblatt befallen. Es finden sich Bläschen, nässende, gerötete Schleimhaut oder trockene, schuppende Papeln. Auch granulomatöse Veränderungen sind in diesem Bereich möglich (THAL). Die Vulvo-Vaginitis oder Colpitis candidamycetica findet sich meist bei Graviden und Diabetikerinnen. Dieser Befund kann aber auch gelegentlich bei Virgines auftreten (RÜTHER, RIETH und KOCH). KLEPPER bezeichnet die Soor-Kolpitis als ein nicht seltenes Ereignis, das in der Antibiotica-Ära zweifellos zugenommen und eine größere Bedeutung erlangt habe (Abb. 18). Klinisch besteht meist heftiges Jucken und Brennen an den äußeren Genitalien mit Rötung der Labien, Nässen oder ekzematösen Veränderungen. Bei längerem Andauern dieser Symptome kommt es dann zur Lichenifizierung im Bereich der großen Labien und des Mons pubis mit Schwund der Schambehaarung. Es besteht ein weißlicher Fluor, weißliche Beläge an den kleinen

Labien und in der Vagina (Abb. 19). Woodruff und Hesseltine untersuchten eine
große Zahl farbiger und weißer Schwangerer. Die Frequenz war bei den besser-
gestellten Weißen nur 14%, bei den weniger hygienisch lebenden Farbigen 41%.

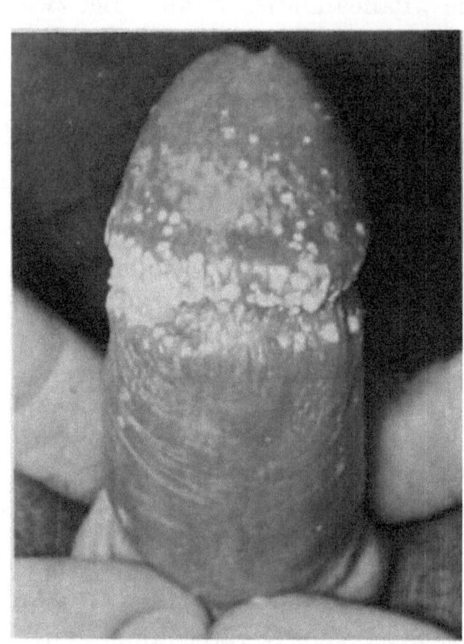

Abb. 17. Balanitis candidamycetica.
(B. Dobias)

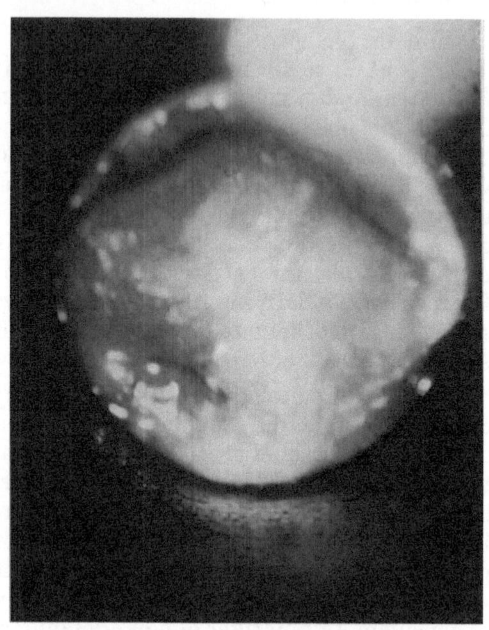

Abb. 18. Soorkolpitis mit Befall der Portio uteri.
(Überlassen von B. Dobias, New York)

Nach Rauramo kann man im letzten Drittel der Schwangerschaft bei 25% der
Frauen C.a. nachweisen, 62% dieser Frauen hatten Beschwerden. Am 5. Tag
nach der Geburt war der Prozentsatz bereits wieder auf 5% abgefallen.

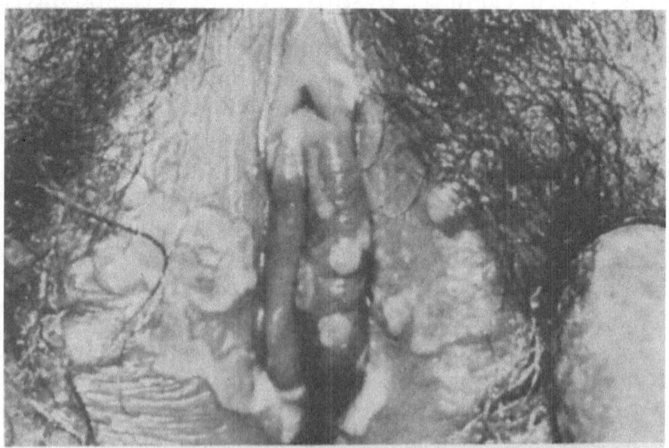

Abb. 19. Vulvovaginitis candidamycetica. (Dobias, New York)

Bei einer Reihe von Frauen erfolgt die Infektion zweifellos durch eine falsche
Toilettenhygiene. Auch konnte nachgewiesen werden, daß viele Frauen sich anal
und genital mit dem gleichen Waschlappen wuschen.

10. Gastrointestinaltrakt

(Gastritis, Cholecystitis, Colitis candidamycetica)

Am häufigsten wir der Oesophagus von dem gesamten Verdauungstrakt befallen. Bei Säuglingen wird Oesophagitis meist durch C.a. verursacht. Nach DE GAVALLER (zit. nach DOBIAS) besteht bei 50% der Kinder mit Candidamykose autoptisch eine Candidaoesophagitis. KAUFMANN konnte bei einem ausgeprägten Fall die Schleimhautveränderungen röntgenologisch darstellen. Weiterhin kann aber C.a. besonders bei Erwachsenen im Magensaft, Gallenblasensekret und in den Faeces nachgewiesen werden. Besonders häufig ist der Befund bei Patienten mit Sub- oder Anacidität und Afermentie positiv. Zwar bestehen bei wenigen Personen mit positiven Kulturen aus dem Gastrointestinaltrakt klinische Symptome oder sind die Beschwerden auf die Anwesenheit von C.a. zurückzuführen, aber dieses saprophytische Verhalten dieser Hefe kann durch bestimmte Umstände in ein parasitäres übergeführt werden. So ist bereits wiederholt auf die Rolle von Unterernährung, Avitaminose, Diabetes, Carcinose und vor allem antibiotische Behandlung anderer Krankheiten hingewiesen worden. Die symptomlose Dysbakterie kann nun durch den Parasitismus von C.a. eine klinische Manifestierung erfahren. Hierbei können Schluckbeschwerden, Ulcerationen, Blutungen und Aspiration aus dem Oesophagus auftreten. Gastritis, Cholecystitis mit Verdauungsbeschwerden sowie Enterocolitis wurden vor allem nach Antibioticatherapie beschrieben. Besonders heftig und bedrohlich, ja fatal können diese gastro-intestinalen Candidamykosen bei Säuglingen nach Antibioticatherapie verlaufen (VIVELL und GERMER, zit. nach KÄRCHER). Die bei Erwachsenen auftretenden Symptome wie Diarrhoe oder Pruritus ani, auch anorectales Syndrom von MANNHEIM genannt, werden wohl einer Dysbakterie nach antibiotischer Behandlung zugeschrieben, aber C.a. nur eine untergeordnete Rolle zuerkannt. Meist klingen die Beschwerden auch nach Absetzen des Antibioticums spontan ab. GRIMMER und KÄRCHER empfehlen zur raschen Sanierung der Darmflora und Ausgleichung des Vitaminmangels eine Substitutionsbehandlung mit lebenden Colibakterien und Vitamin B-Komplex im Anschluß an die Antibioticabehandlung. Von einer Vitaminsubstitution während der antibiotischen Therapie wird abgeraten, da die Hefen hierdurch im Wachstum stimuliert würden und damit ein unerwünschter Effekt aufträte. In vielen Fällen wird der Darmtrakt als Ausgangspunkt der Infektion der Haut und innerer Organe sowie der pulmonalen und septischen Form angesehen. Ausführliche Literatur zu diesem Kapitel findet sich bei DOBIAS, GIUNCHI und GRIMMER.

11. Candidamykose innerer Organe

a) Bronchopulmonale und pulmonale Form

In den letzten Jahren wurde zunehmend über diese Form der Candidamykose berichtet und auch hier eine Zunahme durch die Antibioticatherapie behauptet. Die Diagnose einer Lungencandidiasis ist mit großer Zurückhaltung zu stellen, da, wie bereits ausgeführt, C.a. häufig in Mundhöhle und Sputum gefunden werden kann, ohne der ursächliche Erreger zu sein. Fehldiagnosen und Trugschlüsse sind dadurch allzu häufig. Erst die wiederholte Züchtung von C.a., möglicherweise in überwiegendem Maße, der klinische Verlauf und das Röntgenbild lassen nach längerer Beobachtungszeit diese Diagnose zu (Abb. 20 und 21). Die bronchopulmonale Form verläuft wie eine chronisch rezidivierende Bronchitis. Das Allgemeinbefinden ist wenig gestört, es besteht Husten und graufleckiges, gallertiges Sputum. Das Röntgenbild ist weitgehend unspezifisch und zeigt peribronchiale Verdickung und leichte Fibrose. Bei der pulmonalen Form findet sich eine ausgeprägte Symptomatologie. Das Allgemeinbefinden des

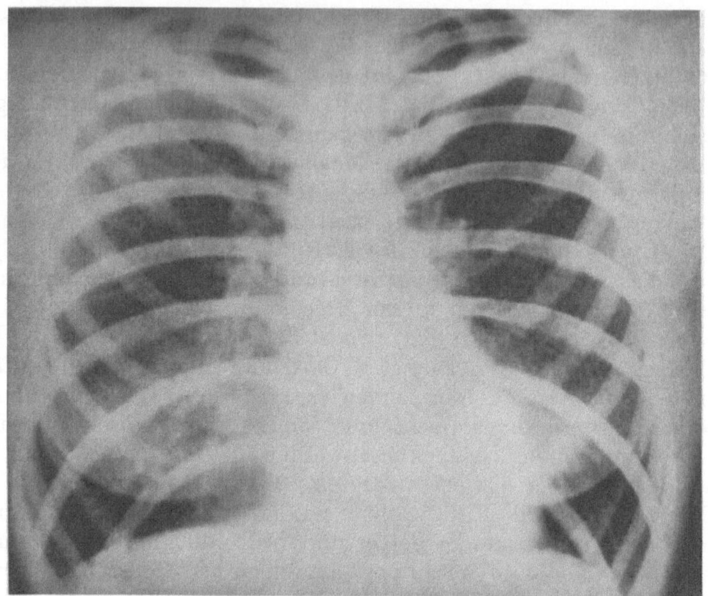

Abb. 20. Pulmonale Candidamykose. Rechter Oberlappenbereich

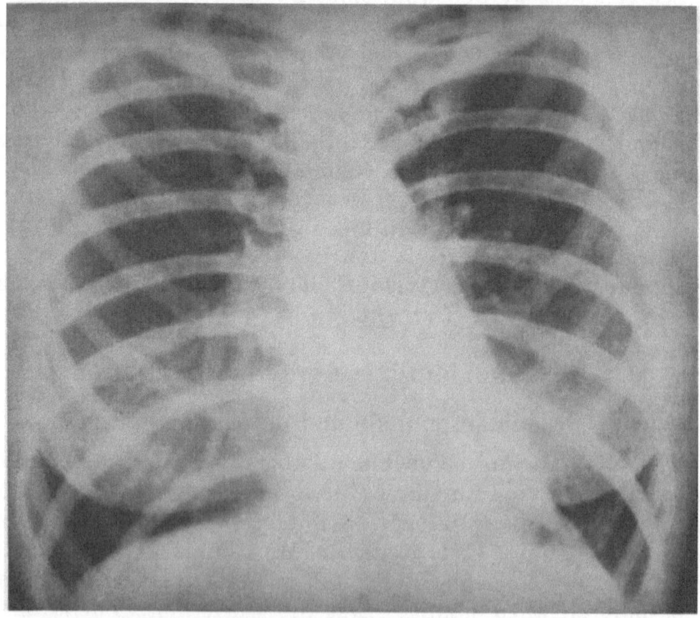

Abb. 21. Zustand nach Mykostatinbehandlung

Patienten ist durch Fieberschübe, pleuritische Reizungen, mitunter blutiges Sputum beeinträchtigt. Feuchte Rasselgeräusche, lappengebundene Dämpfungen wie bei Lobärpneumonie kommen vor. Alle klinischen Zeichen können rasch wieder zurückgehen oder es kann sich eine progrediente Erkrankung mit tödlichem Verlauf entwickeln (WOLLHEIM und BRAUN, STRAUBE, HAHN und SEELIGER, JOHN, KÄRCHER, ALSLEV und GESSLER, RUHRMANN und ADAM). Bei dem chronischen Verlauf der Lungencandidasis ist es erklärlich, daß differentialdiagnostisch immer wieder die Tuberkulose in Betracht zu ziehen ist und andererseits bei der Häufung der Lungenmykosen auch bei tuberkuloseverdächtigen Lungenbefunden an Lungenmykose gedacht werden muß. Auf diese Tatsache wird von SCHULTE sowie ELO, PÄTIÄLÄ und RITAMA hingewiesen.

Gerade bei einer pulmonalen Candidamykose kann es zu einer Organabsiedelung und septischen Verlaufsform mit tödlichem Ausgang kommen. Meist werden hierbei autoptisch Pilzgranulome und Abscesse in den Nieren, Gehirn, Milz und Leber gefunden, wie dies OTTO und BAUER bei einem Säugling mit interstitieller Pneumonie beobachten konnten.

12. Candidamykose des Zentralnervensystems

Wohl treten Meningitis und Meningoencephalitis candidamycetica am häufigsten nach Einschleppung bei Liquorpunktionen, hämatogen oder lymphogen bei Candidamykosen des oberen Respirationstraktes auf. Im Gegensatz hierzu ist der von KRAYENBÜHL und UEHLINGER jun. mitgeteilte Fall besonders interessant. Bei einer 52jährigen Frau kam es aus voller Gesundheit heraus zu einem langsam progredient verlaufenden Stammhirnsyndrom. Bei der Obduktion wurden in der Pons Pilzherde nachgewiesen und der Erreger als C.a. angesprochen. Die Patientin war nie vorher mit Antibiotica behandelt worden, noch ließ sich eine Eintrittspforte des Infektes feststellen. GESSLER und LAUX sahen bei einer eitrigen Meningitis unter Antibioticabehandlung sich einen chronisch verlaufenden Zweitschub entwickeln. Bei der Punktion konnte im Liquor C.a. nachgewiesen werden. Hiermit ist anzunehmen, daß durch die Antibioticabehandlung die C.a. virulent wurde und den zweiten Meningitisschub verursachte. Nach GIUNCHI haben die rein meningitischen Formen eine relativ gute Prognose, da sie meist als artifiziell angesehen werden können, während bei den metastatischen meningoencephalen Formen die Prognose wohl als infaust angesehen werden muß. Es ist also ein Eindringen auf dem Lymphweg aus dem Nasen-Rachenraum, auf dem Blutweg im Sinne einer visceralen Metastasierung und letzten Endes einer Ansiedelung durch direktes Eindringen im Verlauf einer intralumbalen Antibioticatherapie möglich.

13. Hämatologische Veränderungen (Lymphocytophthise)

Bei Säuglingen mit ausgedehnten Candidamykosen wurde von GLANZMANN und RINIKER (zit. nach DOBIAS) ein Krankheitsbild beschrieben, das mit Alymphocytose des peripheren Blutes, Atrophie und Nekrosen des lymphatischen Gewebes einhergeht. In einigen Fällen fanden sich Pilzelemente in den Lymphknoten. Alle Patienten, die dieses Syndrom boten, zeigten einen progredienten Verlauf der Krankheit (DOBIAS).

14. Pancandidiasis (Sepsis candidamycetica)

Eine Generalisierung, d.h. eine septische Verlaufsform der Candidamykose durch Verbreitung des Erregers auf dem Blutwege wurde vor allem bei Säuglingen seit Beginn der antibiotischen Ära häufiger berichtet. BROWN et. al. sahen nach Anwendung von Breitbandantibiotica mehrere Todesfälle durch

Candidasepsis. Die Diagnose konnte durch positive Blutkulturen und spätere autoptische Befunde erhärtet werden. Pilzabscesse im Myokard, Nieren und Lungen waren vorhanden. Ähnliches berichteten NEZELOF und SARRUT bei Neugeborenen. Nicht allein die Antibioticatherapie wird als Ursache angeschuldigt, sondern vor allem die Abwehrschwäche des Säuglings und die Menge der eindringenden Pilze. Auch R. SCHÜRMANN macht auf die Gefährlichkeit der planlosen Antibioticatherapie aufmerksam und kann drei eigene Sektionsfälle generalisierter Candidamykose nach Antibioticatherapie mitteilen. Daß eine generalisierte Cyndidamykose mit septischer Verlaufsform auch eine andere Erkrankung verschleiern kann, war bereits an anderer Stelle betont worden. Hierauf hat HERMELINK an Hand eines eindrucksvollen Falles hingewiesen. Bei einem Fall von Genital- und Lungentuberkulose wurden wiederholt Pilze nachgewiesen, jedoch nie Tuberkelbacillen. Es war daher eine Lungenmykose angenommen worden. Erst bei der Sektion wurde dann die Tuberkulose als Grundkrankheit mit sekundärer generalisierter Candidamykose erkannt. Bei der Candidasepsis kann in vielen Fällen der Erreger nicht nur gezüchtet werden, sondern, wie MAYER, WEGMANN und LICHTENSTEIGER zeigen konnten, auch im Blutausstrich nachgewiesen werden. Es wurde hierbei die gewöhnliche Giemsa-Färbung verwandt. Der Nachweis im Blut gelang auch EFRENCH, SHENOI; SCHABERG, HILDES und WITT sowie GAUSEWITZ, JONES und WORLEY in den von ihnen beobachteten Fällen von „Pancandidiasis". Bei all diesen Patienten waren bei der Sektion in den Organen Pilzabscesse auffindbar. Vor allem waren Herzmuskel, Nieren, Gehirn, Leber und Milz befallen, auch die Schilddrüse zeigte seltenerweise einmal Pilzmycel im Gewebe. DUHIG und MEAD erwähnen die Möglichkeit der Infektion durch intravenöse Infusionen. Sie konnten bei zwei Fällen in Venenthromben C.a. züchten. Diese Gefahr bestehe vor allem bei Verwendung von Glucoselösungen, in denen C.a. als Verunreinigung gedeihen könne.

VANBREUSEGHEM, BALSACQ und BERTRAND fordern auf Grund der Beobachtung eines Falles von Candidasepsis, nach antibiotischer Behandlung eines Säuglings mit Enteritis, immer eine kulturelle Kontrolle der Stuhlkeime zur Erfassung einer mykologisch bedingten Enteritis und zur Vermeidung solch ernster Komplikationen.

In vielen Fällen kommt es ohne vorherige Kenntnis einer Candidamykose bei Kindern nach antibiotischer Behandlung bei Grippe, Pyelocystitis und Pneumonien zu einer tödlich verlaufenden Candidasepsis (VINCE und CSILLAG). HENRY und POLAYES stellen die Tatsache heraus, daß es im Verlauf einer Candidasepsis auch zu einer subakuten Endokarditis kommen kann. Eine ausführliche Darstellung dieses meist deletären Krankheitsbildes geben GRACIANSKY und DELAPORTE. Das klinische Bild der Candidasepsis ist oft so uncharakteristisch, daß die Diagnose meist erst bei der Sektion gestellt wird. Es kommt zu Appetitlosigkeit, Gewichtsabnahme, Erbrechen. Im Erbrochenen kann Blut sein. Hepato- und Splenomegalie wurden beobachtet. Die Temperaturen sind meist normal, aber es bestehen toxische und Austrocknungserscheinungen.

15. Allergische Hauterscheinungen durch Candida albicans

a) Candidamykide (Levuride)

Die Fähigkeit, die Antikörperbildung anzuregen, d.h. zu sensibilisieren, kommt den meisten Dermatophyten zu und so auch vielen Hefen und hefeartigen Erregern. Der Grad der Sensibilisierungsfähigkeit ist jedoch, je nach Erreger, unterschiedlich groß. Die Frage hat ebenfalls in den letzten Jahren erheblich an Bedeutung gewonnen, seit SCHUPPLI (zit. nach KÄRCHER) auf die Antigengemeinschaft von Dermatophyten und Antibiotica hingewiesen hat. Die Antibiotica fungieren hierbei als Halbantigene, wodurch es bei Therapie mit diesen Körpern bei Vorliegen einer Pilzerkrankung zu allergischen Reaktionen kommen kann. Hierauf haben vor allem D. JANKE, NIKOLOWSKI und GRIMMER aufmerksam gemacht. Sog. Levuride haben bereits RAVAUT und RABEAU (1928) beschrieben. Sie erwähnen psoriasisforme, parakeratotische Hauterscheinungen bei intertriginöser Candidamykose nach intradermaler Injektion von Trichophytin. Die Abheilung unter spezifisch antimykotischer Therapie wird als beweisend angesehen. Die

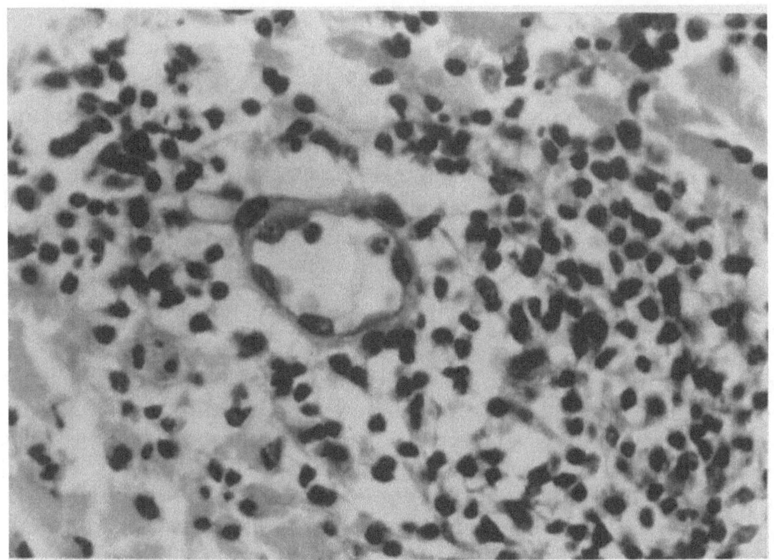

Abb. 22. 24 Std-Reaktion nach Injektion von Candida a.-Filtrat. Erweiterte Capillare mit Endothelschwellung. Perivasculäres Infiltrat (400mal)

Bezeichnung Levuride wird in Analogie zu der der Tuberkulide, Trichophytide und Favide gebraucht. Beweisend für diese Annahme sind auch die Beobachtungen von HOPKINS und RAMEL, die bei ekzematösen Veränderungen nach Injektion von Oidiomycin eine pustulöse Randexacerbation sahen und eine Abheilung bei fortlaufender Vaccineinjektion beobachten konnten. Eine weitere Bestätigung für diese Auffassung sind die klinischen Beobachtungen von RUIZ-MORENO und SCLAFER bei ekzematösen Moniliiden der Augenlider und dyshidrotischen Ekzemen, sowie Urticaria, Strophulus, Asthma und Rhinosinusitis. Beide Autoren konnten einen Frühjahrs- und Herbstgipfel dieser Krankheitsbilder feststellen. Als mykologischer Focus kommen die Interdigitalräume und der Darm in Frage. Die spezifische Desensibilisierung erwies sich als am aussichtsreichsten. FEJER fand folgende Faktoren von Bedeutung: den primär sensibilisierenden Pilz, die spezifische Reaktionen auslösenden Substanzen, die unspezifischen Reize und die bakterielle Sekundärinfektion. Die Sensibilisierung ist durch die Hautreaktion oder andere immunologische Tests zu prüfen. Außer Antibiotika können also bakterielle Sekundärinfektionen, Licht und chemische Reize eine Mykidreaktion zur Auslösung bringen. Diese Feststellung ist für die Beurteilung einer Berufserkrankung von Wichtigkeit.

Die Hautreaktion ist bereits im immunologischen Teil abgehandelt, muß aber hier nochmals kurz erwähnt werden. Nach Auffassung der meisten Autoren hat die intradermale Testung mit Candida-Vaccine keinerlei diagnostischen Wert, da die Gruppenreaktion und die weitgehende Sensibilisierung eines großen Teils aller Menschen keine bindenden Schlüsse auf die derzeitige Situation zuläßt (GÖTZ und THIESS). Unsere eigenen Untersuchungen mit weitgehend gereinigten und verdünnten Filtraten und die Ergebnisse von SEELIGER berechtigen aber zu der Hoffnung, daß eine Trennung unspezifischer Reaktionen von einer spezifischen Intradermalreaktion doch noch möglich wird. Wir konnten bei der Injektion an Sensibilisierten im Gegensatz zu nicht Sensibilisierten histologisch einwandfreie Unterschiede aufweisen zwischen Candidafiltrat und einem Filtrat von apathogenen Hefen (Abb. 22).

Zumindest beweisen unsere Untersuchungen, daß C.a. antigene Eigenschaften entfaltet, die diesem Organismus immer wieder abgesprochen wurden.

Klinisch bietet sich bei Candidamykiden ein sehr variables Bild. Es gibt Mykide auf der Morphologie der Dermatitis herpetiformis Duhring, nummulären Ekzems, Dermatitis seborrhoica, kleinvesiculösen, dyshidrotischen Ekzems an Händen und Füßen (GRIMMER). Diese Tatsache leitet hinüber zu differentialdiagnostischen Betrachtungen, denn in vielen Fällen wird wohl das Mykid zunächst nicht als solches erkannt werden.

IV. Histologie

Candida albicans ist wohl in den meisten Fällen ein auf der Oberfläche der Haut und Schleimhaut saprophytär existierender Organismus. Da aber sowohl tiefe, granulomatöse Haut- und Schleimhautveränderungen zur Beobachtung kommen als auch septische Erkrankungsfälle mit vielseitigem Organbefall, ist es verständlich, daß die Kenntnis der mykologischen Gewebsveränderung von Bedeutung ist. Es wird auf die ausführliche Darstellung durch GANS und STEIG-LEDER (Histologie der Hautkrankheiten, 2. Auflage, Bd. II, 1957) sowie LEVER (Histopathologie der Haut, 2. Auflage) hingewiesen.

Bei der Candidamykose der Epidermis besteht histologisch das Bild einer oberflächlichen Trichophytie. Im Stratum corneum finden sich zahlreiche Pilzelemente wie Sporen und Hyphen. TURU konnte bei 31 Perlèche-Kranken in 77% C.a. aus den Mundwinkeln und in 90% aus dem Speichel züchten. Die gleichzeitig angestellten histologischen Präparate zeigten Hyphen im Bereich einer akuten Entzündung der Epidermis. Hierdurch wird bestätigt, daß Perlèche meist durch Hefepilze verursacht wird. GOTO und TAKASUKI untersuchten bei Leukoplakie der Mundhöhle durch C.a. die Schleimhautveränderungen histologisch und stellten eine Hyperkeratose und Hyperplasie des Epithels fest. Einen ähnlichen Befund sah O'DONNELL bei einer chronischen Candidamykose der Haut. In der hyperkeratotischen Epidermis fanden sich Sporen und Mycelien. Bei der granulomatösen Form der Candidamykose sieht man neben einer Hyperkeratose und Akanthose im Corium ein Infiltrat von Lymphocyten, Plasmazellen, Neutrophilen und Fremdkörperriesenzellen (HAUSER und ROTHMANN, zit. nach LEVER). Zahlreiche histologische Beschreibungen der Veränderungen bei Organbefall im Verlauf einer tödlichen Soorsepsis zeigen einen bevorzugten Befall von Lunge, Niere und Hirn. Aber auch im Endokard und Herzmuskel konnten kleine Granulome und Mikroabscesse durch C.a. nachgewiesen werden (OTTO und BAUER, RUHRMANN und ADAM, SCHUERMANN, KRAYENBÜHL und UEHLINGER jun. sowie BROWN et al.). In allen Fällen fiel histologisch die geringgradige perifokale Entzündungsreaktion auf.

1. Tierexperimentelle Infektion

MASSHOFF und ADAM haben sich kürzlich erneut mit der Frage der Histomorphologie der experimentellen Candidainfektion beschäftigt. Bei subcutanen

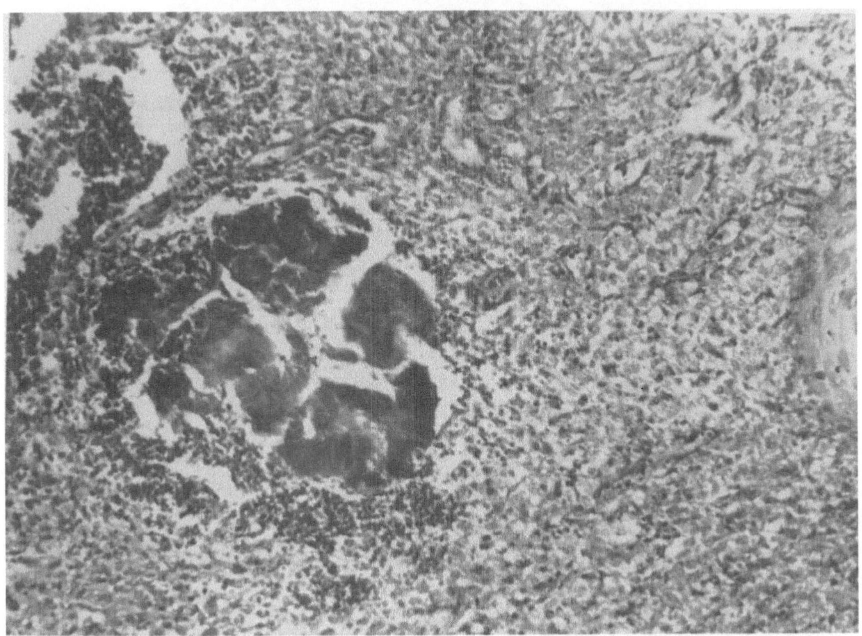

Abb. 23. Bildung von Pilzdrusen mit entzündlicher Umgebungsreaktion bei experimenteller Infektion
der Lymphdrüsen des Meerschweinchens

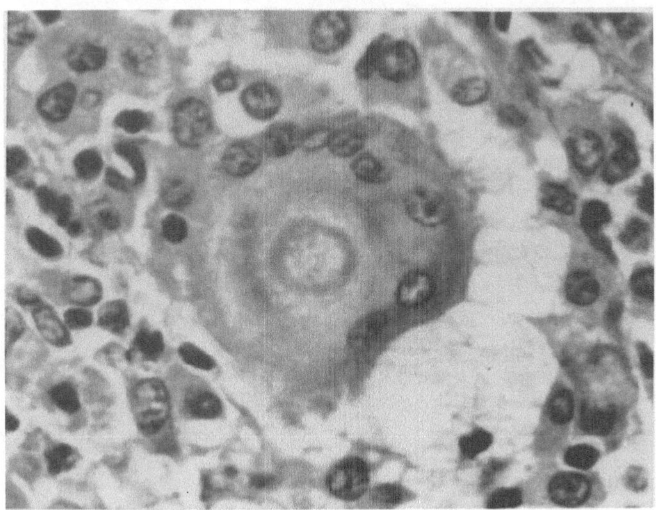

Abb. 24. Riesenzelle mit Parasiteneinschluß. 20 Std nach Infektion. (800mal). (Überlassen von Prof. MASSHOFF)

Injektionen kommt es zu einer umschriebenen Eiterung ohne weitere Ausbreitung,
während bei der pulmonalen Infektion die proliferative Reaktion der orts-
ständigen Zellen vorherrscht. Bei der Ausbildung kleiner Mikroabscesse entsteht

das Bild einer chronischen herdförmigen interstitiellen und alveolären Pneumonie. Charakteristisch bei der Lungencandidasis ist die zahlreiche Riesenzellbildung (Abb. 23—26). Da chronische schwache Reize zu einer stärkeren Riesenzellbildung

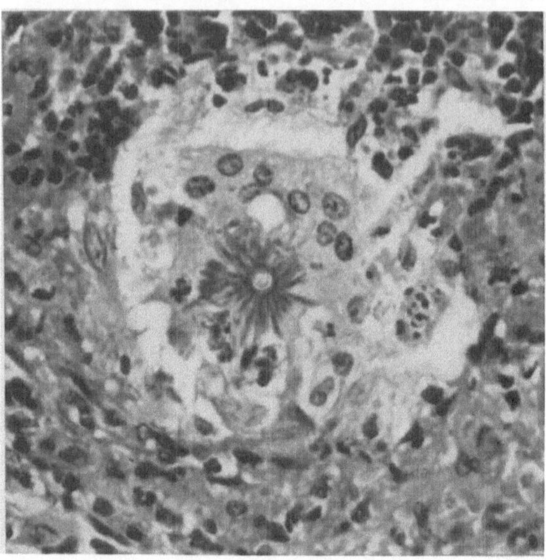

Abb. 25. Tierexperimentelle Infektion mit Bildung von Riesenzellen mit Mycelien und Einschlüssen von Leukocytentrümmern. (475mal) (Aus Pathol. Institut der Univ. Tübingen von Prof. MASSHOFF überlassen)

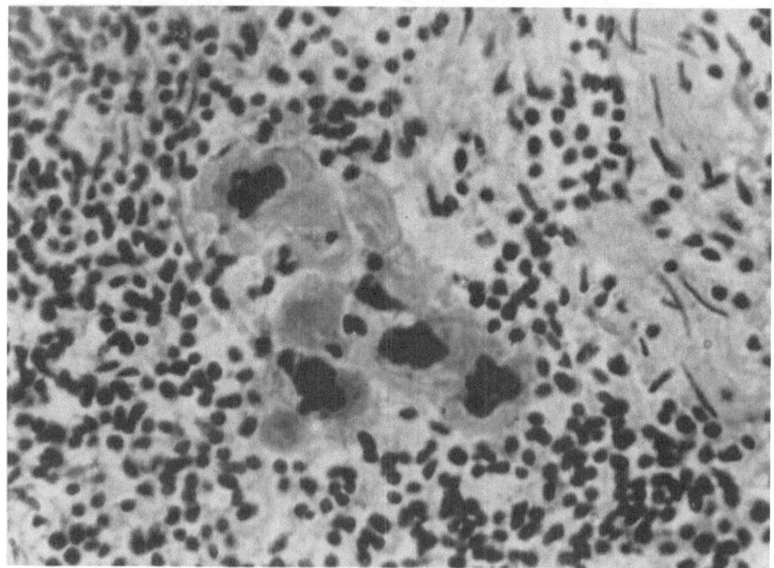

Abb. 26. Pilzgranulom in der Milz des Meerschweinchens mit Riesenzellen vom Sternberg-Typ nach experimenteller Infektion

führen als heftige Reize und ebenso, wie eine spezifische Entzündung auch Fremdkörperreize unlöslicher, ungiftiger Substanzen ursächlich in Frage kommen, muß man für die histologischen Veränderungen der Candidainfektion ähnliche Gründe annehmen. Es handelt sich um einen milden Infektionsprozeß ohne histologisch faßbare toxische Wirkung und morphologische Gewebsveränderungen, die durch Fremdkörper erzeugt werden. Allerdings wird in den Organen, vor allem in der Lunge, durch Vermehrungsfähigkeit des Erregers und Freisetzung von Mycelien aus den Riesenzellen ein Fortschwelen der Infektion und embolische Verbreitung unterhalten. Zweifellos haben die Erkenntnisse aus diesen Untersuchungen wesentlich zum Verständnis der Pathogenese und neuerdings veränderten klinischen Verlaufsformen der Candidamykose beigetragen.

2. Färbemethoden

Zur Klärung therapieresistenter granulomatöser Haut- und Schleimhauterkrankungen sollte, soweit dies möglich ist, eine histologische Untersuchung hinsichtlich der mykotischen Genese durchgeführt werden. Die mykologische Gewebsdiagnostik verlangt nun die Kenntnis einiger spezieller Färbungsverfahren, da in den meisten Fällen bei einer normalen Hämatoxylin-Eosin-Färbung die Pilze sich nicht anfärben und daher der Erkennung entziehen. Okudaira hält

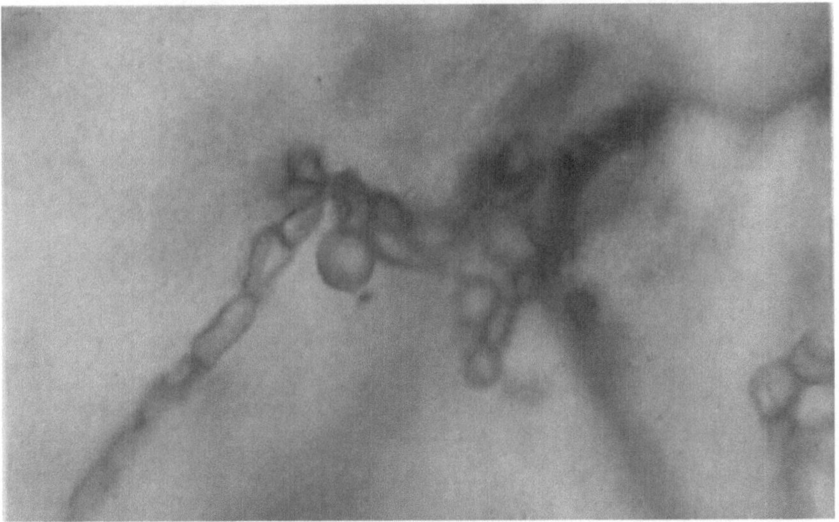

Abb. 27. PAS-Färbung von Candida albicans in frisch entnommenem Hautmaterial. (Sammlung E.Drouhet)

sogar eine histopathologische Differenzierung zwischen C.a. und Aspergillus fumigatus für möglich. C.a. färbte sich am besten nach Gram und McManus, während Aspergillus fumigatus sich besser mit Hämatoxylin-Eosin, Methylgrün-Pyronin, Feulgen, Heidenhain, Azan, Giemsa und Best anfärbte als C.a. Er weist aber darauf hin, daß auch mit all diesen Färbemethoden trotzdem im Gewebe keine Pilzelemente nachweisbar sein können, obwohl die Kultur positiv ist. Daher müssen immer beide Untersuchungsverfahren angewandt werden.

Am meisten gebräuchlich sind zur Anfärbung der C.a.-Zellen im Nativpräparat die normale Färbung nach Gram und mit Lactophenolblau (Seeliger). Im histologischen Präparat werden die Perjodsäure-Schiff-Reaktion, modifiziert nach Kligman (zit. nach Conant u. Mitarb.) und die Perjodsäure-Schiff-Reaktion und Gomoris Aldehyd-Fuchsin-Färbung, Modifikation nach Gridley (zit. nach Conant u. Mitarb). empfohlen (Abb. 27). Des weiteren erscheinen uns aus differentialdiagnostischen Gründen die Färbung mit Mucicarmin nach Mayer und die Gram-Färbung nach Brown und Benn (zit. nach Littman und Zimmerman) erwähnenswert. Genaue Hinweise über die Herstellung der einzelnen Reagentien und Lösungen gibt das Buch von LITTMAN und ZIMMERMAN. Die Hotchkiss-McManus-(PAS-)Färbung bringt durch eine leuchtend rote Anfärbung der Pilzelemente mit Gegenfärbung des Gewebes durch Lichtgrün (Modifikation nach KLIGMAN) alle Sporen und Mycelien im Gewebe gut zur Darstellung, ausgenommen Actinomyces und Nocardia. Diese histochemische Färbung beruht auf einer Umwandlung der 1,2-Glykolgruppen durch Perjodsäure in Aldehyde, die in Reaktion mit dem Schiffschen Reagens die Kolorierung bedingen.

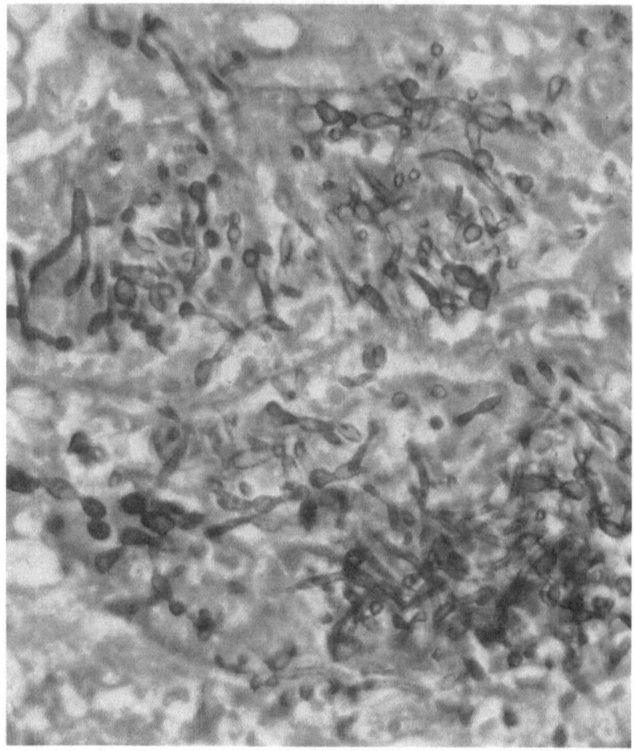

Abb. 28. PAS-Lichtgrünfärbung von Pilzelementen eines Candidagranuloms in der Niere bei Candidasepsis. (Sammlung E. DROUHET)

Es können sowohl Paraffinschnitte als auch frische Nativpräparate nach dieser Technik gefärbt werden.

1. Nach Deparaffinierung Oxydation in 1% Perjodsäure für 5 min.
2. 15 min abspülen in Leitungswasser.
3. Einbringen in Schiffsches Reagens für 10—15 min.
4. Anschließend zweimaliges Einbringen in folgende beide Lösungen für jeweils 5 min.
       a) 10% Kalium-metabisulfit ($K_2S_2O_5$) . . . . .   5 cm³
          N/1 Salzsäure . . . .   5 cm³
          Destilliertes Wasser . . . . 100 cm³
       b) Thionylchlorid . . . .   5 cm³
          Destilliertes Wasser . . . . 100 cm³
5. Anschließend abspülen in Leitungswasser für 10 min.
6. Kurze Gegenfärbung mit Lichtgrün.
7. Dehydrieren und Einbetten (Abb. 28).

PAS-Alcianblau-Färbung. Diese Methode stellt eine ideale Kombination zur Differentialdiagnose zwischen schleimkapselbildenden Hefen und anderen Hefen dar. Durch die PAS-Reaktion werden alle Pilze rosa bis rot im Gewebe angefärbt, jeoch läßt sich hierbei keine Trennung zwischen C.a. und Cryptococcus neoformans durchführen. Bei der zusätzlichen Alcianblau-Färbung wird die Mucopolysaccharide enthaltende Schleimkapsel blau angefärbt. Dies ist bei anderen Hefen wegen der fehlenden Kapsel nicht der Fall. Es gelingt also praktisch, mit dieser einen Färbung Pilze im Gewebe nachzuweisen und bestimmte Erreger untereinander bereits im histologischen Schnitt zu differenzieren.

Methodik. Entparaffinierte Schnitte werden aus dem Wasser in Alcianblaulösung eingestellt. Diese besteht aus 50 cm³ 1%iger wäßriger Alcianblau 8-GS-Lösung mit 50 cm³ 1%iger wäßriger Essigsäure gemischt. Dazu wird ein kleines Thymolkristall zugesetzt. Die Schnitte werden in dieser Lösung 10 min gefärbt, dann in Aqua destillata abgespült und für 6 min in eine 1%ige wäßrige Phosphormolybdänsäure gestellt. Anschließend wird wieder gut gewässert. Im weiteren Färbegang wird die normale PAS-Reaktion angeschlossen, jedoch ohne Hämatoxylingegenfärbung.

Die Hefezellen erscheinen rot bis violett und zeigen bei Cryptococcus neoformans einen azurblauen bis blauschwarzen strahlenförmigen Rand. Je nach Alter der Zellen ist die Färbung blasser oder intensiver. Im Gewebe liegende kapselhaltige Zellen zeigen besonders schöne Sternfiguren mit leuchtender Färbung (Abb. 29).

Pilzfärbung nach Grid-ley. Alle Pilze, außer Actinomyces, Nocardia und Mucor lassen sich hiermit ausgezeichnet darstellen. Die Hyphen erscheinen tiefblau, Conidien tief rosa bis purpurfarben, der Hintergrund ist gelb. Elastische Fasern und Mucin sind ebenfalls tief blau gefärbt.

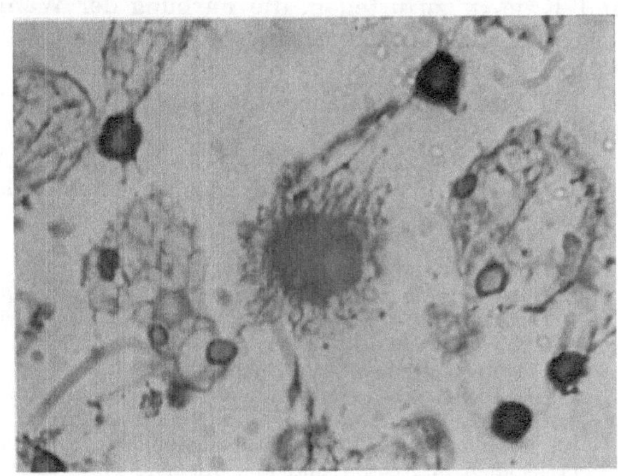

Abb. 29. Cryptococcus neoformans. Zelle mit Alcianblau-PAS-Färbung, Blaufärbung der mucopolysaccharidhaltigen Kapsel

Die Methode beruht auf einer Kombination der Feulgen-Reaktion und Gomoris Aldehyd-Fuchsin-Färbung. Anstelle von Perjodsäure tritt die Oxydation mit Chromsäure und das Schiffsche Reagens wird durch Colemans Leukofuchsinreagens ersetzt. Die Gegenfärbung erfolgt mit Methanylgelb.

Methodik. 1. Deparaffinierte Schnitte werden 1 Std in 4% Chromsäure oxydiert.
2. 5 min abspülen in Leitungswasser.
3. 15 min einlegen in Colemans Ansatz von Feulgenreagens.
4. Dreimal je 2 min schwenken in Lösung schwefliger Säure.

$$
\begin{array}{ll}
\text{10\% Natrium-metabisulfite} \dots \dots & \text{6 cm}^3 \\
\text{N/1 Salzsäure} \dots \dots \dots \dots & \text{5 cm}^3 \\
\text{Aqua dest.} \dots \dots \dots \dots \dots & \text{100 cm}^3
\end{array}
$$

5. Anschließend wieder abspülen mit Leitungswasser 15 min lang.
6. Einlegen in Aldehydfuchsinlösung für 15—20 min.
7. Abspülen der überschüssigen Farbe in 95% Äthylalkohol.
8. Gut spülen in Wasser.
9. Gegenfärbung mit Methanylgelb 2—5 min.
10. Wässern, dehydrieren und einbetten.

Eine Kombinationsfärbung für säurefeste Stäbchen und Pilze wird von Johnston und Lynch angegeben. Es wird die Färbung nach Gridley mit Kinyouns Carbolfuchsin verbunden. Dieser Hinweis erscheint besonders wertvoll, da häufig Tuberkulose und Pilzerkrankungen gemeinsam vorkommen. Die Erkennung beider Infektionen hat besondere therapeutische Konsequenzen und ist daher auch prognostisch von Bedeutung.

Der große Vorteil der Mucicarminfärbung nach MAYER ist die Möglichkeit der Erkennung von Cryptococcus neoformans im Gewebe und damit einer raschen Erregerdiagnose, die für die weitere Therapie von großer Wichtigkeit sein kann. Die Schleimkapsel der Cryptococcuszelle färbt sich rosa bis rot, ebenso der Zellwall. Die Zellkerne sind schwarz, das übrige Gewebe gelb.

Methodik. 1. Deparaffinierte Schnitte werden einige Sekunden in WEIGERTS Hämatoxylin gefärbt.

2. Abspülen in Leitungswasser.

3. Färben in Methanylgelblösung für 1 min.

4. Spülen in destilliertem Wasser.

5. Einlegen in verdünnte Mucicarminlösung für 30—60 min.

6. Schnell durch 95% Alkohol in absoluten Alkohol bringen.

7. Zweimal in Xylol bringen und einbetten.

Die Färbung nach BROWN und BRENN ist, nach den Ausführungen von KADE und KAPLAN zu urteilen, die Färbung der Wahl sowohl für Cryptococcus neoformans, Histoplasma capsulatum und C.a. als auch Actinomyces bovis und Nocardia steroides.

Die Pilze färben sich meist blau bis violett. Es gibt zahlreiche ungefärbte Formen.

Methodik. 1. Entparaffinierte Schnitte in destilliertes Wasser bringen.

2. Bedecken mit 1 cm³ 1%iger wäßriger Kristallviolettlösung und fünf Tropfen 5%igem Natriumbicarbonat für 2 min.

3. Abspülen in Wasser.

4. Überdecken mit Gram-Lösung für 30 sec.

5. Abspülen mit Wasser und Abtrocknen mit Filterpapier.

6. Dekolorieren durch Auftropfen einer Aceton-Äthermischung zu gleichen Teilen, bis keine Farbwolken mehr abgehen.

7. Färbung mit basischem Fuchsin für 5 min.

8. Abwaschen mit Leitungswasser und leicht abtrocknen.

9. Überführen in Aceton.

10. Dekolorieren in Pikrinsäure-Acetonlösung, bis die Schnitte gelblich-rosa sind.

11. Spülen in Aceton und anschließend einer Mischung von Aceton-Xylol zu gleichen Teilen.

12. Aufklaren in Xylol und wie üblich einbetten.

Eine aus verschiedenen Gründen besonders interessante histologische Untersuchungsmethode stellt die Kombination einer immuno-histochemischen Reaktion dar. EVELAND, MARSHALL, SILVERSTEIN, JOHNSON, IVERSON und WINSLOW benutzten die Fluorochrommarkierung der Antikörper mit der Technik von COONS, um homologes Polysaccharidmaterial im Gewebe als Cryptokokkenantigen nachzuweisen. Es kann hiermit in Abwesenheit des Erregers der kausale Zusammenhang der histologischen Veränderung mit einer Cryptokokkose bewiesen werden.

Zweifellos sind die modernen histochemischen Verfahren den älteren Färbemethoden überlegen. Es wird gelingen, in vielen Fällen mit wiederholt negativer Kultur zur diagnostischen Feststellung einer Mykose zu kommen. Andererseits darf die verbesserte Gewebsdiagnostik nicht dazu verführen, eine Kultur als überflüssig anzusehen, da die Differenzierung und Einordnung des Erregers therapeutische Konsequenzen hat. Wenn es auch mit bestimmten Färbemethoden in einzelnen Fällen möglich ist, eine Erregerdiagnose weitgehend zu stellen, so ist der Unsicherheitsfaktor jedoch zu groß, um sich hierauf allein verlassen zu können. Die verbesserte Gewebsdiagnostik ist aber in der Lage, unsere kulturellen Ergebnisse zu festigen und die ätiologische Bedeutung des gefundenen Organismus zu bestätigen.

3. Die histologischen Veränderungen der Candidide

Bereits 1930 haben RAVAUT und CIVATTE histologisch die Hautreaktionen untersucht, die entstehen bei Injektion eines Hefeextraktes bei Hautkrankheiten vom Typ des Ekzema seborrhoicum, Parakeratosis psoriasiformis und des intertriginösen Ekzems. Es entwickelte sich ein schuppender Fleck ohne Infiltration

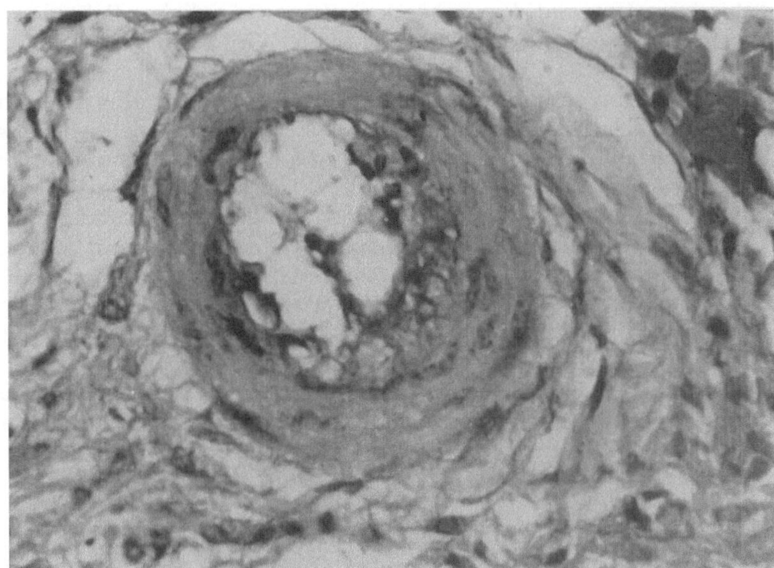

Abb. 30. Gefäßveränderungen bei allergischer Reaktion nach wiederholter Injektion von Candidazellen. Vacuolige Degeneration der Gefäßwandendothelien, mit beginnender Thrombusbildung. (400mal)

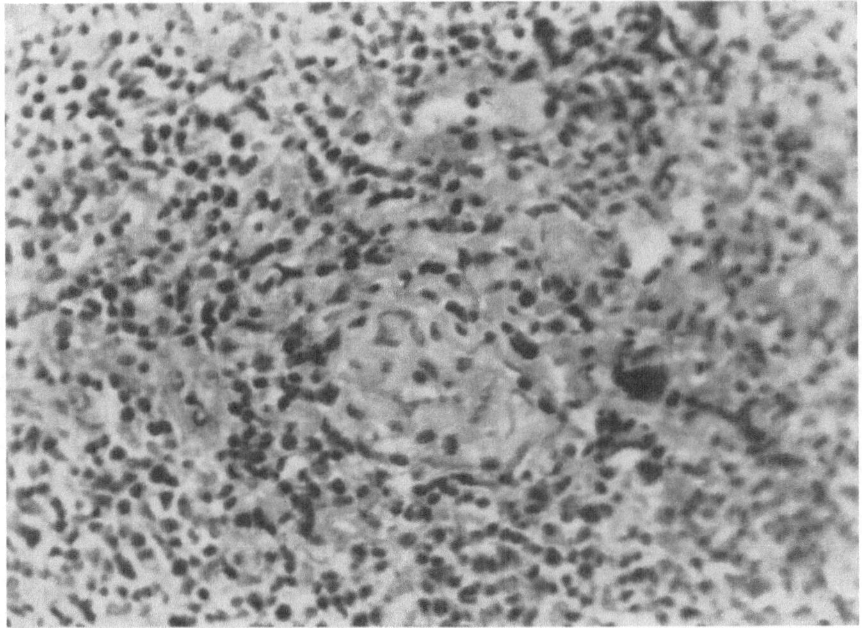

Abb. 31. Endangitische Veränderungen mit Gefäßverschluß, dichte perivasculäre Histiocyteninfiltrate. HE-Färbung

der an ein psoriasiformes Ekzematid erinnerte. Die Veränderungen wurden histologisch mit denen des Primärherdes verglichen. Es fanden sich dichte perivasculäre

Mäntel zunächst neutrophiler Zellen, später geschwollene Fibroblasten und mononucleäre Zellen. In der Epidermis entstehen Bläschen, Spongiose und Krusten. Durch diese Untersuchungen wird die Auffassung bekräftigt, daß Hefepilze die Ursache zahlreicher Ekzematide sein können. Zu ganz ähnlichen Befunden kamen wir in eigenen Untersuchungen bei intradermaler Injektion von Candidazellen oder bestimmter Extrakte (KÄRCHER) (Abb. 30 u. 31). Es hat sich hierbei gezeigt, daß eine obligate Entzündungsreaktion auch bei gesunden Menschen auftritt nach der intradermalen Injektion der cellulären Bestandteile. Bei Sensibilisierten ist jedoch die Reaktion unvergleichlich heftiger und außerdem kann man mit zellfreiem Filtrat eine spezifischere Intradermalreaktion erzielen. Das histologische Substrat dieser Reaktion ist unspezifisch, da die allergische Entzündung jeder anderen gleicht. Der Unterschied zeigt sich lediglich in der Intensität der Reaktion und in dem Mißverhältnis zwischen Dosis und Wirkung. Die Entzündung wird durch Reaktionsprodukte verursacht, die bei der allergischen Reaktion freigesetzt werden. Bei der individuell wechselnden Reaktionsweise ist auch die Sensibilisierung gegen C.a. verschieden stark. Es muß daher angenommen werden, daß bei Menschen mit allergischer Konstitution auch die Möglichkeit einer gesteigerten Reaktivität gegenüber diesen Organismen gegeben ist und in solchen Fällen vermehrt Candidide der Haut beobachtet werden können.

V. Mykologie

1. Mikroskopische Untersuchung

Bei der Häufung von Hefeerkrankungen seit Einführung der Antibiotica muß in allen Fällen therapieresistenter Haut- und Organerkrankungen eine mykologische Diagnostik durchgeführt werden. Hierzu gehört natürlich die mikroskopische Untersuchung von Haut, Nagel, Haar sowie Abstrichen der Schleimhäute. Weiterhin ist die mikroskopische Schnelldiagnose einer Hefeerkrankung möglich bei Untersuchung des Liquors, des Sputums, Stuhls, Eiters und von Punktaten der Pleurahöhle usw. Entweder kann man ein Nativpräparat nach Aufhellung durch Kalilauge oder ein nach GRAM gefärbtes Präparat hierzu verwenden. Zur Feststellung einer Schleimkapsel bei gefundenen Hefezellen dient einfacherweise das Tuschepräparat. Bei den tiefen Formen der Haut und Schleimhaut empfiehlt sich die Gewebsentnahme zur histologischen Untersuchung (s. Histologie). Eine Verbesserung der mikroskopischen Diagnostik des Nativpräparates bietet sich heute in der Anwendung der Phasenkontrastmikroskopie (MAMPEL) (Abb. 32—35).

Bei der Entnahme des Untersuchungsmaterials ist es von Bedeutung, mit den Pilzen auch etwas Gewebe mitzunehmen, da die Anordnung der Pilzfäden hier bereits bestimmte Schlüsse zulassen kann. Es empfiehlt sich daher nach WEIDMAN, mit einer Curette oder einem Skalpell die Entnahme vorzunehmen. Bei Blasen und Pusteln kann die Verwendung einer Capillarpipette von Vorteil sein. Da aber aus der Morphologie der Hefezellen im Nativpräparat kein Schluß auf die Art und Pathogenität der Hefe gezogen werden kann, ist die Anlegung einer Kultur unerläßlich. Es hat sich in den letzten Jahren bei der zunehmenden klinischen Bedeutung der Hefen gezeigt, daß eine möglichst genaue taxonomische Klassifizierung der gefundenen Erreger wichtig ist, da doch nur bestimmte Hefen als pathogen angesehen werden können und durch eventuelle Überbewertung klinische Fehldeutungen entstehen könnten.

Der Vergleich von Wachstum hefeartiger Pilze auf Sabouraud-Agar und Nährmedien mit 4—10% Pepton und 4—10% Glucose, Galaktose, Lävulose und

Maltosezusätzen zeigte nach Kurotchkin einen Wandel des Koloniecharakters. Auf normalem Agar fand sich glattes Wachstum, während bei den stark pepton-

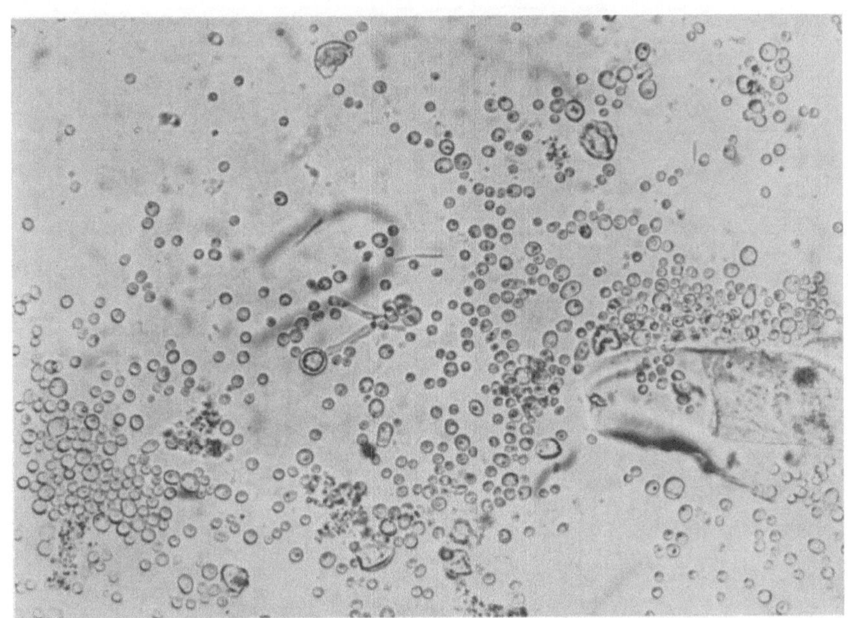

Abb. 32. Nativpräparat von Mundabstrich bei oraler Soormykose

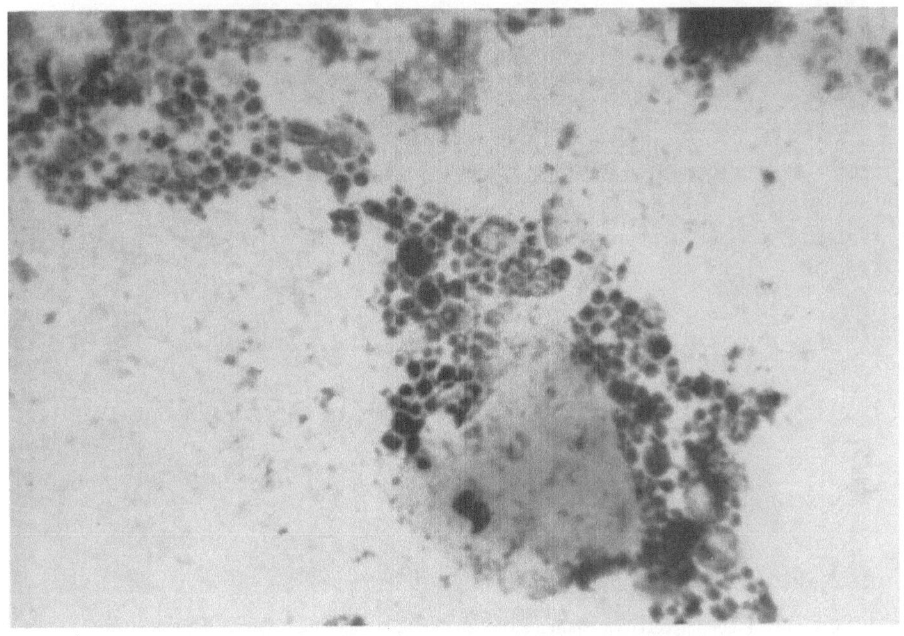

Abb. 33. Nach Gram gefärbter Mundabstrich bei Soormykose

und zuckerhaltigen Nährböden die sog. R-Form mit gefältelter Oberfläche und starker Mycelentwicklung in Form von Lufthyphen auftritt. Mikroskopisch sieht

3*

man hierbei oft einfach verzweigte Ketten langer Zellen. Die Produktion von
Blastosporen ist erheblich vermindert, Chlamydosporen kommen selten vor.

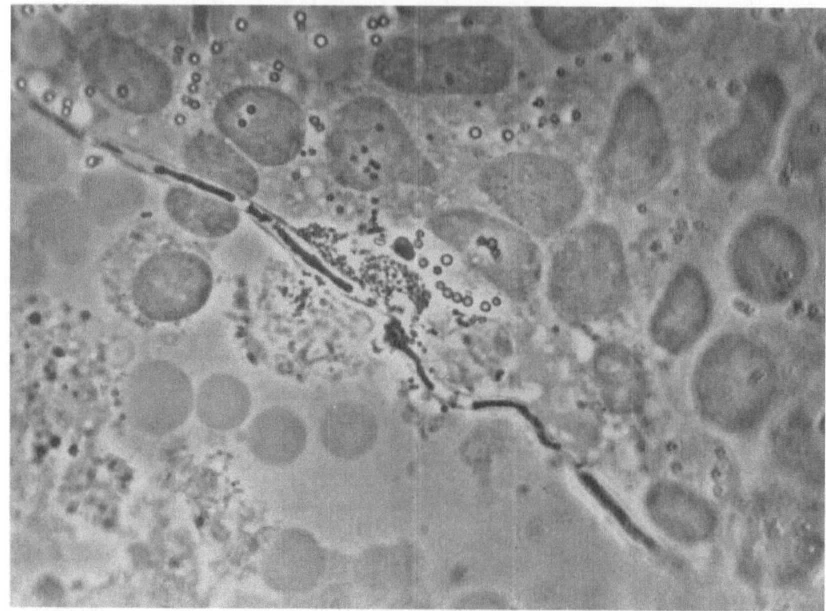

Abb. 34. Ascites mit Hefemycel und Blastosporen bei Peritoneal-Carcinose. Phasenkontrastbetrachtung

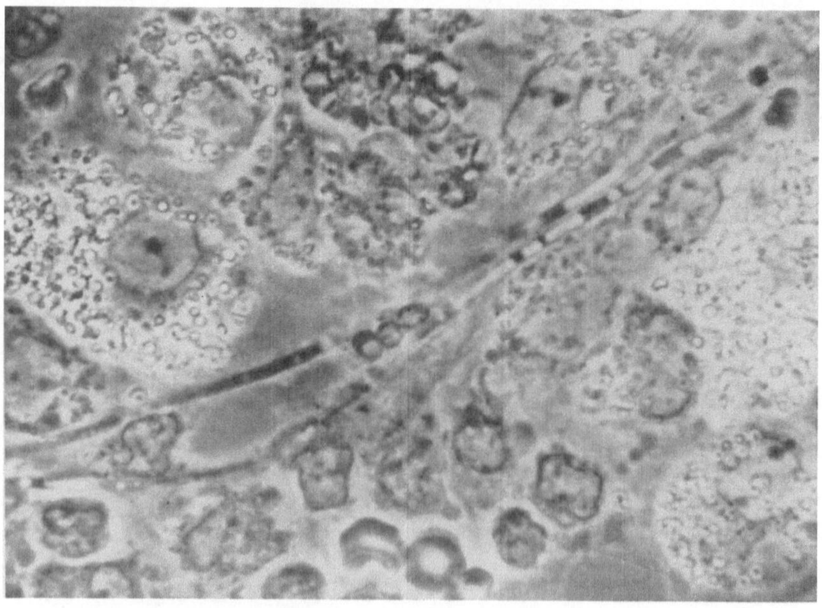

Abb. 35. Mycel und Pseudomycel sowie Sporen zwischen Carcinomzellen im Ascites. Phasenkontrastbetrachtung

Als morphologische Eigenschaften werden beobachtet (Fegeler):
1. Merkmale der vegetativen Fortpflanzung.
2. Form und Größe der Zellen.

3. Ascosporenbildung.
4. Ballistosporenbildung.
5. Form der Ascosporen.
6. Makroskopische Eigenarten der Kultur.

Zunächst ist es erforderlich, eine Vorstellung zu haben über Möglichkeiten der mykologischen Techniken zum Studium der anascosporogenen hefeartigen Pilze. Nach BERBERIAN sowie auch LODDER und KREGER VAN RIJ lassen sie sich sinngemäß durchführen.

1. Reinigen von Begleitbakterien in Raulinscher Lösung.
2. Bestimmung von Ascosporen oder geschlechtlichen Konjugationsorganen auf Karotten oder Kartoffel-Karotten-Nährmedien, Gorodkova-Nährböden oder 2%igem Dextrose-Agar.
3. Anwendung einer Differentialsporenfärbung.
4. Morphologische Studien an Riesenkolonien, mikroskopisch durch Ausstrichkulturen. Kartoffelwassermedium.
5. Biochemische Reaktionen wie Gelatineverflüssigung, Zuckervergärung, Assimilation von Kohlenhydraten oder nitrogenhaltiger Substanzen und Bildung von carotinoidem Pigment. Fettspaltung und Stärkeproduktion.

Genaue Anweisungen über Herstellung der Nährböden und Durchführung der einzelnen Techniken finden sich bei LODDER und KREGER VAN RIJ sowie RIETH.

Bei Wachstum von C.a. in Malzbouillon findet man drei verschiedene Gruppen von Zellen. Gewöhnlich sind sie rund bis kurz oval oder elongiert. Die kleinsten messen 2—5×3—$7,5\,\mu$, die größeren 3—$6,5 \times 3,5$—$12,5\,\mu$ und die größten 3—$8,5 \times 5$—$14\,\mu$. Es bildet sich ein Sediment aus.

Kultur auf Malzagar: Die Farbe ist cremig bis gelblich, am Boden des Nährbodens mit einem rötlichen Ton. In seltenen Fällen tritt eine grünliche Verfärbung auf. Die Kultur ist glatt, glänzend flach, selten stumpf und prominent. Meist sind die Ränder glatt und nach unten sieht man streifenartiges Wachstum in dem Agar. Selten finden sich Hyphen auf der Oberfläche. Die R-Variante hat eine mehr gelbbraune Farbe, ist an der Oberfläche gefältelt und rauh und ist höher über den Agar erhaben. In der gewöhnlichen glatten Form findet man häufig Flecken der R-Variante.

Objektträgerkultur: Hier entwickelt sich reichlich Pseudomycel im Nährmedium. Ebenso findet sich echtes Mycel, ballartige Klumpen von Blastosporen. Blastoconidien werden gebildet und Blastosporen in Haufen können sich auf dem Stamm finden (Typ Mycotorula).

Sehr charakteristisch sind die Chlamydosporen, welche einzeln oder in Haufen am Ende oder intercalar vorkommen können.

Manchmal sind die Blastosporen auch anders angeordnet, wobei es zu Formen kommt, die als Blastodendrion, Candida und Mycotoruloides bekannt sind.

2. Kulturverfahren

a) Differenzierung der Hefen

Zu differentialdiagnostischen und therapeutischen Erwägungen ist eine möglichst rasche Kultivierung und Differenzierung der mikroskopisch gefundenen oder vermuteten Hefe erwünscht. Es sind daher in neuerer Zeit zahlreiche Versuche unternommen worden, dieses Problem kulturell zu lösen. Wie WICKERHAM und RETTGER ausführen, wird das Wachstum der Hefen in seiner Form aber durch zahlreiche Faktoren wie Sauerstoffspannung, Zusammensetzung des Nährmediums, Temperatur, Alter der Kultur beeinflußt. Zu einer genauen Klassifikation des Erregers wird es sich daher häufig nicht umgehen lassen, mehrere Untersuchungsverfahren anzuwenden. Zwar lassen sich einige Vertreter der Candidagruppe unter bestimmten Umständen ganz leidlich morphologisch trennen, aber eine genaue mykologische Diagnostik läßt sich besonders bei Hefen nicht auf die Morphologie aufbauen. Glücklicherweise kann dies bei C.a. noch am ehesten der Fall sein, so daß in vielen Fällen eine einfache kulturelle Schnelldiagnostik für den klinischen Gebrauch genügt. Alle Stämme mit Hyphen, an denen Blastosporen in Haufen und endständige Chlamydosporen gebildet werden und die weiterhin eine Fermentierung von Dextrose, Maltose, Saccharose und Galaktose zeigen, gehören zu C.a. Nach Wickerham und Rettger bildet C.a. neben Pseudomycel auch sicher echtes Mycel. Bei Routinekultivierung haben sich die beiden folgenden Nährböden bewährt. Rieth berichtete wiederholt über die guten Eigenschaften des Hamburger Testagars nach Grütz-Kimmig. Die wichtigsten Merkmale sind der niedrige Glucose- und der höhere Agargehalt. Er besteht aus:

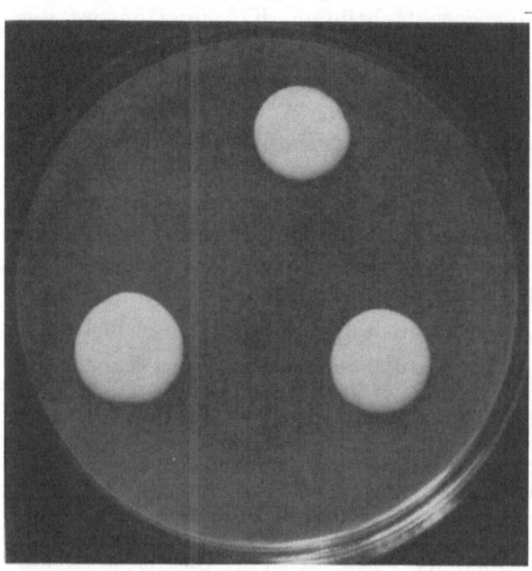

Abb. 36. C. a.-Kulturen auf Grütz-Kimmig-Agar

Glucose 10,0
Pepton 5,0
Glycerin 5,0
NaCl 5,0
Standardnährbouillon II Merck 15,0
Agar 30,0
Aqua dest. . . . . ad 1000,0

Von besonderem Vorteil hinsichtlich Arbeitsersparnis und bequemer Herstellung ist die Benutzung fabrikfertiger Agarmedien. In Deutschland wird von den Behring-Werken ein Sabouraud-Maltose-Agar geliefert, der

Maltose 40,0
Pepton 10,0
Dan-Agar 18,0

enthält und bei Zusatz von

Aqua dest. . . . . ad 1000,0

einen festen Nährboden ergibt, der es auch dem weniger routinierten Nährbodenhersteller und vor allem dem mykologisch interessierten und bewanderten Facharzt erlaubt, eine eigene mykologische Diagnostik zu betreiben (Abbildung 36).

Eine direkte Differenzierung mit Hilfe des Littmanschen Ochsengalle-Agar glauben Shapiro, Mullins und Pinkerton wenigstens zwischen C.a. und anderen Hefen durchführen zu können. Fahlberg, Dukes und Guthrie sowie Roth fanden eine Möglichkeit der einfachen Differenzierung auf Blutplatten. Sie verwandten 10%igen Citratblutzusatz zu Hirn-Herz-Bouillon-Agar. Hierbei entwickeln sich nach 2 Tagen bei 37° C.a.-Kulturen mit kleinen Ausläufern an der Peripherie, während die anderen Hefen glatte Konturen zeigen. Mühlhens bestreitet diese Tatsache. Als weiteres Medium zur raschen Differenzierung durch Nachweis der Chlamydosporen wurde von Nickerson ein Polywismutsulfitnährboden eingeführt. C.a. wächst mit dunkelbraunen bis pechschwarzen Kolonien und peripherer Fadenbildung. Andere Candidaarten wachsen nach Glick und Rein aber ebenfalls mitunter braun.

Da Bakterien und Schimmel oft rascher wachsen als pathogene Pilze, werden die Kulturen rascher überwachsen als eine Isolierung der Erreger möglich ist. Littman konnte mit seinem Ochsengalle-Agar bereits eine wesentliche Verbesserung der Resultate erzielen. Mit Einführung der Breitbandantibiotica war die Unterdrückung des bakteriellen Wachstums noch besser möglich und mit dem Antibioticum Cycloheximid ist in einer Konzentration, die noch ein Wachstum der pathogenen Pilze zuläßt, durch Behinderung des Schimmelwachstums eine weitere Steigerung der Zahl positiver Kulturen möglich gewesen (Fegeler sowie Adam und Steitz). Als optimale Kombination erwies sich ein 0,3 mg/ml Cycloheximid und ein 0,5 mg/ml Neomycinzusatz zu dem Agar.

Weitere Vorschläge für Nährböden zur raschen Chlamydosporenbildung werden von LIU und NEWTON; WELD; SINA sowie REISS, RIETH, ITO und SCHIRREN;

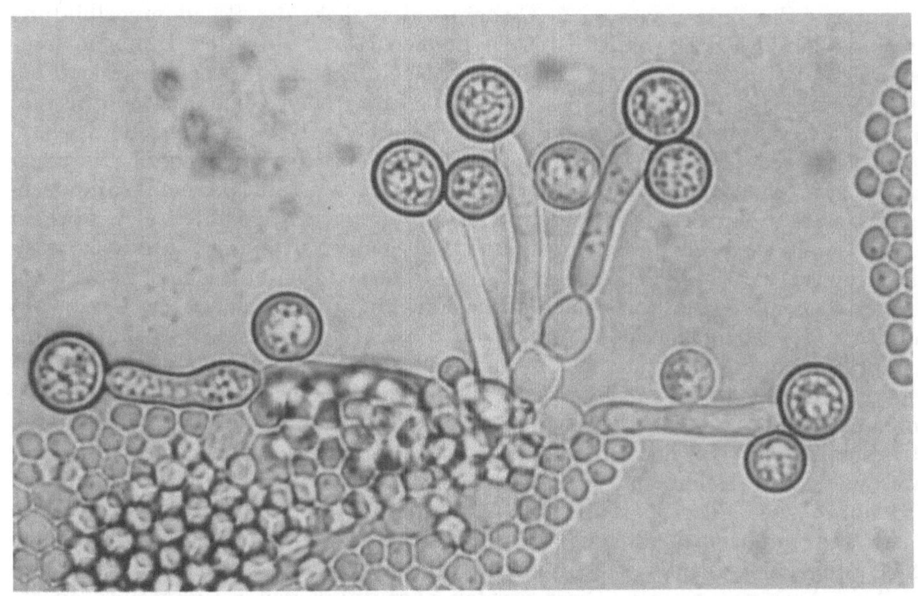

Abb. 37. Candida albicans auf Reisagar. Typische Chlamydosporen, Pseudomycel und Blastosporenhaufen (1:2200). (Nach H. RIETH)

HAHN und JUNKER; SEELIGER; TASCHDJIAN sowie KAFFKA gegeben. Mit dem Eosin-Methylenblaunährboden nach LEVIN gelingt es nach WELD, innerhalb von 18 Std eine Abgrenzung von C. a. gegen die anderen Candidaarten durchzuführen. Nährstoffarmes Medium, Anaerobiose, fester Nährboden und p_H-Wert zum alkalischen hin werden von LIU und NEWTON als die Voraussetzungen für die Chlamydosporenbildung angesehen. 1939 verwandten CROFT und BLACK bereits die Stichimpfung in Maismehlagar zur vorläufigen Klassifizierung der Stämme in große Gruppen. Im Maismehlagar sind die vorher erwähnten Voraussetzungen für eine gute Chlamydosporenbildung erfüllt. SINA und REISS verglichen einzelne Medien

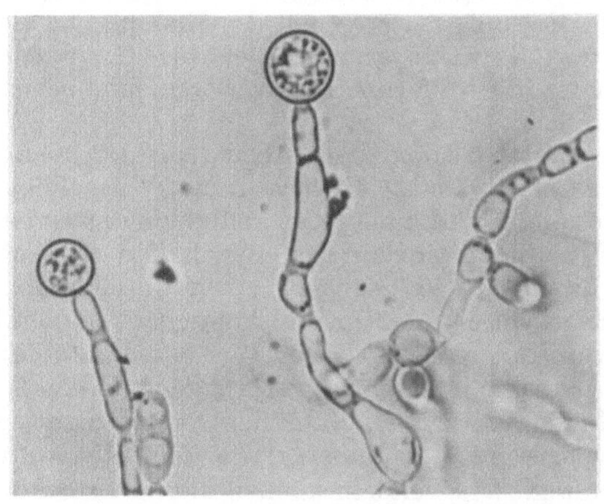

Abb. 38. Candida albicans auf Reisagar. Pseudomycel mit endständigen Chlamydosporen und Tanzenkörperchen

auf ihre Wirksamkeit hinsichtlich der Stimulierung zur Chlamydosporenbildung. Sie fanden Reismehlagar besser als Maismehl und Nickerson-Medium (Abb. 37 und 38).

HAHN und JUNKER wiesen bereits 1930 in einer kolloidbiologischen Studie nach, daß die Einführung oberflächenaktiver Substanzen die Mycelbildung von C. a. fördere. SEELIGER hat die Bedeutung der Oberflächenspannung für die

Pseudomycelbildung erkannt und durch Einführung eines nicht ionisierenden Netzmittels Tween 80 in ein Nährmedium eine gute Pseudomycel- und Chlamydosporenbildung erzielt. Es gelingt damit, bereits nach 48 Std C.a. differenzieren zu können. Ein Zusatz von 0,1% Cystein unterdrückt die Pseudomycelbildung jedoch völlig. Es gelingt also, mittels kleiner Kunstgriffe den Dimorphismus dieser Hefe kulturell studieren zu können. Nach TASCHDJIAN bewährte sich ein Reiscreme-Agar mit 1% Tween 80-Zusatz zur kulturellen Diagnostik am besten. Mit dem Kalium-Tellurit-Serumnährboden (Clauberg II-Nährboden, modifiziert) hat KAFFKA ebenfalls eine Möglichkeit geschaffen, C.a. bereits nach 48 Std durch das besondere Kulturwachstum zu erkennen. C.a. wächst auf diesem Medium seesternartig mit peripheren Fortsätzen in schmutzig-grauen Kolonien. Die übrigen Candidaarten wuchsen andersfarbig und mit glatten Rändern. Mikroskopisch waren typischesMycel und Pseudomycel sowie Chlamydosporen reichlich vorhanden. Hervorzuheben ist noch die verschiedene Färbung, die besonders bei C. curvata und Rhodotorula mucilaginosa auffiel, da diese Hefen in der Lage sind, Tellur zu reduzieren und daher dunkelgrün-schwärzliche Kolonien bilden. Einen wesentlich komplizierter zusammengesetzten Nährboden, jedoch mit der gleichen Grundtendenz gibt CHAPMAN an. Er enthält außer 1% Kaliumtellurit noch Triphenyltetrazolchlorid und Bromkresol purpur. Letzteres deckt den alkalischen Umschlag durch zahlreiche Hefen im Gegensatz zu C.a. auf und Triphenyltetrazolchlorid wird durch viele Pilze zu rotem Formazan umgewandelt. Auf diesem Medium wächst C.a. mit weißen Kolonien, während andere Candidaarten Farbtöne zwischen orange, braun und violett ergaben. Tergitolzusatz unterdrückt die Bakterien mit Ausnahme von E. coli. Diese werden aber durch den Kaliumtelluritzusatz gehemmt. Einen ähnlichen Versuch, durch Farbreaktionen das Hefewachstum in verschiedenen Phasen beobachten zu können, teilt PÄTIÄLÄ mit. Er verwandte ein 0,01 Tetrazolium-Bromid-haltiges Medium und testete verschiedene Candidastämme und Saccharomycesarten. Je nach Wachstumsphase fand sich eine Farbschwankung von rot nach violett. Die Kapsel stellte sich grünlich dar, während das Ektoplasma rosa und das Endoplasma tief rot waren. Die Chlamydosporen von C.a. waren bräunlich gefärbt. Bei Wachstumsstillstand ist bei bestimmten Arten die Anfärbbarkeit verloren, um bei erneutem Wachstum wieder aufzutreten.

Der Vollständigkeit wegen sei hier noch der Erdextrakt-Agar von BAKERSPIGEL erwähnt. Mit diesem Medium gelingt es, ähnlich gute Differenzierungsresultate mit Chlamydosporenbildung zu erzielen wie mit Reisagar (Abb. 39). Die Herstellung ist denkbar einfach und die benötigten Substanzen dürften überall vorhanden sein. Neben dieser kulturellen Möglichkeit der Differenzierung durch Beobachtung der makroskopischen und mikroskopischen Wachstumsformen wurde auch das biologische Verhalten auf diese Weise geprüft. Während man zur besseren morphologischen Diagnostik das Wachstum der Hefen drosselt, wird durch Zusatz von Vitaminen, Aminosäuren und Organextrakten versucht, das Wachstum zu stimulieren, um rasch Reinkulturen aus der Ausgangskultur zu erhalten. Des weiteren können hierdurch Schlüsse auf die Biologie des Pilzes und eventuell auch sein Verhalten im menschlichen Organismus gezogen werden. JOHNSON, GUZMAN und AGUILERA prüften den Einfluß von Aminosäuren auf das Wachstum von C.a. und fanden, daß Cystin, Homocystin und Oxyprolin unterdrücken. SHIRAIWA beobachtete besseres Wachstum von C.a. bei Zusatz von Asparagin und Glutaminsäure zu dem Nährboden. In ähnlicher Weise sind die Ergebnisse mit Organnährböden zu deuten. MILOCHEVITCH konnte bereits 1930 nachweisen, daß C.a. am besten auf Leber-Agar und Leberbouillon gedeiht. Es folgen dann Blut, Nieren und Milzagar. Wesentlich schlechter war das Wachstum auf Pepton, Gehirn und Schilddrüsenagar. Am geringsten war die Entwicklung auf Urin, Galle und synthetischen Medien. Mycelfördernd wirkten Lungen, Schilddrüsen, Gehirn, Hoden und gewöhnliche Bouillon. Auch KADEN kam zu gleichen Ergebnissen, da er C.a. auf Leberextrakt mit Vitamin B_{12} angereichert am besten wachsen sah. Die besondere Stimulierung des Wachstums durch die Vitamine der Gruppe B ist bekannt. KADEN konnte bei Biotinzusatz zum Nährboden eine erhebliche Größenzunahme der Hefezellen beobachten. Unter Folsäurezusatz entwickelte sich reichlich Mycel und Chlamydosporenbildung. Bei Anreicherung von Vitamin B_6 kommt es zum Auftreten atypischer Formen, deren Ursache jedoch unbekannt ist. Auch bei Zugabe von Vitamin B_1 und

Vitamin B-Komplex wird dieser Unterschied deutlich gegenüber Leberextrakt und Vitamin B_{12}. In dem ersten Fall kommt es zu einem zarten, tannreiserartigen Wachstum, während es bei dem letzteren kompakt, rosettenartig ist (KADEN). Auch DROUHET und VIEU fanden in Biotin einen benötigten Wuchsfaktor. C. pseudotropicalis-Stämme erforderten zusätzlich noch Nicotinsäure. AMALFITANO erklärt die wachstumsanregende Wirkung von Orangen- und Citronensaft mit der Vitaminwirkung. Ebenso sind wohl auch die Berichte von LANGERON und MILOCHEVITCH (zit. nach KADEN) zu verstehen. Mit den Einflüssen der Vitamine auf das Pilzwachstum haben sich besonders GEORG, WALTER und

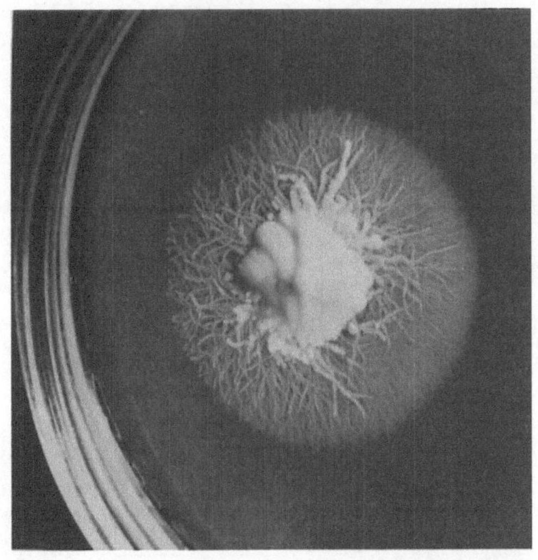

Abb. 39. Candida albicans, Wachstum auf erdhaltigem Agar. Rauhform mit zahlreichen Ausläufern. (Nach H. RIETH)

MALLINCKRODT-HAUPT beschäftigt (zit. nach KADEN). Der Einfluß des p_H-Wertes auf das Wachstum der Pilze war häufig Gegenstand eingehender Untersuchungen. KARNAKY prüfte das Wachstum bei p_H-Werten von 3,9—10,82 und fand gutes Wachstum in allen Bereichen. JOHNSON, GUZMAN und AGUILERA geben als Optimum für das Wachstum einen p_H-Wert von 5,1—6,4 an. In diesem Bereich liegt auch der häufig gemessene p_H-Wert der Vagina (5—6,5 p_H). Bei der oben erwähnten Variationsbreite des p_H-abhängigen Wachstums erscheint aber eine Therapie durch Ansäuerung oder Alkalisierung nicht erfolgversprechend. Dies sei an dieser Stelle vorausgenommen.

Außer den oben aufgeführten Kulturverfahren kann C.a. selbstverständlich auf normalem Sabouraud-Grütz-Agar oder in Sabouraudscher Malz-Bouillon nach vorheriger Reinigung des Impfmaterials in Raulinscher Lösung gezüchtet werden. Im allgemeinen werden aber die erwähnten Nährböden mit bakterien- und schimmelhemmenden Zusätzen heute bevorzugt.

3. Biochemische Differenzierung

Ist eine Trennung der zu bestimmenden Hefen in ascosporogene und anascosporogene möglich gewesen, erfolgt die Einordnung mit Hilfe des Gattungsschlüssels und des weiteren eine Differenzierung der vorliegenden Art. Bei 30 verschiedenen Candida-Arten ist nach LODDER und KREGER VAN RIJ bereits durch

Anwendung des Zuckervergärungs- und Assimilationstestes eine weitgehende Bestimmung möglich. Zusätzlich kommen die Stickstoff-Assimilation, Fettspaltung und Arbutinspaltung für einzelne Arten in Frage (C. lipolytica von C. mycoderma und zeylanoides bei der Fettspaltung).

An physiologischen Eigenarten kommen zur Beobachtung (Fegeler, Untersuchungen zu aktuellen Fragen der medizinischen Mykologie):

1. Häutchenbildung auf flüssigen Medien.
2. Fermentation.
3. Zuckerassimilation,
4. Assimilation von Nitraten.
5. Äthanolspaltung.
6. Spaltung von Arbutin.
7. Bildung von Carotinoidpigment.
8. Bildung von stärkeähnlichen Körpern.
9. Bildung von Estern.
10. Reaktion in Lackmusmilch.
11. Fettaufspaltung.
12. Säurebildung.

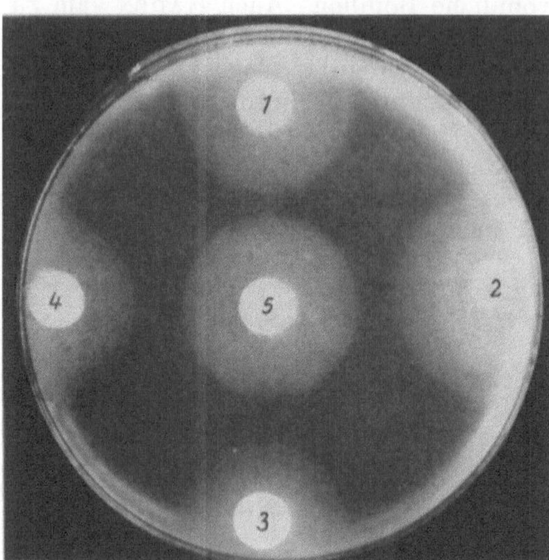

Abb. 40. Zucker-Assimilation. *1* Dextrose; *2* Galaktose; *3* Saccharose; *4* Maltose; *5* Laktose. (Nach Rieth, aus der Sammlung der Univ.-Hautklinik Hamburg-Eppendorf)

Gorodkowa-Agar dient zur Prüfung auf Ascosporenbildung. Er wird nach folgendem Rezept hergestellt: 10 g Pepton, 5 g NaCl, 20 g Agar-Agar, 1 Liter Leitungswasser, neutralisieren bis p_H 7,3, 1 g Dextrose hinzufügen.

Die Zucker- und Stickstoff-Assimilation wird ebenfalls im Plattentest durchgeführt (Beijerinck).

Zucker-Assimilation: Nährboden 5 g (NH_4SO_4, 1 g KH_2PO_4, 0,5 g $MgSO_4$, 20 g ausgewaschener Agar-Agar und 1 Liter Aqua dest., dazu einige Tropfen Hefedekokt. Der auf 40° abgekühlte Agar wird mit einer dicken Suspension der zu prüfenden Hefe vermischt und nach dem Gießen im Brutschrank getrocknet. Dann werden verschiedene Zuckerlösungen auf runde Filterpapierscheiben getropft und auf die Oberfläche des Agars gelegt. Das Auxanogramm kann nach 2 Tagen abgelesen werden. Adam und Steitz haben eine vereinfachte Methode des Auxanogramms zur Bestimmung von Hefen angegeben. Die Technik entspricht im wesentlichen der hier angeführten (Abb. 40).

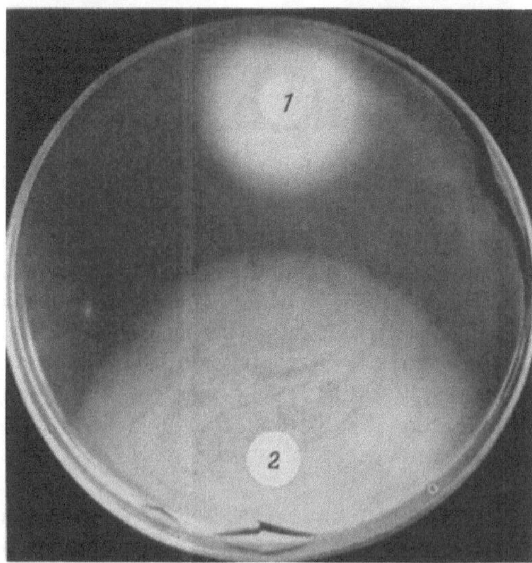

Abb. 41. Stickstoff-Assimilation. *1* Pepton; *2* Kaliumnitrat. (Aus der Sammlung von H. Rieth)

Stickstoff-Assimilation: Da alle Candida-Arten Pepton assimilieren, aber im Gegensatz hierzu Kaliumnitrat nur von C. melinii, C. scottii, C. utilis und C. pelliculosa, ist hiermit eine Abtrennung dieser Arten möglich (Abb. 41).

Es ist hierzu folgender Nährboden-Ansatz gebräuchlich: 20 g Dextrose, 1 g KH_2PO_4, 0,5 g $MgSO_4$, 20 g ausgewaschener Agar-Agar und 1 Liter Aqua dest.

Nach 2—3 Tagen läßt sich an den Stellen der Assimilation ein Trübungsring, der durch das Hefewachstum bedingt ist, erkennen.

Tabelle 1. *Differentialdiagnose der Candida-Arten* (MARTIN u. Mitarb. 1937, nach CONANT u. Mitarb.)

	Pathogen				Apathogen		
	C. albicans	C. tropicalis	C. pseudotropicalis	C. krusei	C. parakrusei	C. stelladoidea	C. gulliermondi
Sabouraud-Agar	cremiges Wachstum	uncharakteristisch	uncharakteristisch	flach, trocken	cremig	cremig	cremig
Sabouraud-Bouillon	kein Oberflächenwachstum	schmaler Oberflächenfilm mit Bläschen	kein Oberflächenwachstum	breiter Oberflächenfilm	kein Oberflächenwachstum	—	—
Blut-Agar	mittelgroße schwach-graue Kolonien	große graue Kolonien, umgeben von Mycel	Kolonien klein, uncharakteristisch	Kolonien klein, unregelmäßig geformt, flach	Kolonien klein, schneeweiß	Kolonien von Sternform	mittelgroße schwach-graue Kolonien
Maismehl-Agar	verzweigtes, baumartiges Mycel mit Chlamydosporen	Mycel, gut entwickelt, verzweigt, zahlreiche Blastosporen, keine Chlamydosporen	geringes Mycel, keine Chlamydosporen	gekreuztes Mycel, keine Chlamydosporen	gut entwickeltes Mycel, keine Chlamydosporen	Mycel mit großen, ballartigen Haufen von Blastosporen, keine Chlamydosporen	gut entwickeltes Mycel, keine Chlamydosporen
Glucose	SG	SG	SG	SG	SG [1]	SG	— [2]
Maltose	SG	SG	—	—	—	SG	—
Saccharose	S	SG	SG	—	—	—	—
Lactose	—	—	SG	—	—	—	—

[1] Gelegentlich nur Säure.
[2] LANGERON und GUERRA sahen Säure und Gasbildung in Glucose und Saccharose bei Inkubierung mit 25⁰ und über 20 Tage.
S = Säure. G = Gas.

H. G. Gram hat die auxanographische Methode von Beijerinck benutzt zur Prüfung der Frage, ob Antibiotica als Stickstoffquelle für C.a. dienen können. Es zeigte sich, daß Aureomycin, Terramycin und Tetracyclin als Stickstoffquelle ausgenutzt werden, während Penicillin und Streptomycin nicht als Stickstoffquelle fungieren. Dieser Fragenkomplex wird noch bei der Abhandlung der Pathogenese erörtert werden.

Zucker-Vergärungstest (Lodder und Kreger van Rij): Glucose, Galaktose, Saccharose, Maltose, Laktose und eventuell Inulin werden in 2%iger Lösung in Hefeextrakt in Einhornröhrchen getestet. Die Röhrchen werden bei 25° inkubiert und täglich auf Gasbildung und Säurebildung beobachtet. Das Nährmedium ist aus 200 g Bäckerhefe, gemischt mit 1 Liter Wasser und etwas Hühnereiweiß zusammengesetzt. Nach Sterilisation bei 120° für 15 min wird die Mischung dann zweimal filtriert und mit den angegebenen Zuckern beschickt (Abb. 42).

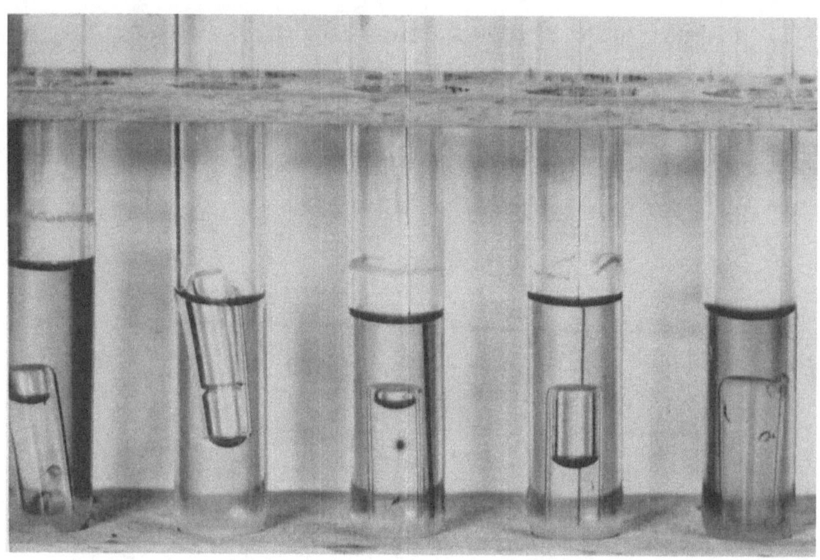

Abb. 42. Zuckervergärung durch C. a. Durham-Röhrchen in Reagenzgläsern. Von links: Glucose; Galaktose; Saccharose; Maltose; Laktose

Eine einfachere Untersuchungsmöglichkeit der Zucker-Dissimilation gibt Fegeler an. Zu der angegebenen Lösung wird 1,2% Agar und zu 90 cm³ dieses Hefeextraktagars 10 cm³ einer 20%igen sterilen Lösung der angegebenen Zuckerarten sowie 3 cm³ einer sterilen Bromthymolblaulösung hinzugefügt. Der Agar wird auf p_H 7,5 eingestellt. Bei Säurebildung tritt eine Gelbfärbung ein, die eine Bestimmung nach dem Schlüssel erlaubt, aber einfacher zu handhaben ist als die Einhornröhrchentechnik.

Arbutinspaltung: 0,5% Arbutin wird zum Hefeextraktagar gegeben und beim Eingießen in jede Petrischale ein Tropfen $FeCl_2$ zugefügt. Bei Arbutinspaltung kommt es zu einer Braunfärbung in der Umgebung der Kultur.

Stärkebildung: Das hierfür nötige Medium setzt sich zusammen aus: $(NH_4)_2SO_4$ 0,1%; KH_2PO_4 0,1%; $MgSO_4 = MgSO_4 \times 7 \times H_2O$—0,5%; Glucose 1%, gewaschener Agar 2,5%. Der p_H wird mit verdünnter Salzsäure auf 4,5 eingestellt. Nach 5 und 10 Tagen wird durch Aufgießen von Lugolscher Lösung auf die überimpften Platten geprüft. Bei vorhandener Stärkebildung tritt eine tiefblaue bis schwarze Verfärbung der Kolonien ein. Dieses biochemische Verhalten bleibt nach Giovannola auch bei langjähriger Kultur erhalten.

Am besten läßt sich eine rasche Differenzierung der klinisch wichtigen Candida-Arten mit den genannten Methoden und der Tafel von Martin (zit. nach Conant u. Mitarb.) vornehmen.

4. Biologisches Verhalten, Pathogenität

Durch Untersuchungen über die fermentative Aktivität der C.a. versuchte man, der Frage nach der Pathogenität dieses Organismus näher zu kommen. So wurde die Fähigkeit, Keratin zu spalten, als ein Beweis hierfür angesehen. Die Resultate der Forschung sind hier widersprechend. KAPICA und BLANK benutzten glucosehaltige Nährböden, denen Nagelkeratin zugesetzt wurde, um dann nach Beimpfung mit C.a. laufend papierchromatographisch den Gehalt an Aminosäuren zu kontrollieren. Nach 40 Tagen wurden 14 verschiedene Aminosäuren identifiziert und eine Zunahme des Totalstickstoffes festgestellt. Hiermit wurde die Fähigkeit der Keratinspaltung durch C.a. als bewiesen angesehen. JUNJIRO MAETA beschäftigte sich mit der gleichen Frage. Er benutzte aber den Plattentest zur Klärung. C.a., C. tropicalis, C. gulliermondi, C. parakrusei, C. stellatoidea und C. pseudotropicalis wurden auf Glucose-Agarplatten geimpft, die mit Hornpuder bestreut waren. Es entstanden aber um die Kolonien keine hellen Zonen, wie dies bei Dermatophyten der Fall war. SHIMBO stellte ebenfalls papierchromatographisch fest, daß C.a. bei Gegenwart von Glucose aus Asparaginsäure andere Aminosäuren synthetisiert. Weiterhin stellte der gleiche Autor in interessanten Untersuchungen fest, daß ein zellfreier Extrakt aus C.a. katalytisch die Transaminasereaktion in verschiedene Amino- und Ketosäuren ergab. Salicylsäure und Undecylensäure konnten das Enzym nicht hemmen. Demgegenüber wurde die Wirkung des Enzyms durch Jod, Quecksilberverbindungen, Methylviolett und Zinksulfat gehemmt. Der fungistatische Effekt dieser Substanzen beruht also zum Teil auf der Inhibierung dieses Enzyms, welches unerläßlich ist für die Synthese des Zellproteins des Pilzes. Als solches wurden Alanin und Glutaminsäure gefunden. Die erzeugten Aminosäuren stehen in einer Beziehung zu der beigefügten Aminosäure, die als Stickstoffquelle dient. Auf jeden Fall ist es C.a. möglich, Aminosäuren zu spalten und in Gegenwart von Glucose zu synthetisieren. Von besonderer Bedeutung erscheinen in diesem Rahmen auch die Untersuchungen von FALCONE und NICKERSON über den Bedarf an Schwefel. C.a. ist in der Lage, anorganischen und organischen Schwefel in Form von Sulfaten, Methionin, Cystein und Glutathion abzubauen und benötigt diesen im Stoffwechsel für die Zellteilung. In Form von S—S und SH-Polysaccharid-Proteinverbindungen wird der Schwefel in der Zellhülle eingebaut. Das unterschiedliche Wachstum und der Schwefelgehalt der Hefezellen sind deutliche Beweise hierfür. Der Wachstums- und Teilungsvorgang wird enzymatisch geregelt durch verschiedene Reduktasen, die für Auf- und Abbau der verschiedenen Schwefelverbindungen in der Zellwand verantwortlich sind. KÄRCHER hat durch Selbstversuche die proteolytische Fähigkeit der verschiedenen Candida-Arten in der feuchten Kammer an der Haut des Unterarmes geprüft und hierbei die Beobachtung machen können, daß C.a. weitaus das aggressivste Verhalten zeigte (Abb. 43 u. 44). Es folgten C. stelladoidea, C. tropicalis, Saccharomyces cerev. und Torula utilis. Diese Ergebnisse sagen jedoch nur aus, daß die genannten Hefearten eine enzymatisch-fermentative Aktivität entfalten und dadurch in der Lage sind, in die Epidermis einzudringen oder entzündliche Oberflächenreaktionen hervorzurufen. Ob dies ein Beweis für die potentielle Pathogenität ist, muß fraglich erscheinen. Es ist wahrscheinlicher, daß man diese Reaktionen unterschiedlich zu bewerten hat, denn bei den Reaktionen gegenüber den Saccharomyceten kann es sich wohl nur um eine Irritation der Epidermis durch vasoaktive Substanzen gehandelt haben. Sehr interessant ist die Feststellung von HOFFMANN-OSTENHOF (zit. nach RICHTERICH), daß der Enzymgehalt der Hefezellen, ausgedrückt in Protein-Einheiten, höher liegt als der Proteingehalt selbst. Es muß also angenommen werden, daß ein Eiweiß die Aktivität mehrerer Enzyme aufweist. Es ist damit wahrscheinlich, daß ein hochmolekulares Trägermolekül eine Reihe spezifischer prosthetischer Enzym- oder Antigengruppen besitzt. Einen besseren Schluß auf die Pathogenität scheint uns bereits der Chorionallantoistest von GÖTZ und NASEMANN sowie GÖTZ, NASEMANN und STURDE zuzulassen. Es werden zwei bis vier, 11 Tage lang bei 37° inkubierte, befruchtete Hühnereier mit je 0,3 cm³ einer Suspension beimpft, die 1 Öse Kulturmaterial auf 1 cm³ 0,85%iger NaCl-Lösung enthält. Als Kontrolle dienen Hühnereier, die mit einer sicher pathogenen

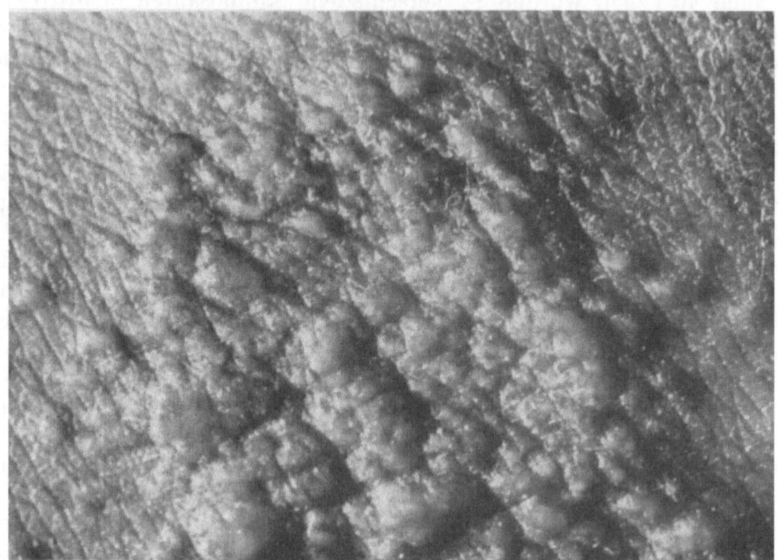

Abb. 43. Inoculation lebender Candida albicans, 24 Std-Reaktion, Vergrößerung 5:1, Schräglicht, Gerät Dermatoskop mit Elektronenblitz

C.a. beimpft werden und weiterhin Eier, die eine sicher apathogene Hefe, z.B. Saccharomyces cerev., erhalten (Abb. 45 u. 46). Mit großer Regelmäßigkeit starben

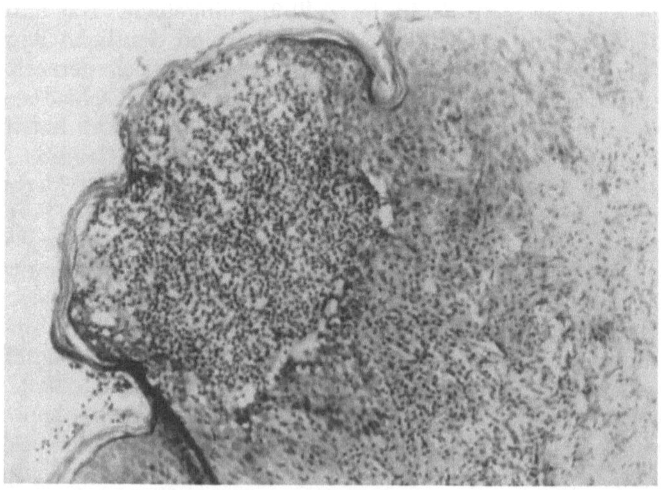

Abb. 44. Intraepidermale Pustelbildung bei Inoculation von C. a. nach 24 Std.   HE-Färbung

die Embryonen bei Vorliegen einer Candidamykose ab, so daß dieser Test bereits von dem Ausgangsmaterial angelegt werden kann und zur Groborientierung dient. Bei der sehr unterschiedlichen Tierpathogenität für die verschiedenen Laboratoriumstiere (zit. nach GÖTZ und NASEMANN, SCHIRREN und RIETH) ist also der Chorionallantoistest von großem Vorteil.

Lin hat z. B. bei Kaninchen fünf verschiedene Candida-Arten auf ihre Pathogenität geprüft. Es wurde eine Hefezellsuspension intravenös und intracutan

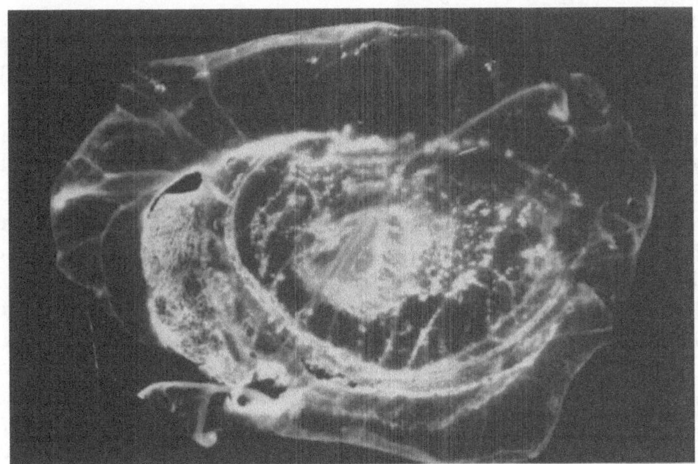

Abb. 45. Positiver Chorionallantoistest mit Candida albicans nach Götz und Nasemann. (Sammlung der Univ.-Hautklinik München)

gegeben. C.a. erwies sich als pathogen i.v. und i.c. C. tropicalis war nur i.v. pathogen und C. gulliermondi war weder i.v. noch i.c. pathogen. Erwähnenswert

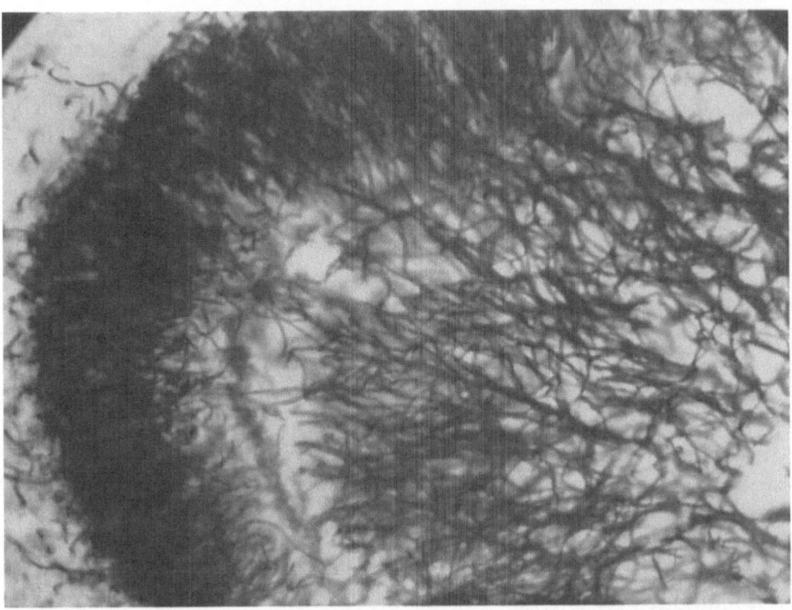

Abb. 46. Histologische Darstellung des Mycels, PAS-Färbung (240mal). (Aus der Sammlung der Universitäts-Hautklinik München)

sind hier auch die experimentellen Candidainfektionen am Menschen, die durch Frank, Dowling, Bland, Brooke, Rakoff und Pinkus durchgeführt wurden. Es wurden C.a.-Sporen, die von Perlèche, der Mundschleimhaut, Vagina, der Haut und aus dem Stuhl gezüchtet worden waren, auf die gesunde Haut und Schleimhaut gebracht. Hierbei entstanden akut entzündliche Veränderungen der Haut mit Schwellung der regionären Lymphdrüsen, Perlèche, Dermatitis seborrhoica-ähnliche Herde und Vulvovaginitis. Bei der Infektion der Vagina erwies sich die Schwangerschaft als prädisponierend und hierbei wiederum waren Nullipara empfänglicher als Multipara. Außerdem zwigte sich eine häufigere Infektion bei weißen Frauen als bei den Negerinnen. TAKAHASHI bestätigte auch die Virulenz der aus dem Stuhl gezüchteten C.a. an der menschlichen Haut sowie an Kaninchen, Mäusen und Ratten. Bei der experimentellen Infektion der menschlichen Haut und Schleimhaut kommt es durch Trockenhalten und hygienische Maßnahmen zu einer spontanen Ausheilung der entstandenen Veränderungen. Eine unterschiedliche Pathogenität von C.a. hinsichtlich der Lokalisation der Fundorte ließ sich nicht nachweisen.

Welche Problematik im Tierversuch zur Klärung der Pathogenität durch zahlreiche Faktoren aufgeworfen wird, zeigen verschiedene Mitteilungen zu diesen Fragen. SALVIN, CORY und BERG verwandten weiße Mäuse zu Impfversuchen und konnten feststellen, daß Zahl der überimpften Erreger, Alter und Geschlecht der Tiere, der Inoculationsort und die Aufschwemmungsflüssigkeit Einflüsse auf den Eintritt des Todes der Maus haben. Wenn man eine 2,5%ige Mucinaufschwemmung verwendet, gehen die Tiere regelmäßig innerhalb weniger Tage zugrunde. MACKINON beschreibt die verschiedenen Reaktionsweisen bei unterschiedlicher Applikationsart. Das Gewebe antwortet in Abscessen oder Granulomen. Die Virulenz wird durch Tierpassagen nicht gesteigert, aber auch durch Kultivierung auf künstliche Nährböden nicht gemindert. Eine unterschiedliche Pathogenität zwischen glatten und rauhen Kulturen von C.a. für Mäuse haben EISMAN, GEFTIG und MAYER gesehen. LILIENTHAL untersuchte im Tierexperiment C.a. aus normaler und entzündlich veränderter Mundhöhle und Vagina auf ihre unterschiedliche Pathogenität. Bei Ratten und Mäusen fand sich hier bei den verschiedenen Stämmen keinerlei Unterschied. Diese Feststellung konnten wir in eigenen Untersuchungen ebenfalls machen. MUMME und LIPPELT fanden bei Hefemeningitis eine Pathogenität für Ratten, aber nicht für Kaninchen, Meerschweinchen und Mäuse.

Die Keratinspaltungsfähigkeit konnten EHRMANN und WIEDMANN bei der experimentellen Infektion der Ratte und SCHIRREN und RIETH sogar für das menschliche Haar auch in Selbstversuchen nachweisen. Diese Tatsache, daß C.a. das Keratin hydrolytisch spalten kann und in Haut, Schleimhaut, Haare und Nägel einzudringen vermag, berechtigt die Behauptung, daß dieser Organismus als pathogen angesehen werden muß. Die Produktion von Toxinen und die tödliche Wirkung auf den Hühnerembryo sowie die meist tödliche Wirkung auf Kaninchen und Maus bei intravenöser oder intraperitonealer Infektion unterstützen diese Annahme nachhaltig. Jedoch auf Grund der unterschiedlichen Ergebnisse im Tierversuch, bedingt durch die species-eigene gute oder schlechte Infektionsabwehr, haben wir dem Tierversuch keine große Bedeutung zur Beurteilung der Pathogenität einer gefundenen Hefe zugestanden und halten nach wie vor den Chorionallantoistest für die sicherste, von äußeren Faktoren am wenigsten abhängige Methode.

Inwieweit die Isolierung von Hefen aus dem strömenden Blut einen Rückschluß auf ihre Pathogenität und kausale Bedeutung bei bestimmten Krankheitsbildern erlaubt, muß noch offenbleiben. R. G. JANKE gelang es, bei Erythematodes chronicus, Herpes zoster generalisatus, Mycosis fungoides, mykotischem Ekzem und Tbc verschiedene Hefen aus dem Blut zu isolieren (Candida, Torulopsis, Geotrichum, Trichosporon u.a.). Eine Rolle in der Frage der Pathogenität von C.a. spielt die Fähigkeit, mit dieser Hefe zu sensibilisieren. KUROTCHKIN und LIM gelang es, mit getöteten Candidazellen Meerschweinchen durch mehrmalige interperitoneale Injektion zu sensibilisieren und KÄRCHER konnte mit einem zellfreien Filtrat, das als Antigen fungierte, die Sensibilisierung nachweisen.

KADISCH hatte bereits früher festgestellt, daß eine Erhitzung von Hefen auf 60° für 10 min zur Abtötung ausreicht, aber eine schonende Wäsche mit Persil nicht zur Sterilisation führt. MIURA und KUSUNOKI benutzen die Hitzeresistenzprüfung zur Pathogenitätsbestimmung, da sie beobachten konnten, daß C.a. 57—58° noch erträgt, während apathogene Hefen nie eine Temperatur von 54—55° überleben. BACHRACH und ROCHE machten die interessante Feststellung, daß durch Züchtung der Hefe in stark KCl-haltigen Nährlösungen eine Verschiebung des Temperaturoptimums eintritt. Diese Unterschiede können bis zu 6° betragen und es besteht daher mit Recht die Frage, ob die Hitzeresistenz einen geeigneten Test zur Pathogenitätsbestimmung darstellt. Vor allem japanische Autoren berichteten über die Farbstoffresorptionsfähigkeit von C.a. als Pathogenitätstest. INOUE, MIURA und KUSUNOKI setzten Kristallviolett dem Glucose-Sabouraud-Nährboden zu, in einer Verdünnung von 1:300000 und beobachteten die unterschiedliche Fähigkeit der Hefen, den Farbstoff zu absorbieren. Sie schlossen aus der Fähigkeit, den Farbstoff zu resorbieren, auf die Pathogenität. AMALFITANO stellte einen Einfluß des Lichtes verschiedener Wellenlänge auf das Wachstum der Hefen fest. Bei rotem Licht kam es zu einem wachstumsfördernden Effekt auf pathogene Hefen, während Blaulicht apathogene Hefen im Wachstum anregte. Nach GOMEZ-VEGA hat langwelliges UV-Licht keinen Einfluß, während UV-Licht von 315 mμ Hefezellen abtötet. Mercurochrom wirkt gegen sichtbares Licht sensibilisierend. Die einzelnen Hefen benötigen unterschiedliche Mengen UV-Licht zur Abtötung. So wird C.a. nach 2 min durch eine Dosis von 2500 erg/mm²/sec abgetötet, während Geotrichum nur 1 min und 1260 erg/mm²/sec benötigt. Cryptococcus neoformans ist mit einer Bestrahlungszeit von 3 min und einer Dosis von 4000 erg/mm²/sec wesentlich resistenter.

Auch die biologische Wirkung des Ultraschalls auf C.a. wurde geprüft. MÁRTON, TAMÁS und THOROCZKAY fanden bei kurzer Einwirkungsdauer (3000 kC, Frequenz 2,6 W/cm²) von 15 sec eine Wachstumsanregung. Bei wachstumshemmenden Dosen besteht eine direkte Abhängigkeit der Wirkung von der Dichte der Keimsuspension. Außerdem sind junge Kulturen viel anfälliger als ältere. Die keimtötende Wirkung kommt durch die Beschleunigung, die die Sporen erhalten (10³ cm/sec), zustande. Sehr wesentlich für die Pathogenität der Hefen erscheint die vergleichsweise Bestimmung der Inhaltstoffe, aber auch die Kenntnis biologischen Verhaltens, so z.B. des Vitamingehaltes und -verbrauches sowie weiterer unterschiedlicher Faktoren gegenüber bekannt apathogenen Hefen.

PECK und HAUSER verglichen die Lipoidgemische von C.a. und Blastomyces dermatitidis nach Alkohol-Äther- und Chloroformextraktion. Sie konnten drei Fraktionen isolieren, die Stickstoff, Phosphor, Fettsäuren und Polysaccharide enthielten (Palmitin-, Stearin-, Olein- und Linolensäure sowie Glycerol und Sterole). KÄRCHER und KIRCHHOFF haben in bisher unveröffentlichten Untersuchungen papierchromatographisch bei C.a. und Bierhefe eine zellfreie Nährlösung auf den verschiedenen Zuckergehalt untersucht (Verfahren von A. RENTZ). Hierbei zeigte sich zwischen C.a. und Bierhefe ein Unterschied. Die Natur dieser Zucker, möglicherweise Polysaccharide, konnte bisher noch nicht geklärt werden. Zweifellos handelt es sich wohl um Polysaccharide, da die bekannten Zucker andere Positionen im Chromatogramm haben (Abb. 47). Das Nucleotid-Chromatogramm zeigte interessanterweise nur Flecken entsprechend Adenosintriphosphorsäure (ATP), Adenosindiphosphorsäure (ADP) und Adenosinmonophosphorsäure (AMP). Im Aminosäure-Chromatogramm ergaben sich keine Unterschiede gegenüber der getesteten apathogenen Hefe. Ob diese gering-gradigen Unterschiede zwischen C.a. und Bierhefe einen Schluß hinsichtlich der unterschiedlichen Pathogenität zulassen, kann nicht geklärt werden, sicher ist es möglich, daß eine gewisse Gefäßwirkung der verschiedenen Adenosinphosphor-säuren vermutet werden darf.

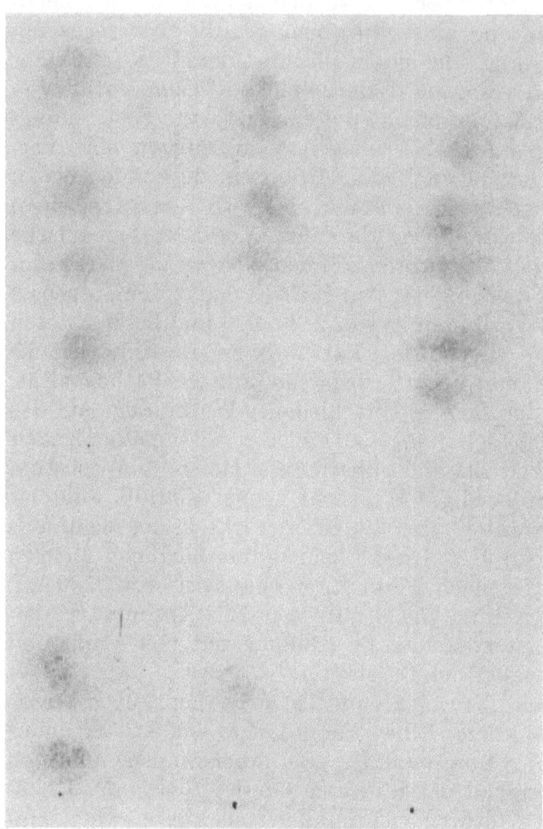

Auf jeden Fall lassen diese Untersuchungen noch keinen Schluß auf die Möglichkeit einer pathogenen Rolle von C.a. zu. Außerordentlich be-merkenswert erscheint die Tat-sache, daß es Yambayashi ge-lang, aus C.a. eine zymosan-ähnliche Substanz zu isolieren. Bekannterweise senkt die in-travenöse Injektion von Zy-mosan den Properdinspiegel und hat einen Einfluß auf die Abwehrfunktion des Kör-pers. Bei der Injektion dieser Substanz und gleichzeitiger Infektion mit Pseudomonas und Proteus wurde eine we-sentlich größere Sterblichkeit der Tiere erzeugt. Diese Tat-sache wirft auch ein Licht auf die besondere Bedeutung einer Mischinfektion zwischen C.a. und diesen besonders anti-bioticaresistenten Keimen.

Wir haben daher die schon häufig geäußerte Ansicht, C.a. wirke vor allem durch Ent-zug von Vitamin B pathogen, einer Prüfung unterzogen. Zu diesem Zweck wurde der Vit-amingehalt von C.a., Backhefe- und in Bierhefezellen, die Vit-

Abb. 47. Zucker-Chromatogramm der zellfreien Kulturflüssigkeit von C.a., Bierhefe und einer Kontrollzuckerreihe. Von links nach rechts C.a., Bierhefe und Kontrollzucker. Bei C.a. finden sich zwei bisher unaufgeklärte Flecken. Es ist wahrscheinlich, daß es sich um Polysaccharide handelt. Im Gegensatz hierzu kann bei Bierhefe nur „ein" solcher Fleck gefunden werden

aminabgabe oder der Verbrauch mit dem Vitamingehalt der Nährlösung vor Beimpfung verglichen. Die Ergebnisse waren mehr als überraschend und sind aus der Tabelle am besten zu ersehen (Tabelle 2). Es war bei Backhefe und Bier-hefe eine positive Bilanz eingetreten, d.h. bei der Ernte der Hefe war in Nähr-lösung und Hefe zusammen mehr Vitamin vorhanden als bei Beginn des Ver-suches. Bei C.a. war lediglich bei Riboflavin ein Defizit nachweisbar, während Nicotinsäure und Pantothensäure ebenfalls eine positive Bilanz zeigten. Man könnte sagen: der Riboflavinverlust läßt die Hauterscheinungen bei Candida-mykose erklärlich werden, zumal bei Riboflavintherapie häufig eine rasche Besserung eintritt. Wir weisen an dieser Stelle nochmals auf die Untersuchungen über die Wachstumsanregung von C.a. durch die verschiedenen Vitamine der B-Gruppe hin (Kaden, Georg, Walter, v. Mallinkrodt-Haupt). Andererseits treten Candidamykosen aber gerade gerne bei Avitaminosen auf, so z.B. bei

Tabelle 2. *Vitaminbestimmungen bei Candida albicans, Backhefe und Bierhefe zum Vergleich des Vitaminzellgehaltes und Verbrauches*

Hefe	Vitamine	Hefe-Ertrag (Trocken-Substanz) mg	Vitamin-gehalt der Hefe mg-%	Vitamine in γ				
				Nährlösung vor der Beimpfung	in Hefe	in Rest-Nährlösung	Summe	
Backhefe	Riboflavin	441	3.56	151	16	155	171	$+$
	Nicotinsäure		38.9	1722	171	1760	1931	$+$
	Pantothensäure		8.9	24	39	39	78	$+$
Bierhefe	Riboflavin	548	6.45	151	35	130	165	$+$
	Nicotinsäure		30.2	1722	166	1560	1726	$=$
	Pantothensäure		7.94	24	27	34	61	$+$
C. albicans	Riboflavin	394	2.06	151	8	100	108	$-$
	Nicotinsäure		17.8	1722	70	1855	1925	$+$
	Pantothensäure		0.83	24	3	34	37	$+$

Carcinose, Achylien mit Afermentien wie Plummer-Vinson-Syndrom, Morbus Addison usw. Möglicherweise kommt es zu einer Stimulierung des Wachstums durch Darniederliegen der humoralen Abwehrkräfte und daher sekundär durch den Vitaminverbrauch der Hefe zu einer weiteren Verschlimmerung der Situation. Ob das Vitaminbedürfnis und der Vitaminverbrauch der Hefe aber so groß ist, daß hieraus normalerweise eine Störung des Allgemeinbefindens auftreten kann oder der Grad der Pathogenität der gefundenen Hefe abgeleitet werden darf, muß bezweifelt werden. Für diese Annahme sind unsere Untersuchungsergebnisse eine gewisse Stütze.

Eine weitere Möglichkeit in der Beobachtung des biologischen Verhaltens und Bestimmung der Pathogenität der Hefen sah man in immunologischen Verfahren.

Eine eingehende Besprechung der serologischen Untersuchungsmethoden zu diagnostischen Zwecken oder zur Klärung der Pathogenität der Hefen wird durch SEELIGER in dem Kapitel F „Immunbiologisch-serologische Nachweisverfahren von Pilzkrankheiten" stattfinden.

a) Cutanreaktion, Immunologie

NEGRONI konnte nachweisen, daß die Kapsel der Soorhefezellen aus einem Polysaccharid besteht, das antigene Eigenschaften hat und bei der Erzeugung spezifischer Agglutinine, Flockulation und Komplementbindungsphänomens mitwirkt. Die in vitro antigen wirkende Substanz besaß aber keine immunisierenden Eigenschaften im Tierversuch. Wäßrige Extrakte ergaben bei Kranken positive Cutanreaktionen, während sie bei Gesunden negativ ausfielen. Diese Resultate konnte KÄRCHER bei Nachprüfung bestätigen. BIBERSTEIN und EPSTEIN fanden hingegen eine weitgehende Spezifität der Komplementbindungsreaktion gegen Hefen. Bei sicheren Hefemykosen hatten sie 45,4% positive Ausfälle, während bei den Kontrollen nur 3,5% positiv reagierten. Komplementbindungsreaktion und Cutireaktion gehen nicht konform, d.h. bei positivem Hauttest kann die Komplementbindung negativ sein. Interessant ist weiter, daß die positive Hautreaktion nicht eintrat bei Vorbehandlung mit abgetöteten Hefezellen, jedoch bei wiederholter Injektion größere Mengen lebender Hefezellen nachweisbar wurden. Bei Injektion von Kulturinfiltrat blieb ebenfalls ein Positivwerden der Hautreaktion aus. Trotzdem ließ sich bei vorbehandelten Tieren, die Immunitätsreaktionen aufwiesen, kein Schutz erzielen gegen eine gerade noch tödlich wirkende, intrakardiale Injektion von Hefezellen. HOFFMEISTER, DICKGIESSER und GÖTTING versuchten tierexperimentell, die pathogenen Eigenschaften von

C.a. nachzuweisen und immunologisch zu trennen von anderen Hefen. Nach diesen Autoren ist die aktive Immunisierung möglich und auch eine passive Schutzimpfung durchführbar. Allerdings konnte C.a. nicht serologisch gegenüber verwandten Hefen abgetrennt werden, da die Antikörper mit den heterologen Stämmen bis zur Titerhöhe des homologen Erregers reagieren können. Hingegen ergeben keimabsorbierte präcipitierende Seren mit NaCl-Pilzextrakten spezifische Präcipitationen. Bei Zusatz von 1% NaOH blieb die Reaktion, offenbar durch Veränderung des Polysaccharides, aus. Die Zahl der positiven Reaktionen auf Injektion von Levurin betrug nach Negroni 60%, die der Komplementbindungs-reaktionen 65%. Daher spricht Negroni diesen Untersuchungen einen bedeuten-den Wert ab. Bei der Verwendung des extrahierten Kohlenhydrates ergaben sich Negroni spezifischere Resultate. Bei 32 Intradermoreaktionen mit Levurin waren 16 positiv, mit dem spezifischen Kohlenhydrat nur eine. Pospisil konnte bei Anstellung der Komplementbindungsreaktion mit C.a. bei 300 Blutspendern nur in 1,66% Antikörper gegen C.a. nachweisen. Hingegen fanden Skobel, Schabinski und Essigke eine ausgeprägte Antikörperbildung schon im frühen Kindesalter. Nach Longhin, Teodosiu und Antonescu entfaltet ein aus C.a. gewonnener Glucolipoidextrakt eine starke Antigenwirkung und kann sowohl zu Komplementbindungsreaktionen als auch zu Intracutanreaktionen verwendet werden. Weiterhin erwies sich das Antigen den Autoren als Vaccine zur Desensi-bilisierung brauchbar. Auch Hämolysine werden aus den pathogenen Hefen und Hefephasen von Histoplasma capsulatum, Blastomyces dermatidis und Crypto-coccus neoformans isoliert. Die Hämolysine waren gegen Hühner- und Meer-schweinchenerythrocyten sehr aktiv (Salvin).

D. Janke berichtete über den fungistatischen Effekt von Patientenserum bei Candida-Mykose, vor allem der tiefen, systematisierten Form oder Allergiden. Seine Ergebnisse wurden von Ivady und Dozsa bestätigt. Alslev und Gessler sowie Thal konnten mit dieser Methode den Verlauf der Erkrankung verfolgen und nach Abklingen der Erscheinungen fielen die Titerwerte völlig ab. Bei den rein cutanen Formen ist der Test jedoch meist negativ.

Negroni und Boné versuchten die einzelnen Hefe-Erreger serologisch zu trennen. Dies gelang einmal gegenüber der Bierhefe, aber auch unter den einzelnen Candidaarten. Almon jedoch weist darauf hin, daß man wohl einzelne Hefearten serologisch trennen kann, aber wegen der Gruppenreaktion nicht die Candida-arten. Lamb hingegen trennt auch bei den Candidaarten in drei Gruppen. Die erste Gruppe umfaßt C.a., C. psilosis und C. (Monilia) candida. Zur zweiten Gruppe gehören C. parapsilosis und zur dritten Gruppe C. krusei. Für diese Möglichkeit einer Trennung der einzelnen Arten und Organismen innerhalb einer Familie sprechen die Ergebnisse von Tsuchiya, Miyasaki und Fukazawa. Diese Autoren untersuchten 167 Stämme der Genus Candida mit Hilfe von Antisera aus sieben definierten Stämmen. Als Methode wird der Objektträger-Agglutinations-test mit monospezifischem Antiserum durchgeführt. Sie glauben, die Antigen-struktur als geeignete Grundlage einer Klassifizierung ansehen zu können.

Klose und R. Schürmann konnten bei zwei Carcinomkranken eine Aggluti-nation von C.a.-Zellen durch das Serum Krebskranker beobachten. Diese von Castelli und Gaggini mitgeteilte Möglichkeit einer Krebsdiagnostik hat sich jedoch bei einer größeren Anzahl von Carcinomträgern als sehr zweifelhaft er-wiesen.

Wie auch die Ansichten bezüglich der Pathogenese der sog. Schizosaccharo-mykose extrem entgegengesetzt sind, so kommt bei der serologischen Unter-suchung Reinhardt zu einer positiven, diagnostisch verwertbaren Beurteilung, während Engelhardt und Geissler durch die negativen Ergebnisse diesem

Organismus jede Bedeutung ätiologischer Natur absprechen. Der von BENEDEK als Erreger des seborrhoischen Ekzems angesprochene Organismus sei ein Nosoparasit der menschlichen Haut.

Nach den neuesten Ergebnissen von SEELIGER ist es gelungen, elektrophoretisch antigen wirkende Bestandteile der Zellwand darzustellen. Hierdurch eröffnen sich Möglichkeiten einer zukünftigen Immunisierung gegen Pilze.

Rückschauend kann man sagen, daß zahlreiche Hinweise vorhanden sind für eine mögliche Pathogenität von C.a., die diese Hefe von den anderen Vertretern der Candidagruppe deutlich unterscheidet. Die Fähigkeit, Keratin zu spalten, ist wohl als bewiesen anzusehen. Die Bildung von Ektotoxinen, antigen wirkenden Substanzen und die größere Resistenz gegenüber schädigenden äußeren Einflüssen ist ebenfalls wiederholt festgestellt worden. Trotzdem ist kein Beweis für eine absolute Pathogenität vorhanden und man muß vielmehr zu der Auffassung kommen, daß C.a. ein fakultativer Parasit ist, mit der Fähigkeit, in Abhängigkeit vom Allgemeinbefund des Befallenen, seine Virulenz zu steigern. Auf diese Fragen wird im folgenden näher eingegangen.

5. Wachstumsstimulierung von Candida albicans durch Antibiotica

Einen Übergang zu pathogenetischen Betrachtungen bietet die aktuelle Frage nach der Wachstumsstimulierung durch Antibiotica auf das Wachstum von C.a. MEYER-ROHN und LANGE-BROCK konnten mit der Warburg-Methode eine geringgradige Stimulierung des Wachstums von C.a. durch Chloramphenicol, keine Stimulierung durch Erythromycin, Chlortetracyclin und Oxytetracyclin feststellen. Eine starke Anregung hingegen fand durch Streptomycin und Bacitracin statt. Einen eindeutig wachstumsanregenden Effekt hat auch Penicillin auf C.a. D. JANKE fand wesentlich stärkeres Wachstum auf den Agar-Platten bei Zusatz von Penicillin, ohne daß die bakterielle Mischflora oder pH-Änderung hierfür verantwortlich gemacht werden konnte. CARPENTER stellte mittels trübungscolorimetrischer Methode eine einwandfreie Wachstumsanregung durch Chlortetracyclin fest und GRAM benutzte die auxanographische Methode nach BEIJERINCK. Er konnte zeigen, daß unter diesen Bedingungen Tetracyclin, Aureomycin und Terramycin von C.a. als Stickstoffquelle ausgenutzt werden können. Die von LIPNIK, KLIGMAN und STRAUSS (zit. nach KÄRCHER) geäußerte Meinung, das Calciumphosphat der Aureomycinkapseln sei der stimulierende Faktor, wird von anderen Untersuchern bestritten. Antibioticagaben führen bei Mäusen zu einer statistisch gesicherten Häufung der Ansiedlung von C.a. im Intestinaltrakt (HUPPERT, CAZIN und SMITH). Auch inaktiviertes Streptomycin erzeugte eine Wachstumsstimulierung (CAPUTI). G. W. FISCHER gelang es bei tierexperimenteller Infektion, das Wachstum von C.a. mit Aureomycin so zu aktivieren, daß der Tod der Tiere bei kleineren Hefedosen eintrat. Eine deutliche antagonistische Wirkung der normalen Haut- und Schleimhautflora gegen Pilzinfektionen konnten POPCHRISTOV, BOGDANOV und BALBANOW nachweisen. Eine ausführliche Darstellung und Literatur zu diesem Problem findet sich bei GRIMMER „Antibiotica und Pilzerkrankungen der Haut und Schleimhaut".

Nach diesen Untersuchungen muß angenommen werden, daß nach Antibioticatherapie eine Stimulierung des Hefewachstums auf drei Arten eintreten kann. Die Körperabwehr wird geschädigt 1. durch Störung des bakteriellen Antagonismus gegen Pilze, 2. durch Vitaminverarmung infolge Schädigung der normalen Darmflora und 3. dienen die Antibiotica außerdem direkt als Stickstoffdonatoren. Diese genannten Faktoren können heute als experimentell gesichert angesehen werden und bedürfen daher bei der Besprechung der Pathogenese der Candidamykose besonderer Berücksichtigung.

6. Pathogenese der Candidamykose

Bei der Frage nach dem Infektionsweg oder dem Zustandekommen einer Candidainfektion des Menschen wurde zunächst die Möglichkeit der Nahrungsmittelinfektion in Betracht gezogen. Es erscheint ganz besonders aufschlußreich, daß gerade diese Hefe nie auf Lebensmitteln gefunden wurde, ganz im Gegensatz zu anderen Candidaarten. Nach WINDISCH gelingt es z.B., C. krusei, gulliermondi, tropicalis, pulcherima, melinii, zeylanoides, Rhodotorula, Hansenula, Saccharomyces und andere von Äpfeln, Himbeeren, Birnen Kakao, Marmelade, Datteln, Milch und anderen Nahrungsmitteln zu züchten. Wenn es daher bei der weiten Verbreitung dieser Hefen in der menschlichen Umwelt viel häufiger zu einer Erkrankung durch C.a. kommt, die sich nicht auf den genannten Nahrungsmitteln findet, so muß nicht nur die Pathogenität der einen Hefen sehr gering sein, sondern sie müssen auch als rein saprophytär bezeichnet werden. Hingegen muß man C.a. als einen Parasiten des menschlichen und tierischen Organismus ansprechen. Die Infektion erfolgt vor allem während des Geburtsaktes durch die candidainfizierte Vagina der Mutter. Da der Säugling zunächst keinerlei immunologische Abwehrkräfte besitzt, kommt es nun hierbei zu einer meist milden Infektion der Mundhöhle und des Verdauungskanals. Durch entsprechende Pflege und Ernährung wird der Pilz in der Regel vom Körper selbst eliminiert oder zumindest in die Rolle eines Saprophyten zurückgedrängt. Die Tatsache, daß die größte Häufigkeit der Candidamykosen im Säuglings- und Greisenalter gefunden wird, weist darauf hin, daß die reduzierte humorale und lokale Abwehrlage diesem Organismus erlauben, dann eine parasitäre Rolle zu spielen. Es kann daher mit einem Satz gesagt werden: Die Pathogenität von C.a. ist durch Schwächung des Abwehrsystems auf irgendeine Weise bedingt.

Eine solche Schwächung kann auch durch kaum merkliche Lücken in dieser Abwehr entstehen, wie dies bei der Gravidität, bei Veränderung des p_H der Haut und des Schweißes, seborrhoischer Konstitution u.a. der Fall ist. Bei Patienten mit Candidamykose der Haut stellte CORNBLEET vermehrt reduzierende Substanzen im Schweiß fest, die auf Grund von Gärungsversuchen als Zucker angesprochen wurden. Eine Verminderung dieser Substanzen durch Senkung des Blutzuckerspiegels gelang nicht, woraus gefolgert werden kann, daß nicht unbedingt ein Diabetes die Grundlage des Auftretens einer Candidamykose sein muß. Andererseits wird von japanischen Autoren bei Candidamykose häufig ein verzögerter Staubeffekt und erhöhter Blutzuckerwert gefunden und STAEHELI, JUI-WU-MU und VAN SCHOUWEN weisen auf die Vergesellschaftung von Intertrigo durch C.a. und Diabetes hin. Zweifellos kommt mit der Verschiebung im Säure-Basenhaushalt eine Änderung des Chemismus der Haut zustande (HOFFMEISTER), weshalb die Candidamykose auch am häufigsten bei schweren Stoffwechselerkrankungen, Unterernährung und konsumierenden Krankheiten gefunden wird.

Ebenso werden Dysendokrinien für das Auftreten einer Candidamykose angeschuldigt. So berichtet SCHWEBEL über Hypothyreoidismus, McLEAN über Hyperparathyreoidismus, CRAIG, SCHIFF und BOONE über Morbus Addison mit gleichzeitiger Candidamykose. Auch die Tatsache, daß ACTH und Cortisongaben nach Berichten von REDAELLI, KLIGMAN, SCHERR und MANKOWSKI (zit. nach DROUHET und VIEU sowie BURNS) einen infektionsfördernden Einfluß auf Pilze haben, nimmt nicht wunder, nachdem diese Tatsache für bakterielle Infektionen seit langem bekannt ist. Ebenso wird dieser Effekt für Oestradiol gefunden, wogegen Testosteron und Progesteron keinen anregenden Einfluß auf das Candidawachstum ausüben sollen.

Ein natürliches Experiment stellt in dieser Richtung die Schwangerschaft dar. Hier führt wohl die Auflockerung des Gewebes, Glykogenreichtum der Scheidenepithelien, pH-Verschiebung, alles bedingt durch hormonelle Faktoren, zu einer vermehrten Ansiedlung von C.a. in der Vagina.

In den Fällen hormoneller Störungen wie auch bei Erkrankungen des lymphatischen Systems sowie des Blutes als auch bei Mangelkrankheiten, ist die Rolle der C.a. mit großer Vorsicht zu bewerten und erst die Grundkrankheit in ihrer Genese erschöpfend zu untersuchen. In vielen Fällen verbirgt sich hinter einer Candidamykose daher oft eine schwere Allgemeinerkrankung, deren Diagnose durch den Befund einer Candidamykose weiterhin verhindert wird. So können perniziöse oder Eisenmangelanämien, Avitaminosen, Leukämien, Lymphogranulomatose, Tuberkulose und maligne Tumoren mit einer Candidamykose einhergehen und es sollte daher der Befund einer C.a. anregen, diese Krankheiten auszuschließen, bevor man lediglich eine Candidamykose annimmt. Außer einer pH-Verschiebung durch den Schweiß kann allein durch die vermehrte Durchfeuchtung und Auflockerung der Haut mit anschließender Maceration durch vermehrte Schweißsekretion oder häufiges Baden und Alkalisierung der Haut durch reichlichen Seifegebrauch, auch Anwendung des Wasserbettes, eine günstige Voraussetzung für eine Infektion durch C.a. geschaffen werden (JACOBI, KUMER, ARZT, zit. nach NIKOLOWSKI). D. JANKE weist darauf hin, daß bei richtiger Bekämpfung des Keimes auch im Dauerbad keine Macerationsmykose aufzutreten braucht. Bei Perlèche, Interlabialmykose, kommt eine Maceration durch Speichelfluß bei fehlerhaftem Zahnersatz ursächlich in Frage. Weiterhin kann als Berufsdermatose bei Hausfrauen, Tellerwäscherinnen, Schwestern usw. eine Häufung der Onychia und Paronychia candidamycetica beobachtet werden.

Ob eine vitaminarme Ernährung das Angehen einer Candidainfektion begünstigt, ist wohl noch nicht einwandfrei geklärt. Bei Tierversuchen gelang es jedenfalls ALMON, PESSIN und STOVALL nicht, durch eine Diät, der Vitamin A, C und D fehlte, eine Infektion mit C.a. oral oder intratracheal zu erzeugen. Auch OKABE glaubt, Vitaminmangel spiele für die Pathogenese der Soorerkrankung keine Rolle. Andererseits führt Unterernährung aber rasch zu einem erneuten Auftreten klinisch manifester Erscheinungen bei früher stattgehabter Candidainfektion. Ganz im Gegensatz hierzu stehen die Ergebnisse von GRACIANSKY, LECLERCQ, DELAPORTE und GOUIN DE ROUMILLY, die bei Tieren ohne wesentliche Störung des Allgemeinzustandes durch vitaminarme Ernährung eine wesentlich höhere Infektionsrate fanden, besonders bei Vitamin B_2-Mangel. Sie befürworten daher vorsorglich eine Vitamin B-Therapie.

Ein interessantes Problem ist die Rolle der symbiotischen und antibiotischen Beeinflussung von C.a. durch die körpereigene Flora. So kann Streptomyces coelicolor relativ häufig von der Haut, Tonsillenkrypten und aus dem Sputum isoliert werden und HEYMER stellte für diesen Pilz eine ausreichend fungistatische Wirkung gegen C.a. und verschiedene andere Hefen fest, so daß hier ein biologischer Antagonismus angenommen werden kann. Bei der Testung der bakteriellen Flora konnten GRIMMER und SCHUMANN keinerlei Hemmwirkung von B. salivarius, Enterokokken, Streptococcus viridans, Streptococcus haemolyticus, Staphylococcus albus, Staphylococcus haemolyticus, Pneumokokken, Colibakterien und Pseudodiphtheriebacillen auf C.a. beobachten. Sie folgerten daher, daß das Auftreten einer Candidamykose nach antibiotischer Behandlung nur durch die Beseitigung der normalen Flora, jedoch nicht deren Hemmwirkung zu erklären sei. KONRAD und WINKLER glauben, daß Staphylococcus aureus der Wegbereiter für eine Candidamykose ist und CAZZOLA und CANDIANI messen dem häufig gleichzeitigen Vorkommen von C.a. und Trichomonas in der Vagina eine besondere Bedeutung zu. Von ganz besonderer Bedeutung erscheint aber das Untersuchungsergebnis von GRANITS-THURNER (zit. nach KÄRCHER) zu sein, wonach

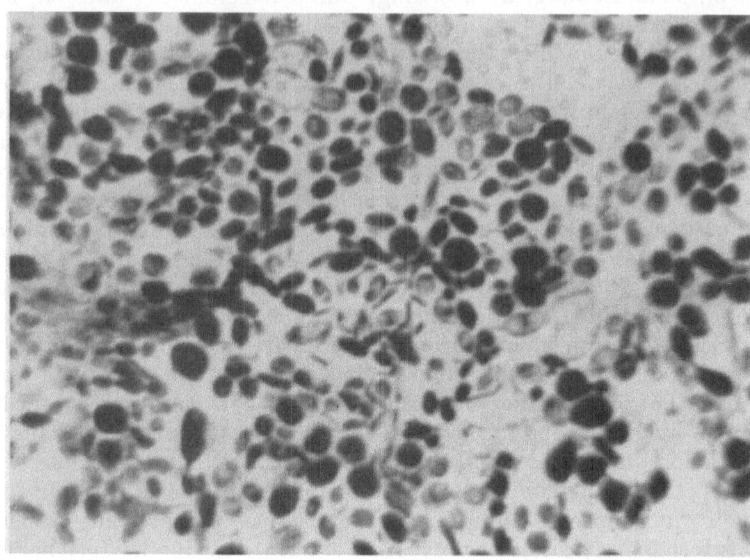

Abb. 48. Candida albicans und Colibakterien in Sabouraudscher Malzbouillon nach 4-tägiger Bebrütung. Gutes Wachstum von C.a., Coliwachstum gehemmt

das Wachstum von C.a. durch Mycobacterium tuberculosis erheblich gesteigert wird, während Staph. aureus und Colibakterien keinen besonderen Einfluß erkennen

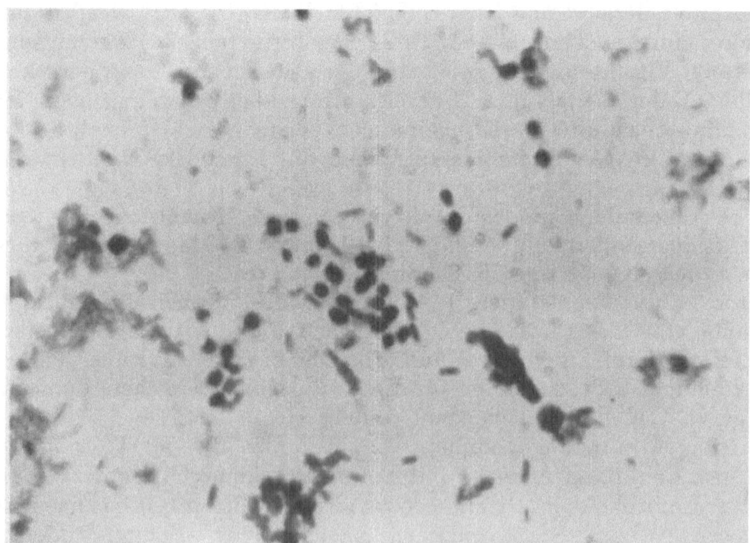

Abb. 49. Bedingungen wie bei Abb. 48. Rhodotorula rubra und Colibakterien nach 4-tägiger Bebrütung. Coliwachstum normal, apathogene Hefe autolytisch verändert

lassen. Eher hemmt C.a. das Wachstum von Colibakterien (Abb. 48 u. 49). Diese Untersuchungsergebnisse von ROLLE und MEHNERT sowie KÄRCHER geben Anlaß zu der Anerkennung des Begriffes einer Dysbakterie bei Vorliegen einer

Candidainfektion des Darmes. Eine Hemmung der Hefen durch Darmbakterien fand PAINE jr. Wird diese Hemmung durch Antibiotica beseitigt, nimmt die Hefe überhand. Bestimmte Darmbakterien liefern Vitamine als Wuchsfaktoren für die Hefe. Werden die Darmbakterien beseitigt, nimmt sich die Hefe die Vitamine aus der Nahrung und der Körper verarmt an Vitaminen, wodurch Mangelsymptome auftreten können. Therapeutische Gaben von Vitaminen fördern aber das Wachstum der Hefe, so daß es keine sinnvolle Maßnahme sein kann, Vitamin zu verabfolgen im Verlaufe einer Antibioticabehandlung. Vielmehr muß versucht werden, durch Gaben von Darmbakterien die Hefe wieder zurückzudrängen (GRIMMER, KÄRCHER). Häufig ist der Darm der Ausgangspunkt einer Schmierinfektion, die zu Haut- und Schleimhauterscheinungen oder nach antibiotischer Behandlung eventuell sogar Generalisierung führen kann.

Völlig neue Gesichtspunkte hinsichtlich der Pathogenese der Candidamykose ergaben sich seit Einführung der Antibioticatherapie, wie bereits schon an verschiedenen Stellen angedeutet wurde. Es wird an dieser Stelle auf die ausführlichen Mitteilungen von GRIMMER, GIUNCHI, D. JANKE und NIKOLOWSKI verwiesen, da die zahlreiche Literatur nicht im einzelnen aufgeführt werden kann. Ist die Überführung von C.a. vom Saprophytismus zum Parasitismus durch zahlreiche endogene und exogene Faktoren nur wahrscheinlich gemacht worden, so kann man dies seit Beginn des Studiums der Nebenwirkungen der Antibiotica sicher mit Recht behaupten. Nicht nur die bereits erwähnten in vitro-Untersuchungen bestätigen diese Auffassung, sondern die leider relativ zahlreich gewordenen schweren, teils deletären Verlaufsformen generalisierter Candidamykosen.

Zahlreiche Berichte lokaler und generalisierter Candidamykosen sind hierfür ein kaum zu schlagender Beweis (SCHUERMANN, BALLOWITZ und SCHÄFER, WOODS, MANNING und PATTERSON, D. JANKE, KÄRCHER, NIKOLOWSKI u.a.). Bei der kulturellen Überprüfung der Häufigkeit des Auftretens einer Candidamykose nach antibiotischer Therapie kam SHARP zu dem eindeutigen Ergebnis einer allgemeinen Zunahme der positiven Kulturen. Im Sputum betrug die Zunahme 50%, bei Rectumabstrichen ein Ansteigen von 0 auf 59 positive Kulturen. Diese Zunahme wurde bei Terramycin beobachtet, jedoch nicht, wenn Sulfadiazin gegeben wurde. Nach TEMIME scheint eine Vitamin B_{12}-Behandlung während einer antibiotischen Therapie die Situation noch weiter zu verschlimmern. GARNIER und VIEU weisen darauf hin, daß die Gefahren der Antibioticatherapie im allgemeinen doch überschätzt werden. Sie fanden bei kurzzeitiger Anwendung von Penicillin, Streptomycin und Aureomycin sowohl lokal als auch parenteral keine Zunahme der candidapositiven Kulturen. Allerdings räumen sie ein, daß bei langdauernder Antibioticatherapie die Gefahr einer Candidamykose nicht abzulehnen sei.

In zunehmendem Maße wird neben Candidamykose innerer Organe sowie septischer Verlaufsformen das Candidamykid während der Antibioticabehandlung beobachtet. Durch den Pilzbefall kommt es zu einer Sensibilisierung der Haut, Schleimhäute und anderer Organsysteme. Die Antibiotica wirken als Halbantigene und es kommt daher nach SCHUPPLI (zit. nach KÄRCHER) durch vorherige Einwirkung der Pilze als Vollantigene zu allergischen Reaktionen verschiedenen Ausmaßes. Hierüber haben GRIMMMR, D. JANKE, NIKOLOWSKI u.a. berichtet. Die sensibilisierende Eigenschaft von C.a. hat KÄRCHER in verschiedenen Untersuchungsgängen experimentell nachgewiesen und durch histologische Untersuchungen der lokalen Antigen-Antikörperreaktionen belegt.

Neben den Candidamykosen, die unter Umständen das gesamte Integument einnehmen können, ist die Candidamykose innerer Organe nach Antibioticatherapie von vitaler Bedeutung. Interessant ist hier die von D. JANKE berichtete

Prostatitis candidamycetica und Epididymitis candidamycetica. Außerdem können Meningo-Encephalitis candidamycetica, Endocarditis pulmonale, broncho-pulmonale, nephritische und colitische Formen auftreten. Die Prognose dieser Infektionsformen war bisher sehr getrübt.

Zusammengefaßt sind die heute anerkannten Möglichkeiten des Zustandekommens einer Candidamykose:

1. Stimulierung des Wachstums der C.a. durch Antibiotica.

2. Unterdrückung der normalen Bakterienflora durch Antibiotica und damit Verbesserung der Lebensbedingungen von C.a.

3. Vitaminmangelsyndrom, dadurch Verschlechterung der allgemeinen körperlichen Abwehr.

4. Exacerbationen und Mykide nach Sensibilisierung durch den Pilz, ausgelöst durch Antigengemeinschaft mit Antibiotica (Gruppenallergie).

Wenn auch diese Punkte eine gewisse Klärung für die Häufung der Candidamykosen seit Einführung der Antibiotica in die Chemotherapie geben, stehen doch einige Fragen offen, die nur durch weitere Erforschung der Biologie der Hefen der Candidagruppe weiter geklärt werden können.

7. Differentialdiagnose der Candidamykose

In den vorhergegangenen Ausführungen haben wir wiederholt darauf hingewiesen, daß die Diagnose der Candidamykose mit aller Zurückhaltung gestellt werden muß. Bei der Candidamykose der Schleimhaut dürfte die Erkennung nicht schwerfallen. Entscheidend ist immer der wiederholte Nachweis des Erregers. Es müssen eine Leukoplakie, Lichen ruber, Lupus erythematodes der Schleimhaut sowie Carcinom und Tuberkulose ausgeschlossen werden. Bei Hautbefall mit C.a. kann eine sekundäre Besiedelung eines Pemphigus vulgaris, einer Mycosis fungoides und vor allem einer Seborrhoe vorliegen.

Besonders bei Vorliegen eines Diabetes oder anderer Stoffwechselkrankheiten kann eine sekundäre Besiedelung mit C.a. solche primäre Hautaffektionen stark überlagern. In solchen Fällen hilft oft nicht die Kultur oder die Immunologie, sondern die Therapie per exclusionem weiter. Wesentlich schwieriger wird die Sachlage bei einer Lungencandidamykose oder bei Befall anderer Organe. Auch bei chronischer Entero-Colitis mit positiver Kultur für C.a. besteht die Notwendigkeit, Amöbenruhr oder allergische Phänomene als Ursache auszuschließen. Erst wenn C.a. immer wieder kulturell nachgewiesen werden kann und in weitgehender Reinkultur vorliegt, sowie serologisch sich Anhaltspunkte dafür finden, darf man eine primäre Candidamykose annehmen. Bei pulmonaler Candidamykose muß vor allem an Tuberkulose, Morbus Boeck, Asthma bronchiale, Bronchiektasis, Lungenabsceß und Herzdekompensation mit Stauungslunge gedacht werden. Ebenso muß bei unklaren Krankheitsbildern mit Reduktion des Gewichtes, chronischer Meningitis und subakuter Endokarditis bei mangelhaftem Ansprechen auf die normale Behandlung eine Systeminfektion durch Pilze angenommen werden. Hier sind dann Blutausstriche, Blutkulturen und Liquorpunktionen neben Abstrichen und mikroskopischen Präparaten durchzuführen. Das Denken an die Möglichkeit einer Hefepilzinfektion wird vor unliebsamen Überraschungen schützen, genauso wie sorgfältige Untersuchung in dieser Richtung eine Überbewertung eines einmaligen Befundes von Hefezellen verhindert und die kausale Diagnostik ermöglicht.

8. Therapie der Candidamykose

Die allgemeine Zunahme der Candidamykosen und vor allem der generalisierten und septischen Formen brachte eine Intensivierung der Bemühungen um die Auffindung eines parenteral wirksamen Antimykoticums mit sich. Trotzdem stellen die verschiedenen Verlaufsformen und Lokalisationen ganz unterschiedliche Anforderungen an die einzuschlagende Therapie. In jedem Falle ist die Auffassung zu vertreten, daß die Candidamykose die Folgeerscheinung einer Grundkrankheit ist, die die allgemeine Infektabwehr verschlechtert hat. So wird sich die Behandlung auch immer auf eine Besserung der Allgemeinkonstitution erstrecken müssen. Weiterhin erscheint es bei dieser Erkrankung sinnvoller, bei gefährdeten Personen eine Prophylaxe durchzuführen und hierdurch das Manifestwerden einer Candidamykose zu verhindern. Nach GIUNCHI stehen hierzu drei Wege offen.

1. Indirekte allgemeine Vorbeugung durch Verbesserung der Gesamtbedingungen für den Kranken.

2. Spezifische Prophylaxe durch Immunisierung.

3. Chemotherapeutisch-antibiotische Prophylaxe.

Auch wenn man eine lokalisierte Candidamykose durch reine Lokalmaßnahmen zur Abheilung bringen kann, so kommt es doch oft, durch bestimmte Allgemeinfaktoren begünstigt, zu raschen Rezidiven. Es empfiehlt sich daher auch in diesen Fällen, durch Blut- und Plasmatransfusionen, Aminosäuren, Eisen, Antianämica, Vitamine und eventuell Hormone die Stoffwechsellage und Konstitution zu normalisieren. Bei Säuglingen und auch Erwachsenen können solche Maßnahmen bereits zu einer Abheilung der Candidamykose ohne weitere spezifische Therapie führen.

Die Vaccinebehandlung ist nach der Ansicht von HOFFMEISTER, WEGMANN und SEELIGER durchaus möglich und erfolgversprechend, wenn auch in der Praxis ihre sachgemäße Durchführung nicht leicht sein dürfte. Sicher hat sie unterstützenden Charakter und sollte vor allem bei chronischen und therapieresistenten Fällen versucht werden. Bei der Behandlung der Candidamykose kommen mehrere Möglichkeiten in Frage.

1. Reine Lokalbehandlung.

2. Kombinierte Lokal- und Allgemeinbehandlung mit Chemotherapeutica.

3. Alleinige interne Behandlung mit Chemotherapeutica und Antibiotica.

4. Unterstützende Behandlung zur Wiederherstellung physiologischer Verhältnisse (p_H der Haut, Darmflora, Vitaminmangel, Stoffwechsellage).

Einen praktischen Vorschlag für die Behandlung der lokalen Candidamykose in der täglichen Praxis macht GÖTZ. Er empfiehlt zunächst feuchte Verbände mit einer Chinosollösung 1:1000, nachfolgender 2%iger Vioformschüttelmixtur in Kombination mit 1%iger Pyoktaninpinselung und anschließend weitere Behandlung mit Merfen oder Sterosanpaste. Wir stimmen diesem Schema voll und ganz zu mit der einzigen zusätzlichen Änderung, daß bei dem Übergang in das Eczema mycoticum ein Zusatz eines Teerderivates eine wesentlich bessere Juckreizstillung und raschere Abheilung erzielen läßt als das Antimykoticum allein. Für diesen Fall haben wir eine 10%ige Carboterpin-Zinkpaste empfohlen (ausführlich bei KÄRCHER).

Die Tatsache, daß Hefen besonders schlecht auf die geläufigen, lokal wirksamen Antimykotica ansprechen, ist bekannt und wurde in einer ausgedehnten in vitro-Untersuchungsreihe von RIETH und J. H. SCHÖNFELD nachgewiesen. Von 35 getesteten Substanzen zeigte nur der Triphenylfarbstoff Malachitgrün und N(1)-Äthyl-Hg-Albucid eine Hemmwirkung von 1:100000, die als ausreichend antimykotisch bezeichnet werden kann. Sulfonamide, Tuberkulostatica, Benzimidazolabkömmlinge, Oxychinolin, Novex und zahlreiche andere hatten keine als antimykotisch ausreichend zu bezeichnende Wirkung. Auch bei GIGLI erwies sich Brillantgrün am wirksamsten und SMITH und ARMEN verabreichten diesen Farbstoff aus diesem Grund bei einer Lungencandidiasis 0,1—0,2%ig in 50%

Propylenglykol als Aerosol. Der am häufigsten angewandte Farbstoff gegen C.a. ist wohl das Gentianaviolett (Methylrosanilid). Es wurde vor allem in Amerika auch intravenös gegeben. Die Farbstoffe können verlassen werden und dies erscheint besonders wertvoll, da hierdurch der Faktor der Verschmutzung der Wäsche und die psychische Belastung des Patienten durch die Bemalung beseitigt sind. Von den genannten Chinolinen wurde das 5,8-Chloroxychinolin (Chlorisept) als gut wirksam gegen C.a. gefunden und führte bei lokaler Anwendung zu rascher Abheilung (SCHULZ). KADEN wandte ebenfalls mit gutem Erfolg einen Chinolinabkömmling an, der, in Nagellack inkorporiert, durch gasförmige Abgabe des Wirkstoffes pilztötend ist. Es wird die saubere und sichere Behandlungsmethode vor allem bei Nagelmykosen betont. Ein ähnliches Prinzip liegt in dem Präparat Nobecutan vor. Ein stark wirksames Antimykoticum gegen C.a. ist in einem aufsprühbaren Kunststoff enthalten. Tetramethyl-thiuramdisulfid (TMTD) in Nobecutan hat sich KÄRCHER als wirksame Lokalbehandlung bei Candidamykose der Haut und Nägel erwiesen. Eigene Untersuchungen mit dem von BRUN, MOZER und JADASSOHN (KÄRCHER) in die Therapie eingeführten 5,7-Dichlor-8-oxychinaldin (Siosteran) zeigten in vitro eine fungicide Wirkung bei Verdünnung bis 1:70000 und fungistatische Wirkung bis 1:100000. Die schlechte Wasserlöslichkeit macht diesen Körper zu einem reinen Oberflächenantimykoticum. Dies erklärt, warum bei peroraler Verabfolgung keinerlei Effekt eintritt wie bei den tierexperimentellen Untersuchungen von BECK und LACY mit Vioform. Die Wirkung vieler Antimykotica wird durch die Anwesenheit von Eiweiß (Serum) erheblich gemindert, ja sogar praktisch aufgehoben, so auch bei den Chinolinabkömmlingen. Es wurde bereits auf die Wichtigkeit der Vorbeugung hingewiesen. Diese Prophylaxe sollte auch lokal durchgeführt werden, vor allem in Badeanstalten und großen Betrieben, um eine endemische Verbreitung der Hefemykosen zu verhindern und damit langdauernde Ausfälle in diesen gefährdeten Betrieben zu vermeiden. Vor allem sind hier die Bergbaubeschäftigten zu nennen. Die Brauchbarkeit der verschiedenen Oberflächendesinfektionsmittel wurde von MÜLHENS kritisch geprüft und dabei der Suspensionsversuch nach den Richtlinien des Normungsausschusses der Deutschen Gesellschaft für Hygiene und Mikrobiologie angewandt. Es fand sich dabei eine deutliche Überlegenheit der quarternären Ammoniumbasen (Myxal nach KIMMIG) und des Tego 103, einer Ampholytseife, gegenüber den phenolhaltigen Desinfektionsmitteln. Wir selbst berichteten ebenfalls über die gute Wirkung von Quartamon auf C.a. (Hemmung in Verdünnung von 1:2500000).

In den letzten Jahren erlangten Verbindungen erneut Bedeutung, die von SABALITSCHKA bereits vor 30 Jahren als antimikrobiell erkannt wurden. Diese verschiedenen p-Oxybenzoesäurealkylester sind als Nipagin-M (Methylester), -A (Äthylester), Nipasol (Propylester), Nipabutyl (Butylester) und Nipabenzyl (Benzylester) bekannt geworden durch ihre Anwendung bei der Konservierung der Nahrungsmittel. ALSLEV und GESSLER sowie D. JANKE berichteten über therapeutische Erfolge bei peroraler Verabfolgung dieser Stoffe im Verlaufe einer pulmonalen und generalisierten Candidamykose.

Eine sowohl lokale als auch parenterale Wirksamkeit gegen Pilze wurde von RICHTER und TEMPS sowie RICHTER und SCHRAUFSTÄTTER bei Anwendung von D 25 (Novex) gesehen. Es handelt sich chemisch um das 2,2'-Dioxy-5,5'-dichlordiphenylsulfid. Das Präparat stellte zu seiner Zeit eine durchaus reale Möglichkeit dar, ausgedehnte Blastomykosen und tiefe Trichophytien zur Abheilung zu bringen. Allerdings waren oft heftige Diarrhoen als Nebenerscheinungen aufgetreten, die eine weitere Medikation unmöglich machten. Bei lokaler Anwendung kam es überdies auch mitunter zu Irritationen. GARNIER empfahl dieses Mittel bei hefebedingten Veränderungen der Schleimhäute in 2%iger alkoholischer Lösung. Von SWARTZ, HESSELTINE und BRIZ DE NEGRONI wurden verschiedene ungesättigte Fettsäuren auf ihre antimykotische Wirkung geprüft. Eine Bedeutung haben aber Undecylensäure, Caprylsäure oder ihre Salze nicht erlangen können. Auch die Stilbamidine, Antihistaminica und zahlreiche andere Stoffe zeigen keine besondere Wirkung (PROCKNOW und LOOSLI).

Da nun heute wesentlich wirksamere antibiotische Antimykotica mit geringgradigeren Nebenwirkungen zur Verfügung stehen, haben viele der aufgeführten Mittel weitgehend ihre Bedeutung eingebüßt. Antimikrobiell wirkende Substanzen sind in Blütenpflanzen verbreitet und nach ABRAHAM und FLOREY (zit. nach WINTER) als Antibiotica zu bezeichnen. WINTER gelang es, aus Kapuzinerkresse, Gartenkresse und Meerrettich hochwirksame, leicht flüchtige Stoffe zu isolieren mit breitem antibiotischem Wirkungsspektrum. Vor allem Kapuzinerkresse (Tropaeolum majus) wurde auf seine Wirksamkeit von WINTER und HALBEISEN geprüft. Das Spektrum erstreckt sich von grampositiven Erregern über gramnegative Bakterien bis zu den Pilzen. C.a. speziell wird noch von 0,5—2,25 γ/ml gehemmt. KRÜGER wandte diesen Wirkstoff in dem Präparat Tromalyt als Aerosol und peroral bei Candidamykosen nach antibiotischer Therapie mit gutem Erfolg an. Ein weiteres antimykotisch wirksames Antibioticum ist das *Xanthocillin*, das aus Penicillium notatum Westling von ROTH isoliert wurde. H.LANGER stellte bei in vitro-Untersuchung eine Hemmung von Fadenpilzen und Sproßpilzen in Verdünnung von 1:100000 fest und regt zur klinischen Prüfung an.

Neuerdings versucht man, durch Kombination verschiedener Wirkungsfaktoren die lokale Wirksamkeit von Antimikotica zu steigern. So berichtet LEDIG über die erfolgreiche Behandlung mykotischer Dermatosen mit Polycid comp. Das Präparat enthält Hydrocortison als stark wirksames Antiphlogisticum, die Antibiotica Tyrothricin und Xanthocillin sowie 1-p-Chlorbenzy-2-methylbenzimidazol. Letzteres ist als Antihistaminicum wirksam. Es erscheint verständlich, wenn man sich von dieser Kombination eine gute Wirkung verspricht, vor allem bei akut entzündlichen und stark juckenden Mykosen. Es wird neben der antimykotischen Wirkung von Xanthocillin auch die bakterielle Komponente ausgeschaltet und den entzündlichen Veränderungen durch Hydrocortison begegnet. Ein weiteres lokal anwendbares Antibioticum aus einem Penicilliumstamm wurde von v.BEYMA (zit. nach HOOPS) beschrieben. Die Toxicität ist für eine interne Anwendung zu groß, jedoch zeigte sich eine gute lokale Verträglichkeit und ein breites antimykotisches Spektrum. Noch bei 10 γ/cm³ ist bei Dermatophyten und Hefen eine gute Hemmwirkung festzustellen. In dem Handelspräparat, das als Antimycin forte bekannt ist, sind 4000 bzw. 10000 γ/cm³ enthalten. HOOPS hat mit alleiniger Antimycintherapie gute Erfolge bei Dermatomykosen durch die verschiedenen Erreger gesehen.

Die Bedeutung, die antibiotische Antimykotica bisher erlangt haben, läßt sich leicht an der Zahl der darüber erschienenen Publikationen ermessen. Es sind zwar zahlreiche solche Antibiotica isoliert worden, aber wegen lokaler Unverträglichkeit, großer Toxicität oder Unwirksamkeit in vivo konnten sie in der Therapie keine Bedeutung erlangen. Eine ausführliche Beschreibung der Antibiotica mit antimykotischer Wirkung hinsichtlich der Entdeckung, Darstellung und Wirkungssowie Anwendungsweise findet sich bei LITTMAN und ZIMMERMAN. Neuerdings hat ÚRI weitere Einzelheiten über diese Substanzen mitgeteilt [Arzneimittel-Forsch. 8, 687 (1958)]. Es sollen daher nur die bekanntesten genannt werden (J. SCHÖNFELD und H. RIETH).

Endomycin ist nach in vitro-Testungen von PERRY und ULRICH wohl wirksam gegen C.a., aber es tritt eine erhebliche Toleranzsteigerung der Hefe ein bei den

Subkulturen. Die Empfindlichkeit der einzelnen Stämme war verschieden. Bei *Candicidin* ergab sich KLIGMAN und LEWIS zwar eine gute Wirksamkeit, aber in therapeutischer Dosis entstanden lokale Nekrosen und toxische Reaktionen, bei oraler Zufuhr findet keine Resorption statt. KNIGHT untersuchte die antimykotische Wirksamkeit von *Triacetin* und stellte einen großen Serumfehler fest, so daß in vivo keine ausreichende Wirksamkeit gegen C.a. mehr zu erwarten ist. Auch das *Trichomycin* von HOSOYA aus Streptomyces hachijoensis hat trotz seiner angeblich guten Wirkung gegen Dermatophyten und C.a. keine therapeutische Bedeutung erlangt. Nach HOSOYA wirkt es gleichzeitig amöbicid und cytotoxisch. Ein weiteres Antibioticum mit einem interessanten Wirkungsspektrum stellt das von YASUO KOYAMA 1950 isolierte *Colimycin* aus Bacillus colistinus dar. Nach Untersuchungen von FORNI und GUIDETTI wirkt es besonders gegen gramnegative Erreger wie E. coli, Salmonellen und Shigellen bei gleichzeitig guter Wirkung gegen C.a. Dieses Antibioticum wäre daher von ganz besonderem Wert und Interesse, da bei Infektionen mit den sogenannten gramnegativen Erregern keine Sekundärinfektion durch C.a. zu erwarten wäre, würde man mit Colimycin behandeln. Über das *Actidion* (Cycloheximid) wurde bereits im Kapitel Kulturverfahren berichtet, da dieses Antibioticum heute gerne bei dieser Gelegenheit Verwendung findet. Es wirkt in erster Linie gegen saprophytische und pflanzenpathogene Pilze und Hefen. Dagegen ist es nur gegen einige menschenpathogene Pilze wirksam, so vor allem Cryptococcus neoformans, Phialophora verrucosa und Monosporium apiospermum. Dieses von WHIFFEN, BOHONOSU und EMERSON (zit. nach ÚRI) aus Streptomyces griseus dargestellte Antibioticum hat in der Therapie weniger Bedeutung erlangt, da es eine stark hautreizende Wirkung hat. In der Hauptsache wird es als Pflanzenschutzmittel gegen Pilzbefall und zur Erzielung von Reinkulturen angewandt. Zur Zeit haben lediglich zwei Antibiotica bei der Behandlung der Candidamykose Bedeutung erlangt. Es sind dies Fungicidin oder *Mycostatin*, auch Nystatin (in Deutschland jetzt als Moronal im Handel) und *Amphotericin B* (Fungicone). 1950 gaben HAZEN und BROWN die Darstellung eines neuen Antibioticums, das Fungicidin, später Mycostatin und Nystatin bekannt. Inzwischen haben zahlreiche in vitro- und in vivo-Untersuchungen die gute Wirksamkeit und weitgehende Unschädlichkeit bestätigt. Auch die Berichte über therapeutische Erfolge sind bereits kaum mehr übersehbar.

Es sei hier auf die Arbeiten von DROUHET, GRUPPER, SEELIGER, VANBREUSEGHEM und EYCKMANS sowie THOMAS, PACE und SCHANTZ und zahlreiche andere hingewiesen. Mycostatin (Moronal) wird heute für die verschiedenen Verlaufs- und Lokalisationsformen der Candidamykose als Suspension zur Schleimhautbehandlung, Salbe für Hauterscheinungen, Dragées zur Allgemeinbehandlung und Ovula zur vaginalen Applikation verwandt. Die Suspension enthält 100 000 E pro 1 cm³, in 1 g Salbe sind 100 000 E Wirkstoff eingearbeitet. Die Dragées enthalten 500 000 E Mycostatin pro Dragée. Die Dosierung bei peroraler Anwendung richtet sich nach der Schwere der Erscheinungen. Bei Candidasepsis kann man bis 15 Mill. E täglich geben. Bei Organmykose ist die mittlere Dosis 4×1—3 Dragées. Auch bei lokalisierten Candidamykosen der Haut und Schleimhaut empfiehlt es sich, eine kombinierte Behandlung mit Ovula, Suspension, Salbe und Dragées durchzuführen, um einen durchschlagenden Erfolg zu erzielen. Die Zahl der Berichte mit guten bis sehr guten Erfolgen überwiegt bei weitem die negativen. Neuerdings wird auch die Inhalation von Mycostatin-Aerosol bei pulmonaler Candidamykose besonders empfohlen (Abb. 50).

Die schlechte Wasserlöslichkeit ist verantwortlich für die relativ niedrigen Blutspiegel und hier hat sich das Amphotericin B bei Candidasepsis besser bewährt als Mycostatin. Über dieses Antimykoticum, das ebenfalls aus einer Streptomycesart gewonnen wurde, haben STERNBERG, WRIGHT und OURA, GOLD, STOUT, PAGANO und DONOVICK (zit. nach PROCKNOW und LOOSLI) ihre Erfahrungen mitgeteilt. SEELIGER konnte tierexperimentell diesen besseren Schutzeffekt gegen die Infektion mit C.a. bei Behandlung mit Amphotericin B beweisen. Zusammenfassend kann festgestellt werden, daß die therapeutische Situation bei Candidamykosen sich erheblich gebessert hat seit Isolierung gut wirksamer Antibiotica. Auch die gefürchteten Komplikationen bei Antibioticatherapie in Form generalisierter Organmykosen oder Sepsis mycotica sind heute nicht unbedingt als infaust anzusehen. In den Präparaten Mycostatin (Moronal) und Amphotericin B (Fungicone) stehen antimykotisch wirksame Antibiotica zur Verfügung, die bei

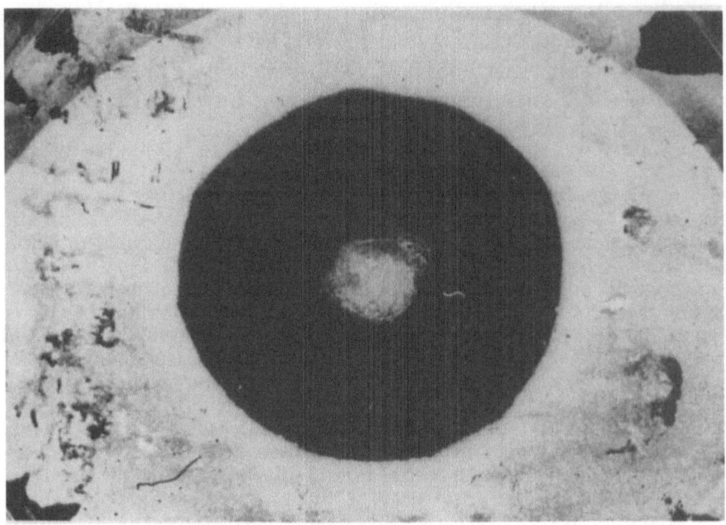

Abb. 50. Plattentest mit deutlicher Hemmwirkung von Nystatin (Moronal) gegen Candida albicans (25000 E)

sehr guter Verträglichkeit eine gute lokale und allgemeine Wirkung bei Candidainfektionen entfalten. Diese Tatsache wird auch zur Prophylaxe ausgenutzt. Bei absoluter Indikation für Breitbandantibiotica wird eine Kombination mit Mycostatin durchgeführt. Diese praktische Nutzanwendung sollte vor allem in der Pädiatrie Beachtung finden, da hier doch die meisten letal verlaufenden Candidamykosen nach Antibioticabehandlung auftreten dürften. Außerdem möchten wir den Vorschlag machen, bei allen Schwangeren vor dem Partus eine Vaginaluntersuchung auf Hefen durchzuführen und bei Anwesenheit derselben eine Therapie mit Mycosatin-Ovula vorzunehmen, um eine Schmierinfektion des Säuglings bei dem Geburtsakt zu vermeiden. Dadurch können dem Kind später Gesundheitsstörungen erspart bleiben und es wird ein besseres Gedeihen in den ersten Lebensmonaten gewährleistet.

9. Prognose der Candidamykose

Die Prognose ist je nach Ausprägung des Krankheitsbildes verschieden. Bei der auf Haut und Schleimhaut lokalisierten Candidamykose ist die Abheilung teils spontan oder mit einer relativ einfachen Therapie möglich. Zwar kommt es bei bestimmter Disposition gern zu lokalisierten Rezidiven, so z.B. in den Interdigitalräumen meist berufsbedingt. Die chronische Form der Glossitis und Vulvo-Vaginitis persistiert oft jahrelang. Bei Kindern heilt sie manchmal spontan nach der Pubertät ab. Mit der größten Wahrscheinlichkeit ist hierfür die veränderte Schleimhaut- und Hautabwehr durch hormonelle Einflüsse verantwortlich.

Bei pulmonaler Candidamykose kann es ebenfalls zu spontaner Abheilung, aber auch zur Systematisierung kommen. Bei der septischen Form ist dann bei Beteiligung des Endokards und innerer Organe die Prognose auch heute noch in den meisten Fällen infaust.

Eine besonders schlechte Prognose besteht auch bei Kombination mit bakteriellen Infektionen wie Tuberkulose, Diphtherie, Typhus und Staphylokokkeninfektionen (GRANITS-THURNER, zit. nach KÄRCHER). Bei Säuglings-Soor, vor allem bei enteritischen und colitischen Formen, genügt meist eine dietätische Umstellung zur Abheilung. Aber auch hier kann, wie bei allen anderen Formen, eine Antibiotica- oder Steroidbehandlung eine rasche und fatale Verschlimmerung bringen. Solche Komplikationen waren bis vor kurzer Zeit sehr gefürchtet. Sie sind auch heute noch mit einer hohen Mortalität belastet, aber durch Einführung neuerer Antibiotica mit antimykotischer Wirkung hat sich die Prognose im allgemeinen gebessert.

Literatur

ADAM, W., u. K. STEITZ: Zur Technik des Auxanogramms bei der Bestimmung von Hefen. Derm. Wschr. 136, 800 (1957). — Zur Wirkung von Cycloheximid auf Pilzkulturen. Z. Haut- u. Geschl.-Kr. 25, 153 (1958). — AISU, TOSHIO: Eczema marginatum-ähnliche Hautblastomykose in der Achselhöhle und der Schamgegend. Jap. J. Derm. 36, 82 (1934). — Über die dem Eczema marginatum ähnliche, oberflächliche Hautblastomykose. Hihu-to-Hitunyo 3, 139 u. dtsch. Zus. fass. 10 (1935). — ALBERS, D. D.: Monilial infection of the kidney: case reports. J. Urol. (Baltimore) 69, 32 (1953). — ALEXANDER, A.: Zur Klinik seltener Soorformen. Derm. Z. 53, 5 (1928). — ALKIEWICZ, J.: Candidiasis der Nägel. Mykosen 1, 52 (1957). — ALMON, L., S. B. PESSIN and W. D. STOVALL: Dietary deficiencies and resistance to infection by Monilia. J. infect. Dis. 59, 54 (1936). — ALSLEV, J., u. U. GESSLER: Klinische Bilder der Lungenmoniliasis. Ärztl. Wschr. 1955, 15/16, 344. — AMALFITANO, G.: Sullo sviluppo di alcuni funghi patogeni in terreni addizionati del succo di vegetali freschi. Rif. med. 1935, 1588. — Sullo sviluppo di alcuni miceti sottoposti all'azione di raggi di diversa lunghezza d'onda. Policlinico, Sez. prat. 1936, 1055. — AMAYA-LEON, H.: Moniliasis vulvovaginal. Rev. colomb. Obstet. Ginec. 6, 239 (1955). — ANDREWS, G. C.: Moniliasis avitaminosis. Arch. Derm. Syph. (Chicago) 67, 220 (1953). — ARIEVIČ, A. M., N. S. SMELOW, I. M. PORUDOMINSKIJ, Z. G. STEPANIŠČEVA, E. N. TURANOVA u. A. A. KALAMKARJAN: Über Schädigungen der Schleimhäute und der Haut durch Hefen, entstanden bei der Behandlung mit Biomycin und Synthomycin. Vestn. Vener. Derm. 1955, H. 6, 8. Ref. Zbl. Haut- u. Geschl.-Kr. 95, 201 (1956).

BACHRACH, E., et J. ROCHE: L'action prolongée du chlorure de potassium entraine un déplacement de l'optimum thermique des levures. J. Physiol. Path. gén. 31, 1049 (1933). — BAKERSPIGEL, A.: Soil-extract agar for candida albicans. Arch. Derm. Syph. (Chicago) 69, 735 (1954). — BALABANOFF, V. A.: Der professionelle Charakter mancher Dermatomykosen. Berufsdermatosen 6, H. 1 (1958). — BALLOWITZ, L., u. H. SCHÄFER: Das Auftreten von Mykosen bei antibiotischer Behandlung im Kindesalter. Ein Beitrag zur Diagnostik und Therapie. Mschr. Kinderheilk. 102, 336 (1954). — BAZEX, DUPRÉ et PARANT: Poussée de godets faviformes au cours d'une moniliase cutanéo-muqueuse. Bull. Soc. franç. Derm. Syph. 63, 529 (1956). — BECK, F., u. W. LÖHLEIN: Über das Vorkommen von Hefen in Urinsedimenten penicillinbehandelter Kranker. Z. Haut- u. Geschl.-Kr. 13, 54 (1952). — BECK, O., and H. LACY: The effect of certain antibiotics, antimalarial drugs and amebicides on Candida albicans. Tex. Rep. Biol. Med. 9, 395 (1951). — BEIJERNICK: Zit. LODDER u. KREGER VAN RIJ. — BENEDEK, T.: Moniliasis. A handbook of tropical dermatology, chapt. 65, edit. by R. D. G. Oh. Simons. Amsterdam-New York-Houston-London: Elsevier Publ. Company 1953. — BENHAM, R. W., and A. McH. HOPKINS: Yeastlike fungi found on the skin and in the intestines of normal subjects. A survey of one hundred persons. Arch. Derm. 28, 532 (1933). — BERBERIAN, D. A.: Mycologic technic for the study of anascosporous yeastlike fungi. Arch. Derm. Syph. (Chicago) 38, 526 (1938). — BERENDES, J., u. G. SCHALLOCK: Die Bedeutung der Tonsillen als Herd für Pilzallergie und Ausgangspunkt für Pilzsepsis. Z. Laryng. Rhinol. 1955, H. 3, 174. — BEZJAK, V.: Incidence of yeast-like fungi in oral cavity. Atti 6 Congr. Internaz. Microbiol. 5, 79 (1955). — BIBERSTEIN, H., u. ST. EPSTEIN: Immunreaktionen bei der menschlichen und tierexperimentellen Oidiomykose der Haut. Arch. Derm. Syph. (Berl.) 165, 716 (1932). —

BLUEFARB, S. M., S. BARSKY and L. HOIT: Systemic (?) monilial granuloma. Arch. Derm. Syph. (Chicago) **69**, 751 (1954). — BONÉ, G.: Les monilias. C.R. Soc. Biol. (Paris) **122**, 803 (1936). — BOWERS, R., and I. W. WHIMSTER: Case for diagnosis. Nodular moniliasis of tongue. Proc. roy. Soc. Med. **47**, 653 (1954). — BROOKE, B. P., A. E. RAKOFF and I. J. PINKUS: Experimental vaginal and cutaneous moniliasis. A clinical and laboratory study of certain monilias associated with vaginal, oral and cutaneous thrush. Arch. Derm. Syph. (Chicago) **36**, 760 (1937). — BROOKS, L. H.: Use of the malt soup extract in the treat ment of pruritus ani. Dis. Colon and Rectum **1**, 372 (1958). — BROWN, R., and E. L. HAZEN: Present knowledge of nystatin, an anti-fungal antibiotic. Trans N.Y. Acad. Sci. **19**, 447 (1957). — BROWN, R., E. L. HAZEN and A. MASON: Effect of fungicidin (nystatin) in mice injected with lethal mixtures of aureomycin and Candida albicans. Science **117**, 609 (1953). — BROWN jr., S. PROPP, C. M. GUEST, R. T. BEEBE, N. Y. ALBANY, L. EARLY and N. Y. HUDSON: Fatal fungus infections complicating antibiotic therapy. J. Amer. med. Ass. **152**, Nr 3, 206 (1953). — BROWNE, S. G.: Moniliasis following antibiotic therapy. Lancet **1954 I**, 393. — BRUN, MOZER u. JADASSON: Schweiz. med. Wschr. **6**, 135 (1953). — BURNS, R. E.: Fungous disease as a complication of steroid therapy. Dept. of Dermat., Henry Ford Hospital. A.M.A. Arch. Derm. **77**, 6 (1958). — BUSCHKE, A., u. A. JOSEPH: Blastomykose (Ascomykose) mit einem Anhang: Soormykose. Handbuch der Haut- und Geschlechtskrankheiten, Bd. 11, bearbeitet von A. ALEXANDER u.a. Berlin: Springer 1928.

CAJKOVAC, S., and S. PURÉTIC: Candidiasis granulomatosa. Rad. med. Fak. Zagrebu **3**, 245 u. engl. Zus.fass. 260 (1953). Ref. Zbl. Haut- u. Geschl.-Kr. **90**, 16 (1954/55). — CAPUTI, F.: La Mycotorula albicans nella patologia da antibiotici. Terapia antibiotica (Milano) **5**, 176 (1955). — CAROL, W. L. L.: Dermatomycosis profunda s. generalisata, verursacht von Candida albicans. Acta derm.-venerol. (Stockh.) **21**, 70 (1940a). — Mycosis profunda s. generalisata, hervorgerufen durch Candida albicans. Ned. T. Geneesk. **1939**, 2423. Ref. Zbl. Haut- u. Geschl.-Kr. **63**, 312 (1940b). — Mycotorulosis (?) generalisata. Ned. T. Geneesk. **1939**, 4475. Ref. Zbl. Haut- u. Geschl.-Kr. **65**, 27 (1940c). — CARPENTER, A.-M.: Studies on candida. I. Identification of 100 yeastlike fungi isolated from children. Dep. of Path., Univ. of Pittsburgh, and Laborat of Children's Hosp., Pittsburgh. Amer. J. clin. Path. **25**, 98 (1955a). — II. Sensitivity tests on candida. Antibiot. and Chemother. **5**, 255 (1955b). — III. Investigations into the causes of strain differences in sensitivity to fungistatic agents. Antibiot. and Chemother. **5**, 263 (1955c). — IV. Quantitative measurement of growth enhancement using therapeutic agents on members of the genus. Antibiot. and Chemother. **5**, 270 (1955d). — CAZZOLA, D., e G. B. CANDIANI: Studio sulle relazioni in vivo es in vitro tra yeast-like fungi e trichomonas vaginalis. Riv. Ostet. Ginec. **7**, 241 (1952). — CHAPMAN, G. H.: The isolation and differentiation of Monilia and other fungi. Trans. N.Y. Acad. Sci., Ser. II **14**, 254 (1952). — CONANT, N. F.: The taxonomy of the anascosporous yeast-like fungi. Mycopathologia (Den Haag) **2**, 253 (1940). — CONANT, N. F., D. T. SMITH, R. D. BAKER, J. L. CALLAWAY and D. S. MARTIN: Manual of clinical mycology. Secound edit. Philadelphia and London: W. B. Saunders Company 1954. — CORNBLEET, TH.: Theuse of gentian violet in erosio interdigitalis saccharomycetica. Arch. Derm. Syph. (Chicago) **20**, 184 (1929). — Sweat reducing substances in yeast dermatoses. J. Amer. med. Ass. **104**, 1976 (1935). — COUDERT, J., et J. ROUDELET: Recherches sur la stérilisation des champignons pathogènes par les ultraviolets. Ann. Derm. Syph. (Paris) **85**, 412 (1958). — CRAIG, J. M., L. H. SCHIFF and J. E. BOONE: Chronic moniliasis associated with Addison's disease. Amer. J. Dis. Child. **89**, 669 (1955). — CRAMER, H.: Untersuchungen über das Vorkommen von Soorpilzen bei Schulkindern. Diss. Erlangen 1932. 20 S. Ref. Zbl. Haut- u. Geschl.-Kr. **46**, 743 (1933). — CRAPS, M., E. LAMBELIN et R. VANBREUSEGHEM: Moniliase généralisée à Candida albicans. Arch. belges Derm. **6**, 29 (1950). — CROFT, C. C., and L. A. BLACK: Biochemical and morphologic methods for the isolation and identification of yeastlike fungi. J. Lab. clin. Med. **23**, 1248 (1938).

DANIEL, O.: Új gombás eredetü szájnyálkahártya betegség oidiomykosis (Soormykosis) nodularis mucosae oris. Különlenyomat a Börklinika jubileumi könyvéböl 1946. — DEBRÉ, R., M. LELONG, P. MOZZICONACCI, J. ROBINEAU, LE TAN VINH, R. GRUNBACH u. R. HABIB: Les infections à Candida albicans du nourisson et de l'enfant. Sem. Hôp. Paris **1957**, 107. — DEBRÉ, R., P. MOZZICONACCI, E. DROUHET, V. DROUHET, A. HOPPELER, R. GRUMBACH et R. HABIB: Les infections à Candida chez les nourrissons. Ann. paediat. (Basel) **184**, 129 (1955). — DIDDENS, H. A., and J. LODDER: An appeal for unification of the generic taxonomy in the mycotoruloideae. Mycopathologia (Den Haag) **2**, 1 (1939). — DOBIAS, B.: Cutaneous moniliasis in Pediatrics: Diagnosis and treatment with Nystatin. Therapy of fungus diseases. An international symposium. Edited by THOMAS H. STERNBERG and VICTOR D. NEWCOMER, p. 205. Boston and Toronto: Little, Brown and Company 1955. — Moniliasis in pediatrics. A.M.A. J. Dis. Child. **94**, 234 (1957). — IMASATO, D. and K. KAWAMORI: Moniliasis. J. Antibiot. Ser. A **8**, 171 (1955). — DOWLING, G. B.: The pathogenicity of monilia and other yeastlike fungi. Brit. J. Derm. **42**, 562 (1930). — DOWNING, J. G., and J. B. HA-ZARD: Cutanous moniliasis associated with oral thrush. An unusual case. Arch. Derm. Syph. (Chicago) **31**, 636 (1935). — DROUHET, E.: Pathology, diagnosis and treatment of Moniliasis. Irish J. med. Sc. 1957a, 241. — Sur les manifestations pathologiques et les conditions étiologiques et pathogéniques de 175 cas de Candidose. Sem. Hôp. Paris 1957b, 13/2. — Traitement des infections mycosiques à «Candida albicans» par un nouvel anti-biotique antifongique: la nystatine. Presse méd. 1955, 620. — DROUHET, E., et M. VIEU: Biologie des infections à Candida. I. Diagnostic de laboratoire. (Étude de 342 souches de Candida isolées de prélèvements pathologiques.) Sem.Hôp. Paris 1957a, 793.—Factures vitami-niques de croissance des Candida. Ann. Inst. Pasteur **92**, 825 (1957b). — DUBREUILH, W.: Sur les lésions interdigitales d'origine mycosique. Bull. Soc. franç. Derm. Syph. 1927, Nr 5, 245. — DUHIG, J. V., and M. MEAD: Systematic mycosis due to Monilia albicans. Med. J. Aust. 1951 I, 179. — DUNCAN, A. G.: Cutaneous Moniliasis. A.M.A. Arch. Derm. **76**, 434 (1957). — DUSSART, L.: Muguet chronique. Arch. belges Derm. **8**, 99 (1952). Ref. Zbl. Haut- u. Geschl.-Kr. **84**, 42 (1953).

ELFRENCH, G., and V. SHENOI: Disseminated moniliasis with demonstration of the organism in the blood. Canad. med. Ass. J. **70**, 238 (1954). — EHRMANN, G., u. A. WIED-MANN: Tierexperimentelle Untersuchungen über Candida albicans-Infektion der Nägel. Hautarzt 1952, H. 5, 207. — EISMAN, P. C., S. G. GEFTIG and R. L. MAYER: Virulence in mice of colonial variants of Candida albicans. Proc. Soc. exp. Biol. (N.Y.) **82**, 263 (1953). — ELISTRATOWA, M., u. D. SEGAL: Soor der Genitalien. Sovet. Vestn. Venerol. i Derm. **4**, 369 (1935). Ref. Zbl. Haut- u. Geschlechtskr. **51**, 667 (1935). — ELO, R., R. PÄTIÄLÄ and V. RITAMA: Pulmonary mycosis, clinical and pathological features. Ann. Med. intern. Fenn. **40**, 99 (1951). — ENGELHARDT, W., u. H. GEISSLER: Eczema seborrhoicum Unna oder Schizo-saccharomycosis Benedek? III. Mitt. Über immunbiologische Vorgänge bei der Schizo-saccharomykose (Spalthefemykose). Arch. Derm. Syph. (Berl.) **58**, 277 (1929). — ENGEL-HARDT, W., u. W. HAUPT: Zur Frage des gehäuften Auftretens von Hautinfektionen beim Diabetiker durch Hefen und hefeähnliche Pilze. Klin. Wschr. 1933 II, 1805. — EPHRAIM, H.: Chronic deep Monilia albicans infection of the mucous membrane of the mouth. Brit. J. Derm. **61**, 414 (1949). — EPSTEIN, ST.: Derm. Wschr. **95**, 1487 (1932). — EVELAND, W. C., J. D. MARSHALL, A. M. SILVERSTEIN, F. B. JOHNSON, L. IVERSON and D. J. WINSLOW: Specific immunochemical staining of Cryptococcus neoformans and its polysaccharide in tissue. Amer. J. Path. **33**, 616 (1957).

FAHLBERG, W. J., C. D. DUKES and R. K. GUTHRIE: Rapid classification of Candida (Monilia)albicans. J.invest.Dermat.**29**,No2,111.(1957).—FALCONE,G., and W. J.NICKERSON: Physiologic bases of morphogenesis in fungi 6. Effect of sulfur deficiency on growth and cellular division of C.a. G. Microbiol. **4**, 105 (1957). — FEGELER, F.: Untersuchungen zu aktuellen Fragen der medizinischen Mykologie. Mykosen **1**, 111 (1958). — FEJER, E.: Zbl. Haut- u. Geschl.-Kr. **80**, 155 (1952).—FINNERUD, C. W.: Perlèche, erosio interdigitalis (hands), chronic intertriginous mycotic dermatitis (feet, groins and inframammary region) and mycotic vulvitis and vaginitis. Arch. Derm. Syph. (Chicago) **24**, 321 (1931). — FISCHER, E.: Beitrag zur mykologischen Diagnostik des Soorpilzes. Schweiz. Z. allg. Path. **13**, 139 (1950). — Die zahlenmäßige Häufigkeit der verschiedenen Hefen im mykologischen Untersuchungs-material. Schweiz. Z. allg. Path. 18, 1 (1955). — FISCHER, G. W.: Die Soorkomplikation der Aureomycintherapie im Lichte tierexperimenteller Untersuchungen. Ann. Univ. saraviensis Med. **3**, 111 (1955). — Therapieversuche bei der experimentellen aureomycinaktivierten Soorinfektion. Z. Hyg. Infekt-Kr. **143**, 140 (1956). — Über den Einfluß von Aureomycin auf die experimentelle Sorrinfektion. Zbl. Bakt., I. Abt. Orig. **160**, 275 (1953). — FLANDIN, CH., H. RABEAU et P. GUERRA: Levurides dyshidrosiformes des mains consécutives à mycose interdigito-plantaire à levures; intradermo réactions. Bull. Soc. franç. Derm. Syph. **43**, 462 (1936). — FÖLDVÁRI, E., u. E. FLÓRIÁN: Erwiderung auf die Bemerkung von D. BORELLI, Caracas (Venezuela), zu unserer Arbeit: Erfahrungen bei 15 Fällen von Blastomykose. Haut-arzt **7**, 330 (1956). — FORNI, P. V., e E. GUIDETTI: Colimicina: studio tossicilogico, fisio-patologico e microbiologico dell'antibiotico. Minerva med. (Torino) **2**, Suppl., 823 (1956). — FOWLE, L. P., ROMEO R. LEGAULT, NAOMI HERITAGE and ADELAIDE M. DELLUVA: Perianal moniliasis and associated pruritus ani cured by specific desensitization. J. invest. Derm. **3**, 193 (1940). — FOX, E. C., and G. C. AINSWORTH: A contribution to the mycology of the mouth. Brit. med. J. **4**, 826 (1958). — FRÁGNER, P.: Candida albicans (Robin 1853) Berkhout 1923, einige bei uns einheimische Kulturformen. Česká Mykol. **10**, 251 (1956). — FRANK, L. J.: Perlèche in adults. Report of four cases apparently due to monilia, with experimental observations. Arch. Derm. Syph. (Chicago) **26**, 451 (1932). — FRANKS, A. G., CLAIRE L. TASCHDJIAN and GRACE A. THORPE: Effect of candicidin in intertriginous and paronychial moniliasis. A preliminary report. J. invest. Derm. **23**, 75 (1954). —FREUND, H.: Über eine klinisch und ätiologisch charakterisierte Form von Perlèche bei Erwachsenen, „Interlabial-mykose", und ihre symptomatische Bedeutung. Arch. Derm. Syph. (Berl.) **164**, 614 (1932).

GANS, O., u. G. K. STEIGLEDER: Histologie der Hautkrankheiten, 2. Aufl., Bd. 2. Berlin-Göttingen-Heidelberg: Springer 1957. — GARNIER, G.: Traitement des affections à levures des muqueuses par un nouvel antifongique. Bull. Soc. franç. Derm. Syph. 62, 320 (1955). — GARNIER, G., et J.-P. VIEU: Recherches systématique des levures sur les muqueuses génitales avant et après antibiotiques. Bull. Soc. franç. Derm. Syph. 62, 61 (1955a). — Recherche systématique des levures sur les muqueuses génitales. 2. note. Bull. Soc. franç. Derm. Syph. 62, 319 (1955b). — GAUSEWITZ, PH. L., FRANCIS S. JONES and GORDON WORLEY jr.: Fatal generalized moniliasis. Report of a case. Amer. J. clin. Path. 21, 41 (1951). — GAVALLÉR, BELA DE: Contribución a la patogenicidad de las monilias en recien nacidos a base de los hallazgos anatomo-patológicos. Rev. sudamer. Morf. 10, 117 (1952). Ref. Zbl. Haut- u. Geschl.-Kr. 87, 23 (1954). — GAY PRIETO Y ALVAREZ DE LARA: Candidasis de la boca, labios y cara. Act. dermo-sifilogr. (Madr.) 46, 591 (1955). — GEORG, L. K.: Mycologia (Lancaster) 42, 683 (1950). — GERLÓCZY, F., K. SCHMIDT u. M. SCHOLZ: Beiträge zur Frage der Moniliasis im Säuglingsalter. Ann. paediat. (Basel) 187, 119 (1956). — GERTLER, W.: Folliculitis decalvans durch C.a. Derm. Wschr. 138, 822 (1958). — GESSLER, U., u. W. LAUX: Beitrag zur Klinik der Monilia-Meningitis. Ärztl. Wschr. 1957, Nr. 40, 899. — GIGLI, L.: Azione in vitro di alcune sostanze coloranti verso la Candida. Arch. ital. Derm. 27, 208 (1955). — Studio della resistenza crociata su ceppi di candida albicans con resistenza indotta verso alcune sostanze coloranti. Arch. ital. Derm. 28, 133 (1956). — GIULIANO, V., G. FERRARA, A. PALMINIELLO, R. PALATRESI: Sovrainfezione micetica lievitosimile nelle suppurazioni croniche in corso di tubercolosi polmonare. Ann. med. Sondalo 5, 483 (1957). — GIUNCHI, G.: Candidosen nach Antibiotika-Therapie. Scientia med. ital. 6, 619 (1958). — GÖTZ, H.: Fortschritte der medizinischen Mykologie. II. Hautarzt 1953a, H. 4, 145. — Münchener Dermatologische Gesellschaft. Vorträge. Hautarzt 1953b, H. 12, 572. — Fortschritte der medizinischen Mykologie. II. Hautarzt 1956, H. 11, 481. — Wie behandelt man eine Oidiomykose? Dtsch. med. Wschr. 1957, Nr 13, 455. — GÖTZ, H., u. TH. NASEMANN: Über den Einfluß der Candida albicans auf den Hühnerembryo. Derm. Wschr. 129, 774 (1954). — GÖTZ, H., TH. NASEMANN u. H. C. STURDE: Weitere Untersuchungen über die praktische Verwendung des Chorionallantoistests zur Hefedifferenzierung. Arch. klin. Derm. 203, 582 (1956). — GOLDIN, M., A. LIBRETTI, ANN HOFMAN and M. A. KAPLAN; Studies on antibodies to yeasts in Bronchial asthma. Ann. Allergy 15, 119 (1957). — GOMEZ-VEGA, P.: Effect of irradiation and irradiation plus sensitization on yeastlike fungi and related organisms. Arch. Derm. Syph. (Chicago) 34, 961 (1936). — Mycostatic studies on certain moniliae and related fungi. Arch. Derm. (Chicago) 32, 49 (1935). — GORDON, M. A.: Rapid serological differentiation of candida albicans from candida stelladoidea. J. invest. Derm. 31, 123 (1958). — GOTO, T., and A. TAKASUKI: Leukoplakia of the mouth due to C.a. Jap. J. Oto-Rhino-Laryng. Soc. 61, 1060 (1958). — GOTO, T., Y. KOBAYASHI, A. TAGASUGI: The recent trend of deep candidiasis (moniliasis). Jap. J. Oto-Rhino-Laryng. 61, 1292 (1958). — GOUGEROT et DUCHÉ: Endomycose ulcéreuse végétante du nez due à l'endomyces albicans. Bull. Soc. franç. Derm. Syph. 39, 1624 (1932). — GRACIANSKY, P. DE, et Jean DELAPORTE: Accidents à levures des traitements par les antibiotiques. Paris: Masson & Cie. 1956. — GRACIANSKY, P. DE, R. LECLERCQ, N. DELAPORTE et P. GOUIN: Les dermatoses à levures au cours des traitements par les antibiotiques. Bull. Soc. franç. Derm. Syph. 62, 127 (1955). — GRACIANSKY, P. DE, R. LECLERCQ, J. DELAPORTE. et GOUIN DE ROUMILLY: Les dermatoses à levures au cours des traitements par les antibiotiques. Sem. Hôp. Paris 1955, 2162. — III. Étude pathogénique et thérapeutique (avec mention particulière de l'incidence des avitaminoses). Sem. Hôp. Pairs 1955, 2170. — GRAM, H. G.: Antibiotica als Stickstoffquelle für Candida albicans. Zbl. Bakt., I. Abt. Orig. 166, 199 (1956). — GRANITS-THURNER, I.: Arch. klin. exp. Derm. 201, 531 (1955). — GRIMMER, H.: Antibiotika und Pilzerkrankungen der Haut und Schleimhaut. Antibiot. et Chemother. 1, 180 (1954). — GRUPPER, CH.: Traitement de quelques dermatoses à levures (Moniliase à type de pyodermite végétante, intertrigo, onyxis et perionyxis) par un nouvel antifungique: Mycostatin ou nystatin. Bull. Soc. franç. Derm. Syph. 61, 495 (1954). — Le traitement des dermatoses à levures et de quelques dermatoses non moniliiques par la mycostatine. Sem. Hôp. Paris 1956, 2253.

HAHN, F.-V. v., u. H. JUNKER: Kolloidbiologische Studien über Sorr. Jb. Kinderheilk. (III. F. 71), 121, 85 (1928). — HALBEISEN, TH.: Untersuchungen des antibiotischen Wirkstoffs einer höheren Pflanze (Tropaeolum maius — Kapuzinerkresse). Medizinische 1954, Nr. 36, 1212. — Eine antibiotisch wirksame Substanz aus Cochlearia Armoracia L. Arzneimittel-Forsch. 7, 321 (1957). — HAZEN, E. L., and R. BROWN: Two antifungal agents produced by a soil actinomycete. Science 112, 423 (1950). — HENRY, J., and SILIK H. POLAYES: Subacute endocarditis and systemic mycosis (Monilia). J. Amer. med. Ass. 115, 205 (1940). — HERMELINK, B.: Verschleierung des klinischen Bildes der Tuberkulose durch eine generalisierte Moniliasis. Tuberk.-Arzt 1951, H. 12, 718. — HEYMER, T.: Über das Vorkommen von Streptomyces coelicolor auf der menschlichen Haut und Schleimhaut und seine fungistatische Wirkung. Arch. klin. exp. Derm. 205, 212 (1957). — HEYMER, T., u. R. DOEPFMER: Über die Pilzflora der Mundhöhle. Arch. klin. exp. Derm. 204, 374 (1957). — HIGDON, R. S.:

Intertriginous moniliasis in the Far East Command. Arch. Derm. Syph. (Chicago) **74**, 620 (1956). — HIGUTI, K.: Erosio interdigitalis blastomycetica. Hihu-to-Hitunyo **4**, 30 (1936). Ref. Zbl. Haut- u. Geschl.-Kr. **53**, 692 (1936a). — Über das sogenannte Erythema mycoticum infantile (Beck). 35. Verslg der Japan. Dermatol. Ges. Tokyo. Sitzg vom 18. 5. 1935. Ref. Zbl. Haut- u. Geschl.-Kr. **53**, 516 (1936b). — Vergleich der Hefen in Speichel und Kot bei Mutter und Kind. Hihu-to-Hitunyo **6**, 19 u. dtsch. Zus.fass. (1938). Ref. Zbl. Haut- u. Geschl.-Kr. **59**, 256 (1938). — HOFFMEISTER, W.: Ärztl. Wschr. 1951, 1005. — HOFFMEISTER, W., F. DICKGIESSER u. H. GÖTTING: Tierexperimentelle und serologische Untersuchungen zur Diagnostik und Therapie der Infektion mit Candida albicans. Dtsch. Arch. klin. Med. **198**, 499 (1951). — HOOPS, E. H.: Ein Beitrag zur modernen Therapie mykotischer Erkrankungen. Z. Haut- u. Geschl.-Kr. **25**, 252 (1958). — HOPKINS, E. W., and H. CLOSE HESSELTINE: Reliability of fermentation tests in identification of the monilias. J. Lab. clin. Med. **21**, 1105 (1936). — HOPKINS, J. G.: Moniliasis and moniliids. Arch. Derm. Syph. (Chicago) **25**, 599, 619 (1932). — Thrus of the skin (?). Arch. Derm. Syph. (Chicago) **22**, 730 (1930). — HOPKINS, J. G., and R. W. BENHAM: Monilia infections of the hands and feet. N.Y. St. J. Med. **29**, 793 (1929). — HOSOYA, S.: Trichomycin. Vortrag gehalten am 16. 3. 1954 anläßlich der Jahrhundertfeier Paul Ehrlich — Emil v. Behring in Frankfurt a. Main. — HÜBSCHMANN, K., J. KRAUSKOPF u. P. FRÁGNER: Contribution to the determination of the normal skin mycotic flora. Čsl. Derm. **31**, 211, mit engl. Zus.fass. (1956). — HUPPERT, M., and J. CAZIN jr.: Pathogenesis of candida albicans infect following antibiotics therapy. II. Further studies of the effect on antibiotics on the vitro growth of C.a. J. Bact. **703**, 435 (1955). — HUPPERT, M., J. CAZIN jr. and H. SMITH jr.: Pathogenesis of candida albicans infection following antibiotic therapy. III. The effect of antibiotics on the incidence of C.a. in the intestinal tract of mice. J. Bact. **70**, 440 (1955).

IMAKIIRE, T., S. HOSEKO, S. HORIE, H. INOUE and Y. TOKANO: Two cases of the so calles "Pancandidiasis" with pharingeal ulcers due to candida albicans. Jap. J. Otol. (Tokyo) **60**, 819 (1957). — INOUE, K.: Über die Farbstoffresorptionsfähigkeit von Candida albicans als ein Zeichen ihrer Pathogenität. Jap. J. Derm. **66**, 627, mit dtsch. Zus.fass. (1956). — IVÁDY, GY., u. A. DÓZSA: Über die fungistatische Wirkung des Serums von an Leinerscher Krankheit, Dermatitis und Ekzem leidenden Säuglingen. Ann. paediat. (Basel) **189**, 177 (1957).

JANKE, D.: Penicillinbedingte Krankheitserscheinungen an Haut, Schleimhaut, Prostata und Nebenhoden nach Sensibilisierung durch hefeähnliche Pilze (Gruppe Candida). Derm. Wschr. **125**, 526 (1952). — Über die diagnostische Bedeutung der fungistatischen Wirkung ven Serum. Atti 6 Congr. internaz. Microbiol. **5**, 142 (1955a). — Zur Diagnostik der Lungenmoniliasis mit Hilfe der Serumfungistase. Ärztl. Wschr. 1955b, Nr 15/16, 349. — JANKE, R. G.: Studien über die Antibiotika-Wirkung bei Sproßpilzen. Zbl. Bakt., I. Abt. Orig. **160**, 628 (1954). — Isolierung von Sproßpilzen und hefeähnlichen Pilzen aus dem Blut. Z. Haut- u. Geschl.-Kr. **15**, 320 (1953). — JILLSON, O. E.: Allergic dermatitis produced by pathogenic and saprophytic fungi. Ann. Allergy **15**, 14 (1957). — JOHN, S.: Beitrag zur Klinik der primären Moniliasis (Lungenmykose). Münch. med. Wschr. **1953**, 477. — JOHNSON, S. A. M., M. G. GUZMAN and C. T. AGUILERA: Candida (Monilia) albicans. Effect of amino acids, glucose, pH, chlortetracycline (aureomycin), dibasic sodium and calcium phosphates, and anaerobic and aerobic conditions on its growth. Arch. Derm. Syph. (Chicago) **70**, 49 (1954). — JOHNSTON, D. G., and H. P. LYNCH: Combination stain for acid-fast bacilli and fungi. Lab. invest. **6**, 187 (1957). — JOULIA, P.: Intertrigos et épidermites à levures. Arch. derm.-syph. (Paris) **6**, 294 (1934). — JOULIA, P., et P. LE COULANT: Les épidermomycoses généralisées de la seconde enfance par champignons levuriformes. Ann. Derm. Syph. (Paris) **10**, 545 (1939).

KADE, H., and L. KAPLAN: Evaluation of staining techniques in the histologic diagnosis of fungi. A.M.A. Arch. Path. **59**, 571 (1955). — KADEN, R.: Lackpräparate mit fungistatischer Wirkung für die Nagelkosmetik. Med. Klin. 1955, 1381. — Neue Untersuchungsergebnisse in der Pilzbiologie. Mykosen **1**, 1 (1957). — KADISCH, E.: Die Hitzeresistenz einiger Hefen. Derm. Z. **60**, 48 (1930). — KÄRCHER, K. H.: Experimentelle Untersuchungen zur Pathogenität und biologischen Wirkung der Candida albicans an Mensch und Tier. Arch. klin. exp. Derm. **202**, 424 (1956a). — Moderne Mykosetherapie mit dem fungiciden Kunststoffverband Nobecutan. Z. Haut- u. Geschl.-Kr. Z. **21**, 190 (1956b). — Neue Gesichtspunkte zur Klinik und Pathogenese der Hefeerkrankungen. Arch. Derm. Syph. **197**, 51 (1953). — Soormykose als Ursache von Lungenerkrankungen. Arch. Derm. Syph. **194**, 511 (1952). — Zur Klinik und Pathogenese der Soorinfektion. Z. Haut- u. Geschl.-Kr. **24**, 321 (1958). — KÄRCHER, K. H., u. H. KIRCHHOFF: Elektrophoretische Untersuchungen an Extrakten von Candida albicans. Unveröffentlichte Arbeit. — KAFFKA, A.: Tellurithaltige Serum-Nährmedien zur Differenzierung von Candida albicans. Zbl. Bakt. I. Abt. Orig. **165**, 264 (1956). — KALKHOFF, K.-W., u. D. JANKE: Mykosen der Haut. In: Dermatologie und Venerologie, Bd. II, Teil 2, S. 991, herausgeg. von H. A. GOTTRON u. W. SCHÖNFELD. Stuttgart: Georg Thieme 1958. — KAPICA, L., and F. BLANK: Growth of Candida albicans on keratin as sole source of nitrogen.

Dermatologica (Basel) **115**, 81 (1957). — KARNAKY, K. J.: Monilia (candida) albicans: a culture and electronic pH study. Amer. J. Obstet. Gynec. **71**, 391 (1956). — KAUFMANN?, H. J.: X-Ray findings in a child with candida esophagitis. New Engl. J. Med. **258**, 1143 (1958). — KENEDY, D.: Über eine seltene Form der Soormykose der Zunge. Derm. Wschr. **1933 I**, 117. — KIMMIG, J.: Nystatin in Moniliasis. Hamburger Arzt **1954**, 162. — KLÄRNER, CH.: Über eine generalisierte Soormykose im Erwachsenenalter bei Diabetes mellitus und multipler Sklerose. Derm. Wschr. **131**, 361 (1955). — KLEPPER, C.: Soor-Kolpitis. Derm. Wschr. **133**, 609 (1956). — KLOSE, F., u. R. SCHÜRMANN: Experimentelle Untersuchungen über Soormykose. Z. Hyg. Infekt.-Kr. **134**, 63 (1952). — KNIGHT, S. G.: The in vitro antifungal activity of triacetin. Antibiotics and Chemother. **7**, No 4 (1957). — KLIGMAN, A., and F. S. LEWIS: In vitro and in vivo activity of candicidin on pathogenic fungi. Proc. Soc. exp. Biol. (N.Y.) **82**, 399 (1953). — KOGOJ, F.: Allgemeine herpetiforme und vegetierende Candidiasis unter dem Bilde einer vegetierenden herpetiformen Dermatitis. Samml. Arb. Jugoslaw. Akad. Wiss. u. Künste **307** (1953). — KONRAD, J., u. A. WINKLER: Beitrag zum Problem der Moniliasis. Derm. Wschr. **131**, H. 4 (1955). — KOULUMIES, R., and R. PÄTIÄLÄ: Occurrence of yeast-like fungi in salivary flora and the effect of antibiotic therapy. From the Secondmedical Clinic and The Department of Serology and Bacteriology, University of Helsinki. Cit. by Nord. Med. **51**, 584 (1954). — KOYAMA, SEISUKE: Vier Fälle von Intertrigo soormycotica. Jap. of Derm. **30**, 44 (1930). — KRAUSPE, C.: Derm. Z. **62**, 336 (1928). — KRAYENBÜHL, H., u. A. UEHLINGER jr.: Isolierte Moniliasis des Zentralnervensystems. Schweiz. Arch. Neurol Psychiat. **80**, H. 1/2 (1957). — KRESSMANN-DEBUS, E.: Blastomykose des Ohres. Z. Laryng. Rhinol. **28**, 338 (1949). — KRÜGER, H. H.: Beitrag zur Behandlung von durch Antibiotika-Therapie verursachten Komplikationen. Therapiewoche **1956**, Nr. 17/18. — KUROTCHKIN, T. J.: Variation of colonial characters of certain yeast-like fungi. Chin. med. J. Suppl. 1, 171 (1936). — KUROTCHKIN T. J., and C. E. LIM: Effect of formaldehyde upon the sensitizing property of Monilia. Proc. Soc. exp. Biol. (N.Y.) **29**, 237 (1931).

LAMB, J. H., and M. L. LAMB: A grouping of the monilias by fermentation and precipitin reactions. J. infect. Dis. **56**, 8 (1935). — LANG, W. R., J. G. STELLA and V. BENCHAKAN: Nystatin vaginal tablets in the treatment of candidal vulvovaginitis. Obstet. and Gynec. 8, No 3 (1956). — LANGER, H.: Der Einfluß von Xanthocillin auf Dermatophyten und Candida-Stämme bei Untersuchungen in vitro. Dtsch. Gesundh.-Wes. **1955**, 1186. — LANGER, H., u. M. RUPPERT: Generalisierte Oidiomykose. Arch. Derm. Syph. (Berl.) **200**, 588 (1955). — LANGERON, M.: C. R. Soc. Biol. (Paris) **109**, 366 (1952). — LANGERON, M., et R. V. TALICE: Nouvelles méthodes d'étude et essai de classification des champignons levuriformes. Ann. Parasit. **10**, 1 (1932). — LE COULANT, SOURREIL, SARRAT et LAMBER DE CRÉMEUR: Moniliase cutanée et viscérale. Bull. Soc. franç. Derm. Syph. **64**, 102 (1957). — LEDIG, R.: Die Behandlung von Mykosen mit einem neuartigen Kombinationspräparat. Z. Haut- u. Geschl.-Kr. **25**, H. 7 (1958). — LEVER, W. F.: Histopathologie der Haut. Deutsche Übersetzung der 2. Aufl. von PETER G. HESSE. Stuttgart: Gustav Fischer 1948. — LEWIS, G. M., and MARY E. HOPPER: An introduction to medical mycology. Inc., Chicago: Year Book Publ. 1958. — LIEBNER, E., et E. FLÓRIAN: Sur l'étio-pathologie de la dermatitis seborrhoides et de l'erythrodermia desquamativa des nourrissons. Ann. paediat. (Basel) **189**, Nr 3 (1957). — LIEBNER, E., E. FLÓRIAN u. J. ANGYAL: Experimentelle Untersuchungen über gewisse, den Nachweis von Pilzen erschwerende mikrobiologische Faktoren. Börgyögy. vener. Szle **10**, 49 (1956). — LILIENTHAL, B.: The pathogenicity of Candida albicans isolated from the mouth. Oral. Surg. 8, 1214 (1955). — LIN, T.: The experimental study on pathogenicity of thrush-fungi in Taiwan (Formosa). J. Oto-Rhino-Laryng. Soc. Jap. **60**, 1285 (1957). — LIPNIK, M., A. M. KLIGMAN and R. STRAUSS: J. invest. Derm. **18**, 247 (1952). — LITTMAN, M. L., and L. E. ZIMMERMAN: Cryptococcosis. New York and London: Grune & Stratton 1956. — LIU, P., and A. NEWTON: Rapid chlamydospore formation by Candida albicans in a buffered alkaline medium. Amer. J. clin. Path. **25**, 93 (1955). — LODDER, J., and N. J. W. KREGER-VAN RIJ: The Yeasts, 1. Aufl. Amsterdam: North-Holland Publ. Company 1952. — LONGHIN, S., T. TEODOSIU u. S. ANTONESCU: Der diagnostische und therapeutische Wert des Glucolipoidextrakts aus Hefepilzen. Dermato-Vener. (Bucuresti) **1**, 198 u. dtsch. Zus.fass. (1956).

MACKINON, J. E.: Eigenschaften und Grad der experimentellen Virulenz der Torulopsidaceen der Unterfamilie Mycotoruleen (Monilias). An. Fac. Med. (Montevideo) **21**, 320 (1936). — MACLEOD, J. M. H.: Dermatophytosis due to monilia. Proc. roy. soc. Med. **20**, No 10, sect. of dermatol. 19. V. 1927, 101. — Monilia infection. Proc. roy. Soc. Med. **23**, 159 (1929). Ref. Zbl. Haut- u. Geschl.-Kr. **33**, 818 (1930a). — Skin-diseases due to monilia and other yeast-like fungi. Brit. J. Derm. **42**, 549 (1930b). — MAETA, J.: The keratin dissolving property of the Candida. Jap. J. Derm. **68**, 46 (1958). — MALLINKRODT-HAUPT, A. ST. V.: Z. Haut- u. Geschl.-Kr. **15**, 74 (1953). — MAMPEL, E.: Die Bedeutung der Phasenkontrastmikroskopie für die Sputumuntersuchung auf Pilze. Z. ges. inn. Med. **1957**, H. 17, 796. — MÁRAMAROSI, G., D. CLÁH u. K. TUZA: Kann die generalisierte Form des Erythema mycoticum infantile mit der Leinerschen Erkrankung in Beziehung gebracht werden? Orv. Hetil. **1953**, 371. —

Máramarosi, G., D. Oláh u. K. Tuza: Kann die generalisierte Form des Erythema mycoticum infantile mit der Leinerschen Krankheit in Verbindung gebracht werden? Derm. Wschr. 129, 313 (1954). — Marples, M. J., and M. E. di Menna: The incidence of Candida albicans in Dunedin. New Zealand. J. Path. 64, 497 (1952). — Márton, K., G. Tamás u. M. Thorockay: Die Bedeutung biologischer Faktoren sowie physikalischer Eigenschaften des suspendierenden Mediums für den Effekt des Ultraschalls auf Sproßpilze. Börgyögy. vener. Szle 10, 63 u. dtsch. Zus.fass. 66 (1956). Ref. Zbl. Haut- u. Geschl.-Kr. 96, 17 (1956). — Marvin, R. M.: Relative incidence of Candida albicans on the skin of persons with and without skin diseases. Acta dermato-venerol. (Stockh.) 12, 229 (1949). — Masshoff, W., u. W. Adam: Histomorphologie der experimentellen Candida-Infektion. Arch. klin. exp. Derm. 204, 416 (1959). — Mayer, C., Th. Wegmann u. A. Lichtensteiger: Der Nachweis von Candida albicans im Blutausstrich bei Pilzpyämie. Schweiz. med. Wschr. 1956, 331. — Mayer, J. B., H. Götz u. G. Seitz: Eine Epidemie von Soormykose der Körperhaut unter dem Bilde der Erythrodermia desquamativa (Leiner). Ann. paediat. (Basel) 177, 213 (1951). — Mazzini, M. A., M. Finkelberg, D. Calzetta, Orlando y A. Bonafina: Granuloma moniliasco sistemico, cutaneomucoso. Rev. argent. Dermatosif. 1/2, 23 (1954). — Mclean, M. M.: Chronic idiopathic hypoparathyroidism associated with monilia. Arch. Dis. Childh. 29, 419 (1954). — Meckel, M.: Weitere Mitteilungen über erosive Blastomykosen. Derm. Wschr. 84, 817 (1927). — Mendelblatt, D. L.: Moniliasis. A review and a report of the first case demonstrating the Candida albicans. Amer. J. Ophthal. 36, 379 (1953). — Meyer-Rohn, J.: Moniliasis der Mundschleimhaut. Hautarzt 3, H. 12 (1954). — Meyer-Rohn, J., u. Th. Lange-Brock: Untersuchungen zur Frage der Wachstumsstimulierung von Candida albicans durch Antibiotica. Arch. klin. exp. Derm. 204, 58 (1957). — Milochevitch, S.: Das Wachtum und die Wachstumsformen des Soorpilzes auf verschiedenen Nährböden, besonders auf solchen, die mit Extrakten aus Körperorganen hergestellt wurden. Zbl. Bakt. I. Abt. Orig. 114, 174 (1929). — Miranda, L. M.: Candidiasis generalisata des Säuglings. Arch. argent. Derm. 3, 267 (1957). — Mitchell, J. H.: Erosio interdigitalis. Arch. Derm. Syph. (Chicago) 22, 182 (1930). Ref. Zbl. Haut- u. Geschl.-Kr. 35, 661 (1931a). — Infection of skin and mucous membrane by monilia. Arch. Derm. Syph. (Chicago) 23, 814 (1931b). — Mitze, A.: Über die Spezifität der Intracutantestung mit Pilzextrakten und ihr Verhalten unter Penicillinapplikation. Hautarzt 1953, H. 8, 373. — Miura, O., and S. Kusunoki: On heat resistance of genus Candida. A method proposed for pathogeneic discrimination of Candida albicans. Tôhoku J. exp. Med. 60, 283 (1954). — Absorption of crystal violet by Candida albicans. Tôhoku J. exp. Med. 61, 23 (1955). — Mülhens, K. J.: Über die Bedeutung des Dibromsalizyls (DBS) in der Behandlung der Pilzinfektionen der Haut. Z. Haut- u. Geschl.-Kr. 13, 336 (1952). — Desinfektionsprobleme bei Fadenpilzen und Hefen. Allgemeine Schweiz. Z. allg. Path. 18, 1069 (1955). — Die Mykosen der Schleimhäute und inneren Organe und ihre therapeutische Beeeinflussung. Med. Klin. 1955, 1415. — Beitrag zum Problem der Desinfektion übertragbarer Hautpilze. Arch. Hyg. (Berl.) 141, 373 (1957). — Die Beeinflussung des Sporotrichon Beurmanni und der menschenpathogenen Candida-Arten durch moderne Chemotherapeutica. Atti 6 Congr. internaz. Microbiol. 5, 180 (1955). — Mumme, C., u. H. Lippelt: Zur Pathogenität der Blastomyceten. Z. klin. Med. 135, 187 (1938).

Nasemann, Th., u. H. Pohlmeier: Eine einfache Flachschnittmethode der Chorionallantoismembran als diagnostisches Hilfsmittel in der Mikrobiologie. Klin. Wschr. 1957, H. 6, 287. — Negroni, P.: Die Hefenart, die die blastomycetische Intertrigo erzeugt, ist Monilia albigans, die auch das Agens des Soor ist. Rev. argent. Dermatosif. 15, 11 (1931). Ref. Zbl. Haut- u. Geschl.-Kr. 40, 518 (1932). — Sur l'intertrigo blastomycétique. C.R. Soc. Biol. (Paris) 108, 495 (1931). — Über blastomycetische Intertrigo. Rev. argent. Dermatosif. 15, 38 (1931). Ref. Zbl. Haut- u. Geschl.-Kr. 40, 662 (1932a). — Über Intertrigo blastomycetica. Rev. Soc. argent. Biol. 7, 320 (1931). Ref. Zbl. Haut- u. Geschl.-Kr. 40, 232 (1932b). — Valeur comparative des réactions biologiques dans les moniliases cutanées et muqueuses. C.R. Soc. Biol. (Paris) 114, 709 (1933). — Die Komplementbindung bei den Moniliosen der Haut und Schleimhaut. Rev. Inst. bact. B. Aires 6, 159 (1934a). — Étude analytique de l'antigène Monilia albicans. C.R. Soc. Biol. (Paris) 115, 342 (1934b). — Monilia albicans in der menschlichen Pathologie. Rev. Inst. bact. B. Aires 6, 193 (1934c). Ref. Zbl. Haut- u. Geschl.-Kr. 51, 135 (1935). — Vergleich des Wertes der biologischen Reaktionen bei den Moniliaerkrankungen der Haut und Schleimhaut. Rev. Inst. bact. B. Aires 6, 164 (1934). Ref. Zbl. Haut- u. Geschl.-Kr. 50, 691 (1935). — Eigenschaften des Kapselantigens von „Mycotorula albicans". Rev. argent. Dermatosif. 20, 456 (1936). Ref. Zbl. Haut- u. Geschl.-Kr. 56, 482 (1937). — Étude de la capsule de Mycotorula albicans (Ch. Robin, 1853). Ann. Parasit. 14, 511 (1936). — Newcomer, V. D., E. T. Wright and T. H. Sternberg: The effect of nystatin when administered simultaneously with tetracycline upon the yeast flora of the gastrointestinal tract of man. Antibiotics Annual 1954—1955. Medical Encyclopedia, Inc., New York, 1955, p. 199. — Nezelof, C., u. S. Sarrut: Tödliche Soorpilzinfektionen beim Neugeborenen und beim Säugling. Sem. Hôp. Paris 33, 531 (1957). —

NIKOLOWSKI, W.: Über Hauterscheinungsbilder der Soormykosen und deren Beziehungen zu den Antibiotika. Dtsch. med. Wschr. 1953, 553. — NIKOLOWSKI, W., u. I. MÜLLER: Generalisierte Soormykosen. Derm. Wschr. 126, 969 (1952).

O'DONNELL, F. J.: Moniliasis. Brit. J. Derm. 67, 412 (1955). — OKABE, Y.: Studien über den Soorpilz. I. Mitt. Bakteriologische Eigenschaften und systematische Stellung des Soorpilzes. Zbl. Bakt. I. Abt. Orig. 111, 181 (1929a). — Studien über den Soorpilz. II. Mitt. Über die Pathogenese der Soorkrankheit. Zbl. Bakt. I. Abt. Orig. 111, 187 (1929b). — OKUDAIRA, M.: Histopathological differentiation between Candida albicans and Aspergillus fumigatus in tissue sections. Acta path. jap. 5, 117 (1955). — OKUNA, Y.: Über Intertrigo blastomycetica und Eczema mammae blastomyceticum. Hihu-to-Hitunyo 9, 78 (1941). — OSSWALD, H., u. H. P. R. SEELIGER: Tierexperimentelle Untersuchungen mit antimykotischen Mitteln. Arzneimittel-Forsch. 8, 370 (1958). — OTTEN, H., u. W. MARGET: Über mehrjährige Erfahrungen bei der Behandlung von Monilien-Erkrankungen des Säuglings mit Nystatin. Münch. med. Wschr. 1958, 9, 348. — OTTO, H., u. J. BAUER: Über einen Fall von metastatischer Mykose bei interstitieller Pneumonie. Frankfurt. Z. Paht. 66, 348 (1955).

PAGE, H. R., and S. I. SCHANTZ: Nystatin (mycostatin) in the treatment of monilial and nonmonilial vaginitis. J. Amer. med. Ass. 162, No 4, 268. — PÄTIÄLÄ, R.: Les agents étiologiques des blastomycoses en Finlande. Ann. Parasit. 21, 342 (1949). — The use of tetrazolium bromide in the study of yeast-like fungi. Suom. Kemist. N 10, 11 (1950). — PAINE jr., TH. F.: In vitro experiments with Monilia and Escherichia coli to explain moniliasis in patients receiving antibiotics. Antibiot. and Chemother. 2, 653 (1952). — PALDROK, H., u. S. TORELL: Beitrag zur Frage der Diagnose einer Schleimhautdermatophytie. Acta derm.-venereol. (Stockh.) 30, 73 (1950). — PAPP, G.: Langdauernde Soorendemie an einer Neugeborenen-Abteilung. Kinderärztl. Prax. 13, 256 (1942). — PAPPENFORT jr., R. B., and E. SPITZER-SCHNALL: Moniliasis in patients treated with aureomycin. Clinical and laboratory evidence that aureomycin stimulates the growth of Candida albicans. Arch. intern. Med. 88, 729 (1951). — PECK, R. L., and CH. R. HAUSER: Chemical studies of certain pathogenic fungi. 3. Further studies on the lipids of blastomyces dermatiditis and monilia albicans. J. biol. Chem. 134, 403 (1940). — PECK, S. M., R. BERGAMINI, L. C. KELCEC and CH. R. REIN: The serodiagnosis of moniliasis. Its value and limitations. J. invest. Derm. 25, 301 (1955). — PERRY, H. O., and J. A. ULRICH: Laboratory studies on endomycin. With special reference to its antifungal effect against Candida albicans. J. invest. Derm. 24, 623 (1955). — PIERINI, D. P.: Pigmentación ungueal por „Candida albicans". Arch. argent. Derm. 4, 195 (1954). — PLUSS, J. M., and L. KADAS: A case of monilial granulomas associated with widespread superficial moniliasis and epidermophytosis. J. invest. Derm. 23, 317 (1954). — POPCHRISTOV, P., I. BOGDANOV u. W. BALBANOW: Über die Rolle der normalen Mikrobenflora des Menschen und das Auftreten von Moniliasis und bakteriellen Infektionen nach Anwendung von Antibiotika. Dtsch. Gesundh.-Wes. 1956, 1560. — POŠPISIL, L.: Zur Serologie der mykotischen Erkrankungen. I. Komplementbindungsreaktion bei Moniliasis. Zbl. Bakt., I. Abt. Orig. 161, 311 (1954). — Zur Serologie der mykotischen Erkrankungen. II. Antigene Beziehungen einiger Arten vom Genus Candida zueinander. Zbl. Bakt. I. Abt. Orig. 163, 407 (1955). — PROCKNOW, J., and CL. G. LOOSLI: Treatment of the deep mycoses. A.M.A. Arch. intern. Med. 101, 765 (1958).

RAMEL, E.: Du rôle des levures dans la pathogénèse des dermatoses. Rev. méd. Suisse rom. 49, 887 u. 912 (1929). — RAURAMO, L.: Some observations on vaginal mycosis. Acta obstet. gynec. scand. 30, Suppl. 7, 484 (1950). Ref. Zbl. Haut- u. Geschl.-Kr. 81, 387 (1952). — RAVAUT, P., et A. CIVATTE: Les lésions hostologiques des levurides. Bull. Soc. franç. Derm. Syph. 37, 389 (1930). — RAVAUT, P., et D. HESSE: Très violent choc humoral déterminé par une injection intraveineuse de levurine chez un malade présentant depuis 14 ans des intertrigos à levures et de fortes réactions cutanées à la levurine. Bull. Soc. franç. Derm. Syph. 37, 385 (1930). — RAVAUT, P., et H. RABEAU: Les «levurides cutanées». Presse méd. 1932 II, 1925—1930. — Parakératoses psoriasiformes sèches et levurides. Presse méd. 1928 II, 1443. — REICH, W. J., and M. J. NECHTOW: Canine genital moniliasis as a source of reinfection in the human female. J. Amer. med. Ass. 141, 991 (1949). — REINHARDT, A.: Komplementbindung und Agglutination bei Erkrankungen durch Hefe. Zbl. Bakt. I. Abt. Orig. 122, 75 (1931). — REISS, F.: Moniliasis cutis profunda. Chin. med. J. 45, 1037 (1931). — RENTZ, A.: Quantitative papierchromatographische Zuckerbestimmung in der Zellstoffindustrie. Z. Erzeugung von Holzstoff, Zellstoff, Papier u. Pappe. Chemische Technologie der Cellulose. 1956, H. 9/10, 191. — RICHARD, J.: Le traitement par la nystatine (mycostatine) des infections à Candida chez le nourrisson et l'enfant. Acta paediat. belg. 10, 5 (1956). — RICHTER, R.: Zur Chemotherapie der Pilzinfektionen, IV. Mitt. Arch. Derm. Syph. (Berl.) 190, 563 (1950a). — RICHTER, R., u. E. SCHRAUFSTÄTTER: Zur Chemotherapie der Pilzinfektionen. III. Mitt. Arch. Derm. Syph. (Berl.) 190, 546 (1950b). — RICHTER, R., u. W. TEMPS: Beobachtungen zur gezielten Chemotherapie mykotischer Erkrankungen. Arch. Derm. Syph. (Berl.) 195, 138 (1952). — RICHTER, W.: Beiträge zur Hefepilzerkrankung.

III. Soormykose. Derm. Wschr. **1928 II**, 1231. — RICHTERICH, R.: Enzymopathologie, Enzyme in Klinik und Forschung. Berlin-Göttingen-Heidelberg: Springer 1958. — RIETH, H.: Differential-Diagnose der Candida-Pilze. Arch. klin. exp. Derm. **205**, 541 (1958a). — Einteilung der Mykosen und ihrer Erreger. Therapeutische Berichte Bayer, 1958b, Nr. 4/5, S. 114. — Untersuchungen zur Hefediagnostik in der Dermatologie. Arch. klin. exp. Derm. **207**, 413 (1958c). — RIETH, H., K. ITO u. C. SCHIRREN: Japan-Reis in der Hefe-Diagnostik. Hautarzt 1958, H. 1, 36. — RIETH, H., u. J. H. SCHÖNFELD: Untersuchungen über die sproßpilzhemmende Wirkung. Hautarzt 1954, H. 3, 120. — RIMBAUD, P., et J.-A. RIOUX: Recherches expérimentales sur les candidoses médicamenteuses. Bull. Soc. franç. Derm. Syph. **62**, 130 (1955). — La candidose génitale de l'homme, maladie vénérienne méconnue. Montpellier méd. **5**, 757 (1958). — ROBERTS, S. S.: Nystatin in monilia keratoconjunctivitis. Amer. J. Ophthal. **44**, No 1 (1957). — ROLLE, M., u. B. MEHNERT: Zbl. Bakt., I. Abt. Orig. **168**, 268 (1957). — ROTH, W.: Ein Beitrag zur Identifizierung von Candida albicans. Schweiz. Z. allg. Path. **18**, 1001 (1955). — RÜTHER, E., H. RIETH u. H. KOCH: Die Bedeutung der Candidamykosen (Moniliasis) für Gynäkologie und Geburtshilfe. Geburtsh. u. Frauenheilk. **18**, 22 (1958). — RUHRMANN, G., u. W. ADAM: Tödliche pulmonale Moniliasis eines Säuglings. Virchows Arch. path. Anat. **327**, 273 (1955). — RUIZ-MORENO, G.: Eczematoid monilid of the eyelids ("Candidid"). Ann. Allergy **5**, 132 (1947). — Facial allergic candidid. Acta allerg. (Kbh.) **2**, 1 (1949). Ref. Zbl. Haut- u. Geschl.-Kr. **74**, 79 (1950). — RUPPERT, M.: Über das Monilia-Granulom. Z. Haut- u. Geschl.-Kr. **28**, 97 (1956). — RUTHER, H.: Über Interdigitalsoor im Brauereigewerbe. Berufsdermatosen **4**, 178 (1956).

SABALITSCHKA, TH., H. MARX u. U. SCHOLZ: Zur Wirkung der p-Oxybenzoesäurealkylester auf den Soor-Erreger Candida albicans (Robin) Berkhout. Arzneimittel-Forsch. **5**, 259 (1955). — SALVIN, S. B.: Hemolysin from the yeastlike phases of some pathogenic fungi. Proc. Soc. exp. Biol. (N.Y.) **76**, 852 (1951). — SALVIN, S. B., J. C. CORY and M. K. BERG: The enhancement of the virulence of Candida albicans in mice. J. infect. Dis. **90**, 177 (1952). — SAMCOV, V. I.: Zur Charakteristik der biologischen Eigenschaften der Staphylokokken und Hefepilze, die von der geschädigten und der gesunden Haut des Menschen ausgeschieden werden. Vestn. Vener. Derm. **1954**, H. 5, 12. — SĂRĂTEANU, F.: Erythème mycosique infantile. Bull. Soc. roum. Derm. **1**, 156 (1930). Ref. Zbl. Haut- u. Geschl.-Kr. **36**, 64 (1931).— SCHABERG, A., J. A. HILDES and J. C. WITT: Disseminated candidiasis. Arch. intern. Med. **95**. 112 (1955). — SCHILLER, A. E. and W. G. SCHLEGELMILCH: Erosio interdigitalis blastomycetica. Arch. Derm. Syph. (Chicago) **17**, 575 (1928). — Erosio interdigitalis blastomycetica. Arch. Derm. Syph. (Chicago) **21**, 711 (1930). — SCHIRREN, C., u. H. RIETH: Folliculitis barbae durch Candida albicans. Arch. klin. exp. Derm. **202**, 577 (1956). — SCHNAPKA, O.: Z. Haut- u. Geschl.-Kr. **28**, 159 (1955). — SCHÖNFELD, J., u. H. RIETH: Möglichkeiten der Chemotherapie bei inneren Mykosen. Med. Mschr. **1958**, H. 7, 447. — SCHUERMANN, H.: Krankheiten der Mundschleimhaut und der Lippen, 2. erw. Aufl. München u. Berlin: Urban & Schwarzenberg 1958. — SCHÜRMANN, R.: Über Soormykosen nach antibiotischer Behandlung. Ärztl. Wschr. **1953**, 719. — SCHULTE, H. W.: Die lokalisierte Candidamykose in Kombination mit der Lungentuberkulose. Tuberk.-Arzt **12**, 751 (1957). — SCHULZ, H.-J.: Klinische Erfahrungen mit Chlorisept bei mykotischen Erkrankungen der Haut. Z. Haut- u. Geschl.-Kr. **9**, 470 (1950). — SCHUPPLI, R.: Derm. Wschr. **125**, 164 (1952). — SCHWEBEL, S.: Acquired hypothyroidism-moniliasis. Arch. Derm. Syph. (Chicago) **72**, 476 (1955). — SCLAFER, J.: L'allergie à Candida albicans. Sem. Hôp. Paris **1957**, 1330. — SEDLÁČEK, V.: Balanoposthitis caused by Candida. Česká Derm. **26**, 64 u. engl. Zus.fass. 71 (1951). Ref. Zbl. Haut- u. Geschl.-Kr. **81**, 273 (1952). — SEDLÁČEK, V., u. ELISTROWA: Zbl. Haut- u. Geschl.-Kr. **81**, 273 (1952). — SEELIGER, H. P. R.: Ein neues Medium zur Pseudomycelbildung. Z. Hyg. Infekt.-Kr. **141**, 488 (1955a). — Mykologie und Serologie der Pneumykosen. Tuberk.-Arzt 1955b, H. 8, 451. — Fortschritte in der Chemotherapie disseminierter Mykosen. Dtsch. med. Wschr. **1956**, 201. — Fortschritte der mykologischen Serodiagnostik. Dtsch. med. Wschr. **1957**, Nr. 46, 1961. — Die Serologie schwarzer und roter Hefen. Zbl. Bakt. I. Abt. Orig. **167**, 396 (1957). — Mykologische Berichte. III. Soorpilzbefall und Candida-Mykose. Medizinische Mitteilungen der Schering AG Berlin, 1958a, H. 4, S. 158. — Pilzhemmende Wirkung eines neuen Benzimidazol-Derivates. Mykosen **1**, 162 (1958b). — SEVIN: Zbl. Haut- u. Geschl.-Kr. **81**, 393 (1952). — SHAPIRO, E. M., J. F. MULLINS and M. E. PINKERTON: Direct identification of Candida albicans on Littman's oxgall agar. J. invest. Derm. **26**, 77 (1956). — SHARP, J. L.: The growth of Candida albicans during antibiotic therapy. Lancet **1954 I**, 930. — SHIMBO, K.: Free amino acid in culture medium of dermatophytes and Candida albicans. Jap. J. Derm. **68**, 289 (1958a). — Keto-acid formation by dermatophytes and Candida albicans. Jap. J. Derm. **68**, 78 (1958b). — Transaminase in dermatophytes and Candida albicans. Jap. J. Derm. **68**, 79 (1958c). — SINA, B., and F. REISS: Comparative studies of special media for identifying Candida albicans from other candidas and molds. J. invest. Derm. **29**, 263 (1957). — SKOBEL, P.: Zum Problem der endogenen Mykosen unter besonderer Berücksichtigung der Erreger der Candidagruppe. Z. ges. inn. Med. **1956a**, H. 2, 89. —

Skobel, P., G. Schabinski u. G. Essigke: Untersuchungen über die Immunitätslage und den Wert der Serodiagnostik bei Candida-Mykoṡen. Ärztl. Wschr. 1956b, 317. — Sloane, M. B.: Preliminary and short report. A new antifungal antibiotic, mycostatin (nystatin), for the treatment of moniliasis: A preliminary report. J. invest. Derm. 24, 569 (1955). — Smith, E. C.: Moniliasis linguae. J. trop. Med. Hyg. 31, 101 (1928). — Smith, G. M., and R. N. Armen: Pulmonary moniliasis treated by brilliant green aerosol: report of a case. Ann. intern. Med. 43, 1302 (1955). — Solotorovsky M., E. J. Ironson, F. J. Gregory and S. Winsten: Activity of certain diamidines against blastomycosis and Candida infection in mice. Antibiot. and Chemother. 4, 165 (1954). — Staeheli, A., Jui-Wu-Mu u. M. van Schouwen: Beiträge zur Klinik und Pathogenese der Oidiomykosen. Arch. Derm. Syph. (Berl.) 165, 294 (1932). — Staib, F., u. S. Windisch: Über das Vorkommen von Hefen im Darmtrakt Kranker. 2. Mitt. Die Begleitflora der Hefen des Darmkanals. Zbl. Bakt. I., Abt. Orig. 166, 302 (1956). — Stewart, G. T.: Laboratory and clinical studies with nystatin in postantibiotic mycotic infections. Brit. med. J. 1956, No 4968, 658. — Straube, W., W. Hahn u. H. Seeliger: Zur Klinik und Therapie von Soormykosen der Lunge. Dtsch. med. Wschr. 1955, 753, 760. — Stryker, G. V.: Erosio interdigitalis. Arch. Derm. Syph. (Chicago) 16, 503 (1927a). — Study of yeast-like organisms of erosio interdigitalis. Sth. med. J. (Bgham, Ala.) 20, 851 (1927b). — Stryker, G. V., and N. Schlueter: Erosio interdigitalis in a negress. Arch. Derm. Syph. (Chicago) 24, 139 (1931). — Sturde, H. C.: Sproßpilze und Nagelveränderungen. I. Systematische Untersuchungen bei Nagelinfektionen durch Hefen und hefeähnliche Organismen. Arch. klin. exp. Derm. 203, 266 (1956). — Sulzberger, M. B.: Generalized moniliasis and moniliids. Arch. Derm. Syph. (Chicago) 38, 124 (1938). — Moniliasis and moniliids treated with sulfapyridine. Arch. Derm. Syph. Chicago) 40, 854 (1939). — Swartz, I. H.: Moniliasis of the mouth. Arch. Derm. Syph. (Chicago) 58, 648 (1948). — Yeast infection. Arch. Derm. Syph. (Chicago) 23, 795 (1931). — Sylvest, B.: "Monilia folliculitis", a previously disregarded condition. Clinical and experimental investigations. Acta derm.-venereol. (Stockh.) 28, 201 (1948). Ref. Zbl. Haut- u. Geschl.-Kr. 78, 306 (1950).

Takahashi, S.: Über die Dermatosen, hervorgerufen durch die oberflächliche Ansiedelung der Sproßpilze. Jap. J. Derm. 27, 29 (1927). Ref. Zbl. Haut- u. Geschl.-Kr. 27, 292 (1928). — Über die Soormykose der Haut. II. Mitt. Über die Sproßpilze aus dem Stuhle des Menschen. Jap. J. Derm. 29, 318 u. dtsch. Zus.fass. 26 (1929). Ref. Zbl. Haut- u. Geschl.-Kr. 32, 630 (1930). — Taniguchi, Y.: Experimentelle Studie über „Erosio interdigitalis blastomycetica", besonders über diejenige bei den Papierarbeitern in der Provinz Gifu (Sadare-Krankheit). Jap. J. med. Sci., Trans. Derm. 1, 75 (1927). Ref. Zbl. Haut- u. Geschl.-Kr. 29, 524 (1929). — Taschdjian, C. L.: Routine identification of Candida albicans: Current methods and a new medium. Mycologia 49, 332 (1957). — Taschdjian, C. L., and P. J. Kozinn: Laboratory and clinical studies on candidiasis in the newborn infant. J. Pediat. 50, 426 (1957). — Témime, P.: Rôle de la vitamine B_{12} dans certains accidents cutanés des antibiotiques et dans certaines dermatomycoses. Bull. Soc. franç. Derm. Syph. 62, 130 (1955). — Thal, M.: Ulcero-gummöse Soorinfektion der Glans penis. Dermatologica (Basel) 114, 368 (1957). — Thomas, B. A.: Monilial granuloma. Elephantiasis nostras, syphilitic lymphoedema of lip. Cervico-facial melanosis. Brit. J. Derm. 63, 264 (1951). — Thomas, H. H.: Candidal vulvovaginitis. Treatment with mycostatin. Obstet. and Gynec. 9, 163 (1957). — Tomaszewski, W.: Brit. J. Derm. 1, 388 (1951). — Trimble, J. R.: The use of a precipitin test to differentiate Candida albicans from Candida stellatoidea. J. invest. Derm. 28, 349 (1957). — Tsuchiya, T., F. Miyasaki and Y. Fukazawa: Studies on the classification of the genus Candida. Comparison of antigenic structures of standard and other strains. Jap. J. exp. Med. 25, 15 (1955). — Tulasne, R., et C. Lutz: Un cas de muguet chez un homme de 58 ans observé à la Clinique Dermatologique de Strasbourg. Strasbourg méd. 2, 681 (1951). — Turu, H.: Histologische Studien über Perlèche und Hefepilz im lokalen Belag. Hukuoka Acta med. 31, h 1 dtsch. Zus.fass. 7 (1938). Ref. Zbl. Haut- u. Geschl.-Kr. 59, 74 (1938).

Úri, J.: Menschen-pathogene Pilze in der Antibioticum-Forschung. Arzneimittel-Forsch. 8, 687 (1958).

Vanbreuseghem, R., J. Balsacq et Bertrand: Moniliase généralisée par Candida albicans chez un enfant indigène au Congo belge après un traitement par les antibiotiques. Ann. Soc. belge Méd. trop. 32, 513 (1952). — Vanbreuseghem, R., et R. Eyckmans: Moniliase chronique résistante à la nystatin. Arch. belges Derm. 12, 323 (1956). — Vince, St., u. A. Csillag: Beiträge zur Klinik der Candidiase (Moniliensepsis) des Säuglingsalters. Ann. paediat. (Basel) 187, 134 (1956). — Vivell, O., u. I. Germer: Kinderärztl. Praxis 3, 97 (1952). — Vogel, F.: Is monilia responsible for pruritus ani, and if so, to what extent? Amer. J. Gastroent. 29, 91 (1958). — Vogel, R. A., and J. C. Crutcher: Studies on the bioassay and excretion of amphotericin B in patients with system mycoses. Antibiot. Med. Clin. Therapy 5, 501 (1958). — Vogel, R. A., and M. R. Moses: Weld's method for the rapid identification of Candida albicans in clinical materials. Amer. J. clin. Path. 28, 103 (1957).

WALKER jr., A. L., D. S. SCHUSTER and E. R. HARRELL: Mycological flora of the healthy external auditory canal: a study of 120 human subjects. J. invest. Derm. **31**, 137 (1958). — WEGMANN, T.: Diagnose und Therapie der Pilzerkrankungen der Lunge. Schweiz. med. Wschr. **1953**, Nr 30, 687. — Mykosen der inneren Organe. Ergebn. inn. Med. Kinderheilk. **8**, 458 (1957). — WEIDMAN, F. D.: The laboratory diagnosis of oral mycoses. Laryngoscope (St. Louis) **44**, 41 (1934). — WEINBERG, M. S., J. HEIGHTS and R. JALANDONI: The office diagnosis of moniliasis. N.Y. St. J. Med. **56**, 2100 (1956). — WELD, J. T.: Candida albicans. Rapid identification in pure cultures with carbon dioxide on modified eosin-methylene blue medium. Arch. Derm. Syph. (Chicago) **66**, 691 (1952). — Candida albicans. Rapid identification in cultures made directly from human materials. Arch. Derm. Syph. (Chicago) **67**, 473 (1953). — WENDL, H. K., u. A. FLACH: Über die Soorinfektion als postoperative Komplikation. Zbl. Chir. **1955**, H. 49, 1958. — WICKERHAM, L. J., and L. F. RETTGER: A taxonomic study of Monilia albicans with special emphasis on morphology and morphological variation. J. trop. Med. Hyg. **42**, 174, 187, 204 (1939). — WILE, U. J.: Thrush infection with keratotic lesions of the lips. Arch. Derm. Syph. (Chicago) **22**, 571 (1930). — WINDISCH, S.: Die Lebensmittel besiedelnden hefeartigen Pilze und über die Frage, ob sie als Krankheitserreger Bedeutung besitzen. Z. Lebensm.-Untersuch. **87**, H. 1, 3213. — WINTER, A. G.: Die Bedeutung antibiotischer Wirkstoffe aus Blütenpflanzen für Therapie und Diät (unter besonderer Berücksichtigung von Kapuzinerkresse, Gartenkresse und Meerrettich. Medizinische **1955**, Nr 2, 73. — Neue Möglichkeiten der antibiotischen Therapie mit Wirkstoffen aus Blütenpflanzen. Therapiewoche **5**, 126 (1954). — WOLLHEIM, E., u. H. BRAUN: Pilzinfektionen der Lunge mit septischem Verlauf. Dtsch. med. Wschr. **1957** I, 1397, 1423. — WOODRUFF, P. W., and H. C. HESSELTINE: Relationship of oral thrush to vaginal mycosis and the incidence of each. Amer. J. Obstet. Gynec. **36**, 467 (1938). — WOODS, J. W., I. MANNING jr. and C. N. PATTERSON: Monilial infections complicating the therapeutic use of antibiotics. A. Amer. med. Ass. **145**, 207 (1951). — WRIGHT, E. T., J. H. GRAHAM and TH. STERNBERG: Treatment of moniliasis with nystatin. J. Amer. med. Ass. **163**, 92 (1957).

YAMBAYASHI, H.: A zymosanlike substance from Candida albicans. Med. J. Osaka Univ. **9**, 11 (1958).

ZACKS, M. A.: Pharyngeal oidiomycosis in adult. Case report and presentation. Laryngoscope (St. Louis) **37**, 498 (1927). — ZAJCEVA, G. I., V. V. BYSTROVA u. G. A. NELJUBINA: Zur Frage der visceralen Candidamykosen bei Kindern. Pediatrija **39**, H. 3, 56 (1956). — ZEIGER, R.: Über die Häufigkeit von Pilzvorkommen in den Tonsillen nach Behandlung mit Antibiotika. Z. Laryngolog., Rhinol. **1956**, H. 12, 787.

Zur Begriffsbestimmung der Blastomykosen

Von

Karl Heinz Kärcher-Heidelberg

In der medizinischen Literatur findet der Begriff der „Blastomykose" noch häufig Verwendung bei allen Erkrankungen durch Hefen oder hefeartige Organismen, wenn diese im Gewebe als Sproßform gefunden werden. Der immer weitere Ausbau der medizinischen Mykologie und damit die besseren Kenntnisse der biologischen Eigenschaften der Pilze sowie ihre botanische Klassifizierung machen es nötig, die bisherige Terminologie der sog. Blastomykosen einer Überprüfung zu unterziehen. Durch die verschiedenen Auffassungen von Medizinern und Botanikern ist es zur Zeit noch unmöglich, eine einheitliche Terminologie zu erhalten, die nicht nur zur internationalen Verständigung geeignet ist, sondern auch den klinischen wie botanischen Gegebenheiten weitgehend Rechnung trägt. Auf der einen Seite wird die Bezeichnung Blastomyceten und Blastomykose generell abgelehnt (BONNE, REDAELLI), auf der anderen Seite eine erhebliche Ausweitung durch Verwendung dieser Bezeichnung auf alle Erkrankungen durch Hefen und hefeartige Erreger verlangt, die im Gewebe in Sproßform vorkommen (BRUMPT, PFLEGER und TIRSCHEK).

WILSON und PLUNKETT (SIMONS "Medical Mycology") sind auch der Meinung, die Bezeichnung Blastomykose sollte nicht mehr gebraucht werden. Vor allem sei die Bezeichnung botanisch für zahlreiche Mikroorganismen nicht berechtigt, so besonders für den Blastomyces dermatitidis. Aus dem gleichen Grund spreche man auch besser von einer Chromomykose anstelle der Chromoblastomykose. Auf der anderen Seite müßten dann Erkrankungen durch Histoplasma capsulatum und Sporotrichon Schenckii auch zu den Blastomykosen gerechnet werden, da diese im Gewebe in einer hefeartigen Phase vorkommen. *Aus Gründen der Verständigung werden aber teilweise die alten Bezeichnungen beibehalten.* Allerdings wird die europäische Blastomykose immer mehr Cryptokokkose oder Torulose genannt. Hier hat die Bezeichnung Cryptokokkose absolut den Vorzug, da es sich um eine Hefe vom Typ Cryptococcus handelt und nicht mit einer Torulavarietät gleichgesetzt werden kann, da bestimmte biologische Unterschiede zwischen diesen Hefen existieren. Wir haben daher den Begriff der Torulose fallen lassen.

Auch J. SCHÖNFELD und RIETH sprechen nur noch von einer nord- und südamerikanischen Blastomykose und verwenden ansonsten die Namen der ursächlichen Mikroorganismen (Cryptokokkose, Coccidioidomykose, Chromomykose, Candidiasis).

Eine weitere Gruppe von Autoren schlägt einen Mittelweg ein, indem sie den Begriff der Blastomykose auf ganz bestimmte, genau definierte Krankheiten beschränkt wissen will. J. LÔBO versteht unter Blastomykosen folgende Krankheitsbilder: 1. Morbus Busse-Buschke oder europäische Blastomykose. 2. Morbus Gilchrist oder nordamerikanische Blastomykose. 3. Morbus Posadas-Rixford oder Coccidiomykose. 4. Morbus Lutz-Splendore-Almeida oder südamerikanische Blastomykose. 5. Morbus Jorge Lôbo oder Keloid-Blastomykose. Erreger sind

1. Cryptococcus neoformans, 2. Blastomyces dermatitidis, 3. Coccidioides immitis, 4. Paracoccidiodes brasiliensis, 5. Glenosporella Lôboi.

Benham ist der Auffassung, man solle nur die Gilchristsche Krankheit als Blastomykose anerkennen und die Bezeichnung Blastomyces dermatitidis auf den Erreger dieser Erkrankung beschränken.

Götz hingegen glaubt, daß trotz der Unhaltbarkeit der Adjektive nordamerikanisch, europäisch und südamerikanisch auf Grund der Verbreitung über diese geographischen Grenzen hinaus, die seit langem eingebürgerten Begriffe aus der medizinischen Literatur kaum mehr wegzudenken sind, zumindest eine Korrektur der Terminologie schwerfallen dürfte. Alle Standpunkte haben eine gewisse Berechtigung, aber es wird eine Lösung zu finden sein, die eine internationale Übereinstimmung in diesen Fragen anstrebt, um Mißverständnisse auszuschließen. Es erscheint jedoch im Augenblick nur eine Kompromißlösung möglich, die als Überbrückung zu einer generell anerkannten, einheitlichen Nomenklatur führt.

Die Schwierigkeiten der Begriffsbestimmung der Blastomykose werden deutlich, wenn man die alte Beschreibung von Buschke und Joseph zugrunde legt. Bekannterweise unterscheiden diese Autoren drei Hauptgruppen. 1. Eigentliche Hefeerkrankungen (Saccharomykosen, „europäische" Blastomykose), 2. durch hefeartige Mikroorganismen hervorgerufene Erkrankungen und 3. Endomykosen.

Bei 1. unterscheiden sie Blastomykose der Haut. Weiterhin hierbei a) die tiefe Form und b) die oberflächliche Form. Die tiefe Form wurde als die Blastomycosis purulenta profunda vom Typ Busse-Buschke bezeichnet. Diese kann sowohl primär als auch sekundär zustande kommen. Erreger sind ascogene oder asporogene Hefen. Zur zweiten Hauptgruppe gehören die Gilchristsche Erkrankung (Blastomycosis verrucosa, „amerikanische" Blastomykose); das Granuloma coccidioides (Blastomycosis ulcerativa s. mutilans); die Dermatitis verrucosa (Chromoblastomykose); Erreger Phialophora verrucosa, Acrotheca Pedrosi und die Lymphangitis epizootica [Histoplasmosis vom Panamakanal (?)], Erreger Cryptococcus farciminosus bzw. Histoplasma capsulatum. In die dritte Gruppe der Endomykose gehören die Soormykose, Erreger Oidium s. Endomyces albicans, Moniliaarten.

Wenn man dem Vorschlag von Pfleger und Tirschek[1] folgen wollte, die Begriffe Blastomykose und Blastomyceten im weitesten Sinne zu gebrauchen unter Zugrundelegung der Einteilung von Buschke, so wäre dies bei Durchführung einer Abänderung ein durchaus zu diskutierender Vorschlag. Sie machen diesen Vorschlag, der auch nach ihrer Meinung durchaus anfechtbar sei, zur Betonung der gemeinsamen, anstatt der trennenden Merkmale. Sie weisen darauf hin, daß eine totale Verwirrung entstehen würde, wenn man den Forderungen von Gougerot und de Beurman sowie zahlreicher Botaniker und Mediziner nachkommen würde und die Bezeichnung Blastomykose überhaupt aufgäbe. Wenn an deren Stelle die betreffenden botanischen Namen träten, entstehe bei der Vielzahl der gebräuchlichen Synonyma eine unübersichtliche Situation. Auf der anderen Seite erscheint es doch heutzutage bei der internationalen Einbürgerung des Begriffes Blastomykose für eine chronische Erkrankung durch Hefen und hefeartige Erreger mit granulomatösen, papillomatösen und ulcerösen Hautveränderungen, Organbefall und möglicherweise Septicämie mit allgemein schlechter Prognose, nicht mehr haltbar, banale Schleimhauterkrankungen oder Hautveränderungen durch Hefen generell mit dem Adjektiv blastomycetica zu versehen (z.B. Erosio interdigitalis blastomycetica).

Conant, Smith, Baker, Callaway und Martin haben den angedeuteten Kompromiß in ihrem "Manual of Clinical Mycology" bereits durchgeführt. Sie

---

[1] Dermatologica (Basel) **114**, 1 (1957).

sprechen 1. von einer Nordamerikanischen Blastomykose, 2. Südamerikanischen Blastomykose, 3. Coccidiomykose, 4. Cryptokokkose, 5. Chromoblastomykose und 6. Candidiasis. Sie setzten in Klammer zu 1. Gilchristsche Krankheit, zu 2. Paracoccidiodal granuloma, Lutz-Splendore-de Almeidasche Krankheit, zu 3. Coccidiodal granuloma, Posada-Wernickesche Krankheit, zu 4. Europäische Blastomykose, Busse-Buschkesche Krankheit, zu 5. Moniliasis.

Man wird sich fragen, warum die genannten Autoren nur den Begriff der europäischen Blastomykose in Klammer setzten und das Krankheitsbild als Cryptokokkose herausstellen, während sie die Bezeichnung nord- und südamerikanische Blastomykose beibehalten. Dies ist wohl mit Rücksicht auf die geographische Verteilung geschehen.

Die sog. europäische Blastomykose wird heute häufiger in den überseeischen Ländern beschrieben als in Europa, während Berichte über Erkrankungsfälle von süd- oder nordamerikanischen Blastomykosen außerhalb dieser Kontinente doch vereinzelt sind (ANDLEIGH). Weiterhin ist diskutabel, ob man den Begriff Chromoblastomykose beibehalten kann, zumal dies eine rein klinische Formulierung darstellt, da die Erreger weder Hefen noch hefeartige Mikroorganismen sind. Eine Kombination der Einteilung von BUSCHKE und JOSEPH mit der von CONANT, SMITH, BAKER, CALLAWAY und MARTIN bei verschiedenen Abänderungen würde sicher nicht der allgemeinen Verständigung schaden und den medizinisch-botanischen Gegebenheiten Rechnung tragen.

1. Eigentliche Hefeerkrankungen. Erreger: a) ascogene, b) asporogene Hefen.

a) (Endomycetaceae); b) (Cryptococcaceae).

A. Blastomykose der Haut.

B. Blastomykose anderer Organe.

Alle in diese Hefegruppen gehörende Erreger können klinisch das Bild der Blastomykose erzeugen und wären als Blastomykose mit Erregernamen zu führen. Während die Busse-Buschkesche Erkrankung (Cryptokokkose, Blastomykose) als der häufigste und Prototyp aus dieser Gruppe sich durch diese Benennung hervorheben sollte.

2. Durch hefeartige Mikroorganismen hervorgerufene Erkrankungen. In diese Gruppe wären folgende Erkrankungen einzureihen:

a) Gilchristsche Krankheit, nordamerikanische Blastomykose, Erreger Blastomyces dermatitidis.

b) Lutz-Splendore-de Almeidasche Erkrankung, südamerikanische Blastomykose, Erreger Blastomyces brasiliensis (Paracoccidiodes brasiliensis).

c) Coccidioidomykose, Posada-Rixford-Wernickesche Krankheit, Erreger Coccidioides immitis.

d) Keloid-Blastomykose von JORGE LÔBO, Erreger Glenosporella Lôboi.

Eine weitere Gruppe Endomykosen entfällt, da diese ja in Gruppe 1 untergebracht sind.

Ebenso ist eine Unterscheidung in oberflächliche und tiefe Hautblastomykose nicht mehr durchgeführt worden, da eine Kultur und Differenzierung des Erregers die Zuordnung zu einer blastomykotischen Erkrankung ergeben kann, gleichgültig, ob oberflächliche oder granulomatöse Veränderungen bestehen. Bei anderen Hefen wird man zweckmäßigerweise den klinischen Zustand morphologisch benennen mit dem Zusatz des Erregernamens. So z.B. Vulvovaginitis durch Candida albicans oder chronische Paronychie und Onychie durch Candida stellatoidea. Der Begriff der Blastomykose sollte außer für die wenigen genannten klassischen Blastomykosen nur bei Vorliegen tiefer granulomatöser, ulceröser Hautveränderungen mit chronischem Verlauf und eventuell vorliegendem Organbefall verwandt werden.

Somit hätten wir ähnlich wie Jorge Lôbo den Begriff der Blastomykose für fünf Krankheitsbilder reserviert, jedoch die Möglichkeit offen gelassen, alle granulomatösen usw. Veränderungen, die durch Hefen der Gruppe 1 verursacht werden, ebenfalls als Blastomykosen zu bezeichnen, wenn hierfür die klinischen und botanischen Voraussetzungen erfüllt sind. Zusammenfassend sollen also fünf verschiedene Erkrankungen als typische Blastomykosen herausgestellt werden. Der Begriff der Blastomykose ist aber nicht ein botanisch gebundener, sondern eher ein klinischer und muß daher alle Krankheitsbilder umfassen, die diese klinische Symptomatologie bieten. Es wird aber die Einschränkung gemacht, daß hierfür nur ascogene und asporogene Hefen als ursächliche Mikroorganismen in Betracht gezogen werden sollten. Die botanische Bezeichnung sollte bei den bekannten Blastomykosen nicht allein verwandt werden, sondern in Gemeinschaft mit dem Namen der Erstbeschreiber oder der klinischen Bezeichnung, um Verwechslungen zu vermeiden, da immer noch verschiedene Synonyma Verwendung finden. Durch diese Einstellung wird allmählich eine internationale Verständigung zustande kommen, ohne daß Prioritätsverletzungen oder botanische und medizinische Unkorrektheiten Anlaß zu Vorwürfen geben. Die korrekte botanische Bezeichnung, z.B. Cryptococcus neoformans, bei gleichzeitiger Hinzusetzung „europäische Blastomykose von Busse-Buschke", kann in keinem Falle mißverstanden werden und umreißt dieses Krankheitsbild in jeder Hinsicht exakt. Wie wir bereits betont haben, ist dieser Vorschlag eine Kompromißlösung, die diskutable Punkte enthält, deren Abänderung aber nach besserer Angleichung botanischer und medizinischer Terminologie auf dem Gebiet der Mykologie ein durchaus lösbares Problem darstellt.

Die europäische Blastomykose von Busse-Buschke (Cryptokokkose, Torulose)

Von

Karl Heinz Kärcher-Heidelberg

Mit 12 Abbildungen

1. Geschichtliches seit 1930

Die letzten 30 Jahre mykologischer Entwicklung brachten eine klare botanische Abgrenzung der Stellung des Erregers der „europäischen Blastomykose von BUSSE-BUSCHKE". Wir haben bereits in den einführenden Bemerkungen zu diesem Kapitel über die Begriffsbestimmung der Blastomykose hierauf hingewiesen. Es ist daher verständlich, wenn das Krankheitsbild der Cryptokokkose heute abgetrennt ist von den anderen Blastomykosen und diese Wandlung seit der Beschreibung durch BUSCHKE und JOSEPH besonders berücksichtigt werden muß.

Seit BENHAM 1935 systematisch 22 verschiedene Stämme von pathogenen Cryptokokken, unter ihnen überimpfte Stämme von BUSSE, BUSCHKE und CURTIS untersuchen konnte und ihre biologische Einheit feststellte, herrscht darüber Übereinstimmung, daß Cryptococcus neoformans aus der Gruppe der Cryptokokken der einzige pathogene Vertreter ist (LITTMAN und ZIMMERMAN). Die taxonomischen Untersuchungen von LODDER und KREGER VAN RIJ ließen auch eine Unterscheidung zwischen Torulopsis und Cryptococcus neuerdings zu. Cryptococcus zeichnet sich durch sprossende, runde, teils ovale Zellen, rudimentäres Pseudomycel, Kapselbildung und extracelluläre Stärkeproduktion aus. Ascosporen werden nicht beobachtet und es besteht keine fermentative Aktivität. Bei Torulopsis hingegen findet sich keine extracelluläre Stärkebildung, selten Kapselbildung, aber fermentative Tätigkeit. Diese Unterschiede sind so deutlich, daß die Bezeichnung Torulopsis neoformans für den Erreger der europäischen Blastomykose nicht länger berechtigt erscheint und daher Cryptococcus neoformans als nomen conservandum allgemein anerkannt werden sollte. Damit hatte LODDER ihre Ansicht von 1938 revidiert, daß Cryptococcus ein nomen dubium et confusum sei (HOFFMEISTER). Es ist daher nach dieser Entwicklung die Bezeichnung Cryptokokkose allgemein als die an erster Stelle zu gebrauchende anzusehen.

Eine ausführliche Übersicht über die historische Entwicklung von der Bezeichnung Saccharomyces (Saccharomykose) durch BUSSE und BUSCHKE bis zu Cryptococcus neoformans (SANFELICE) VUILLEMIN 1894 durch LODDER und KREGER VAN RIJ findet sich in dem Buch "The Yeast" der letztgenannten Autoren (1952).

Die Cryptokokkose hat wie andere Mykosen, vor allem bei solchen mit systematisierter Ausbreitung und Organbeteiligung, durch Einführung der Antibiotica und Steroidhormone, eine erhebliche Zunahme erfahren. Da diese Therapeutica zuerst in Amerika angewandt wurden, ist es verständlich, wenn gerade dort nach dem zweiten Weltkrieg diese Krankheit vermehrt beobachtet wurde. In den letzten Jahren konnten auch einige Fälle in Deutschland diagnostiziert werden (HOFFMEISTER, SEELIGER, MATHEIS).

2. Geographische Verteilung, Häufigkeit

Aus der Literatur geht hervor, daß die Cryptokokkose heute auf der ganzen Erde verbreitet ist. Die Bezeichnung europäische Blastomykose erfolgt daher nur noch aus didaktischen Gründen. Die Cryptokokkose ist nicht an Alter, Rasse oder Geschlecht gebunden. Allerdings werden Menschen zwischen 40 und 60 Jahren und Frauen bevorzugt befallen. Nach LITTMAN und ZIMMERMAN sind die Zahlen von diagnostizierten und mitgeteilten Cryptokokkosen rasch angestiegen. So wurden in USA zwischen 1949 und 1953 allein 151 tödlich verlaufene Fälle gemeldet. Nach MATHEIS konnten in Europa bisher 80 Fälle beobachtet werden. Hierbei handelt es sich jedoch nur um Neuromykosen. SEELIGER kann für die Bundesrepublik Deutschland von 1956/57 über sechs Meldungen tödlicher Cryptokokkosen berichten und weist darauf hin, daß durch die relativ seltene Diagnosestellung wohl wesentlich mehr Cryptokokkosen unerkannt ablaufen. Bei der immer noch schwierigen Behandlung dieser prognostisch meist infausten Erkrankung ist eine Frühdiagnose außerordentlich wichtig.

3. Klinik der Cryptokokkose

Wie bei anderen Hefemykosen kann man eine verschiedenartige Lokalisation und Ausbreitung bei dieser chronischen, schleichend verlaufenden Infektionskrankheit beobachten. Hierbei findet sich 1. Haut- und Schleimhautbefall, 2. pulmonale Cryptokokkose, 3. Beteiligung des Zentralnervensystems, 4. Cryptokokkose der übrigen Organe und 5. besonders häufig eine Kombination mit malignen Erkrankungen des lymphatischen Systems und Knochenmarks oder anderer blutbildender Organe (Lymphogranulomatose und Leukämien). Auch über gleichzeitiges Vorkommen von Cryptokokkose und Boeckschem Sarkoid oder auch Histoplasmose ist berichtet worden. Es ist verständlich, daß die Symptomatologie daher außerordentlich bizarr sein kann. Die Infektion findet wohl meist durch Inhalation oder Ingestion der Hefezellen statt. Die Ansichten gehen hier noch etwas auseinander, da ein Teil der Untersucher nicht an eine primäre Hautinfektion glaubt, sondern diese Herde als metastatisch auffaßt, während der andere Teil durchaus eine primäre Hautinfektion mit Metastasierung in andere Organe und damit Generalisierung auf diesem Wege als möglich ansieht. Wir möchten letzteres für wahrscheinlich halten, da ja durchaus eine Heilung bei Excision oder lokaltherapeutischen Maßnahmen vorkommt, während die generalisierten Formen bisher praktisch alle infaust waren. Eine Schmierinfektion von Mensch zu Mensch oder von Tier zu Mensch wurde bisher nicht berichtet, obwohl zahlreiche Tiere Träger des Cryptococcus neoformans sein können. Über die Epidemiologie ist noch nichts Sicheres bekannt, aber es ist mit SEELIGER zu erwarten, daß eine Verbreitung durch Milch und Milchprodukte von epizootischen Mastitiden verseuchter Viehbestände stattfindet, sofern die Milch nicht pasteurisiert wird. Ob die Verseuchung des Bodens und einzelner Viehbestände zu einem erhöhten Infektionsrisiko in der Landwirtschaft führt, ist noch ungeklärt. Die meisten menschlichen Infektionen sind jedoch in landwirtschaftlichen Berufen beobachtet worden (SEELIGER). Eine berufsgebundene Häufung ist daher nur für die landwirtschaftlichen Betriebe anzunehmen.

Das gehäufte Auftreten von Cryptokokkosen mit malignen Erkrankungen ist wohl mit der reduzierten Körperabwehr zu erklären. Zweifellos stellt die Cryptokokkose hier eine gravierende Sekundärerkrankung dar, die den letalen Ausgang der Grundkrankheit beschleunigt.

4. Cryptokokkose der Haut und Schleimhaut

Nach BUREAU, BARRIÈRE und TRICHEREAU ist die primäre Hautcryptokokkose in 10% und die Schleimhautcryptokokkose in 3% der Fälle nur vorhanden. Die Diagnose kann schwierig sein und stützt sich auf den Nachweis des Erregers neben anderen charakteristischen Faktoren wie Gewebsveränderungen,

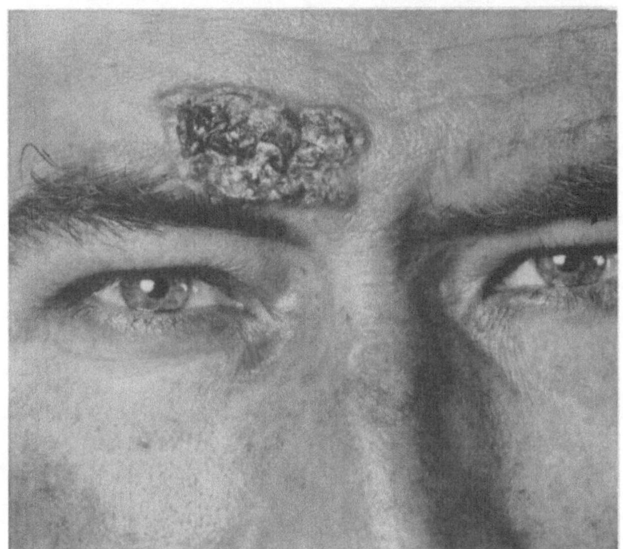

Abb. 1. Cryptokokkose der Haut. Isolierte, ulcerös-gummöse Veränderung an der Stirn. (Aus Manual of Clinical Mycology, überlassen von Prof. N.F.CONANT)

kulturelle Eigenschaften des Erregers und seine Pathogenität für Laboratoriumstiere. Klinisch findet man eine Vielzahl beschriebener Hautveränderungen mit mehr oder weniger spezifischem Aussehen. So kommen papulo-pustulöse, erythematöse, psoriasiforme und impetiginöse oberflächliche Formen zusammen mit Knötchen vor, die eine zentrale Dellung aufweisen und aus welchen sich reichlich Eiter auspressen läßt. Die acneiformen Knötchen sind als die spezifischsten Effloreszenzen bezeichnet worden, obwohl sie wohl recht selten beobachtet werden. Weiterhin können Weichteilschwellungen blauroter Farbe mit Absceßbildungen, Ulcerationen und granulomatösen Veränderungen bestehen (Abb. 1—3). Bei primärer Cryptokokkose der Nasenschleimhaut sieht man borkige Auflagerungen an den Nasenöffnungen. Die Haut darunter ist hochrot und näßt oder ist mit eitriger Sekretion bedeckt. Auch auf den Schleimhäuten können blaurote Knoten, Erosionen und Ulcerationen sowie Granulome bestehen (R. RICHTER, MATRAS und TAPPEINER, KIESS, GANDY, FINE, NEGRONI und BRIZ DE NEGRONI). Auch eine Cryptokokkose des behaarten Kopfes erscheint vereinzelt vorzukommen, wie der Bericht von BRANDT und ZACH zeigt. Die Kopfhaut ist dabei mit Schuppenmassen bedeckt, die darunterliegende Haut ist feucht, rot und glänzend. Die Haare sind dicht umscheidet, aber nicht durchwachsen. Die Abheilung erfolgt ohne Alopecie. CROUNSE und LERNER sowie CARRICK haben in letzter Zeit

mehrere Fälle primärer Hautcryptokokkose mit gleichzeitigem Bestehen acnei-
former, impetiginöser und ulceröser Efflorescenzen beschrieben. Es konnte in
keinem der Fälle eine Organbeteiligung gefunden werden und durch moderne
antibiotische Behandlung eine Ausheilung erzielt werden.

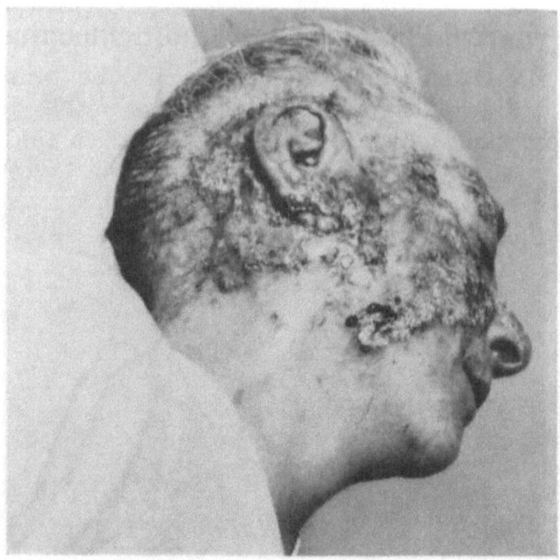

Abb. 2

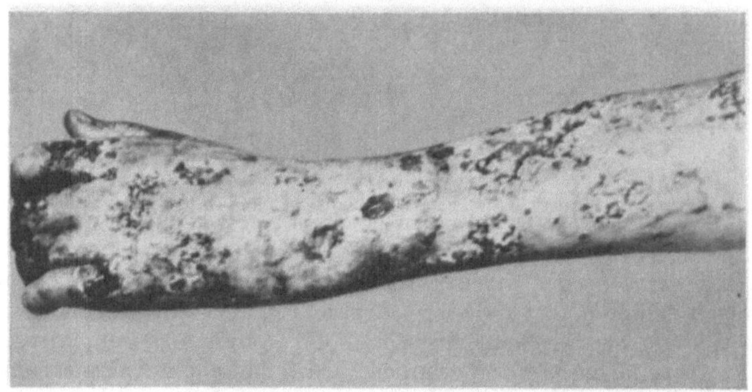

Abb. 3

Abb. 2 u. 3. Blastomykose der Haut. (Sammlung Prof. R. Richter)

5. Pulmonale Cryptokokkose

Die isolierte pulmonale Cryptokokkose ist wohl noch seltener als die der Haut
und Schleimhaut. Vor allem ist die Symptomatologie sehr uncharakteristisch.
Einzelne Patienten sind völlig symptomfrei, andere haben subfebrile Temperaturen, leichten Husten ohne Auswurf oder geringgradiges, muköses Sputum.
Röntgenologisch findet man ebenfalls verschiedene Bilder. Es werden isolierte
oder multiple Herde von 2—8 cm Durchmesser beschrieben, die den Metastasen
eines Carcinoms sehr gleichen können. Manchmal sind diese auch kleinfleckiger
disseminiert, ähnlich einer miliaren tuberkulösen Aussaat. Kavernen oder hiläre
Lymphknotenveränderungen werden selten beobachtet. Bei fortschreitender Er-

krankung sieht man mehr diffuse, pneumonische Infiltrate. Seltener ist eine beider-
seitige, progressive peribronchiale Infiltration (Abb. 4). Die Diagnose ist hier schwer
zu stellen und muß bei Ausschluß von Malignommetastasen oder Tuberkulose

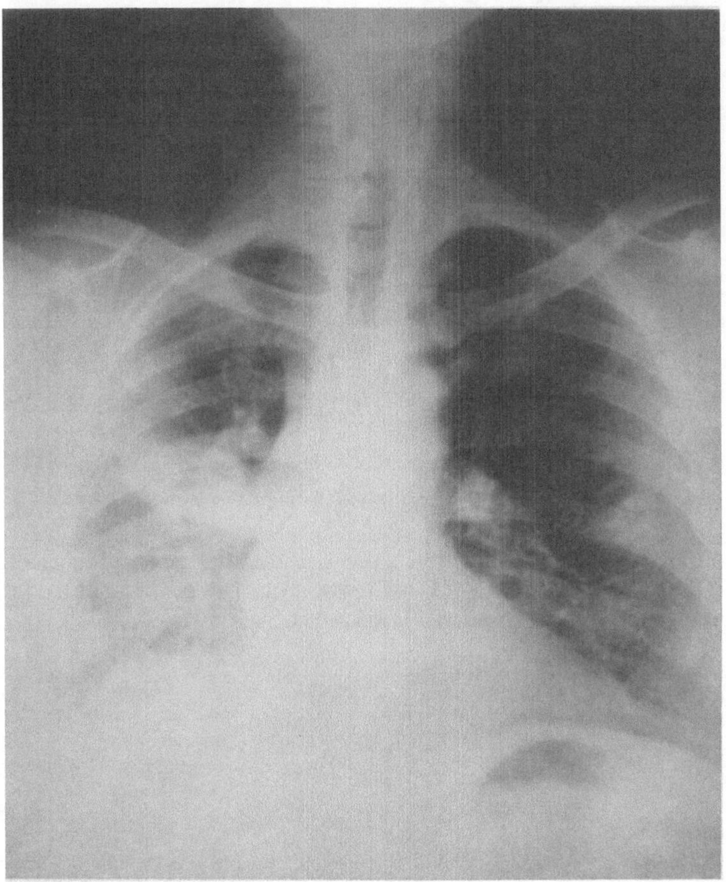

Abb. 4. Cryptokokkose der Lunge. (Aus Manual of Clinical Mycology, überlassen von Prof. N.F.CONANT)

durch bronchiale Lavage und Kultur des Erregers bestätigt werden. Bei umschriebenen Veränderungen kann durch Pneumonektomie mit Drüsenausräumung,
wie KUYKENDALL, ELLIS, WEED und DONOGHUE ausführen, eine Heilung erzielt
werden.

6. Cryptokokkose des Zentralnervensystems

Diese Form der Cryptokokkose ist wohl die am häufigsten vorkommende, was
auch aus der Zahl der Veröffentlichungen hierüber deutlich wird. MATHEIS konnte
bei zwei eigenen Fällen keine Primärherde nachweisen. Die Erkrankung war
spontan aufgetreten und die übrigen Organe waren frei von Pilzabsiedlungen.
ALAJOUANINE und GRASSET erwähnen hinsichtlich der Verlaufsformen eine diffuse
Meningo-Encephalitis sowie eine lokale Form, die als selten bezeichnet wird.
Außerdem kommen Granulome oder Pseudocysten der Großhirnhemisphären
sowie Kleinhirnlokalisation vor mit Symptomatologie von Hirntumoren, besonders
der hinteren Schädelgrube und Hirndrucksyndrom (Abb. 5 und 6). Die medullären

und cervicalen Formen sind sehr selten und Granulome der Cauda equina wurden nur von Zeitlhofer, Houdart und Drouhet (zit. nach Alajouanine und

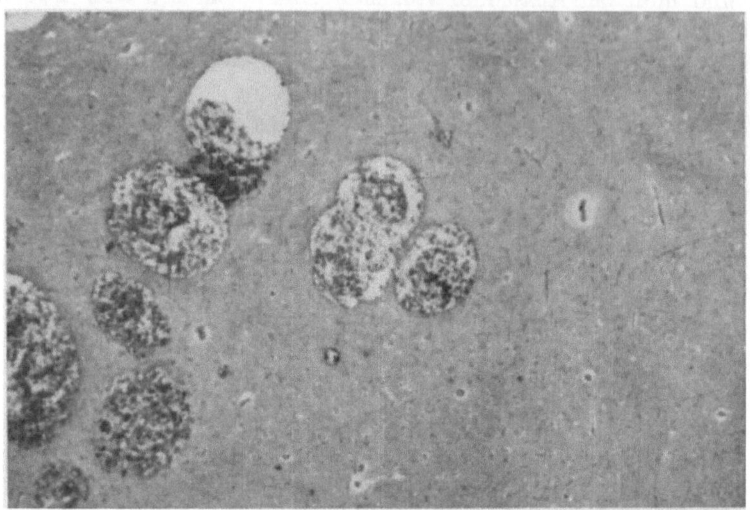

Abb. 5. Cryptokokkose des Gehirns, cystische Form. PAS-Alcian-Blau-Färbung

Grasset) mitgeteilt. Zu Augenbeteiligung bei Meningitis cryptococcica kann es durch ein Glaukom (Sciortino, MacHaffie, Alliband, Zaayer) oder Augenhintergrundveränderungen kommen (Heinsius).

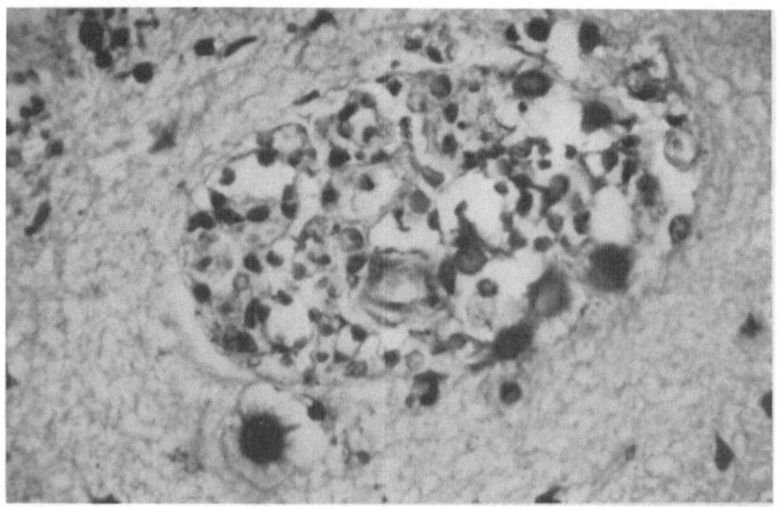

Abb. 6. Cryptokokkengranulom im Gehirn. Toluidinblaufärbung. Hefezellen verschiedenen Alters. Reaktionslose Umgebung des Granuloms

Nach Hoffmeister ist die Diagnose schwierig und „allein das Darandenken ist der beste Weg zur Diagnose". Bei jeder chronischen Meningitis sollte eine mykotische Form in Erwägung gezogen werden. Lues, Tuberkulose, Choreomeningitis, Tumoren, Hämorrhagie, Absceß und Encephalitis müssen wegen ähnlicher Symptomatologie ausgeschlossen werden. Der Kopfschmerz ist das lange vorauseilende Symptom und erst später folgen Nackensteife, positiver KERNIG, Erbrechen, Schlafsucht, Interesselosigkeit, langzeitige Bewußtlosigkeit, zum Teil Erscheinungen intracerebraler Druckerhöhung. Nystagmus, Abducensparese, Neuroretinitis und völlige Erblindung können eintreten. Im Endstadium kommt es dann zu Krämpfen und Lähmungen und oft tritt erst nach wochenlangem Koma der Tod ein. Liquorpunktion, Sputumkultur oder histologischer Befund können die Diagnose stellen lassen oder erhärten. Bei der Liquorpunktion findet sich ein erhöhter Druck. Der Liquorzucker ist vermindert, ebenso die Chloride. Die Zellzahl ist erhöht, insbesondere die Lymphocyten. Albumine und Globuline sind erhöht und es findet sich im Kurvenverlauf ein Meningitistyp. Autoptisch besteht eine gelatinöse Meningo-Encephalitis mit einzelnen oder zahlreichen septierten Herden in allen Hirnbereichen. Auch die Dura mater und Arachnoidea werden befallen (BRUNS).

7. Cryptokokkose der übrigen Organe

Organabsiedelungen von Cryptococcus neoformans findet man in der Hauptsache als Ausdruck einer septischen, metastatischen Verlaufsform meist mit Beteiligung des Zentralnervensystems. Hierbei finden sich Pilzherde in Nieren, Nebennieren, Schilddrüse, Epikard und Mediastinum (HOIGNÉ, BEER und COTTIER). Eine primäre Wirbelcryptokokkose nehmen RIGDON und KIRKSEY in ihrem Fall an. Hierbei kam es zu einem Einbruch in die Aortenwand mit Ausbildung eines Aneurysmas und Aussaat in Nieren, Nebennieren, Leber, Pankreas und Nebenhoden.

In 10% aller Fälle kann ein Befall der Knochen, des Knochenmarkes oder einzelner Gelenke hinzukommen. Man sieht hierbei röntgenologisch osteolytische Defekte mit Schwellung der umgebenden Weichteile und eventuell Fistelbildung. Es kommt also meist zu dem Bild der Osteomyelitis cryptococcica (Abb. 7). Aus den befallenen Gelenken entleert sich bei der Incision eine dicke, gelatinöse, sanguinolente Flüssigkeit. In der Markhöhle der Knochen findet sich ein schleimiges, entzündliches Exsudat. Bei der Beteiligung der Knochen, Gelenke und Markhöhle besteht in fast allen Fällen eine hämatogene Aussaat, so daß pulmonale oder Veränderungen des Zentralnervensystems gleichzeitig beobachtet werden (LITTMAN und ZIMMERMAN, RICHTER und TEMPS).

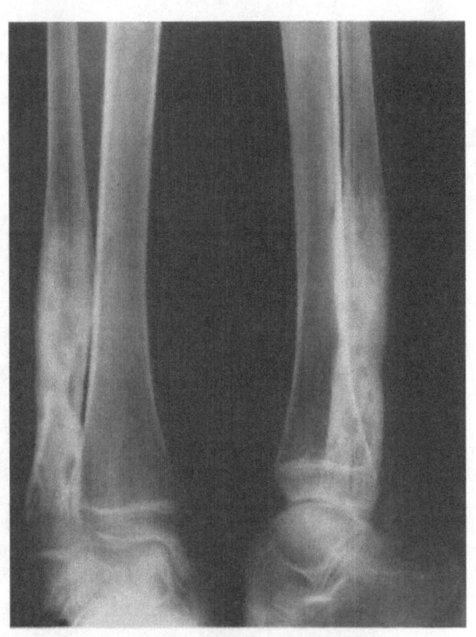

Abb. 7. Cryptokokkose des Knochens. (Sammlung Prof. R. RICHTER)

BOWMAN und RITCHEY sowie COHEN und KAUFMAN sahen bei einer tödlich verlaufenden Cryptokokkose eine Beteiligung der Prostata. Da sich der Erreger aus Prostatasekret und Prostata-Acini züchten ließ, nehmen diese Autoren an, es habe sich primär um eine Cryptokokkose der Prostata gehandelt mit hämatogener Generalisierung von dort aus.

8. Histologie der Cryptokokkose

Da der Erreger der Cryptokokkose eine Schleimkapsel besitzt, die in der
Hauptsache aus sauren Mucopolysacchariden besteht, hat sich der Nachweis in

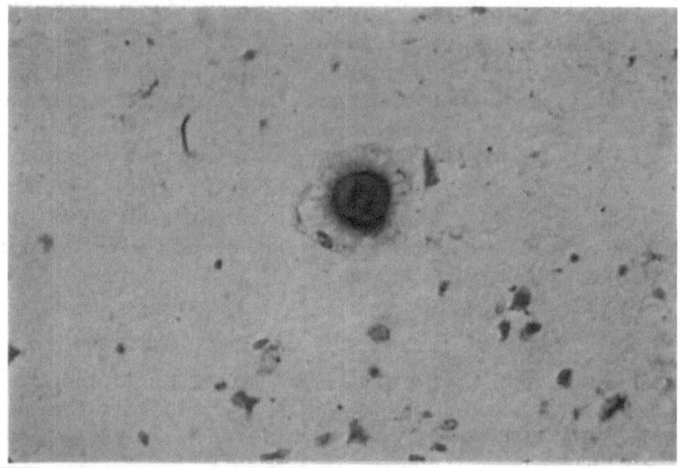

Abb. 8. Cryptococcus neoformans. Strahlenförmige Anfärbung der Kapsel mit Toluidinblau. Einzelne Hefezelle
in Gehirncapillare liegend

Liquor und Gewebe durch Einbettung und Färbung mit Alcianblau bzw. Astralblau
besonders bewährt (Abb. 8). Diese Färbungen sind besser als die mit Toluidinblau

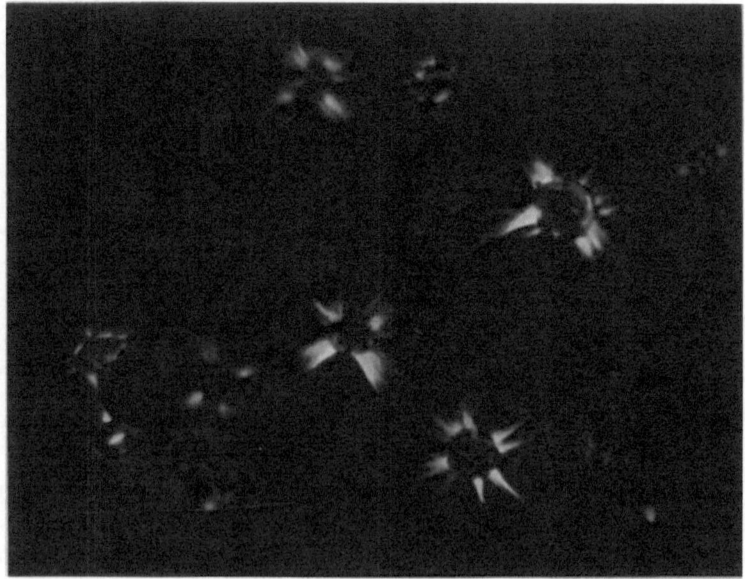

Abb. 9. Sichtbarmachung der Kapsel durch Betrachtung im polarisierten Licht bei Astralblaufärbung.
Vergr. 2000mal. (Nach HOLTZ, Univ.-Hautklinik Freiburg)

und Mucicarmin. Die Sudan III-Färbung kann zur Deutlichmachung des sudano-
philen Kernes dienen. Bei Anfärbung mit Acridinorange fluorescieren die Erreger rot
auf blauem Grund und im polarisierten Licht ist die Kapsel doppelbrechend (Abb. 9).

(Weiteres über Färbemethoden s. bei Candida albicans.) Auffallend ist im Gehirn die Reaktionslosigkeit des umgebenden Gewebes, trotz der schweren Zerstörung. Dies wird auf die hochgradige Acidität der Erreger zurückgeführt. Ein rein verdrängendes Wachstum ist aber auf Grund der Beschaffenheit und Struktur des umgebenden Gewebes abzulehnen. Nach BAKER und HAUGEN muß man zwischen jüngeren gelatinösen und älteren granulomatösen Veränderungen unterscheiden.

Neben diesen teils gelatinösen, cystischen, teils granulomatösen Pilzherden im Gehirn, werden Mikroabscesse in den verschiedenen Organen gefunden. Auch die

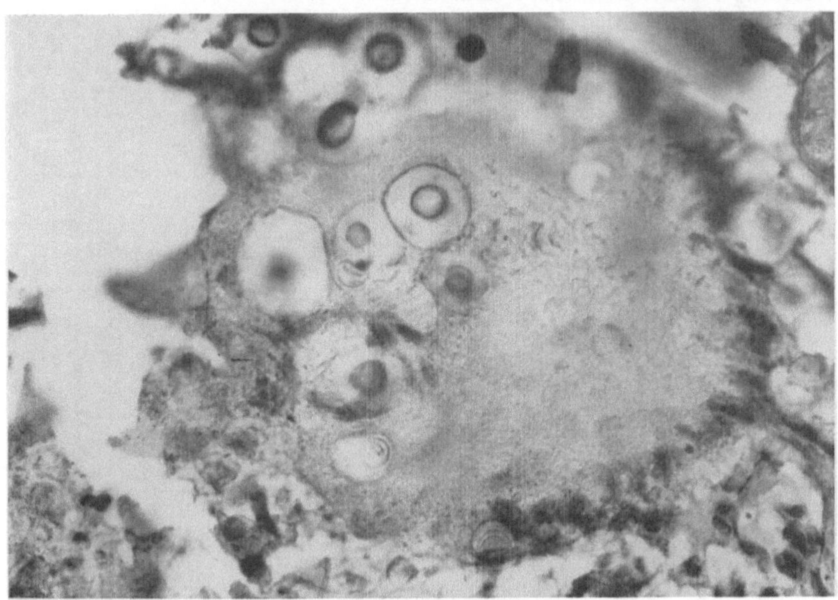

Abb. 10. Cryptococcus-Granulom mit zentraler Nekrose, die Riesen- und Abbauformen von C.n. enthält. Granulationsrand mit Epitheloidzellen, Lympho- und Plasmazellen. [Aus dem Neuropathol. Institut Frankfurt a. M. (nach MATHEIS)]

größeren Gefäße können intravasale Granulome aufweisen und die kleineren Gefäße sind von Hefegranulomen eingescheidet (Abb. 10 und 11).

Bei den blastomykotischen Herden der Haut sieht man im Zentrum neben zerfallenden Zellen eine große Anzahl von Hefezellen, die nach der Peripherie zu abnimmt. Hier besteht das entzündliche Granulationsgewebe aus reichlich segmentkernigen Leukocyten, vereinzelten Lymphocyten, Epitheloiden und Riesenzellen. Die Riesenzellen sind vom Langhans- oder Fremdkörper-Typ und enthalten mitunter Hefezellen. An der Grenze des tuberkuloiden Granulationsgewebes zum Gesunden hin verschwinden die Hefezellen dann völlig. Elastische Fasern und kollagenes Bindegewebe sind im Bereich der Entzündung deutlich geschädigt. Die Gewebsreaktion kann aber auch andere Formen annehmen. So besteht manchmal ein einfaches entzündliches Granulationsgewebe oder es findet sich mehr ein myxomatöser Charakter. Nach RAMEL (zit. nach GANS und STEIG-LEDER) bestehen Beziehungen zwischen histologischer Struktur und Abwehrfähigkeit des Organismus auch bei Blastomykose wie bei anderen chronisch infektiösen Granulationsgeschwülsten. Diese verschiedene Antwort des Gewebes ist wohl als Ausdruck der momentanen Reaktionslage des Organismus anzusehen. Die Stelle der Infektion zeigt zunächst die myxomatöse Morphologie, während bei Zunahme der Allergie ein tuberkuloides Granulationsgewebe entsteht, bei Abnahme der Erreger im Gewebe. In der Epidermis selbst können die Hefezellen intra- aber auch intercellulär gelagert sein. Am häufigsten finden sie sich in blasig umgewandelten Zellen des Rete Malpighi, wobei die Kerne zusammengedrückt erscheinen. Diese Veränderungen kommen aber auch in anderen Schichten vor. Weiterhin werden Mikroabscesse beobachtet. Die Hefezellen können die Epidermiszellen so weitgehend zerstören, daß hievon nur noch Trümmer vorhanden sind. An den Stellen der größten Hefezellansammlungen ist der Papillarkörper völlig umgebaut, wodurch der zerstörende Einfluß auf das umgebende Gewebe deutlich wird (GANS und STEIGLEDER).

Bei der experimentellen Cryptokokkose kann man ebenfalls eine unterschiedliche Reaktion der verschiedenen Gewebe sehen. Im Gehirn entstehen bei weißen

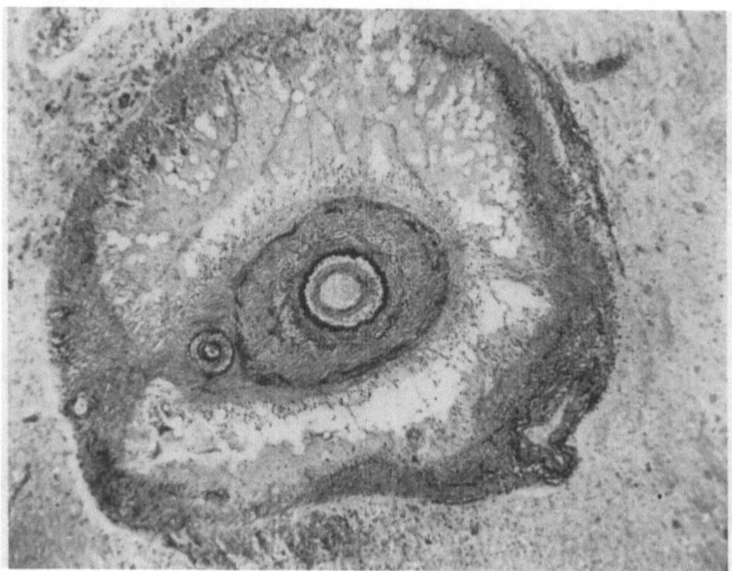

Abb. 11. Perivasculäres „intraadventitielles" Cryptococcus-Granulom. In der zirkulären Nekrose finden sich zahlreiche Erreger. (Nach MATHEIS)

Mäusen reaktionslose Abscesse, während bei subcutaner und intraperitonealer Infektion etwas mehr Entzündung auftrat (LEVINE, ZIMMERMAN und SCORZA). Man könnte daraus den berechtigten Schluß ziehen, daß die Gewebsreaktion bei der Cryptokokkose der bei der Candidamykose entspricht, nämlich in erster Linie einen milden Infektionsreiz mit Fremdkörperwirkung darstellt. Lediglich die Schleimkapsel von Cryptococcus neoformans bringt gewisse Unterschiede, die jedoch mehr aus therapeutischen und prognostischen Gründen von Interesse sind. Durch diese Schleimkapsel gelingt es aber bereits im Gewebe eine Erregerdiagnose zu stellen mit Hilfe der erwähnten histochemischen Färbemethoden. Eine ebenso rasche Diagnose und Differenzierung des Erregers gelingt bei Nachweis der Schleimkapsel im Tuschepräparat, wenn die Hefezellen in Körpersekreten oder Gewebspreßsaft enthalten sind.

9. Mykologie und Pathogenese der Cryptokokkose

Cryptococcus neoformans (SANFELICE VUILLEMIN 1894). Nach LODDER und KREGER VAN RIJ sind 39 Synonyma bekannt. Es seien hier nur einige aus historischen Gründen — und die noch teilweise gebräuchlichen erwähnt. Saccharomyces hominis (BUSSE-BUSCHKE), Saccharomyces neoformans (SANFELICE),

Torulopsis neoformans (REDAELLI), Cryptococcus hominis (VUILLEMIN), Torula histolytica (STODDARD und CUTLER).

Beschreibung. Wachstum in Malzextrakt. Nach 3 Tagen sind die Zellen meist rund. Es gibt Unterschiede in der Größe der Zellen. Einige Stämme haben große Zellen von 5—8 μ Durchmesser, während andere nur 3,5—5 μ messen. In allen Kulturen, die bei 17° gehalten werden, bildet sich ein Sediment und Ring aus. Die Zellen sind umgeben von einer Kapsel, die sich speziell in alten Kulturen entwickelt, gleichgültig ob festes oder flüssiges Medium. Unter besonderen Bedingungen wird Stärke gebildet.

Wachstum auf Malzagar. Nach 3 Tagen bei 25° sieht man runde Zellen. Die unterschiedliche Größe ist hier weniger deutlich (2,5—7 μ). Die Ausstrichkutur ist glänzend, schleimig, gelblich-braun, pastenartig mit glatter oder leicht strukturierter Oberfläche.

Objektträgerkultur. Kein Pseudomycelium, aber bei einigen Stämmen kurze Ketten elongierter Zellen werden gebildet. Ascosporen werden nicht gefunden. Fermentation negativ.

Zuckerassimilation. Glucose +, Galaktose +, Saccharose +, Maltose +, Lactose —.

Assimilation von Kaliumnitrat: negativ.

Spaltung von Arbutin: leicht positiv (Abb. 12).

Als Varietät kommt Cryptococcus neoformans var. uniguttulatus [Eutorulopsis uniguttulata Zach (WOLFRAM und ZACH 1934)] vor. Der Hauptunterschied ist eine sehr schwache Kapselausbildung. Die Kultur ist daher nicht schleimig. Diese Hefe wurde in der Hauptsache von veränderten Nägeln isoliert (ZACH, PRAKKEN zit. nach LODDER und KREGER VAN RIJ).

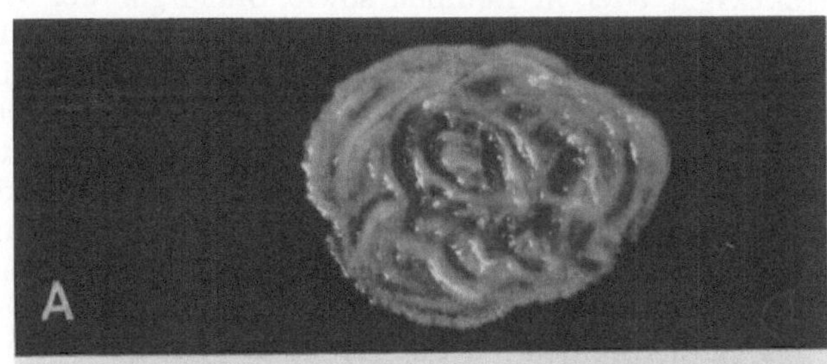

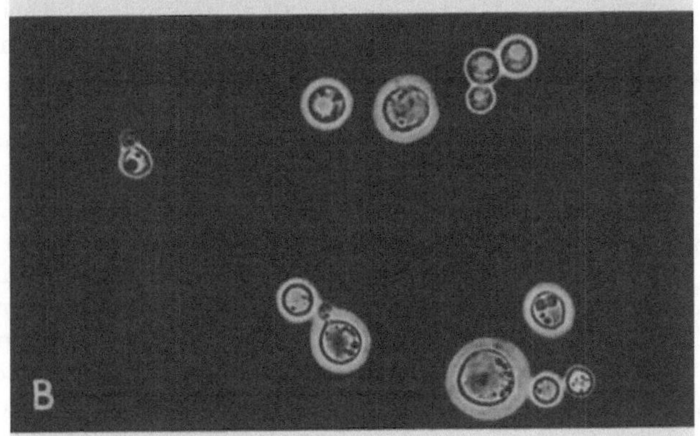

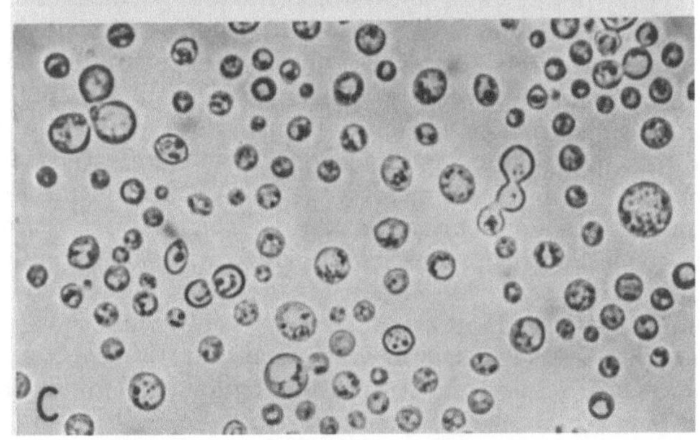

Abb. 12. Cryptococcus neoformans: A Kultur auf Sabouraud-Agar nach 21 Tagen bei Zimmertemperatur. B Tuschepräparat von Sabouraud-Glucose-Agar. C Präparat von Sabouraud-Glucose-Agar im Wassertropfen, Hellfeld (700 ×). (Aus Manual of Clinical Mycology, überlassen von Prof. N.F.CONANT)

Die Schleimkapsel kann durch Tuschepräparate oder Hinzufügen von Antiserum sichtbar gemacht werden. Diese Schleimkapsel ist bei Wachstum auf künstlichen Nährböden oft schwach ausgebildet. Nach SEELIGER lassen sich aber durch Mäusepassagen und Abimpfen des Peritonealexsudates infizierter Tiere beträchtliche Zunahmen des Kapseldurchmessers erzielen.

Außer Direktuntersuchungen im Phasenkontrastmikroskop, Dunkelfeld oder Tuschepräparat ist noch eine Giemsa-Färbung von Gefrierschnitten möglich.

Kulturverfahren. Das gewonnene Material sollte auf Sabouraudschem Malz-extrakt-Agar oder in Bouillon sowie Blut-Agar bei 37⁰ inkubiert werden. Zur primären kulturellen Isolierung aus dem gewonnenen Material eignet sich beson-ders der Littmansche Ochsengalle-Agar bei 20⁰ Inkubationstemperatur. Die Kolonien wachsen langsamer als auf Sabouraud-Medium und erscheinen zunächst wie Candidahefen. Bei weiterer Kultivierung kommt es zu einer peripheren Transparenz und perlartigem Aussehen. Die mikroskopische Betrachtung der Hefe zeigt dann in der Hauptsache dünne Kapselbildung. Bei älteren Kulturen wird die Farbe bräunlich und die Kapselbildung ist ausgeprägter.

In synthetischen Medien wurde Vitamin B als essentieller Wuchsfaktor be-stätigt. Das Wachstum bei 37⁰ ist schleimig, bräunlich und erscheint manchmal dem Wachstum von Friedländer-Bacillen ähnlich zu sein.

Das Wachstumsoptimum liegt allerdings bei 29⁰ und die obere Grenze der Hitzeresistenz bereits bei 39⁰.

Es sei an dieser Stelle darauf hingewiesen, daß diese Tatsache zur versuchs-weisen Anwendung der Hyperthermie bei der Behandlung der generalisierten Cryptokokkose führte.

Die Fähigkeit bei 37⁰ zu wachsen kennzeichnet die Pathogenität von Crypto-coccus neoformans gegenüber anderen morphologisch und kulturell ähnlichen apathogenen Cryptokokken. Außerdem ist die Mäusepathogenität charakte-ristisch. Bei intracerebraler oder intraabdomineller Injektion finden sich nach 3—4 Wochen gelatinöse Massen in Gehirn, Abdomen oder Lungen.

Bei der tierexperimentellen Infektion führt eine gleichzeitige Röntgenbestrah-lung oder Cortisonbehandlung zu einer raschen Ausbreitung und Tod der Tiere (Levine, Zimmerman und Scorza). Eine wichtige und interessante Frage ist die immunisatorische Eigenschaft von Cryptococcus neoformans. Eigenartigerweise kann man durch Injektion von Cryptococcusstämmen ohne Kapsel eine Anti-körperbildung auslösen, wohingegen dies mit kapselhaltigen Stämmen auch bei langzeitiger Injektion nicht gelingt. Diese mangelhafte immunbiologische Reak-tion des Wirtes macht es fraglich, ob Cutanteste oder Seroreaktionen zur Dia-gnostik herangezogen werden können. Seeliger gelang es mit der Methode von Neill im Liquor sehr rasch zu einer Diagnose zu kommen. Hierdurch ist einmal die große Spezifität dieser Methode bewiesen und außerdem ihr großer Wert zur Schnelldiagnostik im Gegensatz zu den zeitraubenden Kulturmethoden. Die mangelhafte Antikörperbildung bei Cryptokokkose wird mit der immunologischen Paralyse erklärt. Durch die lange im Wirtsorganismus verbleibenden Poly-saccharide werden die Antikörper laufend gebunden und zerstört.

Der Wert der Cutanreaktion mit Cryptococcus-Vaccine ist erst neuerdings wieder Gegenstand weiterer Untersuchungen, da es mit verbesserter Technik nun anscheinend gelingt, verwertbare Antigene zu erzeugen. Nach Littman und Zimmerman haben einige Untersucher positive Hautteste bei Organcrypto-kokkosen erzielen können. Eine Vaccine „Torulin concentrate" ist von den Lilly Research Laboratories, Indianapolis, Indiana zu erhalten. Bisher scheint auf Grund der immunologischen Eigentümlichkeiten der Cryptokokkose lediglich die Liquorpräcipitation mit Immunseren verwertbare Ergebnisse zu liefern.

Die Pathogenität und Virulenz von Cryptococcus neoformans wird unter-schiedlich beurteilt. Zweifellos ist dieser Vertreter aus der Gruppe der Crypto-coccaceae als pathogen anzusprechen. Eine Bestätigung findet sich in den Tierversuchen und vor allem am Hühnerembryo. KLIGMAN, CRANE und NORRIS (zit. nach LITTMAN und ZIMMERMAN) fanden bei intravenöser Injektion eines angepaßten Inoculums eine 100%ige Mortalität der Embryonen und Aussaat der Erreger in Leber, Milz, Niere, Hirn und Lunge. Die Virulenz kann durch Mäusepassagen nachweisbar gesteigert werden.

Obwohl sich tierexperimentell die Pathogenität des Cryptococcus neoformans nachweisen läßt, muß angenommen werden, daß der gesunde Mensch sehr selten an einer Cryptokokkose erkrankt. Es muß wohl bei Vorhandensein des Erregers auf der normalen Haut und Schleimhaut erst eine Zweiterkrankung zur Minderung der allgemeinen und lokalen Abwehrkräfte beitragem, um ein Angehen des Infektes zu ermöglichen. Eine Änderung der Situation und daher Häufung der Cryptokokkose wird seit Einführung der Antibiotica und Steroidhormone angenommen (KÖNIGSBAUER).

Zweifellos ist die gehäufte Beobachtung von Cryptokokkose bei malignen Erkrankungen des lymphatischen Systems wie Lymphosarkom, Lymphogranulomatose, lymphatischer Leukämie und Sarkoidose auffallend (LAAS und GEIGER). Allerdings wird von MÜLLER und HILSCHER bei der Mitteilung eines Falles auf die Möglichkeit einer Cryptokokkose unter dem Bild einer Pseudolymphogranulomatose hingewiesen. Es handele sich hierbei nicht um eine blastomykotische Zweiterkrankung bei Lymphogranulomatose. Der Gedanke, daß die Cryptokokkose durch ihre Stoffwechselprodukte eine Lymphogranulomatose auslösen könne, ist wohl allgemein wieder verlassen. Viel eher wird heute angenommen, daß die Erkrankung des lymphatischen Systems eine Hemmung der immunologischen Abwehr verursachen und daher Cryptokokken auf der Haut und Schleimhaut gestatten, in das Gewebe einzudringen. Haben die Erreger dort erst einmal Fuß gefaßt, führt ihre gesteigerte Pathogenität unter Umständen zur Generalisierung der Erkrankung. Bestimmte lokalisierte Formen der Cryptokokkose können differentialdiagnostisch an Tuberkulose und Sarkoidose denken lassen. Ist es tatsächlich der Fall, daß eine Boecksche Krankheit vorliegt, kann die Behandlung mit ACTH oder Cortison eine Pathogenitätssteigerung einer latenten Cryptokokkose bedingen und zum letalen Ausgang der Erkrankung beitragen. Mehrere solche typische Fälle sind bei LITTMAN und ZIMMERMAN beschrieben.

Wenn auch 30% aller Cryptokokken bei malignen Erkrankungen gefunden werden, so bleibt doch eine größere Zahl übrig, deren Genese ungeklärt erscheint, da sich bei der Durchuntersuchung keine andere Ursache für diese Infektion auffinden läßt. Eine Komplizierung der Situation ist durch die Einführung der Antibiotica und Steroide in die Therapie eingetreten. Es wurde schon darauf hingewiesen, daß die Übertragung wohl als Schmierinfektion aufzufassen ist. Es soll daher in einem besonderen Abschnitt kurz auf die tierische Cryptokokkose eingegangen werden. Wohl ist die Cryptokokkose in den meisten Fällen als metastatisch bedingt anzusehen nach Inhalation oder Ingestion des Erregers, es ist aber ebenso sicher eine rein lokale Infektion und Beschränkung auf einen blastomykotischen Hautherd möglich.

10. Cryptokokkose der Tiere

Bei zahlreichen verschiedenen Säugetieren wurde über spontane Cryptokokkose berichtet. Bei Vögeln konnte bisher keine Cryptokokkose beobachtet werden. Dies wird auf die höhere Körpertemperatur der Vögel zurückgeführt, die als protektiv angesehen wird. In der Hauptsache bei Pferden, Katzen und Hunden fanden sich prominente Herde im Kopfbereich. Diese Lokalisation führt

zu der Annahme der lokalen Infektion, da der Erreger in der Natur häufig vorkommt[1]. Isolierte Cryptokokkengranulome im Katzenmagen läßt eine Infektion
bei der Nahrungsaufnahme vermuten. Die tödlichen Infektionen spielen sich
auch bei Tieren am Zentralnervensystem ab. Bei der oft epidemischen Crypto-
kokkenmastitis der Kühe findet sich klinisch eine Zunahme, derbe Konsistenz und
Stauung des Euters mit Abnahme des Milchflusses und Produktion eines viscösen
Sekretes. Nach zweimonatiger Erkrankung ist der Milchfluß meist völlig versiegt.
Die Tiere stehen mit gespreizten Hinterbeinen, da die Schwellung des Euters
starke Schmerzen macht. Durch lange Beobachtungen konnte festgestellt werden,
daß eine Übertragung von Mensch zu Mensch oder unter den Tieren unwahrscheinlich ist, sondern eine Infektion aus dem Boden stattfinden muß. Trotzdem
war auffallend, daß die Erkrankungsziffern zurückgingen, wenn die befallenen
Tiere von den gesunden getrennt wurden, wenn das Melkpersonal die Geräte
sterilisierte und eine Übertragung auf andere Tiere vermied. Der ökonomische
Verlust durch den Ausbruch einer Cryptokokkose der Milchkühe kann beträchtlich
sein. Es wurde hierauf näher eingegangen, da diese Betrachtung die Pathogenese
der menschlichen Cryptokokkose ebenfalls beleuchtet (Literatur bei Littman und
Zimmerman).

11. Differentialdiagnostische Erwägungen

Die Vielzahl der morphologischen Varianten der blastomykotischen Hauterscheinungen macht erklärlich, wenn eine große Zahl der Dermatosen differentialdiagnostisch in Betracht gezogen werden müssen, bis die Diagnose Cryptokokkose
gesichert ist. Außer Hauttuberkulose, tertiären Syphiliden, Hautcarcinomen
und leprösen Veränderungen müssen chronische vegetierende Pyodermien, besondere Acneformen und maligne Systemerkrankungen mit Beteiligung der Haut
ausgeschlossen werden. Bei Lymphknotenbefall können Retikulosen und maligne
Erkrankungen des lymphatischen Systems vorliegen. Häufig kommen Lymphogranulomatose, Lymphosarkomatose, Sarkoidose und eventuell auch Histoplasmose gemeinsam mit Cryptokokkose vor. Bei der pulmonalen Form muß
außerdem an Tuberkulose, Aktinomykose und Candidamykose gedacht werden.
Weiterhin kommen Lungenabsceß, Pneumokoniosen und Bronchiektasien in
Frage. Bei Fällen mit Befall des Zentralnervensystems ist entscheidend, ob es
sich um lokalisierte oder diffuse Formen handelt. Bei der meningitischen Form
muß von der tuberkulösen Meningitis durch Liquoruntersuchungen abgetrennt
werden. Die Beurteilung ist in diesen Fällen genauso wichtig wie bei der Möglichkeit einer cerebralen Metastase eines Lungencarcinoms. Bei Fällen mit umschriebenen Granulomen in Hirn und Rückenmark bestehen meist Tumor-
symptome. Aber auch Abscesse und subdurale Hämatome mögen für die Beschwerden in Frage kommen. Die Diagnose kann hierbei oftmals erst durch den
Neurochirurgen gestellt werden. Die Trennung von anderen Mykosen ist mit dem
Nachweis der Erreger im Liquor der Kultur oder dem bioptischen Material durchzuführen. Auf jeden Fall sollte bei Therapieresistenz und Neigung zur Progredienz
an die Möglichkeit des Vorliegens einer Cryptokokkose gedacht werden und eine
entsprechende mykologische Diagnostik durchgeführt werden. Nur so kann es
gelingen, die Erkrankung frühzeitig zu erkennen und durch energische therapeutische Maßnahmen eine Generalisierung zu verhindern. Auch kann es hier-

---

[1] Diese Auffassung wird auch von Rieth und El Fiki vertreten. Nach diesen Autoren
hat die animale Mykologie durch die Möglichkeiten moderner Nährbodentechnik eine erneute
Belebung und Bedeutung erfahren bei der Feststellung der Übertragungsmöglichkeiten auf
den Menschen.

durch gelingen, die Patienten einer völligen Heilung zuzuführen. Wahrscheinlich verbirgt sich hinter manchem unklaren therapieresistenten Fall eine Cryptokokkose und nur das Denken an diese Möglichkeit führt zur Diagnose (HOFFMEISTER).

12. Therapie der Cryptokokkose

Das Problem der Behandlung der Cryptokokkose ist bis heute noch nicht zufriedenstellend gelöst. In der Hauptsache lassen sich folgende große Gruppen von Behandlungsmöglichkeiten abgrenzen:

1. Chirurgische Excision lokaler, umschriebener Erscheinungen. Hierbei werden nicht nur gute Resultate bei umschriebener Lungen- und Hautcryptokokkose beschrieben, sondern auch bei Befall der Nebenhöhlen, des übrigen Skelets und sogar des Gehirns (s. LITTMAN und ZIMMERMAN). Durch frühzeitige Erkennung und radikale chirurgische Entfernung des Cryptokokkengranuloms kann es zu einer Ausheilung dieser therapieresistenten Erkrankungen kommen.

2. Nichtchirurgische Behandlung.

a) Physikalische Behandlung wie Fiebertherapie, UV-Bestrahlung und Röntgenbestrahlung.

b) Chemische Agentien wie Schwermetalle, Sulfonamide, Diamidine, Acridinfarbstoffe, Halogene u.a.m.

c) Antibiotica.

d) Immunologische Agentien (Vaccine, γ-Globulin, Kaninchenserum).

e) Enzyme (Hyaluronidase, Streptodornase).

Von den genannten Möglichkeiten haben sich nur ganz wenige als wirksam erwiesen. In einigen Fällen konnte durch Röntgenbestrahlung eine Heilung umschriebener Prozesse, vor allem bei Hautherden festgestellt werden. Die früher viel geübte Behandlung mit Jodkali und Vaccine führt nur zu vorübergehenden Besserungen und ist heute zugunsten der Diamidine und Antibiotica aufgegeben. Zwar haben auch die letztgenannten Stoffe noch keine so durchschlagende Wirkung, daß dadurch in allen Fällen eine Heilung gelingt, dennoch sind die Chancen hierdurch für die Patienten mit generalisierten Cryptokokkosen heute wesentlich besser geworden. Relativ gut wirksam fanden RICHTER und TEMPS bei tiefen Hefemykosen das D 25 oder Novex (2'2-Dioxy-5'5-dichlordiphenylsulfid). Nach LITTMAN und ZIMMERMAN sowie PROCKNOW und LOOSLI wurden die besten Resultate mit 2-Hydroxystilbamidin beobachtet. Von den Antibiotica haben lediglich das Actidion (Cycloheximid), das Nystatin (Fungizidin) und das Amphotericin B (Fungizon) eine therapeutische Bedeutung erlangt. Zahlreiche Antibiotica aus Bakterien und Pilzen mit Wirksamkeit gegen Cryptococcus neoformans wurden isoliert und in vitro untersucht. Ihre hohe Toxicität ließ aber eine therapeutische Anwendung nicht zu (z.B. Prodigiosin, Pyocyanin, Mycosubtilin, Clavicin, Gliotoxin, Candicidin, Candidin, Mycoticin).

Actidion (Cycloheximid) wird aus Streptomyces griseus gewonnen und wurde von WAKSMAN und REILLY erstmalig dargestellt (zit. nach LITTMAN und ZIMMERMAN). In einigen Fällen, die mit diesem Mittel behandelt wurden, kam es zu Remissionen, so daß trotz der relativ geringen Wirkung in vivo ein Versuch damit gerechtfertigt erscheint. Die bisherigen Erfahrungen mit Mycostatin (Nystatin oder Fungizidin, in Deutschland als Moronal im Handel) sind ebenfalls weitgehend negativ verlaufen.

Ermutigender sind die Berichte über Amphotericin B durch APPELBAUM und SHTOKALKO sowie GANTZ, NUETZEL und KELLER. Bei Patienten mit Cryptococcus-Meningitis gelang es, durch orale und parenterale Applikation mit einer Tagesdosis von 8 g den Patienten zu retten. Der Liquor wurde frei von Hefezellen und die Symptome von seiten des ZNS verschwanden. Auch die intrathecale

Anwendung von Amphotericin B wird berichtet. Aber wie PROCKNOW und LOOSLI sagen, ist auch Amphotericin B nicht die erhoffte Droge mit absoluter Wirkung gegen diese schleichende und unheimliche Krankheit. Trotzdem muß es als Fortschritt bezeichnet werden, daß Patienten mit ausgedehnter Cryptokokkose der Haut und Schleimhaut vor einer Generalisierung bewahrt werden können, ja, daß die bestehenden Erscheinungen unter dieser Behandlung abheilten. CROUNSE und LERNER erreichten durch eine intravenöse Erhaltungstherapie eine andauernde Beschwerdefreiheit. Da möglicherweise die Kapsel des Pilzes bei der Therapieresistenz eine Rolle spielt, hat man versucht, durch Enzyme diese Kapsel abzubauen. Die therapeutischen Versuche mit Injektionen von Hyaluronidase und Streptodornase gemeinsam mit Antibiotica hatten jedoch völlig negative Ergebnisse. Auf den stimulierenden Effekt der Hormone, vor allem des Cortisons wurde bereits hingewiesen. MANKOWSKI fand diesen auch für Oestradiol bei experimenteller Infektion der Mäuse (zit. nach LITTMAN und ZIMMERMAN).

13. Prognose

Die lokale Form der Cryptokokkose der Haut ist durch die Möglichkeit der Excision und Chemotherapie durchaus heilbar. Auch kann hier in diesem Stadium eine Generalisierung verhindert werden. Bei umschriebenen Formen der pulmonalen oder ossären Form ist ebenfalls eine chirurgische Behandlung mit Ausgang in Heilung möglich. Es gibt auch Formen chronischer Meningitis, die zu Remissionen führen. Bei der ausgedehnten Infektion des ZNS ist die Prognose, wie überhaupt bei der septischen Form, auch heute noch nach Einführung der genannten Antibiotica als sehr ernst oder besser gesagt weitgehend infaust zu bezeichnen.

Literatur

ALAJOUANINE, TH., et A. GRASSET: La cryptococcose (torulose) du système nerveux central. Sem. Hôp. Paris 1957, No 61, 1. — ANDRÉ, L., P. DESSAUSE, L. MONCOURIER, J. BILLIOTTET et R. DELETRAZ: Un cas mortel de blastomycose thoracique avec envahissement du canal médullaire. Bull. Soc. méd. Hôp. Paris 66, 1046 (1950). — APPELBAUM, E., and S. SHTOKALKO: Cryptococcus meningitis arrested with amphotericin B. Ann. intern. Med. 47, No 2 (1957).

BAKER, R. D., and R. K. HAUGEN: Tissue changes and tissue diagnosis in cryptococcosis. A study of 26 cases. Amer. J. clin. Path. 25, 14 (1955). — BANFORD, J. T.: Localized infection caused by yeast-like fungi. With special reference to the spinal involvement. Surg. Gynec. Obstet. 50, 972 (1930). — BEER, K.: Über Torulose. Schweiz. Z. allg. Path. 19, 534 (1956). — BERNHARDT, R., G. ZALEWSKI u. J. BURAWSKI: Generalisierte Torulose (europäische Blastomykose). Arch. Derm. Syph. (Berl.) 173, 78 (1935). — BISBY, G. R.: The name Oidium. Trans. Brit. mycol. Soc. 35, 236 (1952). — BONMATI, J., J. V. ROGERS jr. and W. A. HOPKINS: Pulmonary cryptococcosis. Radiology 66, 188 (1956). — BORELLI, D.: Bemerkung zu der Arbeit von F. FÖLDVÁRI und E. FLÓRIÁN. Erfahrungen bei 15 Fällen von Blastomykose. Hautarzt 6, 294 (1955); 7, 329 (1956). — BOSHES, L. D., I. C. SHERMAN, C. J. HESSER, A. MILZER and H. MACLEAN: Fungus infections of the central nervous system. Experience in treatment of cryptococcosis with cycloheximide (actidione). Arch. Neurol. Psychiat. (Chicago) 75, 175 (1956). — BOWMAN, H. E., and J. O. RITCHEY: Cryptococcosis (torulosis) involving the brain, adrenal and prostate. J. Urol. (Baltimore) 71, 373 (1954). — BRANDT, R., u. F. ZACH: Torula histolytica als Erreger einer Pilzerkrankung des behaarten Kopfes. Derm. Wschr. 1937 II, 1180. — BRUNS, G.: Generalisierte Torulose (mit Befall der Dura mater). Zbl. allg. Path. path. Anat. 87, 360 (1951). — BUREAU, Y., H. BARRIÈRE et R. TRICHEREAU: La torulose cutanée. Ann. Dermat. Syph. (Paris) 82, 484 (1955). — BUREAU, Y. et M. BRONSARD: Blastomycose cutanée à «torula histolyca» ou «torulopsis neoformans». Bull. Soc. franç. Derm Syph. 61, 175 (1954). — BUREAU, Y., R. TRICHEREAU et H. BARRIÈRE: Un cas de torulose cutanée. Bull. Soc. franç. Derm. Syph. 62, 28 (1955). — BURROWS, B., and W. R. BARCLAY: Combined cryptococcal and tuberculous meningitis, complicating reticulum cell sarcoma. Amer. Rev. Tuberc. 78, 760 (1958). — BUSCHKE, A., u. A. JOSEPH: Blastomykose. Aus J. JADASSOHN: Handbuch der Haut- und Geschlechtskrankheiten, Bd. 11, bearbeitet von A. ALEXANDER u.a.m. Berlin: Springer 1928.

CARRICK, L.: Cutaneous cryptococcosis. Report of a case treated with potassium iodide and X-ray therapy. A.M.A. Arch. Derm. Syph. 76, 777 (1957). — CAWLEY, E. P., R. H. GREKIN and A. C. CURTS: Torulosis. A review of the cutaneous and adjoining mucous membrane manifestations. J. invest. Derm. 14, 327 (1950). — CHIARI, H.: Zur Pathologie und Histologie der generalisierten Torulose (Blastomykose). Arch. Derm. Syph. (Berl.) 162, 422 (1930). Ref. Zbl. Haut- u. Geschl.-Kr. 37, 94 (1931). — COHEN, J. R., and W. KAUFMAN: Systemic cryptococcosis. A report of a case with review of the literature. Amer. J. clin. Path. 22, 1069 (1952). — CONANT, NORMAN, F., D. T. SMITH, R. D. BAKER, I. L. CALLAWAY and D. S. MARTIN: Manual of clinical mycology, sec. edit. Philadelphia and London: W. B. Saunders Company 1954. — COUDERT, J.: Guide pratique de mycologie médicale. Paris: Masson & Cie. 1955. — CROUNSE, R. G., and A. B. LERNER: Cryptococcosis. Case with unusual skin lesions and favorable response to amphotericin B therapy. A.M.A. Arch. Derm. Syph. 77, 210 (1958).

DEBRÉ, R., M. LAMY, CH. LEBLOIS, J. NICK, J. GRUMBACH et E. NORMAND: Sur la torulose. Étude clinique et experimentale. (A propos d'un cas observé chez un enfant atteint de lymphogranulomatose maligne.) Ann. paediat. (Basel) 168, 1 (1947). — DIENST, R. B.: Cryptococcus histolyticus isolated from subcutaneous tumor. Arch. Derm. Syph. (Chicago) 37, 461 (1938). — DÓSA, A.: Ein Fall von Blastomycosis purulenta profunda (BUSSE-BUSCHKE). Arch. Derm. Syph. (Berl.) 176, 742 (1938).

FINE, G. DE: Blastomicosi cutanea. Rinasc. med. 6, 255 (1929). Ref. Zbl. Haut- u. Geschl.-Kr. 31, 723 (1929). — FÖDVÁRI, F., u. E. FLÓRIÁN: Erfahrungen bei 15 Fällen von Blastomykose. Hautarzt 6, 294 (1955). — Erwiderung auf die Bemerkungen von D. BORELLI, Caracas (Venezuela), zu unserer Arbeit: Erfahrungen bei 15 Fällen von Blastomykose. Hautarzt 7, 330 (1956). — FRÁGNER, P.: Parasitische Pilze beim Menschen. Prag: Verlag der Tschechoslowakischen Akademie der Wissenschaften 1958.

GANDY, W. M.: Primary cutaneous cryptococcosis. Arch. Derm. Syph. (Chicago) 62, 97 (1950). — GANS, O., u. G. K. STEIGLEDER: Histologie der Hautkrankheiten, 2. Aufl. Berlin-Göttingen-Heidelberg: Springer 1957. — GANTZ, J. A., J. A. NUETZEL and L. B. KELLER: Cryptococcal meningitis treated with amphotericin B. A.M.A. Arch. intern. Med. 102, 795 (1958). — GÖTZ, H.: Fortschritte der medizinischen Mykologie. II. Hautarzt, H. 4, 10 (1953). — GRSCHEBIN, S.: Ein Fall von tiefer primärer Blastomykosis der Haut (Busse-Buschke). Derm. Wschr. 85, Nr 30, 1049 (1927).

HAMMERSCHLAG, E.: Ein Fall von generalisierter Blastomykose. Mitt. Ges. inn. Med. Wien 31, 42 (1933a). — Zur Kasuistik und experimentellen Pathologie der generalisierten Blastomykose. Wien. klin. Wschr. 1933 Ib, 43. — HEINE, J., A. LAUER u. C. MUMME: Generalisierte Blastomykose und Lymphogranulomatose. Beitr. path. Anat. 104, 57 (1940). — HEINRICHS, H.: Beitrag zur Pathologie der Blastomykosen. Zbl. allg. Path. path. Anat. 53, 422 (1932). — HEINSIUS, E.: Augenbeteiligung bei Blastomykose. Bericht über die 55. Zusammenkunft der Dtsch. Ophthalm. Ges. in Heidelberg 1949. München: J. F. Bergmann 1950. — HOFFMEISTER, W.: Die Torulopsis neoformans-Infektion. Klin. Wschr. 1951, Nr 17/18, 301. — HOIGNÉ, R., K. BEER u. H. COTTIER: Über Torulose. Schweiz. med. Wschr. 1957, 97.

JANOTY, O.: The problem of diagnosing cryptococcosis. Čsl. Derm. 33, 2 85 (1958).

KIESS, O.: Blastomycosis cutis ulcerosa. Derm. Wschr. 1931 I, 90. — KÖNIGSBAUER, H.: Über die Wirkung von Corton auf die experimentelle Torulose und Chromoblastomykose. Zbl. Bakt., 160, 637 (1954). — KRESSMANN, M.: Zur Klinik der Blastomykose Typus Busse-Buschke und Typus Gilchrist durch Torulopsis minor (Lodder). Arch. Derm. Syph. (Berl.) 188, 550 (1949). — KUYKENDALL, S., F. H. ELLIS jr., L. A. WEED and F. E. DONOGHUE: Pulmonary cryptococcosis. New Engl. J. Med. 257, 1009 (1957).

LAAS, E., u. W. GEIGER: Blastomykose bei Lymphogranulomatose. Dtsch. Z. Nervenheilk. 159, 314 (1948). — LANFRANCHI, F.: Studio istologico della reazione del derma alla introduzione di cryptococcus hominis. Boll. Soc. ital. Biol. sper. 8, 640 (1933). — LANGERON, M., et K. VANBREUSEGHEM: Précis de mycologie. Paris: Masson & Cie. 1952. — LEVER, W. F.: Histopathologie der Haut. Deutsche Übersetzung der 2. Aufl. G. HESSE. Stuttgart: Gustav Fischer 1958. — LEVINE, S., H. M. ZIMMERMAN and A. SCORZA: Experimental cryptococcosis (torulosis). Amer. J. Path. 33 (1), 385 (1957). — LEWIS, G. M., and M. E. HOPPER: An introduction to medical mycology, third edit. Chicago: Year Book Publishers, Inc. 1948. — LINELL, F., B. MAGNUSSON and A. NORDÉN: Kryptokokkose (Torulose). Ein Fall mit Symptomen an Haut, Lungen und zentralem Nervensystem. Nord. Med. 46, 1195 (1951). — Cryptococcosis. Review and report of a case. Acta derm.-venereol. (Stockh.) 33, 103 (1953). — LITTMAN, M. L., and L. E. ZIMMERMAN: Cryptococcosis torulosis. New York and London: Grune & Stratton 1956. — LODDER, J., and N. J. W. KREGER-VAN RIJ: The yeasts, a taxonomic study. Amsterdam: North-Holland Publishing Company 1952.

MATHEIS, H.: Torulose des Nervensystems. Zbl. ges. Neurol. Psychiat. 147, 11 (1958). — MATRAS, A., u. S. TAPPEINER: Über eine tödlich verlaufende generalisierte Blastomykose der Haut und der inneren Organe. Arch. Derm. Syph. (Berl.) **181**, 444 (1940). — MELLE, F. DE, et A. RODRIGUES: Sur un cas de blastomycose à placards multiples végétants verruqueux ou pustulo-ulcérés. Bull. Soc. Path. exot. **22**, 142 (1929). — MOOK, W. HEWSON, and M. MOORE: Cutaneous torulosis. Arch. Derm. Syph. (Chicago) **33**, 951 (1936). — MOORE, M.: Morphologic variation in tissue of the organisms of the blastomycosis and histoplasmosis. Amer. J. Path. **31**, 1049 (1955). — MÜLLER, E., u. W. M. HILSCHER: Zur Frage der generalisierten Blastomykose und ihrer Beziehungen zur Lymphogranulomatose. Zbl. allg. Path. path. Anat. **92**, 331 (1954).

NEGRONI, P., y C. BRIZ-DE NEGRONI: Manifestaciones cutaneomucosas de la blastomicosis Europea. A proposito de una nueva observacion. Rev. argent. Dermatosif. **34**, 228 (1950). Ref. Zbl. Haut- u. Geschl.-Kr. **80**, 291 (1952). — Manifestaciones cutaneomucosas de la blastomicosis europea a propósite de una nueva obersación. Rev. Inst. Malbrán **15**, 140 (1953). Ref. Zbl. Haut- u. Geschl.-Kr. **89**, 265 (1954).

PARRILLO, O. J.: Disseminated mycotic disease. Repost of three cases. J. Amer. med. Ass. **144**, 747 (1950). — PAZIENZA, M.: Su di un caso di saccaromicosi. Arch. Soc. ital. Chir. 897 (1930). — PROCKNOW, J. J., and C. G. LOOSLI: Treatment of the deep mycoses. A.M.A. Arch. intern. Med. **101**, 765 (1958).

RICHTER, R., u. W. TEMPS: Beobachtungen zur gezielten Chemotherapie mykotischer Erkranungen. Arch. Derm. Syph. (Berl.) **195**, 138 (1952). — RIETH, H., u. A. Y. EL FIKI: Renaissance der animalen Mykologie. Tierärztl. Wschr. **71**, 391 (1958). — RIGDON, R. H., and O. T. KIRKSEY: Mycotic aneurysm (cryptococcosis) of the abdominal aorta. Amer. J. Surg. **84**, 486 (1952).

SCHÖNFELD, J., u. H. RIETH: Möglichkeiten der Chemotherapie bei inneren Mykosen. Med. Mschr. **7**, 447 (1958). — SCIORTINO, A. S., MAC HAFFIE, G. D. ALLIBAND and R. L. ZAAYER: Cryptococcosis. A.M.A. Arch. intern. Med. **102**, 450 (1958). — SEELIGER, H. P. R.: Mykologische Berichte. Med. Mitt. Schering **19**, 69 (1958). — SEELIGER, H. P. R., u. P. CHRIST: Zur Schnelldiagnose der Cryptococcus-Meningitis mittels der Liquorpräzipitation. Mykosen **1**, H. 3, 88 (1958). — SIMONS, R. D. G. PH.: Medical mycology. Amsterdam-Houston-New York-London: Elsevier Publishing Co. 1954. — SOLOTOROVSKY, M., E. J. IRONSON, FR. J. GREGORY and S. WINSTEN: Activity of certain diamidines against blastomycosis and Candida infection in mice. Antibiot. and Chemother. **4**, 165 (1954). — STAMPFL, B.: Über einen eigenartigen Fall von Blastomykose. Verh. dtsch. Ges. Path. 1950, 187.

TARCHINI, P., e M. MASTROCOLA: Sopra un caso die blastomicosi. G. ital. Derm. Sif. **60**, 934 (1929). — THIERS, H., J. COUDERT et J. FAYOLLE: Blastomycose de la lèvre supérieure due à «debariomyces Kloeckeri». Bull. Soc. franç. Derm. Syph. **62**, 182 (1955).

WOLFRAM, ST., u. F. ZACH: Arch. Derm. Sypl. (Berh.) **170**, 681 (1934).

ZAWIRSKY, B., and J. BRATTER: Case of cryptococcosis of the central nervous system diagnosed as progressive paralysis. Neurol. Neurochir. Psychiat. pol. **5**, 627 (1958). — ZEITLHOFER, J.: Torulopsis neoformans-Infektion des Menschen, Torulom der Clauda equina. Frankfurt. Z. Path. **69**, 324 (1958).

Die Nordamerikanische Blastomykose

Von

Leon Goldman und Jan Schwarz — Cincinnati/Ohio

Mit 12 Abbildungen

Der Erreger der nordamerikanischen Blastomykose ist der Fungus Blastomyces dermatitidis Gilchrist und Stokes. Der hefeähnliche Erreger ist von GILCHRIST u. STOKES 1896 entdeckt worden. Die Krankheit entsteht durch Inhalation, und die primäre Lungenentzündung (SCHWARZ u. BAUM 1951, 1953) hat eine ausgesprochene Tendenz, Hautmetastasen zu erzeugen. Aus diesem Grunde wurde die Krankheit für lange Zeit als primär in der Haut entstanden angesehen (MACAULAY 1956, SCHWARZ u. BAUM 1951, 1953). Das ist um so verständlicher, als die Hautmanifestationen gewöhnlich im Vordergrund stehen und andererseits die Lungenerkrankung schwer nachweisbar sein kann. Es kann aber keinem Zweifel unterliegen, daß die Blastomykose denselben Regeln folgt, die so ausführlich bei Tuberkulose, Coccidioidomykose und Histoplasmose beschrieben wurden (GHON u. KUDLICH 1930, STRAUB u. SCHWARZ 1953, 1955). In den beiden letztgenannten Funguskrankheiten ist der Erreger oft in der Erde (EMMONS 1951) gefunden worden, und der Eintritt der Funguszellen in die Luftwege ist völlig verständlich. Zahlreiche Versuche, Blastomyces dermatitidis in der Erde zu finden, waren erfolglos, aber trotzdem nehmen die meisten Autoren an, daß der Erreger ein Bewohner der oberen Erdschichten sein muß, und daß es nur eine Frage der Zeit und Ausdauer ist, bis jemand eine positive Kultur erhält. Das wird um so wahrscheinlicher, als es eine künstliche Infektion von steriler Gartenerde erlaubt, den Erreger aus der Erde zurückzuzüchten (EMMONS). Nachtrag bei der Korrektur: DENTON, McDONOUGH, AJELLO und AUSHERMAN haben kürzlich die Isolierung des Erregers von einer einzigen Erdprobe berichtet.

I. Der Erreger Blastomyces dermatitidis Gilchrist und Stokes 1898

B. dermatitidis gehört zur Gruppe hefeähnlicher Pilze, die doppelphasisch sind, d.h. im Tierkörper und im Thermostat (37°C) wächst der Fungus als Hefe, während er bei Zimmertemperatur als Schimmel erscheint. In dieselbe Gruppe doppelphasischer Pilze gehören Sporotrichum schenckii, Histoplasma capsulatum und Blastomyces brasiliensis (s. Tabelle 1).

Die Hefezelle des B. dermatitidis ist rund oder leicht oval, hat eine dicke Wand und mißt von 8—24 μ, doch werden wesentlich kleinere und größere Formen beobachtet. Die Variation im Durchmesser des Pilzes muß stets berücksichtigt werden (MOORE), wenn Irrtümer vermieden werden sollen, die dadurch entstehen, daß Anfänger die Diagnose von Hefen auf Grund einfacher mikroskopischer Messung machen wollen. Die kleinen Formen von B. dermatitidis, die manchmal nur 2 μ im Durchmesser aufweisen, werden von manchen Autoren als besondere

Tabelle 1. *Morphologie der biphasischen pathogenen Fungi*

| | Schimmelkultur (saprophytische Phase) Zimmertemperatur (20°C) | | Hefekultur (parasitische Phase) Brutschranktemperatur (37°C) | |
| | Kultur | | Kultur | |
	makroskopisch	mikroskopisch	makroskopisch	mikroskopisch
Blastomyces dermatitidis	glatte Kolonie, die sich allmählich mit weißem Mycelium bedeckt; mit zunehmendem Alter braun	dünne und etwas dickere segmentierte Hyphen, von denen einige Rackett-ähnliche Schwellungen in der Nähe der Segmentgrenzwände haben. Kleine (2—4) laterale Conidien	langsam wachsende, wachsähnliche, öfter runzlige Kolonie	große, runde Hefezellen (8—24 μ) mit dicker Zellwand und einzelnen breitbasig aufsitzenden Blastosporen
Blastomyces brasiliensis	nicht unterscheidbar von B. dermatitidis	nicht unterscheidbar von B. dermatitidis	langsam wachsende, cerebriforme Kolonie	große runde Hefezellen (10—60 μ) mit mehreren Blastosporen mit engem Hals
Histoplasma capsulatum	weiße watteähnliche Kolonie, die später braun wird	nicht unterscheidbar von B. dermatitidis in den ersten 2 Wochen; dann entwickeln sich die tuberkelartigen Sporen	glatt, wie bakterielle Kolonien	kleine ovale Hefezellen (1—5 μ) mit Blastosporen mit engem Hals
Sporotrichum schenckii	wachsähnliche, gelbliche Kolonie, die gewöhnlich später schwarz wird	dünne, segmentierte Hyphen mit sonnenblumenähnlicher Gruppierung der pyriformen Conidien	nicht unterscheidbar von H. capsulatum	desgleichen

„Mikroformen" abgesondert (Schwarz u. Baum 1951, Tompkins u. Schleifstein, Tuttle et al.). Die Entscheidung, ob man im Präparat B. dermatitidis oder kleinere Hefen, wie z. B. Histoplasma capsulatum, hat, kann daher sehr schwierig werden (s. Tabelle 2). Histoplasma hat nur einen, Blastomyces dermatitidis dagegen mehrere Zellkerne (Emmons 1959). Im allgemeinen ist die Hefe Histoplasma capsulatum oval und hat eine dünne Wand, während B. dermatitidis eine dicke Wand besitzt und in typischer Weise rund ist. Die Blastosporen in B. dermatitidis haben eine breite Basis, was sehr charakteristisch ist.

Tabelle 2. *Durchmesser und Größenunterschiede von Hefezellen im Gewebe*

Organismus	Durchschnittlicher Durchmesser in μ	Beobachtete minimale und maximale Größen in μ
Candida albicans . . .	3—6	1—7
Cryptococcus neoformans	5—15	3—20
Histoplasma capsulatum	2—5	1—20
Blastomyces dermatitidis	7—15	2—30
Blastomyces brasiliensis	10—30	4—80

Demgegenüber haben fast alle anderen pathogenen Hefezellen Blastosporen mit schmaler Basis. Die Mutterzelle des B. dermatitidis formt mit dem knospenden Sproß eine Form, die der Zahl „8" ähnelt. Leider wird die Hefezelle oft „diagnostiziert", wenn in Wirklichkeit Luftblasen oder Fetttropfen vorliegen. Im Eiter der Mikroabscesse, die typischerweise in der Peripherie der Hautgeschwüre gefunden werden, kann B. dermatitidis gewöhnlich leicht dargestellt werden. Das gleiche kann oft im Sputum, Bronchusspülwasser, Eiter, Harn usw. gelingen, doch ist mehr Ausdauer und Erfahrung nötig, als dies bei Umgang mit dem Eiter der Mikroabscesse der Fall ist. Die einfachste und zweckmäßigste

Untersuchung erfolgt in 10% NaOH-Lösung. Nachdem man das Untersuchungsmaterial auf einem Objektträger mit der Natronlauge gemischt hat, wartet man wenigstens 20 min, bis die Gewebsbröckel und Eiterzellen aufgelöst sind. Der größere Widerstand der Hefezelle gegen Natronlauge läßt den B. dermatitidis überleben und sich klar abheben, besonders wenn man die Mikroskopblende schließt.

Bei Zimmertemperatur erhält man die Schimmel- oder saprophytäre Phase des Erregers auf Sabouraud-(Glucose-)Agar. Mikroskopisch sieht man verhältnismäßig dünne Hyphen, die septiert sind und die manchmal Raquette-ähnliche Schwellungen in der Gegend der Septen zeigen. Kleine (2—$4\,\mu$) laterale Conidien kommen gleichfalls zur Beobachtung. Das mikroskopische Bild der Schimmelphase ist zunächst völlig identisch mit der Kultur des Histoplasma capsulatum und des Blastomyces brasiliensis. Der letztgenannte Erreger kann in der Schimmelphase überhaupt nicht von B. dermatitidis unterschieden werden, während Histoplasma capsulatum nach 2—3 Wochen große Sporen bildet, die knotige Fortsätze haben und die wir gerne mit dem Morgenstern mittelalterlicher Krieger vergleichen. Die einfachste und sicherste Weise, zu einer einwandfreien Diagnose zu kommen, ist die Erzeugung der Hefe- oder parasitären Phase, die man durch Bebrütung bei 37°C im Thermostaten erhält. Wir fordern jedesmal den Nachweis beider Phasen, die wir genauso notwendig erachten wie die Kreuzagglutinationen bei Bluttransfusionen. Die Hefezellen schauen natürlich in der Kultur genauso aus wie die oben beschriebenen Hefezellen, die im Eiter des Kranken beobachtet werden.

Sollten unerwartete Schwierigkeiten bei der Erzeugung der Hefephase auftauchen, kann man natürlich die Kultur in Mäuse oder Hamster injizieren, die nach wenigen Tagen massenhaft Hefezellen zeigen (SÉGRETAIN u. DROUHET). Die schnellsten Resultate können nach intravenöser Injektion erwartet werden.

1. Pathogenese

Die Gründe, warum die nordamerikanische Blastomykose als Allgemeinerkrankung (und nicht als Hautkrankheit) anzusehen ist, sollen im folgenden auseinandergesetzt werden. Infektionskrankheiten, die ein spezifisches Granulom als Reaktion auf den Eintritt des Erregers erzeugen, folgen mit größter Regelmäßigkeit dem Parrotschen Gesetz: An der Eintrittspforte entsteht ein primärer Schanker, und die befallenen Lymphknoten zeigen ähnliche Veränderungen. Der primäre Focus (Schanker) bildet mit den erkrankten regionären Lymphknoten den Primärkomplex. Ein Primärkomplex wird regelmäßig bei Tuberkulose, Blastomykose, Histoplasmose, Coccidioidomykose, Sporotrichose, Syphilis, Tsutsugamushikrankheit usw. gesehen. Offenbar gibt es keine Ausnahmen vom Parrotschen Gesetz, was ausgiebig von seinen Schülern und andern bestätigt wurde, besonders beim Studium der Tuberkulose (GHON u. KUDLICH, SCHWARZ u. BAUM 1951, 1953, STRAUB u. SCHWARZ 1955, WILSON et al.).

In der nordamerikanischen Blastomykose kann der Primärkomplex in der Haut und in den Achsellymphknoten nur ganz ausnahmsweise beobachtet werden. Das war der Fall bei den ungewöhnlichen Laboratoriuminfektionen, die in den letzten Jahren beschrieben wurden (SCHWARZ u. BAUM 1951, WILSON et al.). Diese geradezu experimentellen menschlichen Infektionen wurden bei Ärzten oder ärztlichen Gehilfen beobachtet, die während Untersuchungen an der Leiche oder mit Kulturen des B. dermatitidis infiziert wurden. Sie entwickelten alle primäre Schanker an den Händen und geschwollene Achsellymphdrüsen; alle Fälle heilten und zeigten sehr wenig Tendenz zur Disseminierung.

Im Gegensatz zu der eben beschriebenen Form steht der „typische" Fall der nordamerikanischen Blastomykose, der Hautgeschwüre zeigt, die entweder einzeln oder öfter multipel auftreten (Abb. 1). Weder Lymphangitis noch Lymphadenitis werden je in solchen „sekundären" Fällen beobachtet. Dieser Befund erklärt sich ganz einfach durch das Vorhandensein des Primärkomplexes in der Lunge und deren Lymphknoten, von denen dann Metastasen zur Haut gelangen. Daß der Blutweg für die Entstehung der Hautmetastasen verantwortlich ist, wird klar, wenn man in Erwägung zieht, daß positive Blutkulturen beschrieben wurden (Snapper u. MacVay), daß wir gelegentlich die Hefezellen in Gefäßen der inneren Organe nachgewiesen haben (Schwarz u. Baum 1951, 1953), und daß man öfter Fälle sieht, bei denen einzelne oder mehrere palpable Verdickungen im Unterhautfettgewebe gefühlt werden können. Diese vergrößern sich langsam und brechen nach einigen Tagen oder sogar Wochen auf. Wenn man solche Fälle beobachtet, kann man ganz einfach keine andere Erklärung als Metastasenbildung von einer zentralen Lokalisation aus akzeptieren.

Ein weiterer sehr wichtiger Punkt ist, daß man ziemlich oft Lungenblastomykose ohne Hautbeteiligung sieht, bei der dann Hauterscheinungen später auftreten können. Für den Kliniker kann es natürlich schwer sein, die Lungenbeteiligung zu beweisen, da der Lungenherd klein oder sogar vernarbt sein kann. Das gilt natürlich auch für den Radio-

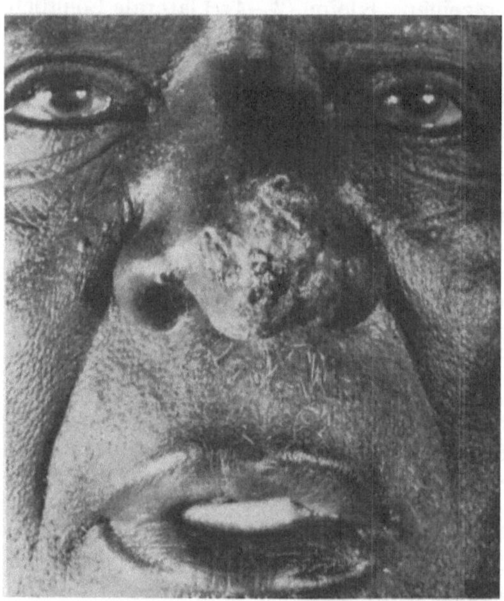

Abb. 1. Ulcerierte und granulomatöse Blastomykose der Nasenspitze eines 77jährigen Negers, der ausgedehnte Lungenveränderungen hatte. Die Hautveränderungen (er hatte ein zweites Geschwür an einer Hand) heilten vollständig mit kaum sichtbarer Narbenbildung unter Amphotericin B-Therapie. Die Röntgenbilder der Lunge zeigten gleichfalls deutliche Besserung

logen, der nicht ohne weiteres kleine Lungenschatten finden kann, besonders, wenn sie in ungünstigen Stellen liegen oder wenig Kontrast geben. Aber der Pathologe kann sogar in solchen Fällen den Lungenherd regelmäßig nachweisen (Schwarz u. Baum 1951). Hier muß noch darauf hingewiesen werden, daß die Entstehung einzelner Geschwüre nicht gegen eine hämatogene Streuung spricht. Wenn die Lungenkrankheit fast vernarbt ist und nur noch wenige Hefezellen abgibt, kann die Entstehung einzelner Metastasen ungezwungen erklärt werden, um so mehr, als das bei der Tuberkulose und anderen Allgemeinerkrankungen auch vorkommt. Klinische Fälle, die nur wenige Hautmetastasen zeigen, und bei denen keine Zeichen aktiver Lungenerkrankung bestehen, haben eine ausgezeichnete Prognose, und fast alle therapeutischen Maßnahmen sind in solchen Fällen erfolgreich. Wahrscheinlich würden viele *ohne jede Therapie* abheilen. Aber der springende Punkt bleibt der Zustand des Lungenherdes: Wenn ständig neue Hefezellen in das Blut abgegeben werden, entstehen zahlreiche Metastasen nicht nur in der Haut, sondern auch in allen anderen Organen. Die Folgen sind — ohne Therapie — sehr oft tödlich. Beispiele wie die obenerwähnten Fälle mit vernarbten Lungenherden können erfolgreich operiert werden, und Hautgeschwüre, die nicht zu groß sind, werden auch heute noch am besten chirurgisch entfernt. Natürlich wird in solchen gutartigen Fällen jede Behandlung gelegentlich Erfolge zeigen. Das ist wohl der Grund, warum sich die Jodtherapie bis auf den heutigen Tag erhalten hat. Versuche mit Schilddrüsenextrakten verliefen erfolgreich (CORNBLEET), doch wird der erfahrene Kliniker skeptisch sein, da die Gutartigkeit solcher Fälle unzweifelhaft und der Heilerfolg nicht unbedingt der Therapie zuzuschreiben ist.

Andererseits verlaufen Fälle mit zahlreichen Hautgeschwüren, die in Schüben auftreten und offensichtlich das Ergebnis einer hämatogenen Metastasenbildung von einem aktiven Lungenherd aus sind, ganz anders und haben eine ausgesprochen schlechte Prognose. Solche Kranken starben fast ausnahmslos „trotz Behandlung" bis zu der Einführung des Stilbamidins (SCHOENBACH 1951, 1952) und Amphotericins B (HARRELL u. CURTIS) als Heilmittel. Wie im Vorhergehenden angedeutet wurde, können wir heute die meisten Fälle „heilen" oder zumindest kontrollieren. Der erfahrene Arzt wird pathogenetische Betrachtungen leicht anstellen können über die Fälle mit schubweisem Auftreten von Hautmetastasen, die von einem aktiven Lungenherd ausgehen und unbedingte Behandlung brauchen, und der anderen wahrscheinlich größeren Gruppe von Kranken, die eine oder ganz wenige Hautmetastasen aufweisen, die (falls multipel) gleichzeitig entstanden sind und von einem vernarbenden Lungenherd ihren Ausgang genommen haben. Diese benötigen sehr wenig (lokale-chirurgische) Therapie. Oft trocknen solche Läsionen ab, manchmal „trotz" Behandlung.

Die spontane nordamerikanische Blastomykose kommt ziemlich häufig vor bei Hunden, und das Studium dieser Fälle zeigt eine völlige Übereinstimmung der Pathogenese. Während eine Hautbeteiligung sehr häufig ist, findet man genügend Fälle, bei denen die Lunge allein erkrankt ist. Bei der Autopsie findet man immer aktive oder vernarbte Lungenherde (NEWBERNE et al.).

Vergleiche mit anderen mykotischen Krankheiten, die vieles mit der Blastomykose gemeinsam haben, sind sehr lehrreich für das klare Verständnis der Pathogenese. Bei der Histoplasmose, die natürlich viel häufiger ist und bei der deshalb mehr Material für das Studium vorliegt, haben wir bei 67% der Fälle unausgewählter Autopsien Lungenherde nachweisen können (STRAUB u. SCHWARZ 1955). Die Haut- und Schleimhautbeteiligung bei der Histoplasmose ist daher immer (abgesehen von den ganz seltenen Ausnahmen einer Inoculationsinfektion) metastatisch vom Blutstrom aus zu erklären.

Bei der Coccidioidomykose konnte auch gezeigt werden, daß die Lunge die Eintrittspforte für den Pilz darstellt und daß mit sehr seltenen Ausnahmen Hautbeteiligungen metastatisch von der Lunge aus erfolgen (SCHWARZ u. BAUM 1955, STRAUB u. SCHWARZ 1956).

Der Dermatologe ist vielleicht etwas überrascht, warum wir uns so eingehend mit der Pathogenese befassen, aber unsere Meinung ist relativ jung und absolut nötig für das Verständnis jedes einzelnen Falles. Eine rationelle Therapie kann unserer Auffassung nach nur dann erwartet werden, wenn die Krankheit als Allgemeininfektion und nicht als lokale Hautkrankheit angesehen wird (MACAULAY).

2. Diagnose

Die Diagnose der nordamerikanischen Blastomykose ist verhältnismäßig einfach, wenn man die Krankheit in die differentialdiagnostischen Erwägungen einschließt. Wir glauben, daß die Diagnose nicht durch den klinischen Befund allein gestellt werden kann. Andererseits muß man aber an die Möglichkeit zumindest in Nordamerika bei jedem Fall einer chronischen Geschwürsbildung denken. Ulcerierte Tumoren, Sporotrichose, Histoplasmose, Cryptokokkose, Aktinomykose, Coccidioidomykose, Syphilis, Tuberkulose, Granuloma inguinale, Tularämie, Leishmania usw. sind gelegentlich mit Blastomykose verwechselt worden.

Der einfachste und kürzeste Weg zur Diagnose ist gewöhnlich die Biopsie (Abb. 2). Wenn Gewebe aus einer aktiven Stelle des Geschwüres entfernt wird,

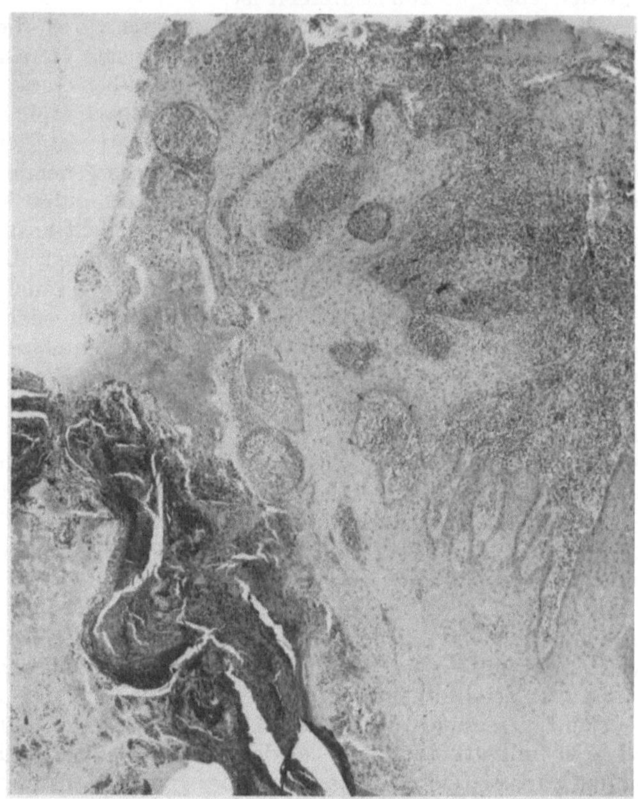

Abb. 2. Hautbiopsie mit massiver (pseudoepitheliomatöser) Hyperplasie aller Epithelschichten. Mehrere „Mikroabscesse" sind deutlich im Epithel sichtbar. Die entzündlichen Veränderungen in der Derma sind stark. Die Infiltrate bestehen aus Lymphocyten, Histiocyten und wechselnden Beimischungen von neutrophilen Leukocyten. Riesenzellen sind selten oder fehlen gänzlich. An der Oberfläche sieht man auch Hyper- und Parakeratose sowie Schorfbildung. Hämatoxylin-Eosin 30mal. Derselbe Kranke wie in Abb. 1

kann man fast immer die typische pseudoepitheliomatöse Hyperplasie der Epidermis finden, die natürlich als solche nicht diagnostisch ist. In den Mikroabscessen des verdickten Epithels kann man aber oft den Erreger nachweisen (Abb. 3). Die Größe der Hefezellen macht die Anwendung spezieller Färbemethoden oft unnötig (Abb. 4). Sollten aber Hefezellen nicht ohne weiteres sichtbar sein, kann man sich einer der zahlreichen Spezialfärbungen für Pilze bedienen, die alle den B. dermatitidis sicher aufzeigen. Färbung mit fluorescierenden Farbstoffen, die an spezifische Antikörper gebunden sein können, gibt ausgezeichnete Bilder im Fluorescenzmikroskop (Pickett et al.).

Manche Beobachter bezweifeln die Beweiskraft des morphologischen Erregernachweises für die Diagnose der Blastomykose. Ohne Zweifel können Irrtümer entstehen, wenn nur wenige oder gar eine einzige Hefezelle gefunden werden. Die klinische Beurteilung des ganzen Falles, die Anamnese besonders in bezug auf den

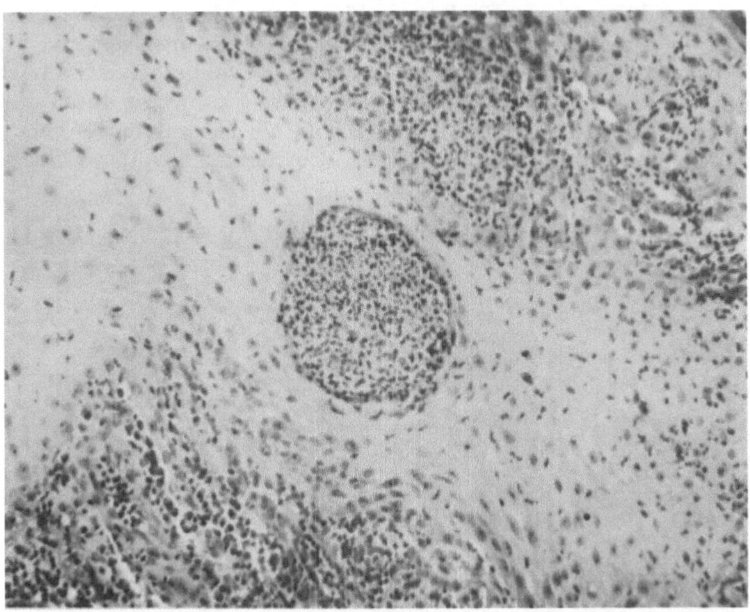

Abb. 3. Intraepithelialer „Mikroabsceß" mitten im verdickten Epithel. HE 150mal. Derselbe Kranke wie in Abb. 1

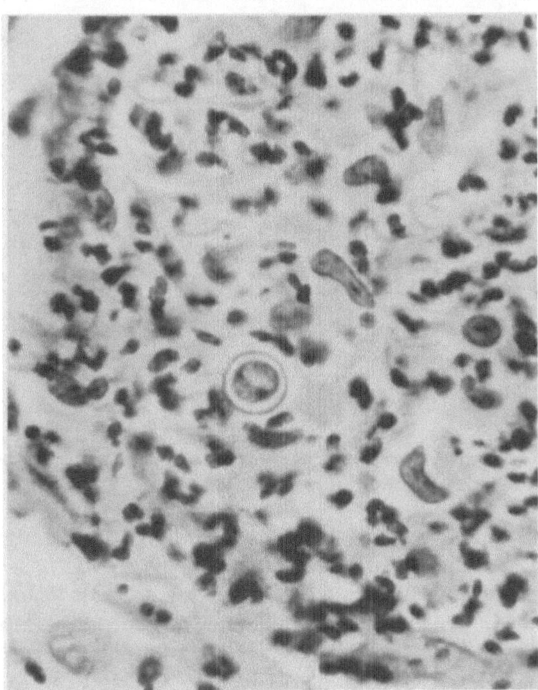

Abb. 4. Die starke Vergrößerung zeigt eine runde Hefezelle mit dicker Wand im eitrigen Exsudat. Die großen unregelmäßigen Kerne zwischen den Leukocyten sind Kerne von Histiocyten, HE 700mal. Derselbe Kranke wie in Abb. 1

Aufenthalt auf dem nordamerikanischen Kontinent, die morphologische Beschaffenheit des Erregers, die Histologie des Geschwüres wird in solchen Fällen herangezogen werden müssen. Findet man hingegen zahlreiche typische Hefezellen von 8—24 μ, die eine einzelne breit-basige Blastospore aufweisen und bei denen die Wand dick ist, kann die morphologische Diagnose als höchstwahrscheinlich sicher angesehen werden (Abb. 5 und 6). Der Beweis kann nur durch die Kultur erbracht werden. Die kulturellen Methoden sind oben erwähnt worden. Sie sind einfach und können ohne große technische Schwierigkeiten ausgeführt werden.

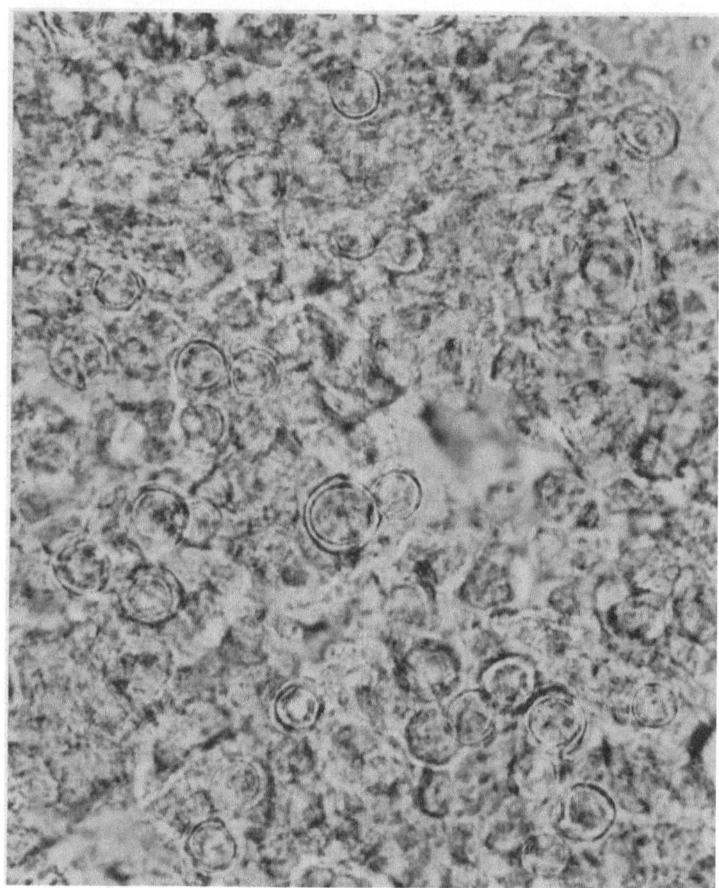

Abb. 5. Die direkte Untersuchung eines Eitertropfens aus „Mikroabscessen" zeigt oft Unmengen von Hefezellen. In der Mitte des Bildes ist eine große Blastospore, die sich gerade von der Mutterzelle abschnürt. 10% KOH, 750mal

Wir haben positive Kulturen von Haut, Eiter, Harn, Lungengewebe, Sputum, Bronchusspülungen, Bettleinen usw. erhalten. Die lege artis bestimmte Kultur ist der wissenschaftliche Beweis für die richtige Diagnose. Blastomyces dermatitidis ist noch niemals von der gesunden Haut gezüchtet worden. Man kann daher das Vorhandensein des B. dermatitidis in einem Hautgeschwür kurzerhand als Ursache des Geschwüres ansehen.

Die indirekten Methoden, wie z.B. die Hautreaktion (Dyson u. Evans) und die Komplementfixation (Campbell u. Binkley 1953, Friedman u. Conant 1953b, Martin 1953), haben nur geringen Wert für die Diagnose (Wilson 1957). Zahlreiche Blastomykosefälle zeigen eine negative Hautreaktion, und eine positive Reaktion kann oft eine unspezifische Reaktion darstellen, wie sie z.B. bei Per-

sonen gesehen wird, die eine starke Reaktion mit Histoplasmin entwickeln.
Solche Individuen haben nach unserer Erfahrung in etwa 30% der Fälle eine
falsche Reaktion mit Blastomycin (FURCOLOW et al.). Intradermale Injektionen
bei mehr als 7000 Schulkindern zeigten in etwa 37% der Fälle positive Reaktionen
mit Histoplasmin und etwa 12% mit Blastomycin. Da aber kein einziges Kind mit
Blastomycin reagierte, das nicht auch gleichzeitig Histoplasmin-positiv war,
mußten wir annehmen, daß die Blastomycinreaktionen falsche Reaktionen waren
(FURCOLOW et al.). Die Komplementfixation kann von Nutzen sein, wenn positive

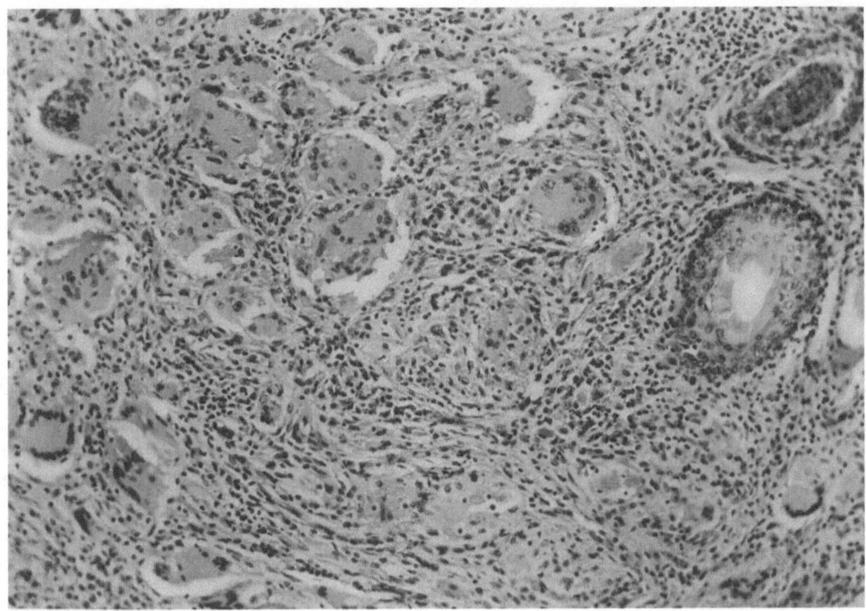

Abb. 6. Riesenzellbildung in der Dermis ist nicht typisch für Blastomykose, kann aber vorkommen. Hier sind
sowohl Langhanssche Riesenzellen als auch Fremdkörperriesenzellen sichtbar, viele mit deutlichen Hefezellen
im Zelleib. HE 34jähriger Mann, 150mal

Reaktionen mit steigendem Titer gefunden werden, doch geben viele Fälle überhaupt keine Reaktion. Man kann daher die Diagnose nicht auf das Vorliegen der
Komplementbindung aufbauen. Blastomyces dermatitidis erzeugt sehr spärliche
Antikörper. Man hat daher mit zahlreichen Fällen zu rechnen, bei denen trotz
klinischer Erscheinungen keinerlei serologische Reaktionen gefunden werden.

II. Geographisches Vorkommen der Krankheit

Praktisch läßt sich feststellen, daß die nordamerikanische Blastomykose auf
den nordamerikanischen Kontinent beschränkt ist. Wir haben vor wenigen Jahren
epidemiologische Fragebögen an Dermatologen und Lungenärzte verschickt und
gefunden, daß die meisten Fälle in den Vereinigten Staaten von Nordamerika in
Wisconsin, Illinois, Ohio, Kentucky (McCLELLAN u. BALOWA), North Carolina und
Tennessee gesehen werden (SCHWARZ u. GOLDMAN). In Canada (DORAY et al.,
DRUMMOND u. SMITH, GAGNON u. GELINOS-MACKAY, GAUMOND, LEDUC) wurden
auch einige Fälle beobachtet, und einzelne Fälle sind von Mexiko und Venezuela
beschrieben worden (MARTINEZ et al., MONTEMAYOR, POLO et al.). BRODYs Patient
(BRODY) ist nahezu sicher in Amerika infiziert worden. Wir haben keine Erklärung

für die geographische Verbreitung des Erregers und seine Beschränkung auf den nordamerikanischen Kontinent. In manchen europäischen Arbeiten wird kein genauer Unterschied zwischen den verschiedenen Pilzkrankheiten gemacht, und die Differenzierung beruht offensichtlich mehr auf klinischen Eindrücken als auf dem kulturellen Nachweis des Erregers. So hat Földvari mehrere Fälle beschrieben, die er in gewisse Gruppen einteilt. Keiner der Fälle kann als erwiesene nordamerikanische Blastomykose akzeptiert werden (Földvari u. Florian 1954, 1955), worin wir vollständig mit D. Borelli übereinstimmen. Fälle, die in Indien, Australien, Spanien, Frankreich, Ungarn, Italien und der Schweiz beschrieben wurden (Branciforti u. Franz, Chasen, Garcia u. Ledesma, Jayarama et al., Joulia u. Le Coulant, Kovacs, Lovei u. Bogsch, McMillan, Muller u. Hilscher, Muray, O'Donoghue, Pfleger u. Tirschek, Pinto, Rousset et al., Schoenmackers, Wegman), können unserer Meinung nach nicht als authentische nordamerikanische Blastomykose akzeptiert werden, da kulturelle Studien entweder nicht vorgenommen wurden oder negativ verliefen. Oft werden auch falsche Bezeichnungen verwendet, wie z.B. bei einer französischen Publikation (Monod u. Mahassen), in der über die nordamerikanische Blastomykose gesprochen wird, während der Autor offenbar einen Fall beobachtete, der scheinbar durch Candida tropicalis hervorgerufen worden war. Ein abweichender Stamm des B. dermatitidis wurde im Falle Vermeil (Vermeil et al.) gezüchtet, der nach Ansicht der Mykologen des Pariser Pasteur-Institutes wahrscheinlich dem B. dermatitidis sehr nahesteht (Drouhet, pers. Mitt.). Doch ist in diesem Fall nichts über die geographische Anamnese des Patienten bekannt. Eine bioptische Diagnose von Australien ist wahrscheinlich unvollständig belegt (McMillan). Ein Fall aus der Schweiz, dessen Diagnose auf positiver Hautreaktion und Komplementfixation beruhte, steht gleichfalls auf schwachen Füßen (Wegman). Man kann also zusammenfassend sagen, daß die Krankheit unerklärlicherweise auf den nordamerikanischen Kontinent beschränkt zu sein scheint. Wir haben keinerlei Erklärung für dieses Verhalten und glauben, daß in Zukunft auch Fälle außerhalb von Amerika beobachtet werden mögen, doch sind zur Zeit kaum authentische Fälle außerhalb Amerikas gesehen worden.

Der Infektionsweg der Blastomykose ist nicht so einwandfrei aufgedeckt wie bei der Histoplasmose oder der Coccidioidomykose, da der B. dermatitidis noch nicht in der freien Natur nachgewiesen worden ist (Emmons). Die häufigen kleinen Epidemien, die bei der Histoplasmose und Coccidioidomykose vorkommen und wesentlich zum Verständnis der Pathogenese beigetragen haben (Schwarz u. Furcolow), sind nur einmal in bezug auf die Blastomykose vorgekommen (Harris et al., Smith et al. 1955). In einem kleinen Ort in North Carolina wurden in einem Jahr 11 Fälle von Blastomykose beobachtet. Trotz größter Umsicht und regem Eifer wurden keine der untersuchten Fragen beantwortet. Die Erde, das Wasser waren negativ und die Komplementbindung und die Hautreaktionen, die fast bei der gesamten Bevölkerung der Ortschaft vorgenommen wurden (Smith et al. 1955, 1958), brachten keine Erklärung für das gehäufte Vorkommen der Krankheit (Abb. 7).

Im allgemeinen ist keine Vorliebe für besondere Berufe ersichtlich. Die Krankheit ist häufiger bei Männern nach dem 40. Lebensjahr und ausgesprochen selten bei Kindern anzutreffen. Das Verhältnis von 8—10:1 wird oft für die Beteiligung des männlichen und weiblichen Geschlechtes angegeben. Familienmitglieder erkranken fast niemals, und wir haben oft Kranke beobachtet, die im Sputum massenhaft Hefezellen ausschieden und im gleichen Bett mit Frau und Kindern schliefen, die auch nach Jahren keinerlei nachweisbare Symptome hatten und negative Hautreaktionen aufwiesen (Schwarz u. Baum 1952). Das führt logischerweise zu der Frage, ob solche Kranken als infektiös zu betrachten sind und isoliert werden sollten. Von rein theoretischem Gesichtspunkt besehen wird man zugeben müssen, daß solche Kranken potentielle Gefahrenquellen darstellen. Sie haben lebende Erreger im Sputum. Es ist schwer zu verstehen, warum die Hefezellen nicht übertragbar sein sollten.

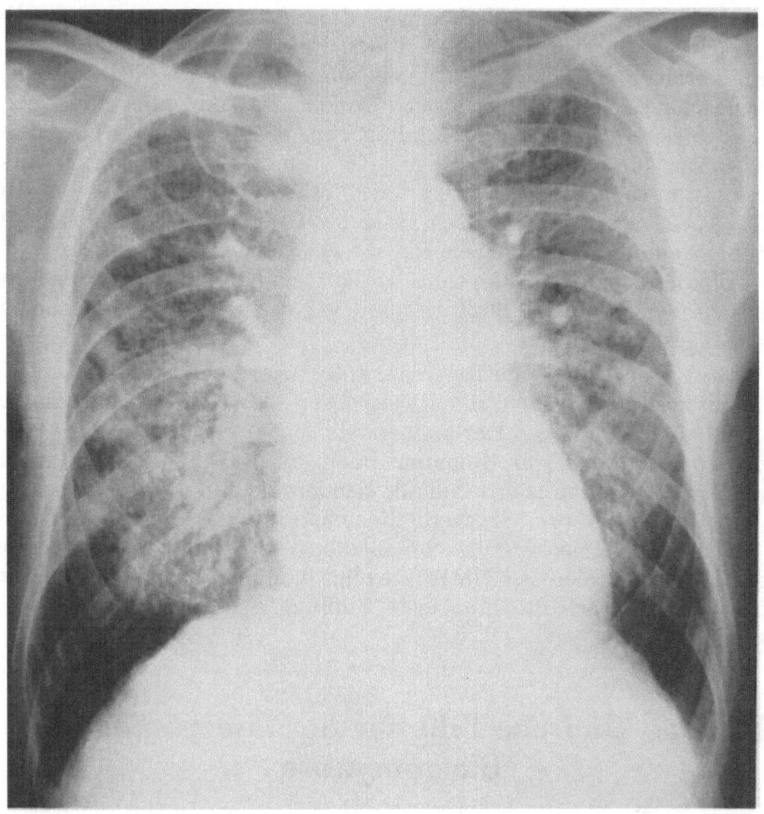

Abb. 7. Ausgedehnte Schatten in Lungenröntgenaufnahmen sind natürlich nicht spezifisch, gelten aber in endemischen Gegenden als suspekte Mykosen, wenn keine Tuberkelbacillen im Sputum zu finden sind. 81jähriger weißer Mann — positive Kultur (B. dermatitidis) des Sputums. Der Kranke kam mit einem Zungengeschwür zur Beobachtung, das klinisch als Carcinom angesehen wurde, in welchem aber Blastomyces dermatitidis gefunden wurde. Mit Amphotericin B heilte das Zungengeschwür. Die Lungenschatten verschwanden fast vollständig nach etwa 6 Monaten

Jedoch sind sich alle erfahrenen Kliniker, die solche Fälle von „offener" Blastomykose behandelt haben, darüber einig, daß keine Übertragung der Krankheit von Mensch zu Mensch zu beobachten ist. Hauttests, die wir bei Familienmitgliedern von Kranken und beim Krankenhauspersonal, das solche Kranke zu pflegen hatte, vornahmen, waren negative (SCHWARZ u. BAUM 1952). Im letzten Jahr haben Schüler von EMMONS (LOURIA et al.) darauf hingewiesen, daß man nicht zu apodiktisch über dieses Problem entscheiden soll, und wir möchten aus theoretischen Gründen beistimmen, daß Übertragung des Erregers von einem Patienten zum nächsten vorkommen könnte, müssen aber andererseits darauf hinweisen, daß solche Fälle bisher nicht beobachtet worden sind. Wir haben in einer ansehnlichen Zahl von Kranken mit Blastomykose nie Fälle beobachtet, bei denen mehr als ein Kranker in der Familie existierte, und es sind auch keine solchen Fälle von anderen Autoren beschrieben worden, mit Ausnahme der kleinen

Epidemie in North Carolina. Dieses Problem der möglichen Übertragung von Mensch zu Mensch ist nicht nur akut in Beziehung zur Blastomykose. Dieselbe Fragestellung ist mit der Histoplasmose und Coccidioidomykose gegeben. Ärzte im Südwesten der Vereinigten Staaten, wo die meisten Fälle von Coccidioidomykose gesehen werden, wenden keinerlei Prophylaxe gegen Infektion vom Patienten zum nächsten Kranken an. Solche mangelnde Isolierung wird sogar bei Kranken mit Kavernen geübt, und es wird darauf hingewiesen, daß die Möglichkeit der Infektion durch Staub (der die Sporen enthält) so groß ist, daß die Isolierung einzelner Kranker unrationell wäre. Dasselbe gilt für die Histoplasmose einschließlich der kavernösen Formen. Es kann aber nicht übersehen werden, daß unsere gegenwärtige Meinung zum größten Teil empirisch ist, was gewisse Gefahren einschließt, da die primäre Infektion bei den Pilzkrankheiten vollständig asymptomatisch verlaufen kann. Die Gefahr liegt gerade in diesem Umstand. Auch wenn eine Mensch-zu-Mensch-Infektion gelegentlich erfolgen sollte, könnte sie unentdeckt bleiben, da, wie erwähnt, sehr viele Fälle vollständig oder fast vollkommen ohne Symptome verlaufen. Erfolgte Infektionen könnten dann nur in solchen Fällen erfaßt werden, wo wiederholte Haut- oder Serumreaktionen angestellt wurden.

Die Blastomykose ist keinesfalls so häufig wie die Histoplasmose oder die Coccidioidomykose. Wir sehen jährlich etwa 6 Fälle mit Blastomykose. Das ist etwa die Zahl, die in ähnlichen Herden „endemischer" Gegenden beobachtet wird. Wie schon erwähnt, wurden in Cincinnati mehr als 7000 Schulkinder mit Blastomycin und Histoplasmin injiziert, und alle Kinder, die mit Blastomycin reagierten, hatten eine gleichzeitige (und stärkere) Reaktion mit Histoplasmin. Das scheint anzudeuten, daß subklinische Fälle von Blastomykose zumindest sehr selten sind (Furcolow et al.). Zahlen aus North Carolina könnten anders gedeutet werden, doch scheint es uns verfrüht, eine feste Stellung in dieser Frage einzunehmen (Smith et al. 1958).

III. Das klinische Bild der nordamerikanischen Blastomykose

Die Hautmanifestationen der Blastomykose sind sehr wichtig, da sie häufig die erste und manchmal die einzige (klinisch wahrnehmbare) Erscheinung darstellen können. Die große Mehrzahl der Kranken mit Blastomykose zeigt frühere oder spätere Hautbeteiligung. Wie schon erwähnt, können die Fälle 1. in die ungewöhnlichen primären Inoculationsfälle und 2. in die häufigeren, metastatischen Formen eingeteilt werden. Es ist ganz klar, daß diese Unterscheidung von großer Wichtigkeit ist.

Die primäre Hautform ist die Folge einer direkten Verletzung der Hautoberfläche mit Nadeln oder Messern, die mit B. dermatitidis-haltigem Material infiziert waren (Autopsie; Kulturen). Vom primären Schanker können lymphangitische Streifen zu den regionären Lymphknoten verfolgt werden. Das ganze Bild ähnelt dem Primärkomplex, wie er bei der Tuberkulose, Syphilis, Tularämie usw. zu sehen ist. Die bisher beobachteten Fälle waren immer an der Hand bzw. den Fingern lokalisiert. Die Unfälle kamen immer bei Ärzten oder ärztlichem Personal vor, und die Infektion kam immer in der Achselhöhle zum Stillstand. Keiner der Fälle ist in die Blutbahn eingebrochen (Schwarz u. Baum 1951, 1953, 1955, Wilson et al. 1955). Ein unklarer Fall nach einem Hundebiß ist nicht als primäre Hautinoculation anzusehen (Scott).

Die metastatischen Hauterscheinungen hängen von den üblichen Bedingungen ab, die granulomatöse Geschwüre beeinflussen. Solche Einflüsse sind die Zahl der Erreger, der Zustand der Immunitätslage des Körpers im allgemeinen und der Haut im besonderen (FRIEDMAN u. CONANT a, b, SEALY et al., WILSON 1957); Trauma kann zuweilen die Ansiedlung metastatischer Herde

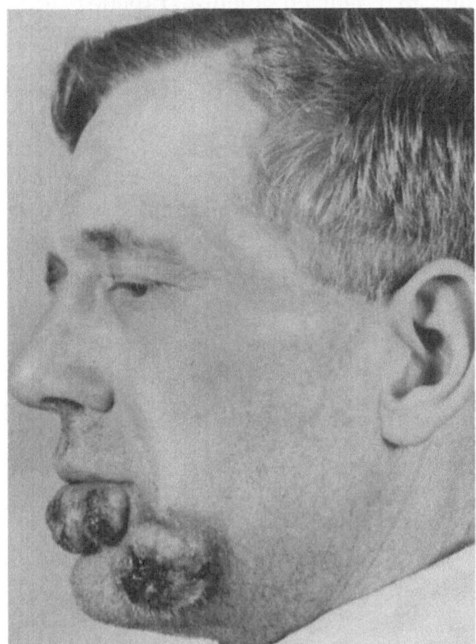

Abb. 8

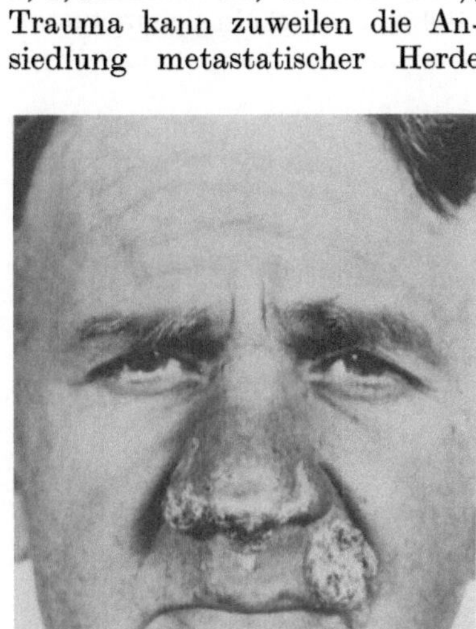

Abb. 9

Abb. 8. Tumorähnliche Blastomykose im Gesicht eines 51jährigen weißen Anstreichers. Die Läsionen zeigen zentrale Ulceration. Der Patient starb an disseminierter Blastomykose. [Von J. SCHWARZ and G. L. BAUM: Blastomycosis. Amer. J. Clin. Path. 21, 999—1029 (1951)]

Abb. 9. Verruko-ulceröse Blastomykose der Nase und Oberlippe. 50jähriger Mann, der an disseminierter Blastomykose starb

Abb. 10. Derselbe Kranke im Profil. Am Nacken kann man eine papulo-nekrotische Läsion sehen, umgeben von einem breiten Entzündungswall

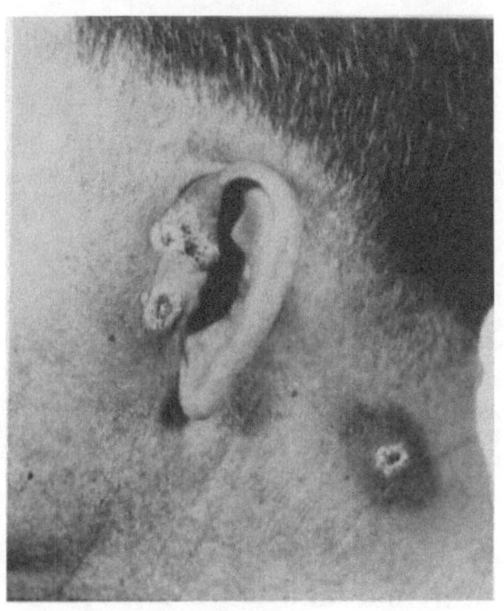

Abb. 10

herbeiführen. Ein solcher locus minoris resistentiae wird die Entstehung metastatischer Herde beeinflussen, aber man muß diese Tatsache scharf von der echten, jedoch sehr selten primären (traumatischen) Inoculation trennen (Abb. 8—12). Die Formen, die morphologisch unterschieden werden können, sind die folgenden:

1. papulo-pustulöse Formen;
2. Furunkel-ähnliche Formen;

3. vegetierende Formen von wechselnder Intensität;

4. ulceröse Formen;

5. tiefsitzende Massen im subcutanen Gewebe (gummöse Form);

6. Hautfisteln von naheliegenden Herden in Knochen, Pleura, Prostata usw.

Man kann einfach feststellen, daß nahezu jede mögliche Hauterscheinung beobachtet werden kann (HOWLES u. BLACK), ausgenommen vielleicht größere Blasen und Pusteln. Die häufigste Form ist die vegetierende. Bei diesem Krankheitsbild entwickeln sich metastatische Herde oberflächlich in der Haut, besonders intraepidermal gelegene mit Verdickung des Epithels. Eine typische Erscheinung ist das Vorhandensein kleiner Abscesse in der Peripherie der beschriebenen Herde.

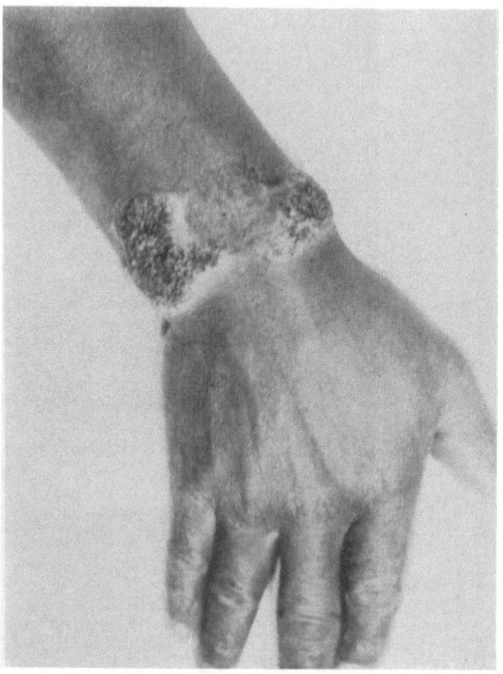

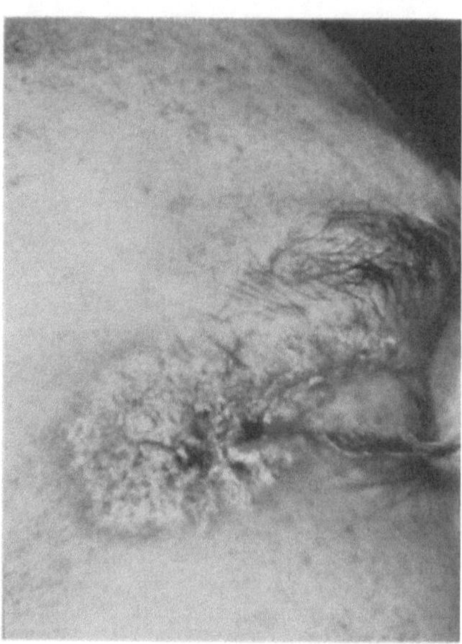

Abb. 11   Abb. 12

Abb. 11. Ausgedehnte verruköse Blastomykose des Handgelenkes. Die Hautmanifestationen werden oft an Stellen gefunden, die Traumen ausgesetzt sind. Das Trauma bereitet aber nur den Boden für hämatogene Metastasen vor *(Locus minoris resistentiae)*. Neger unbekannten Alters, der an disseminierter Blastomykose starb

Abb. 12. Ulceröse Blastomykose, welche die Lider zu befallen beginnt. Der Kranke hatte mehrere Sputa, die positiv für Blastomyces dermatitidis waren. Der Patient starb an akuter gelber Leberatrophie nach Stilbamidintherapie. 34 Jahre alter weißer Arbeiter (s. Abb. 6). [Von J. R. LEVITAS and G. L. BAUM: Surgical aspects of blastomycosis. Surgery **33**, 93—101 (1953)]

Die nächsthäufige Form ist die pustulöse, die besonders im Gesicht gefunden wird und mit einer Acnepustel verwechselt werden kann. Gewöhnlich fehlt jedoch eine heftige entzündliche Reaktion. Wenn man in solchen Fällen immer die Blastomykose mit in die differentialdiagnostischen Erwägungen einschließt, kann man gelegentlich positive Fälle aufdecken. Es ist besonders wichtig, nach den kleinen (Mikro-)Abscessen zu fahnden, die immer große Mengen von Erregern aufweisen. Je größer und heftiger die Hautbeteiligung ist, um so leichter ist es im allgemeinen, die Lungenherde nachzuweisen.

Blastomykotische Schleimhauterkrankungen können entweder die Fortsetzung von Hautgeschwüren sein (besonders in der Umgebung der Nase, der Lippen) oder aber eine direkte Metastase von der Lunge aus darstellen. Die Konjunktiven der

Augen werden gelegentlich von Liderkrankungen aus in das Krankheitsgeschehen
einbezogen (BLODI u. HUFFMAN). Die Schleimhautbeteiligung kann vegetierend
oder ulcerös sein. Gewöhnlich sind Schleimhautgeschwüre ein ominöses Zeichen
eines schweren oder sogar moribunden Falles.

1. Differentialdiagnose

Die Differentialdiagnose schließt alle Möglichkeiten entzündlicher Granulome
ein. Die Diagnose kann am besten mit der Demonstration des Erregers erhärtet
werden. Die „Mikroabscesse" sind ausgezeichnete Ausgangsherde für den morphologischen Nachweis. Kulturen können gleichfalls mit deren Eiter angelegt werden.
Endlich besitzen wir die Möglichkeit der Biopsie, die durch Spezialfärbungen ein
wichtiges Hilfsmittel für die Diagnose darstellt. Wir verwenden besonders die
Färbungen nach GRIDLEY und GROCOTT (GRIDLEY, GROCOTT). Die Demonstration
der Erreger im histologischen Schnitt ist wesentlich wertvoller für die Diagnose
als die Blastomycinhautreaktion oder Komplementfixation.

In endemischen Gebieten oder bei Personen, die aus einer solchen Gegend
kommen, muß man immer an die Möglichkeit einer Blastomykose denken. Die
vegetierenden Läsionen können wie Halogenoderme (CHICK u. LEHAN), Leishmania
oder Lupus vulgaris aussehen, die Mikroabscesse aber können den Verdacht in die
Richtung der Blastomykose lenken.

Die Beteiligung der Lungen im Krankheitsbilde kann gleichfalls zur Erkennung
der Blastomykose beitragen, besonders wenn das Sputum oder die Bronchusspül-
flüssigkeit den Erreger enthalten. Es ist wichtig, elementare Fehler, wie z.B. die
Verwechslung mit Öltropfen oder Luftblasen, zu vermeiden.

An den unteren Extremitäten und besonders an den Füßen haben wir vegetierende Formen gesehen, die nicht von gewöhnlichen Stauungsgeschwüren zu
unterscheiden waren. Die Chromoblastomykose ist natürlich auch als mögliche
Differentialdiagnose zu berücksichtigen.

Verwechslungen mit Plattenepithelcarcinomen sind öfters vorgekommen. Wir
sahen einen Kranken, dessen Zehengeschwür amputiert wurde. Die Diagnose eines
Plattenepithelkrebses war histologisch gestellt worden. Später wurde eine Lungen-
geschwulst vermutet, aber die Biopsie zeitigte eine einwandfreie Blastomykose.
Spezialfärbungen der Zehenbiopsie zeigten nunmehr die Anwesenheit der Hefezellen.

Ein anderes Beispiel, das gerade gegenteilig verlief, sahen wir bei einem jungen
Handwerker, der ein großes Geschwür in einem Handteller aufwies. Ein Pathologe
stellte die Diagnose Blastomykose. Der Kranke wurde für viele Monate mit KJ
behandelt. Als wir ihn sahen, hatte er zahlreiche Metastasen eines Plattenepithelkrebses in der Achselhöhle und er starb wenige Monate später an disseminierter
Carcinomatose.

In den letzten Jahren hat man natürlich auch den therapeutischen Effekt
differentialdiagnostisch verwertet: Stilbamidin (und verwandte Verbindungen)
und Amphotericin B geben so gute Resultate bei der Blastomykose, daß man
aus dem Ergebnis ihrer Applikation indirekte Schlüsse zu ziehen vermag.

2. Die Blastomykose der inneren Organe

Die Pathogenese der Organbeteiligung ist schon ausführlich diskutiert worden.
In den klinischen Fällen haben etwa 50% der Patienten nachweisbare Lungenveränderungen. Die Chirurgen entwickeln in steigendem Maße Methoden bei der
Differentialdiagnose (wo Lungenkrebs [ABRAHAM u. LUDDECKE] immer zu berücksichtigen ist) und auch zur Therapie der Blastomykose, die in zahlreichen Fällen

nach Resektion eines Lungenlappens oder einer Lunge zur Heilung führten (Acree, Buechner et al., Campbell u. Aronstam, Hopkins u. Murphy, Kunkel et al., Levitas u. Baum, Matsumoto et al., Takaro et al., Taylor, White u. Owen).

Das klinische und radiologische Bild der Lungenerkrankung ist sehr wechselnd (Hawley u. Felson); manchmal sind nur minimale Symptome zu finden, in anderen Fällen können ganz große Bezirke der Lunge nekrotisch sein, manchmal unter Miterkrankung des Larynx (Ferguson). Die Pathologie der Erkrankung ist ausführlich niedergelegt worden (Acree et al., Baker et al., Cherniss u. Waisbren, Chick et al., Conant et al., Curtis u. Bocobo, Kunkel et al., Martin u. Smith, Schwarz u. Baum 1951, 1953, Steen et al., Weed, Weisel u. Landis, Wheeler u. Cawley).

Nach ihrer Bedeutung steht wahrscheinlich die Knochenerkrankung an erster Stelle. Eitrige Osteomyelitis, oft mit Gelenkbeteiligung, wird in vielen dissemi-nierten Fällen beobachtet. Alle Knochen können Sitz metastatischer Herde sein, doch scheinen die langen Knochen öfter ergriffen zu werden (Alfred u. Harbin, Gagnon u. Gelinos-Mackay, Harding u. Garr, Thompson).

Im Urogenitalsystem ist es besonders die Prostata, die oft erkrankt (Burr u. Huffines, Rolnick u. Baumrucker, Schwarz u. Baum 1951), und Hefezellen können nicht zu selten nach Prostatamassage in der Urethra demonstriert werden. Wenn die Blase mitbeteiligt ist, oder auch bei blastomykotischer Nephritis, läßt sich der B. dermatitidis im Urin nachweisen.

Das Gehirn und seine Häute können gleichfalls beteiligt sein. Wir haben sowohl Leptomeningitis als tumorähnliche solitäre Herde gesehen, die für Ge-schwülste gehalten und als solche operiert wurden. Kombinationen mit anderen Krankheiten sind auch beobachtet worden (Black u. Wilson, Layton et al., Stillians u. Klemptner).

3. Therapie der Blastomykose

Viele verschiedene Mittel wurden im Laufe der Jahre verwendet, von denen KJ und Arsenik die Favoriten waren. Cornbleet (Cornbleet) hat Thyroid-extrakt appliziert, doch sind alle diese Mittel, ebenso wie Schwermetalle, Vaccinen usw. veraltet. Zur Zeit sind zwei Mittel empfehlenswert: Amphotericin B (Drouhet u. Wilkinson, Harrell u. Curtis, Rebello) und Stilbamidin (Black u. Wilson, Burr u. Huffines, Colsky, Cummins et al., Curtis u. Harrell, Doray et al., *Editorial: J.A.M.A.* 1954, Ferguson, Harrell et al., Heilman, Matsumoto et al., Myhr, Ostfield, Sattler u. Marousek, Schoen-bach u. Greenspan, Schoenbach et al. 1952, Sivak u. Lich, Slaughter, Smith 1953, Snapper u. MacVay, Sutliff et al., Weinberg et al.) und dessen verwandte Verbindungen.

Nach unserer Erfahrung ist Amphotericin B das beste Mittel. Dieses Anti-bioticum wird täglich intravenös als Infusion in 5% Glucose gegeben. Die erste Dosis soll 0,50 mg/kg Körpergewicht betragen. Die Dosis kann schnell gesteigert werden bis zu 1,00 mg/kg. Manchmal ist es nötig, wieder weniger zu geben, wenn der Kranke die hohe Dosis nicht zu vertragen scheint. Es ist oft besser, nur jeden zweiten Tag die Infusion zu geben, die mehrere Stunden dauert und leichter vertragen wird, wenn ein Ruhetag eingeschaltet wird. Die Länge der Behandlung hängt gänzlich von der Ausdehnung des Krankheitsprozesses und von individuellen Faktoren ab, da natürlich jeder Kranke verschieden reagiert. Im allgemeinen aber wird man mit einem Monat als Mindestzeit rechnen müssen. Manchmal kann eine Besserung schon in der ersten Woche beobachtet werden. Andererseits können die Lungenbefunde einige Monate lang unverändert bleiben, um dann langsam wegzuschmelzen.

Die Reaktion auf Amphotericin B kann in Fieber, urticariellen Eruptionen, maculopapulösen Erythemen und besonders in Nierenstörungen bestehen. Die letzteren sind natürlich am meisten gefürchtet, da der Reststickstoff im Blut ganz wesentlich ansteigen kann, und gelegentlich zwingt dies, die Behandlung abzubrechen. Gewisse Änderungen des Blutbildes sind auch beobachtet worden, doch scheinen diese vorübergehend zu sein. Amphotericin B ist gegenwärtig nur ausnahmsweise für orale Verwendung erhältlich, doch können in diesem Falle niemals hohe Werte der antibiotischen Konzentration im Blut gefunden werden. Trotzdem erhält man in manchen Fällen gleichfalls gute Resultate durch die orale Behandlung.

Stilbamidin und besonders 2-Hydroxystilbamidin haben in vielen Fällen lebensrettend gewirkt. Bis zur Einführung des Stilbamidins durch SCHOENBACH (SCHOENBACH u. GREENSPAN, SCHOENBACH et al. 1951, 1952) konnte man den infausten Verlauf der disseminierten Fälle nicht aufhalten. Stilbamidin und seine Verbindungen werden in 50—100 mg-Dosen (per Tag) gegeben, doch muß man besondere Vorkehrungen gegen eine Belichtung der Infusionsflüssigkeit (5% Glucose) treffen, da die Droge unter dem Einfluß von Licht toxisch wird und dann außerordentlich gefährlich ist. Im ganzen werden etwa 4—6 g gegeben, doch sind die Erfolge nicht so gut wie mit Amphotericin B. Auch findet man Rückfälle nach Stilbamidin. Es kann oft 6—8 Wochen dauern, bevor die ersten Zeichen einer Besserung beobachtet werden, und die Heilung erfolgt fraglos viel langsamer als mit Amphotericin B.

Mit Stilbamidin und ähnlichen Verbindungen kann man auch Fieber, Nausea und Erbrechen beobachten. Bei weitem die häufigste Komplikation ist aber die Neuralgie des Trigeminus, die sehr störend sein kann und oft bestehenbleibt. In einzelnen Fällen wurde eine tödliche Lebernekrose beobachtet, und wir haben schon oben darauf hingewiesen, wie gefährlich die Droge unter Lichteinfluß werden kann (FORSEY u. JACKSON, SCHWARZ u. BAUM 1952). Die Schwierigkeit der Anwendung, die sehr häufige Trigeminusneuralgie, die Möglichkeit letaler Komplikationen zusammen mit den weniger befriedigenden Resultaten lassen Amphotericin B im Vergleich mit Stilbamidin als Mittel der Wahl erscheinen.

KJ wurde manchmal in enormen Dosen gegeben, und wir hatten stets den Eindruck, daß die Kranken „trotz" und nicht „infolge" der Behandlung besser wurden. Es muß aber darauf hingewiesen werden, daß disseminierte Fälle vor der Einführung des Stilbamidins fast ausnahmslos tödlich verliefen. „Desensibilisierung", Vaccine, Aureomycin, Cortisone, Gold, kolloidales Silber usw. gehören nicht mehr zum modernen therapeutischen Arzneischatz (MACVAY u. CARROLL, SUTLIFF u. NORMAN).

Die Strahlentherapie umschriebener Herde kann manchmal versucht werden, doch brechen die Narben oft wieder auf. Chemotherapie oder chirurgische Excision werden dann notwendig.

Der Chirurgie bieten sich nach unseren Erfahrungen ausgezeichnete Möglichkeiten bei lokalisierten Hautgeschwüren (JACKSON) und natürlich auch bei einseitiger Lungenblastomykose, die aber hier nicht weiter zur Diskussion steht. Die Technik, die vor allem von STEVENSON geübt wird, wurde von zwei unserer Schüler beschrieben (LEVITAS u. BAUM). Man muß sich zuerst die Indikationen für die chirurgischen Maßnahmen vor Augen halten:

1. Umschriebene, leicht zugängliche Hautherde, die entweder nicht recht auf Chemotherapie reagieren, oder bei Fällen, bei denen die Chemotherapie wegen

bestehender Leber- oder Nierenkrankheit nicht herangezogen werden kann. Endlich in Fällen, wo eine chirurgische Resektion aus wirtschaftlichen Gründen angezeigter für den Patienten ist als ein monatelanger Krankenhausaufenthalt.

2. Narben nach Chemotherapie, die entweder entstellend wirken oder in der Tiefe noch aktive Herde besitzen.

3. Kleine isolierte Gesichtsgeschwüre, die sonst keine anderen Komplikationen erkennen lassen.

Chirurgische Maßnahmen sollten nur von Ärzten durchgeführt werden, die mit der Blastomykose wirklich vertraut sind. Eine weite Excision, der eine zweite sogar noch weitere Ausschneidung folgt, scheint nötig zu sein, um lokale Rezidive zu vermeiden. Die Narben können sonst aufbrechen und sehr unerwünschte kosmetische Resultate geben.

Amputationen von Fingern oder Zehen oder sogar größerer Abschnitte der Extremitäten können zuweilen nötig sein, wenn die Knochenzerstörung schon zu weit fortgeschritten ist, als daß die konservative Therapie noch Erfolge erwarten ließe.

a) Färbetechnik nach Gridley

Material:
1. Coleman-Modifikation der Feulgen-Lösung
    a) 1 g basisches Fuchsin wird in 200 ml kochendem Wasser gelöst.
    b) Die gekühlte Lösung wird durch Filterpapier filtriert. 2 g Kalium metabisulfite ($K_2S_2O_5$) und 10 ml einer 1 n Salzsäure-Lösung werden zugefügt. Nach 24 Std (im Dunkeln aufbewahrt) wird 0,5 g aktivierte Tierkohle zugefügt und nach heftigem Schütteln die Lösung durch Filtrierpapier filtriert. Das Filtrat muß farblos sein.
2. Metabisulfite-Säuremischung
    a) 10% Natrium-Metabisulfite . . . .   6 ml
       1 n Salzsäure . . . .   5 ml
       Destilliertes Wasser . . . . 100 ml
3. Aldehyd-Fuchsin-Lösung
    a) basisches Fuchsin . . . .   1 g
       70% Äthylalkohol . . . . 200 ml
       Paraldehyd . . . .   2 ml
       Salzsäure (konzentriert). . . . .   2 ml
       Muß 3 Tage lang bei Zimmertemperatur aufbewahrt werden, bis die Lösung dunkelblau wird. Dann im Eisschrank aufbewahren.
4. Metanilgelb
    a) Metanilgelb . . . . 0,25 g
       Destilliertes Wasser . . . . 100 ml
       Eisessigsäure . . . . 0,25 g

Färbetechnik:
   1. Die Schnitte werden in der üblichen Weise behandelt (Xylol-Alkohol-Wasser)
   2. Oxydation (1 Std) in 4% Chromsäure — fließendes Wasser 5 min
   3. 15 min Feulgens Lösung
   4. 3 Bäder in jeweils frischer Metabisulfite-Säuremischung, jedes Bad 2 min lang
   5. Fließendes Wasser 15 min
   6. Aldehyd-Fuchsin-Lösung 15—20 min
   7. Die überschüssige Farbe wird in 95% Alkohol abgespült
   8. Gründliches Waschen in fließendem Wasser, 5 min lang
   9. Gegenfärbung in Metanilgelb 2—5 min
  10. Wasser-Alkohol-Xylol-Balsam zur Einbettung

Sporen und Hefezellen haben verschiedene rötliche Farbtöne, die Hyphen sind blau und sollten nicht mit elastischen Fasern verwechselt werden, die sich auch blau färben.

b) Färbetechnik nach Grocott

Material:

1. 5% Chromtrioxyd-Lösung (CrO$_3$-Chromsäure)
2. Methenamin-Silbernitrat-Lösung: 5 ml einer 5% Silbernitrat-Lösung werden zu 100 ml einer 3% Methenamine-Lösung [(CH$_2$)$_6$N$_4$] zugefügt. Es bildet sich ein weißer Niederschlag, der jedoch sofort in Lösung geht, wenn die Flüssigkeit leicht geschüttelt wird. Diese Lösung ist mehrere Monate gebrauchsfähig, muß aber im Eisschrank aufbewahrt werden.
3. 1% wäßrige Natriumbilsulfite-Lösung (NaHSO$_3$)
4. 5% wäßrige Borax-Lösung (Na$_2$B$_4$O$_7$ · 10 H$_2$O)
5. 0,1% wäßrige Goldchloride-Lösung (AuCl$_3$ · HCl · 3 H$_2$O). Diese Lösung kann wiederholt verwendet werden.
6. 2% wäßrige Natriumthiosulfate-Lösung (Na$_2$S$_2$O$_3$ · 5 H$_2$O)

Färbetechnik:

1. Die Schnitte werden in der üblichen Weise behandelt (das Paraffin wird in Xylol gelöst, -Alkohol-Wasser). Schnitte, die schon mit Hämatoxylin-Eosin gefärbt waren, können benützt werden, da die Chromsäure sie vollständig entfärbt.
2. Die Schnitte werden in die Chromsäure 1 Std lang übertragen, sodann in fließendem Wasser 10 min lang gewaschen und für 1 min in das Natriumbisulfite übertragen. Waschen in fließendem Wasser 3 min lang und in destilliertem Wasser (mindestens dreimaliger Wechsel).
3. Die Silberlösung wird von 25 ml der Silbernitrat-Methenamin-Lösung bereitet, zu der 25 ml destilliertes Wasser zugefügt werden, das 1—2 ml der 5% Boraxlösung enthält. Die Lösung wird auf 45—50°C erwärmt. Die Schnitte verbleiben 1 Std in der Lösung. Sie werden dann 2—3mal in destilliertem Wasser gewaschen.
4. 5 min in der 0,1% Goldchlorid-Lösung. Destilliertes Wasser.
5. 1—2 min in der 2% Sodium-thiosulfate-Lösung, gründliches Waschen; Kontrastfärbung mit wäßriger Safraninlösung oder mit verdünntem Hämatoxylin.
6. Alkohol-Xylol-Balsam. Die Pilze sind schwarz, das Mucin ist rötlich, manchmal trifft letzteres auch für die Hyphen zu.

Literatur

ABRAHAM, A., u. H. F. LUDDECKE: North American blastomycosis and bronchial carcinoma. Dis. Chest 28, 687—689 (1955). — ACREE, P. W., P. T. DE CAMP and A. OCHSNER: Pulmonary blastomycosis; a critical analysis of medical and surgical therapies, with a report of six cases. J. thorac. Surg. 28, 175—193 (1954). — ALFRED, K. S., and M. HARBIN: Blastomycosis of bone; report of a case. J. Bone Jt Surg. 32, 887—892 (1950).

BAKER, R. D., G. W. WARRICK and R. O. NOOJIN: Acute blastomycotic pneumonia. Report of a fatal case of 20 days duration. A.M.A. Arch. intern. Med. 90, 718—724 (1952). — BLACK, T. C., and H. M. WILSON: Coexistent pulmonary tuberculosis and systemic blastomycosis. Report of a case successfully treated with streptomycin, para-aminosalicylic acid, and stilbamidine. Amer. Rev. Tuberc. 68, 615—621 (1953). — BLODI, F. C., and W. C. HUFFMAN: Cicatrical ectropion caused by cutaneous blastomycosis. A.M.A. Arch. Ophthal. 59, 459—462 (1958). — BORELLI, D.: Bemerkung zu der Arbeit von F. FÖLDVARI und E. FLORIAN,

Budapest: Erfahrungen bei 15 Fällen von Blastomykose. Hautarzt 7, 329—331 (1956). — Branciforti, S., e A. Franz: Associazione di blastomicosi ossea con tubercolosi osteoarticolare. Minerva ortop. (Torino) 3, 194—197 (1952). — Brody, M.: Blastomycosis, North American type. A proved case from the European continent. A.M.A. Arch. Derm. Syph. 56, 529—531 (1947). — Buechner, H. A., A. E. Anderson, L. H. Strug, J. H. Seabury and W. J. Peabody jr.: Pulmonary resection in the treatment of blastomycosis. J. thorac. Surg. 25, 468—479 (1953). — Burr, A. H., and T. R. Huffines: Blastomycosis of the prostate with miliary dissemination treated with stilbamidine. J. Urol. (Baltimore) 71, 464—468 (1954).

Campbell, C. C., and G. E. Binkley: Serologic diagnosis with respect to histoplasmosis, coccidioidomycosis and blastomycosis and the problem of cross reactions. J. Lab. Clin. Med. 42, 896—906 (1953). — Campbell, R. E., and E. M. Aronstam: Surgical aspects of pulmonary blastomycosis with a report of 2 cases. Dis. Chest 30, 576—579 (1956). — Chasen, W.: Sopra due casi di blastomicosi facciale. Riv. ital. Stomat. 6, 1040—1047 (1951). — Cherniss, E. I., and B. A. Waisbren: North American blastomycosis: a clinical study of 40 cases. Ann. intern. Med. 44, 105—123 (1956). — Chick, E. W., and P. H. Lehan: Diagnostic aspects of bromoderma and blastomycosis. Gen. Practit. 16, 104—107 (1957). — Chick, E. W., W. D. Sutliff, J. H. Rakich and M. L. Furcolow: Epidemiological aspects of blastomycosis admitted at Memphis, Tenn. hospitals during the period 1922—1954; a review of 86 cases. Amer. J. med. Sci. 231, 253—262 (1956). — Colsky, J.: Treatment of systemic blastomycosis with 2-Hydroxystilbamidine. A.M.A. Arch. intern. Med. 93, 796—801 (1954). — Conant, N. F., D. T. Smith, R. D. Baker, J. L. Callaway and D. S. Martin: Manual of clinical mycology, 2nd. edit. Philadelphia and London: W. B. Saunders Company 1954. — Cornbleet, T.: Thyroid-iodide therapy of blastomycosis. A.M.A. Arch. Derm. 76, 545—548 (1957). — Cummins, C. R., B. Bairstow and L. A. Baker: Stilbamidine in treatment of disseminated blastomycosis. A.M.A. Arch. intern. Med. 92, 98—107 (1953). — Curtis, A. C., and F. C. Bocobo: North American blastomycosis. J. chron. Dis. 5, 404—429 (1957). — Curtis, A. C., F. C. Bocobo, E. R. Harrell and W. D. Block: Further studies on antifungal activity of some cinnamic acid derivatives and nitrostyrenes. A.M.A. Arch. Derm. Syph. 70, 786—798 (1954). — Curtis, A. C., and E. R. Harrell: Use of 2-hydroxystilbamidine in treatment of blastomycosis. A.M.A. Arch. Derm. Syph. 66, 676—690 (1952).

Denton, F. J., E. S. McDonough, L. Ajello and R. J. Ausherman: Isolation of Blastomyces dermatitidis from soil. Science 133, 1126—1127 (1961). — Doray, M., R. Guy, P. Dionne, B. G. Bégin and J. Lambert: Un cas de blastomycose nord-américaine traitée avec succès par la 2-hydroxystilbamidine. Un. méd. Can. 86, 182—187 (1957). — Drouhet, E., et R. Wilkinson: Activité thérapeutique de l'amphotericine B dans la blastomycose expérimentale. Ann. Inst. Pasteur 93, 631—646 (1957). — Drummond, K. L., and J. D. Smith: Systemic blastomycosis. Canad. med. Ass. J. 63, 598 (1950). — Dyson jr., J. E., and E. E. Evans: Skin test antigens from yeast phase cultures of B. dermatitidis and H. capsulatum. Univ. Mich. med. Bull. 20, 53—61 (1954).

Editorial: Diamidine therapy of blastomycosis. J. Amer. med. Ass. 154, 588 (1954). — Edwards, G. E., u. M. R. Edwards: The intracellular membranes of blastomyces dermatitidis. Am. J. Botany 47, 622—632 (1960). — Emmons, C. W.: The isolation from soil of fungi which cause disease in man. Trans. N.Y. Acad. Sci. 14, 51—54 (1951). — Emmons, C. W.: Fungus nuclei in the diagnosis of mycoses. Mycologia 51, 227—236 è(1959).

Ferguson, G. B.: North American blastomycosis: A review of the literature and a report of two cases primary in the larynx. Laryngoscope (St. Louis) 61, 851—873 (1951). — Fink, J. C., D. E. Vander Ploeg and M. P. Moursund: Stilbamidine in the treatment of cutaneous blastomycosis. J. Amer. med. Ass. 151, 1395—1397 (1953). — Földvari, F., and E. Florian: Deep mycotic infections with special reference to blastomycosis. Orv. Hetil. 95, 85—93 (1954). — Erfahrungen bei 15 Fällen von Blastomykose. Hautarzt 6, 294—300 (1955). — Forsey, R. R., and R. Jackson: Toxic psychosis following use of stilbamidine in blastomycosis. A.M.A. Arch. Derm. 68, 89—90 (1953). — Friedman, L., and N. F. Conant: Immunologic studies on the etiologic agents of North and South American blastomycosis. I. Comparison of hypersensitivity reactions. Mycopathologia (Den Haag) 6, 310—316 (1953a). — Immunologic studies on the etiologic agents of North and South American blastomycosis. II. Comparison of serologic reactions. Mycopathologia (Den Haag) 6, 317—324 (1953b). — Furcolow, M. L., J. Schwarz, B. A. Hewell and J. T. Grayston: Incidence of tuberculin, histoplasmin, and blastomycin reactors among a group of school children. Amer. J. publ. Hlth. 43, 1523—1531 (1953).

Gagnon, E. D., and C. Gelinos-Mackay: Un cas de blastomycose pulmonaire avec metastase osseuse. Un. méd. Can. 80, 753—756 (1951). — Garcia, F. E., y R. Ledesma: De consideraciones clinicas sobre un caso de blastomicosis verrucosa de Gilchrist en su forma generalizada. Rev. clin. esp. 50, 56—59 (1953). — Gaumond, E.: Onze cas de blastomycose

Nord-Américain dan la région de Québec. Laval méd. 18, 1319—1344 (1953). — GHON, A., u. H. KUDLICH: Die Eintrittspforte der Infektion vom Standpunkt der pathologischen Anatomie. In S. ENGEL u. C. PIRQUETS Handbuch der Kindertuberkulose unter Mitwirkung von Fachgenossen. Leipzig: Georg Thieme 1930. — GILCHRIST, T. C., u. W. R. STOKES: Presence of oidium in tissue of case of pseudo-lupus vulgaris. Bull. Johns Hopk. Hosp. 7, 129—133 (1896). — GRIDLEY, M. F.: A stain for fungi in tissue section. Amer. J. clin. Path. 23, 303—307 (1953). — GROCOTT, R. G.: A stain for fungi in tissue sections and smears. Amer. J. clin. Path. 25, 975—979 (1955).

HARDING, D. B., and C. C. GARR: Blastomycosis of bone. South. M. J. 26, 315 (1933). — HARRELL, E. R., R. C. BOCOBO and A. C. CURTIS: A study of North American blastomycosis and its treatment with stilbamidine and 2-hydroxystilbamidine. Ann. intern. Med. 43, 1076—1091 (1955). — HARRELL, E. R., and A. C. CURTIS: The treatment of North American blastomycosis with amphotericin B. A.M.A. Arch. Derm. 76, 561—568 (1957). — HARRIS, J. S., J. G. SMITH jr., W. C. HUMBERT, N. F. CONANT and D. T. SMITH: North American blastomycosis in an epidemic area. Publ. Hlth Rep. (Wash.) 72, 95—100 (1957). — HAWLEY, C., and B. FELSON: Röntgen aspects of intrathoracic blastomycosis. Amer. J. Roentgenol. 75, 751—757 (1956). — HEILMAN, F. R.: Effect of stilbamidine on blastomycosis in mice. Proc. Mayo Clin. 27, 455—458 (1952). — HOPKINS, J. E. T., and J. D. MURPHY: Pulmonary resection and undecylenic acid in systemic blastomycosis. J. thorac. Surg. 23, 409—418 (1952). — HOWLES, J. K., and C. I. BLACK: Cutaneous blastomycosis. A report of 58 unpublished cases. J. Louisiana med. Soc. 105, 72—78 (1953).

JACKSON, R. H.: Surgical treatment of certain massive blastomycotic skin lesions. Amer. J. Surg. 1, 185 (1926). — JAYARAM, S. S., M. SIRSI, V. N. AHMED and T. K. DAYALU: Blastomycosis of lungs. J. Indian med. Ass. 21, 365—367 (1952). — JOULIA, P., et LE COULANT: De quelques mycoses profondes et graves, certaines à type de blastomycose observées à Bordeaux au cours de ces dernières années. Maroc. méd. 34, 572—573 (1955).

KOVACS, A.: Primary osteonecrosis caused by North American blastomycosis. Orv. Hetil. 97, 1145—1146 (1956). — KUNKEL jr., W. M., L. A. WEED, J. R. McDONALD and O. T. CLAGETT: North American blastomycosis—Gilchrist's disease; a clinicipathologic study of 90 cases. Surg. Gynec. Obstet. 99, 1—26 (1954).

LAYTON, J. M., A. P. McKEE and F. W. STAMLER: Dual infection with B. dermatitidis and H. capsulatum. Report of a fatal case in man. Amer. J. clin. Path. 23, 904—913 (1953). — LEDUC, A.: Blastomycoses de l'Amérique du Nord (maladie de Gilchrist). Considérations mycologiques. Un. méd. Can. 82, 282—283 (1953). — LEVITAS, J. R., and G. L. BAUM: Surgical aspects of blastomycosis. Surgery 33, 93—101 (1953). — LONDON, I. D.: Hydroxystilbamidine treatment of North American blastomycosis. Sth. med. J. (Bgham, Ala.) 49, 1098—1103 (1956). — LOURIA, D. B., N. FEDER and C. W. EMMONS: The viability of the tissue phase of Coccidioides immitis. Proc. Symposium Coccidioidomycosis Public Health Service Publ. No 575, 1957. — LOVEI, E., u. A. BOGSCH: Beobachtungen an einheimischen Lungenblastomykosefällen (Morbus Gilchrist). Fortschr. Röntgenstr. 81, 449—455 (1954).

MACAULAY, W. L.: Is cutaneous blastomycosis a systemic disease? A.M.A. Arch. Derm. 73, 560—563 (1956). — MARTIN, D. S.: Serologic studies on North American blastomycosis; studies with soluble antigens from untreated and some treated yeast phase cells of B. dermatitidis. J. Immunol. 71, 192—201 (1953). — MARTIN, D. S., and D. T. SMITH: Blastomycosis (American blastomycosis, Gilchrist's disease): II. A report of 13 new cases. Amer. Rev. Tuberc. 39, 488—515 (1939). — MARTINEZ, B. M., A. REYES MOTA y A. GONZALES OCHOA: Blastomycosis norteamericana en Mexico. Rev. Inst. Salubr. Enferm. trop. (Mex.) 14, 225—232 (1954). — MATSUMOTO, K. K., D. S. AMATUZIO, T. L. LOMASNEY, W. W. AYRES and T. D. CUTTLE: North American blastomycosis treated with pulmonary resection and stilbamidine. Amer. J. med. Sc. 229, 172—179 (1955). — McCLELLAN, J. T., and A. BALOWA: An indication of the incidence of blastomycosis in Central Kentucky. J. Kentucky med. Ass. 52, 855—859 (1954). — McMILLAN, H.: Report of a case of localized blastomycosis. Aust. J. Derm. 3, 38—41 (1955). — McVAY, L. V., and D. S. CARROLL: Aureomycin in the treatment of systemic North American blastomycosis. Amer. J. Med. 12, 289—301 (1952). — MONOD, R., et M. MAHASSEN: Interet grandissant des mycoses pulmonaires à propos d'un cas à forme hemoptique de blastomycose pulmonaire traite par résection chirurgical et guéri. Poumon 11, 285—295 (1955). — MONTEMAYOR, L.: B. dermatitidis, Gilchrist and Stokes 1898 in Venezuela; nota previa. Gac. méd. Caracas 62, 675—689 (1954). — MOORE, M.: Morphologic variations in tissue of the organism of the blastomycoses and of histoplasmosis. Amer. J. Path. 31, 1049—1063 (1955). — MULLER, E., u. W. M. HILSCHER: Zur Frage der generalisierten Blastomykose und ihrer Beziehung zur Lymphogranulomatose. Zbl. allg. Path. path. Anat. 92, 331—338 (1954). — MURAY, M.: Extensive systemic blastomycosis of the Gilchrist type. Gyermekgyógyászat 6, 378—382 (1955). — MYHR, I. B.: Systemic blastomycosis; report of a case treated with stilbamidine. Amer. Practit. 5, 64—66 (1954).

Newberne, J. W., J. E. Neal and M. K. Heath: Some clinical and microbiological observations on 4 cases of canine blastomycosis. J. Amer. vet. med. Ass. 127, 220—223 (1955).

O'Donoghue, J. G.: Blastomycotic meningitis; a case. Med. J. Aust. 1, 118 (1933). — Ostfield, A. M.: Effect of stilbamidine on cutaneous blastomycosis. Amer. J. Med. 15, 746—748 (1953).

Pfleger, L., u. H. Tirschek: Zur Problematik der Hautblastomykose. Dermatologica (Basel) 114, 1—17 (1957). — Pickett, J. O., C. M. Bishop, E. W. Chick and R. D. Baker: A simple fluorescent stain for fungi. Am. J. Clin. Path. 34, 197—202 (1960). — Pinto, J. L.: Blastomycosis. J. Indian med. Ass. 28, 197—198 (1957). — Polo, F. J., K. Brass and L. De Montemayor: Enfermedad de Gilchrist en Venezuela: primer caso; estudio clinico; comprobacion histologica; aislamiento y determinacion de la primera cepa de Blastomyces dermatitidis. Rev. san. Caracas 19, 217—235 (1954).

Rebello, D. J. A.: Some experiences with North American blastomycosis. Ind. J. Derm. 3, 133—138 (1958). — Robbins, E. S.: North American blastomycosis in the dog. J. Amer. vet. med. Ass. 125, 391—398 (1954). — Rolnick, D., and G. O. Baumrucker: Genitourinary blastomycosis: case report and review of literature. J. Urol. (Baltimore) 79, 315—323 (1958). Rousset, J., J. Coudert and J. P. Garin: Blastomycose superficielle des muqueuses à foyers multiples. Lyon méd. 89, 148—149 (1957).

Sattler, T. H., u. M. A. Marousek: North American blastomycosis; report of a case treated with stilbamidine and dihydroxystilbamidine. S. Dak. J. Med. Pharm. 9, 325—334 (1948). — Schoenbach, E. B., and E. M. Greenspan: The pharmacology, mode of action and therapeutic potentialities of stilbamidine, pentamidine, propamidine and other aromatic diamidines. A review. Medicine (Baltimore) 27, 327—377 (1948). — Schoenbach, E. B., J. M. Miller, M. Ginsberg and P. H. Long: Systemic blastomycosis treated with stilbamidine. J. Amer. med. Ass. 146, 1317—1318 (1951). — Schoenbach, E. B., J. M. Miller and P. H. Long: The treatment of systemic blastomycosis with stilbamidine. Ann. intern. Med. 37, 31—47 (1952). — Schoenmackers, J.: Meningitis bei Blastomykose-Allgemein-infektion. Zbl. allg. Path. path. Anat. 87, 441 (1951). — Schwarz, J., and G. L. Baum: Blastomycosis. Amer. J. clin. Path. 21, 999—1029 (1951). — Results of skin tests in contacts of blastomycotic patients. J. invest. Derm. 18, 3—4 (1952). — North American blastomycosis. Geographical distribution, pathology and pathogenesis. Docum. med. geogr. trop. (Amst.) 5, 29—41 (1953). — Primary cutaneous mycoses. A.M.A. Arch. Derm. Syph. 71, 143—149 (1955). — Schwarz, J., and M. L. Furcolow: Some epidemiological factors and diagnostic tests in blastomycosis, coccidioidomycosis, and histoplasmosis. Amer. J. clin. Path. 25, 261—265 (1955). — Schwarz, J., and L. Goldman: Epidemiologic study of North American blastomycosis. A.M.A. Arch. Derm. 71, 84—88 (1954). — Scott, M. J.: Cutaneous blasto-mycosis; report of a case following dog bite. Northw. Med. (Seattle) 54, 255—257 (1955). — Sealy, W. C., J. P. Collins and E. E. Menefee: Pulmonary blastomycosis; the influence of the immunological findings on the selections of patients for operation. J. thorac. Surg. 27, 238—243 (1954). — Ségretain, G., et E. Drouhet: Blastomycoses expérimentales du hamster doré. Ann. Inst. Pasteur 89, 593—596 (1955). — Sivak, G. C., and R. Lich jr.: Blastomycosis treated with stilbamidine with relapse. J. Urol. (Baltimore) 76, 678—683 (1956). — Slaughter jr., J. C.: Stilbamidine in treatment of widely disseminated blasto-mycosis; with two year follow-up. A.M.A. Arch. Derm. Syph. 70, 663—665 (1954). — Smith, D. T.: Stilbamidine therapy for blastomycosis. Gen. Practit. 8, 69—76 (1953). — Smith jr., J. G., J. S. Harris, N. F. Conant and D. T. Smith: An epidemic of North American blastomycosis. J. Amer. med. Ass. 158, 641—646 (1955). — Smith, J. G., W. C. Humbert and S. Olansky: Follow up of blastomycin sensitivity in a epidemic area. Publ. Hlth Rep. (Wash.) 73,610—614 (1958). — Snapper, I., and L. V. MacVay: The treatment of North American blastomycosis with 2-hydroxystilbamidine. Amer. J. Med. 15, 603 (1953). — Steen, L. H., D. T. Fox-worthy and L. A. Baker: Acute blastomycotic pneumonia. Report of a fatal case of short duration diagnosed by needle biopsy of lung. A.M.A. Arch. intern. Med. 93, 464—472 (1954).— Stillians, A. W., and H. E. Klemptner: Blastomycosis in tubercular patient. J. Amer. med. Ass. 153, 560—561 (1953). — Straub, M., and J. Schwarz: The healed primary complex in histoplasmosis. Amer. J. clin. Path. 25, 727—741 (1955). — Primary arrested lesions of coccidioidomycosis and histoplasmosis; a study of autopsy material in Tucson, Arizona. Amer. J. clin. Path. 26, 998—1009 (1956). — Sutliff, W. D., J. W. Kyle and J. L. Hobson: North American blastomycosis; clinical forms of the disease and treatment with stilbamidine and 2-hydroxystilbamidine. Ann. intern. Med. 41, 89—107 (1954). — Sutliff, W. D., and S. L. Norman: Adrenocorticotropical hormone in cutaneous and systemic North American blastomycosis. Proc. II. Clinical ACTH Conf. 2, 381—390 (1950).

Takaro, T., J. E. Hopkins and J. D. Murphy: The treatment of pulmonary blasto-mycosis. Dis. Chest 28, 203—216 (1955). — Taylor, E. R.: Resection in pulmonary blastomycosis; a review with presentation of a case. J. S. C. med. Ass. **52**, 128—135 (1956). — THOMPSON, W. F.: Blastomycosis of bone; report of a case. J. Bone Jt Surg. **35**, 777—781 (1953). — TOMPKINS, V., and J. SCHLEIFSTEIN: Small forms of Bastomyces dermat itidis in human tissue. A.M.A. Arch. Path. **55**, 432—435 (1953). — TUTTLE, J. G., H. E. LICHTWARDT and C. H. ALTSHULER: Systemic North American blastomycosis. Report of a case with small forms of Blastomycetes. Amer. J. clin. Path. **23**, 890—897 (1953).

VERMEIL, C., A. GORDEEFF and N. HADDAD: Sur un cas tunisien de mycose généralisée mortelle. Ann. Inst. Pasteur **86**, 636—646 (1954).

WEED, L. A.: North American blastomycosis. Amer. J. clin. Path. **25**, 37—45 (1955). — WEGMAN, T.: Blastomykose und andere Pilzerkrankungen der Lunge. Dtsch. Arch. klin. Med. **199**, 192—205 (1952). — WEINBERG, B. J., C. H. LAWRENCE and A. BUCHHOLZ: Systemic blastomycosis treated with 2-hydroxystilbamidine. A.M.A. Arch. intern. Med. **94**, 493—496 (1954). — WEISEL, W., and F. B. LANDIS: Endobronchial lesions in pulmonary blastomycosis. J. thorac. Surg. **25**, 570—581 (1953). — WHEELER, C. E., and E. P. CAWLEY: An unusual case of blastomycosis occurring during pregnancy. A.M.A. Arch. Derm. **77**, 120—122 (1958). — WHITE jr., M. L., and E. T. OWEN: The surgical treatment of pulmonary blastomycosis. Amer. Surg. **20**, 981—995 (1954). — WILSON, J. W.: Clinical and immunologic aspects of fungus diseases. Springfield, Ill.: Ch. C. Thomas 1957. — WILSON, J. W., E. P. CAWLEY, F. D. WEIDMAN and W. S. GILMER: Primary cutaneous North American blastomycosis. A. M. A. Arch. Derm. **71**, 39—45 (1955).

Die Südamerikanische Blastomykose = (Lutz-Mykose)

Von

Rubem David Azulay-Rio de Janeiro

Mit 21 Abbildungen

I. Synonyme

Neotropisches blastomykoides Granulom; Paracoccidioides Granulom; brasilianische Blastomykose; Lutz-Almeida-Splendore-Krankheit; Paracoccidioidose; Zymonematose; hepato-spleno-lymphatische Hyphoblastomykose; papillomatöse Coccidioideose; blastomycetisches Granuloma ganglionare malignum; bösartiges lymphatisches Coccidioid-Granulom; brasilianische Mund-Rachen-Blastomykose; Lutz-Krankheit. Die in Brasilien meist gebrauchte Bezeichnung ist: Lutz-Mykose, die auf der II. Jahresversammlung der brasilianischen Dermato-Syphilidologen gebilligt wurde.

II. Beschreibung

Granulomatöse Erkrankung von chronischer Entwicklung, die fast stets den ganzen Organismus in Mitleidenschaft zieht; polymorphe Integumentläsionen mit bevorzugtem Sitz an der Mundschleimhaut und häufigen lymphatischen und organischen Manifestationen, besonders von seiten der Lunge. Ätiologischer Erreger ist der *Paracoccidioides brasiliensis*.

III. Einordnung der Lutz-Mykose

Die Krankheit ist in die Gruppe der Blastomykosen einzureihen, die — obwohl heterogen — als gemeinsamen Nenner die Rundform des Parasiten im granulomatösen Gewebe aufweist. Es sind verschiedene Klassifizierungen der Blastomykosen aufgestellt worden. Nach der Klassifizierung von Azulay (1950b) hat die Lutz-Mykose ihren Platz unter den Parablastomykosen, also Granulomatosen, deren Pilze während der parasitären Phase rundlich sind und sich durch Knospung teilen, aber bei der Kultur im Gelose-Nährboden von Sabouraud keine Gemmationsteilung aufweisen. In diese Gruppe stellen wir neben die Mykose von Lutz die Mykosen von Gilchrist, von Darling und von Jorge Lobo.

IV. Geschichtliches

1908 hatte Lutz Gelegenheit, 2 Patienten mit ulcerösen Läsionen der Mundschleimhaut und gleichzeitiger Drüsenschwellung zu untersuchen. Drei wirklich interessante Punkte seiner diesbezüglichen Arbeit verdienen hervorgehoben zu werden:

1. Lutz glaubte, daß es sich um Fälle handelte, die eine Zwischenstellung zwischen der Posadas-Mykose und der Gilchrist-Mykose einnehmen.

2. Beim Studium des Parasiten in den Geweben stellte Lutz mit großer Genauigkeit fest: ,,Im allgemeinen befindet sich ein größerer im Zentrum und

andere kleine um ihn herum, was uns stets den Eindruck machte, daß es sich um
das Ergebnis eines Knospungsprozesses handelte." Er ging noch weiter und
behauptete: „Wir haben niemals eine endogene Sporulation beobachtet."

Bei angemessener Berücksichtigung dieser wertvollen, schon 1908 gemachten
Beobachtung von LUTZ könnte man sicherlich behaupten, daß der bei den Kranken
von LUTZ beobachtete Parasit nicht mit dem von POSADAS identisch war. Es
handelte sich demnach um eine neue Krankheit, was jedoch erst viele Jahre später
begriffen wurde.

3. War die direkte Untersuchung von LUTZ des von den Kranken stammenden
Materials vollkommen, so hatte er weniger Glück mit den Kulturen, denn von
einem dieser Fälle isolierte er eine Hefe, die nach unseren gegenwärtigen Kenntnissen nichts mit der wirklichen Krankheitsursache zu tun hatte: Es handelte
sich um eine Verunreinigung.

Schlußfolgerung. LUTZ beobachtete das wesentliche Charakteristikum unseres
Pilzes — die strahlenförmige Anordnung der Tochterzellen, hatte aber nicht den
wirklichen Parasiten gezüchtet.

In drei interessanten Arbeiten hat SPLENDORE (1910, 1911a und b) die
Kenntnis dieser Mykose außerordentlich bereichert; er beobachtete den echten
Erreger der Lutz-Mykose, wenn er ihn auch mit anderen durch Verunreinigung
gezüchteten Pilzen verwechselte, und war der erste, der ihn benannte: Zymonema
brasiliense Splendore (1912). In zwei klinischen Beschreibungen machte er auf
folgende Punkte aufmerksam: a) den Befall der Mundschleimhaut; b) die über-
reichliche Speichelsekretion und die Schluckbeschwerden; c) das Versagen der
Therapie und Exitus letalis durch Kachexie.

Trotz der schon deutlichen Unterschiede zwischen dem Pilz der Lutz-Mykose
und dem der Posadas-Wernicke-Mykose wurden die in Brasilien beschriebenen
Fälle noch lange Zeit als von *Coccidioides immitis* verursacht angesehen. Von den
diesbezüglichen Arbeiten heben wir folgende hervor: CARINI (1908), LINDENBERG
(1901), E. RABELLO (1910), M. PEREIRA und GASPAR O. VIANNA (1911), MONTE-
NEGRO (1911), CASTRO CARVALHO (1911). DIAS DA SILVA (1912), GOMEZ CRUZ
(1913), GASPAR VIANA (1913), O. P. PORTUGAL (1914), KEHL (1915), HABERFELD
(1919), ARANTES (1921) und TELLA (1925).

Durch diese Arbeiten wurde die Kenntnis der Krankheit in klinischer, mykologischer und pathologischer Hinsicht bereichert. Besondere Würdigung verdienen die Arbeit von SOUZA CAMPOS und ALMEIDA (1927) sowie die späteren
Veröffentlichungen von ALMEIDA, die in entscheidender Weise die Unterschiede
zwischen *Coccidioides immitis* und dem Pilz der nunmehrigen Brasilianischen
Blastomykose aufzeigten. Auf Grund dieser Studien wurde der Name *Paracoccidioides brasiliensis* Almeida (1930c) geschaffen. R. CIFERRI und P. REDAELLI
(1936) begründeten die Familie *Paracoccidoidaceae*, um in sie die Gattung Paracoccidioides aufzunehmen, die so noch weiter von Coccidioides getrennt wurde.

Im Jahre 1933 wurde in Argentinien von PIERINI der erste Fall von Blastomykose vom Typ Lutz und Splendore veröffentlicht. Gemäß der guten Beweis-
führung von NIÑO sind jedoch schon sehr viel früher von anderen Autoren Fälle
von Lutz-Mykose in Argentinien beschrieben worden, die teils als Gilchrist-
Blastomykose, teils als Posadas-Blastomykose klassifiziert wurden. NIÑO beweist
in seiner Arbeit das Vorkommen von 15 Fällen in Argentinien bis zum Jahre 1938.
O FONSECA versuchte 1939 den Namen *Paracoccidioides brasiliensis* zu annulieren
in der Meinung, daß er nicht mit den internationalen botanischen Nomenklatur-
Regeln, die auf dem Amsterdamer Kongreß 1935 aufgestellt wurden, überein-
stimme. Er schlug damals den Namen *Lutziomyces histoporocellularis* (HABER-
PELD 1919, O. FONSECA FILHO 1939) vor.

D. O. Ribeiro stellte 1940 die Wirksamkeit der Sulfonamide in der Behandlung der Lutz-Mykose fest, bei der bis dahin jede Therapie nutzlos war.

Cunha Motta führte sehr interessante Untersuchungen betreffs der Pathologie der Krankheit durch und Fialho (1946) machte auf die Häufigkeit der Lungenschädigung aufmerksam.

Mackinnon et al. (1953) benutzten Paracoccidioina zur intracutanen Anwendung.

Conant und Howell (1941 und 1942) prüften die Ähnlichkeiten zwischen *P. brasiliensis* und B. dermatidis und tauften den Erreger der Lutz-Mykose mit dem neuen Namen *B. brasiliensis*.

V. Epidemiologie

Folgende Punkte sind zu berücksichtigen:

Geographische Verbreitung. Erst seit kurzer Zeit wird die Lutz-Mykose auch außerhalb Brasiliens angetroffen; diese geographische Ausschließlichkeit gestattete die Benennung brasilianische Blastomykose. Obschon also Brasilien der große endemische Herd der Krankheit ist, wurde sie schon in allen südamerikanischen Ländern, mit Ausnahme von Chile und Britisch-Guayana, festgestellt. Die Bezeichnung südamerikanische Blastomykose ist aus denselben Gründen nicht mehr berechtigt, und zwar, weil durch Trejos und Romero (1953) drei autochthone Fälle in Costa Rica festgestellt wurden.

Im Staat Oregon (USA) wurde von Perry et al. (1954) ein Fall angetroffen, bei dem *P. brasiliensis* isoliert wurde. Anfänglich wurde hier die Diagnose nordamerikanische Blastomykose gestellt. Der Mißerfolg der Behandlung mit Kaliumjodid, Stilbamidin und Diäthylstilboestrol veranlaßte die Autoren zu näherer Untersuchung des Falles, der dann zum ersten nordamerikanischen Fall von Lutz-Mykose wurde. Es ist interessant, daß dieser Patient im Jahre 1946 in Venezuela war. In Deutschland wurde von Götz (1954) ein Fall beobachtet, der sicherlich auf den früheren Aufenthalt des Patienten in Peru zurückgeführt werden mußte.

Nach den vorliegenden Veröffentlichungen ist also Brasilien der bedeutendste Herd, dem an zweiter Stelle Argentinien folgt. Die verfügbaren statistischen Daten geben jedoch aus folgenden Gründen keinen rechten Begriff von der Verbreitung der Krankheit:

a) Die Lutz-Mykose ist in Brasilien schon zu einer gewöhnlichen Krankheit geworden, so daß die Mehrzahl der Fälle nicht publiziert wird; nur falls ein ungewöhnlicher Aspekt der Affektion festgestellt wird, erfolgt in der Regel die Publikation.

b) Die Krankheit ist nicht meldepflichtig. Man weiß jedoch, nach den Veröffentlichungen zu urteilen, daß der Staat São Paulo den größten endemischen Herd in Brasilien darstellt. In diesem Staat hatte die mykologische Abteilung der medizinischen Fakultät der Universität São Paulo bis zum Februar 1955 insgesamt 1506 Fälle verzeichnet. Die folgenden statistischen Daten stammen aus diesem Verzeichnis. — In Brasilien wird die Lutz-Mykose in fast allen Staaten angetroffen.

Nationalität. Die 1506 Fälle zeigen folgende Verteilung:

Brasilianer 817
Japaner 232
Andere 323
Nicht erwähnt 134

Almeida hat die große Häufigkeit unter den Japanern als besondere rassische Empfänglichkeit für die Krankheit gedeutet und meinte auch, daß sie bei ihnen in schwererer Form aufträte, eine Ansicht, mit der wir nicht übereinstimmen.

Die große Häufigkeit der Krankheit unter Japanern beruht auf ihrem großen Anteil an der Zusammensetzung der Bevölkerung São Paulos und besonders darauf, daß sie sich fast ausschließlich der Landwirtschaft widmen.

Gemäß der Häufigkeit verteilen sich 695 Fälle nach den Angaben Almeida wie folgt: Brasilianer, Japaner, Spanier, Portugiesen, Italiener, Syrier, Rumänen, Litauer, Russen, Deutsche, Ungarn, Jugoslaven, Tiroler, Franzosen, Engländer, Österreicher und Polen.

Die größere Häufigkeit unter verschiedenen Nationalitäten rührt von der beruflichen Tätigkeit her, da die Krankheit deutliche Bevorzugung der Landwirte zeigt.

Familienstand. Die Fälle verteilen sich wie folgt:

<pre>
Verheiratet 802
Ledig 344
Witwen 44
Ohne Angabe 316
</pre>

Da es sich um eine Krankheit der Erwachsenen und der Landwirte handelt, war zu erwarten, daß Verheiratete in größerer Zahl befallen wurden. Ein besonderer Punkt unserer persönlichen Untersuchung war die Tatsache, daß bisher keine eheliche Ansteckung stattgefunden hat trotz der Häufigkeit der Läsionen am Munde und des Fehlens von Beschränkungen im Eheleben, eine Tatsache, die wir durch sorgfältige Beobachtung von etwa 100 durch unsere Hände gegangene Fälle feststellten.

Rasse. Es wurden folgende Zahlen gefunden:

<pre>
Weiße 902
Gelbe 245
Neger und Mischlinge . 143
Ohne Angabe 216
</pre>

Die Zusammensetzung der Bevölkerung des Staates São Paulo erklärt diese rassische Verteilung, die u. E. keine Bevorzugung einer Rasse erkennen läßt.

Geschlecht. Es wurden folgende Zahlen gefunden:

<pre>
Männlich 1344
Weiblich 110
Ohne Angabe 52
</pre>

Wie schon vorher erwähnt, ist die größere Häufigkeit beim männlichen Geschlecht damit zu erklären, daß die Lutz-Mykose in der ländlichen Zone vorherrscht und dem Manne die Landarbeit zufällt.

Alter. Nachfolgend die Verteilung nach Altersgruppen:

<pre>
0—10 Jahre . . . . 28 Fälle
11—20 Jahre . . . . . . 166 Fälle
21—30 Jahre . . . . . . 281 Fälle
31—40 Jahre . . . . . . 297 Fälle
41—50 Jahre . . . . . . 326 Fälle
51—60 Jahre . . . . . . 187 Fälle
61—70 Jahre . . . . . . 147 Fälle
</pre>

Diese Verteilung zeigt, daß es sich um eine Krankheit von besonders häufigem Vorkommen bei Erwachsenen und relativer Seltenheit in den beiden Extremgruppen des Lebensalters handelt, bei denen die Kontaktwahrscheinlichkeit durch Verminderung oder das Fehlen ländlicher Arbeit abnimmt.

Beruf. Folgende Zahlen wurden angegeben:

$$\begin{array}{ll}\text{Landwirte} & 613 \\ \text{Andere Berufe} & 367 \\ \text{Keine Angaben} & 526\end{array}$$

Alle Autoren, die sich mit dem Studium der Angelegenheit befaßt haben, zeigen deutlich, daß die Lutz-Mykose eine Krankheit der ländlichen Zone ist und daher mit größerer Häufigkeit Landwirte befällt. Es muß jedoch darauf hingewiesen werden, daß in letzter Zeit auch Fälle in Großstädten beobachtet wurden; man hat den Eindruck, daß die Endemie von der ländlichen zur städtischen Zone überwandert.

VI. Klinik

Zur Erleichterung der Darstellung trennen wir die klinischen Erscheinungen der Lutz-Mykose in zwei große Gruppen: die tegumentären und die extra-tegumentären.

1. Tegumentäre klinische Manifestationen

Wegen der hohen prognostischen Bedeutung muß das Bestehen von hämatogenen und nicht hämatogenen Efflorescenzen hervorgehoben werden. Diese Tatsache hat bisher noch keine allgemeine Beachtung gefunden, doch halten wir sie nach unseren Erfahrungen in den Kliniken von Rio de Janeiro und Niteroi für bedeutsam. Die ersteren treten fast stets akut auf, als Folge einer Streuung, während die nicht hämatogenen Efflorescenzen sich im Gegenteil langsam und allmählich entwickeln.

Diese beiden Haupttypen, die wir der Untersuchung der verschiedenen klinischen Formen der Lutz-Mykose zugrunde legen, können sowohl an den Schleimhäuten wie an der Haut lokalisiert sein. Es ist jedoch angebracht, schon hier einen großen Unterschied zu betonen: Die meisten Hautefflorescenzen sind im allgemeinen nicht primär. Dieser Unterschied wird völlig verständlich bei Berücksichtigung der Tatsache, daß nur ausnahmsweise das Eindringen des Parasiten durch die Haut geschieht; in der Regel erfolgt es durch die Mundschleimhaut. In der Mehrzahl der Fälle ist es sogar sehr schwierig, zu behaupten, daß eine bestimmte Haut-Efflorescenz nicht hämatogen sei. Eine Ausnahme bilden die peri-oralen und peri-nasalen Efflorescenzen (Übergreifen des ursprünglichen Schleimhautprozesses auf die Haut). Es ist verhältnismäßig häufig, daß ein Kranker eine bestimmte Hautefflorescenz als primär betrachtet, während er in Wirklichkeit nur durch ihr äußeres Erscheinen zum ersten Male auf sie aufmerksam wurde. Die gründliche klinische Untersuchung zeigt jedoch meist das Bestehen von Efflorescenzen an den Schleimhäuten und sogar an inneren Organen. Bevor eine Hautefflorescenz als nicht hämatogen, also als primäre Hautläsion angesehen werden kann, müssen bestimmte Kriterien klinischer Art erfüllt werden, mit Ausnahme der Fälle, bei denen es sich um Übergreifen von der Schleimhaut aus handelt. Diese Kriterien bedingen als Mindestforderung eine gründliche Untersuchung der ganzen Mundhöhle, der Mandeln und des Nasen-Rachenraumes (wenn möglich durch einen Oto-Rhino-Laryngologen), Aussaat etwa vorhandenen Mandelexsudats auf Sabouraud-Nährboden (verborgene Mandelläsionen), Röntgenaufnahme der Lungen und Untersuchung des Sputums. Dies sind, wie gesagt, die nötigen Mindestuntersuchungen, um von dem Bestehen etwaiger primärer Hauterscheinungen reden zu können.

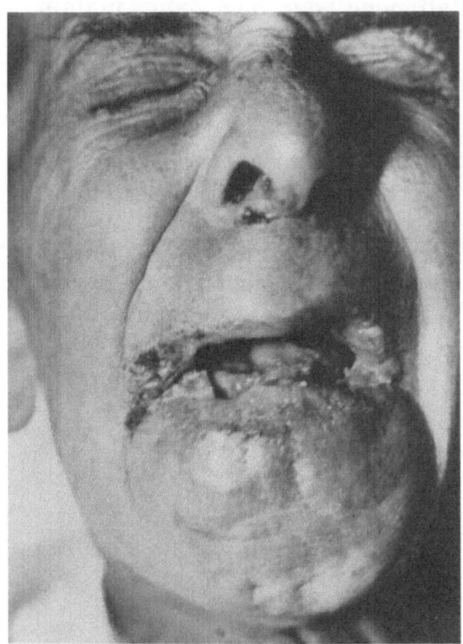

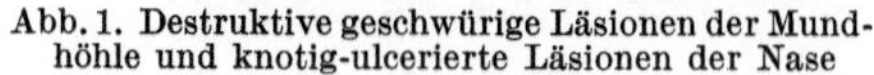

Abb. 1. Destruktive geschwürige Läsionen der Mundhöhle und knotig-ulcerierte Läsionen der Nase

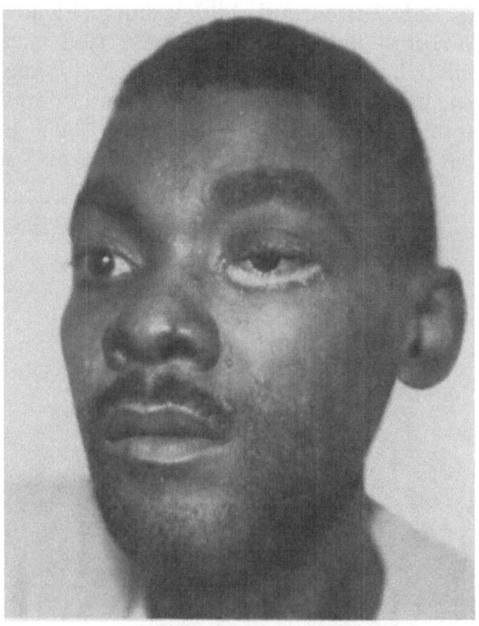

Abb. 2. Fall mit Zerstörung des unteren Augenlids
und Befall der Hornhaut

In einem unserer Fälle, bei dem der
Kranke eine Efflorescenz der Haut als
primär bezeichnete, stellten wir bei der
Untersuchung Veränderungen in der
Mundhöhle fest, die dem Patienten bis
dahin unbekannt waren.

a) Maulbeerartige Stomatitis. Es ist
A. Pupo (1936) die meisterhafte Beschreibung dieses so häufigen und charakteristischen Aspektes der Lutz-Mykose zu danken. Anfänglich handelt es
sich bei dem Prozeß nur um eine Erosion,
die jedoch später zur Exulceration und
sogar zur völligen Geschwürsbildung führen kann. Die genaue Untersuchung dieser Läsionen zeigt Erytheme mit verstreuten punktförmigen Blutungen, zwischen denen weiße und gelbliche Punkte
zu sehen sind. Die Oberfläche hat feinkörniges Aussehen. Nun sind punkt-
förmige Blutungen, weiß-gelbliche Punkte und feinkörniges Aussehen der klinische Ausdruck eines histologischen Substrats (markante oberflächliche, papillomatöse Mikroabscesse, sehr intensive

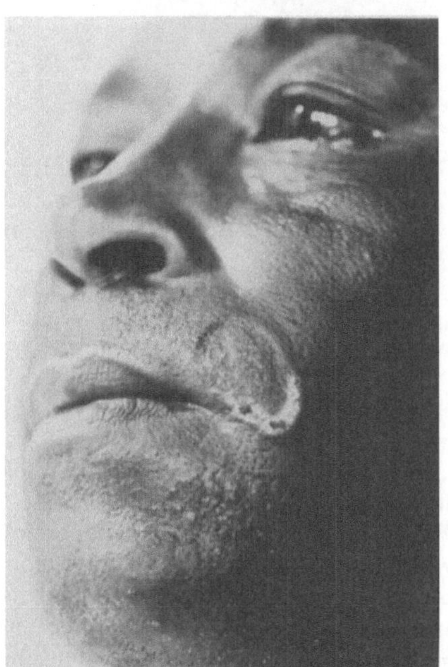

Abb. 3. Wahrscheinlich von Inoculation herrührende
Hautläsion. Die klinische Untersuchung des Pa-
tienten zeigte keine Veränderungen in anderen
Bezirken

Gefäßerweiterung der Papillen, zuweilen mit kleinen Blutungen ihrer Spitzen).
Diese Läsion beginnt im allgemeinen am unteren Zahnfleisch auf der Höhe

des Zahnhalses und bildet einen kleinen Halbmond, der den Zahn umfaßt. Von dort breitet sie sich aus, teils zum Mundboden, teils auf die Wangenschleimhaut; sie kann von dieser aufsteigen, das obere Zahnfleisch und schließlich den harten Gaumen erreichen. Von dort kann sie durch den Mund-Rachenraum zum Kehlkopf gelangen. Nach vorn schreitet sie zu den Lippen fort über die Schleimhautgrenze hinaus und zeigt sich auf der Haut als geschwürigschorfige Läsion. Ist in einigen Fällen fast die ganze Mundschleimhaut von dem Prozeß ergriffen, so sind in anderen die Läsionen noch geringfügig und können sogar vom Kranken

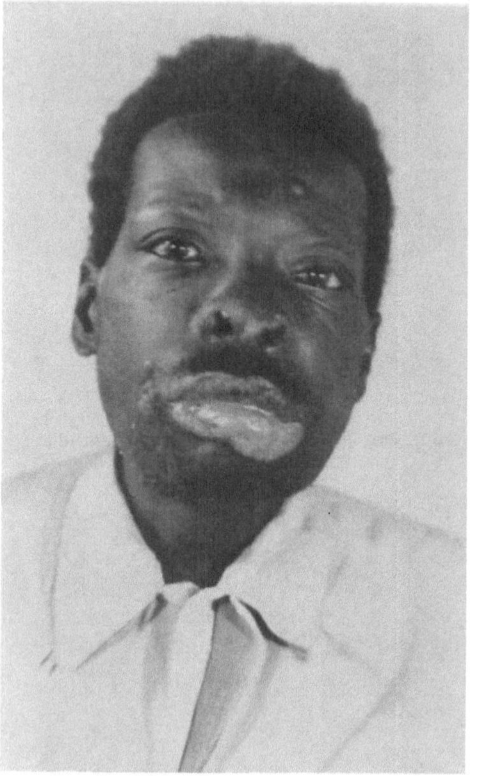

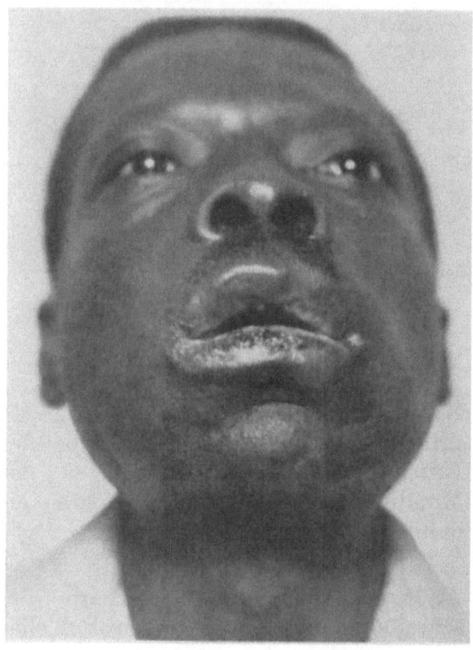

Abb. 4. Geschwürig infiltrierte Läsion der Unterlippe und knotig ulcerierte Läsionen im Gesicht

Abb. 5. Außer Läsionen der Mundschleimhaut hatte dieser Patient ulcerierte Hautläsionen und intensiven submaxillären und cervicalen Lymphknotenbefall

unbemerkt bleiben. Es ist nötig, auf gewisse morphologische Unterschiede aufmerksam zu machen, die zweifellos ihren Grund in der unterschiedlichen Struktur der Mundabschnitte haben. So ist der Prozeß auf der Innenseite der Wange stark infiltriert, erhaben und kann ausgesprochen vegetativ werden; er weist dann Furchen auf und ist von weicher Konsistenz, die sehr anschaulich mit „kaum hart gewordener Gelatine" verglichen wurde (J. Marinho). Dieses Aussehen weicht sehr von dem der Veränderungen am Zahnfleisch und am harten Gaumen ab, wo sie kaum erhaben und scharf begrenzt sind, also ohne Übergang von der gesunden benachbarten Schleimhaut abstechen. Am Mundboden wird die Efflorescenz besonders üppig und hat dort nach einem Vergleich von J. Marinho Aussehen und Konsistenz einer „schmalzartigen Masse". Der so veränderte Mundboden steht im Gegensatz zum Aussehen der Unterseite der Zunge, das fast stets normal ist, trotzdem sie auf dem so stark befallenen Mundboden ruht. Es muß übrigens betont werden, daß die Lokalisierung an der Zunge seltener ist.

Wird diese jedoch befallen, so neigt die Läsion meist mehr zur Ulceration als zur Vegetation. Nur in einem Falle hatten wir Gelegenheit, auf dem Zungenrükken, nahe der Basis eine gut umschriebene, wuchernde Läsion zu beobachten, die einem Spindelzell-Epitheliom ähnelte.

b) Thrombusartige Lippe. Zuweilen zeigt eine oder auch beide von dem oberflächlichen, maulbeerförmigen Prozeß ergriffene Lippe ein starkes Ödem und interstitielles Infiltrat, so daß sie beträchtlich anschwellen und mit thrombusartigem Aussehen nach außen vorsteht.

c) Wuchernde Läsionen. Wenn der von der Mundhöhle ausgehende Prozeß auf die peri-orale Haut übergreift, so bildet sich dort eine oberflächliche, wuchernde, erosive, papillomatöse, feuchte Papel mit dem schon klassischen Aussehen punktförmiger Blutungen; in derselben Weise kann sich dies Bild um die Nasenlöcher anordnen.

d) Skrofulo-Dermatitis. So nannte Pupo den Prozeß, der von einem Lymphknoten ausgehend die Haut erreicht und dort skrofulöses Aussehen annimmt. Die Lokalisation in der Gegend der Halsdrüsen ist bei der Lutz-Mykose häufig. Sobald die Drüse einmal verändert ist, besteht die Tendenz, das nekrotische

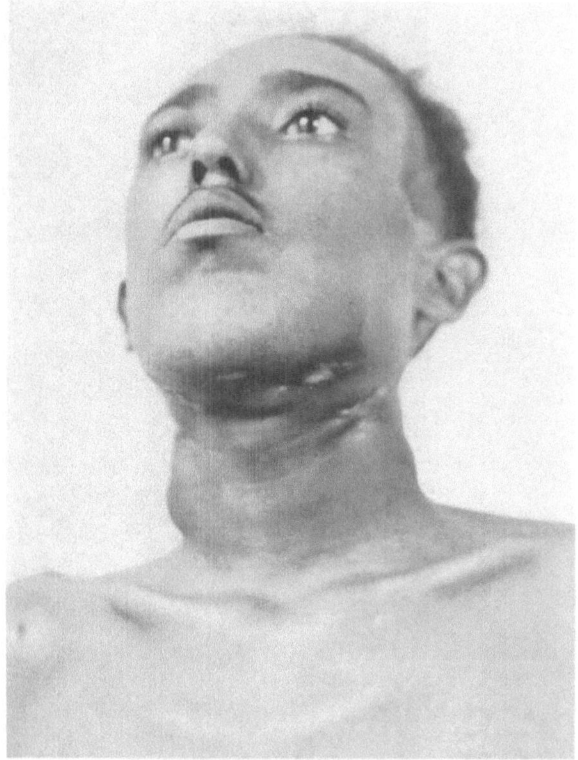

Abb. 6. Skrofuloider Aspekt

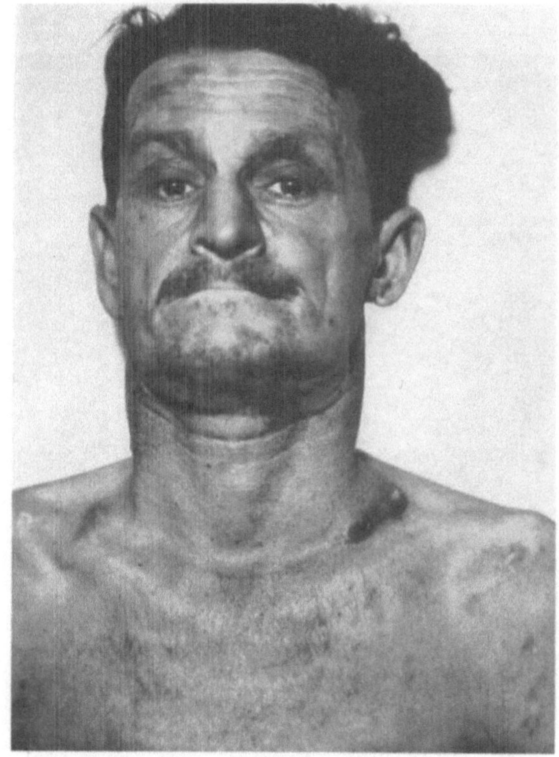

Abb. 7

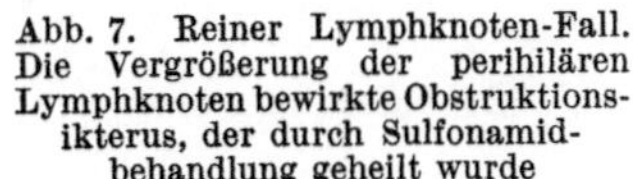

Abb. 7. Reiner Lymphknoten-Fall. Die Vergrößerung der perihilären Lymphknoten bewirkte Obstruktionsikterus, der durch Sulfonamidbehandlung geheilt wurde

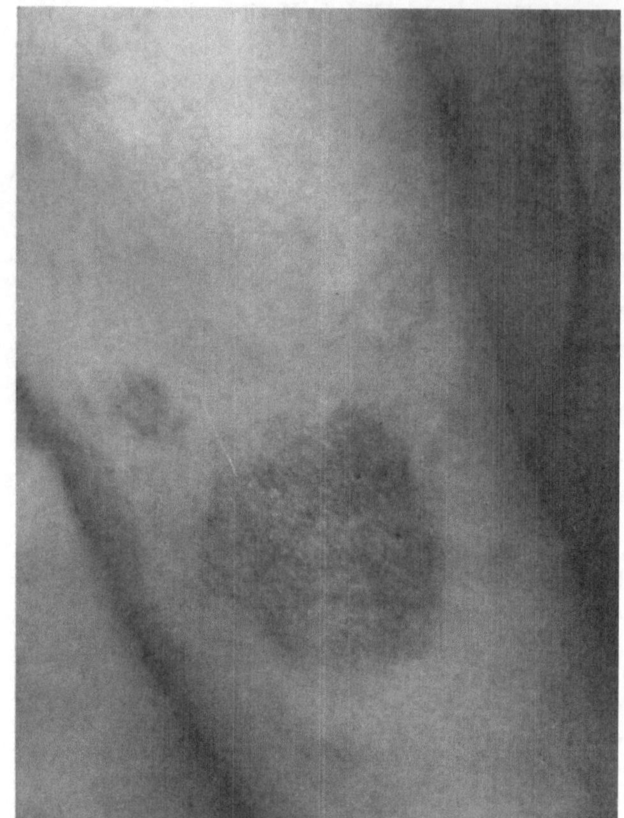

Abb. 8

Abb. 8 u. 9. Lupoide Läsionen mit wenigen Parasiten (Paracoccidioides)

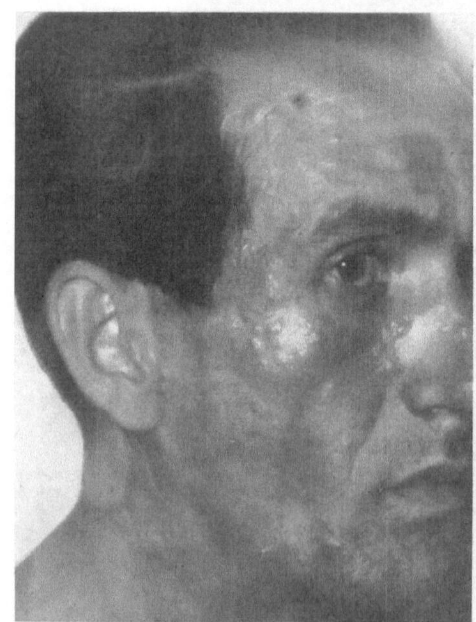

Abb. 9

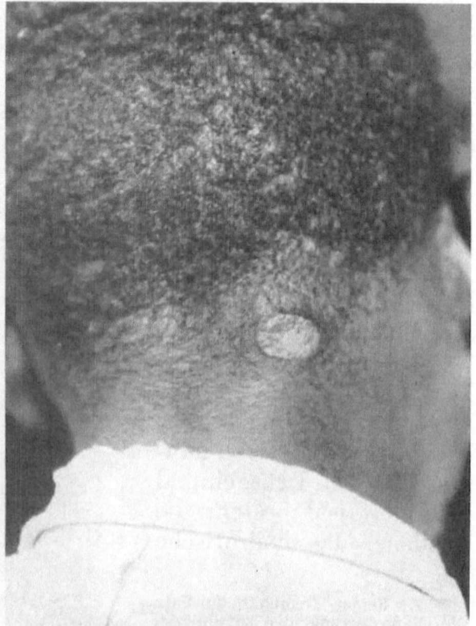

Abb. 10. Hämatogene ulcerierte Läsion

Material nach außen zu eliminieren. Die darüberliegende Haut haftet dann am Lymphknoten, wird weinfarbig, dünner und glänzend. Schließlich kommt es zur Bildung einer Fistel, durch die sich das nekrotische Material entleert. Dieser Prozeß ist vielfältig und im allgemeinen zweiseitig. Die neben diesen Fisteln auftretenden Hautveränderungen haben meist einen ulcerös-vegetierenden Charakter. In einigen Fällen jedoch sind die Hautränder in das Innere der Fistel gekehrt und von unten her unterminiert. In einem unserer Fälle war die Skrofulo-Dermatitis die einzige Manifestation der Krankheit.

e) Hämatogene Läsionen. Diese zeigen morphologisch sehr wechselndes Aussehen: Wir können papulöse, papulopastulöse und papulotuberöse Efflorescenzen wie auch Papeln finden, die manchmal wuchern und frambösieartiges Aussehen haben. In anderen Fällen sind diese Papeln ulcerös-vegetierend. Bei allen diesen Läsionen ist der auf der Papillomatose beruhende Zottencharakter zu betonen, mit den verstreuten Blutungspunkten, die so typisch für die Lutz-Mykose sind. Paronychie-Läsionen wurden von Pupo und Cunha Motta (1936) beobachtet. Selten werden tuberöse Papeln von deutlichem Lupoid-Aussehen beobachtet, bei denen die histologische Untersuchung fast ausschließlich ein Tuberkuloidgranulom mit wenigen Parasiten aufzeigt. Mit einem gewissen Vorbehalt könnten sie als *Paracoccidioides* betrachtet werden.

2. Extrategumentäre klinische Manifestationen

Die Lutz-Mykose ist eine stark invasive Krankheit. Man kann sogar sagen, daß es kaum ein Organ gibt, das nicht von *Paracoccidioides brasiliensis* befallen wurde. Nicht immer wird die Lokalisation des Prozesses in diesem oder jenem Organ von klinischen Symptomen begleitet, so daß erst die Sektion den Befall eines bestimmten Organs aufdeckt. In anderen Fällen jedoch macht die Symptomatologie auf den Organbefall aufmerksam.

a) Lymphsystem. Der Befall von Lymphknoten ist relativ häufig, und zwar kann er auf die Region der bestehenden tegumentären Läsionen beschränkt bleiben oder auch so generalisiert sein, daß praktisch das ganze Lymphsystem befallen ist. Am häufigsten ist jedoch der Befall der Hals- und Submaxillardrüsen. In der Mehrzahl der Fälle ist der Prozeß zweiseitig. Anfänglich sind die Drüsen von harter Konsistenz und lediglich vergrößert. Später werden sie durch den zentralen nekrotischen Prozeß weich und an der geschädigten Haut kommt es zur Fistelbildung, durch die sich das stets parasitenreiche nekrotische Material entleert.

Der Befall der Halsdrüsen kann deren Durchmesser beträchtlich erhöhen, so daß der Hals, wie bei der Drüsentuberkulose, an den eines Schweines erinnert.

Wenn auch in der Mehrzahl der Fälle der Befall der Lymphknoten erst nach dem Erscheinen deutlicher Läsionen in der Mundhöhle stattfindet und dadurch die Diagnose erleichtert wird, so ist bei anderen durch sorgfältige Untersuchung der Mundhöhle keinerlei Veränderung festzustellen, so daß die Diagnose sehr erschwert wird. Im allgemeinen entwickelt sich der lymphatische Prozeß ohne spontanen oder provozierten Schmerz. Wenn die Halsdrüsen, die der Achselhöhlen und der Leistengegend beteiligt sind, ohne daß Erweichung eintritt, so nimmt das Bild den Aspekt der Hodgkin-Krankheit an. Bei diesen als „ausschließlich lymphatische Lokalisation" bezeichneten Fällen kann eine sorgfältige Untersuchung der Mandeln deren Befall feststellen; zuweilen kann selbst die Tonsillektomie mit anschließender histopathologischer Untersuchung nötig sein, um diesen Befund zu beweisen, wie es bei einem von Padilha (1948) der Brasilianischen Dermatologischen Gesellschaft vorgestellten Fall geschah. Schon

Rafael da Nova hatte darauf hingewiesen. Knotige, aufsteigende, sporotricoide Lymphangitis wurde schon von einigen Autoren beobachtet.

b) Atmungssystem. Der Befall des Atmungssystems geschieht durch Übergreifen der Läsionen aus dem Mund-Rachenraum durch die Lymphwege oder das Blut, ausnahmsweise auch über die Atmungswege. Der Befall des Atmungssystems ist sehr konstant, sowohl in bezug auf die oberen Atmungswege (besonders den Kehlkopf) wie die Lungen. Wir fanden bei unseren Kranken eine sehr verschiedenartige und banale Symptomatologie, wie sie natürlich den bestehenden anatomischen, pathologischen Läsionen entspricht. So können beobachtet werden: Dysphonie (die bisweilen bis zur Aphonie geht), Husten mit Auswurf (gelbliches Sputum mit zahlreichen Parasiten), Dyspnoe (deren Intensität von der Ausdehnung des befallenen Bezirkes des Lungenparenchyms abhängt), ebenfalls verschiedenartiges Rasseln und Geräusche jeweils gemäß der anatomischen Natur der bestehenden Läsion. Schließlich beobachteten wir noch quantitative Veränderungen des Lungenschalls. In einigen Fällen von Pleurabefall waren alle entsprechenden Symptome vorhanden, auch Erguß mit allen symptomatischen Folgen.

Diese so polymorphe Symptomatologie der Atmungswege ist bei der Lutz-Mykose im allgemeinen milde und kontrastiert mitunter mit der Intensität der nach Padilha und Bardy (1946) im Röntgenbild zu beobachtenden Läsionen, eine Meinung, der wir uns nach unseren eigenen Erfahrungen anschließen. In einigen Fällen stellten wir ausgedehnten Lungenbefall bei fast völliger klinischer Symptomlosigkeit fest. Diese Tatsache veranlaßt uns, die systematische Röntgenaufnahme bei allen Fällen von Lutz-Mykose zu empfehlen, denn selbst bei sehr milden tegumentären Veränderungen können wir in bestimmten Fällen schon sehr ausgesprochenen Lungenbefall feststellen.

Das Röntgenbild der Lutz-Mykose ist begreiflicherweise nicht spezifisch, kann also mit anderen Krankheiten verwechselt werden. Padilha und Bardy faßten die röntgenologischen Aspekte der Lutz-Mykose in der folgenden Tabelle zusammen:

Tabelle. *Röntgenologische Zeichen der brasilianischen Lungenblastomykose*

Auf den Läsionstyp bezügliche Zeichen	Auf den Sitz der Läsionen bezügliche Zeichen

1. Knötchen-Zeichen
  a) Miliarknötchen
  b) Pseudo-Tumor-Knötchen
  c) Intermediar-Knötchen
	1. In bezug auf die organische Einheit
	  (In der Reihenfolge der Häufigkeit)
	  a) Beiderseitiger Befall (fast ständig)
	  b) Einseitiger Befall (selten)

2. Röntgenformen des Knötchentyps
  a) Allgemeine miliare Aussaat
  b) Vorherrschend makronoduläre Aussaat
  c) Gemischte makro- und mikronoduläre
    Aussaat
  d) Gruppenförmige miliare Aussaat
	2. In bezug auf organische Topographie
	  (In der Reihenfolge der Häufigkeit)
	  a) Parahiläre Regionen und mittleres
	    Drittel
	  b) Lungenspitzen und Fossae infraclaviculares
	  c) Lungenbasen

3. Formen mit fibröser Beteiligung
  a) Fibröse peri- und paranoduläre Proliferation
  b) Fibröse Proliferation mit Pleuraverdickung	

4. Formen vom Kavernentyp a) Verdünnende Höhlung mit grob ausgefransten Rändern	

Die Autoren aus São Paulo hielten bis vor sehr kurzer Zeit den Lungenbefall durch die Krankheit für relativ selten. So gab Floriano P. de Almeida 1939 den

Satz mit 15% an, jedoch schon 1942, in einer Gemeinschaftsarbeit mit LACAZ, mit 20%: Ebenso fand CUNHA MOTTA 1942 in São Paulo bei 58 Sektionen nur 12,06% Lungenläsionen. Diese niedrigen in São Paulo angetroffenen Zahlen stehen in Widerspruch zu den Befunden in Rio de Janeiro. Es ist zweifellos AMADEU FIALHO zu danken, daß er schon vor langer Zeit auf die Häufigkeit der pulmonalen Lokalisation der Lutz-Mykose aufmerksam gemacht hat, wobei er seit 1939 von F. E. RABELLO unterstützt wurde. A. FIALHO berichtete 1944, in einer Mitteilung an die Nationale Medizinische Akademie über Lungenbeteiligung in 84% der Fälle, wobei 12% mit Tuberkulose kombiniert waren. Diese Zahlen beziehen sich nur auf Sektionsfälle. „In vivo" fand er in 94,12% von 17 Patienten Lungenläsionen. Nachdem so die Aufmerksamkeit der Forscher auf dieses Problem gelenkt war, ließ die Bestätigung der Arbeiten FIALHO durch andere Autoren nicht auf sich warten. M. SANTOS SILVA (1946) fand in 82,06% von 27 Kranken Lungenlokalisation, PADILHA und BARDY bei 56% von 25 Fällen. PENA und AZEVEDO stellten bei 11 Sektionen einen Lungenbefund in 81,8% fest. Auch NIÑO in Argentinien ist der Ansicht, daß die pulmonale Lokalisation sehr häufig ist. In unseren Fällen beobachteten wir Lungenbefall in 64,28%. Wir sind der Ansicht, daß der Prozentsatz

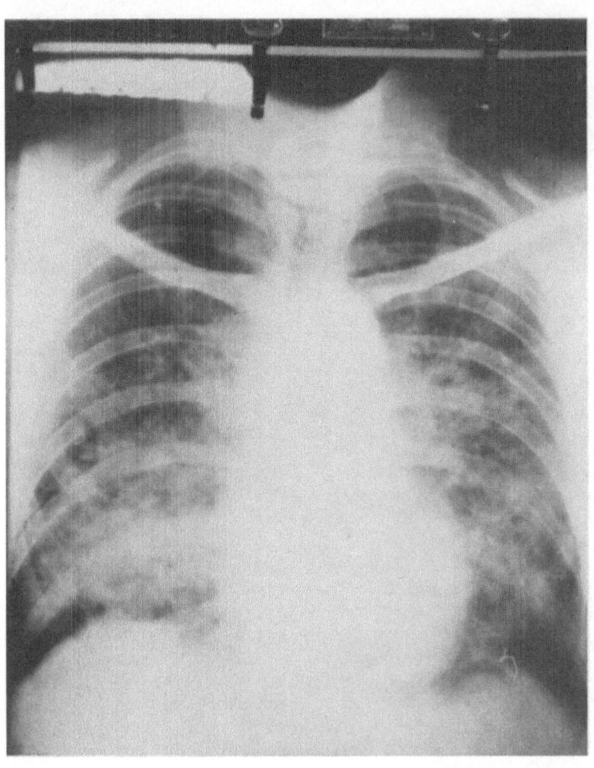

Abb. 11. Intensiver beiderseitiger Lungenbefall

der Lungenbeteiligung bei der Lutz-Mykose mit der Entwicklung der Krankheit zunimmt, ohne damit sagen zu wollen, daß sie zu ihrem Endzustand gehöre. Im Gegenteil kann sie auch frühzeitig auftreten, da wir in einigen unserer Fälle mit sehr milden tegumentären Läsionen sehr starken Befall der Lungen feststellten. Es ist jedoch natürlich, daß die Häufigkeit mit der Entwicklung der Krankheit zunimmt.

c) **Verdauungssystem und Bauchhöhle.** Man kann sagen, daß in fast 100% der Fälle die oberen Abschnitte des Verdauungstractus (Mund und Rachen) befallen sind. Dasselbe gilt jedoch nicht für den Rest des Verdauungstractus und seine Adnexe, die nur gelegentlich in Mitleidenschaft gezogen sind.

Nur in einem unserer Fälle waren Darmsymptome vorhanden. Es handelte sich um einen Patienten mit Hautläsionen im Bezirk der Halslymphknoten, dem später das Bild einer sehr starken Diarrhoe folgte mit durchschnittlich 10 Entleerungen pro Tag. Die Faeces waren flüssig, gelb-bräunlich, jedoch makroskopisch ohne Katarrh und Blut. Der Patient starb schließlich unter dem

Krankheitsbild einer Peritonitis, die, wie die Sektion zeigte, auf einer Darm-perforation beruhte. Die anatomisch-pathologische Diagnose lautete über-raschenderweise Lutz-Mykose.

Es handelte sich in diesem Falle um eine sekundäre Darmlokalisation, die auf den Prozeß am Halse folgte. Es gibt jedoch auch Fälle von primärer gastro-intestinaler oder abdominaler Symptomatologie, wobei die Diagnose sehr ver-schieden gestellt zu werden pflegt (Appendicitis, Dysenterie, Tuberkulose, Tumor usw.), ohne daß je an die Lutz-Mykose gedacht wird. Die korrekte Diagnose wird erst beim Auftreten charakteristischer tegumentärer Erscheinungen gestellt oder ergibt sich als Überraschung bei der Probelaparotomie oder der Sektion.

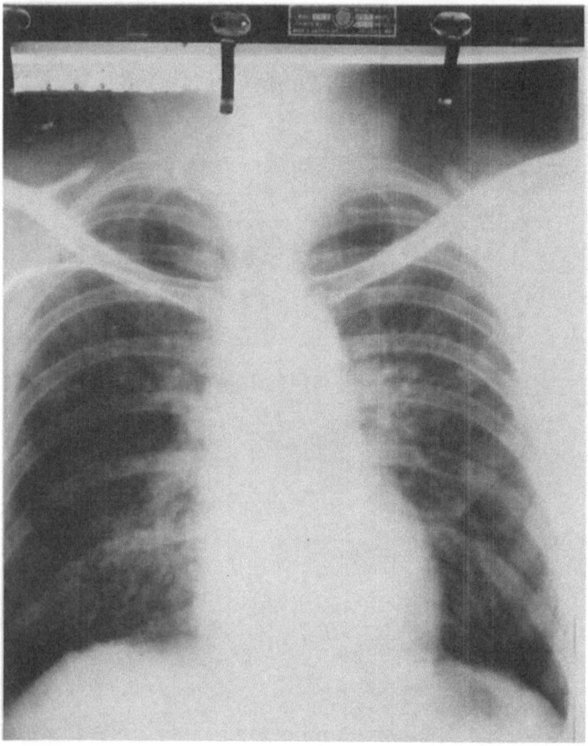

Carini (1915) berichtete über einen sehr interessanten Fall mit peritonealer Lokalisation. Es handelte sich um einen 21jährigen Syrier, der folgende Symptome aufwies: leichtes Fieber, Erbrechen und Schmerzen in der rechten Leistengegend; es wurde die Diagnose Appendicitis gestellt. Der Patient wurde von Dr. Seng operiert, der eine gänseeigroße, an der knöchernen Wand des Beckens fixierte Geschwulst fand; das Colon ascendens war mit dem Becken verwachsen und die retroperitonealen Lymph-drüsen in Mitleidenschaft gezogen. Der Chirurg dachte an Carcinom oder Tuberkulose, doch zeigte die histologische Untersuchung, daß es sich um Lutz-Mykose handelte. Gaspar Viana hatte schon 1913 eine gründ-liche histologische Untersuchung der Appendix-Läsionen durchgeführt, die von *P. brasiliensis* hervorgerufen waren. Auch Haberfeld berichtete über einen Fall, der anfangs als Pankreas-Tumor diagnostiziert worden war.

Über einen sehr interessanten Fall wurde von Newton Silva und Enio Cam-pos (1945) berichtet. Es handelte sich um einen Patienten, dessen Krankheit mit Abdominalsymptomen begann. Das Röntgenbild zeigte Infiltration der Wand des Colon descendens und der Sigmaschlinge, die druckschmerzhaft waren, sowie entsprechende Adenopathie. Bei der Probelaparotomie konnte ein Lymphknoten entfernt werden, der jedoch nur einen chronischen Entzündungsprozeß zeigte und dessen Untersuchung auf *Mycobacterium tuberculosis* negativ ausfiel. Später traten ulcerierte Papeln auf der Haut auf und erst dann wurde mit Hilfe des Dermatologen die richtige Diagnose gestellt. In den Läsionen wurde *P. brasi-liensis* gefunden.

Abb. 12. Derselbe Fall nach Sulfonamidtherapie

Ulcerierte Läsionen des Magens, Duodenums und des Pylorus werden selten beobachtet.

Sehr interessant ist die primäre Anus-Rectum-Lokalisation, die durch Inoculation des Parasiten *in loco* hervorgerufen wird, wie schon in einem anderen Kapitel berichtet. Der von SODRÉ und CERRUTTI 1930 untersuchte Fall zeigte die klinischen Symptome einer Rectitis. Kürzlich (1940) beobachteten MONTEIRO und FIALHO einen Fall mit Lokalisation am Perineum, Anus und Rectum. Auch LACAZ und OLIVEIRA (1948), PINTO LIMA (1952), SADEK und VASCONCELLOS (1953) und VERONESI et al. (1954) berichteten über Fälle von Paracoccidioides-Rectitis.

d) Andere Systeme. Es sind praktisch fast alle Organe von *Paracoccidioides brasiliensis* befallen worden. Diese Befunde sind jedoch in der Regel bei Sektionen gemacht worden und nur bei wenigen Gelegenheiten zeigte die klinische Symptomatologie den Befall eines Organs. Wir möchten jedoch auf die Beteiligung des Knochensystems hinweisen, die in einigen Fällen von eigentümlichen Symptomen, Schmerzen und Funktionsunfähigkeit begleitet war. Die Literatur zeigt, daß die verschiedensten Knochen in Mitleidenschaft gezogen werden. Dasselbe gilt für das Zentralnervensystem; über meningoencephale und medulläre Symptome wurde schon berichtet. Auch hatten wir Gelegenheit, das Bild eines mechanischen Ikterus infolge Kompression durch Vergrößerung peri-hilärer Drüsen zu beobachten.

e) Andere Zeichen und Symptome. In den Fällen von ausgedehntem Befall des Mundes ist die Salivation sehr deutlich und überreichlich; in den dermatologischen Abteilungen sieht man häufig Patienten mit Lutz-Mykose sitzen, die wegen des in großer Menge abgesonderten Speichels ein Taschentuch vor den Mund halten. Nur in den Fällen von Neubildung in der Mundhöhle ist diese Sialorrhoe so intensiv wie bei der Lutz-Mykose.

Schmerz. Die Entwicklung der Läsionen der Lutz-Mykose ist im allgemeinen schmerzlos; nur bei ausgedehntem Befall der Mundschleimhaut berichten die Patienten über Schmerzen beim Essen. Die Tatsache veranlaßt die Kranken, sich schlecht zu ernähren, was ihre relativ häufige Magerkeit erklärt.

Fieber. In der großen Mehrheit der Fälle besteht kein Fieber, doch kann die Temperatur bei einigen Patienten nachmittags auf $37,5^0$ steigen.

Dysphonie. Ein sehr häufiges Symptom der Lutz-Mykose infolge des Befalls des Kehlkopfes; in ernsten Fällen kann es bis zur Aphonie kommen.

f) Allgemeinzustand. Im großen und ganzen ist der Allgemeinzustand selbst bei ausgedehnter Affektion relativ gut und verschlechtert sich erst in der Endphase.

3. Klinische Formen

Gemäß der Einteilung durch die Schule des Prof. F. E. RABELLO übernehmen wir die folgende Klassifizierung der klinischen Formen der Lutz-Mykose:

Tegumentäre Formen:
   Einfache
   Adenogene
   Vollständige (hämatogene Organ- und/oder Tegumentläsionen)

Organische Formen:
   Lymphogranulomatose (W. HABERFELD)
   Lokalisierte (Kehlkopf, Lunge, Bauch, Knochen)
   Vollständige (hämatogene Tegumentläsionen — gewöhnliche subakute Miliarform,
      superakute Miliarform „d'emblée" — Miguel Pereira und Gaspar Viana).

Wie man sieht, hat diese Klassifizierung klinische und pathogenetische Grundlagen. Um ihren Sinn genauer zu deuten, werden wir versuchen, die verschiedenen Formen zu definieren.

Man bezeichnet mit tegumentärer Form die Affektion, bei der die Anfangsläsionen auf der Schleimhaut oder der Haut erscheinen. Bei der einfachen tegumentären Form bleibt der Prozeß auf die Schleimhaut und/oder Haut beschränkt. Bewirkt jedoch der ursprünglich tegumentäre Prozeß eine sekundäre Lymphdrüsenreaktion, so nennt man diese klinische Form adenogen-tegumentär.

Die vollständige Tegumentform ist jene, bei welcher den anfänglichen Läsionen am Tegument sekundär, auf hämatogenem oder lymphatischem Wege, der Befall der Organe und/oder weiteren Teguments folgt.

Der Begriff der organischen Form bezieht sich auf den primären Befall eines oder mehrerer Organe.

Die lymphogranulomatöse Form befällt primär die lymphatischen Organe, also Lymphknoten, Milz und Mandeln; wir schließen diese letzteren hier ein, weil sie im allgemeinen auch ohne klinischen Augenschein befallen sind (verborgene Tonsillitis). In einem Fall von Padilha waren die Mandeln anscheinend normal, aber die histologische Untersuchung nach der Tonsillektomie zeigte die Anwesenheit von *P. brasiliensis*. Diese Form wird meist „lymphatisch" genannt, doch bevorzugen wir aus den angeführten Gründen den Ausdruck lymphogranulomatös. Die lokalisierte Organform bezeichnet, wie ihr Name zeigt, den primären und ausschließlichen Befall eines bestimmten Organs, z.B. Lungen, Kehlkopf, Abdomen usw., über die schon ausführlich im Kapitel über die Symptomatologie berichtet wurde.

Die vollständigen Organformen schließlich beginnen an einem Organ, führen zur Generalisierung mit sekundären hämatogenen Läsionen am Tegument und anderen Organen. Über die Häufigkeit der verschiedenen Formen ist zu sagen, daß die einfachen oder ausgebreiteten Tegumentformen die Regel sind, während die nur an einem Organ lokalisierte Affektion die Ausnahme bildet (im Gegensatz zur Tuberkulose).

VII. Mykologie

1. Historisches

Lutz gab die erste Beschreibung des Parasiten der Krankheit, die seinen Namen erhielt.

Er führte eine sehr gründliche Untersuchung des Parasiten im Eiter und Gewebe der ulcerierten Läsionen der Mundschleimhaut zweier Patienten von Dr. Seng durch. Die direkte Prüfung des Pilzes erlaubte ihm nicht nur die Feststellung, daß er von dem der Posadas-Krankheit verschieden ist, sondern auch, den charakteristischen Teilungsprozeß des Parasiten zu beobachten. Lutz beging nur insofern einen Fehler, als er bei der Kultur einen anderen Keim erhielt als den wirklichen Krankheitserreger.

2. Nomenklatur und Einordnung des Pilzes

Splendore (1912), der die Beobachtungen von Lutz, d.h. die Anwesenheit einer großen Rundzelle mit Membran von doppelter Kontur, umgeben von zahllosen kleinen Tochterzellen, bestätigte, nannte den Parasiten *Zymonema brasiliense*. Als Haberfeld später (1919) den Parasiten untersuchte, machte er auf zwei Punkte aufmerksam: 1. das Fehlen der Vermehrung durch Gemation; 2. die Teilung durch Endosporulation, die auf folgende Weise vor sich ginge: Im Innern der Mutterzelle bestünde an verschiedenen Punkten eine Chromatinkonzentration, so daß sich kleine rundliche Körperchen bildeten von $^1/_2\,\mu$ Durchmesser, umgeben von einer homogenen, nicht färbbaren Membran; diese schon eingekapselten Körperchen verließen die Mutterzelle an verschiedenen Punkten, um sich dann strahlenförmig um dieselbe zu gruppieren. Da ihm die Arbeit von SPLENDORE (1912) unbekannt war, stellte er die Species *Zymonema histoporocellularis* Haberfeld (1919) auf. Noch vor dieser Arbeit hatte BRUMPT (1912) dem fraglichen Pilz den Namen *Mycoderma brasiliensis* gegeben. Später kamen andere Bezeichnungen auf: *Mycoderma histoporocellularis* Neveu-Lemaire (1921) und *Monilia brasiliensis* Vuillemin (1922). Dennoch wurde bei der Veröffentlichung von Fällen die Ätiologie dem *Coccidioides immitis* zugeschrieben. Als ALMEIDA (1929c) Verschiedenheiten von *Coccidioides immitis* feststellte, schuf er die neue Species *Coccidioides brasiliensis* Almeida (1929).

Im folgenden Jahre jedoch zeigte ALMEIDA (1930b und c) auf klare und entscheidende Art, daß der neue Parasit nichts mit *Coccidioides immitis* gemein hätte und bestätigte gleichzeitig einige der anfänglich von LUTZ beobachteten Aspekte. Er stellte daher in seiner Arbeit eine neue Gattung — Paracoccidioides — für den fraglichen Pilz auf, wobei er die Species brasiliense von SPLENDORE bestätigte, wodurch sich der Name *Paracoccidioides brasiliensis* (Splendore) Almeida (1930) ergab. FONSECA, der die Arbeit ALMEIDA nicht anerkannte und die Species *Histosporocellularis* wieder zu bestätigen wünschte, taufte 2 Jahre später den Pilz von neuem mit dem Namen *Coccidioides histosporocellularis*. Trotzdem führte sich die Bezeichnung *Paracoccidioides brasiliensis* in Brasilien und im Auslande ein und ist beibehalten worden, trotz kürzlich von anderen Autoren gemachter Einschränkungen. Die von MOORE (1935) aufgestellten Species *P. cerebriformis* und *tenuis* wurden zu Synonymen, da sie gelegentliche und vorübergehende morphologische Kulturaspekte von *P. brasiliensis* darstellten. Obwohl er die unbestreitbaren Unterschiede zwischen *C. immitis* und *P. brasiliensis* anerkannte, versuchte FONSECA (1939b) diesen letzteren Namen als „*dubium et confusum*" außer Gebrauch zu setzen, indem er die Bezeichnung *Lutziomyces histoporocellularis* vorschlug, die wiederum von BARBOSA (1940) als unrechtmäßig bezeichnet wurde. CONANT und HOWELL jr. (1941—1942), welche die Gültigkeit der Species *brasiliensis* anerkannten, schlugen vor, sie in die Gattung Blastomyces einzuschließen zusammen mit *B. dermatitidis*, so daß sich *Blastomyces brasiliensis* Conant und Howell jr. (1941) ergeben würde.

Gemäß LACAZ (1956) sollte die Gattungsbezeichnung „*Blastomyces*" eliminiert werden, weil sie von CONSTANTIN und ROLAND für einen Saprophytenpilz vorgeschlagen worden war, der nichts mit dem ätiologischen Erreger der Lutz-Mykose zu tun hat.

Nach ALMEIDA (1946) wäre es das richtigste, die Species *dermatitidis* und *brasiliensis* in die Gattung *Paracoccidioides* einzuschließen. Nachdem J. A. NEVES und BOGLIOLO (1951) die Art der Vermehrung des Pilzes untersucht hatten, zogen sie es vor, ihn in die Gattung *Aleurisma* einzuschließen, womit wir die Bezeichnung *Aleurisma brasiliensis* für den ätiologischen Erreger der Lutz-Mykose haben würden.

3. Synonyma und Stellung

Bis etwa neue Argumente und Tatsachen dieses Panorama ändern, halten wir es für vernünftig, den Namen *Paracoccidioides brasiliensis* (Splendore) Almeida (1930) beizubehalten, der somit folgende Synonyma und Stellung hätte:

Zymonema Brasiliense Splendore (1912); Mycoderma brasiliensis Brumpt (1912); Mycoderma histosporocellularis Neveu-Lemaire (1921); Monilia brasiliensis Vuillemin (1922); Coccidioides brasiliensis Almeida (1929); Coccidioides histosporocellularis Fonseca (1932); Paracoccidioides cerebriformes Moore (1935); Paracoccidioides tenuis Moore (1935); Lutziomyces histosporocellularis Fonseca Filho (1939); Blastomyces brasiliensis Conant und Howell jr. (1941); Aleurisma brasiliensis Aroeira Neves und Bogliolo (1951).

Charakterisierung der Familie:

Paracoccidioidaceae Ciferri & Radaelli (1936).

„In der Kultur: Vermehrung durch hyaline, verzweigte, unterteilte Mycelhyphen, mono-nucleäre Zellen, Bildung von hyalinen, mononucleären, eingeschalteten oder terminalen Chlamydosporen in Serien oder einfach. In den Geweben leben-der Tiere (besonders des Men-schen) unter Bedingungen parasitären Lebens, ohne My-celium. Die mononucleären Chlamydosporen nehmen an Durchmesser zu, und am Ende der vegetativen Entwicklungs-phase erfolgt Kernvervielfälti-gung mit amitotischer, nicht synchronisierter Bildung zahl-reicher kleiner Tochterkerne, die mit chromidialer Masse erscheinen (Synergidstadium). Die Kerne wandern zur Peri-pherie des Cytoplasmas des Zoosporangiums (Kryptospor-angium), wobei sie sich mit einem sehr subtilen protoplas-matischen Hof (Kryptosporen) umgeben. Die Kryptosporen kommen aus der nun sehr fei-nen Tunica des Zoosporangi-ums, wobei sie anscheinend die Tunicakanälchen passieren und einige Zeit am Zoosporan-gium haften und mit ihm in Verbindung bleiben. Inzwi-schen differenzieren sich Nu-cleus und Cytoplasma deutlich, und die Zoospore umgibt sich mit einer Membran. Diese Zoosporen (Kryptosporen), wel-che die italienischen Autoren den Amöbosporen oder den Amöboidzoosporen gewisser Chytridialen gleichstellen, zer-splittern, verwandeln sich in Zoosporangium und erneuern so den Cyclus.“

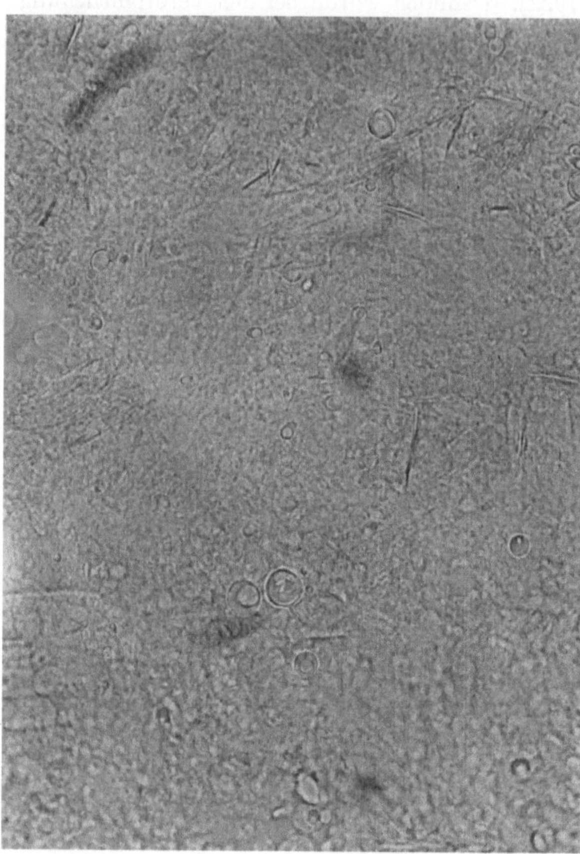

Abb. 13. Untersuchung des Frischpräparates zwischen Objektträger und Deckglas (Material durch Abstrich einer Schleimhautläsion); man sieht Parasiten verschiedener Größe (400mal)

Gattung: Paracoccidioides Almeida (1930)
        Coccidioides Aut. p.p. nicht Stiles
        Zymonema Aut. p.p. nicht Beurman & Gougerot

„Gattungsdiagnose: Nicht sehr leicht zu isolierende Pilze, die sich langsam auf den Nähr-böden entwickeln, wo die Kultur oft erst nach 90 Tagen sichtbar wird. In Carbohydrat-Nährböden sind die Kolonien weiß, gefaltet, hart und von einem von Hyphen umgebenen Extrakt bedeckt. Anfänglich erscheinen aufrechte, ein Verticillum bildende Hyphen. Mit dem Alter werden sie völlig weiß und können Risse aufweisen, die den Kolonien ein seltsames Aussehen verleihen. Gelegentlich erscheinen Wassertropfen auf der Oberfläche der Kolonien. In den wäßrigen Nährböden entwickeln sich die Kolonien am Boden und häufig in geringer Höhe vom Boden an der Wand der Röhrchen haftend. Keine Häutchenbildung. Die Kulturen werden von Mycelfäden mit eingeschalteten oder endständigen Chlamydosporen gebildet, ohne daß komplexe Formen von Talosporen erscheinen. In lebenden tierischen Geweben wird derselbe Cyclus für die Familie beschrieben; geringe biochemische Aktivität; ein für den Menschen typischer Parasit, bei dem er das Paracoccidioidgranulom erzeugt, aber wenig pathogen für Laboratoriumstiere.“

4. Mikroskopische Morphologie

Wir kommen jetzt zur Beschreibung des *Paracoccidioides brasiliensis:*

Die Form dieses Pilzes wechselt, nicht nur in bezug auf den Zustand seines Parasiten- oder Saprophytentums in der Kultur, sondern auch bezüglich seiner Entwicklungsphase und der gelegentlich der Untersuchung benutzten Technik (frisch oder fixiert und/oder gefärbte Schnitte).

Bei der Untersuchung des Frischpräparats, d.h. von Eiter oder Exsudat parasitären Materials (von Mensch oder Tier) zwischen Objektglas und Deckgläschen erkennen wir den Parasiten mit seiner Rundform und folgenden charakteristischen Merkmalen: doppeltbrechende, von Membran mit doppelter Kontur begrenzte Körperchen von verschiedener Größe, je nach dem Alter, die im Mittel 30 μ messen; die größten können bei der Teilung von kleinen eiförmigen Körperchen in wechselnder Zahl steuerradförmig umgeben sein und sind durch winzige Stiele mit ihnen verbunden; keine Endosporen.

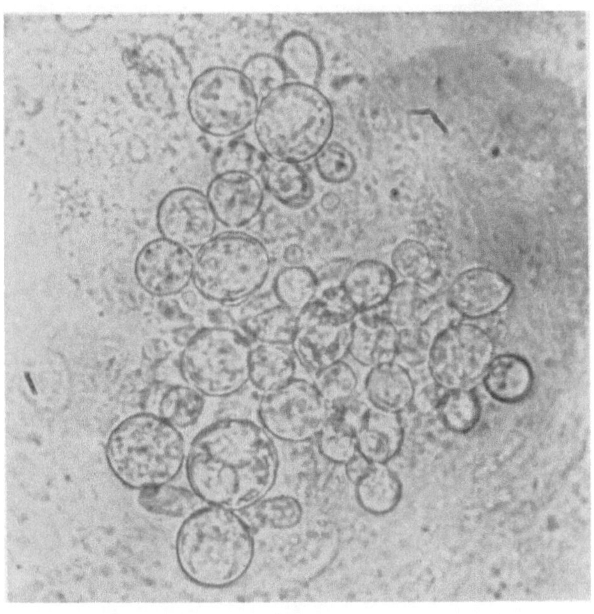

Abb. 14. Untersuchung frischen Sputums zwischen Objektträger und Deckglas; zahlreiche Parasiten verschiedener Formen und Größen (450mal)

Im fixierten und gefärbten Material können wir die Morphologie des Parasiten besser untersuchen. Es möge hier der Wert der Silberimprägnierung für die Kenntnis der Morphologie des Parasiten hervorgehoben werden, wie von AMADEU FIALHO und BOGLIOLO gezeigt wurde.

5. Vermehrung

Wenn die Phase der Reife erreicht ist, zerfällt das Chromatin in kleine Blöcke, die sich in der Peripherie des Cytoplasmas in der Nähe der Innenseite der Kapsel anordnen; jedes dieser Chromatinfragmente stellt den Kern einer künftigen Tochterzelle dar. Diese von zartem cytoplasmatischem Rand umgebenen Chromatinfragmente durchwandern die Kapsel und gelangen nach außen in Gestalt eiförmiger Knospen, deren spitze Enden noch mit der Mutterzelle verbunden bleiben. Diese Tochterzellen wurden von CIFERRI und REDAELLI *Kryptosporen* und von O. FONSECA FILHO und A.E.A. LEÃO *exogene Sporen* genannt, von anderen auch *Zoosporen*. Diese Art der Teilung des Parasiten war schon von LUTZ beobachtet worden. Später konnten andere Autoren wie SPLENDORE, GASPAR VIANA, HABERFELD, F. DE ALMEIDA sowie O. FONSECA FILHO und A.E.A. LEÃO diese Vermehrungsart des Parasiten bestätigen.

Wie schon beschrieben, sind die Kryptosporen im allgemeinen eiförmig, doch können sie auch bacillen- und kugelförmig sein. Sie wachsen und lösen sich

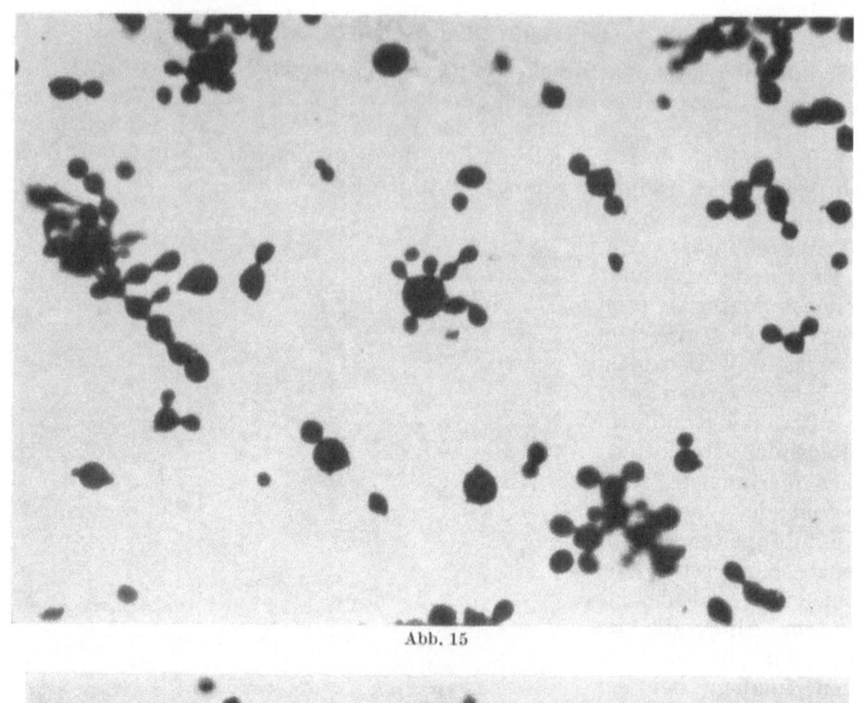

Abb. 15

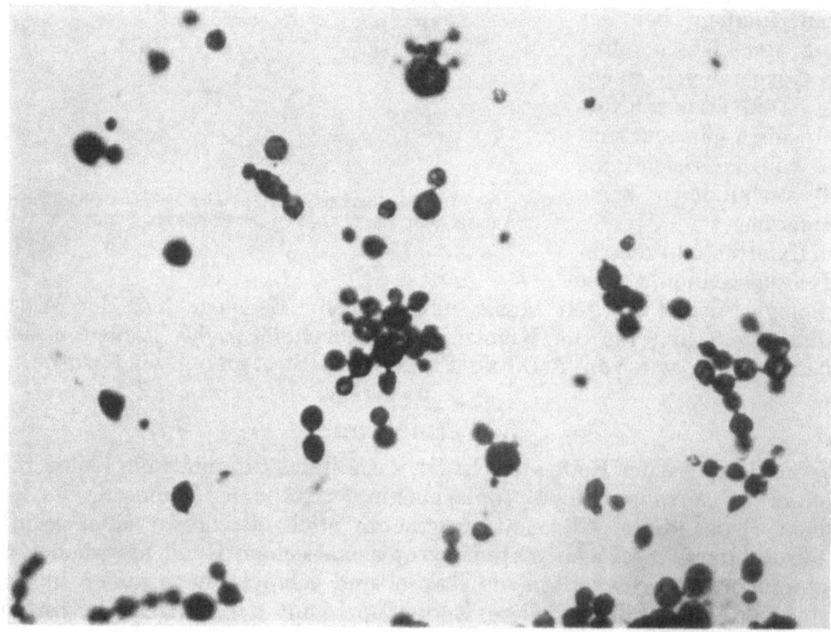

Abb. 16

Abb. 15 u. 16.   Eiterabstrich vom Hoden eines mit *P. brasiliensis* inoculierten Meerschweinchens (Silberimprägnierung nach der Methode von Leidlaw). Es ist nicht nur die Kryptosporulation, sondern auch Sekundärknospung mit mehreren Elementen zu sehen

schließlich von ihrer Mutterzelle und werden zu neuen Parasiten. Diese Jugendformen sind sehr klein (1—3 μ) und für die Pathogenese des Prozesses von großer Bedeutung, wie sehr gut von Fialho demonstriert wurde.

Infolge der ununterbrochenen Knospungen erschöpft sich die Vermehrungstätigkeit der Zelle, die schließlich auf die Kapsel reduziert wird, die manchmal noch Chromatinreste enthält.

Jede Mutterzelle ergibt nach BOGLIOLO 250—300 Tochterzellen.

Neben dieser spezifischen Art der Fortpflanzung vermehrt sich der Pilz auch durch einfache oder mehrfache Knospung, doch besteht in der Regel nur eine große Knospe. Von der Primärknospe aus können sich sekundäre bilden, so daß wir Ketten von mehreren Sekundärknospen mit im allgemeinen 3—5 Zellen beobachten. Dieser schon von GASPAR VIANA angegebene Vermehrungstyp wurde in letzter Zeit von FIALHO (1946) und AZULAY (1950 b) hervorgehoben.

Kultur. Bei Benutzung parasitären Materials ist das Wachstum von P. brasiliensis im Sabouraud-Nährboden im allgemeinen sehr langsam, und die ersten Kolonien erscheinen nach 20—40 Tagen der Inkubation bei Zimmertemperatur; bei nachfolgenden Überimpfungen ist das Wachstum weniger langsam. Das Aussehen der Kolonien wechselt je nach dem Nährboden und der Außentemperatur. Es wurden 3 Kolonie-Typen beobachtet:

1. *Hirnartiges Aussehen* bei Kultur in einfacher Gelose, p_H 7,4 und Zimmertemperatur.

2. *Fädiges Aussehen*, wie „Rattenhaar", wenn die Kultur in sauren und gezuckerten Nährböden (SABOURAUD) und bei Zimmertemperatur erfolgt.

3. *Hefeartiges Aussehen*, d.h. glatte, glänzende und weiße Kolonien bei Kultur in angereicherten Nährböden, wie Blut-Agar, Schokoladen-Agar, Glucose-Agar mit Leberaufguß, bei Temperatur von 37°. Unter diesen Bedingungen erscheinen die Kolonien in 8—10 Tagen.

Das mikroskopische Aussehen dieser Kolonien ist ebenfalls verschieden. Bei den hirnartigen und dem fadenförmigen Typ (Rattenhaar-Typ) zeigt das mikroskopische Bild nur unterteilte Mycelfäden und Anwesenheit von Chlamydosporen in wechselnder Menge; bei den hefeartigen Kolonien ist der mikroskopische Aspekt mit dem in der parasitären Phase beobachteten identisch.

Die Umwandlung eines Kulturtyps in einen anderen ist leicht; es genügt hierfür die Kulturbedingungen zu ändern.

6. Biochemische Aktivität

P. brasiliensis besitzt fast keine biochemische Aktivität, und diese hat gemäß den Arbeiten von LACAZ (1949 c) nicht den geringsten diagnostischen Wert.

7. Virulenz

Das Meerschweinchen ist am meisten zur Übertragung der Krankheit auf Tiere benutzt worden. Das einzige Verfahren, die Virulenz des Pilzes am Meerschweinchen zu demonstrieren, ist die intratesticuläre Inoculation; alle anderen Inoculationen versagen. Nach Wochen oder Monaten beobachtet man die Entwicklung einer Orchiepididymitis, in deren Eiter die schon beschriebenen Rund- und Reproduktionsformen in großer Menge angetroffen werden. Ein sehr beständiges Charakteristikum, das schon von MONTENEGRO (1927) beobachtet und von anderen bestätigt wurde, liegt in der Tatsache, daß der ontologische Prozeß auf den Hoden beschränkt bleibt, und zwar bei jeder Dauer dieses Versuchs; nur ausnahmsweise können wir entfernte Läsionen an Lymphknoten oder der Milz feststellen. ALMEIDA (1928) beobachtete bei einer Gelegenheit vom intratesticulären Inoculationspunkt entfernte Hautläsionen. PERYASSÚ (1946), der experimentell das RES blockierte oder erregte, beobachtete am inoculierten Hoden andersartige reaktive Veränderungen.

Beim Hamster (Oricetus auratus Waterhouse) von NERY GUIMARAES (1951) vorgenommene Inoculationen führten zur Generalisierung der Krankheit, so daß der Autor dieses Tier als ideal für pathogene und therapeutische Versuche betrachtete. Lacaz (1956) produzierte durch intravenöse Inoculationen systemartige Läsionen bei Mäusen in der Milz, Leber, Lungen und Lymphdrüsen, die den Läsion der experimentellen Tuberkulose bei Kaninchen ähnelten; er konnte auch auf peritonealem Wege bei Mäusen die Krankheit erzeugen, und zwar in weniger intensiver Form. Inoculationen im Hühnerembryo wurden erfolgreich

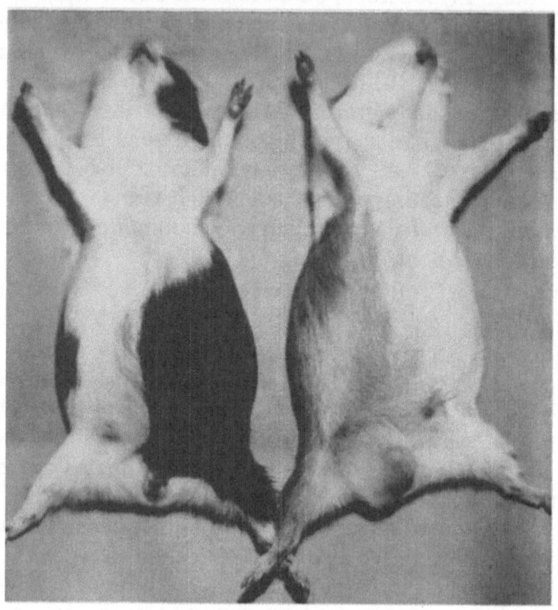

Abb. 17. Durch Paracoccidioides brasiliensis verursachte Epididymitis

von Lemos Monteiro et al. (1950) durchgeführt. Cerruti, Zamith und Filho (1948) gelang die Autoinoculation bei einem Patienten mit Lutz-Mykose.

8. Natürliches Vorkommen des P. brasiliensis

Bisher ist es nicht gelungen, das natürliche Milieu des P. brasiliensis genau zu bestimmen, da alle mit Material aus dem Pflanzenreich und Mineralreich versuchten Kulturen fehlschlugen. Ebensowenig wurde bis jetzt ein tierischer Wirt des Parasiten gefunden. Trotzdem legen die durch die Anamnese und Beobachtung gewonnenen Unterlagen den Gedanken nahe, daß *P. brasiliensis* saprophytisch auf Pflanzen lebt. Die Mundschleimhaut als Eingangspforte, die Gewohnheit, Pflanzenhalme als Zahnstocher zu benutzen und Blätter von Pflanzen zu kauen, legen diese Wechselbeziehung nahe. Sie wird noch wahrscheinlicher, weil die Krankheit auch an der Analschleimhaut beginnen kann, und zwar bei Landarbeitern, die nach dem Stuhlgang die Analreinigung mit Pflanzenblättern vornehmen, wie durch sechs veröffentlichte Fälle belegt wird. Andererseits ist nie eine direkte Übertragung beobachtet worden; es ist seltsam, daß Patienten mit seit kurzem bestehenden (sehr häufigen) Läsionen am Munde ihre normalen ehelichen Beziehungen fortführen, ohne daß eine Krankheitsübertragung auf den Partner stattfindet, wie wir mit Interesse feststellten. Es verdient hervorgehoben zu werden, daß diese Läsionen am Munde reich an Parasiten sind, so daß ein einfacher Abstrich mit einem Deckgläschen genügt, um die Rundformen des

Parasiten deutlich zu zeigen. Trotzdem wurde gegen jede Erwartung nie eine direkte Übertragung festgestellt.

Andererseits wurde gezeigt, daß *P. brasiliensis* auf totem, sterilisiertem Pflanzenstoff, in der Erde und auf Staub gezüchtet werden kann. So gelang LACAZ (1956) die Vermehrung von *P. brasiliensis* auf einer Reihe von Pflanzen: Blättern vom Kaffeebaum (Coffea arabica), Jakaranda (Machoerium villosum), Peroba (Aspidoperma polyneuron), Ipê (Tecoma chrysstricha) usw. PEREIRA FILHO (1949a) gelang die Kultur auf Maisstroh. MEDINA und BODZIAK (1948) hatten Gelegenheit, *P. brasiliensis* mit Erfolg auf 49 Arten von Erde verschiedener Gegenden des Staates Paraná zu züchten; sie stellten ferner fest (1949), daß der Pilz sich am besten in Erde mit p_H 6,0—7,8 entwickelte, während in saurer Erde kein Wachstum erfolgte, und daß seine Entwicklung im Verhältnis zum organischen Gehalt dieser Erdmuster stand. Bei der Arbeit mit Pflanzen stellten diese Autoren auch fest, daß *P. brasiliensis* sich nur auf totem und nicht auf lebendem Pflanzengewebe entwickelt.

VIII. Pathogenese

Wir werden die Art des Eindringens des Parasiten in den Organismus, die ersten Gewebsreaktionen auf *P. brasiliensis*, seine Verbreitungswege und die in verschiedenen Organen beobachteten pathologischen Veränderungen darstellen.

Eingangspforte. Alle Autoren, die über Erfahrungen mit dieser Krankheit verfügen, stellen die große Häufigkeit der Läsionen an der Mundschleimhaut fest, die isoliert auftreten oder andere Lokalisationen begleiten können. In der großen Mehrheit der Fälle gelingt es auch durch sorgfältigste klinische Untersuchung nicht, Läsionen an anderer Stelle als der Mundschleimhaut festzustellen.

Obwohl die Geschichte des Patienten nur auf Auskünften beruht, also etwas zweifelhaft ist, bleibt sie lehrreich, besonders, wenn sie sich mit überraschender Beständigkeit wiederholt. In unseren Fällen wurde fast stets über den Beginn der Läsionen im Munde berichtet, sei es am Rande des Zahnfleisches oder an der Wangenschleimhaut. Es ist interessant, daß die weitaus meisten Patienten zuerst den Zahnarzt aufsuchen, der bei dem peridentalen Entzündungsprozeß eine abwartende Haltung einnimmt und Antibiotica verordnet oder, was häufiger ist, eine Reihe von Zahnextraktionen vornimmt. Anstatt zu bessern, verschlimmern diese den Lokalzustand und öffnen vielleicht Eingangspforten für eine frühzeitige hämatogene Aussaat. Die Untersuchung der Mundhöhle unserer Kranken zeigte meist das Fehlen von Zähnen im Unterkiefer infolge des zahnärztlichen Eingreifens.

Die sorgfältige Anamnese deckte die unter unseren Landarbeitern weit verbreitete Gewohnheit auf, die Zähne mit Pflanzenhalmen zu reinigen; wahrscheinlich sind diese mit *P. brasiliensis* infiziert.

Die Inoculationsläsion kann in einigen Fällen direkt die Mandeln befallen und dadurch bei der Mehrheit der Patienten eine durch die laryngologische Untersuchung festgestellte Tonsillitis hervorrufen. In anderen Fällen jedoch fehlen klinische Zeichen, und diese Eingangspforte wird erst durch die mykologische oder histologische Untersuchung der Mandeln offenbar. RAFAEL DE NOVA hat diese durch Paracoccidioides verursachte „verborgene Tonsillitis" gründlich untersucht. In einer Mitteilung an die Brasilianische Gesellschaft für Dermatologie berichtete PADILHA über einen Fall, bei dem die Mandel die Eingangspforte darstellte, was erst durch die histologische Untersuchung nach der Tonsillektomie festgestellt wurde. In allen auf Lutz-Mykose verdächtigen Fällen ist also die Untersuchung durch den Laryngologen unerläßlich.

Auch über die Conjunctiva als Eingangspforte für *P. brasiliensis* ist schon berichtet worden (Belfort 1930), und dasselbe gilt für die Nasenschleimhaut.

In Ausnahmefällen kann die Inoculation am Anus stattfinden, wie zuerst von Sodré und Cerrutti, später auch von anderen Autoren nachgewiesen wurde, und zwar handelt es sich um eine Folge der in ländlichen Gegenden üblichen Gewohnheit, die Analreinigung mit Pflanzenblättern vorzunehmen.

Die Inoculation durch die Haut ist selten. Zudem ist es schwierig, mit Sicherheit festzustellen, ob eine isolierte Hautläsion die Eingangspforte darstellt oder ob sie auf dem Blutwege erfolgt ist.

Bei einem unserer Fälle konnte trotz gründlicher Untersuchung nur eine einzige Hautläsion an der linken Seite des Kinns in der Nähe des Lippenrandes beobachtet werden; der Kranke führte sie auf eine Verletzung mit dem Rasiermesser zurück. Die Untersuchung des Patienten deckte nur einen bronchitischen Prozeß unbestimmter Ätiologie auf. Dieser, der Brasilianischen Gesellschaft für Dermatologie vorgestellte Fall wurde von uns mit Vorbehalt als einer mit primärer Hautinoculation bezeichnet, eine Mutmaßung, die während der Diskussion von anderen Kollegen geteilt wurde. Bogliolo (1946 b) sowie Aleixo und Furtado (1948) berichten über das Eindringen durch dentale oder paradentale Veränderungen.

Es gibt ferner Fälle, die zwangsläufig zu der Annahme führen, daß auch der Verdauungstractus die Eingangspforte sein kann. Ein klassisches Beispiel ist der Fall von Carini (1915), einem Syrier von 21 Jahren mit einem „Tumor", der seinen Ursprung im unteren, hinteren Teil des Colon zu haben schien, zwischen den Blättern des Mesocolon. Die sorgfältige Untersuchung des Patienten konnte keinerlei Veränderungen von anderen Organen aufdecken. Andere Fälle wahrscheinlicher Ansteckung im Verdauungstractus sind zwei Patienten von Haberfeld (1915) und einer von Newton Silva und Enio Campos (1945). Auch wir hatten schon Gelegenheit, ähnliche Fälle zu beobachten.

In Ausnahmefällen kann direkte Inoculation am Kehlkopf oder in den Lungen (primäre Organformen) durch Inhalation infektiöser Stoffe stattfinden.

Von ganz besonderem Interesse ist ein Punkt, der uns sehr merkwürdig erscheint, nämlich die Tatsache, daß noch nie eine direkte Ansteckung von Mensch zu Mensch beobachtet worden ist. An sich bestehen optimale Bedingungen für eine solche Ansteckung: Läsionen am Munde von verheirateten Patienten, die durch Monate und selbst Jahre ein normales Eheleben führen, ohne daß die Gattin angesteckt wurde. Fast alle unsere Kranken waren verheiratet und führten ein natürliches Eheleben, ohne daß ein einziger Fall von Ansteckung zu verzeichnen war, trotzdem wir in der Anamnese ganz besonders auf diesen Punkt achteten. Wir hatten sogar Gelegenheit, einen wirtschaftlich und sozial hochgestellten Patienten zu untersuchen, der uns wegen zweier Hautläsionen konsultierte, von denen die eine schon seit einem Jahre bestand. Bei der Untersuchung der Mundschleimhaut stellten wir auch Veränderungen am Zahnfleisch fest, von denen der Patient selbst nichts wußte. Ebenso gründlich wurde von uns die Frau dieses Patienten untersucht, ohne daß eine Spur der Krankheit zu finden gewesen wäre.

Es drängt sich also die Frage auf: Sollte der Parasit nur im Zustand des Saprophytentums „in natura" für den Menschen virulent sein? Die Frage ist schwer, fast unmöglich zu beantworten. Für das Meerschweinchen ist sowohl die Fadenform wie die Rundbogenform pathogen. Aus Analogiegründen müßte man dasselbe für den Menschen sagen können, doch wird dieser Gedanke von den oben geschilderten Tatsachen nicht bestätigt.

Die ersten Gewebsreaktionen. Selbst in sehr frühen Fällen entgeht dem Arzt stets die Beobachtung der ersten histologischen Reaktionen in einem noch intakten Organismus. Optimale Bedingungen könnten nur durch Inoculation *in anima nobili* erlangt werden, was unethisch und unmenschlich wäre. Es bleibt also nur das experimentelle Gebiet *in anima vili* übrig.

PADILHA und FRANCISCO FIALHO (1946) führten bei einer Reihe von Meerschweinchen Inoculationen von *P. brasiliensis* durch und stellten fest, daß schon in den ersten 24 Std neben einer banalen neutrophilen Leukocytenreaktion eine Mobilisierung des RES zu beobachten ist. Diese beiden Reaktionstypen — eine exsudative und eine produktive — verlaufen schließlich parallel. Zu gegebener Zeit beobachtet man daher nebeneinander echte Abscesse und ein Riesenzellen-Granulom. Dieselben Aspekte sind bei den Läsionen am Menschen zu beobachten.

A. FIALHO (1946) konnte bei einer großen Gruppe von Patienten (gründliche Lungenuntersuchungen) noch ganz im Anfang befindliche Gewebsreaktionen feststellen; noch im Innern der kleinen Gefäße sind die Jugendformen von *P. brasiliensis* von Leukocyten umgeben, worauf dann die lokale histiocytäre Proliferation folgt.

Verbreitungswege. Der Parasit kann auf zwei Hauptwegen, d.h. dem Lymph- und dem Blutwege in die Organe eindringen, doch müssen auch der Atmungs- und Verdauungstractus für die seltenen Fälle primärer Lokalisation in der Lunge und im Darm erwähnt werden. Am häufigsten beobachtet man eine Kombination der verschiedenen Verbreitungswege der Krankheit.

Die Lymphwege sind am wichtigsten, denn *P. brasiliensis* ist ausgesprochen lymphotrop.

Die Schnelligkeit der Dissemination wechselt je nach dem Ort der Inoculation. Schon HABERFELD hatte theoretisch die Mundhöhle in zwei Regionen geteilt: bei der vorderen (Lippen, vordere Zahnreihe usw.) war die Generalisierung langsam, in der hinteren (Mandeln, Gaumenzäpfchen usw.) schnell. Diese Tatsache hängt lediglich von der Verteilung des Lymphnetzes ab.

Nach dem Eindringen des Parasiten erfolgt zu verschiedener Zeit eine regionäre, mehr oder weniger intensive lymphatische Reaktion. „Aus dem stark oder leicht befallenen Lymphknoten dringt langsam — nach der Beschreibung von A. FIALHO (1946) — septische Lymphe, deren Weg durch die respektiven Gefäße und die tiefe Jugularkette einseitig subclavicular endigt, entweder durch das große Lymphgefäß oder die letzten Verzweigungen des Thoraxkanals.“ Der Parasit gelangt auf diese Weise in den kleinen Kreislauf und die Lungen, wo er sich in den Capillaren fixiert. In gewissen Fällen kann er das Capillarnetz der Lungen passieren und dann durch die Lungengefäße zum Herzen gelangen und somit in den großen Kreislauf. Durch diese Dissemination verursachen die Parasiten Läsionen in den Organen und in der Haut (sekundäre Hautläsionen).

Diese hämo-lymphatische Kombination ist für fast alle Fälle der Generalisierung verantwortlich. Die hämatogene Dissemination „d'emblée“, die von einer primären Läsion der Haut oder Schleimhaut ausgeht, ist sehr viel seltener.

IX. Pathologisch-anatomische Veränderungen

1. Schleimhaut und Haut

Der Befall der sichtbaren Schleimhäute ist im allgemeinen primär. Die Mundschleimhaut wird am häufigsten betroffen, doch erreicht der Prozeß oft, sei es durch Ausbreitung oder isoliert, den Rachen und Kehlkopf. Der Befall der Nasenschleimhaut ist selten. Die Haut wird nur ausnahmsweise in Mitleidenschaft gezogen. In der Regel erreicht der Parasit die Haut sekundär auf hämatogenem Wege oder durch Übergreifen von der Mundschleimhaut aus.

Die histologischen Veränderungen an Haut und Schleimhaut sind dieselben; beide reagieren auf dieselbe Weise, und die Gesamtheit dieser Reaktion besteht in einem Granulom, dessen spezifischer Charakter erst durch den Nachweis des Parasiten bestätigt wird.

Der Prozeß beginnt am Corium, doch reagiert früher oder später das Epithelium mehr oder weniger intensiv je nach dem Falle, so daß wir die Veränderungen an beiden zu untersuchen haben.

a) Veränderungen des Epithels. Unter geringer Vergrößerung beobachtet man sehr häufig die Kombination von zwei Prozessen: einen destruktiven im Zentrum und einen hyperplastischen, der besonders an den Rändern sehr ausgesprochen ist. Die wechselnde Intensität dieser beiden Prozesse verleiht dem Bild sehr verschiedenartige Aspekte.

Der destruktive Prozeß zieht in der Mehrzahl der Fälle nicht die ganze Dicke des Epithels in Mitleidenschaft; im allgemeinen erreicht die Zerstörung alle Schichten von außen nach innen, und nur am Boden des Geschwürs verbleiben einige abgeflachte, veränderte Malpighi-Zellen und die Basalzellen. In einigen Fällen sind jedoch selbst diese zerstört, so daß das Papillarcorium bloßgelegt wird. In der großen Mehrzahl der Fälle verbleibt aber am Geschwürsgrund dieser kleine Epithelrest, dessen Interpapillarleisten mehr oder weniger hyperplastisch sind. Zuweilen sind diese am Oberteil nur durch eine Reihe von Zellen miteinander verbunden, während sie bei vollständiger Ulcerierung in ihrem Ursprung durch die Papillarspitzen getrennt sind.

Im allgemeinen ist diese Trennungsstelle des Epithels von einer teils aus kernhaltigen Hornzellen, teils aus serofibrinösem leukocytärem Exsudat bestehenden Kruste bedeckt. Manchmal können in dieser Kruste, oder unter oder auf ihr Parasiten gefunden werden.

An den Rändern der ulcerierten und exulcerierten Läsionen, oder auch im ganzen Bereich der nicht ulcerierten, sehen wir ein mehr oder weniger hyperplastisches Epithel. Dieses kann seine normale Architektur bewahren oder, das gilt für die meisten Fälle, unregelmäßig werden. Dieser Aspekt einer ungeordneten Epithelproliferation kann ausnahmsweise auch mit der Anwesenheit von Hornkörperchen verbunden sein und so zur Verwechslung mit einem Spindelzellen-Epitheliom Grad I führen, wenn im Schnitt keine Parasiten gefunden werden. Dieser carcinomähnliche Aspekt ist bei wuchernden Tegumentläsionen anderer Dermatosen relativ oft zu beobachten.

Die Hyperplasie entwickelt sich in allen Schichten des Epithels, am stärksten jedoch in der Malpighi-Schicht; manchmal fehlt das Stratum granulosum, und die Hornschicht kann Parakeratose aufweisen, wenn ein ausgesprochen intercelluläres Ödem im Rete Malpighi besteht. Dieses Ödem kann sogar die Bildung kleiner Spongiosaherde bewirken. Man beobachtet häufig innerhalb des Epithels verstreute neutrophile und mononucleäre Zellen (diffuse Exocytosis) und manchmal sogar Parasiten.

Zum Abschluß dieser Untersuchung der Epithelveränderungen möchten wir auf das Vorkommen echter Mikroabscesse hinweisen.

Der Mikroabsceß ist eine Ansammlung von vorwiegend neutrophilen Zellen, von denen einige degeneriert sind, sowie von einer kleineren Zahl von Lymphocyten und Plasmazellen, gelegentlich auch von eosinophilen. Diese sehr regelmäßig abgerundete Ansammlung erfolgt in einer Kolliquationszone des Epithels; die Grenzen dieser Mikroabscesse bestehen aus sichtlich veränderten Malpighi-Zellen. Im Innern der Abscesse werden nicht selten Parasiten gefunden.

Diese Bildungen dürfen nicht mit den Pseudo-Mikroabscessen verwechselt werden, deren ein wenig ähnliches Bild vom Schnitt eines Epithels von unregelmäßiger Proliferation herrührt.

b) Veränderungen des Corium. Wir finden im Stratum papillare folgende Veränderungen: a) sehr ausgesprochene Verlängerung der Papillen (Papillomatose); b) Hyperämie und Ödem der Papillen; c) celluläre Infiltration durch Neutrophile, Plasmazellen, Lymphocyten und manchmal Eosinophile.

Das Stratum reticulare ist in der Tat der Sitz der tiefen Veränderungen des paracoccidioiden Granuloms. Wir finden hier ein Infiltrat, das außerordentlich verschieden in seinem Aspekt sein kann und bei dem zwei deutliche Prozesse sichtbar sind: ein exsudativer und ein produktiver.

Der exsudative Prozeß ist am stärksten bei Bestehen von Mikroabscessen, also mehr oder weniger großen Ansammlungen, bei denen Neutrophile vorherrschen; zuweilen handelt es sich um einen diffusen Prozeß, der durch eine lockere Infiltration von Neutrophilen vertreten wird, zwischen denen sich Lymphocyten, Plasmazellen und Eosinophile finden.

Der granulomatöse Prozeß ist zum Teil gekennzeichnet durch Tuberkuloidstruktur, zum Teil durch Riesenzellenreaktion vom Fremdkörpertyp. In der Tat findet man gelegentlich Anhäufungen von Epitheloidzellen, die von Lymphocyten umgeben sind. In gewissen Fällen wird die Follikelstruktur durch die Anwesenheit einer Riesenzelle vom Typ Langhans im Zentrum der Epitheloidansammlung vervollständigt; an anderen Punkten jedoch beobachtet man intensive histiocytäre Reaktion und Riesenzellen mit Kernen in zentraler oder ungeordneter Gruppierung (Riesenzellen vom Fremdkörpertyp).

Nicht selten finden sich Neutrophilennester, die von einer großen peripheren histiocytären Reaktion unterdrückt werden; man hat den Eindruck, daß die exsudative Reaktion (Absceß) der produktiven Tuberkuloidreaktion Platz macht.

Was die Parasiten anbelangt, so können wir sie im Innern der Riesenzellen und der Abscesse, sowie verstreut im Interstitium des Corium und sogar der Epidermis finden, wie schon erwähnt.

Nach H. PORTUGAL beobachtet man im allgemeinen bei der Lutz-Mykose nicht das Prinzip der umgekehrten Proportionen JADASSOHNs, noch das Vorherrschen der Lewandowskischen Tuberkuloidstruktur.

Bekanntlich hängt die Reaktionsart der Gewebe von verschiedenen Faktoren ab (Natur und Intensität des Reizes, immuno-allergischer Zustand des Organismus usw.). So verursacht das Eindringen irgendeiner Substanz anfänglich eine banale exsudative Reaktion; der Organismus kann gegen diesen Reiz reagieren und zum Zustand der Immunallergie gelangen, so daß es zum Erscheinen der Tuberkuloidstruktur kommt; andererseits verursachen indifferente, nicht allergene Substanzen (Wachse, Öle usw.) granulomatöse Reaktionen mit Riesenzellen vom Fremdkörpertyp, statt, wie im ersten Falle, Tuberkuloidstrukturen.

Die so verschiedenartigen, bei der Lutz-Mykose beobachteten histopathologischen Aspekte werden wahrscheinlich durch die Konstitution des Parasiten bedingt. Mit Recht sagen daher F. E. RABELLO u. Mitarb. (1945) zur Erklärung dieser Tatsache, „daß es sich hier um Keime handelt, die mit einer Membran oder Kapsel versehen sind, so daß sie bald begrenzte, bald weitergreifende Reaktionen hervorrufen, je nachdem die Reizstoffe somatischen oder capsulären Antigenen entsprechen". Sehr wahrscheinlich hängt alles von der Art des Reizes ab. Es drängt sich somit auf diesem Gebiet eine chemische Fraktionierung von *P. brasiliensis* auf; nur so können wir diesen oder jenen Anteil für die eine oder andere Gewebsreaktion verantwortlich machen.

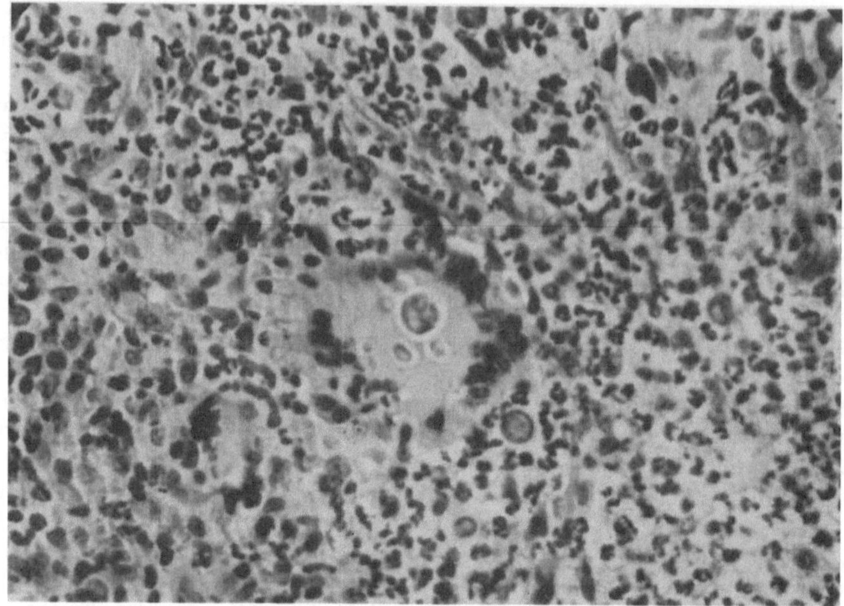

Abb. 18. Riesenzelle, die im Innern eine Mutterzelle und um diese herum mehrere Tochterzellen zeigt, von denen einige sich schon abgelöst haben (400mal)

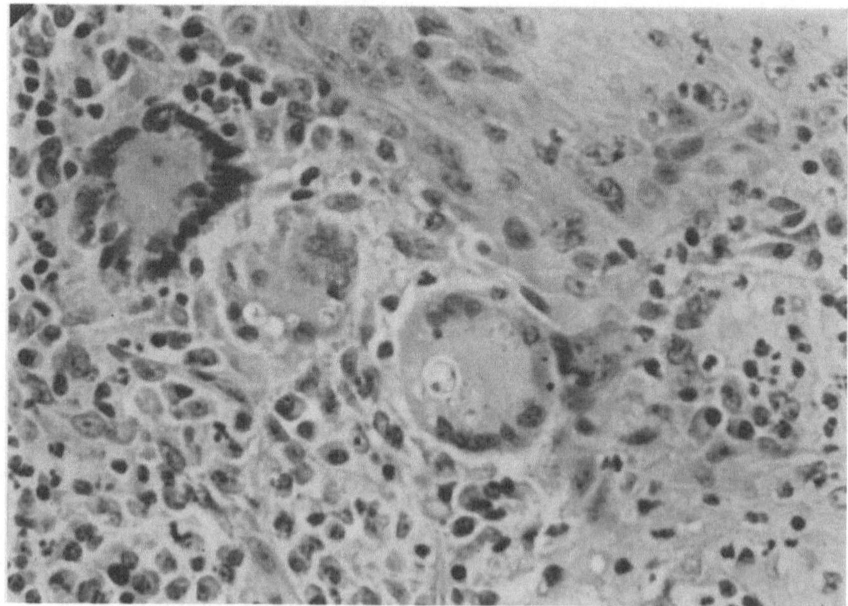

Abb. 19. Mehrere Riesenzellen mit zahllosen Parasiten. Man beachte in diesem Falle die kleinen Formen von *P. brasiliensis*, deren Aspekt der Leishmania oder dem Histoplasma ähnelt. Diese Kleinformen sind zum großen Teil für die frühe Disseminierung der Infektion verantwortlich

2. Lymphknoten

P. brasiliensis zeigt ausgesprochene Prädilektion für die Lymphknoten; man kann sogar sagen, daß früher oder später die Lymphknoten bei fast 100% der

Patienten befallen werden. Die diesbezüglichen histologischen Veränderungen wurden von CUNHA MOTTA in 3 Typen eingeteilt:

a) Knötchenform wird durch Knötchen vertreten, die aus örtlichen Zellen des RES bestehen und zum Teil Riesenzellen-Form annehmen. Dieser Typus, der in den Lymphfollikeln beginnt, führt zur Nekrose oder Fibrose.

b) Diffuse Form. Dieser Typus unterscheidet sich von dem ersten nur dadurch, daß die histiocytäre Reaktion nicht in der Form von Herden, sondern diffus in der ganzen Dicke des Lymphknotens erfolgt, wobei hier und da Nekrobiose- oder Nekrosebezirke zu beobachten sind.

c) Gummaähnliche Form. Bei diesem Typus herrscht die schnell erfolgende Nekrose vor; um jeden Nekrose-Bezirk herum besteht eine Reaktion, die sich durch Histiocyten, Riesenzellen, Fibroblasten, Lymphocyten, Plasmazellen und Leukocyten manifestiert. Diese großen Nekrose-Bezirke vereinigen sich, und es kommt schließlich zur Verflüssigung, so daß das ganze Lymphknoten-Parenchym durch eine weiß-gelbliche oder graue, flüssige Substanz ersetzt wird, die eine große Zahl von Parasiten enthält.

Bei der starken Zerstörung der Zellen bilden sich lytische Fermente, die diese Verflüssigung intensivieren, welche nur scheinbar dem Eiter ähnelt, da es sich tatsächlich nicht um eine Eiterbildung handelt. Bei Erreichung der Peripherie des Lymphknotens kommt es zu einem Periadenitis-Prozeß, der die Haut in Mitleidenschaft zieht; auch dieser endigt in Nekrose, worauf sich Fisteln bilden, durch die die Flüssigkeit abfließt.

Diese verschiedenen histopathologischen Aspekte können bei demselben Patienten und sogar im selben Lymphknoten vorkommen.

3. Lungen

Die Prädilektion von *P. brasiliensis* für die Lungen ist eine bemerkenswerte Tatsache. Im Gegensatz zu Forschern wie CUNHA MOTTA und FLORIANO DE ALMEIDA, die eine niedrige Rate für die Lungenlokalisation angeben (12,6% bzw. 15%), zeigte FIALHO in Rio de Janeiro in gut dokumentierter Arbeit eine sehr hohe Rate der Lungenlokalisation, nämlich 84% bei seinen Sektionsfällen, von denen 12% Kombination mit Tuberkulose aufwiesen.

FIALHO (1946) hat die folgenden Lungenläsionen beschrieben:

a) Kleine körnchenförmige Läsionen.

b) Knötchenförmige Läsionen: gut umschrieben, acinös und acinös-knotig, vorwiegend granulomatös.

c) Ausgedehnte Infiltrationsläsionen, wobei der granulomatöse oder der exsudative Typ vorherrscht.

d) Abscesse.

e) Geschwürige Läsionen von mehr oder weniger akuter Entwicklung; keine Kapselandeutung.

f) Geschwürige Läsionen von langsamerer Entwicklung, mit Kapsel.

g) Knötchenförmige Läsionen, die spontane Rückbildung zeigen.

Diese 7 Läsionstypen sind der Ausdruck zweier Grundprozesse: eines exsudativen, bei dem der Organismus geringe Widerstandskraft zeigt, und eines produktiven, der eine Reaktion gegen die Infektion erkennen läßt.

Es muß an dieser Stelle ein origineller Befund A. FIALHO hervorgehoben werden, nämlich der der regressiven Läsionen. Dieser Forscher fand Läsionen mit Rückbildungstendenz, bei denen es sogar zur Calcifikation kam. In der Tat ist diese Tendenz der kleinen Lungenläsionen zur Spontanheilung schon der Ausdruck für das Bestehen von Immunitätsreaktionen, die genauer geprüft werden müssen, um die Behandlungsergebnisse bei dieser Krankheit zu verbessern.

Der Befall der Lungen erfolgt auf verschiedenen Wegen: hämatogen, lymphatisch, bronchial und pleural (durch Ausbreitung); in seltenen Fällen können die Lungen direkt, durch Inhalation befallen werden.

Nach genauer Untersuchung aller Bestandteile der Lungenstruktur konnte Fialho die folgenden Veränderungen aufzeigen:

a) Pleura. Der sehr häufige Befall des Brustfelles ist im allgemeinen gekennzeichnet durch leichte Fibrosis, Erweiterung der Lymph- und Blutgefäße und sogar durch ein Ödem. *P. brasiliensis* wird häufig gefunden.

b) Bronchien. Makroskopisch wird ein geschwüriger Prozeß in den größeren Bronchien und in der Luftröhre beobachtet, und ein chronischer, katarrhalischer Entzündungsprozeß findet sich häufig in den größeren Bronchien, deren Schleimhaut geschwollen oder sogar durch den darunterliegenden spezifischen granulomatösen Prozeß zerrissen sein kann. Bei vorgeschrittenen Fällen sind die Bronchiolen fast völlig zerstört; ihre Erkennung erfolgt dann durch die charakteristischen Epithelzellen der Schleimhaut und auch durch die Anwesenheit von Muskelfasern. In einigen Fällen wurden polypenartige Bildungen in den Bronchien beobachtet, und in einem Falle von Fialho Bronchiektasien.

c) Alveolen. Sowohl die Scheidewände wie die Alveolarhöhlen sind im allgemeinen überdehnt, in einigen Fällen jedoch kollabiert. Stets sind zwei Läsionstypen zu beobachten: 1. exsudative fibrinös-leukocytäre Veränderungen, die so zunehmen können, daß sie zu Bronchopneumonie-Herden führen; 2. produktive Veränderungen mit Riesenzellen voller Parasiten, Fehlen elastischer Fasern und reich an Reticulumfasern; ferner können kleine Kavernen beobachtet werden, deren Struktur denen der chronischen Tuberkulose ähnelt. Nekrotische Herde werden häufig gesehen.

4. Milz

Nachdem der Parasit in den großen Kreislauf gelangt ist, was in den Disseminationsfällen fast stets der Fall ist, lokalisiert er sich unvermeidbar über die Milzarterie in den Zentren der Malpighi-Follikel, wo die Reaktion einsetzt. Seine Form bleibt meist unverändert, während die Größe zunehmen kann.

Im Schnitt sieht man gelbliche Knötchen verschiedener Größe über die Milz verstreut, die den von *P. brasiliensis* befallenen Malpighi-Follikeln entsprechen; bei den größeren Knötchen erhält man durch Ausdrücken nekrotisches Material. Selbst bei stärkster Infektion der Milz beobachtet man niemals, wie bei den Lymphknoten, die Verschmelzung aller Knötchen in eine einzige nekrotische Masse, die das Milzparenchym ersetzt. Für Haberfeld liegt die Erklärung dieses Phänomens in der Tatsache, daß die Milz ein sehr viel stärker durchblutetes Organ ist als die Lymphknoten und daher der Infektion stärkeren Widerstand bietet.

Mikroskopisch beobachtet man Verminderung der Zahl und Größe der Malpighi-Körperchen, Verdickung und Proliferation der Reticulumfasern, sowie ein Granulom mit zahlreichen Parasiten.

5. Leber

Der weniger häufige Befall dieses Organs erfolgt mit infiziertem Blut der Milz durch die Vena portae. Haberfeld beobachtete, daß der Prozeß in den Kiernanschen Räumen beginnt; um die Verzweigungen der V. portae bilden sich kleine, vom Granulom ausgehende Knötchen; ferner bestehen kleine Eiterherde. Die

Parasiten können in den Kupfferschen Sternzellen gefunden werden. Die Trabeculae der Leber können durch das Eindringen des granulomatösen Prozesses atrophieren oder zerrüttet werden.

6. Pankreas

Wird selten befallen. Mosto und Niño fanden Pankreasläsionen, die mikroskopisch dieselben Kennzeichen aufwiesen wie die an anderen Organen beobachteten.

7. Bauchfell

Carini beobachtete einen Fall von Peritoneal-Lokalisation. Bei der Ulcerierung des Darms in die Bauchhöhle kann es zu Ascites kommen, wie wir in einem unserer Fälle beobachteten.

8. Speicheldrüsen

Das Paracoccidioid-Granulom ist schon in den Bindegewebsscheidewänden der Submaxillardrüsen gefunden worden.

9. Verdauungstractus

Mund und Rachen sind im allgemeinen befallen, während die Läsion niemals in der Speiseröhre beobachtet wurde. Magen und Duodenum wurden selten als Sitz von *P. brasiliensis* erwähnt, doch fand Niño Läsionen an beiden. Im Gegensatz hierzu ist der übrige Darmkanal vom Jejunum bis zum Anus eine sehr häufige Lokalisation der Krankheit. Ihre Veränderungen erscheinen als kreisförmige Geschwüre, die allmählich an Größe zunehmen und zusammenfließen, so daß sich ausgedehnte ulcerierte Bezirke mit unregelmäßigen, unterhöhlten Rändern bilden.

Der Prozeß beginnt an den lymphatischen Darmstrukturen, so daß jeder Geschwürbildung ein vorheriger Befall der darunterliegenden Lymphfollikel entspricht. Der Prozeß kann bis zur Serosa gelangen, die sich dann verdickt und wo sich gelegentlich leichte fibrinöse Verwachsungen zwischen den Darmschlingen bilden können. In einigen Fällen kann es zur Perforation und Peritonitis kommen, wie es bei einem unserer Sektionsfälle geschah: ausgedehnte Bezirke von Darmulcerierungen, Peritonitis infolge von Perforation einer der Darmläsionen. Pena de Azevedo (1949) fand bei 11 Sektionen in 2 Fällen Darmläsionen.

Die Appendix-Läsionen sind sehr gründlich von Gaspar Vianna (1913) untersucht und auch von Niño festgestellt worden, und die Lokalisation am Rectum von Sodré und Cerrutti (1930), später auch von anderen.

Cunha Motta (1945) fand in 11,3% der Fälle seines Sektionsmaterials isolierte oder kombinierte Läsionen am Jejunum, Ileum, Appendix und Colon.

Der Befall des Magen-Darmkanals erfolgt meist auf hämatogenem Wege, da Veränderungen der Submucosa gefunden werden, während die Schleimhaut normalen Aspekt zeigt. Die ersten Veränderungen werden an den lymphatischen Follikeln oder den Lymphadenoid-Ansammlungen der Submucosa beobachtet. Zu Anfang besteht eine histiocytäre Proliferation von Granulomstruktur; diese kleinen Knötchen können durch die normale Schleimhaut sichtbar sein.

Dieses Granulom führt einerseits zu einer fibrösen Reaktion, andererseits zur Nekrose; der Prozeß durchquert die „muscularis mucosae" und befällt schließlich die Schleimhaut, die daher ulceriert. Am Boden dieser Geschwüre findet sich fibröses Gewebe, Gefäßhyperplasie, Fibroblasten- und lymphocytäre Proliferation. Die Parasiten sind frei oder zeigen Phagocytose durch Riesenzellen. Dieselben Veränderungen finden sich am ileocöcalen Appendix.

10. Urogenital-System

Auf hämatogenem Wege können die Nieren in der Rinde wie im Marke
angegriffen werden. Die Gefäßknäuel und Ausflußröhrchen können Nekrose aufweisen; die Bowmansche Kapsel kann zerstört sein, worauf eine periglomeruläre,
aus Histiocyten und Lymphocyten bestehende Reaktion einsetzt. Granulom-
Herde mit Parasiten werden sowohl in der Rinde wie im Mark gesehen.

Auch in den Hoden, Samenbläschen und in der Prostata wurde das blastomykotische Granulom schon mit allen seinen Eigenheiten beobachtet. Fava Neto
und Del Negro (1954) berichten über einen Fall, der Läsionen an den Hoden
neben anderen Erscheinungen aufwies.

11. Nervensystem

Wird nur ausnahmsweise befallen. Es gibt jedoch Fälle mit Lokalisation an
den Meningen (Maffei 1942). In diesem Falle zeigte die *Cisterna chiasmatis*
faseriges, gelblich-grünes Material; mikroskopisch war ein diffuser Entzündungsprozeß mit Riesenzellen und Parasiten zu beobachten, jedoch ohne Veränderung
des Nervengewebes. Schon Basgal (1931) berichtete über Läsionen des Gehirns,
Kleinhirns und der Meningen von 1 cm Durchmesser, die sowohl in der grauen
wie der weißen Substanz anzutreffen sind. Gonçalves und Boggino (1944),
Lacaz et al. (1947), Canelas et al. (1951), Del Negro et al. (1954) beobachteten
Fälle mit meningocephalischen Manifestationen. Pena de Azevedo (1949) fand
bei 11 Sektionen 3 Fälle mit Läsionen des Zentralnervensystems und glaubt, daß
diese Lokalisation häufiger ist als man annimmt.

12. Knochensystem

Diese Lokalisation ist nicht häufig; doch wurden einige Fälle schon von No-
gueira da Silva (1931), Camargo und Carvalho (1941), Lacaz (1945b), Laport
und Fialho (1942), Monteiro de Barros (1944), Lima Filho (1944) und Versiani (1945) berichtet. Dieser Befall der Knochen ist stets hämatogen und findet
sich daher am häufigsten in den Bezirken mit stärkster Durchblutung.

O. Fonseca Filho hatte Gelegenheit, einen Fall von Perforation des Schädel-
daches mit Beteiligung der Meningen zu beobachten und einen anderen von Perforation der Bandscheiben ebenfalls mit Beteiligung der Meningen. Pena de Azevedo sah einen Fall mit Perforation des Occiput.

13. Gefäßsystem

Befall des Herzens wurde von Cunha Motta (1948) in einem Falle beobachtet;
trotz des normalen Aspekts des Organs zeigte die mikroskopische Untersuchung
das Bestehen des Granuloms mit Parasiten im Pericardium und Endocardium und
Zerstörung der Myofibrillen.

14. Nebennieren

Pena de Azevedo (1934) beobachtete bei einem seiner Patienten den Befall
der linken Nebenniere. Auch Almeida Prado (1944) fand einen Fall mit knotenförmigen, weiß-gräulichen oder gelblich-weißen Läsionen der Nebennieren. Die
mikroskopische Untersuchung zeigte sowohl in der Rinde wie im Mark ein Granulom mit Nekrose und zahlreichen Parasiten. Margarinos Torres et al. (1952)
beobachteten ebenfalls in zwei Fällen zerstörende Läsionen der Nebennieren;
histologisch fanden sie große parasitäre Bildungen, die geradezu wie ein Embolus
im Innern der kleinen Gefäße wirkten, die schließlich durch die Reaktion der
Endothelzellen vollständig obliterierten, so daß es durch die Ischämie zur Nekrose kam.

15. Schilddrüse

Nur in einem Fall wurde von FLAVIANO SILVA (1936) über den Befall dieses Organs berichtet.

16. Blutveränderungen

Die Infektion durch *Paracoccidioides brasiliensis* kann bemerkenswerte Veränderungen bewirken.

a) Senkungsreaktion. ALMEIDA et al. (1945 b) beobachteten Beschleunigung in Fällen von Lutz-Mykose, die mit der Generalisierung der Infektion zunahm, andererseits mit dem Rückgang der Erkrankung unter Sulfonamidbehandlung wieder abnahm. Die BKS ist also zur therapeutischen Kontrolle der Infektion wertvoll.

b) Blutbild. Im allgemeinen besteht normochrome Oligocythämie; die Gesamtzahl der Leukocyten ist meist erhöht, besonders in den schwereren Fällen; Neutrophilie mit Linksverschiebung; das Bestehen der Eosinophilie ist besonders zu betonen. Ferner werden degenerative Veränderungen im Cytoplasma und in den Leukocytenkernen beobachtet. Auch eine Monocytose ist häufig.

c) Knochenmark. CUNHA et al. (1948/49) stellten eine Verminderung der Werte der Eosinophilen-Reihe fest und Erhöhung der Werte für Lymphocyten, Monocyten und Plasmocyten, in einigen Fällen Vermehrung der Zellen des RES.

d) Proteine. Im allgemeinen besteht Hyperglobulinämie mit Umkehrung der Formel Serumalbumin : Globulin; diese Veränderungen können den erhöhten Index der Senkungs-Reaktion erklären.

X. Immunologie

Die relativ wenig zahlreichen immunologischen Arbeiten über die Lutz-Mykose sind noch so wenig abgeschlossen, daß sie keine Schlußfolgerungen erlauben. Eine der größten Schwierigkeiten für das Studium der Angelegenheit liegt zweifellos in der Bereitung geeigneter Antigene.

Komplementbindungsreaktion. MOSES (1916) führte diese Reaktion bei 10 Patienten mit Lutz-Mykose aus und erhielt 8 positive Resultate. Bei Ausführung der Reaktion an Meerschweinchen und Kaninchen, denen vorher *P. brasiliensis* inoculiert worden war, erhielten GOMES und ASSUMPÇÃO (1924) positive Resultate; das von ihnen benutzte Antigen wurde durch Zerreibung von Kulturen in Kochsalzlösung gewonnen. O. FONSECA FILHO und A. E. A. LEÃO (1926) stellten bei ihren Untersuchungen positive Resultate bei der Gruppe mit Chromoblastomykose und Epidermophytia inguinalis fest. LACAZ (1945e) führte Komplementbindungsreaktionen durch, bei denen er als Antigen ein Filtrat von 20 Typen von auf Sabouraud-Flüssigkeit gezüchtetem *P. brasiliensis* benutzte. Von 31 getesteten Fällen von Lutz-Mykose ergaben nur 2 negative Resultate. In der Kontrollgruppe erhielt er negative Resultate in 4 Fällen von Aktinomykose, 1 von Tuberkulose, 1 von Favus, 1 von Lues und 7 verschiedener Erkrankungen. Es ist jedoch seltsam, daß in 4 von 11 Fällen von Pemphigus foliaceus die Reaktion positiv war. Dieser Verfasser versuchte ferner, die Resultate der Sulfonamidtherapie mit diesem Test zu kontrollieren, wobei er bei fortschreitender klinischer Besserung unter dieser Behandlung Tendenz zum Negativwerden feststellte. Er weist jedoch darauf hin, daß die Negativierung nicht gleichbedeutend mit völliger Heilung ist, denn in einem negativ gewordenen Falle konnte er den Parasiten noch aus alten Läsionen isolieren.

Fava Netto (1955) führte quantitative Komplementbindungsreaktionen mit einem aus hirnartigen Kolonien von *P. brasiliensis* erhaltenen Polysaccharid aus. Er stellte fest, daß bei Beginn der Krankheit die Reaktion negativ war, bei den generalisierten Fällen jedoch positiv mit hohen Werten, die sich unter der Sulfonamidtherapie allmählich verminderten und in vielen Fällen völlig negativ wurden.

Experimentell wurde die Komplementbindungsreaktion von Friedman und Conant (1953a und b) an Kaninchen untersucht, wobei sie gekreuzte Reaktion zwischen *P. brasiliensis* und *B. dermatitidis* feststellten.

Für eine angemessene Deutung des Wertes der Komplementbindungsreaktion bei der Lutz-Mykose ist es nötig, sie mit den klinischen Befunden in Beziehung zu setzen.

Überempfindlichkeit. O. Fonseca Filho und A. E. A. Leão (1927) waren die ersten, die die Hautsensibilisierung durch Kulturfiltrate des Pilzes bei Patienten mit Lutz-Mykose untersuchten; sie stellten nicht nur lokale, sondern auch herdförmige und allgemeine (Hyperthermie) Reaktion fest. Almeida (1939) konnte 9 positive Testresultate in 12 untersuchten Fällen verzeichnen; Niño (1938) berichtet nur über einen Fall mit negativem Resultat. Almeida und Lacaz (1941) führten ähnliche Untersuchungen durch. N. N. Silva (1945), der annahm, daß die früheren Untersuchungen mit einem während der Saprophytenphase des Pilzes gewonnenem Antigen durchgeführt worden seien, führte seine Untersuchungen mit einem in der parasitären Phase des Pilzes gewonnenen Antigen durch. Er benutzte den Eiter eines Kaninchens, dem vorher *P. brasiliensis* in den Hoden inoculiert worden war; dieser Eiter wurde im Verhältnis 1:15 verdünnt und 1 Std lang bei 75° tyndallisiert, und zwar während 3 aufeinanderfolgenden Tagen. Nach dem Verfasser zeigte sich dieses Antigen nicht nur äußerst empfindlich, denn es gab positive Resultate in allen 8 geprüften Fällen von Lutz-Mykose, sondern erwies sich auch als spezifisch, da die Resultate bei Leishmaniosis, Sporotrichose, Hauttuberkulose und bösartigen Tumoren negativ ausfielen.

Um die Unterschiede der Reaktion auf verschiedene Antigene festzustellen, führten Almeida, Lacaz und A.C. Cunha (1945a) Allergie-Teste mit 3 Antigentypen durch: a) *Paracoccidioidin I*, das durch das Filtrat mehrerer, in flüssigem Nährboden von Sabouraud oder Smith bei 24—28° während 3 aufeinanderfolgender Tage gezüchteter Typen von *P. brasiliensis* vertreten war; b) *Paracoccidioidin II*, als Aufschwemmung von *P. brasiliensis*, kultiviert in Schokoladen-Agar (hefeförmige Phase) und durch Erhitzung auf 80° $^{1}/_{2}$ Std nach Verdünnung 1:10 in Kochsalzlösung abgetötet; c) *Paracoccidioidin III*, vertreten durch eine Eitersuspension mit zahlreichen Parasiten; Verdünnung 1:10 und Tyndallisierung bei 70°, 30 min, während 3 aufeinanderfolgender Tage. Die Verfasser stellten fest, daß sich *Paracoccidioidin I* als bestes Antigen erwies.

Ihre Untersuchungen zeigten, daß sich der Intracutantest als diagnostisches und prognostisches Hilfsmittel bei der Krankheit eignet; die ernsten Fälle zeigten sich jedoch anergisch.

Lacaz (1951a) führte Intracutanreaktionen mit Paracoccidioidin I an 330 nicht an Lutz-Mykose leidenden Personen durch und erhielt 7,8% positive Resultate. Bei diesen röntgenologisch und parasitologisch untersuchten Fällen war kein Grund für den positiven Ausfall zu finden.

Mackinnon et al. (1953) prüften mehrere Antigentypen in experimentell infizierten Meerschweinchen. Die Suspension der Parasiten während der Hefeform-Phase erwies sich als nicht spezifisch, während die Kulturfiltrate bei 37° (Hefeform) oder 25—30° (Fädchenform) sich als bessere Antigene zeigten, und zwar in bestimmten Konzentrationen. Das bei 37° bereitete, an 19 infizierten Meerschweinchen getestete Paracoccidioidin ergab die folgenden Resultate: 18 Tiere reagierten auf die Verdünnung 1:10 und 14 auf 1:100; das bei 25—30⁰ bereitete und an denselben Meerschweinchen geprüfte Paracoccidioidin lieferte die folgenden Ergebnisse: nur 8 Tiere reagierten auf 1:10 und eines auf 1:100.

Die Verfasser gelangten daher zu dem Schluß, daß das beste Antigen das Kulturfiltrat von *P. brasiliensis* aus flüssigem Nährboden bei 37⁰ (Hefeform-Phase) ist. Sie stellten ferner fest, daß das Paracoccidioidin bei Zimmertemperatur seine Potenz verliert. MacKinnon et al. glauben, daß dieser Paracoccidioidin-Typus bei 1:100 hochspezifisch ist und sich bei allergologischen Untersuchungen menschlicher Bevölkerungen als nützlich erweisen sollte, besonders wenn gleichzeitig Teste mit Antigenen anderer Mykosen durchgeführt würden. In verschiedenen Gegenden Uruguays untersuchten diese Verfasser 537 normale Individuen mit Paracoccidioidin und Histoplasmin. Sie betonen, daß von 11 paracoccidioidin-positiven Fällen 9 auch auf Histoplasmin reagierten, so daß man in diesen Fällen die Spezifität bezweifeln könnte. Bei den 2 ausschließlich auf Paracoccidioidin (1:100) positiven Fällen nehmen sie jedoch eine spezifische Sensibilisierung gegen *P. brasiliensis* an. Es würde also die Möglichkeit subklinischer Formen der Krankheit bestehen, wie sie auch bei anderen Mykosen vorkommen. Die Verfasser führten auch diesbezügliche Untersuchungen an 29 normalen Personen einer Ortschaft durch, wo vorher 1 Fall von Lutz-Mykose festgestellt worden war: 2 männliche Personen reagierten positiv auf Paracoccidioidin und negativ auf Histoplasmin. In der Tat verdient das Problem der „Paracoccidioidose-Infektion" besondere Beachtung. Es ist jedoch die Erlangung hochspezifischer Antigene nötig, damit das — u.E. wahrscheinliche — Bestehen nicht augenscheinlicher Infektionen besser beurteilt werden kann. Das Vorkommen gekreuzter Reaktion mit anderen Pilzen erschwert das Verständnis der Angelegenheit noch mehr. Versiani (1946) stellte negative Reaktionen auf Coccidioidin bei Patienten mit Lutz-Mykose fest. Lacaz (1948 c) sah einige positive Reaktionen auf Blastomycetin bei Kranken mit Lutz-Mykose. Andererseits beobachteten Conant et al. (1954) einige positive Reaktionen auf Paracoccidioidin bei Patienten mit nordamerikanischer Blastomykose, und dasselbe wurde bei experimentell mit *P. brasiliensis* oder mit *B. dermatitidis* infizierten Meerschweinchen festgestellt.

Lacaz berichtet (1955) auch von 6 positiven Reaktionen auf Histoplasmin bei 20 Patienten mit Lutz-Mykose.

Die Standardisierung des Paracoccidioidins würde von großem Wert für die Aufklärung noch dunkler Punkte in der Epidemiologie der Lutz-Mykose sein.

XI. Diagnose

Wir schildern die Diagnose in folgenden 3 Abschnitten: Klinik, Laboratoriumsuntersuchungen und Differentialdiagnose.

1. Klinische Diagnose. In den gewöhnlichen Fällen ist die klinische Diagnose der Lutz-Mykose sehr einfach; der Laboratoriumsbefund dient lediglich der Bestätigung. In den untypischen Fällen dagegen ist die klinische Diagnose fast unmöglich; in der Mehrzahl dieser Fälle wird die Diagnose zur allgemeinen Überraschung durch den Histopathologen gestellt.

Die klinische Diagnose der typischen Fälle hat sich auf folgende Tatsachen zu stützen:

a) Anamnese. Als positive Punkte, die zugunsten einer Lutz-Mykose sprechen, dienen folgende Tatsachen: Es handelt sich meist um Landarbeiter, fast stets um Männer, die die Gewohnheit haben, die Zähne mit Pflanzenspänen zu reinigen.

b) Objektive Untersuchung des Patienten. Sowohl die Lokalisation wie der Typus der Läsionen sind zu beachten. Die Mundhöhle ist eine sehr häufige Prädilektionsstelle, so daß eine Erosion oder Exulceration von etwas körnigem Aspekt oder mit punktförmigen Blutungen an dieser Stelle mit großer Sicherheit die Diagnose der Lutz-Mykose erlaubt. Diese Diagnose wird bekräftigt, wenn der Patient außer diesen Läsionen einen Befall der Lymphknoten aufweist; die Adenitis der Lutz-Mykose hat ihre besonderen Kennzeichen: Sie ist im allgemeinen beidseitig, von chronischer Evolution mit subjektiven Symptomen, und endet mit der Bildung von Fisteln, durch die dicker, gelblicher Eiter ausfließt.

Das Auftreten von Hautläsionen, die eine hämatogene Dissemination anzeigen, und von Symptomen seitens der Atmungswege (Husten, Auswurf, leichte Dyspnoe usw.) vervollständigen das klinische Bild der Krankheit.

Auf zwei Punkte ist noch aufmerksam zu machen: Auf den starken Speichelfluß in den ausgedehnten Fällen und auf das Fehlen von Fieber bzw. das Bestehen nur geringfügiger Temperaturerhöhung trotz der Ausdehnung des Prozesses.

2. Laboratoriumsdiagnose. Wir verfügen über verschiedene Techniken zum direkten oder indirekten Nachweis von *Paracoccidioides brasiliensis*.

Zwar wird in der Mehrzahl der Fälle die Laboratoriumsuntersuchung nur die schon mit großer Sicherheit durch den Kliniker gestellte Diagnose bestätigen; andererseits muß betont werden, daß in einigen Fällen die Diagnose zur Überraschung des Klinikers durch das Laboratorium gestellt wird.

a) Direkte Untersuchung. Eine einfache und leichte Methode, die vom Kliniker selbst durchgeführt werden kann. Je nach dem zu untersuchenden Material können wir praktisch bis zu 100% genaue Resultate erlangen. Der durch Punktion eines Lymphknotens ohne Fistel gewonnene Eiter gewährt diese diagnostische Sicherheit, während dasselbe nicht vom Sekret einer Munderosion behauptet werden kann, da dies nicht immer reich an Parasiten ist; auch erlaubt das Verhalten des Patienten nicht immer eine genügende Entnahme. Auch das Sputum kann direkt untersucht werden, doch sind betreffs der Auslegung eines positiven Befundes als Zeichen des Befalles der Lungen gewisse Einschränkungen zu machen; wenn bei dem Patienten keine Läsion im Munde oder im oberen Teil des Atmungsweges gefunden wird, so kann der positive Ausfall nur als Folge einer primären Lungenerkrankung (primäre Organform) gedeutet werden, was bei der Lutz-Mykose relativ selten ist. Hat jedoch der Patient offene Läsionen an diesen Stellen, so ist bei der Deutung des Sputumbefundes eine gewisse Vorsicht nötig. Die Anwesenheit zahlreicher Parasiten im Sputum spricht für einen Lungenbefall, Armut an typischen Rundkörperchen jedoch muß als Infizierung des Sputums durch offene Läsionen während des Passierens der Atmungswege gedeutet werden. In jedem Falle stellt die Röntgenaufnahme der Lungen ein wertvolles Mittel zum besseren Verständnis der Tatsachen dar.

Diese direkte Untersuchung kann am Frischpräparat zwischen Objektträger und Deckgläschen gemacht werden. Positiver Ausfall ist durch Anwesenheit von Rundkörperchen gegeben, die im Mittel 30 μ messen, Membran mit doppelter Kontur aufweisen; einige zeigen Tochterzellen, die um die Mutterzelle gruppiert und mit dieser verbunden sind. Dieser Aspekt erlaubt mit großer Sicherheit die Kennzeichnung des *P. brasiliensis*. Die direkte Untersuchung kann auch an Material gemacht werden, das auf dem Objektträger ausgestrichen und fixiert wird. Die beste Färbemethode ist die nach Giemsa oder eine ähnliche.

b) Kultur. Nicht immer benötigen wir eine Kultur für die Diagnose von *P. brasiliensis*. Bei positivem Ausfall der direkten Untersuchung ist ihre Anlage fakultativ; unentbehrlich wird sie jedoch, wenn der Ausfall wegen Armut an Parasiten negativ ist.

Für die Kultur kann Eiter aus einem Lymphknoten, Exsudat aus offenen Läsionen der Haut oder Schleimhaut, Gewebsfragmente sowie Sputum benutzt werden. Die Blutkultur sollte nicht zu diagnostischen Zwecken herangezogen werden, da der Prozentsatz negativer Resultate sehr hoch ist und zu falschen Schlüssen führen kann. Immerhin gelangen MIGUEL PEREIRA und GASPAR VIANA (1911), MONTENEGRO (1925) und ROSENFELD (1940) positive Blutkulturen. Diese Befunde geben nur die wissenschaftliche Bestätigung des Bestehens der klinisch bei dieser Krankheit schon festgestellten hämatogenen Dissemination. Die Myelokultur gibt nach den Erfahrungen von ALMEIDA, LACAZ und C. CUNHA negative Resultate.

Technik. Wir halten die Wahl des Nährbodens für besonders wichtig. Wenn es sich um nicht infiziertes Material (Eiter aus geschlossenem Lymphknoten) handelt, sollte die Aussaat auf Blut-Gelose oder Schokoladen-Gelose erfolgen; dagegen muß bei Aussaat von infiziertem Material (Exsudat einer offenen Läsion, Sputum usw.) Sabouraud-Agar benutzt werden, das in diesen Fällen genügt. Es ist jedoch im allgemeinen zweckmäßig, außerdem Blut- oder Schokoladen-Gelose zu benutzen. Wegen der Leichtigkeit einer Verunreinigung sollte die Aussaat in mindestens 3 Röhrchen mit jedem Nährboden erfolgen.

c) Inoculation. Diese Methode ist sehr genau und sollte, wenn nicht in allen Fällen, so doch in jenen ausgeführt werden, bei denen die direkte Untersuchung und die Kultur negativ waren. Zur Inoculation kann Eiter, Sputum, Exsudat oder besser noch ein zerriebenes, bioptisch gewonnenes Gewebsfragment benutzt werden. Das Tier der Wahl ist das Meerschweinchen, das ideale Inoculationsorgan der Hoden. Die Reaktion erfolgt innerhalb einiger Wochen in Form einer Orchiepididymitis, ohne Ausbreitung der Infektion auf andere Organe. Die direkte Untersuchung des Eiters ermöglicht eine exakte Diagnose bei Anwesenheit der Rundkörperchen mit Membran doppelter Kontur und Kryptosporulation.

d) Histopathologische Untersuchung. Diese Methode, die nahezu 100% sichere Resultate ergibt, hat außer ihrer Genauigkeit den Vorteil verhältnismäßig schneller Resultate (innerhalb einiger Tage) im Gegensatz zur Kultur (mehr als 20 Tage) und zur Meerschweinchen-Inoculation (Wochen).

Neben diesen Vorzügen hat die histopathologische Untersuchung noch den Vorteil, bei negativem Ausfall für Lutz-Mykose, mit Sicherheit eine andere Diagnose zu ergeben (z.B. Epitheliom) oder den Arzt in anderer Richtung zu orientieren (Tuberkulose, Leishmaniose).

Differentialdiagnose. Die Lutz-Mykose hat eine so vielfältige Symptomatologie, daß bei der Differentialdiagnose eine Reihe von Krankheiten zu berücksichtigen sind: a) *Tuberkulose* wegen der Läsionen an Lymphknoten, Lungen und Gelenken; b) *Leishmaniose* wegen der Läsionen an der Mundschleimhaut, Rachen und Kehlkopf; c) *Lymphoblastom und Leukosen* wegen des Befalls der Lymphknoten; d) *Neubildungen* wegen der Vegetationen und der tumorartigen abdominalen Läsionen; e) *Hypovitaminose* der Komponenten des B-Komplexes; f) *Aphhten-Stomatitis*, Plaut-Vincent-Angina und *Periadenitis mucosae necrotica recurrens* (SUTTON) wegen der Ähnlichkeit der Mundschleimhaut-Läsionen; g) *multiples Myelom, Boecksches Sarkoid*, Osteomyelitis und Syphilis wegen der Knochenläsionen.

XII. Prognose

Der Verlauf der Krankheit hat sich seit Einführung der Sulfonamidtherapie geändert, während früher praktisch alle Fälle tödlich endeten.

Wie schon bei der Pathogenese erwähnt, machte schon HABERFELD auf die mehr oder weniger schnelle Entwicklung der Krankheit je nach dem Ort der

Inoculation aufmerksam. Wenn der Prozeß am Vorderteil der Mundhöhle beginnt, so ist die Dissemination sehr langsam, während bei Beginn in der Mund-Rachenhöhle eine sehr viel schnellere Invasion erfolgt. In jedem Falle läßt sich sagen, daß die Lutz-Mykose eine Krankheit eminent invasiven Charakters ist; man kennt keine Fälle, in denen die Krankheit lokalisiert geblieben ist oder sich spontan zurückbildete, wie es schon bei Fällen von Coccidioidose in den Vereinigten Staaten beobachtet wurde. Allerdings macht Fialho auf diese Möglichkeit auch bei der Lutz-Mykose aufmerksam. Wir glauben, daß die Frage des Vorkommens einer abortiven Infektion bei der Lutz-Mykose erst entschieden werden kann, wenn wir über einen spezifischen immun-allergischen Test verfügen.

Es handelt sich um eine generalisierte Infektion, deren Entwicklung früher oder später unbedingt zum Tode führt, wenn nicht mit der Sulfonamidtherapie eingegriffen wird.

XIII. Behandlung

Bis zum Jahre 1940 wurde die Lutz-Mykose mit den verschiedensten Mitteln und Methoden ohne jeden Erfolg behandelt. Jodid, Goldverbindungen, Farbstoffe (Methylenblau, Gentianaviolett, Trypaflavin), Antimon, Kupfer- und Arsensalze, Vaccine, Elektrokoagulation, Röntgentherapie usw. wurden ohne Ergebnis angewandt. D. O. Ribeiro war der erste, der (1940) mit Erfolg die Sulfonamidbehandlung einleitete. Alle antibiotischen Mittel wurden ohne Erfolg versucht. Bis jetzt stellen die Sulfonamide die einzige Therapie der Lutz-Mykose dar, doch muß die Behandlung mit hohen Dosen und während langer Zeit erfolgen.

1. Die Rolle der Sulfonamide und des Organismus

Die Wirkung der Sulfonamide ist mykostatisch. Der so in seiner Vermehrungsfunktion gehemmte Pilz unterliegt leicht im Organismus, der nun seine ganze gewebsimmunisierende Abwehr entfalten kann. Das Ergebnis dieser kombinierten Wirkungen — der Sulfonamide, welche die Pilzvermehrung hemmen, und des Organismus, der ihn durch seine Reaktion vernichtet — ist die Heilung des Krankheitsprozesses.

In Brasilien hat Demetrio Peryassú den Heilungsprozeß bei der Lutz-Mykose untersucht, wobei er von klinischen Beobachtungen ausging und diese durch Versuche an Laboratoriumstieren bestätigte. Er konnte auf diese Weise den Mechanismus klarlegen, d.h. einerseits die mykostatische Wirkung der Sulfonamide, andererseits die Reaktion des RES demonstrieren. Er stellte in den Gewebsschnitten aus schon vernarbten Geweben von Kranken, die sich unter der Behandlung mit Sulfaderivaten befanden, nur die Kapsel des Parasiten im Innern von Riesenzellen fest und zeigte so, daß die Sulfonamide nicht auf die Kapsel wirken. Auf experimentellem Gebiet führte er Inoculationen bei Meerschweinchen mit normalem RES oder unter verschärften Bedingungen, sowie bei Vernichtung (Blockierung durch Farbstoffe) durch und kam zu dem Schluß, daß dem RES die Zerstörung des durch die Anwesenheit der Sulfaderivate in ihrer Vermehrung gehemmten Parasiten zufällt.

2. Fungistatische Wirkung der verschiedenen Sulfonamide

Unsere klinisch-therapeutische Erfahrung erlaubt nicht, eine mehr oder weniger große Wirksamkeit dieses oder jenes Sulfonamids zu behaupten. Über wie große Erfahrung man auch verfügen mag, die Zahl der von den verschiedenen Forschern behandelten Fälle ist an sich viel zu klein, um Schlüsse in dieser Hinsicht zu gestatten. Außer diesem Faktor der geringfügigen Zahl macht ein anderer ein vergleichendes Studium der Wirksamkeit der verschiedenen Medikamente schwierig (es sei denn, daß man mit großen Zahlen arbeiten könnte), nämlich die Entwicklungsphase der Krankheit. Mit anderen Worten, da wir schwerlich zwei Kranke in derselben Entwicklungsphase finden, wird ein Vergleich problematisch. Wir halten es daher für wenig wissenschaftlich, nur auf Grund dieser klinisch-therapeutischen Grundlagen zu behaupten, daß dieses oder jenes Medikament am wirksamsten ist.

Diese Schwierigkeiten bestehen dagegen nicht bei den „in vitro"-Prüfungen, die wir beliebig oft und unter denselben optimalen Bedingungen wiederholen können.

J. PELLEGRINO legte 1945 der II. Jahresversammlung der Brasilianischen Dermato-Syphilidologen eine Arbeit über die *in vitro*-Wirkung der Sulfaderivate vor, in der er zu folgenden Schlußfolgerungen kam:

„a) Die nachstehend in der Reihenfolge ihrer Wirksamkeit zitierten Medikamente beeinflussen die Entwicklung des *P. brasiliensis:* Sulfadiazin, Sulfapyridin, Sulfanilamid und Albucid, Soluseptazin, Anaseptil, Sulfathiazol-Natrium und Prontosil-Lösung.

b) Sulfadiazin, das wirksamste Medikament, verhindert die Entwicklung von *P. brasiliensis* in der Konzentration von 25 mg-% an.

c) Die diesen Medikamenten gemeinsame wirksame Gruppe ist das p-Amino-benzolsulfonamid.

d) Pyrimidin und Pyridin, die an das Amidradikal des p-Aminobenzolsulfonamids (Sulfadiazin und Sulfapyridin) gebunden sind, haben durch die Substituierung eines H-Atoms stärkere Wirkung, die beim Pyrimidin am ausgesprochensten ist.

e) Von den geprüften Medikamenten enthält das wirksamste, Sulfadiazin, die größte Zahl von H-Atomen.

f) Die teilweise (Soluseptazin und Anaseptil) oder vollständige (Prontosil-Lösung) Substituierung der H-Atome des Aminradikals des p-Aminobenzolsulfonamids vermindert oder annulliert die *in vitro*-Wirkung auf *P. brasiliensis.*"

1946 prüften F. P. DE ALMEIDA u. Mitarb. ebenfalls die *in vitro*-Wirkung der folgenden Medikamente: Sulfanilamid, Sulfathiazol, Sulfapyridin und Sulfaglycin (Sulfanilamid-Aminoacetat). Ihre Ergebnisse stimmten mit denen PELLEGRINOS überein, d.h. Sulfadiazin war das wirksamste Medikament. Bei den *in vitro*-Versuchen dieser Verfasser verhinderte schon die Konzentration von 20 mg-% vollständig die Entwicklung des Pilzes. Die Wirksamkeit von Sulfathiazol *in vitro* war äußerst schwach.

Es ist allgemein bekannt, daß in der Biologie die *in vitro*-Wirkung nicht immer genau der Wirkung *in vivo* entspricht. In dieser Hinsicht sind nun bei der Behandlung der Lutz-Mykose paradoxe Tatsachen festzustellen. Wer, wie wir, Erfahrung in der Behandlung verschiedener Kranken hat, stellt fest, daß sowohl Sulfadiazin wie Sulfathiazol gute und gleichwertige Erfolge in der Therapie der Lutz-Mykose zeitigen. Die überlegene *in vitro*-Wirkung des Sulfadiazins steht also nicht in Einklang mit der ebenbürtigen Wirkung *in vivo* des Sulfathiazols.

3. Dosierung und Behandlungszeit

Diese beiden, für jede Behandlungsmethode entscheidenden Faktoren haben in der Therapie der Lutz-Mykose noch keine befriedigende Lösung gefunden.

Lediglich in Analogie zur Behandlung anderer Infektionen wird im allgemeinen bei der Lutz-Mykose 3 g täglich in mehreren Dosen verabreicht (meist 0,5 g alle 4 Std während des Tages und 1 g als letzte Dosis für die 8 Nachtstunden). Die

Behandlungszeit schwankte nach der Notwendigkeit der Entlassung der Patienten, im allgemeinen jedoch wurden diese monatelang ununterbrochen behandelt.

Wir glauben, daß nur ein eingehendes Studium der Blutspiegel und ein längeres Auffolgen der Fälle diese beiden Faktoren — Dosierung und Behandlungszeit — festlegen können. Bis jetzt verfügen wir nur über zwei Arbeiten über die Bestimmung der Blutkonzentrationen bei der Lutz-Mykose. Die eine, von Padilha, stellt nur einen, wie der Verfasser selbst betont, unzulänglichen Versuch dar, da eine methodischere und umfassendere Untersuchung nötig ist, um den für gute therapeutische Wirkung nötigen Minimal-Blutspiegel mit Genauigkeit festzustellen. Dieser Punkt ist wichtig, denn sollte beispielsweise gezeigt werden, daß schon 1,5 g eine therapeutisch wirksame Konzentration ergeben, so würde dies durch die Vermeidung einer nutzlosen und schädlichen Überlastung nicht nur medizinisch, sondern auch wirtschaftlich einen Fortschritt darstellen.

Smith (1944) meint, daß bei bakteriellen Infektionen die ideale Blutkonzentration zwischen 5 und 15 mg-% schwankt, je nach der Schwere der Infektion. Padilha sagt in seiner oben erwähnten Arbeit: „Es scheint uns sogar, daß es in der Mehrzahl der Fälle (von Lutz-Mykose) unnötig ist, 5 mg-% des freien Sulfonamids zu überschreiten. Auch M. S. Silva führte gelegentlich der Sulfonamidanwendung durch Vernebelung einige Bestimmungen durch, doch sind, wie gesagt, umfassendere diesbezügliche Untersuchungen nötig.

4. Anwendungsweise

In Anbetracht der Wirkungsweise der Sulfonamide ist die Bevorzugung der Verabfolgung *per os* gut zu verstehen, die auch wir bei der Behandlung unserer Fälle von Lutz-Mykose wählten.

Silva begann als erster die Anwendung der Sulfonamide durch Zerstäubung in Mund und Nase. Dieser Verfasser nimmt an, daß das durch die Vernebelung feinst verteilte Medikament stärker an diesen Stellen und den Lungen, die ein häufiger Sitz der spezifischen Läsionen sind, konzentriert wird. Er stellte auch fest, daß bei dieser Anwendungsart das Medikament absorbiert wird und therapeutische Konzentrationen im Blut erreicht werden.

Wir sind der Ansicht, daß diese Methode der einfachen Verabreichung *per os* nicht überlegen ist; sie ist mühsam und gestattet nicht eine genaue Schätzung der absorbierten Menge im Vergleich zur verabreichten Dosis.

5. Bewertung und Kritik unserer therapeutischen Erfahrungen

Betreffs der persönlich von uns beobachteten Fälle kann folgendes festgestellt werden:

a) Bei allen Patienten wurde Besserung unter der Sulfatherapie festgestellt. Bei den Fällen, die längere Zeit von uns beobachtet werden konnten, stellten wir vollständigen Rückgang der Läsionen an den Geweben, Lymphknoten und Lungen (Serien-Röntgenbilder) fest. In praktisch allen Fällen wurde auf diese Weise klinische Heilung erzielt.

b) Die Rückbildung der Läsionen ist von der zweiten Woche ab festzustellen; die zur Vernarbung nötige Zeit ist unterschiedlich und hängt vor allem von der Ausdehnung der Läsionen ab; im allgemeinen beträgt sie wenige Monate.

c) Wir verwandten folgende Medikamente: Sulfathiazol, Sulfadiazin, Sulfamerazin, Sulfametazin-Calcium und p-Aminobenzol-sulfonil-thiocarbamid, die sich alle als wirksam erwiesen mit Ausnahme des letztgenannten, das keine Wirkung auf *P. brasiliensis* auszuüben scheint. Nach unseren Erfahrungen läßt sich nicht entscheiden, welches der Medikamente am wirksamsten ist.

d) Trotz der großen von uns verabreichten Dosen (bis zu 1 kg) beobachteten wir keine toxischen Symptome. Es wurden keine zusätzlichen Medikamente verabfolgt mit der Ausnahme von der auch nur gelegentlichen Anwendung von Natriumbicarbonat. In keinem Falle wurde Leberextrakt verabreicht. Die Kontrolle der Kranken erfolgte durch Untersuchungen des Urins und des Blutbildes. Bei diesem wurden nach der Behandlung folgende Veränderungen festgestellt: Normalisierung der Gesamtzahl der Leukocyten und der Zahl der Neutrophilen, relativ starke Erhöhung der Zahl der Eosinophilen: Im roten Blutbild war im allgemeinen eine Erhöhung des Hämoglobinwertes und der Zahl der Erythrocyten festzustellen.

e) Sehr deutliche Besserung des Allgemeinzustandes der Patienten, die im allgemeinen Gewichtszunahme zeigten.

f) Die Beobachtung unserer Fälle, selbst der lange Zeit und mit hoher Gesamtdosis behandelten, zeigte, daß der Rückfall die Regel ist. Früher oder später (im allgemeinen nach einem Jahr) suchen die Kranken den Arzt wieder auf und zeigen aktive Läsionen. Es ist schwer zu entscheiden, ob das Auftreten neuer Läsionen auf Reinfektion oder Rezidiv beruht. Wir haben den Eindruck, daß das letztere der Fall ist, da wir unsere Patienten stets davor warnen, die Zähne mit Pflanzenspänen zu reinigen, Baumblätter zu kauen usw. In einigen Fällen traten auch neue Läsionen auf, ohne daß der Patient seine alten Gewohnheiten wieder aufgenommen hätte.

6. Sulfonamide + Reizkörpertherapie

Da der Organismus bei der Vernichtung des *P. brasiliensis* eine große Rolle spielt, ist es begreiflich, daß manche Verfasser eine Erhöhung der Reaktionsfähigkeit des Gewebes durch spezifische (Vaccine) oder unspezifische (Reizung des RES) Reizkörpertherapie anraten.

Die spezifische Reizkörpertherapie erfolgt durch polyvalente Vaccine, welche die immunbiologische Abwehr gegen *P. brasiliensis* spezifisch steigern sollen. Obwohl dieser Gesichtspunkt vernünftig erscheint, kann noch nichts über die Wirksamkeit dieser Therapie ausgesagt werden.

7. Wirkung anderer Substanzen auf P. brasiliensis

Wie wir sahen, sind bisher nur die Sulfonamide mit Erfolg bei der Behandlung der Lutz-Mykose eingesetzt worden. Daher das große Interesse der Forscher, neue wirksame Mittel gegen *P. brasiliensis* zu finden, da im Falle einer Unverträglichkeit der Sulfonamide die Entwicklung der Krankheit zwangsläufig zum Tode führt.

In letzter Zeit sind in diesem Sinne zahlreiche Untersuchungen *in vitro* und *in vivo* durchgeführt worden, leider bisher ohne Erfolg. Die Medikamente, die sich *in vitro* wirksam zeigten, können therapeutisch nur lokal angewandt werden. Die Lutz-Mykose ist aber eine Allgemeinerkrankung, und nur ein allgemein wirkendes Mittel kann bei ihrer Behandlung von Nutzen sein.

Nur zur Veranschaulichung seien daher verschiedene Substanzen genannt, mit denen solche Versuche durchgeführt wurden: Äther, Methylenblau, Yatren, Mertiolat, Streptomycin, Tyrothricin, p-Amino-benzoesäure, Quecksilbersalze, Kaliumpermanganat, Kupfersulfat, Silbernitrat, Gentianaviolett, Hexylresorcinol, Jodtinktur, Lugol, Zobenol, Metaphen, Thymol, Benzylbenzoat, Natrium- und Calciumpropionat, Äthylvanillat, Stilbamidin, Hydroxystilbamidin, Propamidin und Nystatin. Keine Wirkung auf *P. brasiliensis* zeigten folgende Substanzen: Penicillin, Glycerin, Natriumchlorid, Chloramphenicol, Aureomycin, Terramycin, N-Methylglucamin, Diazon, Dichloron, Formilon und Actidion.

8. Orientierung und allgemeine Maßnahmen bei der Behandlung der Lutz-Mykose

Die Behandlung der Krankheit muß mit Sulfonamiden durchgeführt werden, und zwar genügen nach unseren Erfahrungen 3 g täglich in fraktionierten Dosen. Diese Therapie soll ununterbrochen und lange Zeit erfolgen, mindestens während eines Jahres und bis zum Erreichen einer Gesamtdosis von mindestens 1 kg. Es ist möglich, aber noch nicht bewiesen, daß die Kombination mit spezifischer Vaccinetherapie die Ergebnisse verbessert.

Wir vermögen nicht anzugeben, ob unser Behandlungsschema (3 g täglich, ununterbrochen, während eines Jahres) das ideale ist. Wir glauben vielmehr, daß

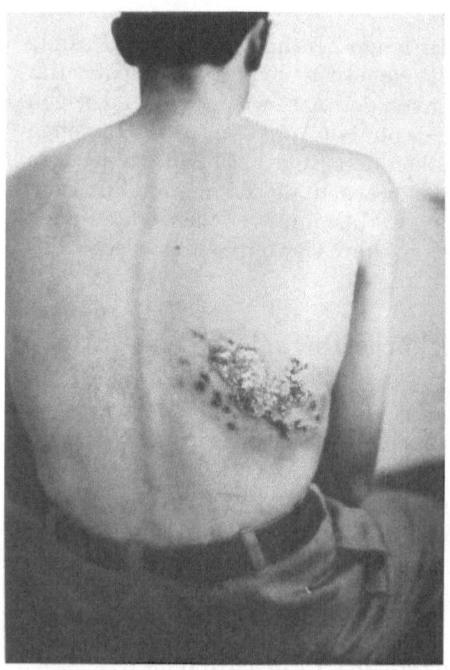

Abb. 20. Ulcerierte konfluierende hämatogene Läsionen. Dem Patienten war die leichte Erosion am Zahnfleisch entgangen

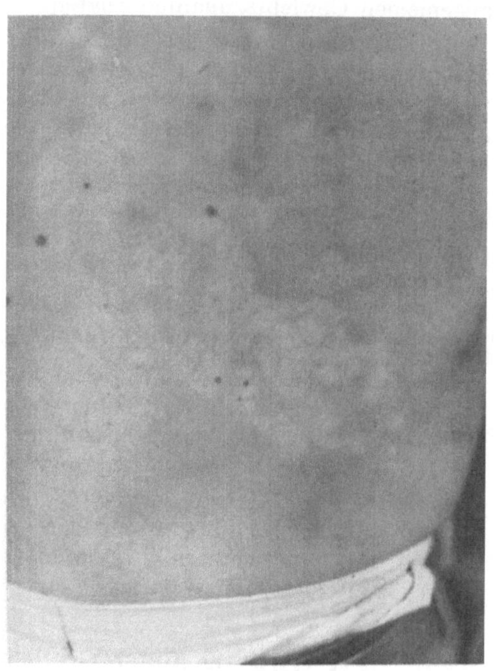

Abb. 21. Rückgang der Läsionen unter Sulfonamidtherapie

in der Methodologie der Behandlung der Lutz-Mykose noch viel zu leisten ist. So wissen wir z.B. nicht, ob eine fortlaufende Behandlung während einiger Monate und anschließende intermittierende Behandlung mit kleineren Dosen, aber während längerer Zeit (2 Jahre beispielsweise), bessere Resultate ergibt. Wir wiederholen, daß noch viel Arbeit auf diesem Gebiet zu leisten ist.

Wie wir gesehen haben, bezeugt die Therapie der Lutz-Mykose, daß der Mensch ohne jeden Schaden für seine Gesundheit Dosen von Sulfonamid ertragen kann, die bisher als übermäßig betrachtet wurden. In unseren Fällen war die Verträglichkeit gut, und wir erlebten keinen einzigen Zwischenfall. Indessen ist die Zahl unserer Fälle zu klein, um eine Verallgemeinerung des Begriffs der Unschädlichkeit der Sulfonamide zu erlauben, noch liegt dies in unserer Absicht. Wir fanden lediglich, daß der Mensch eine Gesamtdosis von 1000 g Sulfonamid ohne den geringsten Schaden vertragen kann. Anderseits glauben wir, daß bei der Sulfatherapie Zwischenfälle stattfinden können, die in gewissen Fällen tödlich verlaufen. Der Mechanismus dieser Nebenwirkungen ist unterschiedlich: allergisch, toxisch oder eine Idiosynkrasie. Es gibt Fälle, in denen der Patient nicht einmal 1 g des Medikaments verträgt, und andere, wie unsere Kranken, die 1000 g vertragen; zwischen diesen Extremen liegt eine große Skala verschiedener Möglichkeiten. Unter der Voraussetzung, daß die Sulfonamidtherapie von ernsten Zwischenfällen begleitet sein kann, ist es nötig, sie mit allen von der modernen Pharmakologie empfohlenen Vorsichtsmaßnahmen durchzuführen. So werden wir Flüssigkeit in großen Mengen verabreichen und ferner Alkalien, um die gefürchtete Obstruktions-Anurie infolge Präcipitation des Medikamentes in den Nieren zu vermeiden; andererseits muß ein Mißbrauch der Alkalien wegen der Gefahr einer Alkalose vermieden werden.

Alle Sulfonamide haben ihre besonderen Eigenschaften, sind mehr oder weniger toxisch und löslich, werden langsam oder schnell ausgeschieden und sind von verschiedener bakteriostatischer Wirkung. Leider verfügen wir über kein Sulfonamid, das alle guten Eigenschaften vereint, so daß die moderne Tendenz die Kombination von drei Sulfatderivaten ist. Wir glauben, daß bei der Lutz-Mykose die Kombination von zwei Derivaten vorzuziehen ist.

Gegenwärtig verwenden wir mit gutem Erfolg Sulfonamide von verzögerter Ausscheidung.

Allgemeine Maßregeln wie gute Ernährung, Vitamintherapie, Bekämpfung der Darmparasiten usw. sind bei Kranken mit Lutz-Mykose zu beachten.

9. Kriterium der Heilung

Wir wissen nicht, ob wir schon von einer Heilung der Lutz-Mykose sprechen dürfen. Wohl ist es gelungen, alle unsere Kranken vor dem Tode zu bewahren, doch glauben wir nicht, von endgültigen Heilungen sprechen zu können. Wir verfügen noch nicht über sichere Kriterien, um dieses zu behaupten, und glauben, daß nur die Entwicklung eines Falles während vieler Jahre die sichersten Angaben erlaubt.

Es gibt jedoch gewisse Anhaltspunkte, die bei der Beurteilung der Heilung eines behandelten Kranken gebührend zu berücksichtigen sind. Die folgenden, periodisch (z.B. alle 3 Monate) vorzunehmenden Kontrollen halten wir für unerläßlich:

1. Gründliche Untersuchung des Integumentes, besonders der Mundschleimhaut.

2. Röntgenaufnahme der Lungenfelder.

3. Blutbild.

4. Senkungsreaktion.

5. Intradermaltest mit Paracoccidioidin oder ähnlichem.

6. Komplementbindungsreaktion.

Abschließend können wir der Überzeugung Ausdruck geben, daß die Sulfonamide die Kranken mit Lutz-Mykose vor dem sonst sicheren Tode gerettet, sie aber nicht vom Befall mit *P. brasiliensis* befreit haben; dies ist unsere Meinung nach dem gegenwärtigen Stand der Kenntnisse.

Literatur

ABERASTURY, M.: Blastomicosis. A proposito de un caso con lesiones cutáneas y poliganglionares. Bol. Inst. Med. exp. Cancer (B. Aires) **3**, 885 (1926). — ABREU, J. E. DE, J. C. D'ANDRETTA and R. B. DE SOUZA: Blastomicose sul-americana. Rev. med. Aero. (Rio de J.) **7**, 38 (1955). — ALEIXO, H.: Estudo de um caso de blastomicose. S. Paulo méd. **18**, 411 (1945a). — Sobre um caso de blastomicose. An. bras. Derm. Sif. **21**, 263 (1946). — ALEIXO, J.: Estudo clínico terapêutico da blastomicose brasileira, II-Reunião anual dos dermato-sifilógrafos brasileiros. Belo Horizonte (1945b). — Aleixo, J., e T. A. Furtado: Micose de Lutz de inicio possivelmente dentario. (Relato de cinco casos.) Bras. méd. **62**, 265 (1948). — Almeida, F. P. de: Sôbre a localização cutânea da „blastomicose" em uma cobaia inoculada experimentalmente no testiculo. Sci. med. **6**, 173 (1928). — Aspectos histológicos dos casos de blastomicose verificados em São Paulo. Bras.-méd. **43**, 485 (1929a). — Estudo comparativo do granuloma coccidióidico nos Estados Unidos e no Brasil. An. Fac. Med. S. Paulo **4**, 91 (1929b). — Estudos sôbre o parasito do granuloma coccidióidico (nota prévia). Bol. biol. (S. Paulo) **15**, 97 (1929c). — Em torno do problema da blastomycose brasileira. Bol. Soc. Med. Cir. (S. Paulo) **14**, 373 (1930a). — Estudos comparativos do granuloma coccidióidico nos Estados Unidos e no Brasil. Novo gênero para o parasito brasileiro. An. Fac. Med. S. Paulo **5**, 125 (1930b). — Diferenças entre o agente etiológico do granuloma coccidióidico dos Estados Unidos e do Brasil. Um novo gênero para o cogumelo brasileiro. Rev. biol. hig. **2**, 179 (1930c). — Granuloma paracoccidióidico. Bol. Soc. Med. Cir. (S. Paulo) **15**, 216 (1931). — Contribuição para o estudo da morfologia do Coccidioides immitis nos tecidos parasitados. An. Fac. Med. S. Paulo **7**, 117 (1932a). — Epidemiologia da blastomicose brasileira (granuloma paracoccidióidico) no Brasil. An. Paul. Med. Cir. **23**, 191 (1932b). — As blastomycoses no Brasil. An. Fac. Med. S. Paulo **9**, 69 (1933a). — Blastomycoses em geral e sua classificação. Definição e classificação das blastomycoses. Rev. Paul. Med. **3**, 270 (1933b). — Notas sôbre a morfologia do Paracoccidioides brasiliensis nos tecidos parasitados. Rev. biol. hig. **4**, 3 (1933c). — The influence of temperature upon the aspect of the culture of the Paracoccidioides brasiliensis. Rev. biol. hig. **4**, 107 (1933d). — Contribuição para o estudo dos agentes etiológicos das blastomicoses brasileiras. Rev. Soc. Med. Cir. (Rio de J.) **48**, 281 (1934a). — Le blastomicose nel Bresile. Folia clin. biol. (S. Paulo) **6**, 1 (1934b). — Ação do mel sôbre as culturas do Paracoccidioides brasiliensis. An. Fac. Med. S. Paulo **11**, 291 (1935a). — Considerações em tôrno dos agentes etiológicos das blastomycoses. An. paul. Med. Cir. **29**, 11 (1935b). — Considerações sôbre a inoculação cardiaca do Coccidioides immitis e Paracoccidioides brasiliensis. Folia clin. biol. (S. Paulo) **8**, 67 (1936a). — Granuloma paracoccidióidico e sua localização bucal. Rev. oto-laring. S. Paulo **4**, 679 (1936b). — Granuloma paracoccidióidico. Sua distribuição no Brasil e particularmente em São Paulo. An. Fac. Med. S. Paulo **12**, 403 (1937). — Vacina contra o granuloma paracoccidióidico. Folia clin. biol. (S. Paulo) **10**, 195 (1938a). — Observações sôbre culturas de Paracoccidioides cerebriformes, Moore, 1935. Nota 1. An. Fac. Med. S. Paulo **14**, 235 (1938b). — Mycologia médica. Estudo das mycoses humanas e de seus cogumelos. São Paulo: Melhoramentos 1939. — A blastomicose no Brasil e seus cogumelos. Arch. Biol. (S. Paulo) **26**, 179 (1942). — Micoses e sua importância prática. Fichário med. ter. Labofarma (S. Paulo) **7**, 3 (1945a). — Contribuição para o estudo da morfologia do Coccidioides immitis nos tecidos parasitados. Rev. sudamer. Morf. **3**, 103 (1945b). — Blastomycoses e Paracoccidioides. An. Fac. Med. S. Paulo **22**, 61 (1946). — Micoses pulmonares. Resen. clin.-cient. **17**, 457 (1948a). — Sôbre um caso de blastomicose ganglionar determinando compressão das vias biliares. Rev. paul. Med. **32**, 157 (1948b). — Considerações sôbre blastomicose sul-americana em sua forma queloideana. Rev. Inst. A. Lutz (S. Paulo) **10**, 31 (1950). — South American blastomycosis. In: Clinical tropical medicine, R. B. H. de Gradwohl. St. Louis: Mosby Co. 1951. — Almeida, F. P., e M. Fernandes: Isolamento rápido do Paracoccidioides brasiliensis. An. Fac. Med. S. Paulo **20**, 155 (1944). — Almeida, F. P., e C. S. Lacaz: Breves considerações sôbre tuberculose ganglionar e blastomicose. Rev. biol. hig. **9**, 139 (1938). — Considerações sôbre um caso de blastomicose cutâneo-mucosa. An. paul. Med. Cir. **38**, 285 (1939). — Sôbre um caso de granuloma paracoccidióidico, com curiosos aspectos morfológicos do parasito nos tecidos. Folia clin. biol. (S. Paulo) **12**, 11 (1940a). — Processos pulmonares mixtos, com especial referência á associação tuberculo-micótica. An. paul. Med. Cir. **39**, 357 (1940b). — I. Intradermo-reação com paracoccidioidina no diagnóstico do granuloma paracoccidióidico. II. A reação de Montenegro no granuloma paracoccidioidico. Folia clin. biol. (S. Paulo) **13**, 177 (1941). — Notas a proposito das blasto-micoses própriamente ditas. Rev. Med. Cir. S. Paulo **26**, 27 (1942a). — Micoses bronco-pulmonares. São Paulo: Melhoramentos 1942b. — Considerações em tôrno de um cogumelo isolado de um caso de blastomicose. Folia clin. biol. (S. Paulo) **14**, 25 (1942c). — A reação de Montenegro no granuloma paracoccidióidico. Nota prévia. Rev. pau. med. **20**, 158 (1942d). — Valor das intradermo-reações no diagnóstico das micoses. An. Fac. Med. S. Paulo **18**, 125 (1942e). — Conceito atual da blastomicose. Rev. paul. Med. **20**, 46 (1942f.). — Estudos sôbre a blastomicose brasileira: a) Dados estatísticos. b) Resistência do Paracoccidioides brasiliensis nos tecidos parasitados. c) Notas terapêuticas. Rev. paul. Med. **22**, 178 (1943a). — A blastomicose brasileira, com especial referência ao Paracoccidioides brasiliensis. Rev. paul. Med. **23**, 57 (1943b). — Notas sôbre algumas questões micológicas. Arch. Biol. (S. Paulo) **28**, 57 (1944). — Almeida, F. P., C. S. Lacaz e O. Costa: Dados estatísticos sôbre as principais micoses humanas observadas em nosso meio. An. Fac. Med. S. Paulo **24**, 39 (1948/49). — Almeida, F. P., C. S. Lacaz e A. C. Cunha: Estudos sôbre a blastomicose brasileira. Rev. paul. Med. **24**, 189 (1944). — Intradermo-reação para o diagnóstico da blastomicose sul-americana (granulomatose paracoccidióidica). Arch. bras. Med. **35**, 267 (1945a). — Hemossedimentação na granulomatose paracoccidioidica (blastomicose sul-americana). Rev. Med. Cir. S. Paulo **29**, 505 (1945b). — Anatomia patológica da granulomatose paracoccidióidica (blastomicose sul-americana). II. Reunião dos dermato-sifilógrafos brasileiros. Belo Horizonte (1945c). — Provas de função hepática na granulomatose paracoccidióidica (blastomicose sul-americana). II. Reunião anual dermato-sifilógrafos brasileiros. Belo Horizonte, 1945d. — A terapêutica da blastomicose sul-americana e seu contrôle de cura. Rev. bras. Med. **3**, 187 (1946a). — Dados estatísticos sôbre a granulomatose paracoccidióidica (Blastomicose sul-americana ou paracoccidioidose). Rev. bras. Med. **3**, 91 (1946b). — Almeida, F. P., C. S. Lacaz e M. Fernandes: Temperatura o meio de cultivo como fatôres de modificações das culturas do Paracoccidioides brasiliensis. Arch. Derm. Sif. S. Paulo **10**, 5 (1946a). — Resistência do Paracoccidioides brasiliensis, mantido em culturas, em relação ao tempo. Arch. bras. Med. **36**, 31 (1946b). — Ação do Yatren e do Merthiolate, „in vitro" sôbre o Paracoccidioides brasiliensis. Arch. bras. Med. **36**, 41 (1946c). — Almeida, F. P., C. S. Lacaz e O. P. Forattini: Ação da sulfanilamida e seus derivados „in vitro", sôbre o Paracoccidioides brasiliensis. Resen. clin.-cient. **15**, 113 (1946). — Almeida, F. P., C. S. Lacaz e C. Fava Netto: Dados estatísticos sôbre a granuloma paracoccidioidico no Brasil. (Impôrtancia de seu estudo.) An. Fac. Med. S. Paulo **18**, 137 (1942). — Almeida, F. P., C. S. Lacaz, L. C. Junqueira e F. F. Mello: Ação de algumas substáncias „in vitro" sôbre o crescimento de cogumelos. Rev. Med. Cir. S. Paulo **27**, 11 (1943). — Almeida, F. P., R. A. A. Moura e E. V. L. Monteiro: Granuloma paracoccidióidico. Breves considerações sôbre a morfologia macroscópica de culturas do Paracoccidioides brasiliensis. Rev. Inst. A. Lutz (S. Paulo) **10**, 53 (1950). — Almeida, F. P., D. O. Ribeiro, H. Ashcar, C. S. Lacaz e S. A. P. Sampaio: I. Ação da penicilina „in vitro" sôbre o Paracoccidioides brasiliensis. II. Resultados obtidos com a administração dêsse antibiótico no tratamento da blastomicose sul-americana. Hospital (Rio de J.) **29**, 109 (1946). — Americo, J., J. P. Picena, A. M. Ameriso y A. D. F. Rodrigues: A próposito de micosis y otras parasitosis faringolaringeas. Rev. Oto-Rino-Laring. Litoral. Rosario **3**, 170 (1944). — Andrade, L. C.: Sôbre um caso de blastomicose. An. Hosp. Exér. (Riode J.) **3**, 5 (1938). — Arantes, A.: Linfogranuloma maligno de origem „coccidioide". Tese S. Paulo 1921. — Artagaveytia-Allende, R. C.: Some biological characteristics of the pathogenic fungi named Paracoccidioides brasiliensis and Paracoccidioides cerebriformes. J. dent. Res. **28**, 242 (1949). — Artagaveytia-Allende, R. C., y N. Gárcia-Zorrón: Las espécies del género Paracoccidioides, Almeida 1930. An. Inst. Hig. Montevideo **2**, 69 (1948). — Artagaveytia-Allende, R. C., y L. Montemayor: Estudio comparativo de varias cepas de Paracoccidioides brasiliensis y especies afines. An. Inst. Hig. Montevideo **2**, 129 (1948). — Estudio comparativo de várias cepas de Paracoccidioides brasiliensis y especies afines. Mycopathologia (Den Haag) **4**, 356 (1949). — Arauz, S. L., I.R. Steinberg y M. F. Carlone: Blastomicosis extensiva a origem velopalatina y tuberculosis pulmonar. Sem. méd. (B. Aires) **2**, 1 (1942). — Azevedo, A. P. P.: Plaques conjuntives méningéas dans la blastomycose, par le Coccidioides immitis. C. Rend. Soc. Biol. (Paris) **109**, 125 (1932). — Blastomicose da glandula suprarrenal, por Coccidioides immitis, sem lesões linfáticas e com fócos de fibrose nos pulmões. Mem. Inst. Osw. Cruz **29**, 189 (1934). — Lesões do sistema nervoso central na doença de Lutz (Blastomicose brasileira). Hospital (Rio de J.) **36**, 465 (1949). — Azevedo, P. C.: Considerações sôbre o agente etiológico da Blastomicose sul-americana. Pará-Med. **11**, 11 (1950). — Azulay, R. D.: Um caso de blastomicose brasileira (comunicação casuística). Com. Cient. Wander. Janeiro-Março, 1950a. — Contribuição ao estudo da Micose de Lutz. Tese, Rio de Janeiro, 1950b. — Dois casos de Micose de Lutz (blastomicose brasileira) submetidos á traqueotomia. Hospital (Rio de J.) **42**, 923 (1952). — Amigdalitis paracoccidióidica. Arch. argent. Derm. **3**, 1 (1953). — Azulay, R. D., J. Feldeman e J. D. Azulay: Caso de Micose de Lutz (Blastomicose sul-americana) de localização ganglionar-Hospital (Rio de J.) **48**, 309 (1955). — Azulay, R. D., e J. A. V. Pedras: O emprêgo da Roganlita em algumas entidades mórbidas. An. bras. Derm. Sif. **23**, 217 (1948).

Barbosa, F. A. S.: Em tôrno de uma questão de nomenclatura botanica médica: Paracoccidioides brasiliensis (Splendore, 1912) (Almeida, 1930), o agente etiológico da forma brasileira da „blastomycose" (granuloma paracoccidióidico). J. Med. Pernambuco **36**, 492 (1940). — Barbosa, J. E. R.: Estatística dos casos de blastomicose naso-buco-laringéa observadas no serviço de Otorino-laringologia da Santa Casa de São Paulo. Rev. oto-laring. S. Paulo **4**, 715 (1936). — Barbosa, J. E. R., e M. C. Souza Dias: A.C.T.H. e blastomicose das mucosas. Com. Depto. de O.R.L. da A.P.M. Sessão de 17, 8 (1953). — Barbosa, J. F.: Um caso de blastomicose ganglionar com lesões nasais e faringeas. Tratamento e cura. Rev. brasil. Oto-rino-laring. **14**, 53 (1946). — Barreto, A.: As blastomicoses e o Dagenan. Publ. méd. (S. Paulo) **13**, 39 (1941). — Barreto, M.: Sôbre um caso de blastomycose ganglionar (sindrome de Hodgkin de causa blastomicótica). Rev. Med. Minas Gerais **4**, 7 (1936). — Barreto, P. M., e C. S. Lacaz: Aspectos clínicos da paracoccidioidomiciase pulmonar. Rev. paul. Med. **32**, 177 (1948). — Barros, O. M.: Blastomicose com localizações ósseas múltiplas.

Rev. paul. Med. 25, 110 (1944). — Sur la maladie de Lutz, Splendore et Almeida. Bull. Soc. Path. exot. 43, 114 (1950). — Basgal, W.: Contribuição ao estudo das blastomicoses pulmonares. Tese, Rio de Janeiro 1931. — Batista, L., e N. Belliboni: Paracoccidioides sistêmica (blastomicose sul-americana) simulando eritematodes. Rev. Hosp. Clin. 10, 134 (1955). — Belfort, F.: Um caso de blastomicose conjuntival. S. Paulo méd. 2, 777 (1930). — Bertaccini, G.: Contributto allo studio della cosidetta „Blastomicosi sul-americana". G. ital. Derm. Sif. 75, 783 (1934). — Biocca, E., y C. S. Lacaz: Ação „in vitro" do ácido para-amino-benzoico sôbre o Paracoccidioides brasiliensis e o Actinomyces brasiliensis. Arch. Biol. (S. Paulo) 29, 151 (1945). — Blanco, M. C.: Las micoses pulmonares. Buenos Aires: El Ateneo 1940. — Blank, F.: On the cell walls of dimorphic fungi causing systemic infections. Canad. J. Microbiol. 1, 1 (1954). — Bocobo, F. C., A. C. Curtis and E. R. Harrel: „In vitro" fungistatic activity stilbamidine, propamidine, pentamidine and diethylstilbestrol. J. invest. Derm. 21, 149 (1953). — Boggino, J., C. Insaurralde y R. Prieto: Tercer caso nacional de granuloma paracoccidióidico. An. Fac. Cinec. méd. Paraguay 11, 21 (1938). — Bogliolo, L.: Contribuição ao conhecimento da morfologia do agente da moléstia de Lutz, em seu ciclo parasitário. Primeira nota. Rev. bras. Biol. 5, 321 (1945). — Contribuição ao conhecimento da morfologia do agente causal da moléstia de Lutz. Segunda nota. Rev. bras. Biol. 6, 61 (1946a). — Granuloma apical dentário por Paracoccidioides brasiliensis (Splendore) Almeida, 1930. Brasil-méd. 60, 341 (1946b). — Terceira contribuição ao conhecimento da morfologia do agente da molestia de Lutz, nos tecidos humanos parasitados. Rev. bras. Biol. 6, 181 (1946c). — Sulla morfologia e sul modo di riproduzione del Paracoccidioides brasiliensis (Splendore) Almeida, 1930. Pathologica 39, 1 (1947). — Contribuição á patogenia da doença de Lutz. Brasil-méd. 63, 1 (1949). — South American blastomycosis (Lutz's disease): contribuition to knowledge of its pathogenesis. Arch. Derm. Syph. (Chicago) 61, 470 (1950a). — About the morphology and mode of reprodution of „Aleurisma brasiliensis" Aroeira Neves and Bogliolo, 1950, in human tissues. Rev. Ass. Med. Minas Gerais 1, 253 (1950b). — Borelli, D.: Ventajas y peligros del examen, directo en fresco para el diagnóstico de la para-coccidiodomicosis. Gaz. Med. Caracas 63 (7—11), 357 (1955). — Brumpt, E.: Précis de parásitologie. Paris: Masson et Cie. 1949. — Büngeler, W.: Brasilian blastomycosis and the histological demonstration of Paracoccidioides brasiliensis. Virchows Arch. path. Anat. 309, 76 (1942). Biol. Abt. 24, 1985 (1950). — Bustus, F. M.: Blastomicosis visceral e puerta de entrada broncofaringea. Bol. trab. Acad. argent. cir. 29, 523 (1945).

Camargo, J. M., e J. G. Carvalho: Blastomicose localisada. Abcesso de Brodie. Rev. paul. Med. 18, 319 (1941). — Campbell, C. C.: Cross reactions of mycotic antigens. Publ. Health Monogr. 39, 144 (1956). — Campbell, R. E., and E. M. Aroestam: Surgical aspects of pulmonary blastomycosis with report of two cases. Dis. Chest 30 (5), 576 (1956). — Campins, H., y M. Scharyi: El polimorfismo clínico de la micosis de Lutz. Nueva casuística venezolana (Granuloma paracoccidióidico). Jornadas Venezolanas Derm. Vener. y Leprol. 501 (1952). — Campos, E. C.: Sôbre dois casos de granuloma paracoccidióidico no Rio Grande du Sul. Arch. Dep. Est. Saúde Rio Grande do Sul 3, 71 (1942). — A propósito de um caso de blastomicose de Lutz. An. bras. Derm. Sif. 22, 205 (1947). — Noticia histórica sôbre a blastomicose de Lutz no Brasil. Rev. Med. Rio Grande do Sul 5, 53 (1948). — Campos, E. S.: Blastomycosis. Coccidioidic and paracoccidioidic granuloma. Lecture before the Japan Medical Association, 1935. — Campos, E. S., e F. P. Almeida: Contribuição para o estudo das „blastomycoses" (granulomas coccidioides, observados em São Paulo). An. Fac. Med. S. Paulo 2, 203 (1927). — Campos, E. S., e P. D. da Silva: Nota preliminar sôbre seis casos de blastomicose, ultimamente observados na Santa Casa de São Paulo. Rev. Med. Cir. S. Paulo 2, 9 (1918). — Campos, J. A.: Resumo estatístico dos casos de blastomicose naso-buco-faringea, observados no Serviço de Otorrinolaringologia da Santa Casa de São Paulo nos anos de 1939 a 1944. II. Reunião anual dos dermato-sifilógrafos brasileiros. Belo Horizonte 1945. — Cancela-Feijó, J.: Paracoccidioidomicosis (três nuevos casos encontrados em el Uruguay). Hoja tisiol. 8, 89 (1948). — Canelas, H. M., F. P. Lima, J. M. T. Bittencourt, R. P. Araujo e A. Anghinah: Blastomicose do sistema nervoso. Arch. Neuro-psiquiat. (S. Paulo) 9, 203 (1951). — Carini, A.: Um caso de blastomicose com localisação primitiva na mucosa da bôca. Rev. Soc. cient. (São Paulo) 3, 120 (1908). — Um caso de blastomicose peritoneal. An. paul. Med. Cirurg. 5, 142 (1915). — Um caso de blastomicose curada com aplicações locais de azul de metileno. Bol. Soc. Med. Cirurg (São Paulo) 1, 26 (1918). — Carneiro, L. S.: Contribuição ao estudo microbiológico do agente etiológico da doença de Jorge Lobo. Tese, Fac. Med. Univ. do Recife 1952. — Carvalho, A.: Sôbre o emprêgo da paracoccidioidina na cidade do Rio de Janeiro (primeiros resultados baseados no estudo de 475 individuos). Rev. bras. Tuberc. 21, 73 (1953a). — De alguns testes micóticos em pneumopatias crônicas tuberculosas. Rev. bras. 21, 1025 (1953b). — Carvalho, J. C. F.: Sôbre una forma rara de blastomycose. Tese, Rio de Janeiro, Typ. Alexandre Borges, 1911. — Casiello, A., y R. L. Klass: A própósito de una blastomicosis paracoccidioide a forma de granulia pulmonar y meningea. Rev. méd. Rosario 37, 748 (1947). — Casterán, E.: Dos casos de micosis laringeas. Rev. Ass. méd. argent. 43, 475 (1930). — Castro,

F. P.: Semiologia da boca. Arch. Clin. (Rio de J.) **9**, 55 (1949). — CASTRO, M., A. DEFINA, J. CYPIS e L. CARVALHAIS: Blastomicose brasil. (considerações sôbre um caso observado). Gaz. clin. (S. Paulo) **40**, 43 (1942). — CASTRO, M. B., S. J. P. BORGES e J. S. PACHECO: Blastomicose. Gaz. clin. (S. Paulo) **41**, 199 (1943). — CASTRO, O., e M. BERGO: Blastomicose com regressão pelo azul de metileno e sulfas. An. bras. Derm. Sif. **24**, 92 (1949). — CASTRO, O. O., L. BOGLIOLO e M. BERGO: Um caso de Micose de Lutz. An. bras. Derm. Sif. **23**, 64 (1948). — CERRUTI, H., y V. A. ZAMITH: Um caso de blastomicose Jorge Lobo. Rev. paul. Med. **34**, 210 (1948a). — Blastomicose sul-americana. Estudo de seu tratamento e alguns spectos mais interessantes. Monografia. São Paulo 1948b. — Considerações sôbre três casos de blastomicose sul-americana com lesões ósseas. Rev. paul. Med. **32**, 164 (1948c). — CERRUTI, H., V. A. ZAMITH e O. P. FORATTINI: Dados estatísticos sôbre 300 casos de blastomicose sul-americana, internados na 4a M. H. da Santa Casa de São Paulo, no periodo de 1915 a 1948. Rev. paul. Med. **34**, 213 (1949). — CERRUTI, H., V. A. ZAMITH e A. MELLO FILHO: Auto inoculação experimental na blastomicose sul-americana. Rev. paul. Med. **32**, 164 (1948). — CHAROSKY, L., D. VIVOLI y J. INK: Sôbre un caso de paracoccidioidosis buco-linguolaringeo con propagación bronco pulmonar. Pren. méd. argent. **32**, 2182 (1945). — CHIRIFE, A.: La paracoccidioidosis en el Paraguay. An. Fac. Cienc. méd. Paraguay **4**, 9 (1944). — CIFERRI, R., L. S. CARNEIRO, S. CAMPOS and P. C. AZEVEDO: Advance in the knowledge of the fungus of Jorge Lobo's disease. J. Trop. Med. Hyg. **59** (9), 214 (1956). — CIFERRI, R., e P. REDAELLI: Coccidioides immitis et Paracoccidioides brasiliensis comme producteurs d'ammoniaque aux dépens des substances organiques azotées. Boll. Sez. ital. Soc. int. Microbiol. **6**, 126 (1934). — Paracoccidioidaceae, n. fam. istituida per l'agente del „Granuloma Paracoccidioide" (Paracoccidioides brasiliensis). Boll. Ist. sieroter. milan. **15**, 97 (1936). — CLAUSELL, D. T.: Estudo micológico experimental de três casos de granuloma paracoccidióidico. Arch. dep. estad. saúde Rio Grande do Sul **3**, 81 (1942). — COELHO, B.: Sôbre um caso de blastomicose. An. Fac. Med. Recife **4/5** (5), (1937—1938). — CONANT, N. F., and A. HOWELL: Etiological agents of North and South American Blastomycosis. Proc. Soc. exp. Biol. (N.Y.) **46**, 426 (1941). — The similarity of the fungi causing South American Blastomycosis (Paracoccidioidal granuloma) and North American Blastomycosis (Gilchrist's Disease). J. invest. Derm. **5**, 353 (1942). — CONANT, N. F., D. S. MARTIN, D. T. SMITH, R. D. BAKER and J. L. CALLAWAY: Manual of clinical mycology. Philadelphia: W. B. Saunders Company 1944. — CORDERO, A.: Blastomicosis Sud-americana. Pren. méd. argent. **43** (11), 913 (1956). — COSTA, E. D.: Blastomicose (forma linfogranulomatóide). An. bras. Derm. Sif. **17**, 503 (1942). — CRUZ, G.: Das blastomicoses. Tese, Rio de Janeiro 1913. — CUNHA, A. C.: Ação „in vitro" de algumas sulfas sôbre o crescimento do Paracoccidioides brasiliensis. Rev. Med. Cir. S. Paulo **28**, 399 (1944). — CUNHA, A. C., F. P. ALMEIDA e C. S. LACAZ: O hemograma e o mielograma na granulomatose paracoccidióidica (blastomicose sulamericana). An. Fac. Med. S. Paulo **24**, 155 (1948—1949). — CUNHA, A. R.: Blastomicose (dermo-epidermite papulo pustulosa e tuberculosa). II. Reunião anual dos dermato-sifilógrafos brasileiros. Belo Horizonte 1945. — Blastomicose brasileira: dermoepidermite tuberosa simulando altamente a lepra lepromatosa. An. bras. Derm. Sif. **21**, 262 (1946). — CUNHA, J. C., C. MAGALDI e C. BARROS: Localização nervosa da blastomicose sul-americana. Rev. bras. Med. **12** (10), 702 (1955). — CURBAN, G. V.: Blastomicose brasileira experimental. Contribuição para o estudo da evolução do cobaio. Rev. paul. Med. **36**, 145 (1950). — CURY, A.: Ação fungistática da tirotricina „in vitro". Brasil-méd. **60**, 273 (1946).

DARIER, J.: Lettre du Brésil. Ann. Derm. Syph. (Paris) **10**, 1169 (1929). — DECOURT, L. V., F. P. ALMEIDA, M. M. ROMEIRO NETO e C. S. LACAZ: Possibilidades terapêuticas na blastomicose sul-americana (considerações sôbre um caso de forma cutâneovisceral). Rev. Hosp. Clin. Fac. Med. S. Paulo **1**, 247 (1946). — DELNEGRO, G.: Blastomicose sul-americana. Rev. Med. S. Paulo **38**, 143 (1954). — Tratamento da blastomicose sul-americana. Pinheir. ter. **7**, 1 (1955). — DELNEGRO, G., F. L. ALBUQUERQUE e E. P. CAMPOS: Localização nervosa da blastómicose sul-americana. Rev. Hosp. Clin. Fac. Med. S. Paulo **9**, 64 (1954). — DELNEGRO, G., e J. L. FARIA: Reação á paracoccidioidina em cobaios. Rev. Ass. méd. bras. **1**, 156 (1954). — DELNEGRO, G., C. S. LACAZ e H. BOLOGHAHI FILHO: Ação „in vitro" da aureomicina, terramicina e cloranfenicol sôbre o Paracoccidioides brasiliensis. Rev. Hosp. Clin. Fac. Med. S. Paulo **10**, 174 (1955). — DIAS, H. A.: Blastomicose generalisada simulando mal de Hodgkin. Med. Cirurg. Farm. **6**, 47 (1937). — Blastomycose generalisada. Lições clin. méd. **6**, 299 (1938). — Doença de Lutz (granulomatose blastomicóide neotropical). Lições Clin. méd. **8**, 249 (1942). — DIGILIO, V., A. MOLESE y A. PANE: Studio del protoplasma in un caso di blastomicosi sud-america na. Ross. internaz. clin. ter. **37** (20), 927 (1957). — DONATI, A.: Ação dos Coccidioides immitis sôbre os tecidos cultivados „in vitro". Bol. Soc. Med. Cir. S. Paulo **3**, 292 (1920/21). — DOWDING, E. S.: Histoplasma and Brazilian blastomyces. Mycologia **42**, 668 (1950). — DROUHET, E., et R. C. ZAPATER: Phase levure et phase filamenteuse de Paracoccidioides brasiliensis. Étude des noyaux. Ann. Inst. Pasteur **87**, 396 (1954). — DUEÑAS, V. H., C. GARCIA CORTES y J. M. RAMIREZ: South american blastomycosis in Columbia. Soc. Biol. Bogota **7**, 1 (1951).

Eichbaum, F. W.: Fixação do complemento com o antigeno de Witebsky-Kuhn-Klingenstein em dermatoses tropicais: lepra, leishmaniose, pênfigo foliáceo e blastomicose. Rev. bras. Biol. 2, 285 (1942). — Escomel, E.: Leishmaniosis y blastomicosis en America. Lima: Imprenta Americana 1922. — Blastomicosis secundária nasal incipiente. Rev. Soc. argent. Pat. Reg. Norte 6, 109 (1931). — Elmore Luján, T. T. P. Virhuez y L. Eguren: Consideraciones sôbre un caso de Paracoccidiomicosis. Rev. Sanid. milit. Perú 28 (79), 29—46 (1955).
Farah, C.: Considerações sôbre um caso de blastomicose. Pediat. prát. (S. Paulo) 10, 207 (1939). — Fava Netto, C.: Estudos quantitativos sôbre a fixação do complémento na blastomicose sul-americana com antigeno posissacarídico. Tese, São Paulo 1955. — Fava Neto, C., y G. DelNegro: Localização testiculo-epididimaria da blastomicose sul-americana. Rev. A. M. B. 1, 210 (1954). — Feijo, E. J., F. J. Viano y E. Dargoltz: Nuevos casos de blastomicosis en Santiago del Estero. Octava reunión de la Soc. Argent. Pat. Norte 8, 324 (1933). — Ferguson, R., and M. F. Upton: The isolation of Paracoccidioides brasiliensis from a case of South American blastomycosis. J. Bact. 53, 376 (1947). — Fernandes, R., e W. Mendes: Localização pulmonar da doença de Lutz. Clin. tisio. 6, 211 (1951). — Localizações pulmonares da „micose de Lutz". Clin. tisiol. 8, 1 (1953). — Fialho, A.: Blastomicose. Coloração de cortes histológicos. An. bras. Derm. Sif. 7, 126 (1932). — Sôbre um caso de dermatite blastomicética de Gilchrist. Brasil-méd. 47, 569 (1933). — Um caso de blastomicose com lesões ósseas articulares, ganglionares erraticas. An. bras. Derm. Sif. 9, 34 (1934). — Colorações dos blastomicetos dos tecidos. An. bras. Derm. Sif. 11, 34 (1936). — Localizações pulmonares da „blastomicose brasileira". Bol. Acad. nac. Med. (Rio de J.) 115, 35 (1944). — Localizações pulmonares da micose de Lutz. Anatomia patológica e patogenia. Tese, Rio de Janeiro, Tip. Jornal do Commercio, 1946. — Patogenia da blastomicose pulmonar. Rev. Med. munic. (Rio de J.) 10, 79 (1947). — Figueiredo, M. A.: Formas pequenas de blastomicetos em lesões humanas. Rev. paul. Med. 45, 178 (1954). — Floch, H., et H. Saccharin: Blastomycose sud-américaine en Guyane Française. Arch. Inst. Pasteur Guyane franç. 16 (376), 1 (1955a). — Sur un cas de maladie de Lutz. Bull. Soc. Path. exot. 48 (5), 686 (1955b). — Fonseca Filho, O.: Sôbre o granuloma coccidioidal. Formas de evolução nos tecidos, no pús dos gânglios lymphaticos e nas culturas de Coccidioides immitis. Posição systematica do parasito. Bol. Inst. bras. Sci. (1927). — Ensayo de revisión de las blastomicosis Sud-americanas. Pren. méd. argent. 15, 512 (1928a). — Ensayo de revisión de las blastomicosis sud-americanas. 4a Reunião de la Soc. Argent. Pat. Reg. Norte, Santiago del Estero 4, 469 (1928b). — Estudo clinico e patológico do granuloma coccid ióidico. Rev. Méd. Cir. S. Paulo 37, 121 (1929). — Quelques aspects de la micologie parasitaire du Brésil. Bahia Med. 10, 33 (1939a). — Sôbre o agente etiológico du granulomatose blastomicóide néotropical. An. bras. Derm. Sif. 14, 85 (1939b). — Parasitologia Médica. Rio de Janeiro, Guanabara 1943. — Fonseca Filho, O., e A. E. A. Leão: Diagnóstico differencial entre as formas brasileiras de blastomycose. Sci. Med. 5, 615 (1927a). — Reaction cutanée spécifique avec le filtrat de culture de Coccidioides immitis. C. R. Soc. Biol. (Paris) 97, 796 (1927b). — Déviation du complément dans le granulome coccidioidal. Sensibilité du filtrat de culture de Coccidioides immitis employé comme antigéne. C. R. Soc. Biol. (Paris) 97, 776 (1927c). — Dermatite blastomycosique. C. R. Soc. Biol. (Paris) 98, 622 (1928a). — Sur le granulome coccidioidal. Formes d'evolution du parasite dans les tissus, dans le pus des ganglions lymphatiques et dans les cultures. Position systematique du Coccidioides immitis. C. R. Soc. Biol. (Paris) 98, 619 (1928b). — Contribuição para o conhecimento des granulomatoses blastomycoides: o agente etiológico da doença de Jorge Lobo. Bol. Acad. nac. Med. (Rio de J.) 112, 42 (1940). — Fonseca, J. B.: Blastomicose sul-americana. Estudo das lesões dentárias e paradentárias sob o ponto de vista clínico e histopatológico. Tese á Faculdade e Odontologia da Universidade de São Paulo. São Paulo: Estab. Gráfico Politipo Ltda. 1957. — Forattini, O. P.: Um caso de blastomicose com localização pancreática. Rev. Med. Cir. S. Paulo 30, 515 (1946). — Blastomicose da região pancreática. Rev. paul. Med. 31, 165 (1947). — Freijo, J. C., y L. A. Zelada: Granuloma paracoccidióidico. Primer caso autoctono observado en el Uruguay. An. Oto-rino-laring. Uruguay 10, 175 (1940). — Freire, A., e J. Pelegrino: Ação da sulfanilamida e derivados no Paracoccidioides brasiliensis. An. bras. Derm. Sif. 21, 270 (1946). — Fried, C.: Nossa contribuição á roentgenterapia na blastomicose. II. Reunião anual dermato-sifilógrafos brasileiros. Belo Horizonte 1945. — Friedman, L., and N. F. Conant: Immunologic studies on the etiologic agents of North and South American blastomycosis. I. Comparison of hipersensivity reactions. Mycopathologia (Den Haag) 6, 317 (1953a). — Immunologic studies on the etiologic agents of North and South American blastomycosis. II. Comparison of serological reactions. Mycopathologia (Den Haag) 6, 317 (1953b). — Furtado, T. A.: Comprometimento pulmonar na blastomicose sul-americana. Rev. Ass. méd. Minas Gerais 3, 49 (1952). — Furtado, T. A., e J. Aleixo: Doença de Lutz, com inicio possivelmente por uma agressão do tecido dentário ou peridentário. An. bras. Derm. Sif. 23, 63 (1948). — Furtado, T. A., y S. Pellegrino: A terapêutica da blastomicose sul-americana. Ensaios „in vitro" com a

estreptomicina. Brasil-méd. **62**, 54 (1948). — Furtado, T. A., J. W. Wilson and O. A. Plunkett: South American blastomycosis or Paracoccidioidomycosis. Arch. Derm. Syph. (Chicago) **70**, 166 (1954).

Garzon, R., e L. V. Ferraris: Una nueva observación de granuloma paracoccidióidico. Rev. Fac. Cienc. med. Univ. Córdoba 8, 161 (1950). — Götz, H.: Klinische und experimentelle Studien über das Granuloma paracoccidioides (Morbus Lutz-Splendore-DeAlmeida). Arch. Derm. Syph. (Berl.) **198**, 507 (1954). — Gomes, J. M.: Um caso de granuloma coccidioíde. Bol. Soc. Med. Cir. S. Paulo **3**, 329 (1920). — Gomes, J. M., e L. Assumpção: Em torno do gênero Coccidioides. An. paul. Med. Cir. **12**, 49 (1924). — Gomes, O., e R. Pereira: Blastomicose pulmonar. (Sôbre um caso pulmonar de micose de Lutz.) Rev. bras. Tuberc. **13**, 13 (1944). — Gonçalves, G., y J. Boggino: Para la casuística de las formas meningo-encefalicas de la enfermedad de Lutz-Splendore-Almeida (granuloma paracoccidioidico). An. Fac. Cienc. med. Paraguay 4, 66 (1944). — Gonzáles Ochoa, A.: Micosis inicialmente tegumentarias. Pren. méd. mex. **22** (6), 191 (1957). — González, H. D., J. M. Agulleiro Moreira, A. Tchoulmjan y C. Urtubey: Paracoccidioidosis y cancer de pulmon. Pren. méd. argent. **44** (7), 468 (1957). — Gougerot, H.: Blastomycosis. In: Nouvelle pratique dermatologique, tome 2. Paris: Masson & Cie. 1936. — Greco, N. V.: Origine des tumeurs et observations de mycoses (Blastomicoses, etc.) argentines. Sem. méd. (B. Aires) (1916). — Grieco, V., y J. I. Lobo: Sôbre um caso de blastomycose pulmonar. Rev. paul. Med. 8, 225 (1936). — Guerra, P.: El granuloma paracoccidióidico, su importancia en patologia pulmonar (Resumo). Trop. Dis. Bull. **38**, 353 (1941). — Guimarães, F. N.: Infecção do Hamster (Cricetus auratus Water-house) pelo agente da micose de Lutz (blastomicose sul-americana). Hospital (Rio d. J.) **40**, 515 (1951). — Guimarães, F. N., e D. G. Macedo: Contribuição ao estudo das blastomicoses na Amazonia (blastomicose queloideana e blastomicose sulámericana). Hospital (Rio de J.) **38**, 223 (1950). — Guimarães, N.: Micose de Lutz na Bahia. A próposito de um novo caso. Hospital (Rio de J.) **38**, 693 (1950). — Gunche, F. F., D. Mosto y L. Lapalucci: Granuloma paracoccidióide (blastomicosis) de Almeida. Rev. Asoc. méd. argent. **52**, 166 (1938). — Gunche, F. F., J. C. Radice y L. S. Feoli: Blastomicose primitiva da bôca (Paracoccidioides brasiliensis). Sem. med. (B. Aires) **55**, 866 (1948). — Gurgel, L. N.: Blastomicose generalizada. Brasil-méd. **34**, 540 (1920).

Haberfeld, W.: Observações sôbre a blastomicose. Atti. Ars. medici (Liestal) 1, 135 (1924). — Atypische Lymphdrüsensporocytose (Blastomykose). Arch. Schiffs- u. Tropenhyg. **34**, 549 (1930). — Haberfeld, W., e A. Haberfeld: Blastomycose de localição abdominal e um caso desta moléstia combinado com dysenteria amoebiana. Arch. bras. Med. **5**, 107 (1915). — Henrici, A. T.: South American blastomycosis. In: Molds, yeasts and actinomycetes, 2a edit., p. 186. New York: J. Wiley 1947. — Herrera, J. M.: Paracoccidioidosis brasiliense. Archivos méd. panamèn. 4 (4), 209 (1955). — Hounic, P., y A. R. C. Artagaveytia: Encuesta sôbre la sensibilidad al agente de la blastomicosis sud-americana. An. Fac. Med. Montevideo **42** (1—2), 27 (1957).

Iriarte, D. R.: Consideraciones sobre paracoccidiosis. Arch. venez. Soc. Oto-rino-laring. **5**, 136 (1944). — Iriarte, D. R., y C. Rodrigues: Um caso de granulomatosis paracoccidioidica o Blastomicosis brasileira. Rev. Clin. Luiz Razetti 4, 209 (1939). — Izzo, R. A., J. B. Ferradas y S. Ross: Paracoccidiomicosis pulmonar primitiva. Dia méd. **27**, 8 (1955).

Jamra, M. A.: Discussão de um caso clínico. Rev. Hosp. Clin. Fac. Med. S. Paulo 5, 173 (1950). — Jordan, J. W., and F. D. Weidman: Coccidioidal granuloma; comparison of the North and South American diseases with special reference to Paracoccidioides brasiliensis. Arch. Derm. Syph. (Chicago) **33**, 31 (1938). — Jucá, W.: Forma pulmonar da doença de Lutz no Ceará. Med. Cir. Farm. **174**, 470 (1950).

Kehl, R. F.: Blastomycose. Tese. Rio de Janeiro: Typ. Jornal do Comércio e Cia. 1915. — Kletter, G., W. E. F. Winckel and W. A. Collier: A case of South American blastomycosis in Surinam. Docum. Med. geogr. trop. (Amst.) **5**, 25 (1953).

Lacaz, C. S.: O iodo no tratamento das micoses. An. paul. Med. Cir. **39**, 379 (1940). — Formas pulmonares da blastomicose brasileira. Rev. paul. Med. **24**, 197 (1944). — Intradermoreações para o diagnóstico da granulomatose paracoccidióidica (Blastomicose brasileira). Rev. paul. Med. **26**, 303 (1945a). — Contribuição para o estudo das micoses com lesões ósteoarticulares. São Paulo: Edigraf. Ltds 1945b. — Contribuição para o estudo dos actinomicetos produtores de micetomas. Tese, São Paulo, Ed. Rosollilo, 1945c. — Contribuição brasileira para o estudo da blastomicose sul-americana (granulomatose paracoccidióidica). Hospital (Rio d. J.) **28**, 249 (1945d). — A reação de fixação do complemento na blastomicose sul-americana. An. 2º Congr. Med. Paulista 2, 927 (1945e). — Contribuición brasileña para el estudio de la „blastomicosis sud-americana" (granulomatosis paracoccidioidica). Arch. urug. Med. **27**, 167 (1945f). — Aspectos atuais da epidemiologia, diagnóstico e terapêutica da blastomicose brasileira. Rev. paul. Med. **29**, 146 (1946a). — Etiologia da blastomicose brasileira. An. bras. Derm. Sif. **21**, 260 (1946b). — Ação „in vitro" de diversas substâncias químicas e antibióticos sôbre o Paracoccidioides brasiliensis. Rev. paul. Med. **32**, 150 (1948a). —

Blastomicose sul-americana. An. Inst. Pinheiros 11, 23 (1948b). — Blastomicose sul- americana. Reações intra-dérmicas com a paracoccidioidina e blastomicetina. Rev. Hosp. Clin. Fac. Med. S. Paulo 3, 11 (1948c). — Micoses pulmonares. Seu conceito atual. Hospital (Rio de J.) 35, 97 (1949a). — Dosagem de sulfa no sangue em pacientes portadores de blastomicose. Rev. paul. Med. 34, 214 (1949b). — Novos dados em relação á blastomicose sul-americana e seu agente etiológico. Rev. Med. Cir. S. Paulo 9, 303 (1949c). — Associação de sulfadiazina e sulfamerazina no tratamento da blastomicose sul-americana. Niveis sanguineos obtidos. Profilaxia dos acidentes sulfamidicos. Hospital (Rio de J.) 37, 689 (1950). — Lesões pulmonares na blastomicose sul-americana. Inquérito preliminar realizado com a paracoccidioidina. Hospital (Rio de J.) 39, 405 (1951a). — Notas sôbre a denominação genérica e específica do agente da blastomicose sul-americana. Comentários sôbre uma questão de nomenclatura botânica médica. Mycopath. Mycol. Appl. 6, 38 (1951b). — Manual de micologia médica. São Paulo: Irmãos Dupont 1953a. — South American blastomycosis. A review. Mycopath. Mycol. Appl. 6, 241 (1953b). — Ação „in vitro" do antimoniato de N-metilglucamina sôbre o Sporotrichum Schenkii e o Paracoccidioides brasiliensis. Folia clin. biol. (S. Paulo) 21, 229 (1954). — South American blastomycosis. An. da Fac. Med. da Univ. S. Paulo, Brasil 29, 9 (1955/56). — Lacaz, C. S., H. Ashcar, O. Costa y M. R. Viotti: Ação da estreptomicina „in vitro" sôbre o „Paracoccidioides brasiliensis". Ensaio terapêutico na blastomicose sul-americana. Hospital (Rio de J.) 33, 693 (1948). — Lacaz, C. S., J. L. Assis y J. M. T. Bittencourt: Micoses do sistema nervoso. Arch. Neuro-psiquiat. (S. Paulo) 5, 1 (1947). — Lacaz, C. S., L. M. Bechelli, C. D. Negro, L. G. Wertheimer, V. A. Neto e M. Rios: Blastomicose com lesões osseas. Registro de 3 casos. Med. Cir. Farm. 265, 204 (1958). — Lacaz, C. S., y H. Cerrutti: Mielocultura na granulomatose paracoccidioidica (blastomicose sul-americana). Fol. clin. biol. (S. Paulo) 21, 327 (1954). — Lacaz, C. S., e R. V. Cruz: Blastomicose sul-americana. Referências bibliográficas. Hospital (Rio de J.) 46, 393 (1954). — Lacaz, C. S., J. L. Faria e A. A. R. Moura: Blastomicose sul-americana associada á molestia de Hodgkin. Hospital (Rio de J.) 34, 313 (1948). — Lacaz, C. S., e M. Ferreira: Ensaios experimentais com um sôro anti-Paracoccidioides brasiliensis. Rev. paul. Med. 34, 209 (1949). — Lacaz, C. S., S. T. Iara, M. Ferreira, A. A. Martins e V. S. Vega: Blastomicose experimental (nota preliminar). Hospital (Rio de J.) 36, 341 (1949). — Lacaz, C. S., e E. Oliveira: Blastomicose da região âno-retal. Considerações sôbre dois casos. Hospital (Rio de J.) 33, 845 (1948). — Lacaz, C. S., O. D. Ribeiro, S. A. P. Sampaio e V. A. Zamith: A intradermo-reação de Frei na blastomicose sul-americana e na leishmaniose tegumentar. Rev. Med. Cir. S. Paulo 29, 455 (1945). — Lacaz, C. S., S. A. P. Sampaio y G. DelNegro: Atividades de duas diamidinas aromáticas na blastomicose sul-americana. Hospital (Rio de J.) 48, 163 (1955). — Lacaz, C. S., M. S. Silva e M. Fernandes: Ação da tirotricina „in vitro" sôbre o Paracoccidioides brasiliensis. Ensaio terapêutico na blastomicose sul-americana. Rev. méd. bras. 3, 356 (1946). — Langeron, M.: Dermatite a coccidioides (Granulome coccidioidien). In: Nouvelle pratique dermatologique, vol. 2. Paris: Masson & Cie. 1936. — Précis de Mycologie. Paris: Masson & Cie. 1945. — Laport, F., y A. Fialho: Um caso de blastomicose. Rev. méd. munic. (Rio de J.) 3, 60 (1942). — Leão, A. E. A.: Evolution du Coccidioides immitis dans les milieux vaccines. Formation de substances activantes de la croissance dans les milieux de culture du Coccidioides immitis. C. R. Soc. Biol. (Paris) 99, 883 (1928). — Blastomicose. A contribuição de Adolfo Lutz. An. bras. Derm. Sif. 20, 125 (1945). — Leão, A. E. A., and M. Goto: Lutz disease (paracoccidioidal granuloma, South American blastomycosis). Pathogenesis of the disease to the types of multiplication of its agent in the tissues. Quinto Congr. Internat. Microbiol., Rio de Janeiro 1950. — Leite, A. S.: Alguns casos de blastomicose sul-americana em Porto Velho. Territorio Federal de Guapore. Rev. bras. Med. 9, 491 (1952). — Leite, A. S., e L. Ré: Aspectos do paracoccidioides brasiliensis e do P. cerebriformis em saprofitismo. An. Inst. Med. trop. 8, 27 (1951). — Lemaêtre, A. M.: Blastomicosis sudamericana y otras micosis en Colombia. Rev. Hosp. Samarit. (Bogota) 4, 3 (1950). — Léon, G. S.: Granuloma Paracoccidioidico endolaringeo. Sem. méd. (B. Aires) 59, 726 (1952). — Lewis, G. M., and M. E. Hopper: An introduction to medical mycology. Chicago: Year Book Publ. Inc. 1939. — Lima, F. X. P.: Contribuição áo estudo clínico e radiológico da blastomicose pulmonar. Tese, São Paulo 1952. — Lima, H. R.: Histopathologie der exotischen Blastomykosen. Verh. der Dtsch. Pathol. Ges. 20. Tagg Würzburg, 1925. — Sôbre a base histológica da classificação das blastomicoses. An. paul. Med. Cir. 23, 107 (1932a). — Exotische Blastomykosen. In Handbuch der Haut- und Geschlechtskrankheiten, herausgeg. von J. Jadassohn. Berlin: Springer 1932b. — Lima, O. F.: Sôbre um caso de blastomicose (granuloma paracoccidioide) curado pela sulfanilamida. An. paul. Med. Cir. 44, 51 (1942). — Lima-Filho, R.: Estudo radiológico das manifestações ósseas da granulomatose paracoccidióidica. Rev. paul. med. 25, 111 (1944). — Lindenberg, A.: Dermatomicoses brasileiras. Rev. Med. Cir. S. Paulo 12, 313 (1909). — Curabilidade e tratamento da leishmaniose ulcerosa e da blastomicose. Rev. oto-laring. S. Paulo 4, 685 (1936). — Littman, M. L.: Streptomycin tolerance of saprophytic and pathogenic fungi. J. Bact. 54, 399 (1947). —

LOBO, J.: Um caso de blastomicose. Brasil-méd. 44, 746 (1930a). — Um caso de granuloma de origem coccidióide. Publ. méd. (S. Paulo) 1, 3 (1930b). — Contribuição ao estudo das blastomicoses. An. bras. Derm. Sif. 8, 43 (1933a). — Contribuição ao estudo das blastomicoses. Tese, Recife 1933b. — Contribuição ao estudo da botriomicose. Rev. méd. Pernambuco 3, 113 (1935). — Contribuição ao estudo das blastomicoses. An. Fac. Med. Recife 4/5, 39 (1937/38). — Blastomicoses. Estudo especial da „Doença de Jorge Lobo". Arch. Med. Cir. Pernambuco 1, 3 (1949a). — Blastomicoses. Arch. Med. Cir. Pernambuco 1, 3 (1949b). — LONDÔNO, G. F.: La blastomicosis sudamericana en Colombia. Rev. Fac. Med. (Bogota) 25 (3/4), 101 (1957). — LOPES, O. S. S.: Descrição de uma técnica de concentração para pesquisa do Paracoccidioides brasiliensis no escarro. Hospital (Rio de J.) 47, 557 (1955). — LOUZADA, A.: Blastomicose e tuberculose. Med. e Cir. 16, 38 (1954). — LUNA, D. F., E. CASET y E. A. ABBATE: Nueva observación de paracoccidioideomicosis (forma buco-laringo-pulmonar). Rev. Asoc. méd. argent. 61, 571 (1947a). — Blastomicose sudamericana. Compendio Med. 46, 4 (1947b).

MACHADO, O.: Cogumelos das blastomicoses. Rev. Flumin. Med. 3, 169 (1938). — MACHADO, S. M.: O diagnóstico de blastomicose pelo exame direto do escarro em Sanatório para tuberculosos. Rev. bras. Tuberc. 24 (176), 1715 (1956). — MACHADO-FILHO, J., e M. C. M. CARVALHO: Considerações em tôrno das localizações pulmonares da paracoccidioidose brasileira. Rev. bras. Tuberc. 20, 503 (1952a). — Cortisone em paracoccidioidose brasileira. Rev. paul. Tisiol. 13, 157 (1952b). — MACKIE, T. T., G. W. HUNTER and C. B. WORTH: Manual of tropical medicine. Philadelphia: W. B. Saunders Company 1945. — MACKINNON, J. E.: Naturaleza o significados de la forma „rieda de timón" de Paracoccidioides brasiliensis. An. Fac. Med. Montevideo 35, 653 (1950). — MACKINNON, J. E., R. C. ARTAGAVETIA-ALLENDRE y L. ARROYO: Sobre la especifidad de la intrademorreación con paracoccidioidina. An. Fac. Med. Montevidéo 38, 363 (1953). — MACKINNON, J. E., y J. GURRI: Morfologia y mecanismo de multiplicación de Paracoccidioides brasiliensis, en su forma parasitária, estudiada por el método del carbonato de prata. An. Fac. Med. Montevideo 35, 1033 (1950). — MACKINNON, J. E., L. MONTEMAYOR y H. VINELLI: Observaciones personales sobre la morfologia del „Paracoccidioides brasiliensis" en los tejidos. An. Inst. Hig. Montevidéo 2, 131 (1948). — Observaciones personales sobre la morfologia de Paracoccidioides brasiliensis en los tejidos. An. Fac. Med. Montevideo 34, 453 (1949). — MACKINNON, J. E., A. SANGINES y R. C. ARTAGAVEYTIA-ALLENDRE: Quimioterapia de la Blastomicosis sudamericana. An. Fac. Med. Montevidéo 42, 131 (1957). — MACKINNON, J. E., y H. VINELLI: Observaciones sobre la forma multibrotante de „Paracoccidioides brasiliensis" en los cultivos. An. Inst. Hig. Montevidéo 2, 133 (1948). — Caracteres diferenciales de Paracoccidioides brasiliensis y Blastomyces dermatitidis en los tejidos. An. Fac. Med. Montevidéo 35, 299 (1950). — MADEIRA, J. A., C. S. LACAZ y O. P. FORATTINI: Considerações sôbre um caso de blastomicose (granulomatose paracoccidióidica) generalizada com o isolamento do „Paracoccidioides brasiliensis" a partir do sangue circulante. Hospital (Rio de J.) 31, 845 (1947). — MADUREIRA, P.: Human and experimental histopathology of the keloid form of Lutz' disease (Lobo's syndrom, gleonosporellosis). Quinto Congr. Internat. Microbiol. Rio de Janeiro, 1950. — MAFFEI, W. E.: Patologia dos gânglios linfáticos. Seara méd. 2, 5 (1942). — Micoses do sistema nervoso. An. Fac. Méd. S. Paulo 19, 297 (1943). — MAGALHÃES, P. S.: Bolor que mata. An. Policlin. Geral Rio de J. 2, 249 (1917a). — Tratamento da coccidioideose. An. Policlin. Geral Rio de J. 2, 155 (1917b). — MALFATTI, M. G., y R. C. ZAPATER: Consideraciones sobre la evolution y morfologia del Paracoccidioides brasiliensis que resultam de la observación electronica. Pren. méd. argent. 41, 534 (1954). — MANZOLI, J.: Contribuição ao estudo da blastomicose. Tese, Rio de Janeiro 1928. — MARANO, A., y F. NIÑO: Localización ganglionar del Paracoccidioides brasiliensis. Rev. Asoc. méd. argent. 61, 570 (1947). — MARENGO, R., E. A. CALDAS y J. M. RAFFO: Granuloma paracoccidioide con localización pancreática. Sem. méd. (B. Aires) 41, 975 (1934). — MARIN, J. V., L. M. ZELARRAYAN y J. E. LUPPI: Paracoccidioidosis pulmonar a forma granúlica. Rev. méd. Rosario 34, 850 (1944). — MARTIN, D. S.: Serologic studies on North American blastomycosis. J. Imunol. 71, 192 (1953). — MARTIN, D. S., and R. R. JONES jr.: Sistemic blastomycosis. Surgery 10, 939 (1941). — MAZZA, S., y CUTROPIA: Primer caso autoctone de blastomicosis comprobado en la region andina. 9a Reunion de la Soc. Argent. Pat. Reg. Norte 3, 1946—1964 (1939). — MAZZA, S., y B. PALAMEDI: Caso mortal de blastomicose cutáneo-mucosa. 7a Reunión de la Soc. Argent. Pat. Reg. Norte 7, 424 (1932). — MAZZA, S., y S. PARODI: Una micosis chaqueña de la laringe causada por un nuevo tipo de hongo. 4a Reunión de la Soc. Argent. Pat. Reg. Norte 1, 213 (1930). — Mycosis laringea. Bol. Inst. Clin. quir. (B. Aires) 3, 26 (1927). — MEDINA, H.: Lesões histopatológicas em três casos de granuloma paracoccidióidico. Arch. Dep. Est. Saúde Rio Grande do Sul 3, 99 (1942). — MEDINA, H., y C. BODZIAK jr.: Contribuição ao conhecimento do ciclo extra-parasitário do Paracoccidioides brasiliensis, Almeida, 1931. Nota prévia. Arch. Biol. Tecnol. 3, 95 (1948). — Contribuição ao conhecimento do ciclo extraparasitário do Paracoccidioides brasiliensis, Almeida, 1931. Rev. méd. Paraná 18, 145 (1949a). — Contribuição ao conhecimento do ciclo

extraparasitário do P. brasiliensis, Almeida, 1930. Arch. Biol. Tecnol. 4, 3 (1949 b). — Micha-
lany, J.: Corpos asteroides nas lesões granulomatosas, com especial referência á blastomicose
ou doença de Jorge Lobo. Rev. Ass. méd. bras. 2, 61 (1955). — Miranda, R. N.: Blastomicose sul-americanae Sulfametazina „Ciba". Ciência Méd. 19, 36 (1950). — Miranda, W. A.:
Conceito moderno das blastomicoses. Rev. méd. Pernambuco 1, 597 (1931). — Conceito
moderno das blastomicoses. Publ. méd. (S. Paulo) 3, 3 (1932a). — Dermatomicoses observadas em Pernambuco, Tese, Recife 1932 b. — Molese, A., e A. Pane: La blastomicosi sud-
americana (Morbo di Lutz-Splendore-Almeida). Acta Med. ital. Mal. infett. 12, 275 (1957). —
Molese, A., A. Pane, A. Vingiani e A. Pagano: Su un caso di granulomatosi paracocci-
dioidea; malattia di Lutz-Splendore, Almeida. Rif. med. 70, 1009 (1956). — Monteiro, A.,
e A. Fialho: Sôbre um caso de blastomicose perineoâno-rectal. Rev. bras. Cir. 6, 177 (1937).—
Blastomicose perineo-âno-retal, cura. Hospital (Rio de J.) 17, 931 (1940). — Monteiro,
E. V. L., F. P. Almeida e R. A. Moura: Conjunto alanto-corial no estudo de agentes infecciosos. I. Obtenção experimental da Granulomatose paracoccidioidica (Blastomicose sul-
americana) em ovos embrionados. Folia clin. biol. (S. Paulo) 16, 96 (1950). — Monteiro, A.,
e F. Aprigliano: Blastomicose primitiva do laringe. Rev. bras. Oto-rino-laring. 22, 13
(1954). — Montenegro, B.: Blastomicose. Arch. Soc. Med. Cir. S. Paulo 2, 324 (1911). —
Moore, M.: A new species of the paracoccidioides, Almeida 1930. P. cerebriformis Moore
(1935). Rev. biol. hig. 6, 148 (1935). — La blastomicosis y la cromomicosis de la America del
Norte y del Sud. Sem. méd. (B. Aires) 43, 43 (1936a). — Un nuevo tipo de blastomicosis
producido por Paracoccidioides cerebriformes n. sp. Arch. urug. Med. 8, 224 (1936 b). —
Blastomycosis, coccidioidal granuloma and paracoccidioidal granuloma. Comparative study
of North American, South American and European organisms and clinical types. Arch.
Derm. Syph. (Chicago) 38, 163 (1938). — Mycotic granulomata of North and South America.
Proc. Sixth. Pacific Sci. Cong. 5, 821 (1939). — Mycotic granulomas simulating malignant
disease. Surg. Clin. N. Amer. 24, 1044 (1944a). — South American blastomycosis. In:
Clinical Tropical Medicine, p. 711. New York: P. B. Hoeber 1944b. — Moreira, P. M.:
Notas epidemiológicas sôbre algumas doenças transmissiveis no Rio Grande du Sul. An. Fac.
Med. Porto Alegre 7, 9 (1946). — Moses, A.: Fixação do complemento na blastomicose.
Mem. Inst. Osw. Cruz 8, 68 (1916). — Mosto, D.: Blastomicosis generalizada con localización
pancreática. Hospital (Rio de J.) 4, 417 (1933). — Granuloma paracoccidioides. Quinto
Congr. Nac. Med. 3, 704 (1934). — Mosto, D., y V. Jaricci: Presentación de un caso de
granuloma por Paracoccidioides brasiliensis. Rev. Asoc. méd. argent. 59, 826 (1945). —
Motta, L. C.: Granulomatose paracoccidióidica „blastomicose brasileira". An. Fac. Med.
S. Paulo 11, 293 (1935); 13, 239 (1937); 14, 333 (1938); 18, 145 (1942); 21, 205 (1945). —
Paracoccidioidal granulomatosis. Cardiac localization in a case of generalized form. Amer.
J. Path. 24, 323 (1948). — Motta, L. C., e J. A. Pupo: Granulomatose paracoccidióidica
(blastomicose brasileira). An. Fac. Med. S. Paulo 12, 407 (1936). — Moysés, J.: Blastomicose
pulmonar. Brasil. méd. cir. 10, 497 (1948).
    Nannizzi, A.: Repertório sistemático dei miceti dell'uomo e degli animali. Siena. Poli-
grafica Meini 1934. — Negroni, P.: Estudo micológico sôbre 50 casos de micosis observadas
en la ciudad de Buenos Aires. Tese, Fac. Med. Buenos Aires 1931. — Micosis cutaneas y
viscerales. Buenos Aires, El Ateneo, 1944. — Sobre el tratamiento de la blastomicosis sud-
americana. A proposito de dos nuevas observaciones. Rev. argent. Dermatosif. 30, 223
(1946). — Negroni, P., G. Basombrio y H. Bonfiglioli: Revisión del granuloma paracoccidioidal en Argentina a proposito de una observacion. Rev. argent. Dermatosif. 21, 484
(1937). — Negroni, P., y C. A. N. Daglio: Sobre la flora micológica de los esputos y su
interpretación. Pren. méd. argent. 35, 1450 (1948). — Negroni, P., J. C. Gatti, J. E.
Caroama y L. M. Baliña: La blastomicosis sudamericana en la Argentina. A proposito de
una observación. Rev. argent. Dermatosif. 35, 221 (1951). — Negroni, P., C. B. Negroni,
C. A. N. Daglio, C. Vivancos y A. Bonatti: Estudios sobre el Coccidioides immitis Rixford
et Gilchrist. Rev. argent. Dermatosif. 36, 269 (1952). — Netto, C. F.: Estudos quantitativos
sobre a fixação do complemento na blastomicose sul-americana, com antigeno polissacaridico.
Arch. Cirurg. clín. exp. 18 (5—6), 199—254 (1955). — Neves, J. A., and L. Bogliolo: Researches in the etiological agents of the American Blastomycosis. I. Morphology and sistemic
of the Lutz's disease agent. Mycopath. et Mycol. Appl. 5, 133 (1951). — Niño, F. L.: Aspectos
microscópicos de las granulomas llamados blastomicóticos. Pren. med. argent. 25, 203
(1938a). — Contribución al estudio de las blastomicosis en la Republica Argentina. Bol. Inst.
Clin. quir. B. Aires 14, 591 (1938b). — Granuloma paracoccidióidico con localización bucal.
Contribución al estudio de las blastomicosis en la Republica Argentina. Bol. Inst. Clin. quir.
B. Aires 14, 905 (1938 c). — Estudio de las lesiones producidas en el sistema ganglionar linfatico
por el „Paracoccidioides brasiliensis". Rev. Asoc. méd. argent. 53, 995 (1939a). — Nueva
observación de granuloma paracoccidióidico en la Republica Argentina. Forma linfatico-
tegumentaria. Estudo clínico y micológico. Bol. Inst. Clin. quir. B. Aires 15, 459 (1939b). —
Mycopath. et Mycol. Appl. 3, 51 (1941). — Granuloma paracoccidióidico. Estudio de uma

nueva observación en la Republica Argentina. Rev. Ass. med. argent. **59**, 830 (1945). — Granuloma paracoccidióidico. Estudo clinico-micológico. Bol. Inst. Clin. quir. B. Aires **22**, 209 (1946a). — Granuloma paracoccidióidico curado con sulfadiazina. Bol. Inst. Clin. quir. B. Aires **22**, 7 (1946b). — El granuloma paracoccidioidico en la Republica Argentina. Sintesis de nuestros conocimientos actuales. Bol. Inst. Clin. quir. B. Aires **22**, 335 (1946c). — Consideraciones sobre algumas micosis de interés médico-quirúrgico. Bol. Inst. Clin. quir. B. Aires **23**, 110 (1947a). — Granuloma paracoccidióidico. Estudo clínico-micológico. Bol. Inst. Clin. quir. B. Aires **22**, 209 (1947b). — Granuloma paracoccidióidico. Forma linfatico-tegumentaria curada con sulfadiazina. Bol. Inst. Clin. quir. B. Aires **24**, 114 (1948a). — Granuloma paracoccidióidico. Forma generalizada tratada con sulfadiazina. Arch. Soc. argent. Anat. **10**, 284 (1948b). — Siete nuevas observaciones de granuloma paracoccidioidico en la Republica Argentina. Bol. Inst. Clin. quir. B. Aires **26**, 272 (1950a). — La paracoccidioidomicosis en la Republica Argentina. Quinto Congr. Internat. Microbiol., Rio de Janeiro, 1950b. — Frequencia de las localizaciones pulmonares en la paracoccidioidomicosis. Quinto Congr. Internat. Microbiol., Rio de Janeiro, 1950c. — Niño, F. L., R. Latienda y J. P. Volpi: Granuloma paracoccidioidico ganglionar en cavidad abdominal. Rev. Sanid. milit. **45**, 1290 (1954). — Niño, F. L., y B. Perez: Blastomicosis de la mucosa gingivo-geniana. 7a Reunión de la Soc. Argent. Pat. Reg. Norte **7**, 413 (1932). — Niño, F. L., L. M. Pons y A. E. Gay: Granuloma paracoccidióidico de localización laringea. Pren. med. argent. **28**, 445 (1941). — Niño, F. L., A. Risolia y U. L. Ferrada: Nueva observación de paracoccidioidomicosis en la Republica Argentina. Bol. Inst. Clin. quir. B. Aires **26**, 71 (1950). — Nova, R.: Formas oto-rino-laringológicas das blastomicoses. Primeiro Congresso Sul-Americano de Otorrinolaringologia. Buenos Aires 1940. — O tratamento sulfamídico da blastomicose brasileira. An. paul. Med. Cir. **41**, 532 (1941a). — A blastomicose brasileira no domínio da Otorrinolaringologia. Rev. paul. Med. **18**, 132 (1941b).

O'Daly, J. A.: Las blastomicosis en Venezuela. Bols. Hosp. Caracas No 3 (1937). — Paracoccidioidosis. Pract. oto-rhino-laryng. (Basel) **5**, 144 (1943). — Oliveira, E.: Blastomicose do reto. An. paul. Med. Cir. **49**, 451 (1950).

Padilha, A. G.: Um caso de blastomicose. An. bras. Derm. Sif. **17**, 49 (1942). — Da frequência do aspecto de queilite glandular simples na blastomicose brasileira. II. Reunião anual dos dermato-sifilógrafos brasileiros. Belo Horizonte 1945a. — Associação da blastomicose brasileira e tuberculose em lesões ganglionares. II. Reunião dos dermato-sifilógrafos brasileiros. Belo Horizonte 1945b. — Estudo das concentrações sanguineas das sulfanilamidas no decurso do tratamento da blastomicose brasileira. Hospital (Rio de J.) **29**, 875 (1946a). — Da frequência do aspecto da queilite ganglionar na blastomicose brasileira. An. bras. Derm. Sif. **21**, 133 (1946b). — Caso de blastomicose brasileira com presença de Paracoccidioides nas fezes. An brasil. Derm. Sif. **21**, 85 (1946c). — Associação da blastomicose brasileira e tuberculose em lesões ganglionares. Rev. bras. Med. **3**, 525 (1946a). — Blastomicose brasileira em-criança. An. bras. Derm. Sif. **22**, 195 (1947a). — Tentativa de tratamento da blastomicose brasileira pela vitamina D2. An. bras. Derm. Sif. **22**, 144 (1947b). — Queilite glandular simples e blastomicose brasileira. An. bras. Derm. Sif. **23**, 51 (1948). — Paradoxo terapêutico na blastomicose sul-americana pulmonar. An. bras. Derm. Sif. **25**, 107 (1950). — Padilha, A. G., e C. Bardy: Aspectos clínicos e radiológicos da blastomicose brasileira pulmonar. II. Reunião dos dermato-sifilógrafos brasileiros. Belo Horizonte 1945. — Aspectos clínicos e radiológicos da blastomicose brasileira pulmonar. Hospital (Rio de J.) **30**, 1021 (1946). — Padilha, A. G., e F. Fialho: Contribuição ao estudo da blastomicose brasileira experimental em cobaio. An. brasil. Derm. Sif. **21**, 260 (1946). — Parodi, S.: Blastomicosis primitiva de la mucosa nasal. Rev. Soc. argent. Reg. Norte **6**, 112 (1931). — Peisojovich, A., B. Nusimovich y H. Vargas: Granuloma paracoccidioidico brasiliensis. Sem. méd. (B. Aires) **103**, 424 (1953). — Pellegrino, J.: Ação „in vitro" do cloreto de tetrametiltionina (azul de metileno) no desenvolvimento do „Paracoccidioides brasiliensis", Almeida, 1929. Arch. Biol. **30**, 93 (1940). — Ação „in vitro" da sulfanilamida e derivados sôbre o desenvolvimento do „Paracoccidioides brasiliensis", Almeida, 1929. II. Reunião dos Dermato-sifilógrafos brasileiros, Belo Horizonte 1945. — Rev. bras. Biol. **6**, 73 (1946). — Influência do azul de metileno na ação da sulfadiazine, „in vitro", sôbre o desenvolvimento do „Paracoccidioides brasiliensis" (Splendore), Almeida 1929. Hospital (Rio d. J.) **31**, 867 (1947). — Pena Chavarria, A.: Algunas consideraciones sôbre la blastomicosis de la mucosa bucco-faringea, fundados en observaciones hohas en varios paises de la America Latina. Rev. méd. lat.-amer. **13**, 1290 (1928). — Pena Chavarria, A., M. Bonilla Aguiar, M. Fallas Dias y B. A. Castro Jenkins: Apuntes sobre un nuevo caso de granuloma paracoccidioides en Costa Rica. Rev. méd. C. Rica **8**, 369 (1949). — Pena Chavarria, A., y W. Rotter: Consideraciones anatomopatologicas y clinicas de la blastomicosis en Costa Rica. Rev. lat.-amer. **19**, 1113 (1934). — Pereira, A. C.: Sôbre um caso de blastomicose de localização multipla. II. Reunião anual dos dermato-sifilógrafos brasileiros, Belo Horizonte 1945. — Pereira, C.: Blastomicose brasileira curada pela sulfamida. Rev. bras. Tuberc. **11**, 147

(1942). — Pereira, J. M., e F. Jacobs: Um caso de blastomicose cutânea com acessos epiléticos. An. paul. med. Cir. 10, 217 (1919). — Pereira, M., e G. O. Vianna: A proposito de um caso de blastomicose (piohemia blastomicótica). Arch. bras. Med. 1, 63 (1911). — Pereira-Filho, M. J.: Aspectos macro e microscópicos das culturas do agente da blastomicose sul-americana. Algumas fases do seu ciclo evolutivo. Rev. méd. Rio Grande do Sul 4, 277 (1948a). — Nótulas sôbre o ciclo evolutivo do agente da blastomicose sul-americana. Localizações pulmonares. Administração prolongada da sulfamerazina. Rev. méd. Rio Grande do Sul 4, 205 (1948b). — Estudos do agente etiológico da blastomicose sul-americana. Rev. méd. Rio Grande do Sul 5, 188 (1949a). — Sôbre o saprofitismo do agente da blastomicose sul-americana (nota prévia). An. bras. Derm. Sif. 24, 299 (1949b). — Morfologia e modo de reprodução do agente da blastomicose sul-americana. Pat. e clin. 1, 1 (1951a). — Estudos do agente etiológico da blastomicose sul-americana. An. Cinquentenário Fac. Med. de Porto-Alegre 2, 111 (1951b). — Os fungos da Doença de Adolfo Lutz, da Doença de Jorge Lobo e o da blastomicose dos Indios do Alto Xingú. Rev. méd. Rio Grande do Sul 14, 1 (1957). — Peryassù, D.: Ensaio clinico e experimental sôbre a ação de sulfamido derivados na blastomicose brasileira. An. bras. Derm. Sif. 17, 261 (1942). — O sistema reticulo-endotelial na blastomicose brasileira experimental do cobaio. II. Reunião anual dos dermato-sifilógrafos brasileiros, Belo Horizonte, 1945. — Rev. bras. Biol. 6, 265 (1946). — Perry, H. O., L. A. Weed and R. R. Kierland: South American Blastomycosis. Arch. Derm. Syph. (Chicago) 70, 477 (1954). — Peruzzi, M.: Sulle cellule giganti intraepitaliali della blastomicosi brasiliana di Splendore. Ricerche istologiche. Ann. Med. nav. e colon. 33, 3 (1927). — Pierini, L. E.: Un caso de blastomicosis. Rev. argent. Dermatosif. 17, 179 (1933). — Pinto, C.: Blastomicose de Adolfo Lutz. Rev. bras. Tuberc. 23, 91 (1955). — Pinto, H. B.: Contribución al estudio de la paracoccidioidosis brasiliensis en Venezuela. Arch. venez. Pat. trop. 2, 183 (1950). — Portugal, O. P.: Blastomicose (dissertação). Tese Rio de Janeiro, Tip. Aurora 1914. — Tratamento da blastomicose (n. pr.). Bol. Soc. Med. Cir. S. Paulo 17, 264 (1934). — Potenza, L., C. L. Campos y M. Feo: Paracoccidioides infantil en Venezuela. Aspecto del parasito a luz polarizada. Arch. venez. Pueric. 16, 7 (1953). — Prado, A. A.: A contribuição paulista ao estudo dos linfogranulomas. São Paulo méd. 3, 209 (1929). — Blastomicose dos pulmões e das capsulas suprarenais. Sindrome de cardiaco negro. An. Fac. Med. S. Paulo 20, 215 (1944). — Prado, J. M., T. Insausti y R. F. Matera: Contribuición al estudio de las coccidio y paracoccidiomicosis del sistema nervioso. Arch. Neurocirurg. 3, 90 (1946). — Pupo, J. A.: Dois casas de blastomicose. An. paulist. med. e cir., 5, 148 (1915). — Um caso de blastomicose. An. paul. Med. Cirurg. 6, 8 (1916). — Das blastomycoses e seu tratamento pelas matérias corantes antisépticas (Azul de methyleno e trypaflavina). S. Paulo méd. 1, 434 (1928). Rev. Terap. 9, 364 (1929). — Pupo, J. A., e L. Cunha Motta: Granulomatose paracoccidióidica. An. Fac. Med. S. Paulo 12, 407 (1936).

Queiroz, S.: Blastomicose palpebral. Bol. Soc. Med. Cir. Campinas 3, 130 (1943).

Rabello, E.: Blastomicoses e esporotricoses. Arch. bras. Med. 2, 358 (1912). — Blastomicose. An. bras. Derm. Sif. 8, 36 (1933). — Rabello, E., F. E. Rabello Junior, V. Bôas e H. Portugal: Considerações em tôrno de um caso de coccidioide com estrutura sarcóide. An. bras. Derm. Sif. 9, 34 (1934). — Rabello jr., F. E.: Lupus eritematoso disseminado, blastomicose e epitelioma do lábio superior. An. bras. Derm. Sif. 8, 38 (1933). — Coccidioidina como tratamento de blastomicose. An. bras. Derm. Sif. 9, 34 (1934). — Natureza e frequência das lesões pulmonares na micose de Lutz. An. bras. Derm. Sif. 17, 299 (1942). — Aspectos internísticos da dermatologia. Arch. Derm. Sif. S. Paulo 7, 22 (1943). — Micose de Lutz. (A. Lutz, 1908.) An. bras. Derm. Sif. 20, 121 (1945). — Rabello jr., F. E., H. Portugal, A. G. Antunes e G. L. Rocha: A micose de Lutz — Seus caracteres biológicos e clínicos. II. Reunião anual dos dermato-sifilógrafos brasileiros, Belo Horizonte 1945. — Radice, J. C., y S. Kaplen: Blastomicosis por Paracoccidioides brasiliensis. Estudio anatomo-patológico y coloración fluorescente del parasito. Rev. Asoc. méd. argent. 63, 61 (1949). — Radice, J. C., y P. Negroni: Coloración fluorescente mediante la primulina. Estudio histológico em diversas micosis. Arch. Soc. argent. Anat. 9, 80 (1947). — Ramos, J. A., J. Oria y M. P. Silva: Alterações do sangue periférico e dos órgãos hematopoiéticos em portadores de blastomicose externa com repercussão visceral. Folia clin biol. (S. Paulo) 11, 129 (1939). — Redaelli, P.: L'attuale sistemazione delle cosidetti „Blastomicosi". Rass. clin.-sci. Ist. biochim. ital. 19, 85 (1936). — A sistematização atual das chamadas blastomicoses. Resen. clin.-cient. 6, 60 (1937). — Redaelli, P., e R. Ciferri: Morfologia, biologia e posizione sistematica di Paracoccidioides brasiliensis (Splendore) Almeida (Fam. Paracoccidioidaceae) con notizie sul granuloma paracoccidioide. Mem. Cl. Sci. Fis. Nat. Reale Accad. d'Italia 8, 559 (1937). — Le granulomatosi fungine dell'uomo nelle regioni tropicalli e subtropicalli. In: Trattato de micopatologia umana, p. 263. Firenze: Sansoni ed. Scientifiche 1942. — Ribeiro, E. B.: Blastomicose da lingua. Bol. Sant. São Lucas 1, 38 (1939). — Ribeiro, D. O.: Nova terapêutica para a blastomicose. Publ. méd. (S. Paulo) 12, 36 (1940). — Nova terapêutica da blastomicose. An. paul. Med. Cir. 41, 64 (1941a). — Um caso de blastomicose das mucosas e dos gânglios curado pelos derivados sulfamídicos (nota prévia). Nova terapêutica da blastomicose. Rev. paul. Med. 18, 272 (1941 b). — Tratamento da blastomicose pela sulfamidocrisoidina. Rev. paul. Med. 19, 172 (1941 c). — Forma clinica rara (forma tuberculóide) de blastomicose cutânea. Rev. paul. Med. 21, 303 (1942 a). — Tratamento da blastomicose pelo derivado acetilado das sulfamidas (Albucid). Rev. paul. Med. 20, 392 (1942). An. paul. Med. Cir. 44, 249 (1942 b). — Estado atual do tratamento sulfanilamídico da blastomicose. Rev. paul. Med. 23, 56 (1943). — RIBEIRO, D. O., C. S. LACAZ e G. ELEJALDE: Blastomicose pulmonar pelo Paracoccidioides brasiliensis. Rev. paul. Med. 20, 390 (1942). — RIBEIRO, D. O., e S. A. P. SAMPAIO: Hemossedimentação na blastomicose sul-americana. An. bras. Derm. Sif. 23, 255 (1948). — RITTER, F. H.: Tumor cerebral granulomatoso por paracoccidióide. A propósito de dois casos operados. Arch. Neuro-psiquiat. (S. Paulo) 6, 352 (1948). — ROCHA, M.: Micoses em oftalmologia. Arch. Inst. P. Burnier (Campinas) 9, 28 (1952). — ROSA, M. M.: Aspectos clinico e radiológico da forma pulmonar da blastomicose de Lutz. Arch. Dep. Saúde Rio Grande do Sul 6, 101 (1945). — ROSENFELD, G.: Presença de Paracoccidioides brasiliensis no sangue circulante. Rev. clin. S. Paulo 7, 197 (1940).

SADEK, H. M., e E. VASCONCELLOS: Blastomicose perianal. Arch. Clin. Cir. e Exp. 16, 11 (1953). — SAHIONE, F. C.: Tratamento de um caso de blastomicose sul-americana ou doença de Lutz. Rev. méd. munic. (Rio de J.) 4, 495 (1942). — SAINT-PASTEUR, J. B.: Estudio general de la Paracoccidioidosis brasiliensis; su importância en odontologia (Acerde de una primera comunicación sobre Paradentosis paracoccidióidica), Tesis doctoral. Bol. Lab. Clin. L. Razetti (Caracas) 12, 493 (1952). — SALLES, F. J. M.: Micoses oculares (classificação anatomo-clínica). Arch. Inst. P. Burnier (Campinas) 9, 70 (1952). — SALVIA, C.: Paracoccidioidosis; a forma cutâneo-pulmonar. Arch. argent. Tisiol. 33, 35 (1957). — SAMMARTINO, R.: Abscesso cerebeloso por Paracoccidioides brasiliensis. Arch. Soc. argent. Anat. 9, 360 (1947). — SAMPAIO, J. M.: Doença de Lutz. Arch. Inst. biol. Exército 9, 56 (1948). — SAMPAIO, S. A. P., e F. ALAYON: Caso atipico de blastomicose sul-americana. An. bras. Derm. Sif. 26, 99 (1951). — SAMPAIO, S. A. P., e F. P. ALMEIDA: O vanilato de etila no tratamento de algumas micoses. Arch. Hig. (S. Paulo) 18, 285 (1953). — SAMPAIO, S. A. P., C. S. LACAZ y H. BOLOGNANI FILHO: Ação do sulfisoxazol na blastomicose Sul-Americana. Rev. Ass. méd. bras. 2, 33 (1955). — SANSON, R. D.: Sôbre um caso de blastomicose das cordas vocais, tratado pela eletrocoagulação através de uma laringo-fissura. Rev. oto-laring. S. Paulo 4, 689 (1936). — Bol. Acad. nac. Med. (Rio de J.) 108, 951 (1937). — Das localizações otorrinolaringológicas das blastomicoses. Bol. Acad. nac. Med. (Rio de J.) 112, 42 (1940). — SANTOS, L., e F. P. ALMEIDA: Peritonite e perfuração do estomago por blastomicose. An. paul. Med. Cir. 23, 104 (1932). — SEGRATIN, G., et E. DROUHET: Blastomycoses experimentales du hamster doré. Ann. Inst. Pasteur 89 (5), 593 (1955). — SEIJAS, O.: Contribición al estudio de la paracoccidioidomicosis osea. Gaz. méd. Caracas 64 (3—5), 225 (1956). — SERRA, O., e R. AZULAY: Micose de Lutz: forma tegumentar primitiva solitária. An. bras. Derm. Sif. 21, 161 (1946). — SEVÁ, O. A.: Blastomicose generalizada. Bol. Soc. Med. Cir. (Campinas) 3, 39 (1942). — Sulfanilamidas e vacina na blastomicose de forma cutâneo-ganglionar. Bol. Soc. Med. Cir. (Campinas) 3, 92 (1943). — SILVA, F.: Blastomicose generalizada. Brasil-méd. 42, 1108 (1928). — Comentários em tôrno de alguns casos de blastomicose por Paracoccidioides observados na Bahia. Brasil-méd. 50, 706 (1936). — Blastomicose (Paracoccidioideose) associado á tuberculose pulmonar. Rev. méd. Bahia 9, 296 (1941). — Contribuição ao estudo das blastomicoses na Bahia. II. Reunião anual dos dermato-sifilógrafos brasileiros, Belo Horizonte 1945. — Lesões pulmonares da blastomicose de Lutz-Splendore-Almeida. Arch. Univ. Bahia Fac. Med. 1, 321 (1946). — Granuloma paracoccidioide. An. bras. Derm. Sif. 24, 293 (1949). — SILVA, F., e E. ARAUJO: Blastomicose na Bahia. Brasil-méd. 40, 53 (1926). — SILVA, J. R.: Sôbre a forma puramente cutânea de inicio da blastomicose brasileira. Hospital (Rio de J.) 22, 737 (1942). — Estatística da blastomicose de 1938—1945. An. bras. Derm. Sif. 21, 257 (1946). — SILVA, J. R., e A. FIALHO: Dermatite blastomicética. An. bras. Derm. Sif. 12, 73 (1937). — SILVA, M. P.: Duas observações de „Exascose" (ex-blastomicose na Bahia). Rev. méd. S. Paulo 13/14, 7 (1919). — Contribuição para o estudo da punção ganglionar como meiosemiótico. Arch. Cirurg. clin. exp. 7, 71 (1943). — La blastomycose, Son diagnostic par la punction ganglionaire. Sang 21, 537 (1950). — SILVA, M. S.: Tratamento da blastomicose sul-americana (granulomatose paracoccidióidica ou moléstia de Lutz, Splendore e Almeida, blastomicose brasileira). Rev. bras. Med. 2, 918 (1945 a). — Tratamento da blastomicose brasileira. Rev. bras. Med. 2, 34 (1945 b). — Blastomicose pulmonar (Paracoccidioideose pulmonar). Rev. brasil. Med. 3, 723 (1946 a). — Considerações sôbre a blastomicose. Rev. bras. Med. 3, 14 (1946 b). — Afecções da boca. Publ. Odontol. 1, 13 (1947). — Sessão clínicopatológica No 5. Rev. bras. Tuberc. 21, 863 (1953). — SILVA, M. S., y C. S. LACAZ: Ação do éter „in vitro" sôbre o Paracoccidioides brasiliensis. Ensaio terapêutico na blastomicose sul-americana. An. bras. Derm. Sif. 21, 210 (1946). — SILVA, N. N.: Intradermo-reação para o diagnóstico da blastomicose de Lutz. Arch. Dept. Est. Saúde Rio Grande do Sul 6, 127 (1945). — SILVA, N. N., e E. C. CAMPOS: A blastomicose de Lutz no Rio Grande do Sul.

Arch. Dep. Est. Saúde Rio Grande do Sul 6, 81 (1945). — SILVA, N. N., e M. M. ROSA: Forma pulmonar primitiva da blastomicose. An. Cinquentenário Fac. Med. de Porto-Alegre 2, 95 (1951). — SILVA, P. D.: Contribuição ao estudo das blastomicoses tegumentares. Tese. São Paulo: Graf. Universal 1914. — SILVA, P. D., e E. S. CAMPOS: Nota preliminar sôbre seis casos de blastomicose ultimamente observados no Hospital da Santa Casa de Misericordia de São Paulo. Rev. méd. S. Paulo 9/10, 38 (1918a). — Blastomicose espleno hépato-ganglionar (peritonite blastomicética). Bol. Soc. Med. Cir. S. Paulo 1, 61 (1918b). — SILVA, U. A., M. R. MONTENEGRO e T. INAGVÉ: Doença de Addison de origem blastomicótica. Rev. paul. Med. 41, 258 (1952). — SIMAS, F.: Sôbre dois casos de granuloma paracoccidioidico observados em Curitiba. Publ. Med. 15, 11 (1944). — Mais alguns casos de blastomicose sul-americana observados em Curitiba. Rev. méd. Paraná 18, 395 (1949). — SIMONS, R. D. G. P. H.: Medical mycology. Amsterdam: Elsevier Publishing Co. 1954. — SMITH, F. C.: Sulfonamide therapy in medical practice. Philadelphia: F. A. Davis Co. 1944. — SOARES FILHO, F. P., y H. MEDINA: Contribuição ao conhecimento das espécies do gênero Paracoccidioides, Almeida 1930. Arch. Biol. Tecnol. 5/6, 39 (1950—1951). — SODRÉ, L. A., e H. CERRUTTI: Retite blastomicósica. Bol. Soc. Med. Cir. S. Paulo 14, 167 (1930). — SOUZA, B. P.: Um caso de blastomicose cutânea tratado com salicilato de sódio. Rev. Med. Cir. S. Paulo 15, 203 (1931). — SPLENDORE, A.: Blastomicoses americanas. Brasil-méd. 24, 153 (1910). — Bouba. Blastomycose. Leishmaniose, Nota sôbre afecções framboesidas observadas no Brasil. Imp. Med. 19, 1 (1911a). — Bouba-Blastomicosi-Leishmaniosi. Nota sopra alcune affezione framboesiche osservate nel Brasile. Policlinico C 28, 3 (1911b). — SUAREZ, H. A.: Blastomicosis boliviana. Tese, La Paz 1936.

TAIANA, J. A., R. C. BORAGINA y F. L. NIÑO: Granuloma paracoccidióidico, Laringobroncoscopia en dos casos. Rev. Asoc. méd. argent. 59, 1356 (1945). — TALICE, R. V., y J. E. MACKINNON: Primer caso de blastomicosis (tipo Gilchrist) observado en el Uruguay. Arch. urug. Med. 3, 177 (1933). — TAVES, J. N., e E. A. BEOLCHI: Sôbre um caso de blastomicose ganglionar generalizada. Rev. Med. Cir. S. Paulo 27, 40 (1943). — TELLA, R.: Blastomicoses tegumentares. Tese, Rio de Janeiro 1925. — TERRA, F. S.: Três casos de blastomicose. Brasil-méd. 32, 41 (1923). — TERRA, F. S., e A. ARAUJO FILHO: Diagnóstico entre a bouba, leishmaniose, esporotricose e blastomicose. Arch. bras. Med. 2, 344 (1912). — TIEGHI, J.: A misteriosa doença do meu pulmão. Rev. bras. Med. 5, 583 (1948). — TOBIAS, J. W.: Granuloma paracoccidioidal de forma séptico-piohemia con extensas lesiones óseas. Pren. méd. argent. 31, 1164 (1944). — TOBIAS, J. W., y F. L. NIÑO: Estudio de una nueva observación de granuloma paracoccidioidico (forma linfático-visceral). Pren. méd. argent. 25, 232 (1938). — TOLEDO, L. G. C.: Observação de um caso de blastomicose tratado pelo Dagenan. Publ. Med. 16, 49 (1945). — TORRES, C. M., E. DUARTE, J. P. GUIMARÃES e L. F. MOREIRA: Lesão destrutiva da suprarrenal na blastomicose sul-americana (Doença de Lutz). Amer. J. Path. 28, 145 (1952). — TORRES, E. T.: Blastomicose. Bol. Centro Estud. Hosp. Serv. Estado 6, 321 (1954). — TORRES, L. A. M.: Blastomicose da crianca. Rev. Med. Municipal (Rio de J.) 5, 383 (1943). — TREJOS, A., y A. ROMERO: Contribución al estudio de las blastomicosis en Costa Rica. Rev. Biol. trop. (S. José) 1, 63 (1953). — TREUHERZ, W.: Echte und falsche Blastomykosen. Derm. Wschr. 89, 984 (1929).

VERONESI, R., F. J. MELLO, G. DEL NEGRO e J. C. MACEDO SOARES jr.: Blastomicose retal primitiva (Revisão da literatura e apresentação de um caso). Rev. Hosp. Clin. Fac. Med. S. Paulo 9, 327 (1954). — VERSIANI, O.: Blastomicose. Rev. bras. Biol. 5, 37 (1945). — Blastomicose sul-americana. Teste cutâneo com coccidioidin. Rev. brasil. Biol. 6, 211 (1946). — VERSIANI, O., and L. BOGLIOLO: Lutz's disease (South American blastomycosis). Proc. Fourth. Internat. Congr. on Trop. Med. and Malaria 2, 1287 (1948). — VIANNA, G. O.: Doença de posados Wernicke, nas lessões apendiculares. Arch. bras. Med. 4, 446 (1914). — VINELLI, H.: Estudio de la membrana de blastomyces dermatitidis y de paracoccidioides brasiliensis en cultivos levaduriformes. An. Fac. Med. Montevidéo 35, 497 (1950).

WEISS, P.: Se puede aceptar una forma blastomicósica de la espundia? Lima 1925. — WEISS, P., y L. O. FLORES: Nuevos casos de linfogranulomatosis micosica encontrados en Lima. Rev. Med. exp. (Lima) 7, 1 (1948).

Die Blastomykose vom Typ Jorge Lobo

Von

Rubem David Azulay-Rio de Janeiro

Mit 20 Abbildungen

I. Synonyme

Jorge Lobo-Blastomykose; Lobo-Krankheit; Blastomykose Keloidiana; blasto-mycetisches Pseudokeloid; Amazonas-Blastomykose; Glennosporellosis; Jorge Lobo-Mykose.

II. Definition

Granulomatöse Mykose mit charakteristischen, örtlich begrenzten, im allgemeinen keloidartigen Läsionen von langsamer Entwicklung, die von Paracoccidioides Loboi verursacht wird.

III. Geschichtliches

Im Jahre 1930 beobachtete JORGE LOBO in Recife, Brasilien, einen Kranken, bei dem die klinischen Erscheinungen und die histopathologischen und mykologischen Untersuchungen an einen neuen Typ der Blastomykose glauben ließen. Es handelte sich um einen weißen Brasilianer von 52 Jahren, bei dem die Krankheit seit 19 Jahren bestand. Der in gutem Allgemeinzustand befindliche Kranke hatte in der Sacralgegend Knötchen, die excidiert wurden und 5 Monate später rezidivierten. Die Knötchen waren von wechselnder Größe, wuchsen langsam und zeigten Tendenz zur Vereinigung. Die Untersuchung des Frischpräparates zwischen Objektträger und Deckgläschen zeigte zahllose rundliche Körper von doppeltem Umriß. Die histopathologische Untersuchung zeigte ein aus Riesenzellen, Epitheloidzellen, Plasmocyten und Fibroblasten bestehendes Granulom; es wurde ferner eine Fibrose mit unregelmäßiger Hyalinbildung des Kollagens beobachtet. Die Parasiten wurden reichlich extracellulär und auch im Innern der Riesenzellen gefunden. Im Gewebe konnte festgestellt werden, daß der Parasit sich durch einfache Sprossung vermehrte.

Das auf dem Gelose-Maltose-Nährboden von SABOURAUD ausgesäte Material führte zur Isolierung eines Pilzes mit besonderen morphologischen Eigenschaften. Die Komplementbindungsreaktion und der mit Antigenen von Paracoccidioides brasiliensis vorgenommene Intracutan-Test waren negativ.

Die Inoculation in Meerschweinchen, Ratten und Macacus rhesus war negativ, die Behandlung mit Jodid erfolglos. Der Patient wurde von JORGE LOBO nach Rio de Janeiro gebracht, wo der Verfasser über die Mitarbeit der Mykologen FONSECA FILHO und A.E.A. LEÃO verfügte. Der Pilz wurde neuerdings isoliert, worauf FONSECA und LEÃO eine gründliche mykologische Prüfung des ätiologischen Erregers der Jorge Lobo-Mykose vornahmen. Sie ordneten ihn als neue Species Loboi in die Gattung Glenosporella ein.

Tabelle. *Bis 1956 veröffentlichte Fälle*

Nr.	Jahr	Autor	Nationalität	Geschlecht	Rasse	Alter	Familienstand	Beruf	Gegend, wo Krankheit aquiriert	Angegebene Ursache	Krankheitsdauer (Jahre)
1	1931	JORGE LOBO	Brasilien	♂	weiß	48	verh.	Landwirt	Amazonasstaat	Schlangenbiß	19
2	1938	AMADEU FIALHO	Brasilien	♂	weiß	35	—	Lumpenhändler	—	—	12
3	1941	G. ROCHA, DROLHE DA COSTA M. RUTOWITSCH	Brasilien	♂	—	51	verh.	Landwirt	Amazonasgebiet	—	21
4	1943	FONSECA FILHO	Brasilien	♂	Mulatte	60	verh.	Gummizapfer	Amazonasgebiet	—	23
5	1947	LEVINO PINHEIRO	Brasilien	♂	Mulatte	60	—	Gummizapfer	Amazonasgebiet	Insektenstich	31
6	1948	V. CERRUTI u. V. A. ZAMITH	Brasilien	♂	—	60	verh.	Landwirt	Amazonasgebiet	Schlangenbiß	25
7	1949	J. ABEN-ATHAR P. C. AZEVEDO	Brasilien	♂	Mulatte	—	—	—	Amazonasgebiet	—	viele
8	1949	J. ABEN-ATHAR P. C. AZEVEDO	Brasilien	♂	Mulatte	50	—	Gummizapfer	Amazonasgebiet	—	25
9	1950	F. N. GUIMARÃES D. G. MACEDO	Brasilien	♂	Mulatte	34	verh.	Landwirt	Amazonasgebiet	—	mehrere
10	1950	A. TREJOS A. ROMERO	Costa Rica	♂	weiß	60	—	Landwirt	Mittelamerika	—	30
11	1952	LEVINO PINHEIRO	Brasilien	♀	—	59	led.	Koch	Amazonasgebiet	Fischbiß	6
12	1954	J. M. LEITE	Brasilien	♂	weiß	24	—	Landwirt	Amazonasgebiet	Zeckenstich	6
13	1954	J. M. LEITE	Brasilien	♂	Mulatte	33	—	Arbeiter	Amazonasgebiet	Verletzung	3

von Blastomykose vom Typ Jorge Lobo

Lokalisierung und Läsionstyp	Wirkung auf Lymphgefäße	Allgemeinzustand	Jucken	Kultur	Inoculation	Angewandte Behandlung
Keloidartige Knötchen in Sacralgegend	keine	gut	ja	Positiv im Sabouraud-Nährboden	Bei Meerschweinchen, Ratten, Affen ohne Erfolg	Chirurgie und Kaliumjodid ohne Erfolg
Rechtes Ohr in Form gestielter Läsion	keine	gut	—	—	—	Chirurgie
Keloidartiges Knötchen am rechten Vorderarm	Andeutung von lokaler Invasion	gut	—	negativ	—	—
Knötchen am Vorderarm	keine	gut	—	positiv	negativ bei Meerschweinchen/Ratten (AZULAY)	—
Keloidartige Knötchen am linken Bein	keine	gut	—	negativ, später positiv (CARNEIRO)	—	—
Knötchen am rechten Bein. Einige ulceriert	—	—	ja	negativ	negativ bei Meerschweinchen	Sulfadiazin erfolglos. Chirurgie
Knötchen in Glutaeusgegend, Schenkel, Bein	—	—	—	negativ	—	—
Knötchen am linken Ohr	—	gut	ja	—	—	Elektrokoagulation und Röntgenbestrahlung erfolglos
Knötchen am Vorderarm	ja regionär	—	—	negativ	—	—
Knötchen am äußeren Knöchel und linken Fuß	ja regionär	gut	—	negativ	negativ bei Meerschweinchen	—
Knötchen am Bein. Einige ulceriert	—	—	ja	negativ	—	—
Knötchen am linken Ohr	keine	—	ja	negativ	—	—
Knötchen und Infiltrat am rechten Ohr	keine	—	ja	negativ	—	Elektrokoagulation

Tabelle

Nr.	Jahr	Autor	Nationalität	Geschlecht	Rasse	Alter	Familienstand	Beruf	Gegend, wo Krankheit aquiriert	Angegebene Ursache	Krankheitsdauer (Jahre)
14	1954	J. M. Leite	Brasilien	♀	—	36	verh.	Landwirt	Amazonasgebiet	—	1
15	1954	R. D. Azulay J. Miranda J. D. Azulay	Brasilien	♂	Mulatte	36	verh.	Polizist	Amazonasgebiet	Insektenstich	6
16	1955	C. S. Lacaz, L. Sternan, E. V. L. Monteiro u. D. O. Pinto	Portugal	♂	weiß	53	verh.	Kaufmann	Amazonasgebiet	—	23
17	1956	D. Silva u. P. Azevedo	Brasilien	♂	Mulatte	54	verh.	Landwirt	Amazonasgebiet	Verletzung durch eine Pflanze	27

Die Angelegenheit wurde 1933 von Jorge Lobo wieder aufgenommen mit der Behauptung, daß es sich um eine neue Blastomykose handle, die sich vom klinischen, histopathologischen, immunologischen und parasitologischen Gesichtspunkt von der Lutz-Mykose und der Gilchrist-Mykose unterscheidet.

Im Jahre 1938 beschrieb Amadeu Fialho einen neuen Fall der „Blastomykose vom Typ Jorge Lobo". Es handelte sich um einen in Rio de Janeiro wohnhaften Lumpenhändler, der seit 13 Jahren an der Ohrmuschel bestehende gestielte Tumorläsionen aufwies. Fialho konnte keine mykologische Untersuchung vornehmen, da ihm nur in Formalin fixiertes Material zugänglich war. Er nahm jedoch eine gründliche histopathologische Prüfung dieses Materials vor und machte auf die intensive Proliferation der Histiocyten (Histiocytose) und die Anwesenheit von Cholesterinestern im Innern der Histiocyten aufmerksam. Er stellte ferner die Bildung von Ketten durch 3 oder 4 Parasiten fest und die Vermehrung durch einfache oder doppelte Sprossung. Der Begriff eines neuen Typs der Blastomykose wird von ihm bestätigt.

1941 beschrieben Rocha, Drolhe und Rutowitsch den dritten Fall, der keloidartige Läsionen am rechten Vorderarm aufwies.

Fonseca Filho untersuchte 1943 einen aus dem Staate Amazonas stammenden Fall; der Patient hatte isolierte sowie zusammenfließende Knötchen auf der Streckseite des rechten Vorderarmes. Die histopathologische Untersuchung wurde von Penna de Azevedo vorgenommen, der mitteilte, daß die festgestellten histologischen Veränderungen etwas verschieden seien von den bei der Blastomykose vom Typ Jorge Lobo beobachteten. Den isolierten Parasiten nannte Fonseca Filho *Glenosporopsis Amazonica*, hielt ihn also für verschieden von der *Glenosporella Loboi*; es würde sich somit um einen „neuen Typus einer Blastomykoid-Granulomatose" handeln. Die Mehrzahl der Autoren, die die Angelegenheit studierten (Fialho 1946, Azevedo 1949, Carneiro 1952, Lacaz u. Mitarb. 1955), ist jedoch der Ansicht, daß sich dieser Fall nicht von der Jorge Lobo-Blastomykose unterscheidet.

(Fortsetzung)

Lokalisierung und Läsionstyp	Wirkung auf Lymphgefäße	Allgemeinzustand	Jucken	Kultur	Inoculation	Angewandte Behandlung
Infiltrat an der Nase	keine	—	ja	—	—	Elektrokoagulation
Knötchen und Infiltrat am linken Ohr	keine	—	ja	negativ	negativ bei Meerschweinchen, Ratten und Mäusen	Chirurgie
Papelartige Läsionen am linken Bein	keine	gut	—	negativ	negativ bei Hamster und Meerschweinchen	Sulfadiazin ohne Erfolg
Läsion (knötchenartig) und generalisierte ulcerierte zirzinäre Knötchen, besonders an den Beinen	keine	gut	ja	negativ	—	—

1946 unternehmen AREA LEÃO u. Mitarb. eine mykologische Prüfung der Angelegenheit, wobei sie gewisse Ähnlichkeiten zwischen den Mykosen von LOBO, LUTZ und GILCHRIST finden und der Meinung Ausdruck geben, daß es sich zwar um drei verschiedene Species, jedoch derselben Gattung handelt.

Der fünfte von LIVINO PINHEIRO (1947) beschriebene Fall hatte Läsionen am linken Bein und Fuß. Auch CERRUTI und ZAMITH (1948) beobachteten einen Fall mit Läsionen am rechten Bein. 1948 gelangen AREA LEÃO, GOTO und CURY bei einem experimentellen Versuch positive Inoculationen in Meerschweinchen und Mäusen von Kulturen, die auf Blut-Agar-Nährböden bei 37° gewonnen wurden. ALMEIDA und LACAZ überprüften 1948/49 nochmals das Material des Falles von ROCHA und dessen Mitarbeitern und schlugen vor, den Pilz dieser Erkrankung in die Gattung Paracoccidioides als neue Species *Loboi* einzuordnen.

Im Jahre 1949 überprüfte AZEVEDO zwei neue Fälle, die vorher von ABEN-ATHAR untersucht worden waren; er behauptet in seiner Arbeit Kryptosporulation beobachtet zu haben und identifiziert die *Glenosporella Loboi* als Synonym von *Paracoccidioides brasiliensis*, eine Ansicht, die später (1950) von ALMEIDA unterstützt wurde. LOBO behauptet 1949 nochmals die Identität der Krankheit, die seinen Namen trägt. Als GUIMARAÉS und MACEDO 1950 einen neuen Fall untersuchten, fanden sie den Parasiten im Innern des Lymphgewebes des Vorderarmes. TREJOS und ROMERO (1950), die einen neuen Fall in Costa Rica untersuchten, bestätigten diesen Befund des Befalles des Lymphgewebes durch Feststellung des Parasiten in den Inguinallymphknoten. 1950 führte PARÁ ein eingehendes histologisches Studium durch, und zwar mit dem Material aller zehn bis dahin festgestellten Fälle, wobei er für die experimentelle Untersuchung Meerschweinchen-Hoden verwandte. 1952 publizierte CARNEIRO einen weiteren Fall mit gründlicher mykologischer, histopathologischer und immunologischer Untersuchung der Krankheit.

LEITE beschreibt 1954 drei neue Fälle und kommt nach eingehendem Studium der Materie zu dem Schluß, daß die Jorge Lobo-Mykose eine selbständige Krankheit ist.

12*

Im selben Jahr untersuchten R. D. Azulay, Miranda und J. D. Azulay den
15. Fall von Jorge Lobo-Mykose und berichteten über den Mißerfolg der Stilbamidintherapie.

Ein neuer Fall wird 1955 von Lacaz u. Mitarb. beschrieben. Über den 17. Fall
berichten D. Silva und Azevedo und betonen die ausnahmsweise bei diesem
Kranken eingetretene Generalisierung der Läsionen.

IV. Epidemiologie

Alle bisher untersuchten 17 Fälle stammen aus Brasilien mit der Ausnahme
eines in Costa Rica (Mittelamerika) von Trejos und Romero festgestellten und
untersuchten Kranken. Alle brasilianischen Fälle stammen aus der Amazonas-
Gegend mit der Ausnahme des in Rio de Janeiro von Fialho festgestellten Falles.
Bisher ist also die Geographie der Krankheit auf die westliche Halbkugel zwischen
den Wendekreisen des Krebses und des Steinbocks beschränkt.

Bei allen 17 Fällen handelte es sich um Erwachsene, nur zwei waren weiblichen Geschlechts. Mit der Ausnahme eines Patienten aus Porto Rico und eines
Portugiesen waren die übrigen 15 geborene Brasilianer.

Fast alle Patienten arbeiten in der Landwirtschaft, hauptsächlich bei der
Gummigewinnung in den Amazonas-Wäldern. Sechs Patienten führen den
Krankheitsbeginn auf Schlangenbisse oder Insektenstiche zurück und zwei
berichten über eine Verletzung bei Beginn, während die übrigen keine Erklärung
abgaben.

Bis jetzt wurde der Pilz noch nicht „in natura" gefunden. Es verdient jedoch
hervorgehoben zu werden, daß sich die Läsionen auf entblößten Körperteilen
befinden.

V. Klinik

Die folgenden Punkte sind zu prüfen:

Hauterscheinungen. Die Läsionen der Haut sind charakteristisch: papelartig,
höckerig oder knötchenartig von derber Konsistenz, glänzender Oberfläche, von
rosig-bräunlicher Färbung und nehmen keloidartiges Aussehen an. Gelegentlich
werden Teleangiektasien beobachtet. Ulcerationen sind selten (nur 3 Fälle) und
auch Schuppen finden sich nur ausnahmsweise. In einem Falle war die Läsion
gestielt, und in dem zuletzt beobachteten Falle bogenförmig. In der Regel
erfolgt Zusammenfluß der Läsionen, die manchmal große Infiltrationsmassen mit
gebuckelter Oberfläche bilden, die zuweilen eine Größe von 10 cm oder mehr
erreichen. Die frischen Läsionen verteilen sich auf die Peripherie und haben die
Form kleiner Papeln. Sie sind im allgemeinen auf entblößte Körperteile
beschränkt, vorzugsweise am Ohr (5 von 17 Fällen) und an den unteren Gliedmaßen (5 von 17 Fällen). Die oberen Gliedmaßen waren nur in 3 Fällen befallen,
die Sacralgegend und das Gesäß in 2 Fällen und in einem Fall die Nase. Lediglich
bei dem zuletzt beschriebenen Fall waren die 4 Glieder und der Rumpf beteiligt.

Im allgemeinen erfolgt keine Exsudation und die umgebende Haut hat normales Aussehen.

Subjektive Erscheinungen. Juckreiz bestand in 58% der Fälle (10 von 17), war
jedoch meist wenig intensiv. In einem einzigen Falle mit Lokalisation am Ohr
bestand bemerkenswerterweise deutliche Anaesthesie für Wärme und Schmerz,
sowie Hypoaesthesie für Berührungsreize. Keiner der Patienten erwähnte Schmerzen, doch klagten einige über unangenehme Empfindungen von Druck und
Spannung.

Extracutane Erscheinungen. Keine Manifestation der Krankheit an anderen
Organen mit Ausnahme von 3 Fällen (17%), bei denen die benachbarten lymphatischen Strukturen betroffen waren. Es muß jedoch betont werden, daß nur in

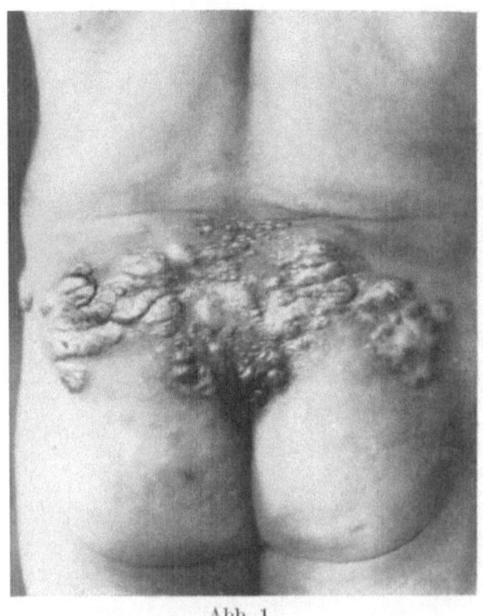

Abb. 1

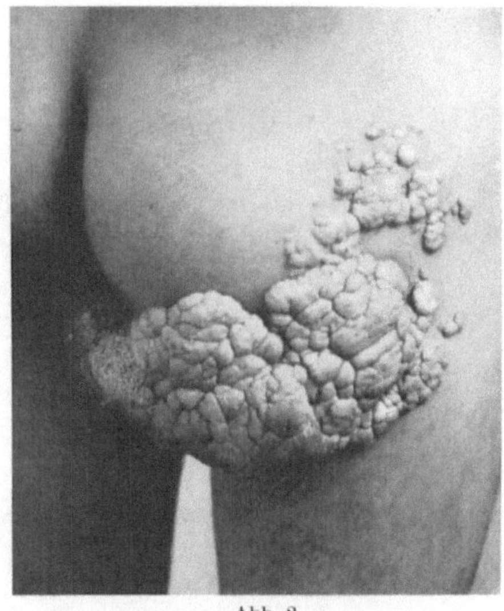

Abb. 2

Abb. 1 u. 2 entsprechen den Fällen von Jorge Lobo und von Azevedo; es sind die zwei einzigen Fälle mit dieser
Lokalisation

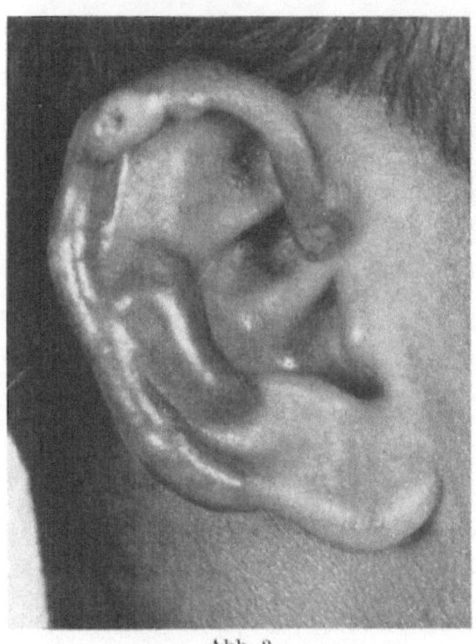

Abb. 3

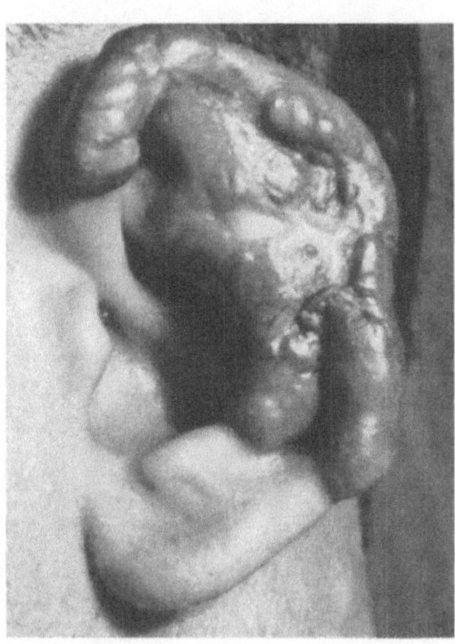

Abb. 4

Abb. 3, 4 u. 5 entsprechen den Fällen von Leite und von Azulay et al.; die Lokalisation am Ohr ist
besonders häufig (5 von 17 Fällen)

2 Fällen dieser Befund durch Feststellung des Parasiten im Lymphgewebe
erwiesen wurde. Klinisch bestand lediglich regionäre Lymphdrüsenschwellung,
jedoch ohne Erweichung; in einem dieser Fälle wurden auch Lymphstränge
beobachtet.

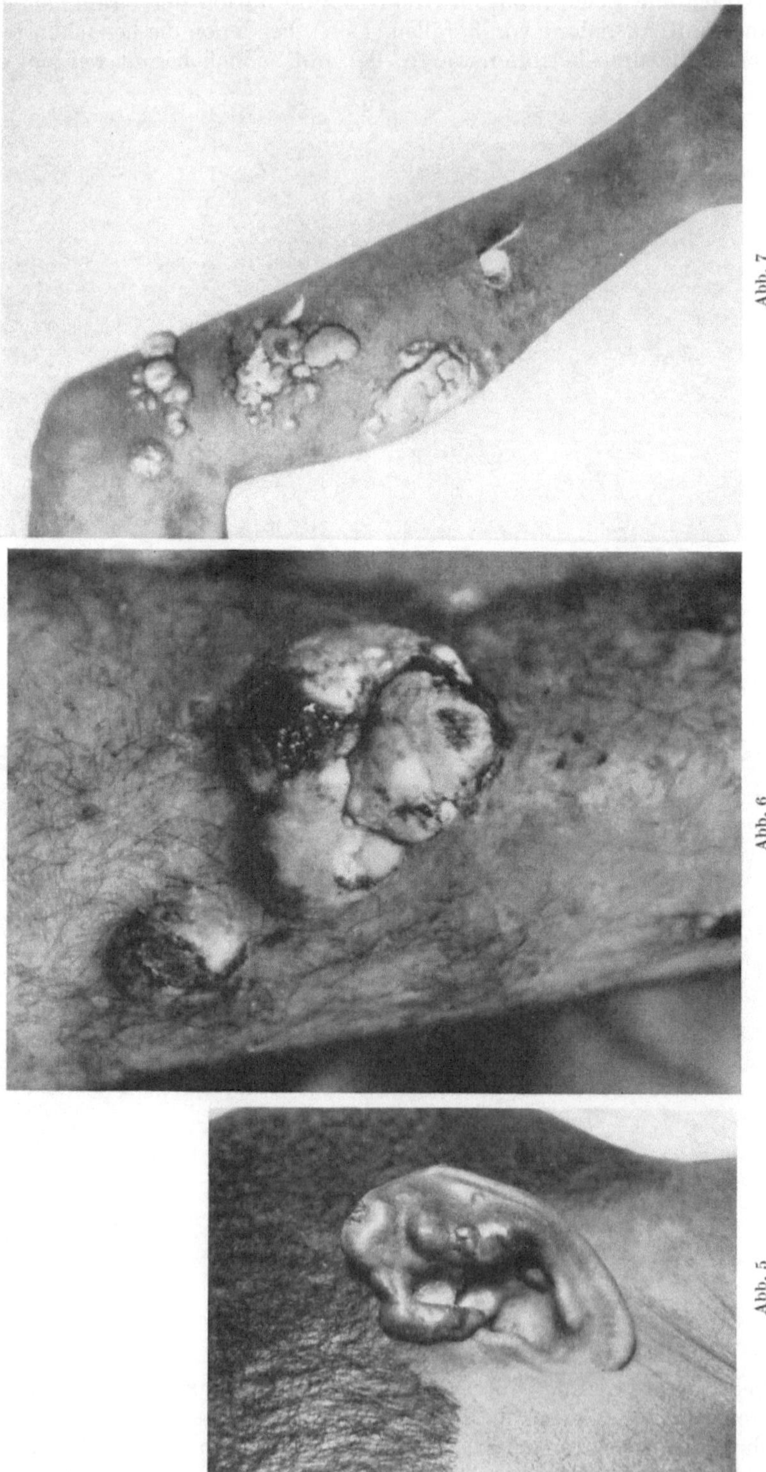

Abb. 7

Abb. 6

Abb. 5

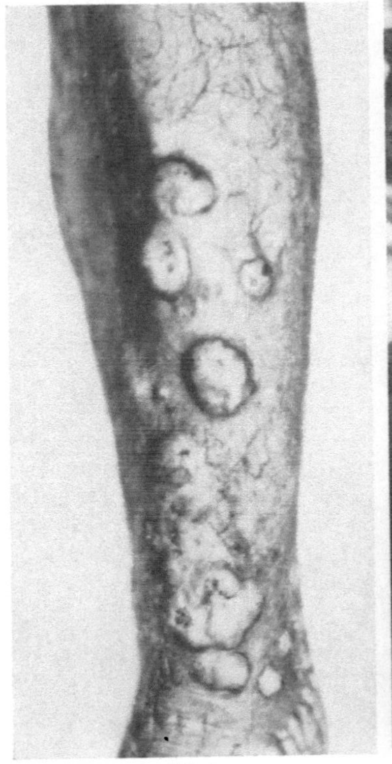

Abb. 8

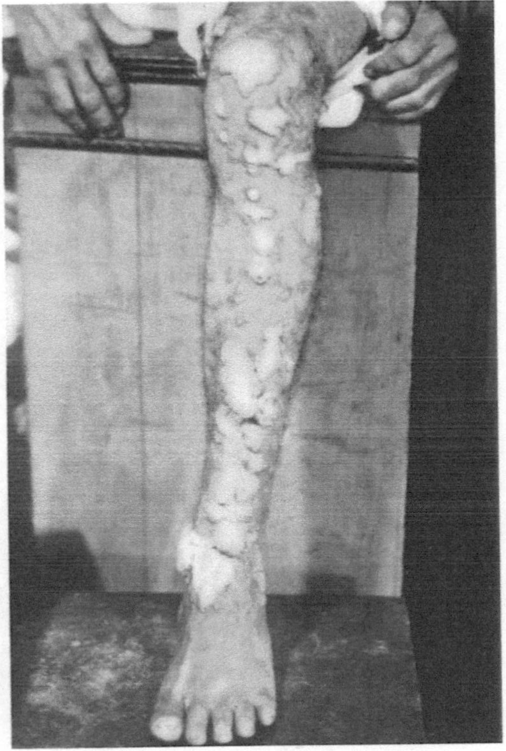

Abb. 9

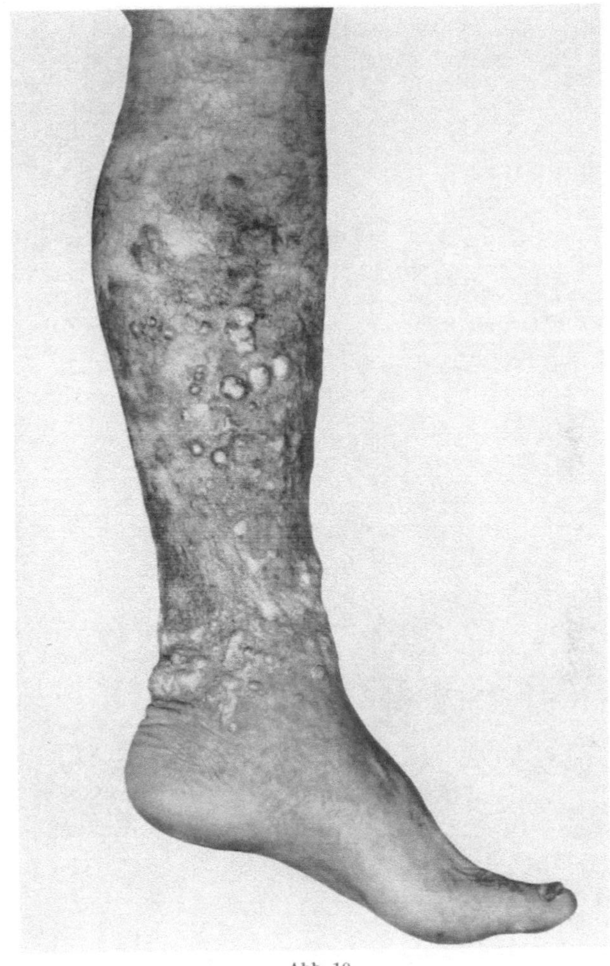

Abb. 10

Abb. 6, 7, 8, 9 u. 10 entsprechen der Reihenfolge nach den Fällen von CERRUTI u. ZAMITH (einer der seltenen ulcerierten Fälle), AZEVEDO, TREJOS u. ROMERO (in diesem Falle wurden auch die regionären Lymphknoten befallen), PINHEIRO u. LACAZ et al. Ebenso wie die Ohren gehören die unteren Extremitäten zu den am häufigsten befallenen Stellen (5 von 17 Fällen)

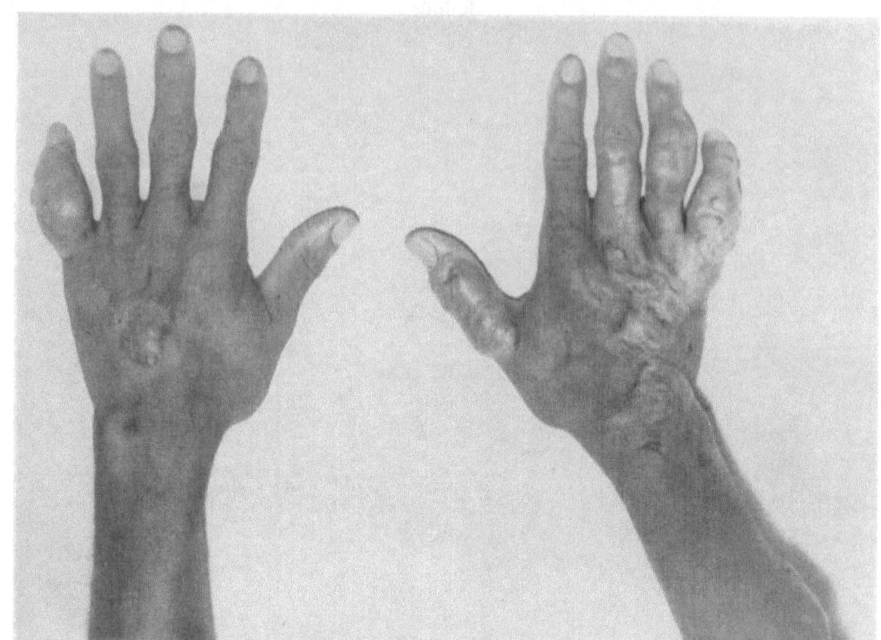

Abb. 11

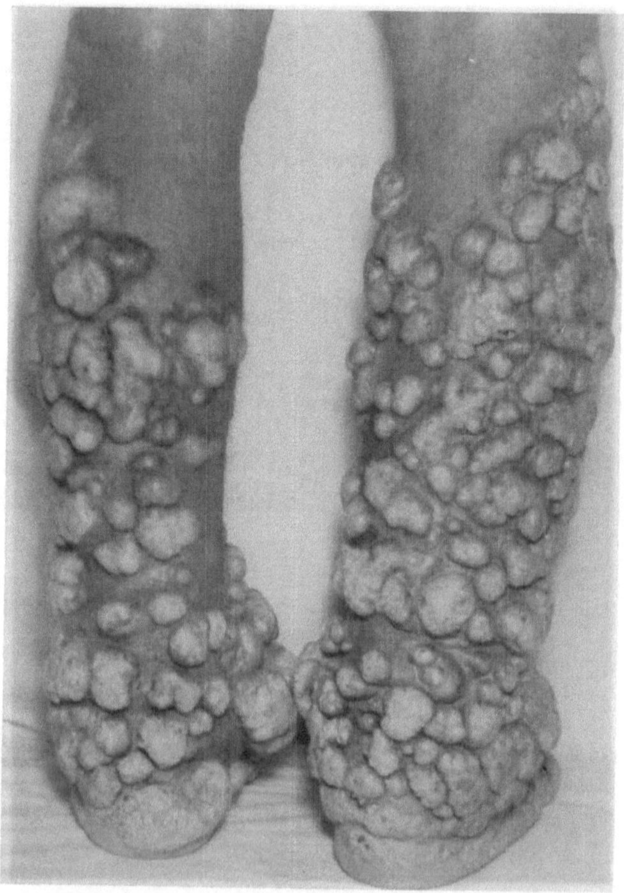

Abb. 12

Abb. 11 u. 12 zeigen die verschiedenen Aspekte des neuesten Falles (von B. SILVA). Von allen bisher untersuchten Fällen der mit der stärksten Generalisierung; Läsionen an allen Extremitäten und am Rumpf

Entwicklung. Ausgesprochen chronisch, langsam und langdauernd; in der Regel suchten die Patienten den Arzt nach 6—13jähriger Krankheitsdauer auf, mit Ausnahme von 2 Fällen (einer 1 Jahr und einer 3 Jahre nach Krankheitsbeginn).

Allgemeinzustand und Prognose. Der Allgemeinzustand ist gut. Die Krankheit ist örtlich begrenzt, ungefährlich und nur aus aesthetischen Gründen unangenehm.

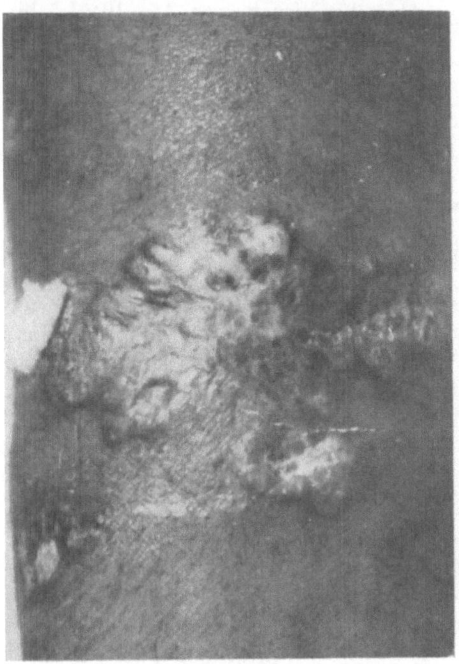
Abb. 13

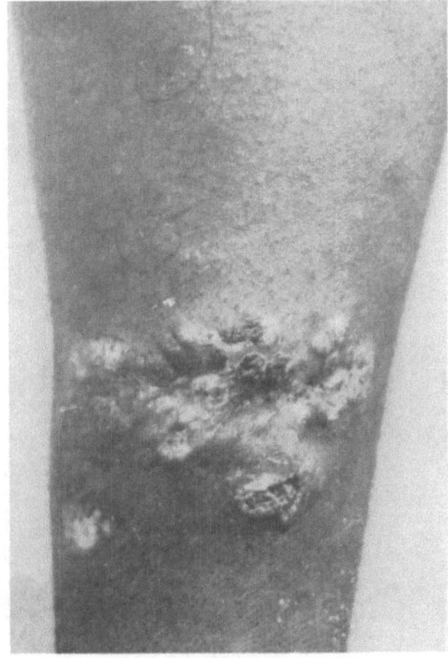
Abb. 14

Abb. 13 u. 14 entsprechen den Fällen von Rocha et al. bzw. O. Fonseca; es sind die beiden einzigen Fälle von Lokalisation am Unterarm

VI. Mykologie

Es werden die folgenden Seiten des Problems berücksichtigt:

Allgemeines und Pilzzüchtung. Von den 17 bisher untersuchten Fällen der Blastomykose vom Typ Jorge Lobo wurde in 14 die Züchtung des Pilzes versucht, aber nur in den 3 folgenden Fällen erreicht: in dem Initialfall von Jorge Lobo (1931), dem von Fonseca Filho (1943) und dem von Levino nach erneuter Untersuchung durch Carneiro (1954). Es handelt sich also um einen sehr schwer zu züchtenden Pilz, obwohl die verschiedensten Nährböden bei 37⁰ und bei Zimmertemperatur benutzt wurden. Diese Schwierigkeit ist von einigen Verfassern damit erklärt worden, daß eine große Zahl der Parasiten in den menschlichen Geweben tot sei; dies dürfte jedoch nicht zutreffen. Wir glauben vielmehr, daß es sich um einen sehr anspruchsvollen Pilz handelt.

Fonseca und Leão (1940) haben zum ersten Mal den Pilz beschrieben, der von Jorge Lobo bei seinem Initialfall isoliert wurde. Die Eigenheiten des isolierten Pilzes veranlaßten die Verfasser zu der Ansicht, daß es sich um eine neue, zur Gattung Glenosporella gehörige Species handelt; hier folgt deren Beschreibung:

„Parasit der Haut und des Subcutangewebes des Menschen, wo er in großer Menge erscheint, und zwar in der Form runder, hyaliner Zellen mit doppeltem Umriß der Zellwände; die Zellen sind isoliert oder Zwillingsformen oder auch in unregelmäßigen Gruppen vereinigt und vermehren sich ausschließlich durch Gemmulation. Durchmesser der rundlichen Zellen 6—11, im Durchschnitt 8,2 Micra, der elliptischen oder coccoiden 10—14 × 8—9 Micra. Bei der Kultur in allen üblichen Nährböden bilden sich bei Zimmertemperatur weiße, von Lufthyphen bedeckte Kolonien, die nach 3 Wochen einen Durchmesser von 1—1,5 cm erreichen. Mit Septum versehenes, faseriges, verzweigtes, hyalines Mycelium. Die wenigen Arthrosporen sind cylindrisch oder elliptisch und messen 5—6,5 × 1,75 × 2 Micra. Die zahlreichen hyalinen, mit Membran von doppelter Kontur umgebenen Aleurokonidien messen 3,5—10 × 1,5 bis 8,0 Micra, im Mittel 6,2 × 4,8, und werden von sehr langen Hyphen gehalten, die 20 Micra und mehr Länge und einen Durchmesser von 1,5 × 2,0 Micra erreichen. Diese erscheinen spät und lösen sich erst durch die Zerstörung des Myceliums, das sie bildet. Dazwischen können Klamidsporen oder Klamidaleurien gefunden werden."

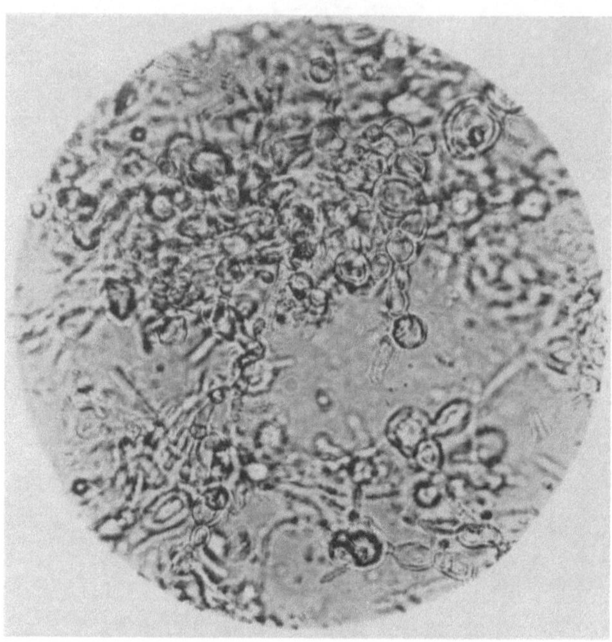

Abb. 15. Mikroskopischer Aspekt der Kultur von Paracoccidioides Loboi (Fall von Jorge Lobo)

Später (1943) wurde von Fonseca ein neuer Fall studiert, bei dem er den isolierten Pilz von dem vorigen verschieden fand, so daß er die Gattung Glenosporopsis und die Species Glenosporopsis amazonica schuf. Obwohl es sich hier um eine beachtenswerte Meinung handelt, sind sich doch praktisch alle Verfasser einig, daß der Fall Fonsecas als Jorge-Lobo-Krankheit betrachtet werden muß.

1946 überprüften Leão u. Mitarb. erneut den seit 15 Jahren in der Sammlung der Mykologischen Abteilung des Instituto Oswaldo Cruz befindlichen und als Glenosporella Loboi verzeichneten Pilz. Sie stellten fest, daß dieser auf Blut-Gelose bei 37⁰ ausgesäte Pilz gräuliche Kolonien von glatter Oberfläche und weicher Konsistenz bildete, die nur schwach am Nährboden hafteten. Bei der mikroskopischen Prüfung stellten die Verfasser fest, daß der Pilz folgende Merkmale zeigte: runde Zellen mit Membran von doppelter Kontur und Dimensionen von 3 und 25 Micra Durchmesser; die Vermehrung erfolgte durch ein- oder mehrfache Gemmulation. Sie betonen, daß bei einigen dieser Zellen die Sprossung an der ganzen Peripherie (steuerradartig) erfolgte, so wie es bei *Paracoccidioides brasiliensis* festgestellt wurde. Rudimentäre Mycelien mit pleurogenen, gestielten Aleurien konnten ebenfalls mikroskopisch festgestellt werden. Diese Befunde veranlaßten die Verfasser zu der Ansicht, daß die ätiologischen Pilze der Mykosen von Gilchrist, Lutz und Jorge Lobo drei verschiedene Species derselben Gattung sein müßten.

Später (1948) inoculierten Leão u. Mitarb. diesen bei 37⁰ in Blut-Gelose gezüchteten Pilz (Rundformen) in Hoden von Meerschweinchen und Mäusen, wodurch sie eine Orchiepididymitis erzeugten. Die Untersuchung des Eiters dieser Läsionen zeigte die Anwesenheit von Rundformen mit Membran doppelter Kontur und einfacher oder mehrfacher Knospung (Kryptosporulation), so wie sie bei P. brasiliensis vorkommt. Das histologische Aussehen der Experimentalläsionen war ebenfalls mit dem bei P. brasiliensis beobachteten identisch. Diese Befunde bestärkten den Gedanken einer Annäherung der 3 Blastomykosen: von Lobo, von Lutz und von Gilchrist. Im selben Jahre kamen Almeida und Lacaz bei neuerlicher Prüfung der Kultur des Initialfalles von Jorge Lobo zu gleichen Schlußfolgerungen, so daß sie den Erreger der Jorge Lobo-Mykose als eine neue Species der Gattung *Paracoccidioides — Paracoccidioides Loboi —* ansahen.

Im Jahre 1949 teilte Azevedo mit, daß er im menschlichen Material seiner Fälle von Jorge Lobo-Mykose „Kryptosporulation" beobachtet hätte und kommt auch zu dem Schluß, daß *Glenosporella Loboi* und *Glenosporopsis amazonica* Synonyme von *P. brasiliensis* sein müßten. Dieser Verfasser betrachtet die Jorge Lobo-Mykose lediglich als eine klinische Form der Lutz-Mykose mit besonderen Eigenheiten, die von verschiedenen Reaktionen des Wirtes und Unterschieden in der Einfallspforte des Parasiten herrührten. Dieselbe Meinung wurde 1950 von Almeida geäußert. Artagaveytia-Allende und Montemayor kamen bei dem Studium der einzigen im Laboratorium bewahrten Kultur von Glenosporella Loboi zu dem Schluß, daß diese mit P. brasiliensis identisch ist.

Auch Conant glaubt, daß der Pilz der Mykose vom Typ Jorge Lobo derselbe ist wie der der Lutz-Mykose, und daß die erstere also eine klinische Abart der Lutz-Mykose darstelle.

Wie aus den letzten Arbeiten hervorgeht, bestand eine wesentliche Tendenz zur Annäherung der Pilze der Mykosen von Lutz und Jorge Lobo, so sehr, daß einige Autoren die fraglichen Pilze sogar für identisch hielten. Diese Arbeiten stützten sich hauptsächlich auf das Studium der seit mehr als 15 Jahren in den Laboratorien gehaltenen Initialkultur. Vor kurzem nahm jedoch Carneiro (1952) eine gründliche mykologische Untersuchung des Problems vor und versuchte einige dieser Arbeiten zu entkräften. Er versuchte mit allen Mitteln, den Pilz von 4 Fällen der Jorge Lobo-Krankheit zu züchten und hatte in zweien Erfolg. Er benützte die folgenden Nährböden: Nähragar, Loeffler, Loewenstein, einfache Bouillon, Glucose-Bouillon, Agar-Cystein, Agar-Thiamin, Czapeck (Dox-Thom), Sabouraud-Glucose und Blut-Agar. Er versuchte ebenfalls die Züchtung in Anaerobiose unter Benutzung der Nährböden von Hitchens und von Tarozzi, doch gelangen ihm Kulturen nur in Nähragar und Glucosebouillon, während die Subkulturen auch im Sabouraud-Nährboden wuchsen. In 2 Fällen gelang es Carneiro mehrfach einen Pilz zu isolieren, der stets dieselben Merkmale aufwies. Eine der Kulturen wurde von dem Fall gewonnen, der 1943 von Olimpio da Fonseca untersucht wurde und ihm die Aufstellung der Gattung *Glenosporopsis amazonica* erlaubte. Die andere Kultur wurde von einem der Fälle Livinos erhalten. Die Prüfung dieser beiden Kulturen zeigte, daß sie identisch unter sich und auch mit der ursprünglichen Kultur von Olimpio da Fonseca waren. *Glenosporopsis amazonica* und *Glenosporella Loboi* wären demnach Synonyme.

Die Subkulturen in Sabouraud-Glucose zeigen üppige Vegetation, sind anfänglich weiß, nehmen aber nach 10—15 Tagen gräuliche Färbung an; das Aussehen ist hirnähnlich und unveränderlich trotz aller Verschiedenheiten der Züchtung (Temperaturänderungen, Nährböden usw.). In der Bouillon beobachtet man Flockenbildung am Boden der Röhre. Bei den durch Aussäen von Fragmenten menschlichen Gewebes erhaltenen Initialkulturen überwogen die Rundformen vom durchschnittlichen Ausmaß von 11 μ mit einfacher Sprossung; Formen mit mehrfacher Sprossung waren selten, das Mycelium rudimentär. Im

Gegensatz hierzu überwiegen bei den Subkulturen verzweigte und unterteilte Mycelfasern; es wurden eingeschaltete und endständige Klamidosporen, sowie einzelständige oder in Ketten von 3—5 Elementen angeordnete Makroconidien und Aleurosporen beobachtet. Die wiederholte Inoculation der Kulturen in Laboratoriumstieren (Meerschweinchen, Kaninchen, Hamstern, weiße Ratten und Paracatota [Sciurus sp.]) ergab weder intraperitoneal noch intratesticulär positive Resultate.

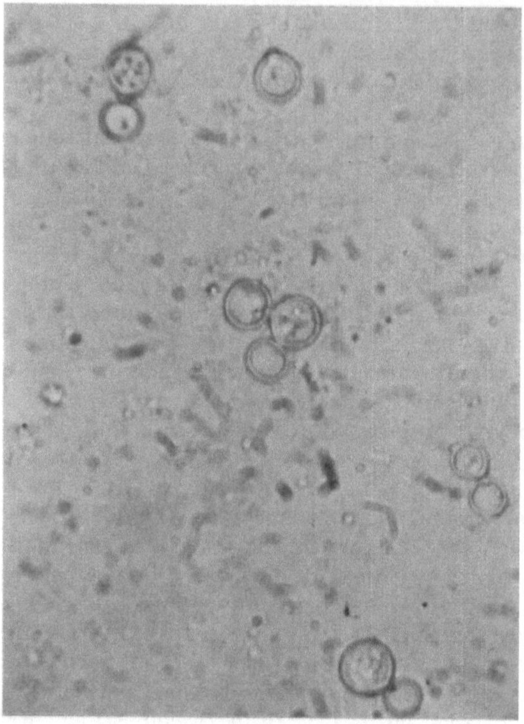

Diese Befunde stehen völlig im Gegensatz zu denen von AREA LEÃO u. Mitarb. (1946 und 1948) und denen von ALMEIDA und LACAZ (1948). CARNEIRO deutet diese Unstimmigkeit auf folgende Weise: Die in der Mykothek des Instituts Oswaldo Cruz befindliche Kultur vom *Glenosporella Loboi*-Typ wäre nicht die ursprüngliche, sondern eine Kultur von *P. brasiliensis*. Diese Tatsache erkläre sich entweder durch Verwechslung der Probiergläser oder durch Verunreinigung mit Acarinus mycophagus. Diese Deutung CARNEIROs gründet sich auf die Tatsache, daß nach einer Veröffentlichung von A. LEÃO u. Mitarb. (1945) in der Mykothek des Instituts Oswaldo Cruz eine Verseuchung mit Acarus mycophagus stattgefunden hat. Die einzigen echten noch verbleibenden Kulturen der Lobo-Mykose wären also nach CARNEIRO die

Abb. 16

Abb. 16 u. 17. Verschiedene Aspekte des Pilzes bei Untersuchung des Frischpräparates, zwischen Objektträger und Deckglas (450mal)

1943 vom Fall O. FONSECAs isolierte, die zweite, von ihm 1952 vom selben Fall erneut isolierte und schließlich die dritte von einem der von LIVINO beobachteten Fälle der Lobo-Krankheit. Alle diese 3 Pilze verhalten sich gleichartig: a) sie rufen keine Läsionen in Laboratoriumstieren hervor; b) ihre Kulturen ergeben stets hirnähnliche, nicht reversible Kolonien bei allen benutzten Nährböden und Temperaturen; c) sie zeigen keine Kryptosporulation. Abschließend kommt also CARNEIRO zu der Schlußfolgerung, daß a) die gegenwärtig im Institut Oswaldo Cruz existierende Kultur von *Glenosporella Loboi* in Wirklichkeit eine von *P. brasiliensis* ist; b) daß der erste, die Jorge Lobo-Mykose hervorrufende Pilz gegenwärtig nur von der von OLIMPIO DA FONSECA und den beiden kürzlich von ihm erzielten Kulturen vertreten wird; c) daß nach den Eigenheiten des von ihm isolierten Pilzes der ätiologische Erreger der Jorge Lobo-Mykose von dem der Lutz-Mykose verschieden ist; d) daß die zwischen beiden bestehenden Ähnlichkeiten erlauben, sie in dieselbe Gattung *Paracoccidioides* einzuordnen; e) der ätiologische Erreger der Jorge Lobo-Mykose sollte mit *Paracoccidioides Loboi* bezeichnet werden.

Mikroskopisches Aussehen des Parasiten. Die Morphologie des Pilzes ist am Frischpräparat und an histologischem Material untersucht worden. Zwischen

Objektträger und Deckglas beobachtet man an den Gewebswasser-Präparaten, denen meist auch Blut beigemischt ist, die folgenden Merkmale: Die Parasiten zeigen rundliche oder eiförmige Gestalt, messen 10—16 μ und haben eine doppeltbrechende Kapsel von doppelter Kontur. Formen mit einfacher Knospung sind häufig, mit doppelter oder dreifacher selten. Die Tochterzellen bleiben im allgemeinen mit der Mutterzelle verbunden, bis sie die Größe einer erwachsenen Zelle erreichen. Man beobachtet ebenfalls Ketten, meist linear, von 2—5 Zellen. Zahlreiche Parasiten sind nur durch die leeren Kapseln vertreten.

An den histologischen Schnitten wird dasselbe beobachtet: Die Zahl der Knospen ist im allgemeinen klein: nur in unserem eigenen Falle konnten wir fünf noch mit der Mutterzelle zusammenhängende Tochterzellen beobachten; die linearen Ketten sind größer als in den Frischpräparaten. Nach Färbung mit Hämatoxylin-Eosin beobachtet man im Innern der Kapseln eine farbige, mehr oder weniger kompakte, aus basophilen Klümpchen gebildete Masse. Durch Anwendung der Gram-Weigert-Methode und der Silberammoniak-Methode von PERDRAU werden Einzelheiten der Teilung des Parasiten deutlich; im allgemeinen wird das anfänglich rundliche Protoplasma birnenförmig und berührt mit der nach außen gerichteten Spitze die Kapsel; das Plasma tritt durch eine kleine Öffnung aus, so daß ein neues Element entsteht; zwischen den zwei Zellen verbleibt eine sehr kurze Röhre, derart, daß sie Sanduhr- oder Hantelform annehmen. Nach Färbung mittels der Masson-Methode kann man rund um die Kettenformen einen bläulichen Hof erkennen, der von einer homogenen durchsichtigen Substanz gebildet wird, die von FIALHO als „Schutzhülle" bezeichnet wurde. Mit Ausnahme von AZEVEDO sind alle Autoren darüber einig, daß die sog. Kryptosporulation, die so charakteristisch für *P. brasiliensis* ist, nicht vorkommt. LEITE macht auf die Tatsache aufmerksam, daß AZEVEDO die Aspekte der vielfältigen Knospung als Kryptosporulation gedeutet hat.

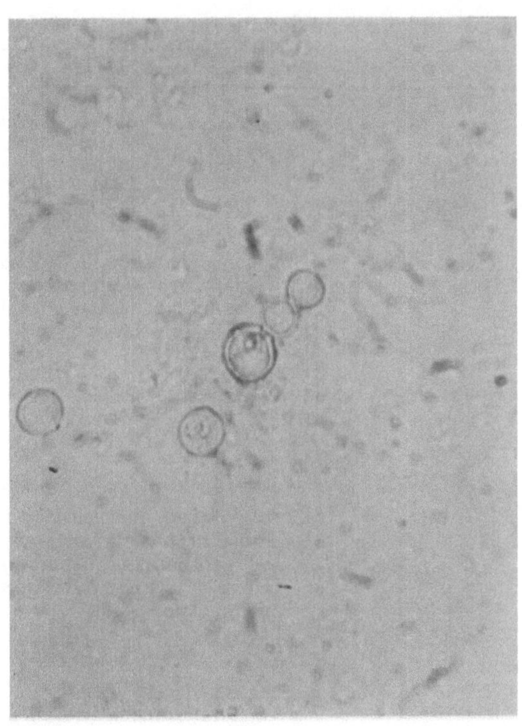

Abb. 17

Durch Anwendung der Methode von McMANUS HOTCHKISS nimmt der Parasit rote Färbung an.

Es verdient hervorgehoben zu werden, daß die Parasiten in allen untersuchten Fällen außerordentlich zahlreich waren und eine gewisse Einheitlichkeit der Größe aufwiesen.

Einordnung des Parasiten. Unserer Ansicht nach gehört der ätiologische Erreger der Jorge Lobo-Mykose zur Gattung Paracoccidioides und sollte *Paracoccidioides Loboi* Almeida, Carneiro 1952 benannt werden.

Als Synonyme bestehen: Glenosporella Loboi Fonseca Filho und Leão 1940; Glenosporopsis Amazonica Fonseca Filho 1941; Paracoccidioides Loboi Almeida, Carneiro 1952; Blastomyces Loboi M. Langeron, R. Vanbreuseghem 1952.

VII. Unterschiede zwischen P. Loboi und P. brasiliensis

Es sind verschiedene Aspekte zu berücksichtigen.

	P. Loboi	P. brasiliensis
1. Untersuchung am Frischpräparat und Histologie		
a) Menge	Stets unzählig	Auch in reichhaltigstem Material ist die Menge nicht annähernd so groß wie in den Fällen von Jorge Lobo; die Parasiten spärlich
b) Aussehen und Form	Im allgemeinen rundlich, doch werden Birnenformen beobachtet; beträchtliche Anzahl von Kapseln ohne Cytoplasma	Stets rundlich; Kapseln ohne Cytoplasma sind selten
c) Größe	Geringe Schwankung; Durchmesser 6—12 μ	Sehr wechselnd, von Kleinstformen (1 μ) bis Riesenformen (60 μ). Vorherrschen der einfachen Knospung; mehrfache selten. Beobachtung von Kryptosporulation
d) Vermehrung	Vorherrschen der einfachen Knospung; mehrfache selten (Maximum 5 Tochterzellen). Niemals Kryptosporulationsformen	Vorherrschen der einfachen Knospung; mehrfache selten. Beobachtung von Kryptosporulation
2. Kultur		
a) Erlangung	Sehr schwierig. (Positiv in 3 von 13 untersuchten Fällen)	Sehr einfach
b) Makroskopisches Aussehen	Stets hirnartig (irreversibel)	Manchmal flaumig, zuweilen hirnartig
c) Mikroskopisches Aussehen	Mycelfäden vermischt mit Rundzellen von einfacher und mehrfacher Knospung; niemals Kryptosporulation	Bei Zimmertemperatur nur Mycelien; bei 37⁰ nur Rundformen mit ein- und mehrfacher Knospung, einschließlich Kryptosporulation
3. Virulenz		
a) Mensch	Auf die Haut beschränkte Läsionen; selten Invasion des regionären Lymphsystems	Niemals umschriebene Läsionen; früher Befall von praktisch allen Organen
b) Tier	Keine Virulenz	Charakteristische Orchiepididymitis
4. Inoculation		
Inoculation in der Chorion-Allantois-Membran des Hühnerembryos	Nach Lemos Monteiro u. Mitarb., verschiedenes Verhalten der beiden Pilze	

VIII. Pathologie

Alle bisher beobachteten Fälle wurden auch vom histopathologischen Gesichtspunkt untersucht. Wir betonen jedoch, daß die gründlichsten diesbezüglichen Arbeiten von Lobo (1931), Fialho (1938), Guimarães und Macedo

(1950) und Leite (1954) stammen. Die geschilderten Läsionen sind charakteristisch und ermöglichen schon allein die Diagnose dieses Blastomykose-Typs.

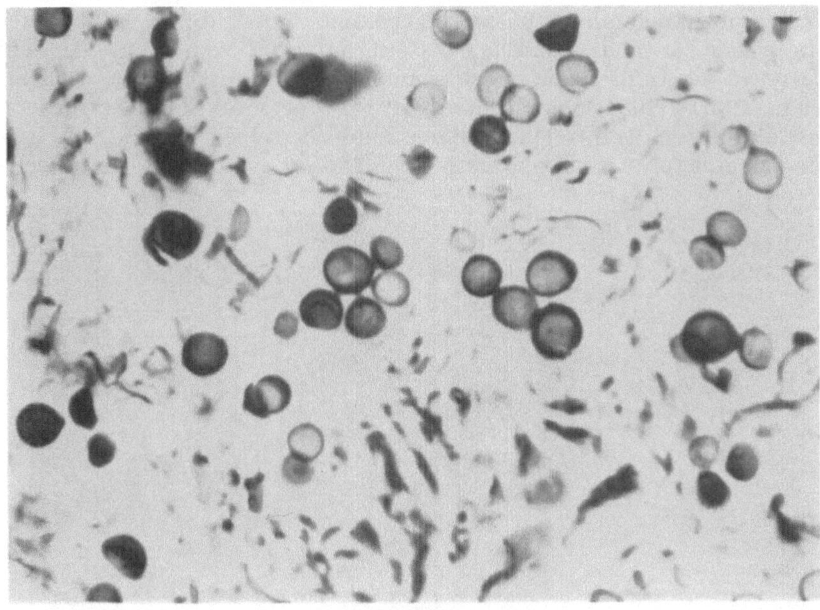

Abb. 18

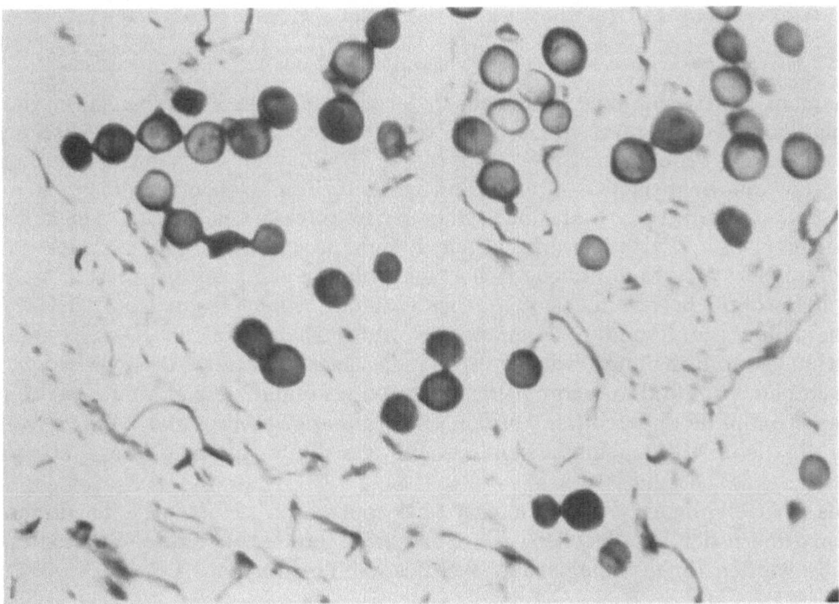

Abb. 19

Abb. 18 u. 19. Histologischer Schnitt (Färbung nach Perdrau; 450mal). Abb. 18 zeigt im Zentrum eine Mutterzelle und um sie herum mehrfache Knospung (4 mit der Mutterzelle verbundene Tochterzellen); Abb. 19 zeigt Knospenketten mit mehreren Zellen

Die Epidermis ist im allgemeinen intakt, jedoch atrophisch; Verschwinden der interpapillären Zäpfchen. Zuweilen besteht jedoch Acanthose und Hyperkeratose; Erosion nur ausnahmsweise.

Vorherrschen der spezifischen Läsion auf der Cutis, die ganz oder fast ganz von einer großen Zellinfiltratmasse eingenommen wird, die in Läppchen oder Bündeln kollagener und elastischer Fasern unterteilt sein kann. In einigen Fällen erreicht das Infiltrat die Subcutis und selbst die Muskelebene. In dem von Azulay u. Mitarb. (1954) untersuchten Fall wird die Intaktheit des Ohrknorpels erwähnt, obwohl das Infiltrat auf beiden Seiten desselben bestand. Es handelt sich um eine außerordentlich produktive Infiltration, bei der das vorherrschende

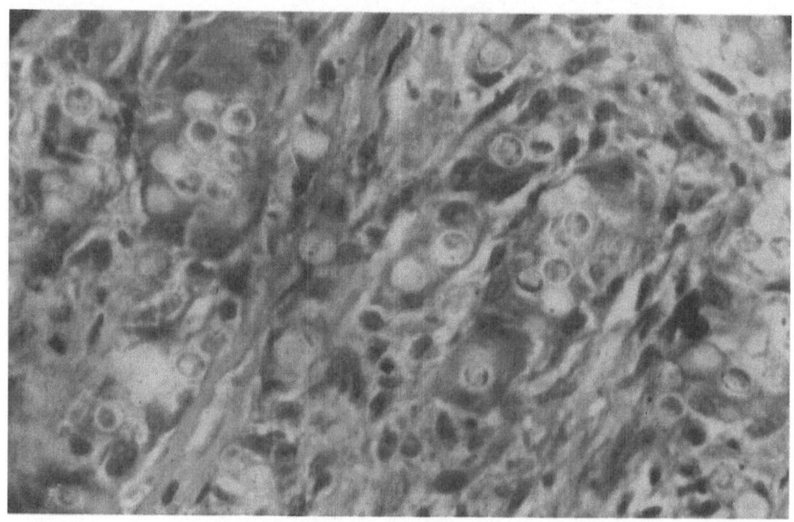

Abb. 20. Mit Hämatoxylin-Eosin gefärbtes Schnittpräparat (450mal) reich an rundlichen Parasiten mit Wänden doppelter Kontur; in einigen fehlt das Cytoplasma, so daß nur die Membran zu sehen ist

Zellelement der Histiocyt ist, und zwar in der Mehrheit der Fälle so ausgesprochen, daß man ohne die Anwesenheit des Parasiten den Eindruck einer Histiocytomatose haben würde. Eine große Zahl dieser Histiocyten ist vacuolär wie Leprocyten; die mit Scharlach R oder Sudan III gefärbten Gefrierschnitte zeigen die Anwesenheit von intracytoplasmatischen Fetttröpfchen; es handelt sich um eine doppeltbrechende Fettsubstanz. Auch Langhanssche Riesenzellen oder solche vom Typ der von Fremdkörpern hervorgerufenen sind häufig und manchmal von ungewöhnlichen Dimensionen. In einigen Fällen liegen die Histiocyten nebeneinander und bilden Knötchen von Epitheloidzellen. Die exsudative Reaktion ist minimal und wird von kleinen Entzündungsherden vertreten, die aus Lymphocyten und manchmal Plasmocyten bestehen. Ausnahmsweise können einige Eosinophile angetroffen werden. Hautanhangsgebilde und Nerven werden durch die dichte Infiltratmasse zerstört. Es besteht Proliferation der Reticulum-Fasern.

Die überreichlichen Parasiten sind teils sporadisch verstreut, teils finden sie sich im Innern der Riesenzellen. Die verschiedenen Aspekte dieses Parasiten im Gewebe werden im mykologischen Teil besprochen werden.

IX. Inoculationen in Laboratoriumstieren

Von den 16 untersuchten Fällen lieferten 7 den verschiedenen Autoren Material für Inoculationen in Laboratoriumstieren. In der Regel wurde dieses vom

Menschen erlangte Material in Salzlösung zerrieben und folgenden Tieren inoculiert: Meerschweinchen, Ratten, Hamstern, Mäusen und Rhesusaffen. In den meisten Fällen erfolgte die Inoculation intratesticulär, in sporadischen Fällen auch subcutan, intracutan und intraperitoneal. Keiner der Forscher erzielte positive Resultate.

In einem einzigen Falle wurde die Inoculation dieses Materials in die Chorion-Allantois-Membran des Hühnerei-Embryos versucht. Nach LEMOS MONTEIRO u. Mitarb. waren die an dieser Membran durch den Parasiten hervorgerufenen Läsionen von denen durch identische Inoculation von Paracoccidioides brasiliensis verursachten verschieden.

Zweimal wurde versucht, Kulturmaterial in Tiere zu inoculieren, wobei widersprechende Resultate erzielt wurden. LEÃO u. Mitarb. (1948), die von einer Kultur ausgingen, welche von Material des Initialfalles von JORGE LOBO gewonnen wurde, führten experimentelle Arbeiten durch. Sie inoculierten in die Hoden von Meerschweinchen und Mäusen eine salzige Suspension von 1 Monat altem, auf Blutagar bei 37° gewonnenem Kulturmaterial (Sproßformen). Es gelang ihnen, 1 Monat nach der Inoculation eine eitrige Orchitis hervorzurufen. Der Eiter zeigte einfache und vielfältige Sproßformen (Kryptosporulation). Es gelang die Rückkultur und Serienpassage bei anderen Meerschweinchen. Diesen positiven Resultaten stehen die negativen von CARNEIRO (1952) gegenüber, der vergeblich Inoculationen bei Meerschweinchen und Hamstern vornahm, wobei er von Kulturen von zwei Fällen der Jorge Lobo-Mykose ausging. CARNEIRO glaubt, daß die von AREA LEÃO u. Mitarb. benutzte Kultur nicht die vom Falle JORGE LOBOs isolierte Originalkultur war, sondern eine Kultur von Paracoccidioides brasiliensis (Verunreinigung).

X. Immunologie

Auf diesem wichtigen Gebiete sind nur sehr wenige Untersuchungen durchgeführt worden. LOBO (1933) stellte beim Studium seines Initialfalles fest, daß der Intracutan-Test und die Komplementbindungsreaktion gegen Antigene von Paracoccidioides brasiliensis negativ waren. CARNEIRO (1952) ging noch einen Schritt weiter und stellte fest, daß bei 3 Patienten mit Lutz-Mykose der Intracutan-Test und die Komplementbindungsreaktion gegen Antigene von Glenosporella Loboi negativ waren, während nur ein Patient einen negativen Intracutan-Test und eine negative Komplementbindungsreaktion gegen Antigene von Paracoccidioides brasiliensis aufwies.

Auch bei dem Fall von LACAZ u. Mitarb. (1955) war die Komplementbindungsreaktion gegen das Polysaccharid-Antigen von P. brasiliensis negativ, während die Intracutanreaktion mit Paracoccidioidin leicht positiv ausfiel.

XI. Diagnose

Die Vermutungsdiagnose wird unter Berücksichtigung der folgenden Punkte gestellt:

Keloidartiges Aussehen der Läsionen.

Chronischer Charakter der Krankheit (langdauernd).

Lokalisierte, einseitige Läsionen.

Im allgemeinen stammen die Patienten aus der Amazonasgegend.

Die *Differentialdiagnose* hat zu berücksichtigen: Keloide, Lepra, Molluscum pendulum und Xanthom.

Die Laboratoriumsdiagnose wird mit folgenden Methoden gestellt:

1. Untersuchung des frischen Materials zwischen Objektglas und Deckglas.

Große Mengen runder Zellen mit Membran von doppelter Kontur, darunter einige birnenförmige mit einfacher oder mehrfacher Knospung.

2. Histopathologische Untersuchung.

Wie schon geschildert, ist das Aussehen sehr charakteristisch.

3. Kultur ist sehr schwierig und gelang nur in 3 Fällen. Es müssen verschiedene Nährböden benützt werden und als Inoculum ein vom Parasiten befallenes Gewebsfragment.

4. Inoculation. Keine Reproduktion der Läsionen, ganz gleich, welche Inoculationsweise und welche Tiere gewählt werden.

XII. Therapie

Sulfonamide, Trypaflavin, Kaliumjodid, Trypanblau und Stilbamidin wurden ohne Erfolg angewandt, ebenso die Röntgentherapie. Elektrokoagulation und Chirurgie sind die Methoden der Wahl.

XIII. Unterschiede zwischen der Lutz-Mykose und der Jorge Lobo-Mykose

Seit ihrer Entdeckung bis zum Jahre 1946 ist die Jorge Lobo-Mykose von allen Autoren als klinisch und mykologisch gut definierte Krankheit angesehen worden. Mit der Arbeit von Area Leão u. Mitarb. tauchten 1946 die ersten Zweifel auf, denn diese Autoren stellten Ähnlichkeiten zwischen den Erregern der Mykose von Lutz, Jorge Lobo und Gilchrist fest, die sie zu der Anregung veranlaßten, diese 3 Pilze als verschiedene Species derselben Gattung zu betrachten. Azevedo und Almeida gingen noch weiter und drückten die Ansicht aus, daß *Glenosporella Loboi* ein Synonym für *Paracoccidioides brasiliensis* und somit die Lobo-Mykose eine gutartige klinische Form der Lutz-Mykose sei.

Wir sind mit anderen Autoren (Lacaz, Carneiro, Nery Guimaraẽs und Leite) der Ansicht, daß der Parasit der Jorge Lobo-Mykose eine neue Species der Gattung Paracoccidioides *(P. Loboi)* ist, es sich also um eine selbständige, von der Lutz-Mykose verschiedene Krankheit handelt. Die Unterschiede zwischen diesen beiden Mykosen sind die folgenden:

	Jorge Lobo-Mykose	Lutz-Mykose
1. Geographische Verteilung	Auf das neotropische Gebiet beschränkt	In praktisch allen Ländern Süd- und Mittelamerikas angetroffen
2. Initialläsion	Auf den unbekleideten Hautteilen	In der großen Mehrheit der Fälle in der Mundhöhle
3. Invasionsfähigkeit	Auf die Haut beschränkt. In Ausnahmefällen geringfügige Invasion der regionären Lymphknoten	Schneller Befall praktisch aller Organe und Systeme

	Jorge Lobo-Mykose	Lutz-Mykose
4. Entwicklung und Prognose	Sehr langsam (in 87,5% der Fälle bestand die Krankheit seit 6—31 Jahren). Keine Mortalität	Verhältnismäßig schnelle Evolution. Ohne Behandlung beträgt die Mortalität 100% vor Ablauf von 3 Jahren der Erkrankung
5. Sulfonamidtherapie	Erfolglos	Ausgezeichnete Wirkung
6. Histopathologie	Vorwiegend histiocytäres Granulom mit Schaumzellen; unbedeutende exsudative Reaktion	Fehlen von Schaumzellen; produktive und exsudative Reaktion in praktisch gleichem Verhältnis nachweisbar
7. Menge der Parasiten in den Geweben	Außerordentlich zahlreich	Selbst in den Fällen mit der größten Zahl ist diese unbedeutend im Vergleich zu der bei der Jorge Lobo-Mykose
8. Züchtung des Pilzes	Außerordentlich schwierig (nur in 3 Fällen gelungen)	Sehr einfach
9. Inoculation in Tiere von menschlichem Material	Negativ	Positiv
10. Immunologie	Spezifische Reaktionen für beide Krankheiten (Intracutan-Test und Komplementbindungsreaktion) mit den betreffenden Antigenen	

Literatur

ALMEIDA, F.: Considerações sôbre a blastomicose sul-americana em sua forma queloideana. Rev. Inst. A. Lutz (S. Paulo) 10, 31 (1950). — ALMEIDA, F., e C. S. LACAZ: Blastomicose „tipo Jorge Lobo". An. Fac. Med. S. Paulo 24, 5 (1948/49). — ARTAGAVEYTIA-ALLENDE, R. C., y L. MONTEMAYOR: Estudio comparativo de varias cepas de Paracoccidioides brasiliensis y especies afines. Mycopathologia (Den Haag) 4, 356 (1949). — AZEVEDO, P. C.: Algumas considerações sôbre a micose de Jorge Lobo. Tese de livre-docencia. Belém, Pará: Of. Graf. Ref. Vet. 1949. — AZULAY, R. D.: Contribução ao estudo de micose de Lutz. Tese Rio de Janeiro 1950. — AZULAY, R. D., J. MIRANDA e J. D. AZULAY: Doença de Jorge Lobo (15⁰ caso da literatura). Hospital (Rio de J.) 51 (6), 685 (1957).

CARNEIRO, L. S.: Contribuição ao estudo microbiológico do agente etiológico do agente etiológico da doença de Jorge Lobo. Tese de livre-docencia. Recife, Impr. Industrial, 1952. — CERRUTI, H., e V. A. ZAMITH: Um caso de blastomicose, tipo Jorge Lobo. Com. á Sessão de Dermat. e Sif. da Assoc. Paul. Med. Julho, 1948. — CIFERRI, R., L. S. CARNEIRO, S. CAMPOS and P. C. AZEVEDO: Advance in the knowledge of the fungus of Jorge Lobo's disease. J. trop. Med. Hyg. 59 (9), 214 (1956). — CONANT, N. F., and A. HOWELL: Etiological agents of North and South American blastomycosis. Proc. Soc. exp. Biol. (N.Y.) 46, 426 (1941).

FIALHO, A.: Blastomicose do tipo „Jorge Lobo". An. Inst. Mod. Clin. Med. 18, 615 (1937). — Blastomicose do tipo „Jorge Lobo". Hospital (Rio de J.) 14, 903 (1938a); 14, 903 (1938b). — Localizações pulmonares da micose de Lutz, Tese de professorado, Rio de Janeiro. Jornal do Comércio, 1946. — FONSECA, FILHO, O.: Parasitologia Médica. Rio de Janeiro: Edit. Guanabara 1943. — FONSECA FILHO, O., e A. E. A. LEÃO: Contribuição para o conhecimento das granulomatoses blastomycoides. O agente etiológico da doença de Jorge Lobo. Rev. Med. Cir. Brasil 48, 143 (1940).

GUIMARÃES, F. N., e D. G. MACEDO: Contribuição ao estudo das blastomicoses na Amazonia. Hospital (Rio de J.) 38, 223 (1950).

LACAZ, C. S.: South American blastomycosis. An. Fac. Med. S. Paulo 29, 1 (1955/56).— LACAZ, C. S., L. STERMAN, E. V. L. MONTEIRO e D. O. PINTO: Blastomicose queiloideana. Comentários sôbre um novo caso. Rev. Hosp. Clin. Fac. Med. S. Paulo 10, 254 (1955). — LEÃO, A. E. A., e A. CURY: Blastomicose queiloideana ou doença de Jorge Lobo. Novas formas do parasito em cultura. Hospital (Rio de J.) 30, 929 (1946). — Studies on some biological properties of the etiological agents of the so-called north and south-american blastomycosis and related fungi. Trabalho apresentado ao. V. Congr. Internac. de Microbiologia. Rio de Janeiro 17—24 de Agôsto — de 1950 p. 131—132. — LEÃO, A. E. A., M.-M. GOTO e

A. Cury: Infecção experimental de animais pela „Glenosporella Loboi" Fonseca e Leão, 1940. Hospital (Rio de J.) **33**, 273 (1948). — Leite, J. M.: Doença de Jorge Lobo. Contribuição a seu estudo anatomo-patológico. Tese. Belém, Pará: Of. Graf. Rev. Vet. 1954. Lobo, J.: Um caso de blastomicose produzido por uma espécie nova, encontrada em Recife. Ref. Med. Pernambuco **1**, 763 (1931). — Contribuição ao estudo das blastomicoses. An. bras. Derm. Sif. **8**, 43 (1933a). — Contribuição ao estudo das blastomicoses. An. Fac. Med. Recife **4/5**, 39 (1933b). — Contribuição ao estudo das blastomicoses. Tese de docência-livre, Recife 1933c. — Blastomicoses. Estudo especial da „doença de Jorge Lobo". Arch. Med. Cir. Pernambuco **1**, 3 (1949). — Blastomicose queloideana (Doença de Jorge Lobo). An. Fac. Med. Recife **14**, 151 (1954).

Monteiro, E. V. L.: Conjunto alanto-corial no estudo de agentes infecciosos. Folia clin. biol. (S. Paulo) **16**, 8 (1949). — Monteiro, E. V. L., F. Almeida e R. A. Moura: Conjunto alanto-corial — no estudo de agentes infecciosos. I. Obtenção experimental da granulomatose para coccidioidica (Blastomicose — sul-americana) em ovos embrionados. Folia clin. biol. (S. Paulo) **16**, 96 (1950).

Pará, J. F. M.: Human and experimental histopathology of the keloid — form of Lutz disease (Lobo's syndrome, Glenosporellosis). Trabalho apresentado ao V Congresso Internacional de Microbiologia, 17—24 de agosto de 1950, p. 128—129, Rio de Janeiro. — Penna de Azevedo, A.: Lesões do sistema nervoso contral na doença de Lutz. Hospital (Rio de J.) **36**, 465 (1949). — Pereira Filho, M. J.: Os fungos da Doença de Adolfo Lutz, da Doença de Jorge Lobo e o da blastomicose dos Indios de Alto-Xingu. Rev. méd. Rio Grande do Sul **14**, 1 (1957). — Pinheiro, L.: Blastomicose de Jorge Lobo. Considerações sôbre un caso. Com. á Sessão de Dermat. e Sif. da Assoc. Paul. Med. out. 1947.

Rocha, G., E. Drolhe u. M. Rutowitsch: Blastomicose de Jorge Lobo. Com. á Soc. Brasil. Derm. Sif. Sessão de 15-10-1941. Arch. Soc. bras. Derm. Sif. **17**, 54 (1942).

Trejos, A., e A. Romero: Contribución al estudio de las blastomicosis en Costa Rica. Rev. Biol. Trop., **1**, 63 (1953).

Die Geotrichose

Von

Karl Heinz Kärcher - Heidelberg

Mit 3 Abbildungen

1. Geschichtliches

Im XI. Band des Handbuches der Haut- und Geschlechtskrankheiten von
J. JADASSOHN, Dermatomykosen, 1928, ist das Krankheitsbild der Geotrichose
noch nicht abgehandelt. Zwar hatte CASTELLANI bereits 1911 über ekzematöse
Veränderungen des Fußrückens sowie rhagadiforme, mit starkem Juckreiz verbundene Läsionen zwischen den Zehen berichtet, bei denen er Geotrichum
rotundatum (CASTELLANI 1911) isolieren konnte, aber erst nach 1930 mehrten sich
die Berichte, die diesen Erreger für das Auftreten vor allem bronchopulmonaler
Krankheitserscheinungen verantwortlich machten. Im deutschsprachigen Schrifttum wurde bis vor kurzem in der Hauptsache die Literatur des Auslandes referiert
(MOHR, WEGMANN, HOFFMEISTER). Den ersten klinisch gesicherten Fall von
Lungengeotrichose in Deutschland teilte 1954 HAUSER mit. Das Zeitalter der
antibiotischen Behandlung von Infektionskrankheiten hat eine deutliche Zunahme
systematisierter und Organmykosen mit sich gebracht. Dies dürfte auch für die
sich mehrenden Berichte über Fälle von Geotrichose eine Erklärung sein.

2. Geographische Verteilung, Häufigkeit

Nach den bisherigen Literaturberichten scheint eine geographische Gebunden-
heit des ubiquitär vorkommenden Organismus nicht vorzuliegen. Auch ist keine
Bevorzugung von Rasse und Geschlecht zu erkennen. F. DE ALMEIDA isolierte
bei 422 Sputumuntersuchungen nur viermal Geotrichum und hält diesen Pilz
beim gesunden Menschen im Sputum für selten. KÄRCHER konnte bei 27 Sputumuntersuchungen nur einmal Geotrichum nachweisen. Bei 44 Stuhluntersuchungen
fand sich allerdings 18mal Geotrichum. Bei diesen 19 Patienten mit Geotrichum-
nachweis waren nur drei, bei denen der Pilz ursächlich mit der Krankheit in
Zusammenhang gebracht wurde: Ein Lungenabsceß und zweimal eine therapieresistente Enterocolitis. Diese wenigen Zahlen zeigen, mit welcher Vorsicht Rückschlüsse auf das Vorkommen gezogen werden müssen.

3. Klinik der Geotrichose

Die primäre Geotrichose der Haut scheint außerordentlich selten zu sein.
VRIJMAN gelang es bei kultureller Untersuchung oberflächlicher, ringförmiger,
schuppender Herde an den Händen und im Gesicht, Geotrichum nachzuweisen.
CANELLIS teilt einen Fall von Folliculitis decalvans, hervorgerufen durch Geotrichum candidum, bei einem 50jährigen Mann mit. Die Erkrankung hatte

5 Jahre bestanden und hatte sich an beiden Schläfen in Form stecknadelkopfgroßer follikulärer Pusteln und Krüstchen sowie erythemato-squamöser Herde gezeigt. Da die Mycostatintestung eine gute Empfindlichkeit des Erregers ergab, wurde mit diesem Mittel eine Lokalbehandlung durchgeführt. Hierdurch konnte nach 25 Behandlungstagen eine Erscheinungsfreiheit erzielt werden. Der Erreger wird aber identisch gehalten mit Mycoderma cutaneum (DE BEURMANN, GOUGEROT und VAUCHER). Hier wird bereits die ganze Problematik der Differenzierung und Einordnung klar, wenn es sich um Hefen oder hefeartige Erreger handelt. Die zahlreichen Synonyma sind in der medizinischen Mykologie mehr verwirrend als klärend wirksam und so ist es verständlich, daß es bei verwandten Pilzen häufig zu vielerlei Benennungen, aber auch Verwechslungen kommen kann. Wie einleitend bereits ausgeführt, hat CASTELLANI schon sehr früh über Hautgeotrichose berichtet. THIERS, COUDERT und COLOMB beobachteten bei einer 63jährigen Frau eine generalisierte knötchenförmige Ausbreitung mit narbiger Abheilung und züchteten kulturell Geotrichum candidum Link. Häufiger scheint der Befall der Schleimhaut zu sein. F. DE ALMEIDA und C. DA SILVA LACAZ, ARRIGHI, CARTEAUD und DROUHET, CORTESE und AGOSTINI konnten Geotrichum candidum oder andere Arten im Speichel, bei schwarzer Haarzunge, Tonsillomykose und Schleimhautblastomykosen nachweisen.

Am meisten wird jedoch über die *broncho-pulmonale Form* berichtet. Bei chronischer Bronchitis, Lungenabsceß, pneumonischen und kleinfleckigen Infiltraten, kavernösen, Tuberkulose vortäuschenden Veränderungen wurde nach ausgedehnten Untersuchungen von CONANT u. Mitarb., WEBSTER, HAUSER und KÄRCHER Geotrichum candidum als ursächlicher Erreger gefunden.

Nach CONANT kommt auch eine *intestinale* Form zur Beobachtung. KÄRCHER fand in zwei Fällen heftiger Enterocolitis nach langzeitiger Antibioticatherapie mit Aureomycin Geotrichum candidum im Stuhl. Nach oraler Behandlung mit Gentianaviolett trat rasch Beschwerdefreiheit ein.

4. Pathogenese der Geotrichose

Da Geotrichum candidum ein ubiquitärer Saprophyt ist, der auch in Mundhöhle, Darm und Bronchialtrakt von gesunden Menschen gefunden wird, ist eine endogene Infektion wohl am häufigsten. Diese wird durch Antibioticatherapie unterstützt und kann unter Umständen zu einer Sepsis führen (FABER, zit. nach HAUSER). Sicher werden auch Stoffwechselkrankheiten wie Diabetes oder mangelhafte körperliche Abwehr bei malignen Erkrankungen eine endogene Infektion mit Geotrichum begünstigen, wie dies bei Candida albicans der Fall ist. Von norwegischen Autoren wird die Einatmung sporenhaltigen Staubes als wahrscheinliche Ursache für ein endemisches Auftreten von manifester Lungengeotrichose gehalten (SUNDGAARD, THJÖTTA und URDAL, zit. nach HAUSER).

5. Symptomatologie

Die Symptomatologie entspricht etwa der bei anderen Hefemykosen zu beobachtenden. Bei der oralen Form findet man weißliche Flecken auf der Schleimhaut und nur eine mikroskopische Untersuchung kann die Unterscheidung gegenüber Soor erbringen.

Nach CONANT ist es zweifelhaft, ob es eine primäre Geotrichose des Darmes gibt, zumal dieser Erreger auch häufig bei gesunden Menschen gefunden werden kann. Es zeigte sich aber bei Patienten mit Colitis, blutig-eitrigen Stuhlbeimengungen mit zahlreichen Sporen von Geotrichum, daß diese zahlenmäßig reduziert wurden bei Besserung der Beschwerden im Verlaufe der Behandlung.

KÄRCHER konnte, wie bereits ausgeführt, bei zwei Fällen von Colitis nach Antibioticatherapie, die auf jede andere Behandlung resistent waren, Geotrichum candidum in Reinkultur züchten und rasche Besserung der Beschwerden erzielen mit 3 × 300 mg Gentianaviolett peroral. Die Kulturen wurden zwar nicht negativ, aber die Zahl der Geotrichumsporen war erheblich vermindert. Auch hier bestätigt sich, wie bei anderen Hefen, daß diese aus dem Zustand des Saprophytismus durch bestimmte Noxen in einen relativen Parasitismus übergehen können. Hier können Antibiotica die Wegbereiter sein und diese Erreger erst durch chemotherapeutische Zurückdrängung wieder in die physiologischen Bereiche verwiesen werden.

Die bronchiale Form der Geotrichose dürfte wohl die häufigste sein. Hierbei besteht oft jahrelange Bronchitis mit Husten und gelatinösem Auswurf, der eigenartig graufleckig ist und manchmal kleine Blutbeimengungen enthält. Im allgemeinen ist das Befinden der Patienten dabei wenig gestört. Wesentlich seltener ist wohl die pulmonale Form. Aber es besteht auch die Möglichkeit, daß bisher zu wenig auf diese Erreger geachtet wurde und bei zunehmendem mykologischem Interesse mehr und mehr diese Erreger gefunden werden in unklaren Fällen. So berichtet HAUSER über einen 67jährigen Patienten, bei dem röntgenologisch das Bild einer beiderseitigen produktiv-cirrhotischen Lungentuberkulose bestand, jedoch nie Tuberkelbacillen im Sputum und den Kulturen gefunden werden konnten. Auf der anderen Seite fanden sich konstant massenhaft Pilze im Sputum. Die Kulturen ergaben Geotrichum candidum Link. Es zeigte sich damit, daß bei chronischen Lungenprozessen und tuberkelfreiem Sputum immer an eine Lungenmykose gedacht werden muß (WEBSTER). Die Infektion kann durch Inhalation sporenhaltigen Staubes erfolgen. KUNSTADTER, MILZER und WITHCOMB, KUNSTADTER, PENDERGRASS und SCHUBERT (zit. nach CONANT) berichten über die pulmonale Form der Geotrichose als verwechselbar mit der Tuberkulose. Kavernen, Hämoptoe, leichte Temperaturerhöhung, Beschleunigung von Puls und Respiration, sowie Leukocytose vervollständigen dieses Bild. In dem muco-purulenten Sputum findet man dann massenhaft den Erreger. Die Röntgenaufnahme der Lunge zeigt meist eine peribronchiale Verdickung, glatte, dichte Verschattungen mit oder ohne Höhlenbildung. Die Veränderungen finden sich meist in den Oberlappen der Lungen.

6. Histologie

COUDERT bezeichnet Geotrichum als nicht pathogen, da bei der Inoculation am Tier keinerlei krankhafte Veränderungen entstehen. Dies wird unterstrichen durch die Beobachtung von CORTESE, der bei Inoculation von Geotrichum candidum an Kaninchen und Ratten eine sehr geringe Pathogenität feststellte. Es kam im Lymphgewebe des Darmtraktes der Tiere zu Knötchenbildungen. Bei Tonsillomycosis spinulosa, hervorgerufen durch Geotrichum, fand sich histologisch eine Ansiedelung des Pilzes im Bindegewebsstroma der Tonsille mit subepithelialer Ausbreitung, ohne größere Zerstörung oder Entzündung zu verursachen.

7. Mykologie

Bisher sind nach HAUSER 19 Geotrichumarten, nach COUDERT 16 beschrieben. Geotrichum gehört bei den Hyphomycetales zu den Thallospores und hierbei zur Untergruppe Arthrospores. In diese Untergruppe zählt auch Trichosporum. Die Unterscheidung besteht in der Tatsache, daß Geotrichum lediglich Arthrosporen bildet, während Trichosporum auch Blastosporen aufweist. Synonyma für Geotrichum sind Oidium und Mycoderma (PEERSON 1822). Zwar sind außer Geotrichum candidum Link noch einzelne Geotrichum-Varianten als pathogen beschrieben, aber in der Hauptsache wird in der Literatur Geotrichum candidum als Erreger erwähnt.

Für Geotrichum candidum sind nach J. COUDERT folgende Synonyma bekannt: Botrytis geotricha (LINK 1824), Mycoderma malti-juniperi (DESMASIÈRES 1826), Ascosporium candidum (SPRENGEL 1827), Oidium lactis (FRESENIUS 1852), Mycoderma lactis-butyri (DESMASIÈRES 1860), Coprotrichum cinereum (CHIARAMENTI 1879), Mycoderma bogolepoffi (JEANIN 1913), Geotrichum versiforme (MOORE 1934); (LANGERON und TALICE, Ann. Parasitol. 1932, No. 10, S. 74).

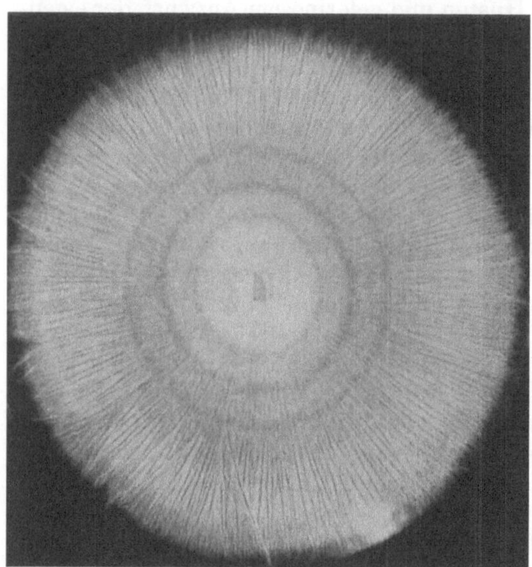

Abb. 1. *Geotrichum candidum* auf Grütz III-Agar, 14 Tage alt. (Aus der Sammlung der Univ.-Hautklinik Hamburg-Eppendorf)

Geotrichum candidum kann häufig aus dem Sputum, den Faeces und von der Haut klinisch gesunder Menschen kultiviert werden. Die Diagnose Geotrichose ist daher erst berechtigt bei wiederholter Züchtung des gleichen Organismus, weitgehendes Überwiegen über andere Keime und Ausschluß anderer Krankheitserreger als ursächliches Moment.

8. Klinische Untersuchungsmethoden

Sputum, Eiter oder eitriges bzw. sanguinolentes Material aus dem Intestinaltrakt enthält meist massenhaft Arthrosporen. Diese liegen teils allein, mitunter aber auch in Ketten und Zick-Zack-Form. Sie sind rechteckig, an den Enden etwas abgerundet oder stumpf rechtwinkelig. Am besten kann man durch Aufhellung mit Hilfe von Kalilauge im Nativpräparat diese Sporen sehen. Mit Gramfärbung stellen sich die Sporen tief dunkel dar. Die Zellen werden 4—10 μ lang.

9. Kultur

Wenn das zu untersuchende Material auf einem Sabouraud-Nährboden, am besten mit Antibioticazusatz, ausgestrichen wird, entwickeln sich bei Zimmertemperatur oder bei 37⁰ rasch an der Oberfläche rauh, mehlig erscheinende Kolonien (Abb. 1—3). Mit der Öse kann man leicht die Zellen abstreichen und bei der mikroskopischen Untersuchung findet man dann die beschriebenen Arthrosporen sowie Hyphen, die sich segmentieren in rechteckige Arthrosporen von 4—8 μ Länge. Man findet aber auch Entwicklung von Zellen, die zunächst als Sporen imponieren, später aber länger werden und in sich verzweigende Hyphen übergehen. Die Diagnose ist bei Anwesenheit abgerundeter oder rechteckiger Arthrosporen, typisch hefeartiger, weicher Kultur mit Formation von Arthrosporen durch Segmentation der Hyphen relativ einfach. Allerdings kann es zu Verwechslungen mit Blastomyces dermatitidis und Coccidioides immitis kommen, wenn man die

abgerundeten Zellen für Blastosporen von B.d. oder Arthrosporen von C.i. hält.
Da aber die Kultur von Geotrichum immer hefeartig bleibt, B.d. und C.i. meist

watteartige, filamentöse Kulturen bilden, weiterhin nie die rechteckigen
Arthrosporen von Geotrichum aufweisen, dürften diese Verwechslungen
nur bei ungenügender Beobachtungszeit vorkommen.

10. Differentialdiagnose

Geotrichose muß ausgeschlossen
werden bei Fällen mit chronischer
Lungenerkrankung ohne Anhalt für
andere Ursache. Sie kann zusammen
mit Tuberkulose vorkommen, aber
auch als solche bezeichnet werden.
Weiterhin müssen andere bakterielle
und mykotische Lungenerkrankungen
ausgeschlossen werden. Hier
sind vor allem Candidiasis,
Blastomykose, Cryptokok-
kose und Coccidiomykose
zu nennen.

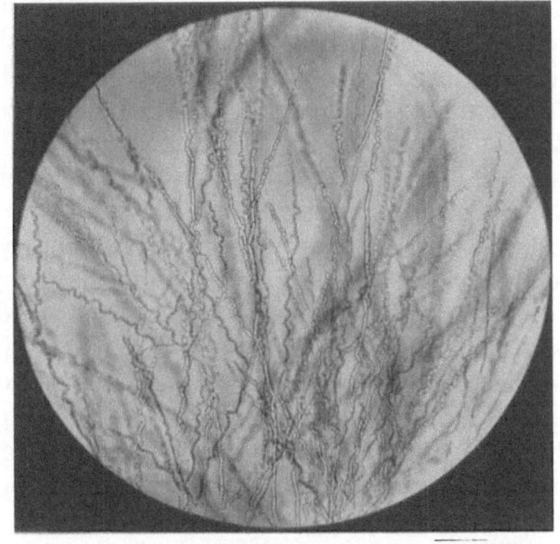

Abb. 2. *Geotrichum candidum.* Ausschnittvergrößerung

Der Hauttest mit Geotri-
chum-Vaccine ist völlig unspezifisch und die Röntgenaufnahme der Lunge ist
ebenfalls nicht typisch, so
daß die kulturelle Unter-
suchung das Vorliegen einer
Geotrichose beweisen muß.
Nach CONANT kommt Geo-
trichum häufig gemeinsam
mit Friedländer-Bacillus und
Tuberkulose vor. Es muß
daher immer versucht wer-
den, durch eingehende Untersuchungen diese Erreger
nachzuweisen oder diese
Erkrankungen auszuschlie-
ßen.

Die Tatsache, daß KA-
LISKI u. Mitarb. (zit. nach
CONANT) Geotrichum im
strömenden Blut bei einem
Kranken mit Miliartuber-
kulose und BENDOVE und

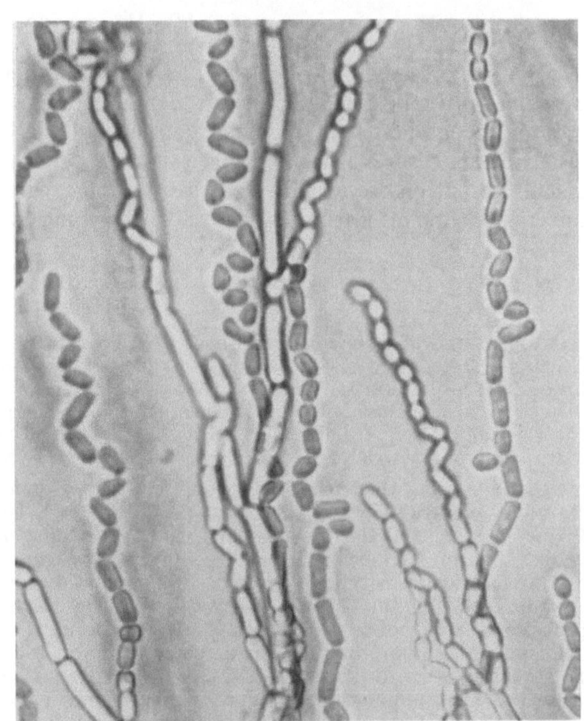

Abb. 3. Segmentierte Hyphen und Arthrosporen von Geotrichum
candidum Link auf Reisagar. Typische Zickzack-Lage der Arthrosporen, Fehlen von Blastosporen. (Aus der Sammlung der Univ.-
Hautklinik Hamburg-Eppendorf)

ASHE (zit. nach CONANT) bei einem alten Diabetiker fanden, beweist die nötige
Zurückhaltung in der Bewertung dieser Befunde.

11. Therapie

Conant u. Mitarb. behandelten mit Erfolg die orale und intestinale Form mit Gentianaviolettpinselungen oder Kapseln (3 × 32 mg tgl.). In vitro ist eine Verdünnung von 1:1 Mill. noch wachstumshemmend. Bei der bronchialen und pulmonalen Form empfehlen sie Jodkali und eventuell Geotrichum-Vaccine. Cortese sah Abheilung der Tonsillomykose durch Geotrichum nach Jodkali- und Borsäure-Anwendung. Thiers, Coudert und Colomb erzielten mit Gaben von Isoniazid innerhalb 45 Tagen Heilung bei generalisierter cutaner Aussaat. Im Gegensatz hierzu war die pulmonale Form nach dem Bericht von Hauser völlig resistent auf Behandlung mit INH und Streptomycin. Procknow und Loosli geben die letzten therapeutischen Erfahrungen bei dieser Erkrankung mit Amphotericin B und Nystatin bekannt. Diese beiden Antibiotica sind in vitro wohl nicht wirksam, aber bei Lungenbefall war die Anwendung in Aerosolform klinisch deutlich wirksam. Am wirksamsten wird aber eine Kombinationsbehandlung mit Jod, Methylrosanilinchlorid und Neomycin empfohlen. Zusätzliche Röntgentherapie und Vaccinierung erscheint angezeigt, da trotz der modernen antimykotisch wirkenden Antibiotica die Prognose dieser Erkrankung bei Generalisierung immer noch zweifelhaft bleibt.

12. Prognose

Die Prognose ist gewöhnlich gut. Vor allem bei der Geotrichose der Haut und Schleimhaut mit der Möglichkeit der Lokalbehandlung dürfte eine rasche Abheilung zu erzielen sein. Schwieriger ist das Problem bei der chronischen pulmonalen Form. Hier wird eine lang dauernde Jodkalibehandlung, eventuell chirurgische Resektion der kavernösen Prozesse zu erwägen sein. Vielleicht ist auch hier mit neuen antimykotisch wirksamen Antibiotica bald ein Wandel zu erzielen.

Literatur

Agostini, A.: Su due ifomiceti isolati da micosi umane. Blastomycoides immitis (Rixford e Gilchrist) Castellani e blastomycoides tulanensis Castellani. Atti. Ist. bot. ecc. Pavia, IV. s. 4, 9 (1933). — Almeida, F. de, u. C. da Silva Lacaz: Betrachtungen mykologischer Art über vier aus dem Speichel isolierte Exemplare von Geotrichum. Fol clin. et biol. (São Paulo) 12, 41 (1950). Ref. Zbl. Haut- u. Geschl.-Kr. 69, 216 (1943). — Arrighi, M. F.: Langue noire villeuse à geotrichum. Bull. Soc. franç. Derm. Syph. 5, 753 (1958).

Canellis, P.: Geotrichosis der Kopfhaut unter dem Bilde einer Folliculitis decalvans. Hautarzt 10, 43 (1959). — Carteaud, A. J. P., et E. Drouhet: Les langue noire villeuse. Presse méd. 41, 966 (1957). — Castellani, A.: Viability of some pathogenic fungi in distilled water. J. trop. Med. 42, 225 (1939). — Mycotic eczematous dermatitis of the toes probably due to geotrichum rotundatum Cast, 1911, and geotrichum rotundatum var. gallicum n.v. J. trop. Med. 43, 79 (1940). — Dermatite eczematosa micotica delle dita dei piedi dovuta probalimente al geotrichum rotundatum Castellani 1911 ed al geotrichum rotundatum var. gallicum n.v. Arch. ital. Sci. med. colon. e Parasitol. 23, 1 (1942). — Conant, N. F., D. T. Smith, R. D. Baker, I. L. Callaway and D. S. Martin: Manual of clinical mycology, sec. edit. Philadelphia and London: W. B. Saunders Company 1954. — Cortese, F.: Tonsillomicosi da "Geotrichum candidum". Valsalva 9, 149 (1933). — Coudert, J.: Guide pratique de mycologie médicale. Paris: Masson & Cie. 1955.

Hauser, W.: Geotrichose der Lunge. Ärztl. Wschr. 9, 244 (1954). — Hoffmeister, W.: Die Pilzerkrankungen der Lunge. Dtsch. med. J. 11/12, 300 (1954).

Kärcher, K. H.: Neue Gesichtspunkte zur Klinik und Pathogenese der Hefeerkrankungen. Arch. Derm. Syph. (Berl.) 197, 51 (1953). — Kaliski, S. R., M. L. Beene and L. Mattman: Zit. nach Conant, Geotrichum in the blood stream of an infant. J. Amer. med. Ass. 148, 1207 (1952). — Kunstadter, R. H., R. C. Pendergrass and J. H. Schubert:

Zit. nach CONANT, Bronchopulmonary geotrichosis. Amer. J. med. Sci. **211**, 583 (1946). — KUNSTADTER, R. H., A. MILZER and F. WHITCOMB: Zit. nach CONANT, Geotrichosis in children. Amer. J. Dis. Child. **79**, 82 (1950).

MOHR, W.: Zit. nach HAUSER, Handbuch der inneren Medizin, Bd. I/1, 4. Aufl. Berlin-Göttingen-Heidelberg: Springer 1952.

PROCKNOW, J. J., and G. LOOSLI: Treatment of the deep mycosis. A.M.A. Arch. intern. Med. **101**, 765 (1958).

THIERS, H., J. COUDERT et D. COLOMB: Lésions nodulaires disséminées (geotrichum candidum) avec allergides. Efficacité remarquable de l'isoniacide. Bull. Soc. franç. Derm. Syph. **60**, 165 (1953).

VRIJMAN, L. H.: Geotrichum Infektion. Ned. T. Geneesk. **1933**, 2129. Ref. Zbl. Haut- u. Geschl.-Kr. **41**, 91 (1933).

WEBSTER, G. H.: Pulmonary geotrichosis. Amer. Rev. Tuberc. **76**, 286 (1957). — WEGMANN, T.: Zit. nach HAUSER, Mykosen der inneren Organe. Wien. med. Wschr. **358** (1953). — Ergebnisse der inneren Medizin und Kinderheilkunde, Bd. 8. Berlin-Göttingen-Heidelberg: Springer 1957.

Die sog. Schizosaccharomykose

Von

Karl Heinz Kärcher - Heidelberg

Im Originalwerk von JADASSOHN ist die Schizosaccharomykose von BUSCHKE und JOSEPH im Kapitel „Oberflächliche Hautblastomykosen" kurz abgehandelt. Der von BENEDEK erstmals kultivierte und von ihm Schizosaccharomyces hominis Benedek (1927) benannte Erreger gab Anlaß zu zahlreichen Literaturbeiträgen mit bestätigendem oder ablehnendem Inhalt. BENEDEK hatte in ausgedehnten Untersuchungen diesen Organismus als den ursächlichen Erreger für Eczema seborrhoicum, Pityriasis rosea, Hydradenitis suppurativa, Pompholyx und die Psoriasis gefunden. Durch kulturelle, immunologische und histologische Untersuchungen war er zu der Auffassung gelangt, die von ihm von der Hautoberfläche aus Schuppen und Sekreten sowie aus dem Nabelschnurblut der Neugeborenen gezüchtete Spalthefe führe bei allen Menschen durch ubiquitäres Vorkommen außer einer lokalen Veränderung zu einer starken Allergisierung mit Antikörperdeposition. Die vorhandene Disposition führe dann bei Zustandekommen der Antigen-Antikörperreaktion zu generalisierten Hauterscheinungen. Auf Grund der weiten Verbreitung des Organismus und der verschiedenen persönlichen Reaktionsweise komme es zu den verschiedenen morphologischen Substraten. Weiterhin wird die Schizosaccharomykose in bestimmten Fällen als Grundleiden angesprochen und eine sich aufpfropfende Staphylokokkeninfektion oder Dermatomykose als auslösender Reiz angesehen, so z. B. bei der Sykosis simplex. Er nennt dies „synergetische Doppelinfektion". Er hält daher die genannten Krankheitsbilder für Mykidformen, die auf hämatogen-infektiösem Weg durch den ständigen Endoparasitismus des Schizosaccharomyces hominis zustande kommen. Wenn man die Benedekschen Arbeiten gelesen hat, besonders die kulturellen Auswertungen, immunologischen Nachweise von Antikörperbildung spezifischer Natur und die histologischen Befunde im Gewebe, dann müssen trotz der überzeugenden Durchführung und bestechenden Zahl der positiven Befunde Zweifel aufkommen an der Richtigkeit der daraus gezogenen Folgerungen. Wenn man auf der einen Seite die bestätigenden Untersuchungen von KEIL, FÜLÖP, BENEDEK und GREIF, BENEDEK und FRÜHWALD und ARAKAWA kennt und demgegenüber die völlig negativen Befunde und ablehnende Einstellung von ENGELHARDT, ENGELHARDT und SCHNEIDER, KADISCH, BIBERSTEIN und EPSTEIN und BACKOFEN studiert, muß man das Gefühl der Unsicherheit und des gestörten Vertrauens in die medizinisch-mykologische Diagnostik bekämpfen. Es gelang den genannten Autoren nicht, die Benedekschen Befunde in irgendeiner Form zu bestätigen. Die Kulturen aus dem Blut, sterilen Blasen experimenteller Natur (Cantharidenblasen), noch aus Schuppen ergaben Schizosaccharomyces hominis. Die Komplementbindungsreaktionen sowie Hautreaktionen nach Vaccineinjektionen waren unspezifisch und eine experimentelle Infektion gelang nicht. Die Befunde BENEDEKs werden als irrtümlich bezeichnet und die gefundenen Keime als Verunreinigung aufgefaßt. DITTMANN führt aus, daß das

Aussehen, die Sporenbildung und die große Hitzeresistenz für die Bakteriennatur des gefundenen Organismus spreche und dieser dem Bac. megatherium Bang am nächsten stehe. Auch DORREPAAL ist dieser Auffassung. Etwa um die gleiche Zeit (1930) kam auch BENEDEK zu dem Ergebnis, daß es sich bei dem von ihm gefundenen Erreger um ein Bacterium handele und nannte dieses, um Verwechslungen auszuschließen, Bacillus endoparasiticus Benedek.

Darstellung und Charakteristica des Bac. endoparasiticus Benedek. BENEDEK unterscheidet drei Formen, den O-Typ, S-Typ und R-Typ. Der O-Typ ist identisch mit dem Hauttyp des Schizosaccharomyces früherer Publikationen. Er wird hauptsächlich aus Schuppen und Eiter der Hautoberfläche gezüchtet, während der S-Typ aus dem strömenden Blut isoliert werden kann. Der R-Typ stellt eine Übergangsform dar, die sich aus den beiden anderen genannten Typen entwickeln kann.

Zur Kultur wird ein Medium mit 8% Glucose-Agar bei einem pH von 6,8 verwandt. Außerdem kann die Entwicklung in 4% Glucosebouillon pH 6,8 und 2% Glucose-Gelatine beobachtet werden. Gelatine wird verflüssigt. Der Organismus ist ein ausgesprochener Säurebildner. Mono- und Disaccharide werden unter Säurebildung ohne Gasbildung fermentiert. Milch wird coaguliert, Hämolyse von Menschenerythrocyten ist oft sehr stark. Bei dem O-Typ sind die Kulturen grau-weiß, alte Kulturen braun. Die Kolonien sind konvex, feucht, glänzend, rund. Mikroskopisch findet man 4,5—6,0 μ lange und 1,5 μ dicke Stäbchen, die meist spindelförmig, aber auch rund, oval oder ovoid geformt sind. Sporen befinden sich zentral und sind rund. Der Organismus ist gramnegativ.

Die Kolonien des S-Types sind klein und wachsen langsam, rund, konvex, trocken und an der Oberfläche gefaltet. Die Farbe ist cremig gelb oder gelb-braun. Mikroskopisch sind die Stäbchen gerade oder leicht gebogen von etwa gleicher Größe, einzeln, paarweise oder in Ketten. Es besteht eine Beweglichkeit bei peritricher Begeißelung. Die Sporen sind rund oder oval 1,0—1,5 μ groß. Der Typ S ist ebenfalls gramnegativ. (Weitere ausführliche Einzelheiten in Mycopathologia 1, 26—40 (1938)].

Als logische Folgerung der Erkenntnisse empfiehlt BENEDEK eine Vaccinetherapie, da es bei dem ubiquitären Vorkommen und ständigem Endoparasitismus keine Heilung gebe. Er verabfolgt bei all den genannten Erkrankungen wöchentlich eine Injektion von 0,1 cm³ einer Verdünnung 1:1 Mill. der S-Typ-Vaccine. Zahlreiche Versuche mit stärkerer Konzentration oder steigender Dosierung zeitigten keine besseren Resultate oder aber Exacerbationen des vorliegenden Krankheitsbildes wurden beobachtet. Mit dieser Behandlungsmethode gelang es, angeblich ohne jegliche Lokalbehandlung, Pompholyx, Seborrhoe, Psoriasis und Pityriasis rosea zur Abheilung zu bringen. Allerdings kann der Endoparasitismus nicht beseitigt werden und es entstehen Rezidive, die die Wiederholung der Therapie nötig machen.

Die Diskussion über die Gültigkeit der Benedekschen Konzeption ist eigentlich schon lange verstummt. Zahlreiche Untersuchungen anderer Art konnten aber das ätiologische Problem der Seborrhoe und Psoriasis so wenig klären wie einen eindeutigen, dauerhaften, therapeutischen Erfolg bringen. Daher kann BENEDEK auf der Richtigkeit seiner Ergebnisse und Erfolge mit der Vaccinetherapie bei den genannten Erkrankungen auch heute noch beharren. Zweifellos haftet dieser Konzeption mehr Unwahrscheinlichkeit als Wahrscheinlichkeit an. Aber es fehlen eindeutige Widerlegungen der therapeutischen Resultate BENEDEKs mit der von ihm propagierten Vaccinetherapie. Es muß also immer noch offenbleiben, ob die Benedeksche Konzeption des Endoparasitismus auf einer Täuschung beruht oder eine bestimmte Gültigkeit besitzt.

Literatur

Arakawa, T.: Studien über die Schizosaccharomyces hominis Benedek. Jap. J. Dermat. **39**, 97 (1936). Zit. Zit. nach Zbl. Haut- u. Geschl.-Kr. **55**, 664 (1957). — Über die sogenannte „Schizosaccharomycosis Benedek". Hihu-to-Hitunyo **5**, 36 u. dtsch. Zus.fass. 3—4 (1937). Ref. Zbl. Haut- u. Geschl.-Kr. **56**, 410 (1937).

Backofen, O.: Zur Frage der Schizosaccharomyces hominis Benedek. Derm. Wschr. **1933** II, 1055—1056. — Benedek, T.: Schizosaccharomyces hominis nov. spec., die erste menschenpathogene Spalthefe. Zbl. Bakt., I. Abt. Orig. **104**, 291 (1927). — Über Schizosaccharomykose (Spalthefemykose). I. Mitt. Ätiologie, Pathogenese, Klinik, Serumdiagnose, Allergie. Arch. Derm. Syph. (Berl.) **156**, 184 (1928a). — Schizosaccharomycosis „sycosiformis". Beitrag zur Ätiologie und Pathogenese der sogenannten „Sycosis simplex s. non parasitaria". Derm. Wschr. **86**, 425 (1928). — Über immunbiologische Vorgänge bei der Schizosaccharomykose (Spalthefemykose). Acta derm.-venereol. (Stockh.) **9**, 76 (1928). — Bemerkungen zum Züchtungsverfahren des Schizosaccharomyces hominis Benedek, 1927. II. Mitt. Die Primärkultur (das mikroskopische Bild). Derm. Wschr. **1929**, 585, 611. — Über Schizosaccharomykose (Spalthefemykose). II. Übertragungsversuche, Histologie, Therapie. Arch. Derm. Syph. (Berl.) **157**, 483 (1929). — Über Schizosaccharomykose. Eine Synthese. Zbl. Haut- u. Geschl.-Kr. **37**, 682 (1931). — Further investigations on bacillus endopara siticus (morphology and systematic position of schizosaccharomyces hominis Benedek, 1927, a constant endoparasite in man). Mycopathologia (Den Haag) **1**, 26 (1938). — Pompholyx. Its etiology, pathogenesis and vaccine therapy, with particular reference to its military importance and post war significance. Urol. cutan. Rev. **50**, 467 (1946). — Psoriasis and its specific vaccine therapy. Acta derm.-venereol. (Stockh.) **35**, Suppl. 33 (1955). — Benedek, T., u. R. Frühwald: Ein Fall von Schizosaccharomykose. Derm. Wschr. **1928** II, 1566. — Benedek, T., u. U. Greif: Beitrag zur Kenntnis und Therapie des pompholyziformen Schizosaccharomykids. Derm. Wschr. **1930** I, 166. — Benedek, T., and E. Keil: Occurrence of schizosaccharomyces hominis Benedek, 1927 as a permanent endoparasite in the blood of European and non-European races. Acta derm.-venereol. (Stockh.) **18**, 314 (1937). — Biberstein, H., u. St. Epstein: Zur Frage der „Schizosaccharomykose Benedek". Arch. Derm. Syph. (Berl.) **159**, 250 (1930).

Dittmann, O.: Zur Morphologie und Biologie des sogenannten Schizosaccharomyces hominis Benedek. Derm. Wschr. **1931** II, 1925-1932. — Dorrepaal, C.: Über Schizosaccharomyces hominis Benedek. Zbl. Bakt., II. Abt. **82**, 11 (1930).

Engelhardt, W.: Eczema seborrhoicum Unna oder Schizosaccharomycosis Benedek? IV. Mitt. Über das Vorkommen von Spalthefen im strömenden Blut. Derm. Wschr. **1932** I, 305. — Eczema seborrhoicum Unna oder Schizosaccharomycosis Benedek. V. Mitt. Über das Vorkommen von Spalthefen im Nabelschnurblut. Derm. Wschr. **1932** I, 377. — Eczema seborrhoicum Unna oder Schizosaccharomycosis Benedek. Arch. Derm. Syph. (Berl.) **166**, 85 (1932). — Histologischer Nachweis des Schizosaccharomyces hominis in der Nabelschnur (Funiculus umbilicalis). Bemerkungen zur Arbeit von Benedek in der Derm. Wschr. **1933**, Nr 47. Derm. Wschr. **1934** I, 342. — Engelhardt, W., u. K. Nicolai: Eczema seborrhoicum Unna oder Schizosaccharomyces Benedek? I. Mitt. Die Pathogenität der Benedekschen Spalthefe für die menschliche Haut. Arch. Derm. Syph. (Berl.) **157**, 588 (1929). — Engelhardt, W., u. H. Schneider: Eczema seborrhoicum Unna oder Schizosaccharomykose Benedek? II. Mitt. Über Züchtungsergebnisse des Schizosaccharomyces hominis. Arch. Derm. Syph. (Berl.) **157**, 592 (1929).

Fülöp, G.: Das Vorkommen von Schizosaccharomyces hominis Benedek an der gesunden und kranken Haut. Orv. Hetil. **1934**, 124. Ref. nach Zbl. Haut- u. Geschl.-Kr. **48**, 424 (1934).

Jadassohn, J.: Handbuch der Haut- und Geschlechtskrankheiten, Bd. XI, S. 850. Berlin: Springer 1928.

Kadisch, E.: Untersuchungen über die Schizosaccharomyces hominis nov. spec. Benedek. Acta derm.-venereol. (Stockh.) **11**, 38 (1930). — Keil, E.: Zur Klinik der Spalthefemykosen. Derm. Wschr. **1929** I, 427. — On the determination of the germ rate of schizosaccharomyces hominis Benedek in a case of pompholyx Hutchinson. Urol. cutan. Rev. **86**, 368 (1932).

Durch verschiedene Hefen
bedingte Dermatosen

Von

Karl Heinz Kärcher-Heidelberg

Mit 16 Abbildungen

Zahlreiche Berichte weisen immer wieder darauf hin, daß die verschiedenartigste dermatologische Symptomatologie durch Hefen hervorgerufen werden kann, auch wenn diese Organismen allgemein nicht als pathogen bezeichnet werden dürften. Weiterhin wird immer wieder von Blastomykose der Haut gesprochen bei granulomatösen Veränderungen unbekannter Ursache, wenn aus diesen Läsionen eine Hefe gezüchtet werden kann. Ob dies berechtigt ist, bleibt eine Streitfrage. Aus noch zu erörternden Gründen sollte man mit dem Gebrauch dieser Bezeichnung sparsam umgehen und wie aus dem Kapitel „Zur Begriffsbestimmung der Blastomykose" hervorgeht, diese nur bei besonderen Formen und bei Innehaltung bestimmter Kriterien anwenden.

Wir sind jedoch der Meinung, daß Erkrankungen mit sicherem Erregernachweis und Differenzierung desselben, bei Vorliegen granulomatöser Hautveränderungen, chronisch rezidivierendem Verlauf und Befallensein anderer Organe als Blastomykosen bezeichnet werden sollten unter Hinzufügung des botanischen Namens des isolierten Erregers. Somit wären auch alle Berichte über Blastomykosen durch Torulopsis, Torula-Arten und andere Hefen hier abzuhandeln. Die Begründung für die Sonderstellung bestimmter Erkrankungen als typische Blastomykosen wird in dem genannten Kapitel erfolgen. Auf die Unterscheidung zwischen Torulosis und Cryptococcosis wurde in dem Kapitel über die Cryptokokkose eingegangen.

Bei der Diagnose „Hefeerkrankung der Haut" muß daher nicht nur eine kulturelle Bestätigung gefordert werden, sondern dieses Resultat sollte durch eine wiederholte Untersuchung bestätigt werden und eine Differenzierung des gefundenen Organismus erfolgen. Erst eine eingehende mykologische und histologische Untersuchung mit langer Beobachtungsdauer erlaubt letzten Endes die Feststellung einer Blastomykose oder chronischen Dermatose durch einen seltenen Erreger aus der Gruppe der Hefen.

So berichten PFLEGER und TIRSCHEK über Fälle von Hautblastomykose durch Sporobolomyces salmonicolor Kluyver et van Niel sowie Torula Herbarum Link, bei denen dieses Postulat erfüllt sei.

Aus der großen Gruppe der Erreger des sog. „Soor" wird heute besonders und lediglich Candida albicans (C.a.) als pathogen angesehen. Die seltenen Fälle, in denen andere Candida-Arten als Erreger von Hefemykosen in Frage kommen, werden daher in diesem Kapitel „Dermatosen durch verschiedene Hefen" abgehandelt.

Schon das Studium der Untersuchungen über die Häufigkeit des Vorkommens verschiedener Hefen bei Haut- und Nagelerkrankungen zeigt, daß die meist gefundenen Organismen zur *Candidagruppe* gehören. Hierbei hat weiterhin C.a.

ein erhebliches Übergewicht. Nach FISCHER sind 51,1% der gefundenen Hefen vom Genus Candida, 28,2% weitere anascosporogene Hefen und 14,5% ascosporogene Hefen, während 6,1% nicht zu bestimmen waren. Bei 50 Patienten

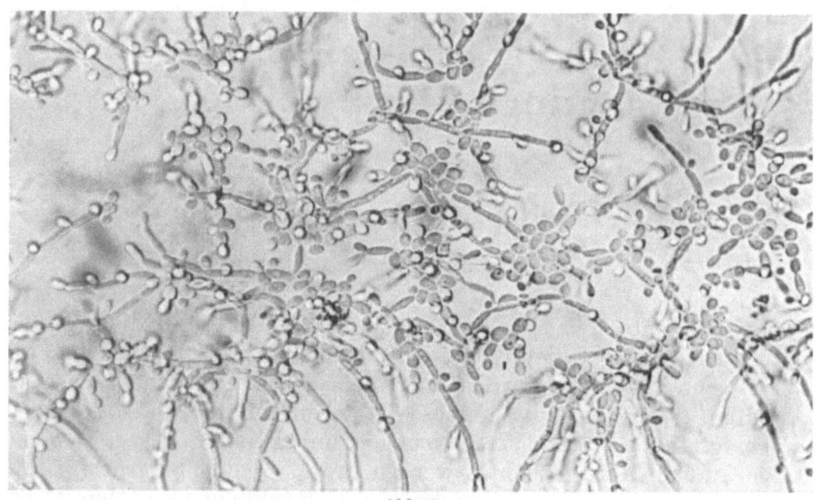

Abb. 1

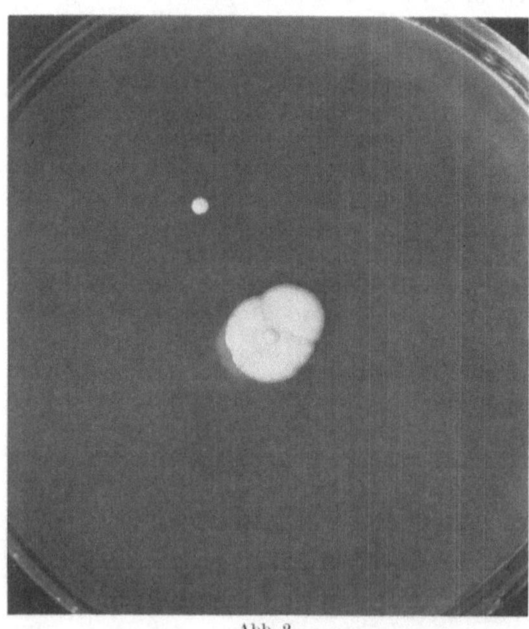

Abb. 2

Abb. 1. u. 2. C. parapsilosis. Objektträgerkultur und Makrokultur. (Sammlung H. RIETH, Univ.-Hautklinik Hamburg)

mit Nagelveränderungen fand STURDE 56 Hefestämme. Hierbei hat *C. parapsilosis* ein leichtes Übergewicht mit 16maligem Nachweis gegenüber C.a., das in 13 Fällen aufgefunden wurde. Die anderen Hefen sind jedoch meist nur einmal nachgewiesen worden. KÄRCHER konnte bei 124 Untersuchungen von Hautschuppen und Körpersekreten 94mal C.a. und viermal C. Krusei, einmal C. parapsilosis, einmal C. stellatoidea, einmal Rhodotorula rubra, 19mal Geotrichon und einmal Trichosporon cutaneum nachweisen. Der Rest waren Dermatophyten. Diese Häufigkeitsanalyse über das Vorkommen der verschiedenen Hefen bei Dermatosen zeigt bereits, daß die Erreger aus der Candida-Gruppe die anderen Hefen bei weitem an Zahl übertreffen und hier vor allem C.a. weitaus am häufigsten vorkommt. Die Erkrankung durch eine andere Hefe als C.a. muß also zu den seltenen Ereignissen gerechnet werden. Allerdings muß festgehalten werden, daß Candida parapsilosis bei Nagelerkrankungen nach STURDE und FISCHER relativ häufig nachgewiesen werden kann. Die Tatsache, daß es KAPICA und BLANK gelang, unter gleicher Versuchsanordnung wie bei C.a. papierchromatograpisch nachzuweisen, daß C. parapsilosis eine keratinspaltende Fähigkeit besitzt, dürfte eine hinreichende Erklärung für diese vorgenannten Befunde sein. Welche Bedeutung hierbei die oft gefundene Doppelinfektion mit einer Hefe und Dermatophyten hat, ist noch nicht geklärt. So findet sich meist Trichophyton interdigitale und C. parapsilosis oder intermedia vergesellschaftet. Auch in den Interdigitalfalten ist nach Untersuchungen von FRÁGNER und SVATEK C. parapsilosis neben C.a. die am häufigsten vorkommende Hefe. Die epidemiologische Durchuntersuchung der Bergarbeiter im Prager Gebiet erbrachte einen Befall in 54%.

Candida parapsilosis (ASHFORD) LANGERON et TALICE 1928. Mykologie (LODDER und KREGER-VAN RIJ): Wachstum in Malzextrakt. Nach 3 Tagen findet man rundliche bis ovale Zellen, ebenso lange pseudomycelähnliche Zellen. Die ersteren messen $2,5—5 \times 4—8\,\mu$. Sediment und Ring bilden sich.

Strichkultur auf Malzextrakt: Nach einem Monat bei 17^0 cremfarbig, gelblich, glänzende, weiche, gelegentlich glatte, in manchen Fällen gefältelte Kulturen mit runden Rändern.

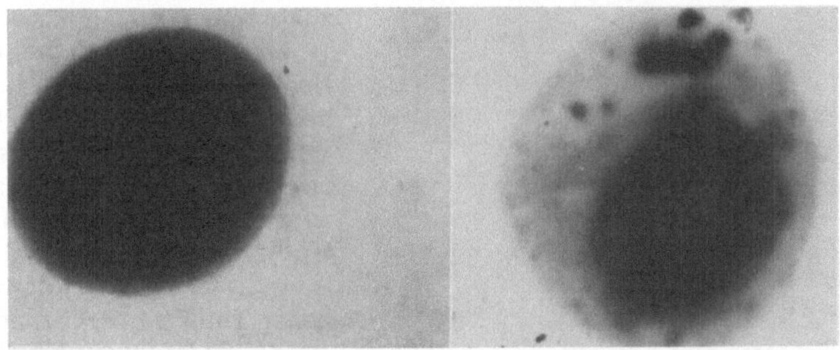

Abb. 3. C. parapsilosis (*1*) und Rhodotorula mucilaginosa (*2*) bei elektronenmikroskopischer Betrachtung. Vergr. 6400fach. (Sammlung der Univ.-Hautklinik München, Doz. Dr. NASEMANN)

Objektträgerkultur: Gut entwickeltes Pseudomycel mit zahlreichen Verzweigungen. Wachstum Typ Mycocandida. Zahlreiche Blastoconidien werden gebildet. Sehr charakteristisch für diese Species ist die Entwicklung von Riesenzellen im Pseudomycel. Die Zellen zeigen auch Biegungen.

Zuckerfermentation: Glucose +, Galaktose +, Saccharose — oder schwach +, Maltose —, Lactose —.

Zuckerassimilation: Glucose +, Galaktose +, Saccharose +, Maltose +, Lactose —.
Stickstoffassimilation: Negativ.
Arbutinspaltung: Negativ.
Wachstum in Lackmusmilch: Keine Koagulation, Lackmus färbt sich blau (Abb. 1—3).

Die Einführung der Sulfonamide und Antibiotica in die Therapie der Infektionskrankheiten brachte ein Ansteigen der Zahl der Hefeinfektionen mit sich. Die bisherigen Untersuchungen über die Gründe dieses Ansteigens der Zahl der Hefeerkrankungen werden im einzelnen im Kapitel „Erkrankungen durch Candida albicans" besprochen. Es sei hier nur gesagt, daß mit größter Wahrscheinlichkeit die Unterdrückung der normalen Bakterienflora der Haut und Schleimhaut für dieses Phänomen verantwortlich ist.

Es wird fast von allen Mykologen übereinstimmend gefordert, daß die bei einer Erkrankung als ursächlicher Erreger gefundene Hefe bestimmten Untersuchungen auf ihre Pathogenität unterworfen wird. Nach CONANT, MARTIN, SMITH, BAKER und CALLAWAY sowie FISCHER ist nur C.a. im Tierversuch pathogen. Diese Untersuchung ist aber, wie wir begründeten, nicht verläßlich (s. Kapitel Candidamykose). Es sollte daher außerdem der Serumfungistasetest nach D. JANKE sowie der Chorion-Allantoistest nach GÖTZ und NASEMANN angewandt werden. KÄRCHER hat an der menschlichen Haut verschiedene Hefen auf ihre aggressiven

Eigenschaften untersucht und auch hierbei gefunden, daß im wesentlichen nur C a. deutlich sichtbare, krankmachende Eigenschaften an der Haut entfaltet.

In einzelnen, besonders gelagerten Fällen wird man jedoch die pathogene Rolle einer seltenen Hefe nicht ablehnen können. So berichten WOLFE und HENDERSON über den tödlichen Ausgang einer Infektion durch *Candida Krusei* bei einer Diabetikerin nach Antibioticabehandlung. Die mykologische Diagnose konnte bei der Autopsie durch Kulturen von der Mitralklappe, den Bronchien und Nierenveränderungen gestellt werden. Auch bei dem Fall von VITÉZ, PÉTERFFY

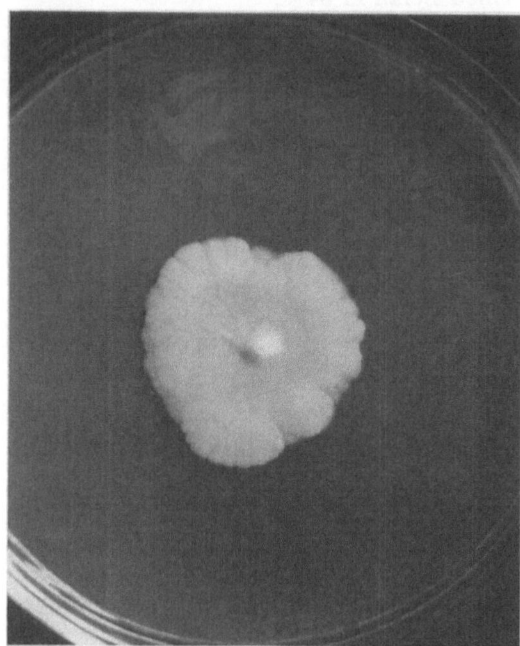

Abb. 4. Makrokultur von C. Krusei.
(Univ.-Hautklinik Hamburg)

nnd GERLEI handelte es sich um eine Diabetikerin, bei der eine generalisierte Candidiasis durch C. Krusei zum Tode führte. Die gleichen Autoren konnten außerdem noch C. Krusei aus einem Finger- und einem Zehennagel züchten.

STAIB und ATA nahmen die Beobachtungen, daß C. Krusei hinsichtlich der Häufigkeit des Vorkommens beim Menschen an zweiter Stelle hinter C.a. steht, zum Anlaß einer ausführlichen Untersuchung über die Bedeutung dieser Hefe bei der menschlichen Infektion. Sie fanden C.K. auf frischem Obst und abgegorenem Wein und nehmen eine Infektion durch Nahrungsmittel an. Bei 38 Personen von 900 Untersuchten fanden sie C.K. im Stuhl. Bei massivem Vorkommen dieser Hefe war E. coli völlig verdrängt. C.K. ist säureresistent und passiert unzerstört den Magen. Bei einem Selbstversuch in Form von Trinken junger Hefezellen kam es zu Darmbeschwerden bei gleichzeitiger Verdrängung der Colibacillen. Die Darmflora normalisierte sich rasch wieder. Im Sputum wird C.K. selten beobachtet. Bei der Testung in vitro und in vivo erwies sich C.K. als hochempfindlich gegen Trichomycin (Streptomyces hachiojensis) und quarternäre Ammoniumbasen. Bei einer Patientin mit Nephritis und Cystitis durch C.K. war die Indicanprobe positiv. Nach erfolgreicher Behandlung mit Trichomycin war die Probe dann negativ. Diese Tatsache muß als bmerkenswert herausgestellt werden.

Candida Krusei (CASTELLANI) BERKHOUT 1910. Mykologie: Wachstum nach 3 Tagen bei 25° zeigt elongierte, zylindrische Zellen, einige kurz-oval.

Allgemein werden drei Gruppen unterschieden: a) große, elongierte, zylindrische mit $2,5—5,5 \times 7,5—21,5\,\mu$; b) kleinere Zellen mit $2—4,5 \times 4,5—15,5\,\mu$ Länge; c) sehr lange, dünne zylindrische Zellen von $2—5,5 \times 5—28,5\,\mu$.

Ein dünnes, grau bis weißes, puderiges Häutchen wird gebildet. Dieses ist leicht gefaltet und wächst an den Glaswänden der Röhrchen aufwärts.

Malzextrakt-Agarkultur: Die Kultur ist gelb bis grau, weich, flach, matt, gewöhnlich glatt, aber manchmal gefaltet. Der Rand ist bogenförmig und zeigt Pseudomycelausläufer.

Objektträgerkultur: Gewöhnlich findet sich ein reich ausgebildetes Pseudomycel meist an der Oberfläche des Agars. Die elongierten oder zylindrischen Sporen bilden Verticile, die sich aus aufgerichteten verzweigten Ketten zusammensetzen, Typ Mycotoruloides. Außerdem gibt es auch einfache Verticile vom Typ Mycotorula. Auf Kartoffelagar entwickelt sich ein verzweigtes Pseudomycel mit kleinen Verticilen, bestehend aus einzelnen Blastosporen, Wachstum Typ Mycocandida.

Zuckerfermentation: Glucose +, Galaktose —, Saccharose —, Maltose —, Lactose —.
Zuckerassimilation: Glucose +, Galaktose —, Saccharose —, Maltose —, Lactose —.
Stickstoffassimilation: Keine.
Arbutinspaltung: Keine (Abb. 4 u. 5).

Ebenfalls aus der Candidagruppe stammen noch einige Erreger, über die Berichte teils tödlich verlaufender generalisierter Erkrankungen oder chronischer Lungen- und Hautveränderungen vorliegen. Duroux, Jarniou, Granotier, Ougier und Lemaire beobachteten bei einem Patienten mit fieberhafter Lungenerkrankung nach intensiver Behandlung mit verschiedenen Breitbandantibiotica einen tödlichen Ausgang durch *Candida tropicalis*. Der Erreger wurde bei der

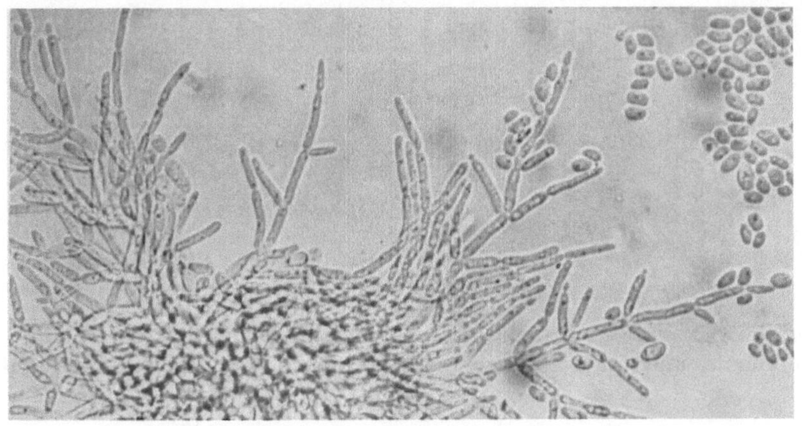

Abb. 5. Objektträgerkultur von C. Krusei. (H. Rieth, Univ.-Hautklinik Hamburg)

Autopsie nachgewiesen. Lim und Kurotchkin konnten bei einem Fall mit positivem Sputum für Hefe Candida tropicalis züchten. Die Hefe erwies sich als pathogen für Kaninchen. Gentianaviolett, Mercurochrom, Acriflavin, Rivanol, Neosalvarsan und Immun-Antimonilie-Serum konnten die fatal endende Kanincheninfektion nicht verhindern. Bisher wurde dieser Pilz meist nur in den Tropen als krankmachender Organismus isoliert. Grassi konnte bei einer 27jährigen Patientin aus nässenden Hauterscheinungen an den Labien und perigenital Candida tropicalis züchten. In den Hautschuppen fanden sich Sporen und Mycelien.

Candida tropicalis (Castellani) Berkhout 1910. Wachstum in Malzextrakt nach 3 Tagen bei 25° zeigt kurz-ovale bis runde Zellen von 5—9 × 6—12 μ lange Zellen. Sediment und Ring werden gebildet. Neben Pseudomycel wird echtes Mycel beobachtet.

Malzextraktagarkultur: Kultur ist kremig bis gelblich. Die Oberfläche ist matt, grau, gefaltet. Der Rand ist glatt, umgeben von Pseudomycel. Es gibt aber auch Stämme mit glänzender und glatter Oberfläche.

Objektträgerkultur: Reichlich Pseudomycel und Mycel wird entwickelt. Die Verticile sind gut ausgebildet, oft finden sich Ketten von Blastosporen.

Zahlreiche Blastoconidien entwicklen sich entlang des Pseudomycels. Es werden die Wachstumstypen Mycotorula, Mycotoruloides und Candida gefunden.

Zuckerfermentation: Glucose +, Galaktose +, Saccharose +, Maltose +, Lactose —, Raffinose (+).

Zuckerassimilation: Glucose +, Galaktose +, Saccharose +, Maltose +, Lactose —.
Stickstoffassimilation: Keine.
Arbutinspaltung: Schwach positiv oder fehlend (Abb. 6 u. 7).

14*

NIKOLOWSKI und SCHMITZ beschreiben zwei Fälle von Hautblastomykose unter dem Bild einer vegetierenden Pyodermie durch *Candida humicola* und

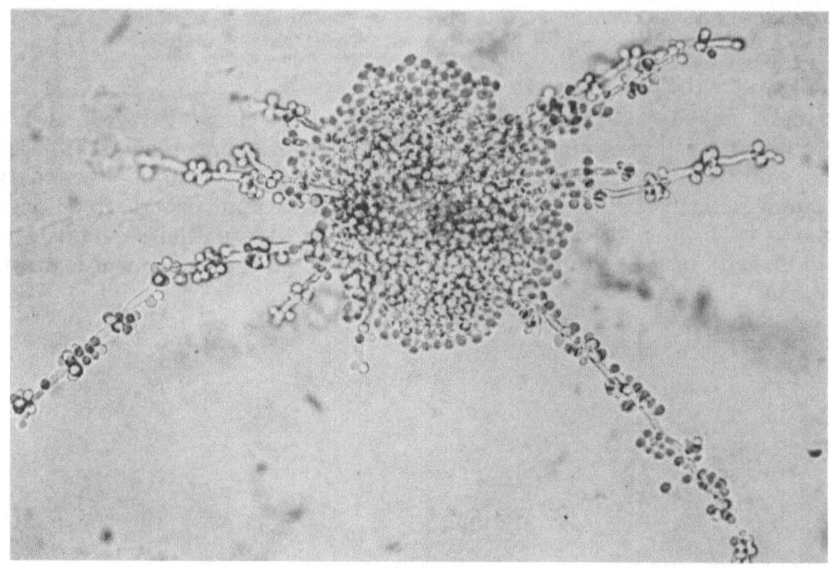

Abb. 6. Objektträgerkultur von C. tropicalis. (H. RIETH, Univ.-Hautklinik Hamburg)

C. Brumptii. Sie zitierten DASZEWSKA, der diesen Erreger aus dem Heideboden isolieren konnte und folgern, da es sich im ersten Fall um einen Flüchtling

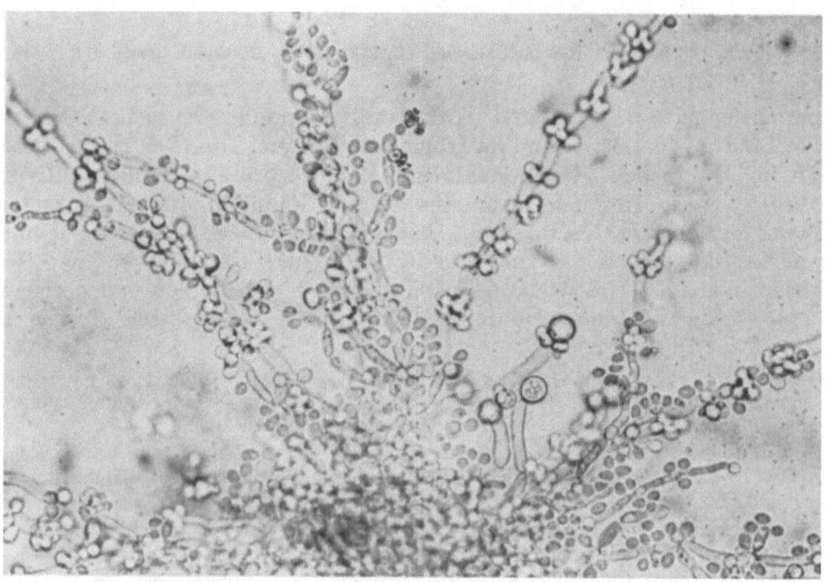

Abb. 7. C. tropicalis in Mischkultur mit C.a. (Sammlung H. RIETH)

handelte, der als Erdarbeiter in Bulgarien tätig war, daß die Infektion hiermit in Zusammenhang stehe. C. Brumptii erwies sich als mäusepathogen.

Candida humicola (DASZEWSKA) DIDDENS et LODDER (1912). Mykologie: Wachstum nach 3 Tagen bei 25° in Malzextrakt zeigt längs-ovale, elongierte oder zylindrische, 2,5—5 × 8—22 μ

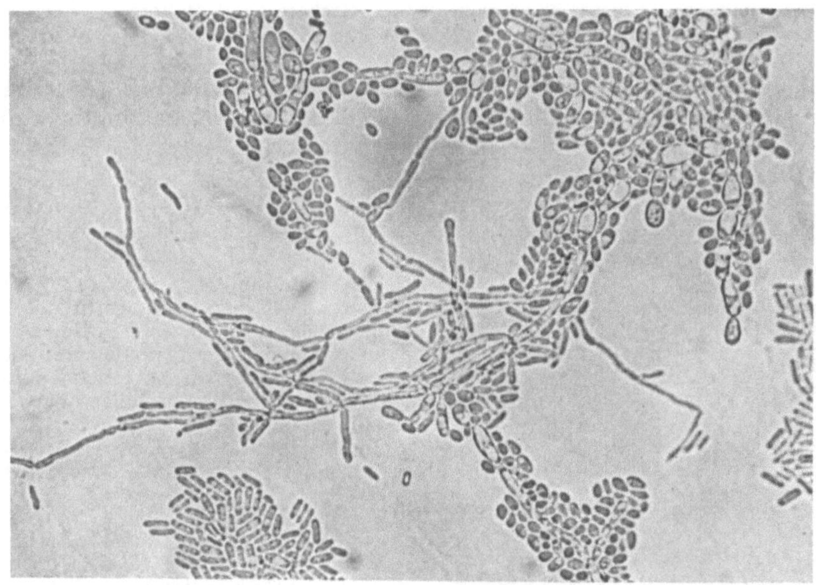

Abb. 8

Abb. 8 u. 9. C. pseudotropicalis-Objektträgerkultur und Makrokultur. (Sammlung H. RIETH, Hamburg)

messende Zellen. Vereinzelt sind die Zellen gebogen, citronen- oder spindelförmig. Ein Sediment und ein mattes, weißes oder gelbes, gefaltetes oder geriffeltes Häutchen wird gebildet.

Kultur auf Malzextraktagar: Kultur ist gelblich, grau, gelegentlich haarig, matt oder glänzend, vielmals gefaltet.

Objektträgerkultur: Reichlich Mycel wird entwickelt. Das echte Mycel herrscht vor. Einfache Verticile werden meist aus längs-ovalen Blastosporen gebildet, die dicht am Mycel anliegen. Das Mycel ist oft gewellt.

Zuckerfermentation fehlt.

Zuckerassimilation: Glucose $+$, Galaktose $+$, Saccharose $+$, Maltose $+$, Lactose $+$.

Stickstoffassimilation fehlt.

Arbutinspaltung: Positiv.

Candida Brumptii (LANGERON et GUERRA 1935). Mykologie: Wachstum in Malzextrakt nach 3 Tagen bei 25⁰ zeigt schmale, runde, ovale und längsovale, gelegentlich stalagmoide, 1 bis $3,5 \times 2,5$—7μ messende Zellen. Sediment, Ring und inkomplettes Häutchen werden gebildet.

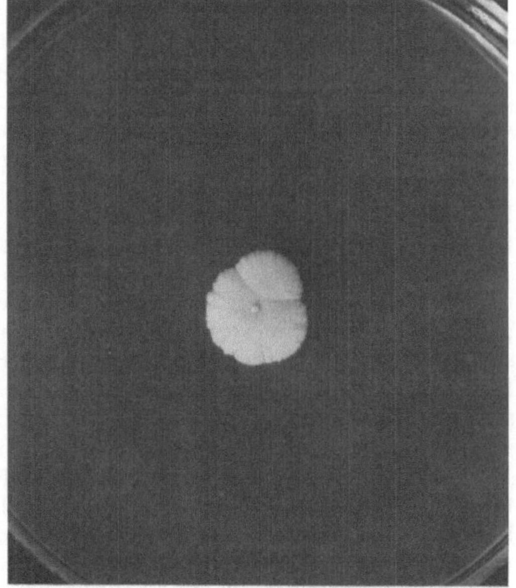

Abb. 9

Kultur auf Malzextraktagar: Grau-gelbe, weiche, schwach glänzende, grob gefaltete Kultur. Der Rand ist von Pseudomycel umgeben.

Objektträgerkultur: Gut entwickeltes Pseudomycel. Die langen, stalagmoiden Blastosporen sind in Ketten am Pseudomycel angeordnet. Oft kein Unterschied zwischen Blastosporen und Pseudomycel.

Zuckerfermentation: Schwach von Glucose.

Zuckerassimilation: Glucose +, Galaktose +, Saccharose —, Maltose +, Lactose —.
Stickstoffassimilation: Negativ.
Arbutinspaltung: Negativ.

Beuthe konnte bei einer 26jährigen Kinderschwester, die mit der Diagnose Grippe zur stationären Aufnahme und nach Sulfonamidbehandlung ad exitum kam, eine Candidasepsis diagnostizieren, die durch *Candida pseudotropicalis* verursacht wurde.

Candida pseudotropicalis (Castellani) Basgal 1911. Mykologie: Wachstum nach 3 Tagen und bei 25⁰ in Malzextrakt zeigt kurz-ovale Zellen von 3—5 × 4,5—9 μ und gelegentlich längs-ovale bis 18 μ Länge. Sediment und ein dünner Ring werden gebildet.

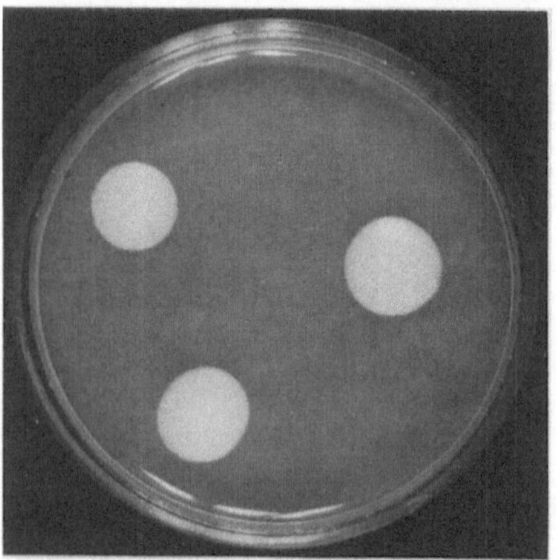

Abb. 10. Rhodotorula rubra-Makrokultur auf Grütz-Kimmig-Agar. (Sammlung H. Rieth)

Wachstum auf Malzextraktagar: Kultur creme- bis gelbfarbig, weich, meist flach, glänzend, mit einem ausgebuchteten Rand.

Objektträgerkultur: Pseudomycel entwikkelt sich besonders auf Kartoffel- und Maismehl-Agar. Wachstum nach dem Typ Mycocandidi.

Zuckerfermentation: Glucose +, Galaktose +, Maltose —, Lactose +, Saccharose +, Inulin +.

Zuckerassimilation: Glucose +, Galaktose +, Saccharose +, Maltose —, Lactose +.
Stickstoffassimilation: Negativ.
Arbutinspaltung: Positiv (Abb. 8 u. 9).

Bei der Sektion fanden sich Pilzgranulome in Lungen, Leber, Nieren und Milz und auffallenderweise auch in Schilddrüse und Tube. Letzteres war bisher noch nicht beschrieben worden. Über seltene Mykosen durch Sproßpilze mit chronischem Verlauf konnten auch R. Janke und Luger berichten.

Aus den ausgedehnten Hauterscheinungen wurden *Candida pelliculosa* und *Rhodotorula rubra* gezüchtet. Knoth, Krause und Knoll züchteten ebenfalls Rhodotorula rubra bei einem Patienten mit einem apfelgroßen blastomycetischen Granulom der Wange. Bei der Injektion einer Mischvaccine von 1:1 Mill. bis 1:1000 trat zwar keine Lokalreaktion, aber eine Reaktion in den münzen- bis handtellergroßen Herden auf. Diese zeigten eine Selbstheilungstendenz bei weiterer peripherer Ausbreitung. Staib hat in einer umfassenden Arbeit die Frage untersucht, welche Häufigkeit und Bedeutung Rhodotorula rubra im menschlichen Körper besitzt. in den meisten Fällen der 38 isolierten roten Hefen handelte es sich um Rhodotorula. Bei 12 von 38 positiven Kulturen stammte das Material aus der Galle. Die Hefe kam nie mit E. coli zusammen vor. Wenn in der Galle E. coli nachgewiesen wurde, war keine Hefe züchtbar. Auch in Stuhlkulturen fanden sich diese auffallenden Ergebnisse. Da in der kalten Jahreszeit das Vorkommen recht selten war und diese Hefen sich auch auf Nahrungsmitteln nachweisen ließen, wird eine Infektion durch die Nahrungsaufnahme angenommen. Ob es sich bei dem Vorkommen dieser pigmentierten Hefen um saprophytäres oder parasitäres Verhalten handelt, bedarf weiterer Klärungen.

Rhodotorula rubra (Demme) Lodder 1934. Mykologie: Wachstum nach 3 Tagen bei 25⁰ in Malzextrakt zeigt längs-ovale Zellen 2—4 × 6—11 μ. Sediment und Ring formen sich.

Wachstum auf Malzextraktagar: Die Kultur ist glatt und glänzend, manchmal wollig, geriffelt, matt, häufig schleimig. Die Farbe ist rot bis orange-rot.

Objektträgerkultur: Mehr oder weniger primitives Pseudomycel wird gebildet, gelegentlich elongierte Zellen.
Zuckerfermentation: Keine.

Zuckerassimilation: Glucose +, Galaktose +, Saccharose +, Maltose +, Lactose —.
Stickstoffassimilation: Keine.
Arbutinspaltung: Positiv (Abb. 10 u. 11).

Die Therapie mit Jodkali, Salben und Mischvaccine war erfolglos. Bei drei europäischen Kindern, die aus Belgisch-Kongo zurückkehrten, konnte VAN-BREUSEGHEM aus trockenen, am Rand schuppenden Herden der Inguinalfalten und peri-inguinal eine Hefe vom Typ *Candida truncata* züchten. Die Trennung von C.a. war erst durch das Auxanogramm möglich.

C. stellatoidea wird öfter als ursächlicher Erreger erwähnt. So konnte DANBOLT bei einem Patienten mit Altersdiabetes eine tödlich verlaufende Infektion durch

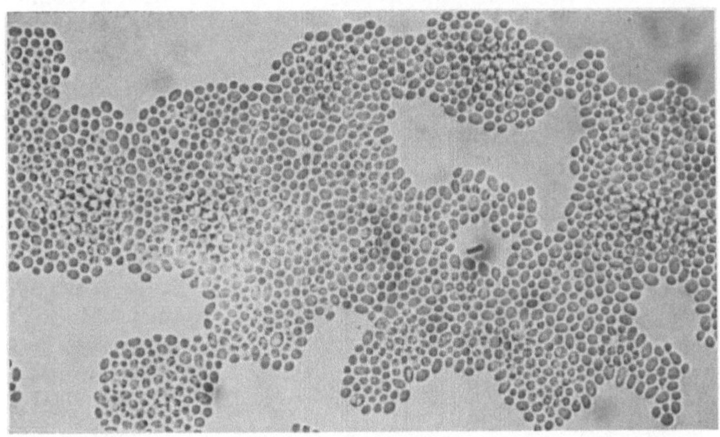

Abb. 11. Objektträgerkultur von Rhodotorula mucilaginosa. (H. RIETH, Univ.-Hautklinik Hamburg)

C. stellatoidea von der Haut ausgehend beobachten. Aus cutanen Herden kam es zu einer raschen Ausbreitung über die gesamte Hautoberfläche mit Metastasierung der inneren Organe.

OLIVIER, COUDERT und REBOUL sahen bei Stomatitis und Glossitis durch C. stellatoidea rasche Abheilung nach Behandlung mit Gentianaviolettpinselung, nachdem die Mykose vorher jeder Therapie trotzte.

Candida stellatoidea (LANGERON et GUERRA 1939—1940). Mykologie: Wachstum in Malzextrakt nach 3 Tagen bei 25°, ovale, längliche Zellen von 2,5—6 × 5—12 μ. Ein Sediment und Ring bilden sich.
Kultur auf Malzextraktagar: Kultur gelb, weich, Rand.
Objektträgerkultur: Das Wachstum ist das gleiche wie bei Candida albicans beschrieben.
Zuckerfermentation Glucose +, Galaktose —, Saccharose —, Maltose +, Lactose —.
Zuckerassimilation: Glucose +, Galaktose +, Saccharose —, Maltose +, Lactose —.
Stickstoffassimilation: Keine.
Lackmusmilch: Koagulation.
Arbutinspaltung: Keine (Abb. 12a u. b).

Daß es durch Hefepilze auch bei Tieren zu Krankheitserscheinungen kommen kann, belegt die Mitteilung eines tödlichen Verlaufes einer Candidainfektion bei einem Schäferhund durch MORQUER, PUGET und BAZEX. Von einer interdigitalen Mykose ausgehend, kam es bei dem Tier unter antibiotischer Behandlung mit Penicillin und Streptomycin zu einer Ausbreitung auf dem Lymphweg mit Bildung von tumorartigen Massen im subcutanen Bindegewebe, Befall der Wirbel, Pleura und subendokardialem Gewebe. Die mykologische Differenzierung der Hefe führte zu einer Abgrenzung gegenüber C. intermedia, tropicalis, albicans usw. Es wird die Bezeichnung Candida pseudotumoralis vorgeschlagen.

Ein den Geotrichen nahestehender Pilz ist das *Trichosporon* BEHREND (1850). Es kann daher bei der Differenzierung zu Verwechslungen kommen. Hier sei vor allem über das *Trichosporon cutaneum* (DE BEURMANN, GOUGEROT und VAUCHER 1909) als Erreger dermatologischer Veränderungen berichtet. Zum Unterschied gegenüber Geotrichum candidum Link findet man bei Trichosporon außer echtem Mycel immer Arthrosporen und Blastosporen in Haufen oder Gruppen an den Hyphen. Trichosporon vergärt nichts, assimiliert Glucose, Galaktose, Saccharose, Maltose und Lactose, wogegen Geotrichum candidum zwar ebenfalls nichts vergärt, aber nur Glucose und Galaktose assimiliert. Die Verwechslung entsteht meist durch die fragmentierten Mycelien in Zick-Zack-Formation, wie man sie auch bei Geotrichum findet (vgl. Kapitel Geotrichose).

Trichosporon cutaneum (DE BEURMANN, GOUGEROT, VAUCHER 1909). Mykologie: Wachstum in Malzextrakt nach 3 Tagen bei 25⁰ zeigt runde bis ovale Zellen, zylindrische Zellen und gelegentlich sehr große Zellen, a) $2{,}5—5 \times 3{,}5—9\,\mu$; b) $2{,}5$ bis $5 \times 6—22\,\mu$; c) $7—9 \times 9—26\,\mu$. Meist wird eine Haut geformt mit membranöser Erscheinungsform.

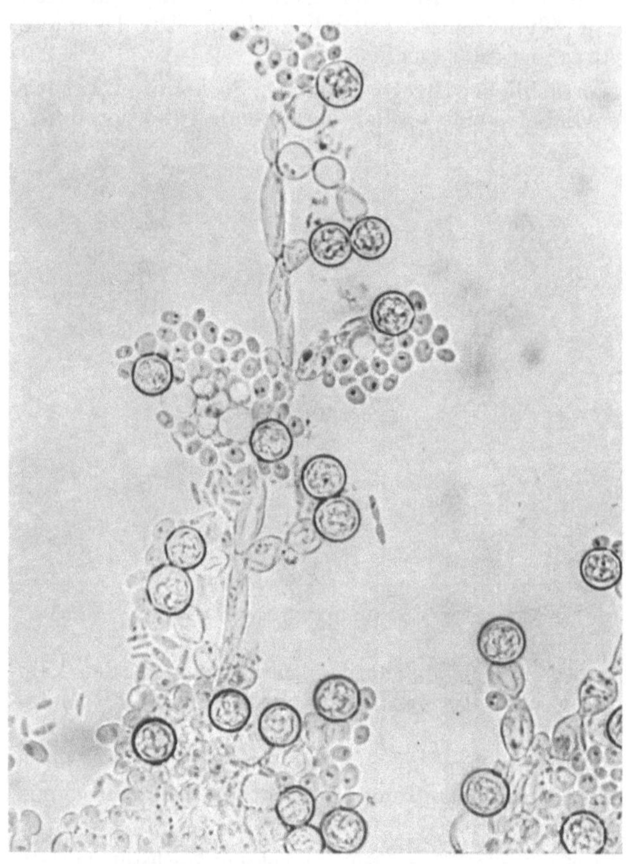

Abb. 12a. C. stellatoidea auf Reisagar. Reife und unreife Chlamydosporen, lange Pseudomycelien und längliche Blastosporen

Kultur auf Malzextraktagar: Drei Gruppen von Kulturen können beobachtet werden, erstens trocken, matt, haarig; zweites trocken, matt, nicht haarig; drittens glänzend, schleimig, nicht haarig. Alle Typen sind gefältelt, erhaben, cremefarbig bis gelb-grau, oft mit grau-grünem oder rötlichem Ton.

Objektträgerkultur: Reichliche Mycelentwicklung, Arthrosporen und Blastosporen. Die Blastosporen entstehen einzeln oder in Ketten. Die Arthrosporen verursachen eine typische Zick-Zack-Formation.

Zuckerfermentation: Keine.
Zuckerassimilation: Glucose +, Galaktose +, Saccharose +, Maltose +, Lactose +.
Stickstoffassimilation: Keine.
Arbutinspaltung: Negativ oder sehr schwach positiv (Abb. 13 u. 14).

NEGRONI, BETTINOTTI und LANATA fanden Trichosporon cutaneum bei einer 42jährigen Frau in Argentinien mit chronischer Bronchitis und Atelektase des Mittellappens rechts. Die Aspiration ergab in der Kultur den erwähnten Pilz. Die Autoren halten Trichosporon cutaneum für einen pathogenen Pilz, der vor allem bei der broncho-pulmomalen Form gern zur septischen Verlaufsform mit letalem Ausgang führt. Weiterhin gebe es aber auch andere Verlaufsformen wie die

1. Dermatitis blastomycetica,
2. knotige gummöse Sporotrichoide,
3. oberflächliche erythematosquamöse Formen und
4. werde der Pilz bei Haarknötchenkrankheit gefunden.

Hierüber berichten auch DE AREA LEAO und NIÑO (zit. nach LODDER und KREGER-VAN RIJ).

NEGRONI und DE VILLAFAÑE LASTRA beschreiben sogar eine tödlich verlaufende Infektion durch *Trichosporon proteolyticum* nach einer Zahnextraktion. Unter septischem Verlauf traten Abscesse am Kopf und Stamm auf. Die hierbei festgestellte neue Art zeigte ein verzweigtes, septisches Mycel von 1,5—3 μ Durchmesser. Die Chlamydoarthrosporen sind 3—10 μ zu 2,5—3 μ groß. Es besteht eine starke proteolytische Wirkung auf coaguliertes Serum und Milch sowie Biergelatine. Die pathogene Wirkung auf Laboratoriumstiere ist allerdings schwach, jedoch besteht eine hämolysierende Wirkung auf Kaninchenblut. Wegen der proteolytischen Eigenschaften wird der neue Name gewählt. Wir selbst konnten bei einem Patienten mit bullöser Dermatitis aus den geschlossenen Blasen Trichosporon cutaneum züchten und fanden den Organismus ebenfalls in den Faeces. Es erfolgte rasche Abheilung unter Behandlung mit Farbstoffpinselungen und abschließender Höhensonnenschälkur mit Salbennachbehandlung.

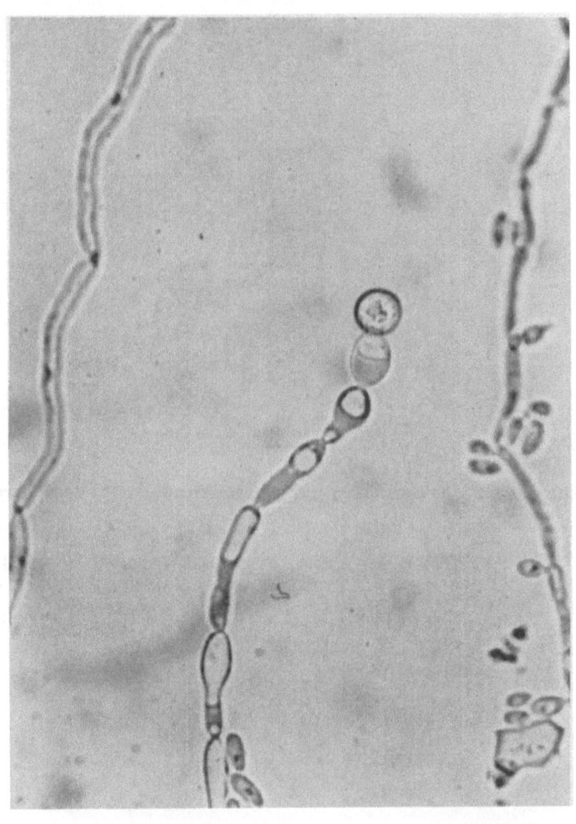

Abb. 12b. C. stellatoidea. Vacuolisierte Pseudomycelzellen mit endständiger Chlamydospore. (Sammlung H. RIETH)

Eine große Zahl von Publikationen über mykologische Infektionen der Haut und Schleimhaut trägt leider, wie bereits eingangs erwähnt, den Stempel der Spekulation. Bereits die Titel der Arbeiten geben Aufschluß über die Unsicherheit der Autoren auf mykologischem Gebiet oder mehr noch der Systemlosigkeit in der Bezeichnung der gefundenen Erreger. Dies wird klar, wenn man die Mitteilungen studiert, in denen von einer „Saccharomycesart" (RICHTER) oder Blastomyceten, zum Teil auch nur allgemein von Hefen gesprochen wird. Wenn z. B. FÖLDVÁRI und FLÓRIÁN über 15 Fälle von Blastomykosen berichten und nur fünfmal kulturell „Cryptokokken" züchten konnten, so ist die Entgegnung von BORELLI durchaus berechtigt, eine definierte Krankheitsbezeichnung nur zu verwenden, wenn die Diagnose auch durch den Nachweis der Erreger gesichert ist. Andere Autoren stützen ihre Diagnose letzten Endes auf den therapeutischen Erfolg einer Jodkalibehandlung bei einer chronischen, granulomatösen Dermatose (Gougerot, Cohen, Carteaud und Duché, Pautrier, Boehm, Ferguson, New,

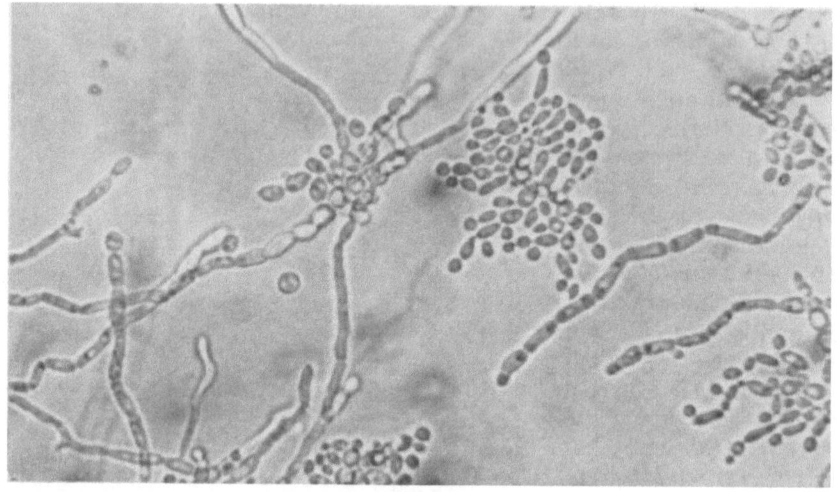

Abb. 13

Abb. 13 u. 14.   Trichosporon cutaneum-Objektträgerkultur und Makrokultur. (Sammlung H. Rieth, Hamburg)

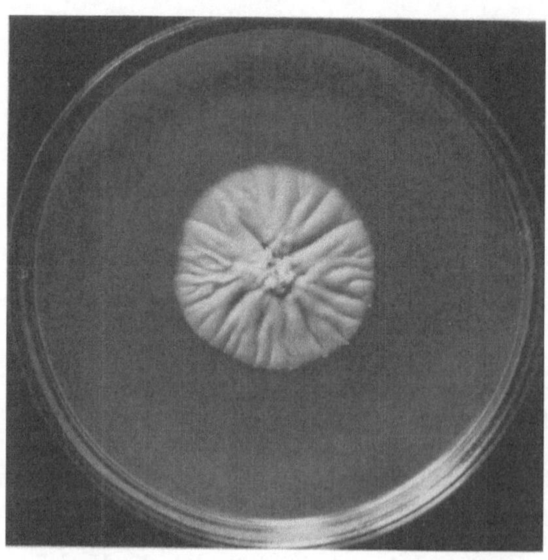

Abb. 14

Rai u. a. m.). Die zahlreichen Arbeiten über hefebedingte Dermatosen oberflächlichen oder tiefen Charakters mit dem Hinweis auf den Erreger mit der Bezeichnung „rosa Hefe" (Ravaut und Longhin usw.) können hier nicht aufgeführt werden, da an einem Zusammenhang der geschilderten Krankheitsbilder mit dem gefundenen Erreger berechtigte Zweifel aufkommen müssen.

Wlassies und Dósa sprechen von einer Dermatitis blastomycetica bei akuter allergischer Entzündung der Haut durch Oberflächensensibilisierung infolge Besiedelung mit Sproßpilzen. Die Injektion von Blastomykin, einem aus Sproßpilzen hergestellten Antigen (Endotoxin) wirkt spezifisch und bestätigt die Ansicht einer ekzematogenen, sensibilisierenden Wirkung der Sproßpilze auf die Haut. Wir möchten nicht an der Richtigkeit dieser Ansicht zweifeln, halten aber doch die Bezeichnung Dermatitis blastomycetica nicht für glücklich. Es handelt sich hier doch offenbar um Mykidreaktionen, so daß man entweder besser allge-

mein von einer Dermatitis mycotica oder, wenn man die allergische Genese aus-
drücken will, von einem Mykid durch Sproßpilze sprechen sollte. Bezüglich des
Gebrauches des Adjektives „blastomycetica" verweisen wir auf das Kapitel
„Zur Begriffsbestimmung der Blastomykose".

Eine weitere Ausweitung erfährt unsere Betrachtung über die Dermatosen
durch verschiedene Hefen durch die häufigen Beschreibungen sog. *Cryptokokken-
arten* (RAVAUT und LONGHIN) als ursächliche Erreger. Der Begriff Cryptokokken-
arten ist sehr weit gefaßt und läßt die Vermutung zu, daß es sich bei vielen dieser
beschriebenen Fälle um Candidamykosen gehandelt hat. Zweifellos kommen auch
Rhodotorulaarten in Frage, wie aus den Synonyma zu ersehen ist, die bei den
Beschreibungen zur Anwendung kommen. (Cryptococcus ruber = Rhodotorula
rubra und Cryptococcus interdigitalis = POLACCI u. NANNIZZI = Candida pulcherima.) So konnten A. SARTORY, R. SARTORY und J. MEYER aus epilierten
Haaren einen von ihnen „Cryptococcus corallinus" genannten Erreger züchten.
CASTELLANI fand bei Fällen schwerer Furunkulose mit Paronychien Sproßpilze,
die er als Cryptokokken oder Monilien bezeichnet und er nennt daher das Krankheitsbild Furunculosis Cryptococcica. Bei Herden auf dem behaarten Kopf
kommt es dann zu einer Folliculitis decalvans cryptococcica. MOTTA züchtete
aus dem Belag des Rachens einen Cryptococcus laryngitidis. Das Vorkommen
pathogener Hefen auf gesunder Haut scheint doch recht selten zu sein. Bei
Erosio interdigitalis ist der kulturelle Befund von Cryptococcus interdigitalis
erwähnenswert. Dieser von POLACCI und NANNIZZI (zit. nach LUGLI) identifizierte Organismus findet sich meist interdigital, kann aber auch innere Organe
befallen und verursacht nach BARCO experimentell bei Hunden Magen- und
Nierenmykosen. TARCHINI, TRUFFI, CARLINI, NEGRONI, F. und A. RADAELLI und
NEGRONI beschreiben ebenfalls interdigitale Hauterscheinungen, die durch diese
Cryptokokkenart verursacht werden sollen. NEGRONI, GRECO und BIGATTI sahen
trichphytoide Epidermomykosen durch Cryptococcus ruber. Hierbei setzen sie
in Klammer Saccharomyces hinzu. Diese Tatsache weist erneut darauf hin, daß
in der medizinischen Mykologie eine große Verwirrung der Begriffe durch die zahllosen Synonyma herrscht. In den meisten Fällen dieser Beschreibungen ist die
klare Feststellung der botanischen Zugehörigkeit der gefundenen Erreger nicht
möglich gewesen.

Man könnte nun weiter fortfahren, einzelne Fälle mitzuteilen, bei denen eine
bestimmte Hefeart eine spezifische Hautveränderung hervorrief. Es seien aber
nur noch einige Veröffentlichungen erwähnt, die nicht auf Einzelbeobachtungen
beruhen. Granulomatöse Herde in der Oberlippe, verursacht durch *Debaryomyces Kloeckeri* beobachteten THIERS, COUDERT und FAYOLLE, GOUGEROT und
DUCHÉ.

Debaryomyces Kloeckeri GULLIERMOND et PEJU (1919, 1920). Mykologie: Wachstum in
Malzextrakt nach 3 Tagen bei 25° zeigt runde bis ovale Zellen, einzeln oder paarweise. Die
Größe schwankt von 2,5—5 × 3,5—5,5 μ. Ein schmaler Ring und etwas Sediment werden
beobachtet.

Wachstum auf Malzagar: Die Zellen sind oval, gelegentlich rund bis oval. Die Kulturen
sind grau oder gelb-weiß, glänzend, glatt, gelegentlich etwas gestreift, besonders in der
Mitte.

Objektträgerkultur: Primitives oder kein Pseudomycel kommt vor.

Sporenbildung: Die Sporen sind rund, mit einem Öltropfen in der Mitte. Ascosporenbildung tritt meist in Form einer Spore, manchmal auch zwei pro Ascus auf.

Zuckerfermentation: Schwache oder fehlende Fermentation von Glucose oder von Glucose
und Saccharose.

Zuckerassimilation: Glucose +, Galaktose +, Saccharose +, Maltose +, Lactose —.
Stickstoffassimilation: Keine.
Arbutinspaltung: Verschieden (Abb. 15 u. 16).

Einen Verlauf mit Tumoren, tiefen Abscessen und Ulcerationen sahen A. SARTORY, R. SARTORY, HUFSCHMITT und J. MEYER bei einem 63jährigen Mann, also unter dem klinischen Bild einer Blastomykose. Eine Besserung trat erst nach elektrochirurgischer Excision und Jodkaligaben ein. Zu tödlichem Ausgang kam es bei der Infektion mit Debaryomyces Matruchoti bei einem neunjährigen Mädchen nach operativer Entfernung einer Hautwarze. KLIEWE und HOFER konnten diesen Pilz (GIGORALES und PEJU 1921) von Debaryomyces Kloeckeri durch zahlreiche Untersuchungen abtrennen. Interessant ist hier noch die Beobachtung von LEGENDRE, nämlich einer Hautblastomykose mit Keloidbildung in Tonkin, deren Erreger von ihm daher als Blastomyces Tonkini bezeichnet wird.

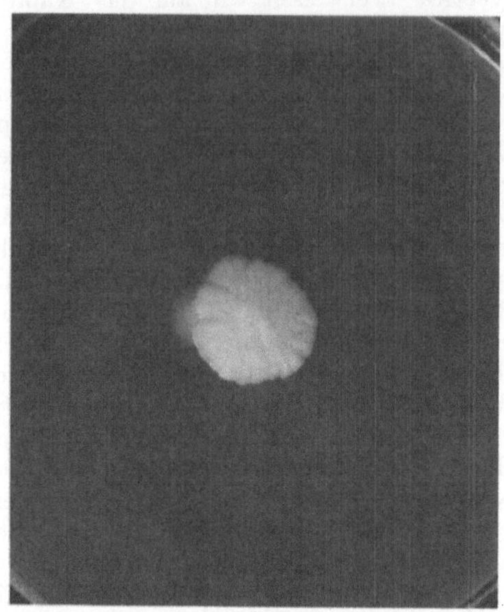
Abb. 15

Abb. 15 u. 16. Debaryomyces Kloeckeri-Makrokulturen.
(Sammlung H. RIETH, Hamburg)

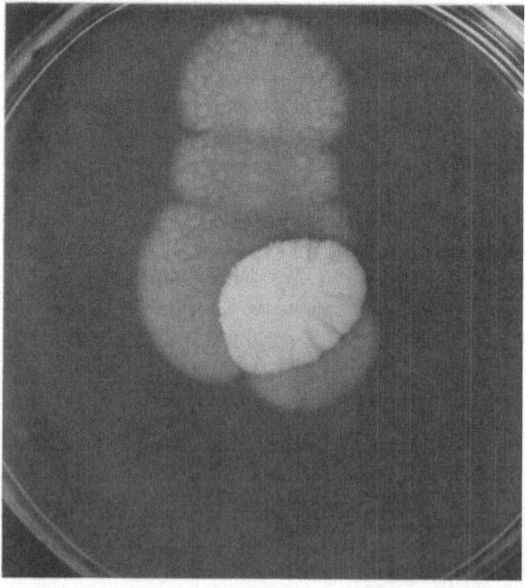
Abb. 16

An dieser Stelle sei auch auf die Bedeutung des *Pityrosporum ovale*, seinen Nachweis und seine Pathogenität hingewiesen. Dieser Organismus wurde erstmalig von MALASSEZ (zit. nach LEWIS und HOPPER) beschrieben. Er ist auch als Unnascher Flaschenbacillus bekannt geworden. Damals als ursächlicher Erreger der Seborrhoe angesehen, ist man heute mehr der Auffassung, daß es sich um einen rein saprophytischen Pilz handelt, der keine krankmachenden Eigenschaften besitzt. Die Prüfung dieser Frage war lange Zeit schwierig, da die Züchtung nicht gelang.

BENHAM und EMMONS konnten dann auf glycerin- und fetthaltigen Nährböden das Pityrosporum ovale züchten. Sie verwandten Lanolin oder Ölsäure in ätherischer Lösung 10% oder 23—44% Glycerin bei Wachstumstemperatur von 30—37⁰. Auf diesen Nährböden gelang auch eine Weiterverimpfung. Die Zellen stellten sich mit ovaler Form, dünner Wandung und endständiger Knospung dar. Die Größe beträgt meist 3—5 μ. MOORE (zit. nach LEWIS und HOPPER) beschrieb als bestes Medium zur Züchtung und Subkultur:

1. Würz-Agar (Difco) und
2. Technische Maltose — Technische Dextrose   āā 2%
                        Pepton   1%
                        Agar   1,8%
                        Aqua dest.   q.s.

Weiterhin empfiehlt sich ein Zusatz von Weizenkeimöl oder Butter, da dieser Erreger zum Wachstum Fettzusatz bedarf, wie bereits erwähnt wurde. Die Kulturen sind ocker- bis rosafarbig. Einige Gamma Thiamin verbessern nach BENNINGHOVEN die Kulturergebnisse. MOORE erhielt bei der Inoculation auf Kaninchenhaut spontan abheilende, schuppende Herde. Alle Untersucher der letzten 20 Jahre fanden übereinstimmend, daß Pityrosporum ovale keine krankmachenden Eigenschaften besitzt, gleichermaßen bei Hautgesunden wie bei Seborrhoikern gefunden werden kann und keine lokale Allergisierung verursacht (BENHAM, BIGHAM, EMMONS, LEONE, GORDON, ROCHA, MARTIN-SCOTT, BENNINGHOVEN). Nach SPOOR, TRAUB und BELL kommt Pityrosporum ovale nicht nur beim Menschen, sondern auch bei Katzen, Hunden und Pferden vor. Nach all diesen Untersuchungsergebnissen kann festgestellt werden, daß die Hoffnung, einen Erreger der Seborrhoe gefunden zu haben, nicht erfüllt worden ist. Die Bedeutung von Pityrosporum ovale ist daher als untergeordnet zu bezeichnen.

Zusammenfassend kann gesagt werden, daß Dermatosen durch verschiedene Hefen, auch in Form von Blastomykose, durchaus vorkommen können und besonders durch die Anwendung von Breitbandantibiotica in Zunahme begriffen sind. Organismen, die bisher als sicher apathogen angesehen wurden, konnten als Krankheitserreger letal verlaufender, generalisierter Mykosen aufgefunden werden. Es ist daher bei aller Kritik und Zurückhaltung bei der Diagnose einer solchen Hefemykose andererseits zu betonen, daß an die Möglichkeit heute immer gedacht werden muß und alle diagnostischen Mittel zur Klärung des vorliegenden Krankheitsbildes einzusetzen sind.

Literatur

ANDO, SH.: Zwei Fälle von Blastomycosis cutis. Jap. J. Derm. **28**, 4 (1928).

BANNERJEE, K.: The cryptococcus. Trans. far east. Ass. trop. Med. **2**, 478 (1929). — BARCO, P.: Micosi renali sperimentali da cryptococcus interdigitalis. Arch. ital. Chir. **26**, 401 (1930). — Micosi gastriche sperimentali da cryptococcus interdigitalis. Riv. Pat. sper. **5**, 16 (1930). — BECKER, S. W., and E. B. RITCHIE: The rôle of yeasts in the production of superficial dermatitis. Arch. of Dermat. **22**, 790 (1930). — BEINTEMA, K., u. J. A. FOLPMERS: Mycotorula generalisata. Ned. T. Geneesk. **1937**, 4755. Ref. Zbl. Haut- u. Geschl.-Kr. **58**, 215 (1938). — BENEDETTI, G.: Reticolo-istiocitosi sistematica da mycocandida pseudotropicalis. Sperimentale **95**, 231 (1941). — BENHAM, R. W.: The cultural characteristics of pityrosporum ovale. J. invest. Derm. **2**, 187 (1939). — BENNINGHOVEN, G.: Pityrosporum ovale. Kultur auf Oleinsäure-Nährböden. Arch. Hyg. (Berl.) **135**, 314 (1951). — BEUTHE, D.: Candida sepsis. Zbl. allg. Path. path. Anat. **93**, 241 (1956). — BIGHAM, A.: Investigation into the presence of yeast-like organisms in scaly lesions. Brit. J. Derm. **49**, 74 (1937). — BOEHM, W.: Über Blastomykose des Gesichts. Derm. Wschr. **1930** I, 92. — BORELLI, D.: Bemerkungen zu der Arbeit von FÖLDVÁRI und FLÓRIÁN, Budapest, Erfahrungen bei 15 Fällen von Blastomykose. Hautarzt **7**, 329 (1956).

CARLINI, V.: La intradermoreazione con filtrati da culture di blastomiceti. Arch. ital. Derm. **8**, 684 (1932a). — CASTELLANI, A.: Furunculosis cryptococcica vel blastomycetica vel moniliaca. Proc. roy. Soc. Med. **23**, 1042 (1930). — ČIFERRI, R., P. CROVERI e S. BRUNETTO: Trichosporon Uffreduzzii n.sp. isolato da uno pseudotumore cervico-faciale micosi. Atti Ist. bot. ecc. Pavia, IV. s. **5**, 199 (1934). — CONANT, N. F., S. D. MARTIN, D. T. SMITH, R. D. BAKER and J. L. CALLAWAY: Manual of clinical Mycology, 2. edit. Philadelphia: W. B. Saunders Company 1954. — CONNELL, G. H., C. E. SKINNER and R. C. HURD: Lipomyces starkeyi on the skin surface of the human body. Mycologia **46**, 12 (1954). — CORTELLA, E.: Osservazioni su tre casi di erosioni blastomicetiche interdigitali. Boll. Sez. region. Soc. ital. Derm. **5**, 289 (1932). — COUDERT, J.: Guide pratique de mycologie médicale, 1. Aufl. Paris: Masson & Cie. 1955.

DANBOLT, N.: Deep cutaneous moniliasis, a fatal case of peculiar type. Acta derm. venereol. 21, 98 (1940). — DÓSA, A.: Über allergische Versuche mit Blastomykin. Derm. Wschr. 1935 I, 258. — DUROUX, JARNIOU, GRANOTIER, OUGIER et LEMAIRE: Moniliase pulmonaire mortelle à candida tropicalis, apparue au décours d'un traitement antibiotique prolongé pour suppuration bronchopulmonaire. J. franç. Méd. Chir. thor. 8, 422 (1954). EMMONS, C. W : The isolation and pathogenicity of pityrosporum ovale. Publ. Hlth Rep. (Wash.) 1940, 130.

FEDELI, F.: Micosi articolari sperimentali da cryptococcus interdigitalis. Riv. Pat. sper. 3, 222 (1928). — FERGUSON, A. S.: Blastomycosis of eye and face secondary to lung infection. Brit. med. J. 1928, 442, No 3506. — FISCHER, E.: Die zahlenmäßige Häufigkeit der verschiedenen Hefen im mykologischen Untersuchungsmaterial. Schweiz. Z. Path. 18, 1 (1955). — FÖLDVÁRI, E., u. E. FLÓRIÁN: Erfahrungen bei 15 Fällen von Blastomykose. Hautarzt 6, 294 (1955). — FRÁGNER, P., and Z. SVATEK: Candida parapsilosis (Ashf.) Langeron et Talice, its incidence, morphology and pathogenicity. Čsl. Epidm. 6, 102 (1957).

GIUSTI, G.: Rapporti fra produzione di anticorpi e penicillina nelle blastomicosi sperimentali. G. Batt. Immun. 45, 131 (1953). — GLEAVE, H. H., and S. HALLAM: Black hairy tongue. Brit. med. J. 1931, No 3667, 663. — GÖHRING, G.: Über tiefe Blastomykose der Haut. Arch. Derm. Syph. (Berl.) 176, 558 (1938). — GÖTZ, H., u. TH. NASEMANN: Über den Einfluß der Candida albicans auf den Hühnerembryo. Derm. Wschr. 130, 774 (1954). — GORDON, M. A.: The lipophilic mycoflora of the skin. I. In vitro culture of pityrosporum orbiculare n.sp. Mycologia 43, 524 (1951). — GOUGEROT, H., COHEN, CARTEAUD et J. DUCHÉ: Blastomycose ulcéro-végétante du nez. Bull. Soc. franç. Derm. Syph. 39, 1203 (1932). — GOUGEROT, H., et J. DUCHÉ: Mycose sous-cutanée nouvelle due à debaryomyces Kloeckerii. Arch. derm.-syph. (Paris) 9, 363 (1937). — Mycose sous-cutanée nouvelle due à «Debaryomyces Klockerii». Bull. Soc. franç. Derm. Syph. 44, 266 (1937). — GRASSI, A.: Micosi perigenitale da monilia tropicalis. Roll. Sez. region. Soc. ital. Derm. 3, 268 (1933). — GRECO, N., u. A. BIGATTI: Trichophytide Cryptokokkenmykosis der Epidermis durch Cryptococcus ruber. Rev. Asoc. méd. argent. 49, 425 (1935). — GRECO, N., A. BIGATTI u. J. CAPURRO: Neuer Fall von trichophytider Cryptokokkenmykose in multiplen Eruptionen infolge Cryptococcus (Saccharomyces) ruber. Sem. méd. (B. Aires) 1936 I, 611.

HIGUTI, K.: Über die oberflächliche Blastomykose der Haut. Jap. J. Derm. 43, 65 (1938). — HUFSCHMITT, G.: Un cas de blastomycose cutanée à foyers multiples. Ann. Derm. Syph. (Paris) 2, 850 (1931).

JANKE, D.: Zur Diagnostik der Lungenmoniliasis mit Hilfe der Serumfungistase. Ärztl. Wschr. 10, 349 (1955). — JANKE, R., u. A. LUGER: Seltene Mykosen. Arch. Derm. Syph. (Berl.) 200, 436 (1955).

KÄRCHER, K. H.: Neue Gesichtspunkte zur Klinik und Pathogenese der Hefeerkrankungen. Arch. Derm. Syph. (Berl.) 197, 51 (1953). — KAPICA, L., and F. BLANK: Growth of candida parapsilosis with keratin as sole source of nitrogen. Dermatologica (Basel) 117, 433 (1958). — KLIEWE, H., u. J. HOFER: Über die Systematik eines pathogenen Sproßpilzes. Frankfurt. Z. Path. 63, 88 (1952). — KÖHLMEIER, W., u. H. KREITNER: Blastomykose der Mamma. Wien. klin. Wschr. 1953, 13—15. — KNOTH, W., S. KRAUSE u. K. H. KNOLL: Tumorförmige Pilzerkrankung durch eine anaskosporogene Hefe. Dermatologica (Basel) 111, 357 (1955).

LEGENDRE, J.: A propos de la dermatite blastomycosique chéloidienne. Bull. Soc. Path. exot. 20, 323 (1927). — LEONE, R.: Presenza e significato del pityrosporon ovalis nella pitiriasi del cuoio capelluto, nell'eczema seborroico figurato ed in dermatosi squamose varie. Nota III. Proprieta culturali, biologiche e biochemische del pityriosporon ovalis, con particolare riguardo alla affinata per le sostanze lipidiche. Minerva derm. (Torino) 27, 123 (1952). — LEWIS, G. M., and M. E. HOPPER: An introduction to madical mycology, 3. edit. Chicago: Year Book Publ. 1948. — LIM, C. E., and T. J. KUROTCHKIN: The action of certain dyes and drugs upon monilia tropicalis. Nat. med. J. China 16, 215 (1930). Ref. Zbl. Haut- u. Geschl.- Kr. 37, 97 (1931). — LODDER, J., and N. J. W. KREGER-VAN RIJ: The yeast, zit. nach DE AREA LEAO und NIÑO. North Holland Publishing Co. Amsterdam 1952. — LUGLI, G.: Nuova specie di micosi della lingua. Otol. ecc. ital. 8, 413 (1938).

MARTIN-SCOTT, I.: The Pityrosporum ovale. Brit. J. Derm. 64, 257 (1952). — McLEOD, J. M. H., and G. B. DOWLING: An experimental study of the pityrosporon of Malassez: Its morphology, cultivation and pathogenecity. Brit. J. Derm. and Syph. 40, 139 (1928). — MENNA, M. E. DI: Non-pathogenic yeasts of the human skin and alimentary tract: a comparative survey. J. Path. (Chicago) 68, 89 (1954). — MORQUER, R., E. PUGET e A. BAZEX: Sur une nouvelle blastomycose du chien. Atti 6 Congr. Internaz. Microbiol. 5, 175 (1955). — MOTTA, R.: Rilievi e biologici su due casi di micosi della gola. Valsalva 4, 128 (1928). — MUENDE, I.: Observations on Monilia. Brit. J. Derm. 43, 3 (1931).

NEGRONI, P.: Cryptococcus bei einer Epidermomykose isoliert. Rev. Soc. argent. Biol. 6, 648 (1930). — NEGRONI, P., u. T. DE VILLAFAÑE LASTRA: Generalisierte und tödliche

Mykose durch Trichosporon proteolyticum n.sp. Rev. Inst. bact. B. Aires 8, 455 (1939). — NEGRONI, P., C. BETTINOTTI e C. LANATA: Micosis broncopulmonar por Trichosporon cutaneum. Rev. argent. Dermatosif. 36, 236 (1952). — NEW, G. B.: Blastomycosis of the larynx. Ann. Otol. (St. Louis) 37, 240 (1928). — NIKOLOWSKI, W., u. R. SCHMITZ: Blastomykosen der Haut durch seltene Erreger aus der Candidagruppe. Arch. Derm. Syph. (Berl.) 195, 193 (1952).

OLIVIER, L., J. COUDERT et E. REBOUL: Un cas de glossite et de stomatite à «Candida stellatoidea». Atti Soc. ital. Derm. Sez. Reg. (Torino) 30, 63 (1955).

PAUTRIER, L. M.: Blastomycose végétante de la face. Bull. Soc. franç. Derm. Syph. 41, 212 (1934). — Alcés à levures des deux mamelons et des aisselles. Bull. Soc. franç. Derm. Syph. 40, 199 (1933). — PAUTRIER, L. M., et R. GLASSER: Blastomycose végétante. Bull. Soc. franç. Derm. Syph. 41, 1452 (1934). — PFLEGER, L., u. H. TIRSCHEK: Zur Problematik der Hautblastomykose. Dermatologica (Basel) 114, 1 (1957). — POLACCI e NANNIZZI: Zit. nach G. LUGLI, Nuova specie di micosi della lingua. Otol. ecc. ital. 8, 413 (1938).

RADAELLI, A.: Sopra due casi di dermatite interdigitale blastomicetica. G. ital. Derm. Sif. 69, 913 (1928). — RADAELLI, F.: Sopra un caso di onicomicosi da Cryptococcus interdigitalis Pollacci e Nannizzi. Boll. Sez. region. Soc. ital. Derm. 2, 171 (1935). — RAI, T.: Blastomycosis cutis. Ikonogr. derm. (Kyoto) 11, 68 (1929). Ref. Zbl. Haut- u. Geschl.-Kr. 34, 345 (1930). — RAVAUT, P., et S. LONGHIN: Intradermo-réactions positives à la levurine chez deux malades atteints d'intertrigos avec présence de levures. Éruption secondaire à type de parakératose pityriasiforme chez l'un d'eux. Bul. Soc. franç. Derm. Syph. 37, 221 (1930). — RAVAUT, P., et RABEAU: Eczèmatides expérimentales provoquèes par des injections intradermiques des lévurine, chez une malade allergisée par des lésions anterieures á levures. Disc. et Comm. div. Congr. Dermatologistes Langue franç. p. 271, 1930. — RAVAUT, P., RABEAU, S. LONGHIN et SLOIMOVICI: Recherches microbiologiques et humorales concernant les levures chez 137 malades atteints de diverses dermatoses. Bull. Soc. franç. Derm. Syph. 36, 607 (1930). — RICHTER, R.: Ein Fall von tiefer Blastomykose. Arch. Derm. Syph. (Berl.) 179, 517 (1939). — ROCHA, G. L., C. SILVA, A. OLIVEIRA LIMA and M. GOTO: Experimental studies on Pityrosporum ovale: its pathogenicity and antigenic capacity. J. invest. Derm. 19, 289 (1952).

SARTORY, A., R. SARTORY, G. HUFSCHMITT et J. MEYER: Étude d'un cryptococcus nouveau (Cryptococcus corallinus) isolé des lésions rappelant les kérions trichophytiques. Biol. Paris 104, 1316 (1930). — SARTORY, A., R. SARTORY et J. MEYER: Étude botanique et biologique d'une nouvelle levure rose (Cryptococcus radiatus n.sp.). C.R. Soc. Biol. (Paris) 106, 597 (1931). — SEILER, S.: Beitrag zur Klinik der Blastomykosen. Bruns' Beitr. klin. Chir. 156, 609 (1932). — SPOOR, H. J., E. F. TRAUB and M. BELL: Pityrosporum ovale types cultured from normal and seborrhoic subjects. Arch. Derm. Syph. (Chicago) 69, 323 (1954). — STAIB, F.: Rhodotorula, ihr Vorkommen im menschlichen Körper. Zbl. Bakt., Abt. I. Orig. 167, 86 (1956). — STAIB, F., u. S. ATA: Die Bedeutung der Kahmhefe Candida Krusei (A. Castellani) Berkhout beim Menschen. Zbl. Bakt., I. Abt. Orig. 169, 275 (1957). — STURDE, H. C.: Sproßpilze und Nagelveränderungen. Arch. klin. exp. Derm. 203, 266 (1956).

TAKASU, R.: Studien über die roten, pathogenen Hefen. Jap. J. of Dermat. 42, 258 (1937). — TAKAOKA, H.: Statistische Beobachtungen und mykologische Untersuchungen auf Blastomyces von Eczema ani. Hihu-to-Hitunyo 7, 374 (1939). Ref. Zbl. Haut- u. Geschl.-Kr. 64, 259 (1940). — TARCHINI, P.: Lesioni nodulo-gommoe della natica con reperto microscopico e culturale di Cryptococcus conglobatus. Arch. ital. Derm. 11, 422 (1935). — THIERS, H., J. COUDERT et J. FAYOLLE: Blastomycose de la lèvre supérieure due à «Debariomyces Kloeckeri». Bull. Soc. franç. Derm. Syph. 62, 182 (1955). — TRUFFI, M.: Oidiomicosi interdigitale. Dermosifilografo 3, 571 (1928). Ref. Zbl. Haut- u. Geschl.-Kr. 30, 639 (1929).

VANBREUSEGHEM, R.: Sur une levure, Candida truncata n.sp. isolée, d'une dermatose présentée par le Dr. EYCKMANS. Arch. belges Derm. 4, 307 (1949). — VITÉZ, ST., L. PÉTERFFY u. F. GERLEI: Durch Candida Krusei verursachte generalisierte Candidiasis. Wien. klin. Wschr. 69, 467 (1957).

WOLFE, E. I., and F. W. HENDERSON: Mycotic endocarditis. Report of a case. J. Amer. med. Ass. 147, 1344 (1951). — WEGMANN, T.: Die Bedeutung der Laboruntersuchung in der Diagnostik von Pilzkrankheiten. Röntgen- u. Lab.-Prax. 7, 278 (1954). — WEIDMAN, F. D.: The effects of gentian violet and crystal violet on certain pathogenic yeasts. Path. Rev. 34, 215 (1930). — WHARRY, H. M.: A case of black tongue. Brit. med. J. 1931, No 3667, 664. — WHITE, C.: Superficial yeast infections of the glabrous skin. Further clinical and experimental studies. Studies in mycotic dermatitis. III. Arch. Derm. Syph. (Chicago) 18, 429 (1928). — WHITE, CH. J., and J. H. SWARTZ: Cryptococcosis epidermica. Arch. Dermat. Syph. (Chigago) 18, 692 (1928). — WLASSIES, T., u. A. DÓSA: Blastomykosen im Bild einer Dermatitis acuta. Orv. Hetil. 1935, 239.

YANNOULIS, G.: Eine einfache Methode zur Differentialdiagnose zwischen Diphtherie und Mykosen. Arch. Ohr.-, Nas.- u. Kehlk.-Heilk. 163, 391, 394 (1953).

Die Histoplasmose der Haut und Schleimhäute

Von

Jan Schwarz und **Leon Goldman** - Cincinnati-Ohio

Mit 13 Abbildungen

Die Histoplasmose ist eine durch Histoplasma capsulatum hervorgerufene Pilzerkrankung. Die Krankheit ist über die ganze Erde (EDWARDS u. KLAER, MOCHI u. EDWARDS) verbreitet, aber die meisten Fälle kommen in dem mittelöstlichen Teil der Vereinigten Staaten vor, der als Mississippital bekannt ist. 80—90% der Erwachsenen in bestimmten Gebieten in Kansas, Missouri und Ohio weisen positive Histoplasmin-Hauttests auf (FURCOLOW et al. 1953) (Abb. 1). Histoplasma capsulatum ist in Erdproben wiederholt nachgewiesen worden (EMMONS et al., EMMONS 1950). Die Infektion erfolgt im Respirationstrakt durch (NILZÉN u. PALDROK, RAPHAEL u. SCHWARZ) Einatmen des sporenhaltigen Staubes. Die Mehrzahl der primären Infektionen verläuft entweder subklinisch oder völlig symptomlos (CHRISTIE u. PETERSON, SCHWARZ et al., SERVIANSKY u. SCHWARZ, SPICKNALL et al.). Bei einer geringen Zahl von Patienten nimmt die Infektion jedoch einen progressiven Verlauf mit wechselndem klinischem Bild.

Erythema nodosum ist eine seltene Begleiterscheinung während der Erstinfektion mit Histoplasma. Pigmentierung der Haut im Sinne des Morbus Addison wird nach Verkäsung der Nebennieren gesehen (CHRISPELL et al., FITZPATRICK u. REUBER, KIRSCH, RAWSON et al.). Hautgeschwüre sind nicht so häufig wie Geschwüre an den Haut-Schleimhautübergängen (BAUM et al. 1957b, CURTIS u. GREKIN).

Die durch Histoplasma capsulatum hervorgerufenen histologischen Veränderungen bestehen einerseits in vergrößerten Histiocyten, die den Erreger enthalten. Die Mitbeteiligung anderer Zellen ist oft nur gering, und die vergrößerten Histiocyten können das einzige Anzeichen des Infektionsvorganges sein (BRANDT). Andererseits kommen echte tuberkuloide Veränderungen mit Epitheloidzellanhäufungen vor, die gelegentlich Langhanssche Riesenzellen enthalten (BINFORD, MOORE). Die Tuberkel können konfluieren und zentral verkäsen. Der Nachweis der Erreger in diesen Herden mittels HE-Färbung kann außergewöhnlich schwierig sein und ist oft nur mit der PAS (KADE u. KAPLAN), der Gridley-Färbung (GRIDLEY) oder dem Grocottschen Silberverfahren erfolgreich (GROCOTT). Es ist sehr enttäuschend, in unzähligen Untersuchungen negative Ergebnisse zu erhalten, aber der Erregernachweis in einem einzigen Falle rechtfertigt vollauf die mannigfachen, häufig fruchtlosen Bemühungen.

Die Hautveränderungen können entweder ulcerös sein, oder sie sind subcutan gelegen (JOHNSON u. DERRICK, THOMAS u. MITCHELL). Sind Geschwüre vorhanden, so kann die sekundäre bakterielle Infektion eine eitrige Reaktion an der Hautoberfläche verursachen; ist die Haut jedoch intakt geblieben, so findet man gewöhnlich überhaupt keine polymorphkernigen Leukocyten. Das gleiche trifft für die Schleimhautläsionen zu. Wir beobachteten z.B. eine Veränderung an der Lippe eines älteren Mannes, die ausschließlich aus wuchernden Histiocyten ohne jede Mitbeteiligung der Leukocyten bestand. Dieser Befund änderte sich nach der

Probeexcision (als Reizung oder Infektion hinzukam), und es konnte ein beträchtliches Einwandern weißer Blutzellen beobachtet werden. Hautreaktionen im
Sinne einer Hyperplasie des Epithels sind überhaupt nicht typisch für die Histoplasmose, im Gegensatz zur Blastomykose und anderen tiefen Mykosen. Die
Diagnose beruht daher oft ausschließlich auf dem Erregernachweis innerhalb
phagocytierender Zellen. Dies ist nur durch regelmäßige Anwendung entsprechender Färbemethoden möglich (GRIDLEY, GROCOTT, ZIMMERMAN 1957). In den
regionären Lymphknoten kann man alle Stufen der Entzündung von der einfachen Sinushyperplasie bis zur vollständigen Verkäsung finden. Unserer Erfahrung nach ist es einfacher, das Histoplasma in verkästen oder sogar verkalkten

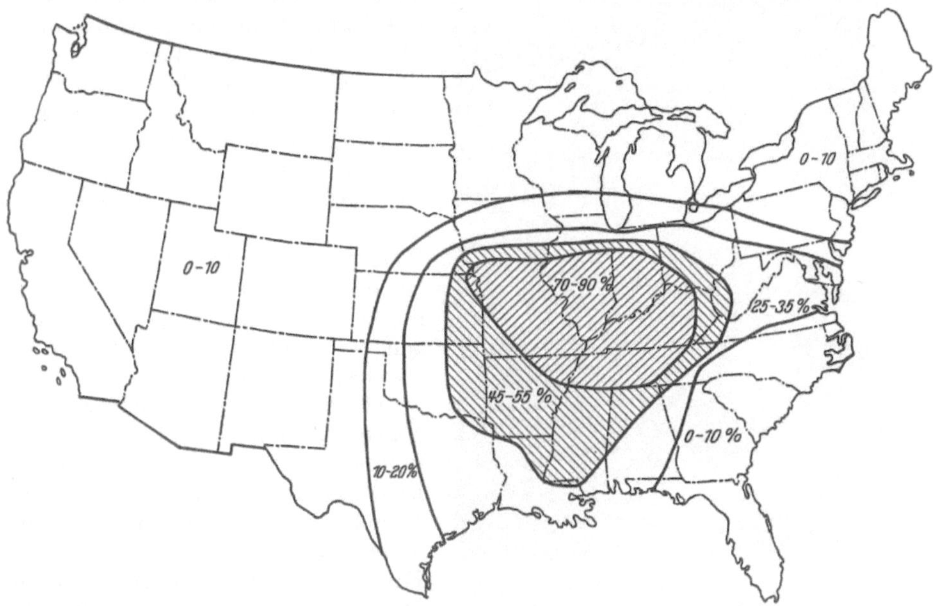

Abb. 1. Epidemiologische Übersicht des Vorkommens der Histoplasmose in den Vereinigten Staaten von
Nordamerika. [Von J. SCHWARZ and M. L. FURCOLOW: Some epidemiologic factors and diagnostic tests in
blastomycosis, coccidioidomycosis and histoplasmosis. Amer. J. clin. Path. 25, 261—265 (1955)]

Herden der Lymphknoten nachzuweisen als bei akuter Lymphadenitis. Versuche,
den Erreger aus den verkalkten Herden zu züchten, sind jedoch erfolglos
geblieben (STRAUB u. SCHWARZ).

Alle Organe des Körpers können von der Histoplasmose befallen werden, aber
die Haut- oder Schleimhautmitbeteiligung ist nicht so häufig wie z.B. bei der
nordamerikanischen Blastomykose. Genaue zahlenmäßige Angaben hierüber sind
nicht einmal in den endemischen Gebieten bekannt. Dies beruht teilweise auf der
Schwierigkeit, die genaue Diagnose zu erhärten, was vom Nachweis des Erregers
im histologischen Schnitt oder von der Kultur abhängt, aber niemals von der
einfachen klinischen Inspektion. Schleimhautbeteiligung, die besonders bei
älteren Personen gefunden wird, ist häufiger. Eine Übersicht zeigt (MILLER et al.),
daß 45 von 88 Kranken mit Histoplasmose Schleimhaut- und/oder Hautveränderungen aufwiesen. Alle Teile der Mund- und Rachenhöhle können von
Geschwüren befallen sein (BLUMENTHAL, DEAN, DERRY et al., GAMMELL u.
BRECHENRIDGE, LEVY, LINDEBOOM et al., MOORE u. JORSTAD, PALMER et al.,
SNOKE u. HEID, WEED u. PARKHILL, ZINNEMAN u. HALL). Diese treten als zerstörende pharyngeale oder nasale Läsionen auf, einschließlich septaler Perforation

(Abb. 2—4). Gelegentlich können diese Veränderungen vegetierenden Charakter annehmen. Wir sahen einen Kranken, dessen orale Histoplasmose klinisch einem Gumma ähnelte. Flache unspezifische Ulcera, kleine, weiße, flache Infiltrate und papulöse, warzenähnliche Efflorescenzen wurden gleichfalls beobachtet. In einem unserer eigenen Fälle wurde eine polypöse Geschwulst an der Lippe gefunden, die klinisch als Plattenepithelkrebs betrachtet und deren mykotische Natur erst nach der Excision erkannt wurde. Geschwüre an der Zunge können an ihren Rändern oder zentralen Teilen vorkommen und gelegentlich sehr induriert sein. Tiefe kraterförmige Geschwüre kommen gleichfalls vor (Abb. 5—9). Solche Veränderungen sind nicht ungewöhnlich und infolge Sekundärinfektion kann die wahre Natur des ursprünglichen Zustandes verschleiert sein. Dies trifft auch auf die perianalen Geschwüre zu, deren (BAUM et al. 1957b, WEISS u. HASKELL) gelegentliches Auftreten bei der Histoplasmose der differentialdiagnostischen Folgerungen wegen von Interesse ist (CURTIS u. CAWLEY, PALMER et al.).

Der erste Fall, von dem Histoplasma capsulatum von HANSMANN und SCHENKEN (HANSMANN u. SCHENKEN) gezüchtet wurde, wies eine Dermatitis exfoliativa auf (Abb. 10 u. 11). Wir haben einen ähnlichen Fall beobachtet (Fox). Wir konnten bei unserer Kranken den Erreger innerhalb und außerhalb der Hautcapillaren nachweisen. Primäre cutane Histoplasmose dürfte außergewöhnlich sein, und kein bewiesener Fall ist bisher beobachtet worden.

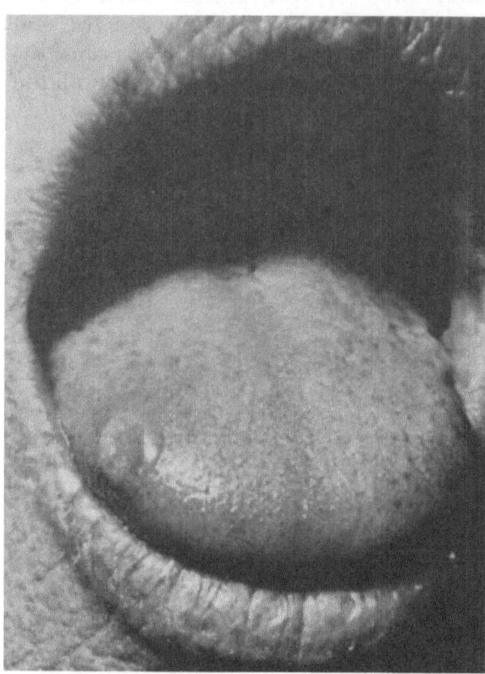

Abb. 2. Unspezifisch aussehendes Zungengeschwür, das aber im Abklatschpräparat zahlreiche Zellen des Histoplasma capsulatum aufwies. 47jähriger Mann, der in Rotterdam (Holland) nach seiner Heimkehr aus Indonesien, wo Histoplasmose vorkommt, beobachtet wurde. Der Kranke starb an disseminierter Histoplasmose bei vollständiger Verkäsung beider Nebennieren. [Von G. L. BAUM, J. SCHWARZ, W. J. BRUINS SLOT und M. STRAUB:Mucocutaneous histoplasmosis. A.M.A. Arch. Derm. 76, 4—8 (1957)]

Es ist wichtig sich zu vergegenwärtigen, daß die Histoplasmose, wenn die Eintrittsstelle des Erregers in der Lunge gelegen ist, dort einen primären Herd hervorruft (STRAUB u. SCHWARZ), und daß man daher mit Sicherheit einen ähnlichen Vorgang an der Eintrittspforte in der Haut erwarten muß. Außerdem kommt hinzu, daß der primäre Focus in der Lunge oder in jedem anderen Organ eine beträchtliche Mitbeteiligung der regionären Lymphknoten mit sich bringt. Von einem typischen cutanen Primärkomplex könnte man daher nur sprechen, wenn ein solches primäres Ulcus der Haut mit regionärer Lymphdrüsenbeteiligung gefunden würde. Nur in einem derartigen Falle könnte eine durch Histoplasma capsulatum verursachte primäre Hautinfektion anerkannt werden. Es muß nochmals darauf hingewiesen werden, daß solche Fälle noch nie zur Beobachtung gekommen sind, selbst wenn solche Behauptungen aufgestellt wurden (STANKAITIS u. McCUSKEY).

Der Leser wird auf die ausführliche Besprechung des Primärkomplexes im Kapitel über die nordamerikanische Blastomykose verwiesen.

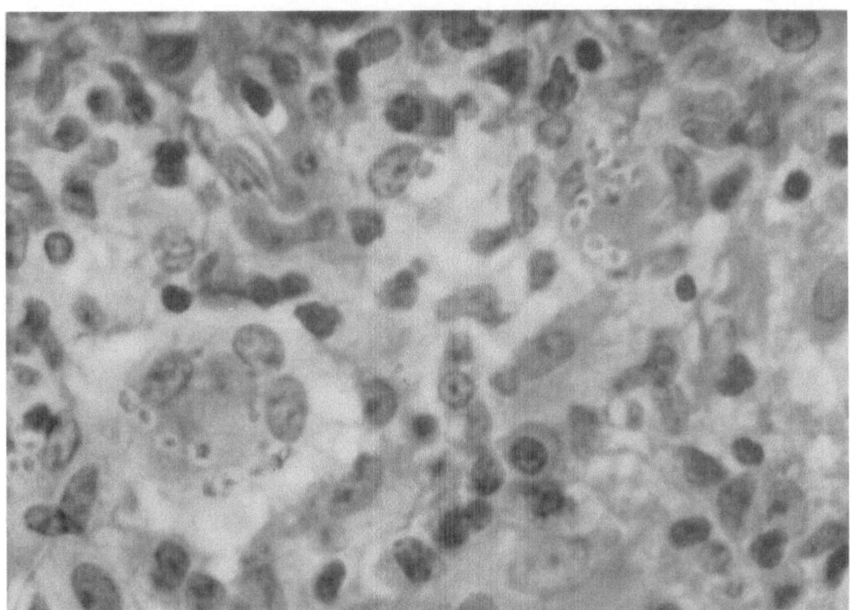

Abb. 3. Derselbe Kranke. Im histologischen Präparat können die Hefezellen schon im HE-gefärbten Schnitt gesehen werden. Der Hof, der die Zellen umgibt, ist ein Retraktionshof nach der Fixierung und hat DARLING veranlaßt, den Namen „Histoplasma capsulatum" zu prägen. 950mal

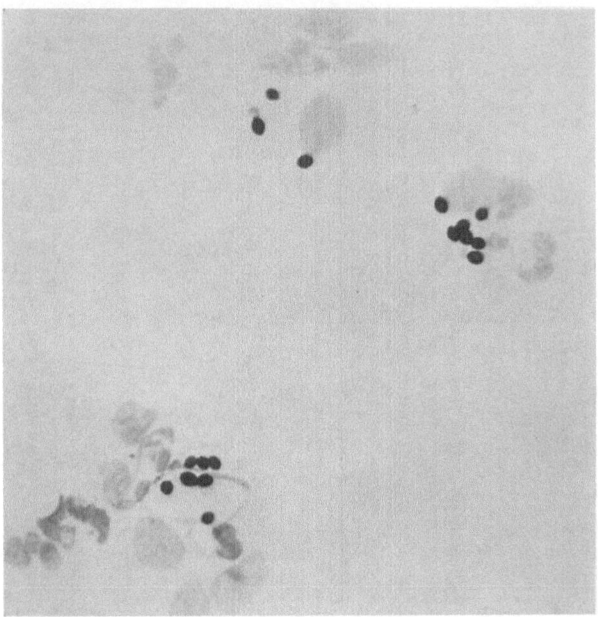

Abb. 4. Mit dem Grocottschen Silberverfahren werden die Hefezellen sehr deutlich sichtbar und können leicht photographiert werden. 590mal. Derselbe Kranke

Die Histoplasmose der Haut wird eingeteilt in:

1. die essentiellen, durch Histoplasma bedingten Granulationsgeschwülste;
a) die knotenförmigen,
b) die geschwürigen,
c) die subcutanen;

15*

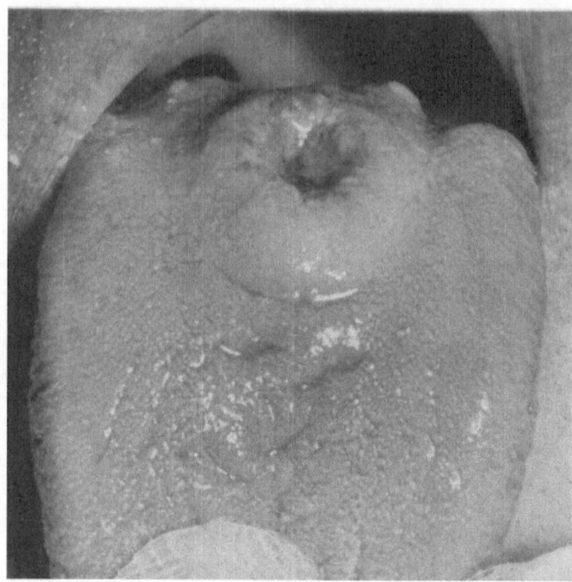

Abb. 5. Tiefes kraterförmiges Geschwür der Zunge bei Histoplasmose. Probeexcision oder ein Abklatschpräparat sind im allgemeinen der schnellste Weg zur Diagnose. [Von J. A. PRIOR, S. SASLAW und C. R. COLE. Ann. intern. Med. **40**, 221—244 (1954)]

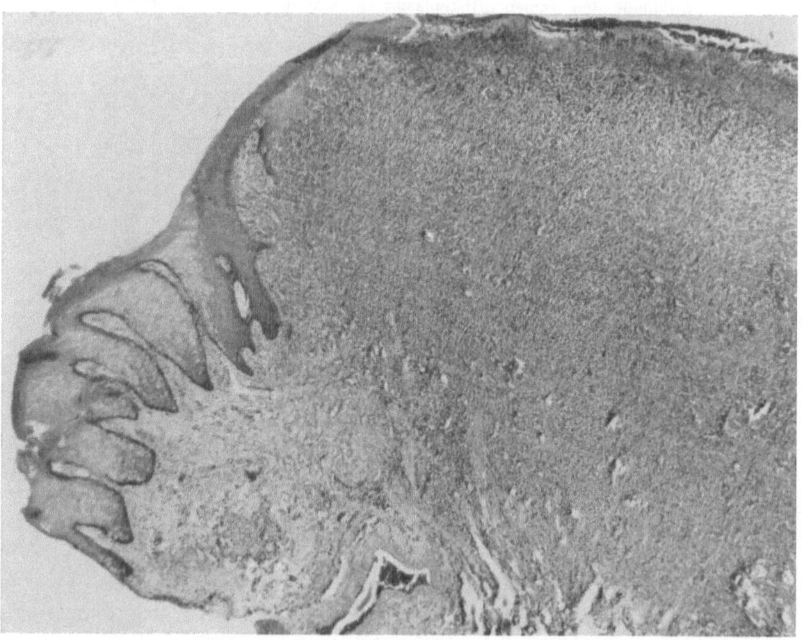

Abb. 6. Tumorähnliche Läsion an der Oberlippe. Diffuse Histiocytenproliferation mit oberflächlicher Nekrose und Erosion. 26mal HE. 68jähriger weißer Mann, der unter Gewichtsabnahme an ausgedehnter Histoplasmose starb; die Hautbeteiligung war nur eine der zahlreichen Metastasen der Lunge

2. die durch Histoplasma hervorgerufenen Granulationsgeschwülste in Kombination
a) mit bösartigen Lymphomen,
b) mit akuter und chronischer Dermatitis,
c) oft auch nach Corticosteroidbehandlung.

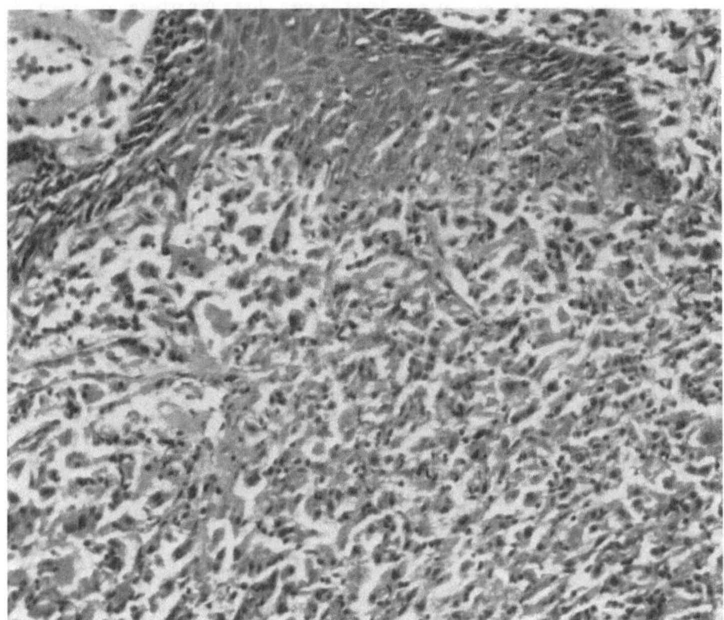

Abb. 7. Derselbe Kranke; stärkere Vergrößerung (180mal). Unzählige geschwollene Histiocyten sind erkennbar aber nur vereinzelte Leukocyten

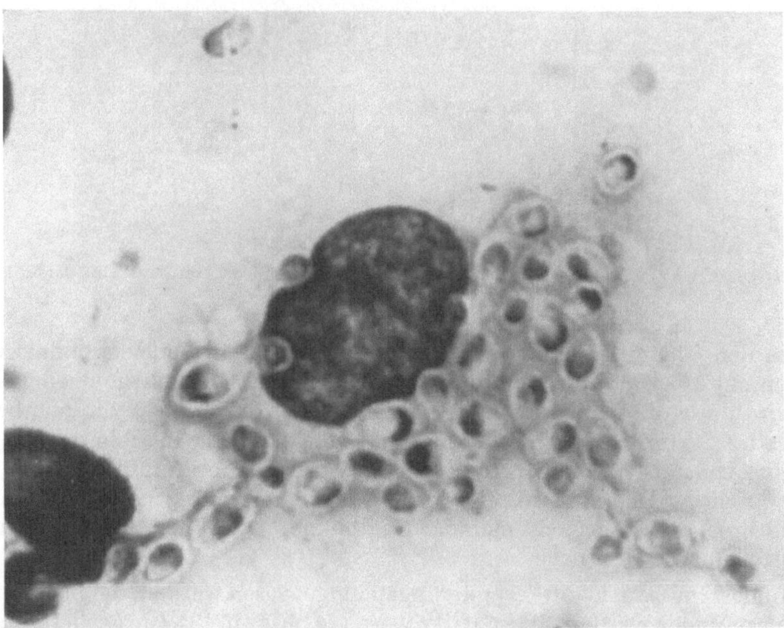

Abb. 8. Derselbe Kranke; Abklatschpräparat-Giemsa-Färbung; der Objektträger wird einfach gegen die erodierte Oberfläche gehalten. Die typischen kleinen Hefezellen (2—5 μ) können auf diese Weise sehr leicht nachgewiesen werden

Ausnahmsweise wird ein Erythema nodosum bei primärer pulmonaler Histoplasmose beobachtet (HEILBRUNN u. CAIN, NUTALL-SMITH). Diese Reaktion unterscheidet sich nicht vom Erythema nodosum bei anderen Krankheiten, aber sie ist selten und kann überhaupt nicht mit der Häufigkeit von Erythema nodosum in den Frühstadien der Coccidioidomykose verglichen werden.

Beträchtliches Interesse besteht hinsichtlich des gemeinsamen Auftretens von Hauterscheinungen und bösartigen Lymphomen (CAWLEY u. CURTIS, ENDE et al., MURRAY u. BRANDT, NELSON et al., RODGER et al., ZIMMERMAN 1955). Die genaue Ursache dieses Phänomens ist bis heute nicht bekannt. Augenscheinlich

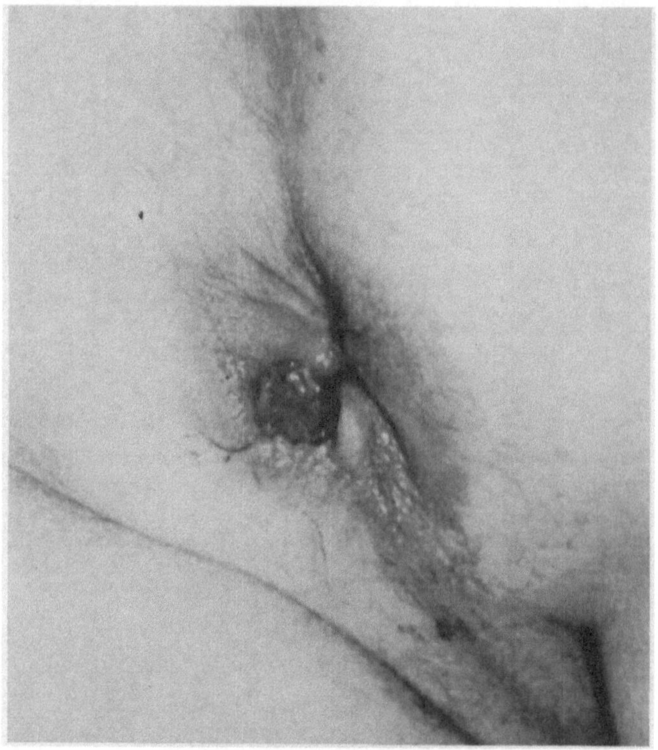

Abb. 9. Derselbe Kranke; perianales Granulom, das unzählige Erreger enthielt. Die Beteiligung der Schleimhäute ist im allgemeinen ein ominöses Zeichen

haben in den endemischen Gebieten viele Kranke latente oder subklinische Infektionen mit Histoplasmose, und der immunologische Mechanismus oder Widerstand wird durch das destruierende Lymphom oder durch die Lymphombehandlung gestört. Vom klinischen Standpunkt aus ist diese Verbindung insofern bedeutungsvoll, als die Pilzerkrankung therapeutisch beeinflußt werden kann, wenn die richtige Diagnose gestellt wird. Knochenmarkausstriche und Kulturen oder Kulturen aus Probeexcisionen der Lymphknoten und der Haut sind wichtige Hilfsmittel für die Diagnose.

Besonders muß auch auf Veränderungen hingewiesen werden, die bisher nur bei Personen gefunden wurden, die in Afrika waren (Abb. 12 u. 13). Ein größerer Erreger, der von VANBREUSEGHEM Histoplasma duboisii genannt worden ist, scheint die Ursache zu sein (DUBOIS et al., DUBOIS u. VANBREUSEGHEM, SCHWARZ u. DROUHET, VANBREUSEGHEM 1956, 1957, VANDEPITTE et al.). Die soweit beobachteten Kranken (ungefähr 20) hatten eindrucksvolle Hautmanifestationen. Die wenigen Fälle, die einer ausreichenden Untersuchung unterzogen worden waren, wiesen knotenförmige Hautveränderungen auf, die später geschwürig zerfielen. Das

mikroskopische Bild wich wesentlich von dem durch Histoplasma capsulatum hervorgerufenen ab. Die hervorstechendsten
Unterschiede sind die Größe des
Erregers, der 10 oder mehr Mikron beträgt, und die Bildung sehr
großer Riesenzellen, in denen der
Erreger zuweilen in großer Zahl
gefunden werden kann. Die Gewebsreaktion zeichnet sich daher
besonders in chronischen Fällen
mehr durch Fremdkörperriesenzellbildung als durch Histiocytenproliferation aus. Außer der ziemlich häufigen Hautbeteiligung in
diesen Fällen sind auch Veränderungen der Mundschleimhaut,
der Lymphknoten, der Knochen
usw. beschrieben worden (DUPER
RAT, SYMMERS, VANDEPITTE).

Einige dieser Fälle besserten
sich nach chirurgischer Entfer

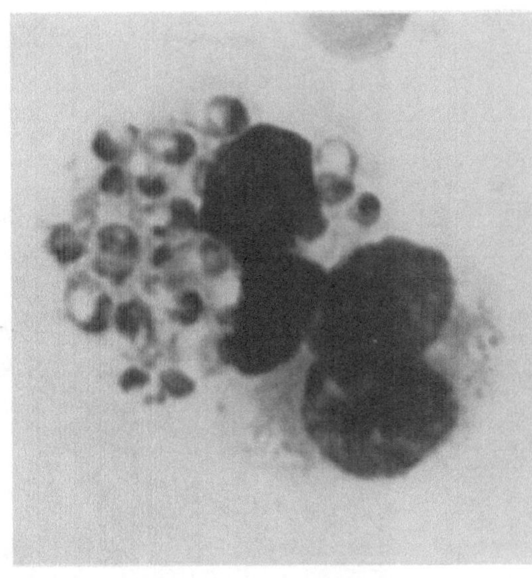

Abb. 10. Zuweilen kann man das Histoplasma capsulatum im
Blutausstrich oder im Knochenmark finden. Typischerweise
wird man die Hefezellen in Monocyten oder anderen Leukocyten
finden, oft in großen Mengen. Blutausstrich Giemsa-Färbung
(2000mal)

nung der Hautgeschwüre, aber die Zahl der beobachteten Kranken ist noch
zu klein und die Zeitspanne zu kurz um zu entscheiden, ob diese Art der

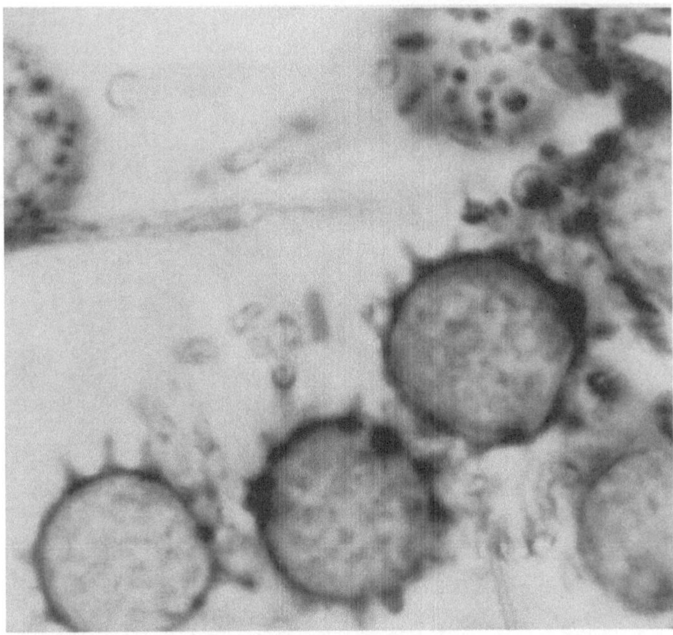

Abb. 11. Die mit Stacheln versehenen Sporen erscheinen nach etwa 2—3 Wochen in der Mycelphase und sind
pathognomonisch für das Histoplasma capsulatum. Sie erinnern an die Morgensterne des Mittelalters. Die
stachligen Fortsätze strahlen nach allen Richtungen (2000mal)

Histoplasmose gutartiger ist und mehr Dermatotropismus zeigt als die „klassische"
Infektion mit Histoplasma capsulatum.

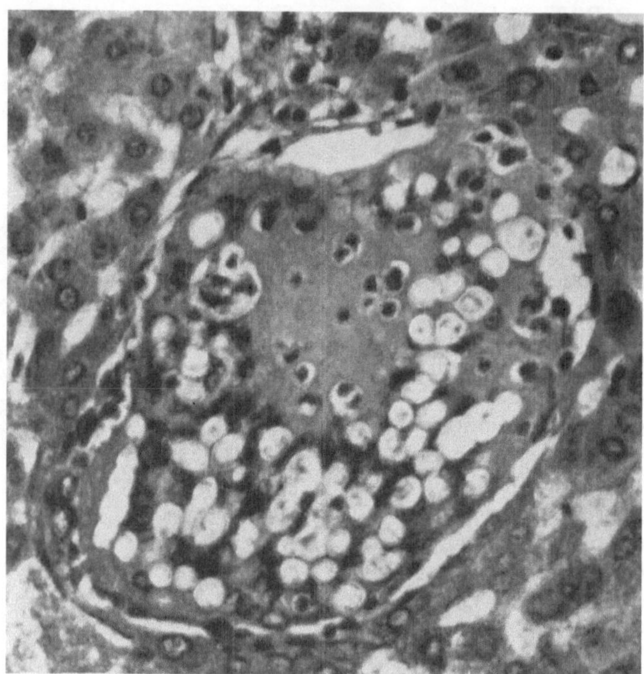

Abb. 12. Bei der afrikanischen Histoplasmose, die durch Histoplasma duboisii erzeugt sein kann, werden wesentlich größere Hefezellen gefunden, die oft unwahrscheinlich große Riesenzellen erzeugen. Experimentelle Infektion mit H. duboisii-Mäuseleber (HE 470mal)

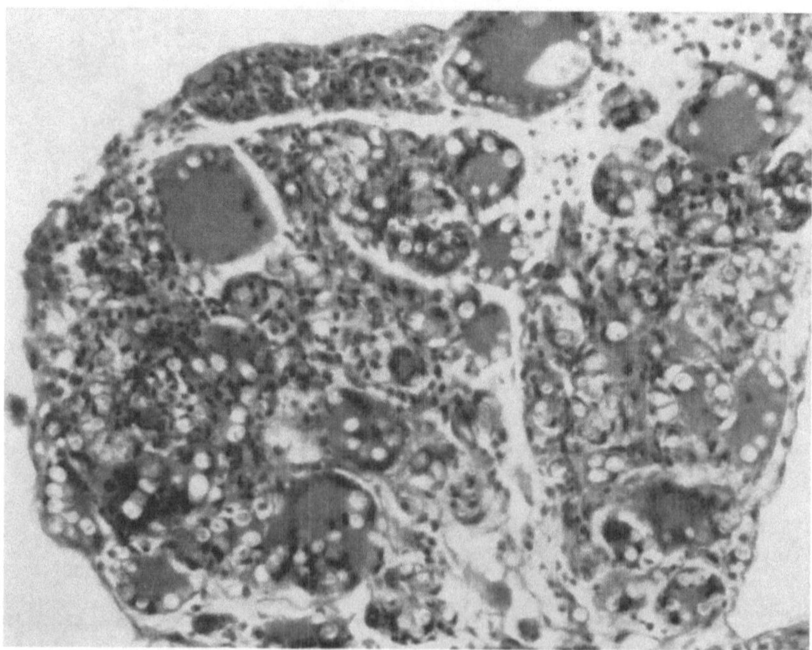

Abb. 13. Das Peritonaeum der Maus kann gänzlich mit hefehaltigen Riesenzellen überwuchert sein. Experimentelle Infektion mit H. duboisii, Maus. (HE 240mal)

I. Mykologie und Laboratoriumsdiagnose

Der Organismus Histoplasma capsulatum wurde zuerst (1905) von SAMUEL
T. DARLING (1906, 1909) in der Panamakanalzone gesehen. Er glaubte, ein Protozoon vor sich zu haben, beschrieb aber die morphologischen Einzelheiten recht
genau: die Anwesenheit eines ovoiden Parasiten von 2—5 μ Größe mit an-
gehäuftem Chromatin an dem einen Ende der Hefezelle (SCHWARZ u. BAUM).
DA ROCHA-LIMA (DA ROCHA-LIMA) war der erste, der die Pilznatur des Erregers
vermutete. Das Histoplasma wird im allgemeinen innerhalb der Histiocyten oder
der phagocytierenden weißen Blutzellen, und zwar gewöhnlich in den Monocyten
und den polymorphkernigen Leukocyten gesehen. In den Erythrocyten ist der
Erreger niemals zu finden. Wird er frei im Blut oder im Exsudat nachgewiesen,
so ist dies häufig durch die mechanische Beschädigung der phagocytären Zelle
bedingt. Gelegentlich kann die Infektion so massiv sein, daß tatsächlich der
Erreger frei in der Blutbahn gefunden wird, bevor er neuerlicher Phagocytose
anheimfällt. Mit der einfachen Wright- oder Giemsa-Färbung kann der Organismus mit ziemlichem Detail im Ausstrich studiert werden. Die intracelluläre
Lokalisation und die Größe des Erregers gibt ein klares Bild über seine Natur.
In differentialdiagnostischer Hinsicht ist es wichtig, Leishmaniakörper auszuschließen. Diese besitzen einen Kinetoblasten, der mit der Wrightschen Färbung
gut im Blutausstrich gesehen werden kann. Das Histoplasma kann gelegentlich
mit der gewöhnlichen HE-Färbung im Gewebe sichtbar werden. Meist ist es aber
notwendig, besondere Färbemethoden anzuwenden, besonders wenn nur wenige
Erreger vorhanden sind. Die Färbemethoden nach GRIDLEY (GRIDLEY) und GRO-
COTT (GROCOTT) sind zur Zeit die besten, denn sie stellen den Erreger mit großer
Klarheit und gutem Kontrast dar. Kein histologischer Schnitt von einem granulomatösen Herd eines Patienten, der in den endemischen Gebieten der Histoplasmose gelebt hat, sollte beiseite gelegt werden, ohne daß vorher versucht
worden ist, mit den obenerwähnten Spezialfärbungen den Erreger nachzuweisen.
Diese Regel unterliegt Variationen, die von der geographischen Lage abhängig
sind, aber sie trifft sicherlich für die Gegend zu, wo die Autoren tätig sind. Mit
den Spezialfärbungen, besonders mit dem Grocottschen Silberverfahren (GRO-
COTT), ist die polare Chromatinanhäufung, die so charakteristisch mit der Wright-
Färbung dargestellt wird, nicht nachweisbar. Beträchtliche Erfahrung ist erfor-
derlich, oder es mag sogar unmöglich sein, diesen Pilz von anderen hefeähnlichen
Erregern morphologisch zu unterscheiden (WEED 1953). Selbst für den erfahrenen
Beobachter sollte die mikroskopische Diagnose nicht der alleinige entscheidende
Faktor sein. Die Kultur ist immer vorzuziehen. Die Züchtung des Erregers
gelingt leicht auf dem Sabouraudschen Dextroseagar oder auf Blutagar (DE MON-
BREUN). Nach ungefähr einer Woche oder 10 Tagen entwickelt sich bei Zimmertemperatur eine kleine, flaumige weiße Kolonie, die dann verhältnismäßig
schneller wächst und nach 2 oder 3 Wochen den Durchmesser von wenigstens
1 cm erreicht. Zu dieser Zeit erscheint auf der Unterseite eine leicht braune Pigmentierung, die mit zunehmender Inkubationsdauer dunkler wird. Wird der Pilz
auf einen Blut- oder Eiernährboden (KURUNG u. YEGIAN) im Brutschrank übertragen, so kann der Wechsel in die Hefephase beobachtet werden, der für die
Diagnose entscheidend ist, da der Organismus zur Gruppe der biphasischen Pilze
gehört (s. Tabelle 1 im Abschnitt Nordamerikanische Blastomykose). Es soll
darauf hingewiesen werden, daß das mikroskopische Präparat von der bei Zimmertemperatur wachsenden Kultur während der ersten 2 Wochen nur Hyphen enthält,
die segmentiert sind und gelegentlich tennisschlägerähnliche Verdickungen an den
Segmentenden besitzen. Einige wenige seitliche kleine Sporen können zu diesem

Zeitpunkt gefunden werden. Ungefähr in der dritten Woche entwickeln sich die für diesen Pilz so charakteristischen Sporen mit stachelförmigen Fortsätzen, die „tuberculate spores“ der amerikanischen Literatur, die wir mit dem Morgenstern mittelalterlicher Krieger zu vergleichen pflegen, die 8—15, selten bis zu 20 μ groß sind. Diese stacheligen Sporen sind häufig rund, doch birnenförmige oder ovoide Formen sind nicht ganz ungewöhnlich. Zuweilen findet man Stämme, deren erste Kultur zahlreiche stachlige pyriforme Sporen aufweist, die später jedoch eine runde Form annehmen. Gleichzeitig sind auch runde, glatte Sporen von ungefähr der gleichen Größe (8—15 μ) sichtbar. Nur etwa 4% der Gesamtzahl aller Sporen hat stachlige Fortsätze (Helmbright u. Larsh). Jedoch muß nochmals darauf hingewiesen werden, daß die Anwesenheit von typischen stachligen Sporen unbedingt für die kulturelle Diagnose notwendig ist. Wird ein Übergang von der Schimmel- in die Hefephase beabsichtigt, so schlägt er zuweilen beim ersten oder zweiten Versuch fehl, aber wiederholte Subkulturen entweder auf Blut-Cysteinagar, Hirn-Herz-Bouillonagar oder auf Kurungs (Kurung u. Yegian) Eiernährboden erzielen nach unserer Erfahrung in jedem einzelnen Falle einen Wechsel der Phase. Es ist wichtig sich vor Augen zu halten, daß der Erreger bei Zimmertemperatur immer als Schimmel wächst, welcher Nährboden auch gebraucht wird, und daß die Schimmelphase die stabile Phase ist, von der kein spontaner Wechsel zur Hefephase auftritt. Im Gegensatz dazu ist die Hefephase unbeständig, und selbst wenn sich der Erreger im Brutschrank in der Hefephase entwickelt hat, dann herausgenommen und einige Tage bei Zimmertemperatur belassen wird, tritt ein spontaner Wechsel auf dem gleichen Nährboden zur Schimmelphase ein. In der Hefephase ähnelt der Organismus auf dem Blutagarmedium zuweilen einer Staphylokokkenkolonie, in anderen Fällen hat er ein etwas cremeartiges oder trockenes, warzenähnliches Aussehen. Ausstrichpräparate einer solchen Kolonie weisen kleine Hefezellen auf, die rund bis ovoid sind und gewöhnlich Fetttropfen im Cytoplasma enthalten. Zuweilen findet man in älteren Kulturen etwa 10 μ große oder sogar noch größere Zellen. Gewisse Stämme besitzen zahlreiche größere Formen (Drouhet u. Schwarz).

Vanbreuseghem (Dubois et al.) beschrieb als eine besondere Species Histoplasma duboisii, das bisher nur bei Personen, die entweder Afrika besuchten oder dort wohnten (Dubois et al., Duperrat, Symmers, Vanbreuseghem 1956, 1957, Vandepitte), und vor kurzem auch bei importierten (Mariat u. Segretain) afrikanischen Pavianen gefunden worden ist. Dieser Erreger ist identisch mit Histoplasma capsulatum in der Mycelphase, besitzt aber beträchtlich größere Zellen in der Hefephase. Sie sind in der Tat so groß und besitzen so dicke Zellwände, daß sie leicht mit Blastomyces dermatitidis verwechselt werden können. Jedoch das Vorhandensein von Sporen mit Stacheln in der Mycelphase des H. duboisii hilft, diese beiden Species auseinanderzuhalten. Dieser Organismus verursacht vor allem Hautveränderungen. Diese Erkrankung sollte in der Differentialdiagnose geschwüriger oder granulomatöser Manifestationen an der Körperoberfläche von Personen, die in Afrika waren, berücksichtigt werden. Im übrigen stimmen die Züchtungsverfahren und die Morphologie der gewonnenen Kultur in jeder Hinsicht mit dem Histoplasma capsulatum überein.

Häufig wird es für diagnostische Zwecke notwendig sein, Tiere zu infizieren. Dies ist vor allem der Fall, wenn das Material, aus dem der Erreger gezüchtet werden soll, durch andere Organismen verunreinigt ist. Besonders trifft dies auf Hautgeschwüre zu, die eine bakterielle Mischinfektion oder Pilz-Saprophyten aufweisen, die leicht das verhältnismäßig langsam wachsende Histoplasma capsulatum überwuchern können. Hierfür verwenden wir den Hamster *Cricetus auratus* (Drouhet u. Segretain), der für Histoplasmainfektionen empfänglicher ist als Mäuse (GONZALEZ u. NAVARRETE) und eindrucksvollere Organveränderungen hervorbringt. Weiße Mäuse sind (GRAYSTON u. ALTMAN, KOTCHER et al.) jedoch auch ausgezeichnete Versuchstiere für die Isolierung der Erreger. Nachdem das Impfmaterial mit einer Mischung von Penicillin und Streptomycin (2000 Einheiten für jeden Kubikzentimeter physiologischer Kochsalzlösung), um die Tiere gegen bakterielle Infektion zu schützen, vorbereitet worden ist, wird eine geringe Menge ($^1/_2$—1 cm^3) intraperitoneal injiziert. Wird eine schwere Mischinfektion durch sekundäre Erreger vermutet, dann geben wir den Tieren außerdem für mehrere Tage Aureomycin im Trinkwasser (250—500 mg per 1000 cm^3 Wasser). Die Tiere werden nach 4 Wochen mit Äther getötet und Kulturmaterial aus der Leber und Milz entnommen. Die kleinen Organstücke werden mit sterilen Scheren zerschnitten und auf die Oberfläche von Sabouraudschen Nährböden gelegt, wo sich die Kolonien direkt auf der Oberfläche der Gewebsteilchen entwickeln. EMMONS hat gezeigt, und es ist von uns durch ausgedehnte Versuche bestätigt worden, daß es unnötig ist, die Organstücke in einem Mörser zu zerkleinern, da Ergebnisse genauso gut mit der oben angegebenen viel einfacheren Methode zu erzielen sind. Nach 2 Wochen, selten später, beobachtet man eine feine, lockere Kolonie entweder in der Umgebung der Gewebsstücke, oder ein wachsartiges, die Organe umgebendes Wachstum, aus dem sich nach ein paar Tagen flaumige Projektionen entwickeln. Nach 3 Wochen erkennt man im allgemeinen das typische Aussehen einer Kolonie von Histoplasma capsulatum in der Schimmelphase deutlich. Es ist natürlich auch möglich, Ausstriche von der Leber oder Milzschnittfläche des Hamsters (DROUHET u. SEGRETAIN) herzustellen und mittels der einfachen Wright-Färbung den intracellulär gelegenen Erreger in den Histiocyten dieser beiden Organe sehr leicht nachzuweisen. Es kann nicht oft genug betont werden, daß nur der Erregernachweis mittels der Kultur absolut beweisend für die Diagnose von Histoplasma capsulatum ist. An dieser Stelle sei bemerkt, daß Pilze der Sepedoniumgruppe stachelförmige Sporen besitzen, die sehr schwierig von den gleich aussehenden Sporen des Histoplasma capsulatum zu unterscheiden sind. Unserer Erfahrung nach ist aber Sepedonium ein sehr schnell wachsender Schimmelpilz, der schon nach 1 oder 2 Tagen verhältnismäßig große Kolonien mit stachelförmigen Sporen aufweist, wohingegen diese bei dem Histoplasma capsulatum erst während der dritten Woche auftreten. Sepedonium ist weiterhin nicht tierpathogen, selbst wenn riesige Mengen von Sporen den Tieren injiziert werden. In der Hefephase können Verwechslungen mit mehreren hefeähnlichen Erregern gleicher Größe vorkommen. Dies ist der Grund, warum der Übergang in die Schimmelphase immer durchgeführt und Tierversuche angesetzt werden sollten, wenn auch nur der geringste Zweifel besteht.

Die serologische Diagnostik der Histoplasmose ist während der letzten Jahre entwickelt worden. Vier verschiedene Methoden sind verfügbar. Erstens die Komplementbindung mit dem Filtrat des Erregers (Histoplasmin) (FURCOLOW et al. 1948, SCHUBERT et al.), zweitens die Komplementbindung, welche die Hefezellen als Antigen verwendet (CAMPBELL u. SASLAW 1948, GRAYSTON, HILL u. CAMPBELL), drittens die Präcipitinreaktion (SALVIN u. FURCOLOW) und viertens die Agglutination mit Kollodium oder Latexpartikeln (CAMPBELL). Die Serologie hat wie jede indirekte Methode große Nachteile, da einerseits Fälle mit aktiver Histoplasmose eine negative serologische Reaktion aufweisen können, andererseits abhängig von der Empfindlichkeit des Testes falsche positive Ergebnisse zuweilen gefunden werden. Zwecks schneller Klärung sind die serologischen Tests jedoch von Wert. Hat man einen positiven Test mit einem hohen Titer erhalten, so sind weitere mykologische Untersuchungen und Probeexcisionen nötig und gerechtfertigt, um die Diagnose zu klären. Im Gegensatz zur Coccidioidomykose, bei der ein Ansteigen des Komplementbindungs-Antikörpertiters eine Aussaat anzeigt, ein fallender Titer Besserung, haben sich diese Wechselbeziehungen bei der Histoplasmose nicht überzeugend beweisen lassen. Man darf jedoch mit Sicherheit sagen, daß die serologischen Methoden von beachtlichem Wert sein können. Ein ansteigender Titer zeigt oft eine aktive Erkrankung an, doch gilt ein einziger positiver Test mit niedrigem Titer nicht als Beweis einer aktiven Infektion mit Histoplasma capsulatum. Ein negativer Test schließt die Möglichkeit einer aktiven Histoplasmose nicht aus. Es wäre verfrüht, der einen oder anderen Methode den Vorzug zu geben. Es scheint jedoch, daß die Präcipitinreaktion früher positiv wird als die Komplementbindungsmethode. Auch erhalten die meisten Autoren besser reproduzierbare Ergebnisse mit der Komplementbindungsmethode als mit der Agglutinationsreaktion. Es soll jedoch nochmals darauf hingewiesen werden, daß die Zahl der untersuchten Fälle, die vielen Untersucher und ihre mannigfaltigen Untersuchungsmethoden zur Zeit nicht erlauben, den Gebrauch der serologischen Tests zur Diagnosestellung besonders zu empfehlen. Soviel kann aber gesagt werden: Die Komplementbindung mit Histoplasmin und Hefezellantigen gibt in der Hand erfahrener Beobachter die besten Resultate (CAMPBELL).

Die Histoplasminhautreaktion ist im Einzelfalle selten als diagnostisches Hilfsmittel zu verwenden. Eine positive Reaktion ist lediglich ein Hinweis auf eine gegenwärtige oder eine alte Infektion mit dem Histoplasma capsulatum und kann nur ausnahmsweise als beweisend für bestehende aktive Erkrankung angeführt werden, nämlich dann, wenn ein ursprünglich negativer Test nach ein paar Wochen positiv wird. — Ein negativer Test schließt die aktive Krankheit nicht aus, da anergische Reaktionen bei der disseminierten Histoplasmose gefunden werden. Bei Personen über 40 Jahre ist außerdem der Test oft negativ, ohne daß eine aktive oder kräfteverzehrende Krankheit vorliegt. In endemischen Gegenden ist der Histoplasmintest oft bei 80—90% der Bevölkerung positiv. Der Wert des Testes liegt mehr auf dem Gebiete der Epidemiologie als der Diagnose des individuellen klinischen Falles.

II. Behandlung

Der Einfluß der Corticosteroid- und der antibiotischen Therapie auf die Streuung der Histoplasmose mit Hautbeteiligung ist beschrieben worden (BAUM, FOX, PACKARD et al., VOGEL et al.). Im Hinblick auf den ausgedehnten Gebrauch dieser Heilmittel kann man aber nicht zu sehr beeindruckt sein von der Gefahr, die Histoplasmose zu aktivieren, da sonst die klinische Histoplasmose in den endemischen Gebieten häufiger vorkommen müßte. Die Histoplasmose ist wiederholt zusammen mit Tuberkulose (RODGER et al.) und Sarkoidose (CAMPBELL H. P. 1950, ISRAEL et al., PINKERTON u. IVERSON, REIMANN u. PRICE) beschrieben worden, selten auch mit Blastomykose (LAYTON et al.) und Cryptococcose (MIDER et al., RODGER et al.).

Es ist gut sich vor Augen zu halten, daß die Haut- und Schleimhautveränderungen bei der Histoplasmose scheinbar ohne jede Ausnahme sekundär nach einer pulmonalen Infektion auftreten. Es ist daher notwendig, außer der lokalen Behandlung eine kausale Allgemeinbehandlung durchzuführen. Häufiger als der Hautarzt wird der Lungenarzt die Behandlung anordnen.

Es ist schwierig, bei einer chronischen Erkrankung den Wert der Therapie richtig zu beurteilen. Dies ist bedingt durch die vielen Varianten, durch spontane Rückbildungen, durch den Mangel an Kontrollfällen. Hinzu kommt, daß die Histoplasmose der Haut- und der Schleimhäute relativ selten auftritt.

Die ältere Therapie bestand aus Gaben von Arsen, Sulfonamiden (SILVERMAN et al.), Äthylvanillat (ELLIS et al., ZINNEMAN u. HALL), Antimonverbindungen

(SILVERMAN et al.), Antimalariamitteln (CAMPBELL u. SASLAW 1951) und aus der Strahlentherapie (SILVERMAN et al.). Die Chirurgie ist für umschriebene Herde der Haut und besonders der Lunge herangezogen worden (BETTAG, POLK et al.).

Unser Interesse konzentriert sich heute besonders auf Amphotericin B (Fungizone von SQUIBB) (BAUM et al. 1957a, BAUM et al. 1958, LOURIA et al.). Eine lange intravenöse Behandlung mit Amphotericin B in Form langsamer Tropfinfusionen muß gegeben werden (Dosierung täglich zwischen $^1/_2$—1 mg/kg). Als Nebenwirkungen traten unter anderem hohes Fieber, maculöse und urticarielle Reaktionen auf. Komplikationen seitens der Nieren, Leber und des hämatopoetischen Systems wurden auch beobachtet. Die Toxicität ist jedoch selten so ausgeprägt, daß die Therapie abgesetzt werden muß.

Die Behandlung muß mehrere Wochen nach erfolgter klinischer Heilung fortgesetzt werden, um Rezidive zu vermeiden. Wir beobachteten einen Fall, bei dem orale Läsionen durch direkte intralokale Injektionen mit Nystatin geheilt wurden (PLOTNICK u. CHERRI). Kontrollinjektionen konnten jedoch nicht vorgenommen werden.

Es gibt noch viele ungelöste Probleme bei der Therapie der verschiedenen Histoplasmoseformen. Der Hautarzt muß sich immer vergegenwärtigen, daß die Haut- und Schleimhautveränderungen nur ein Teil der allgemeinen Granulomatose sind, die nicht unabhängig von der Krankheit des Gesamtorganismus behandelt werden können.

Literatur

BAUM, G. L., S. M. ADRIANO and J. SCHWARZ: Effect of cortisone on experimental histoplasmosis in mice. Amer. J. clin. Path. 24, 903—909 (1954). — BAUM, G. L., H. RUBEL and J. SCHWARZ: Treatment of experimental histoplasmosis. Antibiot. and Chemother. 7, 477—482 (1957a). — BAUM, G. L., J. SCHWARZ, W. J. B. SLOT and M. STRAUB: Mucocutaneous histoplasmosis. A.M.A. Arch. Derm. 76, 4—8 (1957b). — BAUM, G. L., J. SCHWARZ and C. J. WANG: Treatment of experimental histoplasmosis with amphotericin B. A.M.A. Arch. intern. Med. 101, 84—86 (1958). — BETTAG, O. L.: Pulmonary resection for histoplasmosis. J. thorac. Surg. 22, 434—438 (1951). — BINFORD, C. H.: Histoplasmosis: tissue reaction and morphologic variations of the fungus. Amer. J. clin. Path. 25, 25—36 (1955). — BLUMENTHAL, F.: Histoplasmosis involving tongue, larynx, lung, and probable liver. Arch. Derm. Syph. (Chicago) 62, 935—936 (1950). — BRANDT, F. A.: Early tissue reactions to a South African strain of H. capsulatum in laboratory animals. J. Path. Bact. 62, 259—269 (1950).

CAMPBELL, C. C.: Cross reaction of mycotic antigens. Publ. Hlth Monogr. 39, 144—148 (1956). — CAMPBELL, C. C., and S. SASLAW: The use of yeast phase antigens in a complement fixation test for histoplasmosis. J. Lab. clin. Med. 33, 1207—1211 (1948). — Atabrine therapy of Histoplasma infections in mice. Publ. Hlth Rep. (Wash.) 66, 570 (1951). — CAMPBELL, H. P.: Sarcoidosis and histoplasmosis. Trans. Ass. Life Insur. med. Dir. Amer. 34, 111—131 (1950). — CAWLEY, E. P., and A. C. CURTIS: Histoplasmosis and lymphoblastoma. J. invest. Derm. 11, 443—453 (1948). — CHRISTIE, A., and J. C. PETERSON: Pulmonary calcification in negative reactors to tuberculin. Amer. J. publ. Hlth 35, 1131—1147 (1945). — CHRISPELL, K. R., W. PARSON, J. HAMLIN and G. HOLLIFIELD: Addison's disease associated with histoplasmosis. Report of four cases and review of the literature. Amer. J. Med. 20, 23—29 (1956). — CURTIS, A. C., and E. P. CAWLEY: Genital histoplasmosis. J. Urol. (Baltimore) 57, 781—787 (1947). — CURTIS, A. C., and J. N. GREKIN: Histoplasmosis: a review of the cutaneous and adjacent mucous membrane manifestations with a report of 3 cases. J. Amer. med. Ass. 134, 1217—1224 (1947).

DARLING, S. T.: A protoazoan general infection producing pseudotubercles in the lungs and focal necroses in the liver, spleen and lymph nodes. J. Amer. med. Ass. 46, 1283—1285 (1906). — The morphology of the parasite, H. capsulatum, and the lesions of histoplasmosis, a fatal disease of tropical America. J. exp. Med. 11, 515—531 (1909). — DA ROCHA-LIMA, H.: Beitrag zur Kenntnis der Blastomykosen. Lymphangitis epizootica und Histoplasmosis. Zbl. Bakt., I. Abt. Orig. 67, 233—249 (1912). — DEAN, L. W. J.: Histoplasmosis of the larynx. Arch. Otolaryng. (Chicago) 36, 390—392 (1942). — DERRY, D. C. L., W. I. CARD, R. WILSON and F. T. DUNCAN: Histoplasmosis of Darling; report of a case. Lancet 1942 I, 224—227. — DROUHET, E., et J. SCHWARZ: Croissance et morphogenese d'Histoplasma. Ann. Inst. Pasteur 90, 144—160 (1956). — DROUHET, E., et G. SEGRETAIN: Histoplasmose experimentale chez le hamster doré. Ann. Inst. Pasteur 88, 381—383 (1952). — DUBOIS, A., P. G. JANSSENS, P. BRUTSAERT et R. VANBREUSEGHEM: Un cas d'histoplasmose africaine. Avec une note mycologique sur H. duboisii n. sp. Ann. Soc. belge Méd. trop. **32**, 569—583 (1952). — Dubois, M. A., et R. Vanbreuseghem: L'histoplasmose existe-t-elle en Belgique? Bull. Acad. roy. Méd. Belg. **18**, 14—29 (1955). — Duperrat, B.: Histoplasmose africaine cutanée. Bull. Soc. méd. Hôp. Paris **73**, 553—558 (1957).

Edwards, P. Q., and J. H. Klaer: Worldwide geographic distribution of histoplasmosis and histoplasmin sensitivity. Amer. J. trop. Med. Hyg. **5**, 235—257 (1956). — Ellis jr., F. F., R. J. Scott and J. M. Miller: Treatment of progressive disseminated histoplasmosis with ethyl vanillate and propamidine. Antibiot. and Chemother. **2**, 347—350 (1952). — Emmons, C. W.: Histoplasmosis: animal reservoirs and other sources in nature of the pathogenic fungus histoplasma. Amer. J. publ. Hlth **40**, 436—440 (1950). — Emmons, C. W., H. B. Morlan and E. L. Hill: Isolation of H. capsulatum from soil. Publ. Hlth Rep. (Wash.) **64**, 892—896 (1949). — Ende, N., P. Pizzolato and J. Ziskind: Hodgkin's disease associated with histoplasmosis. Cancer (Philad.) **5**, 763—769 (1952).

Fitzpatrick, M. J., and M. D. Reuber: Addison's disease associated with disseminated histoplasmosis and pulmonary tuberculosis. Amer. Rev. Tuberc. **72**, 675—684 (1955). — Fox, H.: Exfoliative dermatitis complicated by fatal acute disseminated histoplasmosis. Arch. Derm. Syph. (Chicago) **68**, 734—737 (1953). — Furcolow, M. L., I. L. Bunnell and D. J. Tennenberg: A complement fixation test for histoplasmosis: II preliminary results with human sera. Publ. Hlth Rep. (Wash.) **63**, 169—178 (1948). — Furcolow, M. L., J. Schwarz, B. A. Hewell and J. T. Grayston: Incidence of tuberculin, histoplasmin, and blastomycin reactors among a group of school children. Amer. publ. Hlth **43**, 1523—1531 (1953).

Gammell, E. B., and R. L. Brechenridge: Histoplasmosis of the larynx. Ann. Otol. (St. Louis) **58**, 249—259 (1949). — Gonzalez, Ochoa A., y F. Navarrete: Susceptibilidad comparada entre el hamster y el raton a la infeccion por Histoplasma capsulatum. Rev. Inst. Salubr. Enferm. trop. (Méx.) **16**, 9—15 (1956). — Grayston, J. T.: A study of the complement fixation reaction in histoplasmosis. J. Lab. clin. Med. **40**, 90—101 (1952). — Grayston, J. T., and P. Altman: Pathogenesis and pathology of experimental histoplasma infections in mice. J. Lab. clin. Med. **44**, 804—805 (1954). — Gridley, M. F.: A stain for fungi in tissue section. Amer. J. clin. Path. **23**, 303—307 (1953). — Grocott, R. G.: A stain for fungi in tissue sections and smears. Amer. J. clin. Path. **25**, 975—979 (1955).

Hansmann, G. H., and J. R. Schenken: A unique infection in man caused by a new yeast-like organism a pathogenic member of the genus Sepedonium. Amer. J. Path. **10**, 731—738 (1934). — Heilbrunn, I. B., and A. R. Cain: Mild histoplasmosis, clinically resembling atypical pneumonia and accompanied by erythema nodosum and arthritis. J. Missouri med. Ass. **47**, 503—504 (1950). — Helmbright, A. L., and H. W. Larsh: Size of the spores of H. capsulatum. Proc. Soc. exp. Biol. (N.Y.) **81**, 550—551 (1952). — Hill, G. B., and C. C. Campbell: A further evaluation of histoplasmin and yeast phase antigens of H. capsulatum in the complement fixation test. J. Lab. clin. Med. **48**, 255—263 (1956).

Israel, H. L., E. DeLamater, M. Sones, W. D. Willis and A. Mirmelstein: Chronic disseminated histoplasmosis. An investigation of its relationship to sarcoidosis. Amer. J. Med. **12**, 252—260 (1952).

Johnson, D. W., and E. H. Derrick: Histoplasmosis: report of an Australian case. Med. J. Aust. **2**, 518—519 (1948).

Kade, H., and L. Kaplan: Evaluation of staining techniques in the histologic diagnosis of fungi. A.M.A. Arch. Path. **59**, 571—577 (1955). — Kirsch, E.: Beobachtung einer Histoplasmose mit Sektionsbefund. Z. Tropenmed. Parasit. **3**, 86—93 (1951). — Kotcher, E., J. W. Robinson and M. P. Miller: Isolation of H. capsulatum from tissues of experimentally infected mice. J. Bact. **62**, 613—620 (1951). — Kurung, J. M., and D. Yegian: Medium for maintenance and conversion of H. capsulatum to yeast-like phase. Amer. J. clin. Path. **24**, 505—508 (1954).

Layton, J. M., A. P. McKee and F. W. Stamler: Dual infection with B. dermatitidis and H. capsulatum. Amer. J. clin. Path. **23**, 904—913 (1953). — Levy, B. M.: Oral manifestations of histoplasmosis. J. Amer. dent. Ass. **32**, 215—220 (1945). — Lindeboom, G. A., J. L. Hoogendijk et T. E. Hoogendijk-Van Dort: Histoplasmosis in Java. Docum. Med. geogr. trop. (Amst.) **8**, 327—334 (1956). — Louria, D. B., N. Feder and C. W. Emmons: Amphotericin B in experimental histoplasmosis and cryptococcosis. Antibiot. Ann. 870—877 (1956/57).

Mariat, F., et G. Segretain: Etude mycologique d'une histoplasmose spontanée du singe africain (Cynocephalus Babuin). Ann. Inst. Pasteur **91**, 874—891 (1956). — Mider, G. B., F. D. Smith and W. E. Bray: Systemic infection with Cryptococcus neoformans and H. capsulatum in the same patient. Arch. Path. **43**, 102—110 (1947). — Miller, H. E., F. M. Keddie, H. G. Johnstone and W. L. Bostick: Histoplasmosis; cutaneous und mucomembraneous lesions. Arch. Derm. Syph. (Chicago) **56**, 715—739 (1947). — Mochi, A., and P. Q. Edwards: Geographical distribution of histoplasmosis and histoplasmin sensitivity. Bull. Wld. Hlth. Org. **5**, 229—259 (1952). — Monbreun, W. A. de: The cultivation and cultural characteristics of Darling's H. capsulatum. Amer. J. trop. Med. **14**, 93—126 (1934). — MOORE, M.: Morphologic variation in tissue of the organisms of blastomycosis and histoplasmosis. Amer. J. Path. **31**, 1049—1063 (1955). — MOORE, M., and L. H. JORSTAD: Histoplasmosis and its importance to otorhinolaryngologists: a review with report of a new case. Ann. Otol. (St. Louis) **52**, 779—817 (1943). — MURRAY, J. F., and F. A. BRANDT: Histoplasmosis and malignant lymphoma. Amer. J. Path. **27**, 783—799 (1951).

NELSON, N. A., H. L. GOODMAN and H. L. OSTER: The association of histoplasmosis and lymphoma. Amer. J. med. Sci. **233**, 56—65 (1957). — NILZÉN, A., and H. PALDROK: A laboratory infection caused by Histoplasma capsulatum. Acta derm.-venereol. (Stockh.) **33**, 329—341 (1953). — NUTTALL-SMITH, J.: Pulmonary histoplasmosis accompanied by erythema nodosum. Canad. med. Ass. J. **73**, 59—60 (1955).

PACKARD, J. S., H. FINKELSTEIN and W. E. TURNER: Acute pulmonary histoplasmosis. Treatment with cortisone. A.M.A. Arch. intern. Med. **99**, 370—375 (1957). — PALMER, A. E., A. L. AMOLSCH and L. W. SHAFFER: Histoplasmosis with mucocutaneous manifestations: report of a case. Arch. Derm. Syph. (Chicago) **45**, 912—916 (1942). — PINKERTON, H., and L. IVERSON: Histoplasmosis: 3 fatal cases with disseminated sarcoidlike lesions. Arch. intern. Med. **90**, 456—467 (1952). — PLOTNICK, H., and S. CHERRI: Treatment of oral histoplasmosis by local injection with nystatin. J. Amer. med. Ass. **165**, 346—348 (1957). — POLK, J. W., J. A. CUBILES and W. W. BUCKINGHAM: The surgical treatment of chronic progressive pulmonary histoplasmosis. J. thorac. Surg. **34**, 323—341 (1957).

RAPHAEL, S. S., and J. SCHWARZ: Occupational hazards from fungi causing deep mycoses. A.M.A. Arch. industr. Hyg. 8, 154—165 (1953). — RAWSON, A. J., L. H. COLLENS and I. L. GRANT: Histoplasmosis and torulosis as causes of adrenal insufficiency. Amer. J. med. Sci. **215**, 363—371 (1948). — REIMANN, H. H., and A. H. PRICE: Histoplasmosis in Pennsylvania: confusion with sarcoidosis and experimental therapy with bacillomycin. Penn. med. J. **52**, 367—371 (1949). — RODGER, R. C., L. L. TERRY and C. H. BINFORD: Histoplasmosis, cryptococcosis and tuberculosis complicating Hodgkin's disease. Amer. clin. Path. **21**, 153—157 (1951).

SALVIN, S. B., and M. L. FURCOLOW: Precipitins in human histoplasmosis. J. Lab. clin. Med. **43**, 259—274 (1954). — SCHUBERT, J. H., L. AJELLO, J. S. COOPER and L. C. RUNYON: Evaluation of histoplasmin and yeast phase antigens derived from a single strain of Histoplasma capsulatum in the complement fixation test. J. Bact. **69**, 558—562 (1955). — SCHWARZ, J., and G. L. BAUM: The history of histoplasmosis. New Engl. J. Med. **256**, 253—258 (1957).— SCHWARZ, J., and E. DROUHET: Morphologic features of an African strain of histoplasma in hamsters and mice. A.M.A. Arch. Path. **64**, 409—413 (1957). — SCHWARZ, J., F. N. SILVERMAN, S. M. ADRIANO, M. STRAUB and S. LEVINE: The relation of splenic calcification to histoplasmosis. New Engl. J. Med. **252**, 887—891 (1955). — SERVIANSKY, B., and J. SCHWARZ: The incidence of splenic calcifications in positive reactors to histoplasmin and tuberculin. Amer. J. Roentgenol. **76**, 53—59 (1956). — SILVERMAN, F. N., J. SCHWARZ, M. E. LAHEY and R. P. CARSON: Histoplasmosis. Amer. J. Med. **19**, 410—459 (1955). — SNOKE, P. O., and G. J. HEID: Oral histoplasmosis. J. oral. Surg. **11**, 241—242 (1953). — SPICKNALL, C. G., R. W. RYAN and A. CAIN: Laboratory-acquired histoplasmosis. New Engl. J. Med. **254**, 210—214 (1956). — STANKAITIS, J., and M. C. McCUSKEY: Fatal lymphadenopathy type of histoplasmosis. Ohio St. med. J. **51**, 855—857 (1955). — STRAUB, M., and J. SCHWARZ: The healed primary complex in histoplasmosis. Amer. J. Clin. Path. **25**, 727—741 (1955). — SYMMERS, W. ST. C.: Localized cutaneous histoplasmosis. Brit. med. J. **1956 II**, 790—792.

THOMAS, W. A., and J. H. MITCHELL: Histoplasmosis; report of a biopsy of cutaneous nodules for diagnosis. Amer. J. Med. 2, 538—543 (1947).

VANBREUSEGHEM, R.: Histoplasma duboisii and large forms of Histoplasma capsulatum. Mycologia 48, 264—269 (1956). — Tinea capitis and African histoplasmosis in the Belgian Congo. Trans. N.Y. Acad. Sci. **19**, 622—634 (1957). — VANDEPITTE, J., J. LAMOTE, A. THYS et R. VANBREUSEGHEM: Deuxieme cas congolais d'histoplasmose par Histoplasma duboisii Vanbreuseghem 1952. Ann. Soc. belge Méd. trop. **37**, 515—528 (1957). — VOGEL, R. A., M. MICHAEL jr.. and A. TIMPE: Cortisone in experimental histoplasmosis. Amer. J. Path. **31**, 535—543 (1955).

WEED, L. A.: Large and small forms of Blastomyces and Histoplasma. Amer. J. Clin. Path. **23**, 921—923 (1953). — WEED, L. A., and E. M. PARKHILL: The diagnosis of histoplasmosis in ulcerative diseases of the mouth and pharynx. Amer. J. clin. Path. 18, 130—140 (1948). — WEISS, E. D., and B. F. HASKELL: Anorectal manifestations of histoplasmosis. Amer. J. Surg. 84, 578—587 (1952).

ZIMMERMAN, L. E.: Fatal fungus infections complicating other diseases. Amer. J. clin. Path. **25**, 46—65 (1955). — Some contributions of the histopathological method to the study of fungus diseases. Trans. N.Y. Acad. Sci. **19**, 358—371 (1957). — ZINNEMAN, H. H., and W. H. HALL: Chronic pharyngeal and laryngeal histoplasmosis successfully treated with ethyl vanillate. Minnesota Med. **36**, 249—252 (1953).

Die Sporotrichose

Von

Rudolf Kaden-Berlin

Mit 29 Abbildungen

Das Krankheitsbild der Sporotrichose ist in der Regel so charakteristisch, daß die Diagnose bei typischen Fällen allein aus den klinischen Veränderungen gestellt werden kann. Lediglich die Seltenheit dieser Pilzinfektion in unseren Breiten erklärt die Schwierigkeiten bei ihrer Diagnostik. Bekanntlich bringt eine Fehldiagnose den Erkrankten in Lebensgefahr, da verkannte Sporotrichose-fälle tödlich verlaufen können. Frühdiagnose und richtige Therapie verhelfen zu einer guten Prognose. Exakte Kenntnisse über die Sporotrichose sind deshalb auch in den Ländern, in denen diese Pilzinfektion seltener aufzutreten pflegt, von größter Bedeutung.

1. Definition

Die Sporotrichose ist eine subakut oder chronisch verlaufende tiefe Mykose. Für gewöhnlich ist sie auf Cutis und Subcutis beschränkt, nur gelegentlich werden innere Organe befallen. Gummöse Knoten, Ulcerationen, verruköse und acnei-forme Läsionen, infiltrierte Plaques und erythematöse, schuppende Herde gehören zum üblichen Bild der Hautveränderungen. Charakteristisch sind die Beteiligung der Lymphwege und die Ausbildung von Lymphknoten, die trotz Erweichung und Ulceration praktisch schmerzlos bleiben. Als Erreger dieser Pilzinfektion nennt man hauptsächlich das Sporotrichon Schencki.

2. Geschichtliche Entwicklung

Die Meilensteine in der Entdeckung und im Studium der Sporotrichose, wie sie im Jadassohnschen Handbuch der Haut- und Geschlechtskrankheiten von Grütz (1928) eingehend gewürdigt worden sind, haben in der Folgezeit ihre Be-stätigung immer wieder gefunden, wenn auch ihre Bedeutung mehr und mehr historischen Wert angenommen hat. In einer rückblickenden Betrachtung hat Gougerot (1950), einer der ältesten Pioniere auf dem Gebiet der Sporotrichose, auf das epochale Ereignis des ersten kulturell gesicherten Sporotrichosefalls von Schenck in den Vereinigten Staaten im Jahre 1898 hingewiesen. Es folgten Hoekten und Perkins im Jahre 1900 mit der Beschreibung einer ähnlichen ascendierenden lymphangitischen Sporotrichose, deren Erreger aus Prioritäts-gründen in Amerika Sporotrichon Schencki genannt wurde.

In Europa wurde der erste analoge Fall in Frankreich beobachtet und von de Beurmann und Ramond im Jahre 1903 veröffentlicht. Matruchot und Ramond identifizierten den Erreger als einen dem Sporotrichon Schencki lediglich ähnlichen Pilz und benannten ihn deshalb im Jahre 1905 Sporotrichon Beurmanni.

Das klinische Bild der Sporotrichose kam nunmehr in Frankreich häufiger vor und wurde zunächst vor allem von französischen Autoren, wie de Beurmann,

GOUGEROT u. a. eingehend erforscht. Dabei fiel ein schwarzer Pilz auf, der von MATRUCHOT im Jahre 1910 Sporotrichon Gougeroti benannt wurde. DE BEURMANN und GOUGEROT haben 1912 mit ihrer alles umfassenden Monographie „Les Sporotrichoses" das erste bedeutende Fundament für Lehre und Forschung der Sporotrichose geschaffen. An Hand der Erfahrungen bei etwa 200 Sporotrichosekranken sind damals das klinische Bild, Kulturmethoden, Pathogenese und Histopathologie zusammengestellt worden, wobei den serologischen Diagnosestudien von WIDAL und ABRAMI sowie den tierexperimentellen Arbeiten von LUTZ und SPLENDORE aus den Jahren 1908/09 ebenfalls Rechnung getragen worden ist. Die Grundlagen der histologischen Gewebsveränderungen sind bereits 1906 von DE BEURMANN und GOUGEROT erarbeitet und richtig erkannt worden. Die moderne immunbiologische Diagnostik ist ohne den Zusammenhang mit den Intracutantesten von BLOCH aus dem Jahre 1908 nicht denkbar.

Durch neuere Beobachtungen und Berichte aus der ganzen Welt ist das ursprüngliche klinische Bild der Sporotrichose unter Bestätigung der bisherigen Kenntnisse erweitert und vervollständigt worden. Das Kapitel „Sporotrichose und verwandte Krankheiten" von GRÜTZ (1928) in JADASSOHNs Hdb. d. Haut- u. Geschl.-Krkh. basiert im wesentlichen auf der Monographie von DE BEURMANN und GOUGEROT. Das gleiche gilt für die Bearbeitung der Sporotrichose durch BUSCHKE und LANGER (1928) im Handbuch der pathogenen Mikroorganismen. Beide Sporotrichosekapitel sind erschöpfende Wiedergaben vom damaligen Stand der Sporotrichose in Klinik und Experiment. 1928 zählten die Autoren noch 13 verschiedene Sporotrichonarten als Erreger auf, von denen Sp. Schencki, Sp. Beurmanni und Sp. Gougeroti die wichtigste Rolle spielten. Eingruppierung und Identifikation der Erreger bereiteten große Schwierigkeiten und gaben zu ärgerlichen Verwirrungen Anlaß. An Stelle von Sporotrichon wurden Rhinocladium, Dematium, Sporotrichopsis und andere Namen vorgeschlagen. Biologische, serologische und tierexperimentelle Forschungen in der Folgezeit haben jedoch einleuchtende Ergebnisse erbracht, die die bisherige Unterscheidung der Sporotrichonarten auf Grund verschiedener Farbnuancen der Pilzkulturen nicht mehr gerechtfertigt erscheinen lassen. In vergleichenden mykologischen Experimenten hat sich die verwirrende Vielseitigkeit der Wachstumsformen zum größten Teil aufklären lassen. Man erkennt heute eine Gewebephase, falls das Sporotrichon im erkrankten Organismus sich befindet, und unterscheidet eine Mycelphase, falls es sich um eine Kultur auf üblichem Sabouraudagar handelt, von einer Hefephase, falls die Kultur unter speziellen Bedingungen, wie Blutserumagar und 37° C wächst. Die Möglichkeit der sicheren Kultivierung der Hefephase ist mit den Forschungen von CHARLOTTE CAMPBELL (1945) verknüpft und hat den Weg für spätere immunbiologische und serologische Erkenntnisse der Sporotrichose geebnet.

Vergärungs- und Assimilationsteste der amerikanischen Arbeitsgruppen um NICKERSON (1947) oder LURIE (1948) haben ebenso wie die serologischen Untersuchungen von NORDEN (1951), SEELIGER (1954) und KADEN (1956) der vermutlichen Artverwandtschaft der Erreger einen hohen Grad von Wahrscheinlichkeit erbracht.

Die Sporotrichose ist von CONANT u. Mitarb. (1954) im „Manual of Medical Mycology" souverän bearbeitet worden, wobei die Erweiterung der Epidemiologie und immunbiologischen Mykologie wertvolle Ergänzungen darstellen.

GRÜTZ (1928) wies schon damals auf die möglichen Fehlerquellen beim Nachweis von Antikörpern, Allergielage und Immunität mit Hilfe der Sporagglutination und Komplementfixation bzw. der Hauttestung hin.

Die klinischen Arbeiten vornehmlich französischer Autoren gaben für den Infektionsmodus bereits 1928 ein klares Bild. Die Bevorzugung von Landarbeitern oder Gärtnern war so auffällig, daß statistische Untersuchungen zur Anerkennung der Sporotrichose als Berufskrankheit herangezogen wurden (Foerster 1926).

Bei den tierexperimentellen Arbeiten wurden bevorzugt Kaninchen, Meerschweinchen, Mäuse und Ratten zu Infizierungen mit lebendem Impfmaterial herangezogen. Die pathologischen Veränderungen und die histologischen Befunde mit dem Erregernachweis gaben wertvolle Hinweise für die verschiedenen Verlaufsformen der Sporotrichose.

Die Erfahrungen der Kliniker bei der Therapie der Sporotrichose stellten eindeutig das Jod oder seine Verbindungen als das Mittel der Wahl hin. Gougerot und Bloch versuchten die verblüffende Heilwirkung des Jods experimentell zu klären, ohne dabei zu befriedigenden Resultaten zu kommen.

Der Stand der Kenntnisse über die Sporotrichose im Jahre 1928 ist das Fundament und der Ausgangspunkt für die Abhandlung dieser Pilzinfektion im vorliegenden Kapitel. Das klinische Bild hat sich dabei lediglich erneut bestätigen lassen, während auf dem Gebiet der Erforschung des Erregers durch mykologische, immunbiologische und histologische Resultate beachtliche Fortschritte verzeichnet werden konnten.

3. Epidemiologie

Bei der Sporotrichose handelt es sich praktisch um eine weltweite Erkrankung. Von allen Kontinenten sind Sporotrichoseinfektionen berichtet worden (Barrack und Powell 1952; Resta 1951; Fischer und Markkanen 1951; Maekawa und Kodama 1953).

In Europa ist diese Krankheit, wenn auch nur vereinzelt, in fast jedem Land aufgetreten. Frankreich weist dabei die meisten Erkrankungsfälle auf, und im Jahre 1912 konnten bereits über 200 Patienten von de Beurmann und Gougerot übersehen werden. Seitdem haben die Beobachtungen in Frankreich erheblich abgenommen, so daß in den letzten 10 Jahren nach einem Überblick von Drouhet (1958) praktisch keine Sporotrichose vorgekommen ist. Lediglich Merklen u. Mitarb. (1956) haben nochmals von einem Fall berichten können, und Guilhon u. Mitarb. (1954) sahen bei einem Hund eine sporotrichotische Infektion.

In Deutschland hingegen gilt die Sporotrichose schon immer als eine ausgesprochen seltene Erkrankung (Mallinckrodt-Haupt 1957). Die Zahl der im deutschsprachigen Raum diagnostisch gesicherten Beobachtungen dürfte kaum mehr als 20 Fälle betragen, von denen folgende Publikationen sich auf die letzten 30 Jahre beziehen: Münsterer (1931), Ramel (1933), John (1933), Patschkowski (1934), Kalkoff und Gärtner (1942), Kalkoff und Janke (1947), Bönner (1947), Jung (1950), Weichardt (1951), Aufdermaur, Piller und Fischer (1954), Hauck (1955), Gottron und Nikolowski (1957), Theissing und Schmidt (1957). Animale Sporotrichose ist in Deutschland als Spontanerkrankung überhaupt noch nicht vorgekommen.

In nördlichen Ländern, wie etwa in Skandinavien, gehört die Sporotrichose zur einmaligen Rarität. Vermutlich beeinflussen Klimafaktoren die Infektionsmöglichkeiten, da wärmere Regionen häufiger zu den bevorzugten Epidemiegebieten gehören. Auf dem Balkan nimmt die Sporotrichose schon etwas zu und Cajkovac (1957) gibt ihr Vorkommen in Jugoslawien an. Vermutlich ist die Erkrankungszahl in der Praxis wesentlich größer, da einerseits nicht jeder Fall zur Veröffentlichung gelangt, und andererseits die Diagnose nicht immer gestellt wird.

Aus Nordamerika stammen sehr viele Einzelberichte. Im Gebiet des oberen Mississippi- und Missouritals tritt die Erkrankung endemisch auf. In Mexiko ist sie zweifellos die häufigste Infektion unter den tiefen Mykosen. Allein in den letzten Jahren sind in der Stadt Mexiko über 300 Sporotrichoseerkrankungen zur Beobachtung gelangt (GONZALEZ-OCHOA 1954). Über Mittelamerika liegen zu ungenaue Informationen vor, als daß man sich ein Bild über die epidemiologische Situation in diesem geographischen Bereich machen könnte. In Südamerika ist in jedem Staat die Sporotrichose gut bekannt. Eine besonders heftige Durchseuchung besteht in Brasilien (ALMEIDA u. Mitarb. 1955) und in Columbien (SILVA 1952). An der Hautklinik von Bogota in Columbien kommt fast jede Woche eine Sporotrichoseinfektion als Neuzugang vor, so daß man dort tausende Erkrankungsfälle schätzt. Hier, wie überhaupt in den tropischen Gegenden, kommt es zu größeren und kleineren Epidemien. Die bisher umfangreichste Epidemie ereignete sich in Südafrika in den Jahren 1941—1944. Während dieser Zeit erkrankten in den Goldminen von Witwatersrand mehr als 2800 Menschen an Sporotrichose. Der Ausgangsherd der Infektion lag in den Grubenhölzern, auf denen der Sporotrichoseerreger als Saprophyt wuchert. Diese Epidemie hat reichlich klinisches Material zu einer großzügigen wissenschaftlichen Weiterbearbeitung des Sporotrichoseproblems erbracht und zu umfassenden Ergebnissen beigetragen, die in einem Symposium der Transvaal Chamber of Mines (1947) veröffentlicht worden sind. Die Größe der Erkrankungszahl weist auf die sozialhygienische Bedeutung dieser Infektion im Falle einer Epidemie hin.

Aus anderen tropischen oder subtropischen Gegenden, wie Guatemala (MORALES 1931), Indien (CHAKRABORTY 1955) sowie aus Australien (DURIE 1958) und Japan (TAKAHASHI 1957) mehren sich in letzter Zeit die Meldungen über das Auftreten von Sporotrichosefällen. Dabei muß darauf hingewiesen werden, daß es sich nicht um einen wirklichen Anstieg der Infektion handelt, sondern um den Aufschwung der medizinischen Mykologie in diesen Ländern. Die Diagnosestellung wird durch Verbesserung der Laboratoriumsuntersuchungen jetzt häufiger ermöglicht, so daß die Statistik einen Anstieg der Erkrankungsfälle verzeichnet. Allein 30 Meldungen hat Japan in der Zeit von 1947—1957 anzugeben, wo früher die Sporotrichose gar nicht in Erscheinung getreten ist. Zweifellos tragen die modernen Verkehrsmittel, die die Kontinente in wenigen Stunden überbrücken, zu einer globalen Ausbreitung einer solchen Infektion wesentlich bei.

4. Symptomatologie

Das Krankheitsbild der Sporotrichose ist durch die Variabilität des klinischen Erscheinungsbildes gekennzeichnet und keineswegs einheitlich. In seinem Pleomorphismus erinnert es an tuberkulöse oder luische Erscheinungen. Auf den klassischen Beobachtungen von DE BEURMANN und GOUGEROT (1912) fußend, ist die Symptomatologie von GRÜTZ in JADASSOHNs Hdb. d. Haut- u. Geschl.-Krkh. (1928) und von BUSCHKE und LANGER (1928) in umfassender Weise bereits beschrieben worden. Durch Einzelbeobachtungen besonders auffälliger Bilder und durch den Gesamteindruck in Epidemiezeiten haben sich zwar die Kenntnisse über die Symptomatologie der Sporotrichose erweitert und vertieft, jedoch sind wesentlich neue Erkenntnisse auf diesem Gebiet nicht gewonnen worden.

Grundsätzlich handelt es sich bei der Sporotrichose im allgemeinen um ein schankeriformes Syndrom, das durch einen ulcerösen Primärherd mit Begleitlymphangitis, Knotenbildung entlang der regionären Lymphstränge und Lymphadenitis charakterisiert ist.

Die Verschiedenheit des klinischen Bildes und der Verlauf der Infektion hängen weitgehend von der Eintrittspforte des Erregers in den Körper und von der Immunitätslage ab. WILSON (1957) weist darauf hin, daß bei den bekannten tiefen Mykosen die Lokalisation der Eintrittspforte einen größeren Einfluß auf das klinische Bild ausübt als die Artspezifität des Erregers. Eine Infektion mit Coccidioides immitis, die ausnahmsweise an der üblichen Eintrittspforte für das Sporotrichon Schencki stattfindet, soll danach die gleichen klinischen Veränderungen hervorrufen, wie sie bei der Sporotrichose üblich sind. Nach weiteren ähnlichen Beobachtungen ist anzunehmen, daß der Unterschied des klinischen Bildes zwischen Coccidioidomykose, nordamerikanischer Blastomykose oder Histoplasmose und Sporotrichose vornehmlich auf der verschiedenen Lokalisation der Eintrittspforte der Infektion beruht, und daß im Grunde genommen diese Pilzinfektionen recht eng verwandt sind. Diese Verhältnisse, zusammen mit der Bedeutung der Immunitätslage, bringen es mit sich, daß Forschung und Lehre die vielgestaltigen klinischen Veränderungen der Sporotrichose nicht weiter zu unterteilen suchen, sondern sich bemühen, die klassische Einteilung von DE BEUR-MANN und GOUGEROT beizubehalten. Je nach der Einstellung der Autoren (COLLINS 1947; NORDEN 1951; MOHR 1952; CONANT 1954; GONZALEZ-OCHOA 1954; KALKOFF und JANKE 1958) liegt einmal die Betonung auf dem Krankheits-verlauf, ein andermal auf der morphologischen Veränderung der Krankheits-erscheinungen. Auf diese Weise kommen praktisch 4—6 klinische Typen für die Sporotrichose in Betracht.

Die medizinische Praxis sowie die großen Erfahrungen von GOUGEROT (1930) und anderen Autoren haben so zahlreiche klinische Varianten herausgestellt, daß man ihre Bilder leicht zwischen einem Gumma oder sogar einem großen Absceß und einer Acne vulgaris oder Pityriasis rosea unterbringen kann. Da sporotrichotische Veränderungen in fast allen Geweben und jedem Organ gefunden worden sind, kann diese Infektion alle möglichen Erkrankungen vortäuschen.

Bei der Einteilung der Sporotrichose nach ihrer klinischen Symptomatologie müssen sowohl die dermatologischen Gesichtspunkte als auch die immunologi-schen Erfahrungen Berücksichtigung finden. Für gewöhnlich handelt es sich um die Sporotrichose der Haut. Man trennt sie von der Schleimhautsporotrichose und der Organsporotrichose ab. Die Sporotrichide als infektionsallergische Reaktio-nen spielen eine unbedeutende Rolle.

a) Sporotrichose der Haut

Die Sporotrichose der Haut wird häufig auch als cutane Sporotrichose be-zeichnet. Bei ihr tritt der Primärherd oder der Inoculationsschanker gewöhnlich an exponierten Stellen der Haut auf. Am häufigsten sind die Hände oder Füße, nur manchmal das Gesicht oder der Nacken befallen. Der Primärherd ist ent-weder eine einfache acneiforme Pustel, ein kleines Gumma oder ein kleiner Absceß, ein Geschwür oder eine verruköse Plaque. Die Veränderungen ähneln Furunkeln, Karbunkeln oder Pusteln, syphilitischen Primäraffekten oder verru-kösen Formen der Tuberkulose.

Die verschiedenen klinischen Erscheinungsformen der Sporotrichose der Haut hängen von dem Weg ab, den die Sporotrichonpilze nach Ausbildung des cutanen Primärherdes nehmen. Entweder bleiben die Erreger im Primärherd lokalisiert oder sie breiten sich entlang der Lymphwege aus oder sie streuen auf dem Blut-wege über den ganzen Körper. So kommt es zur lokalisierten, lymphangitischen oder disseminierten Form der Sporotrichose der Haut. Die typischsten klinischen Merkmale sind aus folgender Tabelle ersichtlich.

Tabelle. *Klinische Merkmale der Sporotrichose der Haut*

Lokalisierte Form	Ulcerös, verrukös, acneiform; infiltrierte Plaques; erythemato-squamöse Herde
Lymphangitische Form	Gummös; an den Extremitäten ascendierend oder an anderen Stellen den Lymphsträngen folgend
Disseminierte Form	Gummös; über die ganze Haut disseminiert

α) Lokalisierte Form

Das Bild der Hautveränderungen dieser Form ist recht verschiedenartig. Gemeinsam ist ihnen der Infektionsverlauf. Die Erreger bleiben nämlich an Ort und Stelle „in situ" liegen, nachdem sie in die Haut eingedrungen sind und einen

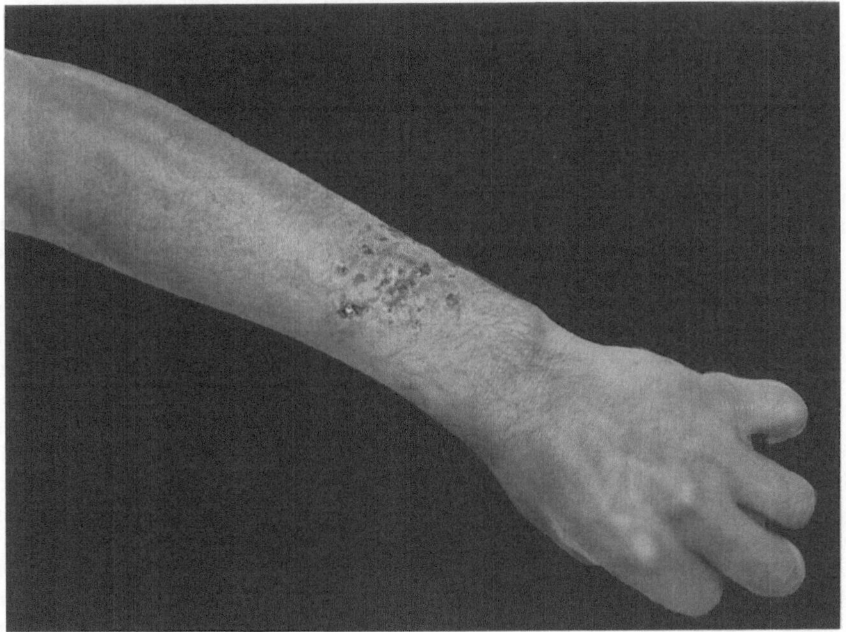

Abb. 1. Sporotrichosis localisata ulcerosa. (A. GONZALEZ-OCHOA, Institut für Tropenkrankheiten, Mexico City)

Primärherd hervorgerufen haben. Da es zu keiner Ausbreitung der Erreger kommt, bleiben die krankhaften Veränderungen auch nur auf den Primärherd beschränkt. Vermutlich hängt die Ausbildung der lokalisierten Form wesentlich von der immunologischen Abwehrlage des Organismus ab. Für diese Annahme sprechen die Verimpfungsversuche von GONZALEZ-OCHOA (1954). Bei lokalisierten Sporotrichosen kam es nach experimenteller Verimpfung infizierten Materials auf verschiedene andere Körperstellen desselben Individuums immer wieder nur zu der lokalisierten Form der Krankheit.

Zu der lokalisierten Form rechnet man heute auch jene klinischen Bilder, die DE BEURMANN und GOUGEROT früher als epidermale Sporotrichose bezeichnet haben. Gelegentlich kann eine lokalisierte Hauterscheinung sich nach Monaten oder Jahren zusätzlich auf dem Lymphweg ausbreiten, so daß dann neben der primären lokalisierten Form noch eine lymphangitische Form zumeist unter dem Bilde gummöser Hautveränderungen zur Beobachtung gelangt.

Zunächst bilden sich kleine, langsam wachsende, cutane Knötchen, die erst nach einigen Wochen das Hautniveau zu überragen pflegen. Die bläulich-

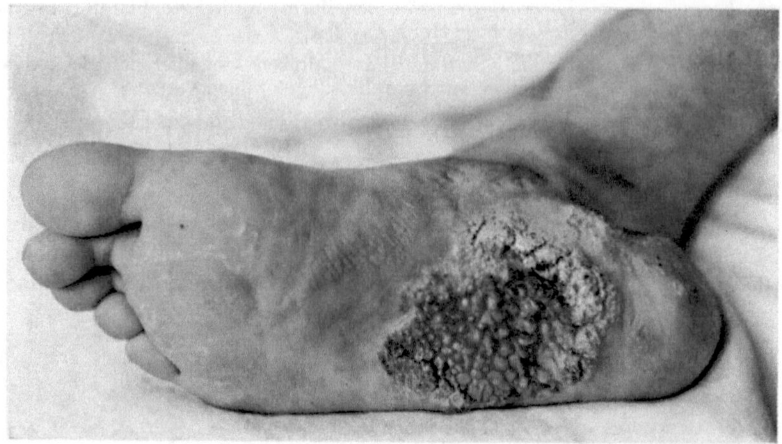

Abb. 2. Sporotrichosis localisata verrucosa. (A. Gonzalez-Ochoa, Institut für Tropenkrankheiten, Mexico City)

rötlichen Knötchen erweichen nach weiterem Wachstum in ihrer Mitte. Es kommt zur Entleerung einer trüben, eiterähnlichen Flüssigkeit. Die einzelnen Herde sind verschieden groß; manche Knötchen haben nur Erbsengröße, andere erreichen fast Apfelgröße. Intakte Knötchen wechseln mit ulcerierten, bereits erweichten Stadien ab. Zu den verschiedenartigen Erscheinungsformen gehören infizierte Plaques, Follikulitisherde, noduläre oder krustöse Veränderungen, die neben papulösen Intertrigoformen den nässenden, pilzförmigen, verrukösen oder papillomatösen Krankheitsbildern ähnlich sind. Trotz des im allgemeinen heftigen Hautbefalls haben die Patienten gewöhnlich nur geringe Krankheitssymptome. Monate- und jahrelang quält sich der Sporotrichosekranke mit dem fortschreitenden Prozeß, der jeder unspezifischen Lokalbehandlung trotzt (Abb. 1—3).

Spezielle Krankheitsbilder sind in Einzelbeobachtungen häufig beschrieben worden. Als krustöses Ulcus an der Brust

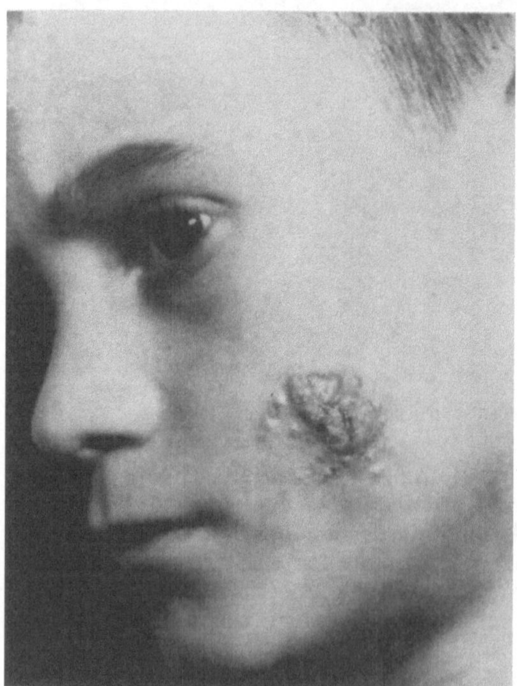

Abb. 3. Sporotrichosis localisata. Papulo-pustulöser Gesichtsherd. (A. P. Goncalves, Haut-Poliklinik, Rio de Janeiro)

haben Neuhauser und Becker (1954) einen Fall von lokalisierter Sporotrichose angegeben. Unter dem Bilde einer acneartigen Erscheinung an der Nase und im Nacken ist eine Beobachtung von Cipollaro und Singer (1952) beschrieben worden. Warzenähnliche Veränderungen an den Fingern oder an den Wangen, die acneiformen Typen in Bogota (Fälle von SILVA 1952) und das Granuloma anulare-artige Bild am Unterarm, das man sporotrichotisches Granulom nennt (Fall von SCHIFF 1952), sind weitere Beispiele für die bunte Skala der lokalisierten Sporotrichoseformen.

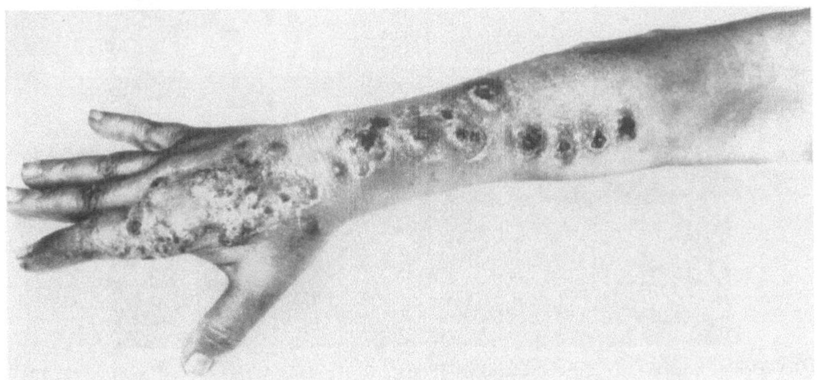

Abb. 4. Typisches Bild der Sporotrichose am Arm. Primärherd am Zeigefinger mit Ascendens entlang des Lymphstranges. (A. P. GONCALVES, Haut-Poliklinik, Rio de Janeiro)

β) Lymphangitische Form

Diese Form stellt das klassische Bild der üblichen Sporotrichose dar. Sie entspricht der ursprünglichen Beschreibung von SCHENCK und zahlreichen anderen

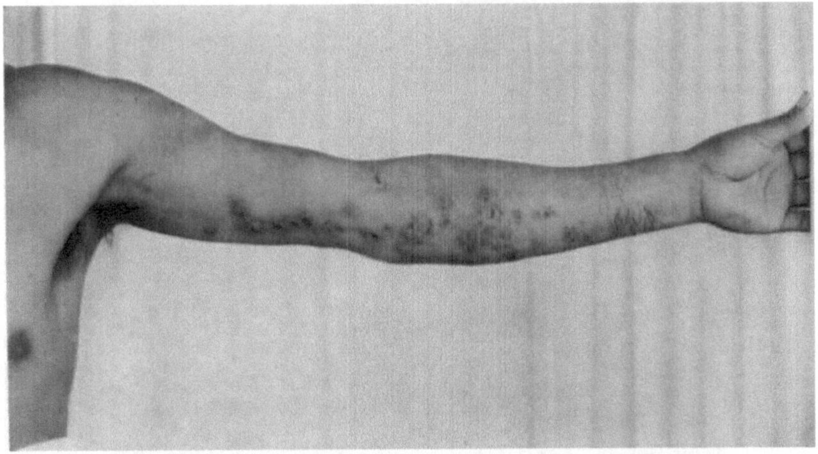

Abb. 5. Sporotrichose. Lymphangitische Form. Gummöse Aszendenz. (A. GONZÁLEZ-OCHOA, Institut für Tropenkrankheiten, Mexico City)

amerikanischen Autoren. Der Mannigfaltigkeit der Hautveränderungen bei der lymphangitischen Form liegt als einigendes Prinzip die Ausbreitung des eingedrungenen Erregers entlang der Lymphbahnen zugrunde. Wenige Tage oder Wochen nach Auftreten des Primärschankers an der Eintrittspforte bilden sich mehrere Knoten entlang der regionären Lymphgefäße. Ein Knoten erscheint nach dem anderen. Ihre anfängliche freie Verschieblichkeit verlieren sie alsbald und verlöten mit der darüberliegenden Haut, die allmählich eine rote Farbe annimmt. Endlich ulceriert ein solcher Knoten und entleert etwas dünnflüssigen

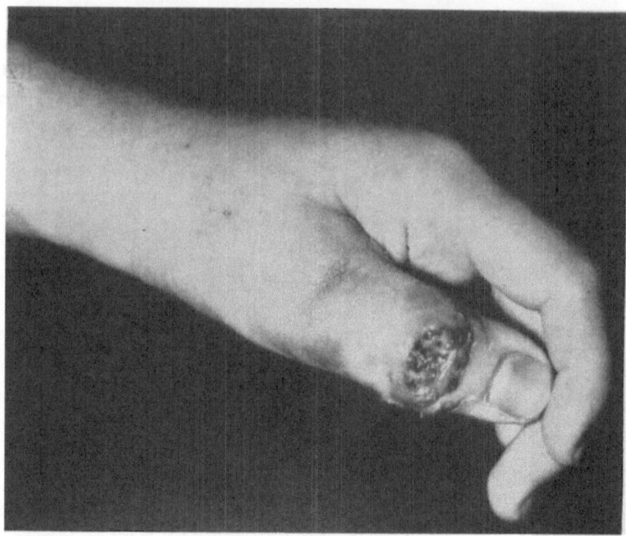

Abb. 6. Sporotrichose am Daumen. Primärschanker. [FOGEL, D.H., u. D.W.MARTIN: J.Pediat. **17**, 194 (1940)]

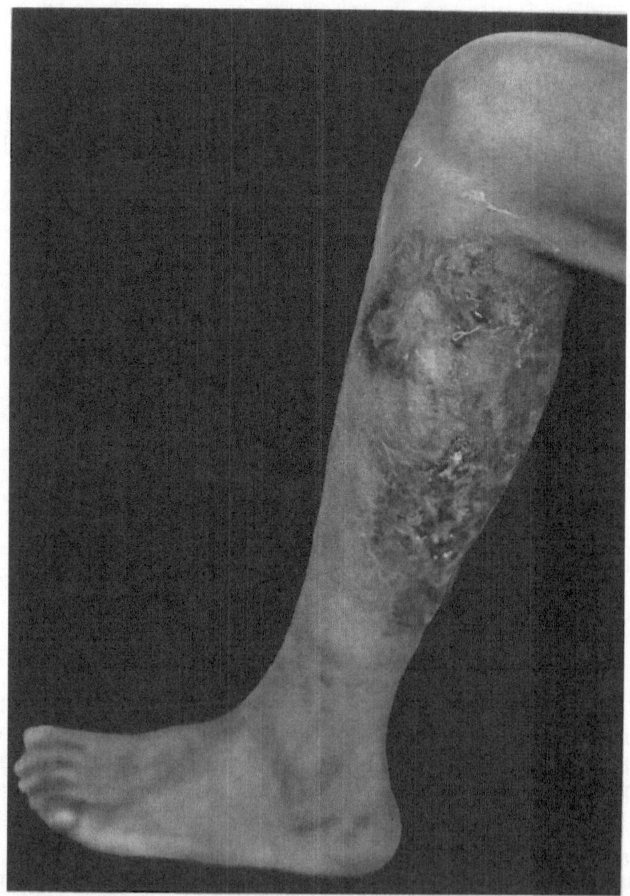

Abb. 7. Chronische Sporotrichose am Unterschenkel. Gummöse und ulceröse Veränderungen.
(A. GONZALEZ-OCHOA, Institut für Tropenkrankheiten, Mexico City)

Eiter. Die Lymphgefäße im Bereich der Knoten werden durch den entzündlichen Prozeß in Mitleidenschaft gezogen und lassen sich als harte Stränge palpieren. Falls die Infektion dann nicht zu einem Stillstand kommt, werden gelegentlich auch die großen Lymphknoten der Achselhöhle oder der Leistenbeuge befallen (Abb. 4—9). Auffällig ist die geringe Beeinträchtigung des Allgemeinbefindens und das häufige Fehlen fieberhafter Temperaturen, obwohl die Hautprozesse in ihrer Ausdehnung und Akuität schwere Krankheitssymptome vermuten lassen.

Wenn der Primärherd an den Extremitäten sitzt — vornehmlich an den Händen — entwickelt sich daraus jenes charakteristische Bild der lymphangitischen Form, das GONZALEZ-OCHOA (1954) mit „gummös und an den Extremitäten ascendierend" bezeichnet hat. Findet man die Sporotrichose derart vollkommen und ausgeprägt, so macht ihre Diagnose keine Schwierigkeiten.

Eindrucksvoll ist daher eine eigene Beobachtung aus dem Duke University - Hospital in North Carolina: Ein Farmer hatte sich zwei Monate vor seiner Einlieferung ins Krankenhaus an der linken Hand verletzt. Aus der infizierten Wunde war bereits ein Holzsplitter entfernt worden. Trotzdem kam es zur Ausbildung eines entzündlichen roten Streifens mit mehreren Knötchen entlang der Lymphbahn des linken Armes. Befund: In der Mitte des linken Handrückens befindet sich ein induriertes Erythem von etwa 4 cm Durchmesser, in dessen Zentrum sich ein nekrotischer Bezirk ausgebildet hat. Entlang

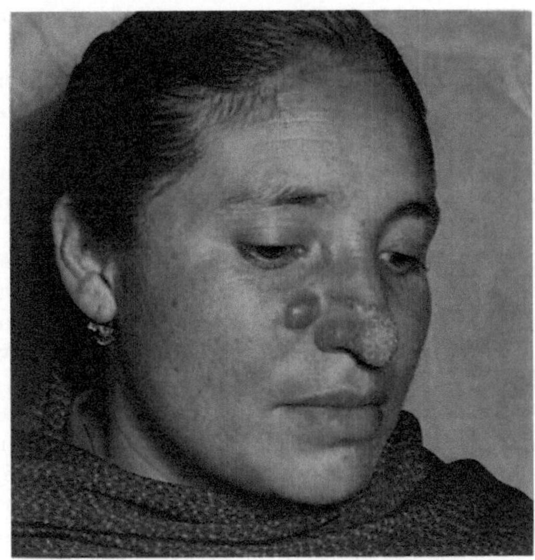

Abb. 8. Sporotrichose im Gesicht. Gummöse Form der lymphangitischen Ausbreitung. (A. GONZALEZ-OCHOA, Institut für Tropenkrankheiten, Mexico City)

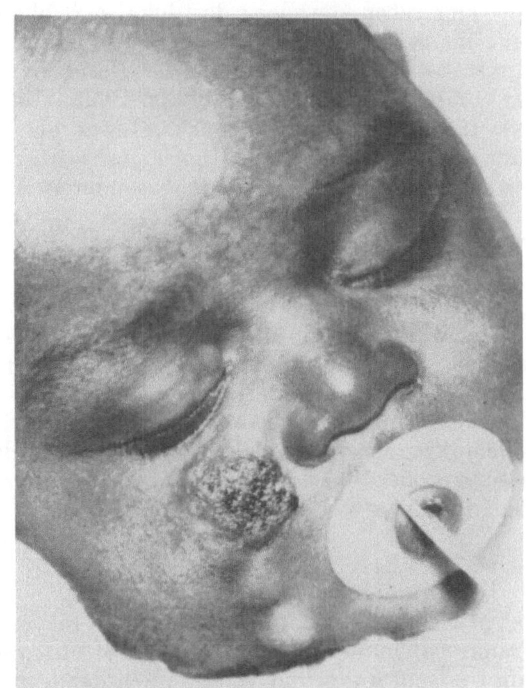

Abb. 9. Sporotrichose beim Säugling. Primärherd im Gesicht mit gummöser lymphangitischer Ausbreitung. (A. P. GONCALVES, Haut-Poliklinik, Rio de Janeiro)

der radialen Seite des Arms verläuft ein geröteter indurierter Strang von etwa 1 cm Breite. Er ist alle 3—4 cm von schmerzhaften, geröteten Knötchen unterbrochen. Schließlich ist in der linken Achselhöhle eine Anzahl weiterer Knötchen, die aber nicht druckschmerzhaft sind. Sonst lassen sich keine weiteren Veränderungen feststellen. Mykologische Diagnostik: Die kulturelle Züchtung von Material aus der Hautveränderung am Handrücken erbringt auf Sabouraud-Pilzagar den Nachweis von Sporotrichon Schencki (Abb. 14). Histologisch ist der Erregernachweis nicht erfolgreich. Krankheitsverlauf: Unter innerlicher Applikation von Kaliumjodat sind die Hautveränderungen alsbald gänzlich abgeheilt.

Lediglich die Einzelfälle ungewöhnlicher Lokalisation mit atypischem Verlauf bereiten bei der Diagnose Schwierigkeiten und bedürfen des Studiums der bisherigen Erfahrungen mit solchen Ausnahmefällen. In diesem Zusammenhang ist auf die eingehende Bearbeitung des klinischen Bildes einschließlich vieler seltener Beobachtungen der Sporotrichose von Grütz (1928) in Jadassohns Hdb. d. Haut- u. Geschl.-Krkh. zu verweisen.

Ausnahmsweise kann der Primärherd an der Rima ani lokalisiert sein und sich mit kirschgroßen Infiltraten und Fistelbildung auf Inguines, Scrotum und Glutaeusregion ausbreiten (Fall von Hauck 1955). Ferner sind als erste Symptome eine Schwellung und Rötung der Conjunctiven mit folgender Entzündung des Oberlids und Granulationen am Unterlid beschrieben worden. In diesen Fällen entwickelten sich im Verlauf der Erkrankung Sporotrichoseknoten und Lymphknotenschwellung an der linken Gesichtshälfte (Fall von Muskatblit und Singer 1951). Unklar und dubiös bleibt eine Beobachtung von Resta (1951). Die Affektion wird als eine infiltrierte Plaque in der Gegend des Filtrums der Oberlippe angegeben, die zuerst dort lokalisiert blieb und dann auf die übrige Gesichtshaut übergriff. Manche seltsame Veränderung an den Waden, an einem einzelnen Finger, am Unterarm oder an der Hand (White 1929; Muskatblit und Tulipan 1951; Barrack und Powell 1952; Walstad und Gelenger 1952; Singer 1953; Montgomery 1953) ist zwar als Einzelbeobachtung interessant, gehört aber dennoch in die Rubrik der lymphangitischen Form mit lediglich ungewöhnlicher Lokalisation und besonderem Verlauf.

Wenn die Sporotrichose-Infektion eine längere Zeit besteht, besonders in Fällen von gummöser, lymphangitischer Form, wird ihr klinisches Erscheinungsbild immer uncharakteristischer und verwirrender. Die Hautveränderungen imponieren als infiltrierte Plaques, zu denen nodulöse, krustöse oder papillomatöse Sekundärinfektionen hinzukommen, die das typische Bild noch weiter verwischen. Die lymphangitischen und lokalisierten Formen gehen dann ineinander über. Nur durch genaue Beobachtung und exakte Anamnese ist es unter diesen Umständen möglich, die anfängliche Sporotrichoseform zu rekonstruieren. Die Abheilung solcher ausgedehnter Hautveränderungen geschieht unter Hinterlassung großer Wulstnarben, die zu Deformitäten und Bewegungseinschränkungen führen können.

γ) Disseminierte Form

Die disseminierten Sporotrichosefälle sind zwar nicht gewöhnlich, jedoch haben Moore und Kile (1935) auf die relative Häufigkeit ihres Vorkommens in Frankreich hingewiesen. Diese Form entspricht der klassischen Beschreibung von de Beurmann und vornehmlich der französischen Autoren, wenn auch entsprechende Mitteilungen aus Amerika, Mexiko, Brasilien, Südafrika, Österreich, Deutschland und Norwegen nicht fehlen. Charakteristisch ist die hämatogene Streuung des Erregers, weshalb Gonzalez-Ochoa (1954) diese Form als den hämatogenen Typ bezeichnet hat. Es handelt sich hier um ein subakutes oder akutes Krankheitsbild, wobei es zumeist schwer fällt, den Primärherd ausfindig zu machen. Das erste Symptom ist die Ausbildung zahlreicher, subcutaner Knoten, ähnlich dem Bilde der lymphangitischen, ascendierenden Form, jedoch mit der Erweiterung, daß durch die hämatogene Dissemination die Knoten über den ganzen Körper verstreut sind. Die Läsionen sind meist indolent und sehr vielgestaltig. Sie variieren außerordentlich in Anzahl und Größe. Erbsen- bis haselnußgroß können die Knoten werden, bis sie schließlich erweichen und früher oder später einen zentralen Einschmelzungsherd erkennen lassen. Häufig ist die darüberliegende Haut in Mitleidenschaft gezogen. Sie wird allmählich dunkelrot und weist kurz vor der Perforation eine eigenartige rote Tüpfelung auf. Bei der Perforation entleert sich spontan dünnflüssiger Eiter. Es kommt danach zur Ausbildung von indolenten, chronischen Ulcerationen, die Ähnlichkeit mit den entsprechenden Stadien der lymphangitischen Form haben. Patienten mit dieser hämatogen disseminierten Hautsporotrichose sind tatsächlich schwer krank und sterben häufig in kachektischem Zustand innerhalb einiger Wochen, zumal sich in vielen dieser Fälle eine Organsporotrichose zusätzlich zu entwickeln pflegt.

Wenn die Krankheitsherde incidiert werden, kommt es zur Entleerung von mehr oder weniger dickflüssigem Eiter. Chronische Ulcera mit permanenter Eitersekretion lassen sich bei diesem Verlauf nicht vermeiden. Durch Ausbreitung der Infektion auf die benachbarte Haut können sich neben den Ulcera weitere cutane sporotrichotische Veränderungen anbahnen. FOERSTER (1926) hat einen besonders fulminanten Typ einer disseminierten Sporotrichose beschrieben, bei der die Infektion anfänglich schleichend beginnt, später jedoch einen stürmischen Verlauf nimmt, indem sich exzessiv viele subcutane Knötchen entwickeln. Durch rasche Ulcerationen kommt es dann zu Bildern, die an Tuberkulose, Syphilis oder Ekthyma erinnern. Erschöpfend ist die disseminierte Form der Sporotrichose einschließlich ihrer besonderen Verlaufsformen wiederum von GRÜTZ (1928) in JADASSOHNs Hdb. d. Haut- u. Geschl.-Krkh. behandelt worden, weshalb in klinischen Zweifelsfällen auf das Studium dieses Beitrags hingewiesen wird.

Einige interessante Beobachtungen sowie neuere Darstellungen sind jedoch noch nachzutragen. GOUGEROT (1950) betont den klinischen Polymorphismus bei der disseminierten Form. Vom Gumma oder großem Absceß variieren die Erscheinungen bis zur Acne oder Pityriasis simplex. Es liegt im hämatogenen Ausbreitungsmodus begründet, daß alle anderen Organe neben der Haut ebenfalls mitbefallen werden. Man rechnet mit 10% Knochenbeteiligung bei der disseminierten Hautsporotrichose. Dieser Prozentsatz ist so hoch, daß er nicht einmal von der Syphilis erreicht wird. Zufolge Übergreifens auf alle möglichen Organe kann die disseminierte Form nicht nur für den Dermatologen, sondern auch für den Internisten, Chirurgen, Augenarzt, Gynäkologen, Pädiater und Psychiater interessant werden (Abb. 10 und 11).

Immer wieder sind die seltsamsten Fälle unter ungewöhnlichen Umständen vorgekommen. Bei einer disseminierten Sporotrichose mit Ulcerationen am ganzen Körper trat als seltene Komplikation eine gleichzeitige Tuberkulose auf (BÖNNER 1947); im Punktat eines Kniegelenkergusses konnten Tuberkelbacillen kulturell nachgewiesen werden. Bei einem Neger (Fall von BERESTON 1951) begann eine disseminierte Sporotrichose mit dem Primärherd auf dem Rücken. Außergewöhnlich ist dabei die Lokalisation für den Primärherd. Da der Erkrankte jedoch während seiner Arbeit Düngersäcke auf dem Rücken zu transportieren gehabt hatte, läßt sich die Besonderheit des Infektionsortes erklären. Im Gegensatz zu anderen systematisierten Mykosen ist ein Mitbefall der Lungen eine absolute Seltenheit. Lediglich MOORE und KILE (1935) haben mit ihrer Beobachtung bei einer 50jährigen Frau dazu beigetragen, daß disseminierte Sporotrichoseformen mit ulcerierten und gummösen Hautveränderungen auch einmal mit Lungenbefall kombiniert sein können. Große diagnostische Schwierigkeiten kommen bei

merkwürdigen und uncharakteristischen Hautveränderungen vor. MILLER (1951)
demonstrierte eine 52jährige Frau mit zwar typischer Lokalisation des Primärherdes an einer unteren Extremität, aber mit einer eigenartigen Entwicklung

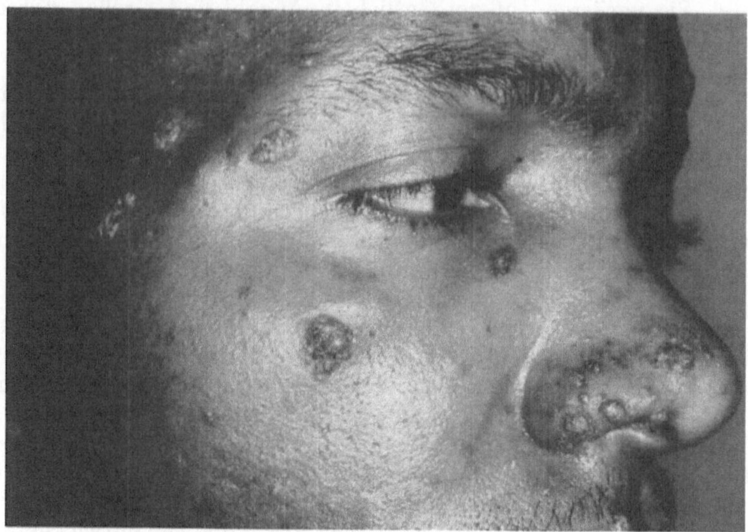

Abb. 10. Papulöse Herde im Gesicht bei Sporotrichosis disseminata. 32jähriger farbiger Holzarbeiter aus
Louisiana. (J. KRAFCHUK, Minneapolis)

uncharakteristischer disseminierter, ulceröser Hautherde. Wenn die Kultur versagt, die Histologie nichts beweist, bleibt lediglich die Diagnose ex juvantibus
übrig. Der Therapieeffekt auf Jodmedikation berechtigt in jenen verdächtigen
Fällen zur Annahme einer Sporotrichose.

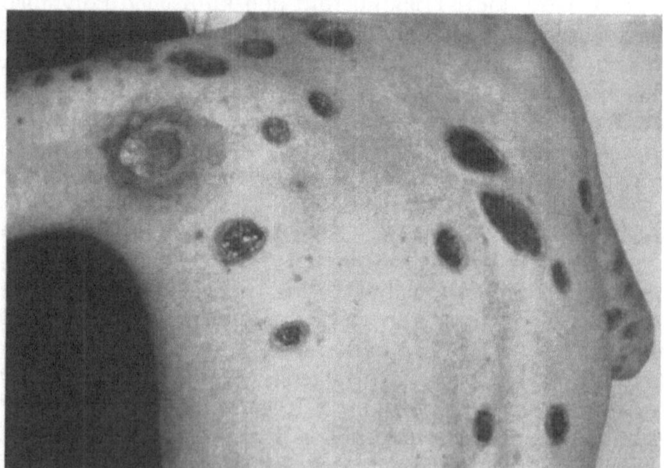

Abb. 11. Gummöse und ulceröse Herde auf dem Rücken bei schwerer Sporotrichosis disseminata.
[THEISSING, G., u. W. SCHMIDT: Z. Laryng. Rhinol. **36**, 141 (1957)]

b) Schleimhautsporotrichose

Die Schleimhautsporotrichose als sekundäre Manifestation bei der disseminierten Form oder als primäre Infektion gehört zu dem bereits bekannten Wissen
über die Sporotrichose. Die Veränderungen sind in der Nase, im Mund oder im

Rachen lokalisiert und beginnen als erythematöse, ulceröse, eiternde, vegetierende
oder papulöse Läsionen, die klinisch eine Angina, Stomatitis, Glossitis, Laryngitis
oder Rhinitis vortäuschen können. Die regionären Lymphknoten sind vergrößert.
Pseudomembranen werden nur selten beobachtet. Die Krankheitsprodukte heilen
unter Narbenbildung ab. Da die Narben in den Schleimhautregionen jedoch
weich und geschmeidig sind, verursachen sie lediglich geringgradige Deformitäten.

Es kommt gelegentlich vor, daß die Sporotrichonpilze auch nach Abheilung
auf den Schleimhäuten weiter vegetieren und dort ein saprophytisches Dasein
führen. In diesen Fällen ist der Patient zumindest ein sog. Sporotrichonträger
und immer in der Gefahr, daß ein Sporotrichoserezidiv aufflackert.

CONANT (1954) hat auf die außerordentliche Seltenheit der primären Schleimhautsporotrichose hingewiesen und zu diesem Krankheitsbild lediglich einen Fall
berichtet, bei dem die Conjunctiva durch eine zufällige Laboratoriumsinfektion
direkt infiziert worden war. Bei allen anderen Beobachtungen wird auf den
primären Befall der Haut als Ausgangspunkt für die Sporotrichose hingewiesen. Die verhältnismäßige Einförmigkeit der Krankheitsbilder an der Schleimhaut macht es bekanntlich schwer, eine Diagnose ohne Untersuchung der ganzen
Haut zu stellen. Deshalb kann eine Schleimhautsporotrichose klinisch nur
mit Sicherheit bei gleichzeitiger Feststellung von Hautherden diagnostiziert
werden. SCHUERMANN (1958) hat sich mit der Schleimhautsporotrichose in
Deutschland eingehend befaßt und weist auf die heftige Schwellung der Schleimhaut hin, die pseudomembranöse, weiße, strahlige Beläge erkennen läßt. Die
Auflagerungen sind mit Brotkrumen oder gekautem Papier vergleichbar. Weitere
Beobachtungen seltener Einzelfälle stammen von NINO (1943), BÖNNER (1947) und
GORDON (1957).

Ungewöhnlich ist das diphtherieähnliche Bild der Schleimhautsporotrichose.
BANKS (1946) hat einmal einen solchen Fall bei einem 11 Monate alten Kind
beobachtet. Es handelte sich um Schleimhautmembranen, in denen kulturell
Sporotrichon Schencki nachzuweisen war.

Einen weiteren Beitrag zu einer besonderen Schleimhautlokalisation haben
THEISSING und SCHMIDT (1957) mit der Veröffentlichung einer Sporotrichose der
Nasennebenhöhlen mit Durchbruch in die Mundhöhle und das Endocranium
kürzlich geliefert. Der Schleimhautprozeß war mit einer hämatogenen Aussaat
über den ganzen Körper kombiniert. Wegen der Therapieresistenz gegen Jod hat
sich die Diagnose dieses atypischen Falles besonders schwierig gestaltet, zumal
sich kein anamnestischer Anhalt für eine Infektionsmöglichkeit finden ließ. Der
kulturelle Nachweis des Pilzes und die positive Sporotrichinreaktion haben schließlich die Diagnose gesichert. Die Mitbeteiligung der Harnröhrenschleimhaut ist
ebenfalls möglich. Klinisch fällt ein schleimig-eitriger Ausfluß auf, der aus einer
in die Harnröhre mündenden Sporotrichosefistel unterhalten wird. Einen einmaligen Fall hat WEICHARDT (1951) beschrieben. In der Handbuchmonographie
von GOUGEROT findet man eine einschlägige Beobachtung einer Schleimhautsporotrichose, die sich an der Glans unter dem Bilde eines Chancre mixte
abgespielt hat.

c) Organsporotrichose

Die Erkrankung der inneren Organe einschließlich der Muskeln, Gelenke und
Knochen ist sehr selten und findet sich in der Literatur auch unter der Bezeichnung einer inneren, systematisierten oder visceralen Sporotrichose.

Ihre klinischen Bilder lassen sich einteilen in:

a) Primärerscheinungen,
b) Begleiterscheinungen bei gummöser, disseminierter Hautsporotrichose,

c) Sekundärerscheinungen bei vernachlässigter lymphangitischer oder lokalisierter Form.

Für die Primärerscheinungen bei Organsporotrichose sind Lokalisationen an der Lunge, den Testes und den Nebenhoden angegeben worden. Es ist gewöhnlich unbekannt, wie der Pilz in diese Organe eingedrungen sein kann. Trotz genauer Untersuchung lassen sich keine klinischen Anhaltspunkte finden, die irgendeinen Hinweis auf die Eintrittspforte der Infektion ergeben. Nur durch den klinischen Ausschluß aller anderen Krankheiten oder durch den positiven Pilznachweis ist die Diagnose überhaupt zu stellen. Mohr (1952) hat sich als Internist mit der Organsporotrichose eingehend befaßt und darauf hingewiesen, daß zumeist eine Infektion der Haut gleichzeitig vorliegt oder in der Anamnese vorhanden ist. Niemals haben sich Anhaltspunkte für einen isolierten Befall des Magen-Darmtrakts, der Leber, Milz oder Niere finden lassen. Lediglich Martin (1936) hat einmal an einer exstirpierten Niere bei einem nierenkranken Knaben suspekte sporotrichotische Gewebsveränderungen beobachtet.

Die Knochensporotrichose und der Befall der Muskeln sowie Gelenke kommen jedoch häufiger vor. Ausnahmsweise ist der Knochen- und Gelenkbefall das erste und einzige Anzeichen für eine Sporotrichose. Etwa 10% aller Sporotrichoseinfektionen sollen auf das Skeletsystem übergreifen (Benedek 1958). Die Erscheinungsformen bei einer Knochenaffektion sind zunächst uncharakteristisch und sehr vielgestaltig. Vermutlich besteht zwischen einem vorausgegangenem Trauma und der späteren Knochensporotrichose ein kausaler Zusammenhang. Unabhängig davon ist in allen Fällen eine hämatogene Entstehung der Knochenherde anzunehmen.

Die Gelenksporotrichose erscheint unter variierenden klinischen Veränderungen, die vom einfachen Hydrops der Gelenke bis zu den schweren Formen des sog. Tumor albus reichen (Gougerot 1950). Auffällig ist die Schwellung der Gelenkumgebung, ohne daß die darüberliegende Haut entzündliche Veränderungen aufzuweisen hat. Erst der kulturelle Pilznachweis im Eiter des Hydrops führt zur exakten Diagnose.

In neuerer Zeit ist ein eindrucksvoller Fall einer Sporotrichose des Hirns in der Schweiz beschrieben worden (Aufdermaur, Piller und Fischer 1954). Es handelte sich um einen 42jährigen Patienten, der primär an einem encephalomeningealen Prozeß erkrankt war und daran ad exitum kam. Die Sektion ergab histologisch und kulturell eine Sporotrichose durch Sporotrichon Gougeroti. Als Eintrittspforte für diese ungewöhnliche Lokalisation kommt möglicherweise der Respirationstrakt in Betracht.

Die Seltenheit solcher Fälle geht aus der spärlichen Beobachtungszahl hervor. Lediglich Hyslope u. Mitarb. (1926) haben vermutlich eine ähnliche Hirnsporotrichose bei einem 14jährigen Mädchen gesehen und Collins (1947) bei einem 67jährigen Mann. Bei diesem Mann lag eine disseminierte Sporotrichose vor, die sich außer an der Haut in zahlreichen inneren Organen, wie der Milz, Leber, Knochenmark, Myokard, Nebenniere und Hirn abspielte.

Die Genitalsporotrichose von Weichardt (1951) gehört zu einer Seltenheit in der deutschsprachigen Literatur. Eine Periurethralfistel am Darm und ein knotiges Infiltrat am Penisansatz mit vergrößertem einseitigen Inguinaldrüsenpaket sind die äußeren klinischen Veränderungen im beobachteten Fall gewesen.

Im Gegensatz zu anderen Systemmykosen befällt die Sporotrichose als Primärerscheinung die Lungen nur ganz selten (Forbus 1927). Bis 1945 sind lediglich neun authentische Fälle primärer Lungensporotrichose bekannt geworden (Smith 1945).

Der Mitbefall innerer Organe tritt in der Praxis am häufigsten als Begleiterscheinung der disseminierten Form auf. Gelegentlich ist der Verlauf so schwer, daß jedes innere Organ miterkrankt ist. Alle Organe sind für Sporotrichose anfällig, da kein Organ gegen den Erreger immun ist. Deshalb muß man bei allen gummösen, disseminierten Veränderungen sofort an das gleichzeitige Vorhandensein einer Organsporotrichose denken. So sind auch mehrere kasuistische Beiträge über dieses Krankheitsbild lediglich als Begleiterscheinungen einer Hautsporotrichose zu verstehen. Die Beteiligung des Zentralnervensystems ist bei Sporotrichose möglich, wenn auch nur äußerst selten (GERACI u. Mitarb. 1955, STAMMLER 1961). Sprachstörungen, vorübergehende Blindheit und Lähmungserscheinungen sind dabei die bemerkenswertesten zentralnervösen Ausfälle.

Die sporotrichotischen Veränderungen in den inneren Organen können ausnahmsweise unter dem Bilde einer Periarteriitis nodosa vorkommen, wie es HELVE u. Mitarb. (1950) bei einer disseminierten Sporotrichose in Finnland gezeigt haben. Zu den ungewöhnlichen Kombinationen zählt man eine Beteiligung der Hoden. Das Scrotum kann dichte Infiltrate und Erweichungsherde aufweisen. Vermutlich ist eine einseitige Hydrocele, aus der 130 cm³ Flüssigkeit punktiert wurde, die Folge einer Sporotrichose im Hoden gewesen (KING 1927).

Lokalisierte, gummaartige Läsionen sind ab und zu als Begleiterscheinungen in den Knochen beobachtet worden, besonders in der Tibia (SARTORY u. Mitarb. 1932) und in den Rippen (GAJKUNI 1929).

Als Sekundärerscheinung bei lymphangitischen oder lokalisierten Formen ist eine Lungenaffektion nur als hämatogene oder als intracanaliculäre Streuung erklärbar. In diese Rubrik gehören auch die fatalen Einbrüche der Sporotrichose in das Mediastinum oder in den Rachen und das Übergreifen ulceröser Prozesse auf das Knochen- und Gelenksystem.

Das klinische Bild der Lungensporotrichose ist uncharakteristisch. Lediglich Husten und leichter Auswurf sind die bemerkbaren Symptome, die auskultatorisch mit ähnlichen Veränderungen einhergehen, wie sie von der Lungentuberkulose bekannt sind. Nur der Pilznachweis im Sputum sichert die Diagnose. Zur Ergänzung und zum Studium weiterer klinischer Einzelheiten der Organsporotrichose, besonders aber der Lungensporotrichose, gibt es ein ausführliches Nachschlagewerk von MOHR (1952), das diese Krankheitsbilder vom internistischen Standpunkt aus behandelt.

Die Veränderungen im Blutausstrich sind im allgemeinen nicht auffällig. Bei sehr ausgedehnten Prozessen steigen jedoch die Leukocyten merklich an. Die Blutsenkungsgeschwindigkeit geht mit dem Leukocytenanstieg parallel. Sie ist nur bei den disseminierten Formen deutlich beschleunigt und lediglich bei der Organsporotrichose außerordentlich hoch. Fieberhafte Temperaturen kommen praktisch nur bei den generalisierten Organsporotrichosen vor. Nur selten ist das Fieber sehr hoch. Höchstens zum Beginn der Generalisation kommen Temperaturen über 39° C vor, sonst hält sich das Fieber in mäßigen Grenzen.

d) Sporotrichide

Cutane Reaktionen allergischer Natur sind bei der Sporotrichose bereits von DE BEURMANN unter der Bezeichnung Sporotrichide beobachtet worden. Ihr klinisches Bild ist unspezifisch. Sie treten sowohl bei der Sporotrichose als auch bei den anderen tiefen Mykosen unter dem gleichen klinischen Bilde auf (WILSON 1957). Sicher gehören der Lichen sporotrichoticus oder der Pemphigus sporotrichoticus sowie Erscheinungen vom Typ des papulo-nekrotischen Tuberkulids in die gleiche Gruppe der *id*-Reaktion. Maculopustulöse Efflorescenzen gibt

TAKAHASHI (1936) und generalisierte bräunlich-rote, nicht schuppende Flecke geben YOUNG u. Mitarb. (1953) als Sporotrichide an. Offenbar sind diese allergischen Exantheme sehr selten und spielen im Krankheitsverlauf keine Rolle.

e) Komplikationen

Schon DE BEURMANN und GOUGEROT haben auf die Möglichkeit einer Kombination der Sporotrichose mit Tuberkulose hingewiesen. Das klinische Bild wird bei gleichzeitiger Tuberkulose durch die Schwächung des Organismus kompliziert. Die Sporotrichose soll in diesen Fällen sekundär als Mischinfektion auf dem Boden einer Tuberkulose der Lungen oder der Knochen auftreten (MOHR 1952). Durch die von BÖNNER (1941) beobachtete Kombination einer kulturell gesicherten Sporotrichose mit einer Kniegelenk-Tuberkulose besteht kein Zweifel an der gelegentlichen Möglichkeit des Zusammentreffens beider Infektionen. Zur ausgesprochenen Seltenheit gehört die Entwicklung eines Carcinoms auf dem Boden einer tiefen Mykose (KALKOFF und JANKE 1958). GOTTRON und NIKO-LOWSKI (1957) haben jedoch ein verhornendes metastasierendes Plattenepithelcarcinom bei einer Urogenitalsporotrichose beobachten können. Sie weisen in diesem Zusammenhang auf die Bedeutung der mesenchymalen Faktoren in der Geschwulstpathologie hin.

f) Immunbiologische Reaktionen

Im Verlauf einer Sporotrichoninfektion kommt es durch die Pilze und ihre Stoffwechselprodukte zu immunbiologischen Veränderungen des Organismus. Die Bildung humoraler Antikörper und die Entwicklung einer geweblichen Umstimmung sind Symptome der spezifischen Abwehrreaktion. Die Antikörperproduktion wird im Blut, die gewebliche Umstimmung durch Intracutanteste auf Hautüberempfindlichkeit gegen Sporotrichonantigen nachgewiesen. SEELIGER (1958) hat sich mit diesen Problemen ausführlich befaßt und zusammenfassend im Rahmen der Serologie der Mykosen in einem speziellen Kapitel dieses Bandes berichtet.

α) Hautüberempfindlichkeit

Nach den fundamentalen Arbeiten von VIDAL, ABRAMI und von BLOCH werden Extrakte von Sporotrichon Schencki-Kulturen als Sporotrichin verarbeitet und zu Hauttestungen bei Verdacht auf Sporotrichose verwendet. Viele Autoren weisen jedoch darauf hin, daß die Testresultate sehr vorsichtig zu beurteilen sind, da es genügend Beispiele für falsche positive und negative Reaktionen gibt. Bezüglich der falschen positiven Reaktionen muß darauf hingewiesen werden, daß diese Resultate dann ihre Erklärung finden, wenn es sich bei den getesteten Patienten um solche Menschen handelt, die früher wirklich einmal an einer Sporotrichose gelitten haben. Andererseits gibt es nach den Beobachtungen von HELM und BERMAN (1947) so milde verlaufende Sporotrichoseinfektionen, die abheilen, bevor die Diagnose überhaupt gestellt worden ist. Da unter diesen Umständen ein nachträglicher Sporotrichintest auch nach Jahren positiv ausfallen kann, soll man bei der Beurteilung positiver Testergebnisse zurückhaltend sein (GONCALVES und CARVALHO 1954).

GONZALEZ-OCHOA (1954) gehört zu den Autoren, die auf Grund eigener Erfahrungen an Hunderten von Fällen dem Hauttest mit Sporotrichin eine große Spezifität beimessen. Sporotrichose-Patienten mit lokalisierten oder weit verbreiteten Veränderungen weisen praktisch immer einen positiven Hauttest auf, falls Polysaccharidantigene von Sporotrichon Schencki verwendet werden. Bei

negativem Ausfall kann man mit großer Sicherheit eine Sporotrichose aus-
schließen (KLIGMAN und DE LAMATER 1950). Die Patienten der großen Sporotrichoseepidemie in Südafrika reagierten ausnahmslos positiv auf den Sporotrichintest.

Eine intracutane Injektion von 0,1 cm³ Sporotrichon-Polysaccharidantigen
führt bei einer Konzentration bis zu 1:2000 innerhalb von 48 Std zu einer Haut-
rötung von mindestens 3 cm Durchmesser. In heftig positiven Fällen sind
neben dem Erythem sogar Ödeme, Papeln, Pusteln, Bläschen, Knötchen, Nekrosen
und Eiterungen als Testreaktion beobachtet worden (Abb. 12).

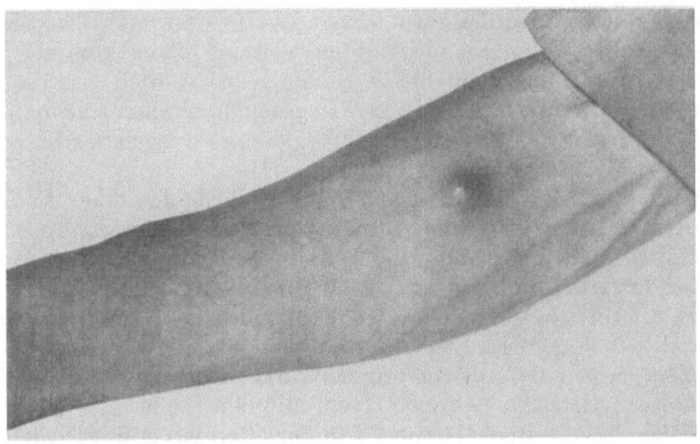

Abb. 12. Positiver Sporotrichintest nach 8 Tagen. (A. P. GONCALVES, Haut-Poliklinik, Rio de Janeiro)

Nicht immer wird der diagnostische Wert des Sporotrichintests so günstig
beurteilt. JANKE (1949) hat über weniger eindrucksvolle Erfahrungen zu berichten. Vermutlich spielt die Zusammensetzung des Sporotrichins, das nach
KADEN (1956) keine einheitliche Substanz darstellt, eine große Rolle für die
Spezifität des Tests. Es gibt nach SINGER (1953) offenbar Sporotrichosen, bei
denen trotz gesicherter Diagnose der Sporotrichin-Hauttest lediglich zweifelhaft
ausfällt.

β) Antikörperbildung

Die Kenntnisse um die Bildung humoraler Antikörper sind in den letzten
Jahrzehnten vertieft und erweitert worden. Auf Grund der Arbeiten von CONANT
(1954), LURIE (1948), NORDEN (1951) und SEELIGER (1958) ist eine beachtliche
Weiterentwicklung in der serologischen Pilzdiagnostik geschaffen worden. In
Agglutinations-, Komplementbindungs- und Präcipitationstesten sind wichtige Er-
gebnisse erzielt worden, die sowohl theoretisches als auch diagnostisches Interesse
haben. Es scheint, als ob der Präcipitationstest den größten diagnostischen Wert
besitzt. Bei aktiven, lokalisierten Prozessen wird allem Anschein nach die
Antikörperbildung zumindest durch die Präcipitationsmethode nachweisbar.
Bei erfolgter Dissemination kommt als Antikörpernachweis schließlich auch die
Komplementbildung in Frage. Die Sporotrichose bildet in ihrem serologischen
Verhalten keine Ausnahme unter den Systemmykosen, so daß die komplizierten
mykoserologischen Verhältnisse in eingehender Darstellung bei SEELIGER (vgl.
Beitrag SEELIGER in diesem Band) zu finden sind. Auf den ausschlaggebenden
Einfluß der immunologischen Reaktionslage auf die klinische Entwicklung einer
Sporotrichoseinfektion hat erst kürzlich WILSON (1957) eindringlich hingewiesen.

Obwohl beweiskräftige Beobachtungen darüber noch fehlen, bestimmt die immunbiologische Reaktion, ob eine lokalisierte, lymphangitische oder disseminierte Form zur Ausbildung gelangt.

5. Pathogenese

Die Umstände, unter denen es zu einer Sporotrichose kommt, sind zweifellos vielseitig, da die Infektion von Fall zu Fall ein so variables klinisches Bild zeigen kann, daß man glauben möchte, eine bakterielle Infektion vor sich zu haben. Das Sporotrichon Schencki ist bekanntlich bereits im Jahre 1908 in der Natur als wildwachsender Pilz auf Getreide, Sträuchern und Bäumen sowie auf Pferdeschwänzen nachgewiesen worden (Gougerot 1950). Erst nach Tierpassagen über Ratten scheinen diese Stämme virulent zu werden. Tiere kommen jedoch als Überträger im allgemeinen nicht in Frage. Sie selbst werden, wie die Menschen, durch Kontakt mit Pflanzen angesteckt. In Ausnahmefällen scheint jedoch eine Übertragung der Sporotrichose von der Ratte, einem Papageien, Hund oder einem Nagetier auf den Menschen möglich zu sein.

Wahrscheinlich erfolgt die Infektion immer im Gefolge einer Verletzung der Haut oder der Schleimhaut. Eine Aufnahme der Erreger mit der Nahrung erscheint ebenfalls möglich, wonach eine Durchwanderung der Magenschleimhaut mit nachfolgender Infektion des ganzen Organismus erfolgen kann.

Die große Sporotrichose-Epidemie in den südafrikanischen Goldminen von Witwatersrand (du Toit 1942, Simson u. Mitarb. 1947) sowie die Beobachtungen der letzten Zeit haben die Ansicht erhärtet, daß der Erreger in der Natur auf Hölzern, Pflanzen, Gräsern, Getreide, Heu, Blumen, Gemüse und Obst schmarotzt. Als Folge davon sind Gärtner, Förster, Farmer und alle diejenigen, die bei ihrer Arbeit mit infiziertem Material zusammenkommen, am meisten gefährdet. Die Sporotrichose wird deshalb von Schuermann (1958) unter die berufsbedingten Schäden eingereiht. Nicht nur die im Freien arbeitende Landbevölkerung (Schwartz, Tulipan und Peck 1947), sondern auch die Obst- und Gemüsehändler sowie Arbeiter, die mit Gräsern als Packmaterial umzugehen haben, werden betroffen. Die Bedeutung der Sporotrichose als berufliche Infektion wird an Hand der Beobachtungen von Gonzalez Benavides (1959) in Töpfereibetrieben offensichtlich. Es hat sich gezeigt, daß in einer Töpferei unter 17 Angestellten, die mexikanisches Hochlandgras als Verpackungsmaterial verwendeten, 12 an Sporotrichose erkrankt waren, wogegen bei denjenigen, die mit Packpapier arbeiteten, keine Infektionsfälle zu verzeichnen waren. Eine Häufung von Erkrankungsfällen im Tulpenbau in den Vereinigten Staaten (Singer 1953), bei Blumengärtnern in Indien (Gastineau, Spolyar und Haynes 1941), bei Bauern und Gemüsegärtnern in den Vereinigten Staaten (Collins 1947) und nicht zuletzt bei den Goldminenarbeitern in Südafrika sind beredte Beispiele für die berufsbedingten Zusammenhänge der Sporotrichose. Gonzalez (1954) weist auf die Möglichkeit einer Infektion des Laboratoriumspersonals durch ihre Arbeit mit Sporotrichonkulturen und infizierten Tieren hin. Zweifellos stehen die vielseitigsten Infektionsgefahren im Bereich des Möglichen. Die Angabe einer Sporotrichoseinfektion durch eine infizierte Kanüle bei einer Injektion im Krankenhaus (Jeanselme, Burnier und Horowitz 1948) wird aber von Gougerot (1950) als bizarr abgelehnt.

Die Inkubationszeit schwankt beträchtlich. Im Durchschnitt beträgt sie 8—30 Tage, jedoch sind bei der südafrikanischen Epidemie Zeiten von 1 bis 6 Monaten angegeben worden. Männer sind häufiger befallen als Frauen, was sich vermutlich aus dem Umstand erklären läßt, daß mehr Männer in den gefährdeten handwerklichen Berufen arbeiten als Frauen.

Im Alter von 25—35 Jahren sind die meisten Neuerkrankungen zu verzeichnen. Trotzdem sind auch viele Fälle bei Kindern und alten Menschen aufgetreten. Alle Rassen, ob weiß oder farbig, scheinen gleichmäßig anfällig zu sein.

Es besteht kein Zweifel, daß in feuchtwarmem Klima, sei es in den tropischen Gegenden oder während der warmen Jahreszeit in den gemäßigten Breiten, die Infektionsgefahr wächst. So hat sich die größte Sporotrichoseepidemie aller Zeiten auch im feuchtwarmen Milieu der Goldminen Südafrikas ereignet. Beim Vergleich der geographischen Verteilung der bekanntesten Infektionsgebiete fällt die Bevorzugung feuchtwarmer Landstriche auf. Diese Verhältnisse haben sich nicht nur in Mittel- und Südamerika sowie Afrika, sondern auch in anderen Erdteilen bestätigt. MEAD und RIDLEY (1957) haben bei ihren Sporotrichosestudien in Australien ebenfalls auf den Anstieg der Infektion zum Beginn der feuchtwarmen Sommerzeit hingewiesen.

Ein unmittelbares Eindringen des Erregers durch die intakte Haut ist offenbar nicht gegeben, vielmehr ist die Inoculationsmöglichkeit an das Vorhandensein einer Kontinuitätsunterbrechung der Haut durch vorausgegangene Traumen gebunden. Nach den statistischen Angaben von BENEDEK (1951) läßt sich bei 80% Sporotrichosekranken eine vorherige Hautverletzung anamnestisch nachweisen. Diese Tatsache ist für die Beurteilung beruflicher Zusammenhangsfragen von großer Bedeutung und für Begutachtungen richtunggebend. In Frankreich veröffentlichten GOUGEROT, COHEN, DUCHÉ und LÉVY (1932) im Jahre 1932 ihre 17. Beobachtung einer posttraumatischen Sporotrichose. Stoß an die Tibia (GOUGEROT u. Mitarb. 1932), Rißwunden durch Draht an der Hand (VIGLIOGLIA und CATALDO 1956), Scheuerwunden durch Tragen infizierter Düngersäcke auf dem Rücken (BERESTON 1951), Augenverletzungen beim Spielen im Heu (MUSKATBLIT und SINGER 1951), Beinverletzungen beim Golfspiel (SCHAMBERG 1927), Hautrisse durch Berberitzendornen (WHITE 1929) sind lediglich einige Beispiele aus den kasuistischen Literaturberichten über die Vielfältigkeit der vorangegangenen Hauttraumen bei Sporotrichose.

Interessant sind die Vermutungen über den Ort der Eintrittspforte bei Infektionen des Hirns, der Lunge oder des Magen-Darmtraktes (AUFDERMAUR, PILLER und FISCHER 1954). Wahrscheinlich wird der Pilz durch den Respirations- oder Magen-Darmtrakt in den Körper irgendwie aufgenommen. Auf die Wichtigkeit der Eintrittspforte für das klinische Bild einer Infektion muß auf Grund eingehender Überlegungen nachdrücklich hingewiesen werden (WILSON 1957). Es ist leicht einzusehen, daß bei dem lokalen Unterschied zwischen einer Infektion an der Haut und einer Inhalation durch die Lunge verschiedene Krankheitserscheinungen sich einstellen müssen. Dieser Umstand ist sicherlich manchmal übersehen worden und hat dann zu Fehldiagnosen geführt. WILSON (1957) bringt dazu ein Beispiel von einer Coccidioidesinfektion am Finger bei einem Leichendiener; durch den für eine Coccidioidomykose ungewöhnlichen Inoculationsort ist das klinische Bild einer Sporotrichose vorerst vorgetäuscht worden, jedoch ergab die kulturelle Untersuchung Coccidioides immitis.

Auf Grund der vielseitigen Untersuchungen und experimentellen Forschungen im Verlaufe der südafrikanischen Sporotrichoseepidemie sind frische Hölzer, sofern sie nicht ausdrücklich imprägniert worden sind, die gefährlichsten Infektionsquellen. Darauf folgt die Verbreitung durch verseuchtes Wasser (CATANEI 1929) und Insekten. Die Insekten sind selbst nicht krank, sie beherbergen aber die Erreger auf ihrer Körperoberfläche. Es ist bemerkenswert, daß der Pilz im trockenen Milieu noch nach 24 Monaten lebensfähig ist und Virulenz besitzt. Weniger bedeutend ist die Infektionsgefahr durch Inhalation von Pilzsporen aus der Luft.

Bei geschwächten Organismen mit verminderter Abwehrkraft scheint die Infektion leichter anzugehen als bei gesunden Individuen. Neben Alkoholismus und Diabetes mellitus ist besonders die Tuberkulose als ein begünstigender Faktor für die Sporotrichose zu nennen (Kalkoff und Janke 1958). Beim gesunden Menschen besteht eine natürliche Abwehrkraft. Klinische Versuche an Freiwilligen, denen virulente Sporotrichonkulturen in die Haut eingerieben worden waren, zeigen, daß die Abwehrkraft genügt, um bei 10 Versuchspersonen in 9 Fällen das Angehen der Infektion völlig zu verhindern.

6. Mykologie

Die Mykologie der Sporotrichose ist seit der Entdeckung ihres Erregers zahlreichen Wandlungen unterworfen gewesen. In Jadassohns Hdb. d. Haut- u. Geschl.-Krkh. wurden noch neun Sporotrichonarten als Erreger aufgeführt, von denen man acht Arten für verwandt hielt, während eine Art — das Sporotrichon Gougeroti — einen getrennten Typ darzustellen schien. Die Entwicklung hat inzwischen neuen Erkenntnissen Platz gemacht.

Bei einer kritischen Prüfung der Kulturen, die man von Sporotrichosekranken gewinnt, muß man der Ansicht von Conant (1954) zustimmen, daß nur ein Pilz, nämlich das Sporotrichon Schencki, der einzige pathogene Erreger ist. Eine Untergliederung in verschiedene Varianten oder Arten begründete sich in früheren Zeiten vor allem auf die verschiedene Pigmentierung der einzelnen Kolonien, wozu sich mikroskopische Unterschiede in der Anordnung der Sporen um die Hyphen sowie der histologische Nachweis länglicher oder kranzförmiger Pilzelemente in manchen Sporotrichonherden gesellten. Da die Kulturen eines einzigen Sporotrichonstammes sich als außerordentlich verschiedenartig bezüglich ihrer Pigmentproduktion erwiesen haben (braun bis schwarz einerseits und weiß andererseits), und die mikroskopische Anordnung der Sporen ebenfalls inkonstant ist, haben diese Faktoren wenig Wert als Unterscheidungsmerkmale. Sie berechtigen nicht zu einer Differenzierung in mehrere Sporotrichonarten. Für die Anerkennung nur einer einzigen pathogenen Sporotrichonart sprechen außerdem biologische und serologische Kriterien. Ein endgültiger Beweis mit lückenloser Begründung scheint indes für diese Ansicht auch noch nicht erbracht.

Die Mykologie spielt für die Diagnostik der Sporotrichose eine ausschlaggebende Rolle (Benedek 1958). Die mikroskopische direkte Untersuchung des Eiters auf Erreger, das Ergebnis der Pilzkultur, die Diagnostik im Tierversuch und der Erregernachweis im histologischen Schnitt werden zur Sicherung der Diagnose herangezogen. Biologische und serologische Laboratoriumsuntersuchungen helfen außerdem den Erreger zu bestimmen, falls Schwierigkeiten bei seiner Identifikation auftreten sollten.

a) Mikroskopische Untersuchungen

Während sich die pathogenen Pilze der anderen tiefen Mykosen im Nativpräparat oder im gefärbten Ausstrich des Eiters mikroskopisch direkt nachweisen lassen, kann das Sporotrichon Schencki nur schwer auf diese Weise gefunden werden. Die Pilzelemente im Eiter einer Sporotrichose beim Menschen haben lediglich polymorphen Charakter und sind undeutlichen kokkenartigen Gebilden, Ringen oder Hohlkugeln ähnlich (Gonzalez-Ochoa 1954). Es ist für den exakten Beobachter schwierig, solche uncharakteristischen Zerfallserscheinungen zu identifizieren, zumal sie sich nicht von den ubiquitären Kern- und Zelltrümmern mit Sicherheit unterscheiden lassen. Gelegentlich ist es möglich, solche Formen in größerer Anzahl zu finden und manchmal lassen sich sogar Figuren, die an

Zigarren erinnern, erkennen. Die Zigarrenform ist für das Sporotrichon im Gewebe eine charakteristische Struktur. Bei völliger Widerstandslosigkeit des Organismus sollen sogar conidientragende Hyphenfragmente, die normalerweise nur bei Kulturen auf Nährböden vorkommen, beobachtet werden können (GONZALEZ-OCHOA und SOTO PACHECO 1950).

Bei den Sporotrichosen in Südamerika und Südafrika ist im Eiter sowie im histologischen Gewebsschnitt ein auffälliges sternförmiges Gebilde „asteroid body" gefunden und beschrieben worden. In Europa fand man solche Sternformen jedoch niemals und in den Vereinigten Staaten nur ganz selten. Vermutlich handelt es sich um zufällige oder lediglich gelegentliche Befunde, die nach CONANT (1954) nicht für die Diagnose verwertbar sind.

WINKLE (1955) gibt dem gefärbten Ausstrichpräparat von Sporotrichoseeiter den Vorzug. Die jugendlichen Pilzformen färben sich gut nach GRAM und mit basischen Farbstoffen und werden als längliche oder ovale Zellen sichtbar. Ältere Pilzformen nehmen besser saure Farben an. Die Erreger liegen teils intra-, teils extracellulär. Sie sind mit einem doppelt konturierten Saum umrandet. Manchmal kommen sogar einige Mycelfäden zur Beobachtung. Bei Sporotrichoseherden in der Mundschleimhaut läßt sich der direkte Pilznachweis relativ am besten führen, bei Hautherden gelingt er praktisch niemals. Um zu deutlichen und massiven Befunden zu gelangen, ist deshalb der Tierversuch erforderlich.

b) Kultur

In der Natur wuchert das Sporotrichon Schencki bevorzugt in den Rissen und Splittern von Pflanzen und Hölzern. Es ist jedoch auch auf zahlreichen anderen Materialien pflanzlicher oder animalischer Herkunft zu beobachten. Für den Infektionsmechanismus ist es wichtig zu wissen, daß der Erreger im Freien wie ein feuchtes Gewebe aus dicht versponnenen Pilzfäden wächst. Fest überzieht das Pilzgeflecht die jeweiligen Gegenstände und heftet sich dicht an ihre Oberfläche an. Es ist von grundlegender Bedeutung, daß sich auch bei längerem Wachstum kein Luftmycel entwickelt, das leicht vom Luftstrom erfaßt werden könnte. Wie exakte Beobachtungen ergeben haben, sind die Sporen in der Tat nur an feinen, fadenartigen Sterigmen befestigt und könnten theoretisch bei einer trockenen Kultur leicht abfallen. Auffälligerweise bleiben die Sporen aber fest am Mycel haften. Aus diesem Grunde tritt eine Luftverseuchung mit Pilzelementen praktisch nicht ein (WILSON 1957). Diese Verhältnisse sind experimentell bestätigt worden. Man stellte sterile Pilzkulturplatten in geöffnetem Zustand in einem Epidemiegebiet mit massenhaftem Sporotrichonvorkommen auf. In wiederholten Versuchen entwickelten sich auf den Platten lediglich vereinzelte Sporotrichonkulturen. Aus den Eigenarten des Pilzwachstums im Freien wird klar, daß die Sporen für gewöhnlich nicht durch Einatmen in die Lunge zu gelangen pflegen — wie bei der Coccidioidomykose — sondern zumeist nur anläßlich einer Verletzung einen Weg durch die Haut finden können.

Die botanische Einordnung des Sporotrichon Schencki ist bisher nicht widerspruchslos hingenommen worden. Die Schwierigkeiten liegen im Mangel an einer sexuellen Hauptfruchtform, so daß der Erreger einstimmig lediglich im künstlichen System der Pilze in die Klasse der Fungi imperfecti eingeordnet wird (JANKE 1949). Hier finden sich auch die meisten anderen menschenpathogenen Pilze, deren morphologische Unterscheidungsmerkmale gelegentlich so spärlich sind, daß man physiologische Eigenschaften zu ihrer Eingruppierung zu Hilfe nehmen muß. So besteht eine gewisse Unsicherheit in der Klassifizierung der humanpathogenen Pilze im allgemeinen und des Sporotrichon Schencki im besonderen

(Winkle 1955, Rieth 1958). Die mykologischen Ansichten führen zur Einordnung der Gattung Sporotrichon Schencki in die Familie Moniliaceae der Ordnung Hyphomycetales der Klasse Fungi imperfecti.

Die Benennung des Erregers hat daher aus taxonomonischen Gründen Schwierigkeiten bereitet und ist häufig geändert worden. Vielleicht sind das vielseitige Erscheinungsbild der Kultur und die veränderliche Mikromorphologie der Anlaß zu den Umgruppierungen und Umbenennungen gewesen. Rhinocladium, Dematium oder Sporotrichopsis sind in der älteren Literatur häufig vorkommende Bezeichnungen, die sich jedoch nicht haben durchsetzen können. Gougerot (1950) hat auf den Dimorphismus des Sporotrichon Schencki verwiesen und damit die morphologischen Schwierigkeiten zu entwirren geholfen. Als Synonyme werden in der modernen Pilzliteratur (Janke 1949, Conant 1954) angegeben: Spor. Beurmanni; Spor. Dori; Spor. indicum; Spor. asteroides Splendore; Spor. Gougeroti; Spor. Jeanselmei; Spor. Lesnei; Spor. Councilmani; Spor. bronchiale Montagne; Spor. inguinatum Link; Spor. Smith; Sporothrix Schencki und Spor. equi Carougeau.

Eine Ausnahme bildet auch heute noch das Sporotrichon Gougeroti. Seine Identität mit Sporotrichon Schencki ist umstritten und keineswegs sicher.

Im Wachstum des Sporotrichon Schencki unterscheidet man die saprophytäre Phase und die parasitäre Phase, da dieser Erreger zu den dimorph wachsenden Pilzen gehört. Die saprophytäre Phase entwickelt sich beim Wachstum in der Natur oder auf dem Sabouraud-Pilznährboden bei Zimmertemperatur, wogegen im erkrankten Organismus Umwandlung zur parasitären Phase eintritt.. Die parasitäre Phase läßt sich jetzt ohne Schwierigkeiten auch kulturell züchten (Campbell 1948), wenn man besondere Kulturbedingungen einhält.

Mycelphase: Das Sporotrichon Schencki wächst leicht auf allen Pilznährböden. Auf Sabouraud-Glucoseagar bei Zimmertemperatur werden nach 5—6 Tagen kleine weiße Kolonien sichtbar. Mit dem Vergrößerungsglas erkennt man an der Peripherie feine fransenartige Kulturausläufer. Beim Älterwerden der Kultur wird die Oberfläche gefältelt oder runzelig und entwickelt sich im weiteren Verlauf zu einem membranösen, feuchten Pilzgeflecht. Der Farbton ist variabel. Er bewegt sich zwischen cremefarben und schwarz und von Fall zu Fall kommen alle dazwischenliegenden Farbnuancen einschließlich pigmentierter Ringbildungen sowie Radiärstrahlung vor. Da ein und derselbe Sporotrichonstamm im Verlauf seiner Kultivierung alle Farbschattierungen annehmen kann, ist die frühere Unterteilung in mehrere Arten auf Grund ihrer Farbverschiedenheit unhaltbar geworden (Abb. 13 und 14).

Im Mikroskop sieht man ein feines Mycel von 2 μ Breite aus sich verzweigenden septiertem Hyphen. Die Abzweigstellen sind oft verdickt. Das Protoplasma der Mycelfäden ist granuliert und im gefärbten Präparat grampositiv. Die Conidien sind birnenförmig, oval bis rund und dickwandig. Ihre Ausmaße betragen 2—4 μ mal 2—6 μ. In klassischen Bildern sitzen sie entweder einzeln in lateraler Anordnung um die Hyphen oder bilden Gruppen bis zu 25—30 Conidien an den Hyphenenden in rosettenartiger Formierung. Die Wechselhaftigkeit ihrer Lagerung um die Hyphen macht jeden Versuch, das Sporotrichon Schencki nach dem Bild der Conidien in diverse Arten zu unterteilen, illusorisch (Abb. 15 und 16).

Hefe- und Gewebephase: Zur kulturellen Darstellung der Gewebephase, die das Sporotrichon Schencki bei seinem parasitären Wachstum einnimmt, gibt es viele Möglichkeiten. Wegen der Ähnlichkeit mit Hefe wird die Gewebephase bei kultureller Züchtung Hefephase genannt. Rasch und sicher entwickelt sie sich durch Verimpfung von Kulturmaterial der Mycelphase auf einen „Brain-heart-infusion-blood agar", wobei eine konstante Inkubationstemperatur von 37° C

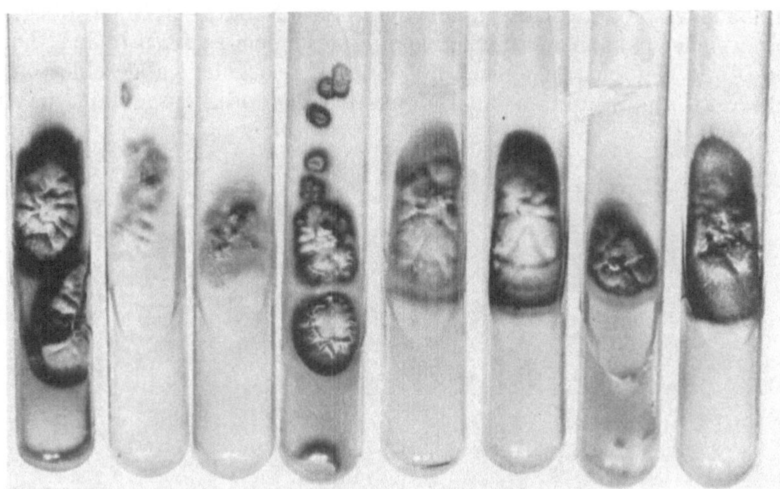

Abb. 13. Sporotrichon Schencki. Unterschiedliche Pigmentbildung bei verschiedenen Kulturen auf Sabouraud-Agar bei Zimmertemperatur

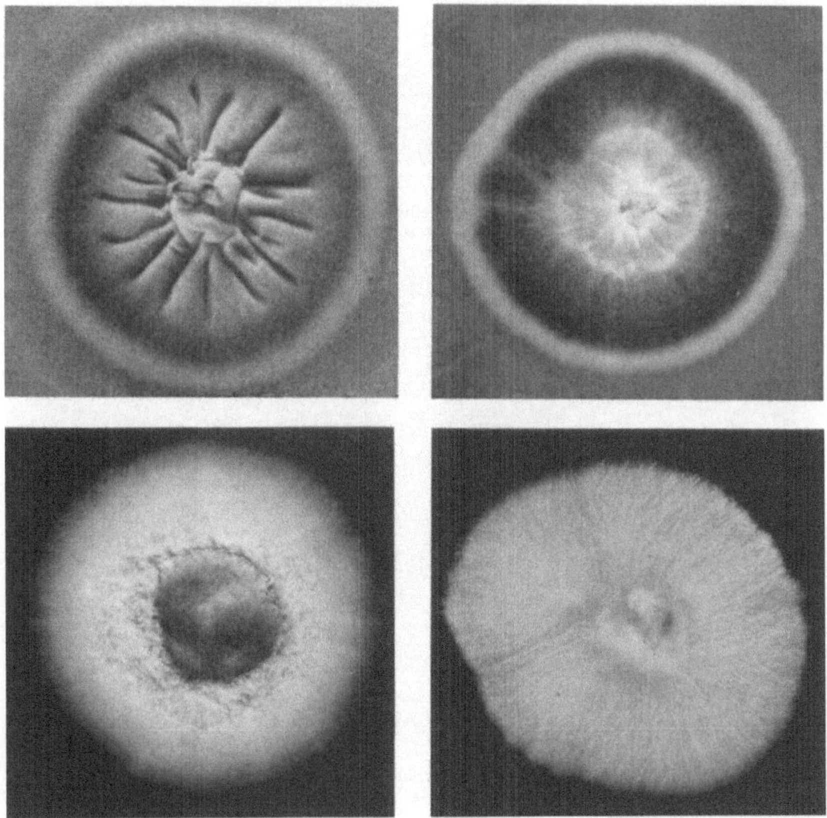

Abb. 14. Variabilität von Sporotrichon Schencki-Kulturen unter gleichen Wachstumsbedingungen

im Brutschrank einzuhalten ist (NORDEN 1951, KADEN 1956). Bei diesem Agar handelt es sich um einen Bacto-Agar mit Zusatz von dehydrierter Gehirn- und

Herzbouillon sowie von 10% frischem Venenblut. Nach 2—3 Tagen pflegen sich graugelbe, weiche, bakterienähnliche Kolonien auf dem Agar zu bilden. Die Umwandlung in die Hefephase ist nicht mit einer Kulturanlage abgeschlossen. Erst nach mehreren Subkulturen ist die Hefephase vollständig ausgebildet (Abb. 17).

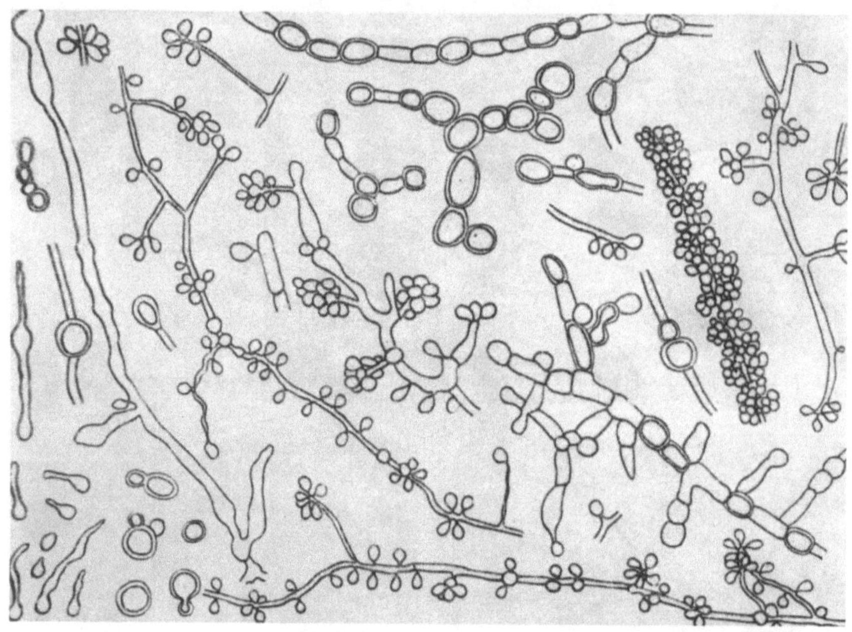

Abb. 15. Sporotrichon Schencki. Zeichnerische Darstellung seiner verschiedenen mikroskopischen Merkmale [MOORE, M., u. R. KILE: Arch. Derm. Syph. (Chicago) **31**, 672 (1935)]

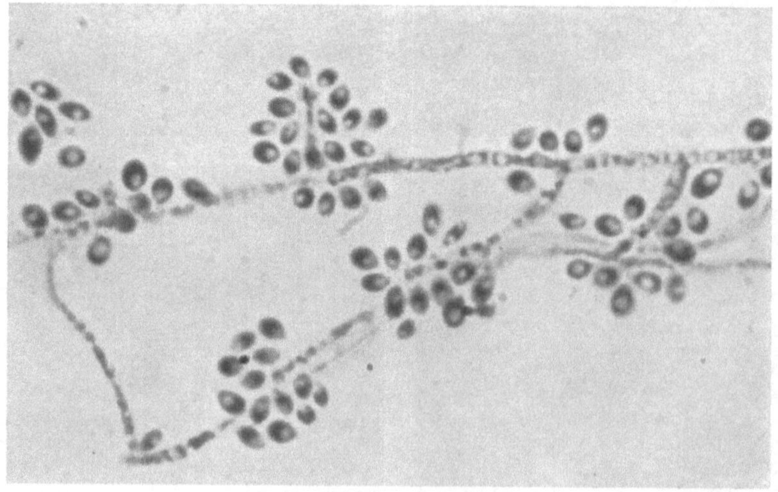

Abb. 16. Sporotrichon Schencki. Mycelphase. Ovale Conidien in Rosettenform. Agarblock Methode, Laktophenolblau. Vergr. 1800 ×

Im Mikroskop sieht man hefeartige Elemente aus runden oder ovalen Zellen, die teilweise Knospung aufweisen. Überall im Blickfeld fallen die „cigar-bodies", die zigarrenförmigen Pilzzellen von 3—7 μ mal 1—2 μ entsprechen, auf. Bei Gram-Färbung erscheinen die Erreger grampositiv (Abb. 18 und 19).

Es dürfte von Interesse sein und zum Verständnis der Identität der Gewebephase mit der Hefephase beitragen, daß man die Hefephase auch durch Züchtung von sporotrichonhaltigem Eiter in einer Kochsalzaufschwemmung mit Penicillin-Zusatz darstellen kann (GONZALEZ-OCHOA und SOTO PACHECHO 1950). Man sieht nämlich das gleiche mikroskopische Bild besonders im Hinblick auf die Zigarrenformen (ROGER 1957) in Ausstrichpräparaten von mit Sporotrichose-Material infizierten Laboratoriumstieren (Abb. 20).

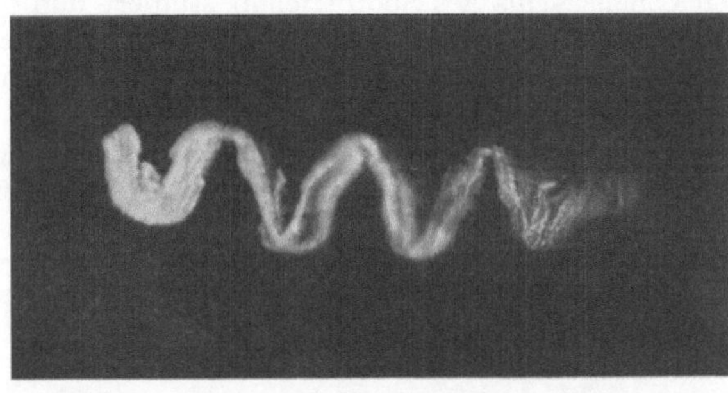

Abb. 17. Sporotrichon Schencki. Kultur der Hefephase auf Gehirn-Herz-Blutagar bei 37° C [KADEN, R.: Z. Haut- u. Geschl.-Kr. **21**, 87 (1956)]

Bei der menschlichen Sporotrichose sind dagegen die Erreger nur sehr schwierig zu erkennen. Die kokkenartigen Elemente, Ringe oder Hohlkugeln von allgemein polymorphem Charakter lassen sich kaum von Kern- oder Zelltrümmern unterscheiden. Gelegentlich jedoch gelingt es auch beim Menschen, die Gewebephase

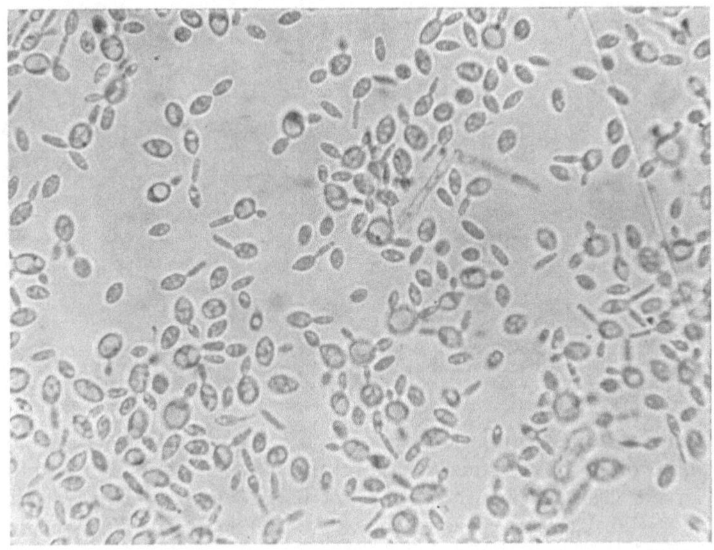

Abb. 18. Sporotrichon Schencki. Hefephase. Ovale, runde und zigarrenförmige Zellen mit gelegentlicher Knospung. Gehirn-Herz-Blutagar bei 37° C. Vergr. 680 ×

darzustellen und bei viel Glück lassen sich sogar Zigarrenformen demonstrieren. In sehr seltenen Fällen sind radiär angeordnete Figuren beobachtet worden, die sich um eine acidophile, runde Zelle zu gruppieren pflegen. Früher (SPLENDORE 1908) dachte man, ein solches sternartiges Gebilde sei die Pilzform einer besonderen Sporotrichoseart und nannte ihre Kulturen deshalb Sporotrichon asteroides. Heute mißt man dieser Sternform keine taxonomonische Bedeutung mehr bei. PINKUS und GREKIN (1950) haben sich eingehend mit der Frage dieser sternförmigen Gebilde befaßt. Geographische oder rassische Einflüsse werden für ihr auffälliges sporadisches Vorkommen verantwortlich gemacht (MOORE 1946).

In der Tat hat sich für das Auftreten der Sternformen bisher noch keine einleuchtende Erklärung gefunden.

Gonzalez-Ochoa und Soto Pacheco (1950) haben in ihren Kulturversuchen den Lebenscyclus des Sporotrichon studiert und dabei im Mikroskop nachweisen können, wie aus den zigarrenförmigen Pilzelementen der Hefephase sich auf Sabouraud-Glucoseagar durch allmähliche Auskeimung die Mycelphase wieder entwickelt.

Die besten Einblicke in die Mikromorphologie des Erregers ermöglicht die Verwendung der Agarblock-Methode (Kaden 1954). Ein natürliches mikro-

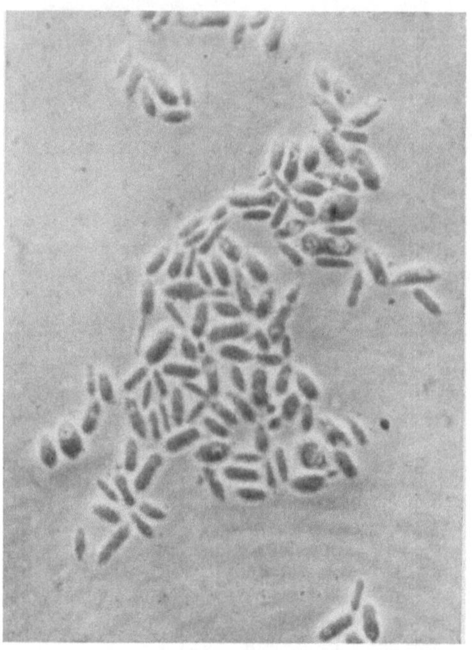

Abb. 19. Sporotrichon Schencki. Hefephase. Überwiegend Zigarrenformen. Gehirn-Herz-Blutagar bei 37° C. Phasenkontrastaufnahme. Vergr. 1150×

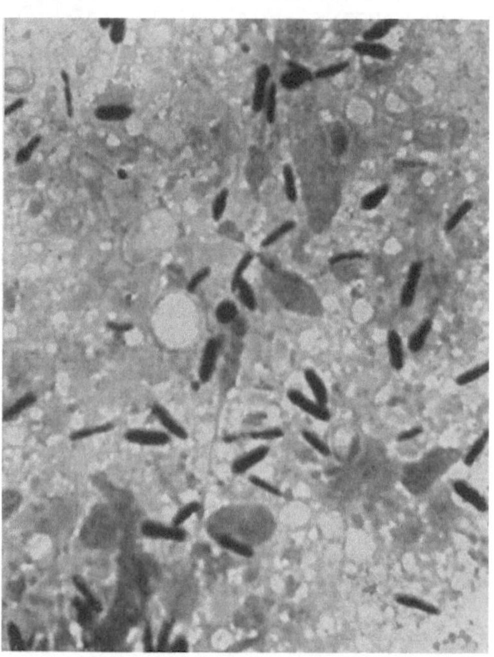

Abb. 20. Sporotrichon Schencki. Zigarrenform der Gewebephase im Eiterausstrich bei experimenteller Sporotrichose der Maus. Gramfärbung. Vergr. 1150×

morphologisches Bild ist um so wichtiger, als es gilt, eine Verwechslung mit Graphium, einer nicht pathogenen Verunreinigung, zu vermeiden (Conant 1954). Ferner leisten seit altersher die Plaut'sche in situ-Kultur bzw. Kultur im hängenden Tropfen und die Kultur an der Glaswand gute Dienste für eine rasche Laboratoriumsdiagnostik.

Hinsichtlich der Einbeziehung des Sporotrichon Gougeroti in das Sporotrichon Schencki als einzigen humanpathogenen Stamm kommen immer wieder Bedenken auf (Kalkoff und Janke 1958). Das Sporotrichon Gougeroti hat gewisse kulturelle Eigenarten, die immerhin eine Sonderstellung nicht unmöglich machen. Auffälligerweise entartet es kaum jemals pleomorph, wogegen dieses Verhalten für das Wachstum des Sporotrichon Schencki charakteristisch ist. Seine Kolonien sind von Anfang an schwarz, scharf umschrieben, bröcklig oder halbkugelig vorgewölbt. Im mikroskopischen Aussehen ist ein dickeres, stark pigmentiertes Mycel mit oidienartiger Segmentierung auffällig. Häufig sind Chlamydosporen vorhanden (Abb. 21). Die büschelförmige Sporulation des Sporotrichon Gougeroti hat zwar große Ähnlichkeit mit Sporotrichon Schencki, jedoch sind die meist ungestielten, stark pigmentierten Sporen größer und haben die Eigenart, auf gewöhnlichem Pilznährboden sich durch Keimung in ein perlschnurartiges Sproßmycel zu entwickeln. Diese hefeähnlichen Charakteristika sind für JANKE (1947) der Anlaß, den Pilz in die Hefen einzuordnen. CARRION und SILVA (1957) haben eingehend über Sporotrichon Gougeroti gearbeitet und diskutieren seine Einordnung zu den Genera Rhinocladium, Phialophora, Fonsecaea und Pullularia, um schließlich als sinnvollste Klassifizierung die Einordnung des Sporotrichon

Gougeroti in das Genus Cladosporium (Hormodendrum) vorzuschlagen. Dematium Gougeroti wurde von DODGE (1935) in Erwägung gezogen. Unsicherheit und Verwirrung kennzeichnen die Situation. Beim kritischen Studium der bisherigen Veröffentlichungen scheint die Ansicht von GOUGEROT (1950) am wahrscheinlichsten zu sein, die besagt, daß das Sporotrichon Gougeroti lediglich eine Variante des Sporotrichon Schencki ist. Offenbar handelt es sich beim Sporotrichon Gougeroti um eine auffällige Dominanz der Hefephase über die Mycelphase. In diesem Zusammenhang sind die Wachstumsexperimente von MOORE und KILE (1935) sehr aufschlußreich. Es gelang diesen Forschern durch Verwendung der verschiedenartigsten Nährböden alle möglichen mikroskopischen

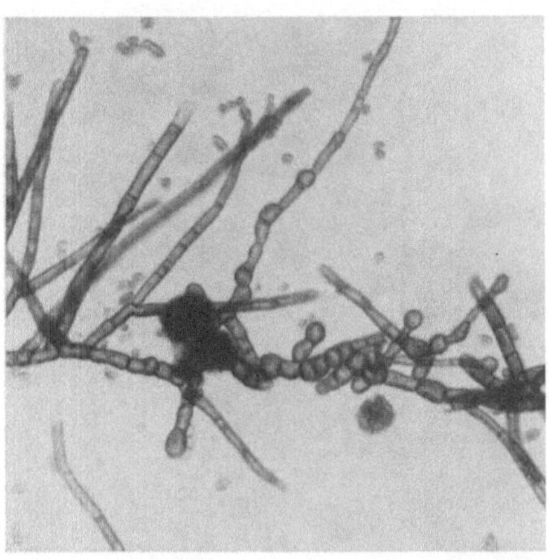

Abb. 21. Dicke Hyphen mit oidiumartigen Segmentierungen und Chlamydosporen bei Sporotrichon Gougeroti. Vergr. 650×. (D. JANKE, Universitäts-Hautklinik, Marburg)

und makroskopischen Varietäten des Sporotrichon Schencki sowie des Sporotrichon Gougeroti nachzuahmen, obwohl ihre Versuche von nur einem einzigen Sporotrichonstamm ausgingen.

Die klinischen Erscheinungen des sog. Sporotrichon Gougeroti entsprechen durchaus denen der üblichen Sporotrichose. Diese Erfahrungen bestätigen YOUNG und ULRICH (1953) in Amerika und KALKOFF und JANKE (1958) in Deutschland.

c) Tierexperiment

Das Tierexperiment hilft bei undeutlichen mykologischen Befunden die Diagnose zu klären, zumal der Erregernachweis beim Laboratoriumstier gut gelingt, und auftretende Krankheitssymptome auf die Pathogenität des Erregers hinweisen. Man injiziert Sporotrichoseeiter oder eine Zellaufschwemmung der Hefephase oder Kulturmaterial der Mycelphase intraperitoneal oder intratesticulär bei männlichen weißen Ratten. Nach 2—3 Wochen entwickelt sich eine Peritonitis und Orchitis.

Die Erreger können durch mikroskopische Direktuntersuchung oder durch das Kulturverfahren in den infizierten Tierorganen nachgewiesen werden (GONZALEZ-OCHOA 1954). Ausstrichpräparate vom Eiter aus solchen Infektionsherden lassen zahlreiche grampositive zigarrenförmige, intracelluläre Elemente der Gewebephase erkennen (Abb. 20). Diese Pilzformen sind bei Erkrankung des Menschen jedoch nur ganz selten darstellbar.

Bei schwierigem Erregernachweis zerreibt man die infizierten Organe und legt Kulturen an. Der Pilz entwickelt sich alsbald auf dem Nährboden und läßt sich in üblicher Weise identifizieren. Die infizierten Ratten gehen schließlich an einer Sporotrichonsepticämie ein.

BAKER (1947) wies in großangelegten Versuchsreihen auf die Maus als das geeignetste Versuchstier hin. Sie hat sich für die experimentelle Sporotrichose wiederholt als zuverlässiges und bequemes Versuchstier bewährt (JANKE 1949). Bei Injektionen in die Hinterpfoten kommt es teils nur zu einer lokalisierten Sporotrichose mit Schwellung der Pfoten und Knöchel, von der sich die Tiere wieder erholen können, teils zu einer visceralen Ausbreitung, der die Tiere zumeist nach 2—3 Monaten erliegen. Nach intraperitonealer Impfung ist der Verlauf wesentlich massiver. Es tritt eine Generalisation sporotrichotischer Gummen in Peritoneum, Leber, Lunge, Pleura, Hoden sowie am Schwanz und an den Extremitäten ein (Abb. 22 und 23). Eine enorme Vermehrung der Pilze findet in den erkrankten Tieren statt. In den käsigen Sporotrichoseknötchen oder im Eiter kommt die Gewebephase des Sporotrichon Schencki mit ihren massenhaften ovalen oder fusiformen Pilzelementen deutlich zur Darstellung (Abb. 24 und 25). Man untersucht tunlichst entweder mit 10%iger Kalilauge im Nativpräparat oder färbt das Ausstrichpräparat mit Laktophenolblau oder nach Gram. Die

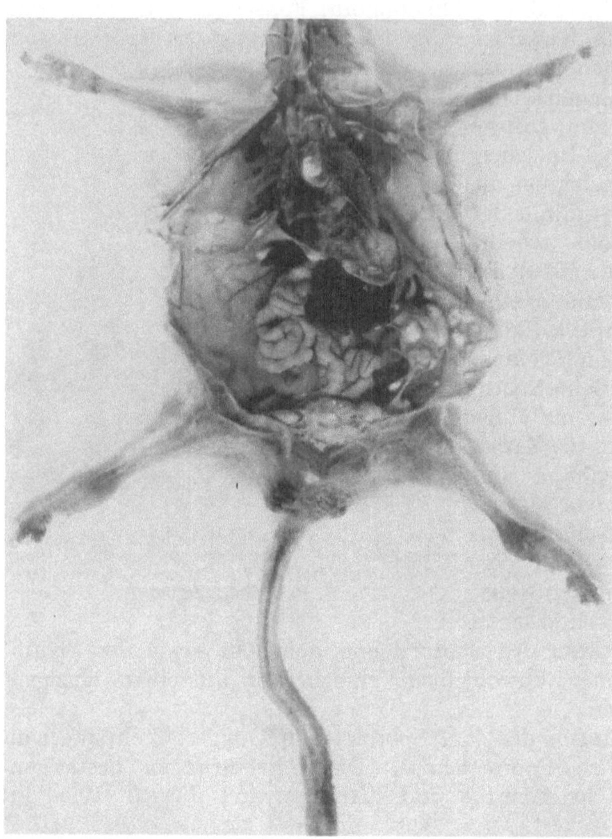

Abb. 22. Experimentelle Mäusesporotrichose. 88 Tage nach intraperitonealer Infektion mit Sporotrichon Schencki. Weiße Sporotrichoseknötchen auf dem Peritoneum. Ulceration am Scrotum. Ein Knoten auf dem Herz. Sporotrichose an den Hinterpfoten und am Schwanz. [BAKER, R. D.: Amer. J. trop. Med. **27**, 749 (1947)]

tierexperimentellen Forscher halten die Kaninchen und Meerschweinchen nicht so gut für die Untersuchungen geeignet wie die Mäuse oder Ratten.

An der Mäuse-Sporotrichose ist fernerhin nachgewiesen worden, daß sich der Infektionsablauf weder durch vorherige aktive Immunisation mit Injektionen von abgetöteten Sporotrichon-Suspensionen noch durch passive Immunisation mit Antisporotrichoseserum merklich beeinflussen läßt (HASENCLEVER und MITCHELL 1959).

Von der Tatsache ausgehend, daß die Knospenfäule der Nelken durch Befall von Sporotrichon poae hervorgerufen wird, sind Nelkenknospen experimentell von BENHAM und KESTEN (1932) mit menschenpathogenen Sporotrichonstämmen infiziert worden. Bei gelungener Infektion beginnen die Knospen zu faulen, und Sporotrichon Schencki läßt sich in den Blumenblättern und anderen Pflanzenteilen mikroskopisch und kulturell nachweisen. Überträgt man das Sporotrichon

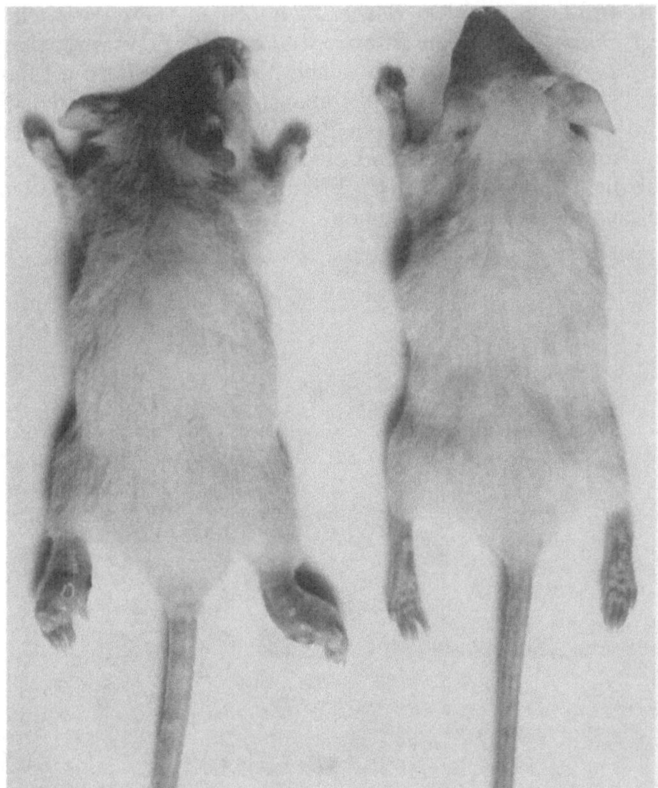

Abb. 23. Experimentelle Mäusesporotrichose (links), Kontrolltier (rechts). Ulzerierende Sporotrichose an den Hinterpfoten nach 2¹/₂ Wochen einer Injektion mit Sporotrichon Schencki in beide Hinterpfoten. [BAKER, R. D.: Amer. J. trop. Med. **27**, 749 (1947)]

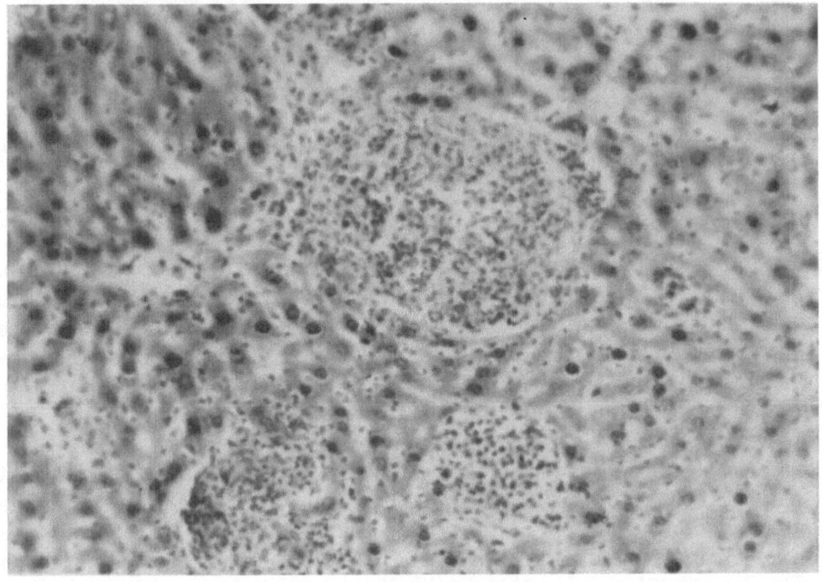

Abb. 24. Sporotrichotische Gummen in der Leber einer experimentell infizierten Maus. [JANKE, D.: Arch. Derm. Syph. (Berl.) **187**, 686 (1949)]

Schencki auf Rosenknospen oder Berberitzendornen, so entwickelt sich ein grauer, flaumiger Pilzrasen auf den Pflanzenteilen. Das pflanzenpathogene Sporotrichon poae ist als Erreger der epidemischen Nelkenfäule für die Pflanzen sehr gefährlich. Für Tiere ist es jedoch völlig apathogen. Milben sind lediglich die Überträger der Infektion, indem sie durch Bisse in die Knospen das Sporotrichon poae verbreiten. Im Gegensatz dazu sind die menschenpathogenen Sporotrichonstämme auch für die Pflanzen schädlich. Pflanzenpathogene Arten können beim Menschen keine Sporotrichose verursachen.

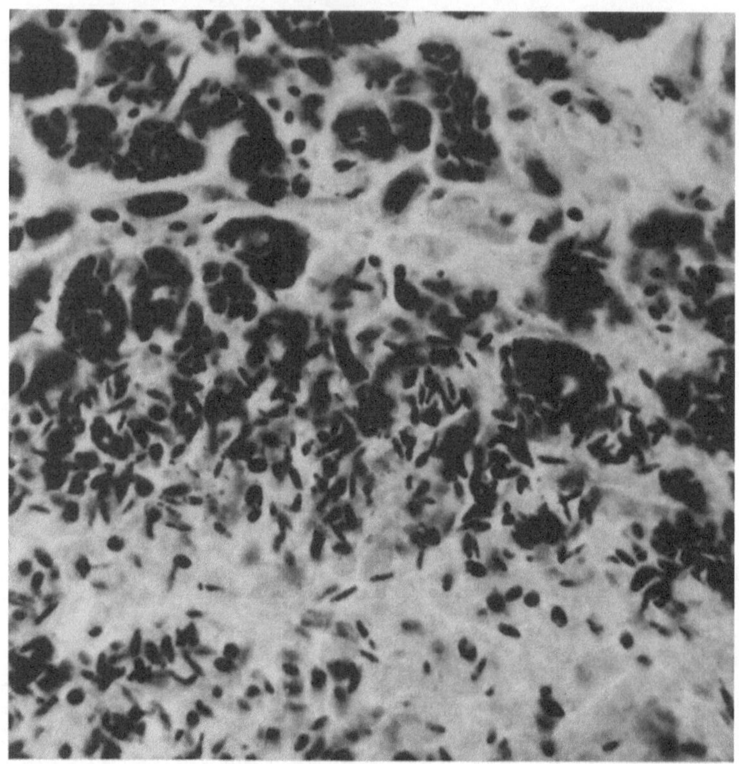

Abb. 25. Zigarrenformen der Gewebephase von Sporotrichon Schencki aus einem Peritonealknötchen bei Mäusesporotrichose.   Erreger zumeist innerhalb von Makrophagen.   Gramfärbung.   (R. D. BAKER, V.A.-Hospital, Durham, USA)

d) Biologie

Die Erforschung der biologischen Eigenarten des Sporotrichoseerregers kommt der Klärung und Sicherung der Pilzdiagnostik zugute. Die fermentative Wirksamkeit verschieden benannter Sporotrichon Schencki-Stämme gegenüber Kohlehydraten ergibt gleichartige Ergebnisse, da eine praktisch unterschiedslose Vergärung von Glycerin, Glucose, Maltose und Lävulose stattfindet (LURIE 1950). Eine Differenzierungsmöglichkeit ist deshalb auf fermentativem Weg nach diesen Ergebnissen äußerst unwahrscheinlich. Ähnliche Verhältnisse liegen auch bei der Stickstoffassimilation vor, da nach den Versuchen von LURIE (1951) verschieden benannte Sporotrichonstämme praktisch eine gleiche Nutzung des atmosphärischen oder gebundenen Stickstoffs erkennen lassen. Die Monotonie bei der Kohlenhydratfermentation und der Stickstoffassimilation ist eine Unterstützung für die Annahme der Artgleichheit aller pathogenen Sporotrichonstämme.

Der Einfluß auf das Kulturwachstum durch Zugabe von verschiedenen metallischen Spurenelementen, Aminosäuren, Vitaminen und Wuchsstoffen ist uneinheitlich (NORDBRING 1952, DROUHET 1958). Auf der Suche nach den kulturellen Voraussetzungen für die Züchtung der Hefephase sind Wachstumsversuche in großem Maßstab angestellt worden (DROUHET und MARIAT 1952).

Es scheint, als ob nach der ersten Kultivierung der Hefephase von LUTZ und SPLENDORE im Jahre 1908 auf Menschenserum immer wieder die Brutschranktemperatur von 37° C eine ausschlaggebende Rolle spielt. NEGRONI (1940) führte die Mycelphase eines in einer physiologischen Kochsalz-Borsäurelösung suspendierten Sporotrichons lediglich durch Änderung der Inkubationstemperatur auf 37° C in die Hefephase über. Auch bei der Einführung von Blut und Organextrakten zur Agarbasis (CAMPBELL 1945 und NORDEN 1951) bleibt die Abhängigkeit von der Brutschranktemperatur als eine erforderliche Voraussetzung für das Gelingen des Kulturversuchs bestehen. Das Temperaturoptimum für die Mycelphase beträgt 25° C. Bei fallenden Temperaturen verlangsamt sich das Wachstum, bis es bei gefrorenem Agar zum völligen Stillstand kommt (HAINES 1931). Diese Laboratoriumsbeobachtungen hat MACKINNON (1949) durch vergleichende Studien der jeweiligen Witterungsverhältnisse mit der Anzahl der Neuerkrankungsfälle in Uruguay ergänzt. Höchste Luftfeuchtigkeit bei mittlerer Wärme von 16—20° C begünstigt das Wachstum mehr als größere Hitze bei Trockenheit. Deshalb hat Uruguay in seinem heißen, aber trockenen Sommer weniger Erkrankungsfälle aufzuweisen als im zwar kühleren, aber feuchten Winter.

Das Wachstum des Sporotrichon Schencki läßt sich durch Zusatz von Sulfanilamid zum Sabouraud-Agar in einer Konzentration bis zu 1:5000 deutlich hemmen (GONZALEZ-OCHOA 1942). Penicillin dagegen soll auf Kulturen, die im Eiter gezüchtet werden, eher anregend als hemmend wirken (GONZALEZ-OCHOA u. Mitarb. 1950).

e) Serologie

Durch serologische Untersuchungen ist ein gewisser Einblick in die Antigenstruktur des Sporotrichoseerregers ermöglicht worden. Bei seiner verwirrenden morphologischen Variationsbreite bedeutet die Feststellung gemeinsamer Antigenfaktoren schon einen Fortschritt für Klärung und Sicherung der Taxonomie und Identifikation. Obwohl die ersten Bemühungen von französischen Forschern bereits um die Jahrhundertwende datieren, sind wesentliche Erweiterungen (LURIE 1948, NORDEN 1951, SEELIGER 1954 und KADEN 1957) erst in den letzten 10 Jahren erzielt worden. Im Kapitel „Serologie der Mykosen" hat SEELIGER ausführlich über diese Probleme in diesem Band berichtet.

7. Pathologie

Im histologischen Schnitt ist es praktisch nicht möglich, den Krankheitserreger mit Sicherheit nachzuweisen (CONANT 1954). Dieses Versagen ist sehr bedauerlich, da die histologischen Veränderungen so unspezifisch sind, daß sie keine Diagnose ermöglichen. Die Darstellung des Erregers ist deshalb von größter Bedeutung für das Verständnis des histologischen Bildes. Bei den typischen Sporotrichoseinfektionen an den oberen Extremitäten ist man nicht auf die histologische Untersuchung angewiesen, denn das Krankheitsbild läßt keinen Zweifel an der Diagnose aufkommen. Die Anlage einer Pilzkultur genügt für die Sicherung der Diagnose. Auch bei den selteneren klinischen Manifestationen, sei es an den unteren Extremitäten, sei es im Gesicht oder an den Augen, läßt sich das Krankheitsbild bei einiger Erfahrung noch prima vista diagnostizieren. Die Schwierigkeiten beginnen erst bei den uncharakteristischen klinischen Formen.

In diesen dubiösen Fällen, in denen sich kein Anhalt für eine Diagnose finden läßt, hofft man, vom histologischen Befund einen Hinweis zu erhalten. Die Histologie ist in der Lage, zumindest die Richtung für die weiteren diagnostischen Bemühungen anzugeben.

Der Pathologe ist, wie der Histologe, erst dann berechtigt eine endgültige Diagnose zu stellen, wenn er vom kulturellen Pilzbefund Kenntnis hat. Die pathologisch-anatomischen Veränderungen bei der Sektion beschränken sich im allgemeinen auf uncharakteristische Organschwellungen oder knotige Infiltrationen. Lediglich solitäre und gummöse Knoten, generalisierte subcutane und ulcerierende Veränderungen sowie bloße epidermale Efflorescenzen sind bei den atypischen Formen der Sporotrichose die einzigen pathologischen Substrate, aus denen sich natürlich sehr schwer die richtige Diagnose stellen läßt.

a) Histologie

Die histopathologischen Kenntnisse fußen auf den ersten ausführlichen Beschreibungen von DE BEURMANN und GOUGEROT aus dem Jahre 1906. Der immer wiederkehrende Aufbau der einzelnen Granulome oder Knoten ist durch seine Unterteilung in drei Schichten oder Zonen charakterisierbar. Im großen und ganzen hat sich dieses Grundprinzip bewährt und ist heute noch gültig (ROULET 1956).

Die histologischen Untersuchungsergebnisse hängen wesentlich vom Ort der Entnahme der Probeexcision ab (CONANT 1954). Falls die Gewebsprobe vom Rande eines subcutanen Abscesses entnommen worden ist, erkennt man neben Nekrose einige polymorphkernige Neutrophile und peripher gelegene Riesenzellen; daneben befinden sich Makrophagen mit einer chronischen Entzündungsreaktion einschließlich fibromatöser Veränderungen. Bei Schnitten durch die Mitte eines Sporotrichoseknotens ist im Zentrum käsige Nekrose ohne Absceßbildung wahrnehmbar.

Weder im Eiter noch im Hautschnitt lassen sich die Sporotrichoseerreger wahrnehmen. Möglicherweise sind sie vorhanden, jedoch in so geringer Anzahl oder so zerfallen, daß sie mit Kernfragmenten nekrotischer Zellen ohne weiteres verwechselt werden. Auffällige asteroide Gebilde sind in Serienschnitten bei Sporotrichosefällen beobachtet worden (MOORE und ACKERMAN 1946).

Unverkennbar und deutlich sind die Pilzerreger nur bei der experimentellen Sporotrichose des Laboratoriumstieres zu sehen. Die Gewebeformen des Sporotrichon Schencki entwickeln sich frei oder in Makrophagen eingeschlossen und sind dann in großer Anzahl als kleine stäbchenförmige Gebilde in den Schnitten zu erkennen.

Da in den meisten Fällen bei menschlicher Sporotrichose der Erreger im Gewebe bekanntlich nicht nachgewiesen werden kann, ist es vorteilhaft, einen Teil des Untersuchungsmaterials als Kulturanlage auf Sabouraud-Agar zu verimpfen, zumal das histologische Bild nicht eindeutig ist, sondern sich mit zahlreichen anderen Hautinfektionen, wie Tuberkulose, Syphilis, Tularämie, Pest und alle anderen tiefen Pilzkrankheiten vereinbaren läßt.

Der histologische Aufbau des sporotrichotischen Granuloms ist in den letzten Jahren wiederholt studiert worden (JANKE 1949, GOUGEROT 1950, ROULET 1956). Dabei ist die bisherige histologische Architektonik erneut bestätigt worden..

Im *Zentrum* herrschen neutrophile Leukocyten vor. Sie sind häufchenartig zwischen nekrotisierenden kollagenen Fasern und einzelnen geschwollenen Histiocyten mit pyknischen Kernen verteilt. Für eine homogene, diffuse Nekrose besteht kein deutlicher Anhalt. Gelegentlich kommt es im Granulomzentrum zu Blutungen (microhématome centrofolliculaire).

Die *mittlere Zone* schließt sich ohne scharfe Begrenzung nach außen hin an. Geschwollene histiocytäre Zellen umgeben das Zentrum und bilden hier einen Ring von wechselnder Breite. Es bestehen gewisse Vergleiche zu den histologischen Bildern bei tuberkulösen Granulomen, da die Zellelemente tatsächlich oft den Charakter von Epitheloidzellen tragen und daneben mehrkernige Riesenzellen vom Langhans-Typ vorhanden sind (Abb. 26—28).

Die *äußere Zone* wird von einer teils klar gezeichneten, kapselartigen, teil mehr diffusen Bindegewebswucherung mit reichlich Fibroblasten, Lymphocyten und oft zahlreichen Plasmazellen gebildet. Wie bei den syphilitischen Prozessen

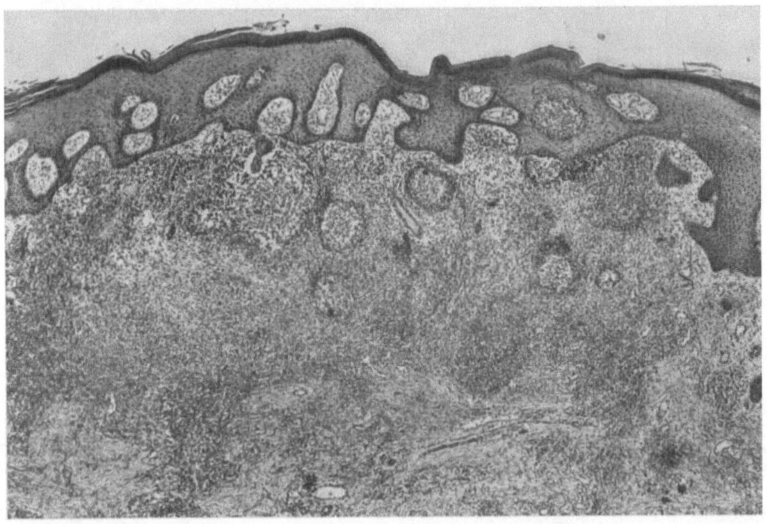

Abb. 26. Cutanes Sporotrichose-Granulom. Zahlreiche Lymphocyten, polymorphkernige Leukocyten, Plasmazellen sowie einigen Mastzellen nebst Eosinophilen. Zumindest vier charakteristische Mikroabscesse. HE-Färbung Lupenvergrößerung. [PINKUS, H., u. J. N. GREKIN: Arch. Derm.Syph. (Chicago) **61**, 813 (1950)]

findet man in dieser Zone dichte, mantelförmige perivasculäre Infiltrate sowie obliterierende Phlebitiden (ROULET 1956). Diese regelmäßige Schichtung findet man nicht immer. Eine regellose Anordnung der verschiedenen Zellelemente kommt auch vor.

Das histologische Bild der Sporotrichose ist trotz Würdigung aller Umstände keineswegs spezifisch (GOUGEROT 1950), da es bei anderen tiefen Mykosen und Fremdkörpergranulomen die gleichen Grundzüge aufweist. Vielleicht werden einmal die kleinen, runden oder stäbchenförmigen basophilen Gebilde in den Makrophagen eine spezifische Bedeutung erlangen, wenn man sie von Kerntrümmern zu unterscheiden gelernt hat und in ihnen den Erreger erkennen sollte. Als Hilfe bei der Abgrenzung gegen Syphilis und Tuberkulose weist GOUGEROT (1950) auf die langsamere Histogenese der Veränderungen bei der Sporotrichose hin.

Die Beurteilung des histologischen Bildes von Probeexcisionen bei Verdacht auf Sporotrichose ist schwierig. SYMMERS (1958) hat vorgeschlagen, die Gewebeschnitte bei allen tiefen Mykosen nach vier Gesichtspunkten zu untersuchen: 1. Art der Gewebereaktion, 2. Nachweis und Identifikation des Erregers, 3. Abgrenzung wirklicher Pilzelemente von Vortäuschungen durch Gewebestrukturen, 4. vergleichende Untersuchung des mikromorphologischen Bildes der verschiedenen Erreger.

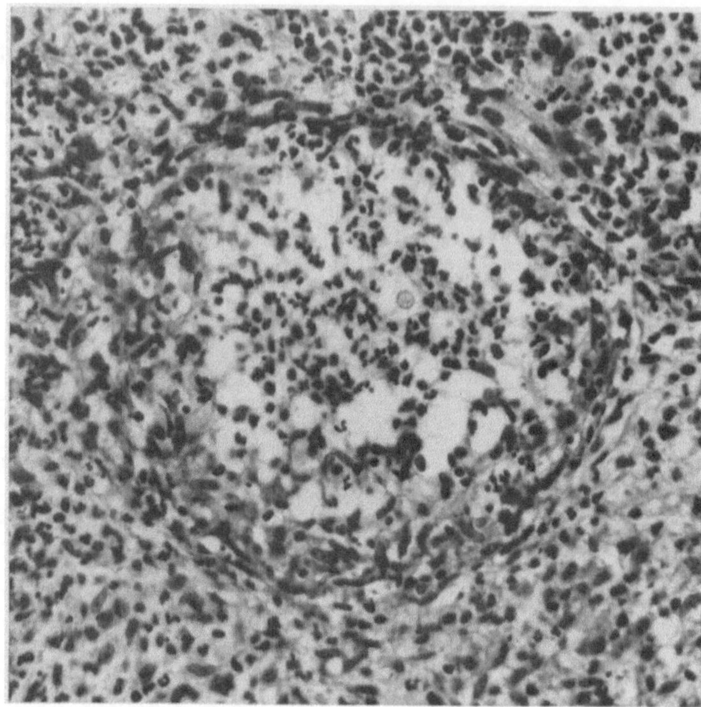

Abb. 27. Mikroabsceß innerhalb eines Sporotrichose-Granuloms. Beachte eine dickwandige runde Spore im Zentrum und daneben Epitheloidzellen sowie polymorphkernige Leukocyten und Eosinophile. HE-Färbung. Starke Vergrößerung. [Pinkus, H., u. J. N. Grekin: Arch. Derm. Syph. (Chicago) **61**, 813 (1950)]

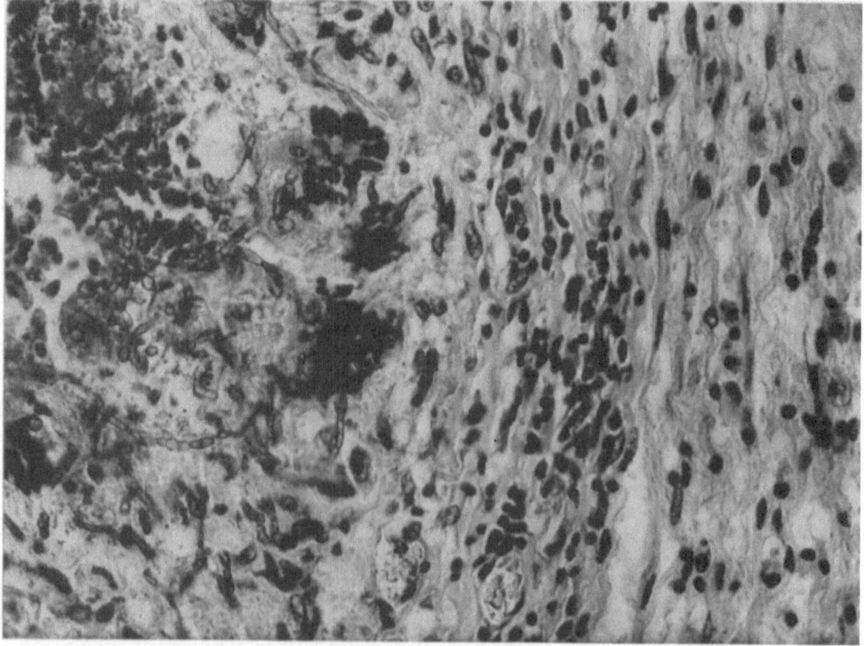

Abb. 28. Sporotrichose-Granulom im Gehirn. Links: Zentrale Nekrose. Bildmitte: Mittlere Zone aus Epitheloidzellen, vielkernigen Riesenzellen sowie Pilzelementen. Rechts: Äußere Zone aus Bindegewebswucherung und Lymphocyten. (Aufdermaur, M., M. Piller u. E. Fischer: Schweiz. med. Wschr. **1954**, 161)

Die Gewebereaktionen fallen ganz verschiedenartig aus. Sie können von der faktischen Reaktionslosigkeit bis zur schwersten Entzündungsform reichen. Die eiternde, tuberkuloide, granulomatöse Reaktion ist der vorherrschende Typ bei einer Reihe von tiefen Pilzinfektionen, zu denen die Sporotrichose sowie die nordamerikanische und südamerikanische Blastomykose und Coccidioidomykose gehören. Jene „suppurating pseudotubercles" finden sich ebenso bei Virusinfektionen, einschließlich Lymphogranuloma inguinale und Katzenkratzkrankheit sowie bei einigen Bakterieninfektionen, wie Tularämie oder Pasteurella septica.

Das histologische Bild der Sporotrichosefälle, bei denen als Erreger Sporotrichon Gougeroti angegeben wird (KALKOFF und JANKE 1947; WEICHARDT 1950), bietet keine wesentlichen Abweichungen vom üblichen Befund. Im Gegen-

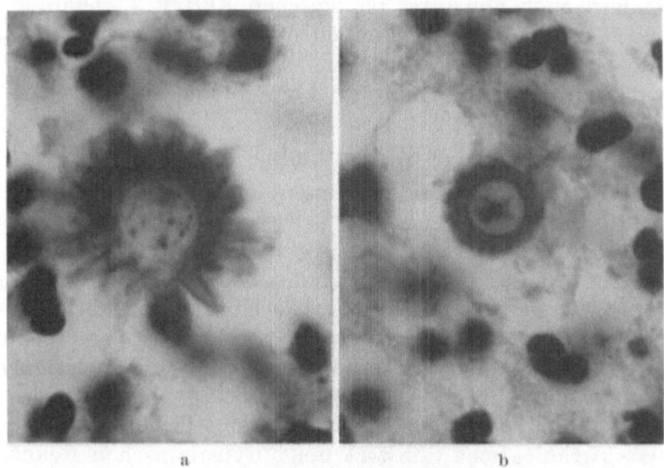

Abb. 29. Strahlenförmige oder asteroide Körper bei Sporotrichose der Haut. HE-Färbung. Vergr. 1350×. a Charakteristischer Strahlenkranz; b Rudimentärer Strahlenkranz. [PINKUS, H., u. J. N. GREKIN: Arch. Derm. Syph. (Chicago) **61**, 813 (1950)]

satz dazu hat sich bei einer Genitalsporotrichose eine besondere Note im Hautschnitt finden lassen. Es handelt sich um das reichliche Vorkommen von Russel'schen Körperchen im Granulationsgewebe. Diese Gebilde sind kreisrund. Sie haben ein homogenes Cytoplasma und einen zentral oder parazentral gelegenen Kern. Nähere Angaben fehlen. Jedenfalls trifft man die Russel'schen Körperchen im Bereich plasmareicher Granulome an, eine Beobachtung, auf die bereits ARNDT im Jahre 1910 hingewiesen hat.

Strahlenförmige oder asteroide Körper im Gewebe sind bei menschlichen Sporotrichosefällen nur in Südamerika (TALICE und McKINNON 1945) und in Südafrika (HELM und BERMAN 1947; SIMSON u. Mitarb. 1947) anzutreffen. In Nordamerika findet man sie dagegen ganz selten und in Europa nie. PINKUS und GREKIN (1950) haben anläßlich des zweiten Vorkommens strahlenförmiger Körper bei menschlicher Sporotrichose in den Vereinigten Staaten ausführliche histologische Untersuchungen angestellt. Dabei heißt es, daß diese Gebilde keinesfalls mit einem Riesenzelleneinschluß vergleichbar sind. Im Gegenteil, man findet sie immer frei im Eiter oder im Zentrum von Mikroabscessen. Niemals sind sie intracellulär. Ihr Innendurchmesser beträgt 6—22 μ, wozu der Strahlenkranz noch addiert werden muß (Abb. 29). Es können auch ziemlich dickwandige Formen mit unebener oder glatter Oberfläche in Erscheinung treten. In diesen Fällen verschmälert sich der Strahlenkranz zu einer rudimentären Form. Man ist sich über die Bedeutung dieser auffälligen Befunde nicht im klaren. Vermutlich bestehen Zusammenhänge mit dem Erreger. Wahrscheinlich handelt es sich bei den asteroiden Körpern um ein spezielles Bild der Gewebeform des Sporotrichon Schencki. Histochemische Studien bestätigen den Pilzcharakter des asteroiden Körpers insofern, als die zentrale Kapsel aus polysaccharidhaltigem Pilzmaterial, der Strahlenkranz jedoch aus Bestandteilen des Wirtsorganismus bestehen soll (PINKUS 1957).

Der beschränkte diagnostische Wert des histologischen Bildes steht mit der Grundauffassung im Einklang, daß es keine charakteristischen Gewebsveränderungen oder Gewebsreaktionen für den einen oder anderen Pilzerreger gibt. Der befallene Organismus mobilisiert grundsätzlich alle zur Verfügung stehenden Entzündungsphänomene und -mechanismen, deren Intensität nicht nur von der Erregerart, sondern auch von ihrer biologischen Aktivität abhängig ist. Unter diesen Umständen erscheint es auch einleuchtend, daß die histologischen Untersuchungen immer mit der mykologischen Diagnostik sowie immunbiologischer und mykoserologischer Untersuchung zu kombinieren sind.

b) Anatomie

Aus den Sektionsprotokollen tödlich verlaufener disseminierter Sporotrichosen geht hervor, daß vor allem die Milz und Leber vergrößert sein können (COLLINS 1947, CONANT 1954). Erreger der Gewebeform lassen sich in den befallenen Organen nachweisen. An den Lungen sind Knötchen und Hyalinisierungsvorgänge zur Beobachtung gelangt (FORBUS 1929). Die Knötchen sind denen der Tuberkulose ähnlich. Auch in der Milz kommen tuberkuloide Knötchen vor. Das Wachstum des Erregers in der Kulturanlage sichert schließlich den Zusammenhang der Sektionsbefunde mit einer Sporotrichose.

Eine nekrotisierende Arteriitis im Herz, in der Milz und Leber sowie in den Nieren kann das pathologische Substrat einer hyperergischen Reaktion auf den Pilzerreger sein (HELVE, PÄTIÄLÄ und SAXEN 1950). Veränderungen am Gehirn in Form grüngelblicher und schwarzer Membranen an der Hirnbasis sowie mehrerer gerade sichtbarer grünlich-schwarzer Knoten in den Großhirnlappen sind bei dem überaus seltenen Befall des Hirns zur Beobachtung gelangt (AUFDERMAUR, PILLER und FISCHER 1954).

8. Differentialdiagnose

Differentialdiagnostisch ist bei der Sporotrichose praktisch jede andere Infektion der Haut in Erwägung zu ziehen. So vielgestaltig und abwechslungsreich beurteilt DAVID SMITH im Vorwort zu der Sporotrichose-Monographie von NORDEN (1949) das klinische Bild. In der Tat dürfte die übliche lymphangitische Form an den Extremitäten in ihrem Erscheinungsbild so charakteristisch sein, daß die Diagnose keine Schwierigkeiten bereitet. In komplizierten Fällen mit multiplen, polymorphen, chronischen Hautveränderungen, die jeder lokalen Behandlung getrotzt haben, kommen außer Sporotrichose vor allem die Spätsyphilis und Tuberkulose sowie bakterielle Hautinfektionen oder Rotz, Lepra, Tularämie, Coccidioidomykose, nord- und südamerikanische Blastomykose, tiefe Trichophytie und Arzneimittelschäden in Betracht (CONANT 1954). Auch die Möglichkeit einer Doppelinfektion mit Tuberkulose darf nicht außer acht gelassen werden.

Im allgemeinen ist es vorteilhaft, sich gewisser klinischer Grundsätze (NORDEN 1951) nochmals zu vergewissern, um sich bei der Abgrenzung der Sporotrichose vor Fehldiagnosen zu schützen. Die prompte Reaktion auf eine Jodbehandlung darf nicht kritiklos als Diagnose ex juvantibus hingenommen werden, da neben der Sporotrichose auch die Hautveränderungen einer tertiären Syphilis darauf gut ansprechen. Manche Tuberkuloseformen ähneln in ihrem klinischen Aussehen der Sporotrichose. Ihre Diagnose beruht auf dem Tuberkelbacillennachweis, da histologisch eine Abgrenzung wegen des Fehlens sicherer Unterscheidungsmerkmale nicht durchführbar ist. Hartnäckige Furunkel, Karbunkel und Follikulitiden sind in ihrem späteren Verlauf häufig schwer von einer Sporotrichose zu unterscheiden. Schmerzen, entzündliche Schwellungen und Schorfbildung sprechen immer gegen Sporotrichose. Eine Ausnahme bilden dabei nur die sekundär infizierten Sporotrichosen, da bei ihnen die Schmerz- und Entzündungssymptome der Bakterieninfektion vorherrschend sind. Die Tularämie kann mit ihrem Primärherd und ihren Knoten und Ulcerationen wie eine Sporotrichose aussehen. Bei Tularämie sind jedoch die Lymphknoten regelmäßig vergrößert, bei der Sporotrichose nur in den seltensten Fällen. Noch wichtiger ist für die Abgrenzung das schwere Krankheitsgefühl bei der Tularämie zu bewerten, da bei der Sporotrichose sich der Patient trotz schwerer Hautveränderungen unverändert wohlfühlt. Von den anderen tiefen Mykosen ist hervorzuheben, daß die Chromoblastomykose manche gemeinsame Berührungspunkte mit der warzigen Form der Sporotrichose hat. Die Chromoblastomykose bevorzugt die Füße, die Sporotrichose dagegen die Arme und Hände. Die cutane Aktinomykose liegt tiefer im Gewebe und zieht gern den Knochen in den Krankheitsprozeß ein. Erst nach dem Nachweis der Drusen, jener typischen Aktinomykose-Granula im Eiter, ist die Diagnose wirklich sicher. Die Cryptococcose kann einer Sporotrichose täuschend ähnlich sein, wenn sie mit disseminierten, subcutanen Knoten an den Extremitäten beginnt und im weiteren Verlauf Perforationen entwickelt. Die Erreger der Cryptococcose sind im Eiter leicht nachzuweisen, so daß die Verwechslung mit Sporotrichose ausgeschlossen ist. Noch zu erwähnen sind multiple Verrucae vulgares und vegetierende oder ulcerierende Basaliome, die nicht mit sporotrichotischen Veränderungen verwechselt werden dürfen.

Im Einzelfall sind die möglichen diagnostischen Irrtümer noch weitaus größer. Gummöse Sporotrichoseherde am Hals mit Befall der regionären Lymphknoten sind leicht mit kolliquativer Tuberkulose zu verwechseln, zumal an dieser Stelle die Hauttuberkulose prädestiniert vorkommt. Verruköse, auf das Gesicht beschränkte Sporotrichoseherde erinnern bei sehr langsamer Entwicklung an verruköse Tuberkuloseformen, unter Umständen auch an Alterswarzen oder Basaliome im Gesicht. Bei den außergewöhnlichen acneiformen Sporotrichosefällen, die nur in Columbien häufig sind (SILVA 1952), werden bis zum kulturellen Erregernachweis immer die Acne vulgaris oder papulöse Rosacea zur Diskussion gestellt. Die erythematösen, schuppenden Formen imponieren an den Streckseiten als psoriatische Plaques oder oberflächliche Trichophytieherde.

GOUGEROT (1950) spricht vom klinischen Polymorphismus der Sporotrichose. Fast jede Krankheit kann deshalb für die Differentialdiagnose praktisch in Frage kommen (RESTA 1951; SILVA 1952; MOHR 1952; AUFDERMAUR, PILLER und FISCHER 1954; SOARES und RIBEIRO 1955). Ganz besonders hat dieser Grundsatz für die Organsporotrichose seine Gültigkeit. Bei Knochen- und Gelenkbefall ahmt die Sporotrichose jede krankhafte Veränderung, von der Periostitis bis zum Knochenabsceß oder von der einfachen Gelenkwassersucht bis zum tuberkulösen Gelenkschwamm nach.

9. Prognose

Der Verlauf der unbehandelten Sporotrichose ist außerordentlich chronisch. Quoad vitam ist die Prognose im allgemeinen nicht ernst, quoad sanationem

allerdings mit Vorsicht zu stellen (MOHR 1952). Zwar sind Selbstheilungen sogar
bei jahrzehntealten Prozessen beobachtet worden, jedoch gehört dieser günstige
Ausgang zu den Seltenheiten.

Bei entsprechender Behandlung bestehen ausgezeichnete Aussichten für den
Patienten, es sei denn, er leidet an einer fulminanten, disseminierten Sporotrichoseform mit Beteiligung der inneren Organe und Schleimhäute. In diesen
Fällen hämatogener Verseuchung des Organismus kann die Infektion verhältnismäßig rasch ad exitum führen, auch wenn die Diagnose richtig gestellt worden
ist, und die Therapie entsprechend eingeleitet wurde. Das gleichzeitige Bestehen
eines Carcinoms ist belastend, so daß der Organismus in diesen Fällen der Sporotrichoseinfektion nicht gewachsen ist. Ein letaler Ausgang ist dann unvermeidlich.
Nach amerikanischen Statistiken (BENEDEK 1951) verlaufen etwa 2,5% der Erkrankungsfälle tödlich.

Die Sporotrichose scheint keine sichere Immunität zu hinterlassen (FOERSTER
1926). DU TOIT (1942) hat bei Versuchspersonen, die bereits an einer Sporotrichose litten, durch experimentelle Neuinfektionen sogar lokale frische Sporotrichoseherde hervorrufen können. Offenbar besitzen manche Menschen eine natürliche Immunität, so daß für sie die Sporotrichose keine Gefahr bedeutet. Andere
Menschen hingegen sind anfällig und werden auch nach Abheilung nicht immun.

10. Therapie

Jod innerlich und äußerlich ist auch heute noch das Mittel der Wahl für die
Behandlung der Sporotrichose. Eingehend ist über die Jodtherapie bereits in
JADASSOHNs Hdb. d. Haut- u. Geschl.-Krkh. berichtet worden.

Man soll so schnell wie möglich die Dosierung bis zur Höchstgrenze steigern,
die etwa bei 3—4 g Kaliumjodat pro Tag (GONZALEZ-OCHOA 1954) erreicht ist.
In den meisten Fällen tritt innerhalb weniger Wochen prompt die Abheilung ein
(CONANT 1954). Die Jodmedikation soll zur Vermeidung von Rückfällen
4—6 Wochen lang nach Abheilung der Krankheitserscheinungen fortgesetzt
werden. Es liegen Beobachtungen vor (WEINER 1951), daß bei unterdosierter
Behandlung gehäuft Rezidive auftreten. Gewöhnlich sprechen die Patienten bei
einer erneuten Jodkur verhältnismäßig schlecht an. Intravenöse Injektionen oder
lokale Applikationen von Umschlägen mit Lugolscher Lösung (1:2 verdünnt)
sind bekannte Variationen der Jodtherapie.

Die Wirkung des Jods beruht ausschließlich auf Erfahrung. Untersuchungen mit radioaktivem Jod haben bewiesen, daß es weder im Körper noch
bei der tierexperimentellen Sporotrichose bevorzugte Stellen für eine Jod-
anhäufung gibt (SHINTANI, FLORSHEIM und WILSON 1956). Die bactericide
Wirkung des Jods kann deshalb für den Heileffekt nicht in Betracht kommen
(JADASSOHN 1929). WILSON (1957) versucht eine Erklärung zu geben, indem er
auf die vermutliche Erhöhung der immunologischen Widerstandskraft durch
Jodgaben in diesem Zusammenhang hinweist. Es ist beobachtet worden, daß bei
völligem Daniederliegen der immunologischen Kräfte auch das Jod seine Heilkraft
verliert.

Die Jodtherapie muß sich der individuellen Verträglichkeit anpassen, falls
unerwünschte Nebenwirkungen aufzutreten drohen. Durch Wechsel des Heilmittels können Schwierigkeiten rechtzeitig vermieden werden.

Die Sulfonamide sind zwar in vitro als wachstumshemmende Substanzen gegen
Sporotrichon Schencki bekannt (NOOJIN und CALLAWAY 1944; MÜLHENS 1955),
haben jedoch in der Praxis bisher enttäuscht.

Auch Antibiotica soll man nicht zur Sporotrichosetherapie verwenden. Die experimentellen Ergebnisse von GONZALEZ-OCHOA und SOTO PACHECO (1950) haben nämlich einwandfrei bewiesen, daß Penicillin und Streptomycin sogar Wachstumsförderer für Sporotrichon Schencki sind. Trotz alledem ist mit Aureomycin bei einer Genitalsporotrichose, die vermutlich mischinfiziert war, Besserung eingetreten (HAUCK 1955). Falls eine Begleitinfektion mit antibiotica-empfindlichen Bakterien vorliegt, ist grundsätzlich eine Antibioticabehandlung mit entsprechender Breitenwirkung angezeigt. Die Anwendung von Breitspektrumantibiotica ist allenfalls zu beschränken, um die Antikörperproduktion durch etwaige Darmstörungen nicht zu verringern (WILSON 1957).

Der Wert des Griseofulvins für die Sporotrichose-Therapie läßt sich wegen der kurzen bisherigen Erfahrungsmöglichkeiten noch nicht eindeutig beurteilen. Bei 3—4monatiger Behandlungsdauer und einer Tagesdosis von 1,5 g sollen manchmal beachtlich gute Abheilungen (LATAPI 1960) trotz gelegentlicher Versager (WATT und LINTON 1960) erzielt worden sein. In vitro-Untersuchungen von POLEMANN (1961) lassen jedoch keinen Hemmeffekt gegen den Erreger erkennen und dämpfen den Optimismus.

Vaccinierung mit Sporotrichon Schencki-Vaccine oder Desensibilisierung mit Polysaccharidantigenen kann als ein Behandlungsversuch bei unbefriedigender Jodtherapie gewertet werden, ohne allzu große Hoffnungen auf Erfolg zu versprechen (GONZALEZ-OCHOA und SOTO FIGUEROA 1947).

Die lokale Behandlung ist auf symptomatische Maßnahmen oder höchstens auf Unterstützung der Therapie beschränkt. Neben der vorherrschenden Vorliebe für Jod als Anstrich, Umschlag oder Salbenverband, können gewisse Formen auch mit Argentum nitricum (GOUGEROT und DUCHE 1939) oder Sublimatlösung (MOHR 1952) sowie Sulfonamid- oder Sulfapyridinsalben (GOUGEROT 1952) behandelt werden.

Chirurgische Eingriffe in Form von Incisionen, Excisionen, Kauterisation oder Curettage sind kontraindiziert, da dadurch häufig vermehrte Eiterungen und chronische Ulcerationen ausgelöst werden. Sogar flukturierende Eiteransammlungen soll man lediglich punktieren und nicht etwa incidieren oder drainieren. Eitermaterial für die mykologische Diagnostik ist unter sterilen Kautelen mit dicker Punktionsnadel und Spritze anzusaugen. Vegetierende, verruköse alte Wucherungen gehören zu den Ausnahmefällen, bei denen gegen eine Revision der Herde durch Curettage mittels Elektrokoagulation nichts einzuwenden ist (SILVA 1952); im Gegenteil trägt dieses Verfahren zu einem besseren kosmetischen Heilerfolg bei.

Röntgenbestrahlungen haben sich neuerdings bei heftigen Wucherungen als wertvolle Hilfe gut bewährt. Verruco-papillomatöse Herde sollen sich unter Röntgenbestrahlungen nach Chaul (3mal 400 r in siebentägigen Abständen) einwandfrei zurückbilden (KALKOFF und JANKE 1947).

Die disseminierte Sporotrichose mit Allgemeinerscheinungen ist immer schwierig zu behandeln. Trotz Jodmedikation ist bei unkontrollierbarer hämatogener Ausbreitung der letale Ausgang nicht aufzuhalten. In solchen verzweifelten Fällen hat man mit Hydrostilbamidin vorübergehende Besserung beobachtet (NEUHAUSER und BECKER 1954 und GERACI u. Mitarb. 1955). Wegen der Gefahr von Nervenschädigungen und Überempfindlichkeitserscheinungen ist jedoch bei den Stilbamidin-Präparaten Vorsicht geboten. Arsenpräparate einschließlich Salvarsan sowie Wismutverbindungen sind in schweren Fällen anwendbar, jedoch der Jodtherapie keinesfalls überlegen. Nach einer Entzündungsdosis mit Röntgen und Ruhigstellung des Erkrankungsherdes beginnt bei hartnäckigem Knochen- und Gelenkbefall häufig die Abheilung.

Literatur

Die ältere Literatur bis 1928 ist vollständig im Kapitel: „Sporotrichosen und verwandte Krankheiten" von O. Grütz im Band XI des Handbuches der Haut- und Geschlechtskrankheiten von J. Jadassohn (1928) verzeichnet.

Lehrbücher oder Monographien

Benedek, T.: Sporotrichose. In A. Grumbach u. W. Kikuth, Die Infektionskrankheiten des Menschen und ihre Erreger, Bd. II. Stuttgart: Georg Thieme 1958. — Beurmann, L. de, et H. Gougerot: Les sporotrichoses. Paris: Félix Alcan 1912. — Buschke, A., u. E. Langer: Die Sporotrichose. In W. Kolle, R. Kraus u. P. Uhlenhuths Handbuch der pathogenen Mikroorganismen, Bd. V/1, 3. Aufl. Berlin u. Wien: Gustav Fischer u. Urban & Schwarzenberg 1928.

Conant, N. F., D. T. Smith, R. D. Baker, J. L. Callaway and D. S. Martin: Manual of clinical mycology, 2. Aufl. Philadelphia: W. B. Saunders Company 1954.

Dodge, C. W.: Medical mycology. St. Louis: C. V. Mosby Comp. 1935.

Emmons, C. W.: Medical mycology. Trans. brit. mycol. Soc. 30, 40 (1948).

Gonzalez-Ochoa, A.: Sporotrichosis. In R. D. G. Simons, Medical mycology. Amsterdam: Elsevier Publ. Co. 1954. — Gougerot, H.: Sporotrichoses. In Darier, Sabouraud, Gougerot, Milian, Pautrier, Ravaut, Sezary u. Simon, Nouvelle practique dermatologique, Bd. 2. Paris: Masson & Cie. 1936. — Grütz, O.: Sporotrichosen und verwandte Krankheiten. In J. Jadassohns Handbuch der Haut- und Geschlechtskrankheiten, Bd. XI. Berlin: Springer 1928.

Jacobson, H. P.: Fungous diseases. A clinico-mycological text. Springfield, Ill.: Ch. C. Thomas 1932.

Kalkoff, K.-W., u. D. Janke: Sporotrichose. In H. A. Gottron u. W. Schönfeld, Dermatologie und Venerologie, Bd. II/2. Stuttgart: Georg Thieme 1958.

Mohr, W.: Die Mykosen. In G. v. Bergmann, W. Frey u. H. Schwiegks Handbuch der inneren Medizin, Bd. I/1. Berlin-Göttingen-Heidelberg: Springer 1952. — Moss, E. S., and A. L. McQuown: Atlas of medical mycology. Baltimore: Williams & Wilkins Company 1953.

Nickerson, W. J.: Biology of pathogenic fungi. Waltham, Mass.: Chronica Botanica Co. 1947. — Norden, A.: Sporotrichosis. Acta path. microbiol. scand. Supp. 89 (1951).

Polemann, G.: Klinik und Therapie der Pilzkrankheiten. Stuttgart: Georg Thieme 1961.

Riddell, R. W.: The role of fungi as human pathogens. In R. W. Riddell u. G. T. Stewart, Fungous diseases and their treatment. London: Butterworth & Co. 1958. — Rieth, H.: Die Mykosen. Folia Ichthyolica, Heft 6. Ichthyol Ges., Hamburg 1958. — Die Mykosen. Folia Ichthyolica, Heft 6, Mykolog. Ergänzung. Ichthyol Ges., Hamburg 1958. — Roulet, F. C.: Die infektiösen „spezifischen" Granulome. In F. Büchner, E. Letterer u. F. Roulets Handbuch der allgemeinen Pathologie, Bd. VII/1. Berlin-Göttingen-Heidelberg: Springer 1956.

Schuermann, H.: Krankheiten der Mundschleimhaut und der Lippen, 2. Aufl. München u. Berlin: Urban & Schwarzenberg 1958. — Schwartz, L., L. Tulipan and S. M. Peck: Occupational diseases of the skin. Philadelphia 1947. — Seeliger, H. P. R.: Mykologische Serodiagnostik. Leipzig: Johann Ambrosius Barth 1958. — Stammler, A.: Pilzkrankheiten des Nervensystems. In G. Polemann, Klinik und Therapie der Pilzkrankheiten. Stuttgart: Georg Thieme 1961. — Sutton, L. R., and L. R. Sutton jr.: Diseases of the skin. St. Louis: C. V. Mosby Comp. 1939. — Symmers, W. St. C.: Histopathological observations. In R. W. Riddell u. G. T. Stewart, Fungous diseases and their treatment. London: Butterworth & Co. 1958.

Transvaal Chamber of Mines: Sporotrichosis infection on mines of the witwatersrand. Symposium of the proc. of the transvaal mine med. Off. Assoc., Johannesburg 1947.

Wilson, J. W.: Clinical and immunologic aspects of fungous diseases. Springfield: Ch. C. Thomas 1957.

Wissenschaftliche Einzelarbeiten

Almeida, F., S. Sampaio, C. S. Lacoz e J. C. Fernandes: Statistische Daten über die Sporotrichose. An. brasil. Derm. Sif. 30, 9 (1955). Ref. Zbl. Haut- u. Geschl.-Kr. 95, 199 (1956). — Aufdermaur, M., M. Piller u. E. Fischer: Sporotrichose des Hirns. Schweiz. med. Wschr. 1954, 167.

BAKER, R. D.: Experimental sporotrichosis in mice. Amer. J. trop. Med. 27, 749 (1947). — BANKS, S.: Sporotrichosis resembling diphtheria. Report of an unusual case. Lancet 1946 II, 270. — BARRACK, B. B., and R. E. POWELL: Sporotrichosis. With a report on the mycology. Med. J. Aust. 1952 II, 624. — BENEDEK, T.: Critical survey of the mycological literature of the years 1939—1942. Mycopathologia (Den Haag) 5, 277 (1951). — BENHAM, R. W., and B. KESTEN: Sporotrichosis. Its transmission to plants and animals. J. infect. Dis. 50, 437 (1932). — BERESTON, E. S.: Cutaneous and systemic sporotrichosis. Arch. Derm. Syph. (Chicago) 63, 663 (1951). — BEURMANN, L. DE, et H. GOUGEROT: Les sporotrichoses hypodermiques. Ann. Derm. Syph. (Paris) 1906, 337. Zit. bei ROULET 1956. — BÖNNER, G.: Ein Beitrag zur Kenntnis der Sporotrichose. Z. Haut- u. Geschl.-Kr. 3, 64 (1947).

CAJKOVAC, S.: Medical mycology in Yugoslavia. Bull. int. Soc. hum. anim. Mycol. 3, 9 (1958). — CAMPBELL, C. C.: Use of Francis'glucose cystine blood agar in the isolation and cultivation of Sporotrichum Schenckii. J. Bact. 30, 233 (1945). — CARRION, A. L.: Yeastlike dematiaceous fungi infecting the human skin: Special reference to so-called hormiscium dermatitis. Arch. Derm. Syph. (Chicago) 61, 813 (1950). — CARRION, A., and M. SILVA: Sporotrichosis. Special reference: a revision of so-called sporotrichum gougerotii. Arch. Derm. Syph. (Chicago) 72, 523 (1955). — CASTLETON, K. B., and V. L. REES: Sporotrichosis. Report of two cases from Utah. J. Amer. med. Ass. 148, 541 (1952). Ref. Zbl. Haut- u. Geschl.-Kr. 83, 102 (1953). — CATANEI, A.: Caractères de l'infection expérimentale des animaux par un Sporotrichum trouvé dans la nature. C.R. Soc. Biol (Paris) 101, 780 (1929). — CHAKRABORTY, A. N.: Studies on mycotic diseases in India. In T. H. STERNBERG and V. D. NEWCOMER, Therapy of fungus diseases. Boston: Little, Brown & Co. 1955. — CIPOLLARO, A., and J. I. SINGER: Sporotrichose involving the face. Arch. Derm. Syph. (Chicago) 65, 506 (1952). — COLE, D. P., and W. C. LOBITZ: Sporotrichosis in New Hampshire. New Engl. J. Med. 243, 132 (1950). — COLLINS, W. T.: Disseminated ulcerating sporotrichosis with widespread visceral involvement. Arch. Derm. Syph. (Chicago) 56, 523 (1947). — CONANT, N. F.: Laboratory diagnosis of pulmonary mycoses. Amer. Rev. Tuberc. 61, 690 (1950).

DROUHET, E.: Revue critique de la mycologic medicale entre 1946 et 1956 en France et dans L'Union Française. Mycopathologia (Den Haag) 10, 19 (1958). — DROUHET, E., et F. MARIAT: La pyrimidine, facteur de croissance pour les Sporotrichum. Ann. Inst. Pasteur 79, 306 (1950). — Étude des facteurs déterminant le développement de la phase levure de Sporotrichum Schencki. Ann. Inst. Pasteur 83, 506 (1952). — DUNCAN, J. T.: The epidemiology of fungus diseases. Trans. roy. Soc. trop. Med. Hyg. 42, 207 (1948). — DURIE, B.: Medical and veterinary mycology in Australia. Bull. int. Soc. hum. anim. Mycol. 3, 17 (1958). — DU TOIT, C. J.: Sporotrichosis on the Witwatersrand. Proc. Trans. Mine med. Offrs' Ass. 22, 111 (1942).

EMMONS, CH. W.: Medical mycology in the United States. Bull. int. Soc. hum. anim. Mycol. 1, 11 (1956).

FISCHER, J. B., and M. V. MARKKANEN: Case reports. Sporotrichosis. Canad. med. Ass. J. 65, 49 (1951). — FOGEL, D. H., and D. W. MARTIN: Sporotrichosis. Report of a case. J. Pediat. 17, 193 (1940). — FORBUS, W. D.: Pulmonary sporotrichosis. Amer. Rev. Tuberc. 16, 599 (1927). — FOERSTER, H. R.: Sporotrichosis: Occupational dermatosis. J. Amer. med. Ass. 87, 1605 (1926).

GAJKUNI, S.: Fall von Sporotrichose. Ž. sovrem. Chir. 4, 1758 (1929). Ref. Zbl. Haut- u. Geschl.-Kr. 34, 472 (1930). — GASTINEAU, R. M., L. W. SPOLYAR and E. HAYNES: Sporotrichosis. Report of six cases among florists. J. Amer. med. Ass. 117, 1074 (1941). — GERACI, J. E., J. A. JOHN, L. A. WEED, C. S. MacCARTY and G. P. SAYRE: Experiences with 2-hydrostilbamidine in systemic sporotrichosis. Report of an unsual case. Arch. intern. Med. 96, 478 (1955). — GONCALVES, A. P., e D. PERYASSU: A esporotricose no Rio de Janeiro (1936—1953). Hospital, Rio, Juli 1954. — GONCALVES, A. P., e L. CARVALHO: Apreciaçao de teste intradérmico com a esporotriquina. An. bras. Derm. Sif. 29, 103 (1954). — GONCALVES, A. P., e OSMAR MATTOS: Reinfecçao esporotricosica. An. bras. Derm. Sif. 31, 157 (1956). — GONZALES, G., e J. B. RIVAROLA: Studio micologico in due casi di sporotricosis humana. Boll. Soc. ital. Biol. sper. 6, 991 (1931). — GONZALEZ-BENAVIDES, J.: Sporotrichose als Berufskrankheit in Töpfereibetrieben. Berufsdermatosen 7, 22 (1959). — GONZALEZ-OCHOA, A.: Influencia de la Sulfanilamida „in vitro" sobre el desarrollo y estructura des Microsporum canis, Sporotrichum Schenckii y Actinomyces asteroides. Rev. Inst. Salubr. Enferm. trop. (Méx.) 3, 145 (1942). — GONZALEZ-OCHOA, A., y E. SOTO FIGUEROA: Polisacaridos des Sporotrichum Schenckii. Rev. Inst. Salubr. Enferm. trop. (Méx.) 8, 143 (1947). — GONZALEZ-OCHOA, A., L. BOJALIL JABER y R. SOTO PACHECO: Accion estimulante de las sulfonamidascobre y de la penicilina sobre el desarrollo de Cryptococcus neoformans y Sporotrichum Schenckii, respectivamente. Rev. Soc. mex. histor. natur. 11, 35 (1950). — GONZALEZ-OCHOA, A., y R. SOTO PACHECO: Desarrollo des Sporotrichum Schenckii en el pus obtenido de gomas esporotricosicas. Rev. Inst. Salubr. Enferm. trop. (Méx.) 11, 3 (1950). — GORDON,

D. M.: Ocular Sporotrichosis. Report of a case. Arch. Ophthal. (Chicago) **37**, 56 (1947). — GOTTRON, H. A., u. W. NIKOLOWSKI: Karcinom auf Sporotrichose. Derm. Wschr. **135**, 85 (1957). — GOUGEROT, H.: New insight gained in general pathology and practical medicine by the study of sporotrichoses. Ann. N.Y. Acad. Sci. **50**, 1348 (1950). — GOUGEROT, H., and T. BURNIER: Sporotrichose professionelle. Bull. Soc. franç. Derm. Syph. **43**, 69 (1936). — GOUGEROT, H., et J. DUCHÉ: Epidermité due au Sporotrichum Gougeroti. Bull. Soc. franç. Derm. Syph. **46**, 1455 (1939). — GOUGEROT, H., RENÉ COHEN, J. DUCHÉ et F. B. LÉVY: Sporotrichose du tibia due au „Sporotrichum Gougeroti" (17. cas) posttraumatique? Bull. Soc. franc. Derm. Syph. **39**, 155 (1932). Ref. Zbl. Haut- u. Geschl.-Kr. **41**, 372 (1932). — GUILHON, J.: Sporotrichose du chien. 8'eme Congrès Inst. de Botanique, Paris 1954.

HAINES, R. B.: The influence of temperature on the rate of growth of Sporotrichum carnis. J. exp. Biol. **8**, 379 (1931). — HASENCLEVER, H. F., and W. MITCHELL: Attempts to immunise mice against Sporotrichosis. J. invest. Derm. **33**, 145 (1959). — HAUCK, G. J.: Sporotrichose. Arch. Derm. Syph. (Berl.) **200**, 605 (1955). — HELM, M. A. F., and C. BERMAN: In Sporotrichosis on mines of the witwatersrand. Symposion. Proc. Transv. Mine med. Offrs' Ass. Transv. Chamber of Mines, Johannesburg. (1947). — HELVE, O., R. PÄTIÄLÄ and E. SAXEN: Sporothricosis, associa ted with vascular lesions resembling periarteritis nodosa. Acta path. microbiol. scand. **28**, 44 (1951).

JADASSOHN, W.: Zum Mechanismus der Jodwirkung bei Sporotrichose. Zbl. Haut- u. Geschl.-Kr. **31**, 423 (1929). — JANKE, D.: Zur systematischen Einordnung des Sporotrichon Gougeroti. Arch. Derm. Syph. (Berl.) **187**, 686 (1949). — JEANSELME, E., T. BURNIER et A. HOROWITZ: Trois cas de sporotrichose consécutifs à un traitement arsenical. Bull. Soc. franç. Derm. Syph. **35**, 552 (1928). — JOHN, F.: Sporotrichose. Essener Dermat. Ges., Sitzg vom 18. 2. 1933. — JUNG, H. D.: Disseminierte Gilchristsche Blastomykose und Sporotrichom der Mamma mit Bild- u. Kulturdemonstration. Arch. Derm. Syph. (Berl.) **191**, 482 (1950).

KADEN, R.: Die Agarblock-Methode zum Studium pathogener Pilze. Z. Haut- u. Geschl.-Kr. **16**, 170 (1954). — Neue Untersuchungsergebnisse in der Pilzbiologie. Habil.-Schr. Berlin 1955. — Präzipitation von Sporotrichon-Antiserum im Agarmedium. Z. Haut- u. Geschl.-Kr. **21**, 87 (1956). — Precipitin studies for the identity of antigens in different species of Sporotrichum. Mycopathologia (Den Haag) 8, 260 (1957). — Sicherung der Sporotrichon-Klassifikation durch Präzipitinteste im Agarmedium. Vortr. XI. Kongr. Internat. Dermatol. Stockholm 1957. — KALKOFF, K. W., u. H. GÄRTNER: Über gleichzeitiges Vorkommen von Sporotrichonpilzen und Tuberkelbazillen in klinisch gleichartigen Krankheitserscheinungen. Arch. Derm. Syph. (Berl.) **183**, 347 (1942/43). — KALKOFF, K. W., u. D. JANKE: Zur Kenntnis der durch Sporotrichon Gougeroti hervorgerufenen Sporotrichose. Derm. Wschr. **1947**, 321. — KASHKIN, P. N.: Review of works on medical mycology published in the USSR between 1946—1956. Mycopathologia (Den Haag) **10**, 227 (1959). — KESTON, B. M., B. K. ASHFORD, R. W. BENHAM, C. W. EMMONS and M. C. MOSS: Fungous infections of the skin and its appendages occurring in Porto Rico. Arch. Derm. Syph. (Chicago) **25**, 1046 (1932). — KING, H.: Sporotrichosis with report of an unusual case. Sth. med. J. (Bgham, Ala.) **20**, 541 (1927). — KLIGMAN, A. M., and E. D. DE LAMATER: Zit. bei H. P. R. SEELIGER, Mykologische Serodiagnostik. Leipzig: J. A. Barth 1958. — KUNZ, CH.: Fluorescenz-serologische Untersuchungen an einem pathogenen Pilzstamm (Sporotrichum Schenckii). Arch. klin. exp. Derm. **209**, 200 (1959).

LATAPI, F.: Griseofulvin in the treatment of some deep mycoses. Arch. Derm. Syph. (Chicago) **81**, 841 (1960). — LURIE, H. I.: A common antigenic factor in different species of Sporotrichum. Mycologia (N.Y.) **40**, 106 (1948). — Pathogenic Sporotricha; their carbohydrate reactions. Mycologia (N.Y.) **42**, 624 (1950). — Sporotrichum species: their nitrogen metabolism. Mycologia (N.Y.) **43**, 117 (1951).

MACKINNON, J. F.: The dependence on the weather of the incidency of Sporotrichosis. Mycopathologia (Den Haag) 4, 367 (1949). — MAEKAWA, M., and M. KODAMA: On one case of sporotrichosis. Jap. J. Derm. **63**, 304 (1953). — MALLINCKRODT-HAUPT, A. ST. V.: Der aktuelle Stand der Humanen und Animalen Mykologie in Deutschland. Bull. int. Soc. hum. anim. Mycol. **2**, 15 (1957). — MARIAT, F., et E. DROUHET: Rôle de l'anhydride carbonique dans le développement de la phase levure de Sporotrichum Schencki. C.R. Acad. Sci. (Paris) **234**, 2554 (1952). — Sporotrichose éxpérimentale du hamster. Observation de formes asteroides de Sporotrichum. Ann. Inst. Pasteur **86**, 485 (1954). — MARTIN, A.: Sporotrichose renale. Presse méd. **1936 I**, 78. — MEAD, M., and M. F. RIDLEY: Sporotrichosis and Chromoblastomycosis in Queensland. Med. J. Aust. **1957 I**, 192. — MERKLEN, F. P., E. RIVALIER, R. MOCINE et J. M. MERCIER: Un cas de sporotrichose cutanée. Bull. Soc. franç. Derm. Syph. **63**, 425 (1956). — MILLER, TH. H.: Psoriasis and deep mycotic infection (Sporotrichosis, Disseminated Ulcerating Type)? Arch. Derm. Syph. (Chicago) **63**, 284 (1951). — MINTY, M. M., and M. F. MCCAFFREY: Sporotrichosis: a case report from Queensland. Med. J. Aust. **1956 I**, 704. — MONTGOMERY, R. M.: Sporotrichosis. Arch. Derm. Syph. (Chicago) **67**, 332

(1953). — Moore, M.: Radiate formation on pathogenic fungi in human tissue. Arch. Path. (Chicago) 42, 113 (1946). — Moore, M., and L. V. Ackerman: Sporotrichosis with radiate formation in tissue: Report of a case. Arch. Derm. Syph. (Chicago) 53, 253 (1946). — Moore, M., and R. Kile: Generalised, subcutaneous, gummatous, ulcerating Sporotrichosis. Arch. Derm. Syph. (Chicago) 31, 672 (1935). — Morales, R.: Un cas de lymphangite sporotrichosique au Guatemala. Ann. Parasit. hum. comp. 9, 366 (1931). Ref. Zbl. Haut- u. Geschl.-Kr. 39, 798 (1932). — Mülhens, K.: Die Beeinflussung des Sporotrichon beurmannii und der menschenpathogenen Candida-Arten durch moderne Chemotherapeutica. Atti 6 Congr. Internaz. Microbiol. 5, 180 (1955). Ref. Zbl. Haut- u. Geschl.-Kr. 94, 280 (1956). — Münsterer, H. O.: Beitrag zur Kenntnis der Dermatomykosen Südbayerns und zur Kasuistik der Sporotrichose. Arch. Derm. Syph. (Berl.) 163, 97 (1931). — Muskatblit, E., and J. I. Singer: Sporotrichosis: inoculation on the palpebral conjunctiva with descending nodula lymphangitis. Arch. Derm. Syph. (Chicago) 63, 386 (1951). — Muskatblit, E., and L. Tulipan: Sporotrichosis. Arch. Derm. Syph. (Chicago) 63, 385 (1951).

Negroni, P.: Transformacion „in vitro" del „Rhinocladium Schencki" en un cultivo levuriforme. Rev. argent. Dermatosif. 24, 471 (1940). — The status of diseases caused by fungi in Argentina. Bull. int. Soc. hum. anim. Mycol. 1, 15 (1956). — Neuhauser, I., and A. Becker: Sporotrichosis. Arch. Derm. Syph. (Chicago) 70, 374 (1954). — Nino, F. L.: Ulcera micotica de cornea: Estudio micologico de una observacion. Pren. méd. argent. 30, 797 (1943). Zit. bei Gordon 1947. — Noojin, R. O., and J. L. Callaway: Effectivenes in vitro of sulfonamide compounds on Sporotrichum Schencki. Arch. Derm. Syph. (Chicago) 49, 305 (1944). — Nordbring, B.: Studies on growth factors for Sporotrichum Schenckii. Physiol. Plantarum (Coph.) 5, 1 (1952).

Patschkowski: Beitrag zur Klinik der Sporotrichose. Münch. med. Wschr. 1934 I, 938. — Padilha Goncalves, A., e L. Pontes de Carvalho: Bewertung des intradermalen Tests mit Sporotrichin. An. bras. Derm. Sif. 29, 103 (1954). Ref. Zbl. Haut- u. Geschl.-Kr. 91, 158 (1955). — Pijper, A.: Sporotrichum carougeaui Langeron, 9122. J. trop. Med. Hyg. 34, 390 (1931). Ref. Zbl. Haut- u. Geschl.-Kr. 40, 663 (1932). — Pijper, A., and B. D. Pullinger: An outbreak of sporotrichosis among South African native miners. Lancet 1927, 914. — Pinkus, H.: Persönliche Mitteilung 1959. — Pinkus, H., and J. N. Grekin: Sporotrichosis with asteroid tissue forms. Report of a case. Arch. Derm. Syph. (Chicago) 61, 813 (1950).

Ramel, E.: A propos d'un chancre sporotrichosique posttraumatique. 17. Tagg der Schweiz. Ges. für Dermat. u. Vener., Basel 1933. Ref. Zbl. Haut- u. Geschl.-Kr. 49, 124 (1935). — Resta, V.: Sporotricosi verrucosa e gommosa a quadro clinico blastomicosico. Minerva derm. (Torino) 26, 66 (1951). Ref. Zbl. Haut- u. Geschl.-Kr. 81, 274 (1952). — Rodighiero, F.: Sulla sporotricosi sperimentale delle vie aeree superiori. Atti. Soc. med.-chir. Padova 9, 85 (1931). — Roger, R. D.: The diagnosis of fungus diseases by biopsy. J. chron. Dis. 5, 552 (1957). — Rossier, P. H., u. T. Wegmann: Pilzerkrankung als Komplikation antibiotischer Behandlung unter besonderer Berücksichtigung der Lungenmykosen. Wien. med. Wschr. 1953 I, 358.

Sartory, A., R. Sartory, J. Meyer et M. Meyer: Contribution à l'étude des sporotrichoses osseuses. Ann. Inst. Pasteur 49, 480 (1932). Ref. Zbl. Haut- u. Geschl.-Kr. 43, 765 (1933). — Schamberg, J. F.: Sporotrichosis. Arch. Derm. Syph. (Chicago) 15, 726 (1927). — Schiff, B. L.: Solitary sporotrichotic granuloma. Arch. Derm. Syph. (Chicago) 65, 353 (1952). — Seeliger, H. P. R.: Experimentelle Untersuchungen zur mykologischen Serodiagnostik. Habil.-Schr. Bonn 1954. — Shintani, J., W. Florsheim and J. W. Wilson: Radioautographic study of experimental sporotrichosis after the administration of radioactive iodine. J. invest. Derm. 26, 137 (1956). — Silva, J. R., e A. P. Goncalves: Nota sobre o valor diagnostica de Esporotriquina. Hospital, Rio, Okt. 1950. — Sobre as formas clinicas da Esporotricose. Hospital, Rio, Febr. 1954. — Silva, M.: Sporotrichosis in Colombia. Arch. Derm. Syph. (Chicago) 65, 355 (1952). — Simson, F. W., M. A. Helm, J. W. Bowen and F. A. Brandt: The pathology of sporotrichosis in man and experimental animals. Proc. Transv. Mine med. Offrs' Ass. 27, 34 (1947). — Singer, J. J.: Pulmonary sporotrichosis. A report of two cases. Amer. Rev. Tuberc. 18, 438 (1928). — Sporotrichosis, lymphangiectatic type. Arch. Derm. Syph. (Chicago) 68, 598 (1953). — Smith, D. T.: Pulmonary mycoses. Clinics 4, 994 (1945). — Soares, J. A., e D. O. Ribeiro: Seltene Form der Sporotrichose unter dem Bilde der Aktinomykose. An. bras. Derm. Sif. 30, 203 (1955). Ref. Zbl. Haut- u. Geschl.-Kr. 95, 100 (1956). — Soares, J. A., D. Oliveira Ribeiro e C. Silva Lacaz: Sporotrichosis familiaris. An. bras. Derm. Sif. 27, 5 (1952). Ref. Zbl. Haut- u. Geschl.-Kr. 83, 102 (1953).

Takahashi, Y.: Über die allergischen Erscheinungen bei Sporotrichose. Jap. J. Derm. 40, 34 (1936). — Medical mycology in Japan. Bull. int. Soc. hum. anim. Mycol. 2, 11 (1957). — Talice, R. V., and J. E. McKinnon: The asteroides form of splendore in spontaneous and experimental sporotrichosis. Proc. third Internat. Congr. of Microbiology, p. 510, 1945. — THEISSING, G.: Die zunehmende Bedeutung der Mykosen an den Schleimhäuten der oberen Luftwege. Arch. Ohr.-, Nas.- u. Kehlk.-Heilk. **173**, 210 (1958). — THEISSING, G., u. W. SCHMIDT: Über das seltene Krankheitsbild der Sporotrichose im Nebenhöhlen- und Mundbereich mit Hautbeteiligung. Z. Laryng. Rhinol. **36**, 141 (1957).

VIGLIOGLIA, P. A., y V. CATALDO: Esporotricosis linfangitica. J. méd. (B. Aires) **13**, 399 (1956). Ref. Zbl. Haut- u. Geschl.-Kr. **96**, 191 (1956).

WALSTAD, P. M., and S. M. GELENGER: Sporotrichosis. U.S. armed Forces med. J. **3**, 747 (1952). — WATRIN, J., P. JEANDIDIER, J. MICHON et SEYOT: Blastomycose de Gilchrist. Ann. Derm. Syph. (Paris) **5**, 27 (1945). — WATT, D. L., and W. T. R. LINTON: Sporotrichosis treated by griseofulvin—a failure. Canad. Med. Ass. J. **83**, 1103 (1960). — WEICHARDT, H.: Sporotrichose der Genitalien. Arch. Derm. Syph. (Berl.) **192**, 290 (1951). — WEINER, M. A.: Sporotrichosis. Report of a case in Greater Metropolitan Washington. Med. Ann. D. C. **20**, 606 (1951). — WHITE, C.: Sporotrichosis (localised, lymphangitic type). Arch. Derm. Syph. (Chicago) **20**, 384 (1929). — WINKLE, ST.: Mikrobiologische und serologische Diagnostik, 2. Aufl. Stuttgart: Gustav Fischer 1955.

YOUNG, J. M., and E. ULRICH: Sporotrichosis produced by Sporotrichum gougeroti. Report of a case and review of the literature. Arch. Derm. Syph. (Chicago) **67**, 44 (1953).

Die Coccidioidomykose

(Granuloma coccidioides, Granuloma coccidioidale, Talfieber, Wüstenrheumatismus, San Joaquin-Fieber, Posada-Wernicke-Krankheit)

Von
Rudolf Kaden-Berlin

Mit 17 Abbildungen

Der Schleier des Mysteriösen und Exotischen liegt auch heute noch über der Coccidioidomykose, obwohl sie gar nicht mehr so selten ist, und Forschung und Wissenschaft bereits exakte Kenntnisse über ihr Wesen erbracht haben.

1. Definition

Die Coccidioidomykose ist praktisch auf ihre Endemiegebiete in Kalifornien, Mittel- und Südamerika beschränkt. Dort findet eine Durchseuchung fast aller Bewohner statt. Der Verlauf dieser Systemmykose ist individuell verschieden und wird von immunologischen Faktoren wesentlich bestimmt. Zumeist ist die Krankheit harmlos und mit einem mehr oder weniger heftigen Katarrh der Luftwege zu vergleichen. Gelegentlich sind die Erscheinungen stürmischer und führen zur progressiven Dissemination. In diesem zweiten Stadium ist die Coccidioidomykose gefährlich und befällt Haut, innere Organe und Knochen mit granulomatösen Veränderungen, die häufig zu einem tödlichen Ausgang führen.

2. Geschichtliche Entwicklung

Die erste Beobachtung bezieht sich auf ein tödlich verlaufenes Granulom in Argentinien, worüber im Jahre 1892 Posadas in Argentinien und zur gleichen Zeit Wernicke in Deutschland berichtet haben. Rixford und Gilchrist publizierten 1896 die erste ausführliche Abhandlung, in der sie den Erreger beschrieben und ihn wegen seiner Ähnlichkeit mit den Coccidien als Coccidioides immitis bezeichneten.

Nach dieser Entdeckerperiode folgt von 1900—1913 die mykologische Erforschung. Ophüls hat sich in Amerika mit dieser Pilzinfektion, die er coccidioidales Granulom nannte, eingehend beschäftigt. Seine epochale Veröffentlichung im Jahre 1905 stellt einen Markstein in der Geschichte der Coccidioidomykose dar, zumal seine Arbeit so sorgfältig war, daß nahezu 30 Jahre lang wenig Neues hinzugefügt werden konnte, da er bereits alle pathologischen, histologischen und klinischen Veränderungen richtig erkannt und beschrieben hatte. In Deutschland ist diese Entwicklung von Wassielewski seiner Zeit referiert worden.

In die Jahre 1914—1928 fallen die immunologischen und epidemiologischen Anfangsstudien. Cooke erbrachte im Jahre 1914 den Nachweis präcipitierender Antikörper im Serum erkrankter Patienten und eröffnete damit das Interesse für die immunbiologische und serologische Erforschung der Coccidioidomykose. Es gelang schließlich Hirsch u. Mitarb. (1927) und Jacobson (1928) die spezifische

Hautüberempfindlichkeit durch die erfolgreiche Entwicklung des Coccidioidin-Hauttests zu demonstrieren.

Mitten in dieser Periode ist die Coccidioidomykose von BUSCHKE und JOSEPH (1928) in JADASSOHNs Handbuch der Haut- und Geschlechtskrankheiten im Rahmen der Blastomykose unter der Überschrift „Granuloma coccidioides (OPHÜLS)" abgehandelt worden. Verglichen mit dem heutigen Wissen erscheinen zahlreiche Faktoren, wie die Pathogenese, Biologie des Erregers und der Pilznachweis in der Natur oder im Tierreich noch unvollständig und unsicher. Andere, wie ausgedehnte epidemiologische und myko-serologische Kenntnisse, fehlen fast gänzlich.

Nach Erscheinen des damaligen Handbuchbeitrags findet ein wesentlicher pathologischer und mykologischer Fortschritt in den Jahren 1928—1940 statt. Viele Veröffentlichungen, kasuistische Beiträge und mykologische Beobachtungen datieren aus dieser Zeitspanne. Nochmals tritt OPHÜLS (1929) hervor, indem er auf Grund sorgfältiger pathologischer Forschungen beweist, daß die Erstinfektion nicht an der Haut, sondern praktisch immer in der Lunge sich abspielt. Der gelungene Erregernachweis im staubigen Boden des San Joaquin-Tales von STEWART und MEYER (1932) bekräftigt diese neuen Erkenntnisse. Man weiß, daß ein und derselbe Erreger einmal einen harmlosen Lungenkatarrh, ein anderes Mal eine tödliche Dissemination zu verursachen vermag. Um diesen Tatsachen gerecht zu werden, schlug DICKSON (1937) in einer großen Übersicht für die Krankheit den Namen Coccidioidomykose vor. Diese Bezeichnung hat sich seither eingeführt, da sie umfassender ist und die schweren disseminierten Formen besser berücksichtigt als die alte Bezeichnung coccidioidales Granulom (OPHÜLS). DICKSON (1939), GIFFORD (1939) und SMITH (1939) gehören zu einer Arbeitsgruppe, die sich mit ausgedehnten epidemiologischen Studien zu beschäftigen hatte. Ihre Veröffentlichungen sind derart umfassend, daß bisher nichts wesentlich Neues hinzugefügt werden konnte. Diese drei Autoren zählen zu den erfahrensten Kennern dieser Pilzinfektion.

Die neuere Zeit, seit 1941, hat lediglich interessante epidemiologische Studien bei der Stationierung von Truppenkontingenten in Epidemiegebieten ergeben (SMITH 1943). In Mittel- und Südamerika sind vor allem systematische Hauttestungen zur Erforschung der Durchseuchung der Bevölkerung vorgenommen worden. GONZALEZ-OCHOA (1953, 1954, 1955), NIÑO (1950) und NEGRONI (1950, 1952, 1953) sind die bedeutendsten südamerikanischen Autoritäten auf diesem Gebiet.

Zur Zeit stehen therapeutische Probleme im Vordergrund der Forschung. FIESE (1958) hat mit seiner Monographie über die Coccidioidomykose nicht nur ein umfassendes Nachschlagewerk, sondern auch die Grundlagen für eine Verbesserung der Therapie geschaffen.

3. Epidemiologie

Die Coccidioidomykose ist als Krankheit nur in ihren Endemiegebieten von Bedeutung. Als Todesursache ist sie nebensächlich. In den 5 Jahren von 1951 bis 1956 sind in den Vereinigten Staaten lediglich 353 Todesfälle an Coccidioidomykose registriert worden. Allein die Zahl der tödlichen Verkehrsunfälle an einem einzigen Wochenende in den Vereinigten Staaten kann höher sein (SMITH 1957). Durchschnittlich kommen jährlich 71 Todesfälle vor. 60% entfallen davon allein auf Kalifornien als Hauptendemiegebiet.

Als Erkrankungsursache ist die Coccidioidomykose schon wesentlich wichtiger. In den gefährlichsten Endemiegebieten muß mit einer fast 100%igen Durchseuchung der Bevölkerung gerechnet werden, wenn auch nur bei einem Fünftel der infizierten Bewohner deutliche Krankheitssymptome mit vorübergehender Arbeitsunfähigkeit aufzutreten pflegen. Immerhin ist der Arbeitsausfall in den Endemiegebieten so beträchtlich, daß Rückwirkungen auf die ökonomische Entwicklung resultieren. Nach den statistischen Angaben eines Lazaretts in Arizona ist die Coccidioidomykose eine häufigere Einweisungsdiagnose als die drei verbreitetsten Erkältungskrankheiten einschließlich aller Verletzungsschäden. Trotzdem soll man die Infektionsgefahr in den Endemiegebieten nicht dramatisieren. Es ist zweifellos eine übertriebene Vorsicht, wenn man aus Angst vor einer Ansteckung sich vor einer Einreise in die Endemiegebiete fürchtet. Obgleich mancher Durchreisende infiziert worden ist, gibt es viele ansässige Bewohner im San Joaquin-Tal, die in ihrem ganzen Leben niemals von dieser Pilzinfektion gehört, geschweige denn an ihr gelitten haben.

Charakteristischerweise findet Ansteckung durch Coccidioides immitis nur in bestimmten staubigen und wüstenartigen Gegenden statt. Diese Endemiegebiete liegen nur in Amerika, und zwar nach der Reihenfolge ihrer Bedeutung im Südwesten der Vereinigten Staaten von Nordamerika und im Gebiet der Gran Chaco-Ebene und der Pampas-Steppe in Südamerika; in weitem Abstand folgen die Tiefebene Lara in Venezuela und die Savannenlandschaft des Comayagua-Tales in Honduras (Abb. 1). Von den

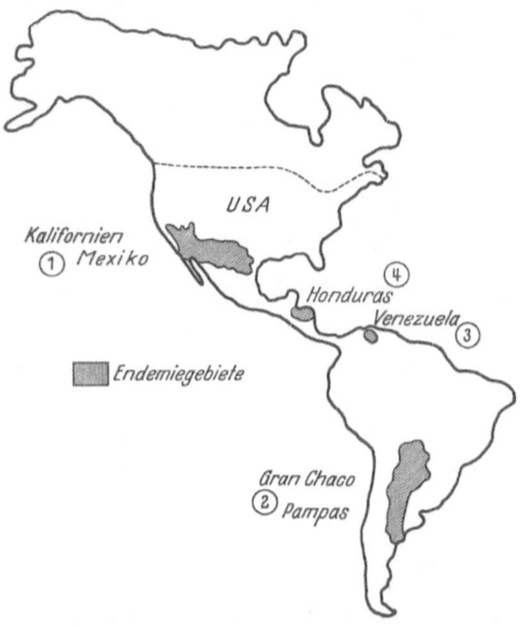

Abb. 1. Die Endemiegebiete der Coccidioidomykose. Die Zahlen *1—4* bezeichnen die Reihenfolge ihrer epidemiologischen Bedeutung

Wüsten, Steppen und Savannen im südwestlichen Teil Nordamerikas gehören folgende amerikanische Staaten zum Epidemiegebiet: Kalifornien, Arizona, Nevada, Utha, Neu-Mexiko und Texas sowie die mexikanischen Staaten Nieder-Kalifornien, Sonora, Chihuahua und Coahuila. Die fruchtbaren, aber staubigen Ebenen im San Joaquin-Tal Kaliforniens sind als bekannteste und gefährlichste Orte für die Coccidioidomykose berüchtigt. Nach einer Statistik über disseminierte Coccidioidomykose in Kalifornien wurden in den Jahren 1893—1954 allein im San Joaquin-Tal 833 Fälle (das sind 55%) registriert (FIESE 1958). Nicht nur die auffällig hohe Zahl an Krankheitsmeldungen fallen im San Joaquin-Tal auf, sondern auch die Durchseuchung des staubigen Bodens mit Pilzerregern (EMMONS 1952), sowie ihr Nachweis bei vielen wildlebenden Feldtieren (EMMONS und ASHBURN 1942) und Haustieren, und die fast 100%ige Hautüberempfindlichkeit der Bevölkerung beim Coccidioidin-Test einschließlich der analogen immunologischen Verhältnisse bei den dortigen Haustieren (MADDY u. Mitarb. 1957).

Die geographische Verteilung der Durchseuchung der Bevölkerung erfährt nach Auswertung ausgedehnter Coccidioidin-Hauttestungen in den Vereinigten Staaten eine wesentliche Ergänzung. EDWARDS und PALMER (1957) haben nach routinemäßigen Coccidioidin-Hauttestungen bei jungen Erwachsenen die prozentual größten Zahlen positiver Reaktionen erwartungsgemäß im Südwesten der Vereinigten Staaten beobachtet. Dabei hat sich gezeigt, daß die Coccidioidin-Überempfindlichkeit der Bevölkerung nicht nur auf die bekannten Endemiegebiete beschränkt ist. Unter permanenter Abnahme der Quote zieht sich ein breiter Gürtel von den pazifischen Endemiegebieten quer durch den amerikanischen Kontinent nach dem Nordosten bis zum Atlantik hin (Abb. 2).

Außerhalb Amerikas gibt es vermutlich keine Endemiegebiete. Es handelt sich immer nur um sporadische Fälle, die sich zumeist als eingeschleppte Infek-

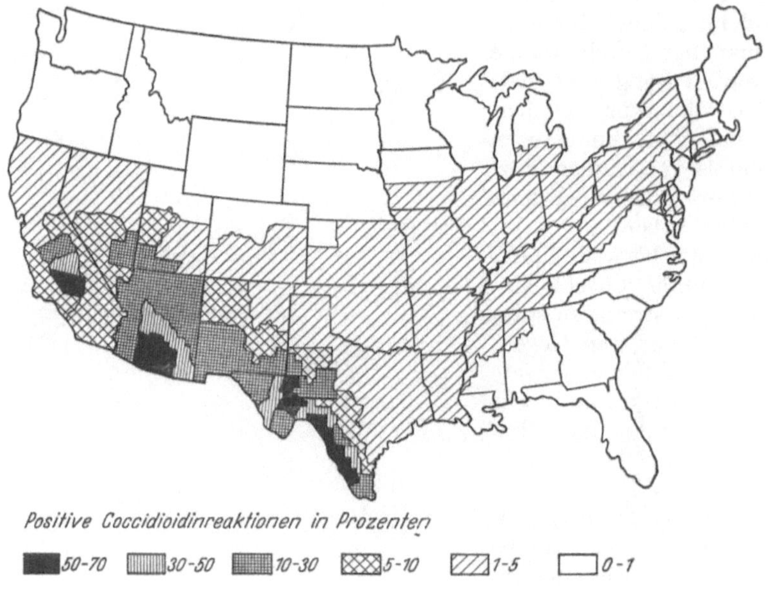

Abb. 2. Die Verteilung der Coccidioidin-Hautüberempfindlichkeit in den USA.
[Edwards, P. Q., u. C. E. Palmer: Dis. Chest **31**, 35 (1957)]

tionen entpuppt haben. Bei der Zunahme des interkontinentalen Touristenverkehrs und der großräumigen Truppenbewegungen über riesige Entfernungen hin ist jedoch mit dem Auftreten vereinzelter Fälle in anderen Kontinenten außerhalb Amerikas zu rechnen.

In Europa sind lediglich vereinzelte Fälle bekannt geworden. Grob orientierende Coccidioidin-Hauttestungen haben ebenfalls keinen Anhalt für die Befürchtung eines Endemiegebietes in Europa gegeben. In Italien hat man zwar einige wenige Fälle beobachtet und beschrieben (Redaelli und Ciferri 1934, Montessori 1941), jedoch verliefen Coccidioidin-Testungen bei Schulkindern in Toskana (Fois 1953) völlig negativ, so daß auch hier keine Endemiegefahr in Betracht kommt. Aus Ungarn sind zwei vereinzelte Fälle bekannt geworden (Kepes und Afra 1955; Csillag 1958). In Deutschland, sowie in den meisten anderen europäischen Ländern, scheint eine Infektion mit Coccidioides immitis niemals stattgefunden zu haben. Immerhin sind Beobachtungen an Coccidioidomykose nach dem zweiten Weltkrieg in Deutschland vorgekommen. Es handelte sich dabei um chronische Verläufe disseminierter Krankheitsbilder, die sich die Patienten während ihrer Gefangenschaft im Südwesten der USA zugezogen hatten (Haupt 1949, Ruhrmann 1955). Vereinzelte ähnliche Fälle von Erkrankungen bei entlassenen Soldaten oder Heimkehrern, die aus Endemiegebieten zurückkehrten, sind in der Nachkriegszeit in Amerika und Europa beobachtet worden (Kurz und Loud 1947; Straub und Schwarz 1957).

Da Haustiere in den Endemiegebieten bekanntlich auch erkranken können, ist bei der Untersuchung eingeführter Tiere in den Tierquarantänen auf Coccidioidomykose zu achten; ein Vorkommnis in Oslo mahnt erneut zur Vorsicht (Nordstoga u. Mitarb. 1959).

In Afrika ist kürzlich eine fragliche Erkrankung bei einem Europäer aufgetreten (Martin 1953; Dubois und Janssens 1953). Sonst liegen keine weiteren Berichte vor. In Asien sind die Verhältnisse offenbar ebenso günstig (Kaur u. Mitarb. 1954) mit der Ausnahme von Rußland, wo Araviisky (1958) in letzter Zeit über 20 Beobachtungen an nachgewiesener Coccidioidomykose zu berichten hatte. Schließlich ist in Australien auch nur eine Infektion zu Bericht gelangt, die sich jedoch durch importierte Früchte aus Kalifornien erklären ließ (Burgess 1929).

4. Symptomatologie

Klinisch unterscheidet man ein primäres Stadium mit den Merkmalen einer akut-fieberhaften, gutartigen Infektion der oberen Luftwege von einem sekundären Stadium, das durch einen chronisch-rezidivierenden, bösartigen Verlauf mit granulomatöser Dissemination in die verschiedensten Organe sowie auf die

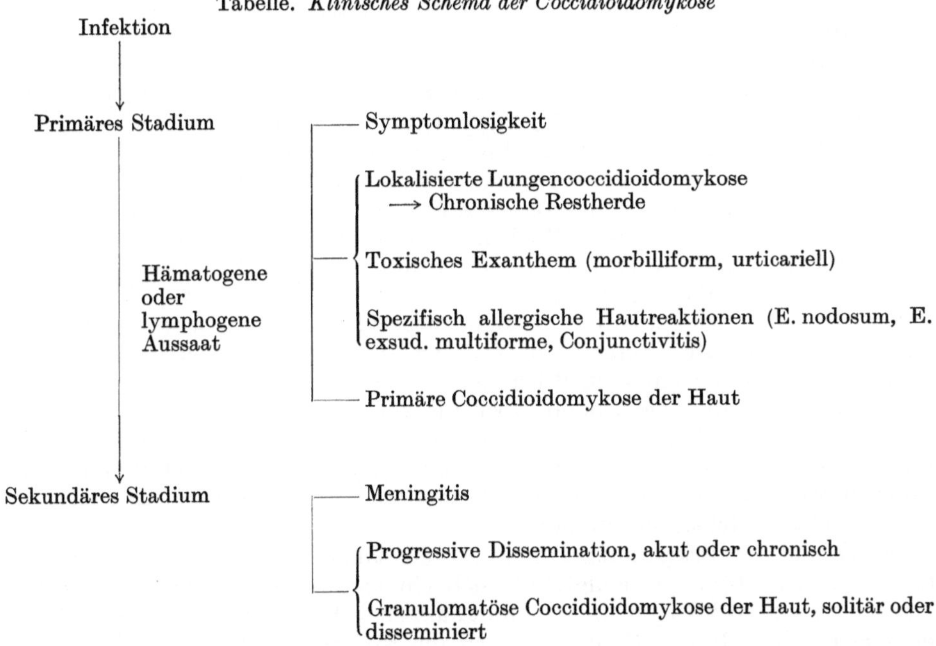

Tabelle. *Klinisches Schema der Coccidioidomykose*

Haut charakterisiert ist. Die klinischen Veränderungen und subjektiven Beschwerden sind bei den zwei Krankheitsformen so unterschiedlich, daß man sie für zwei verschiedene Krankheiten halten könnte, wenn sie nicht von einem und demselben Erreger verursacht werden würden. Theoretisch kann der Erreger durch mehrere Eintrittspforten in den Körper gelangen. Praktisch findet jedoch die Erstinfektion ausschließlich in der Lunge statt. Nur ganz selten tritt der Erreger anläßlich einer Verletzung primär in die Haut ein (Wilson u. Mitarb.

1953). Das Wissen über die Symptomatologie der Coccidioidomykose ist durch die neueren eingehenden Beobachtungen von SMITH (1939), DICKSON (1939) und GIFFORD (1939) wesentlich vertieft worden, so daß die früheren Vorstellungen, wie sie in JADASSOHNs Handbuch noch dargelegt worden sind, korrigiert bzw. ergänzt werden müssen. Nach der jetzigen Auffassung lassen sich die Symptome in ein klinisches Schema einordnen, obwohl in der Praxis wegen der Vielseitigkeit der Krankheitsbilder Überschneidungen und Abweichungen immer wieder vorkommen werden (s. Tabelle S. 289).

Hinsichtlich der Altersverteilung sind alle Jahrgänge vertreten, auch sind beide Geschlechter gleich häufig befallen (BENEDEK 1958). Die progressive Dissemination findet sich jedoch viel häufiger bei Männern und ganz besonders bei den Angehörigen farbiger Rassen, die äußerst anfällig sind.

a) Primäres Stadium der Coccidioidomykose

α) Lokalisierter Lungenbefall

Da man in der Praxis niemals genau weiß, wann die Einatmung des infektiösen Staubs stattgefunden hat, ist die Inkubationszeit schwer zu bestimmen. Bei Infektionen im Pilzlaboratorium ist der Tag dieses Ereignisses zumeist in genauer Erinnerung, so daß sich beim Auftreten der ersten Krankheitssymptome die Inkubationszeit exakt errechnen läßt. Sie beträgt im allgemeinen 10—16 Tage, in Ausnahmefällen 7—28 Tage (SMITH 1943; SMITH u. Mitarb. 1946; BASS u. Mitarb. 1950).

Immerhin verlaufen etwa 60% der Infektionen asymptomatisch und werden lediglich durch einen positiven Coccidioidin-Hauttest nachträglich entdeckt. Bei den manifesten Fällen treten anfangs grippeartige Symptome mit mäßigem Fieber zwischen 37,5 und 38,5° C auf. Frühzeitig wird eine Bronchitis mit leichtem Husten und mucopurulentem Sputum, zuweilen mit Blutbeimischungen beobachtet. Bei heftigerem Befall haben die Patienten Schüttelfrost und leiden an Nachtschweiß, Appetitlosigkeit, Rücken- und Kopfschmerzen. Selten steigern sich die Beschwerden bis zu den Anfangssymptomen einer Pleuritis exsudativa oder sicca (SMITH 1951, HUXTABLE 1953).

Bei etwa 80% der Patienten mit Lungencoccidioidomykose lassen sich röntgenologisch krankhafte Befunde nachweisen (CONANT u. Mitarb. 1954). Die Veränderungen sind nicht einheitlich und von Fall zu Fall recht verschieden. MOHR (1952) hat in Deutschland über die röntgenologischen Veränderungen eingehend berichtet. Weiche, verschwommene Hiluszeichnungen oder pneumonieartige Infiltrationen des mittleren bis unteren Lungenfeldes wechseln mit multiplen knötchenartigen Herden, die gelegentlich über die ganze Lunge verteilt sind und an tuberkulöse Infektionen erinnern.

Im Verlauf der Erkrankung kommt es manchmal zu Erscheinungen an der Haut. In etwa 10% der Fälle stellt sich ein masernartiges oder urticarielles Exanthem nach 1—2 Tagen ein, das innerhalb einer Woche wieder zu verschwinden pflegt (WINN 1956). Es handelt sich um toxische Reaktionen, wie sie bei vielen anderen fiebrigen Infektionen ebenfalls zur Beobachtung gelangen können. Keinesfalls liegt eine spezifisch allergische Reaktion gegen den Pilzerreger vor (CURTIS 1952), da diese exanthematösen Hauterscheinungen zeitlich vor der Sensibilisierung gegen Coccidioidin auftreten.

Die spezifisch allergischen Hautreaktionen entwickeln sich erst später, 1—3 Wochen nach Beginn der Krankheitssymptome. Sie treten unter dem Bilde eines Erythema nodosum oder Erythema exsudativum multiforme auf. Manchmal flackert bei ihrem Erscheinen das Fieber erneut auf. Gelegentlich sind diese

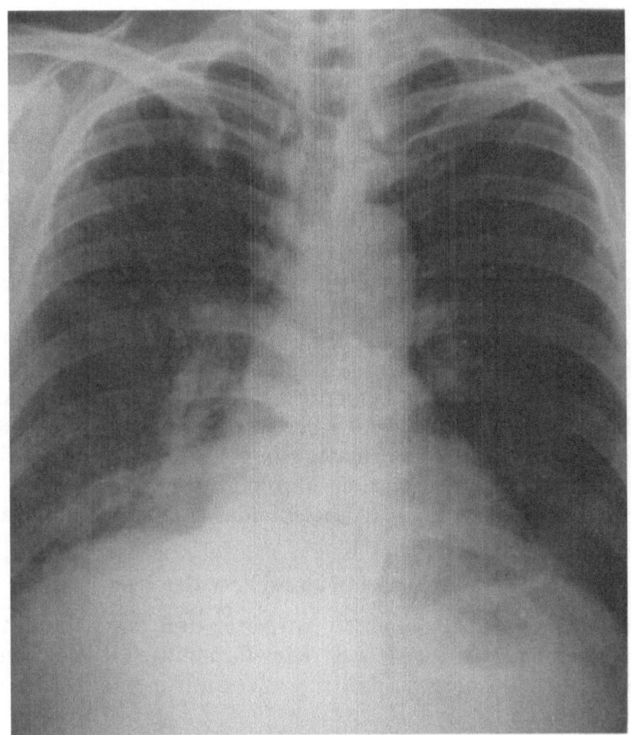

Abb. 3. Lokalisierte Lungencoccidioidomykose. Leichte Pneumonie mit Hilusdrüsenbeteiligung. (FIESE, J.: Coccidioidomycosis. Springfield: Ch. C. Thomas 1958)

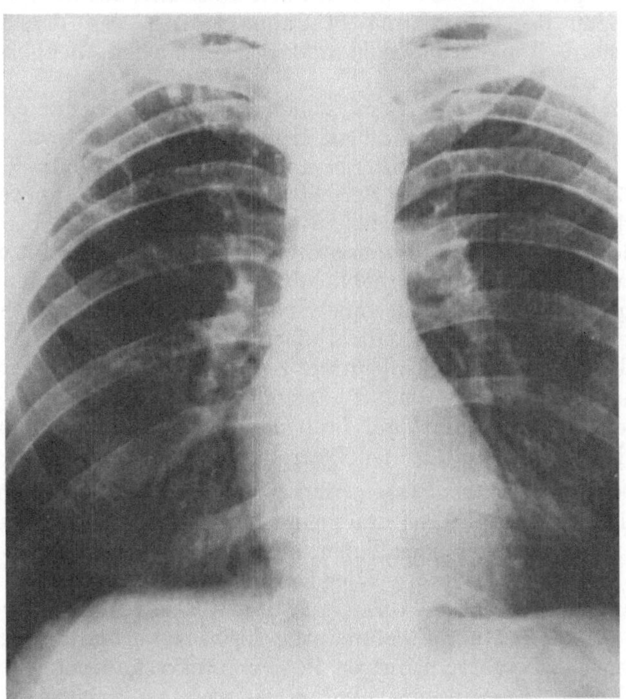

Abb. 4. Restherde bei chronischer Lungencoccidioidomykose. Dünnwandige Kaverne in der rechten Lungenspitze. (FIESE, J.: Coccidioidomycosis. Springfield: Ch. C. Thomas 1958)

Erytheme die ersten Anzeichen für die Infektion, falls deren bisheriger Verlauf zu mild war, um bemerkt zu werden (Winn 1952, Reichert 1955). Das Erythema nodosum gilt in Endemiegebieten u. U. als erster diagnostischer Hinweis. Da ein Erythema nodosum als Ausdruck der Entwicklung einer guten Immunität gewertet wird (Wilson 1957), spricht dieses Symptom für eine gute Prognose. Es findet sich bei Frauen wesentlich häufiger als bei Männern. Bei Negern treten diese allergischen Erytheme nur ganz selten auf (Smith 1943). Diese Beobachtung bekräftigt die Auffassung, daß eine spätere Dissemination um so seltener ist, je häufiger im Primärstadium eine der allergischen Hautreaktionen auftritt.

Obgleich sich das primäre Stadium der Coccidioidomykose fast immer spontan zurückbildet, hinterläßt es doch häufig pathologische Restherde in der Lunge und an den Bronchien. Birsner (1954) bemerkt von seinem Standpunkt als Röntgenologe im San Joaquin-Tal, daß es in dieser Gegend ungewöhnlich ist, wenn man bei einem Erwachsenen ein völlig normales Röntgenbild des Thorax sieht. Fibröse Lungenverdichtungen, Bronchiektasien und chronische Kavernen erinnern an eine frühere Infektion der Lunge mit Coccidioides immitis (Abb. 3 und 4).

β) Primäre Coccidioidomykose der Haut

Obwohl man früher im allgemeinen annahm, daß eine verletzte Hautstelle eine wichtige Eintrittspforte für den Erreger darstellt, hat eine kritische Überprüfung dieses Problems ergeben, daß diese Vermutung nicht der Wirklichkeit entspricht (Wilson, Smith und Plunkett 1953). Eine intradermale oder subcutane Infektion ist natürlich möglich, zumal dieser Infektionsmodus im Tierversuch häufig mit Erfolg nachgeahmt worden ist. Der Irrtum, daß cutane Erregerinfektionen eine primäre Rolle spielen, führt sicherlich auf die granulomatösen Hauterscheinungen des sekundären Stadiums zurück, bei denen die vorangegangene primäre Lungencoccidioidomykose vermutlich nicht beachtet oder erkannt worden ist.

Erwiesene cutane Infektionen sind sehr selten. Es sind nur drei Veröffentlichungen über primären Hautbefall als erwiesen anerkannt worden (Guy und Jacob 1926, 1927; Wilson, Smith und Plunkett 1953; Trimble und Doucette 1956). Bei einem der Berichte handelte es sich um eine primäre Coccidioidomykose bei einem Leichenbestatter. Er hatte sich beim Hantieren mit einer Leiche, die von granulomatösen coccidioidalen Hauterscheinungen übersät war, an einem Finger erheblich verletzt. Nach 4 Tagen schwoll der Finger an, wurde rot und druckschmerzhaft. Es entwickelte sich an der Verletzungsstelle ein Granulom, das zentral ulcerierte und im Verlauf von 80 Tagen langsam abheilte. Einige harte, subcutane Knötchen bildeten sich an der Beugeseite des betreffenden Armes aus. Die regionären Lymphknoten vergrößerten sich, wurden druckschmerzhaft und fluktuierten. Coccidioides immitis war in den primären Hautstellen und in den Lymphknoten nachweisbar.

Neben Papeln, Knötchen, Pusteln und verrukösen oder papillomatösen Veränderungen, die immer ulcerieren und grundsätzlich den Charakter eines Primäraffektes, wie er bei der Lues oder Tuberkulose vorkommt, haben sollen, gibt es noch den Typ des Skrofuloderms. Hier kommt es zu Ulcerationen und Lymphknotenschwellungen am Halse (Conant u. Mitarb. 1954). Man bringt diese Form gern mit einer primären Mundschleimhautinfektion in Verbindung (Schuermann 1955). Das klinische Bild der primären Schleimhautveränderungen scheint einer uncharakteristischen Entzündung ähnlich zu sein, da darüber keine näheren Angaben vorliegen.

Es ist sicherlich schwer, eine primäre Coccidioidomykose der Haut nur nach dem klinischen Aspekt von einer isolierten, granulomatösen Form des zweiten Stadiums zu unterscheiden. WILSON, SMITH und PLUNKETT (1953) haben die zusätzlichen Kriterien ausgearbeitet, die für die Diagnose einer primären Coccidioidomykose der Haut verlangt werden müssen. Dabei spielt die Anamnese eine entscheidende Rolle. Eine vorherige katarrhalische Erkrankung, die als Lungencoccidioidomykose verdächtig ist, darf nicht vorliegen, und die beschuldigte Verletzung muß in jeder Hinsicht ausreichend und überzeugend sein (BIDDLE 1953). Der Prozeß soll einem syphilitischen Schanker oder einer primären Hauttuberkulose ähnlicher sein als einem Absceß oder torpidem Ulcus. Verhältnismäßige Schmerzlosigkeit und zentrale Ulcerationen müssen überwiegen. Das Bild soll im großen und ganzen an die Sporotrichose erinnern, eine Parallele, die WILSON (1957) im Hinblick auf die große Bedeutung der Eintrittspforte des Erregers in den Organismus für die Entwicklung des klinischen Bildes ausführlich behandelt hat.

b) Sekundäres Stadium der Coccidioidomykose

α) Progressive Dissemination

Wenn die Coccidioidomykose im primären Stadium nicht abheilt, kommt es zur Dissemination auf dem Blut- oder Lymphwege. Glücklicherweise tritt dieser ungünstige Verlauf selten, etwa nur einmal bei 200 Erkrankungen, ein (FABER u. Mitarb. 1939). Bis zur Dissemination vergehen verschieden lange Zeitspannen, im allgemeinen 3 Wochen bis 3 Monate. Kürzere Zeiten sind bei ungewöhnlicher Bösartigkeit vorgekommen (REDAELLI 1943, FIESE 1958). Wesentlich längere Zeiten, die bisher in der Literatur als „späte Dissemination" bezeichnet worden sind, haben sich nach den heutigen Erfahrungen nicht bestätigen lassen. Wenn man nämlich Neuerkrankungen von Anfang an unter klinischer Kontrolle hat, wie es bei Tausenden von erkrankten amerikanischen Soldaten in den Endemiegebieten der Fall gewesen ist, hat sich niemals eine sog. späte Dissemination feststellen lassen (SMITH u. Mitarb. 1948). Wenn es infolge mangelhafter immunologischer Abwehr zur Streuung der Erreger kommt, so tritt diese Invasion immer in den ersten Wochen oder Monaten ein. Nach mehr als 2 Jahren ist eine Dissemination unwahrscheinlich. Vermutlich handelt es sich bei den sog. späten Disseminationen lediglich um die erste Wahrnehmung eines Rückfalls bei vorangegangener, aber nicht erkannter Erkrankung. Nach SMITH u. Mitarb. (1948) besteht in den Fällen, in denen es einmal zur Generalisation gekommen ist, immer die Gefahr erneuter Rückfälle, auch wenn scheinbare Heilung eingetreten ist.

Das klinische Bild und der Verlauf der progressiven Dissemination sind außerordentlich mannigfaltig. Neben der Lunge sind die verschiedensten inneren Organe sowie die Haut befallen. MOHR (1952) hat die Klinik der speziellen Organerkrankungen urd ihre Symptomatologie in Deutschland im Handbuch der inneren Medizin ausführlich behandelt, so daß für die spezifisch internistischen Probleme auf diese Ausführungen verwiesen wird.

CONANT u. Mitarb. (1954) weisen bei der progressiven Dissemination darauf hin, daß die Patienten entweder innerhalb weniger Monate oder erst nach ein- bis mehrjähriger Leidenszeit ad exitum kommen. Im akuten Zustand pflegt eine Continua mäßigen Fiebers vorzuherrschen und bald treten Gewichts- und Kräfteverlust bei zunehmender Appetitlosigkeit ein. Dyspnoe und Cyanose sind auffällige Anzeichen für eine intensive Lungeninfiltration.

Bei der Röntgendiagnostik finden sich neben großen Verschattungsfeldern häufig Bilder, die an Tuberkulose oder Carcinomaussaaten erinnern (Abb. 5). Die gefürchtetste Veränderung ist die coccidioidale Meningitis (MÜLLER und SCHAL-TENBRAND 1948). Bei etwa 25% aller Disseminationen ergibt die Obduktion die Beteiligung der Meningen. Die Meningitis ist für die Angehörigen der weißen Rasse die häufigste Todesursache bei einer Coccidioidomykose.

Das Blutbild ist wenig charakteristisch. Es zeigt außer einer hypochromen Anämie, leichter Leukocytose oder Leukopenie keine Veränderungen. Die BSG ist während der ganzen Krankheitsperiode deutlich erhöht. Die Diagnose ist bei der Dissemination leichter als im primären Stadium zu stellen, da man im Eiter

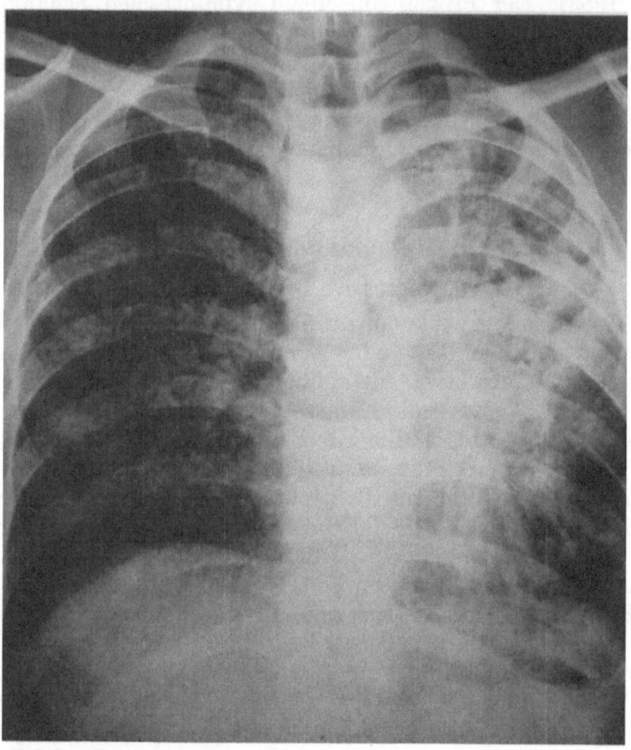

Abb. 5. Progressive Dissemination der Coccidioidomykose. Akute miliare Lungenaussaaten bei einem 35jährigen Filipino 2 Tage ante mortem. (FIESE, J.: Coccidioidomycosis. Springfield: Ch. C. Thomas 1958)

und Sputum die charakteristischen kugelförmigen Sporencysten mikroskopisch verhältnismäßig leicht nachweisen kann. Intracutanteste sowie myko-serologische Untersuchungen ergeben weitere diagnostische Anhaltspunkte (COHEN und GIFFORD 1949; CONANT 1950; VACARRO u. Mitarb. 1954).

β) Granulomatöse Coccidioidomykose der Haut

Früher oder später wird bei fast allen Fällen disseminierter Coccidioido-mykose, mit Ausnahme der meningitischen Form, die Haut mitbefallen. So ist es auch zu verstehen, daß die Mehrzahl der Forscher Dermatologen waren. Trotzdem findet man sogar in der heutigen dermatologischen Fachliteratur noch Verwechslungen der primären Coccidioidomykose mit den disseminierten Formen des sekundären Stadiums. Die Hauterscheinungen des sekundären Stadiums bilden sich für gewöhnlich innerhalb weniger Wochen oder Monate nach den primären Krankheitserscheinungen aus. Nur in Ausnahmefällen, wie bei der Beobachtung von Kurz und Loud (1947), bei der mindestens erst nach 3 Jahren ein subcutanes Granulom aufgetreten ist, sollen 5—10 Jahre bis zur Ausbildung der eigentlichen Hautveränderungen vergehen können.

Das charakteristische Bild dieser Hautveränderungen ist das verruköse Granulom, wie es auch bei der Blastomykose vorkommt. Wenn sich über den ganzen Körper zahlreiche Herde ausbreiten, spricht man von einer miliaren Dissemination der Coccidioidomykose. Bei den chronischen, milderen Verläufen finden sich die granulomatösen Krankheitsprodukte lediglich in Form solitärer Knötchen vereinzelt vor. Die verrukösen Bilder bevorzugen in

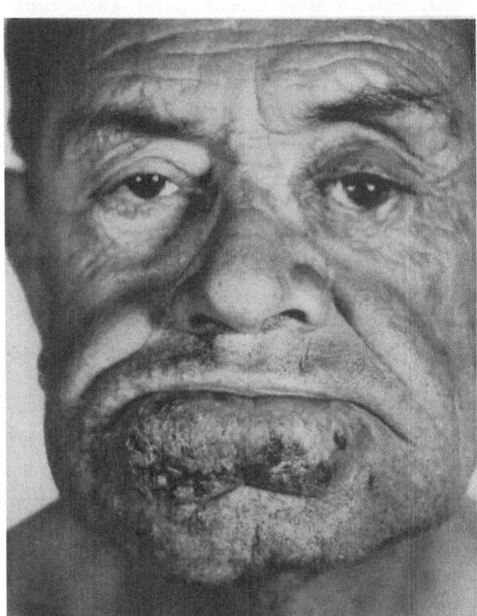

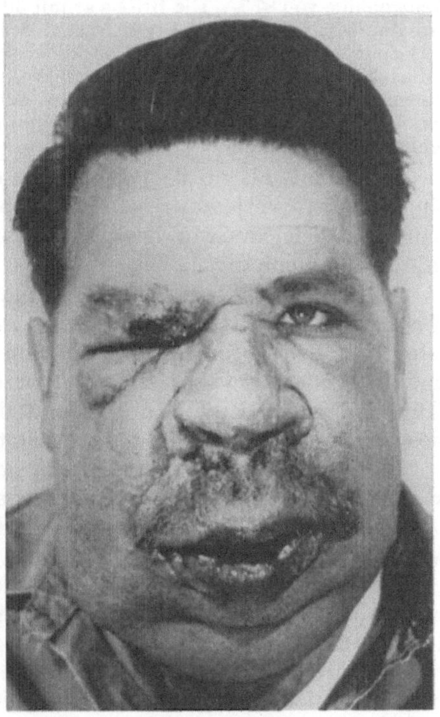

Abb. 6. Coccidioidomykose. Solitärer granulomatöser Herd am Kinn. (A. Gonzalez-Ochoa, Institut für Tropenkrankheiten, Mexico City)

Abb. 7. Coccidioidomykose. Multiple verruköse Granulome mit Absceßbildung und Verschwellung im Gesicht bei tödlich verlaufender progressiver Dissemination. [Fiese, J.: Calif. Med. 86, 119 (1957)]

den Anfangsstadien das Gesicht oder den Kopf, obwohl sie auch überall anderswo auftreten können (Abb. 6 und 7). Eine charakteristische Lokalisation stellt die Nasolabialfalte dar. Die spezifischen Hautveränderungen beginnen als harmlose epidermale Verdickung ohne merkliche Rötung oder Entzündung. Werden sie größer, so haben sie Ähnlichkeit mit einer Verruca vulgaris, obgleich ihr Kolorit etwas dunkler ist. Die Oberfläche ist von feinen, papilliformen Excrescenzen, die manchmal geringgradig nässen, bedeckt. Dadurch steht dann mehr eine Verkrustung als eine Hyperkeratose im Vordergrund. In den chronischen Fällen kann der einzelne Herd monatelang bestehen und nicht größer werden als eine Erbse. In anderen Fällen kommt es zu laufender Vergrößerung und Ausdehnung. Bei Herden, die mehrere Zentimeter Durchmesser besitzen, entsteht Ähnlichkeit mit einem vegetierenden Epitheliom (Conant u. Mitarb. 1954, Smith 1953). Entweder heilen die knotigen Krankheitserscheinungen unter Hinterlassung einer atrophischen Narbe ab oder sie bleiben jahrelang, ohne Progredienz zu zeigen, bestehen. Manchmal breitet sich die Coccidioidomykose der Haut immer mehr aus, bis schließlich der Tod eintritt. Bei fulminanten Verläufen kann man unter rascher Ausbreitung schwere Pustulationen und Konfluenz beobachten, wonach sich das menschliche Äußere unter Umständen sehr entstellen kann (Anderson 1948; Straub und Schwarz 1957). Fiese (1958) hat einen eindrucksvollen Krankheitsfall von akuter progressiver Coccidioidomykose der Haut beobachtet und beschrieben:

Ein 35jähriger Filipino erkrankte plötzlich an Husten, Fieber und einseitigen Brustschmerzen. Nach einer Woche mit 39,5° C Fieber und 12 Pfund Gewichtsabnahme erfolgte Einweisung ins Krankenhaus. Röntgenologisch war eine vollständige Verschattung des linken Oberlappens sichtbar. Im Blutbild bestand eine Leukocytose von 17500 bei einer Neutrophilie von 87%. Die BSG war mit 30 mm in der ersten Stunde erhöht. Der Coccidioidin-Hauttest fiel bis 1:100 positiv aus; das Blutserum präcipitierte bis 1:40 stark positiv. Aus Sputum und Blut ließ sich Coccidioides immitis kultivieren. Sechs Tage nach der Krankenhausaufnahme bildeten sich an den Wangen, Armen und Beinen verruköse Hautveränderungen aus, in denen der Erreger nachweisbar war. Eine weitere Woche später wurde röntgenologisch eine miliare Lungendissemination festgestellt. Nach weiteren 3 Wochen trat schließlich der Tod ein.

Es scheint, als ob die Hautveränderungen hin und wieder in Beziehung zu einer lokalen Verletzung gebracht werden können. Bei genauer Überprüfung handelt es sich jedoch in diesen Fällen vermutlich eher um chronologische als kausale Zusammenhänge.

In Form subcutaner Abscesse manifestieren sich weitere Krankheitsbilder. Bei miliaren Aussaaten kann der ganze Körper von kleinen Abscessen übersät sein. Bei den chronischen Verläufen dagegen handelt es sich gewöhnlich nur um einen oder zwei Abscesse, die vorzugsweise in der Gesäßgegend oder an den Hüften sitzen und die häufig Handtellergröße einnehmen. Für gewöhnlich sind sie schmerzlos, weder heiß, noch gerötet — typische kalte Abscesse (Smith 1946).

Die chronischen Verlaufsformen werden manchmal durch das Aufschießen kleiner Papeln am Stamm und an den unteren Extremitäten für kurze Zeit unterbrochen. Obgleich diese papulösen Eruptionen nach wenigen Tagen zumeist wieder spurlos verschwinden, hat man darin Erreger nachweisen können.

Die häufigsten Veränderungen bilden die chronischen, indolenten Ulcera mit Fistelgängen aus in der Tiefe gelegenen Knochen- oder Organherden (Negroni 1952, Smith 1953). Sie kommen gern an den Füßen und Händen vor. Manche Herde sind von einem Labyrinth fistelnder Gänge unterminiert. Durch sekundäre Bakterieninfektionen können schließlich übelriechende, wuchernde Herde entstehen. Diese Formen, die von den Patienten als nichtheilenwollende Furunkel bezeichnet werden, sind in der Literatur als isolierte, periphere Granulome beschrieben worden (Haug und Merrifield 1959). Häufig wird dieses Hautbild anfangs nicht als Coccidioidomykose erkannt, und übliche Incisionen sowie Drainage werden versucht, bis schließlich der Erregernachweis im Laboratorium die Diagnose klärt.

c) Komplikationen

Der Verlauf der Coccidioidomykose bei Komplikationen, sei es eine Schwangerschaft oder eine Mischinfektion mit Tuberkulose, gibt einen interessanten Einblick in das Wesen dieser Krankheit (Zimmerman 1955). Wenn auch die bisherigen Beobachtungen der Infektion während der Schwangerschaft zahlenmäßig nicht groß genug sind (Smale und Birsner 1949; Vaughan und Ramirez 1951), um endgültige Schlüsse daraus ziehen zu können, so scheint doch die Schwangerschaft die Gefahr für eine Dissemination zu vergrößern.

Für das Neugeborene bedeutet die Erkrankung der Mutter keine Gefahr. Eine kongenitale Coccidioidomykose gibt es nicht. Die Placenta stellt nach den Untersuchungen von Cohen (1950, 1951) eine wirkungsvolle Barriere für die Erreger dar. Lediglich die komplementbindenden Antikörper können durch die Placenta passieren, so daß Smith (1956) bei sechs Säuglingen im Nabelschnurvenenblut ebenso hohe Titerwerte wie bei den erkrankten Müttern feststellen konnte. Bei den Säuglingen fallen die Titerwerte innerhalb eines halben Jahres rasch ab. Allein die Größe der Erreger, deren parasitische Sporencyste mehrere Male und kleinste saprophytische Endospore immerhin ein Viertel so groß wie ein Erythrocyt ist, verbietet die Möglichkeit einer Passage durch die Placenta.

Eine Mischinfektion mit Tuberkulose ist für den Verlauf beider Erkrankungen ohne Bedeutung (STUDY und MORGENSTERN 1948; KAHN 1950; COHEN u. Mitarb. 1952). Wegen der Ähnlichkeit beider Infektionen in pulmonalen Prozessen ist eine Abgrenzung der einzelnen Krankheitsherde sehr schwierig und nur durch den Erregernachweis möglich. FIRESTONE und BENSON (1949) haben bei ihren Mischfällen in den coccidioidalen Herden keine Tuberkelbakterien und in den Tuberkeln nur vereinzelt Coccidioides immitis finden können.

Vereinzelt sind Mycosis fungoides (GARB und MILLER 1955), Lungenlymphosarkom (BOWER 1958) und Ankylostomiasis mit Coccidioidomykose zusammen vorgekommen, ohne daß diese Komplikationen den Verlauf der coccidioidalen Infektion merklich beeinflußt hätten. Es ist jedoch zu erwägen, ob nicht eine Cortisontherapie bei Mycosis fungoides eine gleichzeitig bestehende lokalisierte Coccidioidomykose ungünstig beeinflussen und eine Dissemination provozieren kann.

d) Immunbiologische Reaktionen

Die Erforschung und praktische Anwendung der Immunbiologie für Diagnostik, Epidemiologie und Prognostik der Coccidioidomykose ist neueren Datums und deshalb von BUSCHKE und JOSEPH (1928) in JADASSOHNs Handbuch noch nicht gebührend erwähnt worden. Der intracutane Hauttest oder Coccidioidintest ist in der heute üblichen Form von SMITH u. Mitarb. (1948, 1949, 1950) entwickelt worden. Mit dem Coccidioidintest ist es möglich, die Hautüberempfindlichkeit zu prüfen, indem man eine standardisierte Coccidioidinlösung in einer Konzentration von 1:100 intracutan injiziert (CONANT 1954). Wenn die Testung innerhalb der ersten Woche nach Auftreten der klinischen Erscheinungen vorgenommen wird, ist ihre Reaktion in 87%, in der zweiten Krankheitswoche sogar zu 99% positiv. Ein positiver Hauttest ist ähnlich zu interpretieren wie ein positiver Tuberkulintest, d. h., er besagt in Reihenuntersuchungen lediglich, daß eine Infektion mit Coccidioides immitis irgendwann im Verlauf des Lebens einmal stattgefunden haben muß. Seinen großen diagnostischen Wert hat dieser Hauttest in den Fällen, in denen er in wiederholten Testungen durch Umschlag von negativ zu positiv eine frische Coccidioidomykose zu diagnostizieren hilft.

Im Verlauf des primären Stadiums, sei es eine symptomlose oder manifeste Form, wird der Mensch immun gegen eine erneute exogene Infektion. Diese Immunität verhindert auch eine spätere Dissemination trotz Bestehens chronischer Restherde. Seit 1915 haben verschiedene Autoren Untersuchungsmöglichkeiten ausgearbeitet, um den Nachweis einer Antikörperproduktion durch Präcipitations- oder Komplementbindungsreaktionen im Serum führen zu können. Diese Reaktionen gelten als zuverlässig. Sie sind nach WINN (1957) bei der Dissemination praktisch zu 100% und im ersten Stadium zu etwa 92% positiv. Asymptomatische oder milde Formen des primären Stadiums lassen nur selten serologische Veränderungen erkennen. Erst ausgeprägte Krankheitsveränderungen verursachen positive Präcipitationsreaktionen, die allerdings nach Überstehen der Krankheit bald wieder verschwinden. Im Gegensatz dazu wird die Komplementbindungsreaktion erst später positiv, hält dafür aber auch länger an. Bei Änderungen dieses gegenseitigen Verhältnisses glauben DENENHOLZ und

CHENEY (1944) prognostische Schlüsse auf den Krankheitsverlauf ziehen zu können. Ein Abfall der Präcipitationsreaktion bei gleichzeitigem Anstieg der Komplementbindungsreaktion wird als ein ungünstiges Zeichen beurteilt und kündigt drohende Disseminierung an, während gleichbleibende oder fallende Titer eine lokale Beschränkung der Krankheitsherde erhoffen lassen. Beide Reaktionen sind relativ spezifisch (SEELIGER 1958). Kreuzreaktionen mit anderen Systemmykosen, insbesondere mit Histoplasmose und Blastomykose kommen zwar vor, sind aber nach den sorgfältigen Studien von CAMPBELL und BINKLEY (1953) schwächer in ihrer Intensität.

Die Verhältnisse sind häufig recht kompliziert, obwohl die immunologischen Probleme wiederholt bearbeitet worden sind. In Deutschland hat sich SEELIGER (1954, 1958) eingehend mit der Immunbiologie der Mykosen beschäftigt. Da die Coccidioidomykose sich in immunologischer Hinsicht grundsätzlich wie die anderen Mykosen verhält, sind die immunbiologischen Verhältnisse zusammengefaßt von SEELIGER (Mykologische Serodiagnostik, in diesem Band) ausführlich behandelt worden.

5. Pathogenese

Epidemiologische Studien haben gezeigt, daß die Infektion praktisch nur in Endemiegebieten durch Einatmung lebensfähiger Sporen von Coccidioides immitis vorkommt. Der Pilz hält sich in der Natur bevorzugt im trockenen Erdboden auf (EMMONS 1942), jedoch hat man ihn auch an verstaubten Kleidern oder an vielen anderen Gegenständen nachweisen können. EGEBERG und ELY (1956) haben außer Bodenproben von der Oberfläche und aus der Tiefe auch Tierställe im San Joaquin-Tal untersucht und überall den Erreger gefunden. Die Tatsache, daß die meisten Neuerkrankungen während der trockenen, staubigen Monate auftreten, ist auffällig und unterstreicht die Annahme, daß die pathogenen Pilzsporen im Staub bei Wind aufgewirbelt und auf diese Weise eingeatmet werden. Nach EGEBERG (1954) kommen als Endemiegebiete nur Landstriche in Frage, in denen heiße Sommer und milde Winter überwiegen. Im Sommer muß es mindestens 3 Monate völlig trocken sein und genügend Wind muß herrschen, um den Staub aufzuwirbeln.

BENEDEK (1958) hält Erkrankungen bei Haustieren und kleinen Nagetieren für wichtige Hinweise bei der Ermittlung der geographischen Ausdehnung eines Endemiegebietes, zumal der Pilz auf Pflanzen vermutlich nicht ansässig ist. Das soll aber nicht heißen, daß sich der Mensch von den Tieren anstecken könnte, oder daß die Tiere als Zwischenwirt für den Erreger dienen könnten. Sicherlich infizieren sich die Tiere wie die Menschen durch Einatmung sporenhaltigen Staubes. Eine Übertragung von Mensch zu Mensch wird ebenfalls für ausgeschlossen gehalten, obwohl sich die Erreger im Auswurf und im Eiter in Analogie zur Tuberkulose befinden. Tausende von amerikanischen Soldaten sind aus den Endemiegebieten von Kalifornien in ihre Heimatorte zurückgekehrt, und doch ist kein einziger Fall einer Kontaktinfektion bei ihren Angehörigen beobachtet worden. Es gibt zweifellos Hunderte von Menschen mit chronischen Restherden einer Coccidioidomykose. Niemals hat man von einer Weiterverbreitung durch diese Menschen gehört. BASS u. Mitarb. (1949) haben in diesem Zusammenhang sechs Personen mit coccidioidalen Lungenkavernen in New York jahrelang auf Ansteckungsfähigkeit beobachtet. Es ließ sich bei ihren Angehörigen nicht der geringste Hinweis für eine Infektion, weder klinisch noch beim Coccidioidintest, feststellen. SMITH (1949) und WINN (1951) kommen bei ähnlichen Untersuchungen in über hundert Fällen zu den gleichen Ergebnissen.

Soziologische Verhältnisse haben wenig Einfluß auf die Infektionsgefahr, mit der Einschränkung, daß Landarbeiter wegen ihrer Arbeit auf staubigem Boden und Laboratoriumspersonal beim Umgang mit Coccidioides-Kulturen mehr gefährdet sind. Eine Anzahl schwerer Laboratoriumsinfektionen ist durch Einatmen von Sporenstaub alter puderförmiger Kulturen bekannt geworden (Tomlinson und Bancroft 1928, 1934; Smith und Harrell 1948). Für die Erforschung der Symptomatologie hat ein Infektionsfall im mykologischen Laboratorium von Dickson (1937) große Bedeutung erlangt insofern, als die exakte Kontrolle der Krankheitsentwicklung dazu beigetragen hat, eine mild verlaufende von einer progredienten disseminierten Form zu unterscheiden. An einer Universität kamen gleichzeitig Erkrankungsfälle bei 13 Studenten vor, die offenbar Erreger, die von den Pilzkulturen eines in der Nähe ihres Vorlesungsraums befindlichen mykologischen Laboratoriums stammten, eingeatmet hatten. Auffällig ist die erhöhte Anfälligkeit der farbigen Rassen. Neger, Filipinos, Indianer und Mexikaner erkranken häufiger und schwerer. Bei 4989 Obduktionen an Negern in Los Angeles fand Huntington (1959) 99mal als Todesursache die Tuberkulose und 66mal die Coccicioidomykose. Im Vergleich zu den Verhältnissen bei der weißen Rasse sterben die Neger an Tuberkulose etwas, an Coccidioidomykose jedoch 10mal häufiger. Nach Smith (1949) sind Mexikaner $3^1/_2$mal, Neger 16mal und Filipinos 180mal anfälliger für eine Infektion mit Coccidioides immitis als reinrassige Weiße europäischer Herkunft.

Eine Kontaktinfektion anläßlich einer Hautverletzung ist zwar möglich, doch nicht wahrscheinlich. Sie wird nach den heutigen Erfahrungen in den meisten Fällen abgelehnt (Wilson, Smith und Plunkett 1953). Bei Infektionen durch importierte Früchte oder andere Güter aus den Endemiegebieten steht das Einatmen infizierten Staubes beim Auspacken dieser Waren im Vordergrund (Bennett u. Mitarb. 1954). Die Hautveränderungen der Coccidioidomykose sind — und das muß nachdrücklich betont werden — hämatogene oder lymphogene Aussaaten im Anschluß an einen Primärbefall der Lungen.

6. Mykologie

Die Kenntnisse über den Erreger — Coccidioides immitis — sind 1928 schon recht fundiert gewesen, so daß der entsprechende Abschnitt im Handbuchkapitel über die Coccidioidomykose von Buschke und Joseph (1928) lediglich durch Hinzufügen der neuen Literatur vertieft und ergänzt zu werden braucht.

In der systematischen Übersicht über die Klassifizierung der humanpathogenen Pilze (Rieth 1958) ist Coccidioides immitis als eine Gattungsart der Familie Coccidioidaceae in der Ordnung Endomycetales der Klasse Ascomycetes eingeordnet. Als Synonyma für Coccidioides immitis (Rixford und Gilchrist 1896) findet man: Posadasia esferiformis (Canton 1898), Blastomycoides immitis (Castellani 1928), Pseudococcidioides (Mazzai da Fonseca 1928), Oidium coccidioidale (Carter 1931), Geotrichum immite (Agostini 1932), Coccidioides esferiformis (Moore 1932), Glenospora metaeuropea (Castellani 1933), Glenospora louirianoideum (Castellani 1933), Trichosporon proteolyticum (Negroni und de Vallafane Lastra 1938).

Außer Coccidioides immitis kommt kein anderer Pilz als Erreger in Frage. Man kennt zwei wesentlich verschiedene Entwicklungsformen des Pilzwachstums. Sein Lebenscyclus ist von den äußeren Wachstumsbedingungen abhängig. Schmarotzt der Pilz im Freien auf irgendeinem toten Material oder auf Pilznährboden, so wächst er in seiner saprophytischen Phase, befällt er den Organismus, so entwickelt er seine parasitische Phase (Abb. 8). Die Kenntnisse dieser Wachstumsverhältnisse sind für das Verständnis der Epidemiologie und Pathogenese ebenso wichtig wie für die Diagnostik im mykologischen oder histologischen Laboratorium.

a) Mikroskopische Untersuchung

In verdächtigen Fällen soll man die Diagnose durch Untersuchung infizierten Materials stellen bzw. sichern. Dafür eignen sich Sputum, Magensaft, Liquor cerebrospinalis, Eiter aus subcutanen Abscessen und Wundsekret der Hautveränderungen sowie Abstriche von der Mund- und Nasenschleimhaut. Es empfiehlt sich, das Untersuchungsmaterial durch Sedimentation anzureichern, um es dann mikroskopisch untersuchen, als Kulturanlage oder zur Injektion für den Tierversuch benützen zu können. Mit Sorgfalt ist für die Sputumuntersuchung nur Material aus einem Lungenauswurf zu wählen, da nach einem einzigen kräftigen Hustenstoß die Erreger leichter auffindbar sind als im gewöhnlichen Speichelfluß des Mundes.

Besonders wichtig ist die Untersuchung des Erdreiches als Ursprungsort für den sporenhaltigen Staub. Studien über den Erregernachweis in Bodenproben sind deshalb von größtem epidemiologischem Interesse(EMMONS 1952, 1954). Zur Überprüfung des Bodens werden Proben in 30%igem Salzwasser suspendiert mit dem Ziel, die Pilzsporen vom Erdreich zu trennen und sie dadurch zur Wasseroberfläche hochsteigen zu lassen (STEWART und MEYER 1932). Ein Zusatz von Breitspektrumantibiotica anstelle der Salzlösung gibt nach AJELLO u. Mitarb. (1956) in Hinblick auf spätere Kulturanlagen oder Tierversuche beachtliche Vorteile.

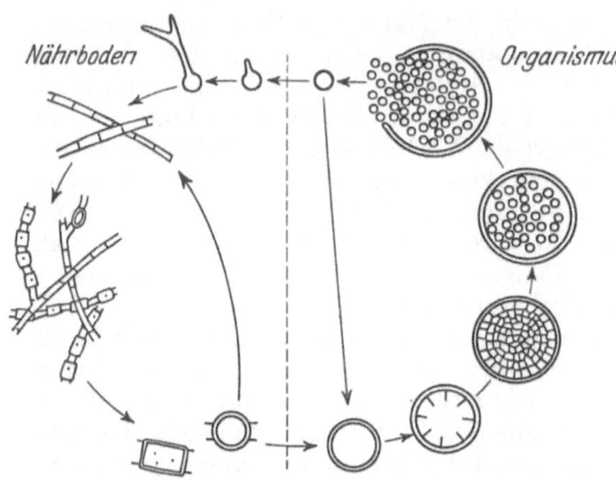

Abb. 8. Diagramm des Lebenscyclus von Coccidioides immitis. Parasitische Phase auf Nährboden, saprophytische Phase im Organismus. (FIESE, J.: Coccidioidomycosis. Springfield: Ch. C. Thomas 1958)

Im Untersuchungsmaterial erkrankter Organismen erscheint Coccidioides immitis in seiner parasitischen Phase als ein rundes, cystenförmiges Gebilde von 20—60 μ Durchmesser (Abb. 9). In dieser Cyste befinden sich in reifem Zustand einige hundert Pilzsporen, die man Sporangiosporen oder Endosporen nennt, da die Cyste vom botanischen Standpunkt ein Sporangium darstellt. Ihre Kapsel besteht aus zwei sehr widerstandsfähigen Schichten, so daß sie im Mikroskop doppeltbrechend erscheint. Manchmal ist ihre Oberfläche nicht glatt, sondern von feinen Ausläufern bedeckt. Im amerikanischen Schrifttum spricht man bei diesen kugelförmigen Pilzstrukturen von „spherules". Sphaerulae oder Sporencysten nennt man sie im deutschen Sprachgebrauch und stellt sich darunter diejenigen mikroskopischen Formen von Coccidioides immitis vor, die man im Untersuchungsmaterial als Erregernachweis auffindet. Neuere Untersuchungen mit dem Elektronenmikroskop haben die Entwicklung der Sporencysten von kleineren, unreifen, runden Elementen bis zu größeren, reifen Sphaerulae bestätigen können (O'HERN und HENRY 1956). Das Cytoplasma der unreifen Sporencyste wird für die Kernanlagen und Ausbildung der Sporen verwendet. Die Sporen

werden beim Platzen einer reifen Sporencyste in Freiheit gesetzt (Abb. 8 und 10).
Jede Spore entwickelt sich im Organismus wieder zu einer Sporencyste, es sei
denn, die immunologische Abwehrreaktion bringt das Weiterwachstum zum Still-

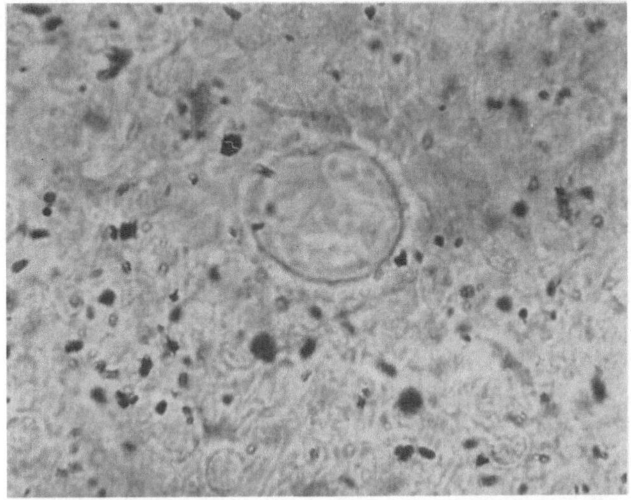

Abb. 9. Coccidioides immitis. Unreife Sporencyste im Eiterausstrich. Baumwollblau-Färbung. Vergr. 1000mal

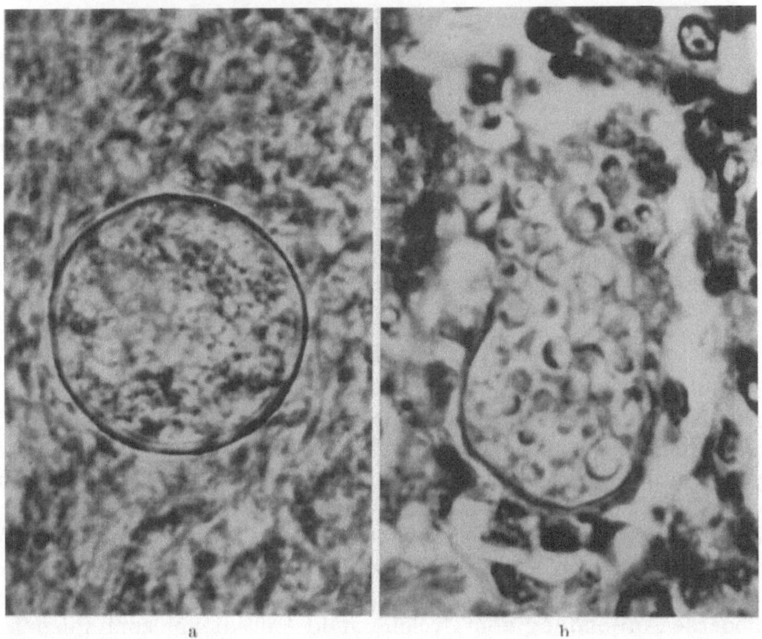

Abb. 10a u. b. Coccidioidales Granulom. a Reife Sporencyste im Absceß einer infizierten Maus. HE-Färbung.
Vergr. 435mal. b Sporulierende Sporencyste. HE-Färbung. Vergr. 435mal. (L. AJELLO: Communicable Disease
Center, Chamblee, USA)

stand oder der Cyclus wird durch Auswurf des Erregers ins Freie in die saprophytische Phase übergeleitet (BAKER u. Mitarb. 1943; HAMPSON 1954).

Manche Autoren glauben, daß sich die Sporencysten vor der Sporulation
paaren, andere, daß die Sporencysten knospen. Scheinbar handelt es sich nach

den Forschungen von SMITH (1957) dabei um Irrtümer in der Beobachtung. BENEDEK (1956) ist ein Verfechter der Auffassung, daß im Organismus außer Sporencysten auch Knospenbildungen der einzelnen Sporen vorkommen sollen. Solche saprophytischen Wachstumsformen hat man in nekrotischen Partien chronischer Lungenkavernen oder Lungengranulome in der Tat beobachten können (FIESE 1958), jedoch niemals im Parenchym lebenden Gewebes. Nekrosen in der Lunge bieten für den Lebenscyclus des Erregers offenbar die gleichen Verhältnisse wie Pilznährböden organischen unbelebten Materials (Abb. 11). So

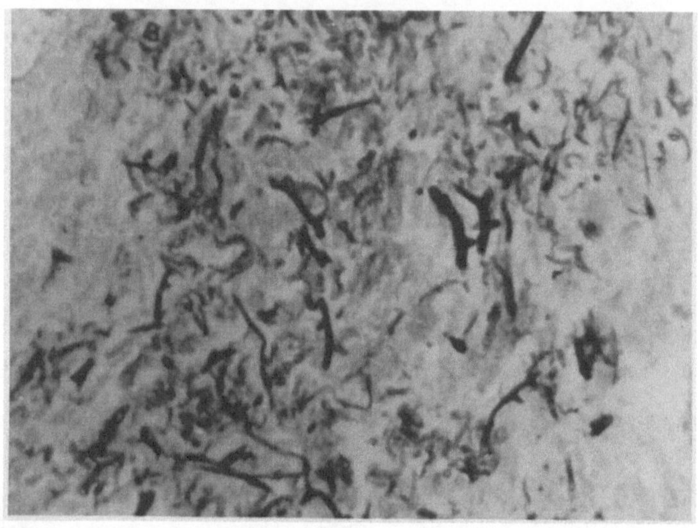

Abb. 11. Coccidioides immitis. Saprophytische Wachstumsform in nekrotischen Lungenbezirken bronchiektatischer Kavernen. Parker Ink-Eosin-Färbung. Vergr. 250mal. [FIESE, J.: Ann intern. Med. **43**, 255 (1955)]

kommt es vor, daß in Randgebieten u. U. Sporencysten der parasitischen Phase neben Hyphenelementen der saprophytischen Phase nebeneinander zu liegen kommen (HENNINGSIN 1944, BURKE 1950, BAKER 1952).

b) Kultur

Die saprophytische Phase dominiert beim kulturellen Wachstum von Coccidioides immitis. Die Pilzkultur ist sehr anspruchslos und wächst auf dem üblichen Sabouraud-Nährboden schimmelförmig. Man muß C. immitis von Geotrichum und Oospora zu unterscheiden wissen, zumal diese Pilze mikroskopisch ähnliche Arthrosporen durch Segmentation der Hyphen als Charakteristika aufzuweisen haben. Feine Unterschiede zur Erleichterung der Differenzierung hat CONANT (1950) angegeben. Jedoch ist auch bei großer Erfahrung für die Identifikation dieser Pilzgruppen das Tierexperiment letzthin erforderlich. Eine gewisse Hilfe hat die moderne Anwendung von Cycloheximid (Actidione) zum Pilznährboden ergeben. Nach HUPPERT und WALKER (1958) wächst unter Cycloheximid Coccidioides immitis völlig unbeeinflußt, während sich ähnliche, nicht pathogene Pilze durch deutliche Hemmung ihres Wachstums unterscheiden (GEORG u. Mitarb. 1951, 1954).

Bei Zimmertemperatur sieht man anfänglich eine feuchte, membranöse Kolonie, die bei weiterem Wachstum durch Entwicklung eines wollartigen Luftmycels eine flaumige Oberfläche erhält, die zuerst weiß ist, dann nachdunkelt und schließlich bräunlich wird. Die alten Coccidioides immitis-Kulturen sind trocken und zerstäuben bei dem geringsten Anlaß zu puderigem Pilzsporenstaub. Wegen der hohen Infektiosität dieser Sporen ist bei der Arbeit mit solchen Kulturen größte Vorsicht am Platze (STEWART 1939, AJELLO 1951). Möglichst sollen für das Kulturwachstum enghalsige Flaschen benutzt werden. CONANT (1956) demonstriert in seinem jährlichen Kurs für Medizinische Mykologie die Kulturen erst nach gründlicher Inaktivierung mit Formaldehyd.

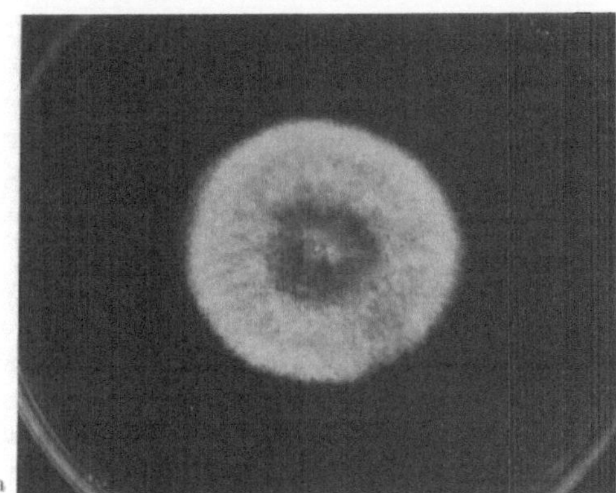

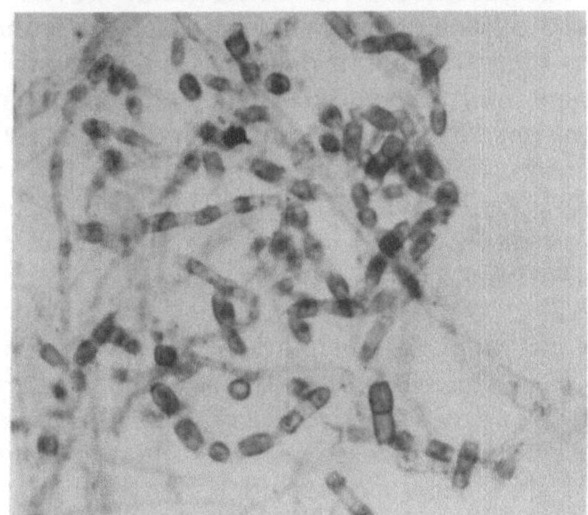

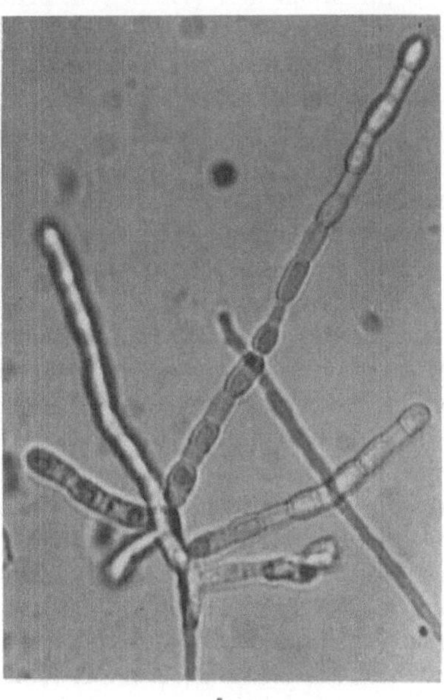

Abb. 12a—c. Coccidioides immitis. a 12 Tage alte Kultur auf Sabouraud-Pilzagar. (N. F. CONANT, Duke University, USA.) b Septierte Hyphen einer jungen Kultur. Vergr. 700mal. [EMMONS, C. W.: Mycologia **34**, 452 (1942).] c Typische Arthrosporenketten einer alten Kultur. Lactophenolblau-Färbung. Vergr. 700mal

Im Mikroskop findet sich je nach Alter der Kultur das bekannte Bild septierter Hyphen, die sich aus rechtwinkligen Arthrosporen von etwa 3mal 4 μ zusammensetzen. Mit Lactophenolblaufärbung kann man die Arthrosporenketten besonders deutlich zur Darstellung bringen (KADEN 1956), da sich die Sporen intensiv blau anfärben und auf diese Weise von den farblosen Zwischenräumen auffällig unterscheiden (Abb. 12).

BAKER und MRAK (1941) wiesen bei ihren Kulturzüchtungen auf die seltene Ausbildung von kugelförmigen Sphaerulae, wie sie sonst nur im Organismus vorzukommen pflegen, hin. Sie entwickeln sich nicht etwa als freie Körper im Nährmedium, sondern sind an Hyphen fixiert. Man sieht diese parasitischen Formen regelmäßig, wenn man die Lebensbedingungen, wie sie im Organismus vorherrschen, für den Pilz in vitro nachahmt (LACK 1938; CONANT und VOGEL 1954). Es gibt einige Pilzstämme, die ohne besondere Kulturmaßnahmen solche Sphaerulaformen entwickeln sollen (BURKE 1951).

c) Tierexperiment

Erkrankungen an Coccidioidomykose treten in den Endemiegebieten auch bei den Tieren auf. Nach den neuesten Forschungen von Rehkemper (1959) ist der Hund das wichtigste Tier, das die Infektion in beiden Stadien der Erkrankung zeigt. Maddy (1958) wies anhand von hundert Obduktionen bei Hunden auf den außerordentlich häufigen Befall der Knochen aller 4 Beine hin. Die Knochenveränderungen sind vorzugsweise proliferativ und nicht so destruierend wie beim Menschen (Blake u. Mitarb. 1958). Der Krankheitsverlauf ist beim Hund ebenso vielseitig wie beim Menschen, was aus den Beobachtungen von Burger und Levan (1955), Ajello u. Mitarb. (1956), Straub und Schwarz (1956) zu schließen ist. Die Angewohnheit, auf dem Felde verseuchte Nagetierbehausungen aufzuschnüffeln, ist der Grund für die häufige Erkrankung der Hunde (Egeberg und Ely 1956). Bei Nagetieren in den südwestlichen Wüstengebieten der Vereinigten Staaten ist von Emmons (1942) Coccidioides immitis in den Lungen nachgewiesen worden.

Experimentelle Infektionen sind früher beim Affen und später bei Mäusen und Meerschweinchen (Takahashi 1933) mit gutem Erfolg ausgeführt worden. Infiziertes Material oder eine Aufschwemmung von Pilzsporen werden nach Conant u. Mitarb. (1954) intraperitoneal oder intratestikulär injiziert. Im Tierkörper entwickeln bzw. vermehren sich die Sporencysten und verursachen innerhalb von 7—10 Tagen spezifische Krankheitserscheinungen. In recht aufschlußreichen Tierexperimenten sind die verschiedenen Infektionsarten nachgeahmt worden. Nach einer subcutanen Injektion von pathogenen Sporen entwickelt sich bei der Maus ein lokalisierter Prozeß im Sinne des Primärstadiums der Coccidioidomykose (Pappagianis u. Mitarb. 1959). Histologie und Erregernachweis ergeben dabei typische Befunde, die für das Studium des Infektionsablaufes wertvolle Ergänzungen bilden. Hugenholtz u. Mitarb. (1958) haben Hunde durch intratracheale Einatmung von Coccidioides-Sporenstaub unter Nachahmung des natürlichen Infektionsweges infiziert. Auf diese Weise gelingt es, einen Krankheitsablauf mit Husten, Diarrhoe, Appetitlosigkeit, Gewichtsverlust und Haarausfall experimentell zu demonstrieren.

Im allgemeinen darf man sagen, daß mit wenigen Ausnahmen nur Säugetiere für eine Infektion empfänglich sind. Das klinische Bild der experimentellen Erkrankung hängt, wie beim Menschen, vom Infektionsmodus ab und ahmt die typischen Entwicklungsstadien der Coccidioidomykose nach. Primaten und Hunde sind bevorzugt geeignet, sowohl den benignen als auch den malignen Verlauf der Infektion eindrucksvoll zu zeigen. Auffälligerweise ist bei der Katze noch niemals eine Erkrankung oder experimentelle Infektion zur Beobachtung gelangt. Rosenthal und Routien (1946) haben bei ihren Studien mit Meerschweinchen festgestellt, daß sich die Tiere — im Gegensatz zum Menschen — durch andauernden engen Kontakt untereinander infizieren können. Man erklärt sich diesen ungewöhnlichen Infektionsmodus durch die vermutliche Ausscheidung der Erreger auf dem Wege über Stuhl und Urin.

d) Biologie

Es steht fest, daß einzelne Pilzstämme von Coccidioides immitis eine verschieden starke Pathogenität besitzen (Friedman u. Mitarb. 1956a, b, c, d). Biologische Faktoren geben in manchen Fällen für diese Unterschiede einige Anhaltspunkte. Wenn die Kulturen nicht dialysierbare stickstoffhaltige Substanzen erhöht produzieren, sind sie auf gefährliche Virulenz verdächtig, dagegen haben rasches Wachstum der Kulturen und erhöhte Polysaccharidbildung keine Bedeutung (Pappagianis und Kobayashi 1958).

Grundsätzlich sind die Kulturen nicht imstande, den Stickstoff aus der Luft zu assimilieren. Deshalb müssen im Nährboden entweder Proteine, Peptone, Harnstoff, Aminosäuren, Amide, Ammoniumsalze, Nitrate oder andere Substanzen als Stickstoffquelle enthalten sein (BAKER und SMITH 1942). Stoffwechselhemmende Substanzen, wie Natriumfluorid, Kupfersulfat oder Lithiumchlorid sind einige der Wirkstoffe, die nach den neuesten Untersuchungen von CONVERSE und BESEMER (1959) beim kulturellen Wachstum von Coccidioides immitis die Ausbildung von Kultursphaerulae in auffallender Weise anregen. Die Ansichten der einzelnen Forscher gehen bei den verschiedenen biochemischen Charakteristika gelegentlich auseinander. Bezüglich der Vitamine und Wachstumsfaktoren, die ROESSLER u. Mitarb. (1946) sorgfältig studiert haben, bestehen manche Parallelen zu den Ergebnissen der Wachstumsverhältnisse bei den Dermatophyten (KADEN 1955).

Austrocknung und Temperaturschwankungen verträgt nach den übereinstimmenden experimentellen Berichten von BURKE (1954) und dem Arbeitskreis von FRIEDMAN (1956) der Erreger wesentlich besser als jeder andere Pilz. Eine 7 Monate alte Objektträgerkultur hat sich zur Verimpfung auf Nährboden noch lebensfähig erwiesen, und getrocknete Sporen haben einen Aufenthalt von 6 Monaten bei 15° C Kälte anstandslos vertragen. Bei 60° C Wärme jedoch sind die Sporen innerhalb von 4 min abgestorben (ROESSLER u. Mitarb. 1946). Diese Widerstandsfähigkeit sowie die kulturelle Anspruchslosigkeit zeichnen Coccidioides immitis aus und erklären seine Infektiosität in heißen, trockenen Gebieten. Seine biologischen Eigenschaften prädisponieren diesen Erreger im trockenen Staub heißer Wüsten und ausgedorrter Steppen lange lebensfähig zu sein und geben eine einleuchtende Erklärung dafür, daß dieser Erreger eher beim Einatmen sporenhaltiger Staubwolken zur Infektionsgefahr wird als durch den üblichen Kontakt einer verletzten Hautstelle mit einem pilzverseuchten Gegenstand.

e) Serologie

Durch das Studium der Antigenstrukturen von Coccidioides immitis sind bisher einige Aufschlüsse für die antigenetischen Zusammenhänge sowie Spezifitätsprobleme gewonnen worden. Die Serologie der Pilze im allgemeinen sowie von Coccidioides immitis im speziellen ist noch in der Entwicklung begriffen und im Kapitel „Mykologische Serodiagnostik" von SEELIGER in diesem Band eingehend bearbeitet worden.

7. Pathologie

Der einzige spezifische Faktor in der Pathologie der Coccidioidomykose ist das Vorhandensein des Erregers als Sporencyste im erkrankten Organismus. Die pathologischen Veränderungen sind allein nicht imstande, die Diagnose zu sichern, da viel Gemeinsames mit einer Reihe von anderen Krankheiten besteht (ROULET 1956). Mit der Tuberkulose ergibt sich durch Bildung der Tuberkel eine Ähnlichkeit des Krankheitsbildes, die durch exsudative Pneumonie, kalte Abscesse im Gewebe und verruköse Veränderungen an der Haut noch ergänzt wird (DICKSON 1929). Verwechslungen mit der Nordamerikanischen Blastomykose sind beim Fehlen des Erregernachweises keine Seltenheit, zumal die Hautveränderungen, Eitertaschen in der Subcutis und der Befall innerer Organe eine Unterscheidung außerordentlich erschweren.

a) Histologie

In histologischen Schnitten durch die tuberkuloiden Granulome sieht man miliare Abscesse oder käsige Einschmelzungen neben Granulationsgewebe mit Riesenzellen und Knötchen mit Epitheloidzellen. Die Erreger finden sich ent-

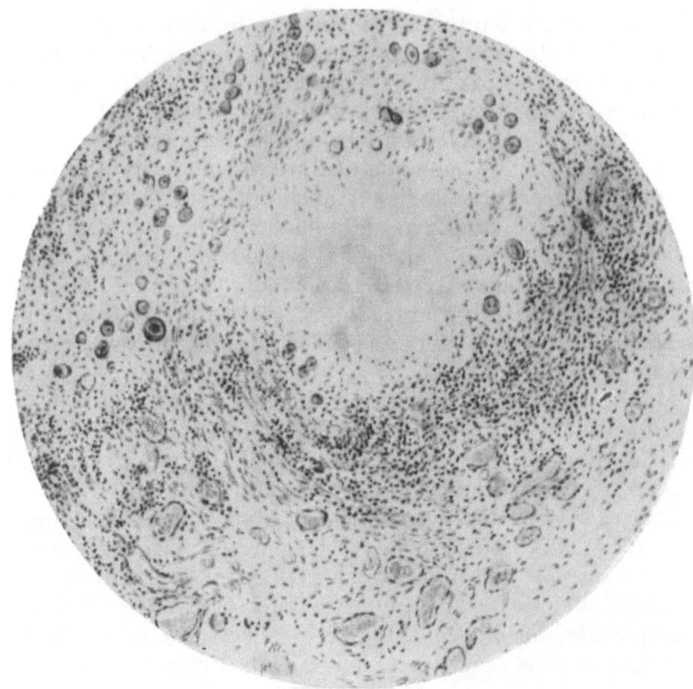

Abb. 13. Coccidioidomykose. Mehrere Sporencysten in der Randzone eines tuberkuloiden Granulationsgewebes mit zentraler Nekrose. Vergr. 66mal. (Gans, O., u. G. K. Steigleder: Histologie der Hautkrankheiten, Bd. II, 2. Aufl. Berlin-Göttingen-Heidelberg: Springer 1957)

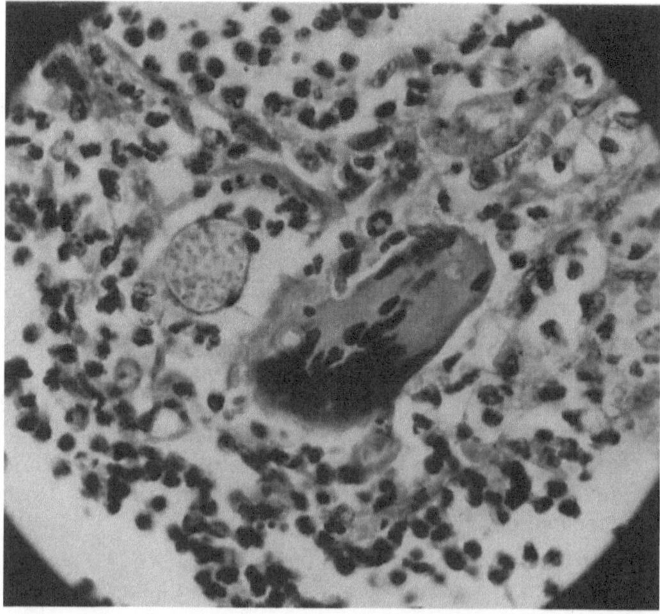

Abb. 14. Coccidioidales Granulom. Reifende Sporencyste, die im erkrankten Gewebe einem quergeschnittenen Nerven ähnlich ist. HE-Färbung. Vergr. 730mal. (N. F. Conant: Duke University, USA)

weder frei im Granulationsgewebe oder innerhalb der Riesenzellen (KLIGMAN u. Mitarb. 1951; SORENSEN u. Mitarb. 1957) (Abb. 13). Das Epithel ist durch den chronisch entzündlichen Prozeß reaktiv und hyperplastisch.

Die Epitheloidzelle ist groß und blaß gefärbt. Sie besitzt einen großen, blasigen Kern. Bei randständiger hufeisenförmiger Anordnung der zahlreichen Kerne in einer einzigen riesigen Zelle entsteht das histologische Bild der Langhanszelle. Die Riesenzellen treten erst bei Nekrose oder Verkäsungserscheinungen auf. Falls es sich um kleinere Herde handelt, ordnen sich die Riesenzellen um den Rand der Nekrose an. So wird manchmal eine gewisse Zoneneinteilung erkenntlich. Bei HE-Färbung sieht man eine rot gefärbte nekrotische Mitte, dann eine Zone mit blaßblauen Riesen- und Epitheloidzellen und schließlich eine Randzone mit den intensiv blauen Kernen der zahlreichen Lymphocyten. Auf die histologische Orientierung in eine gewisse Zoneneinteilung haben GANS und STEIGLEDER (1957) erneut hingewiesen und dabei an die Ähnlichkeit mit der Blastomykose erinnert.

Die Erreger lassen sich nur nach ihrer Entwicklung zu einer Sporencyste identifizieren. Einzelne Sporen sind zu uncharakteristisch, als daß man sie mit Sicherheit im Gewebe erkennen könnte. Unreife Sporencysten, deren Endosporen sich erst noch entwickeln müssen, unterscheiden sich praktisch nicht von den nicht knospenden Formen der nord- oder südamerikanischen Blastomykoseerreger. Die Präparate müssen deshalb sorgfältig nach reifen Sporencysten untersucht werden, um die Diagnose mit Sicherheit stellen zu können. Unter Umständen erweist sich die HE-Färbung für unzureichend, und eine Perjodsäure-Schiff-Färbung (PAS-Färbung) macht sich erforderlich. Trotz aller Vorsicht können zahlreiche Gewebestrukturen pathogene Erreger vortäuschen. SYMMERS (1958) warnt in diesem Zusammenhang vor der Verwechslung eines quergeschnittenen Nerven inmitten granulomatösen Gewebes mit einer reifenden Sporencyste (Abb. 14).

b) Anatomie

Gemäß der zwei unterschiedlichen Krankheitsstadien unterscheiden sich auch die anatomisch-pathologischen Veränderungen, die bei der Obduktion zutage treten. Nach FORBUS und BESTEBREURTJE (1946) kommen beim primären Stadium folgende vier Lungenveränderungen vor: 1. Das Bild der lobären Pneumonie. 2. Ausgedehnte gelatinöse Veränderungen mit herdförmigen Infiltrationen. 3. Die nekrotisierende, ulcerierende Bronchitis und Bronchiolitis mit Bronchiektasien und Kavernenbildung. 4. Die lobuläre Hepatisation.

Im sekundären Stadium finden sich bei der Dissemination granulomatöse Veränderungen, die je nach der Resistenz des Organismus aus kleinen Knötchen mit der Neigung zu mehr oder weniger rascher Verkäsung oder Verkalkung bestehen. Außer der Haut sind Milz, Leber, Knochensystem, Gelenke, Muskulatur, Lunge (Abb. 15), Zentralnervensystem, Augen, Rachenorgane, Herz, Peritoneum, Magen-Darmtrakt und das Urogenitalsystem befallen (MARCUSE und KAROTKIN 1944; SCHLUMBERGER 1945; CASTELLO u. Mitarb. 1959; DEUTSCH u. Mitarb. 1959; WRIGHT u. Mitarb. 1959). Überall ist das pathologische Substrat der Tuberkel. Milz und Leber findet man bei der Obduktion häufig vergrößert und mit miliaren kleinen Knötchen und Abscessen durchsetzt. Etwa bei der Hälfte aller disseminierten Coccidioidomykosefälle sind die Knochen in Form einer Osteomyelitis mitbeteiligt (Abb. 16 und 17). Trotz der Chronizität ist die coccidioidale Osteomyelitis bei ihrer Beschränkung auf einen oder mehrere Knochen gutartig (BIRSNER und SMART 1956). Die Nebennieren sind gelegentlich schwer zerstört (FIESE 1958), jedoch treten klinisch keine Anzeichen einer Neben-

niereninsuffizienz dabei auf (MALONEY 1952). Von größter Bedeutung sind die
Granulome im Zentralnervensystem, besonders jene derben, plastischen Ver-

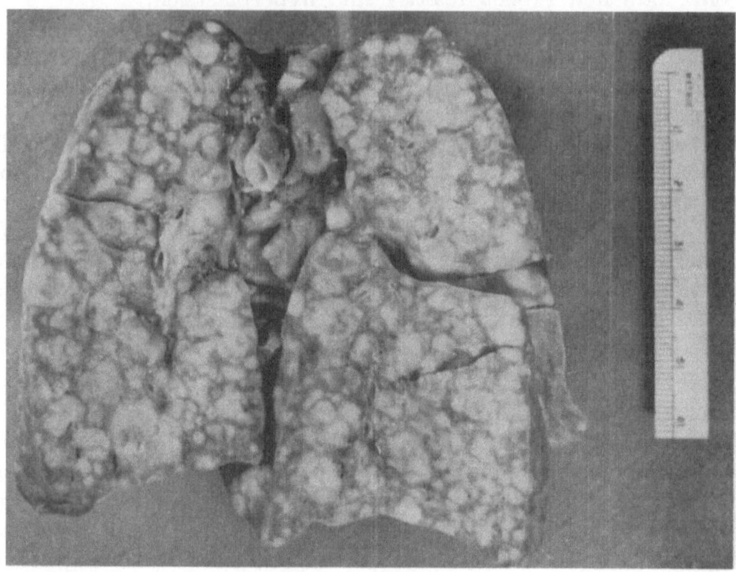

Abb. 15. Miliare Knötchen und Abszeßbildungen in der Lunge bei progressiver Dissemination der Coccidioidomykose. Lungensektion bei 21 Tage altem Säugling. [CHRISTIAN, J. R., S. G. SARRE, J. H. PEERS, E. SALAZAAR
u. J. DE ROSARIO: Amer. J. Dis. Child. **92**, 66 (1956)]

änderungen an Meningen, die zu Verkäsung im Gehirn unter Organisation der
granulomatösen Gewebsmassen führen (FINLEY 1956). Auf Granulombildungen
an den Augenlidern mit Ab-
ducensparese als Begleiterscheinung bei coccidioidaler Meningitis hat TROWBRIGGE (1952) im
Rahmen seiner speziellen Studien über die Augenbeteiligung

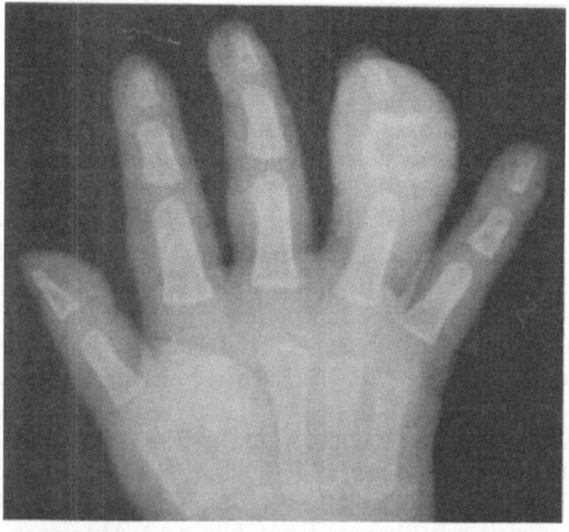

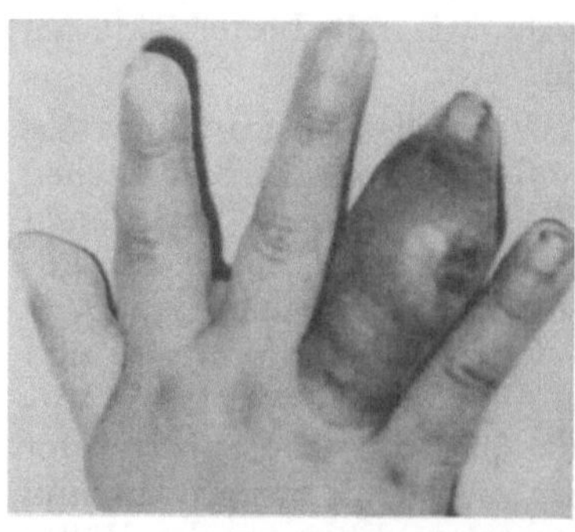

Abb. 16. Coccidioidomykose. Daktylitis mit
Knochenherd bei 6 Monate altem Kind.
[COHEN, R.: Arch. Pediat. **66**, 241 (1949)]

Abb. 17. Coccidioidomykose. Cystischer osteomyelitischer Defekt
an der mittleren Phalanx des vierten Fingers. [COHEN, R.: Arch.
Pediat. **66**, 241 (1949)]

bei der Coccidioidomykose hingewiesen. Die tuberkulösen Veränderungen in
der Lunge sollen häufiger in Abszeßbildung übergehen als bei der Tuberkulose.

8. Differentialdiagnose

In den Endemiegebieten oder bei Patienten, die anamnestisch aus jenen gefahrvollen Regionen stammen, soll man bei jeder unklaren Erkrankung an eine Coccidioidomykose denken. Eine lokalisierte Lungencoccidioidomykose kann irrtümlich als ein gewöhnlicher Katarrh oder eine Bronchitis, Influenza, Bronchopneumonie sowie eine atypische Pneumonie diagnostiziert werden.

Die progressive Dissemination führt zur Verwechslung mit Tuberkulose, Syphilis, Rotz, Tularämie, bakterieller Osteomyelitis, Neoplasma sowie anderen tiefen Mykosen. JERDON und WEIDMAN (1936) und WALLE (1939) haben für die differentialdiagnostischen Erwägungen auf die Ähnlichkeit mit nord- und südamerikanischer Blastomykose, Aktinomykose, Sporotrichose, Histoplasmose und Mycetom hingewiesen. Es ist denkbar, daß manche Lungentuberkulose ohne Tuberkelnachweis in Wirklichkeit eine Coccidioidomykose ist.

9. Prognose und Therapie

Das jeweilige Krankheitsbild und der individuelle Verlauf bestimmen Prognose und Therapie. Die Prognose ist bei lokalisierten Prozessen, seien es Lungen- oder Hautveränderungen, als gut zu bezeichnen, während disseminierte progressive Formen wesentlich ernster zu beurteilen sind. Bei farbigen Rassen verschlechtert sich die Prognose wesentlich (EGEBERG 1954, DESAI 1959, CALLOMON 1959).

Die Mortilität steigt im sekundären Stadium auf 50% an. Bei akuter progressiver Dissemination und bei der coccidioidalen Meningitis beträgt sie praktisch 100%. Solitäre Formen der Coccidioidomykose an der Haut sind prognostisch am besten, so daß in diesen Fällen keine Lebensgefahr besteht.

Der Verlauf der chronischen Krankheitsbilder ist keinesfalls immer günstig. Durch allmähliche Verschlechterung kann der Tod schließlich eintreten, oder die Veränderungen bleiben jahrelang ohne Beeinträchtigung des Allgemeinbefindens stationär, oder es kommt zur Ausheilung, die nach mehreren Jahren sich manchmal durch einen unerwarteten Rückfall als trügerisch erweisen kann.

Die beste Prophylaxe besteht nach BENEDEK (1958) in der Vermeidung der endemischen Gebiete, insbesondere während der Sand- und Staubstürme in der Sommerzeit. In den Endemiegebieten kann durch Bekämpfung der Staubbildung die Infektionsgefahr wesentlich herabgesetzt werden, wie es die Schutzmaßnahmen der amerikanischen Armee durch Anlegen von Rasenplätzen und Asphaltierung der Straßen in der Nähe von Truppenunterkünften bewiesen haben (SMITH u. Mitarb. 1946). Zur Verhütung von Laboratoriumsinfektionen bei der Arbeit mit Coccidioides immitis-Kulturen schlägt KEENEY (1946) das Tragen von Gasmasken vor. CONANT (1956) verwendet aus diesem Grunde eine spezielle Verimpfungsapparatur, die ein versehentliches Einatmen von Pilzsporen unmöglich macht. Die Durchführung einer künstlichen Immunisierung aller Menschen in den gefährdeten Gebieten wird diskutiert (VOGEL, FETTER, CONANT und LOWE 1954), da man sich davon einen wirksamen Schutz verspricht.

Für das primäre Stadium gibt es noch keine spezifisch wirksame Therapie (FIESE 1955, 1958). Bettruhe bis zum Abklingen des Fiebers und zur Normalisierung des Blutbildes sowie der Blutsenkungsgeschwindigkeit ist immer ratsam. In schweren Fällen bedeutet diese Maßnahme ein langes Krankenlager. Gelegentlich muß der Chirurg zur Behandlung primärer Kavernen hinzugezogen werden. Vorsicht ist nach NEWCOMER u. Mitarb. (1953, 1954) bei der Verwendung von Corticosteroiden geboten, da in Tierexperimenten eine Abschwächung der Immunität durch diese Präparate beobachtet worden ist.

Die disseminierte progressive Form der Coccidioidomykose ist sehr therapie-resistent. Das kritische Studium aller bisherigen therapeutischen Empfehlungen zwingt zu dem bedauerlichen Schluß, daß es für den akuten Verlauf noch kein verläßliches Therapeuticum gibt. Für den chronischen Verlauf sind die Möglich-keiten nicht viel besser. Vereinzelte Hautherde sollen nach den Empfehlungen von IMERMAN u. Mitarb. (1933) und WINN (1957) mit der Diathermieschlinge abge-tragen werden. Gelegentlich ist eine Excision solitärer chronischer Hautherde vorteilhaft, wenn man sich auch darüber im klaren sein muß, daß dadurch die Krankheit nicht geheilt, sondern lediglich eine sichtbare Hautstörung beseitigt wird. Unter gewissen Umständen kann bei Beschränkung auf eine Extremität sogar eine Amputation erwogen werden.

In den letzten Jahren haben zahlreiche Chemotherapeutica in Laboratoriums-versuchen ermunternde Resultate erbracht. Prodigiosin, Stilbamidin und seine Derivate, Äthylvanillat, Nystatin, Amphotericin A und B und zahlreiche andere Heilmittel sind daraufhin zur therapeutischen Anwendung gelangt (EGEBERG 1954; GORDON u. Mitarb. 1954; SNAPPER u. Mitarb. 1955; COHEN 1955; NEW-COMER u. Mitarb. 1955; FIESE 1957; HALDE u. Mitarb. 1957). Es scheint, daß außer Amphotericin B alle anderen Präparate enttäuscht haben.

Amphotericin B ist eine pilzhemmende Substanz aus einer Streptomycesart, die im Boden von Venezuela ursprünglich entdeckt worden ist. Die anfängliche orale Applikation in Kapseln zu 200 mg bei Tagesdosen von 3,0 g hat sich nach WILLIAMS und SKIPWORTH (1958) für chronische Hautherde als zu schwach er-wiesen, so daß Amphotericin B injiziert werden mußte, um Besserung bzw. Erscheinungsfreiheit erreichen zu können (HUNTER und MONGAN 1958; KLAPPER u. Mitarb. 1958; COLWELL 1959).

Die bisherigen Erfahrungen mit dem neuen antibiotischen Antimykoticum Griseofulvin haben weder im Tierexperiment (EMMONS 1960) noch in der Klinik (RIEHL u. Mitarb. 1960) irgendwelche Aussichten auf einen Therapieerfolg erweckt. Vermutlich ist die Anwendung von Griseofulvin in allen Stadien der Coccidioidomykose zwecklos, da unwirksam.

Bei der unsicheren Wirkung der bisher zur Verfügung stehenden Heilmittel ist bei der Therapie ein kritischer Realismus am Platze, der nicht mit thera-peutischem Nihilismus verwechselt werden darf. Der Rat und die Kenntnisse des Erfahrenen sind unter diesen Gegebenheiten dringend erforderlich und schützen vor Enttäuschungen.

Literatur

Die ältere Literatur bis 1928 ist vollständig im Kapitel: „Blastomykose" von B. BUSCHKE und A. JOSEPH im Band XI des Handbuches der Haut- und Geschlechtskrankheiten von J. JADASSOHN (1928) verzeichnet.

Spezielle Lehrbücher und Monographien

BENEDEK, T.: Pilzinfektionen. In A. GRUMBACH u. W. KIKUTH, Die Infektionskrank-heiten des Menschen und ihre Erreger, Bd. II. Stuttgart: Georg Thieme 1958. — BUSCHKE, A., u. A. JOSEPH: Blastomykose. In J. JADASSOHNs Handbuch der Haut- und Geschlechts-krankheiten, Bd. XI. Berlin: Springer 1928.

CONANT, N. F., D. T. SMITH, R. D. BAKER, J. L. CALLAWAY and D. S. MARTIN: Manual of clinical mycology, 2. Aufl. Philadelphia: W. B. Saunders Company 1954.

EMMONS, C. W.: Biology of coccidioides. In W. J. NICKERSON, Biology of pathogenic fungi, chapt. 5. Waltham, Mass.: Chronica Botanica Co. 1947.

FIESE, M. J.: Coccidioidomycosis. Springfield: Ch. C. Thomas 1958.

GANS, O., u. G. K. STEIGLEDER: Histologie der Hautkrankheiten, 2. Aufl., Bd. 2. Berlin: Springer 1957.

MOHR, W.: Die Mykosen. In G. v. BERGMANN, W. FREY u. K. SCHWIEGKs Handbuch der inneren Medizin, 4. Aufl., Bd. I/1. Berlin: Springer 1952.

ROULET, F. C.: Die infektiösen „spezifischen" Granulome. In F. BÜCHNER, E. LETTERER u. P. ROULETs Handbuch der allgemeinen Pathologie, Bd. VII/1. Berlin: Springer 1956.

SEELIGER, H. P. R.: Mykologische Serodiagnostik. Leipzig: Johann Ambrosius Barth 1958. — SMITH, C. E.: Coccidioidomycosis. In H. A. CHRISTIAN, Oxford medicine, vol. V,

Chapter XIV-B. 1943. — Stewart, R. A.: Coccidioidomycosis. In R. D. G. P. Simons, Medical mycology. Amsterdam: Elsevier Pub.. Co. 1954.

Wilson, W. J.: Clinical and immunologic aspects of fungous diseases. Springfield: Ch. C. Thomas 1957. — Winn, W. A.: Coccidioidomycosis. In H. C. Hinshaw and L. H. Garland, Diseases of the chest, chapt. 36. Philadelphia and London: W. B. Saunders Company 1956.

Wissenschaftliche Einzelarbeiten

Agostini, A.: Observations on fungi found in cases of North American Blastomycosis of skin and lungs. J. trop. Med. Hyg. **35**, 266 (1932). — Ajello, L.: Collecting specimens for the laboratory demonstration and isolation of fungi. J. Amer. med. Ass. **146**, 1581 (1951). — Ajello, L., R. F. Reed, K. T. Maddy, A. A. Budurin and J. C. Moore: Ecological and epizootiological studies on canine coccidioidomycosis. J. Amer. vet. med. Ass. **129**, 485 (1956). — Alés Reinlin, J. M., y F. Ortiz Maslloréns: Coccidioidomicosis. Rev. clin. esp. **57**, 1 (1955). — Almeida, F. de: Nova contribucao para o estudo morphologia do Coccidioides immitis nos tecidos parasitados. Rev. Biol. hyg. **4**, 95 (1934). — Anderson, N. P.: Coccidioidomycosis (generalized). Arch. Derm. Syph. (Chicago) **49**, 149 (1944). — Coccidioidomycosis. Arch. Derm. Syph. (Chicago) **57**, 562 (1948). — Araviisky, A. N.: Tiefe Blastomykose sui generis, ähnlich der amerikanischen Coccidioidomykose. Vestn. Derm. Vener. **32**, 3 (1958). Ref. Zbl. Haut- u. Geschl.-Kr. **101**, 191 (1958).

Baker, E. E., and E. N. Mrak: Spherule formation in culture by coccidioides immitis, Rixford and Gilchrist, 1896. Amer. J. trop. Med. **21**, 589 (1941). — Baker, E. E., E. M. Mrak and C. E. Smith: The morphology, taxonomy, and distribution of Coccidioides immitis Rixford and Gilchrist 1896. Farlowia **1**, 199 (1943). — Baker, E. E., and C. E. Smith: Utilization of carbon and nitrogen compounds by Coccidioides immitis Rixford and Gilchrist 1896. J. infect. Dis. **70**, 51 (1942). — Baker, R. D.: The classification of fungus infections according to form of fungus tissues. Sth med. J. (Bgham, Ala.) **38**, 272 (1945). — Resectable mycotic lesions and acutely fatal mycoses. J. Amer. med. Ass. **150**, 1579 (1952). — Baker, R. L.: Pregnancy complicated by coccidioidomycosis; report of two cases. Amer. J. Obstet. Gynec. **70**, 1033 (1955). — Barber, L. M., and D. Deakins: Seventy-five cases of coccidioidomycosis. Tuberculology **13**, 4 (1952). — Bass, H. E., S. I. Kooperstein, M. M. Friedman and G. H. Kastlin: Pulmonary coccidioidomycosis. Dis. Chest **12**, 371 (1946). — Bass, H. E., and M. Jacobi: Coccidioidomycosis. N.Y. J. Med. **50**, 2733 (1950). — Bass, H. E., A. Schomer and R. Berke: Question of contagion in coccidioidomycosis; study of contacts. Amer. Rev. Tuberc. **59**, 632 (1949). — Benedek, T.: Critical survey of the mycological literature of the years 1939—1942. Mycopathologia (Den Haag) **5**, 277 (1951). — Budding and mycelium formation in the life cycle of Coccidioides immitis Rixford and Gilchrist, 1896 — in vivo. Mycopathologia (Den Haag) **7**, 251 (1956). — Benham, R. W.: The fungi of blastomycosis and coccidioidal granuloma. Arch. Derm. Syph. (Chicago) **30**, 385 (1934). — Infections, their diagnostic characteristics and classification. Proc. Sixth Pacific Sci. Congr. **5**, 863 (1939). — Bennett, H. D., J. W. Milder and L. A. Baker: Coccidioidomycosis; possible fomite transmission. J. Lab. clin. Med. **43**, 633 (1954). — Biddle, M.: Coccidioidomycosis; the diagnosis and epidemiology. Univ. Southern California med. Bull. **5**, 12 (1953). — Birsner, J. W.: The roentgen aspects of five hundred cases of pulmonary coccidioidomycosis. Amer. J. Roentgenol. **72**, 556 (1954). — Birsner, J. W., and S. Smart: Osseous coccidioidomycosis; a chronte form of dissemination. Amer. J. Roentgenol. **76**, 1052 (1956). — Blake, W. P., J. W. Hubbard and J. Micuda: Coccidioidomycosis — report of a disseminated case in a dog. J. Amer. vet. med. Ass. **133**, 437 (1958). — Bower, G. C.: Pulmonary lymphosarcoma with alveolar-capillary block and associated coccidioidomycosis. Amer. Rev. Tuberc. **78**, 468 (1958). — Burger, C. H., and N. E. Levan: Coccidioidomycosis in the dog; report of three clinical cases. Amer. vet. med. Ass. **126**, 297 (1955).— Burgess, J. F.: Coccidioidal granuloma: Report of a case. Brit. J. Derm. **41**, 145 (1929). — Burke, R. C.: Coccidioidomycosis. Trans. N.Y. Acad. Sci. **12**, 188 (1950). — In vitro cultivation of the parasitic phase of Coccidioides immitis. Proc. Soc. exp. Biol. (N.Y.) **76**, 332 (1951). — Viability of Coccidioides immitis; isolation from a seven-month-old sealed microscope slide. J. invest. Derm. **23**, 1 (1954).

Callomon, F. T.: Neuere Arbeiten des amerikanischen Schrifttums. Hautarzt **10**, 49 (1959). — Campbell, C. C., and G. E. Binkley: Serologic diagnosis with respect to histoplasmosis, coccidioidomycosis, and blastomycosis and the problem of cross reactions. J. Lab. clin. Med. **42**, 896 (1953). — Carter, R. A.: Coccidioidal granuloma: Roentgen diagnosis. Amer. J. Roentgenol. **25**, 715 (1931). — Infectious granulomas of bone and joints, with special reference to coccidioidal granuloma. Radiology **23**, 1 (1934). — Castellani, A.: Blastomycosis and some other conditions due to yeast-like fungi (budding fungi). Amer. J. trop. Med. **8**, 379 (1928). — Castellani, A., and I. Jacono: Observations on fungi isolated from cases of Blastomycosis cutis and Blastomycosis pulmonalis in North America and Europe; remarks on blastomycin. J. trop. Hyg. **36**, 287 (1933). — Castellot, J. J., F. W. Pitts and F. H. Mowrey: A case of coccidioidal meningitis arrested by prolonged therapy with intravenous amphotericin B. Antibiot. Med. 6, 480 (1959). — CIFERRI, R., and P. REDAELLI: Coccidioides immitis et Paracoccidioides brasiliensis comme producteurs d'ammoniaque aux depens des substances organiques azotées. Boll. Sez. ital. Soc. internaz. Microbiol. 6, 126 (1934). — CIRENEI, A.: Contributo allo studio di una micosi granulomatosa (coccidioidomicosi). Arch. ital. med. sper. 9, 641 (1941). — COHEN, R.: Placental coccidioides; proof that congenital coccidioides is non-existent. Arch. Pediat. 68, 59 (1951). — Unusual coccidioidomycosis cases. Arch. Pediat. 72, 275 (1955). — Two new coccidioidal fungicides: oil of sassafras, sodium salt of cinnamic acid. Ariz. Med. 12, 106 (1955). — COHEN, R., J. Bos and P. A. WEBB: Coexisting coccidioidomycosis and tuberculosis in children. Arch. Pediat. 69, 267 (1952). — COHEN, R., and R. BURNIN: Coccidioidin skin testing during pregnancy and in infants and children. Calif. Med. 72, 31 (1950). — COHEN, R., and M. A. GIFFORD: A coccidioidin patch test. J. Pediat. 35, 601 (1949). — COHEN, R., and R. O'CONNOR: A new fungicide for Coccidioides immitis. Arch. Pediat. 72, 154 (1955). — COLWELL, J. A.: Remission in disseminated coccidioidomycosis produced by amphotericin B. Ann. intern. Med. 50, 1028 (1959). Ref. Rev. Med. Vet. Mycol. 3, 252 (1959). — CONANT, N. F.: Laboratory diagnosis of pulmonary mycoses. Amer. Rev. Tuberc. 61, 690 (1950). — Future developments in mycological investigative methods. Ann. N.Y. Acad. Sci. 50, 1245 (1950). — Course of Medical Mycology. Persönliche Mitteilung 1956. — CONANT, N. F., and R. A. VOGEL: The parasitic growth phase of Coccidioides immitis in culture. Mycologia 46, 157 (1954). — CONVERSE, J. L.: Growth of spherules of Coccidioides immitis in a chemically defined liquid medium. Proc. Soc. exp. Biol. (N.Y.) 90, 709 (1955). — Effect of physico-chemical environment on spherulation of Coccidioides immitis in a chemically defined medium. J. Bact. 72, 784 (1956). CONVERSE, J. L., and A. R. BESEMER: Nutrition of the parasitic phase of Coccidioides immitis in a chemically defined liquid medium. J. Bact. 78, 231 (1959). — COTTON, B. H., J. R. F. PENIDO, J. W. BIRSNER and C. E. BABCOCK: Non-tuberculous diseases of the chest; coexisting pulmonary coccidioidomycosis and tuberculosis. Trans. nat. Tuberc. Ass. 49, 98 (1953). — Coexisting pulmonary coccidioidomycosis and tuberculosis; a review of twenty-four cases. Amer. Rev. Tuberc. 70, 109 (1954). — COURVILLE, C. B.: Primary chronic coccidioidal meningitis; report of a case with extensive subarachnoid infiltration at base of brain and about spinal cord. Bull. Los Angeles neurol. Soc. 1, 116 (1936). — CSILLAG, A.: System-Mykosen in Ungarn. Dtsch. med. Wschr. 1958, 2075. — CURTIS, A.: Coccidioidomycosis; primary inoculation. Arch. Derm. Syph. (Chic.) 65, 365 (1952).

DE LAMATER, E. D.: Technic and identification of fungi of medical interest. Amer. J. clin. Path. 18, 235 (1948). — DENENHOLZ, E. J., and G. CHENEY: Diagnosis and treatment of chronic coccidioidomycosis. Arch. intern. Med. 74, 311 (1944). — DESAI, S. C.: Problems of ringworm. A study of clinical, mycological and therapeutic aspects. J. postgrad. Med. 5, 188 (1959). — DEUTSCH, D. L., R. L. RAINEY and E. J. FADELL: Coccidioidomycosis simulating retroperitoneal tumor. J. Urol. (Baltimore) 81, 322 (1959). — DICKSON, E. C.: Mimicry of tuberculosis by coccidioidal granuloma. Trans. Ass. Amer. Phycns 44, 284 (1929). — The etiology and symptomology of coccidioidal granuloma. Special Bull. No 57, California State Dept. Publ. Health, 1931. — "Valley Fever" of the San Joaquin Valley and fungus Coccidioides. Calif. vest. Med. 47, 151 (1937). — Coccidioides infection. Arch. intern. Med. 59, 1029 (1937). — Coccidioidomycosis. The preliminary acute infection with fungus coccidioides. J. Amer. med. Ass. 111, 1362 (1938). — Coccidioidomycosis. Proc. Sixth Pacific Science Congr. 5, 785 (1939). — DICKSON, E. C., and M. A. GIFFORD: Coccidioides infection (coccidioidomycosis); the primary type of infection. Arch. intern. Med. 62, 853 (1938). — DUBOIS, A., and P. G. JANSSENS: Mycose ganglionnaire chez un Europeen au Congo; communication preliminaire. Schweiz. Z. allg. Path. 16, 504 (1953).

EDWARDS, P. Q.: Histoplasmin testing in different geographic areas. Lancet 1957 II, 707. — EDWARDS, P. Q., and C. E. PALMER: Prevalence of sensitivity to Coccidioidin, with special reference to specific and nonspecific reactions to Coccidioidin and to Histoplasmin. Dis. Chest 31, 35 (1957). — EGEBERG, R. O.: Coccidioidomycosis. Its clinical and climatological aspects with remarks on treatment. Amer. J. med. Sci. 227, 268 (1954). — EGEBERG, R. O., and A. F. ELY: Coccidioides immitis in the soil of the southern San Joaquin Valley. Amer. J. med. Sci. 231, 151 (1956). — EMMONS, C. W.: Isolation of Coccidioides from soil and rodents. Publ. Hlth Rep. (Wash.) 57, 109 (1942). — Coccidioidomycosis. Mycologia 34, 452 (1942). — A reservoir of coccidioidomycosis in wild rodents. J. Bact. 45, 306 (1943). — Diagnostic problems in medical mycology. Amer. J. publ. Hlth 39, 713 (1949). — The isolation from soil of fungi which cause disease in man. Trans. N.Y. Acad. Sci. 14, 51 (1952). — The significance of saprophytism in the epidemiology of the mycoses. Trans. N.Y. Acad. Sci. 17, 157 (1954). — Failure of Griseofulvin to control experimental systemic mycoses in mice. Arch. Derm. Syph. (Chicago) 81, 7000 (1960). — EMMONS, C. W., and L. L. ASHBURN: The isolation of Haplosporangium parvum and Coccidioides immitis from wild rodents. Publ. Hlth Rep. (Wash.) 57, 1715 (1942).

FABER, H. K., C. E. SMITH and E. C. DICKSON: Acute coccidioidomycosis with erythema nodosum in children. J. Pediat. 15, 163 (1939). — FIESE, M. J.: Recent experiences in the treatment of disseminated coccidioidomycosis. Stanf. med. Bull. 13, 91 (1955). — Treatment of disseminated coccidioidomycosis with amphotericin B; report of a case. Calif. Med. 86, 119 (1957). — FIESE, M. J., S. CHEU and R. H. SORENSEN: Mycelial forms of Coccidioides immitis in sputum and tissues of the human host. Ann. intern. Med. 43, 255 (1955). — FIESE, M. J., J. RADDING, S. CHEU and O. K. STEINBACH: Disseminated coccidioidomycosis: treatment with ethyl vanillate; a preliminary report. Calif. Med. 80, 349 (1954). — FINLEY, K.: Clinical pathologic conference. Neurology 6, 294 (1956). — FIRESTONE, G. M., and E. S. BENSON: Coexisting disseminated coccidioidomycosis and tuberculosis, report of a case. Amer. Rev. Tuberc. 59, 415 (1949). — FOIS, A.: Ricerche preliminari sulla cutireattivita alla istoplasmina ed alla coccidioidina in un gruppo di bambini della Toscana. Riv. Clin. pediat. 51, 840 (1953). — FORBUS, W. D., and A. M. BESTEBREURTJE: Coccidioidomycosis; a study of 95 cases of the disseminated type with special reference to the pathogenesis of the disease Milit. Surg. 99, 653 (1946). — FRIEDMAN, L., and D. PAPPAGIANIS: The inhibitory effect of peptone on the sporulation of three strains of Coccidioides immitis. Amer. Rev. Tuberc. 74, 147 (1956a). — FRIEDMAN, L., and C. E. SMITH: Vaccination of mice against Coccidioides immitis. Amer. Rev. Tuberc. 74, 245 (1956b). — FRIEDMAN, L., C. E. SMITH and L. E. GORDON: The assay of virulence of Coccidioides in white mice. J. infect. Dis. 97, 311 (1955). — FRIEDMAN, L., C. E. SMITH, D. PAPPAGIANIS and R. J. BERMAN: Survival of Coccidioides immitis under controlled conditions of temperature and humidity. Amer. J. publ. Hlth 46, 1317 (1956c). — FRIEDMAN, L., C. E. SMITH, W. G. ROESSLER and R. J. BERMAN: The virulence and infectivity of twenty-seven strains of Coccidioides immitis. Amer. J. Hyg. 64, 198 (1956d).

GARB, J., and O. B. MILLER: Mycosis fungoides, tumor stage, coexistent with disseminated coccidioidomycosis. Arch. Derm. Syph. (Chicago) 71, 59 (1955). — GEORG, L. K., L. AJELLO and M. A. GORDON: A selective medium for the isolation of Coccidioides immitis. Science 114, 387 (1951). — GEORG, L. K., L. AJELLO and C. PAPAGEORGE: Use of cycloheximide in the selective isolation of fungi pathogenic to man. J. Lab. clin. Med. 44, 422 (1954). — GIFFORD, M. A.: Coccidioidomycosis in Kern County, California. Proc. Sixth Pacific Science Congr. 5, 791 (1939). — GONZALEZ-OCHOA, A.: Coccidioidomicosis; algunos conceptos actuales del padecimiento con especial mención del problema Mexicano. Prensa méd. mex. 14, 246 (1949). Recientes adquisiciones en el conocimiento de la coccidioidomicosis. Gac. méd. Mex. 84, 307 (1954). — The status of fungus diseases in Mexico. In T. H. STERNBERG and V. D. NEWCOMEN, Therapy of fungus diseases, an international symposium, p. 66—72. Boston: Little 1955. — GONZALEZ-OCHOA, A., E. ESQUIVEL-MEDINA and M. CÁCERES: Investigación de la reactividad cutanea a la histoplasmina, tuberculina y coccidioidina relacionada con catastro toracico en Yucatan. Rev. Inst. Salubr. Enferm. trop. (Méx.) 9, 55 (1948). — GONZÁLEZ-OCHOA, A., and H. ROSILES: Probable curacion de un caso de granuloma coccidioidomicosico por la hidroxicloraquina. Rev. Inst. Salubr. Enferm. trop. (Méx.) 13, 261 (1953). — GORDON, L. E., C. F. SMITH, M. TOMPKINS and M. T. SAITO: Sensitivity of Coccidioides immitis to 2-hydroxystilbamidine and the failure of the drug in the treatment of experimental coccidioidomycosis. J. Lab. clin. Med. 43, 942 (1954). — GORDON, L. E., C. E. SMITH and D. S. WEDIN: Nystatin (mycostatin) therapy in experimental coccidioidomycosis. Amer. Rev. Tuberc. 72, 64 (1955). — GORE, I., and O. SAPHIR: Myocarditis; a classification of 1402 cases. Amer. Heart J. 34, 827 (1947). — GOREN, M. L.: Localized coccidioidomycosis of bone; report of a case. J. Bone Jt Surg. 28, 157 (1946). — GUY, W. H., and F. M. JACOB: Granuloma coccidioides. Arch. Derm. Syph. (Chicago) 14, 596 (1926). — Granuloma coccidioides. Arch. Derm. Syph. (Chicago) 16, 308 (1927).

HALDE, C., V. D. NEWCOMER, E. T. WRIGHT and T. H. STERNBERG: An evaluation of amphotericin B in vitro and in vivo in mice against Coccidioides immitis and Candida albicans. J. invest. Derm. 28, 217 (1957). — HAMPSON, C. R.: Sporulation capacity of Coccidioides immitis affected by cultural conditions. J. Bact. 67, 739 (1954). — HAUG, W. A., and R. C. MERRIFIELD: Coccidioidal villous synovitis. Report of a case and consideration of the literature. Amer. J. clin. Path. 31, 165 (1959). — HAUPT, E.: Über das klinische Bild mit dem Oomyceten Coccidioides immitis. Klin. Wschr. 27, 570 (1949). — HENNINGSIN, A. B.: Coccidioidomycosis. Arch. Derm. Syph. (Chicago) 50, 427 (1944). — HIRSCH, E. F., and H. BENSON: Specific skin and testis reactions with culture filtrates of Coccidioides immitis. J. Infect. Dis. 40, 629 (1927). — HIRSCH, E. F., and D. D'ANDREA: Allergic testis reactions with coccidioidal granuloma. J. Immunol. 18, 121 (1930). — HUGENHOLTZ, P. G., R. E. REED, K. T. MADDY, R. J. TRAUTMAN and J. D. BARGER: Experimental Coccidioidomycosis in dogs. Amer. J. vet. Res. 19, 433 (1958). — HUNTER, R. C., and E. S. MONGAN: Disseminated Coccidioidomycosis treated with amphotericin B. U.S. armed. Forces med. J. 9, 1474 (1958). — HUNTINGTON, R. W.: Morphology and racial distribution of coccidioidomycosis. Report of a tenyears autopsy series in an endemic area. J. Amer. med. Ass. 169, 115 (1959). — HUPPERT, M., and L. J. WALKER: The selective and differential effects of cycloheximide on many strains of Coccidioides immitis. Amer. J. clin. Path. 29, 291 (1958). — HUXTABLE, R.: Coccidioidomycosis; clinical conference at the Los Angeles Children's Hospital. J. Pediat. 42, 739 (1953).

IMERMAN, S. W., and C. P. IMERMAN: Granuloma coccidioides; primary cutaneous lesion; treatment with the actual cautery; report of a case. Southwestern Med. 17, 18 (1933).

Jacobson, H. P.: Coccidioidal granuloma; specific allergic cutaneous reaction; experimental and clinical investigations. Arch. Derm. Syph. (Chicago) 18, 562 (1928). — Coccidioidal granuloma; a clinical and experimental review with case reports. Arch. Derm. Syph. (Chicago) 21, 790 (1930). — Coccidiosis. Arch. Derm. Syph. (Chicago) 29, 731 (1934). — Coccidioidomycosis. Arch. Derm. Syph. (Chicago) 57, 561 (1948). — Jaffé, R. H.: Die histologischen Veränderungen beim coccidioidalen Granulom. Virchows Arch. path. Anat. 278, 42 (1930). — Jamison, H. W., and R. A. Carter: The roentgen findings in early coccidioidomycosis. Radiology 48, 323 (1947). — Janke, D.: Die medizinische Mykologie auf dem 6. Internat. Kongreß für Tropenmedizin und Malaria in Lissabon. Hautarzt 10, 275 (1959). — Jasper, D. E., and J. S. Lewis: Coccidioidomycosis in the dog. N. Amer. Vet. 32, 37 (1950). — Jerdon, J. W., and F. D. Weidman: Coccidioidal granuloma. Comparison of the North and South American disease with special reference to paracoccidioides brasiliensis. Arch. Derm. Syph. (Chicago) 33, 31 (1936).

Kaden, R.: Vitamine und Pilzwachstum. Verh. Dtsch. Derm. Ges. Arch. Derm. Syph. (Berl.) 200, 356 (1955). — Neue Untersuchungsergebnisse in der Pilzbiologie. Habil.-Schr. Berlin 1955. — Mykologische Interpretationen. Eindrücke an der Duke University. Z. Haut- u. Geschl.-Kr. 20, 265 (1956). — Kadisch, E.: Die Hitzeresistenz einiger Hefen. Derm. Z. 60, 48 (1931). — Kahn, M.: Primary coccidioidomycosis and concomitant tuberculosis. Amer. Rev. Tuberc. 61, 887 (1950). — Kaur, D. G., and N. K. Chakravarty: Histoplasmin, coccidioidin, blastomycin and tuberculin sensitivity in relation to tropical eosinophilia and pulmonary calcifications. Indian med. Gaz. 89, 23 (1954). — Kawatsure, S.: Tierexperimentelle Untersuchungen über die Erreger von sogenannten amerikanischen Blastomykosen; Scopulariopsis americana, Aleurisma tulanense und Coccidioides immitis. Arch. Derm. Syph. (Berl.) 169, 173 (1933). — Keeney, E. L.: A protective cabinet for investigators sudying Coccidioides immitis and other infectious fungi. Bull. Johns Hopk. Hosp. 78, 113 (1946). — Kemenes, F.: Über einen Fall von Coccidioidomykose bei einem Kaninchen in Ungarn. Acta microbiol. Acad. Sci. hung. 2, 191 (1954). — Kepes, J., and D. Afra: Gombas fertozes (Coccidioides immitis) altal okozott spondylitis (Spondylitis caused by Coccidioides immitis). altal okozott spondylitis (Spondylitis caused by Coccidioides immitis). Orv. hetil. 96, 1305 (1955). — Klapper, M. S., D. T. Smith and N. F. Conant: Disseminated coccidioidomycosis apparently cured with amphotericin B. J. Amer. med. Ass. 167, 463 (1958). — Kligman, A. M., and F. S. Lewis: In vitro and in vivo activity of candicidin on pathogenic fungi. Proc. Soc. exp. Biol. (N.Y.) 82, 399 (1953). — Kligman, A. M., H. Mescon and E. D. DeLamater: The Hotchkiss-McManus stain for the histopathologic diagnosis of fungus diseases. Amer. J. clin. Path. 21, 86 (1951). — Kurz, E. R. H., and N. W. Loud: Coccidioidomycosis in New England. New Engl. J. Med. 237, 610 (1947).

Lack, A. R.: Spherule formation and endosporulation of the fungus Coccidioides in vitro. Proc. Soc. exp. Biol. (N.Y.) 38, 907 (1938). — Levan, N. E., and C. H. Burger: Coccidioidomycosis in dogs; a report of three cases. Calif. Med. 83, 379 (1955). — Levan, N. E., and H. E. Einstein: Cortisone in coccidioidomycosis. Calif. Med. 84, 193 (1956). — Lubarsky, R., and O. A. Plunkett: In vitro production of the spherule phase of Coccidioides immitis. J. Bact. 70, 182 (1955).

Maddy, K. T.: Coccidioidomycosis in a sheep. J. Amer. vet. med. Ass. 124, 465 (1954). — Coccidioidomycosis of cattle in the southwestern United States. J. Amer. vet. med. Ass. 124, 456 (1954). — Disseminated coccidioidomycosis of the dog. J. Amer. vet. med. Ass. 132, 483 (1958). Ref. Rev. Med. Vet. Mycol. 3, 119 (1958). — Maddy, K. T., O. A. Plunkett, R. Lubarsky and R. Egeberg: Ecology of Coccidioides immitis; panel discussion. Proc. Symposium on Coccidioidomycosis 1957. — Maloney, P. J.: Addison's disease due to chronic disseminated coccidioidomycosis. Arch. intern. Med. 90, 869 (1952). — Marcuse, P., and L. Karotkin: Review of coccidioidal granuloma in Texas; report of a case. Tex. St. J. Med. 39, 534 (1944). — Martin, M.: La coccidioidomycose existe-t-elle au Congo Belge? Ann. Soc. belge Méd. trop. 33, 237 (1953). — Mead, C. I.: Coccidioidomycosis in children. J. Amer. med. Ass. 146, 85 (1951). — Miller, D. M., and J. W. Birsner: Coccidioidal granuloma of bone. Amer. J. Roentgenol. 62, 229 (1949). — Montessori, P. P.: La granulomatosi coccidioide in Europa. Mycopathologia (Den Haag) 3, 131 (1941). — Moore, M.: Coccidioidal granuloma; a classification of the causative agent, Coccidioides immitis. Ann. Missouri bot. Gard. 19, 397 (1932). — Blastomycosis, coccidioidal granuloma and paracoccidioidal granuloma; comparative study of North American, South American, and European organisms and clinical types. Arch. Derm. Syph. (Chicago) 38, 163 (1938). — Müller, E., u. G. Schaltenbrand: Coccidioidose der Meningen. Nervenarzt 19, 327 (1948).

Negroni, P.: Classificación de las micosis profundas. Rev. argent. Dermatosif. 36, 21 (1952). — Enfermedad de Posadas: consideraciones sobre su descubrimiento a la luz de los conocimientos actuales. Cienc. e Invest. 8, 443 (1952). — Manifestaciones cutaneas de la enfermedad de posadas. Ses. Dermatol. en Homenaje al Prof. Luis e. Pierini 1950. Ref. Zbl. Haut- u. Geschl.-Kr. 78, 41 (1952). — Estudios sobre el Coccidioides immitis Rixford et Gilchrist: XIII. Consideraciones sobre la endemia americana a proposito de una nueva observación. Rev. Inst. Malbrán 15, 373 (1953). — Negroni, P., and C. A. N. Daglio: Estudios sobre el Coccidioides immitis Rixford et Gilchrist: X. Tercero contribución al conocimiento de la endemia argentina. Rev. Inst. Malbrán 15, 31 (1950). — NEGRONI, P., and DE VALLAFANE LASTRA: Zit. bei N. F. CONANT, D. T. SMITH, R. D. BAKER, J. L. CALLAWAY and D. S. MARTIN, Manual of clinical mycology, 2. Aufl. Philadelphia: W. B. Saunders Company 1954. — NEWCOMER, V. D., E. T. WRIGHT, A. J. LEEB, J. E. TARBET and T. H. STERNBERG: The evaluation of nystatin on the course of coccidioidomycosis in mice. J. invest. Derm. 22, 431 (1954). — NEWCOMER, V. D., E. T. WRIGHT, T. H. STERNBERG, J. H. GRAHAM, R. H. WIER and R. O. EGEBERG: Evaluation of nystatin in the treatment of coccidioidomycosis in man, in T. H. STERNBERG and V. D. NEWCOMER, Therapy of fungus diseases, an International Symposium. Boston: Little 1955. — NEWCOMER, V. D., E. T. WRIGHT, J. E. TARBET, L. H. WINER and T. H. STERNBERG: The effects of cortisone on experimental coccidioidomycosis. J. Invest. Dermat. 20, 315 (1953). — NIÑO, F. L.: Aspectos microscopicos de los granulomas llamados blastomicosis. Rev. Asoc. méd. argent. 53, 26 (1939). — NIÑO, F. L., and L. FERRADA-URZÚA: Contribución al estudio de la endemia de coccidioidomicosis en la Republica Argentina. Pren. méd. argent. 37, 2920 (1950). — NORDSTOGA, K., K. LINDQUIST and A. STRANDE: Coccidioidomycosis. Report of a case in a dog. Nord. Vet.-Med. 11, 461 (1959).

O'HERN, E. M., and B. S. HENRY: A cytological study of Coccidioides immitis by electron microscopy. J. Bact. 72, 632 (1956). — OPHÜLS, W.: Diskussionsbemerkung zu D. S. PULFORD and E. E. LARSON, Coccidioidal granuloma; report of a case treated by intravenous dye, colloidal lead, and colloidal copper. J. Amer. med. Ass. 93, 1049 (1929). — OTA, M., u. S. KAWATSURE: Zur Ätiologie der echten und falschen Blastomykosen, besonders der Gilchristschen Krankheit. Arch. Derm. Syph. (Berl.) 169, 149 (1933).

PAGE, E. W., and L. M. BOYERS: Coccidioidal pelvic inflammatory disease. Amer. J. Obstet. Gynec. 50, 212 (1945). — PALMER, C. E., P. Q. EDWARDS and W. E. ALLFATHER: Characteristics of skin reactions to Coccidioidin and Histoplasmin, with evidence of unidentified source of sensitization. Amer. J. Hyg. 66, 196 (1957). — PAPPAGIANIS, D., and G. KOBAYASHI: Production of extracellular polysaccharide in cultures of Coccidioides immitis. Mycologia 50, 229 (1958). — PAPPAGIANIS, D., C. E. SMITH, R. J. BERMAN and G. S. KOBAYASHI: Experimental subcutaneous coccidioidal infection in the mouse. J. invest. Derm. 32, 589 (1959).

REDAELLI, P.: Das Immunitätsproblem bei den Mykosen des Menschen. Macopathologia (Den Haag) 3, 280 (1943). — REDAELLI, P., C. CAVALLERO, M. BORASI, G. SALA and A. AMIRA: Infezione sperimentale da Coccidioides immitis e steroidi corticosurrenali. Mycopathologia (Den Haag) 6, 7 (1951). — REDAELLI, P., and R. CIFERRI: Studii sul Coccidioides immitis Stiles: II. La presenza del granuloma coccidioide in Europe. Boll. Soc. ital. Biol. sper. 9, 998 (1934). — REHKEMPER, J. A.: Coccidioidomycosis in the horse. A pathologic study. Cornell Vet. 49, 198 (1959). — REICHERT, J.: Coccidioidomycosis. Ariz. Med. 12, 1 (1955). — REISS, F., C. M. BUNCKE and L. CAROLINE: Coccidioidomycotic granuloma in New York City. N.Y. St. J. Med. 54, 1206 (1954). — RHODEN, A. E.: Coccidioidal brain abscess. Bull. Los Angeles neurol. Soc. 11, 80 (1946). — RIEHL, G., K. HEKELE und O. LOFFERER: Erfahrungen mit dem peroral wirksamen Antimykotikum Griseofulvin. Dermat. Wschr. 141, 161 (1960). — RIETH, H.: Die Mykosen. Folia Ichthyolica, Heft 6. Ichthyol Ges., Hamburg 1958. — ROESSLER, W. G., E. J. HERBST, W. G. McCULLOUGH, R. C. MILLS and C. R. BREWER: Studies with Coccidioides immitis; submerged growth in liquid mediums. J. infect. Dis. 79, 12 (1946). — ROSENTHAL, S. R.: Contagiousness of coccidioidomycosis. Fed. Proc. 8, 367 (1949). — ROSENTHAL, S. R., and J. B. ROUTIEN: The infectiousness of coccidioidomycosis. Science 104, 479 (1946). — RUHRMANN, H.: Coccidioidomykose bei einem ehemaligen Kriegsgefangenen der USA. Medizinische 39, 1369 (1955).

SASHIN, D.: Coccidioidomycosis with involvement of bone. Bull. Hosp. Jt Dis. (N.Y.) 8, 59 (1947). — SCHLUMBERGER, H. G.: A fatal case of cerebral coccidioidomycosis with cultural studies. Amer. J. med. Sci. 209, 483 (1945). — SCHUERMANN, H.: Krankheiten der Mundschleimhaut und der Lippen, 2. Aufl. München: Urban & Schwarzenberg 1958. — SEELIGER, H. P. R.: Experimentelle Untersuchungen zur mykologischen Serodiagnostik. Habil.-Schr. Bonn 1954. — SMALE, L. E., and J. W. BIRSNER: Maternal deaths from coccidioidomycosis. J. Amer. med. Ass. 140, 1152 (1949). — SMITH, C. E.: An epidemiological study of acute coccidioidomycosis with erythema nodosum. Proc. Sixth Pacific Science Congr. 5, 797 (1939). — Epidemiology of acute coccidioidomycosis with erythema nodosum ("San Joaquin" or "Valley Fever"). Amer. J. publ. Hlth 30, 600 (1940). — Parallelism of coccidioidal and tuberculous infections. Radiology 38, 643 (1942). — Coccidioidomycosis. Med. Clin. N. Amer. 27, 790 (1943). — Current problems in pulmonary coccidioidomycosis. Surgery 19, 873 (1946). — Recent progress in pulmonary mycotic infections. Calif. Med. 67, 179 (1947). — The public health significance of coccidioidomycosis. Proc. Symposium on Coccidioidomycosis, 1957. — SMITH, C. E., R. R. BEARD, H. G. ROSENBERGER and E. G. WHITING: Effect of season and dust control on coccidioidomycosis. J. Amer. med. Ass. 132, 833 (1946). — SMITH, C. E., R. R. BEARD and M. T. SAITO: Pathogenesis of coccidioidomycosis with special reference to pulmonary cavitation. Ann. intern. Med. 29, 623 (1948). — SMITH, C. E., R. R. BEARD, E. G. WHITING and H. G. ROSENBERGER: Varieties of coccidioidal

infection in relation to the epidemiology and control of the diseases. Amer. J. publ. Hlth
36, 1394 (1946). — Smith, C. E., M. T. Saito, R. R. Beard, R. McKepp, R. W. Clark and
B. U. Eddie: Serological tests in the diagnosis and prognosis of coccidioidomycosis. Amer.
J. Hyg. **52**, 1 (1950). — Smith, C. E., M. T. Saito, R. R. Beard, H. G. Rosenberger and
E. G. Whiting: Histoplasmin sensitivity and coccidioidal infection; occurrence of cross-
reactions. Amer. J. publ. Hlth **39**, 722 (1949). — Smith, C. E., M. T. Saito and S. A. Simons:
Pattern of 39,500 serologic tests in coccidioidomycosis. J. Amer. med. Ass. **160**, 546 (1956). —
Smith, D. T.: Fungus infections in the United States. J. Amer. med. Ass. **141**, 1223 (1949). —
The diagnosis and therapy of mycotic infections. Bull. New York Acad. Med. **29**, 799 (1953). —
Smith, D. T., and E. R. Harrell jr.: Fatal coccidioidomycosis: a case of laboratory infection.
Amer. Rev. Tuberc. **57**, 368 (1948). — Snapper, I., I. A. Baker, B. D. Edidin and D. S.
Kusher: The results of 2-hydroxystilbamidine therapy in disseminated coccidioidomycosis.
Ann. intern. Med. **43**, 271 (1955). — Sorensen, R. H., M. J. Fiese and S. Cheu: Fountain
pen ink staining of Coccidioides immitis in wet and fixed clinical specimens. Med. Techn. Bull.
8, 103 (1957). — Stein, H. F.: Coexisting pulmonary coccidioidomycosis and tuberculosis.
Amer. Rev. Tuberc. **67**, 477 (1953). — Stewart, R. A.: The identification of fungi causing
disease in California. Calif. west. Med. **50**, 4 (1939). — Stewart, R. A., and K. F. Meyer:
Isolation of Coccidioides immitis (Stiles) from the soil. Proc. Soc. exp. Biol. (N.Y.) **29**, 937
(1932). — Straub, M., and J. Schwarz: Coccidioidomycotic thoracic lesions in dogs in
Tucson, Arizona. Arch. Path. (Chicago) **62**, 479 (1956). — Coccidioidomykose beim Menschen
und Hund. Ned. T. Geneesk. **101**, 1517 (1957). Ref. Rev. Med. Vet. Mycol. **3**, 252 (1959). —
Study, R. S., and P. Morgenstern: Coexisting pulmonary coccidioidomycosis and tuberculosis.
New Engl. J. Med. **238**, 837 (1948). — Sulkin, S. E., and R. M. Pike: Laboratory-acquired
infections. J. Amer. med. Ass. **147**, 1740 (1951). — Symmers, W. St. C.: Histopathological
observations. Some cases of fungal infection seen in Great Britain. In R. W. Riddell and
G. T. Steward, Fungous diseases and their treatment. London: Butterworth & Co. 1958.

Takahashi, S.: Experimentelle Untersuchungen über Coccidioides immitis. Arch. Derm.
Syph. (Berl.) **168**, 597 (1933). — Timmes, J. J., and G. L. Baum: Surgery in pulmonary coccidioidomycosis. Dis. Chest **31**, 308 (1957). — Tomlinson, C. C.: Granuloma coccidioides.
Med. Clin. N. Amer. **12**, 457 (1928). — Tomlinson, C. C., and P. Bancroft: Granuloma coccidioides; further observations on the use of antimony and potassium tartrate and the Roentgen
rays in treatment; report of an additional case. J. Amer. med. Ass. **102**, 36 (1934). — Trimble,
J. R., and J. Doucette: Primary cutaneous coccidioidomycosis; report of a case of laboratory
infection. Arch. Derm. Syph. (Chicago) **74**, 405 (1956).

Vacarro, H., L. Ferrada-Urzua and W. Radrigan-Vogel: Investigación de la sensi-
bilización a la coccidioidina e histoplasmina en escolares del sectór norte de la ciudad de
Santiago de Chile. An. Fac. Med. Montevideo **39**, 225 (1954). — Vaughan, J. E., and H. Ramirez: Coccidioidomycosis as a complication of pregnancy. Calif. Med. **74**, 121 (1951). —
Vogel, R. A., and N. F. Conant: Coccidioides immitis spherule antigen in a complement
fixation test for experimental coccidioidomycosis. Proc. Soc. exp. Biol. (N.Y.) **79**, 544 (1952).
Vogel, R. A., B. F. Fetter, N. F. Conant and E. P. Lowe: Preliminary studies on artificial
active immunization of guinea pigs against respiratory challenge with Coccidioides immitis.
Amer. Rev. Tuberc. **70**, 498 (1954).

Walle, N. van der: Coccidioidomykose. Ned. T. Geneesk. **1939**, 5548. Ref. Zbl.
Haut- u. Geschl.-Kr. **64**, 532 (1940). — Weyrauch, H. M., F. W. Norman and J. B. Bassett:
Coccidioidomycosis of the genital tract. Calif. Med. **72**, 465 (1950). — Williams, R. M., and
G. B. Skipworth: Treatment of disseminated coccidioidomycosis with amphotericin B.
Report of a case. Arch. Derm. Syph. (Chicago) **78**, 97 (1958). — Wilson, J. W., C. E. Smith
and O. A. Plunkett: Primary cutaneous coccidioidomycosis; the criteria for diagnosis and
a report of a case. Calif. Med. **79**, 233 (1953). — Winer, L. H.: Histopathology of the nodose
lesion of acute Coccidioidomycosis. Arch. Derm. Syph. (Chicago) **61**, 1010 (1950). — Winkle,
St.: Mikrobiologische und serologische Diagnostik, 2. Aufl. Suttgart: Gustav Fischer 1955. —
Winn, W. A.: The treatment of pulmonary cavitation due to coccidioidal infection. Calif.
west. Med. **57**, 45 (1942). — Pulmonary mycoses; coccidioidomycosis and pulmonary cavitation; a study of 92 cases. Arch. intern. Med. **87**, 541 (1951). — Coccidioidomycosis. Trans.
Ass. Life Insur. med. Dir. Amer. **36**, 121 (1952). — The clinical development and management
of coccidioidomycosis. Proc. Symposium on Coccidioidomycosis, 1957. — Coccidioidomycosis.
J. chron. Dis. **5**, 430 (1957). Ref. Zbl. Haut- u. Geschl.-Kr. **98**, 267 (1957). — Winn, W. A.,
and G. H. Johnson: Primary coccidioidomycosis; a roentgenographic study of 40 cases.
Ann. intern. Med. **17**, 407 (1942). — Wright, E. T., V. D. Newcomer and N. H. Nelson:
Primary inoculation coccidioidomycosis. Arch. Derm. Syph. (Chicago) **79**, 118 (1959).

Zeisler, E. P.: Chronic coccidioidal dermatitis. Report of an unusual case. Arch. Derm.
Syph. (Chicago) **25**, 52 (1932). Ref. Zbl. Haut- u. Geschl.-Kr. **41**, 370 (1932). — Zimmerman,
L. E.: Fatal fungus infections complicating other diseases. Amer. J. clin. Path. **25**, 46
(1955). — Some contributions of the histopathological method to the study of fungus diseases.
Trans. N.Y. Acad. Sci. **19**, 358 (1957).

Die Rhinosporidiose

Von

Rudolf Kaden - Berlin

Mit 10 Abbildungen

Die Rhinosporidiose ist eine seltene, exotische Schleimhautmykose, deren Erreger bisher nicht kultivierbar ist.

1. Definition

Polypenartige Tumoren in der Nase sowie an den Schleimhäuten der Augen, des Pharynx, der Ohren, des Genito-Analbereichs und ausnahmsweise an der Haut charakterisieren das Krankheitsbild. Als Ursache kommt eine Infektion der Schleimhäute mit Rhinosporidium seeberi in Frage. Der Erreger wird gemäß seiner morphologischen Charakteristika im erkrankten Gewebe zu den pathogenen Pilzen gezählt, obgleich sein kultureller Nachweis bisher noch nicht gelungen ist. Ein gutartiger Krankheitsverlauf und die Beschränkung der relativ wenigen Beobachtungen im wesentlichen auf Menschen und Haustiere in Indien sind für die Rhinosporidiose kennzeichnend.

2. Geschichtliche Entwicklung

Die ersten Beobachtungen von Krankheitserregern, die in Nasenpolypen gefunden wurden, gehen auf MALBRAN im Jahre 1892 in Argentinien, O'KINEALY 1894 in Indien, SEEBER 1896 in Argentinien und ELLET 1897 in den Vereinigten Staaten zurück. SEEBER hat den Erreger erforscht und seine Ergebnisse im Jahre 1900 veröffentlicht.

Fast zur selben Zeit hat man sich in Indien mit dem gleichen Erreger beschäftigt und die Bezeichnung Rhinosporidium kinealyi vorgeschlagen. 1906 fand THEILER in Südafrika denselben Erreger bei einer Rhinosporidiose des Pferdes. In vergleichenden Untersuchungen hat schließlich SEEBER im Jahre 1912 die Identität aller beschriebenen Erreger festgestellt, so daß man sich unter Verwendung eines früheren Vorschlages von WERNICKE auf die Bezeichnung Rhinosporidium seeberi einigte. Das Rhinosporidium seeberi wurde anfänglich für ein Protozoon gehalten, bis 1923 der Nachweis seiner Pilznatur durch die klassischen Untersuchungen von ASHWORTH gelang, der den Lebenscyclus des Pilzes im infizierten Organismus demonstriert hat.

In JADASSOHNs Handbuch ist die Rhinosporidiose von ROCHA LIMA (1932) im Kapitel über die exotischen Blastomykosen mit wenigen Sätzen abgehandelt worden. In der Folgezeit ist das Wissen über diese Krankheit durch eine Reihe von kasuistischen Mitteilungen und zusammenfassenden klinischen Veröffentlichungen vorwiegend indischer Autoren erweitert worden (MANDLIK 1937; DHAYAGUDE 1941; CHERIAN und SATYANARAYAN 1949; MAHADEVAN 1952; PURANDARE und DEORAS 1953; RAJAM u. Mitarb. 1955). Die bedeutendsten Arbeiten jedoch stammen von ALLEN und DAVE (1936) und von MELLO (1946, 1948, 1954). DESAI (1961) aus Bombay hat sich in der neuesten Zeit eingehend mit der Rhinosporidiose beschäftigt und mit seinen großen Klinikerfahrungen vorliegendes Kapitel wesentlich bereichert.

3. Epidemiologie

Die Erkrankung hat bisher lediglich für Indien und Ceylon praktische Bedeutung, da sie nur in diesen Gebieten endemisch vorkommt. Im Nordosten, Süden und Südwesten Indiens ist sie relativ am häufigsten. ALLEN und DAVE (1936) haben allein innerhalb 1¹/₂ Jahren 60 Rhinosporidiosefälle ausfindig machen können. Die hohe Frequenz der Erkrankung auf Ceylon erklärt sich sowohl aus der geographischen Nähe dieser Insel an dem südwestlichen Teil Indiens, als auch aus der speziellen Zusammensetzung der Bevölkerung, die zu einem hohen Prozentsatz aus Einwanderern aus Südindien besteht.

Hin und wieder sind in anderen Äquatorialgebieten sowie in ganz vereinzelten Fällen auf der ganzen Erde Rhinosporidiose-infektionen zur Beobachtung gelangt (GRAHAM 1932; SMITH 1932; CALDWELL u. ROBERTS 1938; CAPUA 1944; HABIBI 1944; MENDIOLA u. CORTÉS OCHOA 1950; BENEDEK 1951; ANDLEIGH 1952; FUENTES 1958). In der Weltliteratur sind bisher 466 Erkrankungen beim Menschen und 49 beim Tier angegeben worden. Der asiatische Raum führt durch die relative Häufung der Erkrankung in Indien und Ceylon mit 384 Fällen, mit weitem Abstand folgen Amerika mit 64, Afrika mit 16 und Europa mit 2 Fällen (siehe Tabelle).

Tabelle. *Geographische Verteilung der Rhinosporidiose* *

Erdteil	Land	Fallzahl Mensch	Fallzahl Tier
Asien	Indien	236	25
	Ceylon	108	—
	Iran	35	—
	Siam	2	—
	Malaiischer Archipel	2	—
	Israel	1	—
Amerika	USA	19	—
	Argentinien	17	11
	Brasilien	13	5
	Paraguay	10	—
	Uruguay	2	5
	Cuba	1	—
	Venezuela	1	—
	Ecuador	1	—
Afrika	Südafrikanische Union	10	3
	Belgisch-Kongo	3	—
	Uganda	2	—
	Liberia	1	—
Europa	Italien	2	—
Insgesamt		466	49

* Modifiziert nach M. T. DE MELLO: Rhinosporidiose, in R. D. G., SIMONS, Med. Mycology, Elsevier Publ. Co., 1954.

Die Anzahl der Erkrankungsfälle wäre sicherlich größer und die geographische Verteilung ausgedehnter, wenn jede Rhinosporidiose richtig erkannt und veröffentlicht würde (CHAKRABORTY 1955). Die stattliche Zahl von 100 Beobachtungen lediglich an der Hautklinik in Bombay innerhalb von 22 Jahren in der Zeit von 1930—1952 (PURANDARE u. DEORAS 1953) läßt vermuten, daß die wirkliche Infektionsquote größer ist als es die Statistik angibt.

In Europa ist mit Ausnahme zweier Fälle in Italien aus den zwanziger Jahren keine Rhinosporidiose in Erscheinung getreten. Mit der Schrumpfung aller Entfernungen durch die modernen schnellen Verkehrsmittel muß jedoch auch hier bei Reisenden aus verdächtigen Endemiegebieten mit dem Vorliegen einer Rhinosporidiose gerechnet werden.

4. Symptomatologie

In jedem Fall handelt es sich um polypöse Tumoren, die zumeist an den Schleimhäuten mit Bevorzugung der Nase, aber auch an den Conjunctiven, im Larynx, im Rachen, an der Urethra oder den Geschlechtsorganen auftreten können (KURUP 1931; HANSON 1931; SHREWSBURY 1933; MANSON-BAHR 1935;

ROGERS u. MEGAW 1935; ALMEIDA 1939; FIALHO 1946; BRUMPT 1949, PRIETO u. PIRES 1954). Nur ausnahmsweise ist die Haut befallen. Eine systematisierte Rhinosporidiose mit Erkrankung der inneren Organe und Nachweis des Erregers im Blut gehört zu den Raritäten.

Die Tumoren sind anfangs klein, warzen- oder maulbeerförmig und wachsen erst im Verlauf mehrerer Jahre zur beachtlichen Größe vollentwickelter, gestielter Papillome. Man kann die Tumoren nach ALLEN u. DAVE (1936) in drei Formen einteilen.

1. *Gestielte Tumoren,* die bevorzugt vom Nasenseptum oder von der vorderen Nasenhöhle ausgehen und wegen ihres Aussehens mit Erdbeeren oder Himbeeren verglichen werden. Ihr Eigengewicht oder irgendwelche andere Einflüsse scheinen die Ausbildung dieser auffällig langen Stiele zu fördern.

2. *Kompakte Tumoren* sind gewöhnlich klein und gehören zu den Anfangsveränderungen der Erkrankung. Im Verlauf ihres Wachstums entwickeln sie sich zu länglichen Formen und lassen den Beginn einer Stielbildung erkennen.

3. *Mischformen der Tumoren* werden am häufigsten beobachtet. Sie finden sich ausschließlich in der Nase, niemals an den Conjunctiven oder auf der Haut. Ihre Größe, Form und Konsistenz sind sehr unterschiedlich. Gebilde, die filiformen Warzen ähnlich sind, wechseln mit maulbeerförmigen oder lobulären Veränderungen ab. Sie bestehen aus teils bröckligen teils myxomatösen Massen und sind immer von einer zähen schleimigen Schicht bedeckt.

Die Symptome hängen vom Sitz und von der Größe der Polypen ab. Mit Ausnahme von etwaigen Obstruktionsbeschwerden durch Verlegung der Atemwege bestehen keine bedrohlichen Störungen. Im allgemeinen steht die kosmetische Entstellung im Vordergrund. Gelegentlicher geringer Juckreiz ist unbedeutend. Das Allgemeinbefinden ist unter diesen Umständen nicht beeinträchtigt.

Bei der Rhinosporidiose der Haustiere ist ausnahmslos nur die Lokalisation in der Nase beobachtet worden (MELLO 1954).

Als besonderes diagnostisches Merkmal sind die auf der Oberfläche der Läsionen mit dem bloßen Auge gerade noch sichtbaren kleinen weißlich-gelblichen Körnchen richtungsweisend verwertbar. Es handelt sich dabei entweder um miliare Mikroabscesse oder um das klinische Substrat reifer Sporangien. Allein der Erregernachweis im schleimigen Sekret oder im histologischen Schnitt führt zur Sicherung der Diagnose. Immunbiologische oder serologische Daten sind nicht bekannt.

a) Rhinosporidiose der Nasenschleimhaut

In etwa 75% aller Fälle kommt als Lokalisation die Nase vor (MELLO 1948; PURANDARE u. DEORAS 1953; DESAI 1961). Diese Prädilektionsstelle führt auf die gehäufte Infektionsmöglichkeit der Nasenschleimhaut beim Baden oder Tauchen in infizierten Gewässern und ihre besondere Anfälligkeit gegen den Krankheitserreger zurück. Das Vestibulum nasi ist am häufigsten befallen. Die Krankheitsprodukte entwickeln hier ihre charakteristischsten Formen (Abb. 1 und 2). Die polypösen Wucherungen sind häufig von Blutkrusten oder schleimigem Eiter bedeckt, so daß die erwähnten weißlichen Flecke auf den Gewächsen nicht oder nur schwierig zu erkennen sind. Bei voller Ausbildung aller Charakteristika lassen sich die Läsionen wegen ihres rötlichen Grundtones und der punktförmigen weißlichen Sprengelung mit dem Erscheinungsbild von Erdbeeren vergleichen. Die gestielten Tumoren sind beweglich und hängen entweder aus der Nase heraus oder wachsen in den hinteren Nasenraum, wo sie Atembehinderungen hervorrufen können (DHAYAGUDE 1951; RAJAM u. Mitarb. 1955).

b) Seltene Schleimhautlokalisationen

Die Augenrhinosporidiose ist zwar selten, jedoch hat MORAL GARCIA (1953) beim Studium der Literatur 81mal die Beteiligung der Conjunctiven vermerkt gefunden. In Afrika scheinen die Augen relativ häufig befallen zu sein, da VAN-BREUSEGHEM u. Mitarb. (1955) in Belgisch-Kongo bereits 3 Fälle von Augenrhinosporidiose haben beobachten können. Die Krankheitserscheinungen bestehen in granulomatösen oder polypösen Wucherungen an der palpebralen oder bulbären Conjunctiva des Auges. Sie erinnern manchmal an das Bild von Condylomata acuminata. Anfangs können die Veränderungen unbemerkt bleiben. Später pflegen lediglich Tränenfluß, Fremdkörpergefühl und Lichtscheu einzutreten. Beim Berühren neigen die Wucherungen zu Blutungen. Falls der Tränensack mitbefallen ist, entwickelt sich unterhalb des inneren Lidwinkels eine weiche, fluktuierende Schwellung (ARNOLD u. WHILDIN 1942; ASH u. SPITZ 1945; ELLES 1941; CARINI 1940; DEFRENNE u. Mitarb. 1953). Im reichlichen Tränenfluß lassen sich mikroskopisch die Erreger nachweisen.

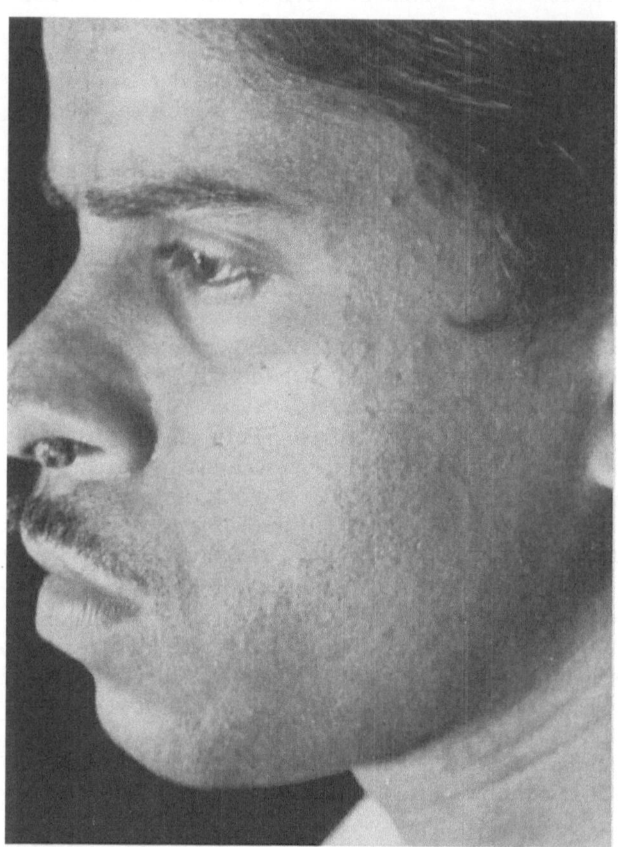

Abb. 1. Rhinosporidiose. Typischer Schleimhautpolyp im Vestibulum nasi. (S. C. DESAI, K.E.M.-Hospital, Bombay)

Bei Lokalisation im hinteren Rachenraum oder im Larynx können die sich allmählich vergrößernden Polypen zu Atem- und Schluckbeschwerden führen sowie Heiserkeit verursachen. Ein solcher Sitz entwickelt sich gewöhnlich erst sekundär nach vorangehendem Nasenbefall (KARUNARATNE 1936).

Die Veränderungen an den Ohren sind gewöhnlichen Ohrpolypen ähnlich und verursachen keine Störungen mit Ausnahme eines permanenten Druckgefühls (CONANT u. Mitarb. 1954).

Nur ausnahmsweise sind Urethra, Penis, Vagina und Rectum einmal befallen und entwickeln je nach Lokalisation papillomatöse, warzige oder blumenkohlartige Gewächse, die an Condylomata, Hämorrhoiden oder Rectumpolypen erinnern (DHAYAGUDE 1941).

c) Beteiligung der Haut

Hautveränderungen bei Rhinosporidiose sind sehr selten und nur auf schwere Erkrankungsfälle beschränkt (FORSYTH 1933; DHAYAGUDE 1941). Bei den bisher

veröffentlichten fünf Beobachtungen
lassen sich warzenähnliche, papillomatöse Wucherungen um die Nase
oder im Gesicht von subcutanen,
disseminierten Knötchen mit Ulcera-
tionsneigung unterscheiden. Im Anfangsstadium handelt es sich um
kleine Tubera, die sich nur gering
über das Hautniveau erheben. Bei
zunehmendem Wachstum fältelt sich
ihre Oberfläche und wird warzig.
Schleimhaltiges Material häuft sich
in den Veränderungen an. Die
kleineren Wucherungen verursachen
keine Beschwerden, es sei denn, sie
befinden sich an den Fußsohlen, wo
sie Schmerzen bereiten können. Die
größeren Papillome können schon
wegen ihrer Ausdehnung und ihres
Gewichts schmerzhaft sein und Beschwerden verursachen. Das Allgemeinbefinden ist bei den lokalisierten Prozessen nicht beeinträchtigt.
Man hat Veränderungen beobachtet,
die bis zu 35 Jahre lang ohne Behandlung bestanden haben.

Einen schweren und auf-
schlußreichen Fall von Rhinosporidiose der Nase mit ausgedehntem Hautbefall haben
ALLEN u. DAVE (1936) ver-
öffentlicht.

Ein 35jähriger Landarbeiter in
Indien litt seit 20 Jahren an
Wucherungen in der Nase. Die
granulomatösen Massen wurden
mehrmals operativ entfernt, jedoch
kam es jeweils danach zu noch ausgedehnteren Rezidiven. Schließlich
begannen sich seit einem Jahr
warzenförmige Krankheitserscheinungen im Gesicht und auf dem
Körper auszubilden.

Bei der Krankenhausaufnahme
fand man den ganzen linken Nasen-
eingang von warzigen, blumen-
kohlförmigen Wucherungen bedeckt. Die linken zwei Drittel der
Oberlippe waren elephantiastisch
geschwollen und zum größten Teil
von polypösen Tumoren einge-

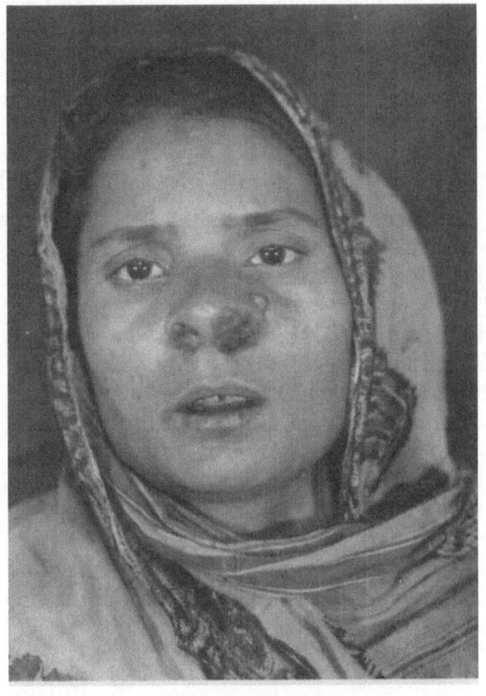

Abb. 2. Rhinosporidiose. Obstruierende polypöse Wucherungen in der Nase mit beginnender Hautbeteiligung
(S. C. DESAI, K.E.M.-Hospital Bombay)

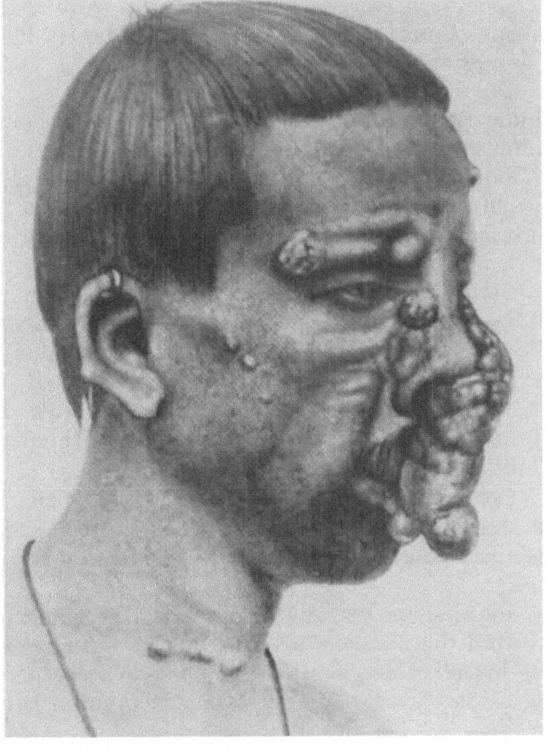

Abb. 3. Rhinosporidiose. Gewaltige Tumor-
massen aus der Nase wuchern bis über den
Mund. Verruköse Aussaaten an den angrenzenden Hautpartien. [ALLEN, F. R.,
and M. DAVE: Indian Med. Gaz. 71, 376
(1936)]

nommen. Mehrere verruköse Tumoren von Linsen- bis Bohnengröße verteilten sich auf Gesichtshaut, Ohren, Nacken und Hals sowie vereinzelt auf Arme und Füße. Ein pflaumengroßer, weicher, myxomatöser Sack wölbte sich unterhalb des linken Auges vor (Abb. 3).

Im histologischen Schnitt wurden Sporangien und auffällige Fremdkörperriesenzellen nachgewiesen. Die Therapie bestand in Neostibosan-Injektionen und chirurgischer Entfernung der Tumoren.

d) Systematisierte Rhinosporidiose

Unter Umständen findet eine hämatogene Streuung der Erreger statt, so daß sich bei Befall der inneren Organe (Mohr 1952) sowie Dissemination auf die Haut das Bild der systematisierten Rhinosporidiose entwickelt. Rajam u. Mitarb. (1955) haben einen eindrucksvollen Fall einer tödlich verlaufenden Rhinosporidiose mit Veränderungen an der Haut, der Niere, der Leber, am Myokard, der Milz und am Gehirn beschrieben und den Beweis der hämatogenen Aussaat durch Nachweis der Erreger im Blut geführt. Sporen von Rhinosporidium seeberi konnten außer im Blut auch im Urin, in der Ascitesflüssigkeit und im Gallensaft gefunden werden. Bei der histologischen Untersuchung haben sich Rhinosporidiosegranulome mit Pilzerregern in der Haut, im subcutanen Gewebe und in den Muskeln finden lassen. In Leber, Milz, Gehirn und Niere sind nur die Pilzerreger, aber niemals granulomatöse Reaktionen feststellbar gewesen. Im Hinblick auf diese interessanten Befunde lassen sich bei der Rhinosporidiose Parallelen zu anderen tiefen Mykosen aufstellen, insbesondere zur Coccidioidomykose, bei der die hämatogene Aussaat der Erreger seit langem eine bewiesene Tatsache ist.

5. Pathogenese

Da der Erreger der Rhinosporidiose bisher noch nicht kultiviert werden konnte, und eine experimentelle Infektion weder beim Menschen noch Versuchstier gelungen ist, beschränkt sich das Wissen über die Pathogenese auf Vermutungen (Conant u. Mitarb. 1954, Mello 1954). Eine Übertragung der Infektion durch Staub oder Wasser halten Allen u. Dave (1936) am wahrscheinlichsten.

Die Entwicklung der Erkrankung ist an kein Lebensalter gebunden. Am häufigsten werden Kinder und Jugendliche befallen. Auffällig ist die fast ausnahmslose Beschränkung der Rhinosporidiose auf männliche Individuen. Von 16 Fällen in den Vereinigten Staaten waren alle außer einem, und von 231 Beobachtungen von Karunaratne (1936) waren 203 männlichen Geschlechts. Die Rassenzugehörigkeit scheint keinen Einfluß auf die Anfälligkeit zu haben.

Unter den Sandtauchern Indiens, die in den Flüssen mit der Hand Baggerarbeiten zu verrichten haben, ist die Infektion auffällig weit verbreitet (Mandlik 1937), was auf eine erhöhte Gefahr bei Verrichtung dieser Arbeiten schließen läßt. Die arbeitende Landbevölkerung stellt das Hauptkontingent an Erkrankungsfällen, da diese Menschen durch ihre Gewohnheit, in freien Gewässern oder Teichen zu baden, vermutlich mehr gefährdet sind als die Stadtbevölkerung. In diesem Zusammenhang hält Elles (1941) die Rhinosporidiose bei Landarbeitern und Flußtauchern für eine Berufskrankheit.

Der Infektionsmodus ist umstritten. Eine direkte Übertragung von Mensch zu Mensch erscheint unwahrscheinlich, da niemals ein entsprechender Verdacht geäußert oder eine verdächtige Familieninfektion beobachtet worden ist (Desai 1961).

Man hat an erkrankte Tiere als Überträger gedacht. Allen u. Dave (1936) erörtern die Möglichkeit, daß Fische primär erkranken, und der Mensch oder das Haustier lediglich vorübergehende Zwischenwirte sind. Falls sich im Lebenscyclus des Erregers zu der bisher bekannten parasitären Phase eine saprophytäre

Phase finden ließe, würde sich ungezwungen eine pathogenetische Ähnlichkeit mit den anderen tiefen Mykosen ergeben (EMMONS 1945).

Eine Ansteckung beim Baden oder Tauchen in infizierten ruhigen Gewässern wird als Infektionsmodus am häufigsten vermutet (NORONHA 1933; MANDLIK 1937; GRADWOHL u. Mitarb. 1951; DESAI 1959). Zu dieser Ansicht hat NORONHA (1933a) durch die Beobachtung einer gleichzeitigen Infektion bei mehreren indischen Sandtauchern und einem europäischen Soldaten beigetragen. Der Soldat pflegte in denselben verdächtigen Gewässern zu schwimmen, in denen die Inder zu arbeiten hatten. Die Seltenheit der Rhinosporidiose bei Frauen unterstützt ebenfalls die Annahme einer Wasserinfektion, da in Indien Frauen prinzipiell nicht im Freien baden dürfen, so daß für sie eine Infektion auf diese Weise praktisch unmöglich ist.

Womöglich spielt eine vorherige Verletzung an der späteren Infektionsstelle eine prädisponierende Rolle (MACKENZIE 1933).

Die Ausbreitung des primären Infektionsherdes auf die benachbarte Umgebung erklärt man sich entweder lymphogen (DHAYAGUDE 1941) oder exogen durch Verschleppung der Erreger beim Kratzen mit den Fingernägeln (FORSYTH 1933, KARUNARATNE 1936). Generalisierte Fälle beruhen sicherlich auf hämatogener Streuung.

6. Mykologie

Als Ursache für die Rhinosporidiose des Menschen und des Haustieres gibt es nur einen Erreger, nämlich das Rhinosporidium seeberi (SEEBER 1912). Die folgenden Namen sind lediglich Synonyma:

Coccidium seeberi (WERNICKE 1900),
Rhinosporidium kinealyi (MINCHIN u. FANTHAM 1905),
Rhinosporidium equi (ZSCHOKKE 1913),
Rhinosporidium ayyari (ALLEN u. DAVE 1936),
Rhinosporidium amazonicum (ABEN-ATHAR 1944).

Das Rhinosporidium seeberi wird zusammen mit dem Coccidioides immitis als eine Gattungsart der Familie Coccidioidaceae in die Ordnung Endomycetales der Klasse Ascomycetes eingereiht (RIETH 1958).

Obgleich das Rhinosporidium seeberi nach den grundlegenden Studien von ASHWORTH (1923) zu den Pilzen zählt, sind alle Kulturversuche und Tierexperimente erfolglos verlaufen. Bei Versuchen mit Kartoffelwasser als Nährmedium ist es zwar gelungen, den Erreger 3 Monate lang lebensfähig zu erhalten, ohne jedoch irgendwelche Wachstumsvorgänge anregen zu können (DHAYAGUDE 1941). Angeblich soll ein kulturelles Wachstum auf sterilisiertem Kuhdung und Subkulturen auf Pferdedüngeragar möglich sein (RAO 1938). Über gelungene Wachstumsversuche auf Sabouraud-Nährboden liegen lediglich unbestätigte Beobachtungen vor (MELLO 1948).

Bisher besteht kein Anhalt, ob oder wo der Erreger in der Natur vorkommt. Untersuchungen verdächtigen Flußwassers haben keine positiven Ergebnisse gebracht (NORONHA 1933b). Pflanzen und Reis hat man untersucht, jedoch ohne eine Spur zu finden (ALLEN 1935). Das angebliche Wachstum von Rhinosporidium seeberi auf Kuhdung und Pferdemist lassen ein saprophytisches Wachstum des Pilzes in Tierfäkalien möglich erscheinen.

Das Wissen über die Mykologie des Rhinosporidium seeberi ist lückenhaft und unsicher (SEELIGER 1959). Mit Sicherheit weiß man nur, daß der Parasit in den Krankheitserscheinungen der Rhinosporidiose zu finden ist, und daß er allem Anschein nach ihr Erreger sein muß. Nach den sorgfältigen histologischen Untersuchungen von ASHWORTH (1923) sind die verschiedenen Entwicklungsstadien des Pilzes im infizierten Gewebe bekannt und haben wenigstens zur Entdeckung des Lebenscyclus während seines parasitischen Wachstums geführt.

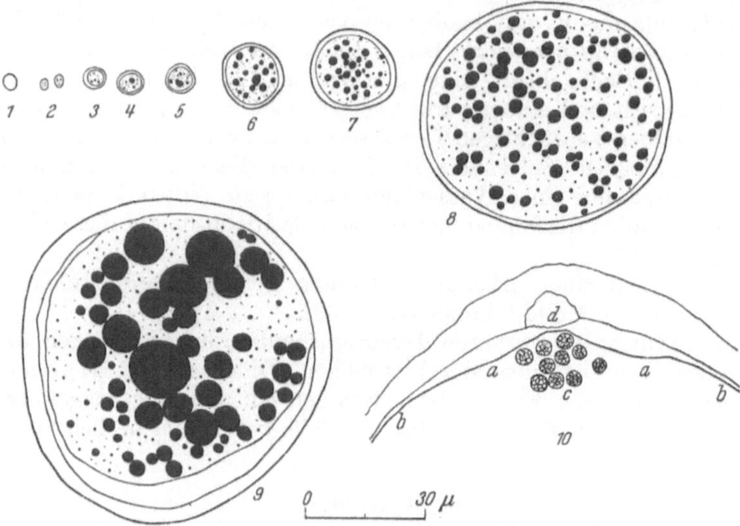

Abb. 4. Diagramm des Lebenscyclus von Rhinosporidium seeberi. *1* Erythrocyt als Größenvergleich; *2—9* Entwicklungsstadien einer unreifen Spore bis zum Stadium der Kernteilung; *10* Teil eines reifen Sporangiums: *a* und *b* Chitin- und Celluloseschicht der Kapsel; *c* Sporen kurz vor der Entleerung; *d* Pore. (MELLO, M. T. DE: Rhinosporidium seeberi. Dissertation, Rio de Janeiro, 1946)

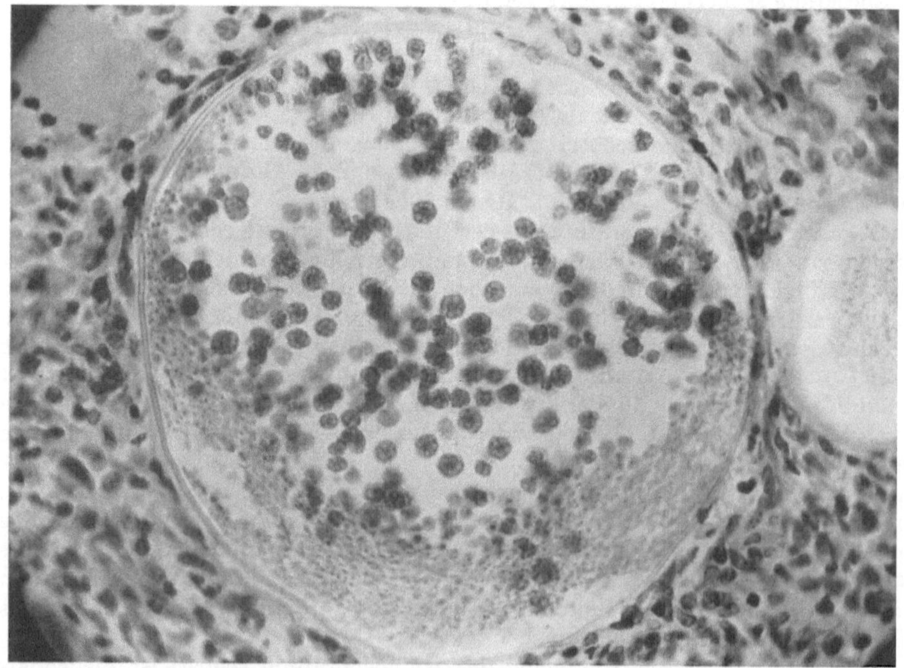

Abb. 5. Reifes Sporangium bei Rhinosporidiose. HE-Färbung. Vergr. 400mal. (L. AJELLO, Communicable Disease Center, Chamblee, USA)

Diese Kenntnisse sind bereits im Handbuch der pathogenen Protozoen von HARTMANN (1931) und in JADASSOHNs Handbuch von ROCHA LIMA (1932) beschrieben worden. Sie haben sich in der Folgezeit als grundsätzlich richtig erwiesen.

In der ersten Entwicklungsphase handelt es sich um runde oder ovaläre Zellen von der Größe eines roten Blutkörperchens mit einem Durchmesser von 5—8 μ (Abb. 4). Diese Formen befinden sich zumeist frei im Bindegewebe. Wenn sie größer werden und etwa 12 μ im Durchmesser messen, erkennt man ihren Kern und ihre doppelt konturierte Chitinhülle. Bei einer Größe von 50—60 μ Durchmesser setzt die Kernteilung ein. Unter weiterem Wachstum steigt die Kernzahl auf etwa 2000 Einzelkerne mit Cytoplasma an. Die Zelle, die sich in diesem Stadium auf etwa 150 μ vergrößert hat, ist durch eine dicke Chitin- und Celluloseschicht geschützt. Lediglich an einer Stelle beginnt die Anlage der späteren Pore sich abzuzeichnen. Bei voller Entwicklung spricht man von einem reifen Sporangium, das schätzungsweise 16000 bis 20000 kleine Zellen, die man Spore nennt, enthält (Abb. 5). Nicht alle Sporen in einem und demselben Sporangium haben den gleichen Reifegrad. Nur die voll entwickelten Sporen gruppieren sich um die Pore des Sporangiums, während die unreifen kleineren Sporen im Hintergrund verbleiben. Die reifen Sporen haben bei ihrer Entleerung aus dem Sporangium einen differenzierten Kern, kleinste Körnchen als Speichermaterial in ihrem Cytoplasma und einen Durchmesser von etwa 7—9 μ.

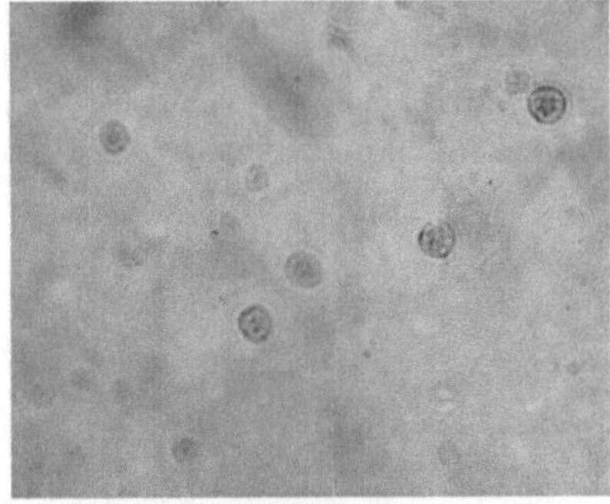

Abb. 6. Sporennachweis im Nasenschleim bei Rhinosporidiose. Nativpräparat. Vergr. 400mal. (M. THIAGO DE MELLO, Institut Oswaldo Cruz, Rio de Janeiro)

Im Moment der Sporulation mißt das Sporangium etwa 300—350 μ im Durchmesser und ist mit dem bloßen Auge als winziges gelb-weißliches Körnchen zu erkennen. Aus dem Sporangium entleeren sich die Sporen allmählich in das umgebende Gewebe oder in den freien Raum, der nach der Häufigkeit der Lokalisation der Polypen zumeist die Nasenhöhle sein dürfte. Vermutlich beginnt nun für die Sporen unter günstigen Bedingungen ein erneutes Entwicklungsstadium, falls sie nicht im sezernierenden Schleim ausgeschieden werden (Abb. 6).

a) Mikroskopische Untersuchung

In der Praxis lassen sich beim Ausquetschen der polypösen Massen nicht nur Sporen, sondern auch Sporangien aller Reifegrade mikroskopisch nachweisen. Das Untersuchungsmaterial soll auf einem Objektträger unter Zugabe von einem Tropfen Wasser plattgedrückt und nach Auflage eines Deckgläschens als Nativpräparat untersucht werden (CONANT u. Mitarb. 1954). Es lohnt sich auch, lediglich im Nasenschleim oder im Sekret der Polypen nach den Erregern zu suchen. Man sieht gewöhnlich in den Präparaten runde bis ovaläre Sporen von 7—9 μ Durchmesser (Abb. 6) und sporengefüllte, cystenförmige Sporangien von etwa 300 μ Durchmesser (WINKLE 1955). Zur Verfeinerung der Diagnostik soll man nach ROMANOWSKY[1] gefärbte Präparate anlegen oder den Erregernachweis im histologischen Schnitt führen

Das mikroskopische Bild kann zur Verwechslung mit Coccidioides immitis führen, wenn man übersieht, daß die Pilzelemente bei der Coccidioidomykose wesentlich kleiner sind (vgl. Kapitel Coccidioidomykose in diesem Band).

---

[1] Romanowsky-Färbung (1891): Zehn Tropfen der Romanowsky-Leishman-Lösung (Eosin und Methylalkohol gelöst) auf das lufttrockene Präparat einwirken lassen, dann die doppelte Menge Aqua dest. zufügen und mit der Farblösung mischen. Nach 5 min abspülen und trocknen lassen.

b) Tierexperiment

Alle Versuche im Tierexperiment, die Rhinosporidiose zu reproduzieren, sind fehlgeschlagen. Weder durch Injektionen, noch durch Verimpfungen sporen- und sporangienhaltigen Materials polypöser Erkrankungsherde ist jemals eine experimentelle Übertragung gelungen (Mello 1948). Experimentelle Immunisierungsvorgänge und die mykologische Serodiagnostik scheinen bei der Rhinosporidiose noch völlig im Dunkeln zu liegen (Kaden 1959).

In der Veterinärmedizin werden Erkrankungen bei Haustieren (Ayar 1932; Bueno u. Faria 1941; Morelle 1946) und wilden Tieren (Fain u. Herin 1957) immer wieder beschrieben. Cifferi, Redaelli und Scatizzi (1936) haben die Identität des Erregers der menschlichen und der tierischen Rhinosporidiose festgestellt. Das klinische Bild ist durch die ausschließliche Polypenbildung in den Nasenlöchern der Tiere mit den menschlichen Formen identisch. Neben Erkrankungen bei Mauseln, Schweinen und Rindern (Allen u. Dave 1936; Rao 1938) häufen sich namentlich in den Vereinigten Staaten und Argentinien die Krankheitserscheinungen bei Pferden (Jones 1953; Prieto u. Pires 1953).

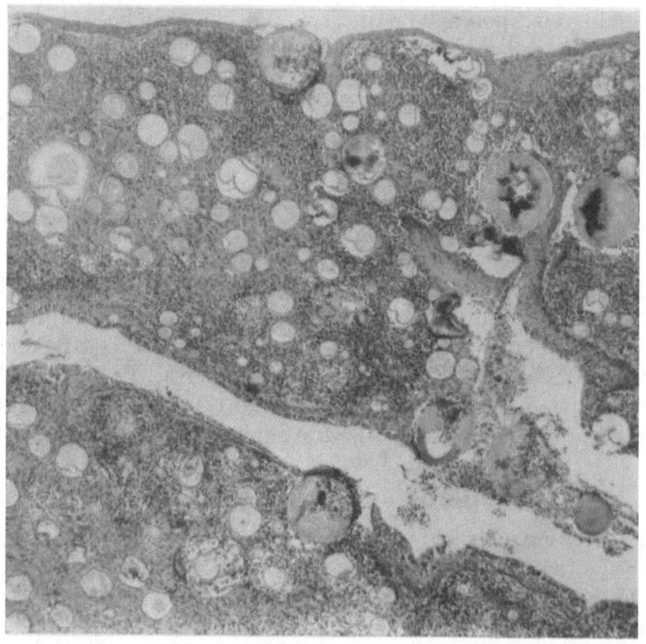

Abb. 7. Rhinosporidiosepolyp im Übersichtspräparat. Sporangien verschiedener Entwicklungsstadien im Stroma. Ein großes sporulierendes Sporangium mitten im unteren Drittel des Präparates. HE-Färbung. Vergr. 12mal. (Präparat C.A. Fuentes, Universität Habana, Cuba)

7. Histopathologie

Nach den sorgfältigen histopathologischen Untersuchungen von Ashworth (1927), Karunaratne (1936) und Mello (1948) hat sich Grimmer (1961) mit den histologischen Veränderungen nochmals eingehend befaßt und hat seine Studien in der deutschen Literatur veröffentlicht.

Auf der Übersichtsaufnahme eines Polypen fallen zahlreiche Sporangien als sporenhaltige, mit einer doppelten Membran ausgestattete, kreisrunde Räume von unterschiedlicher Größe auf (Abb. 7). Bei stärkerer Vergrößerung erkennt man eine große Zahl einzelner Sporen, die sich jeweils zu 16000—20000 Stück in einem

Sporangium befinden. Bei maximalem Reifungszustand wandern die Sporen in das umgebende Bindegewebe oder in die Spalträume zwischen den polypösen

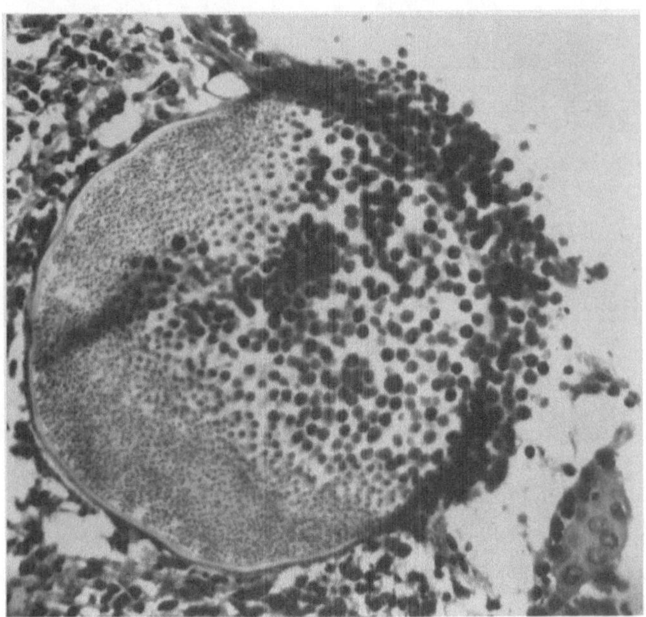

Abb. 8. Sporangium während der Sporenentleerung. Zahlreiche Sporen verschiedener Größen im Sporangium sowie in seiner Umgebung. Bildausschnitt vom unteren Drittel der Abb. 7. Vergr. 320mal

Wucherungen ein (Abb. 8). Auch auf der epithelialen Oberfläche sind häufig zahlreiche Sporenansammlungen zu sehen. Es lassen sich immer kleinste Gebilde unreifer Sporenformen von weiterentwickelten Stadien unterscheiden.

Die schleimig-eitrige Sekretion zwischen und auf den Polypen besteht zumeist aus einer freien Ansammlung verschiedener Zellelemente, die sich aus abgestorbenen Epithelien, Erythrocyten sowie Leuko- und Lymphocyten zusammensetzen. Manchmal kommt eine auffällige rosettenartige Konfiguration neutrophiler Granulocyten um eine isolierte Spore zur Beobachtung (Abb. 9).

Die feingewebliche Reaktion ist granulomatös-produktiver Art. Zellelemente, die in der Regel resorptive und phagocytäre Eigenschaften haben, wie Epitheloidzellen und Riesenzellen vom Langhans-Typ, sammeln sich um freie Sporen oder Sporenfragmente an.

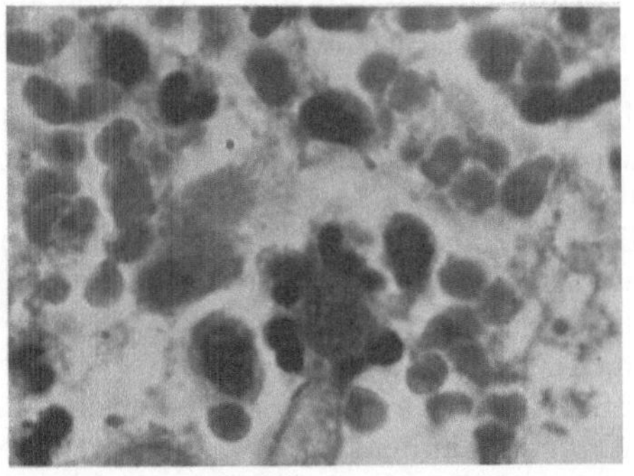

Abb. 9. Schleimig-eitrige Sekretion eines Rhinosporidiosepolypen. Isolierte Spore mit rosettenförmig angeordneten neutrophilen Granulocyten. Zahlreiche Leuko- und Lymphocyten. HE-Färbung. Vergr. 1800mal. (Präparat C. A. FUENTES, Universität Habana, Cuba)

Daneben findet sich in dem granulomatösen Gewebe eine von Fall zu Fall verschieden große Anzahl von Plasmazellen und Lymphocyten, und an einzelnen Stellen ruft das pathogene Fremdmaterial eine leukocytäre Reaktion hervor (Abb. 10).

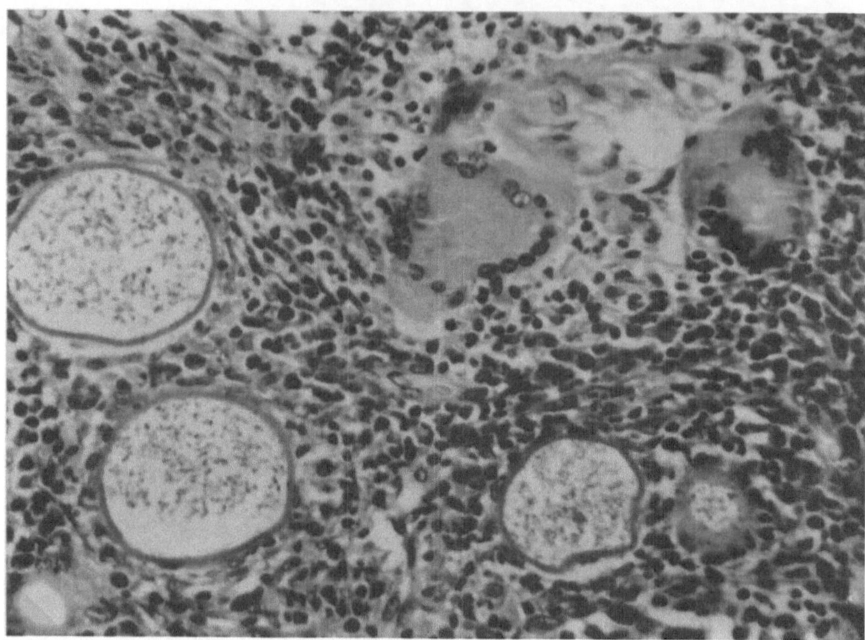

Abb. 10. Rhinosporidiosepolyp. Neben Sporangien granulomatöse Entzündungsreaktion im Bindegewebe mit Plasmazellen und Histiocyten sowie wenigen Neutrophilen, Lymphocyten und Fibroblasten. Einige Riesenzellen. HE-Färbung. Vergr. 360mal. (Präparat C. A. Fuentes, Universität Habana, Cuba)

8. Differentialdiagnose

In Indien kann man bei suspekten Polypen mit großer Wahrscheinlichkeit mit einer Rhinosporidiose rechnen. Bei einer Beobachtung von 60 Nasenpolypen in Indien haben sich alle, außer drei Fällen, als Rhinosporidiose erwiesen (Allen u. Dave 1936).

Differentialdiagnostisch kommen alle entzündlichen granulomatösen Veränderungen in Frage (Desai 1961). In Ländern wie Europa, in denen die Rhinosporidiose praktisch nicht vorkommt, wird man an Rhinosklerom-Polypen zu denken haben, da solche Fälle in den osteuropäischen Gebieten sowie in Deutschland immer wieder einmal beobachtet werden (Becker u. Dorfman 1936; Cornejo u. Mitarb. 1958). Ferner ist ein Granuloma teleangiectaticum mit Sitz an der Nase in Erwägung zu ziehen (Meyer-Rohn 1958). Syphilitische Kondylome sowie Schleimhautprozesse bei Tuberkulose, Leishmaniose und Lepra sind in die Differentialdiagnose einzubeziehen. Von den Mykosen haben im Hinblick auf die granulomatösen Wucherungen die europäische Blastomykose und im Hinblick auf das mikroskopische Bild des Erregers die Coccidioidomykose eine zur Verwechslung führende Ähnlichkeit. An Neubildungen sowie an gewöhnliche Nasenpolypen, Hämangiome, Angiofibrome, Sarkome, Epitheliome und leukämische Tumoren ist bei negativem Erregernachweis zu denken (Mello 1954).

9. Prognose und Therapie

Im allgemeinen erstreckt sich die Krankheit über Jahrzehnte. Die Prognose quoad vitam ist günstig mit Ausnahme der schweren systematisierten Formen und der Fälle mit so großen Tumoren, die durch Verschluß des Larynx oder Oesophagus lebensbedrohlich werden können. Trotz Entfernung der Polypen muß man mit

Rezidiven rechnen. ALLEN u. DAVE (1936) haben andererseits Spontanheilungen milder Rhinosporidiosefälle sogar nach 8—9jähriger Krankheitszeit beobachtet.

Hinsichtlich der Therapie kommt in erster Linie die Elektrokoagulation der Polypen in Betracht. Schere und Skalpell sind wegen der Streuungsgefahr der Rhinosporidiumsporen zu vermeiden. Zur Hintanstellung von Rezidiven empfiehlt es sich, die infizierten Partien restlos zu entfernen, so daß der elektrische Schnitt weit im Gesunden geführt werden muß.

Alle medikamentösen Behandlungsversuche sind letzten Endes unbefriedigend verlaufen. In einigen Fällen soll mit einer 5%igen Brechweinsteinlösung oder mit Chlorohydroxychinolinsalbe das Fortschreiten der Erkrankung verhindert worden sein. Von veterinärmedizinischer Seite wird auf Betupfen mit Formalinlösung hingewiesen (PERALTA BERGNA u. GALLO 1953).

Nachdem Wismut-, dreiwertige Antimon-, Schwefel- und Jodpräparate erfolglos angewendet worden sind, und weder die aromatischen Diaminderivate noch Penicillin oder Streptomycin (RAJAM u. Mitarb. 1955) einen therapeutischen Effekt gezeigt haben, versucht man heutzutage mit intravenösen Injektionen des fünfwertigen Antimonpräparates Neostibosan die chirurgischen Maßnahmen zu unterstützen. Aus neueren Forschungsergebnissen mit Griseofulvin (EMMONS u. PIGGOTT 1959) ist zu schließen, daß wenig Hoffnung auf eine erfolgreiche Therapie mit diesem Medikament besteht.

Literatur

Zusätzliche, vor allem ältere Literaturangaben bis 1946 finden sich in der Dissertation über „Rhinosporidium seeberi" von M. THIAGO DE MELLO, Rio de Janeiro, 1946.

Spezielle Lehrbücher und Monographien

ALMEIDA, F.: Mycologia medica. Estudo das mycoses humanas e de seus cogumelos. São Paulo 1939. — ASH, J. E., and S. SPITZ: Pathology of tropical diseases: An atlas. Philadelphia: W. B. Saunders Company 1945.

BRUMPT, E.: Précis de parasitologie. Paris: Masson & Co. 1949.

CHAKRABORTY, A. N.: Studies on mycotic diseases in India. In T. H. STERNBERG and V. D. NEWCOMER, Therapy of fungus diseases. Boston: Little, Brown & Co. 1955. — CONANT, N. F., D. T. SMITH, R. D. BAKER, J. L. CALLAWAY and D. S. MARTIN: Manual of clinical mycology. Philadelphia: W. B. Saunders Company 1954.

EMMONS, C. W.: Medical mycology in Latin America. In F. VERDOORN, Plant and plant science in Latin America. Chronica Bot. Co. 1945.

FIALHO, A. DA S.: Localizaçoes pulmonares da „Micose de Lutz". Anatomia patologica e patogenia. Diss. Rio de Janeiro 1946.

GRADWOHL, R. B. H., L. B. SOTO and O. FELSENFELD: Clinical tropical medicine. St. Louis: C. V. Mosby Comp. 1951.

MANSON-BAHR, P. H.: Manson's tropical diseases. London: Cassell & Co. 1935. — MELLO, M. T. DE: Estudos sobre o Rhinosporidium Seeberi. Diss. Rio de Janeiro 1946. — Rhinosporidiosis. In R. D. G. SIMONS, Medical mycology. Amsterdam: Elsevier Publ. Co. 1954. — MOHR, W.: Die Mykosen. In G. V. BERGMANN, W. FREY u. H. SCHWIEGKs Handbuch der nneren Medizin, 2. Aufl., Bd. I/1. Berlin-Göttingen-Heidelberg: Springer 1952.

ROCHA LIMA, H. DA: Exotische Blastomykosen. In J. JADASSOHNs Handbuch der Haut- und Geschlechtskrankheiten, Bd. XII/1. Berlin: Springer 1932. — ROGERS, L., and J. W. D. MEGAW: Tropical medicine. London: J. & A. Churchill 1935.

Wissenschaftliche Einzelarbeiten

ABEN-ATHAR, J.: Um caso de rhinosporidiose. Rev. Acad. Med., Para, Brasilien 4, 3 (1946). — ALLEN, F. R.: Five cases of Rhinosporidiosis. Four in females. Indian med. Gaz. 70, 76 (1935). — ALLEN, F. R., and M. DAVE: The treatment of Rhinosporidiosis in man based on the study of sixty cases. Indian med. Gaz. 71, 376 (1936). — ANDLEIGH, H. S.:

Rhinosporidiosis in Rajasthan. Report of three cases. Indian J. med. Sci. 6, 16 (1952). — Arnold, R., and J. Whildin: Rhinosporidiosis of conjunctiva. Case report. Amer. J. Ophthal. 25, 1227 (1942). — Ashworth, J. H.: On Rhinosporidium seeberi, with special reference to its sporulation and affinities. Trans. roy. Soc. Edinb. 53 (II), 301 (1923). — Ayar, V. K.: Rhinosporidiosis in equines. Indian J. vet. Sci. 2, 49 (1932).

Becker, B. J., and R. F. Dorfman: Rhinoscleroma. Report of a case in South Africa. S. Afr. med. J. 30, 581 (1956). — Benedek, T.: Critical survey of the mycological literature of the years 1939—1942. Mycopathologia (Den Haag) 5, 277 (1951). — Bueno, P., y P. N. Faria: Rhinosporidiose em muar. Arch. Inst. Biol. (S. Paulo) 12, 297 (1941).

Caldwell, G. T., and J. D. Roberts: Rhinosporidiosis in the United States. J. Amer. med. Ass. 110, 1641 (1938). — Capua, M. de: Consideracoes em torno de 6 observaçoes de polipo sangrento do septo. An. paul. Med. Cir. 47, 351 (1944). — Carini, A.: Sobre um parasito semelhante ao „Rhinosporidium" encontrado em quistos da pele de uma „Hyla". Arch. Inst. Biol. (S. Paulo) 11, 96 (1940). — Cherian, P. V., and C. Satyanarayan: Rhinosporidiosis. Indian J. Otolaryng. 1, 15 (1949). — Cifferi, R., R. Redaelli e I. Scatizzi: Unita etiologica della malattia di Seeber accertata con lo studio di materiali originali. Boll. Soc. med.-chir. Pavia 14, 723 (1936). — Coelho, B.: Um caso de rinosporidiose nasal. Resen. clin.-cient. 11, 521 (1942). — Cornejo, A., A. Arabel, C. L. Pereyra y D. A. Escalante: Segundo caso de rinoscleroma observado en salta. Arch. argent. Derm. 8, 232 (1958).

Defrenne, P., J. Dorzee, M. Appelmans et E. Jansen: Conjonctivite proliférante par Rhinosporidium seeberi. Bull. Soc. belge Ophtal. 104, 247 (1953). — Desai, S. C.: Persönliche Mitteilung 1959. — Ein Überblick über die Rhinosporidiose. Mykosen 4, 64 (1961). — Dhayagude, R. G.: Unusual rhinosporidial infection in man. Indian med. Gaz. 76, 513 (1941).

Elles, N. B.: Rhinosporidiosis Seeberi, infection in the eye. Arch. Ophthal. (Chicago) 25, 969 (1941). — Emmons, C. W., and W. Piggott: Amphotericin B and Griseofulvin in the treatment of experimental systemic mycoses. Antibiot. and Chemother. 9, 550 (1959).

Fain, A., et V. Herin: Deux cas de Rhinosporidiose nasale chez une oie et un canard-sauvages a astrida (Ruando-Urundi). Mycopathologica (Den Haag) 8, 54 (1957). — Forsyth, W. L.: Rhinosporidium seeberi. J. Laryng. 48, 761 (1933). — Fuentes, C. A.: Revision de las investigaciones sobre micologia medica y de la literatura en Cuba durante el decenio de 1945 a 1955. Mycopathologia (Den Haag) 9, 207 (1958). — Fuentes, C. A.: Persönliche Mitteilung 1961.

Graham, G. S.: Rhinosporidium seeberi in nasal polyp. Fourth North American case. Amer. J. clin. Path. 2, 73 (1932). — Grimmer, H.: Histologischer Bildbericht. Rhinosporidiose. Z. Haut- u. Geschl.-Kr. 30, 17 (1961).

Habibi, M.: Contribution à l'étude de Rhinosporidium seeberi, description de 16 cas observés en Iran. Pract. oto-rhino-laryng. (Basel) 6, 35 (1944). — Hanson, W. I.: Rhinosporidium. Ann. Otol. (St. Louis) 40, 1013 (1931). — Hartmann, M.: Rhinosporidium. In S. v. Prowazeks Handbuch der pathogenen Protozoen, Bd. 3. Leipzig: Johann Ambrosius Barth 1931.

Jones, T. C.: Einige Pilzerkrankungen bei Tieren in den USA. Dtsch. tierärztl. Wschr. 60, 45 (1953).

Kaden, R.: Sicherung der Sporotrichon-Klassifikation durch Präzipitinteste im Agarmedium. Proc. 11. Internat. Congr. Dermat. 1957. Acta derm.-venereol. (Stockh.) 3, 1201 (1959). — Karunaratne, W. A. E.: The pathology of Rhinosporidiosis. J. Path. Bact. 42, 193 (1936). — Kurup, P. K.: Rhinosporidium Kinealyi infection. Indian med. Gaz. 66, 239 (1931).

Mackenzie, K. W.: Rhinosporidium seeberi. J. Laryng. 48, 107 (1933). — Mahadevan, R.: A rare case of parotid salivary cyst due to Rhinosporidiosis. Indian J. Surg. 14, 1 (1952). — Mandlik, G. S.: A record of Rhinosporidial polypi with some observation on the mode of infection. Indian med. Gaz. 72, 143 (1937). — Mello, M. T. de: Rhinosporidiosis. Mycopathologia (Den Haag) 4, 342 (1948). — Mendiola, R., and Cortés Ochoa: Rinosperidiosis. Primer caso encontrado en México. Rev. Inst. Salubr. Enferm. trop. (Méx.) 11, 1 (1950). — Meyer-Rohn, J.: Kokkenerkrankungen. In H. Gottron u. W. Schönfeld, Dermatologie und Venerologie, Bd. II/2. Stuttgart: Georg Thieme 1958. — Moral Garcia, J. L.: Rinosporidiosis de la conjunctiva. Rev. ecuat. Ent. Parasit. 1, 113 (1953). — Morelle, O.: Rhinosporidiose equina no Rio Grande do Sul. Bol. Dir. Animal do Rio Gr. do Sul, Brasilien 2, 35 (1946).

Noronha, A. J.: A preliminary note on the prevalence of Rhinosporidiosis among sandworkers in Poona, with a brief description of some histological features of the Rhinosporidial polypus. J. trop. Med. Hyg. 8, 115 (1933a). — Studies in Rhinosporidiosis with special reference to histology of Rhinosporidial tumours. Indian med. J. 4, 1 (1933b).

PERALTA BERGNA, H. D., and G. G. GALLO: Communication concerning the treatment of rhinosporidiosis. Rev. Vet. milit. (B. Aires) 2, 75 (1953). — PRIETO, C., et A. PIRES: La rhinosporidiose est une antropozoonose. Proc. int. vet. Congr. (Stockh.) 1, 23 (1953). — PURANDARE, N. M., and S. M. DEORAS: Rhinosporidiosis in Bombay. Indian J. med. Sci. 7, 602 (1953).

RAJAM, R. V., G. S. VISWANATHAN, A. R. RAU, P. N. RANGIAH and V. C. ANGULI: Rhinosporidiosis—a study with report of a fatal case of systemic dissemination. Indian J. Surg. 27, 1 (1955). — RAO, M. A. N.: Rhinosporidiosis in bovines in the Madras presidency with a discussion of the probable mode of infection. Indian J. vet. Sci. 8, 187 (1938). — RIETH, H.: Die Mykosen. Folia Ichthyolica, Heft 6, Mykologische Ergänzung. Ichthyol Ges., Hamburg 1958.

SEELIGER, H. P. R.: Mykologische Berichte. Med. Mitteilungen, Schering 20, 2 (1959). — SHREWSBURY, J. F. D.: Rhinosporidiosis. J. Path. Bact. 36, 431 (1933). — SMITH, H. M.: Case of Rhinosporidium polypus in Hindu Woman. Indian med. Gaz. 67, 458 (1932).

VANBREUSEGHEM, R., A. THYS et L. HENROT: Troisième cas congolais de rhinosporidiose. Ann. Soc. belge Méd. trop. 35, 225 (1955). Ref. Rev. Med. Vet. Mycol. 2, 356 (1956).

WINKLE, ST.: Mikrobiologische und serologische Diagnostik, 2. Aufl. Stuttgart: Gustav Fischer 1955.

Die Schimmelpilzdermatosen

Von

Rudolf Kaden - Berlin

Mit 16 Abbildungen

Den Schimmelpilzdermatosen ist ein uneinheitliches Mykosebild gemeinsam, zu dem sich zumindest der wiederholte Nachweis fakultativ pathogener Schimmelpilze zu gesellen hat.

1. Definition

Die Schimmelpilzdermatosen kommen auf der ganzen Welt vor und stehen mit einer fast unbegrenzten Anzahl fakultativ pathogener Schimmelpilze in engem Zusammenhang. Unter dem Bilde einer akuten oder subakuten Infektion spielen sich die Veränderungen zumeist in den oberflächlichen oder tieferen Schichten der Haut, im Gehörgang, an den Nägeln oder in den inneren Organen ab. Da die fakultativ pathogenen Schimmelpilze als verbreitetste Anflugpilze und häufigste Laboratoriumsverunreinigungen allgegenwärtig sind, muß von Fall zu Fall entschieden werden, ob ihrem Nachweis eine ätiologische Bedeutung zukommt. Erfahrungsgemäß umfaßt die Skala der Schimmelpilzdermatosen alle Übergänge von vorwiegend allergischen Reaktionen bis zu den tödlich verlaufenden Infektionen durch zweifellos pathogene Pilzarten.

2. Geschichtliche Entwicklung

Die ersten Angaben über eine Schimmelpilzvegetation am menschlichen Körper gehen auf die Beobachtungen von HORN und DEGENER im Jahre 1736 zurück. Etwa bis zur letzten Jahrhundertwende reicht die Periode größter Skepsis gegen die Fadenpilze als Erregerorganismen, woran auch die Entdeckung der Pilzhyphen bei den Dermatomykosen von REMAK, SCHÖNLEIN und GRUBY in den Jahren 1837—1843 vorerst nichts zu ändern vermocht hatte.

In der Folgezeit schlägt das Pendel in die andere Richtung aus. Kritiklos wurde jedem banalen Pilzbefund eine klinische Bedeutung zugeordnet, und eine Flut von Veröffentlichungen über neuentdeckte, medizinisch interessante Schimmelpilze hat in dieser Periode zu zahllosen Prägungen der ausgefallensten Mykosenamen geführt.

Unter dem Eindruck des aufkommenden Zweifels an der ätiologischen Bewertung der Schimmelpilze ist schließlich die Mitteilungsfreudigkeit der kasuistischen Beobachtungen verebbt.

Etwa seit 1945 zeichnet sich die letzte Periode ab, in der man den Schimmelpilzen höchstens fakultativ pathogene Bedeutung beimißt, wobei allergische Faktoren zumindest beim Hautbefall wichtiger zu sein scheinen als die etwaige Pathogenität der Erreger.

Trotz des Wandels der Beurteilungen der Schimmelpilze als Krankheitserreger sind einige geschichtliche Daten der Pionierarbeiten erwähnenswert geblieben. Der Altmeister der pathologischen Anatomie VIRCHOW hat bei Lungenerkrankungen auf den Nachweis von Aspergillus fumigatus in den Absceßhöhlen hingewiesen. Er hat — was in der Folgezeit vielfach vergessen wurde — ihr Vorkommen durch die Anwesenheit nekrotischen Lungengewebes erklärt, wonach FÜRBRINGER diesen Vorgang als Lungenverschimmelung bezeichnet hat. In tierexperimentellen Studien hat GROHE im Jahre 1870 bei Kaninchen durch intravenöse Injektionen von Schimmelpilzsporen Verschimmelungen innerer Organe regelmäßig reproduzieren können.

Die Veterinärmedizin kennt seit der ersten Beschreibung einer Aspergillose des Respirationstrakts bei einem Eichelhäher durch MAYER und EMMERT im Jahre 1815 sehr viele Veröffentlichungen über diese Krankheit. Als Standardwerke gelten heute noch die berühmten Arbeiten von RENON und von LUCET aus dem Jahre 1897.

In JADASSOHNs Handbuch der Haut- und Geschlechtskrankheiten ist der Stand der Kenntnisse über die Schimmelpilze von BRUHNS und ALEXANDER (1928) sowie von GRÜTZ (1928) in getrennten Kapiteln im Rahmen der „Allgemeinen Mykologie" und der „Sporotrichose und verwandte Krankheiten" beschrieben worden. Die Schimmelpilze betreffenden Stellen belaufen sich in diesen Kapiteln auf insgesamt 32 Druckseiten, in denen eine unübersichtlich große Zahl an Erregern erwähnt und für die vielseitigsten Mykosen verantwortlich gemacht werden. Zweifel an den ätiologischen Zusammenhängen sowie an der Berechtigung der zahlreichen zusammenhanglosen Kasuistik klingen bereits hin und wieder an. Die Morphologie der Schimmelpilze ist zwar bereits weitgehend bearbeitet, wogegen die Biologie noch in den Anfängen steckt.

In der Folgezeit hat in Deutschland das Interesse an den Schimmelpilzen im Hinblick auf ihre Rolle als Mykoseerreger erheblich nachgelassen. Abgesehen von vereinzelten Beiträgen aus dem Ausland, haben sich lediglich wenige Autoren (JANKE 1949, 1950, 1952, 1953; JUNG 1952; EHRMANN und GRANITS 1955) mit ihrer Mykologie und ihren Pathogenitätsproblemen befaßt. Mit der Entdeckung des Penicillins und weiterer Antibiotica hat die Schimmelmykologie einen neuen Auftrieb bekommen. CONANT u. Mitarb. (1954) und BENEDEK (1958) haben in dieser Ära die fakultativ pathogenen Schimmelpilze an der Haut und MOHR (1952) und BERGMANN (1959) sowie WEGMANN (1961) den Schimmelpilzbefall der inneren Organe bearbeitet.

3. Epidemiologie

Im Verhältnis zu der großen Verbreitung der Schimmelpilze ist ihre Bedeutung als fakultativ pathogene Erreger auffällig gering. Wenn auch nur vereinzelt, so doch in allen Ländern der Erde, kommen Erkrankungsfälle von Aspergillose, Mucormykose oder anderen Schimmelpilzdermatosen vor (CARRION 1939; GÖTZ 1950a und b, 1953; KISELEVA 1953). Einwandfreie Beobachtungen sind vornehmlich in Deutschland, England, Italien, Australien sowie Nord- und Südamerika gemacht worden. In Frankreich und in England hat man die Aspergillosen und andere Schimmelmykosen der Lunge besonders gut studiert, zumal man in diesen Ländern bei Verdachtsfällen offenbar dem Schimmelpilznachweis eine vorrangige Bedeutung beimißt (RIDDELL 1952, 1956, 1958; KERBRAT 1953; KRISHNAN u. Mitarb. 1954; ENJALBERT u. Mitarb. 1957; DROUHET 1958). Die tropischen Gegenden werden im allgemeinen und die Mittelmeerländer im speziellen recht häufig als Ausbreitungsgebiete für Mykosen durch solche Schimmelpilze, die andernorts nicht pathogen zu sein pflegen, genannt (EHRMANN 1958). An der otologischen Klinik von Madras in Südindien entfallen nach der Statistik von ANANTHANARAYAN (1951) unter den Fachdiagnosen allein 5% auf die Otomykose, wobei sich ihr Zahlenkontingent in den warmen Monaten etwa verdoppelt. Amerikanische Autoren (KLIGMAN 1952; BAKER 1956) weisen auf die vermutlichen Gefahren einer erhöhten Anfälligkeit bei dem weitverbreiteten Gebrauch von Antibiotica und Steroiden hin. Andererseits sind Beobachtungen bei Verticilliose gemacht worden, die darauf schließen lassen, daß die Verbreitung der Schimmelpilzdermatosen von landwirtschaftlichen Faktoren abhängig sein soll, da in den Gegenden, in denen Kartoffelanbau vorwiegt, Erkrankungsfälle besonders häufig sind (VRIJMAN 1954). Die Erfahrung hat gelehrt, daß Arbeiter aus der Landwirtschaft den größten Anteil am Krankengut stellen. Der häufige Nachweis von Schimmelpilzen auf Pflanzen, Getreide oder an Haustieren erklärt die erhöhte Gefährdung der Landbevölkerung (KALKOFF u. JANKE 1958). Mucor-Paronychien haben SUTHERLAND-CAMPBELL u. PLUNKETT (1934) bei Orangenarbeitern auffällig häufig gesehen. Unter Umständen ist eine gewisse berufliche Disposition nicht auszuschließen (KNOTH-BORN 1959).

Klassisch geworden sind dabei die Taubenzüchter, die bei der Fütterung Getreidekörner in den Mund zu nehmen pflegen und auf diese Weise vermutlich die Aspergillus-Sporen aufnehmen. Pelzreiniger infizieren sich bei der Benutzung von Roggenschrot als Reinigungsmittel und Landarbeiter beim Dreschen von Getreide.

Individuelle schwere Leiden, wie chronische Erkrankungen oder Diabetes mellitus, prädisponieren für eine Manifestation der Infektion. Bei der Mucormykose ist dieser Zusammenhang am auffälligsten.

Bei der globalen Verbreitung der Schimmelpilze haben sich alle Menschenrassen als gleichmäßig anfällig erwiesen. Männer im Erwachsenenalter sind offenbar wegen der gelegentlich erhöhten Infektionsgefährdung im Beruf häufiger erkrankt als Frauen oder Kinder.

Als Ursache für die zahlreichen Onychomykosen spielen die Schimmelpilze als angebliche Erreger eine immer größere Rolle (RUPP 1958). Nach den statistischen Angaben von EHRMANN und GRANITS (1955) hat sich unter 354 Erkrankungen an Onychomykose allein 14mal, d. i. in 4% aller Fälle, Scopulariopsis brevicaulis in Reinkultur nachweisen lassen.

4. Mykologie

Das Reich der Pilze ist unermeßlich groß (RIETH 1958, 1959; JUNG u. GERHARDT 1960). Großes Wissen und Erfahrung sind bei der uneinheitlichen Systematik erforderlich, um die beträchtlichen Schwierigkeiten in der Klassifizierung der medizinisch interessierenden Pilze zu überwinden. Für den medizinischen Mykologen hat sich das von SEELIGER (1956a und b) verwendete Einteilungsschema in folgende drei Gruppen bewährt:

1. Strahlenpilze,
2. Sproßpilze,
3. Hyphenpilze.

Für den Begriff „Schimmelpilze" läßt sich sehr schwer eine befriedigende Definition finden (DELITSCH 1943). In weiten Kreisen versteht man unter Schimmelpilzen nur die von der Verschimmelung abgestorbenen Materials bekannten Penicillium-, Aspergillus- und Mucorarten. Nach den heutigen mykologischen Anschauungen ist der Begriff auf alle Vertreter der Gruppe der Hyphenpilze auszudehnen, gleich, ob es sich um einen harmlosen Schmarotzer oder um einen speziellen Krankheitserreger handelt. Die amerikanische Mykologin LUCILLE GEORG (1961) formuliert die Verhältnisse wie folgt: "Since a mold is any filamentous fungus, it could be either a saprophyte or a parasite." Unter diesen Voraussetzungen zählen nur diejenigen Hyphomyceten zu den fakultativ pathogenen Schimmelpilzen, die für gewöhnlich Saprophyten sind und nur ausnahmsweise als Krankheitserreger in Frage kommen. Mit Ausnahme der medizinisch bekannten pathogenen Schimmelpilze, wie Dermatomyceten, Maduromykose-Erreger, Cladosporiose- und Chromoblastomykose-Erreger, Coccidioides immitis sowie einiger hochpathogener dimorpher Pilze, die einzeln in den Kapiteln der Bände IV/3 und IV/4 dieses Handbuches bearbeitet worden sind, handelt es sich bei den zur Rede stehenden Vertretern dieser botanischen Klasse um die Masse der unübersehbar großen Zahl von Hyphomyceten.

Sie sind uns vor allem als die wichtigsten Anflugpilze bekannt und wegen ihrer möglichen Allergenwirkung unter Umständen mehr gefürchtet als wegen ihrer umstrittenen Pathogenität als Erreger (PRINCE u. MORROW 1959). Die Zahlenangaben über die in Frage kommenden Pilzarten sind nicht exakt bestimmbar und großen Schwankungen unterworfen. Allein von der Gattung Aspergillus sind etwa 375 Arten beschrieben worden, von denen nach HARRELL und BOCOBO (1960) nur etwa fünf Arten für den Menschen pathogene Bedeutung haben sollen, wogegen nach einem Literaturüberblick von CONLEY (1948) allein für die Otomykose nicht weniger als 50—60 Aspergillusarten angeführt werden.

Aus Gründen der Platzersparnis können an dieser Stelle nur die wichtigsten fakultativ pathogenen Schimmelpilze mit ihren charakteristischsten Unterscheidungsmerkmalen Erwähnung finden. Für medizinisch-mykologische Forschungsarbeiten steht als Nachschlagewerk die erschöpfende Monographie von DODGE (1935) zur Verfügung. Weitere vorwiegend botanisch fundierte Standardwerke, wie „Mucorineae" von ZYCHA (1935), „A Manual of the Aspergilli" von THOM u. RAPER (1945), „Systematik der Schimmelpilze" von DELITSCH (1943), „Henrici's Molds, Yeasts and Actinomycetes" von SKINNER, EMMONS u. TSUCHIYA (1947), „The Manual of the Penicillia" von RAPER und THOM (1949) und „Die Pilze" von GÄUMANN (1949), dienen vorzüglich einer speziellen Orientierung in dieser Pilzrubrik.

In der heterogenen Gruppe der Hyphomyceten sind die Benennungsverhältnisse überaus unübersichtlich. Da das System der nordamerikanischen Schule zur Vereinfachung der Schwierigkeiten beigetragen hat, wird im folgenden die von CONANT u. Mitarb. (1954) benutzte Nomenklatur verwendet. Zumeist genügen die morphologischen Charakteristika nur der Pilzgattungen, da die Bestimmung der einzelnen Arten ein Spezialstudium darstellt, das für den medizinischen Mykologen nicht unbedingt erforderlich ist. WINKLE (1955) bezeichnet in Übereinstimmung mit LEWIS und HOPPER (1948) und Moss und McQUOWN (1953) gewisse Aspergillus-Penicillium- und Mucorarten als die wichtigsten fakultativ pathogenen Schimmelpilze.

a) Morphologie

Aus praktischen Erwägungen kann lediglich eine Auswahl von denjenigen Schimmelpilzgattungen erwähnt werden, die für gewöhnlich als Verunreinigungen vorkommen und nur ausnahmsweise mit Erkrankungen in Zusammenhang stehen. Die nachstehenden kulturellen Charakteristika werden vorzugsweise bei Wachstum auf Sabouraud-Dextrose-Agar gesehen und lehnen sich an die Angaben von GEORG und GORDON (1954) an (Abb. 1):

1. Aleurisma. Vollentwickelte Kulturen sind markstückgroß und haben einen zentralen Knopf, von dem radiäre Furchen ausgehen. Ältere Kulturen überziehen sich mit einem mehlartigen Belag, wobei sich büschelartiges Luftmycel ausbildet. Es gibt mehrere Farbnuancen von orangerot zu citronengelb bis graugrünlich. — Das Mycel ist septiert und verzweigt sich. Die Aleurosporen sind kleine terminale festsitzende Chlamydosporen und haben Ähnlichkeit mit Mikroconidien. Sie sitzen dem Mycel manchmal lateral, oft interkalär oder endständig auf. Gelegentlich nehmen die Pilzelemente die Form kleiner Bäumchen an. Besonders dem Aleurisma carnis werden pathogene Eigenschaften nachgesagt.

2. *Alternaria*. Schnell wachsende Kolonien von anfänglich gräulicher, später schwarzer Farbe. Die Oberfläche ist häufig von einem lockeren weißlich-grauen Luftmycel überzogen. Die Rückseite der Kultur ist schwarz. — Septierte Conidiophoren gehen in kettenartig

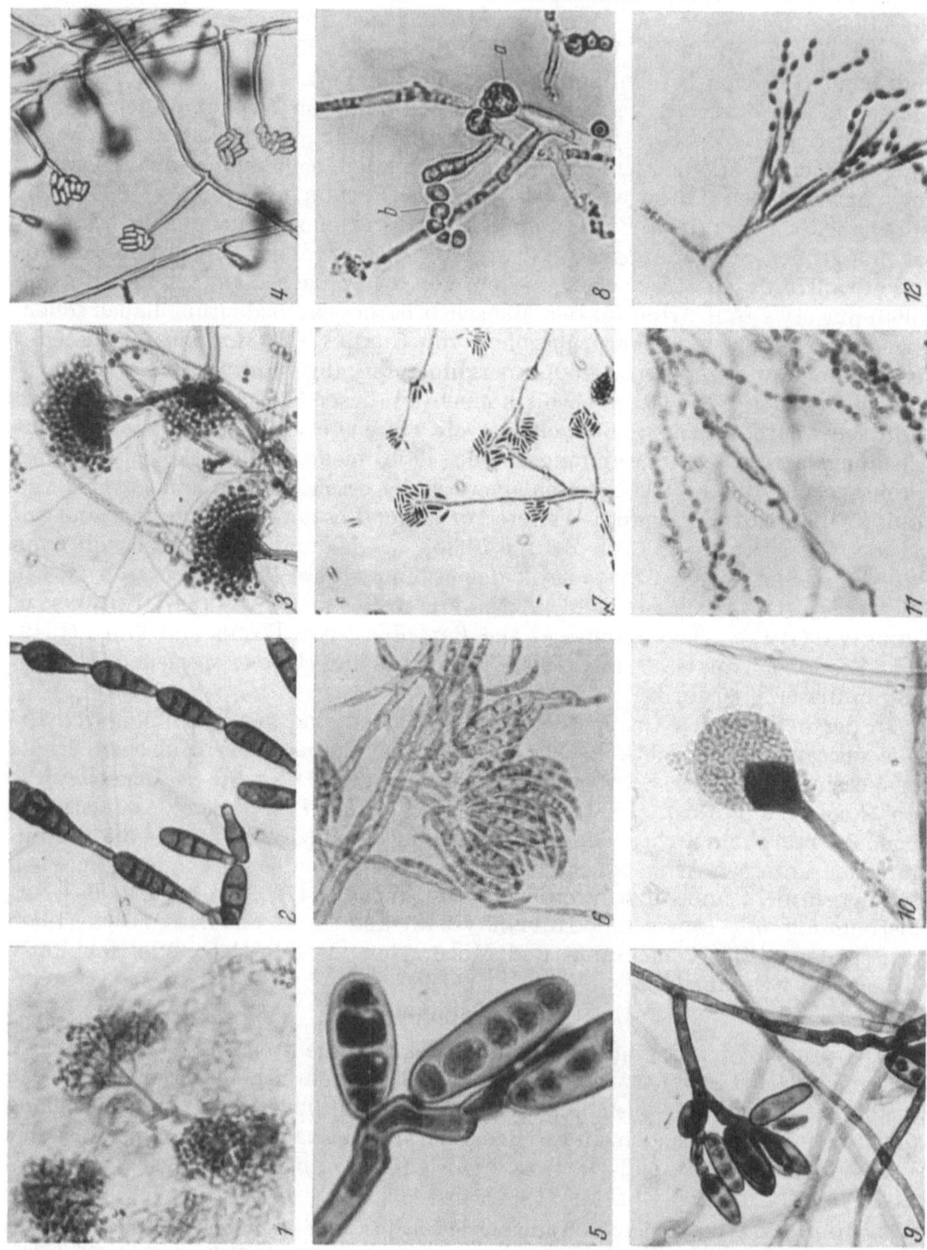

angeordnete Conidien von olivenartiger Form und dunkelbrauner Farbe über. Die Septierung der Conidien ist muriform, obwohl nur longitudinale und transversale Trennwände sichtbar sind. Jede Conidie vermehrt sich durch Knospung an der Spitze. Falls die Conidien abgerundet sind und nicht zu Kettenbildungen neigen, nennt man den Pilz Stemphylium.

3. *Aspergillus*. Ziemlich langsam wachsende Kulturen von verschiedenem Kolorit. Zumeist kommen blau- oder gelb-grüne Farbtöne vor, manchmal jedoch auch schwarze, weiße oder

bräunliche Variationen. Da sich gewöhnlich eine ausgeprägte Sporulation entwickelt, ist die Oberfläche samtartig oder flockig. — Das Mycel ist septiert. Ihm sitzen lateral unseptierte keulenförmige Conidiophoren auf. Weihwedelförmig gehen von den keulenförmigen apikalen

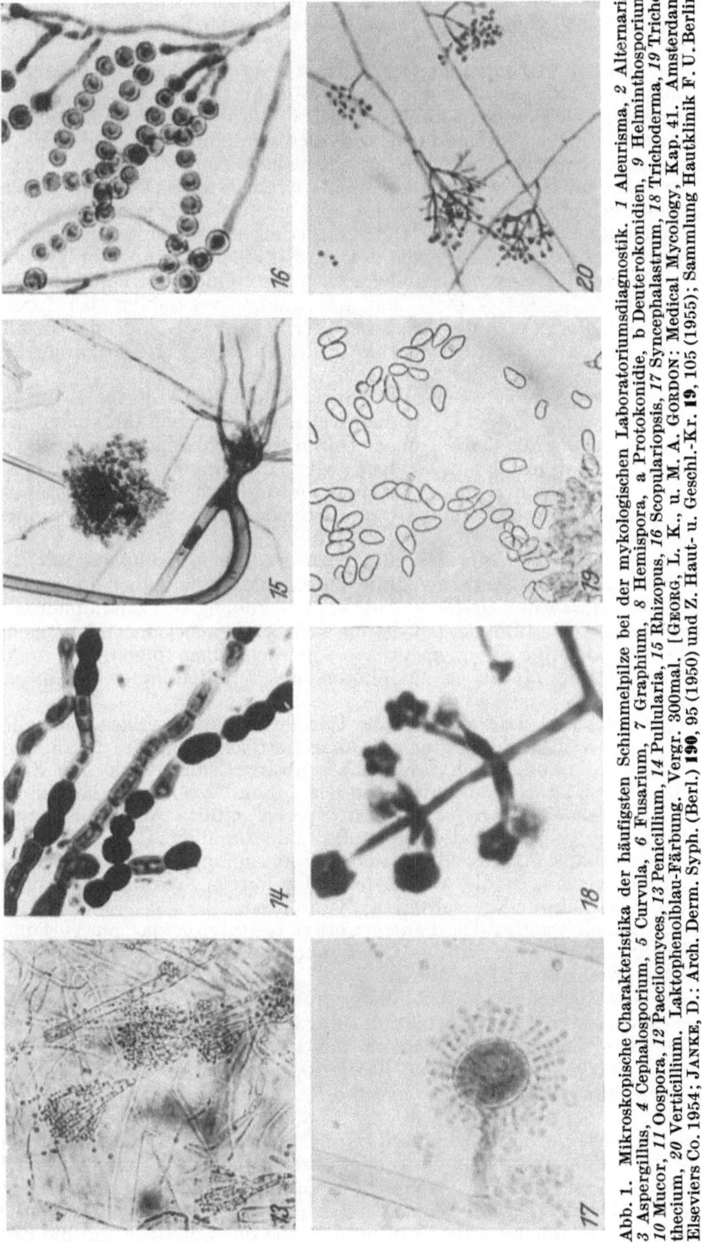

Abb. 1. Mikroskopische Charakteristika der häufigsten Schimmelpilze bei der mykologischen Laboratoriumsdiagnostik. *1* Aleurisma, *2* Alternaria, *3* Aspergillus, *4* Cephalosporium, *5* Curvula, *6* Fusarium, *7* Graphium, *8* Hemispora, a Protokonidie, b Deuterokonidien, *9* Helminthosporium, *10* Mucor, *11* Oospora, *12* Paecilomyces, *13* Penicillium, *14* Pullularia, *15* Rhizopus, *16* Scopulariopsis, *17* Syncephalastrum, *18* Trichoderma, *19* Trichothecium, *20* Verticillium. Laktophenolblau-Färbung. Vergr. 300mal. [GEORG, L. K., u. M. A. GORDON: Medical Mycology, Kap. 41. Amsterdam: Elseviers Co. 1954; JANKE, D.: Arch. Derm. Syph. (Berl.) **190**, 95 (1950) und Z. Haut- u. Geschl.-Kr. **19**, 105 (1955); Sammlung Hautklinik F. U. Berlin)

Anschwellungen zahlreiche Sterigmen aus, die in Conidienketten übergehen. Einzelne Arten entwickeln Perithecien und Asci mit Ascosporen. Besonders Aspergillus fumigatus hat pathogenen Charakter.

 4. Cephalosporium. Rasches Kulturwachstum mit grau-weißlichem strahlenförmigen Luftmycel. Es gibt weiße, rosafarbene oder graue Varianten. — Von septierten Hyphen gehen dünne unseptierte Conidiophoren ab, die im Jugendstadium in einer elliptischen, zumeist einzelligen Conidie enden. Später gesellen sich mehrere Conidien hinzu und bilden eine runde Traube, die von einer schleimigen Masse eingehüllt wird. Fehlt die Schleimhülle, dann handelt es sich um Acremonium, das mit Cephalosporium verwandt ist.

5. Curvularia. Rasch wachsende Kulturen mit samtartiger feinwolliger Oberfläche und braunschwärzlichem Farbton. — Die Conidien sind spindelförmig, haben 4—5 Zellen, von denen jeweils die dritte Zelle am größten ist. Diese Spindelsporen sind mehr oder weniger gekrümmt und bilden, in Gruppen angeordnet, traubenförmige Figuren am Ende der knorrigen Conidiophoren.

6. Fusarium. Schnell und mit sehr viel Luftmycel wachsender Pilz; häufig anfangs weiß, dann alle Farbnuancen zwischen rosa und violett einnehmend. — An den Enden der zumeist kurzen Hyphen zeigen sich quirlartig angeordnete Conidiophoren mit langen sichelförmigen mehrzelligen Makroconidien. Sie sind farblos oder lediglich blaß und zu Büscheln angeordnet Mit den Spindelsporen von Trichophyton besteht gewisse Ähnlichkeit.

7. Graphium. Die langsam wachsende Kolonie hat voll entwickelt eine gefältelte kreidigweiße Oberfläche, die im späteren Wachstum mit einem samtigen aus dünnwolligem Luftmycel bestehenden Rasen bedeckt ist. Die Kulturrückseite ist bräunlich und eigentümlich mit schwarzen Pünktchen gesprenkelt, die dem zu Strängen gebündelten Hyphen (Coremien) entsprechen. — An den Hyphenenden finden sich mehrere kleine birnenförmige Conidien, die manchmal in Schleim eingebettet sind. Manche Conidien vermehren sich durch Knospung; andere bilden Büschelformen, indem sie entweder aufsitzend sind oder an kurzen Seitenzweigen hängen. Das mikroskopische Strukturbild ist vielseitig und kann Ähnlichkeit mit Cladosporium, Cephalosporium oder Sporotrichon haben.

8. Hemispora. Die langsam wachsende Kultur bildet halbkugelige Kolonien von fester Konsistenz und tiefbrauner Farbe. — An den freien Enden gehen die kurzen Hyphenzweige durch Abschnürung in Conidienketten über. Durch eine enge Septierung werden die Hyphen in rechteckige, dickwandige und gut färbbare Segmente eingeteilt. Anfänglich werden die Sporen, die man Hemisporen nennt, von einer bräunlichen Membran zusammengehalten, bis sie sich schließlich freimachen und als runde dickwandige Sporen mit rauher Oberfläche zu beobachten sind.

9. Helminthosporium. Schnellwachsende grau-bräunliche Kolonien mit samtigem bis wolligem Luftmycel, das im Zentrum häufig eingesunken ist, jedoch für gewöhnlich einen flaumig erhabenen Randsaum hat. — Auf kurzen knorrigen Conidiophoren sitzt jeweils an der Spitze eine einzelne Conidie, auf die im weiteren Wachstumsverlauf mehrere spindelförmige, beiderseits abgerundete querseptierte Makroconidien folgen. Ihr mikroskopisches Bild ist charakteristisch. Mycel, Conidiophoren und Conidien haben eine intensive dunkelbraune Farbe.

10. Mucor. Rasch wachsender voluminöser Pilz, dessen langfaseriges grobwolliges Hyphengeflecht nach wenigen Tagen die gesamte Agaroberfläche ausfüllt. In anfänglich weißem, später grauem Mycel befinden sich zahlreiche schwarze Punkte, die den Sporangien entsprechen. — Das Mycel ist dick und nicht septiert. Vom Mycel gehen lateral die Sporangiophoren ab, die am Ende eine kugelförmige, mit Sporen gefüllte Sporangie tragen. Wenn die Sporangie reif ist, platzt sie auf und entleert elliptoide Conidien. Übrig bleibt die Columella, eine keulenförmige apikale Anschwellung an den Sporangiophoren. Da die Sporangiophoren sich wiederholt verzweigen, ist die Anzahl der endständigen Sporangien riesig groß. Manchmal entwickeln sich dickwandige schwarze Zygosporen.

11. Oospora. Rasch wachsendes dichtes weißes Luftmycel, das im Verlaufe der Sporulation cremefarbig bis bräunlich wird. — Die Hyphen werden durch Septenbildung unterteilt, so daß rechteckige Arthrosporen entstehen.

12. Paecilomyces. Alsbaldige Ausbildung eines dünnen Rasens mit gelb-bräunlicher puderiger Oberfläche, zumal die Sporulation sehr üppig zu sein pflegt. — Mikroskopisch erinnern die Conidien tragenden Hyphen an die Pinselformen des Penicilliums. Daneben kommen einzelne Sterigmata vor, die zu Kettenformationen aus elliptischen Conidien übergehen. Die Sterigmata sind flaschenförmig und laufen distal spitz zu.

13. Penicillium. Sehr rasch wächst ein zunächst weißes Luftmycel, das dann viele Schattierungen zwischen grün und blaugrün annehmen kann. Die Oberfläche ist wegen der heftigen Sporulation gewöhnlich puderig oder samtig. — Die Conidiophoren bilden unter Verzweigung in Sterigmatophoren, denen die Sporen in vielgliedrigen Ketten aufsitzen, das typische Bild des Pinsels. Die zahlreichen Arten unterscheiden sich durch die Struktur der Verzweigung der Conidiophoren, die Form und Farbe der Conidien und die Charakteristika der Perithecien und Asci, falls letztere in perfekten Stadien vorhanden sind.

14. Pullularia (Dematium, Cladosporium). Es handelt sich um anfänglich weiße oder blaß-rosafarbene Kolonien, die alsbald nachdunkeln und schließlich schwarzglänzend und lederartig aussehen. Auffälliges Tiefenwachstum eines farnartigen Myceliums in den Nährboden hinein. Nur bei alten Kulturen bildet sich spärliches Luftmycel. — Jüngere Hyphen sind zart, dünnwandig und entwickeln durch Sprossung zahlreiche elliptische Sporen, während ältere Hyphen knorrig und dickwandig sind und durch Septierung Ketten kubischer Zellen bilden. Bei Pullularia pullans stülpen einzelne Zellen kleine Schläuche aus, welche birnenförmige Conidien tragen.

15. Rhizopus. Das Pilzwachstum und das mikroskopische Bild haben große Ähnlichkeit mit Mucor, lediglich an den mycelialen Verbindungen der Sporangiophoren finden sich charakteristische wurzelähnliche Hyphen, die Rhizoide genannt werden.

16. Scopulariopsis. Allmählich wachsende hellbräunliche Kolonien mit staubartiger Oberfläche bei heftiger Sporulation. — Aus kurzen, verstümmelten Conidiophoren, die in Form und Lagerung lebhaft an Penicillium erinnern, entwickeln sich einfache Conidienketten. Die Conidien haben einen Durchmesser von 6—7 μ und sehen citronenförmig aus. Ihre Ränder sind doppeltkonturiert und zumeist mit feinen Granulationen besetzt.

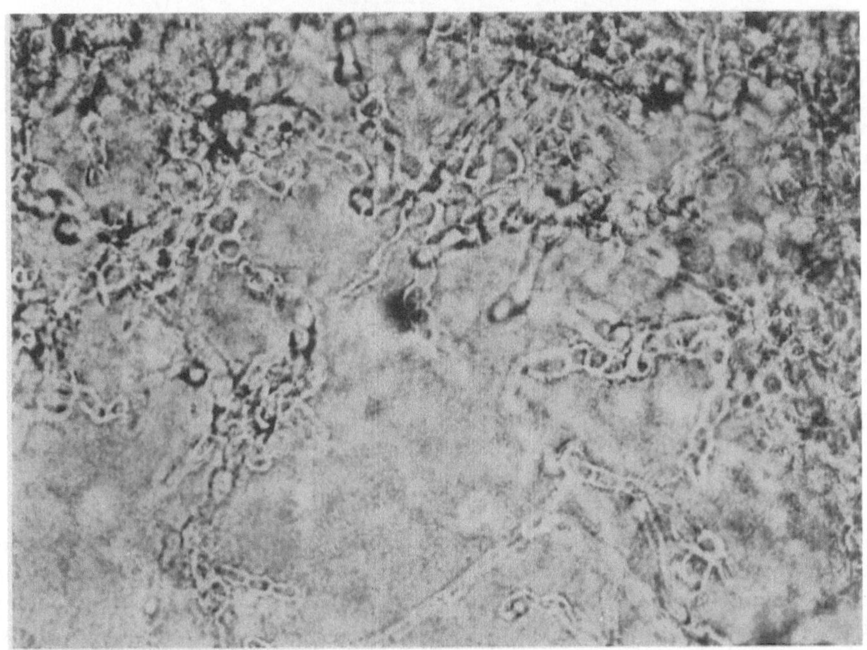

Abb. 2. Pilzhyphen und Sporenketten bei Onychomykose, die kulturell anfänglich Cephalosporium, bei der Kontrolle Trichophyton rubrum ergab. KOH-Präparat. Vergr. 800mal. [MOORE, M.: J. invest. Derm. **24**, 489 (1955)]

17. Syncephalastrum. In jeder Hinsicht besteht große Ähnlichkeit mit Mucor. — Die kurzen Sporangiophoren sind an der Spitze zu einer Kugel geschwollen, von der in radiärer Anordnung tubuläre Sporangien ausgehen. Jedes Sporangium besteht aus einer Kette von zwei oder mehreren Einzelsporen.

18. Trichoderma. Rasch wachsende Kolonien aus flockigem oder wolligem Luftmycel, das anfänglich weiß ist und erst später einen hellgrünen Farbton annimmt. — Die sich verzweigenden Conidiophoren verlaufen prinzipiell in gerader Richtung. Die Endverzweigungen haben jeweils die Form einer Flasche, an deren Öffnung eine scheinbar runde Traube aus kleinen kugeligen hellgrünen Conidien aufzusitzt.

19. Trichothecium (Cephalothecium). Der schnellwachsende Pilz entwickelt ein weißes wolliges Luftmycel, das im späteren Verlauf zartrosa wird. — Auf langen dünnen Conidiophoren sitzen endständige Conidien in fächerartiger Anordnung. Die einzelnen Conidien haben eine typische Form. Sie sind zweizellig und sehen wie Birnen, die durch ein Septum geteilt sind, aus.

20. Verticillium. Rasche Ausbildung eines lockeren Mycelrasens, dessen Oberfläche im Verlauf der Sporulation puderig wird. Neben den üblichen weißen Formen gibt es auch grüne, gelbe oder rote Varianten. — Die quirlartig angeordneten Conidiophoren tragen an ihren Spitzen je zwei bis sechs elliptische einzellige Conidien.

Bei der mikroskopischen Untersuchung von klinischem Material — sei es Haut- oder Nagelgeschabsel oder Sputum — sind bizarre Bilder ungewohnter

Hyphenfragmente und auffälliger Sporenformationen gewohnheitsmäßig für das Vorliegen fakultativ pathogener Schimmelpilze verdächtig. Beweisende Merkmale fehlen und immer wieder entpuppen sich die vermeintlichen Schimmelpilze in den Kalilaugepräparaten der verdächtigen Gewebspartikel nach wiederholter kultureller Untersuchung als Dermatophyten (Abb. 2 und 3).

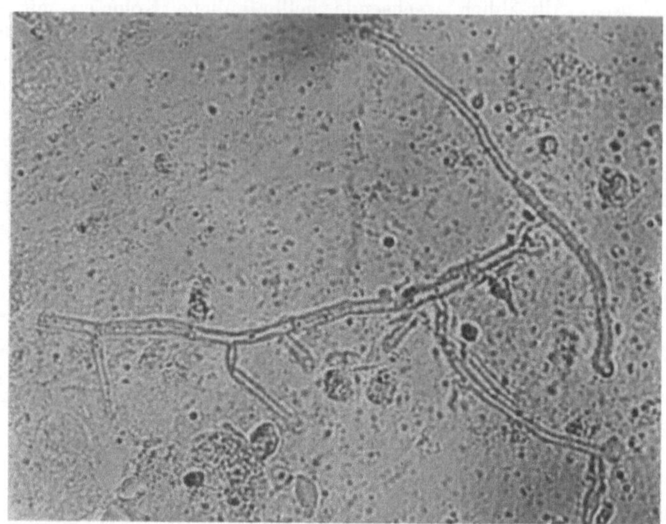

Abb. 3. Plumpe Hyphenfragmente im Sputum bei Lungen-Aspergillose. Nativpräparat. Vergr. 500mal.
(C. W. EMMONS, National Institute Allergy a. Infect. Diseases, Bethesda, USA)

b) Biologie

Die fakultativ pathogenen sowie die saprophytären Schimmelpilze kommen praktisch überall vor. Erfahrungsgemäß bevorzugen gewisse Gattungen besondere Lebensbedingungen, so daß unter begünstigenden Umständen eine entsprechende Pilzflora dominiert. In vergleichenden Reihenuntersuchungen bei Hautkranken und Gesunden haben die meisten Forscher (FALCHI 1926; OLAH 1935; SIMON 1935; MARQUARDT 1937; PIRILÄ 1941) keine wesentlichen Unterschiede in der Besiedelung der Hautoberfläche mit Schimmelpilzen feststellen können. Ohne jeden erkennbaren Unterschied lassen sich auf gesunder und kranker Haut zu etwa 50% kulturell diese Anflugpilze nachweisen. In der Augenheilkunde haben sie sich bei erkrankten Augen zu 37% und bei gesunden Augen zu 25% finden lassen (FAZAKAS 1938).

In neuerer Zeit erwecken Untersuchungen des Erdbodens großes Interesse. Ein Erreger des Mycetoms, das Monosporium apiospermum, ist von BLANK und STUART (1955) im Erdboden wiederholt nachgewiesen worden. Cephalosporium acremonium und Keratinomyces ajelloi sowie Trichophyton terrestre haben sich erst neuerdings im Sand des Ostseestrandes finden lassen (SCHÖNFELD u. Mitarb. 1960). Keratinomyces ajelloi ist außerdem aus Erdbodenproben von MEINHOF u. Mitarb. (1960) gezüchtet worden. Das sehr häufige Vorkommen von Alternaria, Hormodendrum, Penicillium, Aspergillus, Mucor usw. in der Luft (SWARTZ 1949; BOCOBO u. CURTIS 1954; DE VRIES 1960) sowie im Hausstaub (BEUG u. Mitarb. 1960) sind Faktoren, die ihren ständigen Sitz auf der Haut sowie ihre Rolle bei Lungenbefall und Schimmelpilzallergie erklärlich machen.

Die allergisierende Fähigkeit der Vertreter jener botanischen Klasse, die als Anflugpilze ständig mit uns Kontakt haben, ist von zahlreichen Autoren in eindrucksvollen Hautteststudien mit Schimmelpilzextrakten belegt worden (Marrow u. Mitarb. 1942; Haley 1950a—d; Gavilanes 1956; Prince u. Morrow 1959). Unter 207 Patienten mit Heuschnupfen oder Asthma haben Schaffer u. Mitarb. (1953) positive Hauttestergebnisse in 30% gegen Alternaria, 16% Hormodendrum, 11% Penicillium und 7% Aspergillus feststellen können. Bekanntlich ist ein injizierter Extrakt von Aspergillus fumigatus imstande, bei einem Asthmatiker einen entsprechenden Anfall hervorzurufen (Bernton 1930). In anderen Fällen haben einige Getreideschimmel, wie Cladosporium, Merulius lacrimans und Ustilago durch orale Exposition zu gehäuften Urticariaschüben geführt (Témime u. Castelain 1960).

Biologische Eigenschaften sind neben morphologischen, chemischen und physikochemischen Anhaltspunkten als Hilfsmittel für die äußerst schwierige

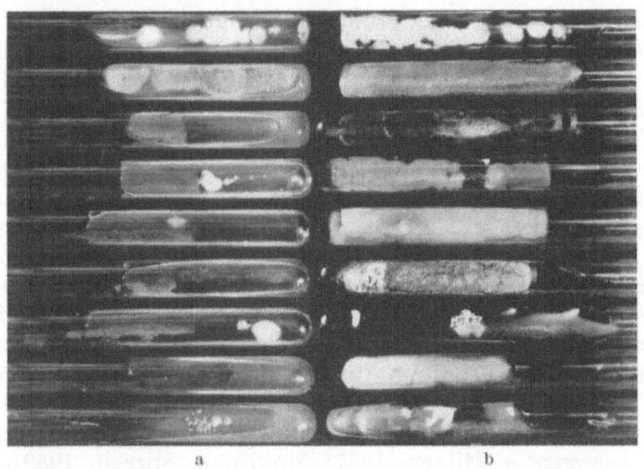

Abb. 4a u. b. Einige zumeist apathogene Schimmelpilzkulturen auf Cycloheximid-Pilzagar. a Wachstumshemmung durch Cycloheximid; b Kontrollanlagen auf üblichem Sabouraud-Agar. Von oben nach unten: Fusarium, Streptomyces, Trichoderma, Paecilomyces, Penicillum, 3 Aspergillus-Arten (niger, oryzae und species), Scopulariopsis

Identifikation und Klassifizierung der fakultativ pathogenen Schimmelpilze hinzuzuziehen. Diese Forderung hat Redaelli (1937), ein Altmeister der Mykologie, vor über zwei Jahrzehnten nachdrücklich betont, wonach sich auf dem Gebiet der Pilzbiologie durch Intensivierung der Forschertätigkeit beachtliche Erfolge gezeigt haben.

Die Einführung des Antibioticums Cycloheximid (englisch: cycloheximide) für selektive Pilznährböden zur kulturellen Bestimmung suspekten Untersuchungsmaterials (Leach u. Mitarb. 1947; Whiffen 1947; Georg u. Mitarb. 1951) hat die Stellung der fakultativ pathogenen Schimmelpilze als Krankheitserreger erschüttert (Abb. 4). Da Cycloheximid das Wachstum praktisch aller Schimmelpilze mit Ausnahme der Dermatophyten hemmt, werden die im allgemeinen schnellwachsenden Verunreinigungen in den Kulturanlagen unterdrückt, so daß die langsamer wachsenden Dermatophyten eine bessere Möglichkeit haben sich zu entwickeln. In vergleichenden Kulturanlagen mit dem Untersuchungsmaterial von 120 suspekten Hautproben hat Georg (1953) den Dermatophytennachweis von 16mal auf 44mal durch Verwendung von Cycloheximid steigern können.

Es gibt zahlreiche, jedoch nur bedingt gültige Kriterien für die biologischen Unterscheidungsmerkmale mancher Schimmelpilzgattungen, ohne daß sich daraus wesentlich praktische Ergebnisse hätten ableiten lassen. Untersuchungen über

Vitaminbedarf (DROUHET 1958), Wachstumseinfluß durch Spurenelemente (GORBACH u. Mitarb. 1957), Pigmentveränderungen durch reduzierende Substanzen (NEKAM u. FLORIAN 1954), Ultraschallversuche (SCHUMACHER 1953), chromatographische Merkmale (TÄUFEL u. RUTTLOFF 1958), Mutationen durch Röntgenbestrahlung (BERK 1952) zeugen von den Bemühungen der biologischen Erforschung jener Pilzgruppe. AINSWORTH und AUSTWICK (1959) weisen darauf hin, daß bei Mucor zumeist nur die pathogenen Arten auf zuckerfreiem Nährboden wachsen können, während die üblichen saprophytischen Arten unbedingt Zucker benötigen.

Eigenheiten bei der Koagulation von Milch oder Stärke sowie fermentative Bestimmungen sind sowohl von SCHANDERL (1951), KLUYVERTI und VAN ZIJP (1951), SCHÖNBORN (1955), DULANEY u. Mitarb. (1955) als auch von FUENTES und BOSCH (1960) in sorgfältigen Einzeluntersuchungen aufgestellt worden. Über die wichtigsten pilzbiologischen Probleme bezüglich Verbreitung, Lebens- und Absterbebedingungen ist bereits in früheren Jahren von PLAUT und GRÜTZ (1928) grundlegend berichtet worden, wozu sich in neuerer Zeit weitere Ergebnisse in speziellen und zusammenfassenden Darstellungen (NICKERSON 1947 und KADEN 1954a und b, 1955, 1957) hinzugesellt haben.

Durch die epochale Entdeckung der antibiotischen Wirkung gewisser Schimmelpilzstoffwechselprodukte hat die Biologie dieser Mikroorganismen erst praktisches Interesse für die Medizin gewonnen. Die Beobachtungen von UEHLINGER (1959), daß bei Lungen-Aspergillosen auf dem Boden tuberkulöser Prozesse niemals Tuberkelbacillen, sondern nur Schimmelpilze in den Lungennekrosen nachweisbar sind, hat sinnfällig die Möglichkeit einer antituberkulösen Wirkung ihrer Stoffwechselprodukte demonstriert. Zu klassischer Bedeutung ist inzwischen Penicillium notatum als Produzent für das allseits bekannte Penicillin gelangt (FRANKS u. GUIDUCCI 1954). Die Erforschung der Pilzstoffwechselprodukte im Dienste der Antibioticagewinnung ist jetzt zu einer Spezialwissenschaft angewachsen (TARLATZIS u. Mitarb. 1957; MONOD u. Mitarb. 1959), so daß zum weiteren Studium auf die entsprechende Fachliteratur verwiesen wird.

Die auffällig große enzymatische Kraft der Schimmelpilze unterscheidet sie von den meisten bekannten pathogenen Pilzen und ist vermutlich auch der Grund für ihre Resistenz gegen Griseofulvin.

c) Tierexperiment

In der Veterinärmedizin spielen lediglich die Aspergillosen eine größere Rolle. Bei Vögeln, insbesondere beim Geflügel, werden bevorzugt der Respirationstrakt und weitaus seltener andere innere Organe befallen (HOLZ 1953; DAVIS u. Mitarb. 1955; ELDER u. BAKER 1956; MALLINCKRODT-HAUPT 1957). Mykotische Aborte bei Kühen nach Einatmung von Schimmelsporen aus Heu oder Stroh mit nachfolgender hämatogener Infektion der Placenta kommen in Europa und Nordamerika hin und wieder vor. Nach der umfassenden Monographie von AINSWORTH und AUSTWICK (1959) über die Mykosen bei Tieren verursachen fernerhin pathogene Arten von Mucor, Absidia und Rhizopus gelegentlich granulomatöse oder ulcerative Prozesse, wovon Einzelbeobachtungen bei Rindern (GLEISER 1953), Schweinen, Pferden, Hunden und Nerzen (MOMBERG-JÖRGENSEN 1950), Meerschweinchen (AINSWORTH u. AUSTWICK 1955) und Mäusen (SYMEONIDIS u. EMMONS 1955) vorliegen.

Die experimentelle Tierinfektion wird seit alters her als Beweis für die Pathogenität verdächtiger Schimmelpilze herangezogen. SIEBRECHT (1951) weist mit Recht auf die sehr unterschiedliche Empfänglichkeit der Laboratoriumstiere

— sogar innerhalb der einzelnen Rassen — auf einen und denselben Erreger hin. Das Tierexperiment sollte daher nur zur *Identifizierung* schwierig bestimmbarer Pilzkulturen dienen, nicht aber zur Klärung der Pathogenität mit ihren Schlußfolgerungen auf den Menschen.

Beim Meerschweinchen rufen subcutane Impfungen mit virulenten Schimmelpilzen im Pathogenitätsfall schnell entstehende eitrig zerfallende Abscesse hervor. Dieses charakteristische Tierexperiment weist auf die Affinität der fakultativ pathogenen Schimmelpilze zum Unterhautzellgewebe hin. In diesem Verhalten offenbart sich ihr grundsätzlicher Unterschied gegenüber den Dermatophyten, die unter diesen Umständen zumeist keine Reaktion oder nur eine geringfügige Infiltration auszulösen vermögen (BALLAGI u. LAUBAL 1933). Für die experimentelle Aspergillose sind Tauben sowie Ratten und Meerschweinchen am besten geeignet (CSILLAG 1958; OEHLERT u. DÜFFEL 1958). Hunde und Katzen sind dagegen resistent. Vom Infektionsmodus hängt das experimentelle Ergebnis und das klinische Bild der Krankheitsentwicklung ab. Intravenöse Injektionen von lebenden Aspergillus-Sporen führen bei Kaninchen zu tuberkelartigen Herden vorzugsweise in den Nieren (EVANS u. BAKER 1959), subcutane Injektionen dagegen zu kleinen Abscessen in der Haut. Bei der Verfütterung großer Mengen von virulentem Pilzmaterial spielen sich die Krankheitsprozesse am Intestinaltrakt ab. Inoculationen an der Cornea führen bei Pathogenität zumindest zu einer Keratitis, wenn nicht sogar das ganze Auge in Mitleidenschaft gezogen wird. Neuerlich ist die Maus für intraperitoneale Injektionen mit gutem Erfolg verwendet worden (STAIB 1959). Bei diesen Versuchen leben die Mäuse

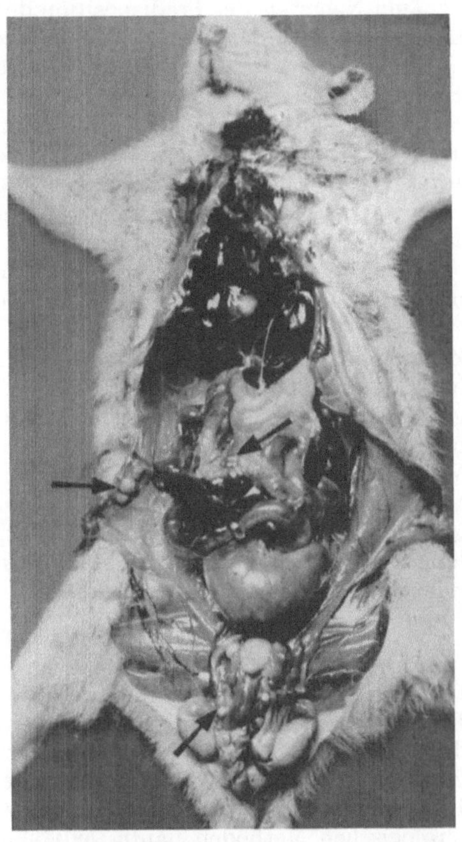

Abb. 5. Experimentelle Hemisporose bei der Ratte. Knötchenbildungen an Peritoneum, Leber und Darmserosa nach intraperitonealer Infektion mit Hemispora stellata. [JANKE, D.: Arch. Derm. Syph. (Berl.) **190**, 95 (1950)]

durchschnittlich 8—10 Tage. Die Sektionen ergeben an den serösen Häuten des Abdomens verstreute kleinfleckige fibrinöse Veränderungen, die bei makroskopischer Betrachtung keine Ähnlichkeit mit mykopathologischen Veränderungen aufweisen. Im Mikroskop jedoch imponiert ein Mycelgeflecht mit auffallend geringer Gewebsreaktion, so daß es schwerfällt zu entscheiden, ob eine spärliche Gewebsreaktion gegen infiltrierendes Pilzwachstum oder ein primär entzündlicher Herd mit sekundär oberflächlich gewuchertem Pilzrasen vorliegt.

Die inkorporierte Sporenmenge (SYMEONIDIS u. EMMONS 1955) ist für das tierexperimentelle Resultat von ausschlaggebender Bedeutung. HENRICI (1939) hat mit hohen intravenösen Dosen von Aspergillussporen bei Tauben hämorrhagische Nekrosen mit geringer Gewebsreaktion beobachtet, während sehr kleine

Dosen die typischen Bilder miliarer Lungen-Aspergillose hervorgerufen haben. Bei experimenteller Inhalation riesiger Sporenmengen entwickelt sich bei Tauben rasch eine tödliche Pneumonie, während bei lediglicher Verfütterung sporeninfizierter Körner die chronischen Formen der Aspergillose aufzutreten pflegen.

Andere Schimmelpilzerkrankungen wie Mucormykose, Penicilliose, Cephalosporiose und Hemisporose lassen sich im Tierexperiment reproduzieren (Janke 1949, 1950; Janke u. Rohrschneider 1951; Capponi u. Mitarb. 1956) (Abb. 5).

Zum Nachweis der Prädisposition des Diabetes mellitus für die Mucormykose haben Kaplan u. Mitarb. (1960) sehr interessante Versuche mit Meerschweinchen durchgeführt. Mit Mucor pusillus-Sporen wurden auf intranasalem Wege vier Kaninchen infiziert, von denen bei drei Versuchstieren der Stoffwechsel experimentell im Sinne eines Diabetes verändert worden war, während das vierte Kaninchen als Kontrolltier diente. Die diabetischen Tiere starben 48 Std nach der Infektion an Lungen-Mucormykose. Das Kontrolltier war dagegen nach 72 Std noch am Leben. Bei der Sektion waren nicht einmal irgendwelche pathologischen Lungenveränderungen erkennbar.

Die Tatsache, daß Schimmelpilze nicht nur in den Gehörgängen bei Otomykosen, sondern unterschiedslos auch bei symptomfreien Probanden nachweisbar sind, läßt auf zusätzliche Faktoren, wie Traumen und Überempfindlichkeit beim Zustandekommen einer Otomykose schließen. In sorgfältigen Tierexperimenten hat Haley (1950c) diese beiden Faktoren untersucht. Es hat sich dabei herausgestellt, daß nur in der Versuchsgruppe, in der die Kaninchen mit Aspergillus niger-Antigen sensibilisiert und bei der die Einreibungen der Sporen mit einer Verletzung des Gehörgangs kombiniert worden waren, eine lokale Reaktion im Sinne einer Otomykose sich auslösen ließ. Nichtsensibilisierte Tiere waren trotz gesetzten Traumas unbeeinflußbar. Dieser Versuch hat für die heutige Vorstellung über die Ätiopathogenese der Schimmelpilzerkrankungen an der Haut eine richtunggebende Bedeutung erlangt.

d) Serologie

Aus dem kaum übersehbaren Reich der Hyphomyceten sind bisher nur wenige Gruppen serologisch durchuntersucht worden. Die mageren Ergebnisse bei der Erforschung der Antigenverhältnisse haben trotzdem zum besseren Verständnis der Schimmelpilze mit ihren Identifikations- und Klassifizierungsproblemen beigetragen. Henneberg (1961) sieht in der verhältnismäßigen Größe der einzelnen Pilzelemente die Ursache für die schwache Antikörperproduktion, so daß die serologischen Methoden häufig lediglich undeutliche oder überhaupt keine Ergebnisse aufzuweisen haben.

Bei verdächtigen Krankheitsbildern werden zwar die Serodiagnostik und die intracutane Hauttestung herangezogen, wenn auch ihr praktischer Wert umstritten ist. Mit diesen Fragen hat sich in Deutschland vor allem Seeliger (1958) befaßt. Die Kenntnisse auf dem Gebiet der mykologischen Serodiagnostik sind in den letzten Jahren erheblich erweitert worden, so daß darüber in einem besonderen Kapitel zusammenfassend berichtet wird (vgl. Beitrag Seeliger, in diesem Band).

5. Symptomatologie

Das klinische Bild der Schimmelpilzdermatosen ist außerordentlich vielseitig. Es besteht kein Zweifel, daß eine und dieselbe Pilzart klinisch ganz unterschiedliche Hautveränderungen hervorrufen kann. Götz (1953) zitiert in diesem Zusammenhang eine Beobachtung von Földvari und Polgar (1951a und b), aus der hervorgeht, daß bei zwei völlig verschiedenen Hautveränderungen kulturell die gleiche Pilzart, nämlich Trichothecium roseum, zu finden gewesen war.

Die Krankheitsveränderungen erinnern bei Lokalisation an der Haut grundsätzlich an Mykosen. Durch diese Ähnlichkeit lassen sich die Schimmelpilzdermatosen in die entsprechenden klinischen Bilder der Haut-, Onycho- oder Otomykosen einteilen. Bei Organbefall und Generalisation spricht man von einer Schimmelpilzmykose, da in diesen Fällen immer eine wirkliche Infektion vorliegt.

Das Hautbild erscheint zumeist in Form nodöser, geschwulstartiger, eitrig zerfallender Veränderungen (BALLAGI u. LAUBAL 1933).

Die Symptomatologie ist zwar in den letzten Jahrzehnten durch sorgfältige Einzelbeobachtungen ergänzt und vertieft worden, jedoch haben die früheren Beschreibungen von GRÜTZ (1928) im Band XI von JADASSOHNs Handbuch ihren grundsätzlichen Wert behalten, so daß auf diese Ausführungen zusätzlich verwiesen wird.

a) Mykotisches Hautbild

α) Aspergillose

Das klinische Bild der Aspergillose ist uncharakteristisch und hängt prinzipiell von der Lokalisation des Krankheitsprozesses ab (CONANT u. Mitarb. 1954). Nur ganz selten kommt es zu einer Aspergillose der Haut. Zumeist ist der innere Ohrkanal im Sinne einer Otomykose beteiligt. Eine klinische Bedeutung kommt nur der Lungen-Aspergillose zu (s. Abschnitt Otomykose und Lungen-Aspergillose).

In der Regel kommen mehrere Aspergillusarten, im besonderen A. fumigatus, glaucus, flavus, niger und nidulans als Haftkeime oder Erreger in Frage (FRANKS u. GUIDUCCI 1954; HARRELL u. BOCOBO 1960).

An der Haut handelt es sich um ekzem- oder sporotrichoseähnliche Veränderungen (GÖTZ 1950a; BENEDEK 1951; MOSS u. Mitarb. 1955; KALKOFF u. JANKE 1958). Unklare granulomatöse oder verruköse Mykosebilder können eine Aspergillose sein, falls der Kulturbefund darauf hinweist (Abb. 6). In den verschiedensten Fällen bei teils ausgefallenen Lokalisationen am Genitale, auf dem behaarten Kopf oder an den Füßen unter dem Bilde einer Maduromykose haben sich Aspergillusarten isolieren lassen. Sogar bei dys-

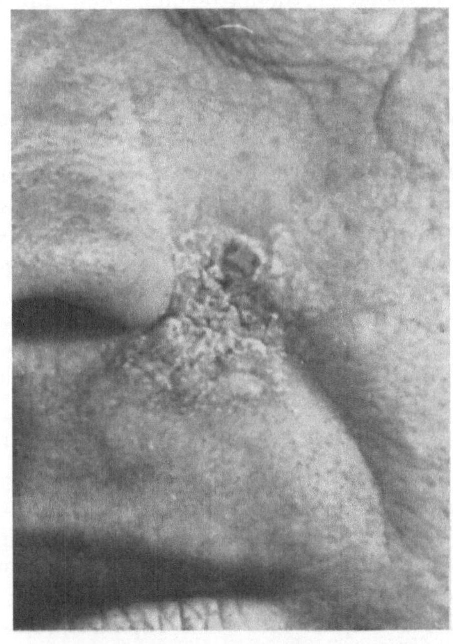

Abb. 6. Aspergillose. Verrukös-papillomatöser Herd in der Nasolabialfalte bei 46jährigem Viehhändler. Kulturell Aspergillus fumigatus nachweisbar. [JANKE, D.: Hautarzt **4**, 387 (1953)]

hidrosiformen Ekzemen ist nach einer Einzelbeobachtung von VILANOVA u. CASANOVAS (1951) der kulturelle Nachweis von Aspergillus ustus im Bereich der Möglichkeit. Eine generalisierte superfizielle Aspergillose unter dem klinischen Bilde einer seborrhoischen Erythrodermie mit Aspergillus flavus als Kulturbefund ist von SCHNAPKA (1955) mitgeteilt worden. Bei der postoperativen Versorgung einer Unterleibswunde haben FRANK und ALTON (1933) eine Infektion mit Aspergillus niger erlebt. Kleienförmige Schuppung mit diffusem Haarausfall beschreibt JANKE (1953b) bei einer Aspergillosis capitis. Die Feststellung einer Aspergillose der Haut bleibt eine Vermutungsdiagnose, es sei denn, daß der kulturelle Erregernachweis wiederholt eindeutig gelingt, die histologische Gewebsuntersuchung keinen Zweifel an der Identität des Erregers zuläßt, und andere Diagnosen mit Sicherheit ausgeschlossen werden können.

β) Penicilliose einschließlich Scopulariopsidose

Eine Reihe von Penicilliumarten sowie die verwandte Pilzgruppe der Scopulariopsisarten werden mit den klinischen Bildern superfizieller und tiefer Mykosen in Zusammenhang gebracht. Es ist verwunderlich, daß diese Schimmelpilzdermatosen außerordentlich selten vorkommen, obwohl bekanntlich Penicillium und Scopulariopsis ubiquitäre und häufig vorkommende Saprophyten sind. Die vereinzelten Berichte beschränken sich auf Lungenbefall sowie Onychomykosen, Otomykosen und Maduromykosen (POLEMANN 1961).

An der Haut gehören das Bild einer ulcero-gummösen Dermatomykose im Bereich der Wange (LERMER 1940) oder uncharakteristische Flecke und Knötchen an der Wangenschleimhaut (CROVERI u. BORSOTTI 1931) zu den gelegentlichen Zufallsbefunden bei kulturellem Nachweis von Penicillium. In anfänglich nicht juckenden erythemato-squamösen Hautveränderungen hat man manchmal Scopulariopsisarten gefunden. Im weiteren Verlauf bilden sich daraus zumeist tiefe gummöse Infiltrate mit späterer Ulceration. Die früher übliche Bezeichnung Kladiose für jene tiefen gummösen Hautprozesse und der Pilzname Mastigocladium für die dazugehörige Scopulariopsisart haben sich nicht durchsetzen können (JUNG 1952; EHRMANN u. GRANITS 1955). Im Material von JANKE (1953a) findet sich bei 10 einschlägigen Fällen das klinische Bild der Trichophytie bzw. Epidermophytie, des parasitären Ekzems, der Fußpilzerkrankung und disseminierter nummulärer oder mykidähnlicher Efflorescenzen. Manchmal handelt es sich um papulo-ulceröse Veränderungen, die alle miteinander nicht imstande sind, ein typisches Hautbild abzugeben. Allen Veränderungen sind lediglich ihre Chronizität und der langwierige Heilungsverlauf gemeinsam. Die dubiösen ätiologischen Verhältnisse verleiten zur spekulativen Berichterstattung, so daß die publizierten Fälle mit Vorsicht aufzunehmen sind.

γ) Cephalosporiose

Der aus dieser Schimmelpilzdermatose isolierte Pilz gehört zu den Cephalosporiumarten und ist zumeist mit dem Cephalosporium acremonium Corda identisch. Die frühere Bezeichnung Acremonium für Cephalosporium hat sich vom mykologischen Standpunkt als sinnwidrig herausgestellt, so daß man jetzt dem Namen Cephalosporium überall den Vorzug gibt. Eine Acremoniose ist unter diesem Aspekt mit einer Cephalosporiose identisch. Die mykologische Stellung der Gattung Cephalosporium steht der Gattung Sporotrichon nahe. Manche Übergangsformen lassen sich schwer einordnen. 22 Fälle sind bisher veröffentlicht worden. Man hat Cephalosporium acremonium Corda aus oberflächlichen sowie tiefen und gummaähnlichen Prozessen isoliert (DROUHET 1958). Eine Verletzung der Haut scheint als Eintrittspforte beim Infektionsmodus von Bedeutung zu sein. CARRION (1939) weist in diesem Zusammenhang auf die Pathogenität des Cephalosporiums bei Madurafuß hin. Eine epidermale Cephalosporiose an den Handtellern (Abb. 7) läßt sich vermutlich nur mit einer hämatogenen Streuung einer jahrelang vorher eingetretenen Infektion am Fuß erklären (JANKE u. ROHRSCHNEIDER 1951). In den neueren deutschsprachigen Veröffentlichungen von JANKE (1949), HÖFER (1952) und HAENSCH (1957) werden gummöse und phlegmonöse Hautveränderungen sowie Erythema induratum-ähnliche Herde beschrieben.

Lidrandentzündungen und Konkrementbildung im Tränenkanälchen sollen Zeichen mykotischer Veränderungen an den Augen sein. Beobachtungen über rhagadiforme, hyperkeratotische oberflächliche Hautveränderungen sowie über die undefinierbare Zahl papulo-vesiculöser, ekzematoider, vesiculöser oder verruköser Efflorescenzen tragen nicht zur Charakterisierung des klinischen Bildes bei und hinterlassen Unsicherheit und Zweifel in der Diagnostik.

δ) Diverse sowie exotische Schimmelpilzdermatosen

Die Krankheitserscheinungen, die mit der restlichen Vielzahl von fakultativ pathogenen Schimmelpilzen in Zusammenhang gebracht werden, umfassen in der Regel verschiedenartige Veränderungen an der Haut sowie an den inneren Organen. Eine gesetzmäßige Abhängigkeit des Hautbildes vom Pilzkulturergebnis besteht auch hier nicht. Die Erfahrung hat lediglich manche auffällige Häufung gewisser klinischer Symptome bei einzelnen Schimmelpilzarten gelehrt. Im Vergleich zu den oberflächlichen und tiefen Hautmykosen überwiegen die Krankheitsbilder der mehr oder weniger chronischen Prozesse, die sich klinisch in keine andere Erkrankung einordnen lassen.

Anfänglich bestehen erythemato-squamöse Herde mit Juckreiz, die in der späteren

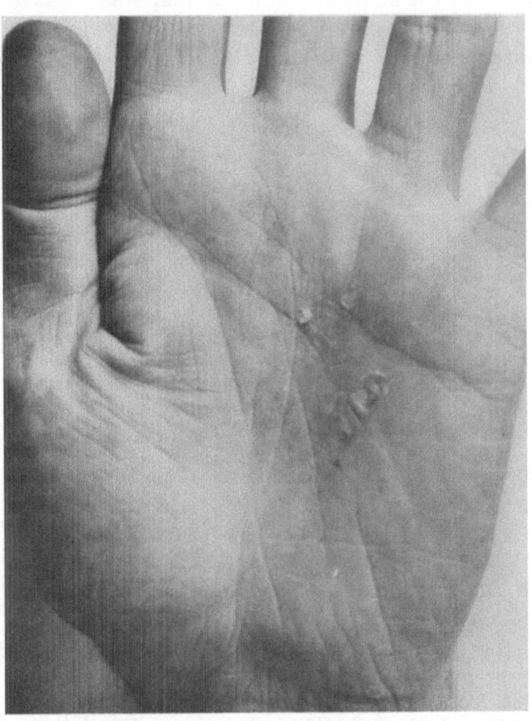

Abb. 7. Cephalosporiose. Hyperkeratotische Hautverdickung mit Auflagerung mehrschichtiger Hornschuppen am Handteller bei 47jährigem Jurist. Kulturell Cephalosporium species nachweisbar. [JANKE, D., u. W. ROHRSCHNEIDER: Derm. Wschr. **123**, 48 (1951)]

Entwicklung zu tiefen ulcerogummösen Infiltrationen führen. JANKE (1952) hat anhand seiner Beobachtung auf die Eigenart der Krankheitsverläufe hingewiesen. In seinen Fällen hat sich relativ häufig Verticillium cinnabarinum (Corda), dessen frühere Bezeichnung Acrostalagmus cinnabarinum gewesen ist, identifizieren lassen. Hin und wieder sind die Erscheinungen an den Füßen lokalisiert und haben dann vorzugsweise verrukösen Charakter. In Bandung auf Java hat VRIJMAN (1954) eine ähnliche *Verticilliose* beobachtet und dabei den womöglichen Infektionsmodus einer Verletzung mit infiziertem Kartoffelkraut diskutiert. Eine positive Komplementbindungsreaktion, Sporenagglutination und die Intracutanreaktion mit den Pilzantigenen werden gern zur Sicherung der Diagnose hinzugezogen. Bevorzugt Gummenbildungen sowie erbsengroße Knötchen und skrofulodermartige Herde finden sich bei der *Hemisporose*, aus deren Efflorescenzen Hemispora stellata (VUILLEMIN, 1906) zu züchten ist (Abb. 8). Bisher zählt man 20 veröffentlichte Fallberichte in der Weltliteratur. Gelegentlich sind die Veränderungen ganz oberflächlich und erinnern an eine superfizielle Trichophytie oder Pityriasis versicolor. Nicht immer rufen die Hautveränderungen jenen zerstörenden Eindruck hervor, den Janke (1950) bei seinen knotigen verrukös-papillomatösen, teilweise ulcerösen Hauterscheinungen an beiden Händen angegeben hat. Bei Hinzukommen irgendwelcher Verletzungen darf man nicht überrascht sein, kraterförmige Vertiefungen nach zentraler Einschmelzung anstelle derber Knoten zu sehen (Lobo u. Campos 1939). In Japan haben unerklärliche dyshidrosiforme Interdigitalerosionen der Füße ihre ätiologische Aufklärung durch den Kulturnachweis von Hemispora stellata gefunden (Ota u. Mitarb. 1935).

Erst im Jahre 1946 ist die *Peyronellaeose* als selbständiges Krankheitsbild herausgestellt worden. Die Hauterscheinungen spielen sich zumeist an den Händen, der Fußsohle oder im Bereich der Genitalgegend ab. Kombinationen mit großen Infiltraten in der Lunge sind indessen möglich (Janke 1953b). Leichtere Fälle beschränken sich auf verrukös-papillomatöse Hautherde. Zweifellos gehört eine cutane Peyronellaeosis zu den seltensten mykologischen Diagnosen.

Relativ häufiger, jedoch wesentlich oberflächlicher, verlaufen die *Aleurisma-Mykosen*. Das Krankheitsbild ist mit den üblichen Veränderungen der Dermatophytosen recht ähnlich. Polemann (1961) gibt Microsporia capitis, Epidermophytien, Trichophytia profunda, Onychomykose und mykotische Ekzemformen als klinische Analoga für Aleurisma-Mykosen an. Aleurisma carnis haben Serowy und Jung (1951), Janke und Roos (1955) in ihren Fällen gefunden, wogegen Aleurisma flavissimum und Aleurisma lugdunense Vuillemin von Gougerot u. Mitarb. (1935), Sartory u. Mitarb. (1949), und Bory u. Mitarb. (1952) mitgeteilt werden.

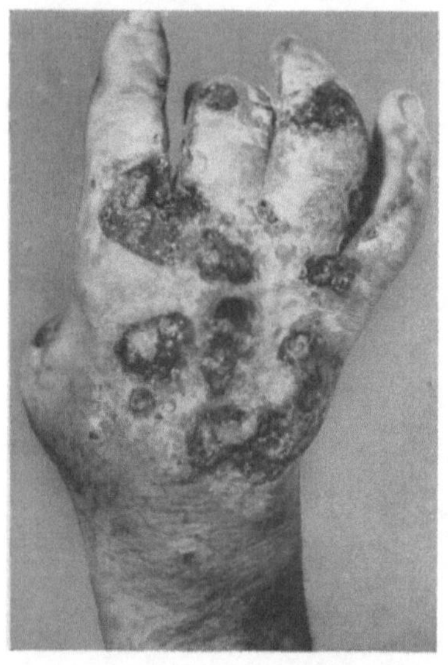

Abb. 8. Hemisporose. Chronische tuberoulceröse Hautprozesse an der Hand bei 67jährigem Landwirt. Kulturell Hemispora stellata nachweisbar. [Janke, D.: Arch. Derm. Syph. (Berl.) **190**, 95 (1950)]

Zweifellos ist uns nicht nur das klinische Bild der Aleurisma-Mykose geläufiger, sondern auch die bisher bekannt gewordene Anzahl von allein 30 Fällen mit Aleurisma carnis spricht von der, wenn auch nur sporadischen Existenz dieser Art von Schimmelpilzdermatose. Inwiefern dem klinischen Bilde eine spezifische Bedeutung zukommt, muß dahingestellt bleiben. Man hat vom botanischen Standpunkt nicht zu Unrecht eine gewisse Verwandtschaft zwischen Aleurisma und Trichophyton immer wieder behauptet, was durch die Ähnlichkeit der klinischen Veränderungen wiederholt unterstrichen wird.

In den Tropen kommen schwere destruierende Hautschäden mit scharfrandigen Geschwürsbildungen als Vertreter der Schimmelpilzdermatosen zur Beobachtung. Bekannt ist die *Akladiose* von Castellani, die nicht mit der Kladiose (Scopulariopsidose) verwechselt werden darf, da es sich bei der Akladiose um Acladium Castellani, einem von Scopularopsis völlig verschiedenen Schimmelpilz handelt (Esteves u. Antunes 1955).

In diesem Zusammenhang sei an die tumorösen subcutanen Gewebsläsionen mit Fistelbildungen vornehmlich an den Füßen der Tropenbewohner erinnert. Klinisch spricht man in diesen Fällen von einem Mycetom oder einer Maduromykose. Mykologisch kommen außer Aktinomyceten gelegentlich auch die Schimmelpilzgattungen Aspergillus, Penicillium, Madurella, Indiella, Glenospora, Cephalosporium, Phialophora u. a. m. in Frage (Blank u. Stuart 1955; Mangiaracine

u. Liebman 1957; Benedek 1960; Polemann 1961). Weitere Einzelheiten über das Mycetom vgl. Kapitel Fegeler in diesem Band.

Alle ausgefallenen Beobachtungen von pyodermischen Ulcerationen oder verschiedenartigsten Knotenbildungen bis zu banalen erythro-squamösen Herden sowie von allen Nuancen epidermaler, cutaner und subcutaner Mykoseformen geben nach den bisherigen klinischen Erfahrungen Anlaß, an eine Schimmelpilzdermatose zu denken. Vereinzelte kasuistische Beiträge über Erkrankungen durch bisher noch nicht erwähnte, häufig obskure Schimmelpilze nähren immer wieder die Symptomatologie dieses Formenkreises. Die Autoren Földvari und Polgar (1951 b) haben über Trichothecium roseum, Simon (1938) über Alternaria und Cladosporium, Kozin (1956) über Fusarium redolens, Olah (1933) über Acrostalagmus cinnabarinus Corda berichtet. Die Kasuistik seltener Schimmelpilzerkrankungen ist ein dankbares Gebiet für ausgefallene Gelegenheitsbefunde, die häufig Einzelfälle für die Symptomatologie und Mykologie darstellen und zumeist auch bleiben.

b) Mykotisches Nagelbild

Bei Nagelveränderungen unter dem klinischen Bild einer Onychomykose lassen sich in manchen Fällen aus dem Untersuchungsmaterial immer wieder zahlreiche fakultativ pathogene Schimmelpilze züchten. Von 113 Kulturanlagen haben sich beim Krankengut von Balogh (1957) allein 73mal Schimmelpilze identifizieren lassen. Manche Autoren sprechen sogar von einer Zunahme der Onychomykosen durch Schimmelpilze (Rupp 1958). Nach eigenen Erfahrungen am Krankengut der Berliner Universitätshautklinik ist seit Einführung des Cycloheximid-Pilzagars zur Routinediagnostik jedoch ein erhebliches Absinken des kulturellen Nachweises fakultativ pathogener Schimmelpilze feststellbar. Es handelt sich um Veränderungen in der Pilzlabordiagnostik, die sich durch die Fortschritte in der Kulturtechnik nicht aber durch Wandlung der klinischen Nagelbilder ergeben haben. Lediglich Franks u. Mitarb. (1956), Ritchie und Pinkerton (1959) haben bei mykotischen Nägeln trotz Benutzung von Cycloheximid Scopulariopsis bzw. Fusarium nachweisen können. Am häufigsten lassen sich folgende Schimmelpilzgattungen isolieren: Penicillium, Scopulariopsis (S. brevicaulis, S. bruneus, S. albus), Cephalosporium, Aspergillus, Aleurisma, Alternaria und Fusarium (Jung 1952; Johnson u. Gould 1953; Thiers u. Coudert 1955; Araujo 1960).

Zwei und drei verschiedene Erreger kommen in manchen Fällen vor, insbesondere bei auffällig mißfarbenen Onychomykosen (Moore u. Marcus 1951). Einige Autoren (Moore 1955, Blank 1951b) geben bei Mischinfektionen den Dermatophyten die pathogenetische Rolle des Wegbereiters.

Grundsätzlich unterscheiden sich die klinischen Nagelveränderungen nicht vom Bild der bekannten Onychomykosen durch Dermatophyten. Der primär sichtbare Befall der lateralen Nagelpartien, sowie Destruktion, Brüchigkeit und Verfärbung vom freien Rande her, Anhäufung subungualer hyperkeratotischer Massen und Nagelverdickungen sind differentialdiagnostische Hinweise bei den Erwägungen über die klinische Diagnostik.

Auffällige Farbnuancen der erkrankten Nägel — schwarze, braune, grüne, graue oder gelbe Verfärbungen — weisen auf seltene Schimmelpilze oder Mischinfektionen mit Hefen oder Bakterien hin (Pardo-Castello 1936; Paldrok u. Hollström 1952).

Bei genauer Untersuchung entpuppt sich zwar manches groteske Nagelkolorit als Folge einer beruflichen Tätigkeit mit färbenden Chemikalien oder therapeutischer Anwendung ungeeigneter Antimykotica (Kaden 1958). Gelbe und grüne Verfärbungen sind als Folgeerscheinungen pigmentproduzierender

Pilze, wie Aspergillus flavus oder Aspergillus glaucus, Aspergillus nidulans oder
Fusarium oxysporum (BERESTON 1950; RITCHIE u. PINKERTON 1959), schwärzliche Verfärbungen des ganzen Nagels oder nur seiner Randpartien bei Hormo-

dendrum, Acrothecium nigrum, Alternaria tenuis oder Alternaria grisea (SCHNAPKA 1955) beschrieben worden (Abb. 9—11). Wenn sich das Pigment auf die sub-
ungualen Auflagerungen be-
schränkt, kann es zu linearen schwarzen Längsstreifen kommen, die durch die Nagelplatte

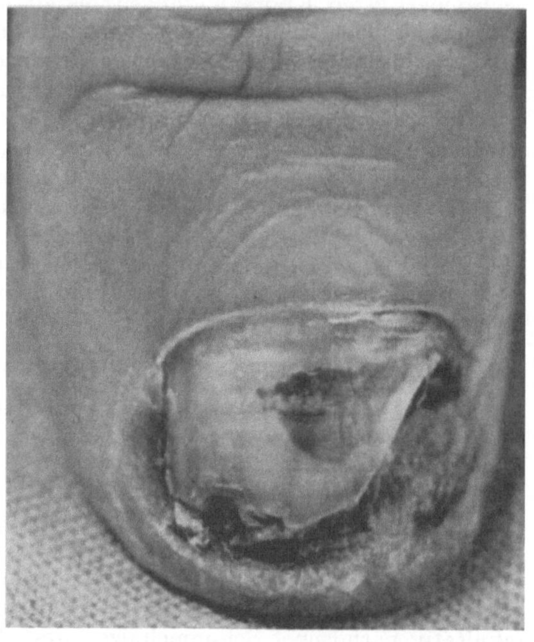

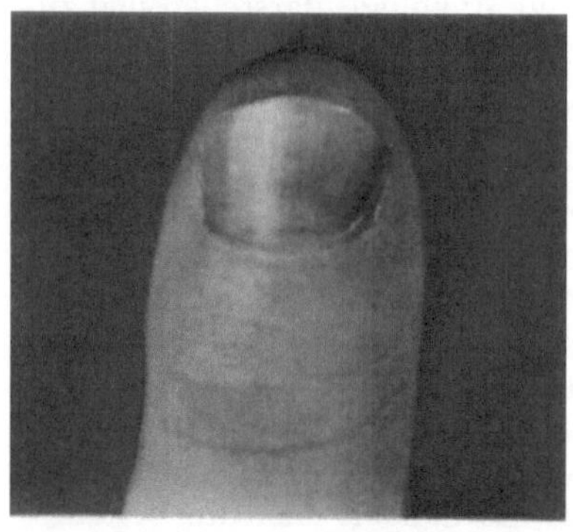

Abb. 9. Partielle Grünverfärbung der Nagel-
platten bei Onychomykose. Kolorit als sub-
unguales berufliches Pigment (Schleiferei-
arbeiterin) erklärbar

Abb. 10. Mykotischer Daumennagel bei 48jähriger Hausfrau.
Kulturell Fusarium oxysporum nachweisbar. [RITCHIE, E. D.,
u. M. E. PINKERTON: Arch. Derm. Syph. (Chicago) **79**, 705
(1959)]

sichtbar werden (YOUNG 1934). Da eingehende Untersuchungen über Nagelver-
färbungen bei Onychomykosen nicht vorliegen, bleiben unbewiesene Vermutungen über das Wesen dieses Phänomens übrig. Man glaubt Bakterien, insbesondere

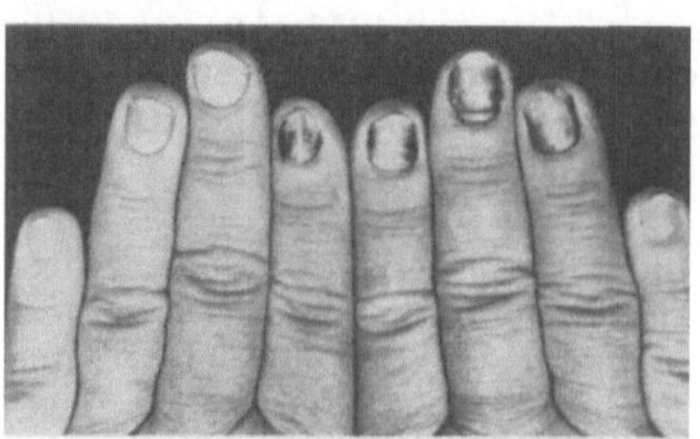

Abb. 11. Auffällige Schwarzfärbung der seitlichen
Nagelränder bei Onychomycosis nigricans. Kulturell
Alternaria tenuis nachweisbar. [SCHNAPKA, O.: Arch.
klin. exp. Derm. **202**, 45 (1955)]

Pseudomonas aeruginosa, das mit dem
Bacillus pyoceanus identisch ist, allein
oder im Verein mit Pilzen oder Hefen
für solche Farbveränderungen verantwortlich machen zu können (MOORE
1955).

c) Bild der Otomykose

Synonyma. Seborrhoisches Ohrekzem,
mykotische Otitis externa, Singapur-
Ohr, Hongkong-Ohr, Pilzohr, Heißwetter-
ohr, Myringomykose.

Jede Otitis externa, in deren Untersuchungsmaterial sich mikroskopisch oder

kulturell Schimmelpilze finden lassen, wird als Otomykose bezeichnet. Ob die
Pilze als Erreger, Sekundärbesiedler oder Verunreinigungen anzusehen sind, soll
dabei außer acht gelassen werden. Die Otomykose ist in der letzten Zeit außerordentlich selten diagnostiziert worden, zumal die Bedeutung der Schimmelpilze
dabei sehr umstritten ist. Die Bezeichnung Otomykose geht auf das vergangene
Jahrhundert zurück, als man bei eitrigem Ohrfluß im äußeren Gehörgang erstmalig

Pilzelemente feststellte (Benedek 1958). Primär liegt vermutlich ein Gehörgangekzem auf seborrhoischer, traumatischer oder allergischer Grundlage vor. Dermatophyten, fakultativ pathogene Schimmelpilze oder Bakterien unterhalten schließlich das Ohrekzem und entwickeln das Bild der Otomykose (Mitze 1960). Unter Antibiotica-Therapie kommt es gelegentlich zu Exacerbationen, falls die ursprünglich saprophytären Schimmelpilze durch Hemmung ihrer bakteriellen Antagonisten pathogenen Charakter anzunehmen beginnen (Rioux u. Bousquet 1958).

Die Otomykose wird — wie jedes Ekzem — mit mehr oder weniger heftigem Juckreiz eingeleitet. Die Patienten klagen außerdem über Verlegung des Gehörgangs, Verschlechterung des Hörvermögens, schmerzhaften Druck und störendes Ohrnässen. Es gibt neben vorwiegend exsudativen auch trocken schuppende Formen. Immer ist die Haut im Gehörgang ödematös oder erythemato-squamös verändert und in schweren Fällen bilden sich ausgesprochene krustöse Auflagerungen aus. Bei langer Krankheitsdauer ekzematisiert die Otomykose, oder es entwickelt sich eine Lichenifikation mit Ausbreitung auf die Ohrmuscheln und angrenzenden Partien. Nur unter ungünstigen Bedingungen geht der Prozeß in die Tiefe und zieht die Ohrknorpel, das Trommelfell und sogar das Mittelohr mit Mastoid in Mitleidenschaft (Mohr 1952, Richter 1952, Thöne 1954). In den Ohrauflagerungen erkennt man manchmal grünliche oder schwarze Pilzrasen, je nach der Pigmenteigentümlichkeit des vorhandenen Schimmelpilzes. Im allgemeinen kommen Aspergillus fumigatus, niger oder glaucus sowie Penicillium-, Mucor- oder Rhizopusarten in Frage (Syverton u. Mitarb. 1946; Wolf 1947; Plank u. Olah 1951; Montgomery 1956).

d) Organbefall

Der Nachweis von fakultativ pathogenen Schimmelpilzen bei Erkrankung innerer Organe läßt auf eine viscerale oder Systemmykose schließen. Mit Ausnahme des Bronchusaspergilloms ist das klinische Substrat bei Organbefall uncharakteristisch. Am häufigsten werden der Respirationstrakt und die Nebenhöhlen der Nase befallen. Unter dem Einfluß vorwiegend englischer und französischer Schulen über Erkrankungen der Lungen durch Schimmelpilze hat man gründliche Studien über die Schimmelpilzallergie, Verschimmelung destruierter Kavernome und Schimmelpilzmykosen durchgeführt (Monod u. Mitarb. 1952; Hinson u. Mitarb. 1952; Hiddlestone u. Mitarb. 1954; Pesle 1956; Meyer u. Mitarb. 1956; Citron u. Pepys 1958; Wegmann 1961). Neben diversen Arten von Aspergillus, Penicillium und Mucor soll man auf Coniosporium corticale, einen seit 1932 bekannten Pneumonieerreger, achten (Conant u. Mitarb. 1954).

Schwere Allgemeinerkrankungen, wie Stoffwechselleiden oder Kachexie, ferner Hämatopathien und Infektionskrankheiten sind die regelmäßigen Voraussetzungen für einen Schimmelpilzbefall der Organe.

α) Mucormykose

Sehr selten und ätiologisch angezweifelt ist die Mucormykose (Wade u. Matthews 1940; Bauer u. Mitarb. 1955a; Baker 1957). Zumeist Rhizopusarten aber auch Absidia- und Mucorarten führen in den Lungen, in den Nasennebenhöhlen oder im Hirn zu schweren Erkrankungen, die in der Regel durch Thrombosebildungen tödlich verlaufen (Lloyd u. Mitarb. 1949; Conant u. Mitarb. 1954; Martin u. Mitarb. 1954; Kurrein 1954; Riddel u. Clayton 1958; Smith u. Yanagisawa 1959). Als Zweitkrankheit werden fast gesetzmäßig Diabetes mellitus, vereinzelt Leukämie und Lebercirrhose genannt. Bei der Mucormykose der Lungen besteht das klinische Bild einer bronchialen oder lobulären Pneumonie.

Entweder metastatisch oder über die Nasennebenhöhlen gelangt die Infektion ins Hirn oder in die Meningen. In solchen Fällen befinden sich die Patienten immer bereits im diabetischen Koma. Im deutschen Schrifttum ist die Mucormykose der Lungen und der inneren Organe von internistischer Seite eingehend beschrieben worden, weshalb — um Wiederholungen zu vermeiden — auf das Kapitel von MOHR (1952) im Handbuch der Inneren Medizin verwiesen wird.

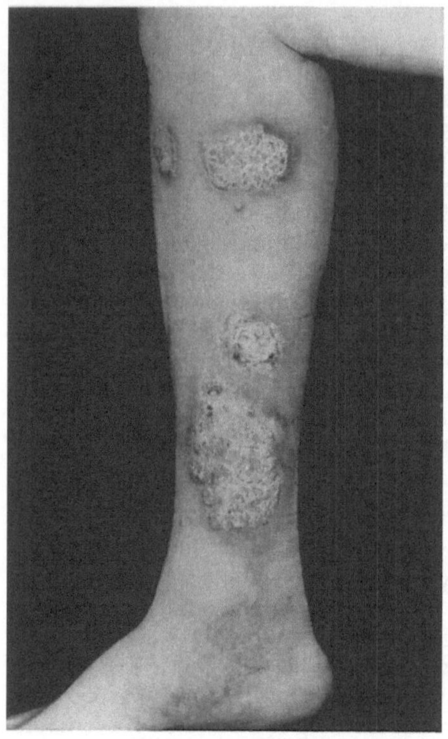

Abgesehen von wenigen ausgefallenen zweifelhaften Mucormykosefällen des Verdauungstrakts (BAKER u. Mitarb. 1957; FIENBERG u. RISLEY 1959) sind lediglich wenige seltene Erscheinungen an der Haut unter dem Bilde von Otomykosen, Paronychien oder ulcerösen und entzündlich vesiculösen Herden vornehmlich an den Unterschenkeln (Abb. 12) oder äußeren Genitalien bekanntgeworden (PIRILÄ 1941, 1948; KNOTH-BORN 1959). EHRMANN (1948) weist auf das häufigere Vorkommen einer Mucor-Balanitis in subtropischen oder tropischen Gegenden hin, wogegen sie in den gemäßigten Breiten nur in Verbindung mit Diabetes aufzutreten pflegt.

Größte Zurückhaltung mit der Diagnose Mucormykose ist jedoch angebracht, da auch der Pilznachweis im Sputum oder im Gewebe lediglich zum Verdacht auf eine Mucormykose berechtigt.

Abb. 12. Mucormykose. Rupiaartige, psoriasiforme Hautefflorescenzen am Unterschenkel bei 50jähriger Bäuerin. Kulturell Mucor rhizopodiformis nachweisbar. [KNOTH-BORN, R. C.: Z. Haut- u. Geschl.-Kr. **26**, 348 (1959)]

β) Lungen-Aspergillose

Die Lungenaspergillose tritt unter verschiedenen klinischen Bildern auf. Man unterscheidet die Aspergillus-Bronchitis, das broncho-pulmonale Aspergillom und die diffuse Lungenaspergillose (SEGRETAIN 1956, 1958).

Aspergillusarten, die man bei der Analyse des Großstadtstaubs unter der großen Zahl von Allergenen nachweisen kann, spielen sicher beim Asthma bronchiale allergicum eine ursächliche Rolle. Weitere Ausführungen über die Lungenaspergillose erübrigen sich, da die Symptomatologie dieser Erkrankung in das internistische Fachgebiet gehört und dort eingehend beschrieben worden ist (MOHR 1952, WEGMANN 1961).

e) Generalisation

Allmählich geht der Organbefall bei ungünstigen Bedingungen wie Resistenzlosigkeit und Kachexie sowie unter intensiver antibiotischer Behandlung in die generalisierte Form der Schimmelmykose über. Unter dem Bilde einer chronisch-septischen Schimmelpilzinfektion führen die schweren Fälle schließlich zur Pyämie. Aspergilluspyämien durch A. fumigatus (REISS 1954) und generalisierte Mucormykosen durch M. corymbifer sind gefürchtete Krankheitsverläufe mit

Befall der Lunge und Leber, des Eingeweidetrakts, des Gehirns und der Haut. JANKE (1953b) hat bei einer Generalisation ausnahmsweise die Prostata befallen gefunden und im Exprimat Scopulariopsis nachweisen können. Das klinische Bild ist variabel, im großen und ganzen mit einer Lungen-, Darm-, Bauchfell- und Hauttuberkulose vergleichbar (GUKELBERGER 1938; GREKIN u. Mitarb. 1950; ZIMMERMAN 1955; WEGMANN 1961).

6. Pathogenese

Der auffälligste Unterschied zwischen den fakultativ pathogenen Schimmelpilzen und den obligat menschenpathogenen Pilzen besteht im Mißverhältnis zwischen ihrem außerordentlich häufigen ubiquitären Vorkommen in der Natur und ihrem unverhältnismäßig seltenen Nachweis bei Schimmelpilzdermatosen sowie den nur vereinzelten Fällen von Organbefall. Offenbar hängt es gewissermaßen vom Zufall ab, welcher Schimmelpilz von den saprophytären Dauerbewohnern des menschlichen Organismus die örtliche Gewebsschranke durchbricht und pathogenen Charakter annimmt (SEELIGER 1956a und b). Ähnlich liegen die Verhältnisse bei den durch Verletzung bzw. Inhalation mit der Haut bzw. Lunge in Kontakt gekommenen Anflugpilzen. Nur im Ausnahmefall wird eine mykotische Veränderung oder pilzallergische Reaktion auftreten und zur klinischen Manifestation führen. Es wundert bei der Allgegenwärtigkeit der fakultativ pathogenen Schimmelpilze in der Luft und im Hausstaub nicht, daß sich in jeder Haut- oder Gewebsprobe viele ihrer Arten kulturell nachweisen lassen (BOCOBO u. CURTIS 1954), und daß durch Einatmen vermehrter Pilzsporen in der Nähe verschimmelter Abfälle oder verfaulter Tier- und Pflanzenreste Infektionen des Respirationstraktes begünstigt werden (GARRETT 1951); AINSWORTH u. AUSTWICK 1959).

Prädisponierende Faktoren wie tropisches Klima mit hoher Luftfeuchtigkeit (ANANTHANARAYAN 1951), Beschaffenheit des Cerumens bei Otomykosen (THÖNE 1954), vorausgehende Störungen des intermediären Stoffwechsels oder bakterielle Infektionen (BAUER u. Mitarb. 1955b), massive Antibioticatherapie (ROSSIER 1952), die zur Störung des bakteriellen Antagonismus oder zu sekundärem Vitaminmangel geführt haben mag, sind pathogenetisch die Vorbedingungen zur Manifestation der Erkrankung. Einige Forschergruppen in England, Amerika und Frankreich lassen pilzallergische Faktoren nicht nur bei den oberflächlichen Hautbildern, sondern auch beim Organbefall in den Vordergrund treten (SIMON 1938; RIDDELL 1958; PLUMMER 1958; MARTINEZ u. DEL REY CALERO 1960).

Gewisse berufliche Arbeitsverrichtungen begünstigen offenbar die Infektionsmöglichkeiten. Bei Orangepackern (SUTHERLAND-CAMPBELL u. PLUNKETT 1954), Landarbeitern (KNOTH-BORN 1959), Taubenzüchtern (SCHÖNFELD u. RIETH 1958) und Arbeitern, bei denen eine Hautverletzung zum alltäglichen Ereignis gehört (JANKE u. ROHRSCHNEIDER 1951; HAENSCH 1957), sind Schimmelpilzdermatosen vermehrt zur Beobachtung gelangt.

Manchmal hat man den Eindruck, daß Infektionen mit pathogenen Pilzen als Wegbereiter für die sekundäre Schimmelpilzinvasion fungieren.

a) Pathogenitätsproblem

Wie bereits früher erwähnt, besteht Unsicherheit und Uneinigkeit bei der pathogenetischen Bedeutung der Schimmelpilze.

Das Pendel in der Bewertung der Schimmelpilze als Krankheitserreger hat nach einer völligen Ablehnung in der zweiten Hälfte des vorigen Jahrhunderts zu einer kritiklosen Anerkennung nach der Jahrhundertwende ausgeschlagen.

Dann sind die Zweifel, wie sie Bruhns und Alexander (1928) in Jadassohns Handbuch bereits haben durchblicken lassen, aufgekommen und haben in der Folgezeit immer mehr an Boden gewonnen. Angesichts der mit den bisher verfügbaren Methoden nicht zu überwindenden Unsicherheit hinsichtlich der ätiologischen Bedeutung der Schimmelpilze ist ein positiver Pilzbefund mit kritischer Zurückhaltung und sorgfältiger Abwegung der jeweiligen Terrainfaktoren, die eine wesentliche Voraussetzung für den Übergang von der saprophytären zur parasitären bzw. nosoparasitären Lebensweise bilden, zu bewerten. Es handelt sich also um die gleiche konditional-pathogenetische Denkungsweise, wie sie für die Candidamykose Gültigkeit hat (Grimmer 1954, Kärcher 1960).

Den Kriterien der Schimmelpilzpathogenität — einwandfreie Identifikation des Pilzes anhand mikroskopischer Kulturcharakteristika, Wachstum einer und derselben Pilzart in wiederholten Kulturanlagen, histologischer Erregernachweis und Pathogenitätsprüfung im Tierversuch — halten die wenigsten Fälle stand (Paldrok u. Hollström 1952; Benedek 1958). Die irrtümliche Bewertung von Schimmelpilzen, die lediglich als Verunreinigungen der Kulturanlagen durch die ubiquitären Luftkeime oder durch Kultivierung belangloser Hautbewohner auftreten, ist die schwerwiegendste pathogenetische Fehlerquelle. Sicherlich sind die Verhältnisse bei den einzelnen Erkrankungen von Fall zu Fall verschieden. Nach der Schätzung von Conant u. Mitarb. (1954) handelt es sich bei den Otomykosen nur in 15—20% um tatsächliche Schimmelpilzinfektionen. Die Einführung des schimmelpilzhemmenden Cycloheximid als Zusatz zum Pilzagar hat die Routinediagnostik wesentlich verbessert. Mancher pathogene Pilz wird dadurch erkannt, der sonst durch Überwucherung üppig wachsender Schimmelpilze verborgen geblieben wäre (Georg 1953). Da das histologische Gewebsbild wegen der Reaktionsarmut für die Diagnose keinen beweisenden Anhalt bietet, bleibt für die feingewebliche Diagnostik nur der Nachweis von Pilzelementen übrig. Schimmelpilze, die in den verschiedensten Färbelösungen unbemerkt gedeihen können, narren schließlich den Untersucher, der in den histologischen Schnitten die Pilzelemente als Krankheitserreger zu erkennen glaubt (Polemann 1961).

Der Tierversuch ist wegen der unterschiedlichen Empfänglichkeit bereits einzelner Rassen innerhalb einer Tiergattung gegenüber einen und denselben Erreger nur mit Vorsicht für den Beweis der Menschenpathogenität verwertbar (Siebrecht 1951). Die Bedeutung der Schimmelpilze als Auslösungsfaktor für allergische Vorgänge findet durch vielseitige experimentelle Ergebnisse immer mehr Nahrung. Vergleiche der Pilzflora von Schimmelpilzdermatosen, insbesondere von Otomykosen mit der der Luft im Krankenzimmer oder von erscheinungsfreien Gehörgängen haben weitgehende Übereinstimmung gezeigt (Olah 1935, Marquardt 1937, Haley 1950). Nach den tierexperimentellen Ergebnissen an mit Aspergillus sensibilisierten Kaninchen scheint beim Menschen eine Verletzung der Haut im Bereich des Schimmelpilzrasens eine unumgängliche Vorbedingung für den örtlichen Reizzustand mit nachfolgenden Abwehrprozessen — vergleichbar mit einer allergischen Reaktion — zu sein. Benedek (1958) hält die Otomykose für ein seborrhoisches Ekzem, in deren Bereich wohl alle möglichen Faden- und Sproßpilze zu wuchern pflegen. Sie hat nach seiner Ansicht nichts mit einer Mykose zu tun. Bekannt ist die Wirkung der fakultativ pathogenen Schimmelpilze als Allergene bei Heufieber oder Asthma. Schaffer u. Mitarb. (1953) haben in diesen Fällen positive Hauttests in einem hohen Prozentsatz auf Alternaria, Hormodendrum, Penicillium und Aspergillus nachweisen können. Man hat im Tierexperiment klinische Ekzemreaktionen allein durch mehrwöchige Bepinselung der Haut mit Extrakten aus obigen Schimmelpilzgattungen hervorrufen können (Bocobo u. Mitarb. 1954). Ähnliche tierexperimentelle Ekzemreaktionen stellen sich aber auch nach Einreibung des Pilzmaterials in die Epidermis ein (JANKE u. ROOS 1955) (Abb. 13). Diese Versuche weisen auf die Annahme einer saprophytischen Besiedlung der Haut mit einer nachfolgenden kontaktallergischen Reaktion im Krankheitsfall hin.

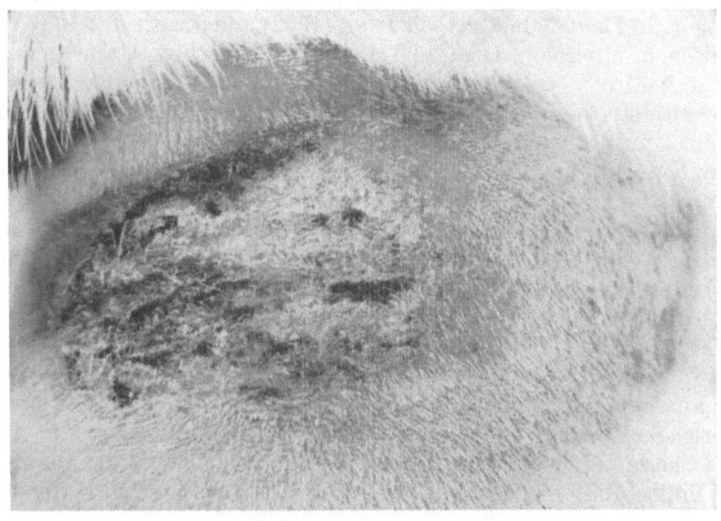

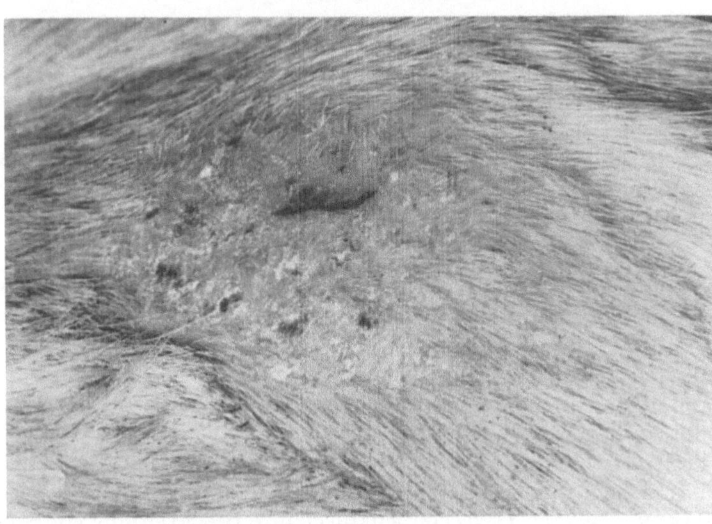

Abb. 13a u. b. Auffällige Ähnlichkeit der Hautreaktionen im Tierexperiment. a Experimentelle Ekzemreaktion beim Meerschweinchen nach Bepinselungen der Haut mit Alternaria-Extrakt. [BOCOBO, F. C. u. Mitarb.: J. Invest. Derm. (Baltimore) **23**, 489 (1954).] b Experimentelle Schimmelpilzdermatose beim Meerschweinchen nach Einreiben von Aleurisma carnis in die Epidermis. [JANKE, D., u. G. ROOS: Z. Haut- u. Geschl.-Kr. **19**, 105 (1955)]

So kommt man heute zu dem Schluß, daß die fakultativ pathogenen Schimmelpilze nur unter besonderen Umständen zu einer Erkrankung führen. Sie sind Opportunisten (SEELIGER 1958) und mit größter Wahrscheinlichkeit bei den oberflächlichen Hauterkrankungen, insbesondere den Otomykosen und Onychomykosen keine pathogenen Pilze im Sinne von Mykoseerregern (MOSS u. McQUOWN 1953; THÖNE 1954; BENEDEK 1958).

Unter diesen pathogenetischen Aspekten ist in Verbindung mit dem klinischen Bild für diejenigen Hauterkrankungen, bei denen kulturell fakultativ pathogene Schimmelpilze auffallen, die Krankheitsbezeichnung „Schimmelpilzdermatosen" angebracht.

Andere Forscherkreise neigen mehr zur Bewertung der Schimmelpilze als Mykoseerreger. In Deutschland haben Jung (1952) und Janke (1949, 1953a und b) in histologischen, mykologischen und immunbiologischen Untersuchungen die Pathogenität zahlreicher Schimmelpilze anhand klinischer Erkrankungsfälle wiederholt unterstrichen. Bei Disposition des Organismus und Virulenz des Schimmelpilzes muß es sich nach Hilgermann (1937) um eine Mykose handeln. Berufsgebundene Häufungen bei Aspergillosen und Mucormykosen (Werff 1955), Beobachtungen von Ausnahmefällen vermutlich primärer Otomykosen (Haley 1950a—d), die Aspergillomentwicklung bei Lungenbefall (Monod u. Mitarb. 1959), das infiltrative Wachstum von Scopulariopsis auf Kälberklauen im Experiment (Blank 1951b) und der Infektionsnachweis von Keratinomyces ajelloi bei Tieren und Menschen (Meinhof u. Mitarb. 1960) sind Faktoren, die die Diskussion um die Erregernatur der Schimmelpilze nicht abflauen lassen.

Da sich die im Tierversuch gewonnenen allergischen Reaktionen wegen der wesentlich anderen Verhältnisse beim Menschen nicht ohne weiteres auf die Klinik übertragen lassen, muß vorerst die Pathogenitätsfrage der fakultativ pathogenen Schimmelpilze noch offen bleiben. Vielfach wird die Bewertung der kulturellen Pilzbefunde von Fall zu Fall in das Ermessen des Untersuchers zu legen sein.

7. Pathologie

Die pathologisch-anatomischen Veränderungen hängen wesentlich vom Sitz der Erkrankung sowie gegebenenfalls von der Immunitätslage des Wirtsorganismus ab. Bei Beschränkung vorzugsweise auf die Epidermis (z. B. Otomykose) sind nur entzündliche Oberhautreaktionen möglich, wogegen bei tieferen Haut- oder Organprozessen eine heftige Entzündung mit Granulombildung oder Nekrose zu erwarten ist.

a) Anatomie

Bei der Vielseitigkeit der klinischen Symptomatologie des Organbefalls mit fakultativ pathogenen Schimmelpilzen läßt sich häufig die Diagnose erst beim Sektionsbefund nachträglich stellen.

In der Lunge finden sich die meisten anatomisch-pathologischen Veränderungen. Es handelt sich dabei vornehmlich um Nekrosen in Form verschiedener Abscesse oder miliarer graugelblicher Knötchen. Bei Lungenaspergillose sind kavernöse Prozesse seltener als bei Mucor- oder Cephalosporiosebefall (Conant u. Mitarb. 1954; Haensch 1957). Die Meningen können bei Mucormykose matt und opak sein. Baker u. Mitarb. (1957) haben durch ihre Beschreibung von teils hämorrhagischen teils hypertrophisch-ödematösen teils narbigen Krankheitsveränderungen an der Leber, am Gastro-Intestinaltrakt, an den Nieren und am Herz auf die Möglichkeit des Befalls der verschiedensten inneren Organe hingewiesen.

b) Histologie

Uncharakteristisch wie die Anatomie ist auch die Histologie der Schimmelpilzdermatosen. Die Gewebsreaktionen sind auffällig gering, so daß man die Vermutung geäußert hat, die Schimmelpilze wüchsen erst nach dem Absterben des Wirtsorganismus im Sinne einer Verschimmelung in das Gewebe hinein (Abb. 14 und 15). So kommt es auch, daß bei der histologischen Untersuchung praktisch nur der Pilznachweis im Gewebe für die Diagnose verwertbar ist (Abb. 16). Neben den üblichen Pilzfärbemethoden ist eine spezielle Silberfärbetechnik (Foot- oder Robb-Smith-Technik) bemerkenswert, mit der die Engländer gute Erfahrungen bei der Demonstration von Aspergillus gesammelt haben (SYMMERS 1958).

Bei Schimmelpilzdermatosen unter dem Bilde der Otomykose finden sich massenhaft Pilzelemente in den schuppenden Hornschichtlagen der oberen Epidermis, ohne daß wesentliche Entzündungsreaktionen erkennbar sind.

Die verrukös-ulcerösen sowie nodösen und granulomatösen Veränderungen in den tieferen Hautschichten lassen in manchen Fällen den typischen dreischichtigen Wandaufbau erkennen, so daß eine gewisse Ähnlichkeit mit dem histologischen Befund bei der Sporotrichose anklingt (KADEN: Kapitel Sporotrichose in diesem Band). Im Tierexperiment haben BALLAGI und LAUBAL (1933) nach cutaner Impfung mit verschiedenen Schimmelpilzen häufig diese Dreischichtung beobachten können. Ein cutanes Infiltrat bei verrukös-papillomatöser Hemisporose hat JANKE (1950) in Übereinstimmung mit den Beschreibungen bei anderen tiefen Schimmelpilzdermatosen (REISS 1954, HÖFER 1952, ZAPATER 1952) folgendermaßen beschrieben.

Die klinisch als stecknadelkopfgroßes bräunliches cutanes Infiltrat imponierende Primäreffflorescenz erweist sich histologisch als umschriebenes länglich-ovales Infiltrat der mittleren Cutis unter einer atrophischen teils bandartig verlaufenden Epidermis. Eine gewisse Wandschichtung läßt sich dabei erkennen. Das Zentrum wird von dicht angeordneten polynucleären Leukocyten gebildet. Peripherwärts ringförmig angeordnete Zellverbände enthalten zahlreiche Epitheloidzellen und wuchernde Bindegewebszellen, am äußersten Rand verschiedengestaltige Riesenzellen mit 10—30 länglich-bläschenförmigen randständigen oder zentralen Kernen. Gegen das cutane Gewebe wird das Infiltrat durch einen schmalstreifigen Bindegewebsring abgegrenzt. Die Cutis enthält zahlreiche erweiterte Gefäße mit perivasculären Infiltraten von Lymphocyten, Leukocyten und Plasmazellen. Bei Gram-Weigert Färbung sind keinerlei Erregerformen nachweisbar.

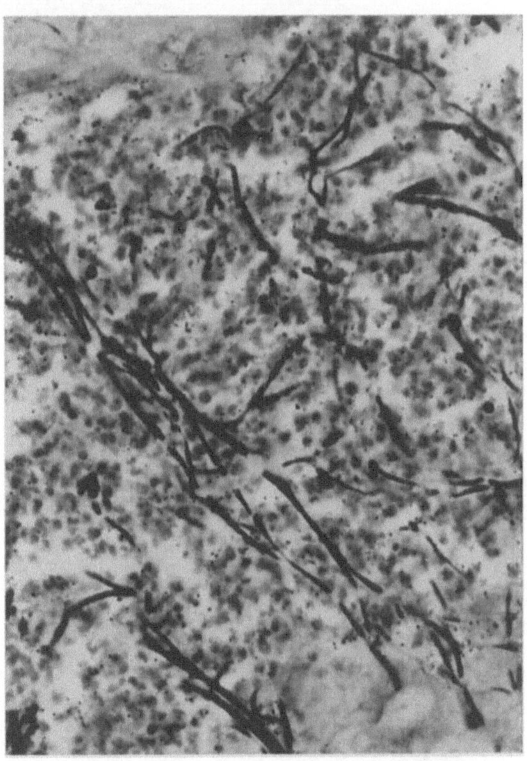

Abb. 14. Bandförmige Hyphen von Mucor rhizopodiformis inmitten leukocytärer Infiltration der Cutis. Gramfärbung. [KNOTH-BORN, R. C.: Z. Haut- u. Geschl.-Kr. **26**, 348 (1959)]

In den Granulommassen bei Aspergillomen oder in den Sinusthrombosen bei Mucormykose finden sich häufig ungewöhnlich breite, plumpe Hyphen, zu denen sich an der Peripherie gelegentlich sogar Sporangien und Sporen gesellen können. Ohne erkennbare Ursache beginnen die Schimmelpilze infiltrativ in das umgebende Gewebe zu wachsen, wo sie eine von Fall zu Fall verschieden heftige granulomatöse Reaktion hervorrufen. Dieser Grundzug der histologischen Entwicklung ist nicht nur in den Lungen oder inneren Organen, sondern auch an der Haut immer wieder zu beobachten (ROULET 1956; SEGRETAIN u. VIEU 1957).

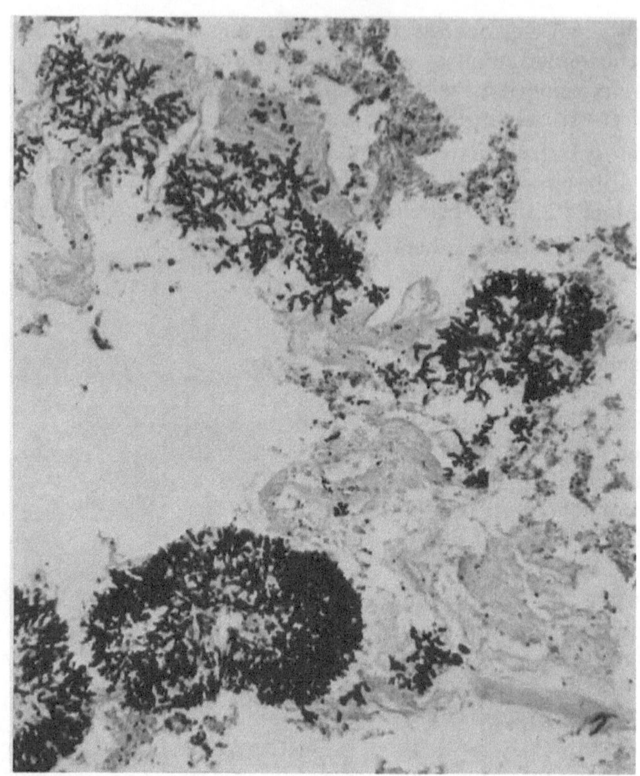

Abb. 15. Koloniebildung und Einwachsen von Aspergillus-Hyphen in nekrotisierendes Lungengewebe. Nur unwesentliche leukocytäre Gewebsreaktionen. HE-Färbung. Vergr. 100mal

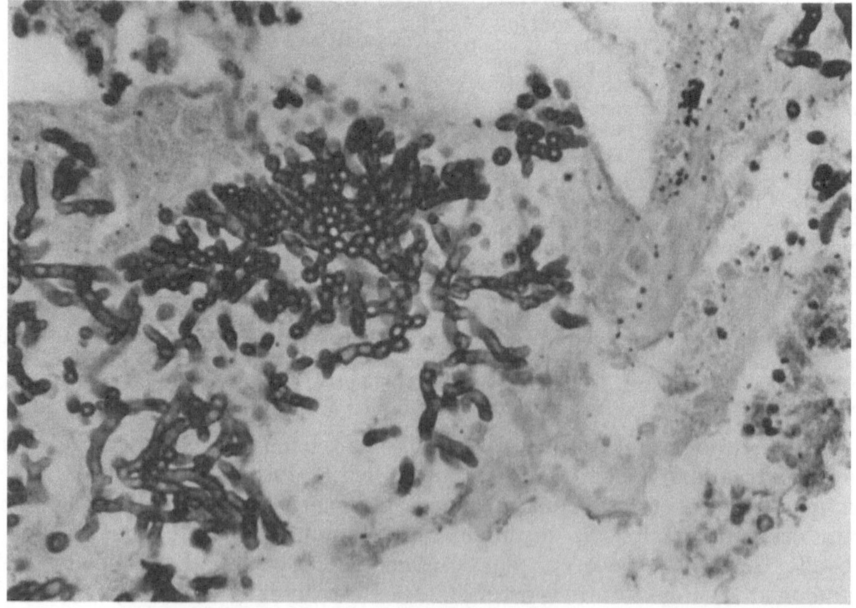

Abb. 16. Bizarre, sich verzweigende und büschelförmig aussprossende Aspergillus-Hyphen bei Lungen-Aspergillose. HE-Färbung. Vergr. 400mal. Aufn. Ultraphot.

8. Differentialdiagnose

Bei allen seltsamen und hartnäckigen Hauterkrankungen sollte man eine Schimmelpilzdermatose in Erwägung ziehen. Oberflächliche und tiefe Mykosebilder sowie onychomykotische Veränderungen sind durch wiederholte Kulturanlagen genau zu überprüfen.

Die Otomykose ist klinisch vom seborrhoischen Ekzem häufig nicht zu unterscheiden, wenn nicht an den Prädilektionsstellen typische seborrhoische Herde aufzufinden sind (NIKOLOWSKI 1953). Ekzematisierte Pediculosis capitis, Kontaktekzeme, Impetigo contagiosa und lokale Furunkulose sind ebenfalls zu berücksichtigen (GILL 1938).

Manche auf Schimmelpilze verdächtige auffällige Nagelverfärbung ist gegen eine Candida- oder Bakterieninfektion, Arbeitsschaden oder einen lediglichen Pigmenteffekt bei Matrixnaevus abzugrenzen (YOUNG 1934).

Die tiefen Hautprozesse der fakultativ pathogenen Schimmelpilze bedürfen einer genauen histologischen Durchuntersuchung, um sie mit tuberkulösen und syphilitischen Hautveränderungen sowie der Aktinomykose oder den tiefen Mykosen, insbesondere mit der Sporotrichose vergleichen zu können (VRIJMAN 1954).

Die häufig nur röntgenologisch zu führende Differentialdiagnose der Lungenerkrankungen durch fakultativ pathogene Schimmelpilze führt in das ausschließlich internistische Fachgebiet, wo Bronchiektasien, Asbestose, chronische Bronchitis, Bronchopneumonie, Lungentuberkulose und Lungencarcinom in Betracht gezogen werden (MACAIGNE u. NICAUD 1926; DÉVÉ 1938; STEVENSON u. REID 1957; BARIÉTY u. Mitarb 1957; HINSON 1958).

9. Prognose und Therapie

Der Verlauf ist im allgemeinen renitent und hängt im Einzelfall von der Lokalisation des Krankheitsgeschehens und den Begleitumständen ab. Die oberflächlichen Schimmelpilzdermatosen, wie die Otomykose, haben wesentlich bessere Aussichten als die unbefriedigenden, chronischen Verläufe schwerer Lungen-Aspergillosen. Mucormykosen sind gefährlich und führen meist ziemlich rasch ad exitum.

Bei der *Otomykose* säubert man vorerst den Gehörgang durch Entfernung allen Detritus und wendet zur Lokaltherapie die üblichen dermatologischen Farbstofflösungen oder 2% Thymolspiritus, Metakresylacetat 1:1000 (ein Kresolderivat) oder 2% Salicylspiritus an. Bei vorwiegend ekzematösen Charakter sollen sich steroidhaltige Salben mit antiekzematösen Zusätzen bewährt haben (MITZE 1960).

Für das *mykotische Nagelbild* bei kulturell fakultativ pathogenen Schimmelpilzen empfehlen PALDROK und HOLLSTRÖM (1952) die lokale Anwendung üblicher Antimycotica. Da Griseofulvin grundsätzlich nicht bei fakultativ pathogenen Schimmelpilzen zu wirken scheint (BRIAN 1949; WILLIAMS u. Mitarb. 1958; BLANK u. ROTH 1959), ist bei der Nageltherapie die Anwendung dieses antibiotischen Wirkstoffs auf Onychomykosen durch Dermatophyten beschränkt. Unter diesen Umständen sind Bepinselungen der Nägel mit ammoniakalischer Silbernitratlösung (Rp. Sol. argenti nitrici 10%ig 30,0/Liquor. ammonii caustic. qu. s. ad solution. praecipitati) oder Belackung mit dem Chlorbromcyclohexanpräparat Mykotektan erwähnenswerte lokaltherapeutische Maßnahmen (KADEN 1954b, 1956; POLEMANN 1961). Bei Schmerzen und subungualen Entzündungen versuche man durch Bohren von Löchern in die Nagelplatte Linderung zu schaffen (YOUNG 1934). Neuerdings verbindet man diese Maßnahme mit Instillationen von Lokalantimykotica auf der Basis von Griseofulvin und Oxychinolin zur direkten Einwirkung auf das Nagelbett (SPIER 1961).

Für die *tieferen Hautprozesse* und den *Organbefall* ist seit alters her die Jodtherapie das Mittel der Wahl (GRÜTZ 1928; FRANKS u. GUIDUCCI 1954). Dazu gesellen sich in jüngerer Zeit Amphotericin B, Trichomycin (Trichonat) und Dioxydichlordiphenylsulfid (Novex bzw. D 25) (SEELIGER 1956c; CHICK u. Mitarb. 1958; MANNING u. ROBERTSON 1959). In verzweifelten generalisierten Fällen soll man einen Versuch mit Terramycin oder hohen Dosen von Penicillin nicht unterlassen (TORACK 1957; SIDRANSKY u. FRIEDMAN 1959; KUNZ 1959). Granulomatöse und abscedierende Einzelherde werden am besten mit der Diathermieschlinge entfernt und danach mit Sulfathiazolpuder versorgt.

Bei der bekannten Lungen-Aspergillose und anderen Schimmelpilzinfektionen der Atemwege müssen die Wirkstoffe, wie Nystatin, Hydroxylstilbamidin oder Brillantgrün und ähnliche Antimykotika durch Inhalation an den Ort der Erkrankung gebracht werden. Die französischen Kliniken haben manchmal mit Magnamycin Besserung gesehen, sind aber mit der Beurteilung der konservativen Behandlung einschließlich der Jodtherapie sehr zurückhaltend und sehen in operativen Maßnahmen unter Umständen den einzigen Ausweg (MONOD u. Mitarb. 1959). Schutz vor Staub durch Gesichtsmasken sollte bei gefährdeten landwirtschaftlichen Berufen nicht außer acht gelassen werden. Im Handbuch für Innere Medizin (MOHR 1952) sowie im Kapitel über „Pilzkrankheiten der inneren Organe" (WEGMANN 1961) finden sich ausführliche Therapieangaben unter besonderer Berücksichtigung des internistischen Fachbereichs.

Wegen der unbefriedigenden therapeutischen Beeinflußbarkeit hoffte man durch die Entdeckung des Griseofulvins auf einen Ausweg. Leider hat sich seine Anwendung bei den fakultativ pathogenen Schimmelpilzen bisher völlig nutzlos erwiesen.

Literatur

Ein großer Teil der älteren Literatur-Angaben bis 1928 ist in den Kapiteln: „Allgemeine Mykologie" von C. BRUHNS und A. ALEXANDER und „Sporotrichosen und verwandte Krankheiten" von O. GRÜTZ im Band XI des Handbuchs der Haut- und Geschlechtskrankheiten von J. Jadassohn (1928) verzeichnet.

Übersichtsberichte oder Monographien

AINSWORTH, G. C., and K. C. AUSTWICK: Fungal diseases of animals. Commenwealth Agricultural Bureaux, Farnham Royal Bucks, 1. Aufl. 1959.

BENEDEK, T.: Pilzinfektionen. In A. GRUMBACH u. W. KIKUTH, Die Infektionskrankheiten des Menschen und ihre Erreger, Bd. II. Stuttgart: Georg Thieme 1958. — BRUHNS, C., u. A. ALEXANDER: Allgemeine Mykologie, in J. JADASSOHN: Handbuch der Haut- und Geschlechtskrankheiten, Bd. XI. Berlin: Springer 1928.

CITRON, K., and J. PEPYS: Direct bronchial sensitivity tests in bronchopulmonary Aspergillosis. In R. W. RIDDEL and G. T. STEWERT, Fungous diseases and their treatment. London: Butterworth & Co. 1958. — CONANT, N. F., D. S. MARTIN, D. T. SMITH,· R. D. BAKER and J. L. CALLAWAY: Manual of clinical mycology, 2. Aufl. Philadelphia: W. B. Saunders Company 1954.

DELITSCH, H.: Systematik der Schimmelpilze. In A. LEMBKE, Ergebnisse der theoretischen und angewandten Mikrobiologie, Bd. I. Neudamm: J. Neumann 1943. — DODGE, C. W.: Medical mycology: fungous diseases of men and other mammals. St. Louis: C. V. Mosby Comp. 1935.

FRANKS, A. G., and A. GUIDUCCI: Penicilliosis. In R. D. G. SIMONS, Medical mycology. Amsterdam: Elsevier Publ. Co. 1954. — Aspergillosis. In R. D. G. SIMONS, Medical mycology. Amsterdam: Elsevier Publ. Co. 1954a. — Mucormycosis. In R. D. G. SIMONS, Medical mycology. Amsterdam: Elsevier Publ. Co. 1954b.

GÄUMANN, E.: Die Pilze. Basel: Verlag Birkhäusen 1949. — GEORG, L. K., and M. A. GORDON: Cultural characteristics of the pathogenic fungi and of saprophytic fungi commonly seen in the laboratory. In R. D. G. SIMONS, Medical mycology. Amsterdam: Elsevier Publ.

Co. 1954. — Grütz, O.: Sporotrichosen und verwandte Krankheiten. In J. Jadassohns Handbuch der Haut- und Geschlechtskrankheiten, Bd. XI. Berlin: Springer 1928.

Hinson, F. K. W.: Broncho-pulmonary Aspergillosis. In R. W. Riddel and G. T. Stewart, Fungous diseases and their treatment. London: Butterworth & Co. 1958.

Kaden, R.: Neue Untersuchungsergebnisse in der Pilzbiologie. Habil.-Schr. Berlin 1955. Mykosen 1, 1 (1957). — Kosmetisch störende Erkrankungen der Nägel. In H. Gottron u. W. Schönfeld, Dermatologie und Venerologie, Bd. II/1. Stuttgart: Georg Thieme 1958. — Kalkoff, K.-W., u. D. Janke: Mykosen der Haut. In H. Gottron u. W. Schönfeld, Dermatologie und Venerologie, Bd. II/2. Stuttgart: Georg Thieme 1958.

Lermer, P.: Seltenere Mykosen der Haut. Mit Anführung der primären Pilzerkrankungen, bei denen als Erreger Penicillium glaucum oder penicillinähnliche Schimmelpilze festgestellt werden konnten. Diss. Erlangen 1940. Ref. Zbl. Haut- u. Geschl.-Kr. 68, 11 (1942). — Lewis, G. M., and M. E. Hopper: An introduction to medical mycology, 3. Aufl. Chicago Yearbock Publ. Inc. 1948.

Mohr, W.: Die Mykosen. In G. v. Bergmann, W. Frey u. H. Schwiegks Handbuch der inneren Medizin, 4. Aufl., Bd. I/1. Berlin-Göttingen-Heidelberg: Springer 1952. — Moss, E. S., and B. L. McQuown: Atlas of medical mycology. Baltimore: Williams & Wilkins Company 1953.

Nickerson, W. J.: Biology of pathogenic fungi. Waltham, Mass.: Chronica Botanica Co. 1947.

Pardo-Castello, V.: Diseases of the nails. Springfield: Ch. C. Thomas 1936. — Plaut, H. C., u. O. Grütz: Die Hyphenpilze oder Eumyceten. I. Die Schimmelpilze. In W. Kolle, R. Kraus u. P. Uhlenhuths Handbuch der pathogenen Mikroorganismen, 3. Aufl., Bd. V/1. Berlin: Gustav Fischer und Urban & Schwarzenberg 1928. — Plummer, N. S.: Treatment of Aspergillosis. In R. W. Riddel and G. T. Stewart, Fungous diseases and their treatment. London: Butterworth & Co. 1958. — Polemann, G.: Klinik und Therapie der Pilzkrankheiten. Stuttgart: Georg Thieme 1961.

Raper, K. B., and C. Thom: Manual of the Penicillia. Baltimore: Williams & Wilkins Company 1949. — Riddel, R. W.: Fungous infections of the lungs. In R. W. Riddel, Diseases of the chest, Chap. 8. London: Butterworth & Co. 1952. — The role of fungi as human pathogens. In R. W. Riddel and G. T. Stewart, Fungous diseases and their treatment. Butterworth & Co. 1958. — Roulet, F. C.: Die infektiösen „spezifischen" Granulome. In F. Büchner, E. Letterer u. F. Roulets Handbuch der allgemeinen Pathologie, Bd. VII/1. Berlin-Göttingen-Heidelberg: Springer 1956.

Seeliger, H. P. R.: Mykologische Serodiagnostik. Leipzig: Johann Ambrosius Barth 1958. — Segretain, G.: Pulmonary Aspergillosis: Some aspects of the parasitic forms of Aspergillus. In R. W. Riddel and G. T. Stewart, Fungous diseases and their treatment. London: Butterworth & Co. 1958. — Skinner, C. E., C. W. Emmons and H. M. Tsuchiya: Hinrici's Molds, Yeasts, and Actinomycetes, 2. Aufl. New York: J. Wiley & Sons 1947. — Swartz, J. H.: Elements of medical mycology, 2. Aufl. New York: Grune & Stratton 1949. — Symmers, W. St.: Histopathological observations in cases of fungal infection seen in Britain. In R. W. Riddel and G. T. Stewart, Fungous diseases and their treatment. London: Butterworth & Co. 1958.

Thöne, A. W.: Otomycosis. In R. D. G. Simons, Medical mycology. Amsterdam: Elsevier Publ. Co. 1954. — Thom, C., and K. B. Raper: A manual of the Aspergilli. Baltimore: Williams & Wilkins Company 1945.

Vrijman, L. H.: Doubtfully fungous conditions. I. Verticilliosis, II. Scopulariopsidosis. In R. D. G. Simons, Medical mycology. Amsterdam: Elsevier Publ. Co. 1954.

Wegmann, T.: Pilzkrankheiten der inneren Organe. In G. Polemann, Klinik und Therapie der Pilzkrankheiten. Stuttgart: Georg Thieme 1961. — Winkle, St.: Mikrobiologische und serologische Diagnostik, 2. Aufl. Stuttgart: Gustav Fischer 1955.

Zycha, H.: Mucorineae. Kryptogamenflora der Mark Brandenburg und angrenzender Gebiete, Bd. 6a. Leipzig: Gebrüder Bornträger 1935.

Wissenschaftliche Einzelarbeiten

Ainsworth, G. C., and P. K. C. Austwick: A survey of animal mycoses. In Britain, General aspects. Vet. Rev. (Edinb.) 67, 88 (1955). — Ananthanarayan, R.: Otomycosis in South Indians. Indian J. Surg. 8, 344 (1951). — Araujo Paula, L. de: Onicomicoses e fonsecaea pedrosoi Negroni var. cladosporioides Carrion. Univ. Recife Instituto Micolog. Publ. 290, 1960.

Baker, R. D.: Pulmonary mucormycosis. Amer. J. Path. 32, 287 (1956). — Mucormycosis. A new diseases? J. Amer. med. Ass. 1957I, 805. — Baker, R. D., D. E. Bassert and E. Ferrington: Mucormycosis of the digestive tract. Arch. Path. (Chicago) 63, 176

(1957). — BALLAGI, S., u. S. LAUBAL: Über Meerschweinchenimpfungen mit Schimmelpilzen und Dermatophytonarten. Arch. Derm. Syph. (Berl.) 167, 394 (1933). — BALOGH, E.: Die Mikrobiologie der Onychomykosen. Derm. Wschr. 135, 618 (1957). — BARIÉTY, M., J. POU-LET, O. MONOD et J. DE BRUX: Aspergillose aigue, purement pulmonaire, â forme de cancer bronchique. Bull. Soc. méd. Hôp. Paris 73, 397 (1957). — BAUER, H., L. AJELLO, E. ADAMS and D. U. HERMANDEZ: Cerebral Myormycosis: Pathogenesis of the disease. Description of the fungus, Rhizopus oryzae, isolated from a fatal case. Amer. J. Med. 18, 822 (1955a). — BAUER, H., J. F. FLANAGAN and W. H. SHELDON: Experimental cerebral mucormycosis in rabbits with alloxan diabetes. Yale J. Biol. Med. 28, 29 (1955b). — BENEDEK, T.: Critical survey of the mycological literature of the years 1939 to 1942. Mycopathologia (Den Haag) 5, 277 (1951). — IV. Venezuelan Congress of Phthisiology and Pneumology. Deep Mycoses in Venezuela with Special Reference to Pulmonary Mycoses. Mycopathologia (Den Haag) 12, 177 (1960). — BERESTON, E. S.: Further studies on Aspergillus infections of the nails. Sth. med. J. (Bgham, Ala.) 43, 489 (1950). — BERGMANN, L.: Aspergillom und Lungentuberkulose. Tuberk.-Arzt 13, 763 (1959). — BERK, S.: Radiation mutants of Aspergillus niger. Mycologia 44, 723 (1952). — BERNTON, H. S.: Asthma due to a mold. Aspergillus fumigatus. J. Amer. med. Ass. 95, 189 (1930). — BEUG, H. J., H. DORN, H. STRUNZ, F. THIERGART, U. FRANZ u. S. WINDISCH: Zur Analyse des „Allergens" Hausstaub. Z. Haut- u. Geschl.-Kr. 29, 267 (1960). — BLANK, F.: Simultaninfektion eines Fußes durch Scopulariopsis brevicaulis (Sacc.) Bain. var. hominis Brumpt et Langeron und Ctenomyces interdigitalis (Priestley) Langeron et Milochewitch. Dermatologica (Basel) 102, 95 (1951a). — Über mycotische Mischinfektionen. Dermatologica (Basel) 102, 93 (1951b). — BLANK, F., and E. A. STUART: Monosporium apiospermum Sacc., 1911, associated with otomycosis. Canad. med. Ass. J. 72, 601 (1955). — BLANK, H., and F. J. ROTH jr.: The treatment of dermatomycoses with orally administered Griseofulvin. Arch. Derm. Syph. (Chicago) 79, 259 (1959). — BOCOBO, F. C., and A. C. CURTIS: Studies on fungi encountered in the atmosphere. I. The presence of fungous spores and of pollens in KOH preparations. J. invest. Derm. 23, 479 (1954). — BOCOBO, F. C., A. C. CURTIS, W. D. BLOCK and F. J. STUBBART: Studies on fungi encountered in the atmosphere. II. Production of dermatitis in guinea pigs by crude ether-soluble extracts of Alternaria, Hormodendrum, Penicillium and Aspergillus. J. invest. Derm. 23, 489 (1954). — BORY, R., C. GUYOT-JEANNIN et P.-J. LUTERAAN: Sur une localisation particulière d'une épidermo-mycose par „Aleurisma lugdunense" Veuill., 1924. Ann. Dermat. Syph. (Paris) 79, 661 (1952). — BRIAN, P. W.: Studies on the biological activity of Griseofulvin. Ann. Botany 8, 59 (1949).

CAPPONI, M., P. SUREAU et G. SERGRETAIN: Pénicillose de Rhizomys sinensis. Bull. Soc. Path. exot. 49, 418 (1956). — CARRION, A. L.: Estudio micologico de un caso de Micetoma por Cephalosporium en Puerto Rico. Mycopathologia (Den Haag) 2, 165 (1939). — CHICK, E. W., J. EVANS and R. D. BAKER: Treatment of experimental Mucormycosis (Rhizopus oryzae Infection) in rabbits with Amphotericin B. Antibiot. and Chemother. 8, 394 (1958). — CONLEY, J. J.: Evaluation of fungous diseases of the external auditory canal. Arch. Otolaryng. (Chicago) 47, 721 (1948). — CROVERI, P., e P. C. BORSOTTI: Su di un caso di micosi della quancia da penicillium crustaceum. Boll. Soc. piemont. chir. 1, 1195 (1931). — CSILLAG, A.: System-Mykosen in Ungarn. Dtsch. med. Wschr. 1958, 2075.

DAVIS, C. L., W. A. ANDERSON and B. R. MCCRORY: Mucormycosis in foodproducing animals: a report of twelve cases. J. Amer. vet. med. Ass. 126, 261 (1955). — DÉVÉ, F.: Une nouvelle forme anatomo-radiologique de mycose pulmonaire primit ive:le méga-mycétome intra-bronchectasique. Arch. med. chir. spéc., Paris 13, 337 (1938). — DROUHET, E.: Revue critique de la mycologie medicale entre 1946 et 1956 en France et dans l'Union française. Mycopathologia (Den Haag) 10, 19 (1958). — DULANEY, E. L., W. J. MCALEER, M. KOS-LOWSKI, E. O. STAPLEY and J. JAGLOM: Hydroxylation of progesterone and 11-desoxy-17-hydroxycorticosterone by Aspergillus and Penicillium. Appl. Microbiol. 3, 336 (1955).

EHRMANN, G.: Mukor-Balanitis. Derm. Wschr. 138, 973 (1958). — EHRMANN, G., u. J. GRANITS: Zur Pathogenität der Scopulariopsis brevicaulis, ein seltener Fall von Kladiose. Z. Haut- u. Geschl.-Kr. 19, 129 (1955). — ELDER, T. D., and R. D. BAKER: Pulmonary mucormycosis in rabbits with alloxan diabetes. Increased invasiveness of fungi during acute toxic phase of diabetes. Arch. Path. (Chicago) 61, 159 (1956). — ENJALBERT, L., G. SEGRE-TAIN, H. ESCHAPASSE, G. MOREAU et M. BOURDIN: Deux cas d'aspergillose pulmonaire. Étude anatomo-pathologique. Sem. Hôp. Paris 33, 830 (1957). — ESTEVES, J., u. M. M. AN-TUNES: Über einen Fall von Acladiose. Act. dermo-sifiliogr. (Madr.) 46, 449 (1955). Ref. Zbl. Haut- u. Geschl.-Kr. 93, 177 (1955/56). — EVANS, J. H., and R. D. BAKER: Treatment of experimental Aspergillosis with Amphotericin B. Antibiot. and Chemother. 9, 209 (1959).

FALCHI, G.: Beitrag zur Kenntnis der Dermatomycosen. Arch. Derm. Syph. (Berl.) 152, 427 (1926). — FAZAKAS, A.: Über die Bedeutung der Pilze für die Augenheilkunde. Z. Augenheilk. 94, 253 (1938). — FIENBERG, R., and T. S. RISLEY: Mucormycotic infection of arteriosclerotic thrombus of the abdominal aorta. Report of a case. New Engl. J. Med. 260, 626

(1959). — FRANK, L., and O. M. ALTON: Aspergillosis: A case of postoperative skin infection. J. Amer. med. Ass. **100**, 2007 (1933). — FRANKS, A. G., C. L. TASCHDJIAN and G. T. GUTIERREZ: Onychomycosis due to scopulariopsis brevicaulis. Case concurrent with dermatophytosis and infestation with a tyroglyphid mite. Arch. Derm. Syph. (Chicago) **74**, 241 (1956). — FÖLDVARI, F., et F. POLGAR: A propos de divers symphômes dus au Trichothecium roseum. Dermatologica (Basel) **102**, 135 (1951a). — Verschiedene durch Trichothecium roseum verursachte Symptome. Börgyögy. vener. Szle **5**, 3 (1951b). Ref. Zbl. Haut- u. Geschl.-Kr. **80**, 42 (1952). — FUENTES, C. A., and Z. E. BOSCH: Biochemical differentation of the etiologic agents of chromoblastomycosis from non-pathogenic Cladiosporium species. J. invet. Derm. **34**, 419 (1960).

GARRETT, S. C.: Ecological groups of soil fungi: A survey of substrate relationships. New Phytologist **50**, 149 (1951). — GAVILANES, C. R.: Reacciones cutaneas a polvos y hongos en los obreros portuarios de Las Palmas. Rev. clin. esp. **63**, 307 (1956). Ref. Zbl. Haut- u. Geschl.-Kr. **98**, 266 (1957). — GEORG, L. K.: Use of a cycloheximide medium for isolation of dermatophytes from clinical materials. Arch. Derm. Syph. (Chicago) **67**, 355 (1953). — GEORG, L. K.: Persönliche Mitteilung 1961. — GEORG, L. K., L. AJELLO and M. A. GORDON: A selective medium for the isolation of Coccidioides immitis. Science **114**, 387 (1951). — GILL, W. D.: Otomycosis: Some remarks concerning its prevalence, symptomatology and treatment. Ann. Otol. (St. Louis) **47**, 189 (1938). — GLEISER, C. A.: Mucormycosis in animals. A report of three cases. J. Amer. vet. med. Ass. **123**, 441 (1953). — GÖTZ, H.: Fortschritte der medizinischen Mykologie. Hautarzt **1**, 49 (1950a). — Neuere diagnostische und klinische Erkenntnisse der Dermatologie. Ärztl. Wschr. **1950b**, 709. — Fortschritte der medizinischen Mykologie. II. Hautarzt **4**, 145 (1953). — Persönliche Mitteilung 1961. — GORBACH, G., T. TERRANOVA u. J. TERRANOVA: Über den Einfluß von Spurenelementen auf Wachstum und Saccharasebildung bei Aspergillus niger. II. Der Einfluß von Kupfer und Mangan allein und in Gegenwart der Spurenelemente Zink und Eisen. Arch. Mikrobiol. **26**, 11 (1957). — GOUGEROT, H., R. BURNIER et J. DUCHÉ: Épidermomycose due à „Aleurisma lugdunense". Bull. Soc. franç. Derm. Syph. **42**, 273 (1935). — GREKIN, R. H., E. P. CAWLEY and B. ZHEUTLIN: Generalized Aspergillosis. Report of a case. Arch. Path. (Chicago) **49**, 387 (1950). — GRIMMER, H.: Antibiotika und Pilzerkrankungen der Haut und Schleimhaut. Antibiot. et Chemother. (Basel) **1**, 180 (1954). — GUKELBERGER, M.: Pneumomykosis mucorina als Sekundärinfektion einer Bronchopneumonie. Dtsch. Arch. klin. Med. **182**, 28 (1938).

HAENSCH, R.: Cephalosporiose. Ein Beitrag zur Klinik der seltenen Mykosen. Z. Haut- u. Geschl.-Kr. **23**, 137 (1957). — HALEY, L. D.: Etiology of otomycosis. I. Mycologic flora of the ear. Arch. Otolaryng. (Chicago) **52**, 202 (1950a). — Etiology of otomycosis. II. Bacterial flora of the ear. Arch. Otolaryng. (Chicago) **52**, 208 (1950b). — Etiology of otomycosis. III. Observations on attempts to induce otomycosis in rabbits. Arch. Otolaryng. (Chicago) **52**, 214 (1950c). — Etiology of otomycosis. IV. Clinical observations. Arch. Otolaryng. (Chicago) **52**, 220 (1950d). — HARRELL, E. R., and F. C. BOCOBO: Modern treatment of the systemic fungus diseases. Clin. Pharm. Ther. (St. Louis) **1**, 104 (1960). — HENNEBERG, G.: Persönliche Mitteilung 1961. — HENRICI, A. T.: An endotoxin from Aspergillus fumigatus. J. Immunol. **36**, 319 (1939). — HIDDLESTONE, H. J. H., T. H. L. ROSSER and R. M. E. SEA: Pulmonary aspergillosis. Tubercle (Lond.) **35**, 15 (1954). — HILGERMANN, E.: Schimmelpilzerkrankungen des Menschen und ihre Therapie. Med. Welt **1937**, 1320. — HINSON, K. R. W., A. J. MOON and W. S. PLUMMER: Broncho-pulmonary Aspergillosis. Thorax **7**, 317 (1952). — HÖFER, K.: Cephalosporiose der Haut mit Ersterscheinungen am männlichen Genitale. Z. Haut- u. Geschl.-Kr. **13**, 131 (1952). — HOLZ, K.: Aspergillose beim Schwan. Berl. Münch. tierärztl. Wschr. **1953**, 111.

JANKE, D.: Zur Klinik und Mykologie der Cephalosporiose. Arch. Derm. Syph. (Berl.) **188**, 357 (1949). — Zur Kenntnis der Hemisporose. Arch. Derm. Syph. (Berl.) **190**, 95 (1950). — Zur Kenntnis seltener Mykosen. Eine erste Beobachtung von Verticilliose. Hautarzt **3**, 21 (1952). — Scopulariopsisarten als menschenpathogene Dermatophyten. Z. Haut- u. Geschl.-Kr. **14**, 3 (1953a). — Kasuistik seltener Mykosen. Hautarzt **4**, 387 (1953b). — JANKE, D., u. W. ROHRSCHNEIDER: Beitrag zu den seltenen Mykosen: Über eine Pilzerkrankung der Tränenröhrchen und der Oberhaut mit Befund eines bisher unbekannten Cephalosporiums. Derm. Wschr. **123**, 49 (1951). — JANKE, D., u. G. ROOS: Durch Aleurismaarten verursachte Dermatophytien. Z. Haut- u. Geschl.-Kr. **19**, 105 (1955). — JOHNSON, G. T., and B. S. GOULD: Pigment production in certain of the Aspergillus glaucus group. Mycologia **45**, 172 (1953). — JUNG, H.-D.: Zur Kenntnis der Scopulariopsis species. Arch. Derm. Syph. (Berl.) **195**, 77 (1952). — JUNG, H.-D., u. H. GERHARDT: Eine modifizierte Agarblock-Methode zum Studium pathogener und saprophytärer Pilze. Derm. Wschr. **1960**, 1351.

KADEN, R.: Die Agarblock-Methode zum Studium pathogener Pilze. Z. Haut- u. Geschl.-Kr. **16**, 170 (1954a). — Antimykotischer Lack in Klinik und Experiment. Z. Haut- u. Geschl.-Kr. **17**, 209 (1954b). — Der Wert pilzbiologischer Forschungsergebnisse für die medizinische Mykologie. Z. Haut- u. Geschl.-Kr. **19**, 370 (1955). — Methods for testing effects of fungistatic compounds in laquer. J. invest. Derm. 27, 221 (1956). — KÄRCHER, K. H.: Zur Pathogenese der Candidamykose. Mykosen 3, 31 (1960). — KAPLAN, W., L. J. GOSS, L. AJELLO and M. S. IVENS: Pulmonary mucormycosis in a harp seal caused by mucor pusillus. Mycopathologia (Den Haag) 12, 101 (1960). — KERBRAT, G.: Les mycoses broncho-pulmonaires. Rev. Prat. (Paris) 1953, 205. Ref. Zbl. Haut- u. Geschl.-Kr. 87, 103 (1954). — KISELEVA, M. L.: Über Schimmelpilze in der Ätiologie der Onychomykosen. Vestn. Vener. Derm. 1953, H. 2, 22. Ref. Zbl. Haut- u. Geschl.-Kr. 88, 45 (1954). — KLIGMAN, A. M.: J. Amer. med. Ass. 149, 979 (1952). Zit. bei W. OLK, Bronchogene generalisierte Aspergillose. Zbl. allg. Path. path. Anat. 97, 361 (1958). — KLUYVERTI, A. J., and J. C. M. VAN ZIJP: The production of homogentisic acid out of phenylacetic acid by Aspergillus niger. J. Microbiol. and Serol. 17, 315 (1951). — KNOTH-BORN, R. C.: Cutane Mucorinfektion bei einer 50-jähr. Bäuerin. Z. Haut- u. Geschl.-Kr. 26, 348 (1959). — KOZIN, S. L.: Zur Pathogenität des Pilzes Fusarium Rodelens Wr. (Klinisch-experimentelle Untersuchung). Vestn. Vener. Derm. 1956, 28. Ref. Zbl. Haut- u. Geschl.-Kr. 95, 198 (1956). — KRISHNAN, P. S., V. BAJAJ and S. P. DAMLE: Some observations on the growth of Aspergillus niger from spore inoculum. Appl. Microbiol. 2, 303 (1954). — KUNZ, CH.: Lungenmykosen und ihre Laboratoriumsdiagnostik. Wien. med. Wschr. 109, 207 (1959). — KURREIN, F.: Cerebral mucormycosis. J. clin. Path. 7, 141 (1954).

LEACH, B. E., J. H. FORD and A. J. WHIFFEN: Actidione, an antibiotic from Streptomyces griseus. J. Amer. chem. Soc. 69, 474 (1947). — LLOYD, J. B., L. I. SEXTON and A. T. HERTIG: Pulmonary mucormycosis complicating pregnancy. Amer. J. Obstet. Gynec. 58, 548 (1949). — LOBO, J., u. S. CAMPOS: Menschliche Hemisporose. An. brasil. Derm. Sif. 14, 187 (1939). Ref. Zbl. Haut- u. Geschl.-Kr. 64, 594 (1940).

MACAIGNE, P., et P. NICAUD: Aspergillose primitive du poumon avec artérite pulmonaire oblitérante. Bull. Soc. méd. Hôp. Paris 50, 183 (1926). — MALLINCKRODT-HAUPT, A. ST. V.: Der aktuelle Stand der Humanen und Animalen Mykologie in Deutschland. Bull. int. Soc. hum. anim. Mycol. 2, 15 (1957). — MANGIARACINE, A. B., and S. D. LIEBMAN: Fungus Keratitis (Aspergillus fumigatus). Arch. Ophthal. (Chicago) 58, 695 (1957). — MANNING, L. K., and L. ROBERTSON: A case of aspergillosis treated with nystatin. Brit. med. J. 1959 I, 345. — MARQUARDT, F.: Vorkommen und Bedeutung von Schimmel- und Sproßpilzen auf gesunder und kranker Haut. Med. Welt 1937, 907. — MARROW, M. B., E. P. LOWE and H. E. PRICE: Mold fungi in the etiology of respiratory allergic diseases. I. A survey of airborne molds. J. Allergy (S. Louis) 13, 215 (1942). — MARTIN, F. P., J. M. LUKEMAN, R. F. RANSON and L. J. GEPPERT: Mucormycosis of the central nervous system associated with thrombosis of the internal carotid artery. J. Pediat. 44, 437 (1954). — MARTINEZ, B. L., u. J. DEL REY CALERO: Experimentelle Untersuchungen über die Sensibilisierung mit Extrakten von verschiedenen Dermatophyten und Anflugpilzen. Hautarzt 12, 532 (1960). — MEINHOF, W., M. THIANPRASIT u. H. RIETH: Nachweis, Isolierung und Identifizierung keratinverwertender hautpathogener Bodenpilze. Arch. klin. exp. Derm. 212, 30 (1960). — MEYER, A., O. MONOD, G. PESLE, L. ROY, P. ZIVY et J. KUENTZ: L'aspergillome bronchique (trois nouvelles observations). Bull. Soc. méd. Hôp. Paris 72, 554 (1956). — MITZE, A.: Die Behandlung der Otitis externa in der Praxis. Z. Haut- u. Geschl.-Kr. 29, 362 (1960). — MOMBERG-JÖRGENSEN, H. C.: Enzoötic mycosis in mink. Amer. J. vet. Res. 11, 334 (1950). — MONOD, O., G. PESLE u. TH. HOFFMANN: Das bronchuserweiternde Aspergillom. Mykosen 2, 39 (1959). — MONOD, O., G. PESLE et M. LABEGUERIE: L'aspergillome bronchectasiant. J. franç. Méd. Chir. thor. 6, 229 (1952). — MONTGOMERY, E. C.: Fungus-infections of the external ear. Diagnosis and treatment. Indian J. Med. Surg. 21, 64 (1956). — MOORE, M.: Onychomycosis caused by species of three separate genera. Report of a case with a study of a species of hyalopus (Cephalosporium). J. invest. Derm. 24, 489 (1955). — MOORE, M., and M. D. MARCUS: Green nails. The role of candida and pseudomonas aeruginosa. Arch. Derm. Syph. (Chicago) 64, 499 (1951). — MOSS, E. S., A. L. McQUOWN and R. S. COOKE: Fungous diseases. Arch. Derm. Syph. (Chicago) 71, 245 (1955).

NEKAM, L., u. E. FLORIAN: Die Hemmung der Pigmentbildung der Pilze durch reduzierende Substanzen. Derm. Wschr. 130, 1109 (1954). — NIKOLOWSKI, W.: Über die differentielle Morphogenese des sog. seborrhoischen Ekzems. Arch. Derm. Syph. (Berl.) 196, 501 (1953).

OEHLERT, W., u. F. DÜFFEL: Experimentelle Untersuchungen über die Aspergillusinfektion mit Nachweis toxisch wirkender Stoffwechselprodukte des Aspergillus fumigatus. Zbl. allg. Path. path. Anat. 98, 41 (1958). — OLAH, D.: Aerostalagmus cinnabarinus Corda gezüchtet aus einem klinisch als Trichophytia profunda erscheinenden Fall. Derm. Wschr. 1933 II, 1408. — Über die Schimmelpilze der erkrankten Haut und ihre Rolle bei der Entstehung bzw. beim Verlauf verschiedener Hautkrankheiten. Derm. Wschr. 1935 I, 703. — OTA, M., P. HUANG u. T. OKAMURA: Interdigitalerosionen durch Hemispora stellata Vuillemin. Jap. J. Derm. 37, 95 (1935).

PALDROK, H., and E. HOLLSTRÖM: Onychomycosis due to Aspergillus terreus THOM. Acta derm.-venereol. (Stockh.) 32, Suppl. 29, 255 (1952). — PESLE, G.: Evolution de l'aspergillome bronchiectasiant. A propos de 4 cas. Presse méd. **1956**, 1563. — PIRILÄ, P.: Eine Mucormykose der äußeren Genitalien. Über die Schimmelpilze als Ursache von Hautkrankheiten. Acta derm.-venereol. (Stockh.) **22**, 377 (1941). — Cases of mucor mycosis of the skin and lymph gland observed in man. Acta derm.-venereol. (Stockh.) **28**, 186 (1948). — PLANK, E., u. D. OLAH: Ein seltener Fall der Otomycosis aspergillina. Börgyögy. vener. Szle 5, 56 (1951). Ref. Zbl. Haut- u. Geschl.-Kr. 80, 42 (1952). — PRINCE, H. E., and M. B. MORROW: Fungi and bacteria in the etiology of respiratory allergic diseases. XX. Mold allergy in pediatric practice. Int. Arch. Allergy **15**, 122 (1959).

REDAELLI, P.: La biologia dei miceti parassiti dell'uomo ad il suo vallore ai fini della sistematica. Atti 6. Congr. naz. Microbiol. S. 53 u. 98, 1937. — REISS, H. J.: Über Schimmelmykosen (als Beitrag zur Kenntnis der Pilzerkrankungen). Zbl. allg. Path. path. Anat. **91**, 113 (1945). — RICHTER, R.: Der derzeitige Stand der medizinischen Mykologie. Z. Haut- u. Geschl.-Kr. **12**, 75, 119, 156 (1952). — RIDDELL, R. W.: Fungous diseases of Britain. Brit. med. J. **1956 II**, 783. — RIDDEL, R. W., and Y. M. CLAYTON: Pulmonary mycoses occurring in Britain. Brit. J. Tuberc. **52**, 34 (1958). — RIETH, H.: Die Mykosen. Mykologische Ergänzung. Folia Ichthyolica H. 6 (1958). — RIETH, H.: Bestimmungstafel der Mykosen. Bayer. Wissenschaftl. Dienst 1958. — Bestimmungstafel für humane und animale Mykosen. Bull. Pharm. Res. Inst. Takatskki City **20**, 21 (1959). — RIOUX, J., et BOUSQUET: La thérapeutique des Aspergilloses du conduit auditif externe. Rev. Laryng. (Bordeaux) **79**, 958 (1958). — RITCHIE, E. D., and M. E. PINKERTON: Fusarium oxysporum infektion of the nail. Arch. Derm. Sypb. (Chicago) **79**, 705 (1959). — ROSSIER, P. H.: Anticiotika und Mykosen. Helv. med. Acta **19**, 261 (1952). — RUPP, E.: Beitrag zur Diagnose und Therapie der Onychomykosen. Kosmetik **7**, 327 (1958).

SARTORY, A. et R., J. MEYER et J. ALTWEG: Dermatomycose trichophytiforme due à une espèce nouvelle du genre Aleurisma. Bull. Acad. Méd. (Paris) **133**, 519 (1949). — SCHAFFER, N., E. E. SEIDMON and S. BRUSKIN: The clinical evaluation of airborne and house dust fungi in New Jersy. J. Allergy **24**, 348 (1953). — SCHANDERL, H.: Über die natürliche und künstliche Verwandlung von Schimmelpilzen und Hefen in Bakterien. Mikroskopie **6**, 146 (1951). — SCHNAPKA, O.: Generalisierte superficielle Aspergillose unter dem Bilde einer „seborrh. Erythrodermie". Z. Haut- u. Geschl.-Kr. **18**, 159 (1955). — Onychomycosis nigricans. Arch. klin. exp. Derm. **202**, 45 (1955). — SCHÖNBORN, W.: Energetische Untersuchungen an Pilzen und Bakterien. Arch. Mikrobiol. **22**, 408 (1955). — SCHÖNFELD, J., u. H. RIETH: Möglichkeiten der Chemotherapie bei inneren Mykosen. Med. Wschr. **12**, 447 (1958). — SCHÖNFELD, J., H. RIETH u. M. THIANPRASIT: Experimenteller Beitrag zur Dermatophytenflora des Ostsee-Badestrandes. Arch. klin. exp. Derm. **212**, 78 (1960). — SCHUMACHER, W.: Ultraschallversuche an Schimmelpilzsporen. Strahlentherapie **89**, 613 (1953). — SEELIGER, H. P. R.: Pilzbefall und Mykosen des Menschen. I. Teil. Röntgen- u. Lab.-Prax. **9**, 193 (1956a). — II. Teil. Röntgen- u. Lab.-Prax. **9**, 221 (1956b). — Fortschritte in der Chemotherapie disseminierter Mykosen. Dtsch. med. Wschr. **81**, 2041 (1956c). — Mykologische Berichte. Medizin. Mitt. Schering (Berlin) 19, H. 4, 1958. — SEGRATAIN, G.: Aspergillose-Mycologie et diagnostic de laboratoire. Rev. Path. gén. **683**, 1664 (1956). — SEGRETAIN, G., et M. VIEU: Formes parasitaires des Aspergillus dans l'aspergillome bronchique: diagnose biologique des aspergilloses broncho-pulmonaires. Sem. Hôp. Paris **5**, 1281 (1957). — SEROWY, C., u. H.-D. JUNG: Die Mikrosporie als dermatologisches Problem. Derm. Wschr. **124**, 665 (1951). — SIDRANSKY, H., and L. FRIEDMAN: The effect of cortisone and antibiotic agents on experimental pulmonary Aspergillosis. Amer. J. Path. **35**, 169 (1959). — SIEBRECHT, H.: Zur Frage der Beweiskraft tierexperimenteller Pathogenitätsprüfungen von Pilzen an Hand einiger Krankheitsfälle. Vortrag Tagg Rhein-Westfäl. Dermatologen, Münster 1951. Ref. Derm. Wschr. **125**, 234 (1952). — SIMON, D.: Schimmel- und Spaltpilze an der gesunden Haut. Orv. Hétil. **1935**, 469. Ref. Zbl. Haut- u. Geschl.-Kr. **51**, 434 (1935). — SIMON, F. A.: Allergic conjunctivitis due to fungi. J. Amer. med. Ass. **110**, 440 (1938). — SMITH, H. W., and E. YANAGISAWA: Rhinomucormycosis. Report of a fatal case. New Engl. J. Med. **260**, 1007 (1959). — SPIER, H.-W.: Persönliche Mitteilung 1961. — STAIB, F.: Aspergillus bei Appendizitis und Zökumphlegmone. Dtsch. med. Wschr. **84**, 220 (1959). — STEVENSON, J. G., and J. M. REID: Bronchopulmonary Aspergillosis. Brit. med. J. **1957 I**, 985. — SUTHERLAND-CAMPBELL, H., and O. A. PLUNKETT: Mucor paronychia. Arch. Derm. Syph. (Chicago) **30**, 651 (1934). — SYMEONIDIS, A., and C. W. EMMONS: Granulomatous growth induced in mice by Absidia corymbifera. Arch. Path. (Chicago) **60**, 251 (1955). — SYVERTON, J. T., W. R. HESS and J. K. KRAFCHUK: Otitis externa: Clinical observations and microbiologic flora. Arch. Otolaryng. (Chicago) **43**, 213 (1946).

TÄUFEL, K., u. H. RUTTLOFF: Über den Intermediär-Stoffwechsel von Aspergillus niger. Experientia (Basel) **14**, 276 (1958). — TARLATZIS, C. B., A. G. PANETSOS and P. N. DRAGONAS: The effects of some antibiotics and chemical drugs on the growth of Aspergillus fumigatus. Amer. J. vet. Res. **18**, 214 (1957). — TÉMIME, P., et P.-Y. CASTELAIN: Urticaire chronique par sensibilisation d'une part au Candida albicans et d'autre part à des moissures des céréales. Thérapeutique spécifique. Guérison. Bull. Soc. franç. Derm. Syph. **67**, 120 (1960). — Thiers, H., et J. Coudert: Onychomycose à Cephalosporium cordoniformis (Barbosa). Bull. Soc. franç. Derm. Syph. **62**, 375 (1955). — Torack, R. M.: Fungus infections associated with antibiotics and steroid therapy. Amer. J. Med. **22**, 872 (1957).

Uehlinger, R.: Tuberkulose und Mykose. Schweiz. Z. Tuberk. **16**, 347 (1959).

Vilanova, X., et M. Casanovas: Dermatite dyshidrosiforme des mains et des pieds, causée par un aspergillus. Ann. Derm. Syph. (Paris) **78**, 292 (1951). — Vries, G. A. de: Aspergillus fumigatus and Actinomycetes in air. Acta allerg. (Kbh.) **15**, 99 (1960).

Wade, J. L., and A. R. K. Matthews: Cutaneous mucor infection of the face. J. Amer. med. Ass. **114**, 410 (1940). — Werff, P. J. van der: Fungi in factories and workshops. Acta allerg. (Kbh.) **9**, 107 (1955). — Whiffen, A. J.: The production, assay, and antibiotic activity of Actidione, an antibiotic from Streptomyces griseus. J. Bact. **56**, 474 (1947). — Williams, D. I., R. H. Marten and I. Sarkany: Oral treatment of ringworm with Griseofulvin. Lancet **1958**II, 1212. — Wolf, F. T.: The relation of various fungi to otomycosis. Arch. Otolaryng. (Chicago) **46**, 361 (1947).

Young, W. J.: Pigmented mycotic growth beneath the nail. Arch. Dermat. Syph. (Chicago) **30**, 186 (1934).

Zapater, R. C.: Los hangos patógenos y sus reacciones tisulares. Rev. sudamer. Morf. **10**, 106 (1952). Ref. Zbl. Haut- u. Geschl.-Kr. **87**, 24 (1954). — Zimmerman, L. E.: Fatal fungus infections complicating other diseases. Amer. J. Cain. Patb. **25**, 46 (1955).

Chromomykose

Von

Pedro Lavalle-Mexiko[*]

Mit 15 Abbildungen

Einleitung

Im Jahre 1932, als die vorige Ausgabe dieses Handbuches herausgebracht wurde, waren es 21 Jahre her, seit man in Brasilien dem ersten Fall von Chromomykose begegnete und 16 Jahre, daß in den Vereinigten Staaten die erste Veröffentlichung über diese Krankheit erschienen war. Es waren damals in der ganzen Welt nur 25 Krankheitsfälle dieser Art bekannt. Es ließ sich aber einerseits schon erkennen, daß diese Fälle überwiegend in bestimmten Ländern wie Brasilien, aus dem der größte Teil der Publikationen kam, auftraten; andererseits zeigte sich eine sehr räumlich weitläufige Verbreitung, denn die übrigen Fälle wurden aus unter sich so entfernt liegenden Gebieten wie den Vereinigten Staaten und Algier, Rußland und Rhodesien, Sumatra und Costa Rica gemeldet.

Von da an fanden sich immer häufiger Fälle von Chromomykose, und gegenwärtig wird ihre Zahl in der Fachliteratur mit 500 angegeben. Auch sind in den letzten zwei Jahrzehnten verschiedene Veröffentlichungen über jeweils einzelne Gruppen von Fällen erschienen, die neue, mehr oder weniger wichtige, endemische Zonen erkennen lassen. Diese Tatsache hat die Zahl der Gebiete, in denen dieses Leiden auftritt, um einiges vergrößert und hat gezeigt, daß die Chromomykose schon in fünf Kontinenten, einschließlich des kürzlich davon befallenen Kontinentalasiens, auftritt. Dieses Ergebnis ist in erster Linie dem verstärkten Interesse zu verdanken, das Dermatologen und Mykologen dieser eigenartigen, durch „schwarze Pilze" verursachten Mykose zugewandt haben. Man hat gelernt, in Fällen, bei denen „Dermatitis verrucosa" oder andere Krankheitsbilder zu erkennen waren und bei denen sonst immer, jeweils entsprechend der regionalen Pathologie, die Diagnose auf Tuberculosis verrucosa cutis, Leishmaniose, Nordamerikanische oder Südamerikanische Blastomykose lautete, die Diagnose einer Chromomykose in den Bereich der Möglichkeiten mit einzubeziehen.

Auch hat man gelernt, mittels direkter Untersuchung oder Prüfung der Schnitte nach den „fumagoiden" Zellen zu suchen und sie als solche zu erkennen, und auf diese Weise die Diagnose einer Chromomykose zu bestätigen, die die Klinik nur vermuten kann.

Die nunmehr größere Zahl von Krankheitsfällen ließ erkennen, daß die Chromomykose sehr verschiedenartige Krankheitsbilder haben kann, und man hat versucht, klinische Einordnungen vorzunehmen. Man ist gegenwärtig dabei, diese Klassifizierungen zu verbessern, wobei man sich auf genauere Beschreibungen der Veränderungen stützt.

Andererseits ließ auch das histopathologische Bild, das im wesentlichen in einem „tuberkuloiden Granulom" mit den „fumagoiden Zellen" besteht, Abweichungen in sich erkennen.

---

[*] Professor für Dermatologie, National-Universität Mexiko, Mexiko.

Die Mykologen haben gezeigt, daß die Erregerpilze in den parasitierten Geweben keine Sprossen bilden, ebensowenig wie dies auch bei den bekannten Species in den Kulturen der Fall ist; aus diesem Grunde muß die Chromomykose als unabhängig von der Gruppe der Blastomykosen betrachtet werden, obwohl einige Autoren es vorziehen, die Bezeichnung Chromoblastomykose als die in der Fachliteratur gebräuchliche beizubehalten. Wir werden den Terminus Chromomykose benutzen, bei dem, obwohl auch er nicht ganz zutreffend ist, Unklarheiten über die Klassifizierung der Erregerpilze vermieden werden. Wir sind der Meinung, daß, wenn eine irreführende Silbe ausgelassen wird, der Terminus deshalb nichts von seiner traditionellen Bedeutung einbüßt. Es sind mühevolle Studien über die Morphologie und Physiologie der Chromomykose-Erreger gemacht worden. Durch diese Arbeiten konnte ihre Nomenklatur vereinfacht und ihre systematische Position geklärt werden. Vielleicht wird man sich bald sehr viel mehr über die Verteilung der verschiedenen Species in der Welt und ihr Vorkommen in der Natur im klaren sein. Über den letzten Punkt ist bisher noch sehr wenig bekannt.

Ein anderes Thema, die Frage der Pathogenie, ist in letzter Zeit Gegenstand von Diskussionen gewesen. Man hatte Fälle gesehen, bei denen der Prozeß nicht auf die Haut beschränkt blieb, sondern innere Veränderungen, besonders im Gehirn, entstanden. Vor allem aber waren Fälle beschrieben worden, bei denen Veränderungen im Gehirn bestanden, ohne daß vorher cutane Veränderungen beobachtet worden wären, und bei denen Pilze isoliert wurden, die den Chromomykose-Erregern ähnlich sahen. Es sind gegenwärtig folgende Fragen zu klären: Gibt es noch einen anderen Modus des Eindringens in den Organismus als den Weg über die Haut? Können die cutanen Veränderungen als Folge innerer Ursachen entstehen? Ist die Chromomykose eine generalisierte Krankheit?

Um schließlich auf das Gebiet der Therapeutik einzugehen, so sind besonders in der medikamentösen Therapie in den letzten 10 Jahren Resultate von einer gewissen Bedeutung erzielt worden, vor allem mit der Einführung von Calciferol, das in Mexiko (F. Latapi 1951), Costa Rica (D. Bonilla 1954), Brasilien (C. Bopp 1957) und in anderen Gebieten als wirksam anerkannt wurde; auch Experimente mit Amphotericin B erwiesen sich kürzlich als erfolgreich.

Auf jedes einzelne dieser Themen werden wir jedoch in den entsprechenden Kapiteln näher eingehen.

I. Definition

Die Chromomykose (aus dem griechischen χῶρια: Farbe, μύκη: Pilz) ist ein chronisch verlaufendes Leiden granulomatöser Natur, das in der Hauptsache die Haut des Menschen befällt und vorwiegend an der unteren Extremität, Fuß oder Bein, lokalisiert ist, jedoch auch an den Armen, am Gesicht oder an einem anderen Teil der Hautdecke auftreten kann; sein Aspekt ist polymorph, charakterisiert durch Knoten und in Form von Warzen (verrukös) oder als Wucherungen auftretenden papillomatösen Läsionen (Abb. 1). Sie wird verursacht durch verschiedene Species der Dematiazeenpilze, die in den befallenen Geweben parasitäre Elemente bilden, bestehend aus runden schwarzen Zellen, die sich durch Scheidewände teilen und „fumagoide Zellen" genannt werden.

II. Synonyme

Schwarze Blastomykose war der Terminus, mit dem Pedroso (1911) den ersten Fall dieser Krankheit bezeichnete (zit. von Fonseca und Arêa Leão 1930). Die erste Bezeichnung, die wir in der Literatur finden, ist der Terminus *Dermatitis verrucosa*, vorgeschlagen von A. Pedroso und J. M. Gomes (1920). Diese Bezeichnung schien geeignet, denn sie nahm Bezug auf die dermatologische Veränderung, die man als für dieses Leiden typisch ansah. Einerseits gibt es jedoch mehrere Dermatosen, wie z. B. die Tuberculosis cutis, die Leishmaniose und andere Mykosen, die unter Umständen verrukösen Aspekt zeigen; andererseits sind die Läsionen der Chromomykose häufig nicht verruköser Struktur, so daß diese Bezeichnung nur einen historischen Wert hat. Trotzdem haben einige Autoren sich für die weitere Verwendung dieses Terminus ausgesprochen und haben versucht, ihm unter Beifügung irgendeiner anderen näheren Bezeichnung größere Exaktheit zu geben. So sind Bezeichnungen entstanden wie: „Brasilianische Dermatitis verrucosa" (Langeron 1929), „Blastomyzetische Dermatitis verrucosa" (Boggino 1935), „Chromomykotische Dermatitis verrucosa" (Redaelli 1936) oder, aus euphonischen Gründen, „Chromomykotische Dermatitis verrucosa" (Tibirica 1939) und schließlich „Chromoparasitäre Dermatitis verrucosa", eine Bezeichnung, die, nach Professor Aguiar Pupo, C. Silva Lacaz (1956) verwendet.

Die Bezeichnung *Chromoblastomykose* wurde von F. Terra, M. Torres, O. Fonseca Filho und A. E. Arêa Leão (1922) gebracht, um den Terminus Dermatitis verrucosa zu ersetzen. Sie hat sich in der Literatur eingebürgert, obwohl es sich um eine Bezeichnung handelt, die „lang und irreführend ist, fälschlich die Krankheit den Blastomyceten zuordnet und außerdem irrigerweise den Eindruck hervorruft, als gehöre zum Krankheitsbild eine besonders starke Pigmentierung" (A. L. Carrión und Margarita Silva 1947). Die kausalen Pilze zeigen in den Geweben weder einen hefeähnlichen Aspekt, noch vermehren sie sich durch Sprossung. Das zeigt, daß sie nicht zu den Blastomyceten gehören. Es handelt sich vielmehr um runde Zellen, die sich durch Septierung vermehren oder unter Mycelbildung keimen.

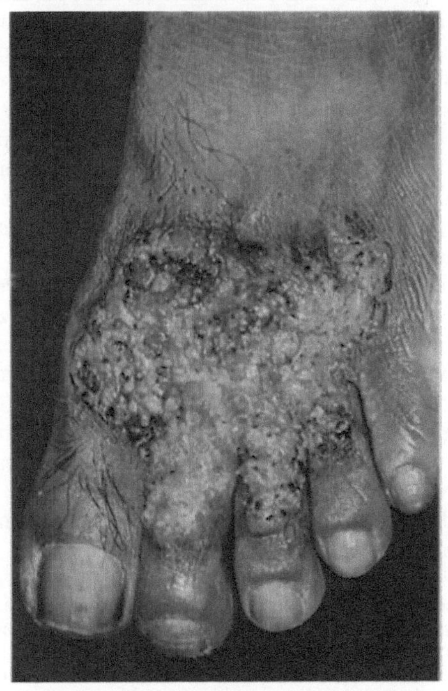

Abb. 1. Chromomykose. Typischer Aspekt

Trotzdem sind einige Autoren (Rocha Lima 1932, Gougerot 1936, Redaelli 1936) dabei geblieben, unter einem Terminus verschiedene Krankheiten zusammenzufassen, wenn sie einen gemeinsamen Symptomkomplex erkennen lassen. Dies ist der Fall mit der Bezeichnung „Blastomykose", in den sie nicht nur die echten Blastomykosen (Nord- und Südamerika) einbeziehen, sondern auch die Chromoblastomykose und sogar das coccidioidale Granulom, mit der Begründung, es ließen sich „klinisch gewisse Ähnlichkeiten erkennen". R. D. Azulay (1950) sagt über die Blastomykose: „Es handelt sich um eine Gruppe von granulomatösen Krankheiten, die hervorgerufen werden durch runde Pilze in den parasitierten Geweben"; d.h., daß die erwähnten Pilze sich nicht unbedingt durch Sprossung vermehren müssen, damit man von Blastomykose sprechen kann, sondern daß es genügt, wenn sie runde Parasitenformen aufweisen, wie es bei der Chromomykose und bei der Coccidioidomykose der Fall ist. Nicht alle Autoren erkennen dieses Kriterium an. So erscheint bei O. Fonseca (1943) die Chromomykose nicht in seiner Klassifikation der Blastomykosen und F. Nino (1938) sieht sie als eine Pseudoblastomykose an (zit. von Clovis Bopp 1959). Wir sind *unter allen Umständen* dagegen, den Begriff „Blastomykose" in der Weise zu erweitern, wie es die erwähnten Autoren getan haben, indem sie die ursprüngliche Bezeichnung der Blastomykose als einer „granulomatösen, durch Pilze hervorgerufenen Krankheit" änderten; eine solche Änderung schafft auf dem Gebiete der medizinischen Mykologie, das aus terminologischen Gründen schon verwickelt genug erscheint, nur noch größere Verwirrung.

MOORE und ALMEIDA (1935) schlugen statt des Wortes Chromoblastomykose die verkürzte Form *Chromomykose* vor. Damit wird die schon erwähnte Schwierigkeit umgangen, wenn auch der Terminus die Wurzel „chromos": „Farbe" beibehält, die nach Meinung einiger Autoren fälschlich den Eindruck einer besonderen Pigmentierung der Läsionen hervorrufen könnte. Wir nehmen nicht an, daß dies in der Praxis tatsächlich der Fall sein wird, und diese Bezeichnung kann sehr gut auf die ätiologischen Erreger angewandt werden, die sich sowohl in der parasitären Phase als auch in der Kultur durch eine besondere Pigmentierung auszeichnen. Aus diesem Grunde behalten wir diesen Terminus bei, obwohl die Mehrzahl der Autoren in Anlehnung an die Tradition weiterhin die Bezeichnung Chromoblastomykose verwendet. Wir sind der Meinung, daß der Terminus nichts von seinem traditionellen Wert einbüßt, wenn eine irreführende Silbe fortgelassen wird. In Brasilien hauptsächlich hat man die Krankheit jeweils nach einem derjenigen Ärzte benannt, die sich in der Erforschung dieses Leidens ausgezeichnet haben, wie: Fonsecasche Krankheit, Pedrososche Krankheit, Gomessche Krankheit, Pedroso-Carriónsche Krankheit (zit. von C. SILVA LACAZ 1956), und Lane-Pedroso-Mykose. Diese letzte Bezeichnung wurde von der Kommission für Nomenklatur (F. E. RABELLO, J. MOTTA, J. RAMOS E SILVA und H. PORTUGAL) von der Brasilianischen Gesellschaft für Dermatologie und Syphiligraphie vorgeschlagen und von dem I. Ibero-Latino-Amerikanischen Kongreß für Dermatologie und der VIII. Jahrensversammlung der brasilianischen Dermatosilographen (Rio de Janeiro, 1959) gebilligt. Sie würdigt die beiden ersten Forscher, die in den Vereinigten Staaten und in Brasilien die Geschichte dieser Mykose eingeleitet haben.

In der Literatur werden auch andere vor allem aus Brasilien stammende regionale Bezeichnungen angeführt, wie Figueira in Minas Gerais (MAX RUDOLF 1914), Espundia, Ferrugeiro usw. HOFFMANN (1928) spielt in seiner Arbeit über die Chromoblastomykose in Kuba auf eine Beschreibung von GUITERAS an, in der von einer Krankheit die Rede ist, die populär „chappa" genannt wird und die der Chromoblastomykose wohl gleichzustellen ist. (Sie ist auch als „Guiterassche Krankheit" bezeichnet worden, unter Anspielung auf die erwähnte Beschreibung aus dem Jahre 1904.) Der Ausdruck „sundo" war bei den Eingeborenen Rhodesiens gebräuchlich (MOUCHET und VAN NITZEN 1921). Schließlich möchten wir noch darauf hinweisen, daß der Name „bemooster Fuß" nicht als Synonym für die Bezeichnung Chromomykose angesehen werden kann, da er sich nur auf den warzenartigen und elephantiastischen Aspekt der unteren Extremität bezieht, der ebensogut auch auf chronische Piodermitis, Filariasis, Tuberkulose usw. hindeuten kann. Diese Bezeichnung wurde zum ersten Mal von W. H. THOMAS (1911) mit Bezug auf die Amazonasindianer angewandt. Es handelte sich aber hierbei, obwohl sicherlich einige Patienten mit echter Chromomykose darunter waren, in der Mehrzahl der Fälle um andere Diagnosen.

III. Geschichtliches

Es wird einstimmig anerkannt, daß die eigentliche Geschichte der Chromomykose mit der Beobachtung A. PEDROSOs (1911) in São Paulo beginnt. PEDROSO fand bei der Prüfung der Schnitte aus den Wunden eines Patienten, bei dem die Diagnose fälschlich auf Lepra lautete und dessen Fuß und Unterschenkel cutane Läsionen aufwies, „ulceröse Knoten", runde Körper mit dicker Membran und von dunkler Farbe, von denen einige von den Riesenzellen phagocytiert waren. In der Kultur wuchsen dunkle Kolonien, die BRUMPT, der sich gerade in São Paulo aufhielt, als zugehörig zu einem Pilz ansah, der zwischen die Gattungen Cladosporium und Hormodendrum einzuordnen sei (zit. von C. BOPP 1959). PEDROSO publizierte seine Beobachtung nicht, denn der Pilz konnte nicht bestimmt werden, und erst nach dem ersten Weltkrieg veröffentlichte BRUMPT in seiner „Précis de Parasitologie" (1922) eine zusammenfassende Analyse des Stammes und klassifizierte ihn als Hormodendrum pedrosoi.

Indessen veröffentlichte C. G. LANE (1915) Beobachtungen über den Fall eines Patienten in Boston, allerdings italienischer Herkunft, der in der Glutäalgegend zwei Läsionen zeigte, und zwar eine „geschwürig-warzige" und eine „knotig-warzige" Läsion. In diesen Läsionen hatte LANE schwarze Pilzzellen gefunden. Die Schnitte wurden von E. M. MEDLAR geprüft, der außerdem den Stamm in der Kultur erhalten hatte. Er brachte, ebenfalls im Jahre 1915, zwei Veröffentlichungen heraus, in denen er die kleinen schwarzen Körperchen mit ihrer dicken Membran, manchmal septiert und zusammengefaßt in kleinen Gruppen auftretend, beschrieb; er nannte sie „sclerotic cells". Die gleiche Bezeichnung gab er auch dem Pilz Phialophora verrucosa, wobei er bei dieser letzten Arbeit unterstützt wurde von dem Professor für Botanik THAXTER, dem einige Autoren den Terminus Phialophora verrucosa zuschreiben.

Fünf Jahre nach den Arbeiten der nordamerikanischen Autoren veröffentlichten A. PEDROSO und J. M. GOMES (1920) Berichte über den ersten Fall von Chromomykose im Jahre 1911 und drei weitere in São Paulo beobachtete Fälle. Man nahm an, daß die Erregerpilze alle zu der gleichen nordamerikanischen Species P. verrucosa gehörten. Erst als die erwähnte Arbeit von BRUMPT (1922) erschien, wurde klar, daß es sich um eine andere Species, nämlich den in Brasilien isolierten H. pedrosoi, handelte.

Deshalb gebührt beiden Forschern, PEDROSO, der den ersten Fall von Chromomykose fand und LANE, der zum ersten Mal darüber Beobachtungen publizierte, die Ehre, die Initiatoren in der Geschichte der Chromomykose zu sein. Allerdings erwähnt die Literatur noch andere frühere Beobachtungen, bei denen es den Autoren jedoch nicht gelang, den Charakter dessen, was sie fanden, näher zu definieren; erst später vermutete oder bewies man, daß solche Beobachtungen sich auf alle Fälle auf Chromomykose bezogen. So weist z. B. HOFFMANN (1928) in einer kurzen Publikation darauf hin, daß GUITERAS auf Kuba im Jahre 1904 zehn Fälle einer Krankheit beschrieb, die die Eingeborenen „chappa" nennen, und die mit der Chromomykose identisch ist. F. R. BRYGOO (1957) bezieht sich in einer Abhandlung über Chromomykose in Madagaskar auf einen Fall von BRUAS (1903) und einen anderen von FONTOYNONT (1909), die beide als Madurafuß diagnostiziert worden waren, deren klinische Charakteristika und Eigenschaften der Kultur jedoch an Chromomykose denken ließen. Einige brasilianische Autoren (zit. von C. BOPP 1959) halten es für möglich, daß es sich bei den von THOMAS (1911) in Amazonas entdeckten und als „bemooster Fuß" beschriebenen Fällen zu einem Teil um Chromomykose gehandelt aabe. M. RUDOLF (1914) beschreibt an Hand von sechs Patienten eine Dermatose, die in Minas Gerais (Brasilien) „Figueira" genannt wird und die durch verruköse Veränderungen charakterisiert ist, die vor allem an den oberen Extremitäten auftreten. J. MACIEL (1915) führte vor der Gesellschaft für Medizin in São Paulo einen Fall von Madurafuß vor, in dessen Schnitten 15 Jahre später F. P. ALMEIDA (1930) die fumagoiden Zellen fand.

Nach den Arbeiten von PEDROSO und GOMES (1920) erschienen vor allem in Brasilien sehr viel genauere Beiträge. TERRA, TÔRRES, FONSECA und ARÊA LEÃO (1922) veröffentlichten eine ebenfalls heute als klassisch geltende Arbeit, in der sie zum ersten Male den aus der Arbeit von PEDROSO und GOMES (1920) stammenden Terminus Dermatitis verrucosa durch die Bezeichnung Chromoblastomykose ersetzten.

Sie beschreiben einen neuen in Brasilien beobachteten Fall, der für Leishmaniose gehalten worden war, und bringen eine äußerst exakte und eingehende mykologische Arbeit über den Stamm, mit der sie beweisen, daß dieser sich von der Phialophora verrucosaunterscheidet, und daß es sich um eine Form Acrotheca handelt; diese letzte Bezeichnung blieb erhalten, es handelte sich hierbei aber um die gleiche Species, die BRUMPT (1922) H. pedrosoi genannt hatte. O. FONSECA und ARÊA LEÃO (1923) bringen noch die Beschreibung eines weiteren Falles und eine vollständige Arbeit über die Erregerpilze der Chromomykose. A. CARINI (1924) bringt Beobachtungen über zwei neue Fälle in São Paulo und weist darauf hin, daß er im Jahre 1910 bei einer brasilianischen Froschart (Leptodactylus pentadactylus) einen dem Erreger der Chromomykose gleichenden Pilz isolierte.

Neben den Beiträgen aus Brasilien kannte man die etwas zweifelhaften Beobachtungen von W. Dufougère (1921) in Französisch-Guayana sowie von Mouchet und van Nitzen (1921) in Rhodesien, die ein von den Eingeborenen als „Sundo" bezeichnetes Leiden erwähnen, das sich in Form von verrukösen cutanen Veränderungen äußert; die Pilze konnten jedoch nicht gefunden werden. Doch bewies E. G. Nauck (1931) in den Schnitten, die ihm zugeschickt wurden, die Existenz des Parasiten und somit das Vorkommen der Chromomykose in diesem afrikanischen Land.

Den Beweis für den ersten afrikanischen Fall von Chromomykose und damit gleichzeitig für den ersten außerhalb des amerikanischen Kontinents vorkommenden Fall, verdanken wir J. Montpellier und A. Catanei (1927), die in Algier einen Patienten entdeckten, der auch an einer verschleppten Hautsyphilis litt. Sie sahen den isolierten Pilz als eine neue Species: Hormodendrum algeriensis an; die gleichen Autoren fanden auch Jahre danach (1944) einen zweiten Fall in Constantine (Algier) und berichtigten die Klassifizierung ihrer Stämme, indem sie feststellten, daß sie identisch mit P. verrucosa (Medlar 1915) waren.

Der erste indonesische Fall wurde von C. Bonne (1928) in Sumatra und der zweite von Kwawegen und Elte (1930) gefunden. Von einem ersten zentral-amerikanischen Fall berichtete E. I. Salisbury (1928), aber unter dem irreführenden Namen „bemooster Fuß" (Pié Musgoso), und erst Jahre später entschieden A. Romero und A. Trejos (1953) bei der Prüfung von Mikrophotographien, daß es sich um eine echte Chromomykose handelte. Den ersten Beweis für das Vorkommen der Chromomykose in Costa Rica verdanken wir E. G. Nauck (1931), der in einem Schnitt, der ihm mit der Diagnose Tuberculosis verrucosa zugeschickt worden war, die fumagoiden Zellen fand.

Von dem ersten europäischen Fall berichtet J. Tschernjawski (1929) aus Leningrad. Es handelte sich um ein Bauernmädchen, bei dem die Läsionen an einer Natis entstanden waren, und zwar als Folge einer Wunde, die von einem Sturz vom Pferd herrührte, bei dem das Mädchen in Dornen gefallen war.

Borzone und Furvo (1929) berichten von einem ersten Fall in Argentinien; aber nach Meinung der Autoren Baliña, Bosq, Negroni und Quiroga ist diese Beobachtung nicht genügend fundiert und sie veröffentlichen Beobachtungen und eine vollständige mykologische Abhandlung über einen zweiten Fall.

1932 wird die erste Ausgabe des Handbuches für Haut- und Geschlechtskrankheiten von Jadassohn herausgebracht, worin zwei Artikel über Dermatitis verrucosa erscheinen; einer dieser Artikel stammt von Buschke und Joseph und stellt eine Zusammenfassung der bis zu jener Zeit sowohl in Amerika als auch in Europa bekannten wesentlichsten Daten dar. Beide Autoren weisen darauf hin, daß sie auch das ihnen von Hoffmann zugesandte Material über den anscheinend ersten Fall von Chromomykose auf Kuba prüften. Der andere Artikel ist verfaßt von Rocha Lima; er ist ausführlicher und schließt auch die geographische Verbreitung, die Klinik und Histopathologie sowie eine kurze Beschreibung der Erregerpilze mit ein. Rocha Lima weist mit besonderem Nachdruck auf die Notwendigkeit der Biopsie für eine Diagnose hin und ordnet, unter Berücksichtigung des damaligen Kenntnisstandes, die verschiedenen klinischen Aspekte jeweils P. verrucosa und A. pedrosoi zu.

Von da an hat sich das Interesse für dieses Leiden nicht nur in den immer zahlreicher werdenden Berichten von neu entdeckten Fällen manifestiert, sondern in bemerkenswerten, umfassenden, sowohl klinischen als auch mykologischen Arbeiten. Geben wir an dieser Stelle die wichtigsten Arbeiten an: A. L. Carrión und E. Koppisch (1933) entdecken das Leiden in Puerto Rico. Es ist dies die erste Publikation Arturo L. Carrións, der ohne Zweifel einer der bedeutendsten Forscher auf diesem Gebiet ist und zahlreiche Arbeiten von großem Wert auf dem Gebiete der Mykologie publiziert hat. Wilson, Hulsey und Weidman entdecken 1933 den zweiten nordamerikanischen Fall in Texas und isolieren ebenfalls, wie bei dem Fall von Lane, P. verrucosa. Dieser Fall ähnelte jedoch hinsichtlich der klinischen Aspekte in allem den typischen südamerikanischen Fällen. Das bewies, daß es sich um ein und dieselbe Krankheit handelte, verursacht von zwei verschiedenen Species, und zeigte außerdem, daß der gleiche Pilz verschiedene Veränderungen verursachen kann. Einer dieser Autoren, Weidman, gilt ebenfalls als ein bedeutender Spezialist auf diesem Gebiet, und die Arbeit, die wir hier kommentieren, stellt ein Muster wissenschaftlicher Arbeit dar, in der die drei Forderungen Kochs erfüllt wurden; denn es waren sogar Ratten mit dem Stamm geimpft worden.

J. E. Mackinnon (1934) bringt eine kritische Übersicht der bis dahin bekannten Daten über die Chromomykose, beschreibt den ersten in Uruguay auftretenden Fall und isoliert zum ersten Male P. verrucosa in Südamerika. Diesem Fund stand dann die Veröffentlichung von Martín, Baker und Conant (1936) gegenüber, die in den Vereinigten Staaten bei einem in Nord-Carolina aufgetretenen Fall H. pedrosoi isolierten. P. Negroni (1936) bringt eine äußerst detaillierte Arbeit über den ersten in Argentinien isolierten Stamm.

A. L. Carrión (1935) findet in Puerto Rico eine neue Species von Chromomykose-Erregern, die er Hormodendrum compactum nennt. Auf diese Arbeit folgen noch einige andere von Carrión selbst oder in Zusammenarbeit mit einem anderen Forscher, der in der Geschichte der Chromomykose große Bedeutung hat: Chester W. Emmons. Diese Arbeiten enthalten interessante Entdeckungen über die Morphologie und die Vermehrungsarten der Erreger. Wir werden auf diese Berichte ausführlicher in dem Kapitel über die Ätiologie zurückkommen. Nennen wir hier nur die Arbeiten von Emmons (Binford, Hess und Emmons 1944), von Carrión und Margarita Silva (1947) und A. L. Carrión (1950), da sie grundlegende Arbeiten darstellen und die wichtigen Beiträge der entsprechenden Autoren zusammenfassen. Über die Physiologie dieser Pilze haben kürzlich drei Arbeiten von Margarita Silva Klarheit gebracht (1957, 1958, 1960).

K. Kano (1937) entdeckt den ersten Fall von Chromomykose in Japan und isoliert eine neue Species, die er Hormiscium dermatitidis nennt. Aus vielen Teilen der Welt kamen andere Berichte über zum ersten Mal beobachtete Fälle von Chromomykose: aus Guatemala von Morales (1935); aus Paraguay von Boggino (1937); aus der Dominikanischen Republik von Carrión und Pimentel Imbert (1938); aus Venezuela von O'Daly (1938); aus *Ungarn* von Doasa (1938); aus Mexiko von Martínez Baez (1940); aus Kanada von Berger (1945); aus Panama von Snow et al. (1945); aus Australien von Saxton et al. (1956); aus Kamerun von Campourcy (1947); aus Ceylon von Burns (1950); aus Belgisch-Kongo von Vanbreuseghem et al. (1951); aus China von Yew (1951). Letzterer war der erste in Kontinental-Asien beobachtete Fall. In Jamaika waren es Shoucair et al. (1952); in Neuseeland Hill et al. (1953); in Finnland Sonck (1954); auf den Philippinen S. A. Sumuangco und C. Halde (1955); in Peru C. H. Miranda (1955). B. Vignale et al. 1955 veröffentlichten Berichte über den zweiten in Uruguay beobachteten Fall, bei dem jedoch die Krankheit auf den Kanarischen Inseln ihren Anfang nahm. Weitere Berichte kommen aus Honduras von J. A. Cueva (1956); aus El Salvador von O. Ramirez (1956); aus Birma von Greene et al. (1957); aus Indien von E. Thomas et al. (1957); von der Insel Reunión von Martín de Mirandol et al. (1958).

Innerhalb dieser Reihe von Publikationen, die die letzten 25 Jahre einschließt, verdienen besondere Erwähnung weitere Arbeiten, die sich neben den Bemühungen um die endgültige geographische Fixierung der Krankheit damit befassen, wichtige epidemiologische, klinische, histopathologische oder mykologische Daten zu bringen; auch sind umfassende Arbeiten darunter, die sich mit allen Aspekten des Gebietes befassen und als grundlegende und richtungweisende Arbeiten angesehen werden können. So die Monographie von F. Almeida (1939) sowie die Arbeit von J. Meriin (1938), in der 15 bis zu diesem Datum in Rußland beobachtete Fälle analysiert werden unter genauen Angaben über ihre Herkunft; außerdem ist hierbei die Arbeit von Weidman und Rosenthal (1941) zu erwähnen, in der, anläßlich einer an einer Negerin aus Philadelphia beobachteten Chromomykose, die bis dahin veröffentlichten Beschreibungen von 102 Fällen revidiert werden. Es werden Angaben gemacht über die geographische Verbreitung und die polymorphe Natur der Veränderungen bei dieser Mykose; beide Ärzte weisen mit Nachdruck auf die Notwendigkeit der Biopsie für die Diagnose hin, bringen detaillierte Beschreibungen der histopathologischen und mykologischen Aspekte und zum Schluß wertvolle Beobachtungen zu den allgemeinen Seiten des Themas. Die Arbeit von Emmons und Hailey (1941), die auf Grund des sechsten Falles von Chromomykose in den Vereinigten Staaten geschrieben wurde, zeichnet sich durch die gleichen Charakteristika aus wie die erwähnte Arbeit von Weidmann und Rosenthal.

Im Jahre 1928 hatte HOFFMANN auf die Existenz der Chromomykose in Kuba hingewiesen, aber der Fall, von dem er berichtet, konnte mykologisch nicht bestätigt werden. HOFFMANN sandte das zur Biopsie bestimmte Material an BUSCHKE, der, wie schon erwähnt, die Prüfung dieses Materials in seinem im Rahmen dieses Handbuches erschienenen Artikel kurz berührt (1932). Die erste kubanische Arbeit, die auch mykologische Unterlagen bringt, ist die Arbeit von CASTRO PALOMINO und ALFONSO ARMENTEROS (1941), die fünf Fälle dieser Krankheit beschreiben. Als zweites erschien die ausgezeichnete Arbeit von PARDO CASTELLÓ, RÍO LEÓN und TRESPALACIOS (1942). Die Ärzte stützen sich auf von ihnen an 31 Patienten durchgeführte Beobachtungen und bringen eine Klassifikation der klinischen Formen, die später in der Mehrzahl aller mykologischen und dermatologischen Texte erscheint. Nach Erscheinen dieser beiden Arbeiten wurde deutlich, daß Kuba einer der wichtigsten Endemieherde der Welt ist — eine Tatsache, die möglicherweise auf die gesamte Antillengruppe zutrifft.

SIMSON, HARRINGTON und BARNETSON (1943) berichten von der Existenz der Chromomykose in Südafrika. Sie beschreiben sechs Krankheitsfälle; SIMSON (1946) berichtet von sechs weiteren Fällen und macht interessante Beobachtungen über die klinischen Formen der Krankheit in Verbindung mit den von ihm isolierten Pilzen. Der Artikel von POWELL (1952) bezieht sich auf die Häufigkeit der Mykose in Australien, besonders in Queensland; die Arbeit von TREJOS und ROMERO (1953) auf Costa Rica, wo die höchste Zahl von Erkrankungen in der ganzen Welt beobachtet wurde; der Artikel von HOWLES et al. (1954) berichtet von neun Fällen in einem einzigen Gebiet von Louisiana, USA; der gut fundierte Artikel von BRYGOO (1957) enthält die Geschichte der Chromomykose in Madagaskar, wo der Autor in einem Zeitraum von 2 Jahren 24 Fälle beobachtete. Er bringt genaue Angaben über die Verteilung der Krankheit auf der Insel, behandelt die epidemiologischen und klinischen Aspekte und erwähnt auf dem Gebiet der Histologie die Mitarbeit LEVADITIs und auf dem Sektor der Mykologie die Mitarbeit SEGRETAINs, beide vom Institut Pasteur in Paris. M. RODRÍGUEZ (1958) bringt im Rahmen eines Berichtes über tiefe Mykosen in Ecuador Angaben über fünf von ihm diagnostizierte Fälle von Chromomykose. Schließlich ist noch die Dissertation über Chromoblastomykose von CLOVIS BOPP (1959) in Porto Alegre, Brasilien, zu erwähnen. Es handelt sich hier um eine ausgezeichnete Monographie, die einen großen Teil der wichtigsten in der Welt zu diesem Thema erschienenen Arbeiten zusammenfaßt, vor allem die der brasilianischen Schule, deren Dermatologen und Mykologen sich ausgezeichnet haben durch die Zahl und die Qualität ihrer Beiträge zu diesem Problem, dessen Lösung für sie ein nationales Interesse hat. Die erwähnte Arbeit befaßt sich im wesentlichen mit den in dem brasilianischen Staat Rio Grande do Sul beobachteten Fällen (der Autor stammt von dort), und es wird eine sehr treffende kritische Abhandlung der klinischen Klassifikationen gebracht, verbunden mit einer Auseinandersetzung mit den einzelnen Gesichtspunkten und Kriterien dieser Klassifikationen. Der Autor beschäftigt sich außerdem darin sehr eingehend mit der Histopathologie und bringt vor allem eine sehr fundierte Wertbestimmung der Behandlungen mit Calciferol.

P. CASTRO und A. ALFONSO (1941) wandten dieses Medikament zum ersten Mal an, und zwar in Verbindung mit anderen Medikamenten; in Mexiko hatte F. LATAPÍ seit dem Jahre 1951 eine Behandlung mit ausschließlicher Verwendung von Calciferol angeraten, und OBDULIA RODRÍGUEZ (1954) stellte in der Mexikanischen Gesellschaft für Dermatologie den ersten Fall vor, der mit diesem Medikament geheilt worden war (P. LAVALLE 1955, OBDULIA RODRÍGUEZ 1959); BONILLA (1954) berichtete von drei Heilerfolgen in Costa Rica; wie wir schon oben erwähnten, ist jedoch die Arbeit von CLOVIS BOPP (1959) hinsichtlich dieser Frage als die bestfundierte anzusehen. In letzter Zeit sind andere Medikamente angewandt worden, von denen ausführlich in dem Kapitel über Therapie die Rede sein wird.

IV. Epidemiologie

1. Geographische Verteilung

Die Karte, die die Verteilung der Chromomykose in den verschiedenen Ländern verdeutlicht, hat ständig erweitert werden müssen und umfaßt gegenwärtig Gebiete auf den fünf Kontinenten und verschiedene Inseln. Im letzten Kapitel haben wir über die ersten Beobachtungen in den verschiedenen Ländern berichtet. Außerdem weist O. CAÑIZARES (1957) in einem Artikel über Dermatologie in Kolumbien darauf hin, daß die Chromomykose auch dort auftritt; L. PRUNES (1960) berichtete, daß ihm vor einigen Jahren in Chile ein Fall begegnete. Entsprechend diesen Angaben und den Kenntnissen, über die man heute auf diesem Gebiet verfügt, ergibt sich folgende Liste von Ländern, in denen die Chromomykose auftritt: Südafrika, Französisch-Äquatorialafrika, Algier, Argentinien, Australien, Birma, Brasilien, Kamerun, Kanada, die Kanarischen Inseln, Ceylon, Chile, China, Kolumbien, Belgisch-Kongo, Costa Rica, Kuba, Ecuador, El Salvador, Vereinigte Staaten, Philippinen (Inseln), Finnland, Guatemala, Honduras, Ungarn, Indien, Indonesien, Jamaika, Japan, Madagaskar, Mexiko, Neu-Seeland, Panama, Paraguay, Peru, Puerto Rico, Reunión, Rhodesien (Insel), Rußland, Santo Domingo, Uruguay und Venezuela (Abb. 2).

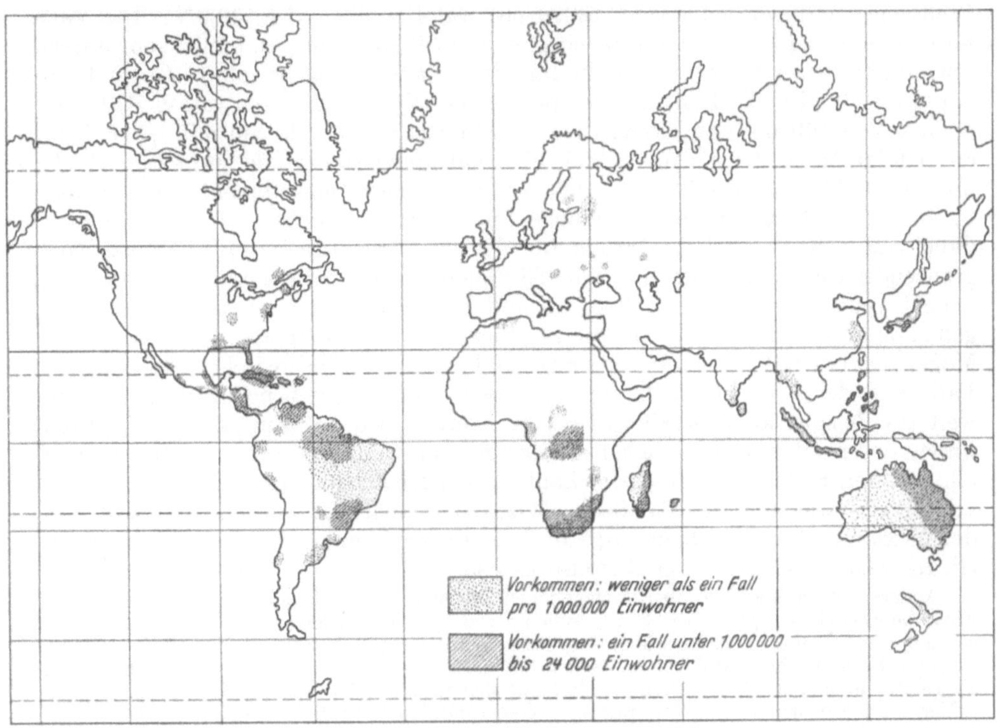

Abb. 2. Geographische Verteilung

In einigen dieser Länder hat man sehr zahlreiche Krankheitsfälle gefunden und es ergeben sich mehr oder weniger wichtige Endemieherde, während in anderen nur sporadisch auftretende Fälle beobachtet wurden. BRYGOO (1957) bestimmte die Gebiete, in denen die Endemie am stärksten auftritt. Er berücksichtigte dabei die Zahlen von CARRIÓN und SILVA (1947), die von ROMERO und TREJOS (1953) für Costa Rica geltenden Ergebnisse und seine eigenen für Madagaskar erhaltenen Zahlen. Wir fügen, übereinstimmend mit den Zahlen von VAN VLIERBERGHE et al. (1957) das Gebiet von Belgisch-Kongo hinzu.

a) Costa Rica:	1 Fall auf	24000 Einwohner
b) Kuba:	1 Fall auf	118000 Einwohner
c) Puerto Rico:	1 Fall auf	147000 Einwohner
d) Madagaskar:	1 Fall auf	170000 Einwohner
e) Belgisch-Kongo:	1 Fall auf	200000 Einwohner
f) Venezuela:	1 Fall auf	448000 Einwohner
g) Südafrika:	1 Fall auf	967000 Einwohner
h) Brasilien:	1 Fall auf	970000 Einwohner

Dieses Verhältnis zwischen Einwohnerzahl und der Zahl der bekannten Fälle läßt die Wichtigkeit der Endemie erkennen. Ein solches Verfahren hat jedoch nur Sinn, wenn man es auf kleine Länder wie Costa Rica anwendet. Bei großen Ländern wie Brasilien müssen die regionalen Unterschiede beachtet werden. So sind z.B. die großen, stark bevölkerten Städte von der Mykose nicht befallen, während in den wenig bewohnten Urwaldgegenden die Zahl der Krankheitsfälle außerordentlich hoch sein kann. D.B. da Silva (1957) gibt ein sehr genaues Bild von der Situation gerade dieses Landes: von den 418 Fällen, die bis 1954 in der ganzen Welt registriert worden waren, fallen 167 auf Brasilien; d.h. 39,9%. Die Verteilung dieser Fälle jedoch auf die einzelnen brasilianischen Staaten ist sehr unterschiedlich. Silva notierte 41 Fälle im Staat Pará (wenig bewohnte Gegend am Amazonas) und stellt Pará an die erste Stelle mit einer Konzentration Fall/Einwohner von 1/31,650; an zweiter Stelle steht Rio Grande do Sul mit 1/147, 322; dann folgt Minas Gerais mit 1/255, 375 und an vierter Stelle steht São Paulo mit 1/373, 370. Selbst in dem gleichen Staat oder Departement können laut C. Bopp (1959) ausgeprägte regionale Unterschiede bestehen. Er bezieht sich dabei auf den Staat Rio Grande do Sul (an Argentinien und Uruguay angrenzendes Gebiet) und berichtet von 65 Fällen von an Chromomykose erkrankten Eingeborenen, die sich ausschließlich, und zwar wahrscheinlich auf Grund eines geo-ökonomischen Faktors, auf die nördliche Hälfte des Staates konzentrierten. Möglicherweise nähert sich in dieser Gegend das Verhältnis zwischen der Zahl der Fälle und der Einwohnerzahl der für Costa Rica angegebenen Ziffer. Als ein weiteres Beispiel kann Mexiko angeführt werden, wo mit Ausnahme des ersten Falles, der aus der nordwestlichen Gebirgsgegend stammte (Martínez Baez 1940) alle anderen Fälle, etwa 20 an der Zahl, in den Küstengebieten, sowohl des Golfs von Mexiko wie auch des Pazifischen Ozeans, beobachtet wurden, und weder in der mexikanischen Tiefebene noch in den mittleren und nördlichen Hochebenen (P. Lavalle 1955; Obdulia Rodríguez 1956).

Andererseits müssen die oben angegebenen Daten hinsichtlich des Verhältnisses Fall — Einwohner noch als provisorisch angesehen werden. Sie werden immer wieder geändert werden müssen, in dem Maße, wie andere Fälle in einer größeren Zahl von Ländern bekannt werden. Es sind schon neue Endemiezonen lokalisiert worden wie Panama (C. Calero 1946), ein Gebiet, in dem das Auftauchen der Endemie sicherlich mit dem Endemieherd in Costa Rica in Verbindung zu bringen ist. Weitere Zonen: Queensland in Australien (Barrack 1952, Powell 1952); Belgisch-Kongo (Thys, Courtois und Vanbreuseghem 1952); Louisiana in den USA (Howles, Kennedy, Garvain, Bruedk und Buddingh 1954). Die Verteilung der Fälle in den USA ist interessant: die größte Konzentration von Erkrankungen wird aus Louisiana berichtet (J. Schwarz; G. L. Baum 1957); die Angaben darüber schließen den ersten von Mundt und Moore beobachteten Fall (1948) sowie die neun Fälle ein, die in einem Zeitraum von 2 Jahren von Howles et al. (1954) beobachtet wurden. Weiter wurden beobachtet: drei Fälle in Saint Louis, Missouri (Moore, Almeida und Mapother 1940; Moore, Almeida, Cooper, und Weiss 1943); zwei Fälle in New York (Conway und Berkeley 1952, Costello und Defeo 1959); der erste Fall, beobachtet in Boston, Massachusetts (Lane 1915, Medlar 1915); die Fälle von Fort Worth, Texas (Wilson, Hulsey und Weidman 1933); von Durham, North Carolina (Martin, Baker, Conant 1936); von Philadelphia (F. D. Weidman und I. H. Rosenthal 1941); von Atlanta, Ga. (Emmons, Carrion, Hailey und Hailey 1941). In Florida wurde ein Fall in Miami (Sams 1941), ein weiterer in Punta Gorda (Binford, Hess und Emmons 1944) und ein Fall in Süd-Karolina (French und Russel 1953) beobachtet. Es stammen also alle beobachteten Fälle aus der südlichen und vor allem aus den südöstlichen Gebieten.

In Rußland wurde die Krankheit in Leningrad (Tschernjawski, 1929, Pozojeva 1930) und in Moskau (Pelevina 1930) entdeckt. Laut J. Meriin (1938) waren bis zu dem Jahre 15 Fälle bekannt geworden, wobei elf aus Leningrad und die übrigen aus Kazan, Karkoff, Minsk und Moskau mit jeweils einem Fall gemeldet wurden.

2. Klimatische Faktoren

Carrión teilt im Jahre 1950 eine Gesamtheit von 159 Fällen nach klimatischen Gesichtspunkten ein. 127 Fälle (80%) kamen in tropischen und subtropischen

Gebieten und 32 (20%) in gemäßigten Zonen vor. Alle Autoren weisen auf das Vorherrschen der Endemie in den tropischen und subtropischen Gebieten hin, was jedoch das Vorkommen in gemäßigten Zonen, unabhängig vom Breitengrad, nicht ausschließt. Das schon erwähnte Auftauchen der Endemie in Leningrad, sowie die Krankheitsfälle in Finnland (SONCK 1954) und Kanada (BERGER et al. 1945) usw. bilden ein gutes Beispiel hierfür.

Trotzdem ist die Vorliebe dieser Mykose für die Gebiete mit feuchtem und heißem Klima deutlich zu erkennen; daraus resultiert auch die Häufigkeit von Chromomykosefällen in Ländern wie Costa Rica, Kuba, dem Staat Pará in Brasilien usw.

In Mexiko kommt die Mehrzahl der Fälle aus den Küstengebieten am Golf von Mexiko und am Pazifik, wo die erwähnten klimatologischen Bedingungen herrschen. Aus den Hochebenen, wo das Klima trocken und weniger heiß ist, sind keine Fälle registriert worden. Eine ähnliche Situation stellte BRYGOO in Madagaskar fest. Auch hier ist ein deutliches Vorherrschen der Endemie in den Küstengegenden im Südwesten und Südosten (warmes und feuchtes Klima) festzustellen, und es wurden nur sehr wenige Fälle in den Hochebenen beobachtet, wo jedoch eine größere Bevölkerungsdichte herrscht und bessere Mittel zur Diagnostizierung zur Verfügung stehen.

3. Prädisponierende Umstände
a) Geschlecht

Die Chromomykose befällt vorwiegend das männliche Geschlecht, während in der Literatur nur sehr wenige Fälle verzeichnet sind, in denen sich eine Frau die Krankheit zuzog. WEIDMAN et al. (1941) berichten von dem Fall einer Negerin aus Philadelphia und teilen mit, daß unter den damals in der ganzen Welt bekannten 110 Fällen nur vier Frauen waren, ein Verhältnis, das CARRIÓN (1950), bestätigt mit einer Statistik, in der er 138 Fälle aufführt — gleichfalls alle in der Welt damals bekannten Fälle von Chromomykose-Erkrankungen —, bei denen es sich in 132 Fällen um Männer handelte (90%). Auch die regionalen Statistiken zeigen, daß die von dem Leiden befallenen Frauen eine geringe Minderheit darstellen; z.B. handelte es sich bei den 31 von PARDO CASTELLÓ et al. (1942) beobachteten kubanischen Fällen nur um Männer; bei 30 Fällen, die von ROMERO und TREJOS (1953) aus Costa Rica gemeldet wurden, war nur eine Frau; unter 22 Fällen vom Rio Grande do Sul (Brasilien) von C. BOPP (1959) waren nur zwei Frauen usw. Als Ausnahmen können die Daten von H. CAMPINS und J. SCHARYJ (1953) gewertet werden, die sich mit 34 Fällen in Venezuela, unter denen 44% Frauen waren, befassen, und die Angaben von BRYGOO (1957) aus Madagaskar, wo er fünf von Chromomykose befallene Frauen und 19 männliche Patienten fand. Diese Ausnahmen lassen sich durch den Faktor Beruf erklären; diese Frage wird später analysiert werden. Im allgemeinen ist die Chromomykose eine Krankheit des männlichen Geschlechtes.

b) Alter

Die Chromomykose befällt Erwachsene zwischen 30 und 60 Jahren. Zumindest wird die Mehrzahl der Fälle in dieser Altersstufe diagnostiziert. Man darf nicht vergessen, daß die Patienten im allgemeinen erst nach vielen Jahren einen Arzt konsultieren; denn die Krankheit schreitet sehr langsam fort und ruft keine nennenswerten Beschwerden hervor. Es ist dies ein wichtiger Faktor, wenn man den wirklichen Zeitpunkt, zu dem das Leiden jeweils seinen Anfang nahm, bestimmen will. Es ist also nicht zu verwundern, daß die Statistiken auch Fälle verzeichnen, bei denen die Krankheit im früheren Alter ihren Anfang nahm, wie in der Statistik von Romero et al. (1953), wo von 26 in Costa Rica beobachteten Fällen drei zwischen 11 und 20 Jahren gegonnen hatten. Pardo Castelló et al. (1942) berichtet, daß einer seiner Patienten 14 Jahre alt war und das Leiden 6 Monate vorher begonnen hatte. Die Mehrzahl der 31 von ihm beobachteten Fälle lag zwischen 40 und 60 Jahren. Carrión (1950) berichtet, daß 71% von 109 in der Fachliteratur der ganzen Welt verzeichneten Fällen zwischen 20 und 50 Jahren lagen. Die jeweils extremsten Altersstufen, in denen das Leiden begann, nannte er mit 3 Jahren (Tscherniawsky 1929) und 76 Jahren (Takahashi 1937). Diese Zahlen scheinen mit denen Brygoos übereinzustimmen, d. h., 80% aller Fälle liegen zwischen 20 und 50 Jahren, und 20% bei mehr als 50 Jahren. Howles et al. (1954) jedoch wiesen darauf hin, daß die Altersstufen bei ihren neun Fällen höher lagen als bei Carrión (1950): nur in einem Fall war der Patient weniger als 40 Jahre alt; zwei Patienten zählten 73 und 79 Jahre; ihr Leiden hatte 3 Jahre zuvor seinen Anfang genommen. Trotzdem kann das Alter zwischen 20 und 50 als dasjenige angegeben werden, in dem die Krankheit in der Mehrzahl der Fälle ihren Anfang nimmt.

c) Rasse

Alle Rassen sind anfällig, aber das Leiden scheint vorwiegend die weiße Rasse zu befallen. Carrión (1950) gibt an, daß bei 124 Fällen aus der ganzen Welt 74 (60%) Kaukasier und 38 (30%) Neger waren, während die übrigen 10% sechs Mongolen, zwei Malayen, zwei Inder, einen mexikanischen Mestizen und einen Einwohner Jamaikas umfaßten. Bei fünf mexikanischen Fällen, bei denen die rassische Verteilung angegeben ist, werden ein reinrassiger Indianer, zwei Mestizen und zwei Weiße genannt. Unter den neun Fällen, die Howles et al. (1954) in Louisiana nennt, waren sechs Weiße und drei Neger; es muß also ein unbekannter Faktor existieren, der bewirkt, daß die weiße Rasse für das Leiden anfälliger ist; denn eigentlich sollte sie theoretisch, aus Gründen des Berufes, diejenige sein, die der Gefahr am wenigsten ausgesetzt ist.

d) Beruf

Die Chromomykose tritt immer in Verbindung mit bäuerlichen Berufen auf. Bei 73 Krankheitsgeschichten, die Carrión (1950) prüfte, waren 83% solche von Bauern. Die übrigen Patienten gingen anderen Berufen nach, wie Tischler, Grubenarbeiter oder Krankenpfleger, arbeiteten aber in bäuerlicher Umgebung. Die Angaben aller Autoren stimmen in diesem Punkte überein. Bei den neun von Howles et al. (1954) beobachteten Fällen waren zwie Hausfrauen, die auf dem Lande wohnten und ein Pensionär, der gleichfalls auf dem Lande lebte. Außerdem waren ein Jäger, ein Zimmermann, zwei Personen, die mit Holz arbeiteten und zwei Tagelöhner — ein Straßenarbeiter und ein Bauarbeiter — darunter. Bei allen neun Fällen bestand Kontakt mit Holz oder dem Boden.

Der Faktor Beruf bedingt die Vorliebe dieser Mykose für das männliche Geschlecht, denn die Männer verrichten in der Regel die Feldarbeit. Der hohe Prozentsatz an erkrankten Frauen (44%), von dem Campins et al. (1953) in Venezuela berichtet, wird von ihm dadurch erklärt, daß die venezulanische Bäuerin einen großen Teil der Landarbeit übernimmt. In gleicher Weise erklärt Brygoo (1957) die Erkrankungen der Frauen in Madagaskar (fünf Frauen bei insgesamt 24 Patienten). Auch die Tatsache, daß die Chromomykose hauptsächlich in den Altersstufen zwischen 30 und 50 Jahren auftritt, ist durch die starke Aktivität, mit der die Männer dieser Altersstufen sich um die Landarbeit kümmern, zu erklären. C. Bopp (1959) beruft sich auf den gleichen Faktor hinsichtlich der großen Zahl von Erkrankungen in der nördlichen Hälfte des Staates Rio Grande do Sul, wo der bäuerliche Beruf der Hauptberuf ist bei einer Bevölkerung deutschen oder italienischen Ursprungs (rassischer Faktor?) — während die Krankheit in der südlichen Hälfte des Staates, wo die Bevölkerung sich aus Eingeborenen zusammensetzt und dem Hirtenberufe nachgeht, kaum auftritt.

4. Determinierende Faktoren

Es wurde schon erwähnt, daß Landarbeiter am stärksten der Gefahr ausgesetzt sind, sich die Krankheit zuzuziehen, und es ist anzunehmen, daß das Eindringen des Pilzes auf dem Wege über eine Wunde oder kleine Hautverletzung, die eine Ansteckung durch eine Pflanze oder durch den Boden begünstigt, erfolgt. Es sind also zwei Probleme zu klären: a) Vorkommen der Erregerpilze in der Natur und b) die Art und Weise, in der die Infizierung erfolgt.

a) Vorkommen der ursächlichen Pilze in der Natur

Diese Pilze gehören der Gruppe der sog. Dematiazeen an; d. h. es handelt sich um Pilze von kaffeebrauner, grünlicher oder rußiger Farbe, die in der Natur sehr häufig vorkommen; es kann jedoch nur eine begrenzte Gruppe dieser Pilze als die Erreger der Chromomykose angesehen werden, und zwar hauptsächlich *Phialophora verrucosa*, *Phialophora pedrosoi* und *Phialophora compactum* (sensu Emmons 1944). Von diesen drei Species konnte nur Phialophora verrucosa in der Natur isoliert werden; die übrigen beiden Species wurden nicht gefunden, obwohl die Species Phialophora pedrosoi die häufigste Ursache der Chromomykose ist. Carrión (1954) rät, den Boden der einzelnen Gegenden systematisch auf die beiden letztgenannten Species hin zu untersuchen, wie z.B. den Boden von Louisiana, wo neu auftretende Fälle beobachtet wurden, bei denen die Patienten dem Kontakt mit der Erde oder dem Holz ausgesetzt waren. Tatsächlich isolierten Kreis et al. (zit. von Conant et al. 1954) im Holz, das in der kanadischen Papierindustrie verwendet wird, einen Pilz, *Cadophora americana*, dessen Identität mit *Phialophora verrucosa*, Conant (1937) vom morphologischen und D. S. Martin (1938) vom serologischen Gesichtspunkt her feststellten. J. M. Gomes (1938) gibt an, ein und denselben Hormodendrum in den Läsionen seines Patienten und in dem Eucalyptus, an dem dieser sich verletzte, gefunden zu haben.

Zur Frage der Isolierung dieser Pilze bei Tieren ist zu erwähnen, daß A. Carini (1910) einen zur Gruppe der Dematiazeen gehörigen Pilz fand, der bei einer brasilianischen Froschart (Leptodactylus pentadactylus) eine spontane Erkrankung hervorruft. Der Autor ist der Ansicht, daß dieser Pilz einem anderen ähnlich ist, den er bei zwei Fällen von Dermatitis verrucosa in São Paulo isolierte. Max Rudolf (1914) wies auf die Möglichkeit hin, daß die von ihm entdeckte Mykose in Minas Gerais, bekannt unter dem Namen „Figueira", identisch sein könnte mit der „Figueira" der Rinder, die ebenfalls charakterisiert ist durch verruköse blumenkohlförmige Läsionen an Kopf, Hals, Euter usw. Man hat später gesehen, daß die menschliche „Figueira" identisch ist mit der Chromomykose, nicht aber die „Figueira" der Rinder. C. Bopp (1959) schließt aus den von Aleixo (1946) und Domingos Silva (1955) erhaltenen Informationen sowie aus seinen eigenen, die er von einigen Tierärzten aus den von der Seuche befallenen brasilianischen Staaten erhielt, daß die „Figueira" der Rinder nichts mit der Chromomykose zu tun hat, sondern daß es sich um eine „Papillomatosis bovina" genannte Viruserkrankung handelt. Auch nimmt man nicht an, daß es sich bei der „der Chromoblastomykose ähnlichen Mykose der Pferde", die R. Akun (1953) in der Türkei beschreibt, wirklich um Chromomykose handelt, sondern vielmehr um ein aktinomykotisches Granulom.

Es ist deshalb notwendig, noch intensivere Untersuchungen vorzunehmen, um das „habitat" der Chromomykose-Erreger in der Natur zu entdecken.

b) Art der Einwanderung in den Organismus

Gewöhnlich nimmt man an, daß der Erregerpilz in den Organismus eindringt durch eine Öffnung in der Haut, verursacht durch eine kleine Verletzung. Es ist jedoch sehr schwierig, dies zu beweisen, da im allgemeinen die Diagnose erst viele Jahre nach der Infektion gestellt wird und der Patient sich sehr häufig nicht an die Umstände erinnert, die dem Erscheinen der Läsionen vorausgingen oder ihr Erscheinen bestimmte. Nur J. M. Gomes (1938) hatte die Gelegenheit, den Eucalyptusbaum zu untersuchen, an dem sein Patient sich verletzt hatte und konnte in ihm den „gleichen Hormodendrum" isolieren und damit Tiere, besonders das Meerschweinchen, impfen. Leider konnten ähnliche Beobachtungen nicht gemacht werden.

Carrión (1950) und Brygoo (1957) sehen als besonders wichtig den Umstand an, daß im allgemeinen die Patienten aus der bäuerlichen Bevölkerung ohne Schuhe gehen, was das Überwiegen der Lokalisationen am Fuß und der unteren Hälfte des Unterschenkels erklären würde. In Mexiko ist dieses Überwiegen der Lokalisationen am distalen Abschnitt der unteren Extremität beobachtet worden. Die dortigen Bauern tragen sog. „huaraches", eine Art Ledersandalen, die der Fußsohle nur einen relativen Schutz bieten. Auch Bopp (1959) weist mit Nachdruck auf das Vorherrschen der podalen Lokalisierung in Brasilien hin und begründet diese Tatsache ebenfalls mit dem mangelhaften Schuhwerk der Bauern. In Australien dagegen berichten Barrack (1952) und Powell (1952), daß in diesem Land die Lokalisierung an der unteren Extremität weit weniger häufig vorkommt als an der oberen Extremität. Sie erklären dies mit der Art der Bekleidung, die der Australier trägt und die dem Bein besseren Schutz bietet (es werden dort Schuhe getragen).

Man nimmt an, daß der Pilz mit der Erde eindringt; in vielen Fällen bestätigt der Kranke auch, eine Verletzung durch Holzsplitter oder Baumrinde erhalten zu haben. Brygoo (1957) berichtet von einem Patienten, der seine Wunden durch Blutegelbisse erhalten haben will, während er in einem Reisfeld arbeitete. Der Autor ist der Meinung, daß diese Angabe lediglich einen anekdotischen Wert haben kann; er erinnert jedoch an den Fund, den Carini (1910) bei dem *Leptodactylus pentadactylus* machte, sowie an die Erfahrungen von Almeida (1934), Arêa Leão, Mello und Cury (1947) und Trejos (1953), die eine pathogene Wirkung der P. pedrosoi für verschiedene Kröten und Frösche nachweisen.

In letzter Zeit ist die Frage aufgeworfen worden, ob nicht noch andere Wege für das Eindringen des Pilzes in den Organismus in Betracht kommen könnten, wie z.B. der Atemweg. Das Problem ist aufgetaucht, weil einige Fälle mit cerebralen Mykosen, verursacht durch Dematiazeen, vorwiegend *Cladosporium trichoides*, entdeckt wurden.

V. Ätiologie

Die Chromomykose wird hervorgerufen durch eine beschränkte Anzahl zu den Dematiazeen gehöriger Species; d.h., diese Pilze bestehen aus einem dunklen fuliginösen Mycel (lat. fuliginosus: rußig). In der parasitären Phase zeigen diese Chromomykose-Erreger, obwohl sie verschiedenen Species oder sogar Gattungen angehören, den gleichen charakteristischen Aspekt runder Körperchen von schwarzgelber Farbe. Wir werden im folgenden die allen gemeinsame parasitäre Phase und die saprophytäre Phase oder Kultur beschreiben. Dabei werden wir auf die makroskopischen und mikroskopischen Charakteristika der Kolonien und die verschiedenen Arten der Sporulation, die bei jeder Species zu beobachten sind, eingehen.

1. Parasitäre Phase

Die schwarzen Körperchen, die die Pilze der Chromomykose in den Geweben charakterisieren, wurden von MEDLAR (1915) mit dem Namen "sclerotic cells" bezeichnet. Viele Autoren, insbesondere die der amerikanischen Literatur, nennen diese Körperchen „Esclerotes de Medlar"; in der Botanik wird der Ausdruck „esclerote" für bestimmte vegetative Formen, die Fungi bilden können gebraucht; sie bestehen aus zusammengeballten und gekreuzten Hyphen, die mit Reservestoffen ausgestattet und von einer harten Schale umgeben sind. Sie bilden eine Art Tuberkel und haben die Fähigkeit der Keim- und Fruchtbildung. (Das Mutterkorn stellt hierfür ein Beispiel dar.)

Strukturell gibt es keine Ähnlichkeit zwischen diesen echten „esclerote" und den parasitären Elementen der Chromomykosen, so daß wir für letztere diese Bezeichnung nicht mehr verwenden. Wir werden sie fungoide Zellen nennen, ein Ausdruck, den M. LANGERON (zit. von R. VANBREUSEGHEM 1952) verwandte.

Man wendet tatsächlich die Bezeichnung Fumagine (lat. fumosus: etwas, was einen brandigen Geruch ausströmt, *rauchfarben, schwärzlich*) auf gewisse Dematiazeen an, die sich in Form einer schwärzlichen, ruß- oder kohleähnlichen Ablagerung auf den Blättern bestimmter Pflanzen finden, wobei Feuchtigkeit und das Vorhandensein von Zuckersubstanzen begünstigend darauf einwirken. Diese kohlenartige Decke besteht aus dem Mycel der Pilze, die sehr unterschiedliche Conidienformen aufweisen, unter denen gewöhnlich die sog. *fumagoide Form* zu finden ist. Das heißt, es handelt sich dabei um ein in sich unzusammenhängendes Mycel, bestehend aus einzelnen oder in Gruppen zusammengefaßten runden Körpern mit dicker Membran und rußiger Farbe. Es ist vor allem charakterisiert durch seine Art der Teilung, die sich *mittels diametral oder meridian verlaufender Scheidewände vollzieht, wobei die diametralen Wände jeweils senkrecht auf den meridian verlaufenden stehen*, so daß die Zellen in vier Teile zerlegt werden, die sich abtrennen und ihrerseits eine runde Form bekommen. Wie wir sehen werden, ist dies die für die Parasiten der Chromomykose charakteristische Teilungsart. Aus diesem Grunde halten wir die Bezeichnung *fumagoide Zellen* für geeignet.

In den Abschnitten der Haut, wo sich beim Menschen die Läsionen zeigen, sowohl in der Dermis als auch in der Epidermis, treten die Parasiten in Form runder Zellen auf, zuweilen polyedrisch mit abgerundeten Winkeln. Gelegentlich lassen sich halbmondartige Formen beobachten, die von der Trennung beider Hälften einer runden Zelle herrühren, die sich durch Septierung teilt. Der Durchmesser beträgt ungefähr $10\,\mu$, aber laut PARDO CASTELLÓ, LEON und TRESPALACIOS (1942) mißt der Durchmesser der Zellen in den Geweben zwischen 7 und $15\,\mu$, während er im Eiter und in den Schuppen bis zu $35\,\mu$ betragen kann. Die Zellen haben die charakteristische *dunkelbraune* Farbe; bei den verschiedenen Zellen jedoch reicht die Skala der einzelnen Abstufungen von hellgelb bis zu der Farbe dunklen Kaffees. Diese Zellen treten selten einzeln auf, sondern in Gruppen von zwei oder vier. Manchmal bilden sie Trauben, bestehend aus zahlreichen Zellen, was den irreführenden Eindruck hervorruft, als handele es sich um knospende Zellen. Man findet sie innerhalb der Riesenzellen, im Zentrum der Riesenzellen, frei in den Geweben, in der Malpighischicht und in der Horndecke der Epidermis Die Wand dieser Zellen ist dick, von dunkler Farbe. Manchmal ist eine doppelte Kultur zu bemerken, oder die Zellwand krümmt sich nach dem Innern der Zelle hin, während sie außen umgeben ist von einer lichtbrechenden Haut. Das Protoplasma ist körnig, enthält lichtbrechenden Einschluß und weist ein Pigment auf, das typisch für die Parasiten ist. Der Zellkern ist nicht sichtbar. Das bezeichnendste für diese Zelle ist ihre Zellteilung durch Septierung. Die Zelle teilt sich in Längs- und Querrrichtung und wird so durch die Bildung von aufeinander senkrecht stehenden Wänden in zwei und dann in vier Teile zerlegt. Die so entstehenden Zellteile trennen sich frühzeitig ab oder bleiben zusammenhängend bestehen. Sie können in ihren verschiedenen Phasen in den Schnitten oder in der direkten Untersuchung der Schuppen oder des Eiters beobachtet werden. Auch kann man in den Schuppen oder im Eiter bei einigen Zellen Sprossen beobachten, aus denen vesiculöse, septierte und verzweigte Filamente von heller Farbe entstehen (Abb. 14).

Wenn Trauben solcher Körper entstehen, kann man unter ihnen oder in den Geweben amorphe Körner von dunkler Farbe beobachten, die laut Pardo Castelló et al. (1942) von dem Abbau der Parasitenzellen herrühren sollen. Weidman et al. (1941) beschreiben in gefärbten histopathologischen Schnitten rund um die Zellwand eine körnige Ablagerung, rosa, die sich manchmal in *strahliger Form* bis zu 2 oder 3 mm ausdehnt und in ihrem Aussehen an die „asteroiden Formen" erinnert, die gewöhnlich bei der Sporotrichose und anderen tiefen Mykosen zu beobachten sind. Interessant ist auch, daß Arêa Leão, Mello und Cury (1947) bei intratesticulär geimpften Mäusen Bildungen aus runden Zellen dunkler Farbe beobachteten, umgeben von „aktinomykotischen Körnern" ähnlichen Massen. Solche Bildungen sind jedoch Ausnahmen und sind noch zu beweisen, während aber die schwarzen Zellen, die sich durch Septierung teilen — die fumagoiden Zellen — charakteristisch sind. Man erhält diese Zellen sehr selten in der Kultur. Doch ist Margarita Silva (1957) das Experiment gelungen, und zwar sowohl *in vivo* wie auch *in vitro*. Sie wollte daran den Übergang von der saprophytären zur parasitären Phase beobachten.

2. Saprophytäre Phase

Nach Carrión (1950) können die Erregerpilze der Chromomykose in zwei Gruppen eingeteilt werden: A. Pilze, die filamentöse Kolonien bilden, bedeckt von einer Schimmelschicht. Diese Gruppe schließt die bekanntesten und am umfassendsten charakterisierten Erreger der Chromomykose mit ein; sie gehören den Gattungen Fonsecaea (Phialophora, sensu Emmons 1944) Phialophora und Cladosporium oder Hormodendrum an. Zu B. gehören Pilze, die schwarze, feuchte Kolonien entstehen lassen, unter Bildung von Hefen in einer Phase ihrer Entwicklung, und später einen teilweise filamentösen Aspekt bieten. Innerhalb dieser Gruppe sind nur vier Stämme bekannt, deren Klassifikation, zumindest bei zweien von ihnen, noch zweifelhaft ist.

Wir beschreiben hier die der ersten Gruppe (A) gemeinsamen *makroskopischen Aspekte*. Wenn man das von den Läsionen herrührende Material, seien es Schuppen, Eiter oder Fragmente der Biopsie, in ein zu 2% mit Glucose versetztes Sabouraud-Medium sät und in den Röhrchen eine Laboratoriumstemperatur unterhält, erscheinen nach 6—12 Tagen die Kolonien in Form von schwärzlichen Punkten mit villösem Aspekt, die langsam zu kuppelförmigen Gebilden von sehr dunkler Farbe — schwarzbraun, schwarzgrünlich, schwarzviolett oder schwarzgrau — heranwachsen. Nimmt man eine zweite Aussaat in einer Petrischale vor, erscheint nach 4 Wochen, bei gewöhnlicher Temperatur, die Kolonie als ein flacher Kegel mit einem Durchmesser von ungefähr 5 cm und einem sich ungefähr 8 mm über der Milieuoberfläche erhebendem Zentrum; außerdem zeigt sie einen warzenartigen Aspekt. Der übrige Teil der Kolonie fällt leicht nach unten ab und bildet häufig speichenförmige oder konzentrische Furchen. Die Kolonie erscheint samtartig, von schwarzgrauer oder grünlicher Farbe; der Rand ist regelmäßig oder gezackt und die Filamente dringen tief in die Gelose ein

(Abb. 3 und 4). In Czapek-Medium zeigen die Kolonien eine kaum wahrnehmbare Entwicklung; der größte Teil des Mycels ist eingetaucht in das Medium, hat
eine grau-olivgrüne Farbe und läßt einen zentralen
Teil erkennen, der eine dünne Luftmycelschicht
bildet; die Ränder wachsen baumartig.

Befassen wir uns nun mit den *mikroskopischen
Aspekten:* das vegetative Mycel unterscheidet sich
bei den einzelnen Species nicht grundlegend voneinander. Es besteht aus langen geraden oder gewundenen Hyphen mit einem Durchmesser zwischen 1,25 und 3 μ; diese Hyphen sind segmentiert
und verzweigt und haben dicke Wände von dunkler Farbe; das Protoplasma ist olivgrün, körnig
und enthält lichtbrechende Tröpfchen. Gewöhnlich sind sphärische Chlamydosporen mit dicken
Wänden von 8—10 μ Durchmesser zu beobachten, wovon einige den typischen Aspekt der
fumagoiden Zellen haben und durch Scheidewände
in zwei, drei oder vier Zellen geteilt werden; sie
können sich jedoch auch durch Sprossung vermeh-

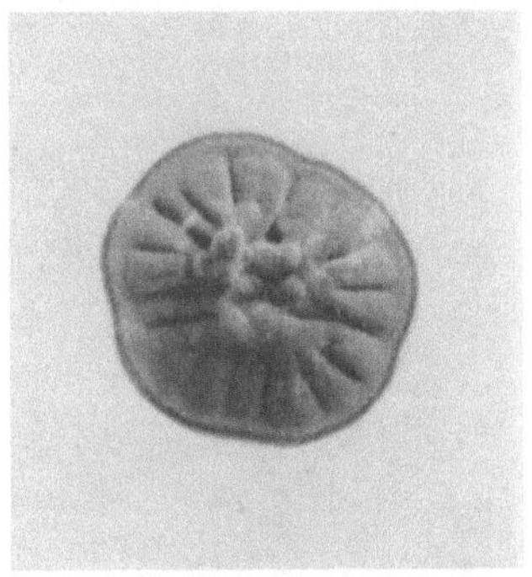

Abb. 3. P. pedrosoi. Riesenkolonie
in Glucoseagar, 6 Wochen. Strahlige
Fältelung und gewellte Kontur.
(Mykologisches Laboratorium, Der-
matologische Abteilung, Hospital
General, Mexiko)

ren. Das wichtigste bei der mikroskopischen Untersuchung dieser Pilze sind
die verschiedenen Sporulationsarten, d. h. die Sporulation a) Phialophora,

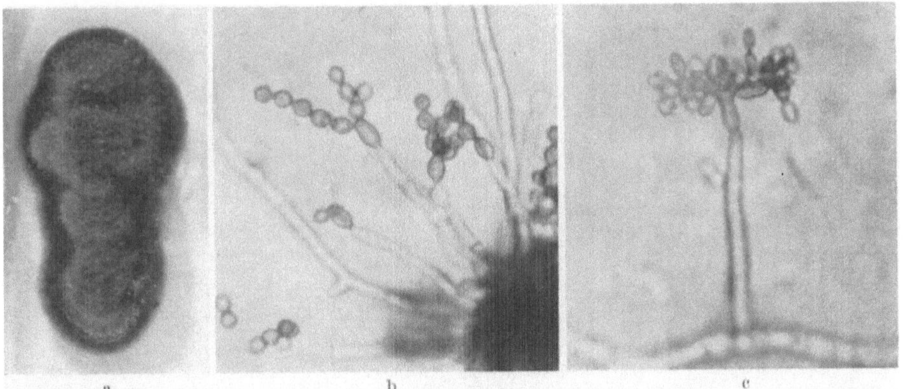

Abb. 4a—c. P. pedrosoi. a Kultur in mit Glucose versetztem Agar, 3 Wochen. Typischer Aspekt der Kolonie.
(Mykologisches Laboratorium, Dermatologisches Institut Pascua.) b Mikrokultur. Primäres Element in Form
eines länglichen Schilds; Anordnung der Conidienketten. c Mikrokultur. Übergangstyp zwischen der Sporulation
Hormodendrum und der Pseudosporulation Acrotheca. [Von A. GONZALEZ OCHOA: Rev. Inst. Salubr. Enferm.
trop. (Mex.) 2, 187 (1941)]

b) Acrotheca oder Fonsecaea, c) Hormodendrum. Diese verschiedenen Sporulationsarten lassen sich genauer nach der dritten Woche der Kultur feststellen.

a) Phialophora-Sporulation

Der Befruchtungsapparat besteht aus Phialiden (lat. Phiala: Becher). Es
handelt sich um flaschenförmige Conidienträger mit verbreiterter Basis, die sich
nach oben verengt und einen Hals bildet, sich dann von neuem verbreitert und
oben eine flaschen- oder trichterförmige Öffnung hat, in der sich die Conidien
(Phialosporen) bilden. Die Phialiden kommen in seiten- oder endständiger Form
aus dem vegetativen Mycel und sind 5—10 μ lang und 2—4 μ breit. Die Basis
des Conidienträgers enthält das Protoplasma und den Kern und läßt durch den

Hals Sprossen hervortreten, die gleichzeitig die Conidien bilden. Diese bilden keine Ketten, sondern eine runde Masse, und zwar geschieht dies mittels einer

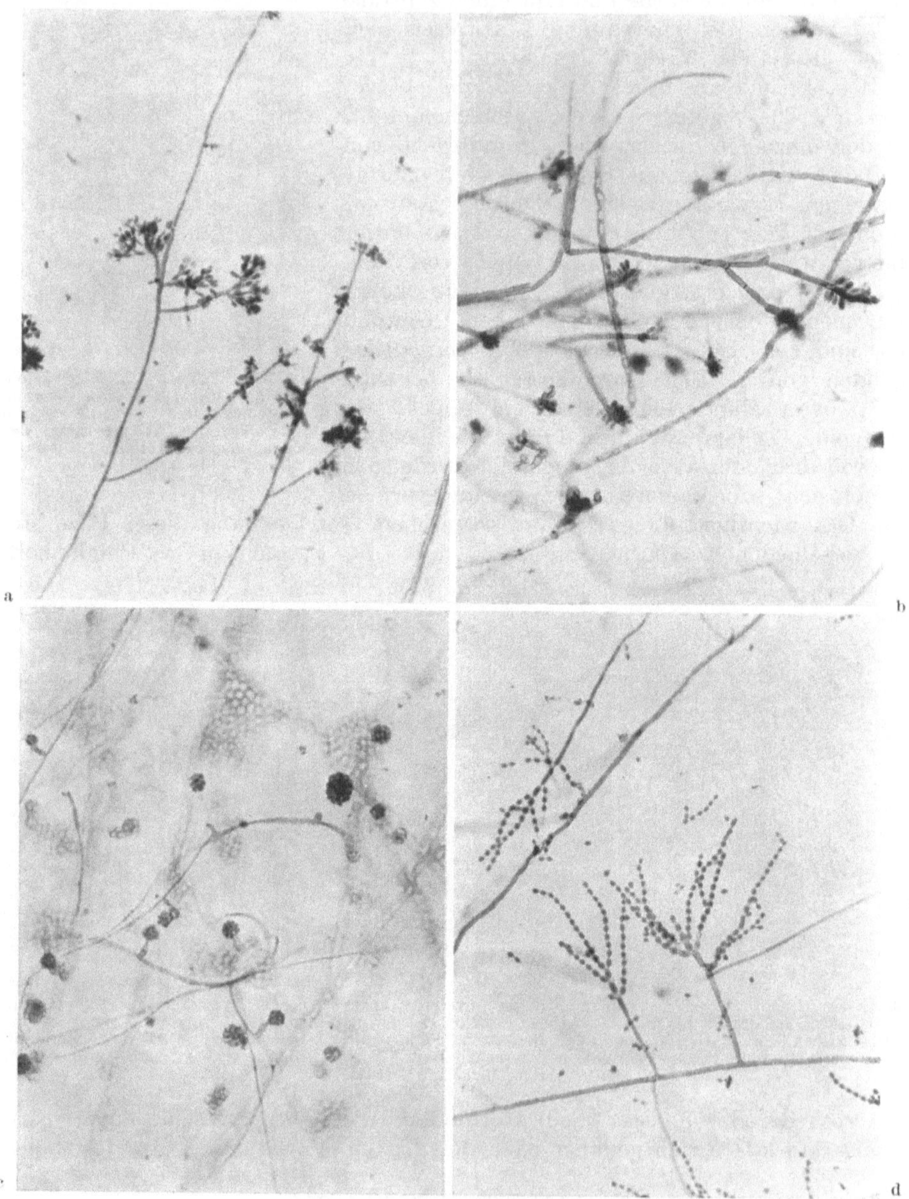

Abb. 5a—d. Mikrokultur verschiedener Species; die Reproduktionstypen werden deutlich. a P. pedrosoi 350mal. Form Hormodendrum, kurz. b P. pedrosoi 350mal. Form Acrotheca. c P. verrucosa 350mal. In runde Sporenmassen endende Phialide. d Cladosporium sp. 350mal. Form Hormodendrum, lang. [Von G. SEGRETAIN bei E. R. BRYGOO: J. Mycologie Médicale 4, 288 (1956)]

agglutinierenden Substanz, die sie aneinander und an den Becher bindet (halbendogene Sporulation). Diese Phialosporen haben ovoide Form und sind zwischen 1,5—4 μ groß (Abb. 5 und 6). Da dieser Befruchtungsapparat sehr leicht abbricht, sieht man ihn nur selten in vollständiger Form. Im allgemeinen sind die

Becher leer oder enthalten ein oder zwei Phialosporen. Die übrigen sind verstreut oder bilden von der Phialide mehr oder weniger entfernte Gruppen.

b) Acrotheca- oder Fonsecaea-Sporulation

Bei dieser Sporulationsart ist der Conidienträger am äußeren Ende gebildet von einem Filament, das dunkler ist als der übrige Teil des Mycels. Seine Oberfläche zeigt ganz oder teilweise ein warzenförmiges Aussehen, hervorgerufen durch kleine kegelstumpfförmige Erhebungen, in denen die Sporen ansetzen. Die Sporen bilden keine Ketten, sondern umgeben den Conidienträger, in dem sie

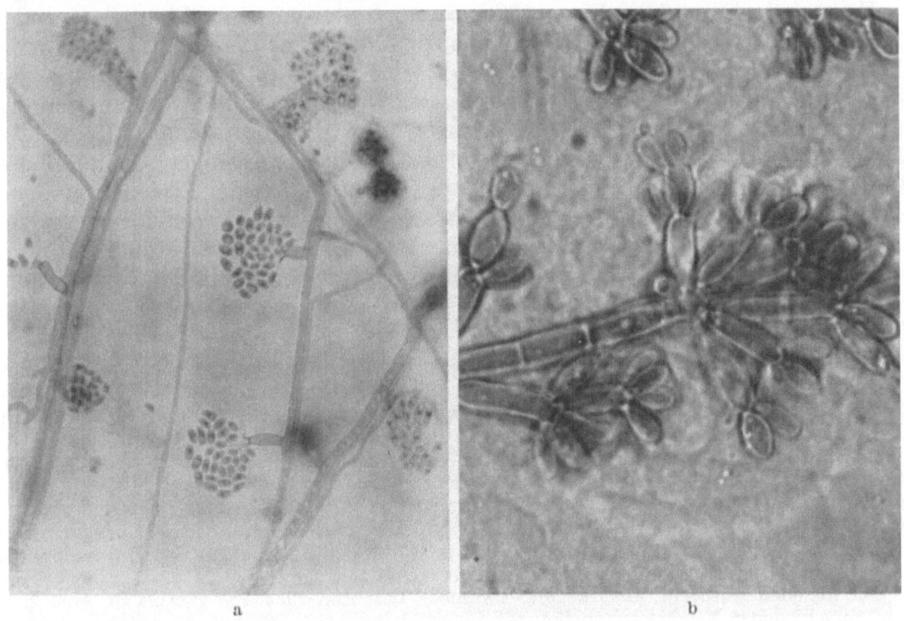

Abb. 6a u. b. Mikrokultur. Detail des vorigen. a P. verrucosa 670mal. Becherförmige Phialide mit Gruppen von ausgebreiteten Sporen. b P. pedrosoi 2400mal. Form Hormodendrum, kurz. [Von G. SEGRETAIN bei E. R. BRYGOO: J. Mycologie Médicale **6**, 288 (1956)]

ansetzen, senkrecht zu dessen Oberfläche wie eine Traube. Die Conidien sind kaffefarben oder olivgrün und zeigen im allgemeinen ovale Form, können aber auch fast zylinderförmig verlängert erscheinen. Einige von ihnen können eine oder mehr Conidien tragen — eine dem Typ Hormodendrum entsprechende Befruchtungsart (acropleurogene Sporulation).

c) Hormodendrum-Typ

Die Konidiophoren sind endständig und im allgemeinen dunkler als das übrige Mycel. Sie haben an ihren distalen Enden mehrere konische Ausläufer, welche die Kondilien tragen; diese sind in Ketten angeordnet und mehr oder weniger verzweigt; jede Spore entspringt aus dem distalen Ende der vorigen und bleibt mit ihr durch einen kaum sichtbaren Ausläufer, dem sog. „Disjunctor", verbunden.

Da das Conidium die Fähigkeit hat auszukeimen, können weitverzweigte Sekundär- und Tertiärketten entstehen. Die ersten Sporen der Kette sind verbreitett, zylindrisch oder schildförmig und manchmal bicellulär, 2,5—3,5 µ lang und 7—10 µ breit. Die jüngsten Sporen finden sich am Ende der Kette.

In Übereinstimmung mit G. SEGRETAIN (en BRYGOO, 1957) kennen wir zwei Sporulationstypen:

Typ a. Hormodendrum larga mit nur wenig verzweigten Ketten, aber langen und vielen Spiren (6—10 μ oder mehr; Abb. 5).

Typ b. Hormodendrum mit zahlreichen Verzweigungen und Ketten mit nicht mehr als drei Conidien (Abb. 6).

3. Beschreibung der Art und Spezies. — Zur Nomenklatur

Die Klassifikation richtet sich nach dem Fehlen oder Vorhandensein oder dem Zusammentreffen von zwei oder drei Sporulationstypen bei dem gleichen Fungus.

Es ist jedoch nicht leicht gewesen, dieses Kriterium einheitlich anzuwenden, und es bestehen gegenwärtig zwei Tendenzen hinsichtlich der endgültigen Nomenklatur. Wir erinnern daran, daß *Phialophora verrucosa* (MEDLAR 1915) die erste Bezeichnung war, und zwar war sie angewandt worden auf den Stamm, den man bei dem von LANE entdeckten Fall von Chromomykose erhielt (1915); dieser Gattungsname bezieht sich auf die Existenz becherförmiger Conidiophoren (Phialide) und die Bezeichnung für die Species auf die Art der Läsionen, in denen die Species isoliert wurde. Als zweite Bezeichnung kennen wir Hormodendrum pedrosoi (BRUMPT 1922). Mit ihr wurde der erste von PEDROSO gefundene Stamm bezeichnet (1911). Die Gattungsbezeichnung nimmt Bezug auf den Sporulationstyp und die Bezeichnung für die Species ehrt den Entdecker des ersten Falles von Chromomykose.

Man nahm anfangs an, daß diese Pilze sehr verschieden seien und auch verschiedene Krankheiten verursachten, gelangte jedoch bald zu der Erkenntnis, daß beide Pilze eine einzige Krankheit hervorrufen, die jedoch verschiedene, von dem Erreger unabhängige Aspekte zeigen kann. Den ersten Beweis für die vom morphologischen Gesichtspunkt enge genetische Beziehung zwischen diesen beiden Pilzen erhielt man jedoch, als die Sporulationsart Phialophora in verschiedenen Stämmen von Hormodendrum pedrosoi nachgewiesen werden konnte (CARRIÓN und EMMONS 1935, EMMONS und CARRIÓN 1936). Die gleiche Sporulationsform fand man auch bei der 1935 von CARRIÓN beschriebenen Species Hormodendrum compactum. Ergänzend teilte CARRIÓN 1940 mit, daß der Sporulationstyp Hormodendrum sich äußerst selten bei einem Stamm von P. verrucosa zeigt.

Die gleichen Autoren, EMMONS und CARRIÓN, brachten 1936 den Beweis für eine große Zahl verschiedener Möglichkeiten bei den Befruchtungsmethoden von H. pedrosoi, weshalb es schwierig wurde, den Gattungsnamen, der sich allein auf die Sporulation dieser Art bezieht, aufrechtzuerhalten. Andererseits sieht man gegenwärtig die Gattungsbezeichnungen *Cladosporium* als Synonym für Hormodendrum an, und da sie älter ist als letztere Bezeichnung, kommt ihr eine größere Bedeutung zu. Die Gattung Cladosporium ist charakterisiert durch den Sporulationstyp Hormodendrum, bildet jedoch lange, kaum verzweigte Conidienketten, während bei den Stämmen *Hormodendrum pedrosoi* die Conidien sehr kurze Ketten bilden und häufig ganz fehlen. Aus allen diesen Gründen ergab sich die Notwendigkeit, bei der Gattung, die man der Species „pedrosoi" zuordnen wollte, eine Änderung vorzunehmen. Die beiden so oft genannten Autoren sind jedoch hier verschiedener Ansicht.

CARRIÓN akzeptiert den von P. NEGRONI (1936) geprägten Terminus *Fonsecaea pedrosoi* und bezeichnet damit alle diejenigen Pilze, die eine große Unterschiedlichkeit in ihren Sporulationstypen aufweisen. Außerdem zieht er in Betracht, daß es bei dieser Species vier verschiedene Abarten gibt (A. L. CARRIÓN und MARGARITA SILVA 1947):

1. *Fonsecaea pedrosoi var. typicus Carrión 1940.* Diese Art entspricht der ursprünglichen Beschreibung von BRUMPT (1922) und kommt nicht häufig vor. Die Sporulation Typ Fonsecaea oder Acrotheca ist sehr entwickelt und herrscht vor; die Sporulation Typ Hormodendrum kommt selten vor und gilt als anormal in dieser Morphologie; die Sporulation Phialophora kommt ebenfalls kaum vor.

2. *Fonsecaea pedrosoi var. Cladosporioides Carrión 1940.* Entspricht dem als Hormodendrum algeriensis beschriebenen Typ (MONTPELLIER und CATANEI 1927). Sporulation Typ Hormodendrum sehr entwickelt und vorherrschend; Typ Acrotheca kaum vorhanden; Phialophora sehr selten.

3. *Fonsecaea pedrosoi var. Phialophorica Carrión 1942.* Gehört zu einem einzigen als Phialophora macrospora beschriebenen Stamm (MOORE und ALMEIDA 1936). Sporulation Typ Phialophora vorherrschend; Acrotheca und Hormodendrum selten.

4. *Fonsecaea pedrosoi var. communis Carrión 1940.* Hier handelt es sich um die Abart, die am häufigsten beobachtet wird. Die Sporulationen Hormodendrum und Fonsecaea oder Acrotheca sind immer vorherrschend; die Sporulation Phialophora ist manchmal so häufig wie die anderen beiden Arten, gewöhnlich jedoch selten.

Diese Autoren lassen außerdem noch die Species *Fonsecaea compactum Carrion 1935* zu. Sie wurde nur zweimal isoliert (CARRIÓN 1935 und CONANT, zit. von CARRIÓN und SILVA 1947). Vorherrschend ist die Sporulation Hormodendrum, die Conidienketten sind jedoch kurz und sehr verzweigt und bilden dichte Massen. Die Disjunktoren sind nicht zu erkennen, und die Conidien sind untereinander durch große Gelenkflächen verbunden. Der Sporulationstyp Acrotheca kommt nicht sehr häufig vor, und der Typ Phialophora ist ebenfalls selten.

Die Autoren beziehen außerdem Phialophora verrucosa Medlar 1915 mit ein. Diese Species wurde nur sechsmal isoliert und zeigt nur die Sporulation Typ Phialophora.

C. W. EMMONS (1944) ist nicht einverstanden damit, daß CARRIÓN eine neue Bezeichnung Fonsecaea verwendet und sie dahingehend erweitert, daß sie einen Stamm von P. verrucosa mit umfaßt, der etwas größere Sporen bildet und bei dem es schwierig war, einen akropleurogenen Sporulationstyp (Typen Acrotheca und Hormodendrum) nachzuweisen. Auch teilt er nicht die Ansicht CARRIÓNs, daß es bei einer sehr genauen Suche möglich sein müsse, die gleichen Sporulationstypen bei anderen Stämmen von P. verrucosa nachzuweisen; aus diesen Gründen schlägt EMMONS übereinstimmend mit den internationalen Nomenklatur-regeln vor, die ältere Bezeichnung zu verwenden — in diesem Fall den Terminus Phialophora —, und sie dahingehend zu erweitern, daß sie dieses Konglomerat von Dematiazeen umfaßt, so sie auf diese Weise zu einer einzigen Gattung gehören. Dadurch wird die Nomenklatur wesentlich vereinfacht. Aus diesem Grunde entscheiden wir uns, der Mehrzahl der modernen Autoren folgend, für den Vorschlag von EMMONS, es bei einer einzigen Gattung zu belassen, deren Definition im folgenden gezeigt wird:

Phialophora Medlar 1915, emend. Emmons 1944. Angewandt auf die Dematia-zeenpilze, die durch eine der beiden Sporulationstypen a) semiendogene Bildung von Conidien (Sporulation Typ Phialophora) oder b) akrogene, pleurogene oder akropleurogene Bildung von Conidien (Sporulation Typ Acrotheca und Hormo-dendrum) charakterisiert sind. Die bekannten Species zeigen eine vorherrschende oder beinahe ausschließliche Sporenbildung jeweils der ersten oder zweiten Art. Verschiedene Stämme einiger Species jedoch bilden sehr selten oder als Folge von Fehlbildungen Sporen nach der zweiten Art. Einige Species sind ätiologisch assoziiert mit der Chromomykose des Menschen, andere sind nur als im Holz existierend bekannt.

Im folgenden führen wir die fünf bis heute bekannten pathogenen Species auf:

Phialophora verrucosa (MEDLAR 1915)

    Synonyme: Cadophora americana (MELIN und NANNFELD 1934)
                Phialophora macrospora (MOORE und ALMEIDA 1936)
                Fonsecaea pedrosoi var. phialophorica (CARRIÓN 1942)

Phialophora pedrosoi (BRUMPT 1922, EMMONS 1944)

    Synonyme: Hormodendrum pedrosoi (BRUMPT 1922)
                Acrotheca pedrosoi (FONSECA und AREA LEÃO 1923)
                Hormodendrum algeriensis (MONTPELLIER und CATANEI 1927)
                Trichosporium pedrosoi (LANGERON 1929)
                Fonsecaea pedrosoi (CARRIÓN 1942) usw.

Phialophora compactum (CARRIÓN 1935, EMMONS 1944)

    Synonyme: Hormodendrum compactum (CARRIÓN 1935)
                Fonsecaea compactum (CARRIÓN 1942) usw.

Von diesen drei Species kommt die P. pedrosoi am häufigsten vor; sie ist praktisch in der ganzen Welt zu finden, überwiegt jedoch in den tropischen und subtropischen Gegenden. Die P. verrucosa konnte nur sehr selten isoliert werden (sechs Fälle nach CARRIÓN 1950): Vier Fälle in den Vereinigten Staaten (Boston ein Fall, Texas ein Fall, Missouri zwei Fälle), ein Fall in Uruguay (MACKINNON

25*

1934) und ein Fall in Algier (Montpellier und Catanei 1944). Sie kommt überwiegend in den gemäßigten Zonen vor. Die P. compactum ist nur zweimal in Puerto Rico und in den USA isoliert worden (Carrión und Margarita Silva 1947).

P. verrucosa konnte als einzige Species in der Natur, und zwar im Holz, gefunden werden. Die Entdeckung der P. pedrosoi bei einigen Tieren (vor allem Fröschen) unterliegt, wie wir schon sagten, einigem Zweifel; es wäre jedoch interessant, in bedeutenderen Endemiezonen systematisch nach dieser Species zu forschen. Die parasitären Formen sowie auch die Kolonien in den Nährböden sind bei allen drei Species gleich. Bei P. compactum ist das äußerst langsame Wachstum zu erwähnen. Die Unterschiedlichkeiten in den mikroskopischen Aspekten sind schon behandelt worden. Der Mensch und verschiedene Tiere, vor allem Ratten und Mäuse, konnten mit P. pedrosoi geimpft werden. Die Veränderungen sind Gegenstand späterer Beschreibung.

Die drei eben beschriebenen Species sind nicht die einzigen Erregerpilze der Chromomykose; eine weitere wichtige Species ist *Cladosporium carrionii* (Trejos 1954).

Sie wurde zum ersten Male isoliert von O'Daly (1943) bei einem Fall von Chromomykose, über den ein Bericht in Verbindung mit einer Beschreibung des Stammes veröffentlicht wurde. Diese Beschreibung wurde an Carrión gesandt, der die Species als eindeutig zur Gattung Hormodendrum gehörig ansah (A. L. Carrión und Margarita Silva 1947), da sie nur eine Sporenbildung vom Typ *Hormodendrum, lang* zeigte.

Simson, Harington und Barnestson (1943) isolieren eine zu Hormodendrum gehörige Species in Südafrika, die nach Ansicht Carrións der von O'Daly entdeckten gleich ist. F. W. Simson (1946) teilt mit, daß von sechs in Südafrika isolierten Stämmen drei zu diesem *Hormodendrum sp.* und drei zu *Fonsecaea pedrosoi var. typicus* gehören. R. E. Powell (1952) erhielt den gleichen Pilz bei Fällen in Queensland, Australien, und N. F. Conant (1954) ordnet sie zugleich mit den Organismen von O'Daly und Simson einer Species zu: *Hormodendrum sp.* A. Trejos (1954) bringt eine sehr detaillierte und genaue Untersuchung dieser Stämme und klassifiziert sie als *Cladosporium carrionii n. sp.*, zum Unterschied von *Cladosporium trichoides* (Emmons 1952), die verschiedene Male in cerebralen Abscessen isoliert wurde. G. H. Findlay (1954) findet diese Species bei einem Fall in Prätoria, und G. Segretain (bei Brygoo 1957) untersucht zehn Stämme in Madagaskar, wobei sich ergibt, daß es sich bei vier von diesen Fällen um die eben erwähnte Species handelt. Segretain teilt außerdem mit, daß bis zum Jahre 1957 46 Stämme dieser Species existieren, so daß sie hinsichtlich ihrer Bedeutung innerhalb der Reihe der Chromomykose-Erreger an 20. Stelle steht. Es zeigt sich jedoch, daß sie gegenüber der P. pedrosoi eine sehr viel begrenztere geographische Verbreitung hat; sie wurde in Südafrika, Australien, Madagaskar und Venezuela beobachtet. Die parasitären Formen und die Eigenschaften der Kolonien unterschieden sich nicht von den bei der Gattung Phialophora beobachteten. Das einzige eindeutige Unterscheidungsmerkmal liegt in ihrem Sporulationstyp, *Hormodendrum lang*. Impft man die Schwänze weißer Mäuse mit diesem Pilz, so entstehen die gleichen Läsionen wie bei anderen Chromomykosepilzen (O'Daly 1943). Simson (1946) gelang es jedoch dagegen nicht, bei Meerschweinchen und Rhesusaffen irgendwelche Veränderungen hervorzurufen.

Die Bezeichnung *Torula poikilospora* gab Y. Takahashi (1937) einem bei einem Fall von Chromomykose isolierten Stamm in Tokio. Die Richtigkeit dieser Species konnte jedoch nicht eindeutig bestätigt werden.

Die zweite Gruppe (B) der Dematiazeenpilze, die laut Carrión (1950) ätiologische Beziehung mit der Chromomykose haben, ist von geringer Bedeutung. Sie besteht aus vier Stämmen, bei denen bei der primären Isolierung schwarze feuchte Kolonien wachsen, die anscheinend im Laufe ihrer Entwicklung eine hefeähnliche Phase durchmachen; nach einiger Zeit bildet sich ein Luftmycel, aber sie behalten im allgemeinen ihren hefeähnlichen Aspekt.

Den ersten Stamm isolierte Kano (1937) in Japan bei einem an Chromomykose erkrankten Patienten und klassifizierte ihn als *Hormiscium dermatitidis*.

In den Geweben wurde die Bildung von runden oder ovalen Körpern von dunkler kaffeebrauner Farbe beobachtet, die aus kleinen Gruppen oder Ketten von zwei bis fünf Zellen bestanden. Der mikroskopische Aspekt wurde von CARRIÓN (1950) untersucht. Er sah sprossende sphärische oder ovale Zellen, die kleine Ketten oder auch durch Septierung entstandene zweizellige Gruppierungen bildeten. Die Sporulation erfolgt auf verschiedene Weise:

a) durch die Bildung kleiner Massen von seiten- und endständigen Blastosporen, die an *Candida albicans* erinnern (das Vorhandensein einer geringen Anzahl von Chlamydosporen betont diese Ähnlichkeit),

b) durch die Bildung von Sporenketten: *Typ Hormodendrum,*

c) durch semiendogene Sporulation Typ Phialophora und

d) ist auch der Sporulationstyp Acrotheca zu beobachten.

Auf Grund dieser unterschiedlichen Morphologie in ihren Vermehrungsformen klassifiziert CARRIÓN diese Pilze folgendermaßen:

Fonsecaea dermatitidis (KANO 1937) *Carrion 1950*

Der zweite Stamm wurde von BERGER, BEAUDRY und GAUMOND (1945) isoliert. Er erscheint als „schwarze Hefe". In den Geweben sind die Parasiten hefeähnlich und bilden rosenkranzförmige Ketten. Auch in der Kultur sind hefeähnliche Parasiten zu beobachten, von denen einige septiert sind. L. BERGER und M. LANGERON (1949) klassifizieren sie wie folgt:

Torula bergeri n.sp.

Die beiden anderen hefeähnlichen Stämme wurden einmal von C. BONNE in Westindien und im zweiten Fall von CARRIÓN in Puerto Rico isoliert. CARRIÓN (1950) erwähnt sie, ohne sie jedoch näher zu beschreiben.

VI. Symptomatologie

Das klassische Krankheitsbild der Chromomykose zeigt eine Dermatose, die an der unteren Extremität (Fuß oder Bein) lokalisiert ist und in mehr oder weniger stark entwickelten vegetierenden oder verrukösen Veränderungen besteht. Als man jedoch in der Erforschung und Kenntnis dieses Leidens immer weiter fortschritt und Daten verschiedener Autoren und verschiedener Länder verglich, sah man, daß es notwendig sein würde, diese Definition zu ändern und weitere Krankheitsbilder mit einzubeziehen. Bald zeigte sich eine Neigung der verschiedenen Autoren, klinische Klassifikationen vorzunehmen. Damit ist großer Mißbrauch getrieben worden, denn „es gab beinahe ebensoviel Klassifikationen, wie Autoren sich um dieses Problem bemüht haben" (C. BOPP 1959). Die Mehrzahl dieser Klassifikationen erscheint etwas an den Haaren herbeigezogen. Sie basieren auf allzu kleinlichen morphologischen und entwicklungsgeschichtlichen Daten, und viele von ihnen enthalten unglücklicherweise absolut unzutreffende dermatologische Termini. Es scheint uns aus diesem Grunde unerläßlich, die Definition der bei der Beschreibung der Veränderungen verwandten Termini noch einmal kurz in das Gedächtnis zurückzurufen:

Papel: eine scharf abgegrenzte, feste Erhebung von sehr unterschiedlicher Größe (im allgemeinen einige Millimeter), die einige Tage oder Wochen bestehen bleibt; d.h. *sie hinterläßt beim Abheilen keine Spur;* sie entsteht auf Grund einer dermoepidermalen Zellinfiltration. Eben diese Tatsache des vollkommenen Sich-Auflösens sowie ihr Übergangscharakter ist der Grund, aus dem dieser Terminus *nicht auf die Veränderungen der Chromomykose angewandt werden kann,* denn für diese ist gerade ihr chronischer Charakter bezeichnend. Man hat diesen Terminus angewandt bei der Beschreibung der initialen Veränderung, wobei man damit eine kleine cutane Erhebung meinte. Da diese aber im Falle der Chromomykose dazu neigt, chronisch aufzutreten und zu wuchern, scheint uns die Bezeichnung Papel unzutreffend.

Knoten: eine Monate oder Jahre dauernde feste, abgegrenzte Erhebung von jeweils sehr unterschiedlicher Größe; *sie hinterläßt beim Abheilen eine ständige Spur in Form einer Narbe*; sie wird verursacht durch eine dermale Zellinfiltration. Bei der Chromomykose haben sowohl die initialen wie auch viele zum Höchststadium gehörige Veränderungen einen ausgesprochen knotigen Charakter. Einige Autoren haben, wie CLOVIS BOPP zeigt (op. cit.), in unzutreffender Weise den Terminus „verrukös" auf knotige Veränderungen der Chromomykose angewandt. Auch hat man an Stelle der Bezeichnung Knoten den Terminus Tuberculum gebraucht. Gegenwärtig neigt man jedoch zu der Ansicht, daß die Bezeichnung Knoten ausschließlich eine histopathologische und nicht eine morphologische Bedeutung hat. Man kann sich der Termini tumoröse Veränderungen oder Geschwulst bedienen, wenn sehr große Knoten beschrieben werden sollen, die sich reliefförmig über dem Hautniveau erheben oder, zu mehreren zusammengeschlossen, mehr oder weniger große Bildungen darstellen.

Die Termini Vegetation und *verruköse Veränderungen* haben eine gemeinsame Grundlage in der Papillomatose (anscheinende Hypertrophie der Papillendermis). Während jedoch beim Kondylom keine Verdickung der Hornschicht auftritt, ist bei den verrukösen Veränderungen eine ausgesprochene Hyperkeratose zu beobachten. Aus diesen Gründen zeigt das Kondylom einen feuchten, weichen Aspekt, während die verrukösen Veränderungen trocken und rauh sind. Wir ziehen den Ausdruck Kondylom oder verruköse Veränderungen dem Terminus Verruga vor, der mehr bei genau umschriebenen Komplexen wie Verruga vulgar, Verruga peruana usw. seine Anwendung findet.

Nachdem so die Frage der Terminologie geklärt worden ist, wenden wir uns der Beschreibung 1. des Anfangsstadiums, 2. des Höchststadiums und 3. der Komplikationen und assoziierten Krankheiten zu.

1. Anfangsstadium

Eine Beobachtung des Anfangsstadiums ist bei der Chromomykose fast unmöglich, da, wie schon erwähnt, die Kranken erst nach einem sehr langen Entwicklungszeitraum den Arzt konsultieren. Das erklärt sich durch folgende sowohl für die brasilianischen (C. BOPP, Op. cit.) und mexikanischen Fälle wie auch für die Patienten vieler anderer Länder, in denen die Endemie auftritt, geltende Gründe: a) lange Zeit hindurch treten keine Beschwerden auf; b) die Erziehung des Bauern ist sehr mangelhaft; er kümmert sich kaum um seine Gesundheit; c) es herrscht in den Endemiezonen großer Mangel an guten Verkehrsverbindungen und so fehlt es vor allem an ärztlichen Hilfsdiensten. So schieben die Kranken den Besuch beim Arzt immer wieder hinaus und oft erkennt der Arzt bei einer Konsultation wegen irgendeines anderen zwischendurch auftretenden Leidens, daß der Patient an der Dermatose leidet. Doch konnten einige Autoren diese Anfangsphasen beobachten, wie in zwei Fällen bei BOPP, und es sind auch von einigen dieser Autoren Erfahrungen bekannt über an Menschen durchgeführte Impfungen. Wir werden darauf später zurückkommen.

a) *Topographie.* Bei der spontanen Erkrankung ist die initiale Veränderung vor allem an den unbedeckten, der infizierenden Verletzung am meisten ausgesetzten Stellen des Körpers lokalisiert. Die Mehrzahl aller Autoren ist der Ansicht, daß der Fuß die am häufigsten befallene Stelle sei. Nach BOPP (Op. cit.) ist der Schanker vor allem am Fußrücken, an den Rändern des Fußes und in der

Gegend des Fersenbeins lokalisiert (Abb. 7). Auch der Unterschenkel ist in dieser Phase befallen, und zwar besonders das untere Drittel; weniger häufig ist die Lokalisierung am Knie.

Die oberen Extremitäten sind selten in Mitleidenschaft gezogen; doch entdeckte A. FIALHO (1932) zum ersten Mal einen Fall, bei dem das Leiden an der Hand (unbedeckte Körpergegend) begann. Seit dieser Entdeckung sind solche Berichte über Lokalisierungen am Handrücken oder an einem Finger im Verlaufe der Initialphase sehr zahlreich geworden (ROTTER und PEÑA CHAVARRÍA 1934/

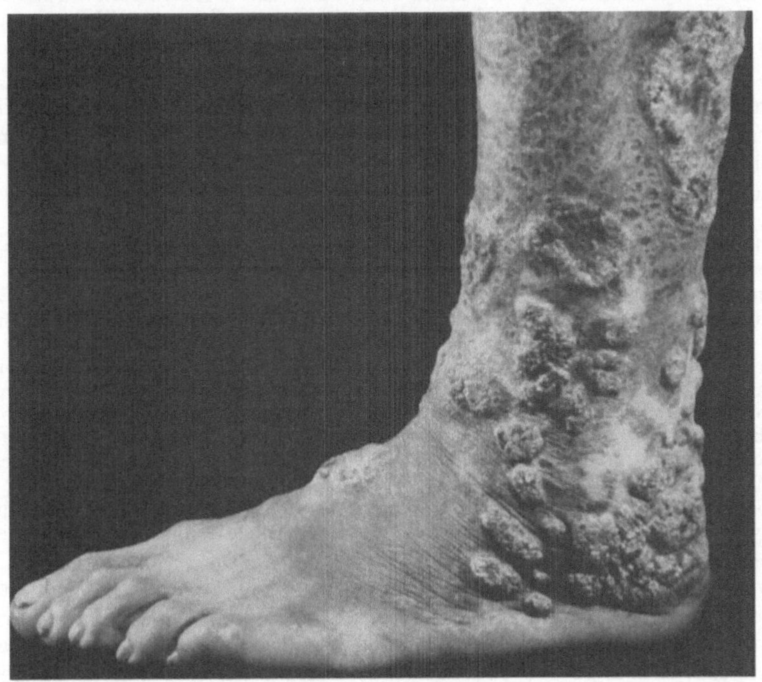

Abb. 7. Chromoblastomykose. Häufig vorkommende Lokalisation. Verruköser Aspekt, „blumenkohlartige" Läsionen und Achromie der Narbe. [Von JOSEFA NOVALES: Dermatologia (Mex.) **2**, 30—36 (1958)]

MERIIN 1937); auch sind verschiedene Lokalisierungen am Handgelenk und Unterarm vorgekommen. Im Gegensatz zu der Tatsache, daß bei fast allen Autoren die unteren Extremitäten als die am häufigsten befallenen Körperstellen angegeben werden, stehen die Berichte der australischen Ärzte, die zeigen, daß in ihrem Land die Lokalisierungen an der oberen Extremität überwiegen (BARRACK 1952, POWELL 1952). Das liegt wahrscheinlich daran, daß die australische Kleidungsart den Beinen mehr Schutz bietet. Einige Autoren, wie z.B. POWELL, berichten von einem Überwiegen der Lokalisierungen an der rechten Seite. Es scheint sich dabei aber nur um einen reinen Zufall zu handeln, denn andere, wie TIBIRIÇA (1939), berichten dagegen von vorwiegend links lokalisierten Läsionen.

Eine andere relativ häufig vorkommende Lokalisation sind die Nates, wie bei dem ersten nordamerikanischen Fall von LANE (1915) und dem ersten europäischen Fall von TSCHERNJAWSKI (1921); von den acht mexikanischen Fällen, von denen OBDULIA RODRÍGUEZ berichtet (1956), zeigen zwei diese Lokalisierung. Bei einigen Autoren ist die Rede von Lokalisierungen im Gesicht, wie bei der Patientin von KANO (1937) sowie den Patienten von FUKUSHIRO, KAGAWA, NISHIYAMA und TAKAHASHI (1957) in Japan. Letztere Autoren berichten von dem Fall eines kleinen Mädchens mit einer Initiallokalisation an einer Wange, dessen Erkrankung sich später sehr eigenartig entwickelte, denn es entstand eine cerebrale

Metastase. Auch eine ausschließliche Lokalisierung in der Ohrmuschel wurde erwähnt (A. E. SOLANO 1959). Andere Lokalisierungen kommen noch sehr viel seltener vor, wie am Oberschenkel, Schulter, Ellenbogen und Oberkörper; von Lokalisierungen am Oberkörper berichten VIGNALE et al. 1955) und VELUTINI et. al. (1957). SIMSON (1946) fand einen Fall mit perianalen Veränderungen und KAKOTI und DEY (1957) eine Lokalisierung an der Vulva.

Bei den fünf mexikanischen Fällen, die genauer beschrieben worden sind, waren die Initiallokalisierungen wie folgt: an der zweiten Zehe des rechten Fußes (MARTÍNEZ BAEZ 1940); am Rücken des linken Fußes in dem Zwischenraum zwischen zweiter und dritter Zehe; am linken Vorderarm in der Nähe des Handgelenkes und in der am Übergang zwischen rechter Natis und entsprechendem Oberschenkel entstehenden Falte (drei Beobachtungen von OBDULIA RODRÍGUEZ 1959); im fünften Fall wurde eine Lokalisierung an der hinteren Seite des Fußknöchels oberhalb der Ferse beobachtet (JOSEFA NOVALES 1958).

b) *Morphologie.* Bei den beiden von BOPP (Op. cit.) beobachteten Fällen handelte es sich um eine „sehr kleine, scharf umgrenzte eiternde Erhebung, in der später papillomatöse Auswüchse entstanden". BOPP stellte fest, daß die „flächige Läsion" mit einer kleinen infiltrierten Zone beginnt und die „knotige Form" mit einer kleinen runden oder ovalen glatten Erhebung von rosa oder violetter Farbe.

Impfungen bei Menschen brachten folgende Ergebnisse:

KANO (1937) impfte den Arm seines Patienten mit einer Emulsion der Kultur . . . „40 Tage danach bildete sich eine Papel" von granulomatöser Struktur, in deren Innern sich Parasiten befanden.

TAKAHASHI (1937) impfte einen Patienten mit einer aus dessen eigenen Läsionen erhaltenen Kultur und stellte die Bildung eines Knotens, ebenfalls granulomatöser Struktur, fest, mit fumagoiden Zellen in den Mikroabscessen oder den Riesenzellen. Das gleiche Resultat erhielt er bei einem sich freiwillig für eine Impfung zur Verfügung stellenden Mann.

AZULAY (1952) impfte bei einem Freiwilligen die äußere Seite des Unterschenkels mit einer Kultur von P. pedrosoi. In den ersten 72 Std entstand lokal eine „halb papel- halb pustelähnliche Bildung", die in Abständen wiederkehrte und schließlich zu wuchern begann, wobei nach 6 Monaten zwei andere Läsionen entstanden, die nach einem Jahr einen verrukösen Aspekt aufwiesen. Die Pilze fanden sich in den Geweben, und die zweite Kultur war positiv.

TREJOS (zit. bei BOPP 1959) impfte sich selbst in den Unterarm mit einer Kultur von Chromomykosepilzen, und es bildete sich lokal eine Papel, die die gleichen entwicklungsmäßigen Charakteristika zeigte wie der Fall von AZULAY.

Zusammenfassung. Die initiale cutane Veränderung, die der *Infektionsschanker* zu sein scheint, entsteht an den der Verletzung am stärksten ausgesetzten Stellen, und zwar vor allem an der unteren Extremität (Fuß, Knöchel); sie besteht aus einem Knoten, der ungefähr 40 Tage nach der Infektion auftritt, wuchert und erweicht. Der Knoten ulceriert, und die Ulceration verwandelt sich langsam auf Grund einer Papillomatose in eine vegetierende oder verruköse Läsion. Manchmal bildet sich an dieser Stelle 72 Std nach der intracutanen Infektion eine Infiltrationszone, die zum Abheilen neigt. (Wäre das ein positiver Cutantest in einem vorher sensibilisierten Boden?)

Die initiale Veränderung vergrößert sich langsam, ohne Beschwerden zu verursachen; zuweilen kann Juckreiz auftreten und seltener ein stechendes Gefühl oder ein tauber Schmerz.

Es fällt auf, daß bei der Einwanderung der Pilze über die Haut das Lymphsystem nicht beteiligt ist, wie es gewöhnlich bei der Sporotrichose der Fall ist und auch bei anderen Mykosen beobachtet wurde, wenn der Pilz zum ersten Mal in die Haut eindringt (J. SCHWARZ und G. L. BAUM 1955, J. W. WILSON 1957). Es existieren jedoch einige Beobachtungen von Fällen, bei denen die knotigen Veränderungen in einer geradlinigen Kette angeordnet waren, was an die Sporotrichose erinnerte. Diese Beobachtungen wurden von E. ALMEIDA (1942), J. ALEIXO (1954) und von BOIDART (zit. von BRYGOO 1957) gemacht; auch trifft es zu, daß das Krankheitsbild der Chromomykose häufig begleitet ist von regionärer Adenopathie, aber das ist im allgemeinen auf Sekundärinfektionen zurückzuführen, und nur von vier Fällen weiß man, daß in einem Ganglion ein Pilz gefunden wurde. Solche Beobachtungen kamen von MERIIN (1938), ROMERO und TREJOS (1953), KAKOTI (1957) und CLOVIS BOPP (1959). Diese Erscheinungen sind aufzufassen als ein verzögertes metastatisches Phänomen, ausgehend von einem primären Herd, jedoch ohne Beteiligung des Lymphsystems wie bei anderen Mykosen.

2. Höchststadium

Es folgt hier eine Beschreibung des Aspektes der Chromomykose, wie er sich dem Arzt gewöhnlich nach einem Entwicklungszeitraum von mehreren Jahren bietet.

a) *Topographie.* In vielen Fällen ist es erstaunlich, wie wenig diese Mykose dazu neigt, zu disseminieren, und wie die Veränderungen viele Jahre, oft auch Jahrzehnte, beschränkt bleiben auf die zuerst befallene Stelle. Die *lokalisierte Form* überschreitet nicht die Topographie der initialen Veränderung, d.h. eine regionäre Anordnung; es wird vor allem der Fuß, Unterschenkel, Natis, Hand oder Unterarm befallen (Abb. 8 und 9). Oder es treten weniger häufige Lokalisierungen an Knie, Oberschenkel, Ellbogen, Schulter, Wange, Ohrmuschel, Oberkörper und anderen nur in außergewöhnlichen Fällen befallenen Körpergegenden auf.

In anderen Fällen haben wir es mit einer *disseminierten Form* zu tun, bei der die Läsionen sich, im allgemeinen sehr langsam, über dasselbe Glied, an dem sie entstanden, ausdehnen und nach und nach Fuß, Unterschenkel, Knie und Oberschenkel in den Prozeß mit einbezogen werden. Entsprechend am Arm: Hand, Unterarm, Ellbogen und Oberarm. Weniger häufig greift der Prozeß auf entferntere Körperteile über; es kommt jedoch vor, daß er, von der unteren Extremität ausgehend, sich auf den Oberkörper, Hals, Gesicht, die oberen Extremitäten oder das gegenüberliegende Glied erstreckt.

Diese disseminierte Form entsteht durch exzentrisches Wachstum, Bildung von Satellitenläsionen, die sich allmählich vergrößern, um sich greifen und ihrerseits neue Läsionen entstehen lassen. Man nimmt an, daß diese Ausdehnung sich auf dem Wege über das oberflächliche Lymphnetz der Dermis vollzieht.

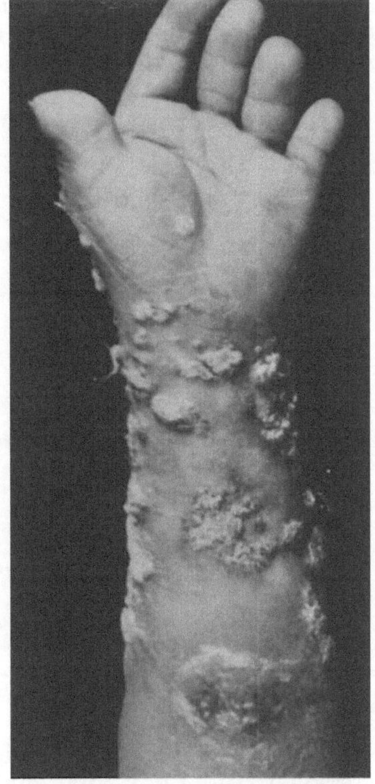

Abb. 8. Andere Lokalisationen. Unterarm, typische Morphologie. (Von OBDULIA RODRIGUEZ: Mem. III. Congr. Iber. Lat.-amer. Derm. Mexiko, 1956. 182—189, 1959)

Das Übergreifen auf sehr entfernte Körpergegenden geschieht vielleicht durch eine Selbstinfektion durch Jucken; oder es griff, wie bei einem von ROMERO TREJOS berichteten Fall (1953), die Läsion von einem Unterschenkel auf den anderen über durch den Kontakt der gesunden Hautoberfläche mit der entsprechenden kranken Stelle.

Übereinstimmend mit den Erfahrungen verschiedener Autoren läßt sich sagen, daß die lokalisierten Läsionen sehr viel häufiger vorkommen als die disseminierten. Unter den in der Literatur beschriebenen mexikanischen Fällen befand sich ein von MARTÍNEZ BAEZ (1940) beobachteter Patient, bei dem sich die Läsion, bei einem Entwicklungszeitraum von 30 Jahren, auf den rechten Fuß beschränkte. Unter den acht von OBDULIA RODRÍGUEZ (1959) beobachteten Fällen waren vier, bei denen die Krankheit an der unteren Extremität lokalisiert war; zwei mit einer Lokalisierung an einer Natis und ein Fall mit einer Lokalisierung am linken Unterarm. Nur in einem Fall, dem zweiten Fall von Chromomykose, der in Mexiko in der Dermatologischen Abteilung des Allgemeinen Krankenhauses diagnostiziert wurde, waren die Veränderungen nicht örtlich begrenzt und erstreckten sich weitgehend über das ganze linke Bein. Ebenso waren Gesicht, Hals und linke Ohrmuschel in Mitleidenschaft gezogen. Der Entwicklungszeitraum dieser Fälle betrug zwischen 6 und 40 Jahren (der Fall mit der Lokalisation am Unterarm). Bei dem von JOSEFA NOVALES beobachteten Fall waren die Veränderungen über das linke Bein ausgebreitet und umfaßten Fuß, Unterschenkel und Oberschenkel. Die Entwicklungsdauer dieses Falles betrug 12 Jahre. Auch bei den Fällen von BRYGOO (1957) herrschte die lokalisierte Form vor; d. h., bei 24 Fällen waren 18 lokalisiert (an einem Fuß: sechs; an einem Unterschenkel: acht; am Knie: einer; am Oberschenkel: einer; an der Hand: einer und an der Schulter: einer) und sechs disseminiert (an einem Fuß und einem Unterschenkel: drei; an der ganzen unteren Extremität: zwei; an beiden Unterschenkeln: einer).

b) *Morphologie.* Wie wir schon sagten, ist die Chromomykose eine sehr vielgestaltige Krankheit, was zu den verschiedensten klinischen Klassifikationen geführt hat. Eine der ersten, die in dermatologischen und mykologischen Texten

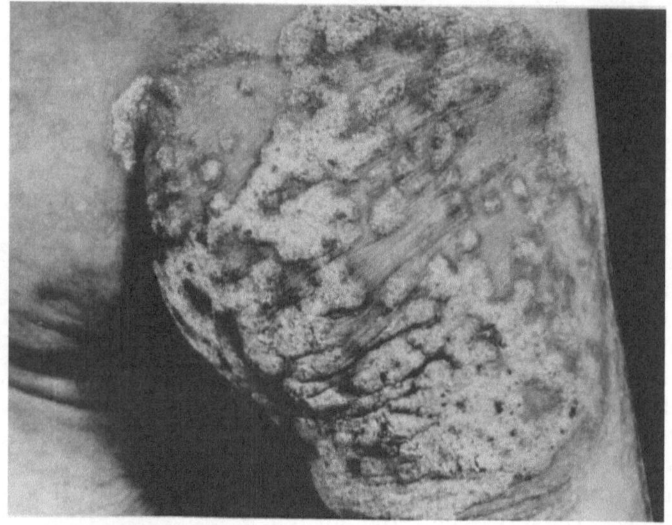

Abb. 9. Glutälregion. Verruköse Veränderungen und Restachromie, kreisförmige Kontur. (Von OBDULIA RODRIGUEZ: Mem. III. Congr. Iber. Amer. Derm. Mexiko 1956. 182—189, 1959)

recht starke Verbreitung gefunden hat, ist die Klassifikation von PARDO CASTELLÓ, RÍO LEÓN und TRESPALACIOS (1942), in der fünf klinische Formen angenommen werden:

1. verrukös oder papillomatös,
2. tuberkuloid,
3. syphiloid,
4. psoriasiform,
5. narbig oder elephantiastisch.

Gegen diese Klassifikation ist einzuwenden, daß sie sich so verschiedener Kriterien bedient, um jede klinische Form zu benennen. Denn während sie für die erste Klassifikation, die verruköse oder papillomatöse Form, die elementare Veränderung als Grundlage nimmt, bezieht sie sich bei den Punkten 2, 3 und 4 der Klassifizierung (tuberkuloid, syphiloid und psoriasisförmig) auf den Gesamtaspekt, der in diesem Zusammenhang nicht so wesentlich ist. Bei der fünften klinischen Form, der narbigen oder elephantiastischen Form wird die Entwicklung (Vernarbung) und sogar eine Komplikation (Elephantiasis) zugrunde gelegt. Andererseits ist die Papillomatose (vegetierend oder verrukös) eine bei der Chromomykose sehr häufige Erscheinung und gehört nicht ausschließlich zu einer klinischen Form. Außerdem lassen sich Einwendungen erheben gegen die Verwendung einer Krankheitsbezeichnung wie der Tuberkulose oder der Syphilis, um klinische Formen der Chromomykose zu charakterisieren; denn die Manifestationen beider Krankheiten auf der Haut sind ebenfalls sehr vielgestaltig. Diese Ähnlichkeit einiger Manifestationen dieser Leiden oder der Psoriasis mit denen der Chromomykose ist bei der Beschreibung der Veränderungen und bei der

Differentialdiagnose zu berücksichtigen, bildet jedoch keinen wesentlichen Bestandteil einer klinischen Form. Die Vernarbung schließlich ist in mehr oder weniger akzentuierter Form ein allgemeiner Aspekt bei diesem Leiden, und es ist bei allen disseminierten Formen an der unteren Extremität auch die Elephantiasis möglich.

Gegen die übrigen Klassifikationen sind ähnliche Einwendungen zu erheben, und es ist deshalb nicht notwendig, im einzelnen darauf einzugehen. Wir sind jedoch der Ansicht, daß es ein großes Verdienst von CLOVIS BOPP (Op. cit.) war, auf die Tatsache hinzuweisen, daß für die Bildung der Läsionen bei der Chromomykose zwei klar definierte Möglichkeiten in Frage kommen: die flächige Veränderung und die knotige oder tumoröse Veränderung. Die *flächige Veränderung* ist charakterisiert durch ein nahes Nebeneinanderliegen der elementaren Veränderungen, so daß ein genau umgrenzter Komplex entsteht, der im allgemeinen papillomatösen Aspekt zeigt oder auch sich kaum über dem Hautniveau erhebt und fast völlig flach erscheint. Die *knotige* oder *tumoröse* Form ist dadurch charakterisiert, daß die einzeln oder in Gruppen angeordneten elementaren Veränderungen ihre individuelle Physiognomie und ihren anfänglichen knotigen Charakter behalten, obwohl sie sich vergrößern können, um schließlich große Veränderungen ausgesprochen tumorösen Charakters zu bilden.

Die *flächige Veränderung* ist die häufigere. Man findet sie an den unteren Extremitäten und seltener bei den anderen möglichen Lokalisierungen des Leidens. Sie geht von einer kleinen infiltrierten Zone aus (ein Komplex bestehend aus lauter kleinsten Knoten?), die exzentrisch wächst und nach einigen Jahren eine runde, ovale oder unregelmäßig geformte Platte bildet. Zuweilen entsteht eine Kreisform, und die Läsion dehnt sich über 3, 5, 10 oder mehr Zentimeter aus und erhebt sich 5 oder mehr Millimeter über dem Niveau der gesunden Haut. Die Oberfläche kann gleichmäßig sein, papillomatös mit warzigen, konischen oder fadenförmigen Bildungen, zusammengedrückt zu kleinen Anhäufungen von mehr oder weniger starker rosa Farbe und weichlicher Konsistenz (vegetanter Aspekt). Wenn die roten, an ihrer Basis weißlichen Veränderungen überwiegen, vergleicht man die Oberfläche mit dem Fleisch einer Feige. In anderen Fällen sind die papillomatösen Bildungen stark mit Horngewebe ausgekleidet und zeigen fest haftenden schuppigen Schorf, der ihnen einen „felsigen" Aspekt verleiht (verruköser Aspekt). Die Schuppen können ebenfalls weißliche oder auch gelbliche oder kaffee-gelbliche Farbe zeigen; wenn sie sich ablösen, wird eine rote oder lilarötliche Oberfläche sichtbar.

Ein interessantes Detail bei diesen Platten ist die Sauberkeit ihrer Ränder, die umgeben sind von einer völlig normalen Hautzone, die nicht das geringste Anzeichen einer Entzündung aufweist. Diese Tatsache, von der schon WEIDMAN und ROSENTHAL (1941) berichten, ist wichtig für die Differentialdiagnose gegenüber anderen verrukösen Prozessen, wie bei einigen Fällen der Sporotrichose.

Ein Fingerdruck auf die Oberfläche dieser Platten läßt einige Tropfen milchigen Eiters oder auch übelriechender käsiger oder blutig-eitriger Substanz hervortreten. Spontan oder auf Grund äußerer Einwirkungen verflacht sich gelegentlich die Läsion, verliert ihren verrukösen oder vegetanten Aspekt, und es bleibt eine reliefförmige Platte von glatter glänzender Oberfläche zurück, von rosa oder violetter Farbe oder auch bedeckt mit dünnen Schuppenlamellen.

Sehr oft (bei lokalisierten Formen) ist nur eine einzige Platte zu beobachten, die Jahre hindurch bestehen bleibt; unter Umständen kann sie dazu neigen, die benachbarten Zonen in Mitleidenschaft zu ziehen und schließlich ausgedehnte Hautzonen zu überdecken, wobei sie jedoch immer nur eine einzige Platte darstellt.

In anderen Fällen (bei disseminierten Formen) entstehen Satellitenläsionen, die in ihrer Morphologie der „Mutterplatte" folgen und sich nach dem gleichen

Muster vergrößern. Sie können sehr zahlreich werden und das ganze betroffene Glied in Mitleidenschaft ziehen. Sie haben verschiedene Größe und sind jeweils von der nächsten Läsion getrennt durch kleine absolut gesunde Hautzonen Es kommt selten vor, daß die „Tochterplatten" nicht die gleiche Morphologie zeigen wie die Initialplatte, sondern sich anders entwickeln und irgendeinen der Aspekte annehmen, die wir im folgenden beschreiben werden. Es geschieht im allgemeinen dann, wenn sich die Tochterläsion auf von der initialen Veränderung entfernte Körpergegenden erstreckt.

Ein anderes Charakteristikum der Veränderungen bei der Chromomykose ist ihre Tendenz zu *spontaner Abheilung*, ein Prozeß, der sich nicht überall gleichmäßig zeigt, sondern nur in bestimmten Teilen der flächigen Läsion. Er beginnt mit der schon beschriebenen Abflachung und endet mit der Bildung einer Narbe, die aus einem Stück glatter atrophischer Haut von rosa oder perlmutterweißer Farbe besteht. Diese Hautzone ist teilweise oder auch vollständig umgeben von dem aktiven Teil der Läsion, der in vielen Fällen beschränkt bleibt auf einen erhabenen infiltrierten oder verrukösen Halbkreis. Die Existenz solcher atrophischen Zonen bringt diese Veränderungen in nähere Beziehung zu der Tuberculosis verrucosa („tuberkuloide Form").

Bei wieder anderen Fällen herrscht die flächige Läsion bei dem narbigen Prozeß vor, und wenn sie sehr groß ist, dann ruft der aktive Teil der Läsion, bestehend aus einem sehr langen, bogenförmigen oder gewundenen, infiltrierten und exulcerierten Rand, den Eindruck einer zu einer Spätsyphilis gehörigen Veränderung in Form eines kreisförmigen Knotens hervor („syphiloide Form"). Sie ist hauptsächlich am Unterschenkel oder am Oberkörper zu beobachten. Wenn der Oberschenkel betroffen ist, bringt der Mangel an Elastizität in dieser Narbe Störungen in der Lymphzirkulation und eine Elephantiasis des betreffenden Gliedes mit sich („narbige oder elephantiastische Form").

Bei der flächigen Läsion ist noch ein anderer Aspekt möglich, der durch eine kaum wahrnehmbare Infiltration charakterisiert ist. Sie läßt sich am ehesten an den Rändern feststellen; eine Flüssigkeit wird nicht abgesondert; sie zeigt mehr oder weniger schuppigen Aspekt. Die Schuppen sind verhältnismäßig lose, und man kann zwischen ihnen kleinste papillomatöse Erhebungen beobachten.

Diese Läsionen sind von mittlerer Größe und können denen der Psoriasis ähnlich sehen („psoriasisartige Form"). Sie tritt vor allem am Oberkörper und an den Oberschenkeln auf. Wir sahen einen am Knie lokalisierten Fall, was noch seine Ähnlichkeit mit der Psoriasis betonte, und einen anderen Fall mit einer großen kaum infiltrierten Platte am Oberschenkel mit kreisförmigen Rändern und einem fast trichophytoiden Aspekt (Abb. 10). Der Patient hatte außerdem ausgedehnte narbige Flächenläsionen am Unterschenkel mit einem aktiven gewundenen Rand, während am Fußrücken und am Knöchel die Läsionen verdickt und verrukös waren. Das heißt jedoch nicht, daß dieser Kranke nun drei klinische Formen aufwies: „verrukös", „syphiloid" und „psoriasisartig", sondern es handelte sich hier um drei verschiedene Aspekte einer klinischen Form: der flächigen Form der Veränderung. Ein ähnlicher Fall ist von Bopp (Op. cit.) zitiert worden.

Als letztes kann eine als seltene Abart vorkommende Form erwähnt werden, die charakterisiert ist durch eine überwiegende Lokalisierung am Knöchel und durch eine sehr ausgeprägte Infiltration, durch die es zu einer Deformierung der betroffenen Stelle kommt; auch kommen warzenförmige Erhebungen von weicher Konsistenz vor, einige von ihnen mit fustulösen Gängen, aus denen eine blutigeitrige Flüssigkeit austritt. Es handelt sich um eine „mycetomatoide" Abart („Micetoma-like" bei den nordamerikanischen Autoren oder „maduromykoseartig" bei Bopp, Op. cit.).

Die *knotige oder tumoröse* Form wird als solche bezeichnet, weil die elementaren Veränderungen keine Flächen bilden, sondern ihre Individualität und den anfänglichen Charakter — den eines Knotens — beibehalten. Dieser Knoten vergrößert sich und setzt sich in der Haut fest, ohne eine entzündliche Reaktion der umgebenden Haut hervorzurufen. Seine Konsistenz ist hart und fibrös oder weich und pseudofluktuierend, obwohl beim Anstechen nur einige Blutstropfen hervortreten. Diese Knoten wuchern langsam, nehmen eine ovale Form an mit einem größten Durchmesser von 2—3 cm und erheben sich um 1—2 cm über dem Hautniveau. Sie sind selten gestielt, und ihr größter Durchmesser beträgt kaum mehr als einige Millimeter, gemessen von der Basis ihrer Implantation. Ihre Oberfläche ist entweder glatt und rosa und ähnelt einem Keloid, oder sie ist bedeckt mit konischen, harten und rauhen Auflagerungen von grauer, kaffeegelber oder schwärzlicher Farbe. Im Laufe der Jahre entstehen neue Satellitenläsionen, die den Fuß bedecken und dann, nach oben fortschreitend, sich auf Unterschenkel, Knie und Oberschenkel erstrecken. Es sind dies Formen, die sich fast ausschließlich an der unteren Extremität zeigen. Die Läsionen können stark wuchern und dichte Konglomerate bilden, die getrennt sind durch schmale Zonen gesunder Haut oder durch tiefe Furchen, die zwischen den Rändern der Läsionen ent-

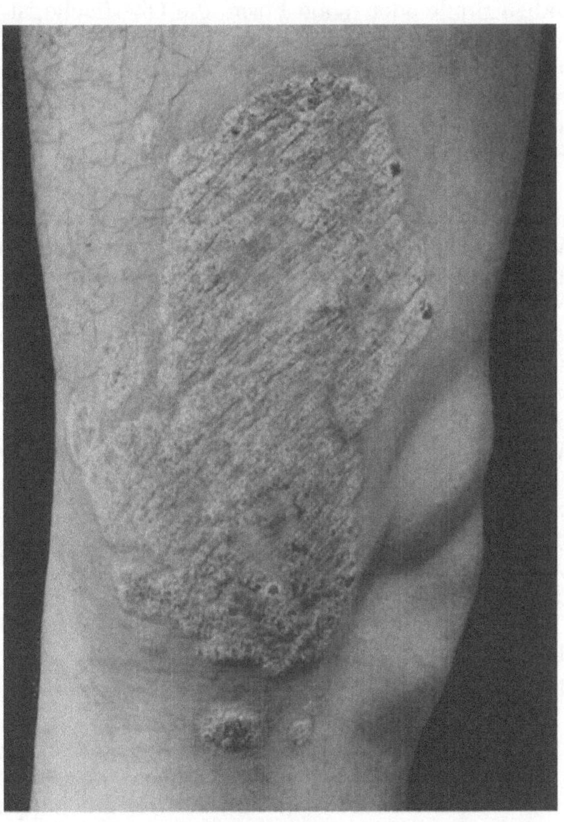

Abb. 10. Atypische Morphologie. Erythemato-squamöse flächige Läsion mit Streifenbildung; kaum infiltriert. [Von JOSEFA NOVALES: Dermatologie (Mex.) **2**, 30—36 (1958)]

stehen. In der Mehrzahl dieser Fälle bleiben die Läsionen trocken und hart und bedecken den Fuß und einen großen Teil des Unterschenkels. Dabei können Störungen in der Lymphzirkulation auftreten, die zur Elephantiasis des Gliedes oder dem „pié musgoso" genannten Syndrom führen. Wir werden darauf in dem Kapitel über Komplikationen zu sprechen kommen. Zuweilen erweichen die Knoten, fluktuieren in ihrem oberen Teil, werden durchlässig und lassen eine „Pilze in großer Zahl" enthaltende „serös-blutige" Flüssigkeit austreten (BOPP, Op. cit.). In anderen Fällen überwiegt die Eiterung. Der Knoten ulceriert und bildet einen Krater, dessen Grund stark wuchert und tumoröse gelappte blumenkohlartige Gebilde entstehen läßt, die sich stark vergrößern können und Zonen von 18—20 cm Größe bilden mit 8—10 cm oder 4—5 cm Höhe. Diese tumorösen Gebilde zeigen spitze Ränder und eine unebene, vegetierende Oberfläche von weicher Konsistenz. Sie sondern reichlich seröse Flüssigkeit ab

(Anhäufung von Eitererregern), und bilden dicke diphtheroide cremige Membrane, die einen durchdringenden üblen Geruch ausströmen. Sie führen zur Entstehung von Ulcerationen oder begünstigen die schnelle Verbreitung der Läsionen über ein Glied.

In anderen Fällen bleiben diese dichten Knotenbildungen beschränkt auf den Fuß oder den unteren Teil des Unterschenkels, und es sind weiter oben einzelne Knoten mit einem Durchmesser von ungefähr 2 cm oder kleiner zu sehen. Sie haben runde oder ovale Form, die Oberfläche ist glatt und von weinroter Farbe, manchmal bedeckt mit Schuppenlamellen. Sie sind um so kleiner, je höher sie an dem betroffenen Glied liegen. Bopp vergleicht sie mit den großen Knoten beim Schaumannschen Sarkoid. Pardo Castelló et al. (1942) beschreiben sie auch am Arm; für Bopp (1959) bilden sie die weniger akzentuierte Form der Knotenform: die „sarkoidische Form".

Zusammenfassung. Vom *topographischen Gesichtspunkt* aus kann die Chromomykose zwei klinische Formen haben: die *lokalisierte* und die *disseminierte* Form. Vom Gesichtspunkt ihrer *Morphologie* kann man die Klassifikation von Clovis Bopp (1959) akzeptieren, in der er sich auf die von ihm beobachteten Grundformen bezieht und mit besonderem Nachdruck darauf hinweist, daß die angegebenen Unterteilungen keine genau definierten klinischen Formen darstellen, sondern es sich um eine Bestimmung der circumstantiellen Aspekte handelt, die vor allem bei der Differentialdiagnose berücksichtigt werden sollten. Wir sind der Ansicht, daß der tuberkuloide Aspekt nicht nur auf die spontane zentrale Vernarbung zurückzuführen ist, sondern auch auf die verrukösen Aspekte der flächigen Läsion. Auch geben wir dem Terminus „mycetomatoid" den Vorzug vor der Bezeichnung „maduromykoseartig", den Bopp verwendet, denn dieser bezieht sich auf eine ätiologische Gruppe innerhalb des Komplexes „Mycetom", während der erste Terminus allgemeinerer Art ist und sich auf die Ähnlichkeit mit diesem Krankheitskomplex bezieht, ohne Rücksicht auf die Gruppe der kausalen Organismen. Nach diesen Änderungen wird die Klassifikation der klinischen Formen aussehen wie folgt:

1. *Flächige Form* (flach oder verrukös): lokalisiert, disseminiert
    Besondere Aspekte:
       a) „tuberkuloid" (verruköser Aspekt und zentrale Vernarbung)
       b) „syphiloid" (gewundener Rand, ausgedehnte Vernarbung)
       c) „psoriasisartig" (kaum infiltriert, schuppig)
       d) „mycetomatoid" (stark infiltriert mit fistulösen Erhebungen)
2. *Knotige oder tumoröse Form:* lokalisiert, disseminiert
    Besondere Aspekte:
       „sarkoid" (einzelne Knoten von weinroter Farbe)

c) *Subjektive Symptome.* Eine Tatsache, die bei dem Krankheitsbild der Chromomykose auffällt, ist das völlige Fehlen subjektiver Symptome. Das erklärt, wie wir schon sagten, auch, daß die Kranken viele Jahre hindurch keinen Grund sehen, einen Arzt zu konsultieren. Einige Autoren haben in wenigen Fällen das Vorhandensein von Juckreiz, Brennen, Krämpfen usw. in Verbindung mit der initialen Veränderung oder dem Höchststadium angegeben. Wenn jedoch irgendein subjektives Symptom auftritt, so ist es im allgemeinen mit irgendeiner Komplikation in Verbindung zu bringen. So hängt z.B. der Schmerz von der Sekundärinfektion ab; Krämpfe und ein Schweregefühl am betroffenen Glied hängen mit Störungen in der Lymphzirkulation, die zu der Elephantiasis führen, zusammen. Die Elephantiasis ihrerseits kann zu Funktionsstörungen des betroffenen Gliedes führen, die einen Krankenhausaufenthalt und sogar radikale

Behandlungen nötig machen. Die allgemeinen oder generalisierten Symptome treten nur in Verbindung mit Komplikationen auf, die wir im folgenden näher beschreiben werden.

3. Komplikationen. Assoziierte Krankheiten

Wir werden uns in diesem Kapitel mit folgenden Punkten befassen: a) Übergreifen auf die Adnexe der Haut; b) Übergreifen auf das Lymphgefäßsystem; c) Übergreifen auf subcutane Strukturen und d) Metastasen.

a) *Übergreifen auf die Adnexe der Haut.* Das Übergreifen auf die Nägel kommt gelegentlich vor, ausgehend von einer in der Nähe gelegenen cutanen Läsion; die Nägel zeigen ausgeprägte Veränderungen: Pachyonychie, überstarke Wölbung, Längsstreifen, Ablösung des Nagelbettes, Farbveränderungen, die von einem Dunkelbraun bis zu ausgesprochenem Schwarz gehen. Bei einem der Patienten von OBDULIA RODRÍGUEZ (1959) mit einer Lokalisierung am linken Fußrücken überzog die Läsion das Nagelbett der großen Zehe; bei einem Patienten von ROTTER und PEÑA CHAVARRÍA (1934) mit einer Lokalisierung an der Hand waren die Nägel fast völlig zerstört; bei einem Patienten von TERRA et al. (1922) waren starke Veränderungen an der vorderen Hälfte der Zehennägel zu beobachten; doch konnte bei diesen Fällen nicht geklärt werden, ob sich die Chromomykose-Erreger in den erkrankten Nägeln befanden. A. NEVES (1929) berichtet von einem durch „Acrotheca pedrosoi" hervorgerufenen Fall von Onychomykose ohne cutane Läsionen, bei dem der Beweis aber äußerst zweifelhaft ist auf Grund der großen Zahl, in der Dematiazeenpilze in der syprophytären Phase in der Natur vorkommen.

Zur Frage, ob das Haarsystem angegriffen werde, konnte nicht bewiesen werden, daß ein solches Übergreifen in direkter und selektiver Form besteht. OBDULIA RODRÍGUEZ (1959) beobachtete, daß bei einem seiner Patienten der Haarwuchs an der betroffenen unteren Extremität stärker war als an dem gegenüberliegenden Glied. Hinsichtlich der Schweißdrüsen hat man eine Hyperhidrosis an der Fußsohle beobachtet, die mit der podalen Lokalisation der Mykose gleichzeitig auftritt und den üblen Geruch verstärkt, der diesen Läsionen eigen ist. Auch ist von Lokalisationen an den Schleimhäuten berichtet worden, Angaben, die jedoch stark zu bezweifeln sind; dazu gehören die Beobachtungen von MACHADO und ROMEO FILHO (1940), die von einer angeblichen Lokalisierung im äußeren Gehörgang berichten, von HILTON ROCHA (1943) mit Berichten über eine Lokalisierung an der Bindehaut und von CELIS PÉREZ (1945) mit Angaben über eine Lokalisierung am Kehlkopf.

b) *Übergreifen auf das Lymphsystem.* Die häufigste Form der Komplikation der Chromomykose bei den nicht örtlich begrenzten Formen ist die durch *Lymphostase* verursachte *Elephantiasis*; alle Autoren sind sich einig darüber, daß dieses Übergreifen auf das Lymphgefäßsystem nicht direkt durch den Pilz hervorgerufen wird, sondern das Ergebnis der Verstopfung und der Verkleinerung der Lymphgefäßweite ist, beides zurückzuführen auf den Druck der tumorösen Gebilde oder auf die Härte des fibrösen Narbengewebes; in anderen Fällen ist diese Erscheinung als eine Folge wiederholter Erysipelas — Prozesse von eitriger Cellulitis, begünstigt durch die Mykose — an dem betroffenen Glied angesehen worden. Dieses wiederholte Auftreten von Erysipelas ist jedoch in der Geschichte des Leidens nicht immer beobachtet worden, und der zuerst erwähnte Vorgang kann vielmehr eine Erklärung für diese Komplikation bieten. Bei den Formen mit örtlich nicht begrenzten Läsionen an der unteren Extremität, die Fuß und Unterschenkel mit umfassen, oder, was seltener vorkommt, an der oberen Extremität, wie in dem Fall von MARTÍN et al. (1936), entsteht ein Ödem, das das Volumen des Gliedes vergrößert, zunächst von weicher Konsistenz ist, dann „plastisch" und hart wird und das Glied völlig deformiert; der Fuß wölbt sich, und der Unterschenkel bekommt eine zylindrische Form und wird hart, wodurch der Eindruck entsteht, als sei er von einer Schiene umgeben. Nur an wenigen Stellen im unteren Teil sind die Efflorescenzen der Mykose zu erkennen. Sehr häufig, wie es bei anderen durch rückläufige Lymphangitis verursachten elephantiastischen Prozessen zu beobachten ist, ist an den Rändern der Füße und an der Oberseite der Zehen eine „kerato-papillomatöse Reaktion" zu erkennen, bestehend in kleinen verrukösen Veränderungen, die die Zwischenräume zwischen den chromomykotischen Läsionen bedecken: die Haut bekommt einen baumrindeähnlichen Aspekt und bildet den sog. „*pie musgoso*" (Abb. 11).

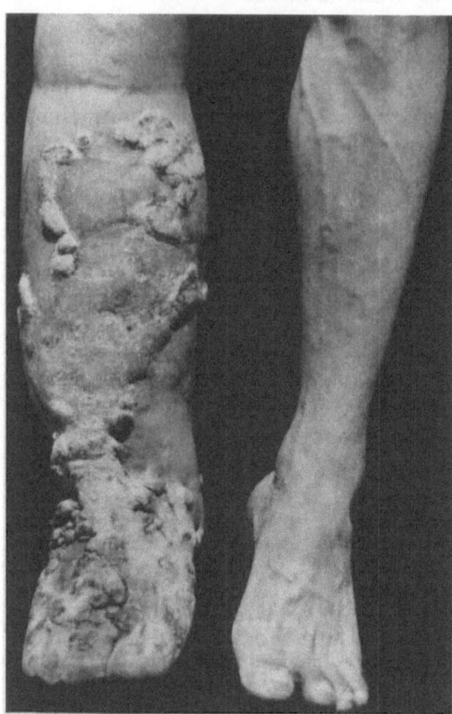

Abb. 11. Komplikation. Elephantiasis der unteren Extremität, häufig vorkommend bei Fällen mit einem langen Entwicklungszeitraum (Lymphostase). Nr. 327/44. Alter 40 Jahre, Masc. Entwicklungszeitraum: 20 Jahre. (Dermatologische Abteilung, Hospital General, Mexiko)

Zur Frage des direkten Angriffes der Pilze auf das Lymphgefäßsystem ist schon gesagt worden, daß solche Beobachtungen sehr selten gemacht werden; doch glaubt man, daß die Pilze bei der Bildung von Satellitenläsionen ihren Weg über die oberflächlichen Lymphknoten der Dermis nehmen. Wie wir schon sagten, fällt auf, daß bei der Einwanderung dieser Pilze über die Haut nicht das Lymphsystem in Mitleidenschaft gezogen wird, wie es bei der Sporotrichose der Fall ist; sehr selten ist ein Auftreten der Chromomykose in dieser Form beobachtet worden. Zu den schon erwähnten Fällen von E. Almeida (1942), J. Aleixo (1954) und Boidart (zit. von Brygoo 1957) müssen noch die Beobachtungen von Castro Palomino und Alfonso Armenteros (1947b) hinzugefügt werden; sie befassen sich mit einem Patienten, der eine vegetierende flächige Läsion am linken Handrücken aufwies, Folge einer 14 Jahre vorher erlittenen Verletzung an einer Pflanze. Aus dieser flächigen Läsion entstanden 7 Monate vor dem Besuch beim Arzt fünf subcutane Knoten am Unterarm, ohne gleichzeitig auftretende ganglionäre Schwellungen.

Bei der Frage der Adenopathien schließt sich die Mehrzahl der Autoren der Meinung Weidmans und Rosenthals an (1941), die solche Erscheinungen einer Sekundärinfektion zuschreiben; doch sind die fumagoiden Zellen bei einigen Fällen in den Ganglien nachgewiesen worden; der erste dieser Fälle wurde von J. Meriin (1938) beobachtet, der die fumagoiden Zellen in einem gleichzeitig von Tuberkulose befallenen epitrochlearen Ganglion fand; Romero und Trejos (1953) fanden sie bei fünf Fällen von Chromomykose

mit ausgeprägter Adenopathie in einem cruralen Ganglion, an dem sie eine Biopsie vornahmen. Bei der Patientin von Kakoti (1957) mit Läsionen an der Vulva wurden die Pilze in den Leistenganglien nachgewiesen. C. Bopp (1959) konnte bei einem Fall von Chromomykose, wo der Patient aus einem anderen Grunde im Krankenhaus gestorben war, eine Nekropsie vornehmen, wobei der Pilz sich nur in einem cruralen Ganglion befand. Diesen erwiesenen Beobachtungen kann man noch die Beobachtung von Wilson et al. (1933) hinzufügen. Diese Ärzte berichten, daß sie bei einer Nekropsie an einem Fall von Kaposischem Sarkom Zellen fanden, die den „sclerotic cells" dieser Pilze in den mesenterischen Ganglien sehr ähnlich waren.

c) *Übergreifen auf die subcutanen Strukturen.* Wir erwähnen hier das Übergreifen auf Sehnen, Muskeln und Knochen. Es handelt sich hierbei immer um indirekte Störungen, die auf die Topographie oder die Ausdehnung der cutanen Veränderungen zurückzuführen sind, denn in diesen Strukturen ist niemals ein Pilz angetroffen worden; dies ist der Fall bei den durch Läsionen an den Sehnen der Zehenstrecker hervorgerufenen Überdehnungen. An diesen Muskeln zeigen sich Retraktionen und Deformierungen, wie bei einem mexikanischen Fall, dessen Photographie Escalona und Magaña (1959) veröffentlichten.

In anderen Fällen unterliegen die Gelenkbewegungen einer mehr oder minder starken Beschränkung, wie bei einigen Patienten von Domingos Silva (1955), deren Läsionen das reibungslose Funktionieren des Schienbein-Fußwurzel-Gelenks behinderten. Die Funktion dieses Gelenks war ersetzt worden durch die des Mittelfußknochen-Zehenglieder-Gelenks; die Patienten liefen mit der Fußspitze, was eine Überdehnung der Zehenstrecker und starke Schmerzen an den Waden zur Folge hatte. Bei einem Patienten von Aleixo (1954) verhinderte eine Läsion am Knie eine starke Beugung und Streckung des Unterschenkels. Bei einem Patienten von Carrión (1938) war der Unterarm ständig an den Oberarm herangezogen, und es zeigte sich eine starke Deformierung und Unbeweglichkeit der Finger als Folge großer Läsionen am Arm mit einer Entwicklungsdauer von 28 Jahren. Campins und Scharyj (1953) berichten von dem Fall eines Patienten mit Retraktion des Unterarms als Folge einer großen flächigen Läsion im Ellbogenwinkel mit einem Entwicklungszeitraum von 40 Jahren. Bei einigen Patienten von Pardo Castelló et al. (1942) zeigte sich Muskelatrophie, Ankylose und Osteoporose, die auf die erzwungene Unbeweglichkeit der betreffenden Gliedmaßen bei Prozessen von langer Dauer zurückzuführen sind. Castro Palomino und Alfonso Armenteros (1941) erwähnen den Fall einer tumorösen Veränderung am Unterschenkel, bei der die röntgenologische Untersuchung Osteoperiostitis des Schien- und Wadenbeins besonders in der Nähe der chromomykotischen Veränderungen gelegenen Zone zeigte.

d) *Metastasen.* Es hat sich gegenwärtig als wahrscheinlich gezeigt, daß sich, ausgehend von einem cutanen Herd entfernt von der initialen Veränderung, Metastasen an tiefer liegenden Organen und Geweben bilden. Schon Carrión und Koppisch (1943) berichteten von einem 50jährigen Patienten mit zahlreichen Läsionen am Bein, die zu der Bildung „subcutaner Knoten" an Kinn, linkem Unterarm und rechtem Oberschenkel führten. Die Knoten waren erst kürzlich entstanden, und histologisch und in der Kultur ließen sich die Pilze in ihnen nachweisen. Solche von der initialen Veränderung entfernte Bildungen sind nach Meinung der Autoren nur möglich durch die Lymphe oder das Blut, die als Transportmittel für die Pilze dienen. Castro Palomino und Alfonso Armenteros (1947a) beobachteten bei einem 42jährigen Patienten eine vegetierende flächige Läsion an der linken Hand und die Bildung einer subcutaun Geschwulst an dem entsprechenden Arm, bedeckt von normaler Haut und beweglich; sie bestand aus einem verkapselten Knoten, der Eiter enthielt, in dem sich in großer Zahl die Pilze befanden.

Unter den jüngsten Ergebnissen in der Erforschung der Chromomykose muß mit besonderem Nachdruck auf die cerebrale Lokalisation hingewiesen werden, die selten vorkommt, aber doch möglich ist. Über den erstaunlichsten dieser Fälle wurden von den japanischen Autoren Fukushiro, Kagawa, Nishiyama und Takahashi (1957) berichtet. Es handelte sich um ein achtjähriges Mädchen aus Tokio, das, 4 Monate bevor die Ärzte es sahen, lokalisierte Läsionen an der rechten Wange und am rechten Nasenflügel aufwies, ohne regionäre Adenopathie. Beschrieben wurden diese Veränderungen als verrukös und knotig. Bei der Biopsie an einer dieser Läsionen fand man fumagoide Zellen mit einem Durchmesser von 5—10 μ. Man erhielt eine Kultur, und der Pilz wurde klassifiziert als *Hormodendrum pedrosoi*. Die Autoren hatten dieses Kind schon ein Jahr zuvor wegen durch *Microsporum ferrugineum* verursachter Hautmykosen an Kopf, Gesicht und Oberkörper behandelt. Nachdem man sich auf die Diagnose Chromomykose geeinigt hatte, gab man dem Kind auf oralem Wege einen Monat lang 2,2′-Thiobis-4-Chlorophenol in einer täglichen Dosis von 2 g. Man erreichte damit ein Abflachen der Läsionen, es zeigten sich jedoch 2 Monate später Symptome eines Gehirntumors mit Übelkeit, Erbrechen und hohem Fieber und später dazukommender Paralyse in verschiedenen Zonen, sowie einem verschlechterten Allgemeinbefinden. Das Kind starb 14 Monate nach dem Auftauchen der cutanen

Veränderungen und 9 Monate nach Beginn des cerebralen Syndroms. Man konnte nur eine anatomopathologische Prüfung des Gehirns vornehmen und stellte weit über den Hirnstamm verbreitete Veränderungen fest. Unter dem Mikroskop ließ sich die Existenz von schwarzen Pilzfilamenten mit einzelnen Sporen am äußeren Ende der Hyphen nachweisen; bei der Kultur in Sabouraudnährboden entstanden schwärzliche Kolonien, die sowohl makroskopisch wie mikroskopisch identisch waren mit den aus den cutanen Veränderungen erhaltenen Kolonien. Die Autoren sind der Ansicht, daß es sich um eine hämatogene Metastase handelte, die entstanden war als Folge der Mannigfaltigkeit der Veränderungen und der Beziehung zwischen dem Lieblingssitz und der Vascularisation des Gehirns. Diese hämatogene Disseminierung fand ihrer Meinung nach zu verschiedener Zeit statt, da die Paralysen an verschiedenen Körperteilen zu verschiedenen Zeitpunkten auftraten und die cerebralen Veränderungen eine starke Unterschiedlichkeit in ihrer Größe zeigten.

Den Beobachtungen über den eben erwähnten Fall gingen einige Berichte über durch *Dematiazeenpilze verursachte cerebrale, jedoch ohne Auftreten von cutanen Veränderungen einhergehende Lokalisationen* voraus; es handelt sich um die Beobachtungen von Garcin et al. (1949) und von Franca Neto (1953), die einen solchen Fall von cerebraler Chromomykose sahen, der ad exitum kam, unter dem Bild einer Meningitis. Binford et al. (1952) beschreiben einen Fall von Gehirnabsceß, der durch chirurgische Abrasio geheilt werden konnte. Die in der Kultur erhaltenen Dematiazeenpilze wurden von Emmons als *Cladosporium trichoides n.sp* klassifiziert; der gleiche Pilz wurde von Lucasse et al. (1954) bei einem in Belgisch-Kongo ebenfalls mit cerebraler Lokalisation auftretenden Fall nachgewiesen, sowie von Segretain, Mariat und Drouhet bei einem Tumor gleicher Herkunft (1955). Bei allen diesen Fällen fand man in den cerebralen Läsionen vorwiegend Hyphen.

Die genannten Beispiele von Metastasen und inneren Lokalisationen berechtigen dazu, die Chromomykose als ein vorwiegend cutanes, eventuell aber generalisiertes Leiden aufzufassen.

e) *Assoziierte Krankheiten.* Da es sich bei der Chromomykose um einen Prozeß von sehr langer Dauer handelt, ist es natürlich, daß bei diesen Kranken zwischendurch jedes andere Leiden auftreten kann. Wir befassen uns hier selbstverständlich nur mit denjenigen Leiden, bei denen sich eine ausgesprochene Assoziation zu dem beiden Prozessen feststellen läßt mit einer Vermischung der Veränderungen im Krankheitsbild und sogar einer Mischung der Strukturen in ein und derselben Läsion. Unter diesen assoziierten Krankheiten sollen folgende erwähnt werden: *Leishmaniosis* mit knotigen, zuweilen ulcerierten (Terra et al. (1922) oder verrukösen Veränderungen (O'Daly 1943), bei denen die Biopsie das gleichzeitige Vorhandensein von Leishmanien und fumagoiden Zellen nachwies. *Syphilis* (Montpellier und Catanei 1927; O'Daly 1943) bei Patienten mit einer Mischung von gummösen Läsionen und ulcerösen und verrukösen Knoten, mit positiver Serologie. Bei diesen Patienten heilten nach einer antiluischen Behandlung die entsprechenden Läsionen. *Tuberkulose*; ein von J. Meriin (1938) beobachteter Fall mit einem tuberkulösen Ganglion mit fumagoiden Zellen. Außerdem andere Fälle mit Assoziation zur Lungentuberkulose (Friedlander und Moss 1949, Vlierberghe et al. 1957).

Verschiedentlich ist die Assoziation zur *Lepra* erwähnt worden. Azevedo et al. (1952) berichten von einem Fall mit lepromatöser Lepra, bei dem die Läsionen der Mykose die gewöhnlichen Charakteristika hatten; Domingos Silva (1954) erwähnt einen Fall von lepromatöser Lepra und Chromomykose, lokalisiert in der Glutäalregion; Teixeira Coelho (1959) beobachtet einen Patienten mit lepromatöser Lepra mit „weitläufiger Infiltration", großen Knoten an beiden Füßen und Elephantiasis an den Unterschenkeln; die Schnitte zeigten einerseits lepromatöse Struktur mit zahlreichen sehr säurefesten Bacillen und auf der anderen Seite einen chronischen Entzündungsprozeß mit wenigen fumagoiden Zellen.

Vanbreuseghem und Wanson (1952) berichten von einem interessanten Fall von Echinikokkose und Chromomykose; im Schnitt der Läsion fanden sie in der Stachelzellenschicht einen Echinokokkenembryo und in der Dermis ein aus Riesenzellen und Eosinophilen bestehendes Infiltrat mit den typischen fumagoiden Zellen.

ALMEIDA und SILVA LACAZ (1939) fanden bei einem Fall in den Schnitten und in der Kultur nicht nur den spezifischen Erreger der Chromomykose, sondern einen der Gattung *Histoplasma* angehörenden Pilz: das histologische Bild war für beide Pilze verschieden. NEVES DA SILVA (1949) fand bei einem Fall von fistulösen „tumorösen" Veränderungen um den Nabel bei der mykologischen Untersuchung „aktinomykotische Körner" und Pilze der Gattung „Phialophora". CLOVIS BOPP (1959) berichtet von einem eigenartigen Fall, bei dem drei tiefe Mykosen assoziiert waren; es handelte sich um einen 40jährigen Mann, der, seit er 12 Jahre alt war, an Knöchel und Unterschenkel vegetierende Veränderungen hatte; in den Schnitten, bei direkter Untersuchung und in der Kultur wurden Pilze der Gattung *Phialophora* nachgewiesen. Drei Monate bevor BOPP ihn sah, war eine ulcerös-vegetierende Läsion am Mittelfinger einer Hand entstanden und in der Kultur entwickelten sich Kolonien der Gattung *Sporotrichum schenkii*. Auf dem Röntgenschirm waren disseminierte knotige Bildungen in den Lungen zu erkennen, und eine Untersuchung des Sputums und eine Impfung von Meerschweinchen zeigte, daß es sich um eine Infektion durch Paracoccidioides brasiliensis handelte. BOPP (op. cit.) berichtet auch von einem anderen Fall einer Assoziierung von *Chromomykose* und *Sporotrichose*, bei dem er mit Sicherheit angibt, bei der direkten Untersuchung fumagoide Zellen gefunden und in der Kultur nur Kolonien von S. schenkii erhalten zu haben.

VII. Histopathologie

Seit den ersten Publikationen von MEDLAR (1915), LANE (1915) und PEDROSO und GOMES (1920) hatte man begonnen, sich mit dem Studium der Veränderungen zu befassen, die die Chromomykose in den cutanen Strukturen hervorruft; aber erst später, als man über eine größere Anzahl von Fällen verfügte, konnte man die Natur und Verschiedenartigkeit dieser Veränderungen genauer definieren. Schon ROCHA LIMA (1932) unterschied zwei Arten histologischer Bilder, die er mit zwei verschiedenen klinischen Bildern der Krankheit in Verbindung brachte: dem ersten, bestehend aus einem dichten subepidermalen Infiltrat, das sich aus Lymphocyten, Plasmazellen und Eosinophilen zusammensetzt, die die Langhansschen Riesenzellen, die den Parasiten enthalten können, umgeben; diese subepidermalen Infiltrate treiben die Epidermis hervor, so daß diese Erhebungen mit mehr oder weniger ausgeprägter Hyperkeratose bildet; diese Erscheinungen gehören zu dem Typ der vegetierenden Läsion. Das zweite histologische Bild besteht hauptsächlich aus Nestern konzentrisch angeordneter Epitheloidzellen mit einem Kern von Leukocyten, der die Parasiten umgibt; die Epidermis wird bei diesen Infiltraten, die mehr in die Tiefe gehen, nicht hervorgetrieben und zeigt einen flachen glatten Aspekt.

TIBIRIÇA (1939) nimmt ebenfalls zwei histologische Formen mit verschiedenen Unterteilungen an; AZULAY (1947) jedoch weist die Klassifikationen zurück und zeigt, daß es sich um einen einzigen Prozeß mit verschiedenen Bildern handelt. Andere Autoren wie WEIDMAN und ROSENTHAL (1941), SIMSON (1946), GUIMARÃES (1951), NAUCK (1951), VANBREUSEGHEM (1951), AZULAY (1955), LEVADITI und BRYGOO (bei BRYGOO 1957) und CLOVIS BOPP (1959) haben auf interessante Besonderheiten und neue Gesichtspunkte für das histopathologische Bild der Chromomykose hingewiesen. Allgemein ist zu sagen, daß die Mehrzahl der Autoren übereinstimmt in den folgenden Punkten:

a) Histologisch gesehen sind die Veränderungen von der Art eines *infektiösen Granuloms*. SIMSON (op. cit.) ist jedoch der Ansicht, daß es sich hauptsächlich um eine Reticuloendotheliose handele.

b) Es gibt kein für die Krankheit spezifisches histologisches Bild. Das einzige pathognomische Zeichen in den Schnitten ist das *Vorhandensein des Parasiten*. CLOVIS BOPP (op. cit.) ist dagegen der Meinung, daß „die histologischen Bilder so besondere Züge aufweisen, daß es, selbst wenn der Parasit nicht zu finden ist, möglich sei, die Krankheit, wenn auch nicht mit Sicherheit zu erkennen, so doch begründet zu vermuten".

c) *Die histologischen Veränderungen sind außerordentlich polymorph*, und es ist möglich, nicht nur bei demselben Patienten, sondern in derselben Läsion und sogar in demselben Schnitt eine sehr verschiedene Skala von Bildern zu beobachten; dadurch wird eine jede histopathologische Klassifikation undurchführbar. CLOVIS BOPP (op. cit.) hingegen meint, daß das Überwiegen, die Verringerung oder das Fehlen bestimmter Bilder in Beziehung zu setzen ist zu dem evolutiven Moment der Läsion, und er glaubt sogar, verschiedene Nuancen in Verbindung mit den beiden klinischen Formen — der flächigen Form und der knotigen Form —, die er zuläßt, erkennen zu können. Bei der ersteren herrsche das suppurative Element und bei der zweiten Form das fibröse Element vor.

Wir können mit Sicherheit sagen, daß bei dem histopathologischen Bild der Chromomykose folgende Tatsachen besonders hervortreten: das Vorhandensein *wesentlicher Veränderungen* in der Epidermis — die allerdings den Veränderungen in der Dermis gegenüber sekundäre Bedeutung haben — und bei der Dermis die Bedeutung der *granulomatösen* und *eitrigen Reaktion*. Wir beschreiben also 1. die Veränderungen der Epidermis, 2. die Veränderungen der Dermis und 3. das Vorhandensein des Parasiten in den Läsionen.

1. Epidermis

Die Hyperplasie der Papillendermis führt zu wesentlichen Veränderungen in der Dermis; es kommt zu einer Wucherung der interpapillären epidermalen Sprossen und dem gezahnten Aspekt; es besteht Acanthose, häufig mit Parakeratose und seltener mit Diskeratose. Auffallend ist das Vorhandensein von epidermalen Mikroabscessen und gelegentlich das Auftreten von Exocytose und Exoserose.

Der gekrümmte Aspekt der Epidermis gehört in das Bild der verrukösen und vegetierenden Veränderungen, wenn Hyperkeratose besteht. In diesem Fall bilden sich Vertiefungen, die Hornpfröpfe enthalten. Bei den knotigen Formen erscheint die Oberfläche im allgemeinen gewellt und regelmäßig. Die Parakeratose zeigt sich in umschriebenen oder diffusen Zonen und erstreckt sich auch auf einige Hornpfröpfe; das Stratum granulosum zeigt eine unterschiedliche Dicke; bei den Stachelzellen tritt gewöhnlich Acanthose auf, es ist jedoch unter Umständen auch eine Verschmälerung zu beobachten, abwechselnd mit den epidermalen Sprossen, die tief in das Corium hineindringen. Die Stachelzellenschicht kann an einigen Stellen befallen sein von der schon erwähnten Exocytose und Exoserose, die bei starken Ödemen bis zu der Hornschicht vordringen können und ihr ein buchtiges Aussehen geben. Die Hyperplasie und Distorsion der Stachelzellenschicht, das Vorhandensein horniger Pfröpfe und sogar atypische epitheliale Deformierungen rufen häufig einen *pseudocarcinomatösen Aspekt* hervor.

Meistens kann man in der Stachelzellenschicht mehrere umschriebene Mikroabscesse beobachten mit zahlreichen eosinophilen und neutrophilen polymorphkernigen Leukocyten und zweilen auch Riesenzellen und Epitheloidzellen; sie treten häufiger bei den vegetierenden flächigen Läsionen auf, und CLOVIS BOPP ist der Ansicht, daß es sich um Mikroabscesse dermaler Formation handelt, die durch die Epidermis bis an die Oberfläche durchbrechen und daß Fälle mit dermoepidermalen Fisteln zu beobachten sind, die den Eiter direkt von der Dermis aus nach außen entleeren. Diese Mikroabscesse in der Stachelzellenschicht können austrocknen, wenn die Stachelzellen verhornen und hornige, im allgemeinen parakeratotische Kugeln bilden, die in ihrem Inneren Pilze und Zellstoffwechselprodukte — Reste des Mikroabscesses —, enthalten. Sie werden nach oben gestoßen und werden zu verhornten Pfröpfen, die fortlaufend an der Oberfläche ausgeschieden werden. Die Epidermis nimmt also aktiv an diesem Prozeß der „cutanen Verteidigung gegen den Pilz" teil. Es ist dabei eine deutliche Beziehung zwischen der Hyperplasie der Stachelzellenschicht und dem Vorhandensein eitriger dermaler oder epidermaler Ansammlungen zu beobachten (Abb. 12).

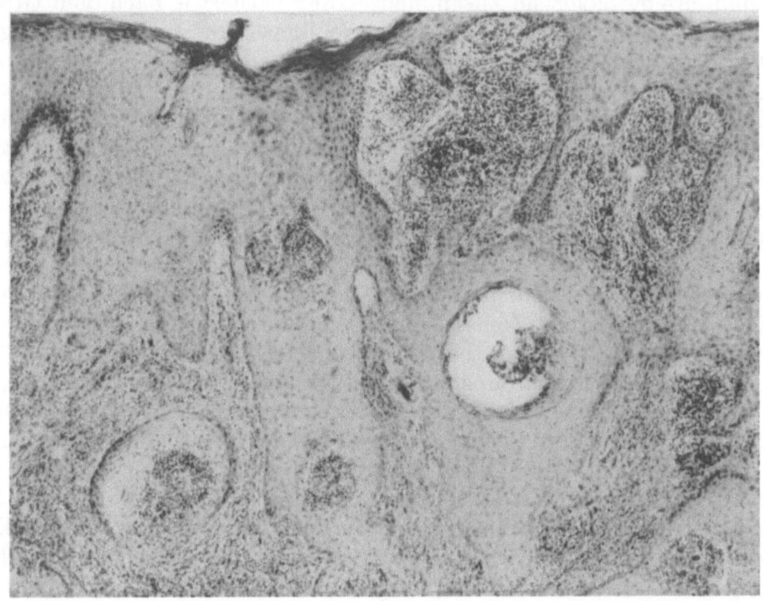

Abb. 12. Pathologische Anatomie. Hämatoxylin-Eosin. 50mal. Unregelmäßige epidermale Acanthose, Bildung von intraepidermalen Mikroabscessen; Verlängerung und Acanthose der interpapillären Sprossen und Papillomatose. Aspekt „in Haufen". Vorhandensein von cutanen Infiltraten und an einigen Stellen Auftreten von Riesenzellen. (Laboratorium für pathologische Anatomie. Instituto Nacional de Cardiologia, Mexiko)

2. Derma

Die grundlegenden und typischeren Veränderungen vollziehen sich in der Derma.

a) *Hyperplasie* des oberflächlichen Coriums und Papillomatose. Gleichzeitig ist in dem papillären oder subpapillären Raum eine Neubildung und Erweiterung der Gefäße von unterschiedlicher Intensität zu beobachten; dadurch wird die Blutungsneigung der papillomatösen Veränderungen erklärt. Zuweilen ist ein Ödem zu erkennen, das sich bis auf die inneren Strukturen des Coriums erstrecken und einen schlaffen Aspekt hervorrufen kann.

b) *Zellinfiltrat*, das vor allem im papillären und subpapillären Corium auftritt mit sehr unterschiedlicher cytologischer Formel, bei der die kleinen Histiocyten, Lymphocyten und Plasmazellen dominieren. In sehr intensiven Fällen bildet es ein bandförmiges, homogenes Infiltrat im oberen Corium, neigt aber mehr zu einer fokalen Anhäufung der äußeren Enden der interpapillären Spitzen und der knotigen Bildungen des Infiltrats selbst um die Gefäße. Es lassen sich neutrophile und acidophile polymorphkernige Leukocyten in verstreuter oder verdichteter Anordnung beobachten, die sich in Eiter-Erreger umwandeln, um dann ungenau begrenzte oder mit einem Ring von Fibroblasten umgebene Mikroabscesse zu bilden. Sie liegen hauptsächlich in den Papillen entlang den interpapillären Sprossen oder unter ihnen. Die Riesenzellen finden sich manchmal in großer Zahl, einzeln oder in Gruppen, jeweils Nester aus sechs oder sieben solcher Zellen bildend. Im allgemeinen handelt es sich um Langhanssche Riesenzellen mit hellem acidophilem Cytoplasma. Sie enthalten eine begrenzte Anzahl von Kernen, kranzförmig an der Peripherie angeordnet; in geringerer Anzahl sind Fremdkörperriesenzellen mit basophilem Cytoplasma und einer großen Zahl unregelmäßig angeordneter Kerne zu finden.

c) *Knotige Strukturen*, mehr oder weniger isoliert, sind auf das ganze Infiltrat verteilt, und ihre cytologische Zusammensetzung variiert je nach dem Grad ihrer Entwicklung. Clovis Bopp (op. cit.) hat die Phasen dieser Entwicklung präzisiert. Die jüngste dieser knotigen Strukturen ist der Mikroabsceß. Er enthält reichlich Neutrophile und ist häufig, vor allem in akuten Prozessen oder bei Rezidiven, fast ausschließlich vonAcidophilen gebildet und umgeben von einem sehr feinen Saum neugebildeten Bindegewebes. Die Zahl dieser Mikroabscesse hängt davon ab, wie akut der Prozeß ist und dem Vorhandensein der Pilze; dies ist besonders bei Rezidiven der Fall; durch die Pilze werden die polymorphkernigen Leukocyten stark angezogen, und es kommt zur Bildung neuer Eiterherde.

Die übrigen knotigen Bildungen scheinen aus den Mikroabscessen hervorzugehen; tatsächlich sind die eitrigen Zentren durchsetzt von Epitheloidzellen, die an der Peripherie unregelmäßig angeordnet sind, während in demselben Schnitt andere Knoten mit stärker umschriebener Struktur und nebeneinander liegender, strahlig angeordneter Epitheloidzellen zu erkennen sind, die einen mehr oder weniger dicken Ring bilden, der den eitrigen Kern umgibt. Bei anderen Knoten sind an ihrer Peripherie mit Epitheloidzellen vermischte Riesenzellen zu beobachten; sie können sich auch im Zentrum des Abscesses befinden. Im allgemeinen enthalten sie in ihrem großen Cytoplasma zahlreiche Pilze. Es muß an dieser Stelle darauf hingewiesen werden, daß häufig einige riesenzellige Knoten mit reicher zentraler Eiterentleerung umgeben sind von einer dritten Gruppe von Zellen, bestehend aus Lymphocyten, Plasmazellen und Fibroblasten; sie erhalten so eine „sporotrichoide" Struktur, d.h., daß ihre Struktur das klassische Bild der Sporotrichose darstellt, das aus drei Zonen besteht: zentralem Absceß, einer riesenzellig-epitheloiden Zone und einer syphiloiden, lympho-plasma-fibroblastischen Zone.

Im allgemeinen ist jedoch der Epitheloidzellen und Riesenzellen enthaltende Teil stärker als der eitrige Bestandteil des Knotens, und schließlich verschwindet der Kern von polymorphkernigen Leukocyten, so daß der Knoten dann nur noch aus einer oder mehreren zentralen Riesenzellen besteht, umgeben von einem Konglomerat von Epitheloidzellen, das wiederum seinerseits umgeben ist von einem Lymphocytenwall; so entsteht bei diesem ganzen Gebilde der Eindruck einer *tuberkuloiden* Struktur; es werden jedoch weder echte Tuberkeln noch Verkäsung beobachtet (Josefa Novales 1959). Gelegentlich beobachtet man eine intensive Vacuolisierung des Riesenzellencytoplasmas im Innern des Knotens, die wahrscheinlich in Verbindung steht mit der Zerstörung der Pilze durch die Riesenzelle selbst.

Es kann unter Umständen zu einer erneuten Umwandlung dieser knotigen Strukturen kommen. Das tuberkuloide Follikel verliert seinen aus Riesenzellen bestehenden Teil und bleibt nur als ein kondensiertes Gebilde aus Epitheloidzellen bestehen, die konzentrisch angeordnet sind und reichlich Cytoplasma sowie ovale farblose Kerne aufweisen, die unter Umständen umgeben sind von einer nicht sehr dichten lymphocytären Schicht und sauber verkapselt sind mit kollagenen Fasern. Solche Bildungen ähneln einer *sarkoiden Struktur* und bilden die letzte organisierte Phase in der Entwicklung des chromomykotischen Granuloms. Das Infiltrat ist nach allen Richtungen bis zu den Papillen von neugebildetem kollagenem Gewebe durchzogen, das dazu neigt, die Mikroabscesse und vor allem die entwickelteren knotigen Strukturen zu verkapseln.

Die einzelnen beschriebenen Bildungen sind in verschiedenem Grad kombiniert und, wie wir schon sagten, lassen sich verschiedene dieser Bildungen oder zumindest doch ihre Andeutung in ein und demselben Schnitt erkennen; das Bild der Chromomykose ist gegeben durch eine sooche Verbindung von eitrigen Herden und echter granulomatöser Reaktion.

Laut BOPP ist die klinische Form der vegetierenden flächigen Läsion charakterisiert durch ein Überwiegen der Mikroabscesse in der Epidermis oder neben ihr und der Knoten, die zu einem großen Teil aus einer eitrigen Zone und in dem oberen Corium einzeln angeordneten Riesenzellen besteht; die knotige Form zeichnet sich durch seltener auftretende Mikroabscesse aus; die Knoten haben hier keinen eitrigen Bestandteil und die Bindegewebswucherungen und die Fibrose sind in stärkster Intensität zu beobachten.

Im allgemeinen läßt sich dagen, daß die Mikroabscesse dazu neigen, sich in höheren Schichten der Derma festzusetzen, und zwar mitten im Papillarkörper, am Ende oder in der Nähe der epidermalen Kämme; die tuberkuloiden und sarkoiden Follikel dagegen setzen sich in den tieferen Schichten des Infiltrats fest, in den Grenzzonen mit der fibrösen „Schranke", die das Granulom umschreibt. Diese fibröse Schranke „bildet den natürlichen Abwehrmechanismus des Organismus und begrenzt das Einflußgebiet des Pilzes, was die Seltenheit erklärt, mit der der Pilz in den tieferen Strukturen vorkommt" (C. BOPP, op. cit.).

3. Die Pilze in den Läsionen

Die parasitären Aspekte des Pilzes sind schon ausführlich beschrieben worden. An dieser Stelle werden wir uns nur mit dem Vorhandensein der Pilze in Verbindung mit den verschiedenen erwähnten Strukturen befassen. In der Hornschicht treten die fumagoiden Zellen in ihrer typischen Form oder mit Mycelsprossen auf. Diese den Kulturen eigene Mycelphase bildet sich in der Hornschicht aus, nah an der Hautoberfläche, laut BOPP durch Lufteinfluß. Seltener lassen sich in den Mikroabscessen noch Hyphen erkennen, was BOPP, entsprechend seiner Theorie hinsichtlich der Beeinflussung durch die Luft, mit dem Auftreten von „Fisteln" erklärt, die die Mikroabscesse mit der Außenwelt verbinden. Gegen diese Theorie sind jedoch Einwendungen zu erheben, da, wie schon erwähnt, bei allen Fällen mit cerebraler Chromomykose hauptsächlich Hyphen gefunden worden sind.

In der Stachelzellenschicht und der Dermis zeigen sich die fumagoiden Zellen vor allem in den suppurativen Formen in den Mikroabscessen und lassen die schon bekannten Charakteristica erkennen. Die Zahl dieser fumagoiden Zellen verringert sich, wenn sich in den Mikroabscessen Epitheloidzellen und Riesenzellen befinden; in den tuberkuloiden Follikeln sind sie verhältnismäßig selten, und sie sind im Cytoplasma der Riesenzellen zu erkennen (Abb. 13a und b), wo sie zerstört werden können. Bei fortgeschritteneren Formen wie bei den „sarkoiden" Formen verlieren die fumagoiden Zellen unter Umständen ihre Pigmentierung und haben fragmentierte Membrane; es handelt sich dabei um alte, sich schon im Destruktionsprozeß befindende Formen. Es scheint, daß sich hier das von JADASSOHN-LEVANDOWSKI aufgestellte Gesetz, das sich auf das Verhältnis zwischen den Erregern und der Struktur der Läsion bezieht, erfüllt.

In diesem Zusammenhang ist interessant, daß LEVY et al. (1945) und AZULAY (1955) bei mit Chromomykosepilzen geimpften Tieren zeigen, daß die Bildung von Mikroabscessen abhängt von dem Vorhandensein der Pilze und nicht von einer Sekundärinfektion durch Bakterien.

CARRIÓN (1950) gelang es, Ratten und Mäuse (die empfänglichsten Species) intraperitoneal, subcutan und intratesticulär mit Stämmen von *P. pedrosoi* zu impfen, und er konnte damit eine lokalisierte oder generalisierte Krankheit mit knotigen Veränderungen an inneren Organen (Leber, Lungen, Nieren, Bauchfell, Testikel) oder in der Haut hervorrufen. Die Veränderungen in der Haut zeigen verrukösen Aspekt. Die histopathologische Prüfung ergab ein *typisches Granulom* mit dem *Vorhandensein des Parasiten* als einem hervorstechenden Teil des Bildes, ähnlich wie es sich bei den menschlichen Läsionen darbietet.

Zum Schluß werden wir die Läsionen beschreiben, die bei einem Fall der japanischen Autoren Fukushiro et al. (1957) beobachtet wurden, denn sie stellen eine Ausnahmeerscheinung dar. Die cutanen Läsionen zeigten einen typischen Aspekt und die cerebralen Veränderungen, bestehend aus Wucherungen unterschiedlicher Größe, waren lokalisiert in Höhe der linken inneren Kapsel zwischen dem Kopf des Nucleus caudatus und dem Nervius opticus; andere, weniger große Läsionen zwischen der linken Brücke, dem Kleinhirn, dem Hirnschenkel

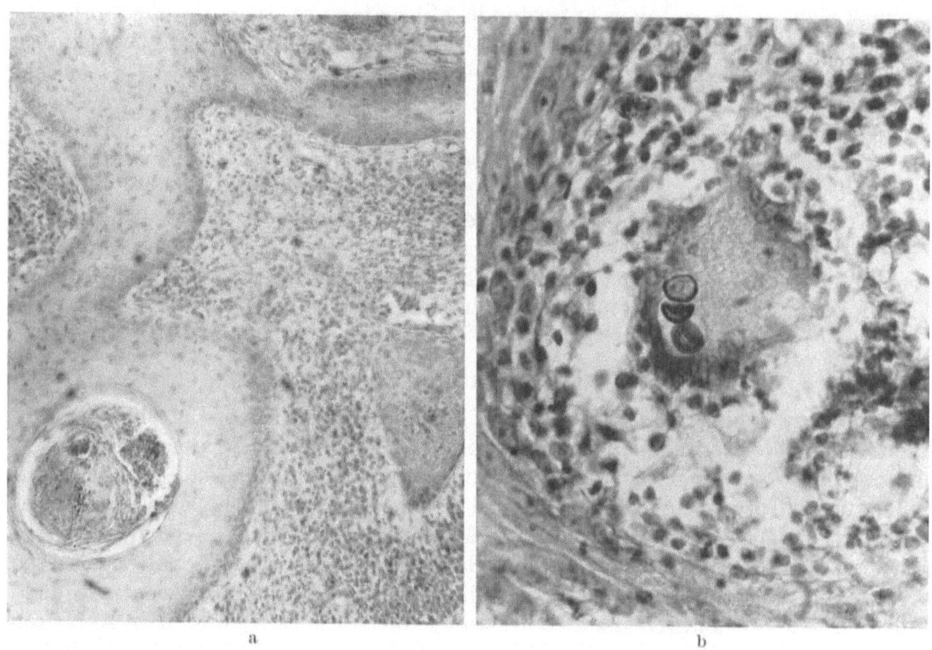

a   b

Abb. 13a u. b. Histopathologisches Detail der Veränderungen. a Hämatoxylin-Eosin. 80mal. Bildung von intraepidermalen Mikroabscessen. Bei einem von ihnen Ansammlung von fumagoiden Zellen. b Hämatoxylin-Eosin. 360mal. Fumagoide Zellen in einer Riesenzelle. (Histopathologisches Laboratorium, Dermatologisches Centro Pascua, Mexiko)

und dem Bulbus; andere Lokalisationen waren der linke Scheitellappen, der linke Insellappen, der rechte Schläfenlappen, der rechte Hypothalamus, das Kleinhirn usw.; auch an den Hirnhäuten befanden sich hirsekornförmige Wucherungen. Diese Läsionen waren von grüner, grauer oder schwärzlicher Farbe. Sie zeigten keine harte Konsistenz; ihr Zentrum war zuweilen nekrotisch, jedoch ohne makroskopische Abscesse. *Mikroskopisch* ist eine zentrale Nekrose, umgeben von zahlreichen Histiocyten und Riesenzellen, vor allem Fremdkörperriesenzellen, zu beobachten. Darauf folgt ein Streifen von Lymphocyten, Plasmazellen und *vorwiegend filamentösen* Parasiten sowohl in der zentralen nekrotischen Zone wie auch im Innern oder der Nachbarschaft der Riesenzellen. Die Sporen treten einzeln auf; häufiger finden sie sich jedoch am Ende der dunklen septierten und verzweigten Hyphen.

VIII. Pathogenese

Bei der Frage, wie die klinischen und histopathologischen Bilder der Chromomykose entstehen, die wir im Vorigen beschrieben haben, sind noch sehr viele Punkt ungeklärt. Für eine große Zahl der Phänomene gaben wir im Text schon eine mögliche Erklärung. In diesem Kapitel bringen wir nur eine allgemeinere Erklärung und weisen auf die erwiesenen Tatsachen hin sowie auf die noch herrschenden Zweifel, die geklärt werden müssen, damit es möglich wird, eine befriedigende Theorie aufzustellen.

Hinsichtlich des Vorkommens dieser Pilze in der Natur weiß man, daß die Dematiazeen sehr häufig sind; die mit der Chromomykose zusammenhängenden Pilze konnten jedoch, mit Ausnahme von *P. verrucosa*, nicht gefunden werden.

Die Forschungen, die diesen Punkt klären werden, werden von großer Bedeutung sein für die Frage, ob unter Umständen mehrere Möglichkeiten der Einwanderung in den Organismus existieren und welche dieser Einwanderungsarten die häufigste ist. Heute lassen die Topographie der Läsionen, die Geschichte der einzelnen Fälle und andere epidemiologische Daten erkennen, daß der Weg über die Haut, wenn nicht der einzige, so doch zumindest die häufigste Möglichkeit für die Einwanderung des Parasiten ist.

Wenn also der Pilz *beim ersten Mal* über die Haut einwandert, warum bildet sich dann *fast nie* ein primärer cutaner Herd unter Beteiligung des Lymphsystems, wie es gewöhnlich bei der Sporotrichose und anderen Tiefenmykosen der Fall ist, wenn die Infektion über die Haut erfolgt, z.B. bei der Tuberkulose, der Syphilis usw. (J. W. WILSON 1957). Wenn man sich dagegen daran erinnert, wie die histopathologischen Veränderungen aussehen und wie sie sich entwickeln, wird man bemerken, daß die Haut gegenüber dem Pilz reagiert als sei sie *zuvor sensibilisiert* worden. Das heißt, es sind Prozesse zu beobachten, durch die die Haut versucht, den Parasiten zu zerstören oder einem weiteren Eindringen Einhalt zu gebieten; Prozesse, vregleichbar einem Kochschen Phänomen, das sich überall da wiederholt, wo die Pilzstellen existieren.

Alles scheint darauf hinzudeuten, daß die Reaktionsfähigkeit der Haut nicht auf die anfangs befallene Stelle beschränkt ist, da bei den durch „Selbstinfektion" disseminierten Läsionen der gleiche Prozeß zu beobachten ist. Handelt es sich um eine spezifische durch frühere Infektion auf anderem Weg erworbene Sensibilisierung? J. W. WILSON (1958) hat vor allem auf Grund von Vergleichen mit den Erscheinungen, die bei der Nordamerikanischen Blastomykose zu beobachten sind, angenommen, daß dieser andere Weg der Atemweg sein müsse. Er ist der Meinung, daß die Veränderungen der Chromomykose eine eigenartige Ähnlichkeit mit den cutanen Veränderungen jener Mykose haben und daß, im Gegensatz zu früheren Ansichten, die cutanen Veränderungen der Nordamerikanischen Blastomykose immer Sekundärerscheinungen eines primären pulmonalen Herdes sind, der unter Umständen weder Symptome gezeigt, noch Spuren hinterlassen hat. Dementsprechend stellt er die Möglichkeit zur Diskussion, ob nicht auch die Läsionen der Chromomykose Sekundärerscheinungen eines primären pulmonalen Herdes sein könnten. Uns scheint das unwahrscheinlich, denn die gegenwärtigen klinischen und epidemiologischen Daten fügen sich nicht in das Bild einer solche Vermutung. Allerdings könnte es vorkommen, daß eine pulmonale Primärinfektion eine erworbene Sensibilisierung erklärt, die sich in der Haut als eine Immunitätsreaktion gegenüber dem nicht von innen, sondern von außen eindringenden Pilz manifestiert.

WILSON (1958) weist auch darauf hin, daß sich eine Möglichkeit, die Frage nach der Existenz einer solchen spezifischen Sensibilisierung zu klären, bieten würde in der Durchführung von Cutantests in den Endemiezonen mit einem chromomykotischen Antigen. Die erste Arbeit in diesem Sinne führte FERNÁNDEZ BAQUERO (1959) auf Kuba durch. Er stellte ein Antigen mit einem Stamm von *P. pedrosoi* her, mit dem er Intracutanreaktionen durchführte bei: a) zehn Patienten mit mykologisch erwiesener Chromomykose, b) 100 gesunden Personen wohnhaft in Habana, c) 20 gesunden Personen vom Lande. Resultate: a) Bei den zehn Patienten waren die Ergebnisse positiv. Es entstand ein Knoten von 8—10 mm Durchmesser und ein perifokales Erythem von 2—3 cm. Diese Veränderung zeigte sich nach 24 Std, erreichte ihren Höhepunkt nach 15 Tagen und ging nach 25 Tagen langsam zurück, um nach 40 Tagen nur eine Pigmentierung zu hinterlassen. b) Bei den 100 gesunden Personen aus Habana war das Ergebnis in allen Fällen negativ. c) Bei den 20 gesunden Personen vom Lande war die Reaktion nach 48 Std positiv, blieb es bis zum 50. Tag und war am 100. Tag verschwunden. Der Autor interpretiert seine Resultate folgendermaßen: a) Die zehn an Chromomykose erkrankten Patienten reagierten alle dem Antigen gegenüber spezifisch. b) Die 25% der Landbewohner reagierten positiv. Das würde einen möglichen Kontakt auf externem oder internem Wege mit dem Erreger bedeuten, wodurch eine schon geheilte klinische oder subklinische Infektion hervorgerufen worden wäre, die eine sich in der positiven Cutanreaktion manifestierende spezifische Sensibilisierung zurückgelassen hätte. c) Die 100 gesunden Personen aus Habana, bei denen die Reaktion negativ verlief, haben, nach Wilsons Interpretation, keine Gelegenheit gehabt, mit dem Pilz in Kontakt zu kommen. Es wäre wünschenswert, daß in anderen Endemiezonen ähnliche Arbeiten durchgeführt würden, damit man sich über die Bedeutung der eben erwähnten Ergebnisse ein Urteil bilden kann.

Gegenwärtig scheint offensichtlich, daß es sich bei fünf Fällen mit cerebraler Lokalisation ohne vorherige cutane Veränderungen um eine andere Einwanderungsmöglichkeit, wahrscheinlich den Atemweg, gehandelt hat. Zur Möglichkeit eines anderen Einwanderungsweges brachten schon S. J. Wilson, S. Hulsey und F. D. Weidman (1933) einen anderen Fall, bei dem sie Zellen fanden, die den „sclerotic cells" ähnlich sahen, die Kaposi bei der Nekropsie eines Falles mit einem Sarkom in den mesenterischen Ganglien fand; sie gaben sogar zu bedenken, daß sich die cutanen Veränderungen bei diesem Fall von Kaposi als ein „Mykid" interpretieren lassen, d.h. als ein cutanes „Id", bedingt durch den Herd im mesenterischen Ganglion. Sie berichten, daß bei 10% der Nekropsien in den mesenterischen Ganglien Pilze gefunden wurden und daß diese vorwiegend in der Haut Metastasen hervorrufen können. Es ist zu vermuten, daß die Pilze auf dem Verdauungswege zu den mesenterischen Ganglien gelangen.

Die erwähnten Autoren berichten auch, übereinstimmend mit ihren Erfahrungen bei der Impfung von Mäusen, daß die Pilze im inneren Medium kaum existieren können, so als gäbe es einen natürlichen Immunitätsfaktor, dessen Herabsinken oder Nichtvorhandensein bei den Menschen die seltenen Lokalisierungen an den inneren Organen bestimmen würde. Ein Herabsetzen dieses natürlichen unspezifischen Immunitätsfaktors würde die zahlreichen Fälle erklären, bei denen die Chromomykose mit einem oder mehreren chronischen infektiösen oder parasitären Prozessen assoziiert ist. Das Fehlen eines bestimmten Immunitätsfaktors scheint den Fall des von den japanischen Autoren Fukushiro et al. (1957) beobachteten kleinen Mädchens zu erklären, das zuerst eine ausgedehnte Parasitierung an Kopf, Hals und Gesicht, hervorgerufen durch *Microsporum ferrugineum*, aufwies, *später Symptome einer cutanen facialen Chromomykose* zeigte und *schließlich Symptome einer als Metastase der letzteren auftretenden cerebralen Chromomykose* mit letalem Ausgang.

Zusammenfassung. Gegenwärtig können wir nicht mit Sicherheit angeben, ob in den Endemiegebieten viele Personen in Kontakt mit den Erregern der Chromomykose kommen und ob einige von ihnen eine spezifische Sensibilisierung erwerben könnten, die bei einer zweiten Einwanderung des Pilzes über die Haut Veränderungen hervorrufen würde, deren histopathologisches Bild das eines Immunitätsprozesses ist, der die Einwanderung des Pilzes aufzuhalten versucht und dazu neigt, ihn zu zerstören; ebensowenig können wir genau sagen, ob der Pilz noch auf einem anderen Wege, wie dem der Atmung, einwandern kann und ob sich in einem solchen Falle bei Menschen, denen irgendein nicht erworbener „Widerstandsfaktor" fehlt, eine generalisierte Krankheit zu entwickeln vermag.

IX. Diagnose

1. Differentialdiagnose

Das Krankheitsbild der Chromomykose, so vielgestaltig es auch ist, kann doch den unterrichteten Arzt in die Richtung einer solchen Diagnose weisen, vor allem wenn es sich hinsichtlich der Topographie, Morphologie, Entwicklungszeitraum, Vorgeschichte und Herkunft um seine charakteristischsten Formen handelt. Es ist jedoch nicht möglich, *klinisch mit völliger Sicherheit eine auf Chromomykose lautende Diagnose zu stellen*, denn es gibt zahlreiche Dermatosen, die ähnliche Krankheitsbilder zeigen. Der Name der Dermatosen, mit denen die Chromomykose gewöhnlich verwechselt wird, hängt von der *klinischen Form* ab, die beobachtet wird (vegetierende oder verruköse flächige Form der Läsion, oder knotige oder tumoröse Form), von der *Ausdehnung des Prozesses* (eine einzige Läsion oder disseminierte Läsionen), von der *Existenz von Komplikationen* (Elephantiasis) und vor allem von der *Gegend, in der der Fall beobachtet* wird; so würde man z.B. in Costa Rica oder in Brasilien an Leishmaniose oder vielleicht an Pian denken; in Mexiko, wo diese Leiden nicht vorkommen, würde man an Tuberculosis verrucosa oder an Sporotrichose denken; in den USA würde man eine Differentialdiagnose zur Nordamerikanischen Blastomykose oder Tuberculosis verrucosa cutis stellen; immer hängt diese Frage von der regionalen Pathogenie ab.

Die Mehrzahl der Autoren gibt in erster Linie die Tuberculosis verrucosa an als die Diagnose, die am häufigsten der Diagnose der Chromomykose gegenübergestellt wird, wenn diese die Form vegetierender oder verruköser flächiger Läsionen aufweist, vor allem, wenn es sich um eine einzige Flächenläsion handelt. Bestimmte Daten über die Entwicklung und die Herkunft können die Entscheidung nach der einen oder der anderen Dermatose hin beeinflussen. In diesen wie in anderen Fällen kann jedoch die letzte Entscheidung immer nur durch Laboratoriumsuntersuchungen gefällt werden und zwar durch eine histopathologische und mykologische Prüfung. Auch eine Verwechslung mit der Tuberculosis luposa ist möglich, wenn diese verrukösen Aspekt zeigt.

Die *Leishmaniose* bildet das wichtigste diagnostische Problem in Mittel- und Südamerika, denn sie tritt ebenfalls in Form vegetierender oder knotig ulceröser flächiger Läsionen auf, kann jedoch auch die Schleimhäute befallen, was bei der Chromomykose nicht vorkommt. In unserem Land stellen noch andere Mykosen diagnostische Probleme dar; in Mexiko ist es die *Sporotrichose*, bei der wir kürzlich einen Fall sahen mit großen ulcerös-vegetierenden stufigen Flächenläsionen an einem Bein, scheinbar disseminierte Flächenläsionen der Chromomykose; ebenso sahen wir Sporotrichosen, bei denen nur jeweils eine einzige verruköse oder vegetierende flächige Läsion auftrat, bei denen erst die mykologische Untersuchung die Frage der Diagnose klärte. Verschiedene nordamerikanische Autoren, wie J. W. Wilson (1958), unterstreichen die Ähnlichkeit mit den cutanen Veränderungen der *Nordamerikanischen Blastomykose* und einige brasilianische Autoren die Ähnlichkeit mit der *Südamerikanischen Blastomykose*. Clovis Bopp (op. cit.) spricht innerhalb der Flächenläsion der Chromomykose von einem „mycetomatoiden" Aspekt, der, obwohl er selten zu beobachten ist, ein Problem für die Differentialdiagnose zum echten *Mycetom* darstellt. In Mexiko sahen wir einen Fall mit Elephantiasis an der unteren Extremität mit verrukösen Veränderungen, bei dem sich später die Diagnose einer *Coccidioidomykose* ergab.

Die flächige Läsion mit ausgedehnter Vernarbung und gewundenem, knotigulcerösem Rand kann unter Umständen verwechselt werden mit den Läsionen einer *Spätsyphilis*. *Pian* wird von den Autoren auf den Antillen und den südamerikanischen Autoren erwähnt. Auch Fälle einer Verwechslung mit der *Lepra* sind in der Literatur angegeben; wir sind allerdings der Ansicht, daß eine solche Verwechslung nur vorkommen kann in Verbindung mit einer Komplikation, der Lymphostase, und demzufolge dem elephantistischen Syndrom oder dem „pié musgoso" (bemooster Fuß), die beide ebenfalls durch Lepra verursacht werden können. Im Zusammenhang mit dieser Komplikation erinnern wir daran, daß sehr häufig die *pyogenen Prozesse* (rückläufige Erysipelas) die Elephantiasis mit sich bringen, die in solchen Fällen nicht selten bilateral ist. Bei der *Filariasis* kommt es ebenfalls zu einem elephantiastischen Syndrom. Die *vegetierende Pyodermitis* und die *vegetierenden Brom- und Jodausschläge* sowie einige *neoplastische Prozesse* geben ebenfalls Anlaß zu Verwechslungen. Zum Schluß möchten wir darauf hinweisen, daß die kubanischen Autoren ALFONSO ARMENTEROS und ROMERO JORDÁN (1958) eine „neue klinische Form der Chromoblastomykose: die „pseudokeloide Form" entdeckten, bei der glatte tumoröse Läsionen auftraten, die zur Verwechslung mit den *Keloiden* führten. Wir sind der Meinung, daß es sich dabei nur um einen besonderen Aspekt (sarkoidisch ?) innerhalb der von CLOVIS BOPP (1959) definierten tumorösen oder knotigen Form handelt.

2. Laboratoriums-Diagnose

Die grundlegende Aufgabe der laboratoriellen Untersuchung ist der Nachweis der fumagoiden Zellen, die einzige Methode, die eine sichere Diagnostizierung der Chromomykose zuläßt. Sie umfaßt a) die histopathologische Prüfung, b) die mykologische Prüfung.

a) *Histopathologische Prüfung.* Die Biopsie ist das sicherste Verfahren für den Nachweis der Pilze und muß in allen Fällen vorgenommen werden. Das Fragment der Läsion muß genügend groß sein; ungefähr ein Drittel davon soll zerrieben werden, um dann in die Kulturröhrchen gesät zu werden; der Rest wird in Fixiermittel gelegt. Die Färbung der Schnitte ist nach den gebräuchlichen Methoden (Hämatoxylin-Eosin) vorzunehmen, denn die Pilze haben, wie schon erwähnt, eine eigene Pigmentierung: sie sind schwarz und in den Präparaten leicht zu erkennen.

Wir möchten mit besonderem Nachdruck auf die polymorphen Aspekte des histopathologischen Bildes hinweisen, die die Histopathologen, die an die Möglichkeit einer Chromomykose bei der Prüfung nicht denken, unter Umständen erstaunen lassen. Solche „tuberkuloiden", „sporotrichoiden", „sarkoiden", „pseudocarcinomatösen" und anderen Aspekte sind häufig schon die Ursache falscher Diagnosen gewesen, wie BRYGOO (1957) berichtet, der zwei Fälle mit falscher Diagnose einer Hauttuberkulose und eines Malpighischen Epithelioms sah. Er gibt außerdem an, daß ROMERO und TREJOS (1953) zeigen, daß bei vier ihrer Fälle die histopathologische Diagnose einen „chronischen Entzündungsprozeß" ergab, bei einem Fall eine „mögliche Leishmaniose" und bei einem anderen Fall ein „verruköses Fibroepitheliom". Bei einer solchen Mannigfaltigkeit der Strukturen in den Schnitten besteht starker Verdacht auf Cnromomykose, und der Histopathologe muß nach den *„fumagoiden Zellen"* suchen, dem einzigen sicheren Anzeichen für eine Chromomykose im histopathologischen Bild. Erinnern wir daran, daß sich diese Zellen in den Mikroabscessen des Coriums oder der Epidermis, in den Riesenzellen und seltener frei in dem Infiltrat oder der Hornschicht finden lassen; im letzteren Falle zeigen sie filamentöse Sprossen (Abb. 14). Erst nach Prüfung mehrerer Schnitte und eventuell mehreren Biopsien kann bei einem klinisch vermuteten Fall von Chromomykose die bestätigende Diagnose gestellt werden.

b) *Mykologische Untersuchung.* Diese Untersuchung umfaßt die *direkte Prüfung* der Schuppen oder des Eiters und der Kultur. Die Schuppen müssen deutlich sichtbar gemacht werden, indem man sie zwischen Objektträger und Deckglas in eine 20- oder 30%ige Lösung von Pottasche legt. Das Präparat wird leicht erhitzt. Die fumagoiden Zellen sind hier größer als die in den Geweben. Sie treten in den charakteristischen Gruppenansammlungen auf, sind septiert oder halbmondförmig und weisen oft mehr oder weniger entwickelte filamentöse

Sprossen auf. Die direkte Prüfung ist die brauchbarste Methode, um die Pilze nachzuweisen; es ergibt sich jedoch ein geringerer Prozentsatz an Genauigkeit als bei der histopathologischen Untersuchung.

Die *Kultur* muß in mit Glucose versetzten Sabouraud-Agar unter Zusatz von Penicillin und Streptomycin erfolgen; die Schuppen sind einzeln (vier bis sechs) zu legen; der Eiter wird an der Oberfläche des Mediums ausgebreitet; eine Methode, bei der man die Kulturen leichter erhält, besteht in der Aussaat von Biopsiefragmenten, die sofort, nachdem die Biopsie erfolgte und die Fragmente zerrieben wurden, vorgenommen werden muß; es ist nicht anzuraten, die

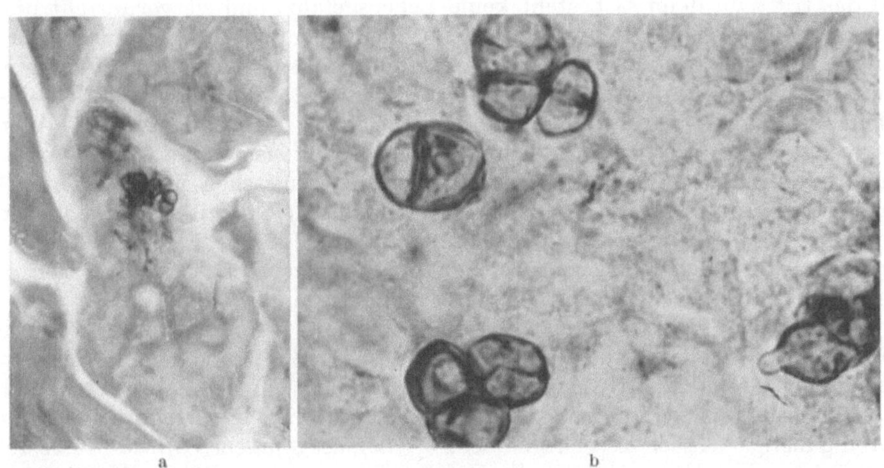

a   b

Abb. 14a u. b. Morphologische Aspekte der fumagoiden Zellen. a Hämatoxylin-Eosin. 360mal. Ansammlung von fumagoiden Zellen und Entwicklung von Filamenten in der Hornschicht. [Von JOSEFA NOVALES: Dermatologia (Mex.) **2**, 30—36 (1958).] b Fumagoide Zellen in Schuppen. Doppelte Membran und Septierung. Eine filamentöse Sprosse im ersten Entwicklungsstadium. 2400mal

Fragmente der Wirkung von Äthylalkohol bei 96⁰ auszusetzen, denn, wie WEIDMAN und ROSENTHAL (1941) beobachteten, sind die Pilze unter solchen Bedingungen nicht mehr lebensfähig. Die Kolonien wachsen, bei normaler Temperatur, zwischen dem 6. und 12. Tag als kleine haarige Punkte, die die schon beschriebenen Züge annehmen. Um die Species des Pilzes zu diagnostizieren, muß die Morphologie des Stammes einer äußerst sorgfältigen Prüfung unterzogen werden. In der Praxis bestätigt die Kultur den Fund des Pilzes bei der direkten Untersuchung und in den Schnitten, ersetzt eine solche Suche jedoch nicht; d.h., die Diagnose der Chromomykose kann nicht bestätigt werden, ohne daß die fumagoiden Zellen gefunden worden sind, auch wenn man in der Kultur Kolonien der häufig pathogenen Dematiaceen erhalten hat.

Immunitätstests. Die serologischen und auch die intracutanen Reaktionen haben nicht viel praktischen Wert, da sich die Pilze relativ leicht in den Schuppen und in den Schnitten nachweisen lassen. Es ist jedoch die Existenz von Antikörpern, die das Komplement (CONANT und MARTIN 1937) bei Vorhandensein eines von *Phialophora pedrosoi* oder *Phialophora verrucosa* erhaltenen Antigens binden, nachgewiesen worden; diese Bindung erfolgt jedoch weder bei Antigenen anderer pathogener Species, wie *Blastomyces dermatitidis* oder Sporotrichum schenkii, noch mit Antigenen anderer nicht pathogener Dematiaceen, einschließlich der Gattung Cladosporium. Auch ist darauf hingewiesen worden, daß der Titer der Antikörper abhängt von dem Schweregrad der Infektion und daß er abnimmt, wenn bei dem Kranken eine Besserung eintritt (CONANT et al. 1954).

Zur Frage des Intradermistests ist zu sagen, daß Conant bei einem Patienten, bei dem er eine Autoinfektion mit durch Hitze abgetöteten Pilzen durchführte, eine negative Reaktion erhielt. Auf der anderen Seite erinnern wir an die von Fernández Baquero (1959) erhaltenen Resultate. Es können jedoch nur die Erfahrungen weiterer Autoren die Brauchbarkeit dieses Tests für die Praxis beweisen.

X. Prognose

Traditionell wird die Chromomykose als eine *gutartige Krankheit* angesehen, und das trifft zu, denn es besteht keine Lebensgefahr, und sie verursacht nicht einmal nennenswerte Beschwerden; dies gilt besonders für die umschriebene flächige Form der Läsion; da die am häufigsten berallenen Personen Bauern sind, Leute, die sich kaum um ihre Gesundheit kümmern, können sie dieses Leiden Jahrzehnte mit sich herumtragen, ohne im geringsten beunruhigt zu sein. Wenn uns jedoch ein Patient mit Läsionen solcher Art konsultierte, konnte unsere Prognose hinsichtlich der Wirksamkeit der therapeutischen Mittel nicht sehr günstig ausfallen, denn es gibt noch keine schnelle, leicht zu handhabende und wirksame Behandlungsweise, die Rückfälle ausschließt. Außerdem ist nicht zu vergessen, daß die Lokalisierung solcher umschriebenen flächigen Läsionen das Funktionieren des betreffenden Gliedes erheblich behindern kann.

Wenn es sich um disseminierte Formen handelt, die ausgedehnte Teile des Gliedes befallen haben und gleichzeitig bedeutende Sekundärinfektionen mit rückläufiger Cellulitis auftreten, die Lymphostase und ein sich daraus ergebendes elephantiastisches Syndrom im Gefolge haben, so wird die Prognose natürlich sehr ungünstig ausfallen hinsichtlich der *Funktion des befallenen Gliedes*; es besteht unter solchen Umständen immer die Gefahr, daß man zu radikalen Maßnahmen, die eine Verstümmelung des befallenen Gliedes zur Folge haben, schreiten muß. Aus diesem Grunde kann in den Gebieten starker Endemie diese Mykose als ein *Problem von einer gewissen sozialen Bedeutung* angesehen werden, da hauptsächlich Bauern befallen sind, die über geringe Mittel verfügen und von ihrer Arbeit leben müssen.

Man darf nicht vergessen, daß es gegenwärtig für möglich gehalten wird, daß es sich bei der Chromomykose unter Umständen um eine generalisierte Krankheit handeln kann, und, obwohl selten, zeigt sie in solchen Fällen eine deutliche Neigung, sich primär oder auch sekundär, als Metastase einer cutanen Läsion, am Gehirn zu lokalisieren; in diesem Falle ist die *Prognose äußerst ungünstig, und es besteht Lebensgefahr*. Auch ist zu überlegen, daß, wenn eine Person jahrelang an dieser Mykose leidet, und diese sich über große Teile des Körpers erstreckt, ein solcher Prozeß zu einer schweren Schwächung der natürlichen Immunitätsmechanismen führen kann; das würde die Tatsache erklären, daß die Chromomykose so häufig mit anderen schweren Infektionen assoziiert ist, die letalen Ausgang haben.

XI. Therapie

In dem mit dem Jahre 1961 abschließenden halben Jahrhundert, in dem sich die Geschichte der Chromomykose entwickelt hat, sind eine große Zahl verschiedener, sowohl physikalischer und chirurgischer wie medikamentöser Behandlungsweisen ausprobiert worden; die verschiedenen Autoren sprachen sich für die eine oder andere dieser Behandlungsmethoden aus; es hat sich aber unglücklicherweise fast immer ergeben, daß solche Begeisterung für diese oder jene Methode voreilig war und daß die Resultate „a posteriori" fast immer sehr schwankten und

häufige Rückfälle vorkamen. In den letzten Jahren ist jeoch der eine oder andere
bedeutende Fortschritt, vor allem auf dem Gebiet der medikamentösen Therapeutik, zu verzeichnen gewesen — Fortschritte, die, wenn auch das schwierige
therapeutische Problem dieser Mykose damit noch nicht gelöst ist, so doch sehr
viel ermutigende Resultate ergeben haben.

1. Physikalische und chirurgische Therapie

Eines der bis heute gebräuchlichsten Verfahren ist die *Elektrokoagulation*, die
natürlich nur auf Läsionen kleineren Umfangs anzuwenden ist, da bei größeren
Läsionen die gebrannte Oberfläche zu groß werden würde. Die Elektrokoagulation
ist weniger als einzige Behandlungsweise als vielmehr in Verbindung mit der
medikamentösen Therapie und als Ergänzung zur chirurgischen Therapie und
Röntgentherapie oder zur Behandlung kleinerer Rezidivläsionen angewandt
worden. PARDO CASTELLÓ et al. (1942) empfehlen die Elektrokoagulation mit
nachfolgender *Curettage* und Behandlung der coagulierten Stellen mit 5% Gentian-
violett zur Verhinderung einer Sekundärinfektion.

Die *chirurgische Excision* der Läsionen wird ebenfalls sehr häufig angewandt,
die Möglichkeit ihrer Anwendung durch die Ausdehnung der Läsionen ist jedoch
begrenzt. Radikale Interventionen wie die *Amputation* empfehlen CARRIÓN (1950)
und andere Autoren bei Fällen mit über ein Glied weitläufig ausgedehnten
Läsionen und bei Elephantiasis des betreffenden Gliedes und sich daraus er-
gebender Funktionsunfähigkeit. CARRIÓN ist der Ansicht, daß, wenn ein Patient
noch jünger ist und seine Einwilligung zur Amputation und späterem Ersetzen
des fehlenden Gliedes durch ein künstliches Glied gibt, er durch dieses Verfahren
immer imstand ist, ein aktiveres Leben mit geringeren Schmerzen zu führen.
Für DOMINGOS SILVA (1955) ist die Amputation nur ein Hilfsmittel für den
äußersten Fall. CLOVIS BOPP (1959) berichtet von Fällen, in denen die Läsionen
am Amputationsstumpf wieder auftraten oder sich sogar entfernt von dem zuerst
befallenen Glied, an einer anderen Extremität zeigten, so daß sich BOPP gegen
solche Verstümmelungen ausspricht. Wir schließen uns dieser Ansicht an, vor
allem, da gegenwärtig bessere therapeutische Mittel ausprobiert werden können.

In letzter Zeit ist die Chirurgie durch die Anwendung der *freien Verpflanzung*
erweitert worden. Dieses Verfahren ist unter anderem in São Paulo von R. FARINA
(1952), in Louisiana von HOWLES et al. (1954), in Kuba von PUIG FUENTES (1959)
und in Mexiko von ORTIZ MONASTERIO (1960) durchgeführt worden. Der erste
dieser Autoren führt eine elektrochirurgische weitgehende Entfernung der
Läsionen bis auf die Aponeurose durch und macht dann eine oberflächliche Frei-
verpflanzung. Er behandelte fünf Patienten mit zufriedenstellenden medizinischen
und ästhetischen Ergebnissen; einer der Patienten erlitt jedoch nach 6 Monaten
einen Rückfall. HOWLES et al. behandelten zwei Patienten, wobei bei einem das
Resultat gut war; bei dem anderen Patienten, der vorher mit Röntgenstrahlen
behandelt worden war, hielt die erste Transplantation nicht, die zweite ergab
jedoch sehr gute Resultate. PUIG FUENTES (1959) behandelte ebenfalls zwei
Fälle mit jeweils einer Lokalisation am Knie und einer Lokalisation am Unterarm
und Handrücken. Bei den Incisionen bezieht er ein großes Stück der die Läsion
umgebenden gesunden Haut mit ein, hebt die Läsion bis auf die aponeurotischen
Schichten heraus, nimmt dann intermediäre Hautlappen vom Oberschenkel und
überträgt sie p. p. oder p. s. auf die Oberfläche der Wunde; dann folgt ein
Kompressionsverband und Immobilisierung in Gips. Der Autor versichert, daß
er in beiden Fällen eine funktionelle Wiederherstellung erreichte; er beobachtete
den ersten Fall 5 Jahre und 10 Monate und den zweiten 3 Jahre und 6 Monate,

ohne daß das geringste Anzeichen eines Rückfalles beobachtet worden wäre. Ortiz Monasterio (1960) teilt ebenfalls ausgezeichnete Resultate bei einem Fall mit einer Lokalisation am Knie und einem anderen mit einer Lokalisation am Fußknöchel mit.

Clovis Bopp (op. cit.) bringt Berichte von zahlreichen Fällen, bei denen alle Arten chirurgischer Therapie versagten, und erklärt dies damit, daß die Chirurgie die natürliche fibröse Schranke zerstört, die in der Tiefe dem Eindringen des Pilzes Einhalt gebietet und die diese Mykose in den meisten Fällen in einen verhältnismäßig oberflächlichen Prozeß verwandelt. Mit dem Zerstören dieser Schranke wird lediglich die Disseminierung erleichtert; aus diesem Grunde hält er eine chirurgische Therapie bei der Chromomykose nicht für angezeigt. Er wendet dieses Verfahren nur bei der Entfernung der bei mit Calciferol behandelten knotigen Formen zurückbleibender Läsionen an und vergewissert sich vorher durch Biopsie, daß solche Läsionen nur aus fibrösem Gewebe ohne aktive Strukturen und Pilze bestehen.

Röntgentherapie. Pardo Castelló et al. (1942) wandten die Röntgenstrahlen bei Patienten mit oberflächlichen oder umschriebenen Läsionen in hohen Dosierungen von 600—1200 r, filtriert in 1—2 mm Al., an; die Höhe der Dosierung richtete sich jeweils nach der Größe der Wucherungen. Die Röntgentherapie wurde hier als Unterstützung zu anderen therapeutischen Verfahren benutzt. León (1943) heilte vier von fünf Patienten mit Röntgenstrahlen; er wandte auch die *oberflächliche Elektrokoagulation* als alleiniges Verfahren an, oder um auf Röntgenstrahlen nicht reagierende Läsionen zu behandeln. Verschiedene Autoren, wie Calero (1946), kombinieren chirurgische Excision, Elektrokoagulation und Röntgenstrahlen. Barrack (1952) verwandte eine einmalige Dosis von 2000 r (Entfernung: 16 cm, 70 kw, 10 m A., 1 mm Al., Kegel 3 cm). Gleichzeitig gab er Kaliumjodid, dessen Dosierungen er fortlaufend erhöhte: der Patient wurde ohne Rezidive binnen 12 Monaten geheilt. In Venezuela behandelten Velutini et al. (1957) einen Patienten, der eine große verruköse flächige Läsion mit vernarbten Zonen an der rechten Kreuzseite hatte. Er wurde dreimal wöchentlich bestrahlt mit 200 r, bis eine Gesamtdosierung von 3000 r erreicht war, d. h. 15 Sitzungen (Entfernung: 25 cm, 100 kw, 7 m A., ohne Filter; Einstellung auf das Zentrum der Läsion, ein einziges Feld, mit Bleiprotektor $^1/_2$ cm entfernt von den Rändern). Nach 18 Tagen klagte der Kranke über Brennen, hervorgerufen durch die auf die Röntgenstrahlen zurückzuführende Reaktion; nach 30 Tagen verschwanden die Infiltrierung und die verrukösen Veränderungen, das Erythem wurde schwächer, im Zentrum der Läsion war eine kleine Ulceration und zwei kleinere weiter unten zu beobachten; nach 50 Tagen war nur noch eine leichte Pigmentierung zu sehen, die drei Ulcerationen waren geblieben, es traten keine subjektiven Symptome auf. Die direkte Untersuchung der aus den Ulcerationen austretenden Flüssigkeit zeigte „fuliginöse Hyphen"; „die runden Zellen konnten nicht gefunden werden". Clovis Bopp (op. cit.) ist der Ansicht, daß der Weiterverlauf der mit Röntgenstrahlen behandelten Läsionen nicht sehr zufriedenstellend gewesen ist und daß häufig Rückfälle vorgekommen seien. Wir glauben, daß die Techniken von erfahrenen Leuten verbessert werden können und daß, ohne daß wir uns von den Röntgenstrahlen zuviel erhofften, sie doch in bestimmten Fällen von Nutzen sein können.

Gelegentlich werden der lokalen Wirkung bestimmter Substanzen physikalische Verfahren assoziiert, wie z. B. die *Ionentherapie* mit Kalium- und Natriumjodiden; die Resultate waren ohne Bedeutung. *Schwefelsaures Kupferoxyd* wurde von Martin et al. (1936) bei einem Patienten mit von Elephantiasis begleiteten Läsionen an Hand und Unterarm angewandt. Das schwefelsaure Kupferoxyd wurde 5 Monate hindurch täglich gegeben, und man beobachtete eine beträchtliche Reduzierung des Knotenvolumens und des Umfanges der verrukösen Läsionen; Juckreiz und Brennen ließen nach, aber das Lymphödem veränderte sich nicht; die Biopsie ergab eine Reduzierung des Infiltrats und der Zahl der fumagoiden Zellen; bei anderen Autoren blieb diese Methode jedoch ohne Erfolg. PEREIRA FILHO (1949) kauterisiert einige Läsionen mit Eisessig und *Kohlensäureschnee*.

2. Medikamentöse Behandlung. Jüngste Forschungsergebnisse

Zahlreiche und verschiedene Medikamente sind bei der Behandlung der Chromomykose versuchsweise angewandt worden; und zwar einige mit örtlicher Anwendung, bei denen man die keratolytischen, ätzenden, antiseptischen und pilzzerstörenden Eigenschaften ausnützte. Die Mehrzahl dieser Mittel hat unbedeutende Resultate ergeben; die Anwendung „in situ" des Amphoterycin B ist eines der Verfahren, die gegenwärtig die besten Resultate versprechen. Wir werden uns darauf später beziehen.

PEREIRA FILHO (1949) wandte eine 10%ige Lösung von Salicylsäure und Resorcin an. YEW (1951) teilt mit, er habe gute Ergebnisse erhalten, indem er der allgemeinen Verordnung von Kaliumjodid noch eine aus Chrysarobin, Salicylsäure und Phenol bestehende Salbe zufügte. CLOVIS BOPP (op. cit.) verwandte eine Lösung von Podophillin in 25% Mineralöl; die verrukösen Läsionen verschwanden, traten jedoch später an derselben Stelle wieder auf. Wir sind der Ansicht, daß es keinen Sinn hat, nur, damit die Läsionen einige Tage lang glatt erscheinen, solche ätzenden Substanzen, die zu Komplikationen führen können (Blutunge, zusätzliche Infektionen, Dermatitis, Verbrennungen an der gesunden Haut usw.), anzuwenden. ALEIXO (1954) imprägnierte örtlich den Methylester des Nitrofurfurols zu 10%, der antifungisch wirkt, und erreichte in 10 Monaten täglicher Anwendung ein völliges Zurückgehen der Läsionen, die beide Unterschenkel in Mitleidenschaft gezogen hatten.

Von den vielen *Medikamenten allgemeiner Wirkung*, die bei der Behandlung der Chromomykose angewandt worden sind, seien hier nur diejenigen genannt, die sich nach Berichten einiger Autoren von einem gewissen Nutzen erwiesen haben. Sie können in die folgenden Gruppen eingeteilt werden: a) Metalle und Nichtmetalle (Kalium- und Natriumjodide), b) synthetische chemotherapeutische Medikamente (Sulfamide, Sulfone, Isoniazid), c) Hormone und Medikamente ähnlicher pharmakologischer Wirkung (aromatische Diamidine, *Calciferol*, Corticosteroide) und d) Antibiotica (Griseofulvin, Amphoterycin B).

a) *Metalle und Nichtmetalle.* Innerhalb dieser Gruppe wurden angewandt: Arsen, Wismut, Quecksilber, Gold, Antimonium und Jod; letzteres Halogen in Form von *Kaliumjodid* und *Natriumjodid*. Nur die beiden letzgenannten Mittel scheinen teilweise eine gewisse Wirkung gehabt zu haben, die sich jedoch in keiner Weise mit den bei der Sporotrichose erzielten Ergebnissen vergleichen läßt. Das Kaliumjodid wird oral gegeben, das Natriumjodid intravenös in stufenweise erhöhten Dosierungen, die, jeweils entsprechend der Verträglichkeit, durch lange Zeit hindurch aufrechterhalten werden. Das Kaliumjodid wird bei Erwachsenen in einer täglichen Dosis von 6 g oder, wenn möglich, höher verabreicht; man beginnt mit niedrigen Dosen von beispielsweise 1 g und erhöht dann fortlaufend. Diese tägliche Dosis wird aufgeteilt in drei Gaben, jeweils eine nach jeder Mahlzeit. Entsprechend der bei der Sporotrichose befolgten Einnehmeweise ist es besser, das chemisch reine Salz 2 oder 3 Std vor dem Einnehmen in Milch aufzulösen; so bildet sich ein Caseinat, wodurch die Verdauungswege weniger gereizt werden. Gastritis, Enteritis und Kongestion der Atemwege sind Anzeichen einer Unverträglichkeit gegenüber einem betreffenden Medikament, die häufig auftreten, vor allem bei sehr langen Behandlungen, wie sie bei der Chromomykose angewandt werden müssen. Das Natriumjodid wird intravenös in einer täglichen Dosis von 1—2 g gegeben.

Carrión und Koppisch (1933) gaben einem Patienten, der dieses Salz sehr gut vertrug, 2 Jahre hindurch Kaliumjodid, und zwar konnte die Dosis so gesteigert werden, daß schließlich Monate hindurch 9 g täglich verabreicht wurden; die Läsionen gingen teils völlig zurück, teils verringerte sich ihr Umfang beträchtlich; es kam jedoch nach einer Unterbrechung von nur wenigen Wochen zur Entstehung neuer Läsionen. Pardo Castelló et al. (1942) wandten bis zu 10 g täglich Kaliumjodid und 2 g Natriumjodid an und hielten die Resultate nicht für sehr vielversprechend. Einige Autoren berichten jedoch von günstigen Resultaten mit Jod (Moore, Almeida und Mapother 1940, und Weidman und Rosenthal 1941); die Mehrzahl der Autoren bedient sich des Jods zur unterstützenden Behandlung bei der Röntgentherapie, Elektrokoagulation, chirurgischen Excision usw. Nach unseren Erfahrungen können wir sagen, daß mit den Jodiden mehr oder weniger anhaltende Besserungen erzielt werden können, daß aber mit diesen Medikamenten niemals eine völlige Ausheilung der Läsionen erreicht wird.

b) *Synthetische chemotherapeutische Medikamente.* Pardo Castelló et al. (op. cit.) teilt mit, er habe in zwei Fällen von Chromomykose das „Sulfanilamid und seine Ableitungen" angewandt, habe aber keine Resultate erzielen können. Carrión (1950) gibt an, daß, übereinstimmend mit den Experimenten von Keeney et al. (1944), das natronsaure *Sulfameracin* dem *F. pedrosoi* in vitro gegenüber entwicklungshemmende Eigenschaften besitzt; auf der Basis dieser Erfahrung begann er, einige Patienten in Puerto Rico zu behandeln, hält aber eine Beurteilung der erzielten Resultate noch für verfrüht. Die *Sulfone* wurden, laut Obdulia Rodríguez (1959), zum ersten Mal von Castro Palomino und seinen Mitarbeitern angewandt, die mit Promin günstige Resultate erhielten. Domingos Silva (1955) wandte es ohne Ergebnis bei drei Patienten an. González Ochoa (1955) spricht im Vorwort einer seiner Arbeiten über die Wirksamkeit des Diaminodiphenylsulfons bei der Chromomykose, gibt jedoch im weiteren Verlauf des Textes keine Einzelheiten. Josefa Novales (1958) berichtet von einem Fall, den sie in der Dermatologischen Abteilung des Allgemeinen Krankenhauses in Mexiko 4 Monate lang mit einer täglichen Dosis von 100 mg D.D.S. behandelte; nach dieser Zeit „ließ sich eine deutliche Besserung erkennen".

Das *Isoniazid* (Isonicotinsäurehydrazid) brachte, laut Van Vlierberghe et al. (1957) einen Heilerfolg bei einem Patienten in Belgisch-Kongo, der zufällig dieses Medikament einnahm, weil er gleichzeitig an einer Lungentuberkulose litt. Man verabreichte eine tägliche Dosis von 400 mg, aufgeteilt in drei Gaben, und beobachtete eine wesentliche Besserung der Lungentuberkulose sowie das Verschwinden der chromomykotischen Läsionen. Josefa Novales (op. cit.) berichtet, daß in der erwähnten Dermatologischen Abteilung, gegen Ende 1957, man bei einem Fall von Chromomykose mit einer Behandlung mit Isoniazid begann, gleichzeitig allerdings röntgentherapeutisch behandelte und eine klinische Heilung erzielen konnte; nach $1^{1}/_{2}$ Jahren erschien der Kranke jedoch wieder, diesmal mit Läsionen an einem Fuß (vorher waren die Läsionen bilateral gewesen).

c) *Hormone und Medikamente ähnlicher pharmakologischer Wirkung.* Thys et al. (1952) dachten an die guten Ergebnisse, die Schoenbach et al. (1951) mit Stilbamidin bei der nordamerikanischen Blastomykose erzielten, und wandten 5%iges *Propamidin* in täglich zwei intravenösen Injektionen bei an Chromomykose erkrankten Patienten an; es wurde keine Veränderung an den Läsionen beobachtet. CLOVIS BOPP (op. cit.) berichtet, daß er das *Diäthyldioxystilben* seit 1954 bei einem Patienten in fortlaufend erhöhter Dosis anwandte, angefangen bei 3 mg täglich, gesteigert bis 20 mg täglich, mit einer Gesamtdosis von 600 mg in zwei Monaten; Gynäkomastie und Verminderung der Libido waren die Folge, während die chromomykotischen Läsionen keinerlei Veränderung zeigten. MAC-KINNON et al. (1958) führten Experimente *in vitro* durch zu mVergleich der Wirkung des Estilbamidins, des Hydroxyestilbamidins, des Aminoestilbamidins und des Diaminodiphenylamins gegenüber mehreren Erregern tiefer Mykosen, unter ihnen auch die Chromomykose-Erreger. Es ergaben sich bei den einzelnen Stämmen verschiedene Resultate; das Diaminodiphenylamin jedoch wirkte in sehr niedriger Konzentration (1 zu 2 mcg./ml) hemmend auf das Wachstum aller Stämme von *P. pedrosoi* und eines Stammes von *P. compactum*. *Alle aromatischen Diamidine*, mit denen experimentiert worden war, wirkten bei ebenso niedrigen Konzentrationen hemmend auf das Wachstum eines Stammes *P. pedrosoi* und eines anderen von *P. verrucosa*.

Bei den Medikamenten, mit denen in der Behandlung der Chromomykose die besten Resultate erzielt worden sind, muß das *Vitamin D₂* oder *Calciferol* erwähnt werden.

Es wird in der Natur in den Pflanzen gefunden in der Form von Provitamin D₂ oder Ergosterin, das auf Grund der Wirkung der ultravioletten Sonnenstrahlen in die aktive Phase übergeht und dann ein Isomer des Ergosterins darstellt. Es ist außerdem chemisch verwandt mit den Sexualhormonen und dem Corticosteron. Man erhält es aus dem bestrahlten Ergosterin (ultraviolette Strahlen). Der Organismus absorbiert es sehr schnell im Dünndarm oder auf parenteralem Wege in öliger Lösung und speichert es in der Leber. Seine bekannteste biologische Wirkung besteht in seinem Einfluß auf den Phosphor-Calcium-Stoffwechsel, wobei die Absorption dieser Elemente im Darm vorangetrieben wird. Das Fehlen des Vitamins D₂ bei Kindern führt zu Rachitis; ein zu starkes Vorhandensein bedingt Hypercalcämie (verstärkte Darmabsorption und Mobilisierung des Knochencalciums) und Hyperphosphatämie und erhöhte Abgabe dieser Stoffe mit dem Urin.

Die Alarmzeichen bei zu hohen Dosierungen sind: Übelkeit, Erbrechen, Schwäche, pseudo-meningitisches Syndrom (Unruhe, Schlaflosigkeit, Schwindel, Kopfschmerz, Konvulsionen) und pseudo-diabetisches Syndrom (Polydipsie, Polyurie, Abmagerung). Es sind Hypertension, Erhöhung des Rest N-Wertes und verschiedene Grade akuter Nephritis beobachtet worden, zurückzuführen auf Kalkablagerungen in den Nierentubuli (DOWLING et al. 1952).

Das Ansteigen der Blutkörperchensenkungsgeschwindigkeit, die Lymphocytose und die Eosinophilis werden weniger als direkt durch das Calciferol verursachte toxische Erscheinungen angesehen, als vielmehr als *Reaktionszeichen* in Verbindung mit dem Rückgang des spezifischen Prozesses bei solchen Leiden, in denen das Vitamin D₂ aktiv ist.

Seine ständig wachsende Bedeutung als therapeutische Waffe auf dem Gebiet der Dermatologie erhielt das Calciferol mit der Arbeit von CHARPY (1946), in der er die Anwendung dieses Medikaments für die Behandlung verschiedener Formen von Hauttuberkulose beschreibt. Die Erfolgsmöglichkeiten und die Grenzen dieser Methode, die den Namen des Autors trägt, des so früh verstorbenen, ausgezeichneten Professors CHARPY, sind präzisiert worden unter vielen anderen von DUPERRAT (1951), HURIEZ (1951) und CHARPY selbst (1952). CASTRO PALOMINOS und ALFONSO ARMENTEROS (1941) beziehen sich zum ersten Mal auf die Anwendung von Calciferol bei der Chromomykose; sie wandten es assoziiert mit anderen Behandlungen an, wie Kaliumjodid, kolloidales Kupfer, Elektrokoagulation usw.; sie teilen mit, ausgezeichnete Resultate erhalten zu haben, die sie jedoch vor allem der Elektrokoagulation zuschreiben, ohne auf die Rolle des Vitamins D₂ näher einzugehen. In Mexiko rät schon seit 1951 LATAPí zur ausschließlichen Anwendung von Calciferol, beeindruckt von der histopathologischen und klinischen Ähnlichkeit der Chromomykose mit den Formen der Hauttuberkulose, bei deren Behandlung die Methode Charpy so guten Erfolg gezeitigt hatte. Der erste Fall, der ausschließlich mit Calciferol behandelt und geheilt worden war, wurde von Obdulia Rodríguez im August 1954 in der Mexikanischen Gesellschaft für Dermatologie vorgestellt (zit. von P. Lavalle 1955 und von Obdulia Rodríguez 1959). Aus Costa Rica berichtet D. Bonilla (1954) von Heilerfolgen in drei Fällen, bei denen er wöchentlich 600000 E Vitamin D$_2$ verabreichte, kombiniert mit einer täglichen Dosis von 3 g Kaliumjodid. Dieser Autor, der vorher in Mexiko die ausschließliche Anwendung von Calciferol beobachten konnte, hält die Kombinierung mit Kaliumjodid für besser. Obdulia Rodríguez (1959) berichtet von

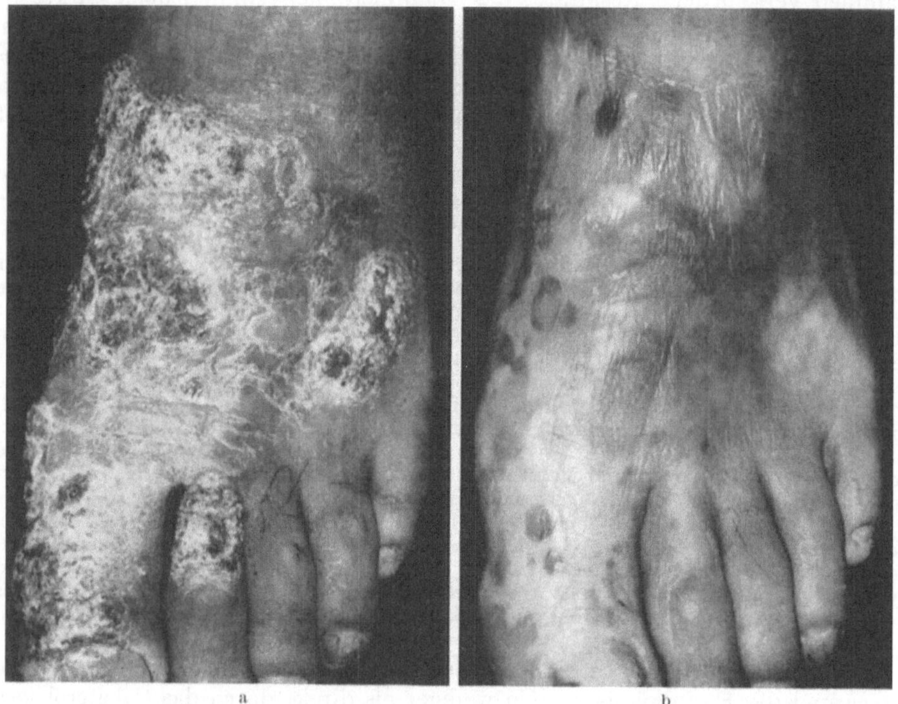

Abb. 15a u. b. Behandlung mit Calciferol. a Vorher: Erythemato-squamöse flächige Veränderung mit verrukösen Läsionen. b Nachher: Starke Achromie der Narbe. Calciferol 600000 E zweimal wöchentlich ein Jahr lang. [Von Obdulia Rodriguez: Mem. III. Congr. Iber. Amer. Derm. Mexiko 1956, **4**, 182—189 (1959).]

den Resultaten der Behandlung bei drei Patienten (die Arbeit wurde auf dem III. Ibero-Latino-Amerikanischen Kongreß für Dermatologie in Mexiko, 1956, vorgetragen); bei dem ersten Fall gab er 6 Monate lang zweimal wöchentlich Calciferol in alkoholischer Lösung in einer Dosis von 600000 E; er verabreichte dann die gleiche Dosis die nächsten 6 Monate nur einmal wöchentlich und weitere 6 Monate nur alle 14 Tage; das Resultat war eine klinische und histopathologische Heilung (Abb. 15). Bei dem zweiten Fall gab er 10 Monate lang zweimal wöchentlich 600000 E und erreichte eine deutliche Besserung; bei dem dritten Patienten gab er einmal wöchentlich die erwähnte Dosis und erzielte „nach einigen Monaten eine leichte Besserung".

Clovis Bopp verfügt über die umfassendste Kasuistik und hat eine sehr genaue klinische und histopathologische Untersuchung der Behandlung mit Calciferol veröffentlicht. Er beschreibt die bei 20 Patienten (1957) und später bei 36 Patienten erhaltenen Ergebnisse; diese Beobachtungen sind Gegenstand seiner vielzitierten Dissertation (1959). Er probierte anfangs drei Behandlungsschemata aus, die sich unterschieden nach der Häufigkeit der Gaben und nach der Dauer der Behandlung; ebenso fügte er anfangs andere Medikamente wie Kaliumjodid und Natrium und Calcium hinzu. Er kommt zu der Ansicht, daß intensive Behandlung mit Dosen von 600000 E, die jeden 3. Tag oder zweimal wöchentlich bis 30 oder 80 Dosen oder auch alle 5 Tage bis zu 30 oder 40 Dosen verabreicht werden, nicht zu empfehlen seien; als Grund gibt er ein mögliches Auftreten toxischer Symptome und vor allem eine längere Resistenz der Läsionen solchen aufeinanderfolgenden Behandlungen gegenüber an; seiner Meinung nach besteht die beste Methode darin, alle 7 oder 14 Tage das Calciferol zu verabreichen, übereinstimmend mit den Schwankungen der Blutkörperchensenkungsgeschwindigkeit, die, wie schon gesagt wurde, auf die durch die Resorption des Infiltrats hervorgerufenen „Reaktionsphasen" zurückzuführen sind. Er schränkt die Zahl der jeweiligen Dosierungen einer Serie auf 8—10 ein; eine solche Serie kann nach einem oder 2 Monaten Pause wiederholt werden. Er verbannt das Calcium, da es das Risiko der Unverträglichkeit erhöht, und ist außerdem der Meinung, daß eine Kombination mit den Jodiden mehr schadet als nützt, da die Jodide das Krankheitsbild *reaktivieren*. Aus diesem Grunde müssen die Jodide bei den Behandlungen mit Calciferol nicht nur ausgeschlossen werden, sondern sogar *kontraindiziert* werden. Nach diesem sehr fundierten Behandlungsschema behandelte er sieben Patienten, von denen nur zwei ausschließlich Calciferol nahmen und in 3 Monaten klinisch und histopathologisch geheilt waren; einem Patienten gab er nach der Behandlung mit Calciferol noch Kaliumjodid, da dieser außerdem an Sporotrichose litt, und erreichte ebenfalls einen klinischen und histopathologischen Heilerfolg; die vier anderen Patienten nahmen kleine Mengen Kaliumjodid; zwei von ihnen wurden klinisch geheilt, es sind aber in ihren Schnitten noch Pilze zu beobachten; die beiden letzten Kranken sind noch in Behandlung, es zeigt sich bei ihnen klinisch und histopathologisch eine Besserung.

Der Autor beobachtete, daß die auf diese Behandlungen erfolgenden Besserungen sich nur an einigen Stellen bis zum Ende des ersten Monats zeigten; das Ödem, die Exudation und die Keratose gehen zurück; die subjektiven Symptome verschwinden; in dieser Phase wendet der Autor gewöhnlich den Unna-Verband an, um die Gewebe zusammenzudrücken und auf diese Weise das Ödem und die Exudation zum Stillstand zu bringen und die Fibrosis anzuregen; wenn nach 10 Tagen der Unna-Verband abgenommen wird, wird die Infiltration immer schwächer, und in ungefähr 3 Monaten hat sich die Rückbildung der flächigen Läsion vollzogen; an ihrer Stelle ist nun eine flache narbige Oberfläche zu sehen, die entweder glatt ist oder Schuppen oder sehr kleine oder große fibröse keloidähnliche Erhebungen zeigt. Bei der knotigen Form verringert sich das Volumen der Läsionen, sie werden glatt, isoliert und lassen Fibrose erkennen; in solchen Fällen entfernt Clovis Bopp sie operativ. Was die Veränderungen des Allgemeinzustandes betrifft, so ist anfangs eine Gewichtsabnahme zu verzeichnen; später jedoch kann man eine oft sehr beträchtliche Gewichtszunahme beobachten. Als Bopp sehr häufige Dosen verabreichte, ergaben sich toxische Symptome, entsprechend den schon beschriebenen Symptomen; sie gingen jedoch wenige Monate, nachdem man die Behandlung eingestellt hatte, völlig zurück. Das Ansteigen der Blutkörperchensenkungsgeschwindigkeit und die Azidocytose machen sich im allgemeinen unmittelbar anschließend an die ersten Dosen bemerkbar und hängen, wie schon gesagt wurde, mit dem Rückbildungsphänomen des Infiltrats zusammen; diese beiden Erscheinungen scheinen spezifisch zu sein, denn sie wurden nicht beobachtet, wenn man Vitamin D_2 bei der Psoriasis gab (C. Bopp; op. cit.).

Regelmäßige Biopsien lassen die im Verlauf der Behandlung auftretenden Veränderungen im histopathologischen Bild erkennen. Das bekannte histologische Bild der Mykose besteht, wie schon beschrieben wurde, in einer mit einer eitrigen Reaktion einhergehenden granulomatösen Reaktion, die beide stufenweise Veränderungen erfahren, entsprechend der durch die Wirkung des Calciferols hervorgerufenen klinischen Besserung. Anfangs steigt die Zahl der Histiocyten und die eitrige Reaktion wird schwächer; das tuberkuloide Follikel mit Riesenzellen und Epitheloidzellen herrscht vor; später überwiegt das sarkoide Follikel mit konzentrischen Epitheloidzellen, umgeben von Lymphocyten. Es besteht ausgedehnte Proliferation des Bindegewebes, die das Infiltrat einkapselt und überzieht; dieses wird ersetzt durch das narbige Gewebe (der Prozeß der Fibrosis ist vorherrschend). Danach erfährt das Infiltrat eine erneute Veränderung, indem es sich zusammenzieht und ein Konglomerat von kleinen Monocyten bildet. Schließlich werden die infiltrierten Knoten vom Sarkoidentyp ersetzt durch die neugebildeten kollagenen Fasern, die wahrscheinlich aus der Umwandlung der Epitheloidzelle selbst hervorgehen. Zur gleichen Zeit wie die Dermis bekommt auch die Epidermis nach und nach wieder ihr normales Aussehen.

Worin besteht der Wirkungsmechanismus des Calciferols? Entsprechend dem Vorhergesagten „beschränkt sich das Calciferol darauf, die Abwehrreaktionen anzuregen, über die der Körper schon verfügt, um die Infektion zu überwinden" (C. Bopp, op. cit.). Das Vitamin D_2 begünstigt also die histiocytäre Reaktion auf Kosten der eitrigen Reaktion und regt zur gleichen Zeit die Proliferation des Bindegewebes an, durch die das Infiltrat zerstört und durch narbiges Gewebe ersetzt wird. Man kann die gleiche Folge histologischer Bilder beobachten wie bei der mit Calciferol behandelten lupösen Tuberkulose (Freudenthal 1948; Huriez 1951; Vachon 1949; Carpentier 1951; Duperrat 1951). Bei beiden der Wirkung dieses Medikaments ausgesetzten Prozessen beobachtet man ein Ansteigen der organischen Widerstandsfähigkeit ohne anscheinende antibiotische Wirkung. Die Arbeiten von Marchionini et al. (1953) über die Wirkung des Isoniazids und Streptomycins bei der lupösen Tuberkulose zeigen eine Reihe Bilder, die sich stark von den durch die Wirkung des Vitamins D_2 erhaltenen Bildern unterscheiden und die aus einer erhöhten Anzahl Riesenzellen bestehen, die sich, vorher Langhanssche Zellen, umwandeln in Fremdkörperriesenzellen, gruppiert in kompakten Massen usw. Über die biochemischen Elemente, auf denen die Wirkung des Vitamins D_2 auf die Chromomykose und die Hauttuberkulose beruht, herrschen unterschiedliche Meinungen; die größte Bedeutung kommt wohl der Theorie von der *Azidifizierung der Gewebe* zu, die ihrerseits das Anwachsen der Fibroblasten anregend beeinflußt (sklerogene Wirkung); über all dieses sind zahlreiche Tests von verschiedenen Autoren, wie Lecoq et al. (1945), durchgeführt worden. Wie auch die endgültige Erklärung sein mag, so läßt sich dich sagen, daß das Calciferol übereinstimmend mit klinischen Erfahrungen, die man in Mexiko (Obdulia Rodríguez 1956), in Costa Rica (Bonilla 1954) und in Brasilien (Clovis Bopp 1957 und 1959) gemacht hat, zumindest in verschiedenen Fällen von Chromomykose eine günstige Wirkung gezeigt hat.

Innerhalb dieser Gruppe von hormonalen Therapeutica müssen die *Corticosteroide* erwähnt werden. Bopp (op. cit.) bezieht sich auf einen Fall, den er mit Prednison in einer Dosis von 20 mg täglich und einer Gesamtdosierung von 900 mg behandelte und dessen Resultat als paradox bezeichnet werden muß, denn die Corticosteroide haben eine entzündungswidrige Wirkung, wohingegen in diesem Fall die Läsionen entzündlich und ödematös reagierten, sich die Blutkörperchensenkungsgeschwindigkeit erhöhte und Bopp die Behandlung wegen anderer Begleitsymptome wie Anexorie, Schlaflosigkeit usw. abbrach. Der Autor berichtet außerdem, daß verschiedene Forscher eine disseminierende Wirkung des Prozesses unter der Wirkung von Corticosteroiden bei experimentellen tiefen Mykosen beobachtet haben; er spricht sich aus diesem Grunde gegen den Gebrauch der Corticosteroide bei der Chromomykose aus. Wir haben jedoch letztlich verschiedene Dermatosen behandelt, die ein histologisches Bild zeigen, das dem dieser Mykose ähnlich ist; d. h., es handelt sich um infektöse Granulome. Wir haben mit *Triamcinolon* in täglicher Dosis von 16 mg und später 12 oder 8 mg behandelt, immer jedoch in *Verbindung mit den spezifischen Medikamenten,* und erhielten günstige Resultate, was eine Verkürzung der Behandlungsdauer erlaubte; bis heute wenden wir dieses Medikament bei der tuberkuloiden Lepra an (kombiniert mit Sulfon); bei der verrukösen Tuberkulose und anderen Arten von Hauttuberkulose kombiniert mit Isoniazid, und bei der Sporotrichose und durch *N. brasiliensis* verursachtes Mycetom kombiniert mit Griseofulvin und Sulfon (P. LAVALLE und J. NOVALES 1960). Wir sind deshalb der Ansicht, daß es sich sicher auch bei der Chromomykose als wirksam erweisen würde, wenn man es kombiniert mit irgendeinem Antibioticum, das auf diese Mykose günstig wirkt; man könnte z. B. unter entsprechenden Vorsichtsmaßregeln mit Amphotericin B kombinieren.

d) Antibiotica. KEENEY et al. (1944) experimentierten mit *Penicillin in vitro*, es zeigte sich jedoch keinerlei Wirkung gegenüber den Pilzen der Chromomykose. Der Patient, von dem VAN VLIERBERGHE et al. (1957) berichten, wurde von der Chromomykose im Verlauf einer antituberkulösen Behandlung mit Isoniazid geheilt; er war vorher 6 Monate lang mit *Streptomycin* und PAS behandelt worden, ohne daß in der chromomykotischen Läsion die geringste Veränderung bemerkt worden wäre. CLOVIS BOPP (1959) gab *Tetracyclin* in täglicher Dosis von 1 g, um eine Lymphangitis zu behandeln, beobachtete jedoch keine Wirkung auf die Chromomykose.

Man weiß, daß das *Griseofulvin*, ein Antibioticum, das man aus dem *Penicillium griseofulvum* und anderen Species von Penicillium gewinnt und das auf oralem Wege verabreicht wird, aus diesem letztgenannten Grunde die Therapie der oberflächlichen Mykosen revolutioniert hat; man war aber anfangs der Meinung, daß es keine Wirkung bei tiefen Mykosen hätte. Man hatte jedoch in Mexiko die Gelegenheit, dieses Medikament bei einer solchen Mykose auszuprobieren, und wir begannen im Dezember 1958 einen Fall von Mycetom durch *N. brasiliensis* damit zu behandeln, und zwar mit außerordentlich günstigen Resultaten. Die Patientin wurde 2 Monate später in der Mexikanischen Gesellschaft für Dermatologie vorgestellt (P. LAVALLE 1959). Später sind andere Fälle von Mycetom und Sporotrichose mit jeweils unterschiedlichen Resultaten behandelt worden. Bei dem im Oktober 1959 stattgefundenen Symposium von Miami legte Prof. LATAPÍ eine Bilanz dieser Behandlung vor, und seine Liste von 19 Fällen schloß auch *zwei Fälle von Chromomykose* mit ein (F. LATAPÍ 1960). Diese beiden Patienten erhielten eine Dosis von 1 g, aufgeteilt in drei Gaben; bei einem der Patienten zeigte sich nach 3 Monaten eine offensichtliche, wenn auch leichte Besserung (Abflachung der Läsionen); bei dem anderen Fall dauerte die Behandlung nur einen Monat, und es konnten deshalb keine Rückschlüsse gezogen werden. PARDO CASTELLÓ et al. (1959) behandelte zwei Fälle von Chromomykose 2 Monate lang mit Griseofulvin in einer Dosis von 2 g täglich; „die Behandlung", berichten die Autoren, „schien die hyperkeratotische Oberfläche der Läsion zum Verschwinden zu bringen, die darunter befindlichen Narben blieben ohne Veränderung bestehen"; die Autoren schließen daraus, daß das Griseofulvin bei der Chromomykose nicht günstig wirkt. Ein weniger pessimistischer Bericht wurde von D. BONILLA (1959) auf dem II. Zentralamerikanischen Kongreß für Dermatologie vorgelegt (Guatemala, November 1959); er behandelte drei an Chromomykose erkrankte Patienten und erreichte, wenn auch nach sehr langer Zeit, günstige Resultate. Zusammenfassend ist zu sagen, daß die Wirkung des Griseofulvins bei der Behandlung der Chromomykose zweifelhaft ist; es wäre jedoch vielleicht der Mühe wert, es längere Zeit hindurch in den Endemiegebieten auszuprobieren, da seine Verabreichung auf oralem Wege so einfach ist; es besteht allerdings die Schwierigkeit, daß diese Behandlungen auf Grund des hohen Preises dieses Antibioticum außerordentlich kostspielig sind.

Die vielversprechendsten Resultate schließlich sind mit *Amphotericin B* erzielt worden, vor allem wenn es lokal, die Läsionen durchsetzend, angewandt wird.

Das Amphotericin B ist ein Antibioticum mit antifungischer Wirkung (konjugiertes Heptyl), gewonnen von einem Stamm von *Streptomyces nodosus*; wie auch die andere Komponente des Grundprodukts, das Amphoterycin A (konjugiertes Tetryl), hat es den großen Nachteil, sowohl in Wasser als auch in der Mehrzhal aller organischen Lösungsmittel unlöslich zu sein. Beide zeigen eine starke Wirkung auf viele Pilzspecies *in vitro*, vor allem auf Hefen und hefeähnliche Pilze (Wachstumshemmung bei niedrigen Konzentrationen von 1 mcg/ml); das Wachstum der Chromomykose-Erreger wird jedoch nur gehemmt bei Konzentrationen von 40 mcg/ml und mehr. Man zieht das Amphoterycin B vor, weil es, obwohl weniger löslich, sowohl in vitro wie in vivo eine stärkere Wirkung hat als das Amphoterycin A.

In vivo ist dieses Medikament bei der Behandlung durch hefeähnliche Pilze und *Candida albicans* verursachter experimenteller Mykosen und in der *Klinik* verwandt worden, und zwar vor allem bei der Nordamerikanischen Blastomykose, Cryptokokkose, Coccidioidomykose und Histoplasmose. Bei diesen Krankheiten wurde das Amphoterycin intravenös gegeben, da es auf dem Verdauungswege und auch intramuskulär kaum absorbiert wird, abgesehen von den sehr intensiven lokalen Reizzuständen, die es hervorruft. *Intravenös* können unangenehme und gefährliche Symptome auftreten (Schüttelfrost, Fieber, Kopfschmerzen, gastrointestinale Symptome wie Übelkeit, Erbrechen, Anexorie und schlechtes Allgemeinbefinden, vor allem in den ersten Tagen der Behandlung). Bei längeren Behandlungen kann eine vorübergehende Erhöhung des Rest-N-Wertes vorkommen: bei 50—60% aller Patienten steigt der Harnstoffstickstoff und der Rest-N; diese Daten müssen während der Behandlung in regelmäßigen Abständen überprüft werden, damit, falls nötig, die Behandlung geändert oder zeitweilig unterbrochen werden kann. Die Möglichkeit einer Thrombophlebitis kann vermieden werden, wenn man bei der Einführung des Antibioticums einer genauen Technik folgt (Konzentration von 0,1 mg/ml, langsames Spritzen, häufiger Wechsel der Einstichstelle in die Vene).

Man verwendet ein lyophylisiertes Pulver, das in Wasser oder 5%iger Destroselösung zu einer feinen kolloidalen Lösung wird, die *sehr langsam* in die Vene eingeführt werden muß, und zwar die Gesamtmenge einer Dosis in 3—6 Std und mehr. Da es langsam ausgeschieden wird, ohne daß jedoch eine kumulierende Wirkung einträte, zieht man es vor, es alle 2 Tage zu verabreichen, weil so die toxischen Symptome seltener auftreten. Man bereitet die kolloidale Lösung so, daß jede 10 cm³ 1 mg des Antibioticums enthalten; die tägliche Gesamtdosis muß in 500 cm³ und mehr verabreicht werden. *Die Dosierungen müssen stufenweise erhöht werden*; man beginnt bei 0,25 mg oder noch weniger pro Kilogramm Gewicht, jeweils entsprechend den Symptomen, die die Einführung des Amphoterycins in den Blutstrom begleiten; man muß bis auf eine höchste Dosis von 1 mg pro Kilogramm Gewicht kommen; Kinder vertragen relativ höhere Dosen; in schweren Fällen kann die Dosierung erhöht werden, jedoch nicht auf mehr als 1,5 mg pro Kilogramm Gewicht.

Die *intrathecale Injektion* ist bis jetzt bei meningo-cerebrospinalen Lokalisierungen bei der Cryptokokkose und Coccidioidomykose angewandt worden. Bei intraläsionaler Verabreichung ist auch die intracutane Injektion angewandt worden. Die Injektionen führen zu leichtem Übelbefinden und örtlich zu Erythem und Ödem und zuweilen zu Eiterung; diese Erscheinungen erreichen ihren Höhepunkt in 48 Std und gehen in wenigen Tagen zurück. Eine lokale Überdosierung führt zu starken Schmerzen, Erythem, Ödem, Schüttelfrost und Fieber; es ist regionäre Adenopathie zu beobachten und das Bild verschwindet in 48 Std. Zur intraläsionalen Verwendung wird das Antibioticum in einer 2%igen Procainlösung zubereitet, die 5 mg Amphoterycin B pro Kubikzentimeter enthält. Die gebräuchliche Dosierung beträgt 15—40 mg pro Injektion wöchentlich oder jeweils entsprechend der eintretenden Wirkung.

Bei der Chromomykose ist das Amphoterycin B *intravenös angewandt worden.* D. BONILLA (1959) brachte auf dem II. Zentralamerikanischen Kongreß für Dermatologie einen Bericht über vier Patienten, die er alle 2 Tage mit einer in 500 cm³ 5%iger Glucoselösung aufgelöster Dosis von 25 mg behandelte. Bei jeder Dosis ergab sich eine in Schüttelfrost und Temperaturerhöhung um 1 oder 2° C bestehende Reaktion ohne andere begleitende Symptome. BONILLA hält das Ergebnis für beachtlich, denn er erreichte nach einer 3monatigen Behandlung eine Besserung von 60%.

Die *intraläsionale Infiltration* ist ausschließlich bei der Behandlung chromomykotischer Läsionen angewandt worden. Der erste Bericht darüber stammt von COSTELLO, DEFEO und LITTMAN (1959), aus New York. Der Fall, ein 57jähriger Neger, hatte am rechten Knöchel eine einzige handtellergroße „granulomatöse" Läsion, mit einem Entwicklungszeitraum von 8 Jahren. Die Biopsie ergab die „sclerotic cells", und in der Kultur erhielt man schwarzgraue Kolonien, die mikroskopisch die Sporulation Typ *Hormodendrum* zeigten; der Patient war zuerst mit Röntgenstrahlen behandelt worden, und zwar erhielt er alle 15 Tage vier Bestrahlungen von 100 r; es zeigten sich keine wesentlichen Veränderungen; darauf gab man Amphoterycin B in der beschriebenen Lösung auf dem Wege der intraläsionalen Infiltration. Die Behandlungen waren wie folgt: 20. 12. 57 3 cm³; 27. 12. 57 4 cm³; 10. 1. 58 5 cm³ und 31. 1. 58 8 cm³. *Resultat:* Eine deutliche Abflachung der Läsion. Nach *einem Jahr* machte man eine erneute Biopsie und stellte keine Pilze mehr fest (COSTELLO und DEFEO 1960). DEFEO und HARBER (1959) behandelten einen anderen Fall, einen Bauern aus Puerto Rico, der am linken Fußrücken eine vegetierende, ulcerierte Läsion aufwies mit einem Durchmesser von 2 cm. Die Biopsie und die Kulturen bestätigten die Diagnose, und unter dem Mikroskop wurde „Sporulation Typ *Hormodendrum*" beobachtet. Man machte eine Intracutanreaktion mit einem Antigen, das man durch wäßriges Extrakt aus der Kultur des Stammes erhalten hatte, den man bei dem ersten Patienten fand. Es wurden 0,1 cm³ dieses Antigens gespritzt, und nach 48 Std erschien eine runde Zone von 1,8 cm, mit Erythem und Ödem. Mit demselben Antigen führte man ähnliche Tests bei gesunden Personen durch, die sich freiwillig zur Verfügung gestellt hatten; es trat keine Reaktion ein. Während der ersten 5 Wochen des Krankenhausaufenthaltes wurde dem Patienten lediglich Bettruhe verordnet und keine andere Behandlung angewandt; es trat jedoch keine Besserung ein. Darauf begann man, mit Amphoterycin B in der beschriebenen Lösung auf dem Wege der lokalen Infiltration zu behandeln. Man gab vier Injektionen, je eine wöchentlich, mit 15 mg (3 cm³) direkt in die Läsion. Die Injektionen verursachten lokalisierten Schmerz, leichte Temperaturerhöhung und Anexorie; weitere klinische oder laboratorielle Veränderungen wurden nicht beobachtet. Ein Monat nach der Behandlung waren in den Kulturen keine Chromomykosepilze mehr zu entdecken. Nach 3 Monaten war die Läsion völlig ausgeheilt. Bei einer 6 Monate nach der Behandlung vorgenommenen Biopsie waren keine Pilze mehr zu sehen, und die Kultur war negativ. Man kann also sagen, daß der erste Fall geheilt wurde mit intraläsionaler Anwendung von Amphoterycin B in einer Gesamtdosis von 100 mg und der zweite Fall mit einer Gesamtdosis von 60 mg.

Eine sehr zu begrüßende Änderung dieser Methode der lokalen Infiltration des Amphoterycin B bestand in der von DERBES et al. (1959) eingeführten Methode der *Vibropunktur.* Diese Behandlungsweise ist einfacher und schneller und ruft an der Injektionsstelle weniger Schmerz hervor als die lokale Infiltration; außerdem läßt sich durch die Biopsie feststellen, wie tief die Pilze eingedrungen sind, und man kann die Länge der Injektionsnadel diesen Angaben anpassen. Bei dieser Technik verwendet man eine wäßrige Lösung, die 10 mg des Antibioticums pro Milliliter enthält. Man nimmt 1 oder 2 ml (10 oder 20 mg), die dreimal wöchentlich in die Läsion *tätowiert* werden. Es trat sofortige Besserung ein und die Läsion ging nach dreimonatiger Behandlung völlig zurück.

Gegenwärtig bestehen keine Zweifel über die Wirksamkeit des Amphoterycin B bei der Chromomykose. Die besten Resultate sind mit der intraläsionalen Anwendung erzielt worden, wahrscheinlich, weil auf diese Weise Konzentrationen des Antibioticums in situ erreicht werden können, die genügen, um eine fungistatische und eventuell fungicide Wirkung auszuüben; dies kann auf intravenösem Weg nicht erreicht werden, abgesehen von den Unannehmlichkeiten und Gefahren dieser Behandlungsweise. Aus all diesen Gründen *muß die Behandlung durch lokale Infiltration, besonders durch Vibropunktur, als das geeignetste Verfahren angesehen werden*. Wir sind jedoch der Ansicht, daß diesem Verfahren bei disseminierten Läsionen weitgehend Grenzen gesetzt sind und in einem solchen Fall der intravenöse Weg benutzt werden muß. Besteht berechtigte Hoffnung, daß irgendein leichter lösliches Produkt gefunden wird, das die Verabreichung des Amphoterycin B erleichtert? Wird es irgendeine günstige Möglichkeit geben, bei der die Corticosteroide ohne Gefahr mit diesen Behandlungen kombiniert werden können? Dies alles sind Fragen, die vielleicht bald geklärt werden können; vorläufig jedoch gehören auch sie noch auf die Liste der Probleme, die im Zusammenhang mit der Chromomykose noch auf eine endgültige Klärung warten; trotz 50 Jahre unermüdlicher Forschung ist diese Liste noch recht lang.

XII. Schlußbemerkungen

1. Gerade als diese Arbeit zum Abschluß gekommen war, wurde uns bekannt, daß einige maßgebende Mykologen empfehlen, die Bezeichnung Chromoblastomykose aufrechtzuerhalten, anstatt den Terminus Chromomykose zu verwenden. Diese terminologische Frage, im übrigen von zweitrangiger Bedeutung, bleibt also einer endgültigen Entscheidung noch überlassen.

2. Die Chromomykose kann nicht mehr als ein seltenes Leiden angesehen werden, denn die Zahl der Fälle wird immer größer und die Zahl der Endemieherde größerer Bedeutung in aller Welt steigt ebenfalls, vor allem in Gebieten mit feuchtem und warmem Klima.

3. Die Chromomykose befällt vor allem das männliche Geschlecht zwischen 30 und 60 Jahren, und zwar Angehörige der weißen Rasse, obwohl alle Rassen empfänglich sind. Am gefährdetsten ist die bäuerliche Bevölkerung.

4. Nur einer, und zwar der seltenste der Erregerpilze, ist in der Natur gefunden worden: *P. verrucosa*. Es muß mit verstärkter Intensität nach der natürlichen Quelle dieser Pilze in den endemischen Zonen geforscht werden. Die klinischen und epidemiologischen Daten zeigen, daß gewöhnlich die Einwanderung über die Haut erfolgt; andere Wege, wie z. B. der Atemweg, dessen wirkliche Bedeutung noch erforscht werden muß, bleiben jedoch nicht ausgeschlossen.

5. Die parasitäre Phase dieser Pilze ist absolut typisch; es handelt sich um schwarze, runde, septierte Zellen, die *fumagoide Zellen* genannt werden. In der Kultur zeigen die Pilze drei verschiedene Sporulationstypen: *Phialophora*, *Acrotheca* und *Hormodendrum*, lang und kurz; das völlige Fehlen, ein Überwiegen oder eine gewisse Häufigkeit dieser Formen in ein und demselben Stamm bilden die Grundlage für ihre Nomenklatur und Klassifizierung.

6. Die Chromomykose zeigt ein unterschiedliches dermatologisches Bild. Die bestehenden Klassifikationen erscheinen forciert, denn sie basieren lediglich auf morphologischen Befunden oder Durchgangsstadien. Wir sind der Meinung, daß bei der Klassifizierung die Tatsache von Bedeutung ist, daß die Läsionen umschrieben oder disseminiert sind und daß die flächige oder knotige Form der Läsion, die jeweils wieder besondere Aspekte zeigen kann, mit der Klinik übereinstimmt.

7. Die häufigste Komplikation ist die Lymphostase, die ihrerseits ein elephantiastisches Bild des Gliedes oder den Aspekt des „pié musgoso" (bemooster Fuß) bedingt; beide sind unspezifisch.

8. Offensichtlich existieren Fälle einer Disseminierung und die Möglichkeit von Metastasen der cutanen Läsionen; dies erfolgt entweder auf dem Lymphwege (sporotrichoider Aspekt) oder auf hämatogenem Wege, wobei die cerebrale Lokalisation zu befürchten ist. Mit Sicherheit wird heute die Möglichkeit einer generalisierten Chromomykose, ohne Auftreten von cutanen Veränderungen, angenommen, obwohl es sich dabei um sehr seltene Fälle handelt.

9. Das histopathologische Bild ist unspezifisch und sehr polymorph. Es besteht jedoch in der Hauptsache in einer Mischung von granulomatösen und suppurativen Reaktionen. Die Epidermis spielt eine wesentliche Role im histopathologischen Bild.

10. Dieses histopathologische Bild läßt sich als eine Immunitätsreaktion deuten, die einerseits dahin zielt, den Pilz nach außen hin abzustoßen oder ihn zu zerstören, und andererseits sein tieferes Eindringen sowie ein Übergreifen auf andere entfernt liegende Organe zu verhindern. Wir wissen nicht, ob es sich um eine natürliche oder um eine durch frühere, unter Umständen über den Atemweg erfolgte Einwanderung des Pilzes erworbene Immunität handelt. Die Untersuchung mit Antigenen dieser Pilzarten bei Gesunden kann diesen Punkt klären.

11. Eine sichere Diagnose der Chromomykose ist klinisch nicht zu stellen. Das pathognomonische Zeichen besteht in dem Vorhandensein der fumagoiden Zellen, nach denen mit größter Genauigkeit in den Schnitten und bei der direkten Untersuchung der Schuppen und des Eiters gesucht werden muß. Die Kultur ist notwendig zur Bestimmung der Erregerspecies.

12. In der Regel handelt es sich um ein gutartiges Leiden. Bei den Formen mit disseminierten Läsionen und vor allem Komplikationen in Form der Elephantiasis führt die Chromomykose zur Arbeitsunfähigkeit, die bei den Bauern in wichtigen Endemiegebieten ein soziales Problem von einer gewissen Bedeutung darstellt. Außerdem muß die, wenn auch sehr entfernte Möglichkeit der Chromomykose als einer generalisierten Krankheit in Betracht gezogen werden; in einem solchen Fall ist die Prognose äußerst ungünstig.

13. Die dem jeweiligen Fall entsprechenden, einzeln oder kombiniert angewandten Methoden der Elektrokoagulation der Läsionen, der chirurgischen Excision, vor allem in Verbindung mit der Transplantation und der Röntgentherapie, bringen unter Umständen, vor allem bei Läsionen mit begrenzter Ausdehnung, zufriedenstellende Resultate. Die Amputation ist abzulehnen.

14. Die Kalium- und Natriumjodide haben gegenwärtig, obwohl man mit ihnen teilweise Erfolge verzeichnen konnte, an Bedeutung verloren gegenüber Medikamenten, die sich als sehr viel wirksamer erwiesen haben. Man ist sich noch sehr im Zweifel über die Wirkung der Sulfone, des Isoniazids, einiger aromatischer Diamidine und des Griseofulvins; vielleicht wäre es der Mühe wert, diese Medikamente in neuen Behandlungsschemata auszuprobieren.

15. Bei allen Formen der Chromomykose ist eine unzweifelhaft günstige Wirkung einer Behandlung mit Vitamin D_2 beobachtet worden; doch ist in einigen

Fällen die Reaktion nicht zufriedenstellend gewesen; einige Autoren halten das
für eine Frage der Dosierung. Bemerkenswert ist die Wirkung dieses Medikaments auf das histopathologische Bild; sie kann mit der bei der Hauttuberkulose
beobachteten Wirkung verglichen werden. Das Amphoterycin B verspricht die
besten Ergebnisse, trotz der Absorptionsschwierigkeiten, die dazu zwingen,
intravenös zu spritzen — ein Weg, der nicht immer ohne Gefahren und Beschwerden ist. Die intraläsionale Infiltration und die Vibropunktur sind die geeignetsten
Verfahren bei lokalisierten Läsionen. Eine mögliche Bedeutung der Corticosteroide
als unterstützende Medikamente bei den vorgenannten Behandlungsweisen bleibt
noch genauer zu untersuchen

Literatur*

AJELLO, L., and L. RUNYON: Abortive "perithecial" production by Phialophora verrucosa. Mycologia **45**, 947 (1953). — AKUN, R.: Eine chromoblastomykosisähnliche Pilz-
krankheit beim Pferde. Zbl. allg. Path. Anat. **90**, 294—297 (1953). — ALEIXO, J.:
Subsídio ao estudo da cromomicose. Tese. Belo Horizonte 1946. Caso de cromomicose tratado
pelo éster metílico de nitrofurfural, com desaparecimento das lesões. XI Reunião Anual dos
Dermato-Sifilógrafos Brasileiros. Porto Alegre 1954. — ALFONSO ARMENTEROS, J., y O. RO-
MERO JORDAN: Una nueva forma clínica de la cromoblastomicosis (forma seudo-queloidea).
Bol. Soc. cubana Dermat. Sif. **15**, 152—158 (1958). — ALMEIDA, E.: En torno de un caso de
cromomicose. Hospital (Rio d. J.) **21**, 467—477 (1942). — *ALMEIDA, F. P.: A Cromoblastomicose em S. Paulo. Rev. Biol. & Hyg. **2**, 180 (1930). — Mycologia médica, p. 583. Sao Paulo:
Companhia Melhoramentos 1939. — As blastomycose no Brasil. Ann. Fac. Med. Sao Paulo
9, 69—163 (1953). — ALMEIDA, F. P., e C. SILVA LACAZ: Cogumelo do genero histoplasma
isolado da lesões de cromomicose. Associação de fungus nas lesões. Folia clín. biol. (S. Paulo)
11, 65—69 (1939). — ANDLEIGH, H. S.: Cromoblastomycosis, review with report of probable
case. Indian. J. med. Sci. **7**, 409—414 (1953). — *AREA LEÃO, A. E.: Cromoblastomicose.
(Dermatite verrucosa micótica.) Cienc. Med. **1**, 227—228 (1931). — ARÊA LEÃO, A. E.,
A. CURY e M. THIAGO DE MELLO: Cromoblastomicose. Observação de um novo caso. Rev.
bras. Med. **4**, 697—702 (1946). — AREA LEÃO, A. E., M. T. MELLO e A. CURY: Cromoblastomicose experimental. Rev. bras. Biol. **7**, 5 (1947). — ARGUELLES CASALS, D.: Formas clínicas
de la hormodendrosis. Rey. Inf. Med. Habana **12**, 2: 1—4 (1948). — AZEVEDO, P. C., J. M.
LEITE e M. MOTAIS: Considerações sôbre a cromomicose e sua frequência no Estado do Pará.
An. Fac. Cir. Pará **1**, 53—83 (1952). — AZULAY, R. D.: Cromoblastomicose „Clínica e Labo-
ratório". Tese. Niteroi 1944. — Experimental studies on chromoblastomycosis. J. invest.
Derm. **6**, 281—292 (1945). — Histopatologia da cromoblastomicose. An. 2a. Reun. An.
Derm. Sif. Brasil 205—210 (1947). — Crontribuíção ao estudo da micose de Lutz. Tese, Rio
de Janeiro 1950. — Experimental chromoblastomycosis in man. J. invest. Dermat. **19**, 307—
309 (1952). — Zur Histopathologie der Chromoblastomykose. Hautarzt **5**, 205—208 (1955). —
AZULAY, R. D., u. J. D. AZULAY: Einige Betrachtungen zur Chromoblastomykose. Bericht
über einen 5. Fall von Chromoblastomykose in der Glutäalregion. Hautarzt **10**, 459 (1959).
BALIÑA, P. L., P. BOSQ, P. NEGRONI y M. QUIROGA: Un caso de cromoblastomicosis,
autóctono de Argentina. Rev. argent. Dermatosif. **16**, 369—379 (1932). — BARAN, L. R.:
Mise au point sur l'anatomopathologie du Lupus vulgaire traité par la vitamine D_2; incidences
bactériologiques. Gaz. méd. Fr. **61**, 281—286 (1954). — BARBOSA, F. S., et J. RENDA:
Cromomicose em Pernambuco. An. bras. Derm. Sif. **27**, 159—165 (1952). — BARRACK, B. B.:
Chromoblastomycosis in Queensland. Aust. J. Derm. **1**, 207—213 (1952). — BARRETO,
A. L. B.: Fungos produtores da doença de Pedroso e Carrion (cromoblastomicose ou cromo-
micose). Estado atual da questão. Hospital (Rio de J.) **23**, 577—591, 743—764 (1943). —
BARWASSER, N. C.: Chromoblastomycosis. Thirteenth reported case in the United States.
J. Amer. med. Ass. **153**, 556 (1953). — BERGER, L., M. BEAUDRY and E. GAUMOND: Chromo-
blastomycosis due to a new species of fungus. (First Canadian case.) Canad. med. Ass. J.
53, 138—143 (1945). — BERGER, L., y M. LANGERON: Sur un type nouveau de chromomycose
observé au Canada (Torula bergeri n. sp.). Ann. Parasit. hum. comp. **24**, 574—598 (1949). —
BINFORD, C. H., G. HESS and C. W. EMMONS: Chromoblastomycosis: report of a case from
continental United States and discussion of the classification of the causative fungus. Arch.
Derm. Syph. (Chicago) **49**, 398—402 (1944). — BINFORD, C. H., R. K. THOMPSON, M. E.
GORHAM y C. W. EMMONS: Amer. J. clin. Path. **22**, 535 (1952). — BOGGINO, L.: Dermatitis
verrucosa blastomicética. Primera observación paraguaya. 9a. Reun. Soc. Argent. Pat. Reg.
del Norte **2**, 1329—1337 (1935). — BOLGERT, M., R. DELUZENNE, J. TABERNAT, R. POISSON
et F. Mme. PEILLON: Un cas de chromoblastomycose. Bull. Soc. franç. Derm. Syph. **67**,

---

* Die mit einem * gekennzeichneten Literaturstellen gehören zur Veröffentlichung vor 1932.

8—12 (1960). — Bonilla, E.: Treatment of chromoblastomycosis with calciferol. Report of three cases. Arch. Derm. Syph. (Chicago) 70, 665—667 (1954). — Bonilla, E., y Ch. A. Peña: Tratamiento de la cromoblastomicosis con fungizone y griseofulvina. Reporte preliminar. II Congr. Centro Am. Derm. Nov. 1959, Guatemala. — *Bonne, C.: Sur la presence de la chromoblastomycose aux indes orientales Neerlandaises. Bull. Soc. Path. exot. 23, 765—766 (1930). — Bopp, C.: Sobre un caso de cromomicose. An. bras. Derm. Sif. 22, 204 (1947). — Algumas consideraçoes sobre a micose de Lutz no Rio Grande do Sul. An. Fac. Med. P. Alegre. Ano 15, Janeiro Dezembro 1955. — Tratamento da cromoblastomicose pelo calciferol. Evolucao clinica e controle histopatológico. Porto Alegre: Livraria do Globo S.A. 1957. — Cromoblastomicose. Contribução ao Estudo de alguns de seus aspectos. Livraria do Globo S.A. Porto Alegre. 1959. — Borelli, D.: Cladosporiosis profunda. Revision de una cepa. Bol. Lab. clin. 1, 29—39 (1955). — Diagnosis of chromomycosis. A.M.A. Arch. Derm. Syph. 76, 789—790 (1957). — *Borzone, R. A., y A. Furvo: Contribución al conocimiento de las blastomicosis americanas. 5a. Reun. Soc. Argent. Pat. Reg. del Norte 1, 351 (1930). — Briceño Irragori, L.: Sobre cromoblastomicosis. Gac. méd. Caracas 17, 118—124, 136—138 (1939). — *Brumpt, E.: Précis de parasitologie, 3. edit., p. 1105. Paris: Masson & Cie. 1922. — Précis de parasitologie, 6. edit., p. 1695. Paris: Masson & Cie. 1949. — Brygoo, E.: La chromoblastomycose a Madagascar. Sem. Hôp. (Paris) 33, 774—789 (1957). — Brygoo, E., J. Courdurier et G. Meyer: La chromoblastomycose a Madagascar. Arch. Inst. Pasteur Madagascar 26, 11—22 (1958). — Brygoo, E. R. et G. Segretain: Étude clinique, épidemiologique et mycologique de la chromoblastomycose a Madagascar. Bull. Soc. Path. exot. (sous presse 1960). — Burns, R. E.: Chromoblastomycosis in a Canadian airman serving in Ceylon. Canad. med. Ass. J. 63, 595—596 (1950). — Buschke, A., y A. Joseph: Blastomykose. In J. Jadassohn Handbuch der Haut- und Geschlechtskrankheiten, S. 872—873 Berlin: Springer 1932.

Calero, C.: Chromoblastomycosis. Report of two new cases observed in the isthmus of Panamá. Arch. Dermat. Syph. (Chicago) 54, 265—277 (1946). — Cromoblastomicosis. Acción in vitro de las sulfas sobre tres razas fungosas encontradas en el Istmo de Panamá. Rev. Inst. Salubr. Enferm. Trop. (Méx.) 8, 119—123 (1947). — Chromoblastomycosis in Panamá. Report of a new case and a new clinical form. Arch. Derm. Syph. (Chicago) 57, 266—271 (1948). — Campins, H., y J. Scharyj: Cromoblastomicosis. Comentarios sobre 34 casos, con estudio clínico, histológico y micológico. Gac. méd. Caracas 61, 127—151 (1953). — Campos, E. C.: A propósito de dois casos de cromoblastomicose. Rev. Med. Rio Grande do Sul 6, 3—5 (1950). — Campourcy, A.: Chromoblastomycose au Cameroun. Bull. Soc. Path. exot. 40, 252—253 (1947). — Cañizares, O.: Dermatology in Colombia. A.M.A. Arch. Derm. 76, 256—258 (1957). — *Carini, A.: Sur une moisissure qui cause une maladie spontanée du „Leptodactylus pentadactylus". Ann. Inst. Pasteur 24, 157—160 (1910). — *Sur la dermatite verruqueuse. Bull. Soc. Path. exot. 17, 227—233 (1924). — Carpentier, E.: Conclusión aprés un recul de 7 années sur la valeur de la method de Fanielle-Charpy dans le traitement du lupus tuberculeux. Arch. belges Derm. 3, 180—183 (1951). — Carrion, A. L.: Cromoblastomycosis. Preliminary report on a new clinical type of the disease caused by Hormodendrum compactum nov. sp. Puerto Rico J. publ. Hlth 10, 543—545 (1935). — Cromoblastomycosis. A new clinical type caused by Hormodendrum compactum. Puerto Rico J. publ. Hlth 11, 663—682 (1936). — Cromoblastomycosis in Puerto Rico. Puerto Rico J. Publ. Hlth 14, 37—55 (1938). — The specific fungi of chromoblastomycosis. Puerto Rico J. Publ. Hlth 15, 340—361 (1940). — Cromoblastomycosis. Mycologia 34, 424 (1942). — Yeastlike dematiaceous fungi infecting the human skin. Special reference to the so-called Hormiscium dermatitidis. Arch. Derm. Syph. (Chicago) 61, 996—1009 (1950). — Cromoblastomycosis. Ann. N.Y. Acad. Sci. 50, 1255—1282 (1950). — Carrion, A. L., and C. W. Emmons: A spore form common to three etiological agents of chromoblastomycosis. Puerto Rico J. Publ. Hlth 11, 114 (1935). — Carrion, A. L., y E. Koppisch: Observaciones sobre las dermatomicosis en Puerto Rico. Communicación de un caso de cromoblastomicosis. 8. Reun. Soc. Argent. Pat. Reg. Norte 106—142 (1933). — Carrion, A. L., and F. M. Pimentel Imbert: Cromoblastomycosis in Dominican Republic. Puerto Rico J. Publ. Hlth 13, 522—530 (1938a). — Carrion, A. L., and M. Silva: Cromoblastomycosis and its etiologic fungi. Ann. Cryptog. Phytopat; in W. J. Nickerson, Biology of pathogenic fungi. Chron. bot. (Waltham, Mass.) 6, 20—62 (1947). — *Castellani, A.: The fungi found in North American blastomicosis their pluralyty of species. Brit. J. Derm. Syph. 42, 365—374 (1930). — Castro Palomino, J., y J. Alfonso Armenteros: Contribución al estudio de la cromoblastomicosis en Cuba. Rev. Med. Cir. Habana 46, 5, 1—26 (1941). — Segunda contribución al estudio de la cromoblastomicosis en Cuba. Vida nueva 51, 81—89 (1943). — Abscesos hipodérmicos metastásicos en un caso de cromoblastomicosis. Rev. Sif. Leprol. 4, 63—71 (1947a). — Un nuevo caso de cromoblastomicosis a forma metastásica. Bol. Soc. cubana Derm. Sif. 4, 137—142 (1947b). — Catanei, A.: Les champignons parasites de la dermatite verruqueuse mycosique en Algérie. Arch. Inst. Pasteur Algér. 22, 113—118 (1944). — *Cavalcanti,

J. T. DE M.: Contribução ao estudo das chromoblastomycoses. Tese, Rio de Janeiro 1924. — CELIS PEREZ, A.: Un caso de cromoblastomicosis de localización nasal y laríngea. Gac. méd. Caracas 50, 8—10 (1943). — CHARPY, M. J.: Le traitement des tuberculoses cutanées par la vitamine D_2 a hautes doses. Ann. Derm. Syph. (Paris) Mai—Juin, 1946. — Le traitement des tuberculoses cutanées et des conditions alliés. The tenth Internat. Congr. of Dermatology, London 1952. — CONANT, N. F.: The ocurrence of a human pathogenic fungus as a saprophyte in nature. Mycologia 29, 597—598 (1937). — CONANT, N. F., and D. S. MARTIN: The morphologic and serologic relationships of the various fungi causing dermatitis verrucosa. Amer. J. trop. Med. Hyg. 17, 553—577 (1937). — CONANT, N. F., D. T. SMITH, R. D. BAKER, J. L. CALLAWAY and D. S. MARTIN: Manual of clinical mycology, p. 262—283. Philadelphia: W. B. Saunders Company 1954. — CONWAY, H., and W. BERKLEY: Chromoblastomycosis (mycetoma form) treated by surgical excision. Arch. Dermat. & Syph. 66, 695—702 (1952). — COSTELLO, M. J., C. P. DEFEO and M. L. LITTMAN: Chromoblastomycosis treated with local infiltration of amphotericin B. solution. Discusion (1). A.M.A. Arch. Derm. 79, 184—193 (1959). — COSTELLO, M. J., and C. P. DEFEO: One year follow-up of a case: Chromoblastomycosis treated with amphotericin B. Soc. Trans. A.M.A. Arch. Derm. 81, 162—163 (1960). — CROW, K. D., et R. W. RIDDEL: Chromoblastomycosis. Proc. roy. Soc. Med. 47, 655 (1954). — CUEVA, J. A.: Cromoblastomicosis en Honduras. Rev. méd. hondurena 24, 112—117 (1956).

DEFEO, C. P., and L. C. HARBER: Chromoblastomycosis treated with local infiltration of amphotericin B solution. Report of second case. J. Amer. med. Ass. 171, 1961—1963 (1959). — DEFRENNE, P.: Troisieme cas de chromoblastomycose au Congo Belge. Med. Trop. 32; 417—419 (1952). — DERBES, V. J., L. FRIEDMAN and J. D. KRAF. CHUK: Chromoblastomycosis treated by vibrapuncture injection of amphotericin B. A. M. A. Arch. Derm. 80, 286—287 (1959). — DEREYMAEKER, A., and P. DE SOMER: Cerebello cervical fibropurulent adenoiditis due to fungus (Cladosporium). Ada. Neural et pyduol belg. 55, 629—632 (1955). — DODGE, C. W.: Medical mycology: Fungus diseases of man and other animals, p. 850. St. Louis, Mo.: C. V. Mosby Co. 1935. — DOWLING, G. B., S. GAUVIN and D. E. MACRAE: The treatment of tuberculosis of the skin and allied conditions. The tenth Internat. Congr. of Dermatology, London 1952. — *DUFOUGERE, W.: Les dermatomycoses de la Guyane Francaise. Bull. Soc. Path. exot. 14, 354—357 (1921). — DUPERRAT, B.: Tuberculoses cutanées. Encyclopédie M. C. 5, 12037, 1951.

EMMONS, C. W., and A. L. CARRION: Hormodendrum pedrosoi, an etiological agent in chromoblastomycosis. Puerto Rico J. publ. Hlth 11, 639—650 (1936). — Chromoblastomycosis, a new clinical type caused by Hormodendrum compactum. Puerto Rico J. publ. Hlth 11, 663—682 (1936). — The phialophora type of sporulation in Hormodendrum pedrosoi and Hormodendrum compactum. Puerto Rico J. publ. Hlth 11, 703 (1936). — Sporulation of the Phialophora type in hormodendrum. Mycologia 29, 327 (1937). — EMMONS, C. W., A. L. CARRION, H. HAILEY and H. HAILEY: Chromoblastomycosis. Report of the sixth case from continental United States. J. Amer. med. Ass. 116, 25—28 (1941). — ESCALONA, P. E., y L. M. MAGAÑA: Dermatología. Lo esencial para el estudiante. Impresiones Modernas, S. A., México, D. F., 59—62 1959.

FARINA, R.: Dermatite verrucosa cromoparasitária (phialophoromicose). Tratamento cirúrgico. Hospital (Rio de J.) 42, 231—238 (1952). — FERNANDEZ BAQUERO, G.: La intradermorreacción con antígeno de Hormodendrum pedrosoi. Bol. Soc. cubana Derm. Sif. 16, 90—94 (1959). — FIALHO, A.: Dermatite verrucosa. An. paul. Med. Cir. 23, 191 (1932). — FINDLAY, G. H.: Chromoblastomycosis caused by the Simson species of Hormodendrum. S. Afr. med. J. 31, 538—540 (1957). — *FONSECA FILHO, O., e E. AREA LEZO: Chromoblastomycoses. Bol. Acad. nac. Med. (Rio de J.) 101 (1), 18—40 (1930). — *Sur la systematique des champignons produisant des chromoblastomycoses. C. R. Soc. Biol. (Paris) 89, 762—763 (1923). — Cromoblastomicosis. Rev. Med. Cir. Brasil. 38, 216—236 (1930). — FONSECA, O.: Parasitología médica (Ed. Guanabara). Rio de Janeiro 1943. — FRENCH, A. J., and S. R. RUSSEL: Chromoblastomycosis. Report of first case recognised in Michigan, apparently contracted in South Caroline. Arch. Derm. Syph. (Chicago) 67, 129—143 (1953). — FREUDENTHAL, W.: Histological changes in Lupus during calciferol treatment. Brit. J. Derm. 60, 178—181 (1948). — FRIEDLANDER, J., and C. MOSS: Chromoblastomycosis. S. Afr. med. J. 23, 736—737 (1949). — FRIESS et L. CHIAPPONI: Chromomicose du membre inférieur contractée au Maroc. Cah. méd. Union fr. 1, 259—261 (1946). — FUKUSHIRO, R., S. KAGAWA, S. NISHIYAMA et H. TAKAHASHI: Un cas de chromoblastomycose cutanée avec metastase cérébrale mortelle. Presse méd. 65, 2142—2143 (1957).

GARCIN, R., R. MARTIN, T. BERTRANS, J. GRUNES et TOURNEUR (Paris): Mycose meningo-épendymaire (étude anatomo-clinique). Presse méd. 81, 1201—1204 (1949). — GOMES, J. M.: Chromoblastomycosis caused by a fungus of the genus Hormodendron. Arch. Derm. Syph. (Chicago) 38, 12—18 (1938). — GONZALEZ OCHOA, A.: Hallazgo del Fonsecaea pedrosoi var. cladosporioides en México. Rev. Inst. Salubr. Enferm. trop. (Méx.) 2, 187—191 (1941). — Effectiveness of D.D.S. in the treatment of chromoblastomycosis and of mycetoma caused by N. brasiliensis. In therapy of fungus diseases (ed. T. H. STERNBERG and V. D. NEWCOMER), p. 321—327. Boston and Toronto: Little Brown & Co. 1955. — GOUGEROT, H.: Blastomycoses. Nouvelle Pratique Dermatologique, vol. 2, p. 527—565. Paris: Masson & Cie. 1936. — GREENE, P. F., U. M. THEIN and W. M. KHIN WIN: Cromomycosis, a case report. Burma med. J. 5, 19—22 (1957). — GUIMARAES, N.: Cromoblastomicose (micose de Lane e Pedroso). Aspectos actuales do tema Tese. Bahia 1951.

HADIDA, E., F. G. MARILL et R. STREIT: Dermatite verruqueuse mycosique (Chromoblastomycose). Bull. Derm. Syph. 60, 281—282 (1953). — HARANT, H., et W. HUTEEL: Trichosporium pedrosoi (brumpt), agent d'une mycose végétante d'origine malgache. Bull. Soc. Path. exot. 37, 188 (1944). — HEULS, J., et J. ORIO: Premier cas de chromoblastomycose en Afrique Equatoriale Francaise avec isolement de la souche. Bull. Soc. Path. exot. 51, 887—891 (1958). — HICKS, J. D.: Cromoblastomycosis: report of a case. Med. J. Aust. 33, 705—706 (1946). — *HOFFMANN, W. H.: Die Chromoblastomykose in Cuba. Arch. Schiffs-u. Tropenhyg. 32, 485—487 (1928a). — *La cromoblastomicosis en Cuba y la enfermedad de Guiteras o „chappa". Rev. méd. cubana 39, 420 (1928b). — HOWLES, J. K., C. B. KENNEDY, W. H. GARVAIN, J. W. BRUEDK and G. J. BUDDINGH: Chromoblastomycosis. Report of nine cases from a single area in Louisiana. Arch. Dermat. Syph. (Chicago) 69, 83—90 (1954). — HURIEZ, C.: Traitement moderne de la tuberculose cutanée. Presse méd. 74, 1538—1541 (1951). — HUTTEL, V.: Mycose végétante a Trichosporium pedrosoi d'origine malgache. These, Montpellier, 1943.

IWATA, K., and T. WADA: Mycological studies on the strains isolated from a case of chromoblastomycosis with a metastasis in central nervous system. Jap. J. Microbiol. 1, 355—360 (1957).

JACOBSON, F. W., K. P. CLEARKIN and H. ANNAMUNTHODO: Chromoblastomycosis: Report of four cases in Jamaica W.I.W.I., Med. J. 3, 153—158 (1954). — JARIM, W. R., y A. SPALLINI: Observaçaões sôbre papilomatose em bovino. An da E. S. A. Luiz de Queiroz. 8, 166—170 (1951).

KAESS, K. V., C. C. REBERGER and P. T. SLOSS: Chromoblastomycosis; laboratory observationes on causative organism. U.S. armed Forces med. J. 6, 739—746 (1955). — KAKOTI, L. M., and N. C. DEY: Cromoblastomycosis in India. J. Indiana med. Ass. 288, 351—355 (1957). — KANO, K.: Aichi. Iga Ku Kai Zasshi 41. 165 (1934). — Über die Chromoblastomykose durch einen noch nicht als pathogen beschriebenen Pilz: Hormiscium dermatitidis. n. sp. Arch. Derm. Syph. (Berl.) 176, 282—294 (1937). — KARRER, H., et N. F. CONANT: A cleistothecium-like structure found in Hormodendrum pedrosoi. Mycologia 45, 693 (1953).— KEENEY, E. L., L. AJELLO and E. LANKFORD: Studies on common pathogenic fungi and on Actinomyces bovis; in vitro effect of sulfonamides. Bull. Johns Hopk. Hosp. 75, 393 (1944a).— Studies on common pathogenic fungi and on Actinomyces bovis; in vitro effect of penicillin. Bull. Johns Hopk. Hosp. 75, 410 (1944). — *KWAWEGEN, u. ELTE: Geneesk. T. Ned.-Ind. 70, 609 (1930).

*LANE, C. G.: A cutaneous lesion caused by a new fungus; Phialophora verrucosa. J. cutan. Dis. 33, 840—846 (1915). — *LANGERON, M.: Le Trychosporium pedrosoi (BRUMT 1922) agent de la dermatiti verruqueuse brésilienne. Ann. Parasit. hum. Comp. 7, 145—150 (1929).— LANGERON, M., et R. VANBREUSEGHEM: La chromoblastomycose. Précis de mycologie, pp. 493—505. Paris: Masson & Cie. 1952. — LATAPI, F.: Griseofulvin in the treatment of some deep mycoses. An Internat. Symposium on griseofulvin and Dermatomycoses, Miami, Fla., Oct. 1959. A.M.A. Arch. Derm. 81, 841—848 (1960). — LAVALLE, P.: Mycoses in Mexico. VII Annual Meeting of the Pacific Dermat. Ass. Mem. pp. 45—57, México 1955. — LAVALLE, P., y J. NOVALES: Acción de los corticoesteroides sobre algunos granulomas. I Congr. de Medicina y Cirugia de la Universidad de Puebla. Mem. en prensa; Puebla, Méx. 1960. — [Griseofulvina en un caso de micetoma. Acta Sesión Clínica. Sociedad Mexicana de Dermatología (Feb. 19) 1959. —] LEON, E. R.: Cromoblastomicosis. Vilaclara Mes. 11, 228—249 (1943). — LECOQ, R., P. CHAUCHARD et H. MAZOUE: L'action antialcalosique de l'acide ascorbique et du calciferol. Bul. Soc. Chim. biol. (Paris) 27, 358 (1945). — LEVAN, N. E.: Chromoblastomycosis. Calif. Med. 30, 468—470 (1954). — LEVY, B., and B. BLACK SCHAFFER: Studies in experimental systemic-mycosis. I. Systemic chromomycosis (chromoblastomycosis) in mice: preliminary studies. Amer. J. trop. Med. 25, 117—127 (1945). — LEWIS, G. M., N. E. HOPPER, W. SACHS, F. CORMIA and C. B. POTELUNAS: Mycetomalike chromoblastomycosis affecting the hand. J. invest. Derm. 10, 155—168 (1948). — *LOBO, J.: Cromoblastomicose. Rev. Med. Pernambuco 1, 163—167 (1931). — LOUZADA, A.: Dermatite verrucosa cromoparasitária. An. Fac. Med. P. Alegre, Ja.—Dez. 1952/53. Impresa Universitária P. Alegre, 1954. — LUCASSE, CH., J. CHARDOME et P. MAGIS: Mycose cérébrale par Cladosporium trichoides chez un indigene du Congo Belge et Note Mycologique sur C. trichoides Emmons, 1932 par R. Vanbreuseghem. Ann. Soc. belge Méd. trop. 34, 475—484 (1954). — LURIE, H. L.: S. Afr. med. J. 29, 186 (1955).

MACGEOGH, A. H., et W. K. MYERS: Report of two cases of chromoblastomycosis in New South Wales. Med. J. Aust. 2, 218 (1954). — MACHADO, O.: O diagnóstico das cromomicoses pelo exame dos cortes histológicos. Rev. Flum. Med. 4, 331 (1941). — MACHADO, O., e M. ROMEO FILHO: Um caso raro de otomicose bilateral externa por Hormodendrum. Rev. Flum. Med. 5, 249—258 (1940). — *MACIEL, J.: Contribução a história das chromoblastomycoses brasileiras. Rev. méd. Cir. Brasil 38, 389—391 (1930). — MACKINNON, J. E.: Estudio de primer caso uruguayo de cromoblastomicosis y „revista crítida" sobre la enfermedad. Arch. urug. Med. 5, 201—266 (1934). — Description d'une souche de Phialophora verrucosa thaxter, isolée du premier cas de dermatite verruqueuse observé en Uruguay. Ann. Parasit. hum. comp. 14, 78 (1936). — MACKINNON, J. E., R. C. ARTAGAVEYTIA y N. GARCIA-ZORRON: Acción fungistática de la diaminodifenilamina sobre los agentes de micosis profundas. Rev. lat.-amer. Microbiol. 1, 153—158 (1958). — MANSON, M. D.: Chromoblastomycotic brain abcess in a South African Bantu; report of a case. S. Afr. J. Lab. clin. Med. 4, 283—288 (1958). — MARCHIONINI, A., H. W. SPIER u. H. ROCKL: Klinische, experimentelle und histologische Untersuchungen zur Behandlung der Hauttuberkulose mit Isonicotinsäurehydrazid. Hautarzt 4, 497—509 (1953). — MARTIN, D. S., R. D. BAKER and N. F. CONNAT: A case of verrucous dermatitis caused by Hormodendrum pedrosoi (chromoblastomycosis) in North Caroline. Amer. J. trop. Med. 16, 593—609 (1936). — The antigenic similarity of a fungus cadophora americana isoleted from wood pulp. to Phialophora verrucosa isoleted from patients with dermatitis verrucosa (chromoblastomycosis). Amer. J. trop. Med. 18, 421—426 (1938). — MARTIN DE MIRANDOL, P., G. SEGRETAIN et BATAILLARD: Un cas de chromoblastomycose a la Réunion. Bull. Soc. Path. exot. 51, 884—887 (1958). — MAZZA, S., and I. WOFCY: Observación de cromoblastomicosis autoctona de Santiago del Estero 9 a. Reunión Soc. Argent. Pat. Reg. del Norte, pp. 1669—1681, 1935. — MEAD, K. W.: Cutaneous chromoblastomycosis at age of 11 years. Med. J. Aust. 2, 165 (1955). — MEAD, M., and M. F. RIDLYE: Sporotrichosis and chromoblastomycosis in Queensland. Med. J. Aust. 44, 1, 192—197 (1957). — MEDEIROS, O.: Mais un caso de cromomicose. Publ. Med. No 133, 13—17 (1942). — *MEDLAR, E. M.: A new fungus, Phialophora verrucosa, pathogenic for man. Mycologia 7, 200—203 (1915a). — *A cutaneous infection caused by a new fungus, Phialophora verrucosa, with a study of the fungus. J. med. Res. 32, 507—521 (1915b). — MENDES, J. P., e D. T. CLAUSELL: Notas em torno de um caso de cromomicose no Rio Grande do Sul. Arq. Dp. Est. Saúde. R. G. Sul 1, 73—79 (1940). — *MERIIN, J.: Zur Mykologie der Chromoblastomykose. (Der Erreger des europäischen Falles der Erkrankung.) Arch. Derm. Syph. (Berl.) 162, 300 (1930). — Weitere Beobachtungen über den Erreger der europäischen Chromoblastomykose. Arch. Derm. Syph. (Berl.) 166, 722—729 (1932). — A propos de la clinique de la chromomycose: cas de chromomycose de la peau avec lésion des ganglions lymphatiques regionaux. Ann. Derm. Syph. (Paris) 122—137 (1938). — MIRANDA, C. H.: Sobre un caso de cromoblastomicosis observado en el norte del Perú. Arch. peru. Pat. Clin. 167—178 (1955). — *MONTPELLIER, J., e A. CATANEI: Mycose humaine due a un champignon du genre Hormodendron: H. algeriensis n. sp. Ann. Derm. Syph. (Paris) 8, 626—635 (1927). — Dermatitis verrucosa; nouveau cas observé en Algerie. Arch. Inst. Pasteur Algér. 22, 13—15 (1944). — MOORE, M., and F. P. ALMEIDA: Etiologic agents of chromomycosis (chromoblastomycosis of Terra, Torres, Fonseca and Leao, 1922) of North and South America. Rev. Biol. Hig. 6, 94—97 (1935). — The organisms of chromomycosis of North and South America. Science 83, 603 (1936a). — Novo genero e nova espécie de fungo produtor de cromomicose. Rev. Biol. Hig. 7, 59 (1936b). — MOORE, M., F. P. ALMEIDA, Z. K. COOPER and R. S. WEISS: Chromomycosis (chromoblastomycosis). Report of 2 cases. J. Amer. med. Ass. 122, 1237—1243 (1943). — MOORE, M., F. ALMEIDA and P. MAPOTHER: Cromomycosis of the face. Report of a case and a study of the causative organism, Phialophora verrucosa. Arch. Derm. Syph. (Chicago) 41, 42—54 (1940). — MORALES, R., e J. ITURBIDE: Primer caso de cromoblastomicosis (dermatitis verrucosa) observado en Guatemala, producida por el Hormodendrón pedrosoi. 4. Congr. Med. Centro Amer. p. 579—584 (1936). — MORO, O.: Cromomicose. An. paul. Med. Cir. 47, 281—291 (1944). — MOTTA, J.: Cromomicose de aspecto insólito. An. bras. Derm. Sif. 17, 215 (1942). — *MOUCHET, R., et R. VAN NITZEN: Sur une dermatite verruquese des noires de la Rhodesie du Nord. Ann. Soc. belge Méd. trop. 1, 235—239 (1920). — MULLER, H., D. W. ESSE et HAZEBROEK: Een geval van chromoblastomycosis in Oest Java. Geneesk. T. Ned.-Ind. 77, 3259 (1937). — MUNDT, L. K., and M. MOORE: Chromomycosis. Report of a case of Louisiana with a discussion of its clinical and mycologic features. New Orleans med. Cir. J. 100, 558—565 (1948).

NAUCK, E. G.: Histologische Untersuchung über Dermatitis verrucosa und mossyfoot. Arch. Schiffs- u. Tropenhyg. 35, 394—410 (1931a). — La importancia de las investigaciones histopatológicas para el diagnóstico de la dermatite verrucosa (cromoblastomicosis). Rev. Med. Germ. Ibero-Amer. 4, 671—679 (1931b). — Zur Histologie der Chromoblastomykose (Cromomykose). Gaz. méd. port. 4, 809—816 (1951). — NEGRONI, P.: Estudio micológico del primer caso argentino de cromomicosis: Fonsecaea (n.g.) pedrosoi (BRUMPT 1921).

Rev. Inst. bact. 7, 419—426 (1936). — NETO, SPINA FRANCA, A., T. BRITTO e F. P. DE ALMEIDA: Cromomicose do sistema nervoso. Estudo Anatomiclínico de um caso. Arch. Neuro-psiquiat. (S. Paulo) 2, 265—277 (1953). — *NEVES, A.: Onycomycose (?) por „Acrotheca pedrosoi" (BRUMPT 1921). Brasil. méd. 43, 69—70 (1929). — NINANE, G.: La chromoblastomycose. Rev. méd. Liège 11, 601—603 (1956). — NIÑO, F.: Las blastomicosis en la Argentina. Contribución a su estudio (Ed. Ateneo). Buenos Aires 1938. — NOVALES JOSEFA: Histopatología de las micosis profundas. Mem. III. Congr. Iberolatino Americano de Dermat. México, D.F. Oct. 1956. pp. 222—226, 1959. — Cromomicosis. Comunicación de un caso. Dermatologia (Méx.) 2, 30—36 (1958).

*OCANA, T.: Eczematide cromoblastomicósica 6a. Reun. Soc. Argent. Pat. Reg. del Norte, pp. 20—26, 1930. — O'DALY, J. A.: La chromoblastomicosis en Venezuela. Rev. Sanid. Assist. soc. 8, 655—679 (1943). — ORTIZ MONASTERIO, F.: Tratamiento Quirurgico de la Cromomicosis. Bol. Dermatologico, Mex. (Im Druck). 1960.

PARDO CASTELLO, V., E. R. LEON and F. TRESPALACIOS: Chromoblastomycosis in Cuba. Arch. Dermat. Syph. (Chicago) 45, 19—32 (1942). — PARDO CASTELLO, V., TRESPALACIOS F., P. FARIÑA y G. F. BAQUERO: El tratamiento de las micosis superficiales de la piel con griseofulvin. Bol. Soc. cubana Dermat. y sif. 16, 9—11 (1959). — PEDROSO, A., et J. M. GOMES: Sobre quatro casos de dermatite verrucosa produzida pelo Phialophora verrucosa. An. paul. Med. Cir. 11, 53—61 (1920). — PEREIRA, A. C.: Sobre um caso de cromoblastomicose con localização rara. Acta med. 5, 26—35 (1940). — PEREIRA, O.: Mycologia das chromoblastomycosis. Identificação dos dois primeiros caso autoctonos do Rio Grande do Sul. Tese, Fac. Med. Porto Alegre, 1938. — PEREZ, A. C.: Un caso de Cromoblastomicosis de localizacion nasal y faringea. Gac. Med. Caracas 50, 8—10 (1943). — PEREIRA FILHO, M. J.: O pé musgoso de Thomas e a cromoblastomicose no Rio Grande do Sul e em Santa Catarina. Identificação dos fungos patogenicos do genero Phialophora, Thaxter, 1915. Resultados terapeuticos. Rev. Med. Rio Grande do Sul 6, 1—15 (1949). — PESSOA, M., et D. T. CLAUSSELL: Notas em torno de um novo caso de cromomicose no Rio Grande do Sul. Arquivos do Dep. Est. de Saud., Rio Grande do Sul. 1, 73—79 (1940). — POWELL, R. E.: A survey of chromoblastomycosis in Queensland. Austr. J. Derm. 1, 214—222 (1952). — POZO GARCIA, A.: Cromoblastomicosis o enfermedad de Pedroso. Avance Médico 5, 164 (1944). — *POZOJEWA, N. G.: Ein Fall von Chromoblastomykose. Derm. Wschr. 90, 615—617 (1930). — PRUNES, L.: Pers. Mitteilung, 1960. — PUIG FUENTES, E.: Cirugía dermatológica. Cromoblastomicosis. Bol. Soc. cubana Derm. Sif. 16, 55—61, 1959.

RABELLO, F. E., J. RAMOS E SILVA e H. PORTUGAL: Nomenclatura dermatológica. Mycosis Lane Pedroso (micose de Lane e Pedroso). 10. Congr. Ibero-Latino Americano Dermat. e Sif. e VII Reun. Anual dos Dermat. Sif. Bras. Rio 1950. — RAJAM, R. F., K. C. KANDHARI and M. G. THIRUMARALACHAR: Chromoblastomycosis and dermatomycid based on experimental fungus inmunobiology. Mycopathologia (Den Haag) 9, 1—4 (1958). — RAMIREZ, O.: Cromoblastomicosis en El Salvador; reporte de un caso. Arch. Col. méd. El Salvador 9, 218—223 (1956). — RASSON, G., et A. THYS: Deuxiéme cas de chromoblastomycose observé au Congo Belge. Ann. Soc. belge Méd. trop. 31, 547—550 (1951). — REDAELLI, P.: L'attuale sistematizazzione della cosidette „blastomicosi". Rass. Clin. Sci. 14, 10 (1936). — RIDLEY, M. F.: The natural habitat of Cladosporium carrioni a cause of chromoblastomycosis in man. Aust. J. Derm. 6, 23—27 (1957) — ROCHA, H.: Caso de cromomicose conjuntival. Ophtalmos 3, 205—211 (1943). — ROCHA LIMA, H. DA: Exotische Blastomykosen. In J. JADASSOHN Handbuch der Haut- und Geschlechtskrankheiten, S. 382—390. Berlin: Springer 1932. — RODRIGUEZ M., J. D.: Revisión de las micosis profundas en el Ecuador. Rev. ecuat. Hig. 15, 177—180 (1958). — RODRIGUEZ OBDULIA: Cromoblastomicosis. Tratamiento con calciferol. Mem. III. Congr. Ibero Latino Americano Dermat. México, D.F., Oct. 1956. pp. 182—189, 1959. — ROMERO, A., e A. TREJOS: La cromoblastomicosis en Costa Rica. Rev. Biol. trop. (S. José) 1, 95—115 (1953). — ROTTER, W., u. PEÑA CHAVARRIA: Untersuchungen über Blastomykosen in Costa Rica. Arch. Schiffs- u. Tropenhyg. 37, 1—10 (1933). — Weitere Untersuchungen über Blastomykosen in Costa Rica. Arch. Schiffs- u. Tropenhyg. 38, 406—416 (1934). — * RUDOLF, M.: Über die brasilianische „Figueira", vorläufige Mitteilung. Arch. Schiffs- u. Tropenhyg. 18, 498 (1914).

* SALISBURY, E. I.: Mossy foot, a case report. A.R. United Fruit Co. Med. Dep. 17, 185—190 (1928). — SAXTON, W. J., F. HACHER and E. H. DERRICK: Chromoblastomycosis with report of two cases ocurring in Queensland. Med. J. Austr., 695—697 (1946). — SCHOENBACH, E. B., J. M. MILLER, M. GINSBERG and P. H. LONG: Systemic blastomycosis treated with stilbamidine. A preliminary report. J. Amer. med. Ass. 146, 1317—1318 (1951). — SCHWARZ, J., and G. L. BAUM: Primary cutaneous mycoses. A.M.A. Arch. Derm. 71, 143—149 (1955). — A critical review of medical mycology in the United States 1946—1956. Mycopathologia (Den Haag) 8, 271—326 (1957). — SEGRETAIN, G., F. MARIAT et E. DROUHET: Sur Cladosporium trichoides isolé d'une mycose cérébrale. Ann. Inst. Pasteur

89, 465 (1955). — Shoucair, E. S., C. G. Gordon, L. S. Grant and K. R. Hill: Chromoblastomycosis in Jamaica. West Indian med. J. 1, 211—215 (1952). — Silva, D. B. da: Estudo clinico-epidemiológico da micose de Lane e Pedroso (cromomicose ou cromoblastomicose) no Estado do Pará. An. bras. Derm. Sif. 32, 121—125 (1957a). — Micose de Lane e Pedroso. (Cromomicose ou cromoblastomicose). Aspecto atual do Tema. Tese, Belém. Pará 1955. — Silva, D. B. da e J. L. Souza Ferreira: Micose de Lane e Pedroso. (Cromomicose ou cromoblastomicose.) Terapeutica pelo calciferol. Med. Cirurg. Farm. Nr. 260, 572—575 (1957b). — * Silva F., e E. Araujo: Caso de chromoblastomycose. Brasil-méd. 44, 539—541 (1930). — Silva Lacaz, C. da: Manual de micología médica, pp. 292—306. Sao Paulo, Brasil: Irmaos Dupont 1956. — Cromomicose. Brasil-méd. 52, 55—560, 578—583 (1938). — Silva, Margarita: The parasitic phase of the fungi of chromoblastomycosis: development of sclerotic cells in vitro and in vivo. Mycologia 49, 318—331 (1957). — The saprophytic phase of the fungi of chromoblastomycosis: effect of nutrients and temperature upon grouth and morphology. Trans. N.Y. Acad. Sci., Ser. II 21, 46—57 (1958). — Growth characteristics of the fungi of chromoblastomycosis. II. Conf. Med. Mycology. New York Acad. Sci. 1960. — Silva, N. N. da: Cromoblastomicose no Rio Grande do Sul. Aspectos clínicos, micológico e experimental. An. bras. Dermat. Syph. 24, 113—145 (1949). — Simson, F. W., C. Harrington and J. Barnetson: Chromoblastomycosis: a report of six cases. J. Path. Bact. 55, 191—198 (1943). — Chromoblastomycosis. Some observations on the types of the disease in South-Africa. Mycologia 38, 432—449 (1946). — Snow, J. S., E. S. Wedding and W. J. Tomlinson: Chromoblastomycosis. Report of the first case observed in the Canal zone. Arch. Dermat. Syph. (Chicago) 51, 90—93 (1945). — Solano, A. E.: Un caso de cromoblastomicosis de la oreja. II. Congr. Centro Amer. Derm. S. 8 Nov. 1959, Guatemala. — Sonck, C. E.: Chromoblastomycosis, preliminary report. Finska Läk. Sällsk. Handl. 97, 36—44 (1954). Ref. Zbl. Haut- u. Geschl.-Kr. 91, 275 (1955). Cit. H. Götz, Hautarzt 7, 481—487 (1956). — Sumuangco, S. A., and C. Halde: Chromoblastomycosis: first case in Philippines. J. Philipp. med. Ass. 31, 117—120 (1955).

Takahashi, Y.: Zur Chromoblastomykose (I. Mitteilung). Über Chromoblastomykose, verursacht durch Torula poikilospora n. sp. Jap. J. Derm. Urol. 41, 31—43 (1937a). — Zur Chromoblastomykose (II. Mitteilung). Über Chromoblastomykose, hervorgerufen durch Hormodendrum japonicum. n. sp. Jap. J. Derm. Urol. 41, 53—62 (1937b). — Teixeira, C. J.: Associação de cromomicose e lepra em doente lepromatoso. Arch. mineir. Leprol. 19, 438—444 (1959). — Temkin: Recueil de l'Institut dermato-venero de Leningrad. Orghiz 1935. — * Terra, F., M. Torres, O. Fonseca Filho e A. E. Arêa Leão: Novo tipo de dermatite verrucosa; micose por Acrotheca com associação de leishmaniose. Brasil-méd. 36, 363—368 (1922). — Thom, C.: Naming molds. J. Wash. Acad. Sci. 30, 49 (1940). — Thomas, E., C. K. Job and G. G. Hadley: Chromoblastomycosis. Indian J. med. Sci. 11, 570—573 (1957). — * Thomas, W. H.: "Mossy foot" of the amazon region, an infective verrucotic condition affecting the skin of the upper and lowe limbs. Ann. trop. Med. Parasit. 4, 95—104 (1910). — Thys, A., G. B. Courtois et R. Vanbreuseghem: A propos de 9 nouveaux cas congolais de chromoblastomycosis. Essai et echec du traitement par la pentamidine. An. Soc. belge Méd. trop. 32, 491—500 (1951). — Tibiriçá, P. Q. T.: Anatomia patológica da dermatite verrucosa cromomicótica. Tese, Fac. Med. Univ. S. Paulo, 1939. — Tod-Stevens, F. R.: Chromoblastomycosis. Correspondance. Med. J. Aust., 93 (1947). — Trejos, A.: Evidence for synonymy of Torula bergeri and Phialophora jeanselmei. Mycologia 45, 253—259 (1953). — Chromoblastomycosis experimental en Bufo marinus. Rev. Biol. trop. (S. José) 1, 39 (1953). — Cladosporium carrionii n. sp. and the problem of Cladosporia isolated from chromoblastomycosis. Rev. Biol. trop. (S. José) 2, 75 (1954). — * Tschernjawski, J.: Chromoblastomykosis. Arch. Derm. Syph. (Berl.) 157, 196—206 (1929).

Vachon, R.: Le traitement du lupus tuberculeux par la méthode de Charpy. Thése, Lyon, 1944. — Vanbreuseghem, R., J. Vandepitte, A. Thys et W. Windey: Premier cas de chromoblastomycose par Phialophora pedrosoi chez un indigéne au Congo Belge. Ann. Soc. belge Méd. trop. 31, 495—500 (1951). — Vanbreuseghem, R., et M. Wanson: Echinococcose primitive intra-épidermique et chromoblastomycose en lésions associées. Ann. Soc. belge Méd. trop. 32, 679—682 (1952). — Velutini, L. A., D. Borelli y S. J. Obadia: Un caso de cromomicosis del tronco por Fonsecaea pedrosoi. Dermatología (Venez.) 1, 95—107 (1957). — Vignale, B., E. D. Monteiro, J. Tost e A. Sanjines: Cromoblastomicosis. (2o. caso descrito en el Uruguay.) Ann. Fac. Med. Montevideo 40, 87—92 (1955). — Vlierberghe, R. G., S. van Pattyn et R. Vanbreuseghem: Chromoblastomycose guérie chez un tuberculeux au cours d'un traitement par l'isoniazide. Ann. Soc. belge Méd. trop. 37, 965—972 (1957). — Vries, G. A. de: Contribution to the knowledge of the genus Cladosporium Link ex Fr. Thesis, University of Utrecht, 1952.

Weidman, F. D., and I. H. Rosenthal: Cromoblastomycosis: a new and important blastomycosis in North America. Report of a case in Philadelphia. Arch. Derm. Syph.

(Chicago) **43**, 62—84 (1941). — WILSON, J. W.: Clinical and immunologic aspects of fungous diseases. Springfield, Ill. U.S.A.: Ch. C. Thomas 1957. — Importancia de las enfermeda des fungosas en immunología. Bol. Soc. cubana Derm. Sif. **15**, 115—124 (1958). — WILSON, S. J., S. HULSEY and F. D. WEIDMAN: Cromoblastomycosis in Texas. Arch. Derm. Syph. (Chicago) **27**, 107—122 (1933).

YEW, C. C.: Chromoblastomycosis. Preliminary report of a case observed in China. Chin. med. J. **69**, 476—480 (1951). — YOUNG, J. M., and E. ULRICH: Cromoblastomycosis. Report of a case. Amer. J. clin. Path. **22**, 263—266 (1952).

ZILBERBERG, B.: Associação de sarna norúeguesa e cromoblastomicose. Communicação as „Jornadas Dermatológicas del Cincuentenário". Buenos Aires, Novembro 1957.

Die Keratophytia nigra (Tinea nigra)

Von

João Ramos e Silva-Rio de Janeiro

Mit 8 Abbildungen

Die *Tinea nigra*, eine tropische Mykosis des Menschen, wird von Pilzen der Gattung Cladosporium (C. Mansoni und C. Wernecki) hervorgerufen, die sich auf der Hornschicht der Epidermis bestimmter Körperteile entwickeln (Handflächen, Hals und Rumpf).

I. Synonyme

Tinea nigra (CASTELLANI 1905), Keratomycosis nigricans palmaris (CERQUEIRA PINTO 1916), Pityriasis nigra (CASTELLANI), Microsporosis nigra (CASTELLANI), „Tinha preta" (HORTA 1921), Cladosporose epidermica (F. SILVA 1929a, b), Keratose nigricans (F. SILVA 1935), Keratophytia nigra (Soc. Bras. de Derm. 1950).

Keratomykosis nigricans palmaris ist eine recht genaue Bezeichnung, die jedoch zwei Nachteile hat, nämlich den, sich nur auf eine der möglichen Lokalisationen der Erkrankung zu beziehen, und den weiteren, daß der Ausdruck Keratomycosis auch zur Bezeichnung von durch Pilze verursachten Krankheiten der Hornhaut des Auges gebraucht worden ist.

Pityriasis nigra ist ein ungeeigneter Name, weil er zur Verwechslung mit den dunklen Typen der Pityriasis versicolor Anlaß geben kann und von WILLAN mit großem zeitlichem Vorsprung als Bezeichnung der Melanodermia pediculis verwandt wurde.

Microsporosis nigra hat keine Daseinsberechtigung, weil der die fragliche Dermatose verursachende Pilz nicht zur Gattung Microsporum gehört.

Scheinbar sind diese letzteren beiden Namen die Folge einer anfänglichen Verwechslung CASTELLANIs zwischen Pityriasis versicolor tropicalis und Tinea nigra, denn in seiner ersten Mitteilung (1905) bezog er sich auf die tropischen Formen der Pityriasis versicolor und beschreibt dort die Ätiologie der Pityriasis nigra (die als schwarze Form der Pityriasis versicolor betrachtet wird) dem Microsporon Mansoni zu, so daß der Name dieses Pilzes zum Synonym von Cladosporium Mansoni wurde.

Tinha preta ist die portugiesische Übersetzung des anfänglich von CASTELLANI gewählten Namens; in dieser Sprache wird der Ausdruck „Tinha" jedoch besonders auf Krankheiten des Kopfhaares angewandt.

Cladosporose oder Cladosporiose würde ein passender Name sein, jedoch mit der Einschränkung, daß er durch eine evtl. Änderung der Gattungsnomenklatur der Pilze — wie sie nur allzu häufig in der Mykologie vorgenommen wird — ungeeignet werden würde.

Keratosis nigricans, eine etwas unbestimmte Bezeichnung, weist nicht auf die mykotische Ätiologie der Krankheit hin.

Der 1950 von der Nomenklatur-Kommission der Sociedade Brasileira de Dermatologia vorgeschlagene Name Keratophytia nigra hat noch keine internationale Verwendung gefunden.

Unter Berücksichtigung aller dieser Umstände mag die Beibehaltung des Ausdrucks *Tinea nigra* vorerst vorzuziehen sein.

II. Geographische Verteilung

Die Tinea nigra ist eine ausschließlich tropische oder subtropische Dermatose. Die von SLEPYAN in einem Falle in Chicago festgestellte Krankheit war in Panama adquiriert worden.

Sie soll nach CASTELLANI „fairly common" sein in Indien, Ceylon, den Malayischen Bundesstaaten und China, und auch in Birma und Indonesien (Java, Sumatra, Bangka und Timor) angetroffen werden; auf der westlichen Halbkugel wurden viele Fälle publiziert in Brasilien (Rio de Janeiro, Bahia, wo die Krankheit am häufigsten ist, und Belo Horizonte), 10 nach CARRION in Porto Rico in den Jahren zwischen 1934 und 1950, 1 in Cuba, 4 in Panama, 3 in Florida (USA) und 4 in Texas (USA). Bei allen auf der westlichen Hemisphäre veröffentlichten Fällen waren ausschließlich die Handflächen betroffen mit der Ausnahme von 2 Fällen (einer von RAMOS E SILVA, der andere von FLAVIANO SILVA). Im Gegensatz hierzu werden im fernen Osten von dieser Mykose sowohl die Handflächen als auch der Rumpf befallen, vielleicht infolge der Gewohnheit der Eingeborenen mit nacktem Oberkörper zu gehen.

III. Geschichtliches

Die Priorität der Veröffentlichung und somit der internationalen Kenntnis dieser Mykose gebührt CASTELLANI, der sie seit 1905[1] in Ceylon sowohl vom klinischen wie vom mykologischen Standpunkt aus studierte. Für den die Krankheit verursachenden Pilz beschrieb er die neue Species „Cladosporium Mansoni" zu Ehren des großen Tropenarztes PATRICK MANSON, von dem er annahm, daß er die Dermatose[2] vor ihm (1872) beobachtet und bekanntgegeben hätte. Es wurde jedoch festgestellt, daß MANSON sich nur auf Fälle der einfachen Pityriasis versicolor mit schwarzen Flecken bezogen hatte, deren Farbe zumindest zum Teil durch schwarzen Staub verursacht wurde. Dies geht auch daraus klar hervor, daß MANSON-BAHR während der Erörterung der Mitteilung CASTELLANIs an die Royal Soc. Trop. Med. & Hyg. (1930) daran erinnerte, daß MANSON zu sagen pflegte "with a little application of soap and water Tinea nigra could be converted into Tinea alba" (S. 413). Wie jedoch CASTELLANI mit Recht behauptet (S. 419) "no washing will make patches of Tinea nigra disappear".

Andererseits steht zweifellos fest, daß ALEXANDRE CERQUEIRA, Professor für Dermatologie in Bahia (Brasilien), die Krankheit seit 1891, und zwar mit Lokalisation in den Handflächen, beobachtet hat und sie als eine neue Mykose identifizierte, ohne jedoch seine Fälle, deren Zahl 8 betragen haben soll, zu publizieren. Erst 1916 wurden diese Fälle berichtet, unter anderem in der Inaugural-Dissertation seines Sohnes ANTONIO CERQUEIRA PINTO.

Diese Arbeit, die erste in Brasilien über das Thema veröffentlichte, enthält 13 Fälle (einschließlich der 8 schon erwähnten) mit der entsprechenden Beschreibung, wobei die Bezeichnung Keratomycosis nigricans palmaris vorgeschlagen wird, erklärt die Differentialdiagnose und zeigt die Anwesenheit von

---

[1] CASTELLANI, A.: Reports of Ceylon Govt. Med. Dept. and Ceylon Branch Brit. Med. Ass. [apud Castellani, A.-Mykosen 1, 41 (1957)].

[2] China Imp. Mar. Customs med. rep., 1879 (ibidem).

Mycelium und Sporen in den Schuppen der befallenen Regionen. Die ungenügende mykologische Untersuchung erlaubte jedoch nicht die Identifizierung des ursächlichen Pilzes.

Ohne Kenntnis der Dissertation Cerqueira Pintos, die nicht außerhalb des Bereichs der Bahianer Fakultät verbreitet wurde, konnte J. Ramos e Silva, gestützt auf die klinische und mykologische Beschreibung Castellanis, 1921 den ersten Fall in Rio de Janeiro identifizieren, der in der Policlínica Geral dieser Stadt beobachtet wurde. Der Mykologe der Station, Paulo Parreiras Horta, dem das mykologische Material übergeben wurde, veröffentlichte den Fall im selben Jahre und schuf die neue Species C. Wernecki für den betreffenden Pilz, eine Einordnung, die anschließend (1922) in einer Gemeinschaftsarbeit mit Langeron ratifiziert wurde. Die danach in Rio de Janeiro beobachteten Fälle wurden veröffentlicht von J. Ramos e Silva: 1930 (2), 1935 (1), 1940 (1), 1952 (1), 1958 (1); Rosa e Fonseca 1930 (1) und von Arêa Leão et al. 1945 (1). In Bahia, wie schon erwähnt, fügte Cerqueira den 8 Fällen von A. Cerqueira weitere 5 hinzu und stützte seine Dissertation auf 13 Fälle. Das Studium der Krankheit wurde dort zwischen 1929 und 1935 von Flaviano Silva wieder aufgenommen, der mindestens 5 Fälle, stets unter Feststellung des C. Wernecki, publizierte. Bruno Rietmann berichtete auf der Dermatologischen Versammlung in Straßburg am 12. Januar 1930 über 8 ebenfalls in Bahia beobachtete Fälle, ohne jedoch die früheren brasilianischen Veröffentlichungen zu erwähnen; er fand bei diesen Fällen Verschiedenheiten von der Tinea nigra und isolierte einen Pilz, der von Sartory als Cladosporium sp. klassifiziert wurde. Es wurden noch weitere Fälle in Bahia beobachtet, wie der von Aguiar (1937) und der von Bahia Monteiro (briefliche Mitteilung 1958). Neves und Costa veröffentlichen 1947 einen gründlich studierten Fall in Belo Horizonte.

Tabelle 1. *Fälle von Tinea nigra auf der westlichen Hemisphäre*

Nr.	Land	Ort	Autoren	Fälle	Jahr
1	Brasilien	Bahia	Cerqueira Pinto	13	1916
2	Brasilien	Bahia	Flaviano Silva	3	1929
3	Brasilien	Bahia	Flaviano Silva	1	1930
4	Brasilien	Bahia	Rietmann	8	1930
5	Brasilien	Bahia	Flaviano Silva u. Mendonça	1	1932
6	Brasilien	Bahia	Flaviano Silva, weitere Fälle		1933/35
7	Brasilien	Bahia	Aguiar	1	1937
8	Brasilien	Bahia	Monteiro	1	1958
9	Brasilien	Rio	Parreiras Horta	1	1921
10	Brasilien	Rio	Ramos e Silva	2	1930
11	Brasilien	Rio	Rosa u. Fonseca	1	1930
12	Brasilien	Rio	Ramos e Silva	1	1935
13	Brasilien	Rio	Leão et al.	1	1945
14	Brasilien	Rio	Ramos e Silva u. Peryassú	1	1940
15	Brasilien	Rio	Ramos e Silva	1	1952
16	Brasilien	Rio	Ramos e Silva	1	1953/58
17	Brasilien	B. Horizonte	Neves u. Costa	1	1947
18	Porto Rico	San Juan	Carrion	10	1934/50
19	Havana	Cuba	Pardo-Castelló	1	1938
20	Panama	Ancon	Walsh	3	1948
21	Panama	Kanalzone	Slepyan (Chicago, USA)	1	1957
22	USA	Florida	Leland	1	1950
23	USA	Texas	Ritchie	1	1955
24	USA	Texas	Spiller et al.	3	1956
25	USA	Florida	Smith et al.	2	1958

Gesamtzahl der publizierten Fälle: mindestens 60.

In den amerikanischen Ländern, ohne Brasilien, können folgende Fälle erwähnt werden: 10 zwischen 1934 und 1950 in Puerto Rico von A. L. Carrion studierte Fälle, welche die Grundlage seiner 1950 veröffentlichten Arbeit bilden; ein 1938 von Pardo-Castelló in Havana, Cuba, beobachteter Fall; 4 in Panamá, von denen 3 1948 von Walsh beobachtet wurden und ein von Slepyan 1957 veröffentlichter und von ihm in Chicago studierter Fall; 3 in Florida (Leland 1950 und Smith et al. 1958) und 4 in Texas, wovon einer von Ritchie 1955 und 3 von Spiller 1956.

Die Tabelle 1 faßt die auf der westlichen Hemisphäre veröffentlichten Fälle zusammen, doch dürften zweifellos weitere Fälle vorliegen.

Nach der Arbeit Castellanis ist wenig über Tinea nigra im Orient publiziert worden. Richard de Silva (1953) berichtet, daß sie in Ceylon nicht selten ist und die Lokalisation in der Handinnenfläche häufig beobachtet wird. Nach Kirk und Morgan (1957) ist sie auf Indien, Ceylon und Südwest-Asien beschränkt.

IV. Beschreibung

Die Tinea nigra hat ein charakteristisches Aussehen, das ihre Diagnostizierung ohne große Schwierigkeiten ermöglicht (Abb. 1 und 2). Sie tritt in der Form von Flecken verschiedener Größe auf, die in ihrer größten Ausdehnung einige Zentimeter, im Höchstfalle 5 oder 6 cm, erreichen können; kleine Flecken können sich vereinigen und so größere Elemente bilden, die von ihrem Ursprung her annähernd policyclische oder zirzinäre Konturen beibehalten. Deutliche Ränder, also plötzlicher Übergang von dem parasitären Fleck zur gesunden Haut, ohne daß sich im allgemeinen die Ränder über das Niveau der normalen

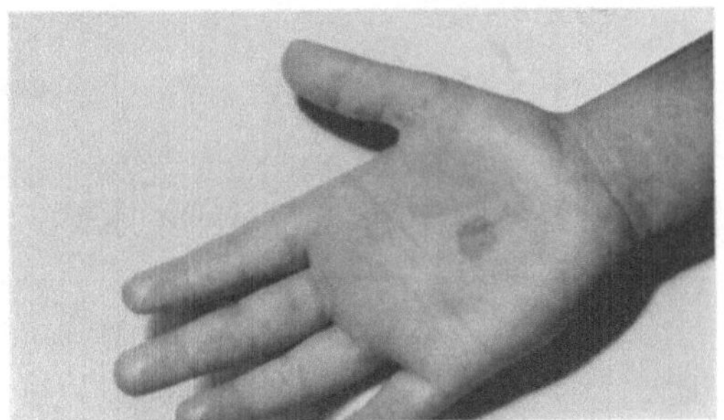

Abb. 1. Tinea nigra (Fall S. B. des Verf.)

Haut erheben; in selteneren Fällen erscheint die Epidermis auf der Höhe des Flecks leicht verdickt. Die Farbe ist schwärzlich, schieferfarben, dunkelgrau oder völlig schwarz; die Oberfläche ist glanzlos, matt und zeigt manchmal spontane Abschuppung, die jedoch stets geringfügig ist. Durch Reiben mit dem Rande eines Objektglases können für die mykologische Untersuchung geeignete Fragmente losgelöst werden. Die Dermatose kann an den Handflächen, Handrändern, auf der seitlichen Oberfläche der Finger, am Halse und am Rumpf angetroffen werden. In einzelnen Fällen sind wahrscheinlich andere Lokalisationen möglich. So stellte Aguiar einen Fall fest mit Flecken von Tinea nigra auf der Dorsalfläche von Hand und Fingern, außer der palmaren Lokalisation, und F. Silva und Mendonça veröffentlichten 1932 einen Fall, bei dem die Nägel beider Zeigefinger und des linken kleinen Fingers befallen waren. Experimentell konnte Sartory Läsionen durch Inoculation von Kulturen des C. Wernecki in den Inguinalfalten beim Menschen hervorrufen. Die Handflächen-Lokalisation im weitesten Sinne (Handteller, Handränder, seitliche Oberflächen der Finger, Beugeseite des Handgelenks) stellt fast die ausschließliche Lokalisation bei den auf der westlichen Hemisphäre beobachteten Fällen dar [nur 2 Fälle, der von Flaviano Silva (1929) und der von Ramos e Silva (1930) hatten Läsionen am

Halse]. Die Handflächen-Lokalisation ist fast stets einseitig; immerhin haben wir einen Fall mit Tinea nigra-Flecken an beiden Händen gesehen.

Im Orient hat Castellani zwar Fälle mit ausschließlicher Lokalisation an den Handflächen gesehen. So den Fall des Arztes in Ceylon, der die Krankheit während eines Ferienausflugs in Birma aquirierte und nach seiner Rückkehr einen schwarzen Punkt am linken Handteller zeigte, der langsam, während 2 Monaten

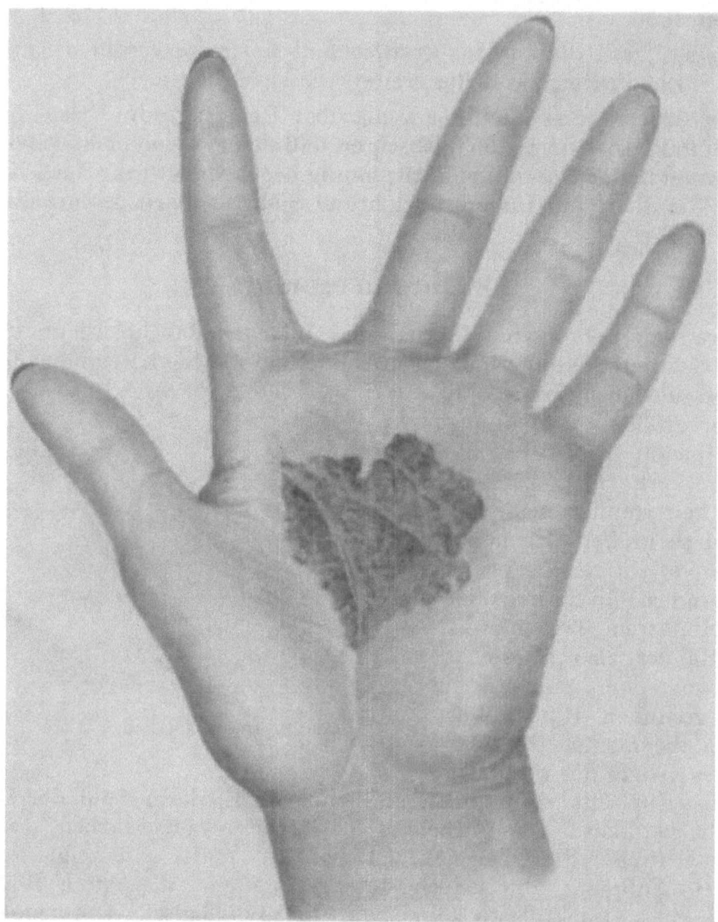

Abb. 2. Tinea nigra, Zeichnung (Fall E. W. des Verf.)

zu einem münzgroßen Fleck anwuchs. Das aus diesem gewonnene Material zeigte in der Kultur dasselbe Cladosporium wie die anderen Fälle. Castellani bestand jedoch immer auf der Häufigkeit der Lokalisation am Rumpf, besonders seiner oberen Hälfte, und am Halse. Modernere Autoren in Ceylon, wie Richard de Silva (1953), sagen: "The lesions of Tinea nigra were often seen on the palmar region." Es ist heute unmöglich festzustellen, wieweit eine Verwechslung der dunklen Pityriasis versicolor — durch Staubablagerung und vielleicht andere Faktoren (Sonderform ?) — mit der Tinea nigra zu dem Eindruck beigetragen hat, die Tinea nigra bevorzuge im Orient den Rumpf. Schließlich wäre noch denkbar, daß in den Gegenden, wo die Eingeborenen mit zum größten Teil entblößtem Ober-

körper gehen, die Implantation des Pilzes leichter stattfindet als dort, wo es
üblich ist, den Rumpf wenigstens mit einem Hemd zu bekleiden. Unbestritten ist

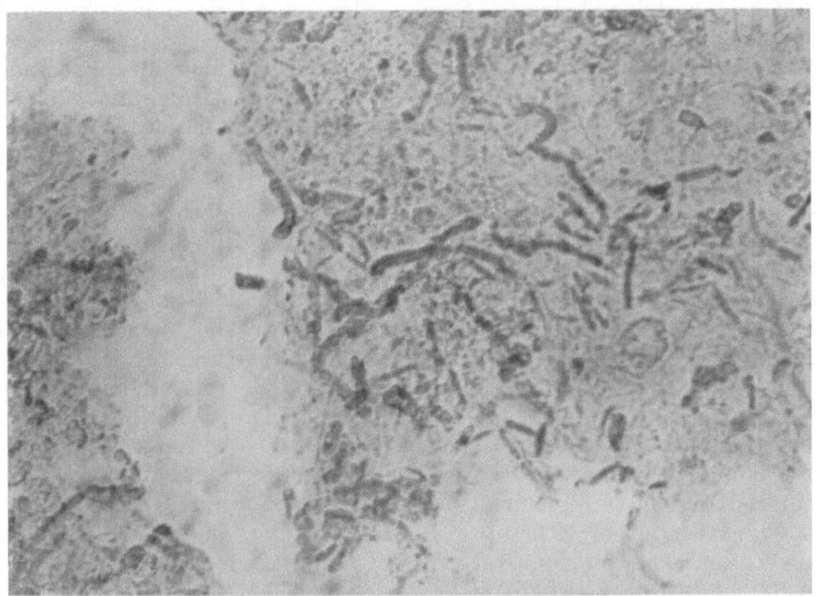

Abb. 3. Mittels KOH 40% dissoziierte Schuppen (Fall C. S. V. C. des Verf.)

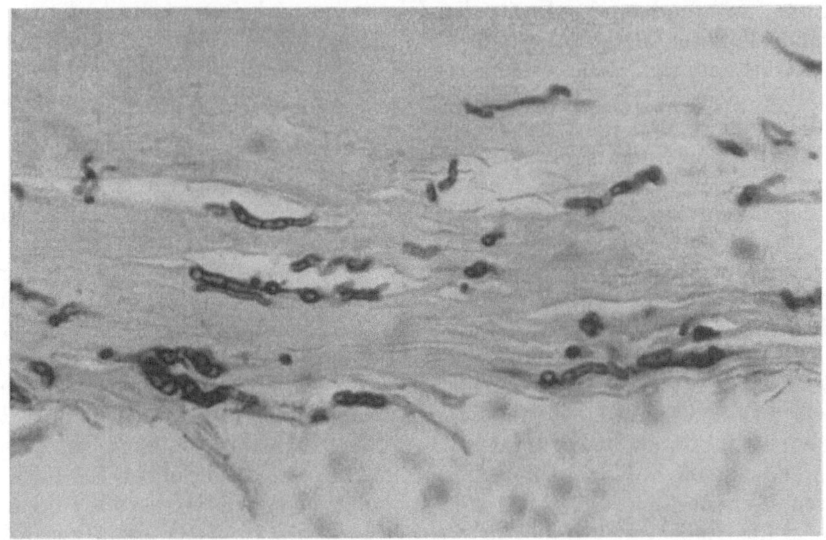

Abb. 4. Nach MACMANUS gefärbter histologischer Schnitt (Fall von Dr. O. COSTA; Präparat des Verf.)

jedenfalls die Möglichkeit in Brasilien, wenn auch selten, die Lokalisation am
Halse, und im Orient an den Handflächen zu beobachten.

Die dunkle Farbe der Flecken rührt von der mehr oder weniger dichten
Vegetation von Cladosporium auf der verdickten Hornschicht der Epidermis her.
Die nach Dissoziation mit 40% Kaliumhydroxyd untersuchten Schuppen zeigen
ohne Schwierigkeit ein dichtes Mycelium und reichlich Sporen (Abb. 3). Die
histologischen Schnitte (Abb. 4) zeigen klar die Lokalisation des Parasiten in den

oberflächlichen Schichten der hyperkeratotischen Hornschicht. Bei diesen Präparaten ist die Farbe des Pilzes bräunlich, die der Kulturen pechschwarz.

Subjektiv bestehen keinerlei Beschwerden, es sei denn in seltenen Fällen leichter Juckreiz.

Da es sich um eine leichte Affektion mit schleichendem Beginn handelt, so sind die Angaben über die Inkubationszeit spärlich. Immerhin besitzen wir genauere Angaben sowohl aus Ceylon wie aus den amerikanischen Ländern, durch die sie auf ungefähr 15 Tage festgesetzt werden kann. So bemerkte Richard de Silva in einer Selbstbeobachtung nach Inoculation das Auftreten der pigmentierten Papel am Ort der Inoculation (Vorderarm) nach 17 Tagen. Pardo-Castelló beobachtete in Havana ein Mädchen, bei dem die Tinea nigra-Papel 2 Wochen nach leichter traumatischer Abschürfung der Hand, durch einen Fall im Garten, zu erscheinen begann.

Im allgemeinen wird die Affektion zufällig erworben, da der Pilz aus der Umgebung stammt, wo er wahrscheinlich, wie so viele andere Cladosporien, ein saprophytisches Leben führt. Die Ansteckung von Mensch zu Mensch ist jedoch zweifellos möglich: Cerqueira stellte die Ansteckung des Stationsarztes fest auf der Abteilung, wo der erste in Brasilien beobachtete Fall interniert war (1891). Wir selbst publizierten 1930 die zufällige Ansteckung eines Assistenzarztes mit von einem Kranken stammenden Material (Laboratoriums-Übertragung). Flaviano Silva berichtete 1935 über eine Ansteckung, wahrscheinlich durch familiäres Zusammenleben von Mutter, zwei Kindern und einer Nichte. A. Cerqueira (apud Cerqueira Pinto) soll experimentelle Inoculationen beim Menschen durch Schuppen vorgenommen haben, wie in dem obigen Fall zufälliger Ansteckung, während Arêa Leão die Übertragung bei zwei Freiwilligen nicht erreichen konnte. Richard de Silva nahm mehrmals Auto-Inoculationen vor und bewies dadurch, daß es keine erworbene Immunität gibt. Sartory konnte beim Menschen mittels Kulturen positive Inoculationen vornehmen, und zwar in den Handtellern und der Leistengegend.

Die Affektion findet sich bei beiden Geschlechtern, mit einem gewissen Überwiegen des männlichen. Von den 13 Fällen Cerqueira Pintos waren 9 Männer. Von den 7 von uns beobachteten Kranken waren 5 Männer. Nach Castellani Chalmers, "Tinea nigra usually attacks natives"; in Brasilien werden meist Weiße und selbst Ausländer befallen. Unsere persönliche Statistik umfaßt 2 Syrier, 1 Spanier, 1 rumänischen Israeliten und 3 Brasilianer, sämtlich Weiße. Als Kuriosität sei erwähnt, daß relativ viele Ärzte von Tinea nigra befallen wurden: der Fall Dr. R. M. von A. Cerqueira in Bahia, der Arzt in Ceylon, welcher sich in Birma infizierte und von Castellani in fast allen seinen Schriften über das Thema zitiert wird, Dr. A. M. (Laboratoriums-Übertragung), der von Ramos e Silva 1930 publiziert wurde, der von F. Silva 1929 in seiner Arbeit erwähnte Fall und schließlich der ausführlich von Arêa Leão beschriebene Kranke, außer der schon erwähnten experimentellen Inoculation von Richard de Silva.

Was das Lebensalter anbelangt, so sind die jüngsten Kranken zwei Kinder von 3 Jahren (Ritchie und Spiller); in der Mehrzahl handelt es sich um Jugendliche und Erwachsene.

V. Patho-Histologie

Nur zwei Arbeiten, die von Aroeira Neves und Costa und von Slepyan und Geuting, verzeichnen bioptische Ergebnisse. In den mit Hämatoxylin-Eosin gefärbten Schnitten sieht man bei schwacher Vergrößerung nur eine bemerkenswerte Verdickung der Hornschicht, die manchmal in ihren oberen Schichten etwas zerspalten oder fragmentiert erscheint. Die Malpighi-Schicht erscheint normal, und das Corium zeigt lediglich sehr kleine Herde lymphocytärer Infiltration. Bei stärkerer Vergrößerung finden sich im Stratum disjunctum parasitäre Elemente von havanafarbener Tönung, reichliche kurze Mycelfäden von unregelmäßiger, untertrennter Form mit Zwischen- oder Endsporen, wobei die Doppelkontur der Membran gut sichtbar ist. Diese in den oberflächlichen Hornlamellen sehr reichlichen und gehäuften parasitären Elemente werden nach der Tiefe zu seltener und erreichen nie das Stratum granulosum. Bei Benutzung der Hotchkiss-MacManus-Methode wird der Parasit durch die rötlichviolette Farbe, die er in den Schnitten annimmt, noch auffälliger, doch werden durch diese Methode keine neuen Einzelheiten aufgezeigt.

VI. Mykologie

Sowohl im Orient wie in den amerikanischen Ländern werden in den Schuppen der Tinea nigra Pilze der Gattung Cladosporium (LINK 1816) gefunden. Im folgenden werden wir die auf Cladosporium Mansoni (CASTELLANI 1905, PINOY 1912) und auf C. Wernecki (HORTA 1921) bezüglichen Daten zusammenfassen, so wie sie jeweils auf den beiden Hemisphären identifiziert wurden.

I. Cladosporium Mansoni (CASTELLANI 1905, PINOY 1912).

Synonyme: Microsporon Mansoni (CASTELLANI 1905). Foxia Mansoni (CASTELLANI 1908). Torula Mansoni (VUILLEMIN 1929). Dematium Mansoni (DODGE 1935).

Im folgenden geben wir die Originalbeschreibung CASTELLANIs wieder:

„Der Pilz findet sich sehr reichlich in den Läsionen der Tinea nigra; die Mycelfäden sind ziemlich kurz: 18—20 μ Länge zu 2,5—3,5 μ Breite und haben keine Verzweigungen. Zuweilen sind sie unregelmäßig, bananenförmig gekrümmt. Die Sporen sind kugelförmig, meist ziemlich groß (5—10 μ) und häufig traubenförmig angeordnet.

Er ist leicht zu kultivieren durch Einführung von Papelschabsel in Maltose-Agar. Nach zwei bis vier Tagen erscheinen rundliche und halbkugelförmige Kolonien, die schwarz sind, jedoch anfangs meist grünliche Tönung zeigen und an der Peripherie einige feine, strahlige Hyphen von blaß-grünlicher Färbung aufweisen können. Die Kolonien können getrennt bleiben oder, was häufiger ist, sich allmählich vereinigen und eine pechschwarze knötchenförmige Masse bilden, die tief inmitten der Kultur verwurzelt ist."

„Der Pilz entwickelt sich gut, wenn auch weniger reichlich, in Gelose-Nährböden, mit anderen Zuckern, sowie in gewöhnlicher Gelose. In Nährbouillon und Pepton-Wasser ist das Wachstum sehr langsam und findet in der Tiefe der Gläser statt mit Bildung eines schwarzen oder grünlich-schwarzen Sediments. Die Gelatine verflüssigt sich sehr langsam."

„Die optimale Temperatur für das Wachstum des Pilzes liegt zwischen 30° und 32°C. Über 35°C und unter 25°C ist das Wachstum sehr langsam; unter 20°C kann es völlig aufhören."

II. Cladosporium Wernecki (HORTA 1921).

Synonyme: Cladosporium sp. (RIETMANN 1930). Dematium Wernecki (DODGE 1935).

Nachfolgend die Originalbeschreibung von HORTA und von HORTA und LANGERON:

„In den Schuppen findet sich eine große Menge von Mycelfäden und Sporen. Diese Fäden sind manchmal lang und unterteilt und weisen Endconidien auf; in anderen Fällen sind sie klein, isoliert, mit abgerundeten Enden oder senkrecht abgeschnitten. Besonders die langen Fäden sind häufig gewunden; man hat öfters den Eindruck, daß sich in ihrem Innern Sporen befinden. Fäden sowohl wie die isolierten Sporen und auch größere, den Chamydosporen ähnliche Gebilde zeigen dunkelgelb-grünliche Pigmentierung. In seltenen Fällen hat man den Eindruck der Verzweigung der Fäden. Es existieren auch gekrümmte Formen mit kleinen Vorsprüngen, die an die kammähnlichen Organe erinnern, die man beim Mycelium gewisser Mikrosporen beobachtet. Die Sporen verdienen besondere Beachtung; im allgemeinen sind sie über das ganze Präparat zerstreut, zeigen unterschiedliche Dimensionen, teils kleine, teils große. Niemals bilden sie Sporennester, wie man sie bei der Pityriasis versicolor beobachtet; fast immer sind sie rund, manchmal jedoch oval."

Der größte Teil der Kulturen wurde im geneigten Sabouraud-Agar angelegt, andere mit demselben Nährboden in Erlenmeyer-Kolben. Die Kulturen wachsen ziemlich langsam und sind intensiv schwarz pigmentiert. In den ersten Tagen sind sie leicht von den Nährböden zu trennen und geben den Eindruck der Kultur einer schwarzen Hefe. Danach werden sie hart, zäh und zeigen Erhöhungen und Vertiefungen, die sehr an das Aussehen eines Trichophyton acuminatum erinnern, wobei nur zu beachten ist, daß sie von schwarzer Farbe sind. Später erscheint ein leichter grünlicher Flaum, der wieder verschwindet, worauf die Kultur an gewissen Punkten glänzend schwarze Färbung annimmt."

„Die mikroskopische Untersuchung zeigt einen starken Polymorphismus. In Glucose- oder Maltose-Gelose findet man eine echte *Fumago*-Form mit Gruppen rundlicher, dickwandiger, mit Poren durchsetzter und manchmal stark farbiger Elemente. Im Rübennährboden sieht man eine *Dematium*-Form erscheinen: Die Fumago-Elemente ergeben ein aus kurzen Gebilden bestehendes Mycelium, von denen jedes einzelne einfache oder unterteilte Blastosporen hervorbringt, die knospen können. Daher die Produktion unzähliger Hefeformen, die das Mycelium bedecken und der Kultur ein feuchtes, gefirnißtes Aussehen geben. In Zellkulturen in Rübenbrühe schließlich sieht man ein zartes Mycelium erscheinen, aus dem ebenfalls eine Riesenmenge von Conidien des Typs Cladosporium hervorgeht, die also unterteilt sind und an einem Ende eine trennende Verdickung haben, die dem Insertionspunkt entspricht. Diese Conidien sind außerordentlich hinfällig, so daß es schwierig ist, sie an ihrem eigentlichen Ort zu finden."

Das Studium der Tinea nigra ist erschwert worden durch eine Reihe, zum Teil völlig unsinniger Darstellungen, die sich dadurch erklären, daß sie ohne direkte Beobachtung der Mykose und ihrer Erreger gemacht wurden. So wurde sie 1935 von Dodge mit dem schwarzen *Carate* oder *Pinta* verwechselt, einer bekanntlich völlig verschiedenen Krankheit, wobei die betreffenden Pilze zur Gattung Dematium, D. Mansoni und D. Wernecki kamen, einer Nomenklatur, die bei den Mykologen keine Anerkennung gefunden hat. Conant et al. erwähnen in der 1. Auflage (1948) des Manual of Medical Mycology die sehr viel älteren brasilianischen Arbeiten nicht, machen außerdem das C. Mansoni zu einem einfachen, ansteckenden Saprophyten und betrachten die Tinea nigra als Synonym der Pityriasis versicolor! Nach der Veröffentlichung der ausgezeichneten Arbeiten von A. Neves und O. Costa (Brasilien) und von A. Carrion (Porto Rico) in den Vereinigten Staaten wurde der Irrtum zum Teil in der 2. Auflage (1954) durch Annahme der Keratomycosis nigricans palmaris richtiggestellt.

Die zunächst zu klärende Frage betrifft die Gültigkeit der beiden Species C. Mansoni und C. Wernecki. In der 4. Auflage (1958) der Medical Micology behaupten Lewis et al. "that they are essentially identical or, at the most, varieties of a single species". Im Gegensatz hierzu kommen Neves und Costa in einer gründlichen Untersuchung zu dem Schluß, daß "while there are generic characters which are comparable, there are however certain specific differences which justify us in considering them as distinct species and so maintaining them mycologically". Zur Stützung der spezifischen Diagnose stellen sie sogar die folgende Tabelle auf:

Tabelle 2. *Vergleichende Untersuchung von C. Wernecki und C. Mansoni.*
(Nach NEVES und COSTA 1953)

Cladosporium Wernecki, HORTA 1921)	Cladosporium Mansoni, PINOY 1912 (nach POLLACCI und NANNIZZI)
In den Läsionen	
Einfaches oder verzweigtes Mycelium. Runde oder ovale Sporen. Mycelfäden in Gruppen angeordnet, verzweigt oder einfach, pigmentiert oder hyalin, gekrümmt.	Nicht verzweigtes Mycelium. Runde Sporen von 5—10 μ. Mycelfäden in Gruppen angeordnet, nicht verzweigt; gekrümmt in Bananenform.
Kulturen	
Optimale Temperatur zwischen 18 und 25°C. Makroskopisches Erscheinen der Kolonien in 5—6 Tagen.	Optimale Temperatur zwischen 30 und 32° C. Makroskopisches Erscheinen der Kolonien in 2—4 Tagen.
2 Typen: a) Weiche, halbkugelige, schwarzglänzende, dem Nährboden nicht anhaftende Kolonien; b) flaumige, grünliche, dem Nährboden fest anhaftende Kolonien. Beide Typen verlieren beim Altern den Glanz, bekommen schwarze unregelmäßige und glatte Oberfläche und haften dem Substrat fest an.	Halbkugelige, rundliche, grünliche Kolonien, später schwarz mit grünlichen Strahlfibrillen an der Peripherie, die anfangs isoliert sind, dann zusammenfließen und ein schwarz-glänzendes Plättchen bilden, das tief in das Substrat eindringt.
Mikroskopische Untersuchung der Kulturen	
Vorwiegen der Hefeformen (Conidien) beim ersten Typus und der Hyphen beim zweiten. Die Hyphen sind in kurze oder lange Gelenkchen unterteilt mit oder ohne Bildung von Arthrosporen.	Die Hyphen sind bräunlich, mit kurzen Gelenkchen verschiedener Form, rund oder oval und geteilt in kugelförmige Arthrosporen.
Es wiegen ovale oder elliptische Conidien vor, kugelige sind selten. Rußfarbig oder hyalin. Unterteilt (bis zu 3 mal) oder nicht, wobei die einfach unterteilten überwiegen.	Es überwiegen Conidien vom kugelförmigen Typus und Rußfarbe; andere sind oval und hyalin.
Die Hyphen sind steril oder fruchtbar; die letzteren haben eine Breite von 2,9—5,8 μ. Der Typ der Fruchtbildung ist aerogen und pleurogen (sympodial).	Die Hyphen sind steril oder fruchtbar; die Breite der letzteren beträgt 2—2,5 μ. Der Typ der Fruchtbildung ist aerogen und pleurogen (sympodial?).

Die Abb. 7 entspricht Photographien von Überimpfungen desselben Alters von alten Kulturen des C. Wernecki (aus unserem Besitz) und des C. Mansoni (die wir der Freundlichkeit von Sir A. CASTELLANI verdanken) und zeigen sehr deutlich die bezeichnenden makroskopischen Unterschiede. Größere Unterschiede sind u.E. a) das kleinkugelig, zusammenfließende Aussehen der Kulturen von C. Mansoni, im Gegensatz zu den gröberen, großen Massen von C. Wernecki, und b) das Vorkommen flaumiger, grauer Stellen bei C. Wernecki, die bei C. Mansoni fehlen.

Tatsächlich zeigt das C. Wernecki 3 untereinander vermischte Kulturtypen: 1. den schwarzer Hefe (Abb. 8); 2. graue Luft-Hyphen, die den falschen(?) Eindruck von Pleomorphie (Abb. 7 rechts) geben, wie von uns 1930 betont; und 3. samtartiges dunkelolivgrünes Mycelium (Abb. 6), während C. Mansoni niemals zumindest das unter 2. beschriebene Aussehen aufweist; in der Tat muß die

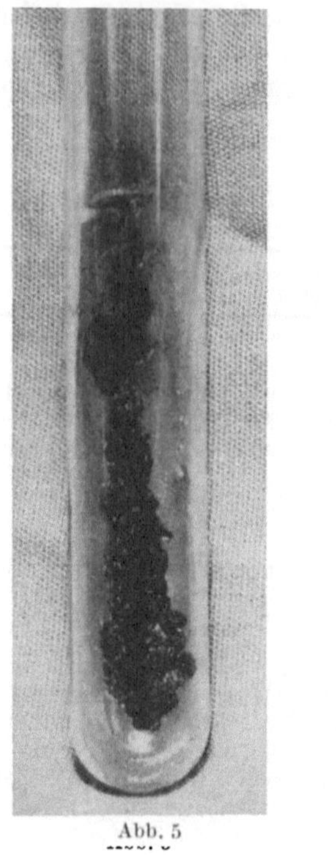

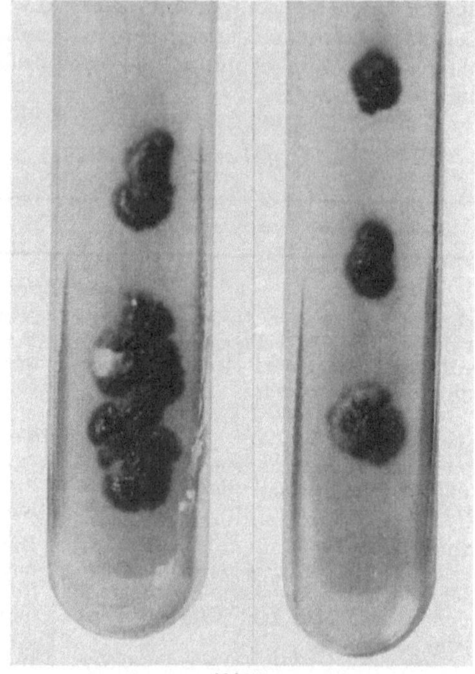

Abb. 5. Cladosporium Mansoni (aus der Sammlung von Sir A. Castellani; Photographie des Verf.)

Abb. 6. Cladosporium Wernecki: 15 Tage alte Kultur in Maltose-Gelose (Fall des Verf., 1930)

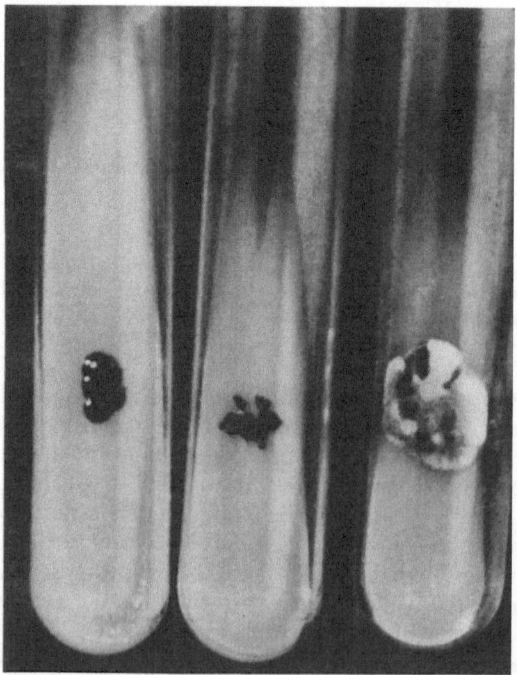

Abb. 7. 18 Tage alte Überimpfungen von C. Mansoni (Zentrum) und von zwei var. von C. Wernecki
(links und rechts)

Beständigkeit seines Aussehens in mehr als 50 Jahren von Überpflanzungen auf künstliche Nährböden hervorgehoben werden (Abb. 5). Was das mikroskopische Aussehen anbelangt, so ist der außerordentliche Polymorphismus zu betonen, wie es schon von BERLESE und später von LANGERON geschah, so daß das Bild der Einzelelemente der Pilzvegetation je nach dem Alter, dem Punkt der Kultur, der Art des Nährbodens usw. wechselt und so den Vergleich erschwert. Dennoch ist

das Aussehen mehr oder weniger identisch, wie es bei zwei nahestehenden Arten derselben Gattung, die keine genaue Trennung zulassen, zu erwarten war. Betreffs des makroskopischen Aussehens der Kulturen in Maltose-Agar von SABOURAUD muß betont werden, daß die Unterschiede der 2. und 3. Form des C. Wernecki unter sich größer sind als zwischen einer von ihnen und dem C. Mansoni (Abb. 7). Beim C. Wernecki herrschen jedoch Hefeformen vor, wie HORTA 1921 betonte, und die 1950 gründlich von A. CARRION untersucht wurden. Diese Formen veranlaßten sogar den Verfasser,

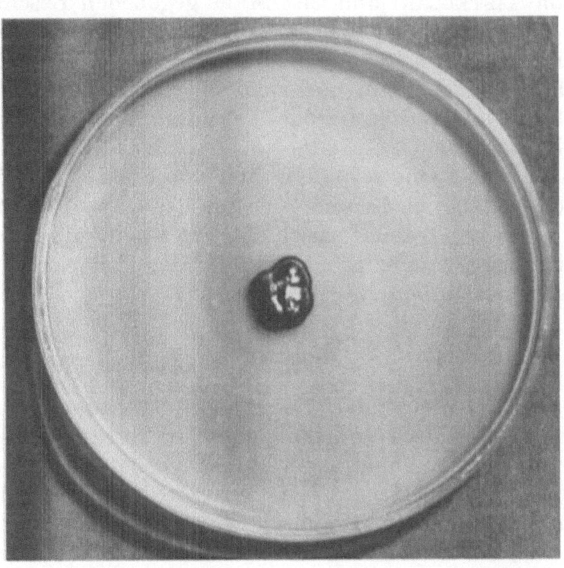

Abb. 8. Drei Wochen alte Kultur von C. Wernecki

die Tinea nigra in eine Sondergruppe von Dermatomykosen einzuordnen, die von hefeähnlichen Dematium-Pilzen hervorgerufen werden, und die Affinität des C. Wernecki mit der Gattung Pullularia zu betonen, wobei er jedoch, wenigstens vorläufig, die Gattung Cladosporium beibehält.

VII. Nosographie

Soll man nach den hier berichteten Tatsachen die Tinea nigra betrachten a) als eine wesentlich einheitliche Krankheit, die nur leichte Unterschiede in der körperlichen Lokalisation im Orient und Okzident aufweist, oder b) als zwei gut definierte Krankheiten: die Tinea nigra des Orients und die Tinea nigra palmaris des tropischen Teils des amerikanischen Kontinents? LANGERON neigt zur letzteren Ansicht und meint: "Il semble, que la Tinea nigra et la Keratomycosis nigricans palmaris soient deux maladies voisines mais bien distinctes cliniquement, géographiquement et étiologiquement." FLAVIANO SILVA äußert sich zugunsten der ersten Möglichkeit, die er wie folgt begründet: a) die kausalen Erreger gehören zur selben botanischen Gattung; b) identisches klinisches Bild, wobei die Unterschiede ausschließlich den bevorzugten Sitz der Läsionen betreffen. CASTELLANI findet, daß die amerikanischen Fälle eine "somewhat similar or identical affection" seiner Tinea nigra darstellen. CONANT et al. gehen auf die Frage nicht ein, da sie nur die amerikanischen Fälle zulassen und die Arbeiten CASTELLANIs nicht erwähnen, da sie der Ansicht sind, daß, was dieser Tropenarzt beschrieb, lediglich die Pityriasis versicolor war. Dieser radikale und befremdende Standpunkt ist zweifellos irrig, denn in fast allen seinen Veröffentlichungen erwähnt CASTELLANI die Möglichkeit der palmaren Lokalisation (die bei der Pityriasis versicolor praktisch nicht vorkommt); er war außerdem der erste, der ein schwarzes Cladosporium aus den Schuppen kultivierte, was zur Ausschließung der Diagnose Pityriasis versicolor genügt, da die Kultur von Malassezia furfur praktisch unmöglich ist. Die Angaben Castellanis sind so vollkommen, daß wir 1921 die Diagnose des ersten in Rio de Janeiro beobachteten Falles ausschließlich nach der im Buche von Castellani und Chalmers gegebenen Beschreibung stellten.

Nach unserer Ansicht handelt es sich um eine einzige, wie gesagt, als Tinea nigra zu bezeichnende Krankheit, die bei der orientalischen Abart Rumpf und Hals befallen kann und sich im übrigen auch in den Handflächen und an den oberen Extremitäten findet. Bei der amerikanischen Form sind fast ausschließlich die Handflächen und ihre Nachbarschaft befallen (als seltene Ausnahme der Hals). Als Erreger sind sehr nahestehende Species derselben Gattung Cladosporium zu bezeichnen. Es handelt sich im strengen Sinne um eine Keratomykose, da der Pilz nie über die Hornschicht der Epidermis hinausgeht und Nägel und Haare nicht befällt (einzige Ausnahme: der Fall von Silva und Mendonça 1932, der Läsionen an den Nägeln aufwies).

VIII. Diagnosis

Die Diagnose der Tinea nigra ist einfach: Einzelner schwarzer, scharf abgegrenzter Fleck von polycyclischer Kontur (in seltenen Fällen mehrere relativ große Flecke von mittlerer Münzengröße); glanzlose, einem Silbernitrat-Fleck vergleichbare Oberfläche, zuweilen mit leichter Abschuppung. Die palmare Lokalisation ist pathognomonisch; sind jedoch Hals oder Rumpf befallen, muß eine Verwechslung mit anderen Dermatosen vermieden werden. Die klinische Diagnose muß stets durch den Nachweis des Myceliums und der Sporen von Cladosporium in den Schuppen gestützt werden, die leicht durch Abschaben der befallenen Fläche zu bekommen sind, und ausgehend von diesen Schuppen durch die Kultur im Maltosenährboden von Sabouraud.

Die Differentialdiagnose muß folgende Affektionen berücksichtigen:

1. *Pityriasis versicolor*. Mit extrem seltener Ausnahme (der klassische Fall von Gottheil 1899) findet sich diese nie an den Handtellern, die wenigstens in den amerikanischen Ländern der bevorzugte Sitz der Tinea nigra sind. Durch die Milchkaffee-, rosige oder gelbliche Farbe kann die Pityriasis versicolor des Rumpfes, wo sie sich sehr häufig findet, von der Tinea nigra, die im Orient ebenfalls diesen Körperteil befallen kann, unterschieden werden. Es gibt jedoch zweifellos Fälle, in denen die Pityriasis versicolor mit den für Malassezia furfur charakteristischen „Sporennestern" dunkle, kastanienbraune, graue und selbst schwärzliche Färbung annimmt, so daß sie mit der Tinea nigra verwechselt werden kann. Diese schwärzliche Pityriasis versicolor beruht zum Teil auf Mangel an Sauberkeit, der die Ansammlung von schwarzem Staub auf den parasitären Flächen ermöglicht, zum Teil vielleicht auf einer Sonderform der Dermatose. Es ist gegenwärtig nicht zu entscheiden, wieweit solche Verwechslungen von nicht dermatologischen Kolonialärzten zu Ende des vorigen und zu Anfang dieses Jahrhunderts begangen wurden. Wie wir schon sahen, scheint es sicher, daß der von Manson 1872 in China beschriebene Fall nur eine einfache dunkle Abart der Pityriasis versicolor war.

Andererseits wurden selbst in der ersten Veröffentlichung Castellanis (1905) über den Gegenstand als Pityriasis versicolor trop., in der von ihm als Pityriasis nigra getauften Abart, Fälle bezeichnet, die später als Tinea nigra klassifiziert wurden, wobei der betreffende Pilz von Microsporon Mansoni zu Cladosporium

Mansoni wurde. Von solchen Fällen abgesehen, ist andererseits die Behauptung CONANTs, die Tinea nigra des Orients sei nichts als eine Verwechslung mit der Pityriasis versicolor, eine unbegründete Übertreibung. Die Unterscheidung drängt sich schon durch die einfache Überlegung auf, daß Laboratoriumskulturen von Malassezia furfur praktisch unmöglich sind, während alle Forscher aus dem Material der Tinea nigra regelmäßig ein Cladosporium isolieren konnten, das auf den Nährböden so schwarze Kolonien ergibt wie die Hautläsionen, von denen es stammt.

2. Die *Tinea flava* CASTELLANIs ist eine einfache, meist im Gesicht lokalisierte Abart der Pityriasis versicolor, die vielleicht von einer Sonderform von Malassezia furfur hervorgerufen wird, die er M. tropica nannte; die Färbung ist hell, gelblich, völlig unähnlich der Tinea nigra, doch gilt das, was wir oben über die gewöhnliche Pityriasis versicolor sagten, zweifellos auch für die sog. Pityriasis versicolor tropica.

3. Die *Tinea nigro-circinata* CASTELLANIs, von ihm einem nicht züchtbaren (?) Trichophyton zugeschrieben, befällt Hals und Scrotum in der Form von erhabenen, runden Papeln schwarzer Farbe. Das Fehlen späterer, bestätigender Untersuchungen erlaubt Zweifel nicht nur an dem Bestehen der von CASTELLANI 1908 aufgestellten Species T. ceylonense, sondern auch an der klinischen Sonderstellung der Affektion.

4. Die *Dermato-Aspergillose nigro-alba* soll von CASTELLANI in Mazedonien und Lybien angetroffen worden sein. Ein von FERNANDO 1934 publizierter und von CASTELLANI anerkannter Fall scheint nach den vorliegenden Daten eher ein discoider Lupus erythematodes des Gesichts zu sein, aus dessen Schuppen ein wahrscheinlich ansteckender und daher der *Pinta* zugeschriebener Aspergillus gezüchtet wurde. Diese Treponematosis kann, wie bekannt, Hautveränderungen verschiedener Tönungen zeigen, darunter eine bläuliche oder schwärzliche, was einen ähnlichen Irrtum veranlaßte wie den von DODGE, als er behauptete, das C. Wernecki sei das ätiologische Agens der *Pinta* oder *Carate*, die zu anderer Zeit von MONTOYA Y FLORES verschiedenen Pilzen zugeschrieben wurde.

5. *Pigmentnaevus* (die „Leberflecke" älterer Autoren) und verschiedene Melanosen (vom Typus Riehl usw.) werden nicht mit der Tinea nigra verwechselt werden, trotz der dunklen Flecke, da bei diesen Dermatosen keine Pilze gefunden werden. Gewisse bräunliche Flecke, die durch Photosensibilisierung von pflanzlichen Produkten wie Latex (Ficus, Mango) oder Essenzen (Bergamott-Öl) hervorgerufen werden, können sich an den Händen finden, doch stets an der dorsalen Seite, nie an den Handtellern.

6. Das „*Mal del Pinto*", *Pinta* oder *Carate*, eine mittel- und südamerikanische Treponematose, kann, wie schon erwähnt, während der Ausbreitungsphase bläuliche, schieferfarbene oder schwärzliche Flecken verursachen. In der Spätphase finden sich die Veränderungen jedoch im allgemeinen an den Extremitäten und sind durch *farblose*, manchmal von schieferfarbenem Rand umgebene Flecken charakterisiert, mit diffuser Hyperkeratose, also völlig verschieden von denen der Tinea nigra, die mehr der Epidermis aufgesetzt erscheinen, im Gegensatz zu den wirklich im Gewebe befindlichen der Pinta. Die dem Rande der Läsion entnommene Lymphe zeigt im Ultramikroskop das Treponema carateum (T. Herrejoni), und das Blutserum ist stets positiv.

IX. Behandlung

Die Flecken der Tinea nigra sind leicht durch Anwendung der verschiedensten antimykotischen Mittel zu beseitigen: Formalin, Resorcin, Salicylsäure, Benzoesäure, Undecylensäure und ihre Verbindungen, Jod usw. Ferner ist die Applikation keratolytischer Substanzen wie Salicylsäure und Resorcin indiziert, welche die Entfernung der oberflächlichen Hornlamellen erleichtern. Für Fälle ausschließlich palmarer Lokalisation, die wir Gelegenheit hatten zu behandeln, ist eine leichte Abreibung mit Bimsstein sehr erfolgreich, mit anschließender Applikation des lokalen Heilmittels. Als letzteres kann einfach 1%ige Jodtinktur oder 2%ige Salicylsäure oder auch die Kombination dieser beiden Mittel zur Anwendung kommen. Ferner kann die Verschreibung bestimmter Rezepte empfohlen werden, wie z.B. der Whitfieldschen Salbe (Benzoesäure 1,65, Salicylsäure 1,0, Salbengrundlage ad 30,0) oder des Fuchsins von Castellani (gesättigte alkoholische Lösung von basischem Fuchsin 10 cm³, wäßrige 5% Carbolsäurelösung 100 cm³. Filtrieren und 1 g Borsäure hinzufügen. Nach 2 Std Zusatz von 5 cm³ Aceton und nach weiteren 2 Std 10 g Resorcin). Zur völligen Wirksamkeit seines Rezeptes verlangt Whitfield jedoch eine besondere Salbengrundlage aus Paraffin und Cocosnußöl. Das Fuchsin Castellanis hat außer seiner Kompliziertheit den Nachteil, stark zu färben.

Mit angemessener örtlicher Behandlung ist die Affektion leicht zu heilen; sie kann jedoch rezidivieren, wenn die Therapie nicht lange genug fortgesetzt wird, um die Sporen des ursächlichen Pilzes völlig zu eliminieren.

Literatur

Aguiar, C.: Um caso interessante de ceratomicose nigricans palmar ou „tinea nigra" Bahia méd. 8, 137 (1937). — Arêa-Leão, A. E., A. Cury y J. M. Ferreira Filho: Tinea nigra (Keratomycosis nigricans palmaris). Observaçao e estudo de um caso. Rev. bras. Biol. 5, 165 (1945).

Berlese, A. N.: Première contribution à l'étude de la morphologie et de la biologie de cladosporium et dematium. Bull. Soc. mycol. France 11, 34 (1895).

Carrion, A. L.: Yeastlike dematiaceous fungi infecting human skin. Arch. Derm. Syph. (Chicago) 61, 996 (1950). — Castellani, A.: Tropical forms of pityriasis versicolor. Brit. med. J. 1905, 1271. — Tropical dermatomycoses. J. trop. Med. Hyg. 11, 260 (1908). — The higher fungi in relation to human pathology. Lancet 1920I, 943. — Fungi and fungous diseases. Arch. Derm. Syph. (Chicago) 16, 383 (1927). — Fungi and fungous diseases. Arch. Derm. Syph. (Chicago) 17, 194 (1928). — Minor tropical diseases. Trans. roy. Soc. trop. Med. Hyg. 24, 379 (1930). — Castellani, A., et A. J. Chalmers: Manual of Trop. Med. London: Baillière, Tindall & Cox. 1919. — Castellani, A., e I. Iacono: Manuale di clinica tropicale. Torino: Rosenberg & Sellier 1937. — Castellani, A., e R. de Silva: Tinea nigra. Mykosen 1, 41 (1957). — Cerqueira-Pinto, A. G. C.: Keratomycose nigricans palmar. Tese da Bahia, Imp. Of. do Estado, Bahia 1916. — Conant, N. F.: Manual of clinical mycology. Philadelphia: W. B. Saunders Company 1st edit. 1944, 2d edit. 1954.

Dodge, C. W.: Medical mycology. St. Louis: C. V. Mosby 1935.

Fernando, S. E.: Pinta. Notes on a case occuring in Ceylon. J. trop. Med. Hyg. 34, 375 (1934). — Fonseca, O., y A. F. Rosa: Sobre a „Keratomycosis nigricans palmaris". Rev. méd.-cir. Brasil 38, 337 (1930a). — Sur le Cladosporium Wernecki et la keratomycose nigricans palmaire. C. R. Soc. Biol. (Paris) 103, 785 (1930b).

Horta, P. P.: Sobre um caso de tinha preta e um novo cogumelo. Rev. méd.-cir. Brasil 29, 269 (1921). — Horta, P. P., et M. Langeron: Note complementaire sur le Cladosporium Wernecki, Horta 1921. Bull. Soc. Path. exot. 15, 381 (1922).

Kirk, R., and R. V. Morgan: The superficial mycoses. J. trop. Med. Hyg. 60, 1 (1957).

Langeron, M.: Tinea nigra et keratomycosis nigricans palmaris in Darier et al. Nouvelle pratique dermatologique, vol. II. Paris: Masson & Cie. 1936. — Leland, L. S.: Tinea nigra in the United States. Arch. Derm. Syph. (Chicago) 61, 854 (1950). — Lewis, G. M., M. E. Hopper, J. W. Wilson and O. A. Plunkett: An introduction to medical mycology, 4th edit. Chicago: Year Book Publ. 1958.

Manson-Bahr, F.: Discussion. Trans. roy. Soc. trop. Med. Hyg. 24, 413 (1930). — Montoya y Flores, J. B.: Recherches sur les caratés de Colombie. Thése Fac. Paris, 1898.

NAUCK, E. G.: Tinea nigra. In JADASSOHNs Handbuch, Bd. XII/1. Berlin: Springer 1932. — NEVES, J. A., and O. G. COSTA: Tinea nigra. Arch. Derm. Syph. (Chicago) 55, 67 (1947). — Tinea nigra in Simons Handbook of tropical dermatology, vol. II. Amsterdam: Elsevier 1935.

PARDO-CASTELLO, V.: Keratomycosis nigricans palmaris. Rev. argent. Dermatosif. 22, 255 (1938). — POLLACCI, G., e A. NANNIZZI: I miceti patogeni dell'uomo e degli animali, vol. 7/8, p. 62. Bologna: L. Capelli 1928.

RAMOS E SILVA, J.: Sobre um novo caso de Tinea nigra. Brasil-méd. 44, 755 (1930). — Tinea nigra. Soc. Bras. de Dermat. 14. 8. 1935. An. bras. Derm. Sif. 10, 109 (1935). — Caso de Tinea nigra. Soc. Bras. Dermat. 25. 6. 1952. — Caso de Tinea nigra. Soc. Bras. Dermat. 28. 5. 1958. — RAMOS E SILVA, J., e D. PERYASSÚ: Keratomycosis nigricans palmaris. Soc. Bras. Derm. 26 de Junho 1940. An. bras. Derm. Sif. 15, 217 (1940). — RIETMANN, B.: Note préliminaire sur une epidermomycose palmaire noire observée au Brésil. Bull. Soc. franç. Derm. Syph. 1930, 202. — RITCHIE, E. B., and M. E. PINKERTON: A case of tinea nigra palmaris in Texas. Arch. Derm. Syph. (Chic.) 72, 467 (1955).

SARTORY, A. et R., B. RIETMANN et J. MEYER: Contribution à l'étude d'une epidermomycose brésilienne palmaire noire, provoquée par un Cladosporium nouveau. C. R. Soc. Biol. (Strasbourg) 104, 878, II (1930). — SILVA, F.: Tinea nigra (Cladosporose epidermica). An. bras. Derm. Sif. 5, 9 (1929). — Brasil-med. 43, 924 (1929). — A proposito da „Tinea nigra" (Keratomycosis nigricans palmaris). Brasil-med. 44, 1201 (1930). — Keratose nigricans. Ann. Derm. Syph. (Paris) 1935, 928. — SILVA, F., y A. B. MENDONÇA: Sobre um caso interessante de tinea nigra. Gaz. med. Bahia 63, 591 (1932). — SILVA, R. DE: Notes on certain fungi and fungus diseases in Ceylon. VI. Congr. Int. Microbiol. Roma. Atti 5, 121 (1953). — SLEPYAN, A. H., and B. G. GEUTING: Tinea nigra palmaris in the Chicago area A.M.A. Arch. Derm. 76, 570 (1957). — SMITH jr., J. G., W. M. SAMS and F. J. ROTH jr.: Tinea nigra palmaris. Jour. Amer. med. Ass. 167, 312 (1958). — SPILLER, W. F., F. MULLINS and J. M. KNOX: Tinea nigra. J. invest. Derm. 27, 187 (1956).

WALSH, E. N.: Tinea nigra in Panama. Arch. Derm. Syph. (Chicago) 57, 732 (1948). — WHITFIELD, A.: Some notes on the treatment of epidermophyton infection. J. trop. Med. Hyg. 37, 353 (1934). — WILLAN, R.: On cutaneous diseases. London: J. Johnson 1808.

Die Piedra

Von

Sebastião A. P. Sampaio-São Paulo*

Mit 9 Abbildungen

Mit dem spanischen Worte „Piedra" (Stein) bezeichnet man eine Haarerkrankung, deren charakteristisches Merkmal das Vorkommen von kleinen, harten Knötchen ist, die fest an den Kopf-, Bart-, Schnurrbart-, Scham- oder Achselhaaren haften. Man bezeichnet diese Erkrankung auch mit dem Namen Tinea nodosa oder Trichomycosis nodosa. Die Erkrankung hat zwei Formen, die sich klinisch und ätiologisch gut voneinander unterscheiden lassen.

Schwarze Piedra (Piedra asterinica) ist durch schwarze, harte, fest anhaftende Knötchen gekennzeichnet, die sich in den Kopfhaaren lokalisieren. Sie sind durch einen Ascomyceten, *Piedraia hortai*, verursacht und kommt gelegentlich in tropischen und subtropischen Ländern vor.

Weiße Piedra (Piedra trichosporica) ist durch lichte, gelbliche, gräuliche oder grünliche, weniger harte Knötchen gekennzeichnet, die sich in den Kopfhaaren, aber auch in den Bart-, Schnurrbart-, Achsel- oder Schamhaaren lokalisieren. Sie wird durch einen Hyphomyceten, *Trichosporon beigeli*, verursacht und kommt sehr selten, jedoch in allen Erdteilen vor. Ihre Ansiedlung ist immer sekundär, d.h. in Haaren, die vorher geschädigt worden waren.

I. Geschichtliches

In einer kurzen historischen Übersicht wollen wir die Entwicklung unserer Kenntnisse über die Piedra verfolgen.

Nicolau Ozorio und Posada Arango haben die Erkrankung in Kolumbien im Jahre 1876 beobachtet. Beigel hat sie in Europa im Jahre 1865 gefunden und als Pilzerkrankung erkannt. Der Pilz, der von Beigel isoliert wurde, wurde jedoch seines grünlichen Pigmentes wegen für eine Alge gehalten (daher der Name *Pleurococcus beigeli*) und erst später erwies es sich, daß man ihn zu den Fadenpilzen zählen mußte. Im Jahre 1890 kultivierte Behrend einen Pilz aus den Knötchen von Schnurrbarthaaren und bezeichnete ihn als *Trichosporon ovoides*. Vuillemin, nachdem er einige Arten in der Gattung Trichosporon beschrieben hatte, schlug im Jahre 1902 einen neuen Gattungsnamen, Trichosporum, vor, eine Modifikation, die sich nicht halten konnte, da es sich hier nur um eine orthographische Änderung handelte. Horta (1911) studierte in Brasilien Fälle von Piedra aus schwarzen Knötchen und hat neben den cellulären Elementen auch Cysten (genannt nach ihm Cysten von Horta) beobachtet. Es waren Asken, die in ihrem Innern Sporen enthielten. Aus diesem Grunde hat Brumpt (1913) den Pilz aus der schwarzen Piedra als eine neue Art, *Trichosporon hortai*, bezeichnet. Fonseca und Leao (1928) haben in den Kulturen der schwarzen Piedra spindelförmige Sporen beobachtet, die identisch mit jenen waren, die im Innern der Asken in den peripilären Knötchen gefunden wurden. Deshalb haben sie für diesen Pilz einen neuen Gattungsnamen, Piedraia, vorgeschlagen.

Spätere Untersuchungen haben es ermöglicht, alle Pilze, die aus Fällen der weißen Piedra gezüchtet wurden, in einer einzigen Art mit dem Namen *Trichosporon beigeli* zu vereinigen. Dasselbe geschah mit den Pilzen, die von der schwarzen Piedra isoliert wurden; auch diese gehören jetzt zu einer einzigen Art, nämlich *Piedraia hortai*. Der Unterschied zwischen der weißen und schwarzen Piedra ist heute genau bestimmt. Deswegen müssen einige Namen

---

* Direktor der Dermatologischen Universitätsklinik São Paulo.

aufgegeben werden, wie z.B. Piedra columbiana, die dem *Trichosporon giganteum* zugeschrieben wurde. Letzteres ist heute nur ein Synonym für *Trichosporon beigeli*. Unter dem Namen Piedra columbiana wurden eigentlich beide Typen von Piedra beschrieben. Die Fälle von DESENNE (1876) betrafen die schwarze Piedra, während es sich bei dem von JUHEL-RENOY (1888) gesammelten Material um die weiße Piedra handelte. Weil die schwarze Piedra aber erst später erkannt wurde, hat man für sie einen anderen Namen vorgeschlagen — Piedra asterinica.

Dasselbe geschah mit der weißen Piedra oder Piedra trichosporica, die viele andere Bezeichnungen hat, wie Tinea nodosa (CROKER), Trichomycosis nodosa (BEHREND), Trichomycose nodulaire (JUHEL-RENOY), Piedra nostras (UNNA), Chignonkrankheit oder Beigelsche Krankheit und endlich Piedraia (SIMONS).

II. Schwarze Piedra

Klinischer Befund. Die Knötchen sind schwarz, 0,5—1,0 mm lang und 0,1 bis 0,3 mm dick, in der Mitte dicker. Sie umgeben den Haarschaft in Form eines Ringes und sind in kleinerer oder größerer Anzahl vorhanden. In letzterem Falle können sie zusammenwachsen, so daß eine Scheide von schwarzer Farbe entsteht, die den Haarschaft bis zu einer Länge von 5 mm umgibt. Beim Betasten fühlen sich die erkrankten Haare rauh an (Abb. 1 u. 2).

Mikroskopischer Befund. Bei mikroskopischer Untersuchung sieht man auf der Oberfläche der Knötchen kleine und unregelmäßige Höhlchen, die wahrscheinlich jene Punkte sind, wo die Abstoßung der Askosporen stattfindet. Nach Behandlung mit Kalilauge oder Laktophenol bemerkt man, daß die Knötchen aus einem Mosaik runder oder ovaler Zellen, sog. Arthrosporen, bestehen. Diese sind untereinander mit einer mucinösen Substanz zusammengeklebt. Dem Innern der Knötchen zu findet man einige Reihen von Hyphen. Am Ende der askogenen Hyphen bilden sich die Asken, die man in verschiedenen Entwicklungsstadien sehen kann. Diese Asken haben eine ovale Form. Das Innere der Asken ist entweder ungeteilt oder man kann dort die Askosporen unterscheiden, meistens 8 an der Zahl. Es gibt jedoch Asken, die nur 4 und sogar nur 2 Sporen enthalten. In einigen Knötchen haben die Asken überwiegend 8 Sporen, in anderen dagegen fast ausschließlich 4 Sporen, welche dieselbe Länge haben (45—60 μ), nur sind sie schmäler. Solange sich die Askosporen im Innern der Asken befinden, sind sie gekrümmt und aneinander gepreßt. Wenn sie frei geworden sind, haben sie die Form einer kleinen Spindel. Sie sind hyalin, leicht gelblich oder grünlich. Die Länge einer Askospore variiert zwischen 25 und 80 μ, die Breite zwischen 3 und 8 μ. An ihren Enden finden sich Fäden 5—30 μ lang und 2—3 μ breit. Manchen Askosporen fehlen die Fäden, andere wieder haben die Fäden lateral. Sie haben eine zweifache Membran, aber kein Septum (Abb. 3 u. 4).

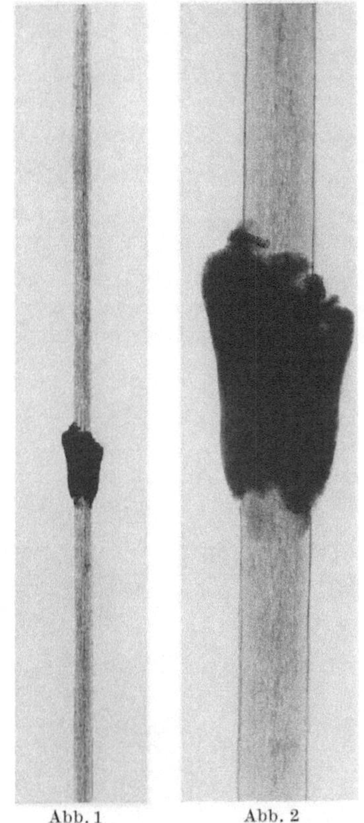

Abb. 1. Ein Knötchen von schwarzer Piedra. Vergr. 27mal

Abb. 2. Ein Knötchen von schwarzer Piedra. Vergr. 80mal

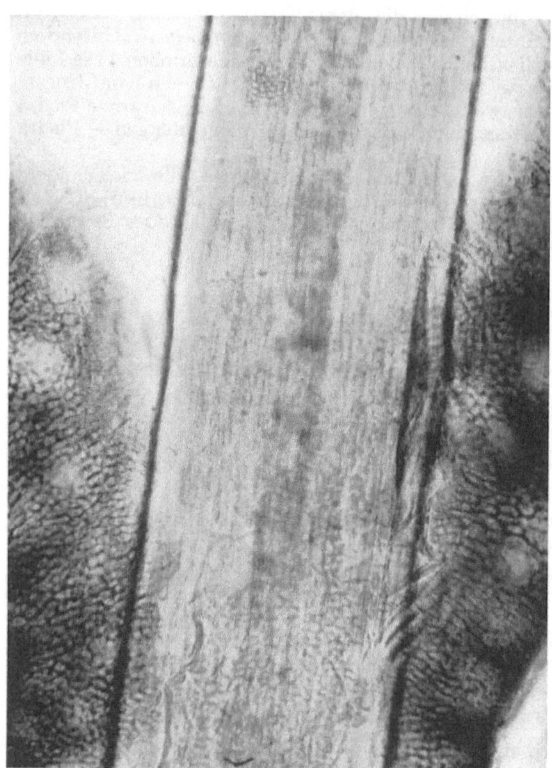

Abb. 3

Abb. 3. Ein Knötchen von schwarzer Piedra. Vergr. 360mal

Abb. 4 a—k. *Piedraia hortai* (Brumpt, Fonseca Filho und A. Leão). a—d Vier nacheinander folgende Entwicklungsstadien der Askosporen (im Quer- und Längsschnitt). e Unreife Asken und Askosporen nicht vollkommen differenziert. f Unreifes Loculum vollkommen entwikkelt. g, h Loculum biascal. Das Septum ist verschwunden. i Ein reifer Ascus in dem Loculum. j Ascus vollkommen entwickelt. k Querschnitt durch reifes Stroma. Man sieht die unregelmäßige Verteilung der Höhlchen. (Originalzeichnungen durch die Gefälligkeit von Dr. A. C. Batista, S. Campos und R. Ciferri)

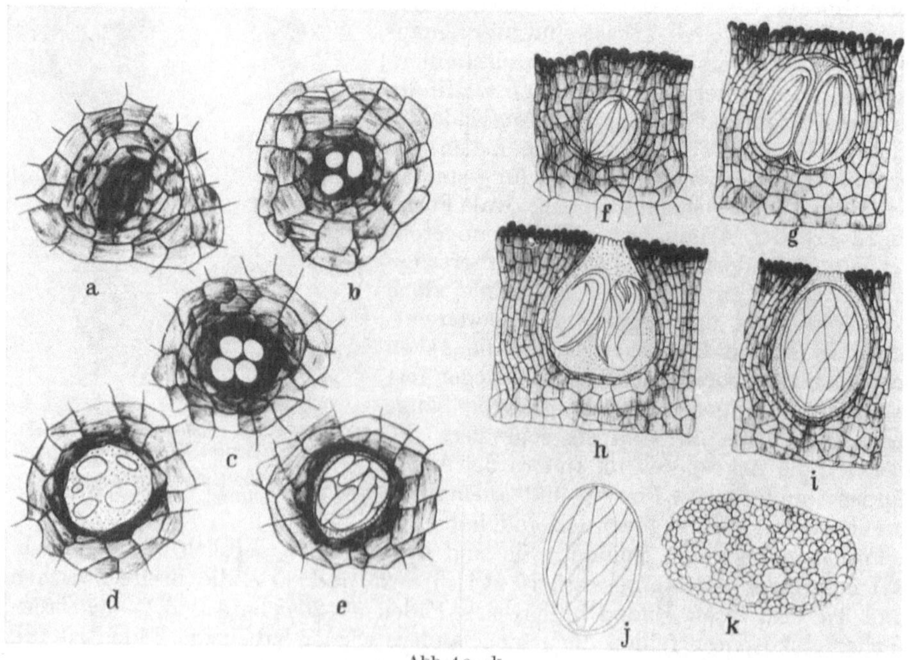

Abb. 4 a—k

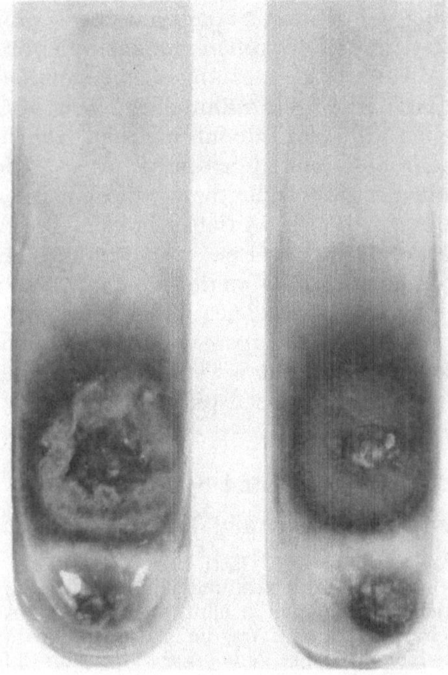

Abb. 5. *Piedraia hortai*, 40 Tage alte Kultur

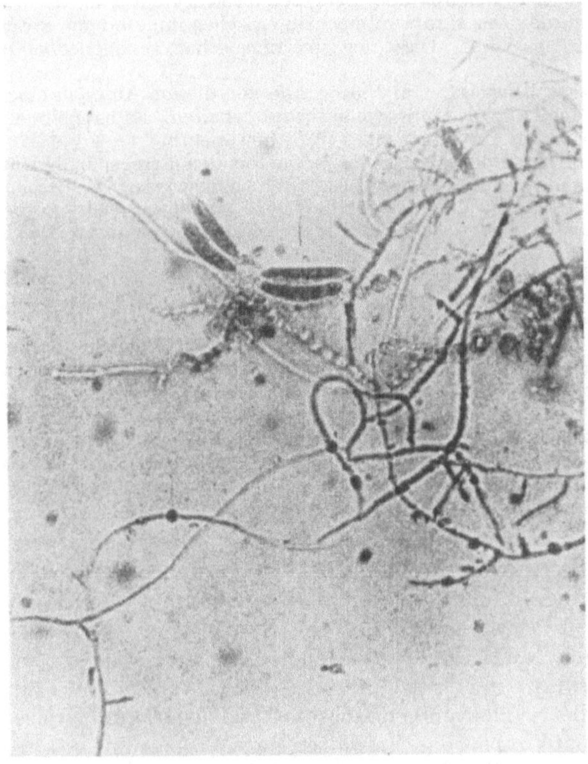

Abb. 6. *Piedraia hortai*. Mycelium und Askosporen in der Kultur. (Durch die Gefälligkeit von Dr. A. CHAVES BATISTA)

Kultur. Der Pilz wächst auf dem Sabouraudschen Nährboden bei Zimmertemperatur und bildet festsitzende Kolonien von kastanienbrauner oder schwarzer
Farbe. Sie sind in der Mitte erhöht oder abgeflacht, rundlich, mit scharfen oder
gefransten Rändern, glatt oder gehirnähnlich. Nach 10 Tagen betragen die
Dimensionen der Kolonien auf dem Sabouraudschen Nährboden zwischen 8 bis
10 mm, ein bißchen mehr auf dem „Corn-meal"-Agar. Die Eigenschaften der
Kolonien ändern sich mit den Nährböden bzw. mit dem Inhalt von Thiamin, wie
Mackinnon und Schouten (1942) beschrieben haben. Die Askosporen, wenn sie
auf dem Nährboden ausgesät sind, weisen, wie Barbosa (1942) gezeigt hat, an
verschiedenen Stellen Keime auf, sogar an den Polen, wo die Fäden sich befinden.
Es entsteht ein Mycelium, das sich gleichmäßig teilt und Abzweigungen aussendet. Die Kultur ist nach 30—40 Tagen vollkommen entwickelt, wobei in ihr
auch die Asken und Askosporen gefunden werden können, und zwar mit derselben
Form, die sie in den Knötchen aufweisen (Abb. 5 u. 6).

Ätiologie und Synonyme

Piedraia hortai (Brumpt) Fonseca und Leão 1928.

Trichosporon paraguayo Delamare und Gatti 1928, Erreger der schwarzen Piedra, die
flache und kahle Kolonien bildet. Mackinnon und Schouten (1932) haben gezeigt, daß die
Piedraia hortai in Nährböden, denen Thiamin fehlt, auch dasselbe Aussehen hat.

Piedraia sarmentoi Pereira 1931 ist eine Art, die in Rio Grande do Sul isoliert wurde. Sie
gibt schwächer pigmentierte Kolonien; ihre Fäden sind kürzer, mit Chlamydosporen am Ende.
Diese Unterschiede genügen jedoch nicht zur Bildung einer neuen Art, wie Brumpt und
Langeron (1934) gezeigt haben.

Piedraia venezuelensis Brumpt und Langeron 1934 ist ein Pilz, der von einem Fall in
Venezuela isoliert wurde. Der Hauptunterschied zwischen ihm und der *Piedraia hortai* ist das
Fehlen von achtsporigen Asken. Diese negative Eigenschaft genügt jedoch nicht zur Bildung
einer neuen Art.

Trichosporum venezuelensis Corral 1934 wurde von diesem Autor in einem Falle in Venezuela beschrieben; der Fall wurde für weiße Piedra gehalten. Es handelte sich jedoch um die
schwarze Piedra, wie Briceño-Iragorry (1935) bewiesen hat.

Piedraia surinamensis Dodge 1935, ein Name für den Erreger in Holländisch Guayana.
Es handelte sich um einen Fall, der von Aars untersucht wurde. Die Beschreibung war nicht
genügend. Nach Mackinnon und Schouten (1942) handelte es sich um die *Piedraia hortai.*

Piedraia colombiana Dodge 1935 wurde in Kolumbien gefunden; sie gehört auch zur
Piedraia hortai.

Piedraia javanica Boedijn und Verbunt 1938, eine Bezeichnung für den Pilz, der die
schwarze Piedra in Java verursacht. Es gibt aber keinen wesentlichen Unterschied zwischen
ihm und der *Piedraia hortai.*

Systematische Stellung der Piedraia hortai. Die systematische Stellung der Gattung
Piedraia ist nicht definitiv. Dodge (1935) und Almeida (1939) schließen sie in die Familie
Ashbyaceae, Unterordnung Endomycetales. Barbosa (1932) schlägt die Bildung einer neuen
Familie vor, mit Stellung zwischen Spermophthoraceae und Ashbyaceae. Viegas (1943)
empfahl die Bildung einer neuen Familie mit dem Namen Piedraiaceae, was von Ciferri,
Batista und Campos (1956) anerkannt wurde. Sie haben diese Familie beschrieben und sie
wegen des primitiven Charakters des Askostromas und der allgemeinen Merkmale der Struktur
zur Ordnung Myriangiales zugezählt.

Epidemiologie. Die schwarze Piedra kommt in verschiedenen Ländern Südamerikas vor. So wurde sie in Brasilien, Paraguay, Argentinien, Uruguay,
Guayana, Kolumbien, Venezuela gefunden. Sie kommt auch in Java und Kochinchina vor. Es wurde festgestellt, daß die Erkrankung in jenen Gegenden anzutreffen ist, wo sich Niederschläge zwischen 2000 und 700 mm im Jahr ergeben.
Man findet die Erkrankung ohne Unterschied bei Männern und Frauen. Besonders
häufig wurde sie bei Studenten beobachtet. Die Übertragungsweise ist unbekannt.
Ciferri et al. (1956) haben das Verhalten der *Piedraia hortai* auf verschiedenem
Substrat wie Holz, Wolle, Tierhaaren und Hautpulver untersucht. Sie haben

festgestellt, daß sich der Pilz auf Holz entwickelt, ohne jedoch Askostromas zu bilden. Er wuchs auch auf Hautpulver, besonders bei Zusatz von Glucose. In den Haaren von verschiedenen Tieren dagegen hat er sich nicht entwickelt. In der Gegenwart kommt die schwarze Piedra in den Gegenden, wo sie zuerst beschrieben wurde, nur selten vor. Die Besserung der hygienischen Verhältnisse erklärt wahrscheinlich das Abnehmen dieser Krankheit.

III. Weiße Piedra

Klinischer Befund. Die weiße Piedra ist durch Knötchen gekennzeichnet, die entlang der Haare oder an seiner Spitze festsitzen. Die Knötchen sind 0,5—1,0 mm lang, hellgelb, -grün, -grau oder -braun, von harter Konsistenz, wenn auch weniger hart als die Knötchen der schwarzen Piedra. Sie lokalisieren sich in den Kopf-, Bart-, Scham- oder Achselhaaren (Abb. 7).

Mikroskopischer Befund. Nach Behandlung mit Kalilauge, Lactophenol oder mit einer Mischung von Leão (Aqua oxygenata 9 Teile, Ammonium 1 Teil) sieht man, daß die Knötchen von rundlichen, ovoiden oder polygonalen Zellen gebildet werden. Diese Zellen betragen 2—4 μ im Durchmesser, können aber bis 8 μ erreichen. Sie sind mit einer Kittsubstanz zusammengeklebt. Man kann die Fäden, die im rechten Winkel zur Achse des Haarschaftes wachsen, beobachten. Diese Fäden dringen unter die Cuticula ein, erreichen jedoch niemals die medulläre Schicht des Haares. Im Innern der Knötchen kann man zahlreiche Bakterien, besonders grampositive Kokken finden. Sie liegen zwischen den

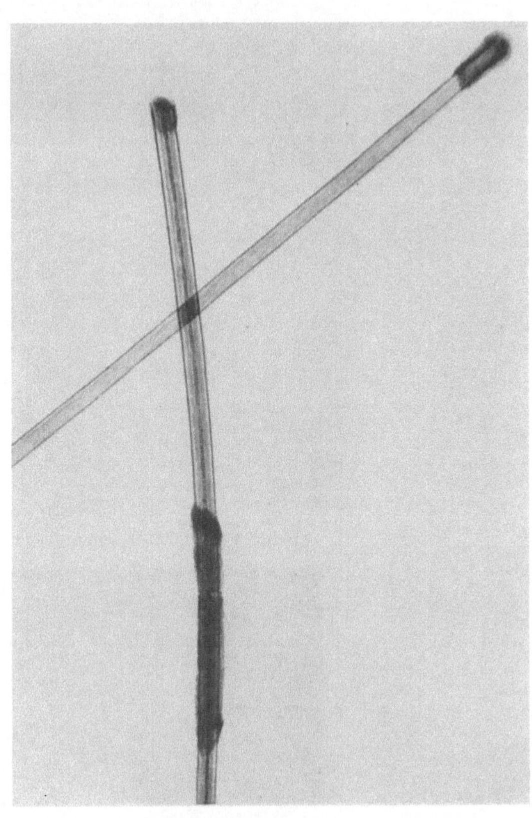

Abb. 7. Ein Knötchen von weißer Piedra. Vergr. 27mal

Zellen des Pilzes und an der Peripherie sind sie zu einer Masse angehäuft. Das Haar kann ausnahmsweise intakt bleiben, meistens aber bemerkt man das Aufsplittern der Cuticula. In einigen Fällen zeigt das Haar Trichorrhexis oder Trichoptilosis (Abb. 8).

Kultur. Die Knötchen der weißen Piedra, wenn sie auf dem Sabouraudschen Nährboden ausgesät werden, entwickeln sich schnell. Schon 2—8 Tage nach der Aussaat beobachtet man die Bildung einer Kolonie, die anfänglich einen hellen Cremefarbton hat. Ihre Oberfläche ist feucht und glänzend. Später nimmt sie ein cerebriformes Aussehen an, haftet fester am Nährboden und ihre Farbe wird dunkler. Die mikroskopische Untersuchung der Kulturen zeigt zuerst die Blastosporen, später die Hyphen des Mycels mit Septen. Die Breite der Fäden variiert zwischen 1 und 4 μ. Aus den Hyphen entwickeln sich in verschiedener Anzahl die Arthrosporen. In älteren Kulturen kann man Chlamydosporen finden. Die

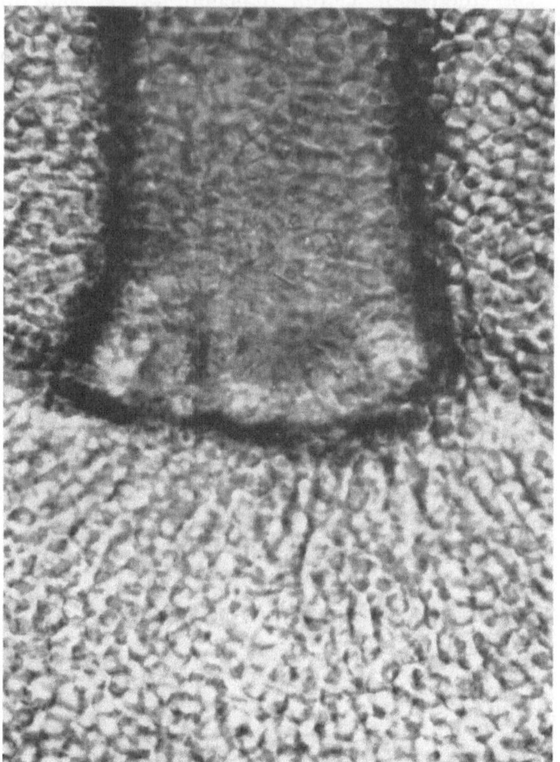

Abb. 8. Ein Knötchen von weißer Piedra. Vergr. 530mal

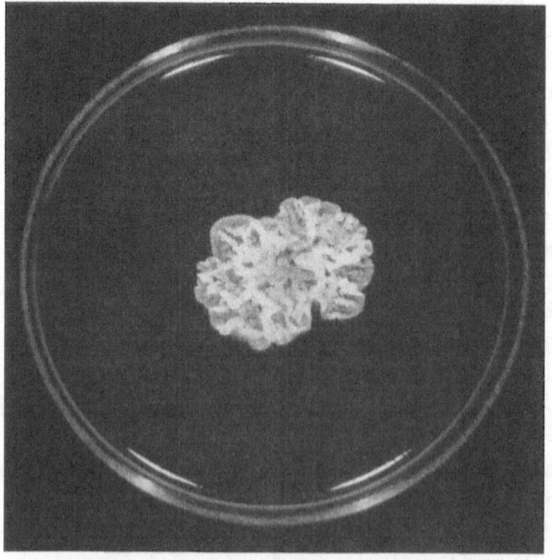

Abb. 9. *Trichosporon beigeli*, 20 Tage alte Kultur

Gelatine wird durch die Wirkung des Pilzes der weißen Piedra in 18 Tagen verflüssigt. Auf Kohlenhydrate übt der Pilz keine fermentative Wirkung aus (Abb. 9).

Ätiologie und Synonyme

Trichosporon beigeli (RABENHORST) Vuillemin 1902.

1. *Pleurococcus beigeli* Rabenhorst 1867
2. *Sclerotium beigelianum* Hallier 1868
3. *Zooglea beigeliana* Eberth 1873
4. *Hyalococcus beigeli* Schroeter 1886
5. *Chlamydostomus beigeli* Trevisan 1889
6. *Trichosporon ovoides* Behrendt 1890
7. *Trichosporon ovale* Unna 1896
8. *Trichosporon giganteum* Unna 1896
9. *Micrococcus beigeli* Migula 1900
10. *Trichosporum beigeli* (RABENHORST 1867) Vuillemin 1902
11. *Oospora trichosporium granulosa* Kambayashi 1923
12. *Oospora trichosporium cerebriforme* Kambayashi 1923
13. *Trichosporon cerebriforme* (KAMBAYASHI) Ota 1928
14. *Trichosporon granulosum* (KAMBAYASHI) Ota 1928
15. *Trichosporon humahuaquensis* Mazza und Niño 1933
16. *Piedraia colombiana* Dodge 1935
17. *Trichosporon minor* Leão 1940
18. *Trichosporon riberoi* Moraes 1941

Die vorgeschlagenen Arten 1—6 sind als Synonyme unter dem Namen Trichosporon vereinigt worden. Die Beschreibungen von *Trichosporon ovoides* und *T. ovale* stimmen mit denen des *T. beigeli* überein. Als Hauptgrund für die Sonderstellung des *Trichosporon giganteum* (Erreger der Piedra colombiana) wurde die Größe der parasitären Elemente angegeben, die bis 15 μ im Durchmesser erreichen, während dieselben Elemente bei *Trichosporon beigeli* nur 2—6 μ messen. MACKINNON und SCHOUTEN (1942) haben diese Frage nachgeprüft und berichten, daß die Elemente durchschnittlich 2—4 μ messen. Manchmal findet man größere Elemente, jedoch niemals größer als 8 μ. Die Autoren, die größere Elemente beschrieben haben, haben wahrscheinlich eine Gruppe von Blastosporen und Arthrosporen gemessen, die durch die Kittsubstanz (welche die Zellen innerhalb eines Knötchens vereinigt) zusammengeklebt waren. Andere Unterschiede zwischen *Trichosporon giganteum* und *T. beigeli*, die sonst noch angegeben wurden, wie z. B. das makroskopische Aussehen der Kulturen, die größere Anzahl von Arthrosporen und Blastosporen in ersterem sowie die Verflüssigungsweise der Gelatine, sind bloß Variationen, die je nach den verschiedenen Milieubedingungen vorkommen. Deswegen ist heute auch das *Trichosporon giganteum* ein Synonym des *T. beigeli*.

MAZZA und NIÑO (1934) haben den Pilz, der die weiße Piedra in Argentinien verursacht, als eine neue Art beschrieben. Dieser Erreger zeichnet sich durch die Art der Schäden aus, die er an den Haaren hinterläßt, und zwar durch das Ablösen der Cuticula und das Eindringen in die oberen Schichten des Haares. Diese Besonderheit genügt jedoch nicht, um die Bildung einer neuen Art zu begründen. Deswegen zählt auch das *Trichosporon humahuaquensis* zu den Synonymen des *T. beigeli*.

Das *Trichosporon venezuelensis* Corral 1934, wie wir schon bemerkt haben, gehört gleichfalls zu den Synonymen der *Piedraia hortai*.

Das *Trichosporon minor*, vorgeschlagen von LEÃO (1940), wurde aus einer axillären Piedra isoliert. Es sollte sich als selbständige Art von den anderen Erregern durch kleine Dimensionen seiner Zellen, durch das Fehlen der kokkenähnlichen Gebilde und durch das verschiedene Aussehen der Kolonien auf gewöhnlichen Nährböden unterscheiden. Die kleineren Zellmaße liegen jedoch innerhalb der bekannten Variationen, das Fehlen der kokkenähnlichen Gebilde ist ein negatives Zeichen ohne Bedeutung, und das Aussehen der Kolonien liegt gleichfalls innerhalb der bekannten Variationsbreite. MACKINNON und SCHOUTEN (1942) unterscheiden zwei Varianten unter den Kolonien des *Trichosporon beigeli*: 1. Die normale Variante bildet Kolonien von cremeartiger Konsistenz mit feinen Furchen auf der Oberfläche, nur leicht an dem Nährboden haftend, mit spärlichen Pilzfäden in der Tiefe und mit reichlichen Arthrosporen und Blastosporen in der Objektträgerkultur. 2. Die membranöse Variante stellt Kolonien mit fester Konsistenz dar, fest an dem Nährboden haftend, mit breiten Furchen von gehirnähnlichem Aussehen, mit reichlichen Pilzfäden in der Tiefe und mit einer kleineren Anzahl von Arthrosporen und Blastosporen in der Objektträgerkultur.

Das *Trichosporon riberoi* wurde als besondere Art von MORAES (1941) vorgeschlagen. Es bildet Knötchen, die sich fast ausschließlich am Ende des Haares lokalisieren und die Cuticula öfter verletzen. Die Kolonien haben glattes und runzeliges Aussehen. Diese Zeichen genügen jedoch nicht, um die Bildung einer besonderen Art zu rechtfertigen.

Die systematische Stellung des *Trichosporon beigeli* (Rabenhorst) Vuillemin 1902. Die Gattung Trichosporon ist durch die Bildung von Mycelium und Pseudomycelium, durch die Entwicklung von Blastosporen und Arthrosporen, durch ein blumenkohlartiges Mikrofilamentum und durch das Appressorium gekennzeichnet. Redaelli und Ciferri (1941) meinen, daß das Trichosporon zu den anaskosporen Hefen gehören sollte und in die Subfamilie Trichosporonoideae (Nannfeld) eingeordnet werden müßte. Diddens und Lodder (1942) betrachten dagegen das Trichosporon als einen Pilz, der zu den anaskosporen Sproßpilzen gehört und zusammen mit der Candida und den Brettanomyceten, die Subfamilie Mycotoruloideae bildet. Bei der Klassifizierung der Hyphomycetales von Vuillemin würde das Trichosporon in die Ordnung Thallosporales gehören, die nach Puntoni (1938) drei Unterordnungen umfaßt:

Arthrosporineae Vuillemin 1911,

Blastosporineae Vuillemin 1911,

Blastoarthrosporineae Pintoni 1938. Letztere würde die Pilze, die sich durch Blasto-Arthrosporen vermehren (und hierher zählt auch die Gattung Trichosporon), umfassen.

Epidemiologie. Die weiße Piedra kommt in allen Erdteilen vor, ist jedoch sehr selten. Wahrscheinlich greift sie nur die Haare an, die vorher geschädigt worden sind. In manchen Fällen von Piedra findet man gleichzeitig Trichoptilosis und Trichorrhexis, die offensichtlich günstige Bedingungen für die Ansiedlung des Pilzes bieten. Die Infektiosität ist fraglich. Die Massen grampositiver Kokken, die in den Knötchen zu finden sind, stellen wahrscheinlich Saprophyten dar. In Fällen von schwarzer Piedra hat man neben den Knötchen, die ausschließlich von *Piedraia hortai* gebildet wurden, auch gemischte Knötchen beobachtet, denen sich das *Trichosporon beigeli* zugesellt hatte. Die Tatsache, daß in solchen Fällen kein einziges Knötchen zu finden war, das allein die weiße Piedra darstellte, wäre ein Beweis dafür, daß man die weiße Piedra als eine sekundäre Mykose betrachten kann, die sich an eine vorhergehende Schädigung des Haares anschließt.

IV. Diagnose

Die Diagnose der Piedra wird durch den Nachweis von Knötchen in den Haaren gestellt. Die schwarze Piedra lokalisiert sich fast ausschließlich in den Kopfhaaren und ist durch schwarze, harte, festhaftende Knötchen gekennzeichnet. Die weiße Piedra lokalisiert sich in den Kopfhaaren und Körperhaaren, die Knötchen sind hell, gelblich oder gräulich, weniger hart, weniger festhaftend.

Ähnlich wie die Piedra kann die Trichomycosis palmellina aussehen, die sich in den Achsel- und Schamhaaren lokalisiert. Man findet scheidenartige Auflagerungen von gelblicher, roter oder schwarzer Farbe und weicher Konsistenz, die ein größeres Stück des Haarschaftes überziehen können. Die mikroskopische Untersuchung zeigt bacilläre Formationen von 1 μ oder weniger im Durchmesser, nebst einer Masse von Kokken. Die Trichorrhexis nodosa greift die Kopf-, Bart- und Schamhaare an und ist durch weiße Knötchen gekennzeichnet. Bei der mikroskopischen Untersuchung bemerkt man, daß die Haare in dünne Fasern aufgesplittert sind. Man findet keine parasitären Elemente. Die Monilethrix ist eine seltene familiäre und angeborene Dystrophie, bei der die Haare in regelmäßigen Abständen rosenkranzähnliche Schwellungen und Einschnürungen zeigen. Die Haare brechen leicht ab, so daß es zu einer Alopecia diffusa kommt. Nissen sind leicht zu erkennen. Sie sind weiß und durch einen Chitinring mit dem Haar verbunden. Ähnliche Veränderungen wie die Piedra verursacht auch ein Sproßpilz, der nur in einem Fall von Du Bois (1910) beschrieben wurde. Eine ähnliche Veränderung bakteriellen Ursprungs wurde auch von Negroni et al. beobachtet.

V. Behandlung

Zur Behandlung werden Waschungen mit Sublimat (1:1000), Salicylsäure, Resorcin oder Jod (2%) empfohlen. Bart und Schnurrbart sollen abrasiert werden. Normalerweise ist es jedoch nicht nötig, die Haare abzuschneiden.

Literatur*

ALMEIDA, F. P.: Mycologia medica. São Paulo: Cia. Melhoramentos 1939. — ALMEIDA, F. P., y M. MOORE: Piedra por Trichosporum. Rev. Soc. Biol. S. Paulo 7, 59 (1936).

BARBOSA, F. A. S.: Nota sobre germinação dos ascosporos da „Piedraia hortai". An. Soc. biol. Pernambuco 3, 3 (1942). — BARBOSA, F. A. S., y J. RENDA: Lesões simultâneas da pele e dos pêlos genitais por Trichosporon minor. Rev. brasil. Med. 6, 160 (1949). — BOEDIJN, K. B., and J. A. VERBUNT: Annotations about dermatomycosis in Batavia. Mycopathologia (Den Haag) 1, 185 (1938). — BRICEÑO-IRAGORRY, L.: Contribución al estudio de la „Piedra" venezolana. Rev. Medical (Caracas) 13, 18 (1935). — BRUMPT, E., y M. LANGERON: Considérations sur la piedra de l'Amérique du Sud a l'occasion d'un cas provenant du Venézuela. Description d'une espèce nouvelle Piedraia venezuelensis, n. sp. Ann. Parasit. 12, 134 (1934).— BURDICK, K. H.: Piedra in mother and daughter. A.M.A. Arch. Derm. 73, 386 (1956).

CHAVARRÍA, A. P., u. W. ROTTER: Die Kolumbianische Piedra. Arch. Schiffs- u. Tropenhyg. 37, 73 (1933). — CIFERRI, R., A. C. BATISTA and S. CAMPOS: Taxonomy of Piedraia hortai and systematic position of the Piedraiaceae family. Recife-Brazil: Institute of Micology, Publication No 45, 1956. — CIFERRI, R., A. C. BATISTA, F. CIFERRI and I. C. ALECRIM: The culture of Piedraia hortai in natural media. Recife-Brazil: Institute of Mycology, Publication No 60, 1956. — CORRAL, P.: Dermatomicosis venezolanas observadas em Maracay el Tricosporum venezuelensis nueva especie. Rev. Med. Cir. Habana 10, 43 (1934).

DALY, J. F.: Piedra in Vermont. A.M.A. Arch. Derm. 75, 584 (1957). — DANG-VAN-NGU: La piedra noire au Tonkin et au Anan. Ann. Parasit. 17, 359 (1939). — DIDDENS, H. A., and J. LODDER: An appeal for unification of the generic taxonomy in the Mycotoruloideae. Mycopathologia (Den Haag) 2, 1 (1939). — Die anaskosporogenen Hefen. Amsterdam, North-Holland Publ. Co. Bearbeitet von: Die Hefesammlung des Centraalbureau voor Schimmelskultures, II. Teil, 2. Hälfte, 1942. — DODGE, C. W.: Medical mycology. St. Louis: C. V. Mosby Comp. 1935.

FLOCH, H., y M. MAILLOUX: Un cas de Piedra noire a Cayenne. Bull. Soc. Path. exot. 50, 649 (1957).

GREEN, R., et D. S. MANKIKAR: Trichosporosis (piedra) in Malaya. Trans. roy. Soc. trop. Med. Hyg. 43, 523 (1950). — GUNCHE, F. F.: Nueva observación de „Trichosporum giganteum" (Piedra Blanca Americana). Sem. méd. (B. Aires) 1944 II, 14.

JONQUIÈRES, E. J., y A. GRILLO: Un caso de piedra negra (tricomicosis). Sem. méd. (B. Aires) 1942 I, 173.

KNEEDLER, W. H.: Tinea nodosa of scalp in school children of South Siam. Arch. Derm. Syph. (Chicago) 39, 121 (1939). — KUYPERS, C. A.: Piedra in West Borneo. Geneesk. T. Ned.-Ind. 76, 2344 (1936).

LACAZ, C. S.: Manual de micologia médica. São Paulo: Cia. Melhoramentos 1956. — LAMPE, P. H. J.: Two forms of „white" piedra and question of bathing water as source of infestation. Geneesk. T. Ned.-Ind. 80, 2569 (1940a). — Piedra and its occurrence in Batavia. Geneesk. T. Ned.-Ind. 80, 1519 (1940b). — LANGERON, M.: Piedra — Nouvelle pratique dermatologique, tome II. Paris: Masson & Cie. 1936. — LANGERON, M., et R. VANBREUSEGHEM: Précis de mycologie, 2. edit. Paris: Masson & Cie. 1952. — LEÃO, A. E. A.: O gênero „Trichosporon" Behrend 1890. Ata med. (Rio de Janeiro) 6, 96 (1940a). — Considerações sobre os thallosporados. O gênero trichosporon. „Trichosporon minor" n. sp. productor da piedra axilar. Mem. Inst. Osw. Cruz 35, 729 (1940b). — LOCHTE, T.: Über das Vorkommen der Piedra beim Schimpansen und über die Beziehungen der tierischen Piedra zur menschlichen. Arch. Derm. Syph. (Berl.) 175, 107 (1937).

MacCARTHY, L.: Diagnosis and treatment of diseases of hair. St. Louis: C. V. Mosby Comp. 1940. — MACKINNON, J. E., y G. B. SCHOUTEN: Investigaciones sobre las enfermedades de los cabellos denominadas „piedra". Arch. Soc. Biol. Montevideo 10, 227 (1942). — MAURIQUE, J.: Piedra. Bol. Ateneo méd. Lima 2, 123 (1947). — MAZZA, S., y F. L. NIÑO: Tricopathia piedrica por Trichosporum de n. sp., 8a Reunión de la Soc. Argent. de Pat. Region. 1934, p. 293. — MIGUÉNS, M. P.: Piedra blanca europea (Primer caso descrito em España). Actas dermo-sifiliogr. (Madr.) 43, 537 (1952). — MORAES, R. GOMES DE: Novo agente de tricomicose nodular „Trichosporon ribeiroi" n. sp. Cultura méd. (Rio de J.) 3, 48 (1941).

---

* Die Literatur bis zum Jahre 1932 ist in der ersten Auflage dieses Werkes in der Arbeit von E. G. NAUCK zu finden.

Nauck, E. G.: Handbuch der Haut- und Geschlechtskrankheiten, vol. XII/1, bearbeitet von J. Jadassohn. Berlin: Springer 1932. — Negroni, P., y H. Bonfiglioli: Piedra blanca de las extremidades de los pelos producida por Trichosporon riberoi. Rev. argent. Dermatosif. 28, 487 (1944). — Negroni, P., H. Bottrich y H. Bonfiglioli: Piedra blanca bacteriana del cuero cabelludo. Rev. argent. Dermatosif. 30, 73 (1946). — Niño, F. L.: Contribución al estudio de las tricopatias piédricas de Venezuela. Mycopathologia (Den Haag) 2, 7 (1939). — Nueva observación de tricopatia piédrica por Piedraia hortai en la República Argentina. Pren. méd. argent. 1933, 1661, 1699. — Estudio micológico de una nueva observación de tricopatia piédrica con nódulos blancos en la República Argentina. Pren. méd. argent. 32, 2280 (1945).

Puntoni, V.: Studi sul genere trichosporon. Mycopathologia (Den Haag) 1, 169 (1938).

Redaelli, P., e R. Ciferri: Nuovi reperti di trichosporon ed osservazioni intorno queste genere. Mycopathologia (Den Haag) 3, 203 (1941). — Ribeiro, H.: Piedra branca das extremidades de secção dos cabelos. An. bras. Derm. Sif. 16, 205 (1941).

Scott, M. J.: Piedra: Report of case. A.M.A. Arch. Derm. Syph. 64, 767 (1951). — Simons, R. D. G. P.: Piedra alba and Piedra nigra. Geneesk. T. Ned.-Ind. 76, 2976 (1936). — Medical mycology. Amsterdam: Elsevier Publ. Comp. 1954. — Souchard, et Nguyen-van Huong: La piedra noire de Cochichine. Ann. Parasit. 15, 539 (1937).

Viégas, A. P.: Piedraia hortai (Brumpt) Fonseca y Arêa Leão. Bragantia 3, 37 (1943).

Zeledon, R., y V. M. Dias: Considerações sôbre um caso de Piedra tricospórica. Hospital Rio de J.) 44, 751 (1953).

Das Mycetom

Von

Fernando Latapí-Mexiko*, **

Mit 25 Abbildungen

I. Definition und Synonyme

Das Wort *Mycetom* wurde vor 100 Jahren in die medizinische Terminologie aufgenommen (VANDYKE CARTER 1860). Die Bezeichnung war zunächst sehr umstritten, ist jedoch heute überall gebräuchlich.

Mit dem Terminus μυκης οιδημα (Pilztumor) wird einchronisch verlaufender Entzündungsprozeß bezeichnet, der in bestimmten Fällen durch Aktinomyzeten, in anderen durch echte Pilze verursacht wird.

Das Krankheitsbild weist einen langsamen Verlauf auf. Charakteristisch für diese Infektion ist eine Volumenvergrößerung (des Fußes oder einer anderen Körpergegend), wobei gleichzeitig zahlreiche Knoten auftreten, in deren Mitte sich fistelnde Öffnungen befinden, durch die eine Flüssigkeit ausgeschieden wird. In dieser Flüssigkeit können die typischen „Körner" beobachtet werden, bestehend aus den zwischengewebigen Filamenten des Parasiten.

Die Infektion erfolgt durch kleine Verletzungen in der Haut. Das Leiden zieht allmählich die tiefer liegenden Organe in Mitleidenschaft

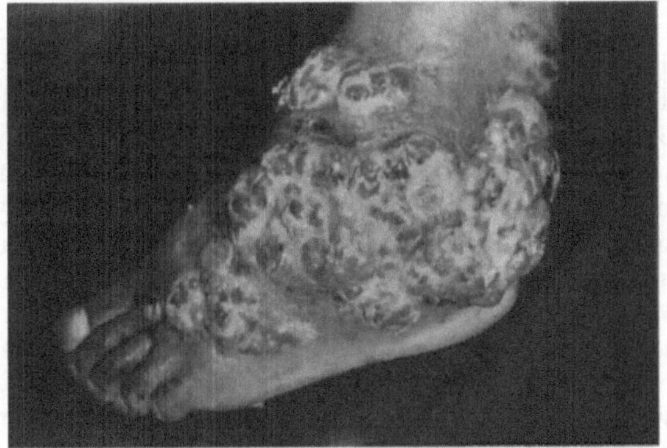

Abb. 1. Mycetoma pedis, verursacht durch N. brasiliensis (Kodachrom)

(Knochen, Hirnhäute und Rückenmark, Rippenfell und Lunge), und es besteht keine Aussicht auf eine spontane Heilung.

Trotz der verschiedenen Krankheitserreger ist das Mycetom von dem Gesichtspunkt der Nosologie her als eine Einheit zu betrachten. Die Termini „Madurafuß", „Maduromykose", „Aktinomykose" und „Nocardiose" haben Anlaß zu Unklarheiten gegeben, die im Laufe des Kapitels geklärt werden.

Es gibt in den einzelnen Sprachen für das Mycetom zahlreiche verschiedenartige Bezeichnungen: Fungus indiano; Morbus tuberculosis pedis; Ulcus grave (GODFREY). Tuberkelkrankheit (GODFREY und EYRE); Podelkoma; lepröser Zustand des Fußes (HEINE); Perikal (KAMPFER); Anaikail; Slipada; Hatlykapung;

* Profesor de Dermatologia Universidad de México.

** Ich danke Fräulein YOLANDA ORTIZ vom Centro Dermatológico Pascua, Ciudad de México City, für ihre unermüdliche und wertvolle Mitarbeit bei der Vorbereitung dieses Kapitels.

Kirigrah („Wohnung der Würmer"); Guthumadhe (vereiterter Fuß); Padaval-
mikum (Elephantenfuß); Cochinfuß; entophytische Fußkrankheit (Briddie);
Osteosarkom (Leblanc); Fettsarkom (Brett); Madurafuß (Colebrook); Balin-
galsche Krankheit; *Mycetom* (Vandyke Carter 1860); Endemische Degeneration
der Füße (Collas); Epidemisches Osteosarkom (Bernier); Phykomycetom
(Vuillemin); Maduromykose (Chalmers und Archibald); Nocardiose; Nemelé
(arabisch); Melinga (kretisch, André).

II. Geschichtliches

Die Geschichte des Mycetoms beginnt 1712, als Kaempher den Terminus
„Perikal" gebraucht, um damit eine Krankheit zu benennen, die er an der Malabar-
küste entdeckt hatte. Allerdings wendet er diesen Ausdruck auch noch auf andere
Krankheiten wie die Elephantiasis an. Gill, 1842 in Indien, war der erste, der
eine Beschreibung eines „Fußtumors" brachte, der charakterisiert wird durch eine
pilzartige Deformierung sowie durch Ausscheiden einer übelriechenden öligen
Flüssigkeit. Außerdem beobachtete er eine Zerstörung der Knochen und Knorpel.

Godfrey erwähnt 1845 die Krankheit unter der Bezeichnung „Morbus tuberculosis pedis" und entdeckt bei einem Krankheitsfall zahlreiche schwarze Granula.
Colebrook bringt 1846 die Bezeichnung „Madurafuß" und bestätigt die von Gill
gemachten Beobachtungen. Ballingal vermutet 1855, nachdem er in den Läsionen gelbe Körner gefunden hat, daß das Leiden durch Parasiten verursacht
sein könne.

Rustomjee beschreibt im Jahre 1858 zwei Arten von Madurafuß. Eine, bei
der kleine, gelbe, schaumige Körner beobachtet werden, und die andere Art, für
die eine schwarze, weiche und dickflüssige Substanz charakteristisch ist. 1860
bringt Eyre die erste vollständige Beschreibung des Madurafußes.

Vandyke Carter beweist 1860 zum ersten Mal, daß die Krankheit mykotischer Natur ist und prägt die Bezeichnung „Mycetom", wobei er zwei Arten, ein
schwarzes und ein weißes Mycetom unterscheidet. Er bringt außerdem eine sehr
umfassende klinische und anatomische Beschreibung des Leidens, die 1874 als
Monographie erscheint und als Ausgangspunkt für alle weiteren Forschungsarbeiten dient. Bis heute bildet sie die Grundlage für das Studium dieses Problems.

In den folgenden Jahren setzten Forscher wie Collas, H. V. Carter, Holmsted, Bristowe, Hogg, Lewis und Cunningham, Fox und Faquar, Corre,
Kanthack, Boyce und Surveyor und Bocarro die Arbeiten fort und veröffentlichten ihre Beiträge.

1905 schreibt Brumpt eine hervorragende Dissertation über das Mycetom
und weist erneut mit aller Deutlichkeit darauf hin, daß dieser Tumor von Pilzen
sehr verschiedener Art verursacht wird.

1913 bringt Pinoy zum ersten Mal die Unterscheidung zwischen einer durch
Aktinomyzeten und Nocardia verursachten Aktinomykose und den Mycetomen,
die durch echte Pilze hervorgerufen werden. Alle Erreger haben die langen
Hyphen gemeinsam.

Wiederum eine neue Phase beginnt 1916 mit den Arbeiten von Chalmers und
Archibald, die entdeckten, daß bei von Pilzen verschiedener Arten verursachten
Infektionen jeweils das gleiche Krankheitsbild entstehen kann.

Sie prägen den Terminus „Maduromykose" für alle Arten von Mycetomen.
Sie bringen auch die Einteilung in aktinomykotische und maduromykotische
Mycetome und führen die Bezeichnungen Paramyceton und Pseudomycetom ein.

Während all dieser Jahre wurde immer weiter an diesem Problem gearbeitet,
und die Zahl der Krankheitserreger wuchs ständig mit den Arbeiten der ver-

schiedenen Forscher (LAVERAN, CHATERJEE und MACKENZIE, NICOLLE und PINOY, BLANC und BRUN, LINDENBERG, HORTA, PIRAJÁ DA SILVA, TAROZZI und REDAELLI).

BOUFFARD unterscheidet 1919 auf Grund klinischer Beobachtungen bei den Mycetomen drei Formen: eitriges, skleröses und cystisches Mycetom.

1921 bringen BOYD und CRUTCHFIELD in einer sehr vollständigen und detaillierten klinischen und pathologischen Arbeit Mitteilungen über eine erneute Überprüfung von 32 Krankheitsfällen in Nordamerika und beschreiben eine neue Art von Erreger, den Actinomyces mexicanus.

1934 gaben LEÃO und LOBO eine Beschreibung des Cephalosporium recifei bei einem in Brasilien beobachteten Fall von Mycetom.

1936 teilt LANGERON die Mycetome in zwei Gruppen ein: die erste umfaßt die Aktinomykosen oder aktinomykotischen Mycetome, die zweite Gruppe die Maduromykosen.

ALMEIDA beschreibt 1940 wieder eine andere Art von Krankheitserreger, den Actinomyces paraguayensis. Im selben Jahr isoliert CARRIÓN den Cephalosporium. 1951 beschreibt er ihn als sichelförmig.

WASKMAN und HENRICI ordnen 1943 in die Gattung der Streptomyceten die sog. Nocardia madurae, pelletieri, somaliensis und paraguayensis ein, da diese Eigenschaften aufweisen, die sie von der eigentlichen Gattung der Nocardia unterscheiden (GONZÁLEZ-OCHOA).

1945 beweist EMMONS, daß es sich bei Allescheria boydii (SHEAR 1921) um die askokarpe Form des Monosporium apiospermum handelt (SACCARDO 1911).

MACKINNON, FERRADA und MONTEMAYOR beschreiben 1949 eine neue Art, den Madurella grisea, der sich stark von Madurella mycetomi unterscheidet.

1955 trägt ABBOTT in einer ausgezeichneten Dissertation alles verfügbare Material zu dem Thema Mycetom zusammen, wobei er interessante Daten, insbesondere zur Frage der Epidemiologie bringt. 1956 erscheint von ABBOTT ein sehr umfassender Bericht über das Studium von Krankheitsfällen, darunter ein Bericht über im Sudan an besonders vielen Fällen im Laufe eines bestimmten Zeitraums vorgenommenen Beobachtungen. Außerdem erscheinen klinische, mykologische, histopathologische und epidemiologische Arbeiten.

SEGRETAIN, MARIAT, CAMAIN, NAZIMOFF und DROUHET bringen 1956 Beiträge zur Mykologie und Histopathologie der Mycetome und halten die Granula in der Geschwulst für das geeignetste Studienobjekt.

1959 schreibt SEGRETAIN über eine neue Art von Maduromykose, die sog. Leptosphaeria senegalensis.

Vor 100 Jahren prägte VANDYKE CARTER den Terminus Mycetom und seine Geschichte ist interessant und vielseitig. Klinische Studien wurden zum ersten Mal in Asien, hauptsächlich in Indien durchgeführt. In Europa befaßte man sich später mit der Ätiologie des Leidens und wiederum Jahre später kamen die verschiedensten Beiträge aus allen Teilen der Welt über Epidemiologie, Therapie und andere Gebiete hinzu.

III. Geographische Verbreitung

Das Mycetom ist eine „kosmopolitische" Krankheit. Man beobachtete es in fünf Kontinenten und in fast allen Ländern.

Asien
China: JOUVEAU-DROBEUIL.
Formosa: KYO, GOTO y RYU.
Japan: DOHI, TAKAHASHI y SUZUKI.

Indochina und malaischer Archipel: Boers Kouwenaar und Wolff; Merrie und Wade; Musgrave; Vipulyasekha und Vathanabhuti; Chamuni.

Ceylon: Fülleborn und Martin-Mayer.

Indien: Kaempher; Gill; Colebrook; Vandyke Carter; Ballingal; Fox; Hogg; Downie; Berkeley; Boyce und Surveyor; Collas; Bristowe; Bocarro; Bradfield; Andleigh; Behl; Ghosh; Dey und Panja; Pope und Lamb; Prasad; Hogg; Panja.

Arabien: Clemoy; Patton; Tucker.

Israel: Dostrovsky und Sagher.

Türkei: Heider; Arel.

Tripolis: Silvestro.

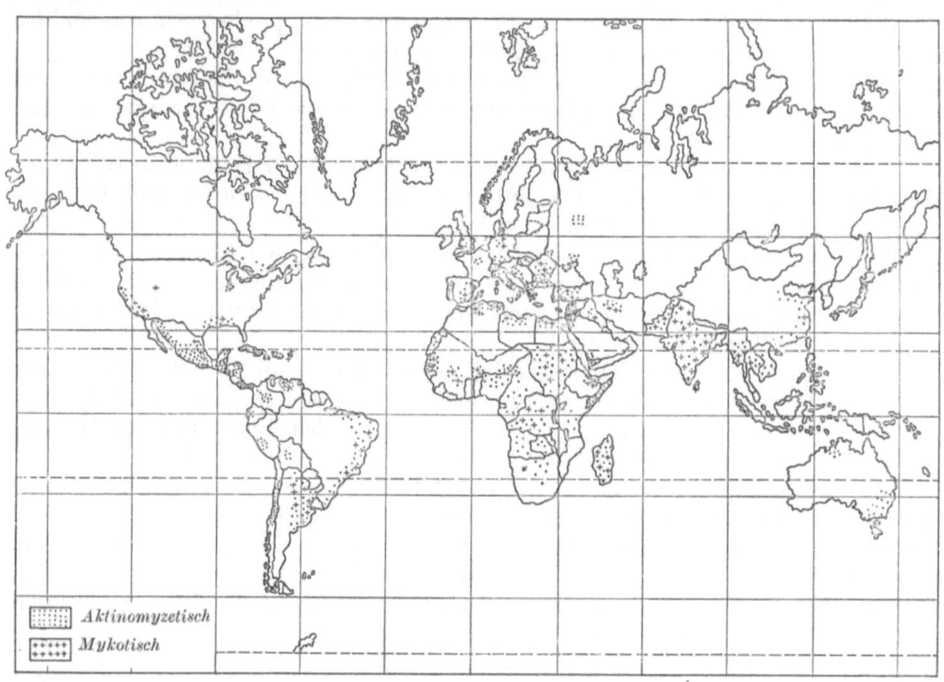

Abb. 2. Geographische Verbreitung

Europa

Griechenland: Catsaras; Cleveland; Kyriasides.

Zypern: Williamson.

Italien: Bassini; Köbner; Bovo; Tarozzi; Redaelli; Pepere; Montelli und Negri; Aresu und Lino; Cartia; Da Fonseca; Putzu; Zaffiro; Giornelli; Bortolozzi.

Frankreich: Neveumaire; Brumpt; Marcandier und Anderson; Reynier; Basset; Coldefy und Kauroch.

Spanien: Robledo und Tejada; Romero; Vilanova und Rubio.

Portugal: Morais Cardoso; Caeiro-Carrasco, Salazar-Leite, Cruz-Sobral und Ré.

Deutschland: Belák; Schmincke.

Bulgarien: Beron.

Ungarn: Verebély; Bakos.

Polen: Berestnev; Kuipers.

Jugoslawien: Bordjoški und Milochevitch.

Rumänien: Nicolau, Hulea, Avram, Colintineanu und Balus.

Rußland: Ildrim; Profirov und Tolev.

Afrika

Ägypten: Madden; Fülleborn und Martin-Meyer; Carpano; Gohar.

Algier: Brault und Masselot; Legrain; Catanei; Goinard; Montpellier und Guillon; Blanchard; Brumpt; Martin und Laureht; Chmielewski.

Tunis: NICOLLE und BLANC; MONTPELLIER und GUILLON; FERRARI; ANDERSON; BRUN;
BURNET; LANGERON.
Marokko: GASTAMINZA; DEKESTER; DELANOE; GUICHARD und JAUSION; REMLINGER.
Sudan: BALFOUR und ARCHIBALD; CHALMERS und ARCHIBALD; ABBOTT.
Somaliland: BOUFFARD; LAVERAN; GELONESI; LOSSO; TEDESCHI; ONORATO; POLIDORI;
DESTOMBES; BRUMPT; CHABANEIX.
Nigeria: CANNON.
Rhodesien: GELFAND.
Kenya und Uganda: TROWELL; DAVIES.
Elfenbeinküste: CAMAIN; PUYHAUBERT und JOLLY.
Senegal: PELLETIER; ROTON; GUIART; MARCANDIER; BONREPAUX; LLEURE; RUDELLES;
NEVEU-LEMAIRE und ROTON; JOUENNE; LE DANTEC; CHAMPEAU; CAMAIN; BÈZE;
BAYLET, CAMAIN und SEGRETAIN; O'CONNOR; ANDRÉ; DESTOMBES.
Südafrika: WELCHMANN u. Mitarb.; PIJPER und PULLINGER; LIGUERIS; BUCHANAN u.
Mitarb.; LURIE; FINDLAY.
Madagaskar: MCMURTRIE und BRUAS; BRUMPT; LESNE; MOUNIER.
Belgisch Kongo: VANDEPITTE, BEECKMANS und NINANE; COURTOIS, LOOF, THYS, VAN-
BREUSEGHEM und BURETTE.

Amerika

Canada: ADAMI und KIRCKPATRICK; SHAW und MCGREGOR; HYDE; DOWDING; BURNS.
USA: BRISTOWE; ARWINE; WRIGHT; HYDE und BISHOP; BOYD und CRUTCHFIELD; GAM-
MEL; PUESTOV; HALLORAN; THOMPSON und IKEDA; CLEGG; HARRAD; GAY und
BIGELOW; JONES und ALDEN; GELMAN und GAMMEL; BRINDLEY und HOWELL;
LOJEVOY; WINSLOW; FIENBERG; SYMMERS und SPORER; HARROLD und HANNAN;
ZURETT; TWINING; BURNS; DIXON und WEIDMAN; EMMONS; EBERT; GREEN; BOLTON
und WOOLSEY; HALDE; KAUROHI und SADOFF; NEUHAUSER; HALDE und RINGROSE.
Mexiko: MCQUESTIN; CICERO; OCARANZA; AUDRAIN; GONZÁLEZ-OCHOA; GONZÁLEZ-
CHAVEZ; LAVALLE und MILLÁN; GARCÍA, MARÍA; LATAPÍ; ROMO-DIEZ; BRENES-
GUZMANN; ACEVES-ORTEGA; CASTRO VILLAGRANA; AHUMADA.
Kuba: DESVERNINE und ALBERTINI; MONTORO; OTEIZA; CASTRO PALOMINO.
Guatemala: CORDERO.
El Salvador: GUERRA, LLERENA.
Costa Rica: BONILLA.
Nicaragua: IRIGOYEN.
Panama: BUVRES; CALERO.
Martinique: JEANSELME, HUET und LOTTE.
Puerto Rico: BUSÓ-CARRASQUILLO; CARRIÓN; ASHFORD.
Trinidad: SCHEULT.
Virginiainseln: CARRIÓN.
Venezuela: TRUJILLO; MEDINA-JIMÉNEZ; CAMPINS; BORELLI; ALARĆON, CONVIT und
BORELLI; BARNOLA und VELUTINI; HOMEZ.
Peru: ESCOMEL; EBELL.
Ecuador: RODRÍGUEZ.
Curaçao: VRIES.
Paraguay: DELAMARE und GATTI; BOGGINO; PEÑA und OLMEDO; PEÑA.
Uruguay: TALICE; MACKINNON, FERRADA, ARTAGAVEYTIA-ALLENDE und GARCÍA-ZORRÓN;
MONTEMAYOR.
Chile: MERIÑO-GONZÁLEZ.
Brasilien: MAGALHAES; LINHARES; YASBEK; CRUZ; PIRAJÁ DA SILVA; DA FONSECA und
AREA LEÃO; LOBO; SILVA; ALMEIDA; ARAUJO; SILVA LACAZ; FROES; NEVES-AROEIRA.
Argentinien: GRECO; MAZZA und CANAL FEIJÓ; D'ACCINI und GROSSO; NEGRONI; TELLO;
GARZÓN; HERRERO; NIÑO; POCHAT und ZAPATER; GIRARDI.

Australien

Australien: GALENA DEMENTJEV; WELTON'S.
Neuseeland: HIDDLESTONE.

IV. Epidemiologie

Das Leiden wird nicht von Menschen übertragen, sondern das Übertragungs-
medium für das Mycetom ist der Boden. Es sind bestimmte Bedingungen notwendig, damit eine Infektion möglich wird. Der Prozeß verläuft im allgemeinen

chronisch und neigt nicht zu spontaner Heilung, sondern ist im Gegenteil als fortschreitendes Leiden zu bezeichnen.

Es wird am häufigsten in tropischen und subtropischen Gegenden gefunden, wo die Vegetation das Gedeihen des Parasiten begünstigt.

1. Geographische Faktoren

Das Mycetom kommt hauptsächlich in tropischen und subtropischen Gegenden mit Steppenklima und trockenem Klima vor.

Man kann noch nicht mit absoluter Genauigkeit angeben, wo es überall auftritt, aber man kann im großen und ganzen sagen, daß es am häufigsten zwischen dem 10. und 25. Grad nördlicher sowohl als auch südlicher Breite zu finden ist.

In diesen Klimata wachsen laut einigen Forschern (Negroni, Abbott) Acacia arabica, Kiefern, Getreide und zu der Familie der Mimosen gehörige Hölzer (Langeron), außerdem sehr nadelreiche Bäume und Sträucher, Hidjeline oder Balanites aegyptiaca (André).

In den erwähnten Klimazonen ist eine Niederschlagsmenge zwischen 50 und 500 mm zu verzeichnen. Die Regenzeit fällt in die Monate von Juni bis Oktober, worauf dann eine warme, trockene Jahreszeit folgt (Abbott). Dieses scheint der unter den klimatischen Überlegungen wichtigste Faktor zu sein.

2. Prädisponierende Faktoren

Geschlecht: Das Leiden befällt hauptsächlich den Mann, obgleich es auch Fälle gibt, in denen sich die Infektion bei Frauen gezeigt hat, besonders in Gegenden, wo die Frau die gleiche Arbeit verrichtet wie der Mann.

Alter: Es werden hauptsächlich Männer zwischen 20 und 35 Jahren befallen. In diesem Lebensabschnitt sind sie körperlich am aktivsten und der Ansteckung am stärksten ausgesetzt. Bei Kindern kommt das Mycetom äußerst selten vor.

Beruf: Es ist vorherrschend bei Bauern, die meistens mit offenen Schuhen oder barfuß gehen.

Organische Faktoren. Es ist sehr wahrscheinlich, daß die innersekretorischen Veränderungen, die in jeder Lebensphase stattfinden, eine wichtige Rolle spielen. Der jüngere Erwachsene scheint für die Infektion am empfänglichsten zu sein. Die Frau, obgleich sie der Ansteckungsgefahr in gleicher Weise ausgesetzt ist wie der Mann, zieht sich das Leiden sehr viel seltener zu.

3. Determinierende Faktoren

1870 fand Holmsted (Haydarabad) zum ersten Mal im Innern der Geschwulst einen Pflanzendorn. Bocarro fand Dornen der Acacia arabica beim Madurafuß, und Pinoy machte das Experiment, Tauben mit Dornen und Splittern zu infizieren.

Die Tatsache, daß die Kranken jedesmal angaben, eine Verletzung durch einen Dorn oder Splitter erhalten zu haben, läßt vermuten, daß auf diese Weise die Infektion stattfindet.

Alle diese Faktoren kommen zusammen, und es sind zahlreiche Hypothesen aufgestellt worden. Die pathogenen Organismen leben als Saprophyten im Boden und auf den Pflanzen. Während der Regenzeit bilden sich die Sporen und Filamente, die mittels einer Verletzung durch Dorn oder Splitter in den menschlichen Körper gelangen.

Während eines gewissen Zeitraumes, oft mehrerer Monate, leben sie latent im Körper und benutzen diese Zeit zur „Akklimatisierung". Es gibt dann zwei Möglichkeiten: entweder der menschliche Organismus überwindet die Infektion, oder die pathogenen Organismen dringen tiefer in den menschlichen Körper ein. Der Pilz schafft sich dann die für seine Ernährung und sein Leben notwendigen Bedingungen. Während dieser Zeit verschwinden die Knoten als Reaktion der Gewebe auf den Parasiten mit seinen charakteristischen „Körnern", der sichtbaren Manifestation des Pilzes.

V. Ätiologie und Klassifizierung

Den Pflanzenparasiten, die die Mycetome verursachen, gehören zwei Gruppen an, die Aktinomyceten und die echten Pilze.

Man ist übereingekommen, in die Beschreibung der Mycetome die durch Actinomyces israeli, einen anaeroben Aktinomyceten, verursachte Aktinomykose nicht mit einzubeziehen, obwohl dieses Leiden zu den Mycetomen im weiteren Sinne des Wortes gehört. Hier wie auch an anderen Stellen der Pathologie handelt es sich entweder um eine Übereinkunft zwischen den Wissenschaftlern, die nötig ist, um eine übereinstimmende Beschreibung zu gewährleisten, oder man handelte lediglich dem Brauch entsprechend.

Die zweite Gruppe, d.h. die der echten Pilze, umfaßt die Ascomyceten und die Adelomyceten oder Fungi imperfecti.

Das „Granulum", das für das Mycetom charakteristische Mycelgebilde, diente seit der grundlegenden Arbeit von VANDYKE CARTER (1874) zur Klassifizierung folgender zwei Gruppen: Mycetome mit melanoiden Granula (schwärzliche Färbung) und Mycetome mit ochroiden Granula (gelbliche Färbung).

BOYCE und SURVEYOR definierten 1894 den entscheidenden Unterschied zwischen beiden Gruppen: Die okroiden Granula gehören zu der Klasse der Strepthotrix oder Actinomyces madurae, die VINCENT 1894 isolierte, während die melanoiden Granula einem echten Pilz (WRIGHT 1898) zuzuordnen sind. Diese Unterscheidung bildet die Grundlage der Klassifikation, die heute als zutreffend angesehen wird.

Seit CHALMERS und ARCHIBALD (1916—1918) ist diese Einordnung in die beiden Gruppen Aktinomykose und Maduromykose gebräuchlich. Diese beiden Forscher schufen außerdem für beide Termini Synonyme: Aktinomykose oder aktinomykotisches Mycetom und Maduromykose oder maduromykotisches Mycetom.

Die Aktinomykose wird gekennzeichnet durch die Bildung von Granula, bestehend aus sehr dünnen Filamenten von weniger als $1\,\mu$ (mikrosiphonal), während für die Maduromykose Granula aus dicken Filamenten mit einer Dicke von mehr als $1\,\mu$ (makrosiphonal) typisch sind.

Die Körner der Aktinomykose und der Maduromykose können aus einer mit Hohlräumen durchsetzten Substanz bestehen und an der Peripherie eine Reihe strahlig angeordneter Körper, Keulen genannt, aufweisen. Größe, Form, Farbe, tinktorielle Affinität und Existenz von Keulen werden im Rahmen der Besprechung jeder einzelnen Gattung gesondert erwähnt werden.

Von den verschiedenen Autoren wurden unzählige Species als die Erreger des Mycetoms angesehen. Heute hat man, der von LANGERON eingeleiteten Tendenz auf anderen mykologischen Gebieten folgend, ihre Zahl reduziert, und als die wirklichen Erreger können mit Sicherheit diejenigen angesehen werden, die in der Tafel aufgeführt sind.

Um der Verwirrung ein für allemal ein Ende zu machen, wird es das beste sein, die beiden großen Gruppen mit den Termini mykotisches Mycetom (früher

„maduromykotisch") und aktinomyzetisches Mycetom (früher „aktinomykotisch") zu bezeichnen. Diese Termini verwandten wir auch in der folgenden
Klassifikationstafel (Tabelle).

Tabelle. *Klassifikationstafel*

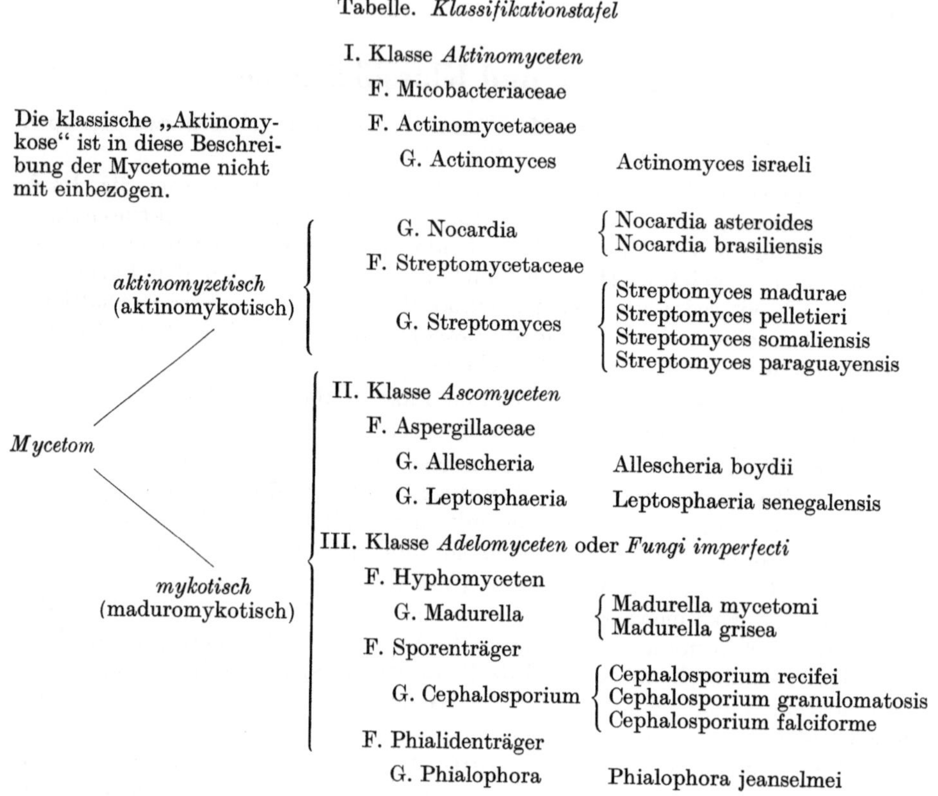

Diese Reduktion der Species ist nach verschiedenen Methoden durchgeführt
worden. Die klassischen Autoren begründeten ihre Methode ausschließlich auf
die Eigenschaft des Granulum und setzten diese dann jeweils in Beziehung zu
einer bestimmten Species.

Später zog man auch die Morphologie und die Farben der riesigen Kulturen in
Betracht. Dadurch erhielt man eine ungeheuer große Zahl von Species, da weder
Morphologie noch Farbe sehr stabile Eigenschaften waren. Das Studium der
mikroskopischen Eigenschaften der Kulturen zeigte im allgemeinen lediglich das
Vorhandensein von Filamenten, eine allen Gruppen gemeinsame Eigenschaft.

Andere Charakteristika wie Fragmentation, Bildung von Conidien und Säurefestigkeit sind von Nutzen bei der Unterscheidung zwischen Familien und Gattungen, nicht aber bei der Unterscheidung einzelner Species.

Es kam dann eine Zeit, in der all das vorher Erwähnte ad acta gelegt wurde
und man fast ausschließlich bestimmte physiologische Eigenschaften beachtete
wie enzymatisches und proteolytisches Vermögen, Milchkoagulation, Zuckerver-
wertung, Hydrolyse von Stärke usw. In den letzten Jahren wurden die Species
unter dem Gesichtspunkt ihrer immunologischen Wirksamkeit betrachtet (GON-
ZÁLEZ-OCHOA und SANDOVAL 1955, MARIAT, BOJALIL, MACKINNON), und die
jüngste Tendenz geht dahin, alle diese Gesichtspunkte zu berücksichtigen, von

der Morphologie des Granulum, seiner tinktoriellen Affinität, den Eigenschaften der Kolonie, bis zu denjenigen physiologischen Charakteristiken, deren ständige Existenz bei allen Species von verschiedenen Forschern bewiesen wurde (MACKINNON, GONZÁLEZ-OCHOA und SANDOVAL, BOJALIL, TRUJILLO und CERBÓN, SEGRETAIN, MARIAT, CAMAIN und NAZIMOFF 1957).

1. Aktinomyzetische Mycetome

Die aktinomyzetischen Mycetome werden hervorgerufen durch Krankheitserreger, die als aerobe Aktinomyceten in die Gruppe eingeordnet werden, die vom biologischen Gesichtspunkt aus zwischen den Bakterien und den Pilzen steht. Seit der Klassifizierung durch WAKSMAN und HENRICI (1943) gilt die im folgenden gegebene Definition als die beste.

Aktinomyceten

Ordnung Actinomycetales		*Species*
A. Mycelium rudimentär oder fehlend Familie der Mycobacteriaceae Säurefeste Organismen	Gattung Mycobacterium	tuberculosis leprae ulcerans andere
B. Echtes Mycel (vegetatives), Fragmentation in kokkenähnliche und bacillenähnliche Elemente. Familie der Actinomycetaceae a) Mikroaerophile Anaeroben, nicht säurefest	Gattung Actinomyces	israeli
b) Partiell säurefeste Aeroben	Gattung Nocardia	asteroides brasiliensis
C. Echtes Mycel (vegetatives), keine Fragmentation in kokkenähnliche und bacillenähnliche Elemente. Familie Streptomycetaceae a) Vermehrung durch Conidien in Ketten oder Lufthyphen	Gattung Streptomyces	madurae pelletieri somaliensis paraguayensis
b) Vermehrung durch einzelne terminale Sporen Gattung Micromonospora		nicht pathogen

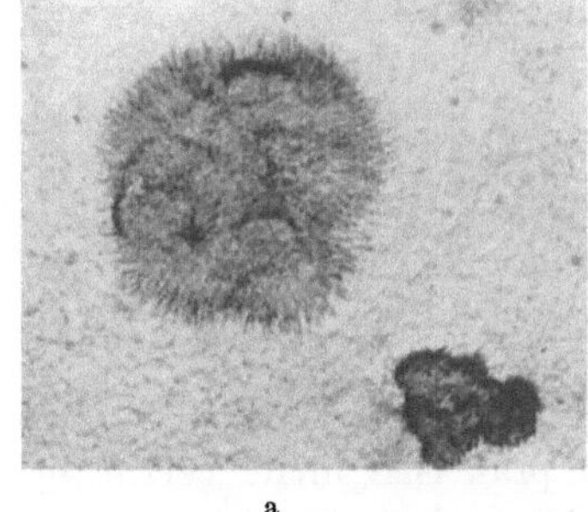
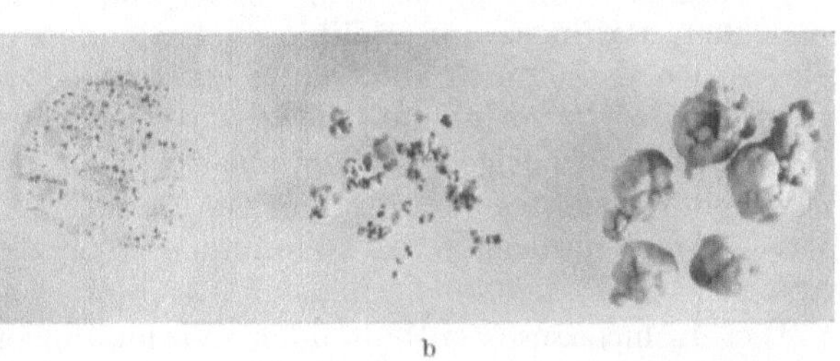

Abb. 3a u. b. Granula. a) N. brasiliensis. 250 μ, viellappig, strahlige Zone mit Keulen. Dermatologische Abteilung, Allgemeines Krankenhaus, Mexiko. b) S. pelletieri, S. somaliensis und S. madurae. 1,44mal. [Von G. SEGRETAIN u. F. MARIAT: Bull. Soc. Path. exot. **51**, 833 (1958)]

Nocardia asteroides (EPPINGER 1890). BLANCHARD 1896.

Synonyme. Cladothrix astéroides (EPPINGER 1890). Streptothrix eppingeri (ROSSI DORIA 1891). Streptothrix carnea (ROSSI DORIA 1891). Streptothrix aurantiaea (ROSSI DORIA 1891). Oospora asteroides (SAUVAGEAU und RADAIS 1892). Actinomyces asteroides (GASPERINI 1894). Nocardia asteroides (R. BLANCHARD 1895). Discomyces asteroides (GEDOELST 1902). Nocardia japonica (AOYAMA und MIYAMOTO 1904). Streptothrix freeri (MUSGRAVE und CLEGG 1907). Nocardia leishmani (CHALMERS und CHRISTOPHERSON 1916). Nocardia convoluta (CHALMERS und CHRISTOPHERSON 1916). Nocardia gypsoides (HENRICI und GARDNER 1921). Asteroides (PUNTONI und LEONARDI 1936). Nocardia phenotolerans (WERKMAN und GAMMEL 1934). N. rhodnii. N. transvalensis. N. polychromogenes. N. globerula. N. minima. A. corneus. A. phenotolerans. A. melanosporus.

Geographische Verbreitung. Indien, Thailand, Philippinen, Rußland, Ägypten, USA, Ecuador, Argentinien, Australien.

Nocardia asteroides führt fast nie zur Entstehung von Mycetomen, sondern zu Läsionen der Lunge oder des Zentralnervensystems. Die seltenen Fälle, in denen ein Mycetom entstand, wurden 1907 von MUSGRAVE und CLEGG, 1921 von SCHMITTER, 1939 von BALDACCI, 1943 von GOHAR, 1955 von PANJA und BANERJEE, 1956 von MACKINNON, 1957 von CONANT und 1960 von VIPULYASEKHA und VATHANABHUTI beobachtet.

Morphologie des Granulum. In frischem Zustand: weißlich-gelbe Färbung, Größe zwischen 100 und 400 μ, gelappt, Filamente von 1 μ, keine Keulen.

Histopathologie: Affinität zum Hämatein, negativ; die Filamente sind gewunden und verzweigt und zeigen unter Umständen Fragmentation in kokkenähnliche und bacillenähnliche Stäbchen. Zuweilen sind die Filamente an einem Ende verdickt (MARIAT).

Kultur. Leicht in den gebräuchlichen Nährböden, zwischen 28° und 37°C, am besten bei 37°C. In 2% Glucose-Sabouraud. Erhabene, weiße oder gelbliche bis orangenrote und ockerfarbene Kolonien, feuchtes Aussehen, von teigiger Konsistenz, hirnförmige, von kleinen Furchen durchzogene Oberfläche, keine Mycelbildung.

Grampositiv. Immer, jedoch nicht in allen Teilen säurefest, mit starker Neigung zur Fragmentation in kokkenähnliche und bacillenähnliche Elemente. Conidienbildung (CONANT).

Biochemische Eigenschaften. Keine enzymatische Wirkung bei den Versuchen hinsichtlich der Verwertung des Caseins und Tyrosins. Bei einer nach 7 Tagen vorgenommenen Leseprobe keine Säureproduktion bei Galaktose; ebensowenig bei Dulcit, Raffinose und Melibiose. Bei anderen Zuckerverbindungen kann es gelegentlich vorkommen, daß Säure entsteht (BOJALIL, TRUJILLO und CERBÓN). Verwertet das Paraffin; die Stärke wird nicht hydrolysiert (MARIAT).

Die stickstoffhaltigen Verbindungen werden in absteigender Folge verwertet: Asparagin > Harnstoff > Hydrolyse des Caseins > Ammoniumphosphat > Kaliumnitrat > Ammoniumsulfat > Natriumnitrat. Letzteres wird am wenigsten verwertet.

Die Kohlensäure enthaltenden Verbindungen: Glucose > Lävulose > Glycerin > Mannit. Die anderen Verbindungen werden praktisch nicht verwertet.

Experimentell pathogene Wirkung. Positiv bei der Maus, dem Meerschweinchen und dem Kaninchen (GOMEZ 1923, SILVA LACAZ 1945, CONANT und ROSEBURY 1948, GONZÁLEZ-OCHOA und SOTO 1951, MACKINNON 1956, MARIAT 1956).

Nocardia brasiliensis (LINDENBERG 1909). CASTELLANI und CHALMERS 1913.

Synonyme. Discomyces brasiliensis (LINDENBERG 1909). Nocardia brasiliensis (PINOY 1913). Streptothrix brasiliensis (GRECO 1916). Nocardia indica (CHALMERS und CHRISTOPHERSON 1916). Actinomyces mexicanus (BOYD und

CRUTCHFIELD 1921). Oospora brasiliensis (SARTORY 1923). Actinomyces brasiliensis (GOMEZ 1923). Nocardia transvalensis (PIJPER und PULLINGER 1927). Nocardia mexicana (OTA 1928).

Geographische Verbreitung. USA, Mexiko, Guatemala, El Salvador, Costa Rica, Nicaragua, Venezuela, Ecuador, Brasilien, Argentinien, Belgisch Kongo.

Morphologie des Granulum. In frischem Zustand: gelblich-weiß, zwischen 100 und 300 μ, nierenförmig, viellappig, mit Keulenbildung. Es ist wahrscheinlich das kleinste Korn, das man bei den kausalen Species der Mycetome findet.

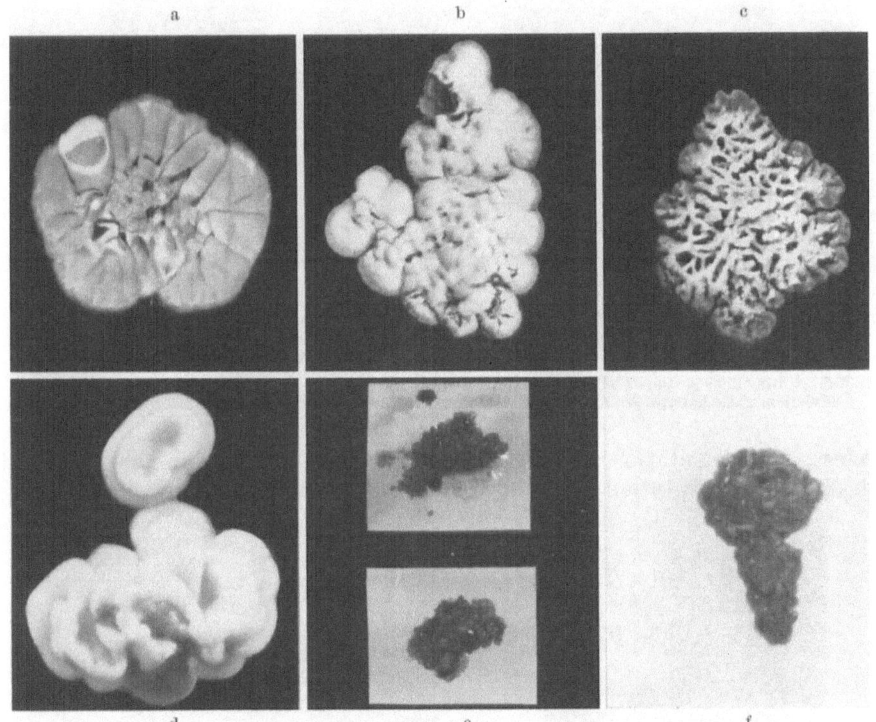

Abb. 4a—f. Riesenkolonien in Gelose unter Zusatz von Glucose. a) N. brasiliensis, Stamm Nr. CXVII. b) N. brasiliensis, Stamm Nr. CXX. c) N. asteroides, Stamm Nr. CVII. d) S. madurae, Stamm Nr. CXXXI. e) S. pelletieri, Stamm Nr. CXXIV. f) S. somaliensis, Stamm Nr. CXXX. Mykologisches Laboratorium. Centro Dermatologico Pascua

Histopathologie: Die Form variiert, manchmal nierenförmig, andere Male fast rund oder polycyclisch; die Peripherie färbt sich stark rosa mit Eosin, es sind Keulen zu erkennen. Die sich zwischen diesen Keulen befindende Substanz färbt sich rosa. Die Filamente färben sich mit Hämatoxylin tief violett; ihr peripherer Teil ist recht kompakt, sie vermischen sich mit den Keulen.

Es ist deutliche Affinität zum Hämatoxylin zu beobachten, obwohl in geringerem Maße als bei Streptothrix madurae. Die polymorphkernigen Leukocyten umgeben die Körner und dringen sogar teilweise in die Keulen ein, dringen aber nicht bis zu ihrer Mitte vor (NOVALES, GONZÁLEZ-CARBAJAL 1959).

Kultur. Die Zucht ist einfach in den gebräuchlichen Nährböden, bei einer Laboratoriumstemperatur von 30°C, am besten bei 37°C. In zweiprozentigem Glucose-Sabouraud erhabene, unregelmäßige, gefaltete Kolonien von weißgelber, orangenroter und Ockerfarbe. Die Kolonien bedecken sich ganz oder zum Teil mit einem weißlichen Staub (Luftmycel), was sie wie mit Gips oder Kreidestaub bedeckt erscheinen läßt. Man könnte sie vergleichen mit „palomita de maíz" (Latapí)[1]. Sie sind trocken, von pappiger Konsistenz und strömen einen muffigen, schimmelähnlichen Geruch aus. Grampositiv. Immer, jedoch nicht in allen Teilen

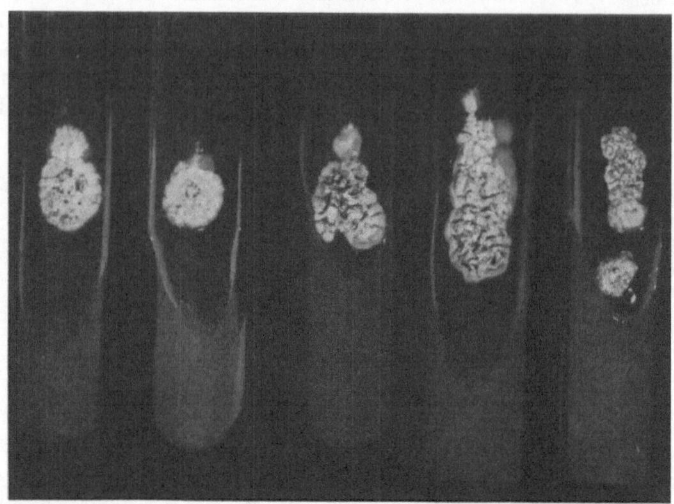

Abb. 5. N. brasiliensis. Verschiedene Aspekte in Gelosenährboden unter Zusatz von Glucose. 3 Wochen. Mykologisches Laboratorium, Dermatologische Abteilung, Allgemeines Krankenhaus, Mexiko

säurefest. Fragmentation in kokkenähnliche und bacillenähnliche Elemente. Doch ist die Fragmentation hier weniger ausgesprochen als bei Nocardia asteroides.

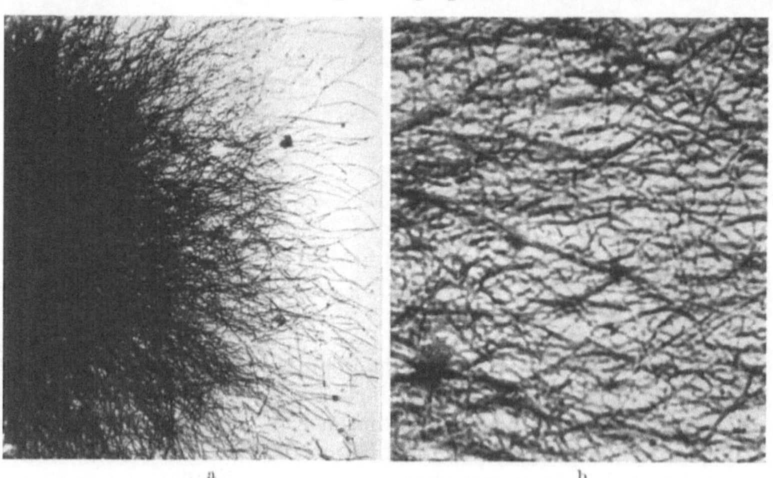

Abb. 6. N. brasiliensis. Kultur in Platten. 80mal und 360mal. Feine, an einigen Stellen fragmentierte Filamente. Mykotisches Laboratorium. Centro Dermatologico Pascua

Eine Breite von 0,4—0,6 μ und eine Länge von 1,5—10 μ (González-Ochoa und Sandoval). Färbt sich violett mit Fuchsin.

Biochemische Eigenschaften. Verwertung des Caseins und Tyrosins. Hydrolyse der Gelatine. Säureentstehung bei Galaktose (Trujillo). Inosit, Glucose und Fructose. Produziert keine Säure bei Dulcit, Rhamnose, Raffinose, Saccharose

---

[1] Anmerkung des Übersetzers: palomita de maíz = Popcorn.

und Sorbit. Läßt die Milch gerinnen (BOJALIL, TRUJILLO und CERBÓN). Verwertung des Paraffins; keine Hydrolyse der Stärke (MARIAT).

Die Verwertung der stickstoffhaltigen Verbindungen erfolgt in absteigender Reihenfolge: Hydrolyse des Caseins > Ammoniumphosphat > Kaliumnitrat > Asparagin > Harnstoff > Ammoniumsulfat > Natriumnitrat, das am wenigsten verwertet wird. In entsprechender Reihenfolge die Kohlensäure enthaltenden Verbindungen: Glycerin > Glucose > Lävulose > Galaktose > Mannit > Xylose > Arabinose > Saccharose > Maltose. Die übrigen Kohlensäure enthaltenden Verbindungen werden praktisch nicht verwertet (MARIAT).

Experimentell pathogene Wirkung. Einige Autoren sind der Meinung, daß N. brasiliensis bei der Maus kaum pathogen wirkt (CONANT und ROSEBURY, SILVA LACAZ), während andere (GONZÁLEZ-OCHOA und SOTO, GONZÁLEZ-OCHOA und SANDOVAL) die Erfahrung machten, daß N. brasiliensis immer pathogen für die Maus ist. Hühnerembryos gingen am 9. und 10. Tag nach der Infizierung mit N. brasiliensis zugrunde, ohne daß makroskopische Läsionen beobachtet werden konnten.

Bei der Gramfärbung wurde ein mikrosiphonales Mycel beobachtet, außerdem zahlreiche kurze, dicke bacilläre und kokkobacilläre Gebilde, die kugelförmig angeordnet sind. Nach ZIEHL-NEELSEN erweist sich das Mycel als säurefest (SOTO-PACHECO).

Streptomyces madurae (VINCENT 1894). BLANCHARD 1896.

Synonyme. Streptothrix madurae (VINCENT 1894). N. indica (KANTHACK 1893). N. madurae (BLANCHARD 1895). Oospora madurae (LEHMANN und NEUMANN 1896). Actinomyces madurae LACHNER-SANDOVAL 1898). Discomyces madurae (GEDOELST 1902). Oospora mycetomae (GRECO 1910). N. mycetomae-argentinae (DUANTE 1911). Actinomyces mycetomae (GRECO 1916). Discomyces brasiliensis (PIRAJÁ DA SILVA 1919). N. bahiensis (PIRAJÁ DA SILVA 1919. N. brumpti.

Geographische Verbreitung. Indien, Thailand, Israel, Rumänien, Jugoslawien, Griechenland, Tunis, Algier, Senegal, Sudan, Somaliland, Abessinien, Belgisch Kongo, Südafrika, USA, Mexiko, Kuba, Brasilien, Argentinien, Chile, Australien.

Morphologie des Granulum. In frischem Zustand: weiß-rosa, sehr groß, zwischen 1 mm und 3 mm. Polycyclische, kartographische Form, Filamente mit einem Durchmesser von $1,5 \mu$. Um die Körner herum liegt eine strahlige Zone mit kleinen oder großen Keulen. MARIAT meint, kurze Keulen beobachtet zu haben. In Gram weist das Korn rechtwinklig verzweigte Fäden auf, die ballonförmige Gebilde tragen, bei denen es sich ohne Zweifel um Chlamydosporen handelt.

Histopathologie: Sehr groß, mehrere Millimeter bis zu 1 cm; gelappt, kartographisch. Die Peripherie färbt sich unregelmäßig und sehr stark mit Hämatein. Im Zentrum fast farblos. Von langen Fransen umgeben, die mit Eosin rosa gefärbt werden, strahlig angeordnet sind, häufig gabelförmig. Sie können 50μ und mehr erreichen. Die zwischen diesen Fransen gelegenen pyknotischen Kerne der Reaktionszellen sind ebenfalls in strahlig angeordneten Reihen zu finden.

Die Filamente färben sich violett mit Hämatein, bleiben aber an der Peripherie des Kornes farblos. Außen befindet sich eine rosa gefärbte Zone mit den langen, gabelförmigen Keulen. Zwischen den Keulen liegen, in strahligen Reihen angeordnet, die polymorphkernigen Leukocyten.

Kultur. Streptomyces madurae wächst sehr langsam zwischen 30°C und 37°C, wobei 37°C die günstigste Temperatur ist. Die Kolonien sind kahl und feucht, von weicher Konsistenz, runzlig und von cremiger Farbe (LANGERON). Auf Loewenstein-Jensen-Nährboden oder in gewöhnlicher Gelose kann zwischen 15 und 60 Tagen eine rosa oder leicht grau gefärbte Kolonie beobachtet werden. In

Glycerinagar sind die Kolonien erhaben, erscheinen glänzend, anfangs weißlich und dann von rosa oder mehr-weniger starker Carminfärbung.

Das Wachstum erfolgt schneller in Nährböden mit Milch und Eiweiß.

In besonderem Milieu, wie in Weizenkörnern, bildet es in kleinen Ketten angeordnete Conidien. Das filamentöse und verzweigte Mycel hat ungefähr einen Durchmesser von $1\,\mu$.

Grampositiv. Färbt sich mit Fuchsin.

Biochemische Eigenschaften. Keine Verflüssigung der Gelatine. Leichte Peptonisierung der Milch (Negroni). Keine Verwertung des Paraffins, jedoch des Mannit und der Xylose. Hydrolyse der Stärke. Zersetzung des Caseins und Tyrosins. Die Gelatine wird immer hydrolysiert. Obwohl nicht homogen, erhöhte Fähigkeit, bei den Zuckerarten Säure zu produzieren. Keine Hydrolyse des Eier-eiweißes. Die stickstoffhaltigen Verbindungen werden in absteigender Reihenfolge verwertet: Ammoniumphosphat > Harnstoff > Asparagin > Hydrolyse des Caseins > Kaliumnitrat > Ammoniumnitrat > Ammoniumsulfat > Natriumnitrat, das gar nicht verwertet wird. Die Verwertung der kohlensäurehaltigen Verbindungen: Glucose > Glycerin > Stärke > Xylose > Mannit > Lävulose > Saccharose > Galaktose > Maltose > Natriumacetat > Lactose > Natriumcitrat >, die anderen Verbindungen werden nicht verwertet.

Experimentell pathogene Wirkung. Nicht vorhanden. Infizierte Huhnambryos gingen binnen 3—7 Tagen zugrunde, wobei sie eine starke Mycelinvasion aufwiesen, so daß also die Infektion positiv verlief. (Soto-Pacheco).

Streptomyces pelletieri (Laveran 1906). Pinoy 1912.

Synonyme. Micrococcus pelletieri (Laveran 1906). Nocardia pelletieri (Pinoy 1912). Oospora pelletieri (Thiroux und Pelletier 1912). Mycoderma griewanki (Neveu-Lemaire 1921). Discomyces pelletieri (Neveu-Lemaire 1921). Nocardia genesii (Froes 1930).

Geographische Verbreitung. Indien, Ägypten, Sudan, Senegal, Südafrika, Nigeria, Mexiko, Venezuela, Brasilien.

Morphologie des Granulum. In frischem Zustand: Kleine, schwierig zu erkennende Körner von einer Größe von 300 und $500\,\mu$. Farbe: zinnoberrot. Von regelmäßiger Form, glatt oder linsenförmig gewölbt. Sie wiesen niemals Keulenbildung auf. Die Filamente sind fraktioniert.

Histopathologie: Kein Zement; mit Hämatein färben sie sich intensiv und gleichmäßig violett; die ganze innere Struktur ist unsichtbar, jedoch zeigen einige Stellen im Mittelpunkt eine sehr helle Farbe. Gelegentlich kann das Korn ein rundes oder ovales Fragment sein, meistens findet man es jedoch aus mehreren Fragmenten bestehend, die aus dem aufgeplatzten oder auseinandergebrochenen ersten Korn hervorgegangen sind. Es ist genau begrenzt und umgeben von einem eosinophilen Rand, der eine Dicke von $2—4\,\mu$ aufweist und dessen Saum ganz fein gezahnt ist. Die Kornfragmente können durch die Zellreaktion angegriffen oder schon zerstört sein, bewahren aber ihre starke Neigung, sich mit Hämatein zu färben. Die Färbung mit Gram macht es bei einigen Körnern möglich, die Filamente zu unterscheiden, da diese in den Kornfragmenten gelegentlich in Form von kleinen Körnchen vorkommen. Die Zellreaktion geht von polymorphkernigen Leukocyten und einigen wenigen Riesenzellen aus.

Kultur. Langsames Wachstum bei 37°C auf Loewenstein-Jensen-Nährboden und in gewöhnlicher Gelose in einem Zeitraum von 11—30 Tagen. In Gelose-Sabouraud unter Zusatz von Glucose wächst die Kolonie in Spitzform, unregelmäßig, ist zunächst rot, wächst und nimmt dann korallenrote Farbe an (Mariat). Die Kolonien sehen feucht aus und glänzen. Sie sind erhaben und leicht abnehmbar (GONZÁLEZ-OCHOA). Die Oberfläche ist warzenförmig und gefaltet; an einigen Stellen ist ein aus Luftfilamenten bestehender weißer Flaum zu beobachten.

Grampositiv und nicht säurefest. Keine Fragmentation. Das Mycel ist reich verzweigt, mit unregelmäßig konturierten Hyphen.

Biochemische Eigenschaften. Zersetzt das Casein und kann bei Zuckern Säure produzieren. Gelatine wird verflüssigt und die Stärke nicht hydrolysiert; das Paraffin wird nicht verarbeitet. Die Milch wird peptonisiert, das Eiereiweiß und das Seroalbumin hydrolysiert. Die stickstoffhaltigen Verbindungen werden in folgender Reihenfolge verwertet: Harnstoff = Asparagin = Hydrolyse des Caseins = Ammoniumphosphat.

Die übrigen Verbindungen werden nicht verwertet. Die Kohlensäureverbindungen: Glucose > Lävulose > Natriumacetat >, die übrigen Kohlensäureverbindungen, die untersucht wurden, erwiesen sich als nicht verwertet (MARIAT).

Experimentell pathogene Wirkung: nicht vorhanden.

Streptomyces somaliensis (BRUMPT 1906). CHALMERS und CHRISTOPHERSON 1916.

Synonyme. Indiella somaliensis (BRUMPT 1906). Discomyces somaliensis (BRUMPT 1913). N. somaliensis (CHALMERS und CHRISTOPHERSON 1916). N. convoluta (CHALMERS und CHRISTOPHERSON 1916). Streptothrix somaliensis (MIESCHER 1917).

Geographische Verbreitung. Sudan, Somaliland, Äthiopien, Senegal, Nigeria, Südafrika, Brasilien(?!), México.

Morphologie des Granulum. In frischem Zustand: Farbe weiß oder ocker, obgleich in einigen Fällen von dunkelbrauner Farbe. Glatt, hart, unempfindlich gegen Druck. Größe: unterschiedlich, zwischen 0,5 und 1 mm, sehr vereinzelt kommt es vor, daß es bis zu 2 mm mißt. Unter dem Mikroskop ist eine Fragmentation in spitze Körper (Ährenspitzen ähnlich) zu beobachten. Der zwischen den Filamenten gelegene Teil des Kornes scheint wie aus einer amorphen Masse gebildet: dem Zement.

Histopathologie: Die Körner sind kompakt, rund oder mehr oder weniger oval und färben sich kaum mit Hämatoxylin-Eosin. Sie können eine Größe von 1 mm erreichen. Die Randzone ist glatt, ohne Fransen oder Zacken. In dem zentralen Teil des Kornes finden sich manchmal Risse, die von dem Messer, mit dem der Schnitt ausgeführt wurde, herrühren. Die so geformten Ränder teilen sich in schuppige Fragmente, die entweder bleiben oder abfallen und eine Lücke lassen. Durch die Fragmentation läßt sich erkennen, wie hart das Korn durch den Zement wird. Gelegentlich ist im Innern des Kornes eine rosa gefärbte periphere Zone von $15\,\mu$ Dicke zu unterscheiden, ebenfalls läßt sich eine leicht hämateiphile Zone feststellen, in der man die Filamente sehen kann. Die für die Filamente spezifische Färbung ist die Gramfärbung und vor allem die Färbung mit Toluidinblau von DOMINICI, die eine Eindickung erkennen läßt, in der die Existenz von Zement deutlich wird.

Kultur. Bestes Wachstum bei 37°C. Die Kolonien haben eine gelbe, weiße oder leicht graue Farbe; die Rückseite ist immer schwarz. Bei der grauen oder weißen Färbung handelt es sich um die Farbe des Luftfilamentes. In Gelose-Sabouraud haben die Kolonien eine schwarzgraue Farbe, sind nicht sehr hoch gewachsen, unregelmäßig, gefaltet und glänzen. In gewöhnlicher Gelose oder in Loewenstein-Jensen wachsen sie innerhalb weniger Tage, etwa zwischen 4 und 11 Tagen. Es gibt hirnförmig gewachsene Kolonien. Unter bestimmten Bedingungen kann man einige Sporen beobachten, die charakteristisch sind für die Gattung Streptomyces.

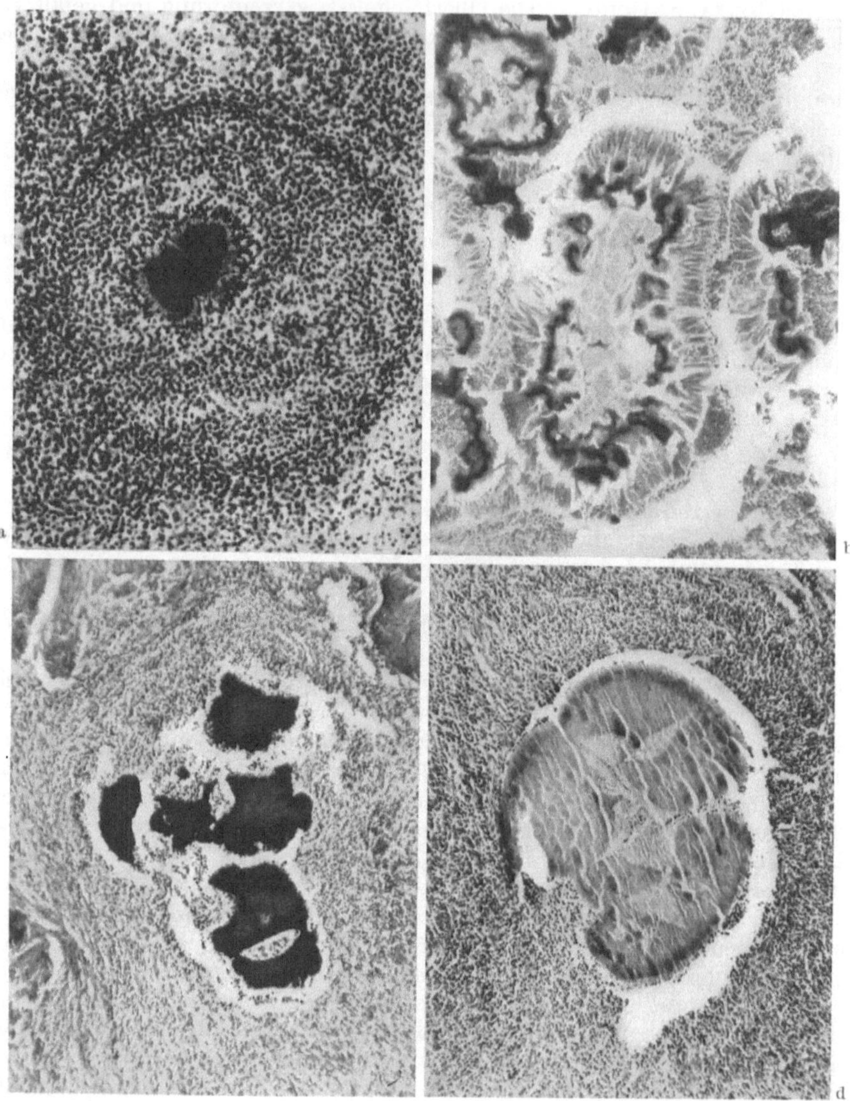

Abb. 7a—d. Aktinomyzetische Mycetome. Eigenschaften der Granula in den Geweben. a) N. brasiliensis.
Hämatoxylin-Eosin. Offensichtliche Hämateiphilie. Viellappiges Granulum, mit einer dichten Mycelzone in der
Mitte und Keulenbildung in der Peripherie. Hof von polymorphen Leukocyten, seinerseits umgeben von einem
granulomatösen Kranz, in dem Plasmazellen vorherrschen. Laboratorium für Pathologische Anatomie, Nationalinstitut für Kardiologie, Mexiko. b) S. madurae. Hämatoxylin-Eosin-Safran. 85mal. Granulum mit einem
hämateiphilen kartographischen Rand, umgeben von einer eosinophilen Franse. Nr. Y. 262. c) S. pelletieri.
Hämatoxylin-Eosin-Safran. Stark hämateiphiles Granulum, bestehend aus getrennten Teilen, entstanden durch
Zerspringen des initialen Granulum. Nr. Y. 436. d) S. somaliensis. Hämatoxylin-Eosin-Safran. 85mal. Nicht
hämateiphiles Granulum. Nahe dem Rand des Granulum ist eine sehr dunkle Zone zu beobachten. Die parallelen
Streifen im Schnitt sind die Folge des Zementes, den das Granulum enthält. Nr. Y. 261. [Von G. Segretain
u. F. Mariat: Bull. Soc. Path. exot. **51**, 833 (1958)]

Grampositiv, nicht säurefest, keine Fragmentation.

Biochemische Eigenschaften. Hydrolyse der Gelatine, des Seroalbumins und
des Eiereiweißes. Verwertung der Maltose. Die Kohlenstoffquellen Xylose,
Stärke, Mannit und Paraffin werden nicht verwertet, ebensowenig die Stickstoff-

quellen Harnstoff, Ammoniumsulfat und Kaliumnitrat. Der Kohlenstoffaufnahmeprozeß dauert 7 Wochen (MARIAT).

Experimentell pathogene Wirkung: nicht vorhanden.

Streptomyces paraguayensis (ALMEIDA 1940). CONANT 1947.

Synonyme. Actinomyces paraguayensis (ALMEIDA 1940). Nocardia paraguayensis.

Geographische Verbreitung. Chacogebiet von Paraguay, Brasilien.

Morphologie des Granulum. In frischem Zustand: schwarz, von mittlerer Größe; Filamente mit einem Durchmesser von $1\,\mu$.

Kultur. Kahle, weiche Kolonien mit einem weißlich gefärbten Zentrum. Der übrige Teil der Kolonie ist dunkler gefärbt (LANGERON). In Sabouraud ist der innere Teil pseudomembranös; die Kolonie ist erhaben, von dunkler Farbe und umgeben von einem gleichmäßigen weißen Rand, der seinerseits wiederum von einem dunkler gefärbten Rand umgeben ist. An einigen Stellen ist ein Luftmycel zu erkennen.

Grampositiv, nicht säurefest. Keine Fragmentation.

Die verzweigten Filamente haben eine Größe von $0{,}5$—$0{,}8\,\mu$. Der S. paraguayensis bildet Conidien, die in Ketten oder ei- oder kugelförmig angeordnet sind (GONZÁLEZ-OCHOA und SANDOVAL, NEGRONI).

Biochemische Eigenschaften. Gelatine in reduzierter Form wird nicht verflüssigt. Die Milch wird weder zum Gerinnen gebracht noch peptonisiert. LACAZ meint nachgewiesen zu haben, daß die Milch peptonisiert wird, die Gelatine verflüssigt, die Nitrate zu Nitriten reduziert werden und ein sich schnell ausbreitendes schwärzliches Pigment gebildet wird (NEGRONI).

Experimentell pathogene Wirkung. Bei einer intraperitoneal geimpften Maus bildeten sich im visceralen und parietalen Peritonaeum Knoten, die aktinomykotische Körner mit Keulen enthielten (GONZÁLEZ-OCHOA und SANDOVAL).

2. Mykotische Mycetome

Die mykotischen Mycetome werden durch Parasiten verursacht, die zu den Gruppen der Ascomyceten und der Adelomyceten oder Fungi imperfecti gehören. Gegenwärtig gelten als authentisch nachgewiesen 8 Species. Obwohl im Laufe der Jahre eine unendlich große Zahl von Erregern genannt wurden, haben sich einige und auch diese nur in sehr seltenen Fällen als pathogen erwiesen.

Die als pathogen angesehenen Species sind: Allescheria boydii, Leptosphaeria senegalensis n. sp., Madurella mycetomi, Madurella grisea, Cephalosporium recifei, Cephalosporium granulomatosis, Cephalosporium falciforme und Phialophorae jeanselmei.

Allescheria boydii (SHEAR 1921). Monosporium apiospermum (SACCARDO 1911, BOYD und CRUTCHFIELD 1921).

Synonyme. Scedosporium apiospermum (SACCARDO 1913). Monosporium sclérotiale (PEPERE 1914). Monosporium nigricans (PEPERE 1914). Monosporium apiospermum var. sclérotiale (PEPERE 1914). Scedosporium sp. (MAGALHAES 1919). Aleurisma apiospermum (MAIN 1921). Cephalosporium boydii (SHEAR 1922). Dendrostilbella boydii (SHEAR 1922). Glenospora Clapieri (CATANEI 1927). Glenospora boydii (POLLACI und NANNIZZI 1928). Indiella americana (DELAMARE und GATTI 1929). Scedosporium magalhaesi (FROES 1930). Macrosporium magalhaesi (DODGE 1935). Glenospora virido brunnea (REDAELLI und CIFERRI 1942). Acremoniella lutzi (LEÃO und LOBO 1940). Pseudoallescheria sheari (NEGRONI und FISHER 1944).

Geographische Verbreitung. Italien, Deutschland, Frankreich, Algier, Tunis, Belgisch Kongo, Canada, USA, Mexiko, Brasilien, Paraguay, Argentinien, Ecuador und Rumänien.

Für Emmons (1944) ist der Monosporium apiospermum die Nebenfrucht-Form von Allescheria boydii.

Morphologie des Granulum. In frischem Zustand: Farbe weiß oder gelblich. Von weicher Konsistenz. Größe 500 μ. Kein Zement. Verbundene Filamente und Bläschenbildung an der Peripherie des Kornes.

Histopathologie: Form oval, regelmäßig mit einer größten Achse von 500 μ und mehr. Die äußere Begrenzung des Kornes besteht aus gutgeformten Rundungen. Keine Färbung mit Hämatoxylin und Eosin. Es ist nur eine leichte und gelegentlich etwas stärkere Rosafärbung der Peripherie zu beobachten. Auf Grund des Unterschiedes zwischen Refraktion und Dichte und des fehlenden Zementes erwecken die Filamente den Eindruck, als seien sie stark verdickt.

Das Korn weist ein dichtes Filamentgerüst auf, das vor allem bei silbersalzsaurer Imprägnation und bei der Färbung mit Hotchkiss-MacMannus sichtbar wird. Die Filamente laufen fast parallel nebeneinander und vermischen sich kaum innerhalb der langen geraden oder gewundenen Passagen ihrer Membran.

Im Zentrum des Kornes haben die Filamente einen konstanten Durchmesser von 2—4 μ und sind optisch leer. Bei manchen Körnern ist die Peripherie stark verdickt und gelegentlich reich an Protoplasma. Andere Körner wieder erscheinen stark aufgetrieben. Manche weisen endständige oder zwischenständige Chlamydosporen auf. Die in einigen Fällen selten, in anderen zahlreich auftretenden Wände haben eine Dicke von 12—15 μ (Camain, Segretain und Nazimoff).

Kultur. Günstigste Temperatur bei 30°C. In Gelose ist die Kolonie farblos, auf der Rückseite schwarz und zeigt einen Flaum, der sich später bräunlich färbt.

Es existieren Filamente. Keine Bläschenbildung und keine Chlamydosporen. Zu beachten sind die birnen- oder eiförmigen Conidien. Die Perithecia haben einen Durchmesser von 100—150 μ und die Asken und Askosporen eine Länge von 4—7 μ (Segretain).

Biochemische Eigenschaften. Assimilation der Zucker, Glucose; bei der Saccharose und der Galaktose sind die Resultate verschieden. Keine Assimilation der Maltose und Lactose. Assimilation des Harnstoffs, des Asparagins, des Kaliumnitrats und des Ammoniumsulfats. Die proteolytische Wirkung für die Milch, die Gelatine und das Blutserum ist evident. Die Stärke wird hydrolysiert (Segretain).

Experimentell pathogene Wirkung. Die intratesticulare Impfung des Meerschweinchens und der Maus mit Monosporium apiospermeum und Allescheria boydii ergab die Bildung von charakteristischen mykotischen Körnern. Die Maus scheint das für die Versuche geeignetste Tier zu sein. Allescheria boydii ist die Pilzform, deren Korn mit erweiterten Mycelfäden, Chlamydosporen und Keulen am äußeren Ende als das auf Grund von Versuchen vollständigste angesehen werden kann (Vanbreuseghem und Bernaerts).

1958 beweist Seelinger die Bildung serischer Antikörper bei einem durch diese Species verursachten Fall von Mycetom.

Leptosphaeria senegalensis n. sp. (Segretain, Baylet, Darasse und Camain 1959).

Geographische Verbreitung. Senegal.

Morphologie des Granulum. In frischem Zustand: Farbe schwarz. Größe: ungefähr 1 mm Durchmesser. Gelegentlich findet man sie in kleinen Klumpen. Sie sind unregelmäßig und hart, lassen sich jedoch in Pottasche zerdrücken.

Unter dem Mikroskop sind lange, biegsame Filamente von 2—4 μ zu beobachten, die manchmal in ein dünnwandiges Bläschen enden. Zuweilen sieht das Korn auf Grund zahlreicher Dilatationen perlschnurartig aus. Es gibt auch vesiculöse Formen von 20—30 μ Durchmesser, mit dicken Zwischenwänden. Die Vesicula sind entweder leer oder enthalten kleine Körner. Die Peripherie des Kornes ist dunkel, und es sind terminale Bläschen zu erkennen. Das Zentrum ist weniger pigmentiert und weist zahlreiche Filamente mit hyalinen Wänden auf.

Histopathologie. Die schwarzen Körner sind in den histologischen Schnitten leicht zu erkennen. Man sieht sie isoliert (700—900 μ) oder in Gruppen von 2 oder 3 Körnern. Dank gewisser Charakteristika sind sie stets leicht zu diagnostizieren. In der Peripherie ist ein Band aus dunklem oder schwarzem Zement zu erkennen, mit einer Länge von 30—60 μ, dessen Rand fransig und zerrissen erscheint. Von dieser peripheren Zone weiter nach innen lassen sich, weil hier kein Zement mehr vorhanden ist, Teile des Pilzes, nämlich dunkle, aneinandergerückte Bläschen, außerordentlich gut erkennen. Wenn man näher an das Zentrum des Kornes herankommt, wird die Zahl dieser Bläschen geringer, und die Filamente erscheinen in größerer Anzahl. Manchmal ist dieser zentrale Teil jedoch völlig leer oder angefüllt mit einem dunklen Gelee und einigen wenigen Filamenten und Bläschen. Im ganzen ist dieses Korn fast ausschließlich vesiculöser Struktur.

Die Bläschen haben unterschiedliche Form, sie sind birnenförmig oder durch Gegendruck deformiert. Die Filamente sind immer gefurcht, manchmal recht dünn (2 μ) und biegsam; oder etwas dicker und hart, bambusähnlich aussehend.

Sehr häufig befinden sich die Körner im Destruktionsprozeß. Die polymorphkernigen Leukocyten durchdringen den Zement und zerstören die zentralen Bestandteile des Kornes. Später ist auch die äußere Hülle fragmentiert und zerstört.

Kultur. In Gelose-Sabouraud bei 37°C bedeckt sich das Korn in den ersten Tagen mit einem weißen Flaum, der bis zum 10. Tag bis zu 10 oder 12 mm wächst. Das Zentrum gleicht einer Kuppel, gebildet aus untereinander vermischten Filamenten von weißer, leicht grauer und schließlich dunkler Farbe. Unter dem Mikroskop erscheinen die Filamente fein und hyalin, manchmal gabelförmig oder Netzmaschen bildend. In einem Medium aus Kartoffeln und Mohrrüben kann man nach einigen Monaten spezielle Perithecia beobachten, bei denen, wenn man sie zwischen Objektträger und Deckglas zerdrückt, eine Verzweigung von Asken und Paraphysen in Fächerform sichtbar wird. Jede dieser Asken enthält im allgemeinen 8 Askosporen, die durch Scheidewände in 5 Zellen unterteilt sind.

Biochemische Eigenschaften. Das Korn ist auxoautotroph und wächst gut in einem stickstoffgesättigten Medium. Gute Verwertung der Zucker.

Madurella mycetomi (LAVERAN 1902). WRIGHT 1898. BRUMPT 1905.

Synonyme. Streptothrix mycetomi (LAVERAN 1902). Oospora tozeuri (NICOLLE und PINOY 1908). Madurella bovoi (BRUMPT 1910). Madurella tozeuri (PINOY 1912). Glenospora khartoumensis (CHALMERS und ARCHIBALD 1916). Madurella ramiroi (PIRAJÁ DA SILVA 1918). Madurella oswaldoi (HORTA 1919). Madurella tabarkae (BLANC und BRUN 1919). Madurella americana (GAMMEL, MISKDJIAN und THATCHER 1926). Madurella ikedae (GAMMEL 1927). Madurella rifanum (GASTAMINZA 1929). Madurella lackawann (HANAN und ZURETT 1938).

Geographische Verbreitung. China, Indien, Algier, Tunis, Marokko, Sudan, Senegal, Somaliland, Belgisch Kongo, Elfenbeinküste, Madagaskar, Israel, Griechenland, Italien, Frankreich, Portugal, Deutschland, Rumänien, Bulgarien, Ungarn, Rußland, USA, Salvador, Curaçao, Venezuela, Paraguay, Argentinien, Chile.

Morphologie des Granulum. In frischem Zustand: Zwischen 1 und 3 mm Durchmesser. Wenn die Körner in Gruppen auftreten, können sie bis zu mehreren

Zentimeter große Massen bilden. Das Korn hat eine fast schwarze oder schoko-ladenbraune Farbe, die Oberfläche ist unregelmäßig geformt. Seine Konsistenz ist hart, doch läßt es sich zwischen Objektträger und Deckglas in Pottasche leicht zerdrücken, wonach dann auf einem rötlich-schwarzen Untergrund kurze und unregelmäßige Filamente (Durchmesser von 3 oder 4 μ) sichtbar werden, die manchmal schwarzen Einschluß enthalten (SEGRETAIN und MARIAT 1958). Gelegentlich lassen sich Bläschen von 10—15 μ Durchmesser erkennen.

Histopathologie. Im Schnitt erscheint das Korn bestehend aus Fragmenten von beliebiger Form und Schwarz-rosa-Färbung. Diese Fragmente sind unter-einander verbunden und zuweilen rosettenförmig. Sie erreichen eine Länge von mehreren Millimeter, bis zu 1 cm. Bei stärkerer Vergrößerung sind kleine Punkte und helle Streifen zu erkennen, die farblosen im Zement untergetauchten

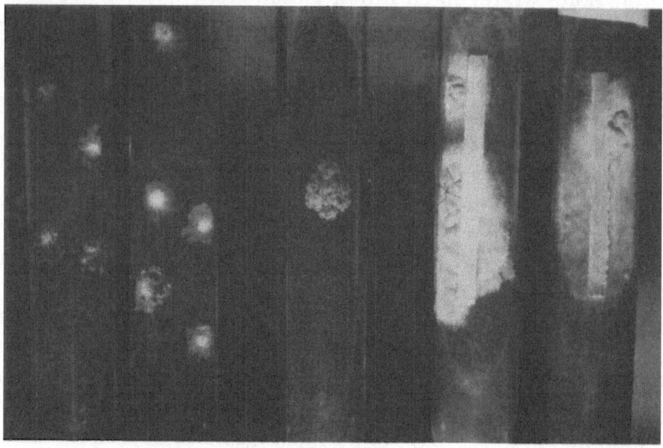

Abb. 8. M. mycetomi. Stamm Nr. 583. Verschiedene Aspekte, dem jeweiligen Milieu entsprechend. Nach 3 Wochen. Das Papier enthält Penicillin und Streptomycin. [Von G. SEGRETAIN u. F. MARIAT: Bull. Soc. Path. exot. **51**, 833 (1958)]

Filamente. Wenn das Korn nur leicht gefärbt ist, sind runde oder ovale Bläschen zu sehen, die bis zu 20 μ Durchmesser haben können. Der Zement färbt sich rot mit Mann und blau mit Dominici. Manchmal sind in der Mitte des Kornes Streifen zu erkennen, die, bei der Härte des Zements, von dem Messer herrühren, mit dem der Schnitt gemacht wurde. Das Korn zeigt in den Geweben eine augenscheinlich unbegrenzte Entwicklung und man sieht lange konturierte und gegabelte Fortsätze.

Kultur. Je nach den angewandten Medien sind die Kolonien sehr polymorph. In Gelose unter Zusatz von Glucose erscheint nach 3 oder 4 Tagen auf den Kör-nern ein leichter weißgrauer Flaum. Die Kolonie wächst langsam und hat nach einem Monat eine Höhe von 1—2 cm. Nach und nach bedeckt sie sich mit einem spinnwebförmigen, ockerfarbenen Mycel.

Die anderen Hauptcharaktere sind: Die bräunliche Farbe, die die mit Glucose zugesetzte Gelose annimmt, das Fehlen jeder Verwertung von Saccharose und die Bildung von Sporen in nicht so reichhaltigen Medien, wie z. B. den Kartoffel- und Mohrrübennährböden. 1956 fand ABBOTT Endsporen, die sich traubenförmig am Ende kurzer Verzweigungen bilden. BORELLI beschreibt 1957 die Bildung von Phialiden und Phialophora.

Biochemische Eigenschaften. Im Gegensatz zu der nicht stattfindenden Ver-arbeitung der Saccharose und einer schlechten Verwertung der Galaktose, ist eine gute Verwertung der Glucose und Maltose zu beobachten, sowie auch des Kaliumnitrats, des Ammoniumsulfats, des Harnstoffs, des Asparagins, der Milch, der Gelatine und des Blutserums. Die Hydrolyse der Stärke ist mittelmäßig.

Pathogene Wirkung. Nach YASBEK erhielt BRUMPT positive Resultate, 40 Tage nachdem er 2 Kaninchen im Bauchfellraum mit Pilzkulturen geimpft hatte. 1957 impfte SEGRETAIN die Pfote eines Hamsters und es entstand ein Knoten, der spontan heilte. 1957 nahm BORELLI intraperitoneale Impfungen bei weißen Mäusen vor und meint, typische Körner beobachtet zu haben.

Madurella grisea (MACKINNON, FERRADA und MONTEMAYOR 1949).

Synonyme. Aspergillus bouffardi (BRUMPT 1906). Glenospora semoni (CHALMERS und ARCHIBALD 1917).

Geographische Verbreitung. Argentinien, Venezuela, Paraguay, Chile, Brasilien, Uruguay, Trinidad, USA, Indien, Belgisch Kongo.

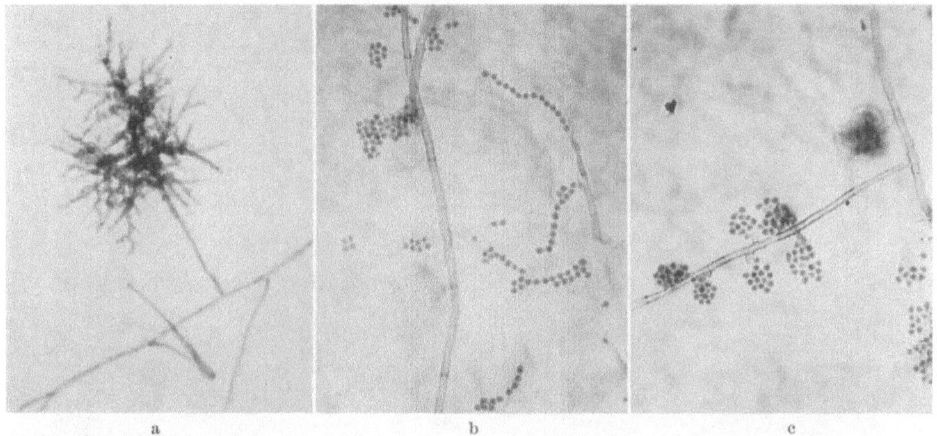

Abb. 9a—c. M. mycetomi. Kultur in Platten. 610mal. Milieu P.C. Sporenbildung. a) Zahlreich verzweigte Filamente mit Sporen an jedem Verzweigungsende. b) Kleine Sporenketten, zum größten Teil getrennt von den Phialiden (Phialide = flaschenförmige Conidiophoren), die die Sporen bildeten. c) Phialiden mit kleinen Sporenzweigen. [Von G. SEGRETAIN u. F. MARIAT: Bull. Soc. Path. exot. **51**, 833 (1958)]

Morphologie des Granulum. Schwarze Körner von weniger als 1 mm Größe. Von weicher Konsistenz, Zementbildung nur an der Peripherie. Es werden Filamente und Bläschen beobachtet.

Kultur. Bei 37°C, kompakte schwarze Kolonie mit grauer Flaumbildung. Die sehr feinen Filamente sind 1—3 μ lang, perlschnurartig oder rußförmig von 3—5 μ. Bläschen und wenige Chlamydosporen (SEGRETAIN 1957). Unter dem Mikroskop sind zwei Arten von Hyphen erkennbar: dünne verzweigte, mit Scheidewänden versehene Hyphen mit einem Durchmesser von 1—3 μ und lange perlschnurartige Hyphen von 3—5 μ Länge.

Biochemische Eigenschaften. Starke Assimilation der Glucose, Galaktose, Maltose und Saccharose. Keinerlei Verwertung der Lactose und mittelmäßige Verwertung des Kaliumnitrats, des Ammoniumsulfats, des Asparagins, Harnstoffs. Hydrolyse der Stärke. Nach 40 Tagen schwache Verwertung der Milch, der Gelatine und des Blutserums.

Cephalosporium falciforme (CARRIÓN 1951).

Synonyme. Indiella reynieri.

Geographische Verbreitung. Brasilien, Puerto Rico und USA.

Morphologie des Kornes. Durchschnittlich 1,5 mm, weich und unregelmäßig. Unter dem Mikroskop sieht man ein Gewebe von Mycelfilamenten von 2—3,5 μ Länge mit Querwänden. Das Korn hat eine dicke Zellmembran, das granulöse

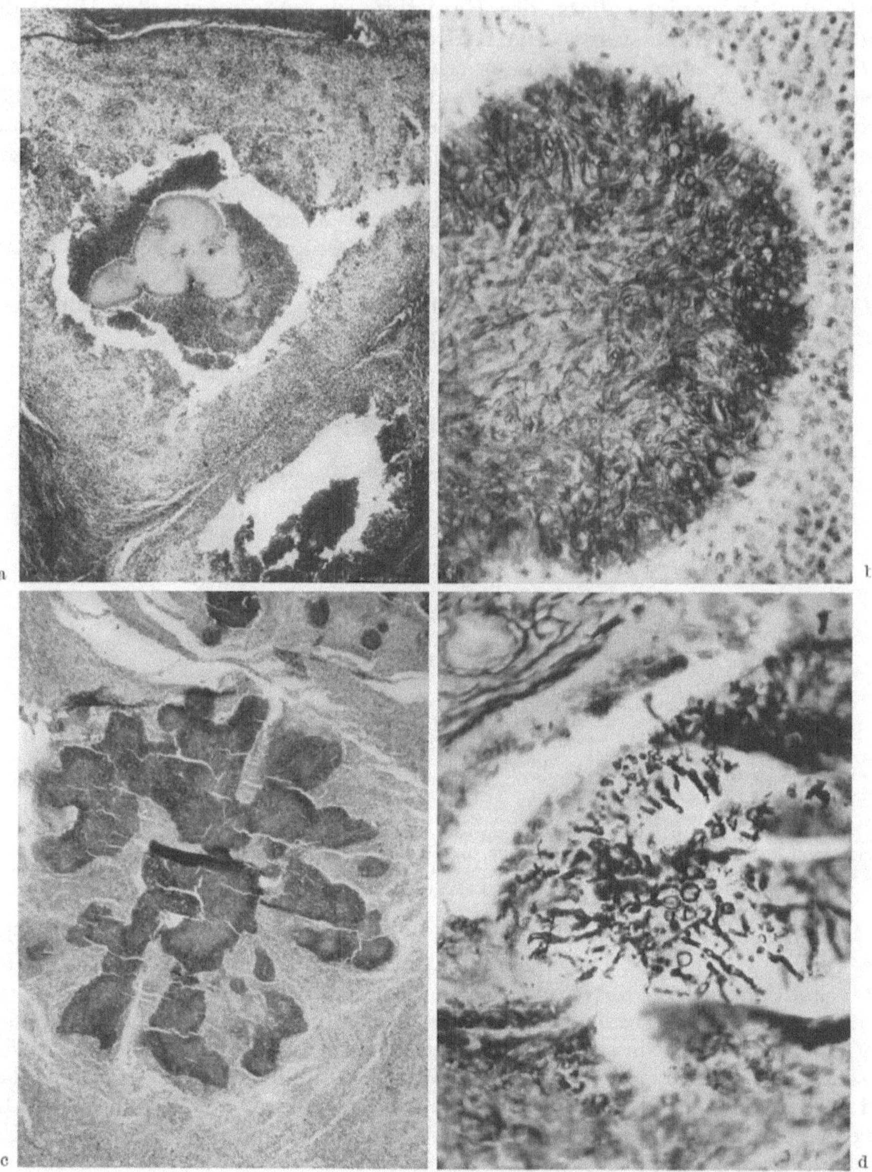

Abb. 10a—d. Mykotische Mycetome. a) M. apiospermum. Hämatoxylin-Eosin-Safran. 31,5mal. Weißes, pilz-
förmiges Granulum inmitten eines Abscesses, entstanden durch Reaktion der polymorphen Leukocyten. [Von
R. Camain, G. Segretain u. Olga Nazimoff: J. Mycologie Med., 241 Seiten (1956)]. b) M. apiospermum.
Hotchkiss-MacManus. 350mal. Detail des Granulum. [Von R. Camain, G. Segretain u. Olga Nazimoff:
J. Mycologie Med., 247 Seiten (1956).] M. mycetomi. c) Hämatoxylin-Eosin-Safran. 36,5mal. Granulum mit
in allen Richtungen gehende Fortsätze, in Form einer Rosette. Die parallelen Streifen im Schnitt sind eine Folge
des Zements und der Härte des Granulum. [Von G. Segretain u. F. Mariat: Bull. Soc. Path. exot. **51**, 833
(1958).] d) M. mycetomi. Silbersalzimprägnierung. Bielschowski. 350mal. Das durch diese Technik sichtbar
gemachte Granulum zeigt eine pilzartige Struktur. [Von R. Camain, G. Segretain u. Olga Nazimoff:
J. Mycologie Med., 245 Seiten (1956)]

Protoplasma enthält riesige, kugelförmige, lichtbrechende Tropfen. Zahlreiche
sehr große Chlamydosporen in Kugel- oder Eiform.

Kultur. In Sabouraud-Agar erreichen die Kolonien einen Durchmesser bis zu
3 cm. Im Zentrum ist eine Kuppel zu erkennen, die aus weißen, zwischen-

gewebigen Lufthyphen besteht. Unter dem Mikroskop sind Mycelfilamente mit Conidien und Chlamydosporen zu beobachten. Die sehr typische Sporenbildung wurde von CARRIÓN sehr eingehend beschrieben.

Biochemische Eigenschaften. Assimilation der Glucose, Saccharose, Maltose und Galaktose. Keine Assimilation der Lactose. Die Stärke wird nicht hydrolysiert und die proteolytische Aktivität ist recht schwach.

Cephalosporium recifei (LEÃO und LOBO 1939) (Brasilien).

Bei 36°C in mit Glucose zugesetztem Sabouraud-Nährboden wächst eine cremefarbige Kolonie mit erhabenem Zentrum und einem verzweigten und mit Wänden versehenen Mycel. Die Kolonie hat einen Durchmesser von $2—4\,\mu$. Einfache, gerade Conidiophoren und glatte, hyaline Conidien. Die Gelatine wird verflüssigt, die Glucose und später die Saccharose acidifiziert. Kein Säuerungsvermögen bei der Lactose und Maltose. Späte und unvollständige Hydrolyse der Stärke (NEGRONI 1956).

Cephalosporium granulomatosis (WEIDMAN und KLIGMAN 1945) (USA).

Die Kolonie ist flach, granulös und von grauer Farbe. Das Mycel ist hyalin, verzweigt und hat nur wenige Wände. Sein Durchmesser beträgt $0,5—1,5\,\mu$. Die Conidiophoren sind spitz, mit globulösen Endungen, die zahlreiche Conidien in gallertartiger Flüssigkeit enthalten. Hinsichtlich der biochemischen Eigenschaften sind noch keine Experimente durchgeführt worden und eine pathogene Wirkung bei der Infizierung von Tieren ist noch nicht nachgewiesen.

Phialophora jeanselmei (LANGERON 1928). EMMONS 1945.

Synonyme. Torula jeanselmei (LANGERON 1928). Pulullaria jeanselmei (DODGE 1935), Torula bergeri (TREJOS 1953). Sporotrichum gougeroti (BORELLI 1955).

Geographische Verbreitung. USA, Kanada, Martinique, Venezuela(?), Puerto Rico.

Drei Stämme konnten bei Mycetomfällen isoliert werden und zwei Schnitte mit schwarzen Körnern sind untersucht worden. In den Körnern ist nicht die bräunliche interstitielle Substanz, die den Madurella mycetomi charakterisiert, zu finden. Ebensowenig konnten die für den Madurella grisea typischen Eigenschaften nachgewiesen werden. Die Körner sind schwarz, klein und wurmförmig. Sie bestehen aus kurzen Hyphen und runden oder viereckigen Segmenten, die leere Schnüre bilden, die schraubenähnlich umeinandergerollt sind (MABERTI und BORELLI 1956).

Am Schluß dieses Kapitels soll noch einmal darauf hingewiesen werden, daß in Fachbüchern und Fachzeitschriften eine große Zahl von Mycetom verursachenden Species beschrieben worden sind. Wir haben nur diejenigen angeführt, die gegenwärtig von den Autoritäten auf diesem Gebiet als authentische, genau definierte Erregerspecies angesehen werden.

VI. Symptomatologie
1. Allgemeine Beschreibung

In den verschiedenen Abhandlungen, die ein Kapitel über die Mycetome enthalten, finden wir eine allgemeine Beschreibung des Leidens, die meistens nur eine Erweiterung der schon anerkannten Definition ist und die sich hauptsächlich auf das Höchststadium bezieht. Diese Beschreibungen enthalten jedoch keine Beobachtungen, die die besonderen Aspekte betreffen, unter denen die Krankheit in den einzelnen Ländern auftritt, noch finden sich Anmerkungen über persönliche Beobachtungen an einer genügend großen Anzahl von Fällen seitens verschiedener Forscher. Es werden vor allem wenig Angaben gebracht über die Anfangsphasen der Mycetome.

Das Leiden wird durch einen mittels eines Dorns in die Haut eindringenden Parasiten verursacht. Die Entwicklung verläuft langsam. Der Patient verspürt anfangs nur geringe Schmerzen. Der Prozeß neigt dazu, auf die tieferen Schichten überzugreifen und besonders stark die Knochen in Mitleidenschaft zu ziehen. Er ist mit einer Sekundärinfektion verbunden und beeinflußt schließlich den Allgemeinzustand des Patienten. Um eine klare Übersicht über alle Charakteristika dieses eigenartigen chronisch verlaufenden Entzündungsprozesses zu bekommen, unterschied André in einer pathogenetischen Studie 3 Phasen: Adaptationsphase, Proliferationsphase und Invasionsphase.

Anfangs ist nichts zu beobachten und man nimmt an, daß sich der Parasit langsam in Dermis und Hypodermis entwickelt, in die er gewaltsam verbracht wurde. Unserer Ansicht nach ist es möglich, daß häufig diese Einschleusung des Parasiten nicht gelingt und die Krankheit nicht zum Ausbruch kommt. Dies würde die Diskrepanz zwischen der großen Zahl von Verletzungen durch Dornen und der relativ niedrigen Zahl von Mycetomen erklären. Wenn in dieser ersten Phase der Organismus nicht siegt, dann zeigen sich im Gewebe die ersten Reaktionen in Form von Entzündungen, in den ersten Wochen und Monaten noch unbedeutend; ein Druck auf die Infektionsstelle ist kaum schmerzhaft. Nach 1—2 Jahren annähernd zeigt sich der erste Knoten, der sich öffnet und Flüssigkeit entleert, in der schon die Granula zu finden sind. Später erscheinen immer mehr ähnliche Knötchen, die sich dann öffnen.

Die Phase, die André mit Proliferationsphase bezeichnet — dieser Terminus bezieht sich in der Hauptsache auf den Fuß —, beginnt, wenn die Invasion der Aponeurose vollzogen ist, der Parasit in die intermuskulären Räume vordringt und in anderen Teilen der Fußhaut neue Läsionen entstehen läßt. Gleichzeitig werden die Knochen in Mitleidenschaft gezogen, was später eingehender behandelt werden wird.

Im allgemeinen läßt sich sagen, daß die Invasionsphase gegen Ende des zweiten Jahres beginnt. Jetzt greift das Leiden auf alle örtlichen Gewebe, Muskeln, Knochen und Gelenke über, wobei die Zerstörung der Gelenke sehr langsam vor sich geht. Später erstreckt sich der Prozeß auch auf benachbarte Körpergegenden, wie auf das Bein, bei Mycetomen des Fußes. Alle diese Erscheinungen sind sehr unterschiedlich in ihrer Intensität und in allen anderen Symptomen. Auch der Zeitpunkt, zu dem die einzelnen Symptome auftreten, differiert. So entsteht, wie bei anderen Krankheiten, eine ganze Anzahl klinischer Formen.

a) Klinisch-morphologische Symptome

Man weiß, daß das Mycetom als Prozeß beschrieben wird, der an einer bestimmten Körpergegend oder einem Teil dieser Gegend, z.B. am Fuß, lokalisiert wird. Klinische Beobachtungen haben ergeben, daß nicht nur die Haut angegriffen wird, sondern auch die subcutanen Zellgewebe sowie noch tiefere Schichten, wenigstens nach einem gewissen Entwicklungszeitraum.

Die Schwellung, die Deformierung und die Existenz von gewöhnlich sehr zahlreichen fistelnden Öffnungen, die eine ölige Flüssigkeit mit den typischen Granula entleeren, charakterisieren das Krankheitsbild des Mycetoms. Außerdem müssen die Hautpigmentierung, häufig von Hypertrichosis begleitet, sowie die Konsistenzveränderungen der Haut, die durch Abtasten festgestellt werden können, und bei denen die Haut sich einmal teigig und mehr oder weniger weich, ein anderes Mal vollkommen hart anfühlt, erwähnt werden. Die aktive und passive Beweglichkeit des befallenen Körperteils bleibt anfangs erhalten, ist jedoch immer stärker behindert, je weiter die Krankheit fortschreitet. Die Lokaltemperatur ist unter Umständen leicht erhöht.

b) Röntgenologische Daten

Die systematische Untersuchung durch Röntgenstrahlen hat interessante Tatsachen ergeben. Die erzielten Ergebnisse stehen hauptsächlich in Beziehung zu

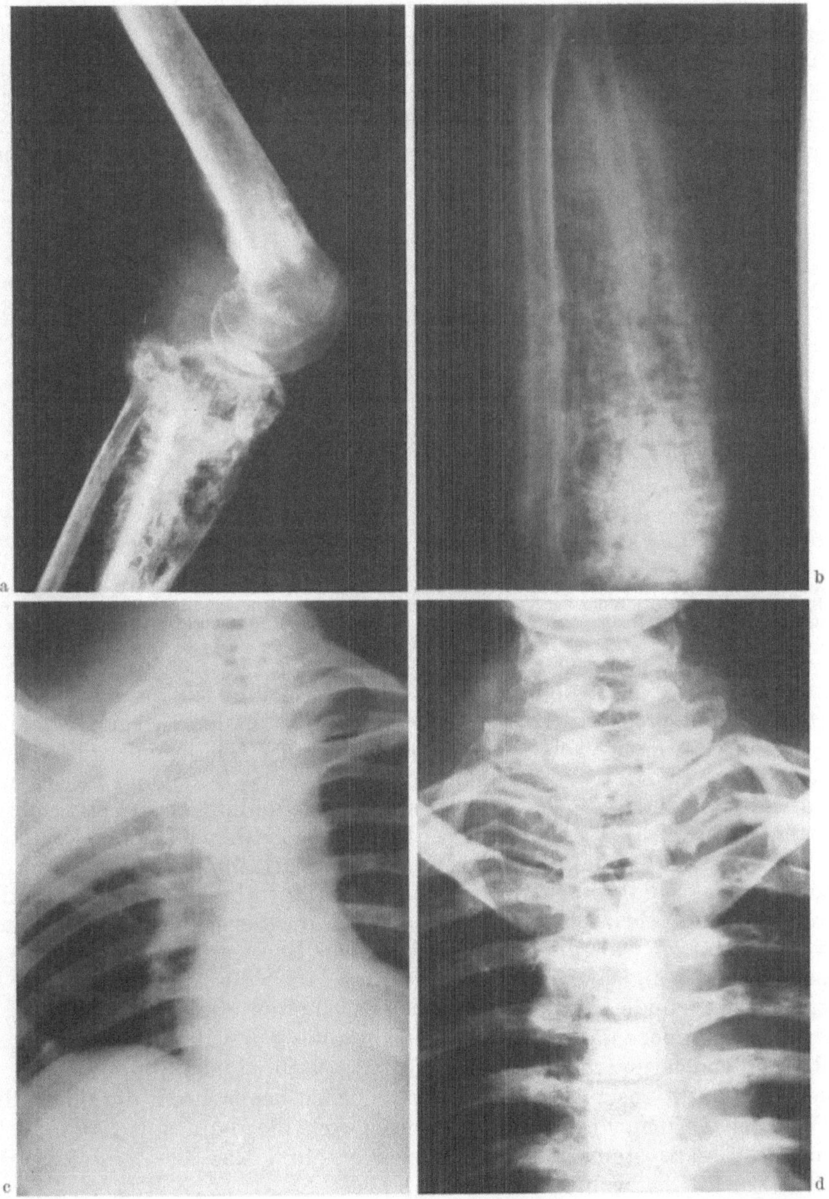

Abb. 11a—d. Röntgenologische Daten. Läsionen am Periost, an den Knochen und an tieferen Organen. a) Mycetom am Knie. Läsionen am Periost, das typisch „zerfranst" erscheint. b) Mycetom am Unterarm. Fortgeschrittene Knochenläsionen mit dem Aspekt des „eingetauchten Zuckerstücks". c) Thorakopulmonales Mycetom Undurchsichtigkeit der Weichteile, die das Erkennen von schon vorhandenen pulmonalen Läsionen verhindert. d) Dorsal-spinales Mycetom. Zerstörung von Wirbelkörpern und Rippen unter Kompression der Wirbelsäule. Dermatologische Abteilung, Allgemeines Krankenhaus, Mexiko

dem Entwicklungsstadium, in dem sich die Krankheit jeweils befand und in gewisser Weise auch mit der entsprechenden kausalen Species.

In den ersten Stadien wird man wahrscheinlich nichts anderes beobachten
können als eine gewisse Trübung, die als Folge der Tatsache auftritt, daß die
Weichteile schon in den Invasionsprozeß miteinbezogen sind, ohne daß dabei aber,
zumindest nicht in sichtbarer Form, die Knochen in Mitleidenschaft geraten wären.
Später, je nachdem, wie weit der Knochen vom Infektionsherd entfernt liegt,
werden zunächst Läsionen am Periost beobachtet. Das Periost erscheint hinter
dem Röntgenschirm mit unregelmäßiger und rauher Oberfläche, gelegentlich, so
beobachtet Romo-Diez, zeigt es eine typisch „zerfranste" Form. Später lassen
sich Veränderungen an den Knochen erkennen, und zwar sowohl destruktiver
wie konstruktiver Art, was beinahe immer Hand in Hand geht. Die Zerstörung

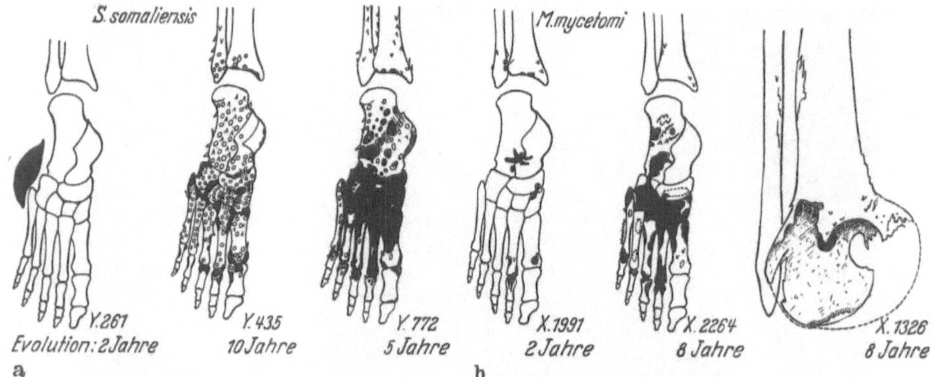

Abb. 12a u. b. Knochenläsionen bei beiden Arten von Mycetomen. Lacunäre Zerstörung und wuchernde Osteophytose in verschiedenem, jeweils der kausalen Species und dem Entwicklungszeitraum entsprechendem Grade. a) S. somaliensis. b) M. mycetomi. [Von P. Destombes, R. Camain u. Olga Nazimoff: Bull. Soc. Path. exot. **51**, 863 (1958)]

der Knochen zeigt sich in den typischen kleinen wie von einem Locheisen verursachten Höhlungen, deren Größe und Form jeweils von den Erregern abhängen.
Neben diesen destruktiven Läsionen kann eine mehr oder weniger wuchernde
Osteophytose beobachtet werden. Es besteht eine enge Beziehung zwischen der
Größe der Körner der pathogenen Species und den Höhlungen und Osteophyten.
Am besten ist das am Fersenbein zu studieren. Die größeren Läsionen entstehen
meist, wenn es sich bei den Erregern um Streptothrix madurae und Madurella
mycetomi handelt, die mittleren Läsionen bei Streptothrix somaliensis und die
kleineren bei Streptothrix pelletieri und Nocardia brasiliensis. Die Frage der mehr
oder weniger starken Neigung der verschiedenen Species, die Knochen in Mitleidenschaft zu ziehen, ist viel diskutiert worden. Aber die Angaben darüber sind
relativ, und im Grunde handelt es sich hierbei nur um eine Frage der Zeit.

Die anderen Knochenläsionen, d. h. die Entkalkung und Remineralisation, sind
sekundär und von geringerer Bedeutung. Im fortgeschrittenen Stadium kann man
allgemeine Destruktionserscheinungen der Knochen beobachten, die nicht direkt
vom Parasiten verursacht werden, sondern durch die dann stattfindende Veränderung des Gefäßsystems, das den Knochen ernährt. Das Bild des „eingetauchten Zuckerstücks" ist wohlbekannt.

c) Allgemeine und subjektive Symptome

Wenn man die verschiedenen Symptome betrachtet, z. B. beim Fuß, der das
vom Mycetom am häufigsten befallene Organ ist, so kann man beobachten, daß
anfangs keine Schmerzen zu verspüren sind; zumindest sind sie sehr gering. Mit
dem Fortschreiten der Krankheit wird auch der Schmerz stärker und ist am

intensivsten spürbar, wenn der Prozeß auf die Gelenke übergreift. Jedoch selbst in diesen Phasen ist es mehr ein provozierter als ein spontaner Schmerz. Die Bewegungsschwierigkeiten und das mühevolle Gehen sind die Folgen des vergrößerten Volumens und der Deformierung des Fußes, wie auch der mangelnden Beweglichkeit der kranken und der sich in deren unmittelbarer Nachbarschaft befindenden Gelenke.

Das erhöhte Gewicht des kranken Fußes hindert den Patienten ebenfalls an der Ausübung seiner Arbeit und macht es ihm schwer, sein normales Leben weiterzuführen.

Über die allgemeinen Symptome läßt sich im großen und ganzen das gleiche sagen. Anfangs treten sie nicht auf, machen sich aber nach und nach bemerkbar. Erhöhte Temperatur, ein schlechtes Allgemeinbefinden und Anämie schreiben einige Autoren der Sekundärinfektion zu, die man mehr als Komplikation ansehen könnte, während andere wie ABBOTT diese Erscheinungen als eine Folge der physischen und sozialen Untauglichkeit ansehen, die für den Kranken, der sich nicht in klinische Behandlung begibt, unweigerlich den Hungertod zur Folge haben.

Doch es gibt auch Fälle, in denen trotz guter Pflege und ständiger Beobachtung und Behandlung die Entwicklung der Krankheit einen ungünstigen Verlauf nahm und zu Kachexie und zum Tode führte. Mycetome an anderen Organen zeigen natürlich noch andere spezifische Symptome, wie wir später sehen werden.

d) Komplikationen

Wir haben die Knochenläsionen als eine notwendige Folge im Verlauf der Entwicklung eines jeden Falles von Mycetom behandelt und wenden uns nun anderen Aspekten zu, die, wenn auch nur relativ, als Komplikationen angesehen werden können.

Die so häufig durch verschiedene Bakterien verursachte Sekundärinfektion könnte als zum Krankheitsbild zugehörig angesehen werden. Doch nimmt man an, daß diese Gruppe von Krankheitserregern nicht zur gleichen Zeit wie der Pilz oder der Aktinomyzet in den Körper eindringen und sich dort entwickeln. Das anfangs kaum wahrzunehmende und langsame Fortschreiten des Leidens scheint das zu bestätigen. In diesem Fall muß angenommen werden, daß die die Sekundärinfektion verursachenden Erreger in den Körper eindringen, wenn sich die ersten Fisteln öffnen. Über diese im Zusammenhang mit dem Mycetom auftretende Bakterienflora sind in den verschiedenen Ländern Studien gemacht worden, die jedoch unserer Meinung nach noch nicht sehr überzeugend sind.

Im allgemeinen fand man bei den aktinomyzetischen Mycetomen mehr assoziierte Erreger als bei den mykotischen Mycetomen, und man nahm an, daß die Pilze „antibiotische Substanzen" bilden, die das Wachstum der Bakterien verhindern. MARIAT und SEGRETAIN haben in Fällen von TSCHAD und SOMALIA Bakterien gefunden, z.B. Streptokokken und Staphylokokken, aber zu ihrem Erstaunen fanden sich manchmal auch nur eine einzige, oft auch gar keine Bakterienspecies.

Währenddessen wurden im Allgemeinen Krankenhaus von Mexiko bei Fällen von Nocardia brasiliensis, die die in Mexiko fast ausschließlich vorkommende Form des Mycetoms ist, eine große Zahl von Bakterien, besonders Streptokokken und Staphylokokken gefunden und vom klinischen Gesichtspunkt ist es begründet, zu sagen, daß das Eindringen von Sekundärbakterien bei diesen Mycetomen eine wichtige Rolle spielt.

Trotzdem gibt es Autoren, die der Meinung sind, daß die Kontamination lediglich in den Hohlräumen der Fisteln existiert und wenig oder gar nicht in das Innere des Prozesses vordringt.

Dies ist ein interessanter Punkt, der neuem, sorgfältigem Studium vorbehalten bleibt.

Die Muskelatrophien, die an den den erkrankten Organen benachbarten Segmenten zu beobachten sind, z.B. am Bein bei einem Fußmycetom, sind evident. Der Kontrast zwischen dem Volumen des kranken Fußes und der starken Abmagerung des Beines ist erstaunlich.

Der Grund dieser Atrophien ist hauptsächlich in der Tatsache zu suchen, daß der Patient das kranke Glied nicht genügend bewegen kann. Man kann für diese Erscheinung jedoch auch andere Erklärungen finden ähnlich denen, die man in anderen Fällen von Knochen- und Gelenkprozessen gibt, bei denen man die Atrophien einem Reflexmechanismus zuschreibt.

Die „Metastasen" der regionalen Ganglien werden in einigen Büchern abgestritten, doch ist ihre Existenz heute erwiesen, obwohl sie nicht sehr häufig auftreten. Wir konnten sie in Fällen von Streptothrix madurae und sogar Nocardia brasiliensis beobachten. Im allgemeinen werden sie durch schlecht ausgeführte chirurgische Eingriffe in die Mycetomgeschwulst hervorgerufen.

Wie auch bei den allgemeinen Symptomen, werden bei an anderen Organen auftretenden Mycetomen diesen jeweils zugehörige andere Komplikationen beobachtet.

2. Klinische Formen

Nach der allgemeinen Beschreibung der Krankheit kann nun auf die klinischen Formen näher eingegangen werden, und zwar unter den Gesichtspunkten der verschiedenen Lokalisierungen, den morphologischen Unterscheidungen und der in den einzelnen Fällen differierenden Entwicklung. Die beiden letzten Punkte stehen in engem Zusammenhang zu der kausalen Species.

a) Lokalisation: Fuß, Rücken und andere Organe

Die *Lokalisation* hat großen Einfluß auf die Art des jeweiligen Falles. Erwiesenermaßen ist das Mycetom am Fuß das am häufigsten vorkommende, doch ist diese Tatsache immer etwas übertrieben worden. Zumindest ist es verschieden je nach dem betreffenden Land. Auch spielt es eine Rolle, ob die betreffenden Ärzte über genügende Kenntnisse verfügen, die es ihnen erlauben, auch Mycetome anderer Organe zu lokalisieren. Bei 100 Kranken, an denen wir in Mexiko das Mycetom studierten, litten 75% an Mycetomen des unteren Gliedes. Bei ihnen handelte es sich nur bei 43% (weniger als 50%) um Mycetome des Fußes. Bei den übrigen waren andere Abschnitte befallen wie Unterschenkel, Knie und Oberschenkel. Unter diesen Fällen wurde bei 10% das Mycetom am Rücken lokalisiert und bei einigen Fällen handelte es sich um Mycetome des Obergliedes, d.h. des Unterarms, Oberarms und der Schulter.

Man wird annehmen, daß die Fälle, in denen das Mycetom am Fuß lokalisiert wurde, sich immer gleichen. Doch gibt es selbst hier noch unterschiedliche Formen. Zum Beispiel wird bei den durch Pilze verursachten Mycetomen beobachtet, daß die Fußsohle ganz außerordentlich stark in Mitleidenschaft gezogen werden kann. Sie wölbt sich stark und die Zehen stehen nach oben. Dies kommt vor bei durch M. mycetomi verursachten Mycetomen, wird aber auch beobachtet bei S. somaliensis.

Bei den in Mexiko beobachteten Fällen von durch N. brasiliensis verursachten Mycetomen ist die Fußsohle in den meisten Fällen nicht sehr stark in Mitleidenschaft gezogen. Hier herrschen Läsionen des Fußrückens und der seitlichen Fesseln vor.

Bei allen Fußmycetomen greift der Prozeß sehr schnell auf das Skelet über, da es sich um kleine poröse Knöchelchen handelt, die zudem dicht unter der Haut liegen.

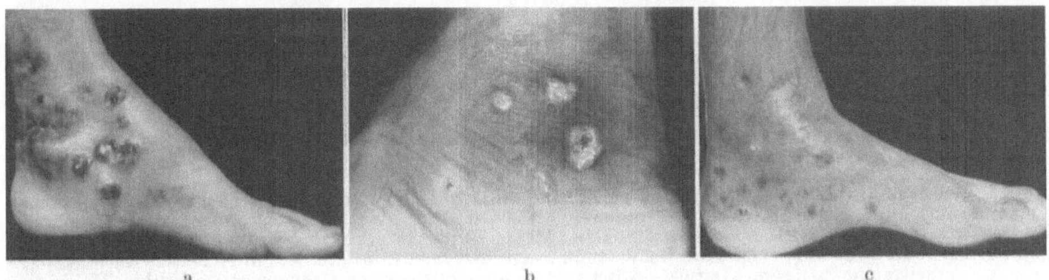

Abb. 13a—c. Mycetoma pedis. a) Aktinomyzetisch (N. brasiliensis). Typische Knoten mit fistelnden Öffnungen. N. 599/57. Alter: 36 Jahre. Masc., Entwicklungszeitraum: 12 Jahre. Dermatologische Abteilung, Allgemeines Krankenhaus, Mexiko. b) Mykotisch (M. apiospermum). Wenige und kaum entwickelte Knoten. Nr. 1061/54. Alter: 21 Jahre. Masc., Entwicklungszeitraum: 1 Jahr. Dermatologische Abteilung, Allgemeines Krankenhaus, Mexiko. c) Mykotisch (Cephalosporium sp.). Fistelnde Öffnungen ohne eigentliche Knoten. [Von A. GONZÁLEZ-OCHOA u. CATALINA OROZCO: Mem. Congr. Cientif. Méx. 1, 266 (1953)]

Bei allen Lokalisierungen am Bein und vor allem am Oberschenkel und in der Gesäßgegend schien uns der Prozeß am weitläufigsten und die Prognose am

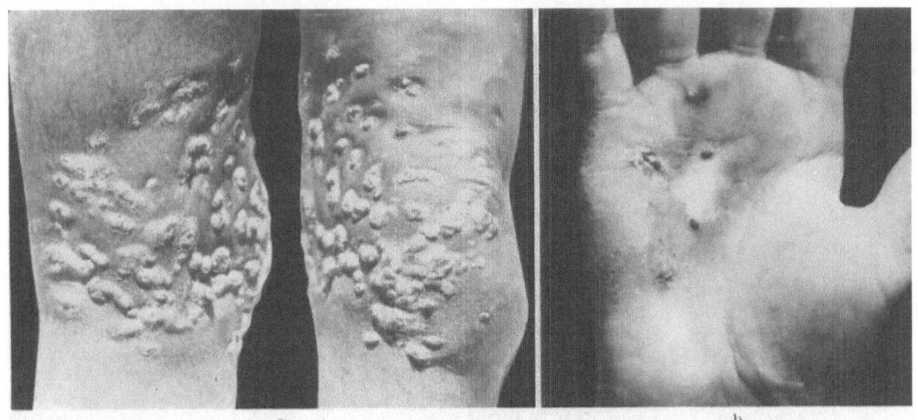

Abb. 14a u. b. Andere Lokalisationen. a) Knie: zahlreiche, sich in verschiedenen Entwicklungsphasen befindliche Knoten auf der Vorderseite des Knies und in der Kniekehle. N. brasiliensis. Nr. 267/47. Alter: 55 Jahre. Masc., Entwicklungszeitraum: 7 Jahre. Dermatologische Abteilung, Allgemeines Krankenhaus, Mexiko. b) Hand: zahlreiche fistelnde Öffnungen. S. madurae. [Von A. P. LAVALLE u. G. J. MILLAN: Prensa méd. Mex. 14, 106 (1949)]

ungünstigsten. Andererseits hat sich gezeigt, daß die großen Knochen dieser Körpergegend wie das Schienbein und der Oberschenkelknochen den Parasiten sehr lange Widerstand zu leisten vermögen. Bei Lokalisierungen am Bein ist die gebeugte Haltung zu erwähnen, die das Gelenk ständig einnimmt, und die das Gehen erschwert oder unmöglich macht.

An der Hand kommt das Mycetom verhältnismäßig selten vor. Die Gründe hierfür sind nicht bekannt. Bei den wenigen Fällen, die wir beobachten konnten, fiel auf, wie wenig sich das Leiden ausbreitete und wie langsam es fortschritt. Bei einem Fall beschränkte es sich lange Jahre hindurch nur auf einen Finger. Man weiß, daß jede Körpergegend hinsichtlich der lokalen Immunität gegenüber

Krankheitserregern unterschiedlich reagiert. Beim Mycetom war dies noch nicht untersucht worden.

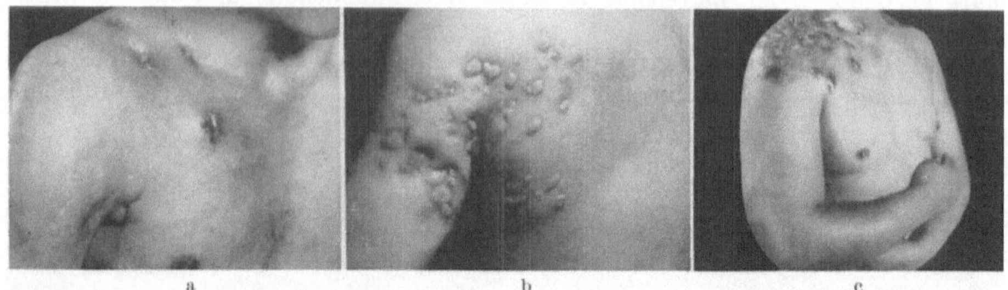

Abb. 15a—c. Thorakopulmonales Mycetom. Einfache cutane Läsionen und danach auftretende pulmonale Symptome. a) Ausgangsherd: Achsel. Nr. 645/57. Alter: 50 Jahre. Masc., Entwicklungszeitraum: 6 Jahre. b) Ausgangsherd: Arm. Nr. 2484/58. Alter 49 Jahre. Masc., Entwicklungszeitraum: 3 Jahre. c) Ausgangsherd: Schulter: Ödem des Armes als Folge einer Gefäßkompression. Nr. 296/57. Alter: 50 Jahre. Masc., Entwicklungszeitraum: 20 Jahre. Dermatologische Abteilung, Allgemeines Krankenhaus, Mexiko

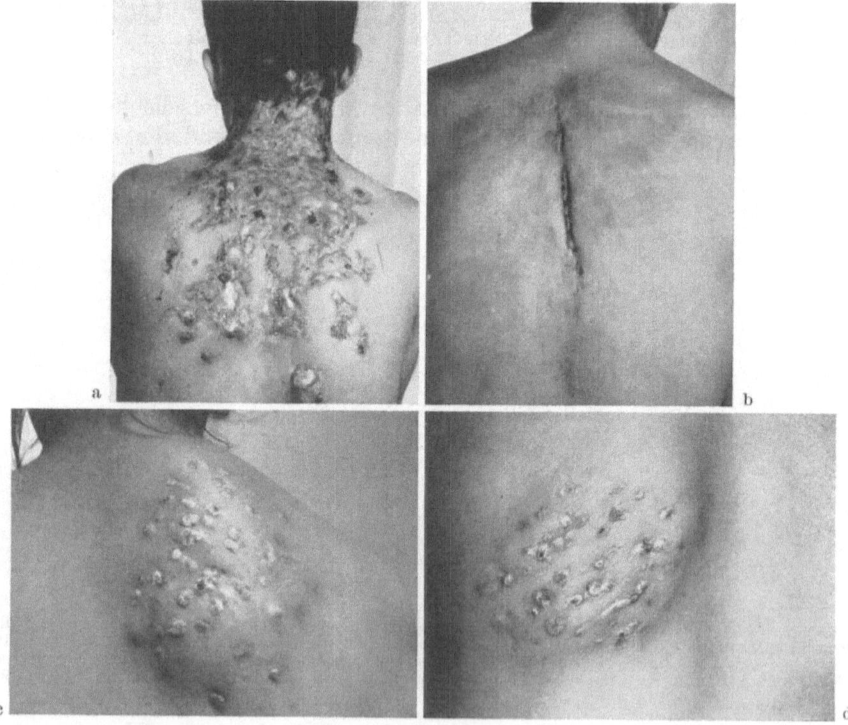

Abb. 16a—d. Dorsal-spinales Mycetom. Auftreten von einfachen cutanen Läsionen mit Gefahr des Übergreifens auf die Wirbelsäule. a) Ausgangsherd: Nacken. Zahlreiche, große Knoten. Eindringen in die Wirbelsäule. Nr. 2332/56. Alter: 23 Jahre. Masc., Entwicklungszeitraum: 6 Jahre. b) Ausgangsherd: Gegend zwischen Schulterblatt und Wirbelsäule. Kleine Knoten in einer von einem unsachgerecht ausgeführten chirurgischen Eingriff herrührende Narbe. Nr. 565/57. Alter: 42 Jahre. Masc., Entwicklungszeitraum: 9 Jahre. c) Ausgangsherd: Gegend oberhalb des Schulterblattes. Beginnendes Übergreifen auf die Wirbelkanäle. Nr. 1031/58. Alter: 30 Jahre. Fem., Entwicklungszeitraum: 3 Jahre. d) Nichtinvasives lumbal-dorsales Mycetom. Nr. 1851/55. Alter: 20 Jahre. Masc., Entwicklungszeitraum: 2 Jahre. Dermatologische Abteilung, Allgemeines Krankenhaus, Mexiko

Die verhältnismäßig selten auftretenden Fälle von Mycetomen am Unter- und Oberarm verlaufen ähnlich wie am Unter- und Oberschenkel. Beim Unterarm werden die Knochen ziemlich bald in Mitleidenschaft gezogen.

Wenn ein Mycetom an der Achsel und an der Schulter lokalisiert wird, so handelt es sich dabei im Grunde um Lokalisierung am Thorax mit der ungünstigen Prognose, die diese Tatsache einschließt. Bei einem unserer Fälle wurde ein riesiges Ödem des ganzen Armes beobachtet, Folge einer Kompression des Gefäßpakets in der Achsel.

Das Mycetom am Rücken (10—15%) in Mexiko ist eines der schwersten. Einerseits ist die an sich erforderliche chirurgische Exstirpation fast immer unmöglich und andererseits sind Rippenfell und Lunge (thorakopulmonales Mycetom) oder auch Wirbelsäule und Hirnhäute bedroht. Das thorakopulmonale Mycetom beginnt an irgendeinem Teil der Thoraxwand und dringt dann tiefer, unter Umständen die Rippen in Mitleidenschaft ziehend. Natürlich ist eine Verwechslung möglich zwischen diesem Mycetom und der durch A. israeli verursachten pulmonalen Aktinomykose, bei der man außen Fisteln beobachten kann; aber eine sorgfältige klinische Prüfung, unterstützt durch Untersuchungen im Laboratorium, machen es möglich, beide Krankheiten zu unterscheiden. Beide haben eine verschiedene Prognose und erfordern unterschiedliche Behandlung. Man weiß, daß die Aktinomykose verhältnismäßig leicht auf Penicillin und andere Antibiotica reagiert. Die Symptome dieser klinischen Form sind Husten, Schmerz, Sputum und schlechtes Allgemeinbefinden. Eine Röntgenuntersuchung zeigt deutlich pleurale und pulmonale Läsionen.

Wenn sich das Rückenmycetom in den zwischen Dornfortsätzen und Querfortsätzen entstehenden äußeren Wirbelkanälen oder in deren Nähe befindet, sind Hirnhäute und Rückenmark bedroht. Der Prozeß dringt, ohne die Wirbelkörper stark in Mitleidenschaft zu ziehen, zwischen die Wirbelplatten, diese u.U. angreifend und erreicht dann den Wirbelkanal selbst. Die Folgen sind klar ersichtlich. Es zeigen sich Symptome einer Paraplegie, anfangs in leichter Form als Spastizität und Hyperreflexie und später in Form von paralytischen Symptomen und Störungen der Schließmuskeln. Diese werden kompliziert durch vesicale Symptome, verursacht durch Infektion nach Gebrauch von Dauerkathetern und Dauersonden.

Die Prognose ist äußerst ungünstig und nach einer Periode starker Schmerzen und körperlicher Untauglichkeit kann der Tod eintreten. Wir haben Fälle gesehen, in denen nach medizinischer Behandlung die sichtbaren Hautläsionen verschwanden, nicht aber die Läsionen, die durch das Übergreifen des Prozesses an Hirnhäuten und Rückenmark entstanden waren.

b) Morphologie

Auch die Morphologie kann Unterschiede zeigen, die mehr oder weniger mit der allgemeinen Beschreibung übereinstimmen. Ohne die Klassifizierung zu übernehmen, bei der BOUFFARD seinerzeit eitrige, skleröse und cystische Mycetome unterschied, muß beachtet werden, daß der Prozeß auf Grund verschiedenster Faktoren auch unterschiedliche klinische Aspekte aufweist. So kann z.B. die Volumenvergrößerung Tumorcharakter haben, was auch meistens der Fall ist. In bestimmten Fällen jedoch, wie z.B., wenn die Thoraxwand befallen ist, geht die Infiltrierung mehr in die Breite und äußert sich weniger in so starken Schwellungen. Am Fuß selbst, an dem in vergleichender Form das Mycetom am besten studiert werden kann, scheinen die mykotischen Mycetome zu einer allgemeinen Volumenvergrößerung zu führen und es zeigen sich relativ wenig oder zumindest nicht sehr stark entwickelte Knoten. Bei den durch N. brasiliensis verursachten Fällen hingegen beobachtet man zahlreiche große Knoten in Tomatenform. Doch berechtigt all dieses nicht dazu, unabhängige klinische Formen aufzustellen, sondern es sollen nur alle diese Erscheinungen erwähnt werden.

Wichtiger als das Vorhergesagte erscheint die Frage, ob es „geschlossene" Mycetome gibt, d.h. ohne Fisteln und Knoten. Dies scheint in Widerspruch zu stehen zu der Definition der Mycetome, doch sagt Abbott wörtlich in seiner Arbeit „Über Mycetome im Sudan": „Ein wichtiger Aspekt dieser Krankheit, dem in den Büchern nicht genügend Bedeutung beigemessen wird, ist die Tatsache, daß die Fisteln, die, wenn sie in Erscheinung treten, die Diagnose ermöglichen, auch sehr viel später auftreten können und viele Fälle ohne sie diagnostiziert werden können. Bei den letzten 83 Patienten waren nicht weniger als 31, bei denen

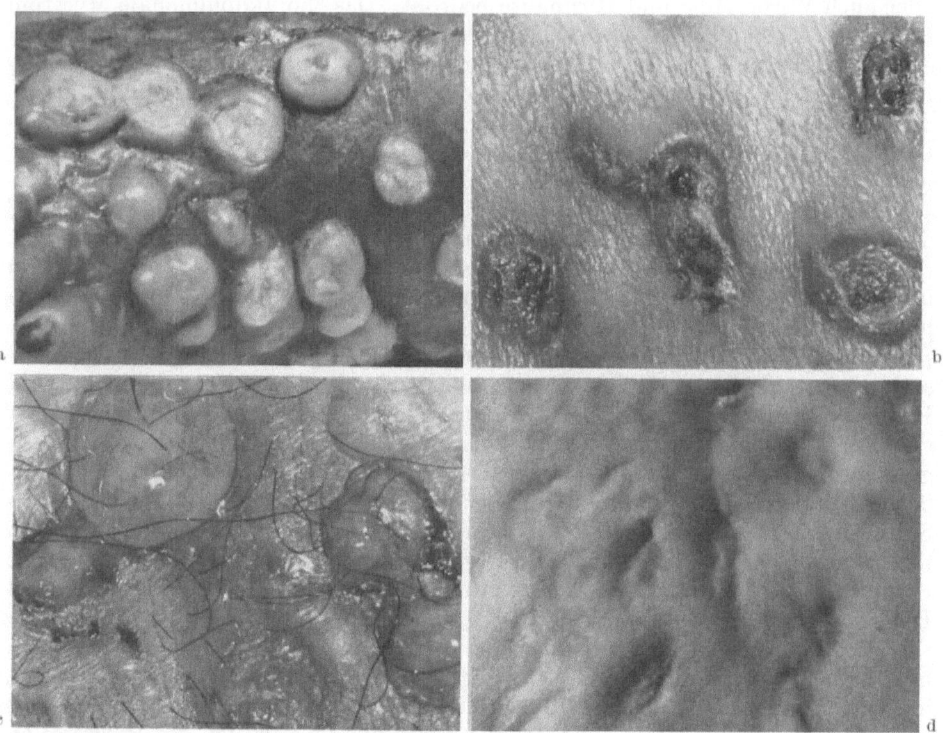

Abb. 17a—d. Morphologische Aspekte. a) Auf pigmentierter Haut große weißliche Knoten, von denen einige fisteln. b) Pigmentierte Knoten mit kraterförmigen fistelnden Öffnungen. c) Das charakteristische ölige Sekret. d) Vernarbte Knoten, nach 120 Diasontabletten (1948). Dermatologische Abteilung, Allgemeines Krankenhaus, Mexiko

noch keine Fisteln zu beobachten waren, obwohl viele von ihnen schon seit bis zu 6 Jahren an der Krankheit litten. Diese Fälle bilden ein sehr interessantes Problem für die ‚Differentialdiagnose'."

Wir anderen Ärzte haben die Gelegenheit nicht gehabt, solche Fälle beobachten zu können, aber wahrscheinlich genügt es zu wissen, daß die Erscheinung möglich ist, die Abbott erwähnt, und so wird man ihnen früher oder später begegnen und ihre tatsächliche Existenz bestätigen können.

Die „geschlossenen" Mycetome sind keine klinische Formen, sondern Phasen des Krankheitsprozesses, jedoch war die Tatsache ihrer Existenz bisher nicht mit so großer Sicherheit angenommen worden.

c) Entwicklung

Die Entwicklung schließlich kann ebenfalls Varianten haben, aber auch sie erscheinen uns nicht genügend, um klinische Einzelformen festzustellen. Es kann lediglich gesagt werden, daß die Schnelligkeit des Krankheitsverlaufes von der Erregerspecies, dem befallenen Körperteil, der Sekundärinfektion, der Art des betreffenden Falles nicht entsprechenden Behandlungsweise und anderen Faktoren abhängt. Wir haben beobachten können, daß von dem geographischen Ort, wo das Mycetom jeweils entsteht, die Schnelligkeit, mit der sich das Leiden entwickelt und der Schweregrad, mit dem es auftritt, abzuhängen scheint.

Bei in tropischen Gegenden vorkommenden Fällen sind weit auffälligere Wunden und sehr viel schwerere Fälle von Mycetomen beobachtet worden als bei solchen, die in subtropischen Gegenden auftreten und entstanden sind. Dieser Tatsache entsprechend, müssen wir für die Praxis unterscheiden zwischen Fällen im Anfangsstadium, Fällen im Höchststadium und sich im Endstadium und in dem Tod vorangehender Kachexie befindenden Fällen. Bei letzteren ist jede Therapie erfolglos.

VII. Pathologische Anatomie

1. Allgemeine Angaben

Die pathologische Anatomie wurde von BRUMPT 1906 meisterhaft behandelt. Später haben andere Autoren sich mit demselben Thema beschäftigt. In den letzten Jahren müssen besonders die Arbeiten von SEGRETAIN und MARIAT über das histopathologische Studium des Kornes in den Gewebeschnitten und die Arbeiten von DESTOMBES, CAMAIN und NAZIMOFF über die Reaktionen der Gewebe auf den Parasiten erwähnt werden.

Diese Erkenntnisse haben in der Praxis für die Diagnose der Krankheit eine geringe Bedeutung, denn die klinischen Daten und die Existenz des Korns reichen zur Diagnostizierung völlig aus. Aber sie sind außerordentlich wichtig bei der Diagnostizierung der Species, bei der man früher hauptsächlich auf die Kulturen zurückgriff und helfen beim Verständnis der immunologischen Phänomene, die zwischen dem Parasiten und dem Wirt eine Rolle spielen.

Die Arbeiten von SEGRETAIN und MARIAT über die histopathologischen Eigenschaften des Korns hinsichtlich seiner Größe, Form, tinktoriellen Affinität und anderer Details sind bei den Angaben über jede einzelne Species in dem Kapitel über Ätiologie verwendet worden. Die Forschungsergebnisse von DESTOMBES und seinen Kollegen beziehen sich auf die grundlegenden Reaktionen, die an dem Prozeß zu beobachten sind, und auf seine Auswirkung auf den Parasiten und die verschiedenen Gewebe des erkrankten Organismus.

Im allgemeinen kann man sagen, daß histopathologisch gesehen die Läsion der Mycetome in einem unspezifischen Granulom besteht, zentriert von einem kleinen Abszeß, in dem sich das Korn befindet. Bei dieser Krankheit erweisen sich die natürlichen Abwehrmaßnahmen als unzureichend bei dem Versuch, der unaufhaltsamen Proliferation des Parasiten entgegenzutreten.

2. Die Haut

Das Mycetom wird, wie wir wissen, verursacht durch das Eindringen des Parasiten in die Haut. Der Prozeß erstreckt sich zunächst nur auf die Hypodermis und greift dann auf die tieferen Schichten über, indem er andere evtl. in der Nähe liegende Organe wie Pleura, Lunge, Hirnhäute und Rückenmark in Mitleidenschaft zieht. Außerdem manifestiert er sich außen durch Fisteln, die durch die Haut durchbrechen und sich öffnen. Die Läsionen der verschiedenen Schichten sind mittels genügend tiefer Biopsien auch fistulöser Höhlungen und selbstverständlich durch Untersuchung amputierter Glieder oder Autopsien erforscht worden.

Epidermis. Im allgemeinen ist sie geschwollen durch Hyperplasie ihrer Elemente. Bei älteren Fällen ist jedoch, auf gleicher Höhe mit Narben fistulöser Öffnungen, eine Atrophie der Epidermis zu beobachten.

Die Hyperplasie besteht vor allem in einer ausgeprägten Acanthose, mehr oder weniger hohen Grades. Aber es werden auch Hyperkeratosis und Verlängerung der interpapillären Vorgänge beobachtet, wobei es jedoch zu einer echten Papillo matosis nicht kommt. Auch fand man eine erhöhte Menge an Pigment in den basalen Zellen. Diese Hyperplasie der Haut ist am stärksten zu beobachten in fistulösen Öffnungen, die sich in der Mitte von Knotenkratern befinden, die wir sehr häufig bei von Species wie S. pelletieri oder N. brasiliensis verursachten Mycetomen finden.

Dermis und Hypodermis. Hier finden wir die Läsionen, die für dieses Leiden am bezeichnendsten sind. Doch ist trotzdem das Korn die einzige pathognomonische Erscheinung und seine mit Hilfe der neuen Ergebnisse vorgenommene histopathologische Untersuchung erlaubt die Identifikation der Erregerspecies.

Das Bild des charakteristischen entzündlichen Knoteninfiltrats ist immer das gleiche, obwohl, je nach der Erregerspecies, Verschiedenheiten in der Schnelligkeit des Krankheitsverlaufes, in der Art der jeweiligen Läsion und bei anderen Faktoren entstehen. Man unterscheidet drei typische Zonen: Die zentrale Zone, von eitriger Konsistenz, die das Korn enthält, die intermediäre Zone, infiltriert und gefäßreich, und die periphere, fibröse Zone, die die anderen Zonen umschließt.

Im einzelnen läßt sich beobachten, daß das Korn im histopathologischen Schnitt etwas zusammengezogen erscheint und so einen deutlichen Abstand zwischen Korn und dem Hof von polymorphkernigen Leukocyten entsteht, der es

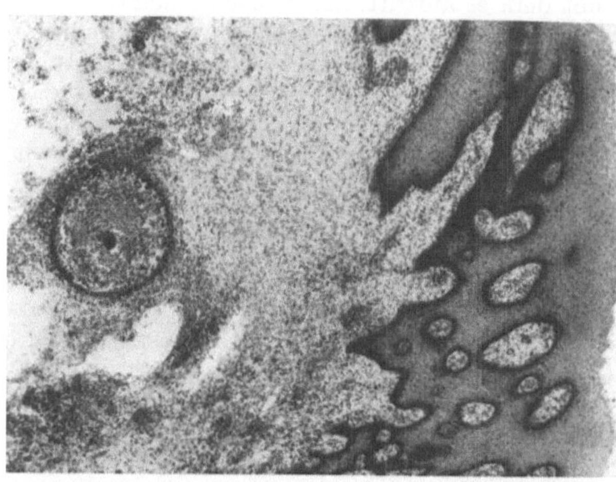

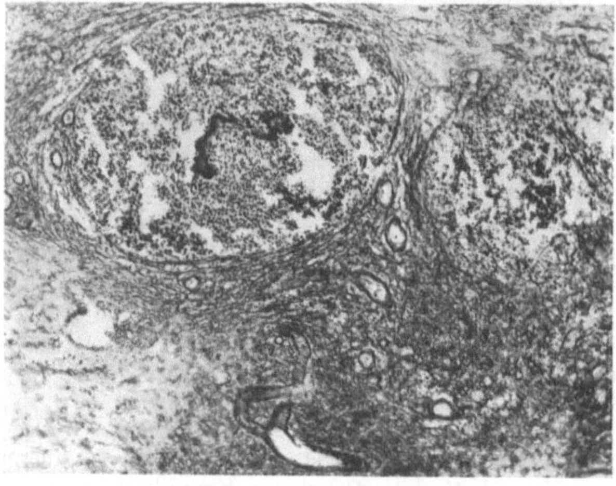

Abb. 18a u. b. Pathologische Anatomie. N. brasiliensis. Reaktionen der Gewebe. a) Methode nach Gallego. 50mal. Hyperplasie der Epidermis. Parasitenkolonie in der tiefen Dermis. b) Doppelte Silbersalzimprägnierung von Rio-Ortega. 80mal. Periphere Fibroblastose mit Neigung zur Beschränkung des Prozesses. Gefäßneubildung. Laboratorium für pathologische Anatomie, Nationalinstitut für Kardiologie, Mexiko

umgibt. Sehr häufig ist das Korn gar nicht zu sehen, weil es, wenn der Schnitt nicht sehr vorsichtig ausgeführt wird, herausspringt. Dies geschieht besonders häufig bei den aktinomyzetischen Mycetomen. Von den polymorphkernigen Leukocyten, die wie ein Hof das Korn umgeben, erscheinen einige pyknotisch; der größte Teil ist jedoch noch erstaunlich gut erhalten. Diese Krone von Neutrophilen existiert praktisch immer, erscheint aber am ausgeprägtesten bei den Mycetomen der S. madurae, pelletieri und N. brasiliensis. Bei Fällen des M. mycetomi oder S. somaliensis ist sie weniger gut nachweisbar, und zwar sieht man hier die Körner immer eingeschlossen durch Sklerose.

Bei der intermediären Zone handelt es sich um granulomatöses und gefäßhaltiges Gewebe, in dem die Plasmocyten dominieren. Doch kann man auch polymorphkernige Leukocyten, Lymphocyten, eosinophile Leukocyten und Histiocyten beobachten. Die neugebildeten Capillaren sind sehr zahlreich. Manchmal ist ihr Lumen verstopft durch ihr geschwollenes Endothel. Interessant erscheint, daß es keine Riesenzellen vom Langhansschen Typus gibt, sooft auch einige Autoren sie festgestellt haben wollen. Bei Fällen des M. mycetomi sind pseudofollikuläre Bildungen beschrieben worden mit Anhäufungen von Histiocyten und der Neigung zur Bildung von Riesenzellen.

Die für die makrophagene Reaktion verantwortlichen Zellen sind vielmehr die Plasmocyten, besonders wenn es sich um zementhaltige Körner handelt, vor allem bei Körnern des S. somaliensis.

Die periphere Zone besteht innen aus einem Ring junger kollagenbildender Neuroblasten und außen aus einer fibrösen Kapsel, die offenbar den ganzen Knoten umgrenzt.

3. Andere Organe

Diese Parasitenkolonien neigen trotz der fibrösen Haut, die sie umgibt, dazu, nach außen durchzubrechen und sich zu verbreiten, und zwar durch die Fisteln, die die Körner ausscheiden und gleichzeitig Keime einer Sekundärinfektion nach innen gelangen lassen. Viele Autoren sind der Meinung, daß diese Kontamination nur bei einer oder zwei bestimmten Mikrobenspecies erfolgt und außerdem nur auf den distalsten Abschnitt der Fistel begrenzt ist.

Dies ist richtig vor allem bei den mykotischen Mycetomen. Es scheint, als ob von dem Pilz gebildete Antibiotica diese Koexistenz verhinderten.

Bei aktinomyzetischen Mycetomen ist die Sekundärinfektion wichtiger und häufiger und bringt die anatomischen Veränderungen mit sich, die das Anwachsen der eitererregenden Keime bedingt.

Wenn die tieferen Körperschichten in Mitleidenschaft gezogen werden, bedeutet dies immer eine Wendung zum Schlimmen, gleichgültig wie schnell dies eintritt. Die Zeitspanne, in der dieser Prozeß vor sich geht, hängt ab von den Erregerspecies. ABBOTT legt besonderen Nachdruck darauf, daß bei den echten Pilzen das Leiden nur auf die bindegewebigen Räume übergreift und dann auf die aponeurotischen Schichten, während die Muskeln einige Zeit hindurch verschont bleiben. Das erlaubt chirurgische Maßnahmen wie die Exeresis, wobei einige Aussicht auf Erfolg besteht. Bei den Aktinomyceten ist die Ausbreitung weniger begrenzt und es werden die Muskeln sowie jedes andere Organ, was sich in der Nähe befindet, in Mitleidenschaft gezogen.

Muskeln und Sehnen. Bei durch Pilze verursachten Mycetomen werden Muskeln und Sehnen sehr lange nicht angegriffen. Bei den Aktinomyceten werden sie sehr bald in Mitleidenschaft gezogen, und zwar verhärtet sich zunächst das zwischen den betreffenden Organen liegende Gewebe und es zeigen sich Degenerationserscheinungen. Später dringen Parasiten ein.

Nerven und Gefäße. Hier können, entsprechend der Erregerspecies, die gleichen Unterschiede beobachtet werden. Im zweiten Fall können aus den Vasa nervorum entstehende fortschreitende, entzündliche Sklerosen beobachtet werden.

Die Gefäße machen sehr wesentliche Veränderungen durch, nicht nur an den Wänden der Abscesse, sondern auch außerhalb. Die Zahl der Arteriolen und Venülen erhöht sich, sie werden dicker und zeigen thrombotische Erscheinungen. Die Lymphgefäße innerhalb und in der Nähe des Prozesses sind ebenfalls erweitert und zeigen Symptome von Hyperplasie.

Lymphdrüsen. Entsprechend sind die Lymphdrüsen, die sich in der Nähe der befallenen Organe befinden, fast immer entzündlich geschwollen. In zum Glück seltenen Fällen entwickeln sich echte Metastasen aus dem Primärmycetom.

Knochenläsionen. Es scheint, als sei bei Mycetomen des Fußes das eigentliche Ziel das Skelet selbst. Früher oder später werden die Knochen in den Krankheitsprozeß mit einbezogen. Es ist lediglich eine Frage der Zeit und natürlich auch wieder abhängig von den Erregerspecies und anderen mehr oder weniger bekannten Faktoren.

Die ersten Reaktionen zeigen sich am Periost in Form einer sehr aktiven Osteogenese, deren Folge in Form und Richtung verschiedene Exostosen sind. An den Sehnenansätzen bilden sich große stark mineralhaltige Osteophyten. Und z.B. am Fuß breitet sich die Ossifikation zwischen den Mittelfußknochen und zwischen den in ihnen ansetzenden kleinen Muskeln aus.

Wenn der Knochen befallen ist, kann man verschiedene Prozesse wie Osteoklasie, Osteoblastose, Entkalkung und Übermineralisation gleichzeitig beobachten.

Destombes ist der Meinung, daß die Osteoklasie entstehe durch die polymorphkernigen Leukocyten, wenn das Korn sich sehr nahe am Knochen befindet, und die Osteoblastosis, wenn es vom Knochen weiter entfernt ist. In letzterem Fall sind die Plastomyceten des teleangiektatischen Granuloms die Ursache. Demgemäß ruft also das Korn die Wunden nicht hervor, sondern bedient sich ihrer nur, um sich zu „installieren". Tatsächlich finden sich Parasitenkolonien in den Höhlungen, die in den Knochen gegraben werden. Es ist viel geschrieben worden über die mehr oder weniger starke Osteophilie der Erregerspecies. Im Grunde können alle Knochen in Mitleidenschaft gezogen werden, nur geht dieser Prozeß bei einer Species schneller vor sich als bei einer anderen. Auch kann man aus der Größe der auf den Radiographien beobachteten Höhlungen auf die Erregerspecies schließen. Wenn das Knochenmark angegriffen wird und der Kreislauf des Knochens gestört ist, dann kann man schließlich die Läsionen beobachten, denen man den sehr anschaulichen Namen „eingetauchtes Zuckerstück" gab.

Sicherlich werden in Zukunft neue Forschungen auf dem Gebiete der pathologischen Anatomie die zahlreichen heute noch unklaren Fragen klären können.

VIII. Diagnose

Für den Arzt, der vorher schon andere Fälle gesehen hat, bietet das Mycetom im Höchststadium keine Schwierigkeiten bei der Diagnose. Die Volumenvergrößerung, die Deformierung und das Vorhandensein fistulöser Öffnungen, vor allem, wenn diese sehr zahlreich sind, sind klinische Daten, die eigentlich keinen Zweifel zulassen. Das Entleeren von Körnern in einer öligen Flüssigkeit wird in allen Beschreibungen als definitives Symptom angegeben. Dies gilt für die Körner größeren Ausmaßes und nicht sosehr für die kleinen weißlichen Körner, z.B. des Nocardia brasiliensis, die nur als einfache Punkte zu sehen sind und für das bloße Auge gar nichts erkennen lassen.

Die Bestätigung der Diagnose mittels Laboratoriumsuntersuchung ist sehr einfach und für jeden Arzt möglich, der über ein wenn auch noch so einfaches Mikroskop verfügt und der die Körner vorher schon einmal zu Gesicht bekommen hat. Die direkte Prüfung des Sekrets oder der verdächtigen Punkte erfordert weder komplizierte Hilfsmittel noch besondere Kenntnisse und sollte allen Studenten beigebracht werden.

Doch sollte das Wort „Diagnose" nicht nur ein „Etikett" sein, sondern es sollte eine möglichst vollständige Kenntnis jedes einzelnen Falles beinhalten. Es muß versucht werden zu erfahren, welche Schichten in Mitleidenschaft gezogen sind, vor allem, ob die Krankheit schon auf die Knochen übergegriffen hat und in welchem Grad sie sich befindet. Selbstverständlich ist hierzu eine röntgenologische Untersuchung erforderlich. Ebenso interessant ist die *Kenntnis der Erregerspecies*, deren Wichtigkeit im Laufe dieser Abhandlung wohl klar geworden ist. Es gibt Gegenden in Mexiko, wo das Mycetom *fast* immer durch N. brasiliensis verursacht wird, und dann muß dieses statistische Ergebnis in Rechnung gezogen werden. Das Krankheitsbild und die Farbe der Körner läßt einiges vermuten, aber die wissenschaftliche Entscheidung darüber bleibt der Untersuchung im Laboratorium vorbehalten. Früher verließ man sich ganz auf sorgfältig ausgeführte und exakt interpretierte Kulturen, aber in letzter Zeit hat das histopathologische Studium des Kornes einen leichteren und sicheren Weg zur Bestimmung der kausalen Species ergeben.

Ein anderer wichtiger Punkt, der ebenfalls der Untersuchung im Laboratorium vorbehalten bleibt, ist es, zu erfahren, welches die assoziierten Keime sind und, falls möglich, wie sie auf Antibiotica reagieren.

Schließlich ist es keineswegs unwesentlich, den Patienten selbst genauer zu kennen, seine Lebensumstände, das soziale Milieu, in dem er lebt, seine wirtschaftliche Lage und seine psychologischen Reaktionen der Krankheit und den therapeutischen Maßnahmen gegenüber, die man ihm bieten kann.

In den Büchern wird von einer Differentialdiagnose gegenüber der Syphilis, der Tuberkulose, der Lepra und anderen Mykosen gesprochen, aber das scheinen uns rein akademische Probleme zu sein, von keinerlei Wert für die Praxis. Auch sollte man unserer Meinung nach auf den Gebrauch der Bezeichnungen „Pseudomycetom" und „Paramycetom" verzichten. Sie sind nutzlos und irreführend.

IX. Prognose

Die Prognose für das Mycetom ist im allgemeinen schlecht, da das Leiden niemals eine Neigung zu spontaner Heilung zeigt. Jeder Fall, der seiner natürlichen Entwicklung überlassen bleibt, schreitet langsam, aber mit beständiger Verschlimmerung fort, indem der Prozeß die tieferen Körperschichten in Mitleidenschaft zieht, die Knochen zerstört und dabei in einigen Fällen, je nach der betreffenden Lokalisierung, lebenswichtige Organe wie das Rückenmark angreift. Es führt schließlich zu Kachexie und zum Tode, entweder auf Grund der schon erwähnten Komplikationen oder auf Grund der Invalidität und sozialen Not.

In jedem Fall müssen, um die Prognose stellen zu können und die Aussichten der gewählten therapeutischen Mittel zu beurteilen, verschiedene Faktoren beachtet werden, wie die Erregerspecies, die Schnelligkeit, mit der die Krankheit in den jeweiligen Fällen ihren Verlauf nimmt, der Zustand, in dem die Knochen sich befinden und die Auswirkungen auf den allgemeinen Gesundheitszustand des Kranken.

Hinsichtlich der kausalen Species wissen wir, daß die durch echte Pilze verursachten Mycetome seltener eine Sekundärinfektion im Gefolge haben. Das ist in gewisser Hinsicht günstig, gleichzeitig reagieren sie jedoch einer medizinischen Behandlung gegenüber nur sehr schwer, während im Gegenteil bei den durch Aktinomyceten hervorgerufenen Fällen eine Behandlung durchaus erfolgreich sein kann. Bei bestimmten Species zeigt sich eine Neigung zu „Metastasen", wie z.B. bei den S. madurae. Dies wird bei der Behandlung eines solchen Falles zu berücksichtigen sein.

Wenn die Knochen von dem Leiden befallen sind, dann ist die Situation wesentlich ungünstiger, zumindest hinsichtlich der Möglichkeit, das kranke Glied zu erhalten.

Bei den am Brustkorb lokalisierten Mycetomen ist die Prognose äußerst ungünstig, wenn das Leiden sich auf die Lunge und den Wirbelkanal ausgedehnt hat, zumal, da hier die Möglichkeit einer Radikaloperation, die bei den Gliedmaßen möglich ist, nicht besteht.

Die Schnelligkeit, mit der das Leiden sich entwickelt, und die Verschlechterung des Allgemeinbefindens sind für die Zukunft entscheidende Faktoren, ebenso wie der seelische Verfall, der in diesen Phasen, in denen der Patient seinen Lebenswillen schon verloren hat, ein natürlicher Begleitumstand ist.

X. Therapie

Um das Kapitel über die Therapie ganz zu verstehen, muß man die Natur der Krankheit und die Umgebung, in der sie sich entwickelt, berücksichtigen. Es handelt sich bei dem Mycetom um einen lokalisierten, jedoch lokal fortschreitenden Prozeß. Die Krankheit verläuft langsam, jedoch unaufhaltsam. Sie ist nicht mit besonders starken Schmerzen verbunden und erlaubt sogar noch eine Zeitlang eine verhältnismäßig normale Lebensweise.

Entsprechend dem Vorhergesagten kommt die Diagnose meist zu spät, wenn das Leiden schon auf die Knochen oder, in schlimmeren Fällen, auf Pleura und Gehirnhäute übergegriffen hat. Die Situation wird noch erschwert durch die Tatsache, daß das Mycetom vorwiegend die bäuerliche Bevölkerung armer Länder mit geringer oder gar keiner medizinischen Vorbildung befällt. So dürfen die Schwierigkeiten einer Behandlung nicht unterschätzt werden.

1. Frühere therapeutische Bemühungen

Als das Mycetom zunächst bekannt wurde, war die radikale Chirurgie in Form von systematischer Amputation die einzige Möglichkeit. Im Laufe der Zeit begann man, eine medizinische Behandlung mit den der jeweiligen Zeit zur Verfügung stehenden Medikamenten auszuprobieren. So verwendete man Kaliumjodit, das sich bei anderen Mykosen als nützlich erwiesen hatte, wie bei der Sporotrichose, sich aber bei den Mycetomen als erfolglos zeigte. So wandte man Silber in Form von Kollargol an, Arsen in Form von Neosalvarsan und Quecksilber in Form von Mercurochrom, alles auf dem Wege der intravenösen Injektion.

Mehrere Autoren hielten intravenöse und sogar intraarterielle Injektionen mit Jod in Form von Lugollösung und mit Natriumjodit für nützlich. Gute Ergebnisse dieser Versuche wurden gelegentlich veröffentlicht, man kann jedoch heute mit Sicherheit sagen, daß die Chemotherapie zu jener Zeit einen vollkommenen Mißerfolg brachte. Dasselbe gilt für die Röntgenstrahlen, mit denen man, auf Grund ihres entzündungsfeindlichen Effektes, zuweilen offensichtliche Erfolge erzielte.

2. Ergebnisse der jüngsten Therapieversuche

Man kann nicht sagen, daß das Problem heute gelöst sei, aber es sind in den letzten 15 Jahren beachtliche Fortschritte erzielt worden, sowohl in der chirurgischen wie in der medizinischen Therapie. Der größte Fortschritt liegt jedoch wohl in der Erkenntnis, daß jeder einzelne Fall eine individuelle Behandlungsweise erfordert.

a) Chirurgische Therapie

Dank der gegenwärtigen Kenntnisse hinsichtlich der Besonderheiten des Mycetoms entsprechend der kausalen Species und der ständig wachsenden Möglichkeiten, alle Fälle röntgenologisch zu untersuchen, ist es leichter, bezüglich der chirurgischen Indikationen und der Techniken, die anzuwenden sind, Regeln aufzustellen.

Noch sind unzureichende Interventionen, die der Verbreitung des Krankheitsprozesses nur den Weg freimachen, und ungerechtfertigte Amputationen nicht selten; im allgemeinen hat sich die Lage jedoch gebessert durch die Zusammenarbeit der Chirurgen mit Dermatologen und Mykologen. In verschiedenen Ländern gibt es schon Ärzte, die sich auf dieses Gebiet spezialisiert haben, wie unter anderen ROMO-DIEZ in Mexiko und O'CONNOR und ANDRÉ in Französisch Afrika. Sie bleiben zwar Anhänger der Chirurgie, besprechen aber die Art, in der sie eingreifen wollen, zunächst mit anderen Mitgliedern des Ärzteteams.

ANDRÉ hat im besonderen die Indikationen und die chirurgischen Techniken fest umrissen, wobei er immer die Begrenzung oder Verbreitung des Leidens berücksichtigte, sogar auch die kausale Species. Die auf Erhaltung der betroffenen Stelle bedachte *Methode der Exeresis* erwies sich am geeignetsten bei durch echte Pilze, z.B. M. mycetomi, verursachten Mycetomen, da bei diesen der Prozeß längere Zeit hindurch begrenzt bleibt. Sie besteht in der größtmöglichen Erhaltung der anatomischen Elemente und, soweit das möglich ist, in der Berücksichtigung ihrer Funktion.

Der Chirurg soll das Mycetom als eine bösartige Geschwulst ansehen, da ja keine Aussicht auf eine spontane Heilung besteht, sondern eher eine Neigung zur Ausbreitung und zur lokalen und sich unter Umständen auf die Ganglien erstreckenden Rezidive, wenn die Exstirpation nicht vollständig geschieht. Die Intervention muß demzufolge noch einen relativ großen Teil der an die Läsion angrenzenden Körpergegend einbegreifen, und am Fuß z.B. sollte man nicht zögern, einige Zehen mit den Mittelfußknochen wegzunehmen. Wenn die Aponeurosis in Mitleidenschaft gezogen ist, ist die Prognose außerordentlich schwierig zu stellen, und der Chirurg soll nicht zögern, so weit zu gehen, wie es ihm notwendig scheint, damit die Intervention Aussicht auf Erfolg hat.

In unserer Abteilung führte ORTIZ-MONASTERIO eine „Mycetomektomie" durch bei einem Fall, bei dem es sich um ein Mycetom auf dem Rücken handelte und der Prozeß stark lokal begrenzt war. Leider wissen wir nichts über die weitere Entwicklung dieses Falles.

Die chirurgische „*Methode der Opferung*" ist angezeigt, wenn der Zustand der Gewebe und vor allem des Skelets ein reibungsloses Funktionieren des betreffenden Körperteiles nicht mehr gewährleistet. Beim Fuß, wenn die Knochen des Beines nicht in Mitleidenschaft gezogen sind, zieht ANDRÉ die klassische Plastik vor und lehnt andere mehr komplexe Eingriffe ab.

Man läuft immer Gefahr, daß die Infektion während der chirurgischen Intervention auf die Lymphknoten übergreift, so daß die Frage auftaucht, ob es nicht gut sei, in der Leistengegend die Lymphknoten herauszunehmen. Einige Ärzte sind der Meinung, daß dies in jedem Fall geschehen muß, wenn eine lympho-glanduläre Hyperplasie beobachtet wird.

Hinsichtlich der chirurgischen Behandlung der Mycetome darf man nicht vergessen, daß nicht in allen Fällen das Leiden auf den Fuß beschränkt bleibt, sondern sich auf das Bein und noch höherliegende Gegenden ausdehnt. Außerdem könnten noch andere Stellen befallen werden wie der Rücken und die Schulter, bei denen eine chirurgische Indikation schwierig oder unmöglich ist.

Außerdem muß man mit dem Widerstand der Patienten rechnen, wenn man ihnen eine chirurgische Intervention vorschlägt zu einem Zeitpunkt, wo die Situation noch am günstigsten ist. Ebenso sind auch die psychologischen und wirtschaftlichen Schwierigkeiten bei der Anwendung orthopädischer Hilfsmittel, mit denen das entfernte Glied in gewisser Weise ersetzt werden soll, zu berück-sichtigen. Deshalb ist es hier wie auch auf anderen Gebieten wünschenswert, daß ein Fortschritt in der Medizin in Zukunft eine chirurgische Behandlung des Mycetoms unnötig macht.

b) Medikamentöse Behandlung

Als vor ungefähr 20 Jahren die Ära der „Wunderdrogen" begann, war es ganz natürlich, daß man sie bei allen Krankheiten ausprobierte, für die man bisher noch keine Therapie gefunden hatte. Während die Sulfonamide und das Penicillin sich bei der durch den A. israeli verursachten cervical-facialen Aktinomykose als wirksam erwiesen, zeigten sie dahingegen bei der Behandlung der Mycetome so gut wie gar keine Wirkung. Vielleicht schränkte die toxische Wirkung der Sul-fonamide bei langandauernden Behandlungen die Möglichkeit ihrer Untersuchung und ihren Gebrauch ein.

Wie wir später sehen werden, hat man in letzter Zeit in dieser Hinsicht manches berichtigen können.

Sulfone. In der Dermatologischen Abteilung des Allgemeinen Krankenhauses in Mexiko (LATAPÍ 1947) begannen wir die Sulfone bei dem durch N. brasiliensis verursachten Mycetom, das in Mexiko am häufigsten vorkommt, einzusetzen, auf der Basis der biologischen Verwandtschaft zwischen Mykobakterien und Aktino-myceten. Wir dachten dabei an die außerordentlich guten Ergebnisse, die man mit diesen Medikamenten bei der Behandlung der Lepra erzielte. Wir wendeten zunächst Promin intravenös an und danach, auf oralem Weg, erst Diason und später Diaminodiphenylsulfon. Wir folgten damit dem Behandlungsschema bei der Lepra. Wir erhielten sofort gute Resultate und konnten zum ersten Mal beachtliche Besserung im Befinden der Kranken und klinische Heilerfolge in wenigen Monaten erzielen. Wir konnten dann beobachten, daß es, wenn die Behandlung unterbrochen wurde, Rückfälle gab, so daß wir, wie bei der Lepra, eine kontinuierliche Sulfontherapie verordneten, die gut vertragen wird und nicht sehr teuer ist. Diese Erfahrungen wurden von ARNOLD in Hawaii, GARZÓN und TELLO in Argentinien, MARÍA GARCÍA und später von GONZÁLEZ-OCHOA und SHIELS in Mexiko bestätigt.

Diese Erfahrungen in vivo wurden später in vitro bestätigt, und dies nicht nur bei N. brasiliensis, sondern auch bei anderen Aktinomyceten wie S. madurae, S. pelletieri und S. somaliensis (MARIAT 1957). Es besteht jedoch immer die Neigung zum Rückfall, wenn die Behandlung unterbrochen wird oder, wenn dies nicht der Fall ist, auf Grund einer Resistenz gegenüber dem Medikament. In Fällen ohne wesentliche Knochenläsionen, bei mit Erfolg über die Krankheit belehrten Patienten, konnte der Heilerfolg jahrelang mit einer täglichen DDS-Dosis von 100 mg und sogar 50 mg aufrechterhalten werden.

Isoniazid und Dihydrostreptomycin. In den von uns in den Jahren zwischen 1947 und 1956 beobachteten 100 Fällen von durch N. brasiliensis verursachten Mycetomen, wurden einige Patienten mit anderen antituberkulösen Medikamenten wie Isoniazid und Dihydrostreptomycin behandelt. Wir erzielten sowohl mit ersterem (LATAPÍ, LAVALLE und ARENAS 1952) wie auch mit letzterem (LATAPÍ

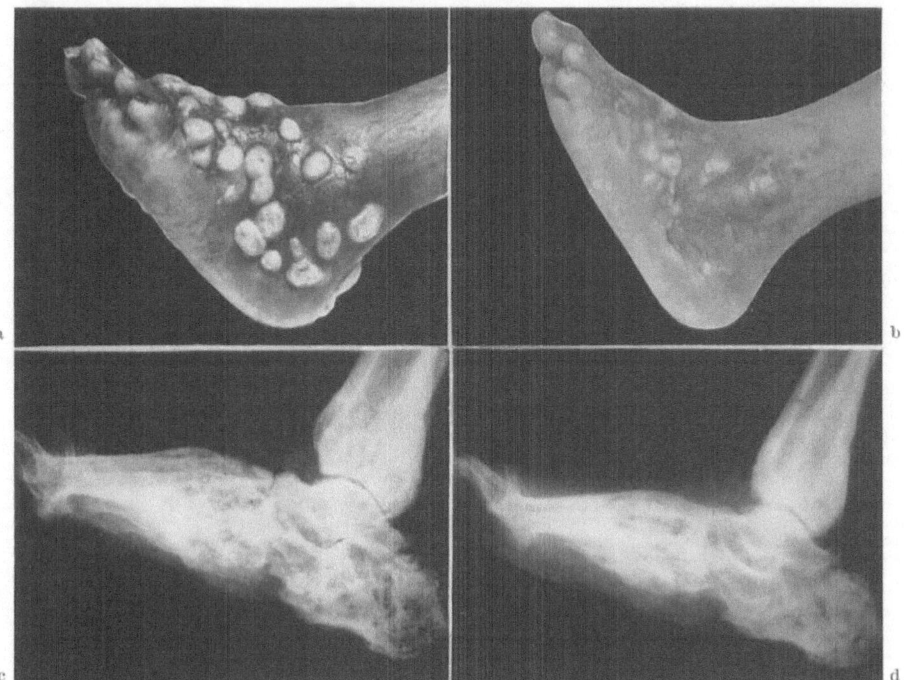

Abb. 19a—d. Sulfone. Mycetome des N. brasiliensis. a) Vor der Behandlung. Große Knoten, von denen einige sich schon zu Fisteln entwickelt haben. Nr. 2583/57. Alter: 32 Jahre. Masc., Entwicklungszeitraum: 6 Jahre. b) Nach einer achtmonatigen Behandlung mit täglich 200 mg D.D.S. Beachtliche Besserung der sichtbaren Läsionen. c) Röntgenologischer Aspekt vor der Behandlung. Knochenzerstörende Läsionen. Der Knochen ist durchlöchert und weist zahlreiche Höhlungen auf. An einigen Stellen erscheint das Gewebe verdichtet. d) Nach der Behandlung. Die gleichen Läsionen, osteoblastische Reaktion herrscht vor. Dermatologische Abteilung, Allgemeines Krankenhaus, Mexiko

und RODRÍGUEZ) einige klinische Erfolge. Andere Forscher haben die Nützlichkeit dieses Medikaments bewiesen. Aber wahrscheinlich ist bei diesem Medikament eine Resistenz eine zu häufige Erscheinung.

Griseofulvin. Als dieses Antibioticum zur Behandlung von Dermatomykosen bekannt wurde, wandten wir es Anfang 1959 bei verschiedenen Fällen von Mycetomen des N. brasiliensis an. Die Resultate waren beachtlich, so gut, wie wir sie bei keinem anderen Medikament je beobachtet hatten. LAVALLE in Mexiko und IRIGOYEN in Nicaragua bestätigten das. Doch als man die Behandlung nach einigen Monaten abbrach, wurde in allen Fällen ein vollständiger Rückfall verzeichnet. Wahrscheinlich ist das Griseofulvin nur unter gewissen Umständen von Nutzen oder in Verbindung oder abwechselnder Folge mit anderen Drogen.

Corticosteroide. In diesem Jahr (1960) behandelten wir einen hoffnungslosen Fall, ein am Rücken lokalisiertes Mycetom, bei dem Rückenmark und Hirnhäute in Mitleidenschaft gezogen waren und Paraplegie bestand, mit Prednison. Die cutanen Läsionen verschwanden und bei den neurologischen Symptomen trat eine beachtliche Besserung ein. Wir wissen jedoch nichts über die weitere Entwicklung dieses Falles und würden diese Behandlungsweise nicht als systematisch anwendbar empfehlen.

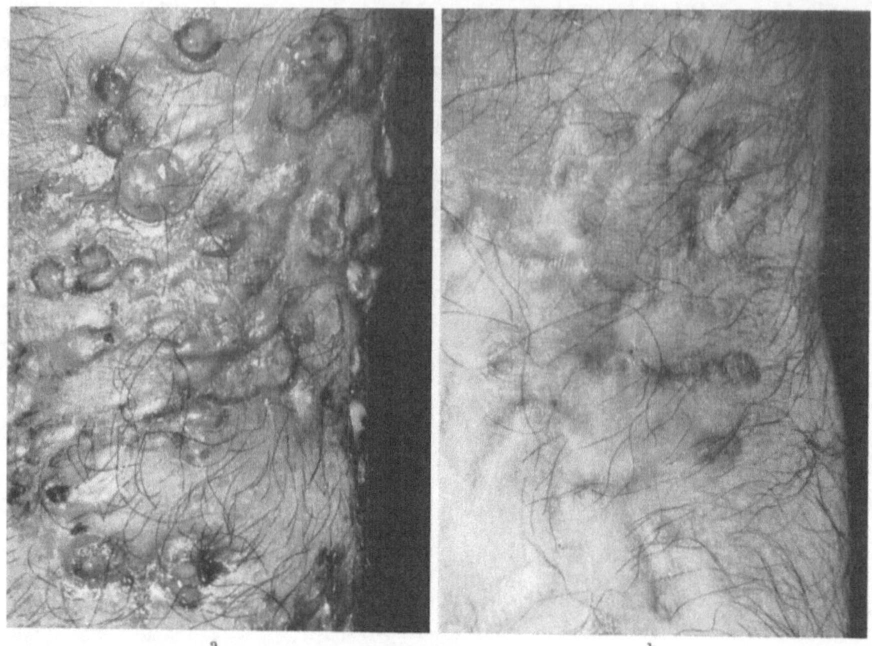

Abb. 20 a u. b. Streptomycin. a) Vor der Behandlung. Typisches Mycetom der Kniekehle, verursacht durch
N. brasiliensis. Nr. 1541/55. Edad: 36 a. Masc. Evolu 6 a. b) Nach der Behandlung. Die gleichen Läsionen. Eine
osteoblastische Reaktion herrscht vor. Dermatologische Abteilung, Allgemeines Krankenhaus, Mexiko

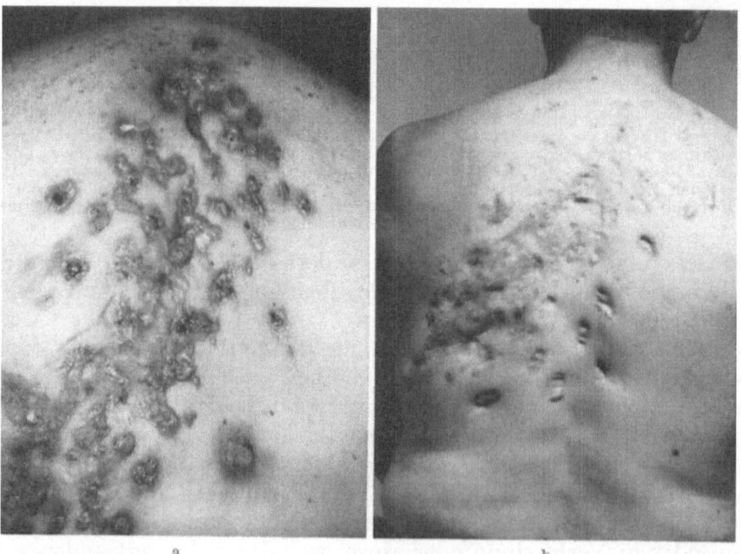

Abb. 21 a u. b. Plurimedikamentöse Therapie. a) Ausgedehntes dorsal-spinales Mycetom, verursacht durch
N. brasiliensis. Nr. 822/55. Alter: 45 Jahre. Masc., Entwicklungszeitraum: 4 Jahre. b) Nach dreijähriger Behandlung, in der abwechselnd Sulfone, Dihydrostreptomycin, Isoniazid und andere Medikamente angewandt
wurden. Scheinbare klinische Heilung; doch bestand weiter Paraplegie auf Grund tieferer Knochenläsionen.
Dermatologische Abteilung, Allgemeines Krankenhaus, Mexiko

Andere Medikamente. Viele andere Medikamente sind mit jeweils wechselnden
Ergebnissen ausprobiert worden. Im allgemeinen reagieren die Aktinomyceten

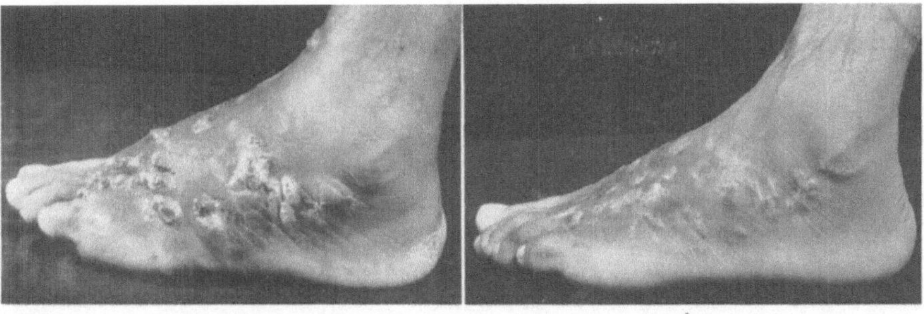

Abb. 22 a u. b. Griseofulvin. Mycetom am Fuß durch N. brasiliensis. a) Typisches Bild mit Volumenvergrößerung und zahlreichen fistelnden Knoten. Nr. 65/59. Alter: 19 Jahre. Masc., Entwicklungszeitraum: 3 Jahre. b) Bild nach vierwöchiger Behandlung mit Griseofulvin. Beachtliche klinische Besserung. [Von F. LATAPÍ, P. LAVALLE, JOSEFA NOVALES u. YOLANDA ORTIZ: Dermatologia (Mex.) **3**, 34 (1959)]

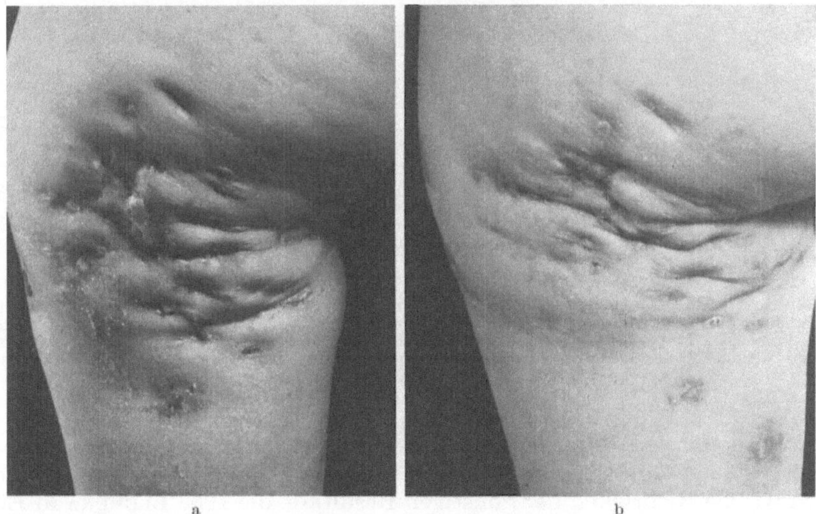

Abb. 23 a u. b. Griseofulvin. Mycetom in der Gesäßgegend, verursacht durch N. brasiliensis. a) Die ganze Gesäß-gegend ist von teigiger Konsistenz und zeigt zahlreiche fistelnde Knoten. Nr. 451/59. Alter: 23 Jahre. Fem., Entwicklungszeitraum: 8 Jahre. b) Klinische Heilung nach dreimonatiger Behandlung mit Griseofulvin. Die Infiltration ist verschwunden und die Fisteln haben sich geschlossen. [Von F. LATAPÍ: A.M.A. Arch. Derm. **81**, 841 (1960)]

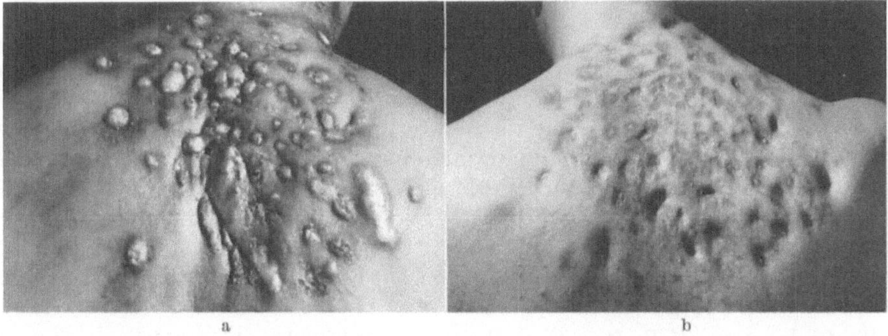

Abb. 24 a u. b. Corticosteroide. Mycetom am Rücken, verursacht durch N. brasiliensis. a) Zahlreiche Knoten und fistelnde Öffnungen mit Übergreifen des Prozesses auf den Wirbelkanal mit neurologischen Symptomen. Nr. 2769/57. Alter: 35 Jahre. Masc., Entwicklungszeitraum: 10 Jahre. b) Klinische Heilung nach dreimonatiger Behandlung mit Prednison. Abklingen der neurologischen Symptome und scheinbare klinische Heilung. Dermato-logische Abteilung, Allgemeines Krankenhaus, Mexiko

empfindlicher auf die verschiedenen Mittel als die (echten) Pilze. Abbott bewies
die Empfindlichkeit des S. somaliensis gegenüber dem Carbomycin und dem
Terramycin in vitro und berichtet von einer klinischen Heilung in einem Fall,
bei dem jedoch, nachdem die Behandlung abgebrochen worden war, wieder ein
Rückfall eintrat.

Es war auch Abbott, der fand, daß das Diamidinophenylamin, eines der
aromatischen Diamidine, eine Wirkung auf den M. mycetomi hatte, die einer
näheren Untersuchung wert wäre.

Sulfonamide von längerer Wirkungsdauer. Nach den ersten Versuchen und
Rückschlägen bei der Behandlung der Mycetome mit den gewöhnlichen Sulfonamiden (Sulfadiazin, Sulfathiazol) wurden diese Medikamente vorübergehend
vergessen und man erinnerte sich erst in letzter Zeit ihrer wieder als der besten
Mittel zur Behandlung bei aktinomyzetischen Mycetomen. Nur wurden sie jetzt

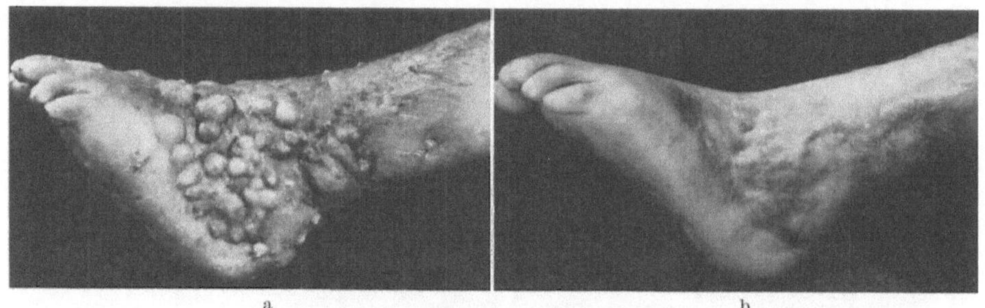

a   b

Abb. 25a u. b. Sulfonamide von längerer Wirkungsdauer. Mycetom am Fuß, verursacht durch N. brasiliensis.
a) Vor der Behandlung. Zahlreiche große Knoten und fistelnde Öffnungen. Deformierung des Fußes. Nr. 299/60.
Alter: 20 Jahre. Masc., Entwicklungszeitraum: 6 Jahre. b) Klinische Heilung nach zweimonatiger Behandlung
mit Sulfanilamido-Diazin (Madribón) in einer täglichen Dosis von 500 mg (J. Peniche). Dermatologische
Abteilung, Allgemeines Krankenhaus, Mexiko

in anderer chemischer Form verwandt, d.h. in der Form von Sulfonamiden von
längerer Wirkungsdauer. Schon bevor diese neuen Erfahrungen bekannt wurden,
konnten wir die Richtigkeit der günstigen Resultate, die 1957 Llerena in El Salvador erzielte, indem er „Tripelsulfonamide" verwandte, und die Ergebnisse, die
Sampaio und Silva-Lacaz in Brasilien erhielten, die drei Monate lang täglich
20 g Sulfisoxasol gaben, selbst mit klinischen Heilerfolgen vergleichen, die wir mit
den Sulfonen in Mexiko erzielten und bei denen das Ergebnis mindestens ebenso
günstig ausfiel.

1958 war Streth der erste, der von guten Resultaten mit Sulfametoxipiridiazin (Lederkin) in täglicher Dosis von 1 g berichtete. In den letzten Monaten
konnten wir in Mexiko persönlich die raschen Resultate beobachten, die Magaña
und Peniche in unserer Abteilung erzielten, indem sie das erwähnte Medikament
und ein ähnliches, Dimetoxisulfanilamidodiazin (Madribón), anwandten. Ihre
Behandlung ergab wahrscheinlich bessere Resultate, als man sie mit den vorher
gebrauchten Medikamenten je erhielt. Diese Resultate müssen sich nun in
Zukunft noch an einer genügend großen Anzahl von Krankheitsfällen endgültig
bewähren und bestätigen. Es bleibt jedoch immer die Möglichkeit eines Rückfalles offen.

Trotz der unzweifelhaften Fortschritte sowohl in der chirurgischen wie in der
medikamentösen Behandlung des Mycetoms darf nicht übersehen werden, daß
eine frühe Diagnose, die Auswahl der Behandlungsweise und die Instruktion des
Patienten äußerst wichtige Faktoren bleiben.

XI. Verhütungsmaßnahmen

Die Prophylaxe des Mycetoms wäre theoretisch sehr viel einfacher als die Verhütung von Krankheiten, die von Mensch zu Mensch übertragen werden. Aber trotzdem ist diese Frage in der Praxis noch nicht so einfach zu lösen, und zwar auf Grund der Umstände, unter denen man sich das Leiden zuzieht, d. h. auf Grund des täglichen Kontaktes des Bauern mit seinem natürlichen Element, dem Boden, in dem die Parasiten, die die Infektion verursachen, leben.

Vorbedingung wäre das ständige Tragen von Schuhen, aber dieses anscheinend so einfache Erfordernis umfaßt zugleich soziale und wirtschaftliche Veränderungen ganzer Länder, die auf kurze Sicht hin völlig unmöglich sind. Außerdem darf man nicht vergessen, daß der Fuß ja nicht die einzig mögliche Lokalisation des Mycetoms ist.

In diesem Kapitel der präventiven Medizin sollte man bedenken, daß (da es nicht möglich ist, in allen Fällen das Eindringen des Parasiten zu verhindern) die Bemühungen dahin gehen müssen, eine möglichst frühe Diagnose stellen zu können. Dafür ist es notwendig, die Bevölkerung, wie das auch bei anderen Krankheiten geschieht, zu instruieren, damit die Leute rechtzeitig zum Arzt gehen und die Verhaltungsregeln genau befolgen.

Zusammen mit dem Vorhergesagten ist es außerdem unerläßlich, daß auf die Ausbildung der Ärzte und Medizinstudenten größter Wert gelegt wird, damit sie die für ihr Land typischen Krankheiten kennen und nicht nur die, die sie in ausländischen Büchern kennenlernen. Das Mycetom ist eine noch sehr wenig bekannte und erkannte Krankheit und wird in sehr vielen Ländern noch sehr am Rande behandelt. Es ist dies die Schuld der medizinischen Ausbildungsstätten, in deren Vorlesungsverzeichnissen eine gründliche Information über diese Krankheit nicht vorgesehen ist.

In den dermatologischen Vorlesungen und Kursen werden den Studenten die Mittel in die Hand gegeben, die es ihnen ermöglichen, die ländliche Bevölkerung ihrer jeweiligen Länder in der richtigen Weise zu betreuen. Hinsichtlich der Verpflichtungen, die die Regierung gegenüber dem Allgemeinwohl hat, wird es gut sein, sich einmal mit der Notwendigkeit zu befassen, ambulante Sanitätsstellen einzurichten, die diejenigen Kranken aufsuchen, die aus Unwissenheit oder aus Mangel an entsprechenden Mitteln sich nicht dorthin wenden, wo es Ärzte und Krankenhäuser gibt.

XII. Schlußwort

Das Mycetom als medizinisches und soziales Problem

Auf den ersten Blick scheint das Mycetom nicht so wichtig zu sein wie andere Krankheiten. Es wird nicht durch Menschen übertragen, ist nicht schmerzhaft und entwickelt sich anfangs sehr langsam. Es kommt nicht sehr häufig vor. Doch kann die neueste Arbeit von ABBOTT, der im Sudan in dem kurzen Zeitraum von zweieinhalb Jahren 1231 Fälle registrierte, unsere Theorien hinsichtlich seiner Häufigkeit widerlegen. Daß man sich über die Häufigkeit des Mycetoms im unklaren ist, liegt daran, daß man es nicht kennt oder bei der Diagnose oft nicht darauf kommt. Wenn ein Arzt sich für eine bestimmte Krankheit interessiert, so vervielfältigt sich im allgemeinen die Zahl der Fälle. Das Mycetom ist eine Krankheit, die vorwiegend die Landbevölkerung befällt. Es ist ein chronisch verlaufendes Leiden progressiven Charakters mit der Neigung, um sich zu greifen und in die tieferen Körperschichten einzudringen; die Behandlung hat sich als schwierig ergeben. Alle diese eben erwähnten Charakteristiken lassen es als äußerst notwendig erscheinen, daß diesem Leiden endlich die Aufmerksamkeit geschenkt wird, die dem Gewicht seiner Besonderheiten entspricht.

Glücklicherweise haben Studien aus den letzten Jahren unsere Kenntnisse erweitert. Abbott hat bewiesen, daß es sich um eine recht häufige Krankheit handelt und beginnt, interessante epidemiologische Beobachtungen zu machen. Segretain, Mariat, Camain, Destombes und ihre Kollegen bringen grundlegende Arbeiten, die die Identifizierung der Species erleichtern. Mackinnon und andere bringen ein System in die botanische Klassifizierung, und in Mexiko, Brasilien und anderen Ländern bemüht man sich, auch mit einem gewissen Erfolg, um das Studium der therapeutischen Möglichkeiten. Hiermit habe ich nur einen Teil der doch sehr zahlreichen Beiträge genannt.

Wir möchten noch, bevor wir zum Schluß kommen, auf die Tatsache hinweisen, daß diese Krankheit, so lokalisiert sie erscheint, doch eine umfassende Wirkung hat. Die ganze Lebensform der Kranken, fast immer einfacher Bauern, ist in Frage gestellt. Der Mann verdient sich seinen Lebensunterhalt, indem er von morgens bis abends arbeitet. Er muß eine große Familie erhalten, während doch das, was er verdient, kaum ausreicht zu den notwendigsten Dingen. Ein ganz unbedeutendes Geschehnis, ein Dornstich, ändert alles. Anfangs macht es sich nur in Form einer leichten Behinderung bemerkbar, aber schon bald wird die Arbeit fast unmöglich und der Kranke beginnt körperlich und seelisch zu verfallen. Seine Frau oder sein Kind verrichten seine tägliche Arbeit, aber auch das deprimiert ihn, denn in vielen Ländern ist der Bauer ein Mensch mit sehr viel Würde, in viel stärkerem Maße als der Städter. Wenn er den Mut verliert, ist er verloren. Geht er jedoch in ein Krankenhaus in die Stadt, dann beginnt ihn nur ein Gedanke zu beherrschen, die *Furcht vor der Amputation*. Und dieser Gedanke läßt keine Beziehung zwischen Arzt und Patienten entstehen. Sehr oft flieht der Patient aus dem Krankenhaus, wie ein Verbrecher aus dem Gefängnis, nur um seinem Schicksal zu entgehen. Aber gleichzeitig übergibt er sich so seinem mikroskopischen Feind, der ihn langsam auffrißt wie einen zweiten Prometheus.

Diese geistige Reaktion des an einem Mycetom leidenden Kranken muß der Arzt begreifen und darauf Rücksicht nehmen. Und zwar muß er sich um diese Dinge genauso kümmern, wie er sich um die körperliche Verfassung des Kranken kümmert, den Zustand der Knochen untersucht oder abwartet, ob im Laboratorium ein echter Pilz oder ein Aktinomycet wächst. Wie bei der Lepra oder beim Krebs muß jeder Fall ganz umfassend gesehen werden. Der Patient und seine Krankheit müssen individuell behandelt werden, damit der gewünschte Erfolg eintreten kann. Man darf nicht vergessen, daß sich der Arzt mit seiner ganzen Persönlichkeit um so intensiver dem Kranken und seinem Leiden widmen muß, je weniger therapeutische Mittel vorhanden sind.

In vielen Ländern haben sich Dermatologen dieses Problems angenommen, aber es ist unbedingt erforderlich, solche Fragen im Rahmen einer Teamarbeit zu klären und andere Spezialisten wie Mykologen, Radiologen, Orthopäden oder Chirurgen hinzuzuziehen. Da die gegenwärtige Situation noch, wie Abbott sagt, ein „very unsatisfactory state of affairs" ist, muß ständig weiter geforscht werden nach dem Medikament, das eine vollständige Heilung in einem angemessenen Zeitraum erlaubt.

Vor 100 Jahren erkannte Vandyke Carter die Natur dieser Krankheit und prägte den Terminus „Mycetom". Wir haben begründete Hoffnung, daß in dieser Epoche so großer wissenschaftlicher Erfolge nicht mehr weitere 100 Jahre bis zur Lösung dieses Problems vergehen müssen.

Literatur

AARS, CH. G.: Madura foot: its histology and mycology. Arch. Derm. Syph. (Chicago) 21, 570 (1930). — ABBOTT, P.: Mycetoma. Clinical and epidemiological study. Thesis of Medicine, Cambridge 1954. — Mycetoma in the Sudan. Trans. roy. Soc. trop. Med. Hyg. 50, 11 (1956). — ACEVES-ORTEGA, R.: Nocardiosis. Sem. méd. Méx. 17, 220 (1958). — Nocardiosis. Rev. Med. Cienc. afin. (Méx.) 16, 483 (1958). — Las micosis profundas en nuestro medio. Mem. III. Congr. Iber. Lat.-Amer. Derm. México, D. F. 1959, p. 235. — ADAMI, J. G., and B. A. KIRCKPATRICK: Notes upon a case of Madura foot ocurring in Canada. Trans. Ass. Amer. Phys. 10, 92 (1895). — AFFANASIEW, A..: Quel nom doit porter le champignon, que produit l'actinomycose? Arch. Parasit. 3, 193 (1900). — AHUMADA, P. M.: Micetoma. Rev. Méd. Sria. Marina (Méx.) 5, 33 (1959). — AJELLO, L.: The isolation of Allescheria boydii Shear, an etiologic agent of mycetomas from soil. Amer. J. trop. Med. Hyg. 1, 227 (1952). — ALARCON, C. J., J. CONVIT y D. BORELLI: Micetoma del brazo por Actinomyces bovis. Dermatología Venez. 1, 87 (1957). — Nocardia brasiliensis aislada de un caso de linfangitis nodular aguda y supurada. Dermatología Venez. 1, 269 (1958). — ALBERTINI, D. A. D., y C. M. DESVERNINE: Nota preliminar sobre dos casos de Pie de Madura. Rev. Méd. trop. Habana 2, 73 (1901). — ALLISON, H.: A case of Mycetoma. Tex. St. J. Med. 8, 166 (1912). — ALMEIDA, F. DE: Mycetoma actinomicósico de grãos pretos. Nota prévia. Rev. biol. hyg. 2, 187 (1930/31). — Mycetoma actinomicósico de grãos pretos. An. Fac. Med. S. Paulo 5, 324, (1930). — Considerações sobre o diagnóstico histopathológico dos micetomas. Rev. biol. hig. 3, 93 (1932). — Dualidade de actinomyces en um caso de actinomycose. An. Fac. Med. S. Paulo 11, 44, (1935). — Distribução geográfica dos micetomas no Brasil. Folia clin. biol. (S. Paulo) 8, 127 (1936). — Estudo das mycoses humanas e de seus cogumelos. Mycologia Med. S. Paulo 1939. Cia. Melhoramentos. Actinomicose do graõs pretos. Folia clín. biol. (S. Paulo) 12 (1940a). — Study of black grain mycetoma due to Actinomyces paraguayensis. Mycopathologia (Den Haag) 2, 201 (1940b). — ALMEIDA, F. DE, y ROSA ABDALLA: Micetomas torácicos. An. Fac. Med. S. Paulo 15, 151 (1939). — Estudo micológico de algumas amostras brasileiras do gênero actinomyces. An. Fac. Med. S. Paulo 16, 281 (1940). — ALMEIDA, F. DE, y C. S. LACAZ: Estudo sobre o actinomyces brasiliensis (Lindenberg, 1909). An. Fac. Med. S. Paulo 17, 577 (1941). — ALMEIDA, F. DE, y C. DA SILVA-LACAZ: Contribuição para o estudo da actinomicose de graõs vermelhos. An. Fac. Med. S. Paulo 16, 207 (1940). — ALMEIDA, F. DE, C. DA SILVA-LACAZ y O. FORATTINI: Considerações sôbre três casos de micoses humanas, de cujas lesões foram isoladas ao lado dos cogumelos responsaveis, algas provavelmente do genero Chlorella. An. Fac. Med. S. Paulo 22, 295 (1946). — Ação da sulfanilamida e seus derivados, „in vitro" sôbre o Actinomyces brasiliensis. An. Fac. Med. S. Paulo 22, 301 (1946). — ALMEIDA, F. DE, C. DA SILVA-LACAZ, D. RIBEIRO-OLIVEIRA y P. CORDEIRO-DE AZEVEDO: Contribução para o estudo da micetomas na Sao Paulo, Brasil. Madura foot a Cephalosporium sp. Rev. bras. Biol. 8, 287 (1948). — ALMEIDA, F. DE, y F. A. SIMÔES-BARBOSA: Contribução para o estudo general dos micetomas maduromicóticos observados no Brasil. An. Fac. Med. (S. Paulo) 16, 235 (1940). — Cephalosporium recifei isolated from case of Madura foot. Arg. Inst. biol., S. Paulo 11, 1 (1940). — ANDERSON, CH.: Sur un douzième cas du pied de Madura observé en Tunisie. Arch. Inst. Pasteur Tunis 13, 68 (1924). — Sur quatre nouvelles observations tunisiennes de mycetoma. Arch. Inst. Pasteur Tunis 14, 10 (1925). — ANDERSON, CH., et R. BROC: 20 cas de pied de Madura observé en Tunisie. Arch. Inst. Pasteur Tunis 19, 323 (1930). — ANDERSON, CH., R. BROC et E. COSSAR: Deux nouvelles observations tunisiennes de mycetome. Arch. Inst. Pasteur Tunis 15, 332 (1926). — ANDERSON, CH., G. BRUN et H. COURSIÈRES: Twenty second case of Madura foot observed at Tunis. Arch. Inst. Pasteur Tunis 26, 156 (1937). — ANDLEIGH, H. S.: Mycetoma foot; etiology and laboratory diagnosis. Indian J. med. Sci. 8, 631 (1954). — Etiology of maduromycosis in India. Mycopathologia (Den Haag) 8, 138 (1957). — ANDRÉ, M.: Aspects cliniques et chirurgie des mycétomes. Bull. Soc. Path. exot. 51, 817 (1958). — ANNING, A., H. LA TOUCHE and E. HUNTER: Madura foot (Mycetoma). Brit. J. Derm. 70, 309 (1958). — ARAUJO, E.: Do „mycetoma pedis no Brasil". Bahia Ofic. da Livraria „Duas Americas". 1930. — ARAUJO, E. L., y A. DE FERREIRA: Do mycetoma pedis no Brasil. These, Bahia 1930. — ARAUJO, H. C. DE SOUZA: Un caso „Mycetoma de Lindenberg". Arch. bras. Med. 7, 100 (1917). — ARÊA-LEÃO, A. E., y J. LOBO: Micetoma podal de grãos biancos Acremoniella lutzi, n. sp. Acta Med. Rio de J. 4, 211 (1940). — Micetoma podal a cephalosporium recifei n. sp. Micetoma de grãos biancos. C. R. Soc. Biol. Rio de J. 177, 203 (1934). — ARLO, J.: Pied de Madura avec envahissement du triangle de Scarpa et de la partie inférieure de la paroi abdominale. Bull. Soc. Path. exot. 6, 485 (1913). — ARNOLD jr., H. L., and E. R. AUSTIN: Diasone therapy of actinomycosis of the Jaw. J. Amer. med. Ass. 138, 955 (1948). — AROEIRA-NEVES, J.: Madura foot due to monosporium apiospermum Saccardo, 1911; first case in Minas Geraes, Brazil. Rev. bras. Biol. 2, 305 (1942). — ARTOM, M.: Micetom actinomicosico del piede (piede di Madura). G. ital. Derm. Sif. 71, 1516 (1930). — ARWINE, a J. T., and D. S. LAMB: A fifth case of „Fungous Foot" in America.

Amer. J. med. Sci. 118, 393 (1899). — Ashford, B. K.: Las enfermedades micóticas en Puerto Rico. Bol. Assoc. med. Puerto Rico 24, 199 (1932). — Audrain, L. C.: A case of mycetoma. J. Amer. med. Ass. 83, 1165 (1924).

Babes, E.: Der Madurafuß (Actinomyces des Fußes, Perical, Mycetom). In Handbuch der pathogenen Mikroorganismen von Kolle u. Wassermann, Bd. 3, S. 454. 1903. — Baldacci, E.: Revisioni di alcune specie del G. actinomyces. Mycopathologia (Den Haag) 1, 68 (1938). — Introduzione allo studio degli attinomyceti. Mycopathologia (Den Haag) 2, 84 (1939a). — Introduzione allo studio degli attinomiceti. Mycopathologia (Den Haag) 1, 68 (1939b). — Actinomyces modern clasification. G. Batt. Inmun. 28, 457 (1942). — Contributo alla sistemica degli attinomiceti. 1: Actinomyces madurae. Atti Inst. Bot. Pavia 5, 141 (1944). — Baldacci, E., e M. Koller: Various species of actinomyces isolated from mycetoma. Boll. Soc. ital. Biol. sper. 21, 184 (1946). — Baldacci, E., and V. Manca-Pastorino: Unusual report of mycetoma related to presence of Proactinomyces asteroides and Actinomyces melanosporeus. Mycopathologia (Den Haag) 1, 271 (1939). — Banerjee, A. K., G. P. Sen and P. Nandi: Action of isoniazid and antibiotics on Nocardia madurae. Lancet 266, 1299 (1954) — Banerjee, B. N.: Primary actinomycosis of the skin in the tropics. Indian J. Derm. 3, 8 (1957). — Baraldi, A.: Micetoma. Rev. méd. Rosario 21, 145 (1931). — Barnola, J., y L. A. Velutini: Micetoma podal por Nocardia brasiliensis. Rev. lat.-amer. anat. pat. (Caracas) 2, 51 (1958). — Baskin, M. J.: Primary actinomycosis of the skin. J. Amer. med. Ass. 78, 1367 (1922). — Basset, A., Coldefy and Kouroch: Madura foot due to mycosis of family of Aspergillaceae; 3 Parisian cases in brothers. Bull. Acad. nat. Méd. (Paris) 132, 41 (1948). — Bassini, E.: Un caso di micetoma del piede, o piede de Madura. Arch. Sci. med. (Torino) 12, 15 (1888). — Baylet, J., R. Camain et G. Segretain: Identification des agents des maduromycosis du Sénégal et de la Mauritanie. Description d'une espèce nouvelle. Bull. Soc. Path. exot. 52, 448 (1959). — Bechet, P. E.: Maduromycosis (Black Grain Variety). Arch. Derm. Syph. (Chicago) 42, 697 (1940). — Beck, E. M.: Madura foot. Quart. Bull. Indiana Univ. med. Cent. 5, 61 (1943). — Behl, P. N., and M. D. Sharma: Incidence of mycotic infections in Delhi. Indian J. Derm. 3, 5 (1957). — Beirana, L.: Sulfonas en dermatología. Mem. III. Congr. Iber. Lat.-Amer. Derm., México, D. F. 1959, p. 306. — Beitzke, H.: Madura foot. Schweiz. med. Wschr. 65, 206 (1935). — Belák, A.: Studien an zwei von v. Verebély aus Madurafüßen gezüchteten Pilzstämmen. Zbl. Bakt., I. Abt. Orig. 8, 528 (1919). — Benbow jr., E. P., D. T. Smith and K. S. Grimson: Sulfonamide-therapy in actinomycosis; two cases caused by aerobic partially acid-fast actinomyces. Amer. Rev. Tuberc. 49, 395 (1944). — Benedek, T.: Cephalosporiosis; serum diagnosis. Arch. Derm. Syph. (Berl.) 154, 96 (1927a). — Comparative studies of varietes of cephalosporium including a new species, Cephalosporium niveolanosum. Arch. Derm. Syph. (Berl.) 154, 154 (1927b). — Benham, R. W., and L. K. Georg. Allescheria boydii causative agent in a case of meningitis. J. invest. Derm. 10, 99 (1948). — Berkeley, F.: On the so called fungus foot of India. Med. Press 2, 14, (1876). — Beron, B.: Two indigenous cases of mycetoma with black granules. Derm. Wschr. 92, 265 (1931a). — Zwei autochthone Fälle von Mycetoma mit schwarzen Körnen. Derm. Wschr. 92, 265 (1931b). — Mycetoma. [Bulgarisch.] Clin. bulgara 3, 193 (1930). — Béze, M., E. Gondote et R. Zinsou: L'aspect chirurgical des mycetomes à Dakar. Méd. Afr. noire 5, 416 (1958). — Bianchi, A. E.: Micetoma del pie por actinomyces y mycotorula. An. Inst. model. clín. med. 24, 231 (1943). — Arch. Soc. argent. Anat. 6, 158 (1944). Rev. Soc. méd. argent. 59, 700 (1945). — Blanc, G., et H. Bouquet: Un cas de mycétome à Nocardia madurae, observée en tunisie. Bull. Soc. Path. exot. 10, 431 (1917). — Blanc, G., et G. Brun: Nouveau cas de mycétome a grains noirs observée en Tunisie. Bull. Soc. Path. exot. 12, 741 (1919). — Blanc, G., et L. Caillon: Sur une mycose aspergillaire observée en Tunisie. Bull. Soc. Path. exot. 17, 343 (1924). — Blanc, G., G. Joannidès et A. Popaioannu: Sur un cas de pied de Madura à grains blancs causé par Actinomyces madurae. Arch. Inst. Pasteur hellén. 2, 335 (1930). — Blanchard, R.: Parasites traité de pathologie générale de Ch. Bouchard, tome 2, p. 649. Paris: Masson 1895. — Rapport sur un mémoire de M. le Dr. Legrain (de Bourgie) intitulé: Notes sur un nouveau cas de Pied de Madura observé en Algérie. Bull. Acad. Méd. (Paris) 4: 753 (1896). — Quel nom doit porter le champignon, qui produit l'actinomycose? Arch. Parasit. 3: 193 (1900). — Sur le Champignon du mycétome à grains noirs. Bull. Acad. Méd. (Paris) 10: 46 (1902). — Bloch, Br.: Über einen Fall von Mycetoma pedis, verursacht durch eine bis jetzt nicht beschriebene Streptothrixart. C. R. 15: Anat. 193 (1916). — Bocarro, J. E.: An analysis of one hundred cases of mycetoma. Lancet 2, 797 (1893). — Mycetoma. Lancet 1895a. — Pied de Madura. Woch. Med. nav. 64, 149 (1895b). — On mycetoma. Trans. Bombay med. Cong. 4, 324 (1909). — Bocchi, L., and G. F. de Montis: Mycetoma of foot, case. Ateneo parmense 22, 173 (1951). — Boehm, W.: Mycetoma Eulenburgs Realenzyklopädie der gesamten Heilkunde, S. 84. Wien u. Berlin: Urban & Schwarzenberg 1910. — Boers, E. R. J., W. Kouwenaar and J. W. Wolff: Mycetoma pedis. Madura foot. Geneesk. T. Ned.-Ind. 78, 1606 (1938). — Boggino, J., R. Peña and R. F. Olmedo: Madura foot; 2 cases. An. Fac. Cienc. méd. Paraguay 8, 49

(1940). — Bohl, E. H., D. O. Jones, R. L. Farrell, D. M. Chamberlain, C. R. Cole and L. C. Ferguson: Nocardiosis in the dog; a case-report. J. Amer. vet. med. Ass. **122**, 81 (1953). — Bojalil, J. L. F.: Estudio de la acción „in vitro" de algunos complejos sulfonamidas con el cobre sobre cepas de hongos patógenos. Tesis Esc. Nac. Cienc. Biol., (I.P.N.), México, 1949. — Bojalil, L. F., and J. Cerbon: Schema for the differentiation of Nocardia asteroides and Nocardia brasiliensis. J. Bact. **78**, 852 (1959). — Bojalil, L. F., y Beatriz Medina: Acción de diversos agentes quimioterapéuticos sobre el crecimiento de algunas especies de nocardia. Rev. lat.-amer. Microbiol. **2**, 33 (1959). — Bojalil-Jaber, L. F., y J. A. Shiels-Soler: Estudio de la acción in vitro de algunos compuestos sobre el crecimiento de varias especies de nocardia. Rev. Palud. Méd. trop. **2**, 133 (1950). — Bojalil, L. F., A. Trujillo et J. Cerbon: Diferenciación bioquímica de algunas especies de actinomycetes patógenos. Mycopathologia (Den Haag) **11**, 287 (1959). — Bollinger, H.: Über primäre Aktinomykose der Fußwurzelknochen. Münch. med. Wschr. **1903**, Nr 1. — Bonre, E.: Un cas de mycétome à grains noirs. Bull. Soc. méd.-chir. franç. Ouest-Afr. **3**, 57 (1921). — Borelli, D.: Data of Venezuelan mycopathology. Tal. Derm. Sif. **97**, 507 (1956). — Micosis de Venezuela. Rev. Inst. Salubr. Enferm. trop. (Méx.) **17**, 129 (1957a). — Madurella mycetomi. Fialides fialosporos. Inoculación al ratón. Bol. Lab. Clín. Venez. **2**, 1 (1957b). — Bordjoški, H., and M. Milochevitch: Madura foot produced by Actinomyces brumpti n. sp.; case in Yugoslavia. Ann. Parasit. **13**, 36 (1935). — Bortolozzi, M.: Madura foot; case in Venetia. Chir. Organi Mov. **19**, 611 (1935). — Bouffard, G.: Pieds de Madura observés à Djibouti. Ann. Hyg. Méd. colon. **5**, 636 (1902). — Du mycétome à grains noirs en Afrique. Ann. Hyg. Méd. colon. **8**, 579 (1905). — Les mycetomes. Traité de pathologie exotique de Grall et Clarac, tome 7, p. 215. Paris: Baillière 1919. — Boyce, R., et N. F. Surveyor: Upon the existence of more than one fungus in Madura disease (Mycetoma). Philos. Trans. **1**, 185 (1894). Sect. B, 4 pl. et Rep. and Proced. R. Soc. **4**, 53 (1893). — The fungus foot disease of India. Brit. med. J. **1894a**, 638. — The fungus-foot disease of India. Zbl. Bakt., (1894b). — Boyce, R. W.: Eine neue Streptothrixart, gefunden bei der weißen Varietät des Madurafußes. Hyg. Rundschau **6**, 529 (1894). — Boyd, M., and E. D. Crutchfield: A contribution to the study of mycetoma in North America. Amer. J. trop. Med. **1**, 215 (1921). — Bradfiled, E. W. C., and A. Vasudevan: Mycetoma. Indian med. Gaz. **62**, 633 (1927). — Brault, E.: Les tumeurs chez les indigènes musulmans algériens. Arch. Schiffs- u. Tropenhyg. **7**, 565 (1906a). — Mycétome à forme néoplasique simulant un fibrosarcome de la face dorsale du pied. Bull. Soc. Path. exot. **1**, 23 (1906b). — Etude anatomo-pathologique et bactériologique d'une maladie dite de Madura à forme néoplasique. Arch. Méd. exp. **2**, 145 (1907). — Les formes cliniques de la maladie dite de Madura. Gaz. Hôp. (Paris) **97**, 224, (1908). — Mycétome à grains noirs observé en Algérie. Isolement de Madurella mycetomi. Ann. Derm. Syph. (Paris) **3**, 333 (1912). — Note sur les cultures de Madurella mycetomi. Bull. Soc. Path. exot. **6**, 407 (1913). — Brenes-Guzman, R.: Pequeña contribución al estudio de los micetomas en México. Tesis, Univ. Méx. 1951. — Brett, E.: Surgery of India. Calcutta 1840. — Briceño-Maaz, T., y Clara Briceño-Maaz: Investigaciones micológicas en el estado de Ansoátegui, Venezuela. Gac. méd. Caracas **63**, 365 (1955). — Bridges, C. H.: Maduromicotic mycetomas in animals. Amer. J. Path. **33**, 411 (1957). — Brindley, P., and W. L. Howell: Madura foot in the United States. Sth. med. J. (Bgham, Ala.) **25**, 1022 (1932). — Bristowe, M.: Fungus foot of India. Trans. path. Soc. Lond. **22**, 320 (1871). — Bruas, A.: Pied de Madura à grains noirs observé a Madagascar. Ann. Hyg. Méd. colon. **6**, 602 (1903). — Brumpt, E.: Notes et observations sur les maladies parasitaires. Mycétome à grains noirs. Arch. Parasit. **5**, 151 (1902). — Mycétome à grains blancs. Arch. Parasit. **5**, 156 (1902). — Sur le mycétome à grains noirs, maladie produite par une mucédinée du genre Madurella n. g. C. R. Soc. Biol. (Paris) **58**, 997 (1905). — Les mycétomes. These de Paris 1906. Libraire Fac. Medicine. Typ. Philippe Renouard, p. 1—93. — Les mycétomes. Arch. Parasit. **10**, 489 (1906). — Mycétome a grains noirs observé en Algérie; isolément de la Madurella mycetomi. Note de Pinoy. Ann. Derm. Juni 1912. — Précis de parasitologie. Paris 1913. — Cited by A. Castellany and A. J. Chalmers, Manual of tropical medecine, 3. edit., p. 967 and 2110. New York: William Wood & Company 1919. — Sur un travail de M. le professeur de Magalhàes intitulé: Un cas d'hyphomycete. Bull. Acad. Méd. (Paris) **83**, 137 (1920). — Les mycétomes. Précis de parasitologie. Paris: Masson & Cie. 1922. — Traité de parasitologie, 2. edit. Paris: Masson & Cie. 1936. — Brumpt, E., G. Bouffard et J. Chabaneix: Notes sur quelques cas de paludisme et sur un cas de mycétome observés a Djibouti. Arch. Parasit. **4**, 564 (1901). — Brun, G., A. Broc, E. Burnet, C. Anderson et F. F. Solovi: Trois nouveaux cas de mycétome (pied de Madura) observés en Tunisie. Arch. Inst. Pasteur Tunis **12**, 199 (1923). — Brunswic le Bihan, C., et Ch. Nicolle: Mycétome aspergillaire. Bull. Acad. Méd. (Paris) (1906). — Burnet, E., et G. Brun: XVIII observation tunisienne de mycétome. Arch. Inst. Pasteur Tunis **15**, 151 (1926). — Burnet, E., A. Broc, G. Brun et O. Jamin: XIII Observation tunisienne de mycétome. Extension de l'infection aux ganglions cruraux, inguinaux et iliaques. Arch. Inst. Pasteur Tunis **13**, 306 (1924). — Burns, E. L., Emma S. Moss and J. W. Brueck: Mycetoma pedis in the United States and Canada. With a report of three cases originating in Louisiana. Amer. J. clin. Path. **15**, 35 (1945). — BUSO-CARRASQUILLO, R.: Madura foot in Puerto Rico. Bol. Asoc. méd. P. Rico **30**, 452 (1938). — BUVRES, W. T.: Madura foot in Western Panama. Amer. J. trop. Dis. prevent. Med. 611 (1916). — BENENZÓN, R., E. C. SALA y M. C. BLANCO: Pie de Madura (micetoma podal). Día Méd. **24**, 724 (1952).

CABRAL-MOTA, O.: Thoracic, mycetoma; clinical study. Brasil-méd. **56**, 99 (1942). — CAFFREY, P. J.: Mycetoma in the Bornu Purince of Northern Nigeria. W. Afr. med. J. **3**, 22 (1929). — CAMAIN, R., G. SEGRETAIN et OLGA NAZIMOFF: Étude histopathologique des mycétomes du Sénégal et de la Mauritanie. J. Mycologie Medicale 239 pp. L'Expansion Scientifique, Francaise 1956. — Les mycétomes du Sénégal et de la Mauritanie. Aperçu epidémiologique et étude Histo-pathologique. Sem. Hôp. Paris **33**, 771 (1957a). — Étude histopathologique des mycétomes du Sénégal et de la Mauritanie. Sem. Hôp. Paris **33**, 923 (1957b). CALERO, C.: „Acción in vitro" de las sulfas sobre tres razas fungosas encontradas en el Istmo de Panamá. Rev. Inst. Salubr. Enferm. trop. (Méx.) **2**, 118 (1947). — Madura foot (Mycetoma). First report from the isthmus of Panama. Arch. Derm. Syph. (Chicago) **55**, 761 (1947). — CARINI, A.: Sopra un caso di micetoma della Guancia. Giorn. ital. Mal. vener. **2**, 2 (1913). — CARO, M. R.: Mycosis of foot. J. Amer. med. Ass. **124**, 751 (1944). — CARRION, A., MARGARITA SILVA, H. NADAL and MARÍA BELAVAL: Maduromycosis. An unusual case with a description of the causative fungus. A.M.A. Arch. Derm. **82**, 371 (1960). — CARRION, A. L.: Cephalosporium falciforme sp. nov., a new etiologic agent of maduromycosis. Mycologia **43**, 522 (1951). — CARRION, A. L., and J. KNOTT: Mycetoma by monosporium apiospermum in St. Croix, Virgin Islands. Puerto Rico J. Pub. Health Trop. Med. **20**, 84 (1944). — CARRION, A. L.: Mycologic study of case in Porto Rico caused by cephalosporium. Mycopathologia (Den Haag) **2**, 165 (1940). — CARROLL, D. S.: Mycetoma pedis. Radiology **53**, 81 (1949). — CARTER, H. V.: On a new striking form of fungus disease, principally affectiong the foot and prevailing endemically in many parts of India. Trans. Med. Phys. Soc. Bombay **6**, 104 (1861). — Disease principally affecting the foot, and prevaining endemically in many part of India. Trans. Med. Phys. Soc. Bombay **6**, 104 (1961). — On a new and striking form of fungus. India London 1874. — CARTER, VANDYKE: The fungus disease of India. Path. Trans. Bombay **24**, 169 (1861). — On the nature of mycetome or the fungus disease of India. Lancet 1874a, 113. — On mycetoma of the fungus disease of India. Londres 1874b. — CASANOVAS, M.: Las micosis cutáneas en los países mediterráneos. An. Med. Cir. (Barcelona) **41**, 112 (1955). — CASTANEDO, A., y V. PARDO-CASTELLO: Madura foot. Handbook of tropical dermatology and medical mycology. 1953. 1362 pp. — CASTELLANI, A.: Fungi and fungous diseases. Arch. Derm. Syph. (Chicago) **16**, 383 (1927). — CASTELLANI, A., and A. CHALMERS: Manual of tropical diseases. 1903. — Manual of tropical medicine, 3 rd. edit. London: Baillière, Tindall & Cox 1919. 211 pp. — CASTRO-PALOMINO, J., y J. ALFONSO-ARMENTEROS: Los micetomas. Revisión de las investigaciones practicadas en Cuba. Rev. Med. trop. Parasit. 8, 20 (1942). — CASTRO-VILLAGRANA, J., A. CASTAÑEDO, I. UGALDE-NIETO, M. GARCIA-RAMOS, J. NAVARRO, A. GONZALEZ-OCHOA y S. LOPEZ-ANTUÑANO: Las micosis óseas. Rev. Čir. (Méx.) **7**, 271 (1956). — CATANEI, A.: Sur des changements de caractères culturaux de Nocardia madurae; étude morphologique et expérimentale. Arch. Inst. Pasteur Algér. **20**, 299 (1942). — Variation in cultural characters of Nocardia madurae; morphologic and experimental study. Trop. Dis. Bull. **40**, 940 (1943). — Characteristics of parasitic flora in mycosis in various regions of Algeria. Arch. Inst. Pasteur Algér. **25**, 191 (1947). — CATANEI, A., et P. GOINARD: Un nouveau cas algérien de mycétome du pied. Bull. Soc. Path. exot. **27**, 176 (1934). — CATANEI, A. L., A. GROSDEMANGE et CH. LEGROUX: Sur un cas de mycétome du pied observé en Algérie. Bull. Soc. Path. exot. **20**, 11 (1927). — CATSARAS, J.: Zwei Fälle von Madurafuß (Mycetoma pedis) in Griechenland. Arch. Schiffs- u. Tropenhyg. **16**, 111 (1912). — Bemerkungen über neue Fälle von griechischem Mycetom. Arch. Schiffs- u. Tropenhyg. **19**, 617 (1915). — Über einen Fall von indischem M. duraarm (Mycetoma branchi). Virchows Arch. path. Anat. **250**, 244 (1924). — CELIDONIO, C.: Um caso de mycetoma primitivo do seio. Brasil-méd. **42**, 491 (1928). — CHABANEIX, A., et A. BOUFFARD: Pied de madura observé à Djibouti. Ann. Hyg. Med. colon. **4**, 452 (1901). — CHALMERS, A., and H. CHRISTOPHERSON: A soudanese actinomycosis. Ann. trop. Med. Parasit. **10**, 233 (1916). — CHALMERS, A. J., and R. G. ARCHIBALD: A Sudanese maduromycosis. Ann. trop. Med. Parasit. **10**, 169 (1916). — Fungi imperfecti. J. trop. Med. Hyg. (1915). — Mycetoma and pseudomycetomatous formations. New Orleans med. Surg. J. **70**, 455 (1917). — A classification of the mycetomas. J. trop. Med. Hyg. **21**, 121 (1918). — CHAMPEAU, A.: Note préliminaire sur les mycétomes d'A.O.F. Ann. Parasit. hum. comp. **25**, 80 (1950). — A propos de mycétomes à grains noirs de l'A.O.F. (Signification du grain). Ann. Parasit. hum. comp. **29**, 135 (1954). — CHLENOV, M. A., T. P. POLYAKOV and A. SHTARK: Madura foot. Klin. med. **14**, 183 (1936). — CHMIELEWSKI, P.: Contribution à l'étude des mycétomes del Afrique du nord et du diagnostic général des mycétomes. These. Arch. Inst. Pasteur Afr. N. (Tunis) **1**, 145 (1922). — CHRISTOPHERSON, J. B.: On the treatment of actinomycosis type of mycetoma. Proc. roy Soc. Med. **21**, 471 (1918). —

Cicero, R. E.: El micetoma. Gac. méd. Méx. 7, 291 (1912). — Ciferri, R., e P. Redaelli: Probabilo sinonimi di Allescheria boydii (Monosporium apiospermum). Mycopathologia (Den Haag) 5, 1 (1950). — Clegg, M. T., and W. C. Hobdy: A case of mycetoma in Hawaii its etiology. Amer. J. trop. Dis. 3, 534 (1916). — Clemoy, F. G.: Mycetoma (Madura foot) in the Yemen. Brit. med. J. 1906. — Cleveland, R. A.: A case of mycetoma un Cyprus. J. trop. Med. Hyg. 233 (1907). — Clough, F. E.: Madura foot. Trans. west. surg. Ass. 52, 69 (1945). — Colebrook, L.: Indian army Med. Rep. 1844. — The micelial and other micro-organism associated with human actinomycosis. Brit. J. exp. Path. 1, 197 (1920). — A report upon 25 cases of actinomycosis with special reference to vaccine therapy. Lancet. 1921. — Collas, A.: Leson sur la dégénération endémique des os du pied. Pondichery 1861. Arch. Méd. nav. 81, 204 (1883). — Commander, H. E., and H. Twining: Mycetoma of the foot. Arch. Derm. Syph. (Chicago) 49, 352 (1944). — Conant, N. F.: Manual of clinical myco-logy, 2nd. edit. Philadelphia: W. B. Saunders Company 1954. — Conant, N. F., and T. Ro-sebury: The actinomyces. Bacterial and mycotic infections of man, 2nd. edit., chap. 31, edit. René J. Dubós. J. B. Lippincott Company 1952. 634 p. — Conant, N. F., D. T. Smith and D. S. Martin: Manual of clinical mycology, second edit. Philadelphia and London: W. B. Saunders Company 1959. — Coquerel, A.: Note sur l'examen microscopique des lésions que l'on observe dans l'affection connue sous le nom de périal ou pied de Madura. C. R. Soc. Biol. (Paris) 17, 191 (1865). — Périal pied de Madura. C. R. Soc. Biol. (Paris) 18, 191 (1866). — Cordero, F. A., y G. Reyes: „Micetoma". Relato de un caso de nocardiasis de la mano. II. Congr. Centroamericano de Dermatología, 5—8 Noviembre, Guatemala. Guatemala 1959. — Cornwall, J. W.: Notes on the cultivation of Streptothrix madurae. Indian med. Gaz. 39, 208 (1904). — Cornwall, J. W., and H. M. Lafrenais: A new variety of streptothrix cultivated from mycetoma of the leg. Indian J. med. Res. 10, 239 (1922). — Corre, A.: Traité clinique des maladies des pays chauds, 535 p. 1887. — La maladie de Ballingal (Pied de Maduré) d'après des notes inédites du Collas. Arch. Méd. nav. 81, 204 (1883). — Corrêa, A., and C. Fava-Neto: Maduromicosis da cara. Rev. Hosp. clin. 8, 10 (1953). — Actinomicose cérvico-facial pelo Actinomyces brasiliensis. Cura péla sulfonoterapia associada à cortisona. Trabalho comunicado à Seccâo de O.R.L. da Associação Paulista de Medicina, 18—10, 1955. — Cosacescu, A.: Micozele osoase. Afectiuni osoase, édit. Werther Sibiu. 1949. 54 pp. — Costa, O., and M. A. Junqueira: Mycetoma of foot; case. Brasil-méd. 55, 333 (1941). — Coudert, J.: Guide pratique de mycologie médicale. Actinomycètes. Paris: Masson & Cie. 1955. 97 pp. — Courtois, G., C. de Loof, A. Thys, R. Vanbreuseg-hem et A. Burette: Neuf cas de pied de Madura congolais par Allescheria boydii, Mono-sporium apiospermum et Nocardia madurae. Ann. Soc. belge Méd. trop. 34, 371 (1954). — Crookshank, E.: Actinomycosis and madura disease. Lancet 1897.

D'Accini, R., y B. Grosso: Micetoma del pie a Madurella mycetomi; caso en la parte sur de la provincia de Córdoba. Octav. reunión. Soc. argent. de pat. reg. d. norte. prim. mit., 281 pp., 1934. — Da Mata, A.: Mycetoma of foot. Amazonas méd. 6, 30 (1944). — Davies, A. G.: The bone changes of Madura foot; observations on Uganda. Afr. Radiology 70, 841 (1958). — Dejou, L.: Les mycétomes. Presse méd. 61, 449 (1953). — Dejou, L., et M. Ayite: Radiosulfamidothérapie dans un cas d'actinomycose de la nuque propage aux vertèbres. Bull. méd. Afr. occid. franç. 347 (1948). — Dejou, L., et J. Navarranne: Les mycé-tomes. Med. trop. (Marseille) 13, 449 (1953). — De La Hoz, E.: Champignons pathogènes et mycoses du continent américain. In 8o. de 125 p. Paris: de Rudeval 1905. — Delamare, G., et C. Gatti: Mycétome du pied à grains blancs. Bull. Acad. Méd. (Paris) 101, 273 (1929). — Hyphomycète cultivable à grains blancs réniformes et durs. (Indiella americana). C. R. Acad. Sci. (Paris) 188, 1264 (1929). — Delanoe, P.: Mycétome de la cuisse observé chez un marocain adulte du à une microsiphonée, Nocardia nicollei, n. sp. Arch. Inst. Pasteur Tunis 17, 257 (1928). — Delaveau, P., et S. Brion: Traitement actuel des actinomycoses et des nocardioses. Thérapie 10, 87 (1955). — Delbanco, E.: Eine neue Strahlpilzart nebst Bemerkungen über Verfettung und hyaline Degeneration. Münch. med. Wschr. 48, 82 (1896). — Ein amerika-nischer Fall von Mycetoma pedis. Dtsch. med. Ztg 48, 497 (1897a). — Ein americanischer Fal-von Mycetoma pedis; eine neue Strahlenpilzart. Dtsch. med. Ztg 17. Juni, 1897b. — Ein americanischer Fall von Mycetoma pedis. Eine neue Strahlenpilzart. Beitr. Derm. 1, 118 (1900). — Dementjev, G.: A case of nocardial mycetoma of the foot due to Nocardial Ma-durae. Méd. J. Aust. 12, 824 (1955). — Destombes, P.: Lésions osseuses du pied de Madura. VIe Congr. de Médecine Tropicale, Lisbonne, sept. 1958. — Destombes, P., M. André, G. Segretain, F. Mariat, R. Camain et Olga Nazimoff: Contribution a l'étude des mycé-tomes en Afrique Française. Bull. Soc. Path. exot. 51, 815 (1958). — Destombes, P., R. Ca-main et Olga Nazimoff: Anatomie pathologique des mycétomes et du pied de Madura en particulier. Bull. Soc. Path. exot. 51, 863 (1958). — Desvernine, C. M., A. Albertini, M. Diaz, T. H. Clanek, R. Debayle and F. Morena: Madura foot. Pan Amer. Congr. Med. Rec. 25 Febr. 1901. J. Trop. Med. Hyg. 4, 106 (1901). — Diaz-Albertini, A., y C. M. Dervernine: Nota preliminar y nota adicional sobre dos casos de pie de Madura. Rev. Méd.

trop. **2**, 73 (1901). — DIXON, J. M.: Sulfanilamide therapy in Madura foot (case). Virginia med. Monthly **68**, 281 (1941). — DOHI, K., SH. TAKAHASHI u. S. SUZUKI: Über den vierten Fall von Mycetoma pedis in Japan. Jap. J. Derm. **25**, 97 (1925). — DOMEC, A.: Contribution à l'etude de la morphologie de l'actinomyces. Arch. internat. exp. Méd. **4** (1892). Jber. path. Microorgan. 385 (1882). — DOSTROVSKY, A., F. RAUBITSCHEK and F. SAGHER: A case of black grain mycetoma caused by a Madurella species. Dermatologica (Basel) **104**, 415 (1952). — DOSTROVSKY, A., and F. SAGHER: Madura foot in Palestine. Harefuah **23**, 103 (1942). — Failure of Sulphonamides and Penicillin in Maduromycosis. Lancet. **1948**, 177. — DOWDING, E. S.: Monosporium apiospermum a fungus causing Madura foot in Canada. Canad. med. Ass. J. **33**, 28 (1935). — DOWNIE, E.: Madura foot disease, mycetoma of India. Med. Press, 190 (1876). — DRAKE, C. H., and A. T. HENRICI: Nocardia asteroides. Its pathogenicity and allergic properties. Amer. Rev. Tuberc. **48**, 184 (1943). — DROUHET, E.: Antifongiques et thérapeutique des mycoses. Mycologie Médicale, p. 309. L'Expansion, édit. 1956. Sem. Hôp. (Paris) **33**, 843 (1957). — DROUHET, E., et G. SEGRETAIN: Les phénomènes d'immunité dans les mycoses. Path. Biol. 8, 289 (1960). — DUBENDÖRFER, E.: Ein Beitrag zur Histologie und Bakteriologie des Madurafußes. Arch. Derm. Syph. (Berl.) **88**, 3 (1907). — DUERING, V.: Madurafuß Eulenburgs Realenzyklopädie der gesamten Heilkunde, 3. Aufl., S. 14 u. 203, 1910. — DUCHESNAY, C.: Les mycétomes en Africa du Nord. Thése de Paris, 1929. — DYKE, A. W., and N. M. MARFARLANE: A case of Madura foot. S. Afr. med. Rec. **14**, 270 (1922).

EBELL, H. O. H.: Pie de Madura causado por Madurella sp.; estudio a propósito de un caso. Rev. méd. Peruana **21**, 81 (1948). — EBERT, M. H., and J. GRAFFIN: Madura foot in an American negro from Tennessee. Arch. Derm. Syph. (Chicago) **58**, 524 (1948). — EDENIQUE-LOZADA, A.: Micetoma actinomicósico de la cara. V. Reunión Soc. Argent. Pat. reg. Norte, p. 375, 1929. — EDWARD, D., E. LOVEJOY and R. W. HAMONACK: Madura foot; report of four cases. Arch. Derm. Syph. (Chicago) **11**, 71 (1925). — EMMONS, G. W.: Actinomyces and actinomycosis. Publ. Hlth trop. Med. Puerto Rico **11**, 63 (1935). — Allescheria boydii and monosporium apiospermum. Mycologia **36**, 188 (1944). — Phialophora jeanselmei comb. n. from mycetoma of hand. Arch. Path. (Chicago) **39**, 364 (1945). — ESCALONA-PEREZ, E., MARÍA GARCIA-PEREZ y G. LOPEZ-YAÑEZ: Micetomas. Dermatología. Lo esencial para el estudiante. México, D. F. 1954. — ESCOMEL, E.: Sur l'actinomycose humaine au Pérou. Bull. Soc. Path. exot. **5**, 380 (1915a). — Sur un nouveau cas d'actinomycose au Pérou. Bull. Soc. Path. exot. **5**, 571 (1915b).

FIEIRA-FILHO, J., y I. MARTIRANI: Micetoma podal de grãos vermelhos (Pé de Madura). Rev. méd. bras. **24**, 137, (1940). — FIENBERG, R.: Madura foot in native American; case of monosporiosis. Amer. J. clin. Path. **14**, 239 (1944). — FLORES-RAMIREZ, M.: Un caso de nocardiosis. (Un caso de micetoma por N. brasiliensis.) Dermatología (Mex.) **1**, 176 (1956). — FLU, P. C.: Ein atypisch geval van Mycetoma pedis, gecompliceird met een blastomykotische infectie. Geneesk. T. Ned.-Ind. **52**, 703 (1912). — Ein atypischer Fall von Mycetoma pedis, kompliziert mit einer blastomykotischen Infektion. Med. Burgerl. Geneesk. Dienst. v. Ned.-Ind. **3**, 41 (1914). — FONSECA, O. DA, et A. E. AREA-LEÃO: Scledosporium apiospermum, champignon producteur de mycétomes en Italie et au Brésil. C. R. Soc. Biol. (Paris) **97**, 1347 (1927a). — Sobre o „Scedosporium apiospermum" cogumelo productor de mycetomas na Italia e no Brasil. Bol. Inst. brasil. Sci. **3**, 24 (1927). — Sci. Med. Rio de J. **5**, 536 (1927b). — O genero Madurella. Rev. méd.-cir. Brasil **38**, 262 (1930a). — O genero Madurella e os mycetomas produzidos pelas especies nelles contidas. Rev. méd.-cir. Brasil **38**, 262 (1930b). — Mycetoma por Aspergillus Amstelodami (Com uma estampa). Rev. med.-cir. Brasil **38**, 415 (1930c). — Contribución al estudio de la acción patógena de los hongos del grupo del Aspergillus glaucus. Nuevo tipo de micetoma aspergillar. V. Reunión Soc. Argent. Pat. Reg. Norte, p. 86, 1930d. — FOULERTON, E.: Mycetoma por „Aspergillus Amstelodami". Rev. med.-cir. Brasil **38**, 415 (1930). — FOX, E.: Fungus-foot of India. Trans. path. Soc. Lond. **22**, 320 (1871). — FOX, E., and A. FARQUAR: Certain endemic skin and other diseases of India and hot climates, p. 42. London: 1876. — FRANZ, A., and B. ALBERTINI: Primary mycetoma of foot. Chir. Organi Mov. **40**, 412 (1955). — FREIRE, R.: Contribución al conocimiento de las micosis regionales. Rev. Asoc. méd. argent. **72**, 105 (1958). — FROÉS, HEITOR, P.: Do „Mycetoma pedis" no Brasil. Tese Bahia, 1930. — Mycetoma pedis (madura foot) and its incidence in Brasil. J. trop. Med. Hyg. **44**, 376 (1931). — FUENTES, C., and J. J. ANGULO: Explanatory note in polemics on identity of Actinomyces madurae isolated by Pedro Domingo and described by Oteyza, Ramirez Corria and Armas. Rev. med. trop. y parasit. bact. clin. lab. **8**, 67 (1942). — FULCONIS, M.: Forme élephantiasique gummeuse du pied de Madura sporotrichosique. Soc. méd. Hôp. 535 (1913). — FULLEBORN, F.: Madurafuß aus Deutsch-Südwestafrika. Arch. Schiffs- u. Tropenhyg. **15**, 131 (1911).

GAMBIER, A.: Mycetome probable du pied. Bull. Soc. méd.-chir. Indochine **8**, 753 (1930). — GAMMEL, J. A., H. MISKDIJAN and H. S. THATCHER: Madura foot (Mycetoma). The black grain variety in a native American. Arch. Derm. Syph. (Chicago) **13**, 66 (1926). — The etiology of maduromicosis with a mycologic report of two species observed in the United States. Arch. Derm. Syph. (Chicago) 15, 241 (1927). — Der Madurafuß. Zbl. Haut- u. Geschl.-Kr. 29, 393 (1929). — Actinomycosis without granules. Arch. Derm. Syph. (Chicago) 29, 287 (1934). — Gandin, J.: Pied de madura. Rev. Chir. orthop. 43, 257 (1957). — Garcia, P. María: Sulfonas en el tratamiento del micetoma. Estudio de un caso. Pren. méd. mex. 15, 262 (1950). — Garzon, R., y E. E. Tello: Temas dermatológicos. Fac. Cienc. Méd. Univ. Córdoba 139 (1950). — Gasperini, H.: Nuove richerche sull'actinomicosis sperimentale. Soc. toscana Sci. natur. 1896. — Sul potere patogeno dell'actinomyces albus e sui rapporti tra actinomycosi e tuberculosi. Soc. toscana Sci. natur. 1898. — Gastaminza, U.: Un caso de maduromicosis en el Rif. Med. Pais cálid. 2, 445 (1929). — Gay, D. M., and J. B. Bigelow: Madura foot due to monosporium apiospermum in a native American. Amer. J. Path. 6, 325 (1930). — Gedoelst, L.: Les champignon parasites. In 8° de 199 pp. Bruxelles: Lamertin 1902. — Gelman, M., and J. A. Gammel: Madura foot. A thrid case of monosporiosis in a native America. Arch. Surg. (Chicago) 26, 295 (1933). — Gelonesi, G.: Due nuovi parassiti del piede di Madura. Studio sui micetomi della Somalia meridionale. Ann. Med. nav. colon. 1, 282 (1927). — Gémy, H., et H. Vincent: Sur une affection parasitaire du pied non encore décrite (variété de pied de Madura). Ann. Derm. Syph. (Paris) 5, (1892 a). — Sur une affection parasitaire du pied analogue si non identique à la maladie dite „de Madura". Ann. Derm.Syph. (Paris) (1892 b). — Sur un nouveau cas de „Pied de Madura". Ann. Derm. Syph. (Paris) 1253 (1896). — Ghosh, L. M., N. C. Dey and D. Panja: Madura foot. Indian med. Gaz. 85, 288 (1950). — Gilbert, H.: Z. ges. Hyg. 47, 383 (1904). — Gill, H.: Indian Ann. Med. Rep. (1842). — Girardi, V. C., and C. Khoury: Madura foot in Buenos Aires; study apropos of case. Bol. Soc. argent. Ciruj. 7, 251 (1946). — Madura foot in Buenos Aires; study apropos of case. Rev. Asoc. méd. argent. 60, 487 (1946). — Godfrey, A.: Lancet 1846, 593. — Gohar, N.: Mycoses and practical mycology. London: Baillière, Tindall & Cox 1948. — Gomez, J. M.: Nocardiose de localização rara. An. paul. Med. Cir. 14, 150 (1923). — Gomez-Camejo, M., M. Vidal-Vidal y W. Figueral: Tratamiento de un caso de maduromicosis por el neosulfamin. Med. Lat. Habana 1 (1945). — Gonzalez-Carbajal, E.: Micosis cutáneas profundas. Contribución a su estudio histopatológico. Tesis U.N.A.M. México D. F. 1959. — Gonzalez-Chavez, A.: Las micosis profundas más comunes en México. Rev. méd. Hôsp. gen. (Méx.) 7, 1018 (1946). — Gonzalez-Ochoa, A.: El micetoma por actinomyces mexicanus Boyd y Crutchfield 1921 en México. Rev. Inst. Salubr. Enferm. trop. (Méx.) 3, 303 (1942). — Estudio comparativo entre actinomyces mexicanus, N. brasiliensis y N. asteroides. Rev. Inst. Salubr. Enferm. trop. (Méx.) 6, 155 (1945). — El micetoma tóracopulmonar por Actinomyces bovis y Nocardia brasiliensis. Consideraciones etiopatogénicas, clínicas y terapéuticas. Gac. méd. Méx. 83, 109 (1953). — Las enfermedades por hongos en México. Rev. Inst. Salubr. Enferm. trop. (Méx.) 15, 133 (1955). — Effectiveness of DDS in the treatment of chromoblastomycosis and of mycetoma caused by Nocardia brasiliensis in therapy of fungus diseases. An international symposium. Edité par T. H. Sternberg et V. D. Newcomer. Boston: Little & Brown 1955. — Clasificación clínica de las micosis. Rev. Inst. Salubr. Enferm. trop. (Méx.) 16, 1 (1956). — Micosis inicialmente tegumentarias. Pren. méd. mex. 22, 191 (1957). — Gonzalez-Ochoa, A., y M. Ahumada-Padilla: Tratamiento del micetoma actinomicósico por la inyección local de la diaminodifenil sulfona. Rev. Inst. Salubr. Enferm. trop. (Méx.) 18, 41 (1958). — Gonzalez-Ochoa, A., y F. Baranda: Una prueba cutánea para el diagnóstico del micetoma actinomicósico por Nocardia brasiliensis. Rev. Inst. Salubr. Enferm. trop. (Méx.) 13, 189 (1953). — Gonzalez-Ochoa, A., y J. L. F. Bojalil: Actividades „in vitro" de complejos sulfa-cobre sobre algunos hongos patógenos. Rev. Inst. Salubr. Enferm. trop. (Méx.) 11, 79 (1950). — Gonzalez-Ochoa, A., y E. Macotela: Tratamiento de las micosis profundas con esteroides. Rev. Inst. Salubr. Enferm. trop. (Méx.) 15, 9 (1955). — Gonzalez-Ochoa, A., y Catalina Orozco-Victoria: El micetoma maduromicósico en México. Mem. Congr. Cientif. Méx. 10, 266 (1953). — Gonzalez-Ochoa, A., y A. Romero: Acción de algunos antibioticos contra los principales hongos patógenos. Mem. Congr. Cientif. Méx. 10, 307 (1953). — Gonzalez-Ochoa, A., y J. Ruiloba: Acción del propionato de sodio „in vitro" sobre actinomyces mexicanus y el cephalosporium sp. Ensayo terapéutico en micetomas producidos por estos hongos. Rev. Inst. Salubr. Enferm. trop. (Méx.) 5, 83 (1944). — Gonzalez-Ochoa, A., y Ma. de los Angeles Sandoval: Susceptibilidad del Actinomyces bovis a la sulfadiazina, penicilina, estreptomicina y promina. Rev. Inst. Salubr. Enferm. trop. (Méx.) 10, 69 (1949). — Características de los actinomicetos patogenos más comunes. Rev. Inst. Salubr. enferm. trop. (Méx.) 15, 149 (1955). — Revisión determinativa de algunas especies de actinomicetes patógenos, descritas como diferentes. Rev. Inst. Salubr. Enferm. trop. (Méx.) 16, 17 (1956). — Gonzalez-Ochoa, A., Ma. de los Angeles Sandoval y A. Moreno: Acción de la penicilina sobre los hongos patógenos. Rev. Inst. Salubr. Enferm. trop. (Méx.) 4, 193 (1946). — Gonzalez-Ochoa, A., J. Shiels y P. Vazquez: Acción de la 4; 4-diaminodifenil-sulfona frente a nocardia brasiliensis. Gac. méd. Méx. 82, 345 (1952). — Gonzalez-Ochoa, A., y A. Vazquez-Hoyos: Relaciones inmunológicas de los principales actinomicetos patógenos. Rev. Inst. Salubr. Enferm. trop. (Méx.) 13, 81 (1953a). — Relaciones serológicas de los principales actinomycetos patógenos. Rev. Inst. Salubr. Enferm. trop. (Méx.) 13, 177 (1953b). — GONZALEZ-OCHOA, A., y J. ZOZAYA: Influencia de la sulfanilamida „in vitro" sobre el desarrollo y estructura del Microsporum canis, Sporotrichum schenckii y Actinomyces asteroides. Rev. Inst. Salubr. Enferm. trop. (Méx.) 3, 145 (1942). — GONZALEZ-RIVERA, M.: Organización del Instituto de Salubridad y Enfermedades Tropicales que en esta Institución se han venido desarrollando. Rev. Inst. Salubr. Enferm. trop. (Méx.) 10, 243 (1949). — GONZALEZ-TORRES, D. M.: Actinomicetoma toracico a grãos pretos. Considerações sobre um caso. Arch. Biol. (S. Paulo) 24, 87 (1940). — GONZALEZ-URUEÑA, J.: Micosis de los miembros inferiores y superiores. 4a. Convención Médica Ferrocarrilera, 41 pp. 1946. — GORDON, E. RUTH, and J. M. MIHN: A comparative study of some strains received as nocardiae. J. Bact. 73, 15 (1957). — Sporulation by two strains of Nocardia asteroides. J. Bact. 75, 239 (1958). — GORDON, E. RUTH, and M. M. SMITH: Proposed group of characters for the separation of streptomyces and nocardia. J. Bact. 69, 147 (1955). — GORRILL, R. H., and R. H. HEPTINSTALL: The animal pathogenicity of Nocardia sebirorans nov. spec. J. Path. Bact. 68, 387 (1954). — GOTTLIEB, A.: Madura foot 2 cases. West. J. Surg. 52, 264 (1944). — GOTTLIEB, D.: The physiology of the actinomycetes. Congr. Internat. Microb. Rome 1953. — GOUGEROT, H.: Oosporoses on nocardioses. Gaz. Hôp. (Paris) 10, 13 (1913). — Nocardoses et actinomycoses cutanées. Nouvelle Pratique Dermatologique, tome 2, p. 581. Paris: Masson & Cie. 1936. — GRACIANSKY, P. DE, et CH. GRUPPER: Un cas d'actinomycose guéri par le rimifon. Bull. Soc. franç. Derm. Syph. 60, 454 (1953). — Cas d'actinomycose guéri par le rimifon. Presse méd. 62, 217 (1954). — GRECO, N. V.: Primer caso de Pie de Madura o Micetoma en la R. Argentina. Tesis, Buenos Aires 1904. — GREEN, R., T. C. BOLTON and C. I. WOOLSEY: Mycétome Madura foot; a case of Mycetoma pedis in Chicago. Ann. Surg. 128, 1015 (1948). — GRIEWANK, H., et M. LAVEAU: Sur un cas de mycétome à grains rouges. Bull. Soc. Path. exot. 12, 478 (1919). — GRILLI, A.: Bone lesions in mycetoma of foot and legg in tropical countries; roentgen study. Quad. radiol. 3, 34 (1938). — GRUEFF, T.: Un caso di monosporosi umana. Micetoma del piede da Monosporium. Arch. Osp. Mare 7, 121 (1955). — GUEGUEN, F.: Les champignons parasites de l'homme et des animaux. In 80. 292 pp. Paris: Joanin 1904. — GUERRA, A. R.: Mycétome actinomycosique à grains jaunes à San Salvador. Ann. Parasit. 5, 344 (1927). — GUIART, J.: Considérations sur le mycétome, à propos d'un cas nouveau. C. R. Soc. Biol. (Paris) 83, 277 (1920). — GUICHARD, F., et H. JAUSION: Un cas de pied de Madura observé à Marrakech. Arch. Inst. Pasteur Algér. 1, 641 (1923). — GUY, W. H.: Nocardiosis cutis resembling sporotrichosis. Arch. Derm. Syph. (Chicago) 2, 137 (1920).

HALDE, C., and D. NEWSTRAND: The sensitivy of pathogenic actinomycetes to various sulfonamida and sulfone compounds. In therapy of fungus diseases. An. Internat. Symposium. Edité par T. H. STERNBERG et V. D. NEWCOMER. Boston: Little, Brown 1955. 147 pp. — HALDE, C., and E. J. RINGROSE: Mycetoma originating in Northern California. Disease caused by a fungus resembling Nocardia Madurae. A.M.A. Arch. Derm. 74, 80 (1956). — HALLORAN, C. R.: Mycetoma in an American negro. Report of a case. Arch. Derm. Syph. (Chicago) 16, 611 (1927). — HANAN, E. B., and SOPHIA ZURETT: A new species of madurella. Isolation and identification in a case of maduromycosis. Arch. Derm. Syph. (Chicago) 37, 947 (1938). — HARROLD, CH. C.: Madura foot in a Georgia negro. Sth. med. J. (Bgham, Ala.) 20, 654 (1927). — HATCH, E., and A. CHILDE: A remarkable case of mycetoma. Lancet 3, 1271 (1894). — HATCH, W. E., and A. H. WELLS: Actinomycosis of urinary bladder complicating case of Madura foot. J. Urol. (Baltimore) 52, 149 (1944). — HAUKOHL, R. S., and H. B. SADOFF: Mycetoma (Madura foot). Case due to monosporium apiospermum in native of Minnesota. Wis. med. J. 53, 477 (1959). — HECKENROTH, F.: Au sujet des grains rouges d'un mycétome. Bull. Soc. Path. exot. 7, 128 (1915). — HECKENROTH, F., et E. NOGUE: Nouvelle observation d'un mycétome à grains rouges et traitement par la iodure de potasium des pieds de Madura. Bull. Soc. med. chir. franç. Ouest. Afr. 6, 226 (1920). — HENRICI, A. T.: Moulds, yeasts and actinomyces, p. 58. New York: John Wiley & Son 1930. — HERRERO, F. J., E. J. USABEL y A. SIRENA: Primer caso en Tucumán (Argentina) de micetoma podal por monosporium apiospermum. Pren. méd. argent. 42, 3652 (1955). — HEWLETT, R. T.: On actinomycosis of the foot, commonly known as Madura foot. Lancet 1. 718 (1892), 3, 1271 (1894). — HIRSCH, A.: Der Madura-Fuß. Virchows Arch. path. Anat. 27, 98 (1863). — A hand-book of geographical and historical pathology. London: 1886. — HOGG, M.: The Madura foot of India. Med. Time Gaz., 93 (1871). — Fungus foot disease of India. Trans. path. Soc. Lond. 23, 294 (1872). — HOLLINGSWORTH, J. A.: Unusual case of actinomycosis of the hand. J. Amer. med. Ass. 105, 1266 (1935). — HOMEZ, J.: Primer caso de micetoma por S. pelletieri en Venezuela. Comunicación personal. Nov. 1959. — HOOF, L. VAN: Un cas d'actinomycose à grains blancs au Congo Belge. Ann. Soc. belge Méd. trop. 6, 225 (1926). — HORTA, P. DE, y P. PARREIRAS: Um novo mycetoma de grãos negros-produzidos pella „Madurella Oswaldoi" n. sp. A pathologia geral. Rio de J. 6, 187 (1919). — HOUTON, A.: Some clinical aspects of mycetoma, an unusual form of callosity complicating it. Philipp. J. Sci.

5, 217 (1901). — HULEA, A., A. AVRAM, L. COLINTINEANU and L. BALUS: Studi clinic si micologie asupra unei forme tuberoase de micetom cu graunti albi al piciorului produs de Geothrichum candidum. Derm.-Vener. (Rumania) 2, 217 (1957). — HUNTLY, W.: Case of madura foot in its initialstage. Glasg. med. J. Nov. 1890. — HYDE, J. N., N. SENN and D. D. BISHOPP: A contribution to the study of mycetoma of the foot as it occurs in America. J. cut. gen.-urin. Dis. 14, 1 (1896). — HYDE, J. N., J. NERINS and N. SEEN: A contribution to the study of mycetoma of the foot as it occurs in America. J. cut. gen.-urin. Dis. Jan. 1896.

IRIGOYEN, C.: Comunicación personal. Nov. 1959.

JACOBSON, H. P.: Fungus diseases. Baltimore, Maryland: Ch. C. Thomas 1932. — JANKE, D.: Clinical aspects and mycology of cephalosporidosis. Arch. Derm. Syph. (Berl.) 188, 357 (1945). — JAUBERT DE BEAUJEU, A., A. DUPLENNE and M. BAFFOUN: Madura foot; roentgen study of case. J. Radiol. Electrol. 20, 32 (1936). — JEANSELME, E.: Cours de dermatologie exotique. Mycétome. 286, in 8 de 403 pp. Paris: Masson & Cie. 1904. — JEANSELME, M. M., L. HUET et F. LOTTE: Nouveau type de mycétome à grains noirs dû à une Torula encore nom décrite. Bull. Soc. franç. Derm. Syph. 35, 369 (1928). — JENSEN, H. L.: Contributions to our knowledge of the actinomycetales. II. The definition and subdivision of the genus actinomyces with a preliminary account of Australian soil actinomycetes. Proc. linneau Soc. N.S. Wales 56, 345 (1931). — JONES, J. W., and H. S. ALDEN: Actinomycosis (mycetoma). Report of six cases in Georgia. Sth. med. J. (Bgham, Ala.) (1930). — Maduromycotic mycetoma (Madura foot). Report of a case occurring in an American negro. J. Amer. med. Ass. 96, 256 (1931). — JONQUIÈRES, E.: Pie de Madura (Paramicetoma); un caso. Rev. Asoc. méd. argent. 53, 1074 (1939). — JONQUIÈRES, E. I., A. GRILLO y A. SEPERATTI: Reporte de un caso de Pie de Madura. Sem. méd. (B. Aires) 2, 1006 (1946). — JORGE, J. M., A. S. INTROZZI y F. L. NIÑO: Micetoma podal maduromicósico con granos blancos por „Monosporium apiospermum". Bol. Trab. Acad. argent. Cir. 25, 508 (1941). — JOUENNE, A.: Un cas de mycétome à grains rouges. Bull. Soc. Path. exot. 9, 623 (1915). — Un cas de mycétome à grains noirs. Bull. Soc. méd.-chir. franç. Ouest-Afr. Dakar 3, 16 (1921a). — Nouveau cas de mycétome à grains noirs. Bull. Soc. méd.-chir. franç. Ouest-Afr. Dakar 13, 36 (1921b). — Un cas de mycétome à grains noirs. Bull. Soc. méd.-chir. franç. Ouest-Afr. Dakar 15, 94 (1921c).

KAKOTI, L. M., and N. C. DEY: Mycetoma caused by Glenospora semoni. Indian J. med. Sci. 10, 889 (1956). — KAMPFER, H.: Amaenitatum exoticarum, fasciculus III. Lemgoviae 1712. — KANTHACK, E.: On actinomycosis of the foot commonly known as Madura foot. Lancet 1892a. — Madura disease (mycetoma) and actinomycosis. J. Path. Bact. 1, 140 (1892b). — Madura disease of hand and foot. Lancet 1892c. — KAYSER, EN DE GRIJAS, A.: Ein geval van Botryomykose, zeer veel gelykende Maduravoet. Geneesk. T. Ned.-Ind. 47, 2 (1907). — KEENEY, E. L.: Medical mycology. Med. Clin. N. Amer. 29, 323 (1945). — KEMPER, L.: A case of podelcoma; with microscopical examination of the diseased structure. Ann. pract. Louisville 14, 129 (1876). — Amer. Practit. 6, 577 (1876). — KIRBY, W. M. M., and J. B. MCNAUGHT: Due to Nocardia asteoides; 2 cases. Arch. Inst. Med. 78, 578 (1946). — KIRKHAM, H. L. D.: Mycetoma. Report of a case. Surg. Gynec. Obstet. 33, 687 (1921). — KIRKPATRICK, A.: Mycetoma pedis. Brit. med. J. 1, 1545 (1900). — KOCH, R., u. M. STUTZER: Zur Morphologie und Biologie der Streptothrix madurae. Z. ges. Hyg. 69, 17 (1911). — KÖBNER, M.: Pilzpräparat von Madurafuß. Berl. klin. Wschr. 5, 132 (1891). — KUHL, I. W., and W. WHIGHAM: An improved culture medium for the growth of Streptomyces (Nocardia) madurae. J. invest. Derm. 30, 269 (1958). — KULOWSKI, J., and S. STOVALL: Maduromycosis of tibia in native American. J. Amer. med. Ass. 135, 429 (1947). — KYO, K., J. GOTO and S. RYU: Mycetoma pedis in Formosa; clinical and pathologic histologic findings. Taiwan Igakkai Zasshi 35, 1582 (1936). — KYRIASIDES, K. N.: Die in Griechenland bei Madurafuß (Mycetoma pedis) gefundenen Pilzarten. Arch. Schiffs- u. Tropenhyg. 33, 656 (1929). — Champignons des mycetomes observés en Grèce. Ann. Parasit. 8, 194 (1930).

LABARDINI-NAVA, R.: Un caso de Pie de Madura. Cirurg. y Ciruj. 5, 253 (1937). — LACAZ, S. C.: O iodo no tratamento das micoses. An. paul. Med. Cir. 39, 5 (1940). — Contribução para o estudo dos actinomicetos productores de micetomas. Tese, S. Paulo 1945. — Micetomas. Manual de Micología Médica. 151 pp. Irmaos Dupont. S. Paulo 1956. — LACAZ, S. C., e C. FAVA-NETO: Contribução para o estudo dos agentes etiologicos da maduromicose. Fol. clin. biol. (S. Paulo) 21, 331 (1954). — LADJIMI, R., et A. KHALFAT: Pied de madura. Tunis. méd. 34, 321 (1956). — LAMB, J. H., F. C. KELLY, P. O. SHACKELFORD, G. REBELL and R. C. KOONS: Pregnenolone acetate in treatment of mycetoma (Nocardiosis). Arch. Derm. Syph. (Chicago) 67, 141 (1953). — LANDRIE, H.: Les mycoses oculares. Thèse, Paris 1912. — LANGERON, M.: Un sterigmatocyste nouveau, parasite de l'homme en Tunésies St. tunetana n. sp. Bull. Soc. Path. exot. 17, 345 (1924). — Les mycétomes. Nouveau traité de medicine, tome 4. Paris: Masson et Cie. 1925. 404 pp. — Mycetoma a Torula jeanselmei Langeron 1928. Nouveau type de mycétome à grains noirs. Ann. Parasit. 6, 385 (1928). — Les mycétomes à grains vermiculaires. V. Reunión Soc. Pat. reg. Norte. 72, (1929). — Les mycétomes. Nouvelle pratique dermatologique, tome 2. Paris: Masson et Cie. 1936. 409 pp. —

Précis de mycologie, 1re. Paris: Masson & Cie. 1945. — Les mycétomes. Précis de mycologie, Deux. edit. Paris: Masson & Cie. 1952. 637 pp. — LATAPÍ, F.: Centenario del micetoma. Vandyke Carter, 1860. A publicarse, 1960. — Micetoma. Comunicación personal. México, D. F. 1947. — Citado por H. A. ARNOLD jr.: J. Amer. med. Ass. 138, 955 (1948). — Micosis cutáneas profundas. Breve nota sobre algunos aspectos prácticos de su diagnóstico y tratamiento. Acta Ses. Acad. Nac. Med. Méx., 1950. — Commentaire dans la Société Française de Dermatologie et de Syphiligraphie. Presse méd. 62, 217 (1954). — El servicio de dermatología del Hospital General (1905—1955). Memoria del cincuentenario del Hospital General, México 1955. — Citado por González-Ochoa. Therapy of fungus diseases. 321 pp. Sternberg and Newcomer. 1956. — Micetoma. Análisis de 100 casos estudiados en la Ciudad de México. Mem. III. Congr. Iber. Lat.-Amer. Derm., 203 pp. México, D. F. 1959a. — Griseofulvina. Un nuevo antimicótico por vía oral. Sem. méd. Méx. 20, 113 (1959b). — Griseofulvina. Presentación preliminar de resultados en un caso de tricofitosis universal y en un caso de micetoma del pie por N. brasiliensis. Ses. Clín. Soc. Mex. Derm., 19 febrero 1959c. — Griseofulvina en micosis cutáneas superficiales y profundas. Revisión de los primeros resultados observados en México. Ses. Soc. Mex. Derm., 2 abril, 1959d. — Griseofulvina en el tratamiento de algunas micosis profundas. II. Congr. Centroamericano de Dermatología. 5 a 8 Noviembre. Guatemala 1959e. — Un caso de micetoma del dorso por N. brasiliensis, tratado con corticoesteroides. Comunicación personal. Marzo 1960a. — Griseofulvin in the treatment of some mycoses. A.M.A. Arch. Derm. 81, 841 (1960b). — LATAPÍ, F., ANITA ARENAS y A. P. LAVALLE: Isoniazida en nocardiosis. Datos de control en un caso tratado durante un año. Acta Ses. AMAL, A.C., 9 julio 1953. — LATAPI, F., et A. P. LAVALLE: Emploi des sulfones et de l'isoniazide dans le traitement des mycétomes. Mem. VIIIe. Congr. Internat. Bot. Paris, 1954. 44 pp. — LATAPÍ, F., A. P. LAVALLE y ANITA ARENAS: Isoniazida en nocardiosis. Nota preliminar. Acta Soc. Mex. Derm., 12 febrero 1953. — LATAPÍ, F., P. LAVALLE, JOSEFA NOVALES y YOLANDA ORTIZ: Griseofulvina en micosis cutáneas profundas. Nota preliminar sobre resultados terapéuticos en un caso de micetoma por N. brasiliensis y en uno de esporotricosis por S. schenckii. Dermatología (Mex.) 3, 34 (1959). — LATAPÍ, F., y YOLANDA ORTIZ: Epidemiología del micetoma en México. A aparecer 1961. — LATAPÍ, F., F. MARIAT, P. LAVALLE, y ORTIZ YOLANDA: Micetoma por S. somaliensis localizado a un dedo de la mano. Comprobación en México del primer caso extraafricano (En prensa 1961). — LAVALLE, A. P.: Micosis profundas en México. Ses. Soc. Mex. Derm., 6 Marzo 1952. — Las micosis cutáneas en México. Mem. Congr. Cient. Mex. 9, 135 (1953). U.N.A.M. México. — Mycoses in Mexico. Seventh Annual Meeting of the Pacific Dermatologic Association. Mexico City. August 22. 8 pp. 1955. — Griseofulvina en un caso de micetoma. Ses. Clín. Soc. Mex. Derm., 19 febrero 1959a. — Tratamiento de las Micosis superficiales y profundas con Griseofulvina. Resultados observados durante los últimos 11 meses. II. Congr. Centroamericano de Dermatología. 5 a 8 Noviembre. Guatemala 1959b. — LAVALLE, A. P., y G. J. MILLAN: Estudio clínico y micológico de un caso de micetoma de la mano. Prensa méd. Mex. 14, 106 (1949). — LAUZE, S., R. DÉCARIE, G. HÉBERT, A. LEDUC et L. P. LEJEUNE: La nocardiose. Un. méd. Can. 87, 1153 (1958). — LAVERAN, M.: Au sujet d'un cas de mycétome à grains noirs. Bull. Acad. Med. 47, 773 (1902). — Tumeur provoquée par un micrococque rose en zooglées. C. R. Soc. Biol. (Paris) 58, 340 (1906). — LEAO, A. E. DE AREA, y J. LOBO: Mycétome du pied a cephalosporium recifei n. sp. Mycétome a grains blancs. C. R. Soc. Biol. (Paris) 117, 203 (1934). — LECOMTE, A., e F. HECKENROTH: Traitement et évolution d'un mycétome à grains rouges. Bull. Soc. Path. exot. 9, 346 (1916). — LE DANTEC, H.: Etude bactériologique sur le pied de Madura du Sénégal. Arch. Méd. nav. 72, 447 (1894). — Précis de pathologie exotique. Paris. 1900. 662 pp. — Etude bactériologique sur le pied de Madura du Sénégal. Précis Path. exot. 2, 576 (1911). — LEGER, A.: Culture du champignon. Bull. Soc. méd.-chir. franç. Ouest. Afr. 19, 144 (1921). — LEGRAIN, E.: Sur quelque affections parasitaires observés en Algérie. Arch. Parasit. 1, 158 (1898). — LEHERT, A.: Atlas d'anatomie pathologique. 1857. — LEWIS, E., and A. CUNNINGHAM: The fungus disease of India: a report of observations. Calcutta 1875. — Eleventh Annual Report of the San Comm. with the Governm. of India. Also Physiological and Pathological Researches (In Memorian), 337 pp. London 1888. — The fungus disease of India. Calcutta 1875. Zit. nach SCHEUBE, Krankheiten der warmen Länder. Jena: 1903. — LIGNIÈRES, A., et E. SPITZ: Contribution à l'étude des affections connues sous le nom d'actinomycose (2e. mémoire). Arch. Parasit. 7, 428 (1903). — Contribution à l'étude, à la classification et à la nomenclature des affections connu sous le nom d'actinomycose. Zbl. Bakt., I. Abt. Orig. 35, 87 (1904). — LIGUERIS, M. DES: A note on cases of mycetoma in natives from the northern. Trans. J. med. Ass. S. Afr. 2, 10 (1928). — LILLIE, A. D.: Reactions of various parasitic organism in tissues in the Barrer, Feulgen, Gram and Gram-Weigert methods. J. Lab. clin. Med. 32, 76 (1947). — LINDENBERG, A.: Un nouveau mycétome. Arch. Parasit. 13, 265 (1909). — Um novo micetoma. Rev. Méd. Cir. S. Paulo 18 (1909a). — Dermatomycoses brazileiras. Brasil.-med. 34, 89 (1909b). — LINHARES, D. W.: Sôbre um caso de clinica cirurgica (micetoma podal). Rio Tip. Rev. Tribunal 1917a. — Sôbre um caso de clínica cirúrgica (Micetoma podal). Tese Fac. Med. Rio de Janeiro 1917b. — LIST, C. F., J. R. WILLIAMS, C. B. BEEMAN and C. A. PAYNE: Nocardiosis with multilocular cerebellar abscess; report of cured case. J. Neurosurg. 11, 394 (1954). — LITTMAN, M. L., et al. In vitro susceptibilidad of human pathogenic actinomycetes to chloramphenicol (chloromycetin). Amer. J. clin. Path. 20, 1076 (1950). — LIVAS, E. C.: Un caso de micetoma negro. Rev. Med. Monterrey 1934. — LLERENA, J.: Comunicación personal. El Salvador, C. A. Noviembre 1957. — LÔBO, J.: Mycetoma podal im Pernambuco. An. Fac. Med. Recife 8, 5 (1943). — LÔBO, J., y A. E. LEÃO-ARÊA: Mycetoma podal e Cephalosporium Recifei, n. sp. (Mycetoma de grãos brancos). Correio Medico Recife. 1934. — Micetoma podal de grãos brancos, Acremoniella Lutzi. Acta méd. 4, 111 (1939). — LOJEVOY, E. D., y R. W. HAMMACK: Mycetoma. On décrit plus tard un Actinomyces mexicano, truvé dans un cas sur 4 cas de mycétome en Californie (Los Angeles), chez des Mexicains. Arch. Derm. Syph. (Chicago) 11, 71 (1925). — LOSSO, M.: Intorno a due casi micetoma bianco a pieda di Madura. Morgagni 1, 21 (1910). — LOVEGNY, E. D., and R. W. HAMMACK: Mycetome. Report of four cases. Arch. Derm. Syph. (Chicago) 11, 71 (1925). — LURIE, H. J.: Fungal diseases in South Africa. S. Afr. med. J. 29, 186 (1955). — LUSENA, H.: Presentatione di piede di Madura. Sperimentale 77, 255 (1923).

MABERTI, S., y D. BORELLI: Un micetoma podal por Madurella mycetomi en Venezuela. Gac. méd. Caracas 64, 279 (1956). — MACKENZIE, E.: Indian med. Gaz. 46, 378 (1911). — MACKINNON, J. E.: Micosis autóctonas, revisión crítica de casos observados en Uruguay, 1932—1938; bibliografía completa del Uruguay. An. Fac. Med. Montevideo 25, 53 (1940). — Clasificación de las micosis. Hoja tisiol. 9, 321 (1949). — Los agentes de maduro micosis de los géneros Monosporium Allescheria, Cephalosporium de dudosa identidad. An. Fac. Med. Montevideo 36, 153 (1951a). — Características de cuatro cultivos de Madurella mycetomi (Laveran) Brumpt aislados en el Sudán y en la Somalia británica. An. Fac. Med. Montevideo 36, 197 (1951b). — A contribution to the study of the causal organism of maduromycosis. Trans. roy. Soc. trop. Med. Hyg. 48, 470 (1954). — Trans. roy. Soc. trop. Med. Hyg. 49, 287 (1955). — MACKINNON, J. E., and R. C. ARTAGAVEYTIA-ALLENDE: The main species of pathogenic aerobic actinomycetes causing mycetomas. Trans. roy. Soc. trop. Med. Hyg. 50, 31 (1956). — MACKINNON, J. E., FERRADA, R. C. ARTAGAVEYTIA-ALLENDE and N. GARCÍA-ZORRÓN: The inhibitory effect of chemotherapeutic organisms of exogenous mycetomas and nocardiosis. Trans. roy. Soc. trop. Med. Hyg. 52, 78 (1958). — MACKINNON, J. E., L. V. FERRADA y L. MONTEMAYOR: Investigaciones sobre las maduromicosis y sus agentes. An. Fac. Med. Montevideo 34, 231 (1949). — Madurella grisea n. sp.; new species of fungus producing black variety of maduromycosis in South America. Mycopathologia (Den Haag) 4, 384 (1949). — MACKINNON, J. E., y S. VIDAL: Caracteres diferenciales entre la forma parasitaria de Madurella mycetomi y la de Madurella grisea. Arch. Soc. Biol. Montevideo 21, 36 (1954). — MADDEN, F. C.: Two cases of the pink variety of mycetoma. Records of the Egyptian Gov. School of med. 1901. J. trop. Med. Hyg. 5, 243 (1902). — MAGALHÃES, P. H.: Um caso de micetoma podal de grãos branco-amarelados. An. Policlínica Rio de J. 1, 64 (1916). — Um caso de hyphomycetoma (nova doenca). An. Policlínica Rio de J. 4, 312 (1919). — A propos des mycoses. Rev. méd. Trop. 13, 17 (1921). — MAGAÑA-LOZANO, M.: El empleo de las sulfonamidas en el tratamiento de los micetomas. Estudio de la flora asociada. Comunicación de 7 casos. Rev. méd. Hosp. gen. (Méx.) 23, 223 (1960). — MAGGI, N.: Unusual mycosis of foot; case. Accad. med. (Genova) 54, 239 (1939). — MAISLER, A., A. HULEA, A. AVRAM et S. SPIREA: Mycétome a grains noirs produit par „Madurella polimorpha‟. Sem. Hôp. Paris 34, 2116 (1958). — MAITLAND, J.: Case of mycetoma of de abdominal wall. Indian med. Gaz. 57 (1898). — MAKOWSKI, A. T.: The influence of various sex hormones in experimental fungus infections. Antibiot. and Chemother. 4, 1100 (1954). — MANCA-PASTORINO, V.: Rare actinomycotic mycetoma of knee; case. G. ital. Derm. Sif. 79, 967 (1938). — MANRIQUE, A. J.: Pie de Madura. Rev. méd. Hosp. Obrero (Lima) 1, 248 (1952). — MANTELLI, C., e G. NEGRI: Ricerche sperimentalli sull'agente etiologico di un micetoma a grani neri Penicillium mycetogenun n. f.). Nota preventiva. G. Accad. med. Torino 5, 161 (1915). — MARCHAND, H.: Demonstration eines Falles von Madurafuß. Münch. med. Wschr. 10, (1911). — MARIA, A. DE, and M. TERAMO: Mycetoma of left colon. Policlinico, Sez. 61, 1419 (1954). — MARIAT, F.: Physiologie des actinomycetes aérobies pathogènes. I. Expériences préliminaires. Ann. Inst. Pasteur 86, 479 (1954). — Les principaux actinomycètes aérobies responsables de mycétomes. Mycologia Méd. L'Expansion Scientifique Francaise, 255 pp. 1956. — Action in vitro de la 4—4' diaminodiphényl sulfone sur les actinomycètes aerobies pathogènes. C. R. Acad. Sci. (Paris) 244, 3095 (1957a). — Les principaux actinomycètes aérobies responsables de mycetomes. Sem. Hôp. Paris 33, 939 (1957b). — Sur l'utilization de divers composés carbonès et azotés par Streptomyces madurae, S. pelletieri et S. somaliensis. C. R. Acad. Sci. (Paris) 245, 593 (1957c). — Physiologie des actinomycètes aerobies pathogènes. Recherches sur l'activité protéolytique et sur la nutrition azotée et carbonée de N. asteroides, N. brasiliensis, S. madurae, S. pelletieri et S. somaliensis. Mycopathologia (Den Haag) 9, 111

(1958). — Mariat, F., et P. Lavalle: Sur l'utilization de divers composés carbonés et azotés par Nocardia asteroides et N. brasiliensis. C. R. Acad. Sci. (Paris) 240, 255 (1955). — Maroun, T.: Histologic aspects. Rev. méd. Moy. Or. 2, 110 (1943). — Marill, F. G., et E. Timset: Mycétome du pied à Actinomyces israeli traité par l'association à la streptomycina d'un dérivé sulfoné. Bull. Soc. franç. Derm. Syph. 5, 689 (1957). — Martin, N., et A. Laureht: Tumeur éléphantiasique du pied, présentant l'aspect d'un pied de Madura chez un indigène algérien. Bull. Soc. Path. exot. 2, (1912). — Martin, W. J., D. R. Nichols, W. E. Willman and L. A. Weed: Diseminated actinomycosis treated with tetracycline. Arch. Inst. Med. 97, 252 (1958). — Martirani, I.: Considerações sobre um caso de pé de madura a graos vermelhos. Com. Dep. Científico CAOC., 16 abril 1940. — Mata, A.: Mycetoma of foot. Amazonas méd. 6, 30 (1944). — Mazza, S. A., R. Cornejo y R. Pereyra: Micetoma por Madurella. Actas y Trabajos del VI. Congr. Nac. Med. Córdoba 3, 225 (1929). — Micetoma por Madurella. Misión Est. Pat. Reg. (Jujuy) 3, 3 (1939). — Mazza, S., y E. J. Canal-Feijó: Micetoma de granos negros por Madurella sp. del Chaco santiagueño. Soc. Arg. Pat. Reg. Norte. VI. Reunión, S. 244, 1931. — Mazza, S., et S. Miyara: Primer caso autóctono de micetoma actinomicósico del pie, observado en la provincia de Mendoza. IX. Reunión Soc. Arg. Pat. Reg. 3, 1964 (1939). — Mazza, S., y A. J. Senorans: Micetoma del pie a Madurella originado en el Chaco, primer caso. IX. Reunión Soc. Pat. Reg. 3, 1974 (1939). — McCarthy, L.: Mycoses tropical. J. Amer. med. Ass. 123, 449 (1943). — McClung, N. M.: Morphologic studies in genus nocardia, cytologic studies. J. Bact. 59, 589 (1950). — The utilization of carbon compounds by nocardia species. J. Bact. 68, 231 (1954). — McGee, H. S.: Report of a case of Madura foot. Sth. med. J. (Bgham, Ala.) 6, 107 (1922). — McMurtrie, K.: A case of mycetoma (Madura foot). S. Afr. med. Rec. 12, 164 (1914). — McQuestin, C.: Mycetoma of foot. Pacific med. J. Surg. 7, 552 (1874). — McQuown, A. L.: Actinomycosis and nocardiosis. Amer. J. clin. Path. 25, (1955). — McVay jr., L. V., and D. H. Sprunt: A long term evaluation of aureomycin in the treatment of actinomycosis. Ann. Inst. Med. 38, 955 (1953). — Medina-Jimenez, R.: Tercera nota sobre las afecciones micósicas. Gac. méd. Caracas 23, 57 (1916). — Las afecctiones micósicas en Venezuela. Gac. méd. Caracas 33, 69 (1924). — Meriño-Gonzalez, H.: Estudio del pie de Madura en Chile con el primer caso de micetoma podal maduromicósico de granos negros. Tesis, Univ. Santiago de Chile 1946. — Meyer, C., and M. S. Kagen: Deep mycotic infectious in Illinois. Illinois med. J. 94, 308 (1948). — Meyerding, H. W., and J. A. Evert jr.: Mycetoma or Madura foot report of cases including one case of maduromycosis of hand. Minn. Med. 30, 407 (1947). — Milian, H.: Actinomycose de la plante du pied. Ann. Derm. Syph. (Paris) (1905). — Miller, H. E., and H. Morrow: Cephalosporiosis. An unusual mycotic infection. Arch. Derm. Syph. (Chicago) 25, 294 (1932). — A case for diagnosis (Mycetoma maduromycosis). Arch. Derm. Syph. (Chicago) 55, 733 (1947). — Miller, J. M., P. H. Long and B. Schoenbach: Successfull treatment of actinomycosis with „Stilbamidine". J. Amer. med. Ass. 150, 25 (1952). — Miranda, R. N., C. Cunha y J. Schweidson: Micetoma actinomicósico. X Reunião anual dos dérmatosifilográfos Brasileiros. Rev. méd. Paraná 24, 115 (1955). — Montoro, W. O.: Madura foot in Cuba. J. Amer. med. Ass. 72, 817 (1919). — Montoya, M., y E. Florez: Micetoma o Pie de Madura. Ann. Acad. Med. Medellín 12, 379 (1904). — Montpellier, J.: Les mycoses du pied en Algérie. Thèse, Bordeaux 1914. — Note biologique au sujet des mycétomes. Essais de vaccinathérapie. Bull. Soc. Path. exot. 15, 7 (1922). — Deuxième cas algérien de mycétome du pied (type „Pied de Madura") du à l'Aleurisma apiospermum. Bull. Soc. Path. exot. 17, 755 (1924). — Les mycétomes algériens. Rev. prat. Mal Pays chauds 8, 595 (1928). — Résultats de l'étude d'un nouveau mycétome du pied observé a Algérie. Bull. Soc. Path. exot. 27, 209 (1934). — Montpellier, J., et A. Catanei: Formes cliniques, histologie pathologique, parasitologie et diagnostique des mycétomes observés en Algérie. Arch. Inst. Pasteur Algér. 5, 489 (1927). — Montpellier, J., A. Catanei et P. Clapier: Etude d'un mycétome à grains noirs dú à Glenospora clapieri, Catanei. 1927. Bull. Soc. Path. exot. 20, 502 (1927). — Montpellier, J., et P. Guillon: Mycétome du pied (type pied de Madura) dù à l'Aleurisma apiospermum. Bull. Soc. Path. exot. 14, 285 (1921). — Montpellier, J., et A. Lacroix: Encore un mycétome du pied, type „Pied de Madura" observé en Algérie, et du au Nocardia madurae. Bull. Soc. Path. exot. 14, 357 (1921). — Montpellier, J., et A. Matamoros: Le nodule mycétomique. 51me. Congrès de l'Association pour l'Avancement des Sciences, Constantine, avril 1927. — Moore, M.: Radiate formation on pathogenic fungi in human. Tissu. Arch. Path. (Chicago) 42, 113 (1946). — Mycetoma of the hand and arm caused by madurella. Report of a case with a review of the literatum. Amer. J. trop. Med. Hyg. 3, 303 (1954). — Moos, E. S., and A. L. McQuown: Atlas of medical mycology, 1—30 pp. Baltimore: Williams & Wilkins Company 1953. — The deep or systemic mycoses. Scope 4, No 6, 1—2 pp. The Upjohn Co. Kalamazoo, Mich. — Moos, Emma, A. L. McQuown and R. S. Cooke: Fungous diseases. Arch. Derm. Syph. (Chicago) 71, 245 (1955). — Moreau, M. H.: Un caso de pie de Madura. Radiología (B. Aires) 9, 91 (1946). — Pren. méd. argent. 36, 230 (1949).—Musgrave, W. E., M. T. Clegg and M. Polk: Streptotrichosis with special reference to the etiology and classification of mycetoma. Phillip. J. Sci. 3, 447 (1908). — Medizinalberichte über die deutschen Schutzgebiete 1909—1910.

NAKAYAMA, H.: Impfversuche mit Actinomyces asteroides. Arch. Hyg. (Berl.) 58, (1906). — NAUGK, E. G.: Mycetom (Madurafuß). In JADASSOHN Handbuch der Haut- und Geschlechtskrankheiten, Bd. XII/1, S. 332—365. Berlin: Springer 1932. — NAVARRO, H.: Madura foot: report of a case. J. Amer. med. Ass. 71, 967 (1918). — NEGRONI, P.: Estudio micológico sobre 50 casos de micosis observadas en Buenos Aires. Tesis, Buenos Aires 1931. — Microorganismos productores de micetomas humanos. Rev. Soc. argent. Biol. 10, 327 (1934). Cincuenta casos de actinomicosis y resultados de la vacunoterapia. Rev. Inst. Bact. 7, 662 (1936). — Clasificación de las micosis profundas. Rev. Inst. Malbrán 15, 248 (1950). — Clasificación de las micosis. Rev. argent. Dermatosif. 36, 21 (1952). — Micosis profundas y viscerales. I. Los micetomas. Buenos Aires: El Ateneo 1956. — NEGRONI, P., y C. A. N. DAGLIO: Maduromicosis a madurella tabarkae, primer caso sudamericano. Rev. Inst. Malbrán 16, 133 (1954). — NEGRONI, P., H. L. FERNANDEZ y C. A. N. DAGLIO: A propósito de un caso de pie de madura con granos negros. Revisión de los micetomas producidos por „Madurella". Rev. argent. Dermatosif. 31, 192 (1947). — NEGRONI, P., y M. VUCETICH: Micetoma maduromicótico por „Madurella mycetomi" (Laveran). Pren. méd. argent. 37, 290 (1948). — Micetoma maduromicósico por Madurella mycetomi. Rev. Inst. Malbrán 15, 106 (1953). — NEGRONI, P., y J. A. TEY: Estudio micológico del primer caso argentino de micetoma maduromicósico con granos negros. Rev. argent. Dermatosif. 23, 584 (1939). — NEKAM, L., et P. POLGAR: L'emploi de la vitamine K dans le traitement des dermatomycoses profondes. Acta derm.-venereol. (Stockh.) 31, 344 (1951). — NEUHAUSER, IRENE: Black grain maduromycosis caused by Madurella grisea. A.M.A. Arch. Derm. 72, 550 (1955). — NEUKIRCH, E.: Über Aktinomyceten. Straßburg: Ludolf Beust 1902. — NEVES-AROEIRA, J.: Contribuçâo ao estudo dos Micetomas em Minas Gerais, Brasil. Maduromicetoma podálico pelo Monosporium apiospermum Saccardo, 1911. Rev. bras. Biol. 2, 305 (1942). — NEVEU-LEMAIRE, A., et H. ROTON: Sur deux cas de mycétome observés au Sénégal. Soc. Méd. Trop., 22. Dez. 1911. — NICKERSON, W. J.: Medical mycology. An. Rev. Microbiol. 7, 245 (1953). — NICOD, J. L., et G. BARRAS: Actinomycose à nocardia (nocardiose). Rev. méd. Suisse rom. 78, 234 (1958). — NICOLAU, ST. GH., u. A. AVRAM: Der gegenwärtige Stand der Behandlung des Myzetoms im Lichte eigener Erfahrung. Derm. Wschr. 1959. — Micetom de gamba determinat de Nocardia madurae. Derm.-Vener. (Bucureşti) 1, 65 (1959). — Contributii la tratamentul conservator al micetomului picioruleri. Efectul curativ al hidrazidei acidului izonicotinic asupra unov cazuri determinate de paraziti sensibilifata de aust chimioterapic. Probl. Ter. (Bucureşti) 10, 61 (1959). — NICOLAU, ST. GH., A. AVRAM, L. COLINTINEANU, L. BĂLUS u. M. STOIAN: Efect favorabil al hidrazidei acidului izonicotinic asupra leziunilor osoase dintr uncaz de micetom alpicrorului cu graunti albi determinat de Geotrichum candidum. Derm.-Vener. (Bucureşti) 3, 263 (1958). — NICOLAU, ST. G., A. AVRAM, N. DOBROVICI et D. HATMANU: Aspects clinicoradiologiques des mycétomes du pied. Contributions à l'étude de l'ostéite mycétomique. Presse méd. 67, 1863 (1959). — NICOLAU, ST. GH., A. AVRAM, u. M. STOIAN: Micetom cu graunti albi al piciorului determinat de nocardia madurae. Derm. Vener. 1, 55 (1959). — NICOLAU, ST. GH., and R. EVOLCEANU: Mycologic studies of mycetoma of foot with black granules (Mortierella mycetomi). Ann. Derm. Syph. (Paris) 7, 330 (1947). — NICOLAU, ST. GH., A. HULEA, A. AVRAM, L. COLINTINEANU u. L. BĂLUS: Studiu clinic si micologic asupra unui caz de micetom cu graunti albi al piciorului determinat de Geotrichum candidum. Derm.-Vener. (Bucureşti) 3, 217 (1957). — NICOLLE, CH., et G. BLANC: Sur les divers cas de mycétome observés jusqu'à ce jours en Tunisie. Ann. Inst. Pasteur Tunis 4, 183 (1920). — NICOLLE, CH., et E. PINOY: Sur un cas de mycétome d'origine aspergillaire observé en Tunisie. Arch. Parasit. 10, 437 (1906). — Un cas de mycétome à grains noirs. Culture et inoculation expérimentale. Bull. Soc. Path. exot. 1, 95 (1908). — NICOLLE, CH., E. PINOY et E. BRUNSWIC LE BIHAM: Sur un cas de mycétome d'origine aspergillaire, observé en Tunisie. Rapp. présenté par M. E. BLANCHARD à l'Acad. de méd. Paris 1906. — NIÑO, F. L.: Micetoma podal maduromicósico con granos blancos por „Monosporium apiospermum" en la República Argentina. Bol. Inst. Clin. quir. (B. Aires) 17, 483 (1941). — Maduromicosis del pie de granos blancos por Monosporium apiospermum, estudio de un caso. Pren. méd. argent. 29, 250 (1942). — Micetoma actinomicósico del pie. Arch. Soc. argent. Anat. 9, 297 (1947). — Allescheria boydii Shear, 1921, agente etiológico del micetoma maduromicósico a granos blancos en la Argentina. Pren. méd. argent. 36, 314 (1949). — Estudio micológico de la segunda observación argentina de micetoma podal por „Monosporium apiospermum". Pren. méd. argent. 40, 764 (1953). — Micetoma podal maduromicósico a granos negros; estudio clínicomicológico de una nueva observación argentina. Pren. méd. argent. 45, 593 (1958). — NIÑO, F. L., H. G. NAPOLITANO y H. H. VAZQUEZ: Micetoma podal madumomicósico a granos blancos (segunda observación en Argentina). Arch. Soc. argent. Anat. 9, 243 (1947). — NOC, F., et E. JOUENNE: Les mycétomes à grains noirs du Sénégal. Ann. Inst. Pasteur 36, 365 (1922). — NOCARD, E.: Note sur le maladie des boeufs de la Guadaloupe connue sous le nom de farcin. Ann. Inst. Pasteur **2**, 293 (1888). — Nogue, A.: Un cas de mycétome à grains rouges des régions sternocostales et abdominales supérieures. Bull. Soc. méd. Chir. franç. Ouest. Afr. **14**, (1921). — Nogue, A., et E. Lhuerre: Un cas de mycétome à grains rouges. Bull. Soc. Path. exot. **15**, 862 (1922). — Novales, Josefa: Histopatología de las micosis profundas. Mem. III. Congr. Iber. Lat.-Amer. Derm., México, D. F. 1959. 222 pp. Histopatología de los micetomas a N. brasiliensis. Comunicación personal. 1959. — Novy, J. A. de: Ein geval van autochtone infectie met actinomyces. Medel. Burgelijk. Dienst Ned.-Indië **146** (1920). — Nuessle, R. F.: Madura foot or mycetoma pedis. J.-Lancet **70**, 295 (1950).

Obermayer, M. E.: México. A study of its contributions to dermatology. A.M.A. Arch. Derm. **73**, 550 (1956). — Ocaranza, F.: El micetoma en Sonora. Bol. cienc. Méd. **4**, 433 (1914). O'Connor, H.: Les mycetomes en Afrique Occidentale Francaise. Med. trop. (Marseille) **18**, 245 (1958). — Oliveira, D. de, S. C. Lacaz y F. P. de Almeida: Un caso de micetoma maduromicósico. Rev. paul. Med. **32**, 153 (1948). — Onorato, R.: I micetomi in Tripolitania. Arch. ital. Sci. med. colon. **7**, 33 (1926). — Oppenheim, H.: Vortrag über Mycetoma pedis. Arch. Schiffs- u. Tropenhyg. **7**, 446 (1903). — Die pathologische Anatomie des indischen Madurafußes (Mycetoma pedis). Arch. Derm. Syph. (Berl.) **71**, 209 (1904). — Ortiz, Yolanda: Micetoma. Bibliografía con motivo del centenario. A aparecer 1960. — Ortiz-Tirado, A.: Cloruro de sodio por vía intrarterial. Inyecciones intrarteriales de solución de yoduro de sodio al 5 % en el tratamiento de dos casos de artrimicosis de los miembros inferiores. Rev. mex. Cienc. méd. **6**, 1085 (1931/32). — Oteiza, M., A. Ramirez-Corria y J. de Armas: Las micosis en Cuba. Inform. méd. (Habana) **4**, 3 (1940).

Pagenstecher, G. A.: Madura foot more properly called mycetoma. J. Amer. med. Ass. **78**, 1363 (1922). — Third case of mycetoma. J. Amer. med. Ass. **82**, 1692 (1924). — Palmer, F. J.: A case of madura foot treated by chemotherapy. Apparent cure. Indian med. Gaz. **61**, 74 (1926). — A second case of madura foot treated by chemotherapy with apparent cure. Indian med. Gaz. **63**, 530 (1928). — Paltauf, E.: Über Madurafuß. Internat. klin. Rdsch. **26**, (1894). — Panja, D., and A. K. Banerjee: Cutaneous nocardiosis in India. A case report. Indian J. Derm. **1**, 39 (1955). — Panja, G., and S. N. Chaudhuri: Mycetoma of the foot-melanoid (black) variety. Indian J. Derm. **3**, 24 (1957). — Pardo-Castello, V.: Clasificación de los hongos parásitos de la especie humana. Rev. méd. cubana **19**, 1 (1918). — Pasquini-Lopez, C.: Un caso de pie de madura. Bol. Inst. Clin. quir. (B. Aires) **3**, 829 (1927a). — Un caso de pie de Madura. III. Reunión Soc. Arg. Pat. Reg. Norte, p. 1345, 1927b. — Patton, W. S.: Mycetoma (Madurafoot) in the Yemen. Brit. med. J. **1906**, 1401. — Pautler, E. E., R. W. Roberts and P. R. Beamer: Mycotic infection of eye; monosporium apiospermum associated with corneal ulcer. A.M.A. Arch. Ophthal. **53**, 385 (1955). — Peabody jr., J. W., and I. Seaburg: Actinomycosis and nocardiosis. J. chron. Dis. **5**, 374 (1957). — Pelletier, J.: Mycétome à grains rouges observé à Saint-Louis. (Sénégal). Ann. Hyg. Méd. colon. **9**, 578 (1906). — Peña, R.: A proposito de um caso de Mycetoma podal de grãos brancos observado em Assunción, produzido pelo Scedosporium apiospermum. Rev. Med. Cir. Bras. **38**, 116 (1930a). — A propos d'un cas de mycétome a grains blancs observé à Assomption (a Paraguay) et produit par le Scedosporium apiospermum. C. R. Soc. Biol. (Paris) **104**, 689 (1930b). — Peniche, J.: Comunicación personal. Servicio Dermatología, Hospital General. México, D. F. 1960. — Pepere, A.: Sul fungo parassita di un „Micetoma a Grani Neri" del piede (Carter) nostrano (Monosporium apiospermum Sacc. [M. sclerotiale]). Sperimentale **68**, 531 (1914). — Peters, J. T.: Clinical cure of Madura foot (case treated by sulfadiasine, sulfonamide). Amer. J. trop. Med. **25**, 363 (1935). — Pijper, A., and B. Pullinger: South african nocardioses. J. trop. Med. Hyg. **30**, 153 (1927). — Pinopou, R.: Sobre un caso de micetoma de granos negros. Vargas. **8**, 238 (1917). — Pinkerton, M. E.: A comparative study of conidial formation in cephalosporium and some related hyphomycetes. Ann. Missoury bot. Gard. **23**, 1 (1936). — Pinoy, E.: Actinomycose et mycétomes. Bull. Inst. Pasteur **11**, 929 (1913a). — Un traitement des mycétomes. Bull. Soc. Path. exot. **6**, 710 (1913b). — Pintille, D., R. Evolceanu, M. Condeiescu y A. Denischi: Contributii la tratamentul chirurgical conservator al piciorului de Madura prin plastic cutanata cu grefa. Filatov Chirurgia **3**, 130 (1955). — Pirajá da Silva, P. R.: Sôbre uma nova maduromicose de grãos brancos, produzida pela Indiella Brumpti n. sp. Tese de doutoramento. Bahia 1922. Plehn, F.: Madurafuß (Mycetoma pedis). Handbuch der pathogenen Mikroorganismen, Bd. 5, S. 113. 1927. — Plehn, F., u. K. Mense: Die tropischen Hautkrankheiten. In Menses Handbuch der Tropenkrankheiten, Bd. 2, S. 662. 1924. — Pochat, A. L., y R. C. Zapater: Observaciones de dos casos de maduromicosis (podal y de mano respectivamente) ocasionadas por Madurella mycetomi. Pren. méd. argent. **43**, 1542 (1956). — Polverini, G.: Ricerche e observazionni sul pede di Madura. Arch. biol. norm. pat. Firenze **57**, 639 (1903). — Untersuchungen über den Madurafuß. Sperimentale **6** (1904). Mh. prakt. Derm. **38**, 575 (1904). — J. trop. Med. **8**, 63 (1905). — Poncet, F., et H. Bérard: L'actinomycose humaine. Paris 1898. — Pope, B. F., and D. S. Lamb: Mycetoma, the fungous foot of India. N.Y. med. J.

64, 386 (1896). — POTRON, E., and G. THIRY: Pyodermatomycose provoqué par un „Nocardia". Rev. méd. Est. **45**, 159 (1913). — PRASAD, K.: Notes on a case of fungus disease of India (Mycetoma or Madura foot). Indian med. Gaz., 139 (1906). — PROCKNOW, J. J., and C. G. LOOSLI: Treatment of the deep mycoses. A.M.A. Arch. intern. Med. **101**, 765 (1958). — PROFIROV, D., and Iv. TOLEV: A case with mycetoma of the foot cured totally with streptomycin. Sâvr. Med. **4**, 89 (1957). — PUENTE-DUANY, N., G. ALDEREGUIA y J. GARCIA-ALVARADO: Un caso de micosis pleuropulmonar con abscesos múltiples de la piel. Rev. Méd. Cir. Habana **33**, 779 (1927). — PUESTOV, K. L.: Maduromycosis. A contribution to the study of maduromycosis, with a report of a case of infection with Aspergillus nidulans. Arch. Derm. Syph. (Chicago) **20**, 642 (1929). — PUNTONI, V., e D. LEONARDI: Sulla sistemica degli attinomiceti asteroides. n. g. Boll. Accad. med. Roma **61**, 90 (1935). — PUTZU, F.: Mycetoma of the foot in Europe. Arch. ital. Chir., 585 (1924). — PUYHAUBERT, E., et R. JOLLY: Notes sur un cas de mycétome à grains noirs. Bull. Soc. Path. exot. **12**, 57 (1919).

RAGAINI, A., and C. TOSI: A case of pulmonary mycetoma cured by means of antimycotic broncho-instillations. Pan. Med. **1**, 113 (1959). — RAO, M. G., and M. RAMACHANDRA: A case of mycetoma of the hand and foot. Indian med. Gaz. **63**, 329 (1928). — RAVANT, A., et E. PINOY: Sur une nouvelle forme de discomyces cutanée. Ann. Derm. Syph. (Paris) **10**, (1909). — RAYNAUD, R.: Madura foot (Pied de Madura). Prat. derm. **3**, 448 (1902). — RAYNAUD, R., J. MONTPELLIER et A. LACROIX: Un cas de mycétome du pied a Nocardia madurae chez un indigene algérien. Bull. Soc. Path. exot. **15**, 379 (1922). — REENSTIERNA, J.: Reproduction expérimentale du mycétome chez le lapin. Arch. Inst. Pasteur Tunis **15**, 101 (1926). — REIFFERSCHEID, M., u. H. SEELINGER: Monosporiose und Maduromykose: die sogenannte therapieresistente Aktinomykose. Dtsch. med. Wschr. **80**, 1841 (1951). — REILLY, E. B., and H. H. STEEL: Case of actinomicotic variety. New Engl. J. Med. **241**, 900 (1949). — REMLINGER, P.: Un cas de pied de Madura observé au Maroc. Bull. Soc. Path. exot. 707 (1912). — Etiologie du pied de Madura. C. R. Soc. Biol. (Paris) **8**, (1913). — RENSTIERN, J.: Reproduction experimentale du mycetome chez le lapin. Res. Bull. Inst. Pasteur **25**, 131 (1927). — REYES, O., y D. BORELLI: Un caso de micetoma podal por madurella grisea. Rev. Sanid. Asist. soc. **22**, 445 (1957). — REYNIER, P., et E. BRUMPT: Observation parisienne de pied de Madura. Bull. Acad. Med. **55**, 709 (1906). — ROBIN, E.: Pied de Madura. Gaz. méd. Paris 461 (1863). — ROBLEDO, A., y R. TEJADA: Estudio sobre un caso de Micetoma. Actas derm. dermo-sifiliogr. (Madr.) **43**, 787 (1952). — ROCHEFORT, M.: Du pied de madura on mycétome de Vandyke Carter. Arch. Méd. nav. **26**, 25 (1876). — RODRIGUEZ, M. J. D.: Revisión de las micosis profundas en Ecuador. Rev. ecuat. Hig. **15**, 177 (1958). — ROMANO, A. H., and A. SOHLER: Biochemistry of the actinomycetales. II. A comparision of the cell-wall composition of the genera streptomyces and nocardia. J. Bact. **72**, 865 (1956). — ROMERO, A.: Actinomicosis cutánea primitiva del muslo. Rev. inform. Ter. **28**, 172 (1953). — ROMO-DIEZ, X.: Micosis del raquis. Rev. méd. Hosp. gen. (Méx.) **7**, 119 (1944). — Las lesiones óseas en los micetomas actinomicósicos. Trabajo presentado en la Sociedad Médica del Hospital General. 1950. — Las lesiones óseas en los micetomas actinomicósicos. Trabajo de Ingreso. Sociedad Mexicana de Dermatología. 3 agosto 1951. — Contribución al estudio de la nocardiosis. Rev. Méd. Hosp. gen. (Méx.) **18**, 401 (1955). — Micosis profundas, lesiones óseas y su tratamiento quiúrrgico. Rev. méd. Hosp. gen. (Méx.) **20**, 97 (1957). — The orthopedic surgeon and the deep seated mycoses. Eleventh Biennal International College of Surgeons. Los Angeles Calif. March 9—14, 1958. — Micosis profundas. Lesiones óseas y su tratamiento quirúrgico. Mem. III. Congr. Iber. Lat.-Amer. Derm. 214 pp., México, D. F. 1959. — ROUX, M.: Traité pratique des maladies des pays chauds **3**, 353 (1888). — RUELLE, E.: Contribution á l'étude du mycetome. Thèse de Bordeaux 1893. — RUSTOMJEE, B.: Trans. med.-phys. Soc. (Bombay) **5**, 230 (1860).

SACCARDO, P.: Sylloge fungorum Bd. 4 u. 8, 14. 1899. — Hyg. Fungorum **22**, 1287 (1910). — SAENZ, B.: Pie de Madura. Bol. Soc. cubana Derm. Sif. **1**, 35 (1929). — Micetoma a granos amarillos. Bol. Soc. cubana Derm. Sif. (1938). — SALAS, A., y D. BORELLI: Micetoma torácico por Nocardia brasiliensis. Fed. méd. No. Gnico 41 (1956). — SALAZAR-LEITE, A., J. V. BASTOS-DA LUZ y M. T. V. DE MEIRA: African mycetoma. An. Inst. med. trop. (Lisboa) **5**, 7 (1948). — SAMPAIO, S. A. P., y C. DA SILVA-LACAZ: Ação do sulfisoxazol na actinomicose provocada pelo actinomyces brasiliensis. O Hospital **50**, 795 (1956). — SANTILLON, PR., y G. PALACIOS: Discomicosis de la pierna. Bol. Inst. Clin. quir. (B. Aires) **3**, 825 (1927). — SAR, A. VAN DER, and P. H. HARTZ: Mycetoma pedis; case. Amer. J. clin. Path. **16**, 129 (1946). — SARPYENNER, M. A., and O. ARIKAN: Madura foot. Türk. Tip. Mec. **16**, 133 (1950). — SARTORY, A.: Sur les caractéristiques du genre oospore et son extension dans l'etat actuel de nos connaissances. Presse méd. (1910). — SARTORY, A., R. MARCEL et J. MAYER: Contribution à l'étude des mycétomes: un nouveau cas d'actinomycoses à grains jaunes. C. R. Acad. Sci. (Paris) **188**, 745 (1929). — SAUVAGEAU, A., et H. RADAIS: Sur les genres cladothrix, streptothrix, actinomyces et description de deux streptothrix nouveaux. Ann. Inst. Pasteur **6**, 242 (1892). — SCHAPIRO, M. M.: Mycetomatosis.

Docum. Med. geógr. trop. (Amst.) **6**, 106 (1954). — SCHATTOCK, A.: Mycetoma papillomatosum. Brit. med. J. **1898**, 622. — SCHINZ-BAENSCH-FRIEDL-UEHLINGER: Madurafuß Mycetoma pedis. Lehrbuch der Röntgendiagnostik, Bd. I, S. 613. Stuttgart: Georg Thieme 1952. — SCHEUBE, B.: Madurafuß Eulenburgs Realenzyklop., Jahrbuch, Bd. 7, S. 243. 1897. — SCHEULT, R.: Madura foot in Trinidad. J. trop. Med. Hyg. **19**, 91 (1916). — SCHIOFA, A.: Beiträge zur Kenntnis der menschlichen Aktinomykose. Ž. Chir. **101**, (1909). — SCHLEGEL, H.: Aktinomykose. In Handbuch der pathogenen Mikroorganismen, Bd. 2, S. 5. 1913. — SCHMINCKE, H.: Demonstration einer unter dem Bilde des sog. Madurafußes verlaufen-den Fußerkrankung. Verh. dtsch. path. Ges. 202 (1910). — SCHMITTER, F.: Actino-myces asteroides (Eppinger) isolated from a Madura foot. J. trop. Med. Hyg. **24**, 79 (1921). — SCHNEIDAU, J. D., and F. M. SHAFFER: Studies of nocardia and other actino-mycetales. Amer. Rev. Tuberc. **76**, 770 (1957). — SCHNETZ, A.: Über die Behandlung von Hautmykosen, speziell Fußmykosen, in der allgemeinen Praxis. Ther. Umsch. **12**, 59 (1955). — SCHWARZ, J., and G. L. BAUM: A critical review of medical mycology in the United States 1946—1956. Mycopathologia (Den Haag) 8, 271 (1957). — SCHWILINSKY, H.: Les mycétomes dans l'Afrique du nord. Thèse d'Algérie, Juli 1921. — SEELIGER, H., and H. REI-FERSCHEID: Successful treatment of mycetoma caused by monosporium apiospermum. Therapy of fungous diseases. An international Symposium. Édité par T. H. STERNBERG and V. D. NEWCOMER, p. 328. Boston: Little Brown 1955. — SEELIGER, H.: Serologic study of hyphomycetes causing mycetoma in man. J. invest. Derm. **26**, 81 (1956). — Mycologische Serodiagnostik. Beiträge zur Hygiene und Epidemiologie. Leipzig: Johann Ambrosius Barth 1958. — SEGRETAIN, G.: Diagnostic biologique des maduromycoses. Mycologie Med. L'Expan-sion Scient. 1956, p. 251. — Diagnostic biologique des maduromycoses. Sem. Hôp. Paris **33**, 951 (1957). — Sur les phialides et phialospores produites par Madurella mycetomi. C. R. Acad. Sci. (Paris) **247**, 130 (1958). — Los micetomas del Africa Tropical. Sesión. México, D. F. 17 diciembre 1959. — SEGRETAIN, G., J. BAYLET, H. DARASSE et R. CAMAIN: Leptosphaeria senegalensis n. sp. agent de mycétome a grains noirs. C. R. Acad. Sci. (Paris) **248**, 3730 (1959). — SEGRETAIN, G., et F. MARIAT: Contribution de l'étude de la mycologie et de la bactériologie des mycétomes du Tchad et de la cote des Somalis. Bull. Soc. Path. exot. **51**, 833 (1958). — SEIBOLD, H. R.: Mycetoma in a dog. J. Amer. vet. med. Ass. **127**, 444 (1955). — SEMMOLA, L., e P. SBERNA: Maduromicosi a grani neri della regione sacrococcigea. Rass. Derm. Sif. **11**, 10 (1958). — SEMON, H. C.: Case of Madura foot. Brit. J. Derm. **27**, 240 (1915). — SENEAR, F. E., L. A. BECKER and R. P. SIMPSON: Maduromycosis (Right Sole of Younn Woman). A.M.A. Arch. Derm. **67**, 420 (1953). — SERGENT, E., et H. MAMOU: A propos de quelques cas de mycoses pulmonaires et thoraciques. Presse méd. **77**, 1140 (1934). — SHAH, H.: Mycetoma; varieties; its clinical aspects; with cases. Med. Rep. Calcutta **2**, 225 (1893). — SHATTOCK, S. G.: Mycetoma papillomatosum. Path. Soc. London. Brit. med. J. **1**, 622 (1898). — SHAW, R. M., and J. W. McGREGOR: Maduromycosis; with the report of a case due to monosporium apiospermum. Canad. med. Ass. J. **33**, 23 (1935). — SHEAR, C. L.: Life history of an undescribed ascomycete isolated from a granular mycetoma of man. Myco-logia 14, 239 (1922). — SHELMIRE, B.: Intravenous iodine therapy. Tex. St. J. Med. **22**, 644 (1927). — SHEUBE, E.: „Madurafuß". Die Krankheiten der warmen Länder, S. 619. Jena: 1900. — SILVA, A. T. T. DA: Sobre um caso de mycetoma de grãos vermelhos. These, Bahia 1917. — SILVA, F.: Contribuçao para o estudo do mycetoma podal no Bahia. Sci. Med. **7**, 153 (1929). — Mycetoma podal (Paramycetoma de Castellani y Chalmers). Brasil-méd. **14**, 235 (1934). — Mycetoma e paramycetoma. Arg. Univ. Bahia Fac. Med. **2**, 115 (1947). — SILVA, F., y E. ARAUJO: Actinomycétome du pied a grains rouges (Second cas brésilien) (Nouvelle espèce d'actinomyces). Rev. franc. Derm. Vénér. **14**, 451 (1938). — SILVA, P. DA: Contribuçao a micologia parentania do Brasil (duos novas especies de fungos productons de maduro mycosis). Mem. Inst. Butantan **1**, 187 (1918). — SILVA-LACAZ, C. DA: Contribuçao para o estudo dos actinomicetos productores da micetomas. Tesis, S. Paulo 1945a. — Adolfo Carlos Lindenberg, mycologie. An. Fac. Med. S. Paulo **21**, 29 (1945b). — Rev. argent. Dermatosif. **29**, 179 (1945c). — Lindenberg mycologie. Rev. paul. Med. **27**, 220 (1945d). — Micetomas. Manual Micología Médica, 2a edit. Organizaçao „Liteci", 1956. 151 pp. — SILVA-PIRAJÁ, A.: Sobre uma nova maduromycose de grãos brancos pro-duzida pela Indiella Brumpti n. sp. These, Bahia 1922. — SILVESTRO, L.: Su due cosidi mycetoma in Tripolitania. Arch. ital. Sci. med. colon. **9**, 281 (1929). — SIMONS, R. D. G.: Madura foot. Handbook of tropical dermatology and medical mycology. Elsevier Publ. Company 1953. 1362 pp. — SLACK, J.: The source of infection in actinomycosis. J. Bact. **43**, 193 (1942). — SMITH, J.: Mycetoma of neck. Trans. South. Ind. Branch Brit. med. Ass. **7**, 47 (1896). — SMITH, T. D., S. D. MARTIN y F. N. CONANT: Actinomicetos y actinomyces. Bacteriología de Zinsser, Cap. 45, p. 809. Unión Tip. Ed. Hispano Am. México, 1950. — SMYTH, J.: Notes on à case of mycetoma of the neck. Indian med. Gaz. **56**, (1898). — SOFIA, F.: Mycetoma of foot due to Glenospora Khartoumensis. Boll. Soc. ital. med. ig. trop. **6**, 290 (1946a). — Mycetoma of foot due to Madurella tozeuri. Boll. Soc. ital. med. ig. trop.

6, 285 (1946b). — Paramycetoma of foot; case. Boll. Soc. ital. med. ig. trop. 6, 278 (1946c). — SOMMER, H., y A. GRECO: Primer caso de micetoma o pie de Madura en la Republica Argentina. Argent. méd. 1904. — SORDO, E., y A. CUERVO: Las micosis en Cuba. Rev. Med. Cir. (Habana) 10, (1910). — SOTO-PACHECO, R.: Aportación al estudio de microorganismos pertenecientes a las familias actinomycetaceae. Buchanan, 1918 y Streptomycetaceae Waskman y Henrici, 1943. — STAPP, C.: Untersuchungen über Aktinomyzeten des Bodens. I. Mitteilung. Zbl. Bakt., II. Abt. 107, 129 (1953). — STOKES, R. J.: Madura foot; case. Bol. Asoc. méd. P. Rico 34, 138 (1942). — STOLL, A., A. BRACK and J. RENZ: Nocardium, new antibiotic from species of nocardia. Schweiz. Z. allg. Path. 14, 225 (1951). — STRAUSS, R. E., A. M. KLIGMAN and D. M. PILLSBURY: The chemotherapy of actinomycosis and nocardiosis. Amer. Rev. Tuberc. 63, 441 (1951). — SUAREZ, R. M.: Mycetoma (Madura foot). Med. Bull. Veterans' Adm. (Wash.) 15, 302 (1939). — SURVEJOR, J.: Madura foot in India. Brit. med. J. 1892. — Madura foot of India. Rep. Proc. roy. Soc. 1893. — SUTTON, R.: Mycetoma in America. J. Amer. med. Ass. 60, 1339 (1913). — SWARTZ, J. H.: Maduromycotic fungi. Elements of Medical Mycology. New York: Grune & Stratton 1943. 144 pp. — SYMMERS, D.: Experimental reproduction of maduromycotic lesions (by Phialophora jeanselmei) in rabbits. Arch. Path. (Chicago) 39, 358 (1945). — SYMMERS, D., and A. SPORER: Maduromycosis of hand, with special reference to heretofore undescribed foreign body granulomas formed around disintegrated chlamydosporas. Arch. Path. (Chicago) 37, 309 (1944).

TALICE, R. V.: Maduromycetoma with red granules; case observed in Montevideo. Ann. Parasit. hum. comp. 13, 584 (1935). — TARAKANATH, S.: Observations on three cases of actinomycosis hominis. Indian med. Gaz. 53, 5 (1918). — TAROZZI, G.: Ein Fall von Aktinomykose des Fußes. Arch. Sci. med. (Torino) 33, 101 (1909). — A proposito di una nuova malattia dell'uomo, la monosporesi, registrato in un trattato di parassitologia. Sperimentale 68, 255 (1914). — TAROZZI, G., e R. BARBANTI: Actinomycosi e monosporosi. Atti Accad. Sci. letl. arti. Modena 12, 321 (1916). — TELLO, D. A., y E. E. TELLO: Pie de Madura a granos negros. Rev. argent. Dermatosif. 27, 80 (1943). — TELLO, E. E., y C. CANCINO: Sulfonas en el tratamiento de la actinomicosis. Pren. méd. argent. 37, 821 (1950). — TEODORESCU, ST., P. VULCAN, A. AVRAM u. I. STOICA: Micetom cugraunti albi al piciorului determinat Monosporium apiospermum. Derm.-Vener. (Bucuresti) 1, 114 (1959). — THIROUX, A., et J. PELLETIER: Mycétome à grains rouges de la paroi thoracique. Isolément et culture d'une nouvelle Oospora pathogène. Bull. Soc. Path. exot. 5, 585 (1912). — THOMPSON, H. L.: The present status of mycetoma. Arch. Derm. Syph. (Chicago) 16, 774 (1928). — THOMPSON, H. L., and K. IKEDA: Maduromycosis; fourth case reported in the United States. Arch. Surg. (Chicago) 16, 764 (1928). — TOOLE, H.: Die Madurafußerkrankung in Griechenland. Dtsch. Z. Chir. 78, 7 (1931). — TRESPALACIOS, F., y O. LAOSA-CAPOTE: Un caso de pie de Madura. Vida nueva 54, 445 (1944). — TRIBEDI, B. P., and B. N. MUKHERJEE: Madura foot. Brit. J. Surg. 27, 256 (1939). — TRUJILLO, P.: Maduromicosis. An. Soc. méd.-quir. Guayas 4, 319 (1923). — TRUJILLO, P., y A. MORAL: Maduromicosis. An. Soc. med.-quir. Guayas 8, 178 (1928). — TRUJILLO-GONZALEZ, AMANDA: Estudio de algunas propiedades bioquímicas de los géneros nocardia y streptomyces. Tesis, I.P.N. México, D. F. 1958. — TUCKER, F. C., and E. F. HIRSCH: Nocardiosis, with a report of three cases of actinomycosis due to nocardia asteroides. J. infect. Dis. 85, 72 (1949). — TURNER, O. A.: Brain abscess caused by Nocardia asteroides. J. Neurosurg. 11, 312 (1954). — TUSINI, H.: Behandlung der Aktinomykose. Münch. med. Wschr. 1900. — TWINING, H. E., H. M. DIXON and F. D. WEIDMAN: Penicillin in treatment of Madura foot; 2 cases. U.S. nav. med. Bull. 46, 417 (1946).

UESAKA, I.: Taxonomic studies on mycobacterium and nocardia. I. Utilization of aminoacids on Pridham and Gottlieb's synthetic solid media. Jap. J. Tuberc. 4, 1 (1956). — UNNA, C. E.: Aktinomykose und Madurafuß. Dtsch. med. Ztg 6, 49 (1891). — Histopathologie der Hautkrankheiten, in ORTHS Lehrbuch der pathologischen Anatomie. Berlin: 1894. 469 S. — Aktinomykose und Madurafuß. Dtsch. med. Wschr. 150 (1897). — UNNA, C. E., u. E. DELBANCO: Beiträge zur Anatomie des indischen Madurafußes. Mh. prakt. Derm. 31, 545 (1900).

VANBREUSEGHEM, R.: Five congolese strains of Allescheria boydii and Monosporium apiospermum. Mycologia (1954). — Epidémiologie et thérapeutique des pieds de Madura au Congo Belge. Bull. Soc. Path. exot. 51, 793 (1958). — VANBREUSEGHEM, R., et J. P. BERNAERTS: Production expérimentale de grains maduromycosiques par Monosporium apiospermum et Allescheria boydii. Ann. Soc. belge Méd. trop. 35, 451 (1955). — VANBREUSEGHEM, R., C. COURTOIS, A. THYS et P. DOUPAGNE: Deux cas de mycétomes congolais par Nocardia brasiliensis. Ann. Soc. belge Méd. trop. 36, 479 (1956). — VANBREUSEGHEM, R., et M. VANDEPUTTE: Mycétome de la nuque chez un Noir du Congo belge. Ann. Soc. belge Med. Trop. 39, 227 (1959). — VANDEPITTE, J., G. A. BEECKMANS et J. NINANE: Premier cas de pied de Madura par Madurella grisea au Congo Belge. Ann. Soc. belge Med. Trop. 36, 4 (1956). — VASUDEVAN, A., and N. SESHADRINATHAN: A few observations on mycetoma, a preliminary communication. Indian J. med. Res. 17, 170 (1929). — A feer atypical cases of mycetoma. Indian J. med. Res. 18, 477 (1930). — VAUCEL, M.: Mycétomes. Médecine tropicale, tome 2. Paris: Flammarion 1952. 1561 pp. — VENABLE, D. R., and J. H. GASTON: Madura foot; youngest case on record (in 8 year old boy). J. med. Ass. Ga **33**, 174 (1944). — VENKATESAN, T. V.: Ring worms or fungus infections of skin. Indian med. Rec. **77**, 27 (1957). — VEREBÉLY, T. DE: Morphology of hyphomycosis of feet. Presse méd. **46**, 989 (1938). — VICENT, H.: Greco a décrit en 1904 et 1910 une Nocardia mycetoma et une N. sommeri. Le Dantec en décrit une variéte noire qui est discutée. Arch. Méd. nav. colon. **52**, 447 (1894a). — Etude sur le parasite du „Pied de Madura". Ann. Inst. Pasteur 8, 129 (1894b). — VIDALES, M. A.: Los micetomas a Nocardia brasiliensis. Tesis, Univ. Méx., D. F. 1957. — VILANOVA, X., y J. RUBIO: Goma actinomicósico. Actas dermo-sifiliogr. (Madr.) **42**, 551 (1951). — VIPULYASEKHA, S., and S. VATHANABHUTI: Treatment of Nocardial mycetoma with sulphamethoxypyridazine. Brit. J. Derm. **72**, 188 (1960). — VOIZARD, F., et M. LEROY: Un cas de pied de Madura traité avec succès par des inyections intraveineuses de Lugol. Bull. Soc. Path. exot. **21**, 511 (1928). — VRIES, G. A. DE, and L. H. VAN DER HOEVEN: Report of a case of black grain maduromycosis of the foot caused by an aberrant strain of madurella mycetomi (Laveran) Brumpt on Curacao, Netherlands Antilles. Mycopathologia (Den Haag) **8**, 253 (1957).

WAKSMAN, S. A.: On the classification of actinomycetes. J. Bact. **39**, 549 (1940). — The actinomycetes. Waltham, Mass. 1950. — Species concept among the actinomycetes with special reference to the genus streptomyces. Bact. Rev. **21**, 1 (1957). — WAKSMAN, S. A., and A. T. HENRICI: The nomenclature and classification of the actinomycetes. J. Bact. **46**, 337 (1943). — WEBLEY, D. M., R. B. DUFF and V. C. FARMER: The influence of chemical structure on B-oxidation ley soil nocardias. J. gen. Microbiol. **18**, 733 (1958). — WEIDMAN, F. D., and A. M. KLIGMAN: New species of cephalosporium in Madura foot (Cephalosporium granulomatosis). J. Bact. **50**, 491 (1945). — WELCHMAN, W., and J. H. HARVEY-PIRIE: A south african case of mycetoma („Madura foot") caused by Nocardia indica (Discomyces Madurae). Med. J. S. Afr. **17**, 6 (1926). — WELTON, B. E.: Mycetoma in Australia. Personal Comunication. — WICHELHAUSEN, RUTH, N. H. ROBINSON, E. B. LUCILL, J. R. MAZZARA and C. J. EVERDING: Diagnosis; nocardiosis; fatal case. Amer. J. Med. **16**, 295 (1954). — WILLIAMSON, G. A.: Interesting case of mycetoma in Cyprus. J. trop. Med. Hyg. **8**, 81 (1905). — WILSON, J. W.: Clinical and immunologic aspects of fungous diseases. Springfield, Ill.: Ch. C. Thomas 1957. — WINSLOW, R.: Madura foot in America. Ann. Surg. **66**, 496 (1917). — WOOD, D. A.: Maduromycosis of ankle; case. Calif. west. Med. **62**, 119 (1945). — WOOLRABE, F.: Curability of Madura foot. J. trop. Med. Hyg. **21**, 146 (1918). — WRIGHT, J. H.: A case of mycetoma (Madura foot). J. exp. Med. **3**, 421 (1898). — The biologic of the microorganism of actinomycosis. Publ. of the Massachusetts General Hospital, Boston, p. 1, 1905.

YASBEK, A.: Un novo mycetoma. Bol. Soc. med. cir. (S. Paulo) 125 (1919). — Dos mycetomas. Subsidios para o seu estudo. Thèse Fac. Med. São Paulo, p. 164, 1920.

ZAFFIRO, A.: Forma singolare di micosi cutanea da Monosporium apiospermum a sviluppo clinicamente setticemico. Considerazioni diagnostiche e deduzioni medicolegali. Giorn. ital. Med. Milit. **86**, 636 (1938). — ZAPATER, R. C.: El diagnóstico micológico de laboratorio. Buenos Aires: El Ateneo 1956. — La maduromicosis en la Argentina. Rev. Asoc. méd. argent. **72**, 7 (1958). — ZIPRKOWSKI, L. C. L., M. G. ALTMANN, L. C. F. DALITH and L. U. SPITZ: Mycetoma pedis. Four cases treated with streptomycin. Arch. Derm. Syph. (Chicago) **75**, 855 (1957).

Die Aktinomykose

Von

Ferdinand Fegeler-Münster

Mit 16 Abbildungen

Vorbemerkungen

Die Bearbeitung der Kapitel Aktinomykose, Nocardiose, Erythrasma und Trichomycosis palmellina sollte ursprünglich unter der gemeinsamen Überschrift „Durch Aktinomyceten und verwandte Erreger bedingte Erkrankungen" erfolgen. Aus Gründen der Überschneidung mit anderen Kapiteln dieses Bandes wurde aber davon abgesehen. Die Abhandlung dieser vier Krankheiten durch den gleichen Autor kommt aber auch weiterhin dem Bedürfnis entgegen, bei den erregerbedingten Erkrankungen gemeinsame ätiologische Gesichtspunkte zu betonen. Bei den beiden zuletzt genannten Erkrankungen Erythrasma und Trichomycosis palmellina, die sich bekanntlich im klinischen Bild und in der prognostischen Beurteilung erheblich von den beiden ersteren unterscheiden, ist für die Zuordnung zu diesem Arbeitsauftrag die Erkenntnis maßgebend gewesen, daß ihre Erreger zu den Nocardiaarten zu rechnen sind. Für die Trichomycosis palmellina ist das allerdings nicht unbestritten geblieben, da hierbei gelegentlich als Erreger nur Kokken nachgewiesen werden konnten.

Eine scharfe Trennung zwischen der Aktinomykose und Nocardiose ist nach dem klinischen Krankheitsbild oft nicht möglich. Aus diesem Grunde sind auch nach der üblich gewordenen Abgrenzung der Nocardiose von der Aktinomykose mit Sicherheit eine Reihe von Fällen unter der Bezeichnung Aktinomykose beschrieben worden, zumal dann, wenn ein bakteriologischer Nachweis des Erregers nicht erfolgt ist. Wie bei der Besprechung der einzelnen Erkrankungen noch zu zeigen sein wird, ist die heutzutage als allgemeingültig anzusehende Auffassung, daß die Aktinomykose ausschließlich durch einen anaeroben Actinomycespilz verursacht wird, noch nach der Abhandlung der Aktinomykose von FISCHER im Handbuch JADASSOHN im Jahre 1929 lange Zeit bestritten geblieben. Es wird daher nicht möglich sein, immer bei allen beschriebenen Fällen zu ihrer tatsächlichen ätiologischen Zugehörigkeit Stellung zu nehmen. Die Entwicklung ist hier noch im Fluß und die Zukunft wird zeigen, ob sich eine für die Abgrenzung von Aktinomykose und Nocardiose notwendige ätiologische Definition auf Grund des bakteriologischen Untersuchungsergebnisses grundsätzlich durchführen bzw. bei der günstigen Prognose durch eine frühzeitig einsetzende moderne Therapie noch in jedem Fall rechtfertigen läßt.

Eine weitere Einschränkung erfährt die in diesem Kapitel vorgesehene Besprechung der angeführten Krankheiten dadurch, daß die *tropischen* durch Aktinomyceten bzw. Nocardiaarten hervorgerufenen Erkrankungen (Mycetom, Madurafuß u.a.) nicht in diesem Abschnitt, sondern als tropische Dermatosen gesondert besprochen werden. Damit wird besonders die Besprechung der Nocardiose sehr eingeschränkt, zu der die überwiegende Anzahl von Mycetomen zu rechnen ist. Mycetomartige Krankheitsbilder an der Haut, wie sie unter anderem durch die hierzulande als Erreger der Nocardiose in Frage kommende Nocardia asteroides verursacht werden, sind ohnehin sehr selten. Hierunter ist ein großer Teil der als primäre Aktinomykose der Haut beschriebenen Krankheitsbilder zu rechnen, soweit sie durch aerobe Aktinomyceten hervorgerufen werden.

Im Gegensatz zu den anderen erwähnten Erkrankungen ist über die Aktinomykose seit der letzten Bearbeitung im Handbuch durch Fischer im Jahre 1929 eine umfangreiche Literatur erschienen. Als Prototyp der durch Aktinomyceten bedingten Erkrankungen soll sie daher zunächst besprochen werden.

Aktinomykose

Die Aktinomykose ist eine chronisch verlaufende und langsam sich ausbreitende Entzündung, die nach neuester Auffassung als *endogene* Infektion im Rahmen einer Mischinfektion durch *anaerobe* Aktinomyceten verursacht wird. In ihrer typischen Form ist sie pathologisch-anatomisch durch Granulationswucherungen gekennzeichnet, die sich als umschriebene Knoten von lividroter Farbe oder als diffuse „brettharte" Infiltrate darstellen und sich oft ungeachtet der Organgrenzen ausbreiten. Diese vor Einsetzen einer spezifischen Therapie kontinuierliche Ausbreitung der Gewebsverhärtung und die Neigung zu multiplen Absceß- und Fistelbildungen charakterisieren das klassische Bild. Der Erreger kann oft schon makroskopisch in Form der Actinomyceskörner (Drusen) vermutet, bakteriologisch, spezielle Erfahrung vorausgesetzt, fast immer im anaeroben Kulturverfahren aus dem Eiter nachgewiesen werden. Sowohl Tiere als auch Menschen werden von dieser Krankheit befallen, wobei sich die Aktinomykose der Tiere pathologisch, anatomisch und durch den Erreger (Actinomyces bovis, Harz) von der des Menschen unterscheidet. Grundsätzlich können alle Organe Sitz der Erkrankung sein; am häufigsten ist jedoch die Umgebung der Mundhöhle, die den Erreger Actinomyces israeli als anaeroben Commensalen beherbergt, in Form der *cervicofacialen* Aktinomykose erkrankt. Der Häufigkeit nach folgen die *abdominale* und die *pulmonale* Form. Die Ausbreitung erfolgt per continuitatem, seltener durch Metastasierung. Die Haut erkrankt dabei fast immer *sekundär*. Eine primäre Aktinomykose der Haut ist sehr selten. Neuerdings werden die durch *aerobe* Aktinomyceten (Nocardia asteroides u.a.) hervorgerufenen klinisch oft ähnlichen Erkrankungen als *Nocardiosen* abgetrennt.

1. Geschichtliches

Eine neuere Darstellung der Frühgeschichte der Aktinomykoseforschung stammt von Jarmer (1952). Die erste klinische Beschreibung der Aktinomykose geht auf den deutschen Chirurgen v. Langenbeck zurück. Er gab seine Beobachtungen im Jahre 1845 bekannt, veröffentlichte seine Niederschrift aber nicht. Dies geschah erst mehr als 30 Jahre später (1878), nachdem James Israel seine im Mai 1877 gemachten Entdeckungen v. Langenbeck zur Begutachtung vorgelegt hatte. Inzwischen wurde von Tierärzten an der Hochschule in München der Strahlenpilz als Erreger einer besonderen Rinderkrankheit, der sog. „Holzzunge", entdeckt. Drusen waren bereits vor der Demonstration durch Bollinger im Jahre 1876 von Hahn in einem Fall von Holzzunge gesehen worden, ohne daß der Befund von Hahn jedoch weiter verfolgt wurde. Bollinger beauftragte Harz mit der botanischen Untersuchung dieses zunächst für eine Art Pinselschimmel gehaltenen Pilzes, der hierfür „seines konzentrisch strahligen Baues wegen" die Bezeichnung Actinomyces bovis vorschlug. Von Bollinger wurde dann für die Affektion am Unterkiefer des Rindes, die bis dahin als Skrofulose oder Osteosarkom aufgefaßt worden war, nach dem Erreger der Name Aktinomykose geprägt. Unabhängig hiervon schilderte jedoch James Israel 1878 in seiner Veröffentlichung „Neue Beobachtungen auf dem Gebiet der Mykosen des Menschen" botanische Eigenschaften des Erregers und die Gewebsveränderungen dieser Erkrankung beim Menschen. Aber erst durch die Arbeit des Breslauer Pathologen Ponfick (1882) wurden die Gewebsveränderungen beim Menschen als fest umrissener pathologischer Befund der Aktinomykose des Rindes gegenübergestellt, so daß seither erst der Begriff „Aktinomykose des Menschen" entstanden ist.

Aus der Frühzeit der Aktinomykoseforschung verdient weiter hervorgehoben zu werden, daß bereits die Entdecker der Aktinomykose offenbar einen *endogenen* Infektionsmodus in Erwägung gezogen haben. Israel fand den Pilz in den erkrankten Zahnwurzeln des Menschen und sah diese als wichtigste Eintrittspforte an. Harz wies auf die Bedeutung der Verletzung der Zunge und anderer Mundhöhlenteile beim Rinde hin, in die dann der dort anwesende Pilz eindringen kann. Die kulturelle Züchtung eines anaeroben Aktinomyceten gelang Wolff und Israel (1891). Sie führte später zu der Bezeichnung des Erregers als „Actinomyces Wolff-Israel".

Eine große Verwirrung in das ätiopathogenetische Denken brachte die etwa gleichzeitige Züchtung *aerober* Aktinomyceten durch Bostroem (1890). Schon kurz nach der Entdeckung der Aktinomykose standen sich damit in Israel und Bostroem erstmals zwei Vertreter von entgegengesetzten Auffassungen über die Entstehung der Aktinomykose gegenüber. Für die Annahme einer *exogenen* Entstehung waren mikroskopische Beobachtungen von Bostroem entscheidend, bei denen er im Gewebe Getreidegrannen fand, um die die Pilze in besonderem Maße wucherten. Bei der nun einsetzenden Suche nach Strahlenpilzen in der freien Natur fand sich eine große Anzahl verschiedener Arten, die Lieske (1921) zusammenfassend darstellte. Von ihm wird auch erstmals mit Hinweis auf die große Variabilität der Strahlenpilze die Hypothese vertreten, daß der Typ *Wolff-Israel* nur eine anaerobe Variante saprophytärer Strahlenpilze der freien Natur ist. Zusammen mit der Feststellung von Klinger (zit. n. Rosebury) und Colebrook (zit. n Jarmer), daß die Aktinomyceten eine Virulenzsteigerung durch Symbiose mit einem anderen Keim erfahren und daß die Absceßbildung erst durch das Hinzutreten pyogener Kokken möglich ist (Chiurco 1926), scheint zeitweilig die spezifische Ätiologie wieder in Frage gestellt. Mit der Arbeit Naeslunds (1931) wird aber die Bedeutung der Aktinomyceten selbst für die Entstehung der Aktinomykose erneut in den Vordergrund gerückt. Bei seinen Untersuchungen über Mundaktinomyceten konnte er vorzugsweise aerob lebende, vorzugsweise anaerob lebende und sowohl anaerob wie aerob lebende Typen finden. Auf Grund seiner sehr sorgfältigen über 10 Jahre durchgeführten Untersuchungen konnte Naeslund zeigen, daß Erkrankungen durch aerobe Aktinomyceten nur sehr selten vorkommen und sich im wesentlichen auf die Erkrankungen der Lungen und der Haut beschränken.

Als bedeutender Fortschritt in der Aktinomykosediagnostik ist die von Lentze 1938 eingeführte Züchtung nach dem Fortner-Verfahren anzusehen. Hierdurch ist die bakteriologische Frühdiagnose der Aktinomykose möglich geworden. Untersuchungen von Lentze, Gins und Paasch (1940), Erikson (1940), Per Holm (1951) u. a. haben zu der heutigen Auffassung der Aktinomykose als pyogen-mykotische Mischinfektion gleichsam als conditio sine qua non geführt, bei der allerdings die Ansicht über das Ausmaß der Bedeutung der Begleitflora für den klinischen Ablauf der Erkrankung unterschiedlich beurteilt wurde. Das gleiche gilt für die Bedeutung des Nachweises von Drusen und anaeroben Aktinomyceten als Äquivalent für die klinische Diagnose Aktinomykose (Axhausen, Wassmund).

Beachtliche Fortschritte wurden seit 1930 in der Therapie erzielt. Die spezifische Vaccinebehandlung ist besonders von Neuber (1934—1940) sowie von Lentze in Zusammenarbeit mit Schuchardt entwickelt worden. Eine entscheidende Wende brachte auch hier die Einführung der Sulfonamide und Antibiotica, obwohl der bei bakteriellen Erkrankungen gewohnte schlagartige Erfolg ausblieb. Eine geschichtliche Darstellung verlangt einen gewissen zeitlichen Abstand, in dem sich die Entwicklung vollziehen kann. Es ist daher schwer, aus der Fülle der Publikationen schon jetzt das herauszugreifen, was erst die Zukunft als entscheidenden Fortschritt herausstellen wird.

2. Geographische Verbreitung, Häufigkeit, Geschlechtsverteilung

Da es sich bei der Aktinomykose um eine *endogene* Infektion handelt, ist bei dem ubiquitären Vorkommen des Erregers in der Mundhöhle eine besondere geographische *Verteilung* nicht bekannt und nicht anzunehmen. Anders verhält es sich bei den durch exogene Infektion entstehenden Nocardiosen der Haut, die z. B. als Mycetoma pedis praktisch nur in den Tropen beobachtet werden. In früheren Mitteilungen, auch in der früheren Handbuchdarstellung, findet man die Angabe, daß die Aktinomykose besonders in ländlichen Gebieten gehäuft auftritt. So wies Brofeldt (1926) für Finnland nach, daß die Aktinomykose beim Menschen und Rindvieh in bestimmten Gegenden besonders verbreitet ist. Auch Porter (1953) fand bei einer statistischen Untersuchung in Schottland, daß in Nordostschottland unter der vorwiegend ländlichen Bevölkerung bei 440000 Menschen 98mal eine Aktinomykose beobachtet wurde, während sie im übrigen Schottland 88mal bei 4398000 Menschen vorkam. Dieses häufigere Vorkommen der Aktinomykose in ländlichen Gegenden ist nicht dadurch zu erklären, „daß hier für Mensch und Tier dieselbe Infektionsquelle besteht" (FISCHER 1929), sondern wird neuerdings auf den schlechteren Zustand des Gebisses bei der ländlichen Bevölkerung zurückgeführt (LENTZE, SCHUCHARDT u.a.).

Wichtig sind in diesem Zusammenhang Untersuchungen über das Vorkommen der Aktinomyceten. Im Gegensatz zu den aeroben Aktinomyceten, die in der Natur nahezu ubiquitär anzutreffen sind, ist der anaerobe Aktinomycet bisher außerhalb des tierischen oder menschlichen Organismus nicht nachgewiesen worden. DECHAUME (1932) und DAVIS (1941) konnten bei 13 bzw. 46 Kranken niemals einen Zusammenhang zwischen der Entstehung der Aktinomykose und dem Gras- oder Getreidekauen beobachten. Dagegen wurde der Erreger oft vom Zahnfleisch cariöser Zähne und von Tonsillenkrypten (NAESLUND 1931, HOFHAUSER 1931, BJERRUM und HANSEN 1933, EMMONS 1938, HEYMER 1958 u.a.) gezüchtet. So fanden BJERRUM und HANSEN im Eiter cariöser Zähne etwa in 25%, bei Vorhandensein von Periodontitis in 66%, HEYMER in den Tonsillenkrypten in 41% anaerobe Aktinomyceten, hier in etwa 34% als Drusen. Keineswegs alle aus der Mundhöhle gezüchteten anaeroben Aktinomyceten waren jedoch mit dem Erreger der Aktinomykose (A. *israeli*) identisch. Auch die von der normalen Hautdecke sowie aus Follikelöffnungen, aus dysidrotischen Bläschen und bei verschiedensten Hautkrankheiten (HUANG 1933, SCHUERMANN 1938) gezüchteten anaeroben Aktinomyceten sind nach GINS u. Mitarb. und LENTZE nicht mit dem A. *israeli* identisch. Ihre Pathogenität ist wie die der Proaktinomyceten, mit denen sie wahrscheinlich identisch sind, fraglich. SCHUERMANN selbst rechnet sie zu den früher als „Acnebacillen" beschriebenen Keimen, die unter bestimmten Bedingungen wie Aktinomyceten wachsen. Die Einbeziehung dieser Aktinomyceten als Erreger der Aktinomykose würde das klassische klinische Bild der Aktinomykose zu sehr verwischen und, wie SCHUERMANN mit Recht betont, die Fragwürdigkeit positiver Aktinomycetenbefunde erhöhen. Somit wird auch der von GAMMEL (1934) vertretene Standpunkt hinfällig, nach dem alle Erkrankungen als Aktinomykose bezeichnet werden sollten, die durch Erreger des damals noch recht unscharf umrissenen Genus Actinomyces verursacht werden. In ihrer Pathogenität fehlgedeutete positive Aktinomycetenbefunde führten dadurch zu Krankheitsbezeichnungen wie „*Keratolysis* plantaris actinomycetica". Ebenso wie an der Haut kann nach GARROD (1955) *vom Speichel* Gesunder ein Aktinomycet gezüchtet werden, der sich vom A. *israeli* unterscheidet. Er hat ein dickeres Mycel mit zahlreichen kurzen bogigen Verzweigungen, von denen einige in kolbigen Abzweigungen enden. In der Kultur unterscheidet sich dieser Aktinomycet durch schnelleres Wachstum und teilweise Pigmentierung vom A. *israeli*. Er wächst aerob und anaerob und wird als A. Naeslundi bezeichnet, da er offenbar mit dem von NAESLUND (1931) beschriebenen in der Mundhöhle vorkommenden Aktinomyceten identisch ist.

Hinsichtlich der *Alters- und Geschlechtsverteilung* kommen erhebliche Unterschiede vor, obwohl die Aktinomykose nicht an ein bestimmtes Alter oder Geschlecht gebunden ist. Die Altershäufigkeitsverteilung läßt sich gut mit der Dentifikation und dem Zustand des Gebisses erklären. In dem von FIGI und CUTTS (1931) mitgeteilten Krankengut von 450 Fällen waren Kinder nur mit 3% beteiligt. Das jüngste Alter war 2 Jahre. Nach EDWARDS (1931) haben SANDFORT und VOELKER bei einer statistischen Untersuchung unter 670 Fällen in den USA jedoch 45 Fälle im Alter unter 15 Jahren gefunden, dabei einen Säugling von 28 Tagen. Auch vom 7. Dezennium ab nimmt die Erkrankungshäufigkeit ab. Am häufigsten ist die Erkrankung im 3. Lebensjahrzehnt (GRANDI 1932), während sie in den übrigen Lebensdezennien ungefähr mit gleicher Häufigkeit verteilt vorkommt. Das häufigere Vorkommen der Aktinomykose bei Männern — nach PORTER (1953) 78% — wurde von FISCHER durch die unterschiedliche Beteiligung der beiden Geschlechter an der Berufsarbeit, besonders in der Landwirtschaft erklärt. Diese Annahme fußte auf der damals noch weit verbreiteten Meinung vieler Autoren, daß die Aktinomykose auch durch aerobe, in der Natur ubiquitär vorkommende Erreger verursacht werden könne. Eine befriedigende andere Erklärung dafür, warum Männer häufiger als Frauen erkranken, ist allerdings bis heute noch nicht gegeben.

Bezüglich der *Lokalisation* sind die prozentualen Angaben über die Häufigkeit des Befalls verschiedener Körperregionen ziemlich einheitlich. Gewisse Schwankungen hängen naturgemäß davon ab, ob die Beobachtungen z.B. von einer Kieferklinik oder einer chirurgischen Klinik gemacht wurden. An erster Stelle steht die cervicofaciale Form, danach folgt im allgemeinen die abdominale, die thorakale bzw. pulmonale und im großen Abstand die Aktinomykose der Haut, der Zunge und die anderer Organe.

BANCROFT und STANLEY (1938) errechneten an einem großen Zahlenmaterial von über 500 Fällen 55% für die Aktinomykose an Kopf und Hals, je 20% für die der Brust- und Bauchhöhle und 5% für den übrigen Körper. Höhere Prozentzahlen für die Aktinomykose im Gesicht und Halsbereich geben mit 75% GUTSCHER (1934), mit 68% BAUMGARTNER (1938) und mit 65% PORTER (1953) an; nach GRUMBACH (1958) macht sie mehr als zwei Drittel aller Fälle aus. Von den meisten anderen Autoren werden jedoch Prozentzahlen für die cervicofaciale Form zwischen 50% und 60% angegeben (COPE 1938, ZISKIN, SHOHAM und HANFORD 1943, PUTNAM, DOCKERTY und WAUGH 1950 u. a.). Auch für die Bauchaktinomykose werden teilweise Prozentzahlen von über 20% angegeben, so z.B. 26% von NEUBER (1932) und 20—30% von TZUZUKI (1940). Entsprechend wird die Prozentzahl für die thorakale Form oft geringer als mit 20% angegeben. Die Ursache ist darin zu suchen, daß die primäre Form der Lungenaktinomykose, soweit sie durch aerobe Strahlenpilze (Nocardien) verursacht wird, heutzutage als Nocardiose aufgefaßt und beschrieben wird. Frühere statistische Angaben lassen sich für die primäre „Aktinomykose" der Haut nicht mehr verwerten, da auch hier angenommen werden muß, daß sie zum größten Teil durch aerobe Strahlenpilze, also Nocardien, hervorgerufen werden und damit nicht zu den Aktinomykosen im engeren Sinne gerechnet werden können. Als Beispiel sei hier der von JANKE und KALKOFF 1951 mitgeteilte Fall einer Hautaktinomykose erwähnt, der später dann im Handbuch von GOTTRON und SCHÖNFELD (GOTTRON, H. A., u. W. SCHÖNFELD: Dermatologie und Venerologie, Bd. II/2. Stuttgart: Thieme 1958) 1958 als Nocardiose besprochen wurde.

3. Klinik

Die früher im Hinblick auf die Formalgenese besonders herausgestellte Einteilung in eine *primäre* und *sekundäre* Aktinomykose hat auf Grund neuer ätiologischer Erkenntnisse wesentlich an Bedeutung verloren. Viele der sog. primären Aktinomykosen müssen heutzutage der Nocardiose zugeordnet werden. Bei der Besprechung der primären Aktinomykose der Haut wird hierauf näher eingegangen. *Sekundär* ist die Haut jedoch in einem besonders hohen Maße bei den meisten Formen der Aktinomykose beteiligt. Entsprechend dem natürlichen Standort des Erregers, der Mundhöhle, wird ihre Umgebung, Gesicht, Kieferregion und Hals am häufigsten betroffen.

a) Cervicofaciale Aktinomykose

Die Erkrankung manifestiert sich überwiegend als sog. cervicofaciale Aktinomykose. Das klassische Bild, gekennzeichnet durch brettharte Weichteilinfiltrationen mit der charakteristischen blauroten Verfärbung der Wange oder Kieferregion und multiplen kleinen Erweichungsherden und Fisteln und schließlich narbig schrumpfender Faltenbildung, stellt dabei ein fortgeschrittenes Stadium dar. Diese ausgedehnteren und fortgeschrittenen Stadien sind von früher her allgemein bekannt, lassen sich heute aber bei frühzeitiger Diagnose und rechtzeitigem Einsetzen der Antibioticatherapie meistens vermeiden (Abb. 1).

Im Beginn ist die Erkrankung oft von unspezifischen Erkrankungen im Bereich der Kieferregion nicht zu unterscheiden. Derartige, als Aktinomykose einerseits fehlgedeutete, andererseits als „Zahnfisteln" verkannte Formen sind deshalb nach WASSMUND (1938) schwer abzugrenzen, weil der Nachweis von Aktinomyceten, ja selbst von Drusen keinesfalls die Diagnose Aktinomykose prima vista rechtfertigt. Sie können selbst bei Erregernachweis lediglich eine Mischinfektion mit apathogenen Actinomyceten darstellen. WASSMUND (1938),

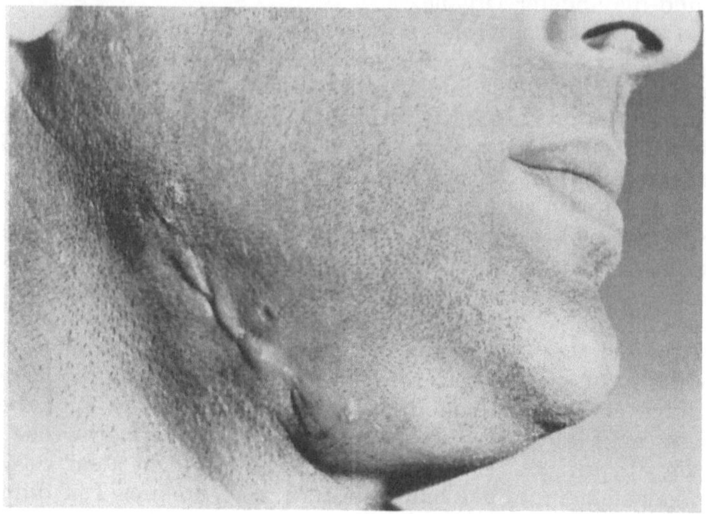

Abb. 1. Aktinomykose im Kieferwinkel

EIKEN (1941) u.a. bezeichnen diese Fälle als *Pseudoaktinomykose*, da ihnen das für die Aktinomykose führende Symptom, nämlich die Chronizität des Verlaufs,

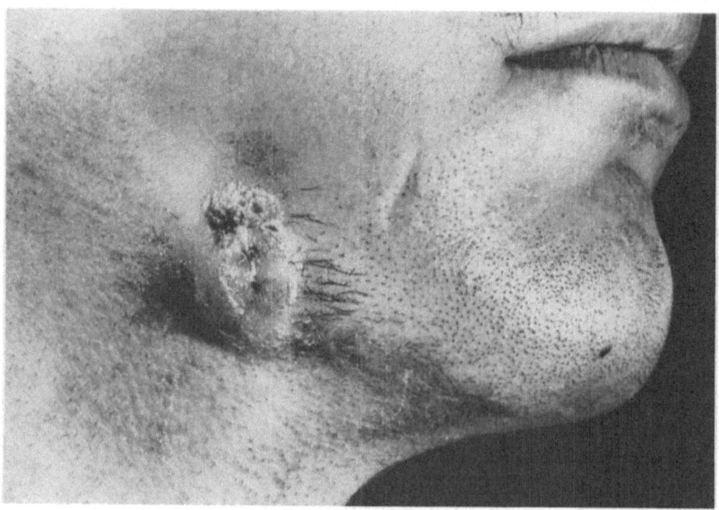

Abb. 2. Sog. „Pseudoaktinomykose"

die kontinuierliche Ausbreitung der Gewebsverhärtung und die Neigung zu multipler Absceßbildung noch fehlt (Abb. 2). Bei ätiologischer Definition des Begriffes Aktinomykose sind diese Fälle jedoch nach LENTZE (1942) als Abortiv-formen den meisten anderen Infektionskrankheiten an die Seite zu stellen und besser als „*abortive Aktinomykose*" zu bezeichnen. Diese Auffassung würde der Ansicht von AXHAUSEN näherkommen, der diese Formen zum „*Frühbild der Aktinomykose*" rechnet.

Der *Verlauf* der Aktinomykose (akut, subakut oder chronisch) hängt wesentlich von der *Begleitflora* ab. Sobald die Aktinomyceten krankheitsbestimmend geworden sind, zeigt sich dieses zuerst in einer Zunahme des Infiltrates, auch wenn gegebenenfalls ein primärer Absceß ausgiebig eröffnet wurde (SCHUCHARDT 1959).

Bei der Spaltung eines derartigen Abscesses ist nach LENTZE von vornherein mit der Möglichkeit zu rechnen, daß die gerade bei diesen Erregern offenbar kritisch begrenzte Anaerobiose weit genug gestört wird, um die Mikroorganismen zu hemmen und damit zusammen mit der aktiven Gegenwirkung des Körpers eine schnelle Heilung herbeizuführen, noch bevor sich das typische Krankheitsbild entwickeln kann. Bei voll entwickeltem chronisch sich ausbreitendem Entzündungsprozeß wechseln allerdings Infiltrationen mit Abszedierung und Fistelbildungen laufend ab. Aus den manchmal weit verzweigten und auch in die Tiefe reichenden, mit schlaffen lividen Granulationen ausgekleideten Fistelgängen entleert sich anfangs dickflüssiger Eiter, später oft nur wenig dünnflüssiges Sekret. Auch GLAHN (1954) unterscheidet klinisch 2 Formen, denen seiner Meinung nach 5 verschiedene Erregertypen zugrunde liegen sollen, und zwar eine chronische Form durch Typ I, II und „X", sowie eine akute bzw. subakute Form durch Typ III und IV. Alle Weichteilabscesse in der Kieferregion sollten demnach als verdächtig auf eine Aktinomykose angesehen und daher der Eiter systematisch untersucht werden. Sehr oft sei die erste Manifestation ein einfacher Absceß.

Der gleichen Ansicht ist auch AXHAUSEN (1938). Jede Form der pyogenen odontogenen Infektion könne aktinomykotisch mischinfiziert sein, die gewöhnlich apikogenen submukösen und perimandibulären Abscesse akuter und chronischer Art, aber auch marginale Abscesse, Frakturabscesse und andere mehr. In nichts würde zunächst die aktinomykotische Beimischung bemerkbar, nur der Nachweis der Drusen im Granulationsgewebe zeige die Mischinfektion an. Klinisch werde sie erst offenbar, wenn infolge der Wanderung der Drusen neue Abscesse in der nahen und ferneren Umgebung entstehen. Am häufigsten sei jedoch die aktinomykotische Mischinfektion bei der chronischen apikalen Periodontitis mit Durchbruch nach außen. In etwa 30% der Fälle könne der Drusennachweis in den Granulationen geführt werden, obwohl klinisch diese Fälle sich von der gewöhnlichen chronisch-pyogenen Infektion nicht unterschieden. Daher sei immer eine Untersuchung der ausgeschabten Granulationen notwendig.

Der *Infektionsweg* (vgl. auch Tabelle 1) wird bei der Ausbreitung von den erkrankten Zähnen aus, als häufigste Ursache, wie folgt beschrieben: Der Erreger A. israeli gelangt bei fortgeschrittener Caries in den Pulparaum und in den Wurzelkanal. An diesen Stellen ist er nach AXHAUSEN (1938) noch pathogenetisch bedeutungslos. Um pathogen zu werden, muß er in die Tiefe des Gewebes gelangen. Dies geschieht, abgesehen von Traumen, auf dem Boden einer pyogenen Mischinfektion (ZITKA 1951). Eine derartige pyogene Infektion pflegt vom apikalen Gebiet aus den Knochen im engen Kanal zu durchsetzen, ohne daß dieser erkrankt. Die Aktinomyceten, die dem vorgebildeten Weg folgen, siedeln sich offenbar primär nicht gern im Knochen an, sondern bevorzugen das Bindegewebe, insbesondere die Cutis und Fascien, sowie die Muskulatur. Hier finden sie die für sie notwendigen Entwicklungsbedingungen. Zunächst entsteht jedoch nach dem Durchbruch durch den Kieferknochen das Bild einer akuten oder chronischen Entzündung meist in Form eines sub- oder perimandibulären Abscesses bzw. eines Wangenabscesses. Wird das Wesen der Erkrankung in diesem Stadium erkannt und eine entsprechende Therapie eingeleitet, so kommt es nicht zum Ausbruch der typischen klassischen Merkmale (Abb. 3). Diese treten erst nach einer gewissen Latenzzeit auf. Wird die Infektion jedoch nicht zeitig genug erkannt, so schieben sich die Aktinomyceten ins Granulationsgewebe vor, neugebildete

Tabelle 1. *Lokalisation der cervicofacialen Aktinomykose bei verschiedenen Eintrittspforten.* (Nach Zitka)

Eintrittspforte	Submandibulär bzw. am Kieferwinkel	Wange und Jochbeingegend	Wange knapp oberhalb des horizont. Unterkieferastes	Kinn und Submentalgegend
Obere Zahnreihe				
3	—	3	—	—
4	—	—	—	—
5	—	2	—	—
6	—	13	—	—
7	—	4	—	—
8	—	4	—	—
Untere Zahnreihe				
1	—	—	—	2
2	—	—	—	2
3	—	—	1	1
4	1	—	1	—
5	2	—	3	—
6	19	—	5	1
7	15	—	2	—
8	20	—	—	—
Fraktur am Kieferwinkel	4	—	—	—
Frakturgegend 7 unten	1	—	—	—
Frakturgegend 6 unten	1	—	—	—
Superinfektion bei bestehender Osteomyelitis	1	—	—	—
postoperativ	—	1	—	—
Trauma	1	1	—	—

Drusen breiten sich immer weiter im Herd aus. Über kurz oder lang durchwandern die Drusen auch die äußere Bindegewebskapsel des pyogenen Herdes und breiten

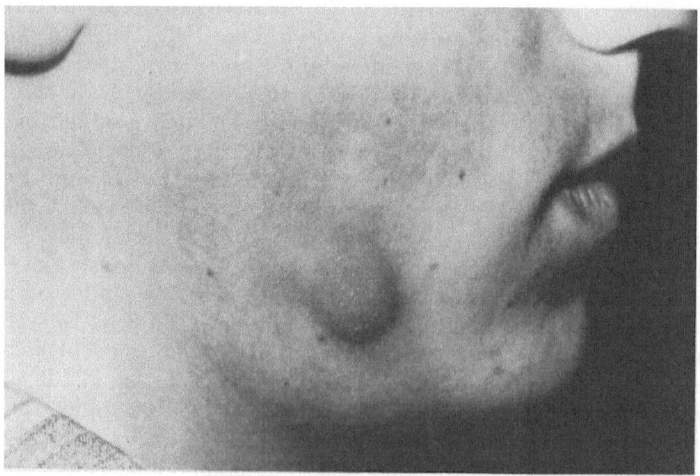

Abb. 3. Aktinomykose (Frühform). Von Prof. Götz, Essen, zur Verfügung gestellt

sich unter zunehmender Vermehrung im umgebenden Gewebe aus. Aus der pyogenen Infektion ist dann nach Axhausen eine pyogene aktinomykotische Mischinfektion geworden. Von diesem Augenblick an werden die Drusen im Granulationsgewebe aktiv und vermehren sich im Organismus. Deshalb sei auch ein positiver Drusenbefund im *Granulationsgewebe* beweisend für das Vorhandensein einer aktinomykotischen Infektion. Klinisch zeigt sich dies an der starken Infiltration der Umgebung und der Bildung von neuen Erweichungsherden und Abscessen, die oft überraschend weit vom Primärherd entfernt gelegen sein können und der Beweis für das Maß der Drusenwanderung im umgebenden Gewebe sind.

Oft beginnt die cervicofaciale Aktinomykose im Anschluß an eine *Zahnextraktion*. Hierüber liegt eine umfangreiche Kasuistik vor.

So berichtet BENNETT (1953) über einen Fall, bei dem 4 Monate nach Extraktion der Zähne eine schmerzhafte Schwellung des ganzen rechten Unterkiefers auftrat. In dem Fall von BERGGREEN (1938) waren bei einem 60jährigen Landarbeiter bereits $2^{1}/_{2}$ Jahre zuvor Zahnschmerzen am rechten unteren Prämolaren aufgetreten. Nach der Extraktion des Zahnes traten zwar keine Schmerzen mehr auf, aber seit 2 Jahren bestand eine wechselnde Schwellung in diesem Bereich. Bei einem 20jährigen Patienten von BLOEMEN (1934) bildete sich eine seit $1^{1}/_{2}$ Jahren bestehende Schwellung des rechten Unterkiefers nach Molarextraktion nicht zurück. In den allmählich sich bildenden Erweichungsherden wurden Strahlenpilze nachgewiesen. Weitere Berichte stammen von LESNEY u. Mitarb. (1959), MILLER u. Mitarb. (1952), MUSKATBLIT (1949) u. a.

Häufig geht die Erkrankung auch von einem *Weisheitszahn* aus. Über eine 5 Jahre lang nicht erkannte, von einem Weisheitszahn ausgehende Aktinomykose berichtet PERLSTEIN (1953). Nach siebenmaliger negativer Kultur konnten in harten, tiefroten Knoten am Unterkiefer Drusen mikroskopisch nachgewiesen werden. In einem Fall von FINNERUD (1930) entwickelte sich die Aktinomykose nach einem vergeblichen Versuch, den Weisheitszahn zu extrahieren.

Für die Entstehung der Aktinomykose hat der erschwerte *Durchbruch* von Zähnen eine Bedeutung. Hierdurch wird die Aktinomykose im Gesicht-Halsbereich, die vorwiegend eine Erkrankung Erwachsener ist, auch bei *Kindern* beobachtet. So berichtet WASSMUND (1938) über 3 Fälle von Aktinomykose bei Kindern, bei denen die Erkrankung im Alter zwischen 12 und 13 Jahren aufgetreten war. Im Fall 1 entwickelte sich beim Durchbruch des 2. Molaren im linken Unterkiefer 8 Wochen vor der Aufnahme eine langsam zunehmende Schwellung, die später scharf abgegrenzt, hart, nicht druckschmerzhaft war und dem Knochen fest aufsaß. Sie umgriff den Kieferwinkel und unteren Kieferrand und reichte nach oben bis zum Jochbogen. Die submaxillaren Lymphknoten waren vergrößert und indolent. Außerdem bestand starke Kieferklemme. Im Mundvorhof war die Schleimhaut an der Vorderkante des aufsteigenden Astes vorgewölbt durch eine gleichfalls harte, dem Knochen aufsitzende, nicht druckschmerzhafte Schwellung. Auch im Fall 2 entstand im Anschluß an einen erschwerten Durchbruch des 2. Molaren eine scharf begrenzte harte Schwellung am Kieferwinkel und aufsteigenden Ast. Sie war schmerzlos, es bestanden keine Temperaturen. Die scharf austastbaren Grenzen folgten ungefähr dem Umfang der Parotis. Es bestand eine mittlere Kieferklemme, kein Ödem der Umgebung, die Haut war unverschieblich und nicht gerötet. Bohnengroße Lymphdrüsen waren am vorderen Kopfnickerrand tastbar. Im Mund ließ sich in der Regio intermaxillaris der „Tumor" gleichfalls mit scharfer Grenze austasten. Die BSG war auf 51/98 mm erhöht, das Blutbild ohne Besonderheiten. Das Röntgenbild zeigte eine markstückgroße Destruktion im vorderen Teil des aufsteigenden Astes, in deren Mitte die Krone vom Keim des 3. Molaren in deutlich abnormer Lage sichtbar war. Im Fall 3 war vor 6 Monaten der schmerzhafte Durchbruch des 2. Molaren erfolgt. Seitdem Kieferklemme und Schwellung, die in wechselndem Ausmaß bestand und sich langsam zu einem walnußgroßen schmerzhaften Infiltrat im Kieferwinkel ausbildete. In allen 3 Fällen wurde anaerob ein Actinomyces, Leptothrix sowie fötide Mundflora gezüchtet.

Neben dem *Trauma* der Zahnextraktion werden in der Vorgeschichte *Kieferfrakturen* oder *Verletzungen der Schleimhäute* durch Getreidegrannen, Fischgräten, Borsten u. a. angegeben (ALBRECHT 1938, BREUER 1951, KAROLYI 1936, GROHS 1934). Bei Unfällen kommt es nicht immer zu erkenntlichen Verletzungen im Bereich der Mundhöhle.

So berichtet KRANZ (1939) über einen Landwirt, der beim Abladen von Korn auf die Tenne stürzte. Danach war keine Außenwunde, lediglich Nasenbluten und Bluterguß am Stamm zu beobachten. 4 Tage später trat eine leichte, nach 3 Wochen eine stärkere, schmerzhafte Kieferklemme auf. Nach 5 Wochen wurde ein tief zerstörter Molar entfernt. 3 Tage danach völlige Klemme. Danach Absceß in der Parotisgegend, der eröffnet wurde. Außerdem Extraktion eines weiteren cariösen Molaren; 3 Wochen später und nach $^1/_2$ Jahr erneut starke Schwellung der linken Gesichtshälfte. Jeweils Eröffnung der Abscesse, danach gewisser Rückgang der Schwellung und der Klemme. Einige Wochen später Senkungsabsceß in der linken Submaxillargegend; Überweisung zur Klinik. Bei der Aufnahme bestand eine typische Aktinomykose.

Geht die Aktinomykose nach dem Trauma nicht von den Zähnen, sondern von einer Fraktur des Kiefers aus, so kann die Latenzzeit oft bis zu mehreren Monaten betragen (GROHS 1934). Oft dauert sie so lange, daß bereits eine ungestörte knöcherne Verheilung des Bruches erfolgte, ehe sich der aktinomykotische Prozeß bemerkbar machte (ZITKA 1951). Dies war auch bei einem 26jährigen Patienten der Fall, der 1959 in die Zahnklinik der Universität

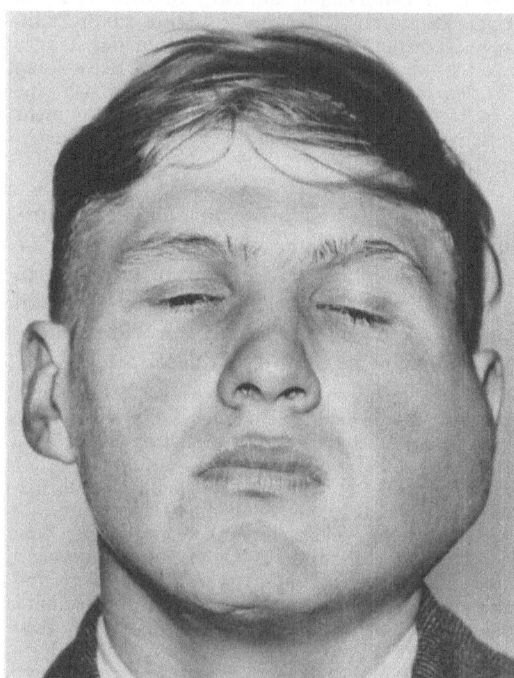

Abb. 4. Aktinomykose nach Unfall mit erheblicher Wangenschwellung. Von der Univ.-Klinik für Zahn-, Mund- und Kieferkrankheiten Münster [Dir. Prof. Dr. Dr. WANNENMACHER] zur Verfügung gestellt

Münster zur Beobachtung aufgenommen wurde. Erst 4 Monate nach einer völlig komplikationslos verheilten Unterkieferfraktur entwickelte sich eine langsam zunehmende, zunächst schmerzlose Schwellung, die innerhalb von 5 Wochen erhebliche Ausmaße annahm (Abb. 4). Eine dentogene Ursache ließ sich für die Entstehung der Aktinomykose nicht finden, so daß der Zusammenhang mit der Fraktur sehr wahrscheinlich war.

Obgleich die Aktinomyceten bei der cervicofacialen Aktinomykose den Knochen durchwandern, ist nach ZITKA (1951) die Ausbreitung eines aktinomykotischen Prozesses im *Knochen selbst eine große Seltenheit*. Demgegenüber ist die Arrosion und *Destruktion* der Knochenoberfläche durch ein von den umgebenden Weichteilen auf das Periost und schließlich auf den Knochen übergreifendes Infiltrat *häufig* zu beobachten. Der Prozeß kann auf die Knochenoberfläche beschränkt bleiben, andererseits kann aber die Infektion auch in die Havers'schen Kanäle und die Spongiosa vordringen und eine Ostitis bewirken. Nach BREUER (1951) wird die Kieferknochenbeteiligung nur selten erwähnt. Man spricht zwar von Kieferaktinomykose, meint aber Weichteilaktinomykose. Die Knochenherde bedeuten jedoch den „Schlüssel" für die Ausheilung der Aktinomykose. Bei Vorhandensein derartiger Knochenherde muß mit längerer Behandlungsdauer, schlechter Beeinflußbarkeit und mit erhöhter Möglichkeit eines Rezidivs, selbst bei völligem Schwinden des Infiltrates und vollkommener Verheilung der Fisteln oft noch nach Monaten gerechnet werden.

Entsprechend der Häufigkeit der Lokalisation der Aktinomykose sind die Arrosionsherde überwiegend submandibulär oder am hinteren Rand des aufsteigenden Astes lokalisiert. Danach folgen das Jochbein und die laterale Begrenzung der Augenhöhle. Klinisch ist hierfür eine Fistel im lateralen Augenwinkel typisch. Bei den vom Unterkieferwinkel in die Gelenkgegend des Unterkiefers aufsteigenden Prozessen kann der Processus condyloideus oder coronoideus zerstört werden. Klinisch besteht eine starke Schwellung der Parotisgegend, die auf eine Mitbeteiligung der Ohrspeicheldrüse oft mit Fistelbildung vor dem Ohr oder unterhalb des Ohrläppchenansatzes hinweist. Solche Prozesse in der Gegend des Kiefergelenkes zeigen einen außerordentlich chronischen Verlauf und sind infolge der stets gegebenen *Gefahr einer weiteren Ausbreitung gegen die Schädelbasis* sehr ernst zu bewerten. Gelingt es nicht, diesen Prozeß zum Stillstand zu bringen, so kann das Infiltrat auf die die mittlere Schädelgrube begrenzenden Knochen (Keilbein, Schläfenbein) übergreifen und in weiterem Verlauf durch eine Meningitis oder Ausbildung eines Hirnabscesses zum Tode führen. ZITKA berichtet über 5 Fälle, bei denen durch keine Therapie der aufsteigende Prozeß aufzuhalten war.

Eine weitere gefährliche Komplikation durch sekundäre Knochenbeteiligung stellt die *Arrosion der Wirbelsäule* dar. Ein in der seitlichen Halsgegend lokalisiertes Infiltrat kann in die Nackenmuskulatur vordringen, von hier aus längs der langen Rückenmuskulatur absteigen und schließlich auf die Wirbelsäule übergreifen oder durch die Pleura parietalis ins Lungenparenchym vordringen.

Eine weitere Form der Aktinomykose im Bereich der Mundhöhle selbst ist die

b) Aktinomykose der Zunge

Sie ist beim Menschen sehr selten (DORPH-PETERSEN u. PINDBORG 1954, NEGRONI 1954). Nach einer Aufstellung von BROFELDT (1926) beträgt sie nur 0,3% der Aktinomykoseformen, während COPE (1938) eine Häufigkeit von 3% angibt. Seit der Erstbeschreibung von HACKER (1885) bis zum Jahre 1932 waren nach CAMERON erst 55 Fälle beschrieben worden. Die Zahl dürfte jedoch nach COPE größer sein, da viele Fälle verkannt werden. Diese Vermutung liegt nahe, denn NEW und FIGI haben bereits 1922 allein aus der Mayo-Klinik 12 Fälle beschrieben.

Bei Rindern ist die sog. Aktinomykose der Zunge eine relativ häufige Erkrankung und unter dem Namen Holzzunge bekannt. Sie wird jedoch nach COPE, LENTZE u. a. nicht durch einen Aktinomyceten, wie man lange annahm, sondern durch den 1905 von LIGNIÈRES und SPITZ beschriebenen, der Coligruppe nahestehenden gram-negativen Actinobacillus hervorgerufen. In den entzündlichen Granulationen finden sich Gebilde, die an Actinomycesdrusen erinnern. Bei genauerer Betrachtung findet man jedoch im Zentrum gramnegative Stäbchen. Der Erreger ist in vereinzelten Fällen auch bei Erkrankungen des Menschen gefunden worden, so daß mit der Möglichkeit einer Übertragung dieser Krankheit auf den Menschen nach LENTZE grundsätzlich gerechnet werden muß, zumal die Erkrankung bei Tieren eine gewisse Kontagiosität aufweist.

Als Hauptgründe für die Seltenheit der Aktinomykose der Zunge beim Menschen werden nach COPE u.a. die geschützte Lage, durch die die Zunge weniger leicht verletzbar ist, und der besondere histologische Aufbau (Schleimhaut und Muskulatur) angegeben, während der Strahlenpilz zu seiner Ansiedlung das Bindegewebe vorzieht.

Verletzungen spielen für das Eindringen des Strahlenpilzes in die Zunge eine entscheidende Rolle. Am häufigsten wird das vordere Drittel der Zunge betroffen. Nach PLINER (1955), der 17 Fälle beobachten konnte, kommen jedoch auch flächenhafte Infiltrationen der Zungenwurzel vor. Fremdkörper, insbesondere Getreidegrannen, aber auch andere Pflanzenreste wurden in den Knoten der Zunge von mehreren Autoren nachgewiesen (DE WAARD u. ELTE 1931, CAMERON 1932 und COPE 1938). Unter den von CAMERON aus der Literatur zusammengestellten mit zwei weiteren Beobachtungen insgesamt beschriebenen 55 Fällen waren 42 Männer und 13 Frauen. Als Hauptursache wird das Kauen von Stroh mit Verletzungen der Zunge angegeben. Aus diesem Grunde wird, besonders in älteren Arbeiten, gerade bei der Zungenaktinomykose der aerobe Strahlenpilz als Erreger der Erkrankung für wahrscheinlich gehalten. In neueren Arbeiten wird die Theorie der exogenen Infektion durch Getreidegrannen, Stroh

und andere Pflanzenteile abgelehnt (ZINNER 1950). Auch an der Zunge rufen sie
als Fremdkörper lediglich eine Verletzung hervor und ermöglichen den in jeder
Mundhöhle zu findenden Strahlenpilzen auf dem Wege einer Selbstinfektion das
Eindringen in das Gewebe.

Zum *klinischen Bild* geben die Patienten überwiegend eine meist nur gering
schmerzhafte Schwellung der Zunge von einer oder mehreren Wochen Dauer an
(MOULONGUET 1932, WILE 1930, NEGRONI 1954). Im Beginn ist diese Schwellung
als fester, runder, leicht druckschmerzhafter, umschriebener Knoten der Zunge,
oft ohne größere Veränderungen der darüberliegenden Schleimhaut, erkennbar
und liegt im vorderen Drittel seitlich oder an der Zungenspitze. Im Verlauf des
entzündlichen Prozesses breitet sich der Knoten weiter aus, wird weicher mit einer
purpurroten Verfärbung der darüberliegenden Schleimhaut. Palpation und aktive
Bewegung der Zunge werden schmerzhaft. Oft bilden sich dann eine oder mehrere
kleine Fisteln, aus denen sich von Zeit zu Zeit gelblicher Eiter entleert. Häufig
enthält der Eiter stecknadelspitz- oder stecknadelkopfgroße, schwefelgelbe
Granula, die auf einen Objektträger gepreßt im Mikroskop bei abgeblendetem
Licht untersucht werden können.

Neben dieser gewöhnlich *subakuten* oder *chronischen* Form kommen nach
COPE, wenn auch weit seltener, *akute* Verlaufsformen vor, die sich von Abscessen
durch andere Eitererreger nicht unterscheiden lassen. Der *Verlauf* hängt wesentlich von der Art der *Begleitflora* ab. Im Gegensatz zu den anderen akuten septischen Prozessen erreicht die Schwellung nicht deren Ausdehnung und bleibt im
allgemeinen auf eine Zungenhälfte beschränkt. So berichten DORPH-PETERSEN
und PINDBORG (1954) über eine bei einem 27jährigen Arbeiter plötzlich auf-
getretene Schwellung im vorderen Zungendrittel, die innerhalb kurzer Zeit Hasel-
nußgröße erreichte. Eine vorausgegangene Verletzung durch einen Zahn des
stark sanierungsbedürftigen Gebisses war anzunehmen. Insbesondere bei unbehandelten Fällen ist eine Ruptur oder ein Vordringen in die Submentalregion
und in die Halsregion möglich. Im allgemeinen besteht jedoch eine gute Heilungs-
tendenz. CAMERON berichtet unter 55 Fällen nur von einem Todesfall durch Auftreten multipler Abscesse am Unterkiefer und am Hals, $1—1^1/_2$ Jahre nachdem
durch Incision und Curettage der Zungentumor verhältnismäßig schnell entfernt
worden war. Die submaxillaren Lymphknoten sind oft infolge sekundärer pyogener Infektion geschwollen, ohne daß man in ihnen jedoch Aktinomyceten
nachweisen kann.

Pathologisch-anatomisch bietet die primäre aktinomykotische Veränderung das
gleiche Bild wie an anderer Stelle. Der einfache Knoten besteht aus eitrigem
Granulationsgewebe mit zentral erweichender Nekrose. In dieser zentralen Nekrose ist der Strahlenpilz zu finden und muß zur Bestätigung der Diagnose nachgewiesen werden. Ohne Behandlung wird der Knoten allmählich größer und
bildet eine Fistel oft an der Spitze der Zunge. Manchmal entsteht ein multi-
lokulärer Absceß.

Differentialdiagnostisch sind bei der Aktinomykose der Zunge folgende Erkrankungen in Betracht zu ziehen: Gumma, Carcinom, Sarkom, Fibrom, Tuberkulose, infizierte Cyste oder ein einfacher pyogener Absceß. *Gummen* sitzen
jedoch im allgemeinen nicht im vorderen Drittel der Zunge wie die Aktinomykose,
sondern entstehen meist nahe der Mittellinie der Zunge auf dem Dorsum; sie sind
schmerzlos und weisen später das charakteristische ausgestanzte Ulcus auf.
Außerdem sind sie serologisch, durch die Biopsie und ex iuvantibus durch die
Probetherapie mit Jodkali abzugrenzen. Oft besteht gleichzeitig eine sklero-
sierende syphilitische Glossitis. Das *Carcinom* der Zunge ist am häufigsten mit
der Aktinomykose verwechselt worden. Schwierigkeiten in der Differential-

diagnose bestehen aber nur im Beginn. Es neigt früh zu Metastasen und man findet nach einigen Monaten harte fixierte regionäre Lymphknoten. Eine möglichst frühzeitige histologische Untersuchung ist daher in allen unklaren Fällen zur Abgrenzung auch anderer Tumoren angezeigt. Die *Tuberkulose* tritt praktisch immer sekundär auf und ist mit einer Lungen- oder Kehlkopftuberkulose verbunden. Außerdem sind hierbei sowohl knotige Veränderungen als auch Ulcerationen sehr schmerzhaft. Eine infizierte Cyste, die einer Aktinomykose sehr ähnlich sehen kann, ist oft durch die Vorgeschichte, bei der lange Zeit keine Entzündung bestanden hat, abzugrenzen. Zur Abgrenzung eines unspezifischen Abscesses ist eine sorgfältige Untersuchung des Eiters notwendig, die sich auch auf eine mikroskopische, kulturelle und histopathologische Untersuchung von curettiertem Gewebe erstrecken sollte.

Der Erkrankungshäufigkeit nach folgt der cervicofacialen Aktinomykose die

c) Bauchaktinomykose

Ihre Prognose war früher äußerst schlecht. Sie geht in seltenen Fällen von Senkungsabscessen aus dem Hals- und Brustbereich, im allgemeinen von entzündlichen Prozessen des Darmes, vorwiegend der *Ileocöcalregion* aus. Bei dem absteigenden Absceß kann der Oesophagus beteiligt sein, wobei sich der Absceß von der hinteren Rachenwand ausgehend zwischen Wirbelkörper und Oesophagus hinabsenkt. Dabei werden Wirbelkörper gelegentlich arrodiert und auch das hintere Mediastinum ergriffen. Häufigste unmittelbare Ursache ist jedoch die Appendicitis. In der Appendix befinden sich ebenfalls wie in der Mundhöhle fast immer anaerobe Aktinomyceten als Commensalen. Bei Perforation des Appendix kann sich eine bereits bestehende Infektion in das Becken und auf dessen Organe, abwärts in die Psoasmuskulatur, medialwärts zur Wirbelsäule oder aufwärts zur Niere ausbreiten. Auch die Leber wird dabei gelegentlich befallen. Bei Ausbreitung der Aktinomykose auf das Rectum kann es zu periproktitischen Abscessen kommen. Von der Ileocöcalregion aus kann sich aber auch ohne akute Erscheinungen ein Exsudat bilden, das zu Verwachsungen mit der Bauchdecke führt und meist mit Fisteln durch die Haut bricht. Wo immer auch die Aktinomykose penetriert, früher oder später kommt sie an irgendeiner Stelle an die Hautoberfläche.

Solange der Durchbruch nach außen nicht erfolgt ist, gehört die Aktinomykose in der Bauchregion zu den am meisten fehldiagnostizierten Erkrankungen (HENGEL und LINKE 1954). Sie wird oft erst nach Jahren entdeckt und neben der Tuberkulose und Syphilis am häufigsten mit einem malignen Tumor verwechselt. Eine zur Zeit noch fehlende spezifische diagnostische (serologische) Untersuchungsmöglichkeit könnte wesentlich zur Vermeidung solcher Fehldiagnosen beitragen. Die *Pathogenese* ist nach PUTMAN, DOCKERTY und WAUGH, die 1950 über 122 Fälle von Bauchaktinomykose der letzten 35 Jahre aus der Mayo-Klinik berichten, im Gegensatz zur Halsaktinomykose keineswegs so eindeutig geklärt. Es werden immer noch 3 Meinungen vertreten:

1. Der Erreger selbst ist in der Lage, Läsionen an der Schleimhaut zu erzeugen.

2. Der Erreger kann in die intakte Schleimhaut eindringen.

3. Die Aktinomykose kann sich nur nach vorhergehender Verletzung manifestieren.

Die letzte Theorie ist jedoch am wahrscheinlichsten, das zeigen auch die 122 beobachteten Fälle (vgl. Tabelle 2). Bei 108 von ihnen gingen abdominelle Erkrankungen voraus, 62 entstanden allein nach Appendixperforation 27 weitere nach akuter oder chronischer Appendicitis oder nach drainierten Abscessen.

Im Gegensatz zu den genannten Autoren messen ARMITAGE und SMITH (1954) der Appendicitis für die Entstehung der Bauchaktinomykose keine so erhebliche Bedeutung bei, da in ihrem Krankengut nur in 2 von 9 Fällen die Bauchaktinomykose nach einer Appendektomie auftrat. Zweimal entstand sie durch Beckenabscesse, einmal durch ein perforiertes Duodenalulcus. Dreimal war die Ursache unbekannt.

Nach TSUZUKI (1940) war unter 53 Fällen von Bauchaktinomykose, von denen übrigens 20 starben, nur einer durch äußere Einwirkung (Schußverletzung) entstanden. In fast allen anderen Fällen bestanden enge Beziehungen zwischen der Bauchaktinomykose und den appendicitischen Anfällen. Bei 17 Fällen, bei denen im Beginn keine sicheren Symptome einer Appendicitis festgestellt werden konnten, begannen 12 im rechten Unterbauch. Bei den übrigen 35 Fällen wurden 3 verschiedene Erkrankungsgruppen beobachtet. In 7 Fällen wurde die Aktinomykose sofort nach Ausbruch der Appendicitis festgestellt. 3 von diesen 7 Kranken starben. Bei 11 Patienten wurden die akuten appendicitischen Symptome durch konservative Behandlung gebessert, es kam jedoch nicht zur Heilung. 6 von diesen 11 Kranken starben. Bei 17 Patienten traten die Aktinomykosesymptome erst 1—4 Jahre nach der Appendicitis auf; hiervon starben 4 Kranke. An der engen Beziehung zwischen der Appendicitis und der Entstehung der Aktinomykose des Bauches bestehen offenbar demnach keine Zweifel. Das Frühbild kann sogar dem der Appendicitis gleichen. In einigen wenigen Fällen kann die Aktinomykose auch von anderen Organen ausgehen, so von einem perforierten Magenulcus oder nach Gallenblasenoperationen (TURNBULL 1947, BATES 1933, DAMGAARD-MORCH 1956). Aktinomykosen, die im Anschluß an eine Perforation eines peptischen Magenulcus auftreten, verlaufen im allgemeinen sehr schnell, weil von einem subdiaphragmatischen Absceß aus schon frühzeitig Leber und Lunge befallen werden.

Tabelle 2. *Ausbreitung der Erkrankung bei 122 Fällen von Bauchaktinomykose.* (Nach PUTNAM, DOCKERTY und WAUGH)

Lokalisation	Zahl der Fälle
Bauchwand unten rechts . .	100
Bauchwand unten links . . .	31
Bauchwand oben rechts . . .	21
Bauchwand oben links . . .	5
Epigastrium	3
Lumbalregion rechts	24
Lumbalregion links	7
Hüftregion rechts	9
Hüftregion links	4
Gesäß und Perianalregion . .	4
Scrotum	2
Suprapubische Region . . .	1
Brustwand rechts	26
Brustwand links	9
Beckenabscesse	12
Psoasabscesse rechts	8
Psoasabscesse links	1
Subdiaphragmatischer Absceß	23
Leber	19
Rechte Niere	8
Linke Niere	2
Tube und Ovarien	10
Milz	2
Rechte Lunge	19
Linke Lunge	20
Gehirn	1

Das *klinische* Bild und der Verlauf hängt sehr von dem Beginn und der Lokalisation der Erkrankung sowie von der Begleitflora ab. Bei 103 von 122 Fällen war nach PUTMAN u. Mitarb. ein akuter chirurgischer Eingriff oder eine Perforation vorausgegangen. Eine Aktinomykose tritt also nur selten nach chronischen Darmerkrankungen auf. Oft verheilt die Operationsnarbe glatt, aber in der Nähe entwickelt sich eine derbe umschriebene Schwellung. Gelegentlich ist auch eine chronische Fistel in der Operationswunde das erste Zeichen. Nach Tagen und Wochen tritt im Bereich der Induration unter mehr oder weniger großen Schmerzen eine Erweichung ein. Die darüber liegende Haut wird ödematös und livid- bis dunkelrot. Das befallene Gewebe wird zerstört und durch Granulationsgewebe mit zahlreichen kommunizierenden Abscessen und Fisteln ersetztr Bei der Punktion entleert sich ein gelblicher, serogangränöser oder purulente. Eiter, der meist feinste gelbliche oder bräunliche Körnchen („Drusen") enthält. Die Veränderungen können über Monate und Jahre in der Leistengegend lokalisiert sein. Gewöhnlich kommt es zur Veränderung der Muskulatur und Fascien mit schmerzhaften Kontrakturen. Im Beginn ist die Allgemeinreaktion minimal, geringes Fieber, geringe Schwäche und Krankheitsgefühl. Die Ausbreitung erfolgt unter akuten Allgemeinreaktionen mit Bildung neuer fistelnder Abscesse, gefolgt von Perioden scheinbarer Erholung. Die Krankheit schreitet unter uncharakteristischen Symptomen (Gewichtsverlust, Anämie, zunehmende Schwäche) fort. Der Kranke wird blaß, lustlos, reizbar und bettlägerig. Ödeme treten auf in abhängigen Körperpartien, durch schlechte Ernährung und Verlust der Proteine bedingt. Der Tod kann durch Ausbreitung auf Leber und Lunge oder Generalisation des Krankheitsprozesses eintreten, im allgemeinen sterben die Patienten jedoch an einer Pneumonie oder einer anderen akuten interkurrenten Infektion.

In enger Beziehung zur Bauchaktinomykose steht die *anorectale Aktinomykose*. Sie entsteht meistens *sekundär* als fortgeleitete Erkrankung des Coecum, der Appendix, der Ovarien oder der Blase. Die *primäre* Aktinomykose des Rectum ist selten. Sie kann nach Verletzung der Darmschleimhaut entstehen. Ein charakteristisches *Symptom* ist nach Ansicht von BENSAUDE (1933) eine Darmschrumpfung oberhalb der Analöffnung, durch die der tastende Finger nicht hindurchdringen kann. Im Beginn finden sich oft gastrointestinale Störungen verschiedener Art, vorwiegend Diarrhoen, dann Erbrechen und Obstipation, Koliken und Fieber. Lokal ist eine perianal gelegene brettharte Infiltration oft das erste Symptom. Sie kann so hart sein, daß man bei der rectalen Untersuchung Knorpelgewebe zu tasten glaubt. Diese Veränderungen bleiben lange Zeit örtlich beschränkt. Bei der Rectoskopie findet man niemals ein Geschwür, wohl aber eine Verziehung des Rectum. Im weiteren Verlauf kommt es zu Fistelbildungen. Erhebliche Teile des Gesäßes und der Oberschenkel können beteiligt sein (GORDON und DUBOSE 1951). Der Erkrankung vorausgehen kann oft auch eine Analfistel. Bei einem 60jährigen Patienten, über den HOFBAUER (1948) berichtet, bestand eine derartige Analfistel seit 38 Jahren. Innerhalb von 3 Jahren entwickelten sich circumanal und an den Nates beiderseits zahlreiche Knoten mit Fistelöffnungen, die teilweise untereinander und mit den Absceßhöhlen in Verbindung standen. Am Analring erinnerten die Veränderungen an Condylomata lata.

Nach COPE (1949) ist die *Prognose* seit Einführung der Penicillintherapie wesentlich besser geworden. Von 7 Patienten wurden 5 durch die Penicillinbehandlung geheilt. Vor der Penicillinbehandlung starben von 14 Patienten 9, nur einer wurde gebessert, die restlichen 4 waren zur Berichtszeit noch krank. Nach ARMITAGE und SMITH (1954) ist die Penicillindosis hoch genug zu wählen. Von 3 Patienten, die mit unterschwelligen Dosen behandelt wurden, überlebte nur einer. Von 6 Fällen, die ausreichende Mengen erhielten, wurden 4 innerhalb von 80 Tagen geheilt, einer erst nach 580 Mega in 289 Tagen, einmal trat eine Heilung erst dann ein, als gleichzeitig 14 g Streptomycin verabfolgt wurden. Es sollte nicht vergessen werden, daß insbesondere die Vaccinebehandlung auch vor Einführung der Antibioticatherapie zu einer erheblich günstigeren Prognose der Bauchaktinomykose führte. NEUBER (1940) berichtet über mehrere Fälle, die auf diese Behandlung günstig ansprachen. Auch SZEP (1943) berichtet über eine sehr ausgedehnte Abdominalaktinomykose, bei der praktisch der gesamte Unterbauch bretthart infiltriert war und die unter Behandlung mit Solganal B, Eigenblut und 27 Autovaccineinjektionen ausheilte.

Ebenso schlecht wie die Prognose der Bauchaktinomykose war früher die Prognose der

d) Lungenaktinomykose

Sie läßt sich grundsätzlich in eine primäre und sekundäre Erkrankung einteilen. Die *primäre* Infektion entsteht vorwiegend durch Aspiration von Eiter, gelegentlich ist auch die Aspiration größerer Teile infizierten Materials sowie ganzer Zähne nach Zahnextraktionen beobachtet worden (COPE 1949). Während bei der Nocardiose der primäre Infektionsmodus die Regel ist, hier allerdings durch Inhalation von aeroben Aktinomyceten, ist er bei der Aktinomykose selten. Weit häufiger erkrankt die Lunge *sekundär*, und zwar handelt es sich vorwiegend um fortgeleitete Erkrankungen von einem Primärherd aus, der meist im cervicofacialen Bereich liegt. Von hier aus breitet sich die Infektion in den Mediastinalraum aus, nur selten geht der Infektionsweg von unten, vom Retroperitonealraum aus, durch das Diaphragma. So kann der Ausbreitungsweg der deszendierenden Thoraxaktinomykose nach Fabian und Staufenbiel (1955) beispielsweise von einer primären Kieferwinkelaktinomykose über einen retropharyngeal entlang der Wirbelsäule in den Brustkorb einsinkenden Absceß zur Erkrankung einer

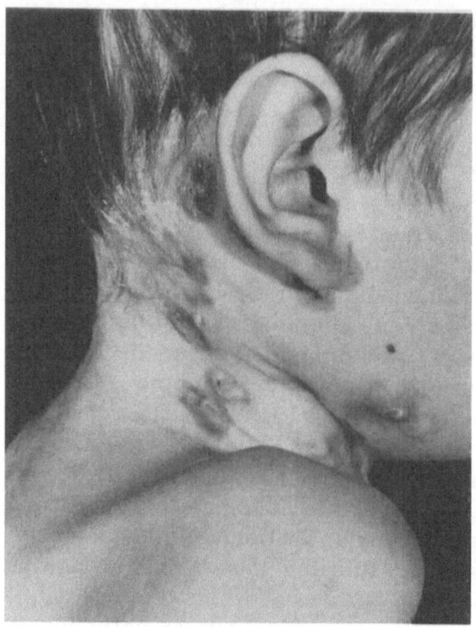 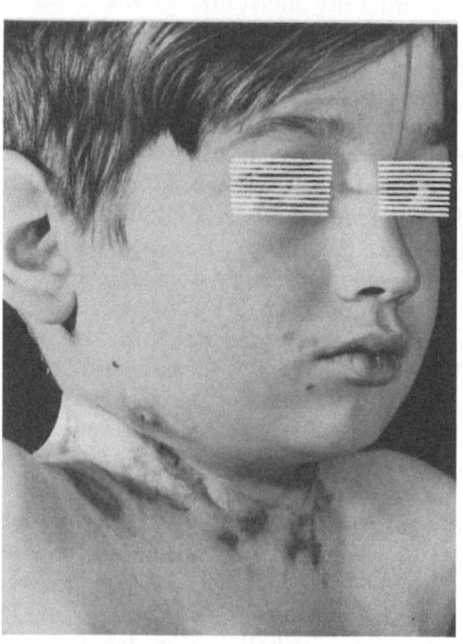

Abb. 5. Hochgradig fistelnde Aktinomykose mit Lungenbeteiligung   Abb. 6. Wie Abb. 5

oder beider Lungenoberlappen führen. Gelegentlich wird auch eine hämatogene Infektion der Lunge beobachtet. Darüber hinaus kommen hämatogene oder bronchogene Streuungen in der Lunge vor, so daß abgesehen von einer hämatogenen Infektion die Lunge selbst Streuherd und Streuort zugleich sein kann.

Ein Beispiel für eine aus dem Gesichts- und Halsbereich deszendierende Aktinomykose bei einem 8jährigen Jungen stellt folgende Beobachtung dar:

Juli/August 1954 Verletzung unter dem Kinn durch Sturz auf eine Baumwurzel. Oktober 1954 fiel eine Schwellung an der rechten Halsseite und am rechten Kieferwinkel auf, die sich blaurot verfärbte und aus der sich zentral Eiter entleerte. 4 Wochen später auch auf der linken Halsseite 3 Fisteln. Nach 3monatiger Behandlung mit Incisionen und Antibiotica schlossen sich die Fisteln zunächst, brachen aber nach wenigen Tagen wieder auf. Wegen Verdacht auf Lymphknotentuberkulose Verschickung an die See. Nach dem negativen Ausfall der Tuberkulinprobe und dem atypischen klinischen Bild wurde eine Tuberkulose ausgeschlossen. Der Verdacht auf eine Aktinomykose wurde durch die bakteriologische Untersuchung gesichert.

Der blasse Junge war bei der Aufnahme in die Klinik in einem stark reduzierten Ernährungs- und Kräftezustand. Die Hautveränderungen erstreckten sich vom rechten Ohr über die gesamte Vorderseite des Halses bis hinter die linke Ohrmuschel. Es fanden sich hier derbe bis harte Infiltrate, über denen die Haut nicht verschieblich und die selbst nur wenig auf der Unterlage verschieblich waren (Abb. 5). In diesen Infiltraten etwa 10—12 unregelmäßige, meist rundliche, bis zehnpfennigstückgroße, relativ scharf abgesetzte livid-rote Narben, teils leicht erhaben, teils etwas eingezogen. Unter dem Kinn und an der Vorderseite des Halses auf die obere Thoraxpartie übergreifend auch länglichausgezogene lividverfärbte

Narben (Abb. 6). An den Halsseiten waren einige Narben nicht völlig geschlossen und zeigten zentral eine mit Granulationsgewebe ausgefüllte feine Fistelöffnung, aus der sich auch bei Druck nur ganz wenig Sekret entleerte.

Bei der Lungenaufnahme waren beide Spitzenfelder getrübt. Rechter Mittellappen kompakt halbkugelig vorgewölbt. Verdichtungen auch im linken Oberfeld sowie streifige Trübungsbilder im linken Unterfeld. Es lagen demnach offenbar aktinomykotische Veränderungen des Mediastinums und vermutlich auch der Lunge vor.

Trotz Behandlung mit Sulfonamiden, Penicillin und verschiedenen Antibiotica kam der Junge bei fortlaufendem Kräfteverfall ad exitum.

Klinisch wird bei der Lungenaktinomykose verlaufsmäßig das bronchopulmonale, das pleurothorakale und das fistuläre Stadium unterschieden, wobei die rein pulmonalen Aktinomykosen in die bronchitische, die bronchopneumonische und die hämatogene miliarpneumonische Form unterteilt werden. Diese Formen sind von anderen entsprechenden banalen oder spezifischen Erkrankungen, Bronchitis, Bronchopneumonie oder Tuberkulose im Röntgenbild praktisch nicht zu trennen. Bei der deszendierenden Thoraxaktinomykose findet man neben den Verschattungen der Lungenobergeschosse einen paravertebralen Senkungsabsceß, der jedoch keine für Aktinomykose typischen Merkmale aufweist. Die Aktinomykose der Lunge wird daher im allgemeinen erst spät diagnostiziert.

Auf die *Schwierigkeit* der *Diagnose* wird von zahlreichen Autoren hingewiesen. So berichtet HERRMANN (1952) von einem 8jährigen Jungen, bei dem sich schleichend vom oberen Mediastinum in die rechte Lunge hinein eine Aktinomykose entwickelte, die zunächst als paratracheale Drüsenschwellung tuberkulösen Ursprungs gedeutet wurde, zumal der Junge eine Bronchialdrüsentuberkulose durchgemacht hatte. Dieser mediastinale Tumor führte zu einer Obturation des linken Lungenlappens. Im weiteren Verlauf kam es zu einem Übergreifen der Aktinomykose auf die Lungen selbst, später auf die Pleura und zuletzt auf die Thoraxwand, die in typischer Weise von zahllosen fuchsbauähnlichen Fisteln durchbrochen wurde. LAWONN (1953) berichtet über einen Fall von thorakaler Aktinomykose bei einem 36jährigen Mann, der an einer Aktinomykosepneumonie mit Begleitpleuritis, Osteoperiostitis des Brustbeines und multiplen Brustwandfisteln erkrankt war. Die Diagnose wurde erst etwa ein Jahr nach Beginn der Erkrankung gestellt. Über einen Fall, der erst post mortem erkannt wurde, berichten TRIVEDI und SARKAR (1952).

Die Schwierigkeit in der Diagnose der Lungenaktinomykose wird dadurch erhöht, daß dem Nachweis von Aktinomyceten sowie von Drusen im Sputum keine pathognomische Bedeutung zukommt. So ist LENTZE (1942) der Meinung, daß anaerobe Aktinomyceten sehr häufig bei chronischer Bronchitis im Auswurf auch in Form von Drusen vorzukommen scheinen, so daß deren Nachweis nur dann diagnostisch zu verwerten ist, wenn sie in größerer Zahl vorkommen. Die Diagnose läßt sich daher mikrobiologisch zumeist erst dann sichern, wenn der Prozeß die Pleura erreicht und somit der Eiter durch Punktion gewonnen werden kann. Der gleichen Meinung sind auch PEABODY und SEABURY (1957). Klinisch und bakteriologisch einfacher wird die Diagnose, wenn die Thoraxwand bereits befallen ist. Im Beginn finden sich bis zu taubeneigroße fluktuierende rötliche Tumoren (GODOY 1957). Prästernale Fisteln können kettenförmig angeordnet sein. In fortgeschrittenen Fällen, wie im Fall von LAWONN, war die Brustwand dunkelbraun-violett verfärbt, an der betroffenen Stelle überwiegend bretthart infiltriert, teilweise auch weich ödematös. In diesem Bereich bestanden zahlreiche bis zu walnußgroße, teils eitrig belegte Granulationen mit meist großen, zentralen Fistelöffnungen.

Die *Prognose* war vor der Einführung der Chemotherapie bei der Lungenaktinomykose praktisch infaust (BRANDT 1936, PARDO-CASTELLO u. Mitarb. 1931, HERRMANN 1952). Obschon sie auch heute noch ernst zu beurteilen ist, werden erfreuliche *Behandlungserfolge* mit Sulfonamiden und Antibiotica mitgeteilt. BOWYER (1949) konnte mit 25 Mega Penicillin über einen Zeitraum von 56 Tagen eine Lungenaktinomykose mit Pleuraempyem erfolgreich behandeln. Allerdings wurde zusätzlich dreimal täglich 2,0 g Kalium jodatum verabfolgt. Von HAMUY und

RIERA (1953) wurden zunächst Penicillin und Sulfonamide in Kombination mit Lugolscher Lösung, später Streptomycin und Kaliumjodid verabfolgt. SERFLING, PARNITZKE und BAUDITZ (1954) schlagen vor, zunächst konservative Behandlung mit hohen Penicillindosen zu versuchen, bei fehlender Rückbildungstendenz sei jedoch die Lungenresektion angezeigt. Einen Versager nach Behandlung mit Streptomycin und Sulfonamiden bei einer tumorösen bronchopulmonalen Aktinomykose beobachteten KERBRAT und CELLERIER (1954). Nach COPE (1949) waren unter 13 Patienten, die mit konservativen Maßnahmen, aber ohne Penicillin behandelt worden waren, 12 Versager, während nur einer gebessert wurde. Von 9 mit Penicillin behandelten Fällen wurden 5 gebessert, während 4 Patienten auf die Behandlung nicht ansprachen. Seiner Meinung nach wird eine kombinierte Behandlung von Antibiotica mit Sulfonamiden, evtl. zusätzlich Jod und Röntgenbestrahlung, die Behandlung der Zukunft sein, wobei die Aktion des Chirurgen immer mehr in den Hintergrund tritt.

Bevor man heutzutage zu größeren chirurgischen Maßnahmen greift, wird bei Versagen von Penicillin und Streptomycin eine Behandlung mit anderen Antibiotica zu empfehlen sein. Nach OCKLITZ (1952) wirkte Aureomycinbehandlung nach Versagen von Penicillin bei einem 13jährigen Mädchen ausgezeichnet. Das Kind war bereits 3 Jahre auf Lungentuberkulose behandelt worden.

e) Aktinomykose der Geschlechtsorgane

Sie ist selten und entsteht überwiegend *sekundär* von einer Bauchaktinomykose, selten einer Nierenaktinomykose aus. Bei der *Hodenaktinomykose* wird auch eine hämatogene Streuung von einem Primärherd an den Zähnen angenommen. SCORER (1952) berichtet über 4 Fälle, die erst bei der Operation diagnostiziert wurden. In kleinen abgekapselten Abscessen wurde A. bovis nachgewiesen. Klinisch zeigten sich knotige Verhärtungen und Fisteln. Die Behandlung bestand in der Resektion des befallenen Hodens. Penicillinbehandlung blieb ohne Erfolg. SMITH (1953) berichtet über einen ungewöhnlichen Fall einer Genitalaktinomykose mit rechtsseitiger Epididymitis. Die Diagnose wurde histologisch bestätigt. Penicillin und Streptomycin hatten keinen Erfolg.

Die *primäre* Aktinomykose des *Penis* ist außerordentlich selten. Von FISCHER (1929) wird über je einen Fall von LUTZ und SMITH berichtet; einmal glich der Befund einem „skleroseähnlichen Herd", einmal einem „Primäraffekt". In letzterem Fall von LUTZ waren die Leistenlymphknoten beiderseits geschwollen, vom Sulcus zur Basis des Penis zog sich ein roter Streifen. An der Basis und am Dorsum in der Mitte des Schaftes entstanden Ulcera, deren Grund hart und induriert war. Von BLÜMEL (1941) wird eine primäre Aktinomykose des Penis bei einem 61jährigen Mann beschrieben, bei dem es nach Einführung eines Strohhalms in den Penis zu einer eitrigen Entzündung kam. Der Fremdkörper, der in den Schwellkörper gelangt war, wurde operativ entfernt. Im Sekret von mehreren Incisionswunden ließen sich Actinomycesdrusen nachweisen. WASSMUND (1942) hält es in einer Stellungnahme zu dieser Arbeit für völlig unwahrscheinlich, daß die Infektion von außen her durch den Strohhalm erfolgt sei, zumal bakteriologisch an dem Strohhalm keine anaeroben Aktinomyceten nachgewiesen werden konnten. Bei 6000 Beobachtungen von in die Harnröhre eingebrachten Fremdkörpern sei niemals eine Aktinomykose beobachtet worden. Nach WASSMUND ist es viel wahrscheinlicher, daß die anaeroben Aktinomyceten auch in diesem Fall aus der Mundhöhle stammen.

Häufiger als die Aktinomykose des männlichen Genitales ist die Erkrankung der *weiblichen* Geschlechtsorgane. Unter den Adnexerkrankungen macht sie allerdings nur einen geringen Prozentsatz aus. Von 1204 Fällen wurden von DANIEL und

MAVRODIN (1934) nur 1 Fall von Aktinomykose gefunden. HANF und HANF stellten 1955 aus der Literatur 125 Fälle je nach dem genitalen Ausgangsherd zusammen. Hierbei kamen sie zu folgendem Ergebnis: Ovarien und Tuben 97, Parametrien 14, Uterus 7, Tuben (isoliert) 3, äußeres Genitale 4.

Grundsätzlich kann die Infektion ascendierend von der Vagina ausgehen oder *sekundär* von Nachbarorganen der Genitalien im kleinen Becken (Darm und Blase) erfolgen. Eine primäre Infektion ist hier sicher sehr selten. Nach Untersuchungen von HANF und HANF fanden sich bei 100 Frauen im Alter von 19—73 Jahren niemals in der Vagina als Commensalen vegetierende Erreger der Aktinomykose. Ebenso konnte in keinem Fall die typische Begleitflora nachgewiesen werden. Als Möglichkeit für eine primäre Infektion wird eine Implantation von Aktinomyceten durch Speichel nach Verletzung der Vagina angesehen.

Eine derartige offenbar *primäre* Aktinomykose an der großen Schamlippe unter dem Bilde einer Bartholinitis beobachtete LEWINSKA (1939). Zunehmende Infiltration und eiternde Fisteln führten zur Diagnose, die dann bakteriologisch bestätigt wurde. Über eine Patientin mit einer Aktinomykose unter dem Bilde einer eitrigen Parametritis, die an einer Hydronephrose und einer Septicopyämie ad exitum kam, berichtet BRAUDE (1952). Eine andere Patientin mit einem faustgroßen Tumor im vorderen Vaginalgewölbe konnte durch intrafokale Penicillininjektionen nach vorheriger Entleerung des Eiters geheilt werden. Auf die Schwierigkeit der *Diagnose* weist GLAESMER-ZAFF (1952) anhand einer Ovarialaktinomykose hin, deren Anamnese bereits 4 Jahre zurückreichte und die anfänglich wegen einer Appendicitis operiert wurde. Erst wenn der Durchbruch der Infektion nach außen stattgefunden hat (vgl. die Abb. 8 S. 550) und der Nachweis des Erregers im Eiter geführt werden kann, ist die Diagnose leichter.

Die *Prognose* der weiblichen Genitalaktinomykose war vor Einführung der Penicillinbehandlung sehr schlecht. Nach DANIEL und MAVRODIN konnten von den bis 1934 beschriebenen 77 Fällen nur 7 geheilt werden. Auch INGALLS und MERENDINO beurteilten 1952 die Prognose noch ungünstig und gaben eine Mortalität von 75% an. Bei der Seltenheit der Genitalaktinomykosen wird man die Ergebnisse der antibiotischen Behandlung noch abwarten müssen. Von HAUSMANN (1952) konnte eine Aktinomykose der Tuben und Ovarien mit 61,5 Mega Penicillin und 250 g Protocid geheilt werden. (Es wird angenommen, daß die Infektion ascendierend eingetreten ist, da der Erkrankung eine Gonorrhoe vorausgegangen ist, die bei einem Coitus im Kornfeld erworben wurde!) KNAKE und ZEISS konnten eine primäre Aktinomykose der Appendix, welche auf Netz und Tuben übergriff, nach operativer Entfernung des Konglomerattumors und Behandlung mit 60,0 g Jodkali und 300 r Röntgen (Herddosis) zur Abheilung bringen.

Die Aktinomykose *anderer* Organe ist sehr selten. So sind bis zum Jahre 1938 erst 20 Fälle von Aktinomykose der *Niere* beschrieben worden. In der Mehrzahl der Fälle wurden die Patienten wegen anderer Diagnosen behandelt (COPE). Ähnlich wie bei der Aktinomykose der *Leber* entsteht die Infektion entweder von der Nachbarschaft aus oder metastatisch. Bei der Leber kommt noch als besonderer Infektionsweg die Portalvene in Betracht. Weitere seltenere Lokalisationen, die für den Dermatologen nur soweit wichtig sind, als sie von einer der oben genannten häufigeren Formen aus sekundär entstehen können, sind *Knochen* und Gelenke, *Nervensystem* sowie bei der seltenen aktinomykotischen *Pyämie* auch sämtliche andere Organe.

In der Bedeutung wesentlich eingeschränkt ist die

f) Primäre Aktinomykose der Haut

Bei der heutzutage üblichen ätiologischen Definition, unter Aktinomykose nur solche Erkrankungen zu verstehen, die durch anaerobe Aktinomyceten (A. israeli, A. bovis) verursacht sind, muß die primäre Aktinomykose der Haut als Rarität angesehen werden. *Anaerobe* Aktinomyceten kommen nach Ansicht nahezu aller Autoren, die sich speziell mit dieser Frage befaßt haben, *außerhalb* des menschlichen und tierischen Organismus nicht vor. Die meisten der früher zur primären Aktinomykose der Haut gerechneten Fälle können demnach heute gar nicht mehr

als Aktinomykosen angesprochen werden, da sie, soweit der angegebene Infektionsmodus als richtig anzusehen ist, durch aerobe Strahlenpilze verursacht und
damit *Nocardiosen* sind.

LENTZE (1950) ist der Meinung, daß die wenigen überhaupt vorkommenden
Fälle auf Wundinfektion mit Speichel zurückzuführen sind. COPE (1938) erwägt
die Möglichkeit, daß bei angeblich primärer Aktinomykose im Gesicht eine
Infektion durch die Schleimhaut des Mundes erfolgt sein kann. Er weist dabei
auf RAUBER hin, der über mehrere Fälle berichtet, die auf diesem Wege entstanden
sind. Bevor die Diagnose einer primären Aktinomykose gestellt wird, ist in jedem
Fall eingehend die Möglichkeit in Erwägung zu ziehen, ob nicht auch eine sekundäre Entstehung möglich oder sogar wesentlich wahrscheinlicher ist. Dieses ist
besonders oft für die *gutachtliche* Beurteilung wichtig.

Neuere statistische Angaben über die Häufigkeit der primären Aktinomykose
der Haut liegen nicht vor. Die von FISCHER (1929) angegebenen Prozentzahlen
mit einer Variationsbreite zwischen 1% und 4% dürften nach Abtrennung der
Nocardiosen heutzutage zu hoch sein. Es ist jedoch nicht möglich, die seit 1930
mitgeteilten Fälle primärer Aktinomykosen der Haut sämtlich in ätiopathogenetischem Sinne definitiv in Aktinomykosen und Nocardiosen einzuteilen, da sie oft
nur vom klinischen Gesichtspunkt aus beschrieben sind. Außerdem wird auch
heute noch die bereits von WRIGHT 1905 vorgeschlagene Bezeichnung Nocardiose
für die durch aerobe Aktinomyceten verursachten Erkrankungen nicht allgemein
anerkannt. Sie ist auch gar nicht allgemein bekannt.

Unter der Voraussetzung, daß der normale Standort des A. israeli die Mundhöhle ist, dürften am ehesten noch solche Fälle als primäre Aktinomykosen anzusprechen sein, bei denen die Aktinomykose durch Verletzungen infolge Schlag
oder Stoß an den Zähnen entsteht.

So berichtet BURROWS (1945) über einen 26jährigen Matrosen, der beim Streit mit einem
Kameraden diesem einen anscheinend gesunden Zahn ausschlug. Dabei verletzte er sich über
dem 4. rechten Mittelhandköpfchen. Hiernach Wundbehandlung unter anderem mit Sulfanilamid sowie teilweise Naht. Am nächsten Tage kam es zur Entzündung der Wunde. Die
Naht wurde entfernt. Am 16. Tag nach scheinbarer Heilung Wiederaufnahme der Arbeit.
5 Tage später brach die Wunde wieder auf. Nach 2maliger Incision einer fluktuierenden
Schwellung und 3tägiger Sulfathiazolbehandlung wieder scheinbare Heilung. 12 Tage später
wiederum Schwellung der Handfläche über dem 4. Metakarpalknochen. Bei der Eröffnung
entleerte sich Eiter mit gelben Körnchen, in denen Actinomycesmycelien festgestellt wurden.
Heilung trat erst nach Kaliumjodidbehandlung ein. Ähnliche Beobachtungen stammen
bereits von COPE (1915) und MCWILLIAMS (1917). Auch in diesen beiden Fällen hatte eine
Verletzung der Faust durch einen Zahn stattgefunden. Obwohl im Fall von BURROWS bei
späterer Untersuchung des Kampfpartners keine Aktinomyceten in dessen Mund nachgewiesen werden konnten, wird dennoch angenommen, daß durch die Hautwunde Aktinomyceten, vom Zahn des Gegners stammend, in die Weichteile und sekundär in den benachbarten Knochen eindrangen.

Andere Verletzungen an den Extremitäten wie Stichverletzungen mit einer
Heugabel (DOSA 1938), Holzsplitterverletzungen (SCOTT 1949), Schürfwunden
(KLABER 1934), Quetschungen (MONTAGNANI und MANZOTTI 1934) werden gelegentlich als Ursache einer primären Aktinomykose angesehen. Soweit nicht kulturell
ein anaerober Aktinomycet gezüchtet wird, muß die Diagnose primäre Aktinomykose in Frage gestellt werden. Es bleibt zu prüfen, ob sich nicht sekundär an
der Verletzungsstelle als locus minoris resistentiae von einer anderen Stelle aus
(z.B. Mundhöhle, Bauch oder Becken) Aktinomyceten abgesiedelt haben. Oft
handelt es sich aber gar nicht um eine Aktinomykose, sondern um eine Nocardiose.

In dem Fall von DOSA verletzte sich eine 57jährige Landwirtsfrau vor etwa 20 Jahren
mit einer mit Dünger verunreinigten Heugabel an der rechten Fußsohle. Im Verlauf des
ersten Jahres nach der Verletzung bildete sich an der Verletzungsstelle ein etwa haselnußgroßer Knoten, der aufbrach und jahrelang unverändert blieb. Erst 18 Jahre nach der Ver

letzung schwoll der Fuß an und bot ein für ein Mycetom charakteristisches Bild. In dem Fisteleiter wurden Drusen sowohl makroskopisch als auch mikroskopisch nachgewiesen. Bei Verimpfung der verriebenen Drusen auf zahlreiche Nährböden wuchs bei aeroben Verhältnissen A. bovis. Da sich dieser Stamm bei intraperitonealer Verimpfung auf Meerschweinchen als pathologisch erwies, muß angenommen werden, daß es sich nach heutiger Nomenklatur um eine Nocardia gehandelt hat. Etwas anders liegen die Verhältnisse in dem Fall von KLABER (1934). Bei einem 69jährigen Fuhrmann war vor 3 Jahren nach einer Hautabschürfung auf dem Handrücken eine an Größe und Stärke zunehmende Verdickung der Haut aufgetreten. Ein Jahr später entwickelte sich an der Stelle eine diffuse, unscharf begrenzte pigmentierte Verhärtung mit ausgestreuten Pusteln. Trotz Behandlung breitete sich der Prozeß weiter aus, es bildeten sich Narben mit zahlreichen dunkel gefärbten, epidermalen Knoten und einem scharfen, blauroten, fortschreitenden Rande. In der Kultur wuchs Bact. actinomycem comitans in Reinkultur. Da dieses Bacterium nur bei Aktinomykose vorkommt, wurde in Abstrichen und histologischen Schnitten sowie im Sputum nach Aktinomyceten gesucht; erst in Serienschnitten konnten kleinste Anhäufungen von Aktinomyceten gefunden werden. Der Herd wurde insgesamt excochleiert und danach wurden große Dosen Jodkali verabfolgt. In den folgende 18 Monaten traten in großen Pausen vereinzelte Pusteln auf, aus denen jedesmal Bact. actinomycem comitans in Reinkultur gezüchtet werden konnte, nur einmal gelang auch der Nachweis einer kleinen Druse des Strahlenpilzes und die Züchtung aerober und anaerober Strahlenpilze. Eine Infektionsquelle konnte trotz genauester Untersuchung aller in Betracht kommender Faktoren nicht gefunden werden. In einem Fall von SEMINARIO und GAVINA ALVARADO (1929) entwickelte sich bei einem 32jährigen Landarbeiter im Anschluß an eine Verletzung eine Schwellung am Bein, die ein sarkomähnliches Bild bot. Histologisch fanden sich jedoch zahlreiche Actinomycesdrusen im Granulationsgewebe. Kulturell wurde A. hominis gezüchtet. In dem von MONTAGNANI und MANZOTTI (1934) mitgeteilten Falle nach Quetschung eines Fingers war es zunächst zu einer langdauernden Eiterung, nach nochmaliger Quetschung zu einem Übergreifen der Entzündung auf die benachbarten Finger gekommen. Nach einem Jahr trat ein gummöses Geschwür am gleichen Unterarm auf. Obwohl weder typischer körniger Eiter, noch typisches Granulationsgewebe nachgewiesen wurde, ergab die Kultur A. bovis. Man ist sich bei derartigen atypischen Fällen nie ganz sicher, ob kulturell der eigentliche Erreger gezüchtet wurde, zumal wenn es sich um einen in der Natur häufig vorkommenden aeroben Aktinomyceten handelt. Andernfalls sind derartige Fälle der Nocardiose zuzuordnen. Das gleiche gilt für einen von ARTOM (1935) demonstrierten 45jährigen Mann mit seit 8 Jahren bestehender Geschwürsbildung auf dem Fußrücken mit unregelmäßigen Rändern und gallertigem Grund. In der Gegend des Fußknöchels befand sich ein Geschwür, das ein gummaartiges Aussehen zeigte. Histologisch bestand ein Granulom mit zahlreichen Drusen.

Auch den Fall von RONCHESE und CARISI [RONCHESE u. CARISI: Ref. Z. Haut- u. Geschl.-Kr. **39**, 331 (1932)] würde man heutzutage nicht mehr als primäre Aktinomykose, sondern als Nocardiose bezeichnen. Bei einem 15jährigen Mädchen bestand seit etwa 10 Jahren ein geschwüriger Prozeß am linken inneren Fußknöchel, aus dem sich auf Druck und spontan Eiter entleerte. Die Beimpfung des Eiters aus geschlossenen Herden auf Sabouraudagar ergab ein negatives Resultat. Bei subcutaner Verimpfung des Eiters auf Meerschweinchen entwickelten sich jedoch Abscesse. Bei Überimpfung dieses Eiters auf einen gewöhnlichen Agar kam es zur Entwicklung von „A. bovis-Kolonien".

Gelegentlich kann es von derartigen primären Infektionsherden an den Extremitäten zu einer septisch sich ausbreitenden Form der Aktinomykose kommen. So berichtet KRAMER (1937) über einen Fall, bei dem sich zunächst eine primäre Aktinomykose an einem Finger entwickelte. Im Verlauf der Ausbreitung kam es zu Abscessen an Armen und Beinen, sowie an der Brust- und Bauchwand. Außerdem trat eine Pleuritis auf. Unter re- und intermittierendem Fieber kam der Patient ad exitum. Bei der Sektion wurden zahlreiche strahlenpilzhaltige Abscesse in den inneren Organen nachgewiesen.

Eine weitere typische, wenn auch seltenere Lokalisation der primären Aktinomykose ist die *weibliche Brust*. DAVIES (1951) berichtete über eine 27jährige verheiratete Frau (Nullipara) mit einem Absceß in der linken Mamma, aus dem sich gelber Eiter durch die Brustwarze entleerte. Im Eiter konnten im anaeroben Kulturverfahren Actinomycespilze nachgewiesen werden. *Pathogenetisch* wird für die Entstehung der primären Aktinomykose der weiblichen Brust ein Eindringen der Erreger durch die Brustwarze angenommen. Es bildet sich dann in der Brust ein Absceß, der zunächst umschrieben ist und sich später weiter ausdehnen kann. Sekundär kann eine pyogene Infektion hinzukommen. Differentialdiagnostisch kommen Tuberkulose, Lues, eine chronische, nicht spezifische pyogene Infektion oder ein Carcinom in Frage. Durch die bakterielle Untersuchung des Eiters kann die Diagnose gesichert werden. Ähnliche Fälle wurden von BANERJEE (1952) und POLICHETTI (1930) beschrieben. Die Aktinomykose kann auch von der Mamma auf den Thorax übergreifen.

Bei den beschriebenen primären Aktinomykosen am Gesäß oder am Bauch wird ebenfalls zu erwägen sein, ob es sich nicht um eine fortgeleitete Aktinomykose des Darmes handelt.

In dem Fall von BERGGREEN (1941) handelte es sich um einen 61jährigen Mann, bei dem die Aktinomykose vor $2^1/_2$ Jahren an der rechten Gesäßbacke begonnen hatte. Klinisch bestand ein etwa handtellergroßer, bogig begrenzter blauroter, plattenartiger Herd an der Innenseite der rechten Gesäßbacke mit einer Anzahl vor allem peripher angeordneter Fistelmündungen. Das Rectum selbst sowie das Analgebiet waren nicht in die Erkrankung miteinbezogen. Bakteriologisch wurden in dem sich entleerenden Fistelinhalt neben zahlreichen verschiedenen Krankheitserregern einwandfrei nach Aussehen und Färbung sichere Aktinomyceten gefunden. Der Versuch einer aeroben oder anaeroben Züchtung der Aktinomyceten mißlang jedoch, weil die Kultur durch eine Mischflora, vor allem durch Proteus, überwuchert wurde. Demgegenüber konnte SCHWARZ (1952) bei einer Aktinomykose der rechten Gesäßbacke kulturell Actinomyces israeli nachweisen. Über eine primäre Aktinomykose der Bauchhaut bei einem 9jährigen Hirten berichtet LEVI (1939). Seit 3 Monaten bestand oberhalb der Symphyse und in der rechten Leiste eine handtellergroße, derbe, die Bauchhaut durchsetzende Geschwulst, deren Oberfläche ulceriert war. Histologisch wurden typische Actinomycesdrusen nachgewiesen. In einem von 2 Fällen von Aktinomykose der Bauchhaut, über die SALZMANN und KESSLER (1937) berichten, war es zu Lebermetastasen unter dem Bilde eines malignen Tumors mit tödlichem Ausgang gekommen.

Besonders wichtig ist die Abgrenzung der primären Aktinomykose von der sekundären in *versorgungsmedizinischer* Hinsicht. Hier ist in jedem Fall eine genaue Untersuchung des Einzelfalles notwendig, die heutzutage oft durch eine bereits eingeleitete Behandlung erschwert wird. Verhältnismäßig einfach liegen die Verhältnisse, wenn sich die Aktinomykose im Anschluß an eine Verletzung im Bereich der Mundhöhle anschließt, wie z. B. nach Schußverletzungen und Frakturen. MEHL (1949) berichtet über zwei Soldaten, bei denen in einem Fall nach Kieferdurchschuß mit Bruch beider Unterkieferäste, im anderen Fall nach Granatsplitterverletzung am Unterkiefer sich eine Aktinomykose entwickelte. Weit schwieriger ist die Beurteilung bei angeblicher Entstehung der Aktinomykose durch Traumen außerhalb der Mundhöhle. Nach LENTZE kann eine Aktinomykose gelegentlich auf dem Wege einer endogenen Autoinfektion entstehen, und zwar wenn die Wunde mit erregerhaltigem Speichel in Berührung kommt. Desgleichen können Bißverletzungen durch Mensch und Tier Ursachen unfallbedingter Aktinomykosen sein. Darüber hinaus muß man bei der Beurteilung von Verletzungen mit Grannen oder landwirtschaftlichen Geräten durchaus vorsichtig sein. Bei zwei *eigenen* zu begutachtenden Kranken mußte eine unfall- bzw. berufsbedingte Aktinomykose abgelehnt werden.

Im ersten Fall handelte es sich um einen 72jährigen Landwirt. Bei der Roggenernte habe er sich durch eine Ähre auf der rechten Wange verletzt. 14 Tage danach Schwellung zunächst im Bereich des rechten Unterkiefers. Am Tage darauf sei sie zunächst auf die obere Gesichtshälfte übergegangen, nach weiteren 2—3 Tagen sei auch das rechte Auge zugeschwollen gewesen. Bei der Röntgenaufnahme wurden Wurzelreste von zwei Zähnen am Unterkiefer festgestellt und danach operativ entfernt. Durch Behandlung mit 3 Penicillininjektionen bildete sich die Schwellung zunächst wieder zurück. 14 Tage später trat jedoch eine erneute Schwellung auf, die sich nach weiteren 3 Penicillininjektionen erneut zurückbildete. Dies habe sich in Abständen von 14 Tagen noch 2—3mal wiederholt. Bei der letzten Schwellung Krankenhausaufnahme. Am Aufnahmetag und 14 Tage später „operative Eröffnung". Erst bei der 2. Incision entleerte sich viel Eiter. Die Untersuchung des eingesandten Gewebes habe das Vorliegen einer Strahlenpilzerkrankung ergeben. Hiernach Behandlung mit Penicillin, Supronal und 10 Röntgenbestrahlungen. Bei der gutachtlichen Untersuchung fand sich lediglich noch auf der rechten Wange über dem Jochbogen eine etwa 3 cm lange strichförmige Narbe. An der gleichen Stelle soll die Verletzung mit Grannen einer Kornähre 1 Jahr zuvor stattgefunden haben.

Nach dem Verlauf der Erkrankung war es viel naheliegender, daß die Erkrankung von den Wurzelresten der Zähne ausgegangen war, zumal die Schwellung zunächst auch im Bereich des Unterkiefers aufgetreten und erst einige Tage später die gesamte Wange geschwollen war. Verletzung durch Grannen kommen während der Erntezeit häufiger vor. Ehe eine sicher äußerst seltene primäre Aktinomykose durch die im allgemeinen apathogenen aeroben Aktinomyceten gutachtlich anerkannt werden kann, müssen zumindest alle anderen auf endogenem Wege in Frage kommenden Infektionsmöglichkeiten ausgeschlossen werden.

Im Fall 2 handelte es sich um eine 43jährige Bäuerin, die sich im April 1948 eine Stichverletzung mit einer Heugabel am linken Oberschenkel zuzog. An genaue Einzelheiten des Unfalls konnte sie sich nicht erinnern, da sie durch den Sturz benommen gewesen sei. Zu sich gekommen, habe sie große Schmerzen gehabt. Die Gabelzinken seien durch die Arbeitskleidung in die Haut gedrungen, die Verletzungsstellen hätten geblutet. 14 Tage habe sie sich bei Bettruhe selbst mit Kamillenumschlägen behandelt. Die Wunden seien unter eingezogener Narbenbildung verheilt. Nach dem Aufstehen habe sie ziehende Schmerzen im Bein, etwa 6 Wochen nach dem Unfall auch plötzlich Schmerzen im Unterleib gehabt. Nach Einweisung ins Krankenhaus wurde dort über dem Steißbein ein großer Absceß eröffnet. Auch der Oberschenkel sei damals wieder entzündet gewesen. Nach 14tägiger Behandlung Entlassung. Den Sommer 1948 über habe sie sich nie recht wohl gefühlt, zeitweilig habe sie im Bett gelegen. Mitte Oktober 1948 erneute Einweisung ins Krankenhaus. Dort seien verschiedene Abscesse am Gesäß und im Genitalbereich gespalten worden. Entlassung nach 9 Wochen. Im Januar und März 1949 hätten jedoch erneut Abscesse am Bauch und im Genital- und Analbereich operiert werden müssen. Auch in den nachfolgenden Jahren bis zur Begutachtung im Februar 1955

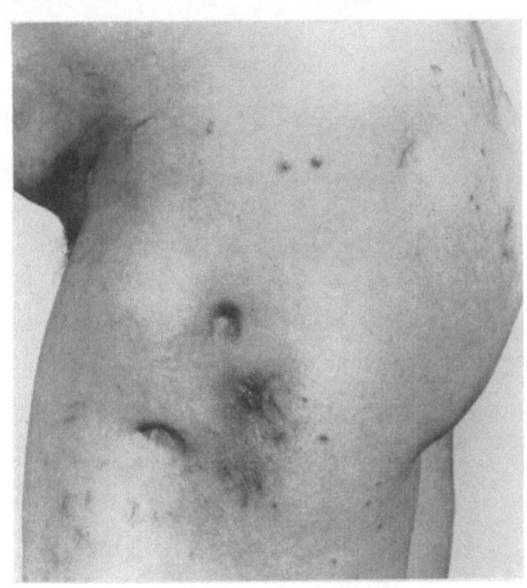

Abb. 7. Angebliche Verletzungsstelle mit einer Heugabel bei Genitalaktinomykose

seien von Zeit zu Zeit an verschiedenen Stellen am Bauch, Gesäß und Oberschenkel Abscesse aufgetreten, die jeweils operiert worden seien. Während dieser Zeit seien auch die „ursprünglichen Verletzungsstellen am Oberschenkel" niemals völlig abgeheilt gewesen. Aus ihnen habe sich öfter eitriges Sekret entleert. Bei der Untersuchung im Februar 1955 befand sich die Patientin in einem herabgesetzten Allgemeinzustand. Die Blutsenkungsgeschwindigkeit n. W. war mit 100/130 stark beschleunigt. Das Blutbild zeigte außer einer geringen Vermehrung der Leukocyten auf 9600 und einem Hämoglobinwert von 75% keine Besonderheiten. An der Außenseite des linken Oberschenkels etwa in Höhe der Gesäßfalte befanden sich 3 etwa pfennigstückgroße eingezogene Narben, von denen 2 eine zentrale Fistelöffnung aufwiesen (Abb. 7). In die am meisten distal gelegene Fistelöffnung ließ sich eine Knopfsonde etwa 15—20 cm einführen. Weitere z. T. eingezogene Narben bestanden in der Höhe des Darmbeinkammes etwa 2 Querfinger breit neben der Wirbelsäule, auf der linken Gesäßhälfte sowie in beiden Leistenbeugen oberhalb des Leistenbandes z. T. mit zentralen erhabenen gelblich-rötlichen Granulationen und Fistelöffnungen. Die Haut in der Umgebung einzelner dieser Narben war derber infiltriert (Abb. 8 und 9).

Obschon zum Zeitpunkt der Untersuchung weder anaerob noch aerob Aktinomyceten gezüchtet werden konnten, bestand an der Diagnose kein Zweifel. Es handelte sich um eine Unterleibsaktinomykose typischer Art, wie sie meistens vom Darm auszugehen pflegt. Für diese Annahme sprach, daß die Krankheitserscheinungen zuerst im kleinen Becken unter dem Bilde eines sog. Douglas-Abscesses aufgetreten waren, während sich die übrigen Veränderungen (Abscesse auch an anderen Stellen) erst später entwickelten. Diese Abscesse waren zunächst in der näheren, später in der weiteren Umgebung des kleinen Beckens aufgetreten. Wäre die

Infektion tatsächlich von außen erfolgt, so hätte der Ausgangsherd auch im klinischen Bild als Hauptherd in Erscheinung treten müssen. Dies war jedoch bei der Patientin nicht der

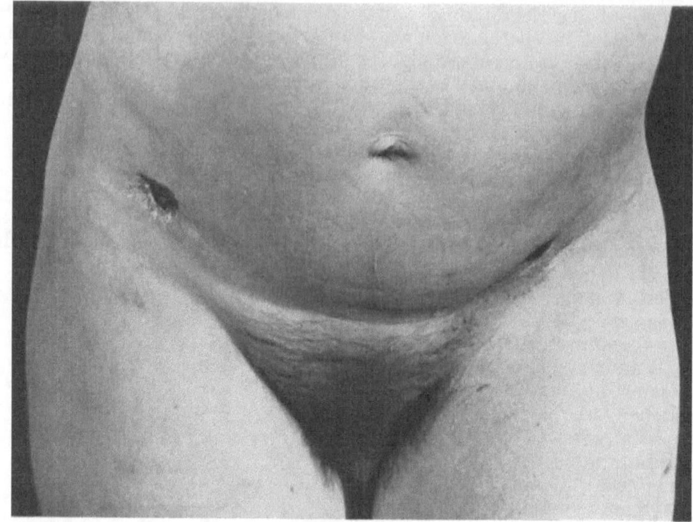

Abb. 8. Fisteln bei Bauch- bzw. Genitalaktinomykose

Fall. Die Verletzungsstelle hatte laut Akte bei der Feststellung der Unterleibsaktinomykose überhaupt keine Rolle gespielt, weil die Narben zunächst offenbar reizlos waren. Die Patientin

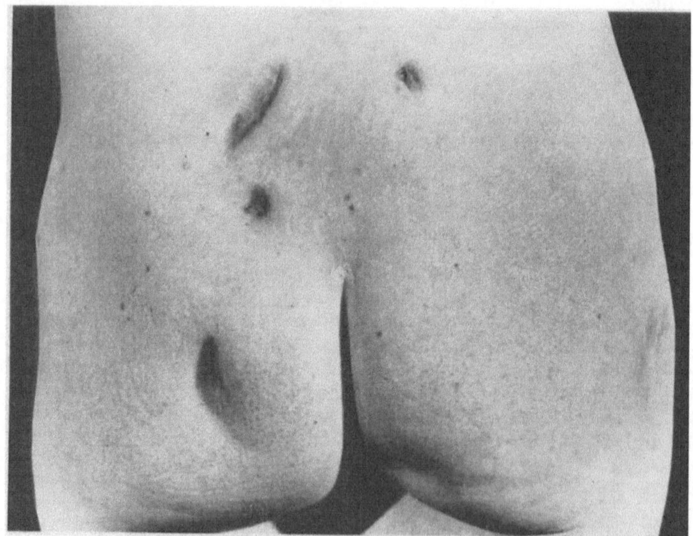

Abb. 9. Wie Abb. 8, Fisteln in der Lumbosacralregion und am Gesäß

ist auch eine relativ kurze Zeit nach der Verletzung mit Unterleibsbeschwerden und mit Beinbeschwerden ins Krankenhaus gekommen. Erst später wurden die Beschwerden am Bein immer mehr in den Vordergrund geschoben. Außerdem wäre eine aufsteigende Infektion vom Oberschenkel zum kleinen Becken hin in einer Zeit von nur 6 Wochen absolut ungewöhnlich.

Die *Lymphknoten* sind bei der Aktinomykose außerordentlich selten befallen. SCHWARZ (1931) hat diese auffällige Tatsache anhand einer eigenen Beobachtung näher erörtert. Trotz der großen Zahl mitgeteilter Fälle von Aktinomykose wurde bis zum Jahre 1931 nur in etwa 10 Fällen von einer Beteiligung der Lymphknoten berichtet. Dies kann seiner Meinung nach nur darauf zurückzuführen sein, daß die Aktinomyceten im Falle einer Generalisation nahezu ausnahmslos den Blutweg benutzen, oder daß die Ausbreitung per continuitatem erfolgt. Sicherlich hat aber auch eine systematische Untersuchung aller Fälle auf Lymphknotenbeteiligung gefehlt. Bei der Beobachtung von SCHWARZ handelte es sich um einen 9jährigen Jungen mit einem derben, nicht schmerzhaften, etwa hühnereigroßen Knoten, der an der linken Halsseite supraclaviculär auf dem M. sternocleidomastoideus lag. Vor der feingeweblichen Untersuchung bestand der Verdacht auf Tuberkulose. Auch in späteren Arbeiten (COPE 1938, NAVARRO-MARTIN 1941, ZITKA 1951 u. a.) wird betont, daß die Lymphknoten bei der Aktinomykose im Gegensatz zu anderen akuten und chronischen Infektionen meist nicht befallen sind. Allerdings können infolge der Mischinfektion die regionären Lymphknoten geschwollen und druckempfindlich sein. Keineswegs besteht aber gegenüber den Strahlenpilzen eine absolute Immunität des lymphatischen Gewebes. So konnte auch ZITKA bei einem Fall von aktinomykotischer Ostitis des Unterkiefers in einer vereiterten retromandibulären Lymphdrüse Strahlenpilzdrusen nachweisen.

4. Histologie

Die histologische Diagnose einer Aktinomykose ist dann leicht zu stellen, wenn inmitten eines oder multipler Abscesse die Drusen zu finden sind. Dies ist jedoch keineswegs immer der Fall. So konnte als extremes Beispiel GLAHN (1954) in 17 Fällen von Kieferaktinomykose nur in einem Fall die typischen Actinomyceskolonien finden. In den übrigen 16 Fällen wurde histologisch eine unspezifische Entzündung gefunden. Die Diagnose konnte hierbei nur auf Grund des klinischen und des bakteriologischen Befundes gestellt werden.

Zweifellos ist für das Gelingen der histologischen Diagnose das Stadium der Erkrankung, in dem die histologische Untersuchung vorgenommen wird, entscheidend. So wird man bei den Frühformen der Aktinomykose, bei denen die Ausbildung eines mehr oder weniger spezifischen Granulationsgewebes noch fehlt, auch im Gewebe selbst noch keine Drusen nachweisen können, obwohl oft bereits im Eiter das Vorhandensein derartiger Strahlenpilzkonglomerate an der bekannten körnigen Beschaffenheit zu erkennen ist. WASSMUND rechnet allerdings diese Formen noch zu den Pseudoaktinomykosen. Weiterhin ist nach GANS und STEIGLEDER (1957) die pathologisch-anatomische und damit auch die histologische Erscheinungsform der Aktinomykose des Menschen von der individuellen und allgemeinen Widerstandsfähigkeit des Gewebes und von der Art der Ansteckung abhängig. Das histologische Bild kann sich also durchaus verschieden gestalten. Oft muß man zahlreiche Schnitte durchmustern, bis man Drusen findet (ROTTER u. LAPP 1959).

Bei der vollentwickelten Erkrankung findet sich jedoch im allgemeinen ein relativ typisches Bild, dessen charakteristisches Gepräge die besondere Eigenschaft des Erregers zur Voraussetzung hat, dichte Pilzgeflechte (Drusen) zu bilden, deren radiär gestellte Enden kolben- bzw. keulenförmig erweitert sind (Abb. 10). Derartige kolbenförmige Verdickungen der Mycelfäden werden in der Kultur niemals gefunden und werden auch gelegentlich im Gewebe nicht beobachtet (PUTNAM, DOCKERTY und WAUGH 1950). Sie stellen eine hyaline Degenerationsform der Mycelien dar und sind als Produkt der Auseinandersetzung zwischen Erreger und Wirt aufzufassen. Die Form solcher Drusen kann unregelmäßig rund, bohnen- oder nierenförmig sein. Um eine oder mehrere solcher Drusen befindet sich eine Einschmelzungsnekrose mit zahlreichen polymorphkernigen Leukocyten

(Abb. 11). Außerdem beteiligen sich nach Gans u. Mitarb. Erythrocyten und eigentümlich große, fetthaltige Zellen vom Typus der Histiocyten (Makrophagen) mit

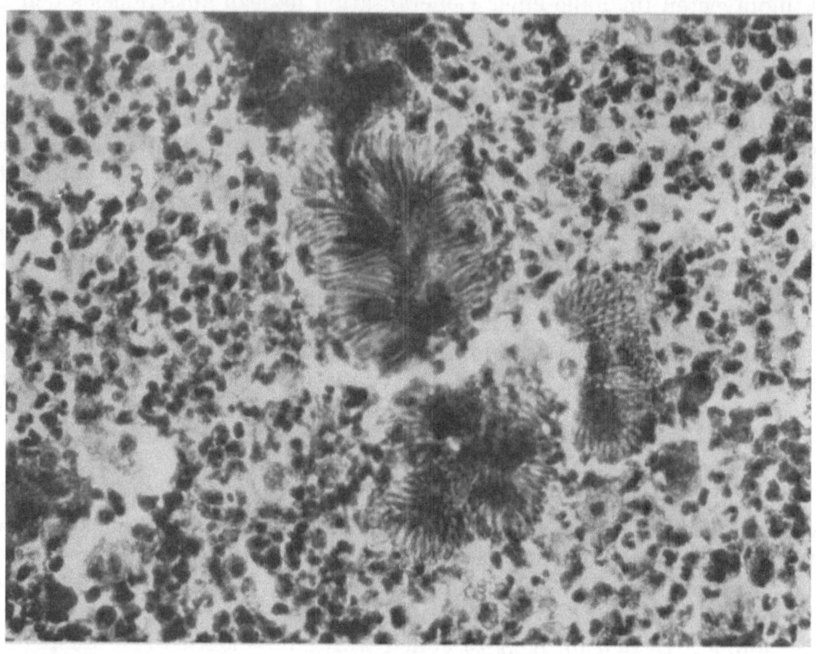

Abb. 10. Drusen mit typischen „Keulen" (Vergr. etwa 500fach)

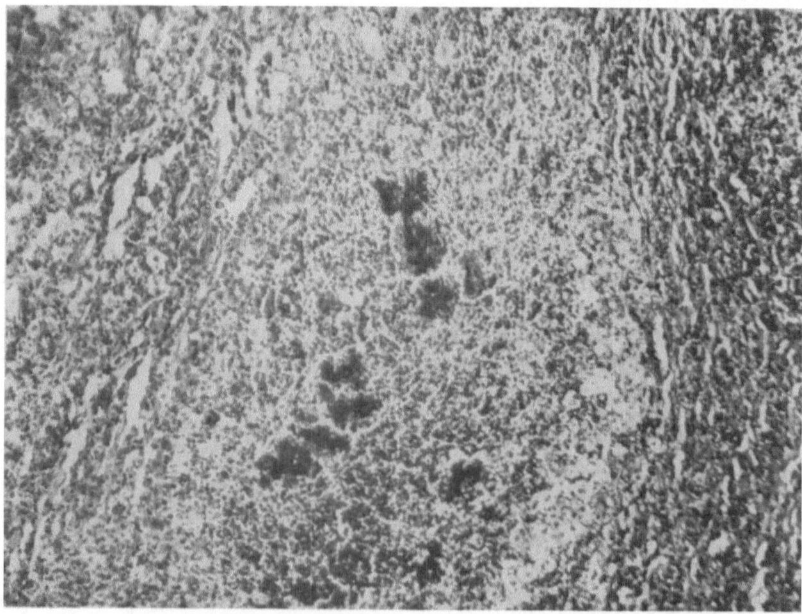

Abb. 11. Zahlreiche Drusen mit Granulationsgewebe (Vergr. etwa 125fach)

phagocytierten Kerntrümmern, mit zerfallenen Erythrocyten und Hämosiderin am Aufbau des Granulationsgewebes. Elastische Fasern und kollagenes Gewebe sind in diesem Bereich nahezu völlig geschwunden. Mehr zum Rande des Abscesses hin finden sich neben Lymphocyten und Histiocyten vor allem Plasmazellen, sowie auffallend viele gelegentlich mehrkernige Schaumzellen, die nach UNNA ebenfalls von den Plasmazellen abstammen. Dabei handelt es sich um Makrophagen mit fetthaltigen Vacuolen, Fettkörnchen- oder Pseudoxanthomzellen, ein Befund, der für die Aktinomykose kennzeichnend, aber nicht spezifisch ist. Dieser Befund kann so exzessiv in Erscheinung treten, daß es auch klinisch zur Pseudoxanthombildung kommen kann (JANKE und KALKOFF 1951). Durch die fetthaltigen Vacuolen, deren Hülle schließlich schwindet, wobei das Fett ins Gewebe tritt, wird die schwefelgelbe Farbe des Eiters bedingt. Der übriggebliebene Kern und Plasmasaum zerfallen erst später. Weiter werden in dieser Zone nach GANS u. Mitarb. große, auf das Drei- bis Vierfache aufgeblähte, schwächer färbbare Zellen, die sich allmählich unter Schrumpfung und schließlich Schwund des Kernes in eine feinkörnige Masse umwandeln, sowie hämatogene und histiogene Wanderzellen, Fibroblasten und reichlich junge Gefäßsprossen gefunden. Daran anschließend findet sich je nach Alter des Prozesses ein an Umfang und Dichte zunehmendes faserreiches zellarmes Bindegewebe, das die Härte der Infiltrate bedingt. Mit Ausnahme der Drusen besitzt demnach das Granulationsgewebe keine spezifischen Kennzeichen.

Für den *histologischen Nachweis* von Aktinomyceten in Schnittpräparaten werden bereits von LIESKE 14 verschiedene Färbemethoden angegeben. Hierzu kann excidiertes Material, Granulationsgewebe, Eiter und Sputum verwendet werden. Im allgemeinen gelingt der Nachweis von Drusen und Pilzfäden bereits in der allgemein geübten Hämatoxylin-Eosinfärbung, wobei die Kerne dunkel gefärbt erscheinen, das Plasma, die Actinomycesfäden und Kolben hingegen rot. Sie wird besonders empfohlen, da sie im Gegensatz zu anderen Methoden niemals völlig versagt, wenn auch die Anfärbbarkeit der verschiedenen Bestandteile manchmal unterschiedlich ist. Von ENGELHARDT (1935) wird besonders die auch bereits von FISCHER angegebene Methode nach BOSTRÖM sowie die Färbung nach SCHLEGEL empfohlen.

Färbung nach BOSTROEM:

1. Anilinwasser-Gentianaviolett 10—15 min.
2. Direktes Übertragen in WEIGERTs Pikrocarmin, ohne vorheriges Abwaschen, 5—10 min.
3. Gründliches Abspülen in Wasser.
4. Abspülen in absol. Alkohol, bis die Schnitte rotgelb erscheinen.
5. Origanumöl, Canadabalsam.
Im rotgelben Gewebe zeichnen sich die roten Kolben von dem blaßgefärbten Mycel gut ab. Diese Methode versagt öfters bei Rinderaktinomykose.

Färbung nach SCHLEGEL:

1. Schnitte werden in konzentrierter alkoholischer Eosinlösung 4—5 Std im Thermostat belassen.
2. Kurze Abspülung in 96%igem Alkohol.
3. Hämatoxylin 5—10 min.
4. Rasches Abwaschen in Wasser.
5. Alkohol, Xylol, Canadabalsam.
Hierbei färben sich die Drusen rot, die Kerne blau und das Mycel blaß.

Neben diesen Färbemethoden haben sich auch die von uns zum Nachweis anderer Pilze angewendete Gram-Färbung und die Periodic-acid-Schiff-Färbung nach HOTCHKISS-MACMANUS bewährt. Bei der Gram-Färbung erscheinen die Pilzfäden und Granula dunkelblau, während sich die Keulen rot anfärben. Bei der Periodic-acid-Schiff-Färbung (vgl. auch GANS und STEIGLEDER 1957) sind die Granula rot und die Keulen grün gefärbt.

5. Mykologie und Pathogenese
a) Systematik

Mit der Systematik der *Erreger der Aktinomykose* haben sich neben einer Reihe namhafter Autoren wie Negroni, Baldacci u. Mitarb., Erikson u.a. besonders auch Waksman und Henrici (1943) beschäftigt. Die Aufstellung eines einheitlichen Systems für alle Aktinomyceten ist um so dringender geworden, da über die medizinische Bedeutung als Krankheitserreger hinaus zahlreiche Species aerober Aktinomyceten, die vorwiegend zu der 1943 von Waksman und Henrici als Streptomycetaceae bezeichneten Familie gehören, ein großes Interesse als Antibioticabildner erweckt haben. Wie auch sonst in der Mykologie ist aber weder die Nomenklatur und Einteilung der Familien, Gattungen und Species innerhalb der Ordnung *Actinomycetales* allgemein anerkannt und abgeschlossen, noch hat offenbar diese Ordnung ihren endgültigen Platz im botanischen System gefunden. Es ist daher zweckmäßig, auch weiterhin für die Aktinomyceten eine Zwischenstellung zwischen Bakterien und Pilzen anzunehmen.

Für medizinische Belange nach dem derzeitigen Stand der Forschung am zweckmäßigsten scheint die auch in Bergeys Manual of determinating Bacteriology 1949 übernommene Klassifizierung von Waksman und Henrici (1943) zu sein. Sie hat gegenüber anderen Systemen den Vorteil, daß eine strenge Trennung der pathogenen Aktinomyceten in anaerobe und aerobe vorgenommen wird, die in der Gattungsbezeichnung zum Ausdruck kommt: *Actinomyces* und *Nocardia*. Durch die auch bei den Erkrankungen selbst vorgenommene Trennung zwischen Aktinomykose und Nocardiose wird es vielleicht möglich sein, in Zukunft Ordnung in die zum Teil noch heute bestehende Verwirrung zu bringen. Außer der Familie der Actinomycetaceae gehören zu diesem System in der Ordnung der Actinomycetales auch noch die Familien Mycobacteriaceae und Streptomycetaceae, wobei die Mycobakterien mehr zu den Bakterien und die Streptomyceten mehr zu den Pilzen zu rechnen sind (Tabelle 3).

Tabelle 3. *Schlüssel für die Bestimmung der Familien aus der Ordnung Actinomycetales*
(Nach Waksman und Henrici)

A. Mycel rudimentär oder fehlend, keine Sporen	Familie	*Mycobactericeae*
I. Säurefeste Mikroorganismen		*Mykobakterien*
B. Echtes Mycel vorhanden		
I. Vegetatives Mycel, das durch Fragmentation in Stäbchen oder kokkoide Elemente zerfällt	Familie	*Actinomycetaceae*
1. Anaerob oder mikroaerophil im allgemeinen parasitär, nicht säurefest	Gattung	*Actinomyces*
	Arten	*A. bovis (Tier)*
		A. israeli (Mensch)
		A. Naeslundi
2. Aerob, teils säurefest	Gattung	*Nocardia*
	Arten	*N. asteroides*
		N. madurae
		N. brasiliensis u.a.
II. Vegetatives Mycel normalerweise ungeteilt	Familie	*Streptomycetaceae*
1. Lufthyphen mit Körnchen in Ketten	Gattung	*Streptomyces*
2. Kurze Conidienträger mit einzelnen terminalen Conidien	Gattung	*Micromonospora*

So einfach und klar, wie die Verhältnisse unter Zugrundelegung dieser Systematik in der Theorie erscheinen, sind sie jedoch in der Praxis nicht. Überblickt man die Literatur seit dem Erscheinen des letzten Handbuches, so sind weder in der Systematik noch in der Nomenklatur widersprechende Ansichten über den oder die Erreger der Aktinomykose endgültig beigelegt. Es erscheint zweckmäßig, in manchen Punkten bei der Besprechung der Erreger der Aktinomykose und ihrer Eigenschaften, die Erreger der Nocardiosen, also aerobe Strahlenpilze, die man lange Zeit grundsätzlich, in letzter Zeit noch häufig — in Unkenntnis einer inzwischen scharf vorgenommenen Trennung — der Aktinomykose subsummierte, gleichzeitig mit abzuhandeln. Auch in den letzten Jahrzehnten ging es nämlich im wesentlichen um die Frage, ob eine Trennung dieser teilweise als gleiche Gattung oder Species aufgefaßten Pilze überhaupt möglich ist. Lange Zeit galt das unterschiedliche Sauerstoffbedürfnis als eine durchaus variable Eigenschaft. Es hat auch nicht an Versuchen gefehlt, die ursprünglich als pathogen beschriebenen zwei Erreger der Aktinomykose, Actinomyces bovis beim Tier und Actinomyces israeli beim Menschen, um eine Vielzahl zu erweitern. So führt WAKSMAN 1950 folgende von ihm als Synonyme für den Actinomyces bovis Harz angesehene Namen auf:

Dicsomyces bovis Rivolta, Bacterium actinocladothrix Afanasiev, Nocardia actinomyces Trevisan, Actinomyces hominis Wolff u. Israel, Streptothrix actinomyces Rossi-Doria, Cladothrix bovis Macé, Oospora bovis Sauvageau u. Radais, Actinomyces bovis sulphureus Gasperini, Nocardia bovis Blanchard, Streptothrix israeli Kruse, Cladothrix actinomyces Mace, Actinomyces israeli Lachner-Sandoval, Streptothrix actinomycotica Foulerton, Streptothrix bovis communis Foulerton, Streptothrix bovis Chester, Discomyces israeli Gedoelst, Actinomyces sulphureus Sanfelice, Streptothrix sulphurea Caminiti, Sphaerotilus bovis Engler, Actinobacterium israeli Sampietro, Cohnistreptothrix israeli Pinoy, Proactinomyces israeli Negroni, Actinomyces wolf-israel und Corynebacterium israeli Lentze, Proactinomyces bovis Henrici, Actinomyces israeli Rosebury.

Die beiden Autoren, auf deren Untersuchungsergebnissen die Kenntnis der Ätiologie der Aktinomykose, insbesondere auch des Erregers, ab 1928 weiter aufbaut, sind der deutsche Botaniker LIESKE und der schwedische Hygieniker und Bakteriologe NAESLUND. Sie stehen sich, ähnlich wie BOSTRÖM und ISRAEL (1891) fast 40 Jahre zuvor, als Kontrahenten im Hinblick auf die exogene und endogene Entstehung der Aktinomykose gegenüber.

LIESKE vertritt den Standpunkt, daß botanisch eine Trennung der aeroben und anaeroben Formen des Erregers nicht möglich ist. *Morphologisch* ist ein Unterschied an den Zellfäden der einzelnen Formen seiner Meinung nach nicht festzustellen, obwohl die saprophytischen in der Natur verbreiteten Stämme vorwiegend aerob wachsen und auf den üblichen Nährböden lange, echt verzweigte Fäden bilden, während die aus Drusen isolierten Stämme vorwiegend anaerob wachsen und im Ausstrichpräparat nur kurze, bakterienähnliche Stäbchen zeigen. Lückenlos fanden sich alle Übergänge von den aeroben langfädigen zu den anaeroben kurzfädigen Formen. Länge der Fäden und Sauerstoffbedürfnis seien bei Strahlenpilzen keine unveränderlichen Merkmale.

Als weiterer Beweis für die Gleichheit der Formen wird die Tatsache angesehen, daß namentlich bei grasfressenden Haustieren durch das Eindringen von Getreidegrannen eine typische Aktinomykose verursacht wird. Eine genauere Untersuchung von sehr zahlreichen Getreidegrannen habe aber ergeben, daß diese fast regelmäßig mit aeroben, langfädigen Formen behaftet seien, während anaerobe Formen, wie sie aus den Krankheitsprodukten isoliert werden, trotz eifrigsten Suchens zahlreicher Forscher niemals darin gefunden wurden. Auch sonst fänden sich anaerobe Formen in der Natur nicht. Wörtlich sagt er: „Die Entstehung der bei unseren Haustieren sehr verbreiteten Aktinomykose ist kaum zu erklären, wenn man die an den Grannen sitzenden aeroben Strahlenpilze nicht als Krankheitserreger ansehen will, da bekanntlich eine Übertragung von Tier zu Tier in den meisten Fällen als ausgeschlossen gelten muß. Daß die direkt von den Grannen isolierten aeroben Strahlenpilze im Tierkörper sich so verändern können, daß sie später vorwiegend anaerob wachsen, ist nach allen bisher angestellten morphologischen und physiologischen Untersuchungen durchaus wahrscheinlich.“

Auf Grund dieser Befunde vertritt LIESKE die Auffassung, daß alle Strahlenpilzerkrankungen durch den gleichen Erreger entstehen und damit eine einheitliche Krankheitsform besitzen. NAESLUND ist demgegenüber der Ansicht, daß die Strahlenpilzerkrankungen zwar klinisch sehr verwandt sind, daß sie sich aber trotzdem in zwei Hauptgruppen einteilen lassen, die sich sowohl in bakteriologischer wie in klinischer Beziehung voneinander unterscheiden.

Naeslund gewann diese Überzeugung aus zahlreichen bakteriologischen und tierexperimentellen Untersuchungen, insbesondere auch durch Untersuchungen an Keimen aus der Mundhöhle. Im Gegensatz zu anderen Autoren, die ebenfalls für eine Trennung der beiden Krankheitserreger eintraten, ließ er jedoch für die Unterscheidung nicht ein einzelnes Symptom gelten, sondern forderte für die Differenzierung eine ganze Reihe von Eigenschaften und gab den beiden Untergruppen der pathogenen Aktinomyceten einstweilen die Bezeichnung Actinomyces α und Actinomyces β. Daß auch heute noch die von Naeslund 1931 gegenübergestellten Eigenschaften für die Unterscheidung der Gattung Actinomyces und Nocardia der Familie der Actinomycetaceae im wesentlichen zutreffen, zeigt die Wiedergabe in der Tabelle 4.

Tabelle 4. *Eigenschaften und Unterscheidungsmerkmale der beiden Untergruppen der pathogenen Aktinomyceten.* (Nach Naeslund 1931)

	Actinomyces α	Actinomyces β
Actinomyces Fadenlänge	Ziemlich lange Fäden im Körper; gewöhnlich kürzere stäbchenförmige Gebilde bei Wachstum in künstlichen Medien	Gewöhnliche lange Fäden sowohl im Körper wie in künstlichen Medien
Fadenzerfall	Stark ausgeprägt	Im allgemeinen unbedeutend
Bildung von Luftsporen	Niemals beobachtet	Sehr gewöhnlich
Säurebeständigkeit	Sehr selten	Oft deutlich ausgesprochen
Körnerbildung (im Körper)	Sehr gewöhnlich	Gewöhnlich
Kolbenbildung (im Körper)	Sehr gewöhnlich	Weniger gewöhnlich
Entwicklung auf gewöhnlichem Agar	Kein oder nur unbedeutendes makroskopisches Wachstum	Im allgemeinen ausgezeichnet
Sauerstoffbedarf	Hauptsächlich anaerob	Hauptsächlich aerob
Wachstum bei Zimmertemperatur	Unbedeutend oder gar nicht vorhanden	Im allgemeinen ausgezeichnet
Farbstoffbildung in Kultur	Nicht ausgesprochen	Oft rötlich oder gelblich gefärbte Kolonien
Resistenz gegen Austrocknen	Schwach	In der Regel stark
Pathogenität bei Tierversuchen	Ruft bisweilen bei Rindern nach subcutaner Impfung geschwulstartige, abgegrenzte mehr oder minder eitrige Neubildungen hervor. Unbedeutend pathogen für Meerschweinchen und Kaninchen	Ruft bei Meerschweinchen und Kaninchen bei subcutaner Impfung gewöhnlich eine lokale, gut abgegrenzte, eitrige Entzündung hervor
Entwicklung außerhalb des Krankheitsherdes	In der Mundhöhle und vermutlich auch in anderen Körperhohlräumen (z. B. im Darmkanal). Nicht in der freien Natur	In der freien Natur

Die Schwierigkeit der Reinzüchtung der anaeroben Aktinomyceten einerseits und das ubiquitäre Vorkommen aerober Aktinomyceten, die nach Lieske zu den häufigsten Kleinlebewesen überhaupt gehören, andererseits brachte es mit sich, daß in den nachfolgenden Jahren zunächst keine Klarheit über das Ausmaß der durch anaerobe oder aerobe Erreger bedingten Strahlenpilzkrankheiten gewonnen wurde. Verfeinerte und umfangreichere, vor allem aber auch unterschiedlich durchgeführte bakteriologische Untersuchungsmethoden schienen für eine Vielzahl von pathogenen anaeroben und aeroben Aktinomyceten zu sprechen.

So unterschied PUNTONI (1930) unter seinen eigenen als Actinomyces bovis gezüchteten Stämmen 3 Erreger: Cohnistreptothrix israeli, Actinobacterium liquieresi und Actinomyces bovis Harz. Bemerkenswert ist das Ergebnis einer Untersuchung von 20 ihm aus italienischen und ausländischen Instituten unter dem Namen A. bovis zugesandten Stämmen, bei denen es sich um eine ganze Reihe verschiedener Arten (A. sulphureus, albus, chromogenes, albidoflavus usw.) handelte. ERIKSON befaßte sich 1935 mit der Untersuchung pathogener aerober Aktinomycetenstämme. Sie stammten aus der Kultursammlung des Listerinstitutes in London und waren ursprünglich aus menschlichen und tierischen Infektionen isoliert worden. Die Stämme wurden auf den verschiedenen gebräuchlichen festen wie flüssigen Nährböden hinsichtlich ihres morphologischen, kulturellen und biochemischen Verhaltens eingehend geprüft. Die Arten waren so verschieden, daß allein 15 mit völlig neuem Namen belegt werden mußten. Das führte dazu, daß die Aktinomykose als bakteriologisch wohldefinierte Erkrankung immer mehr an Boden verlor und veranlaßte RADTKE 1935 zu der Feststellung, daß die Aktinomykose kein einheitlicher Krankheitsprozeß und somit der seit jeher als Erreger angesprochene Strahlenpilz A. bovis entthront sei. „Wirkliche Erreger" dieser Erkrankung seien vielmehr grampositive Stäbchen (Actinobacillus lignieresi) und Mikrokokken.

Es war vor allem LENTZE, der ab 1938 der *Aktinomykose* in Zusammenarbeit mit den Klinikern AXHAUSEN, WASSMUND und SCHUCHARDT wieder eine *festgefügte bakteriologische Grundlage* gab. In steigender Anzahl konnte er bei klinisch einwandfreier Aktinomykose neben den mit einer gewissen Regelmäßigkeit auftretenden Begleitbakterien immer *den gleichen anaerob wachsenden Actinomyces israeli* nachweisen. LENTZE führte für die Züchtung der Aktinomyceten das Fortnerverfahren ein, bei dem unter dem Mikroskop schon vom zweiten Tage ab das Wachstum des Aktinomyceten beobachtet werden konnte, ohne daß das anaerobe Milieu unterbrochen werden mußte.

b) Morphologie

Morphologisch bilden die Strahlenpilze einzellige, mehr oder weniger lange echt monopodial verzweigte Fäden von etwa Bakteriendicke (0,3—1,2 μ, im Mittel 0,5—0,8 μ). Als besonders charakteristisch sieht LIESKE an, daß die Dicke der Fäden in ein und demselben Strahlenpilzmycel nur sehr wenig Verschiedenheiten aufweist. Es ist darauf zu achten, daß die langen verzweigten Fäden mancher Stämme bei der Herstellung der Präparate sehr leicht in Bruchstücke zerfallen, so daß solche Fragmente oft von gewöhnlichen Bakterien nicht zu unterscheiden sind. Als weiteres wesentliches Gattungsmerkmal ist das Verhalten bei der Gram-Färbung anzusehen. Alle Strahlenpilze sind *grampositiv*. Die Sporenbildung geschieht durch Zerfall eines vegetativen Fadens in kurze Stäbchen oder auch kokkoide Gebilde, die gelegentlich zur Verwechslung mit anderen Mikrokokken führten. Auch in gefärbten Kulturausstrichen kommt dies sehr deutlich zum Ausdruck (Abb. 12). Ein weiteres allen Strahlenpilzen gemeinsames Merkmal ist die fehlende Trübung des flüssigen Nährmediums. Nach LENTZE soll jedoch A. bovis in der Bouillon zu einem diffusen Wachstum und damit zu einer Trübung führen. Als besonderes morphologisches Merkmal gelten die sog. Vierhyphen-Sporen. Die anaeroben oder mikroaerophilen Aktinomyceten sind *nie säurefest*, während die *aerob* wachsenden oft *Säurefestigkeit* aufweisen.

Von allen physiologischen Eigenschaften hat das *Sauerstoffbedürfnis* und damit das anaerobe oder aerobe Wachstum des Erregers immer wieder zu Meinungsverschiedenheiten Veranlassung gegeben, und zwar deshalb, weil damit die *entscheidende ätiopathogenetische* Frage über den *endogenen* und *exogenen* Infektionsmechanismus verknüpft war. Ein so hervorragender Kenner der Aktinomykose wie NEUBER war noch 1935 der Meinung, daß die Aktinomykose keineswegs eine endogene Infektion darstelle. Hauptgrund für diese Annahme war eine oft auffallend häufigere Erkrankung bei der Landbevölkerung. Unter den Kranken von NEUBER waren 80—90% Arbeiter in der Landwirtschaft. Auch nach BERGENHEMS (1929) Untersuchungen stammten von 148 Fällen aus verschiedenen Krankenhäusern 140 vom Lande. Selbst in neueren Arbeiten wird noch das „orts- oder berufsgebundene" Auftreten der Aktinomykose betont. So weist HERRMANN (1952) darauf hin, daß von 12 Patienten der Bonner Zahnklinik 7 einen Beruf ausübten (Landwirt, Tischler, Bäcker), bei dem mit gehäuftem

Auftreten von Aktinomyceten gerechnet werden muß. Außerdem lag in 8 Fällen der Beginn der Beschwerden von seiten der Zähne in den Monaten Juli bis September, in denen die Aktinomyceten in der Natur gehäuft auftreten dürften. Auch Ravnay (1941) ist der Ansicht, daß mit einer äußeren Infektion pflanzlichen Ursprungs noch gerechnet werden muß. In einem Fall wird die schwere Aktinomykose darauf zurückgeführt, daß eine Getreideähre durch den Nabel in die Bauchhöhle drang. Heute gilt jedoch für die Abgrenzung der Aktinomykose von der Nocardiose, daß die Erreger der ersteren *anaerob*, die der letzteren *aerob* wachsen.

Ein wichtiges Kriterium für die Diagnose der Aktinomykose stellen die *Drusen* dar. Dieses Vorkommen von Pilzgeflechten im Eiter, Exsudat und Geweben ist

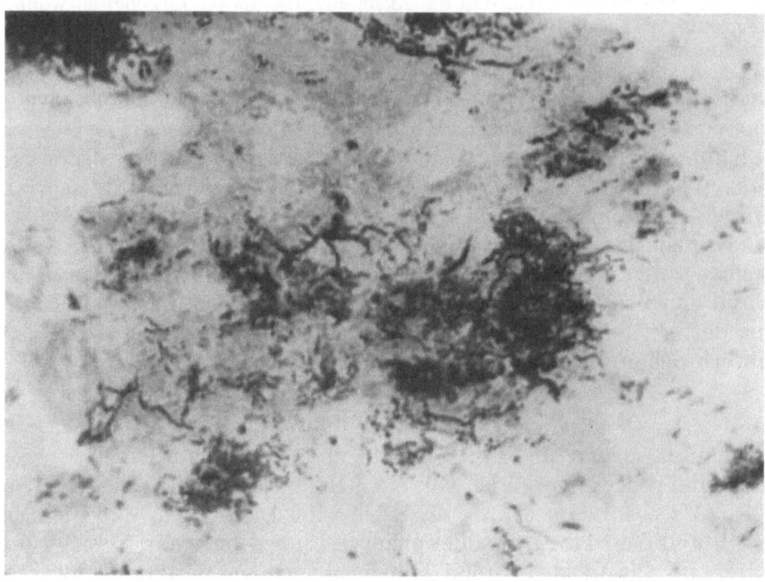

Abb. 12. Ausstrichpräparat einer Kultur von A. israeli

für Aktinomykose typisch, jedoch nicht unbedingt spezifisch. Sie lassen sich bereits makroskopisch erkennen und stellen sich besonders gut dar, wenn man den Eiter an einer Reagensglaswand oder auf dem Boden einer Petri-Schale entlang laufen läßt. Insbesondere bei Gegenlicht sind sie als gelbe etwa $^1/_2$—1 mm große Körnchen erkennbar. Die gebräuchlichste Darstellung der Druse ist die mikroskopische Betrachtung im Nativpräparat. Sie wird im Quetschpräparatverfahren durch Auflegen eines Deckglases auf den mit Eiter bestrichenen Objektträger gut sichtbar, wobei allzu starker Druck und ein Verschieben des Deckglases möglichst zu vermeiden sind (Abb. 13). Zusätze von Kalilauge oder Essigsäure zur Aufhellung sind nicht unbedingt notwendig.

Diese Drusen können nach Schneider (1952) ein sehr variables Aussehen zeigen. Ihre Form hängt sehr vom Stadium der Erkrankung ab. Es werden von ihm je nach Krankheitsstadium 3 Gruppen unterschieden:

Die *erste* Gruppe (Drusen im Hochstadium) ist gekennzeichnet durch eine besonders gut ausgebildete Pilzdruse mit dichtem Mycelgeflecht. Die Kolbenschicht fehlt oder ist in seltenen Fällen ganz schwach angedeutet; jedoch läßt sich zuweilen trotz des wirren Mycelgeflechtes vom Zentrum zur Peripherie hin eine radiäre Anordnung erkennen. Ein gallertiger Hof ist selten vorhanden. Diese hufeisen-, nieren- oder ringförmig gestalteten Drusen sind vorwiegend in frischen subakut verlaufenden aktinomykotischen Prozessen, in erstmalig incidierten und noch nicht medikamentös vorbehandelten kleinen Abscessen (Sekundärabscessen) zu finden. Zum Teil finden sich Übergangsformen zu den in Rückbildung begriffenen alternden Formen der zweiten Gruppe (fleckige Auflockerung des Mycelgeflechtes, Hofbildung, Kolbenbildung usw.); Zerfallsformen der dritten Gruppe sind nur selten anzutreffen.

Die *zweite* Gruppe, die vorwiegend bei chronischen und vorbehandelten Aktinomykosen sowie bei oberflächlich liegenden, fistelnden Herden zu beobachten ist, läßt zentrale fleckige Aufhellungen erkennen, die sich nach und nach auf das gesamte zentrale Geflecht ausdehnen. Mit zunehmender Aufhellung (Degeneration) werden nunmehr fast regelmäßig ausgeprägte, von einem breiten gallertigen Saum umgebene *Keulenbildungen* vorgefunden. Im Zentrum erscheint die Druse in diesem Stadium körnig-grau und mit zooglöaartigen Massen zerbröckelter Körnchen gefüllt.

In der *dritten* Gruppe stellt sich die Druse in ihrem Endstadium — klinisch also vor Ausheilung der Aktinomykose — nur noch in schemenhafter hellgrauer Zeichnung dar. Das

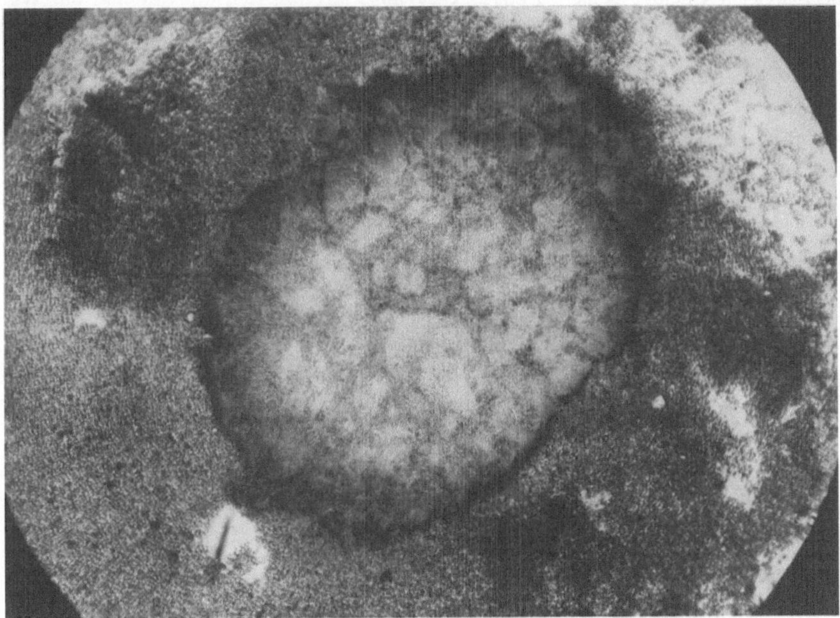

Abb. 13. Druse im Nativpräparat. (Von Prof. LENTZE, Köln, zur Verfügung gestellt)

gekörnte Zentrum ist weiterhin im Stadium der Auflösung und weist auch an den Randpartien kein Pilzgeflecht mehr auf. Die Randzone ist gekennzeichnet durch mehr oder weniger gut ausgeprägte keulen- oder birnenartig aufgequollene Fortsätze, die teilweise schon schollenartig in Bruchstücke zerfallen sind.

c) Kultur

Sicherstes diagnostisches Kriterium auch zur Abgrenzung gegen apathogene Aktinomyceten und Nocardien ist die *kulturelle Züchtung* des Erregers. Es ist bekannt, daß die Züchtung, insbesondere die Reinzüchtung des anaeroben Actinomyces israeli, keineswegs immer gelingt. Wiederholte Kulturen in einem Speziallaboratorium sind oft notwendig. Im wesentlichen beruht dies darauf, daß der Erreger praktisch niemals allein im erkrankten Gewebe vorkommt, sondern von einer ganzen Anzahl von Bakterien begleitet wird. LENTZE (1957) hat seit über 20 Jahren beim eingesandten Material immer auch die Begleitkeime des A. israeli mituntersucht. Bei 550 systematisch untersuchten Aktinomykosen ließen sich ohne Ausnahme neben dem A. israeli andere Eitererreger im Entzündungsherd nachweisen. Von diesen 550 Fällen handelte es sich bei 494 Fällen um eine Aktinomykose der Kieferregion, bei 39 Fällen um eine Aktinomykose der Lunge und bei 17 um eine Aktinomykose des Abdomens. Ebenso wie LENTZE konnte PER HOLM (1948—1950) bei 360 Fällen von Aktinomykose ausnahmslos eine

Mischinfektion nachweisen. Auf Grund der Tatsache, daß bei 910 Züchtungsversuchen nur einmal Begleitkeime nicht gefunden wurden, dürfte nach Lentze bei der Aktinomykose mit Sicherheit immer eine *Mischinfektion* vorliegen.

Den wesentlichsten Fortschritt in der kulturellen Diagnostik der Aktinomykose stellt das von Lentze empfohlene anaerobe Verfahren nach Fortner dar. Hierbei wird bekanntlich auf der einen Hälfte des Nährbodens ein apathogenes Bacterium (B. prodigiosum) und auf der andere Hälfte das zu untersuchende Material ausgestrichen. Die Platte wird dann mit Plastillin auf einer Glasscheibe verkittet und bei 37° bebrütet. Das B. prodigiosum verbraucht binnen weniger Stunden den eingeschlossenen Luftsauerstoff und stellt eine absolute Anaerobiose her, zugleich scheidet es nach Lentze Gase aus, darunter CO_2, die offenbar das Wachstum der Aktinomykose fördern, so daß also zwei Faktoren zusammenwirken. Am besten

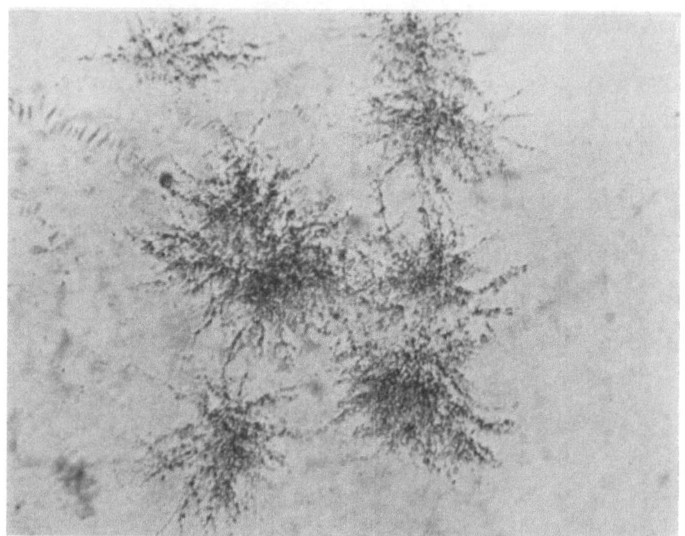

Abb. 14. Kultur von A. israeli im Fortner-Verfahren (nach 3 Tagen)

eignen sich durchsichtige Nährböden mit Zusatz von Kochblutextrakt oder 10—20% Ascites. Die Kultur kann dabei in situ von der Rückseite der Kulturschale aus durch den Nährboden bei etwa 100facher Vergrößerung beobachtet werden, ohne daß die Anaerobenplatte geöffnet werden muß. Hierbei können nach Lentze die allein typischen mycelialen Wuchsformen der *ersten* Bebrütungstage erfaßt werden.

Schon nach 48 Std findet man bei dem typischen Actinomyces israeli die ersten *verzweigten Fadengeflechte*. Nach 72 Std ist bereits ein sehr stark verzweigtes Mycel vorhanden (Abb. 14). Nach 6—8 Tagen setzt dann eine Verdichtung des Mycels ein (Abb. 15), die nach 2—3 Wochen unter gleichzeitiger Dissoziation des Mycels bereits einen derartigen Grad erreicht, daß bei einer Anzahl von Kolonien kein Mycelgeflecht mehr zu erkennen ist (Abb. 16). Die Mycelfäden sind überwiegend in kokkoide oder diphtheroide Stäbchen zerfallen.

Wichtig für die Herstellung der Nährbodenplatte ist nach Lentze (1938) weiterhin, daß als Nährbodengrundlage nur selbst hergestellter Fleischwasserextrakt benutzt wird. Bei Benutzung von Fertigextrakt (Liebig) konnte bei mehreren Stämmen überhaupt keine Primärkultur erzielt werden. Um auch evtl. vorhandene aerobe Aktinomyceten zu erfassen, wurde insgesamt überimpft eine Agarplatte und eine Frischblutplatte aerob, eine Kochblutplatte pH 7,2 und eine Kochblutplatte pH 7,4 anaerob nach Fortner. Für die gleichzeitige Untersuchung der anaeroben Begleitflora wurden noch eine Frischblutplatte anaerob nach Fortner sowie ein Leber-Gelatineröhrchen mit Vaseline-Siegel beimpft. Neuerdings werden im Institut von Lentze statt der Kochblutplatten vorwiegend Ascitesplatten (Heinrich und Pulverer 1959) und für die Züchtung der anaeroben Begleitkeime unter anderem des Corynebacterium acnes eine Glycerinagarplatte und des Bacteroides melanogenicus eine Blutplatte nach Schäfer, auch Schäferplatte genannt, verwendet. Auf dieser Nährbodenplatte wächst ebenso wie auf der Ascitesplatte sehr gut einer der wichtigsten Begleitkeime der A. israeli, das *Actinobacterium actinomycetem comitans*.

Die Anzüchtung von Aktinomyceten auf Fortner-Platten wurde auch 1936 von MUCHA und PETELEN empfohlen. In 6 Fällen wurde aus den im Eiter befindlichen Körnchen eine

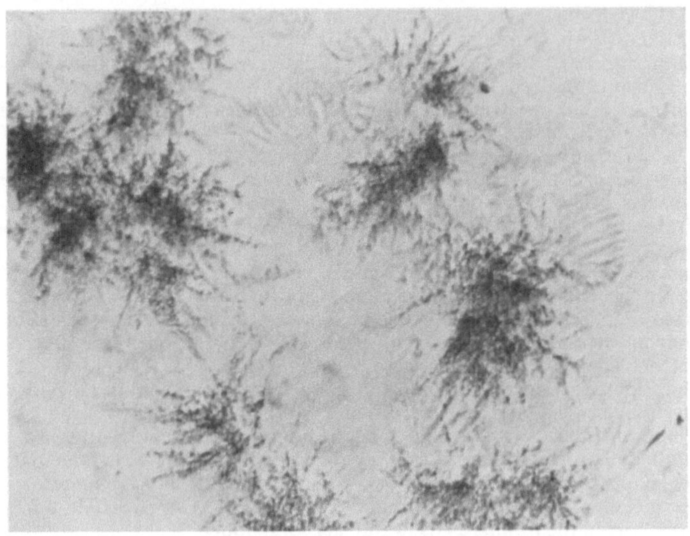

Abb. 15. Wie Abb. 14 (nach 8 Tagen)

Kultur auf der Fortner-Platte angelegt und in jedem der Fälle eine Reinkultur des mikroaerophilen A. israeli erzielt. Die Erstkulturen wurden in Glucosebouillon mit Leberstückchen,

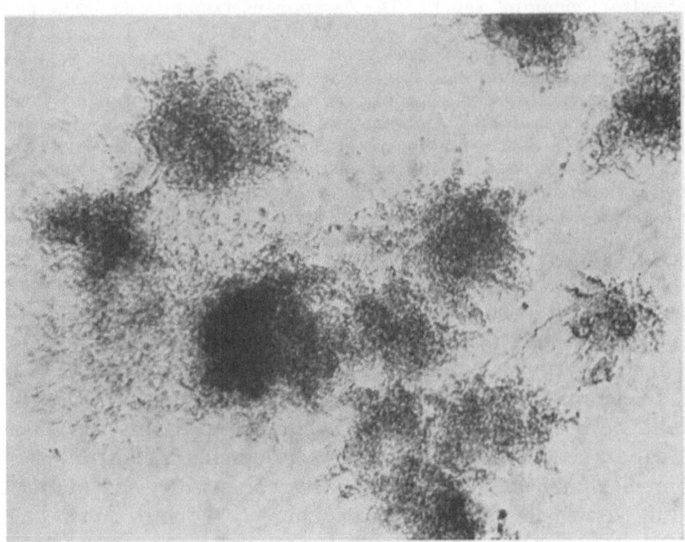

Abb. 16. Wie Abb. 14 (nach 18 Tagen)

in Glucosebouillon und in Glucoseagar in hoher Schicht übertragen. Auf der Fortner-Platte mit Zusatz von Glucose wuchsen die Aktinomyceten jedoch quantitativ und qualitativ besser und außerdem rascher als in den übrigen 3 Medien.

Noch 1935 hielt ENGELHARDT den Nachweis des A. israeli für schwierig und auch unnötig, wenn Drusen nachgewiesen wurden. In Anlehnung an PLAUT (zit. n. ENGELHARDT) hielt er es für notwendig, größere Mengen Gewebeteilchen oder mindestens 1—2 ml Eiter einzusenden, da die Herstellung einer großen Zahl von Kulturröhrchen notwendig ist, zumal man bei

60 überimpften Röhrchen nur 5—6 angegangene Reinkulturen erwarten könne. Das Fortner-Verfahren stellt demnach eine wesentliche Erleichterung der Züchtung dar; bei diesem Verfahren stellt nach Lentze nicht mehr die Zahl der Platten die entscheidende Rolle dar, sondern vielmehr die Art des Nährbodens und sein p_H.

An weiteren Nährböden für die Züchtung werden angegeben: Pferdeleberbouillon p_H 7,2 mit Vaselinüberschichtung (Hassegawa u. Mitarb. 1939), Glucose-Maltose-Peptonagar meist als Schüttelkulturen, koaguliertes Löfflers Blutserum (Cope 1939), Brewers Thioglykolat-Bouillon (Peabody und Seabury 1957). Von den letzten Autoren wird für stark verunreinigtes Material von Sputum, eitrigen Fisteln u.a. die Methode von Rosebury, Epps und Clark (1944) empfohlen, die bei der Untersuchung der Mundflora auf A. israeli das „Bacto brain heart infusion medium" mit 2% Agar weit besser als einen 1%igen Dextroseagar fanden. Die Platten wurden dann mit Zugabe von 5% CO_2 in einen Anaerostaten gestellt.

Ein besonderes Verfahren zur Züchtung von Anaerobiern, insbesondere aber auch von Aktinomyceten, beschreibt Hackl (1955) in Form von *Rollkulturen*. Als Nährboden diente 3%iger Agar in Bouillon mit 20% Serumzusatz. Der Schrägagar wird im Wasserbad aufgelöst, auf 50° abgekühlt und ein Viertel des Volumens Serum hinzugesetzt.

Zur Anlegung der Rollkultur wird der Agar in eine sterile, mit einem Wattepfropfen verschlossene chemische Eprouvette gegossen und steril verschlossen. Die Eprouvette wird auf einer horizontalen Fläche ausgerollt. Nach Erstarren sind die Röhrchen gebrauchsfertig. Die Beimpfung der Eprouvetten wird mit Hilfe von Glasröhrchen durchgeführt, die am Mundstück vor der Sterilisation mit Watte verstopft sind. Vor Verschluß der Eprouvette wird die gleiche Pipette zwischen Glaswand und Eprouvettenverschluß eingeklemmt, so daß sie frei in das Reagensglas ragt. Der Verschluß erfolgt mit rotem Siegellack. Durch die Pipette wird dann mit einer Wasserstrahl- oder Ölpumpe evakuiert. Anschließend wird das Glasröhrchen abgeschmolzen. Der Vorteil dieser Methode liegt ebenfalls darin, daß das Wachstum der Kulturen ohne Störung des anaeroben Milieus beobachtet werden kann. Gegenüber der gleichen Betrachtung durch den Boden einer Petri-Schale oder im Auflicht wird als weiterer Vorteil die dünnere Glaswand hervorgehoben.

Eine besondere Methode, um ein *konzentriertes* Wachstum von A. bovis zu erreichen, wird von Salvin und Hoyer (1951) angegeben. Hierzu sind zwei flüssige Nährmedien notwendig. Das Basalmedium (Natriumchlorid 2,5 g, Cysteinhydrochlorid 0,75 g, Natriumthioglycolat 3,0 g, Aqua dest. ad 1000,0) befindet sich in einem Dialysierschlauch, der seinerseits in ein „casitone-yeast extract medium" taucht. Die Zusammensetzung dieses Mediums ist: Casitone (Difco) 15,0 g; Hefeextrakt (Difco) 5,0 g; Glykose 5,0 g; Natriumchlorid 2,5 g; Cysteinhydrochlorid 0,57 g; Natriumthioglykolat 0,3 g; Aqua dest. ad 1000,0. Nach 4—6 Tagen bei 37° war das Volumen des Basalmediums (15 ml) auf weniger als 5 ml zurückgegangen. Das Wachstum von A. bovis war hierin sehr konzentriert, es fand unter normalen atmosphärischen Bedingungen statt. Für *quantitative* Untersuchungsmethoden wurde 3—5 ml dieser konzentrierten 4—6 Tage alten Kultur gründlich mit 0,85% Kochsalzlösung gewaschen, danach in einem 50 ml Erlenmeyer-Kolben geschüttelt, so daß eine homogene Suspension erhalten wurde. Die Dichte wurde in einem Coleman-Photonephelometer gemessen.

Über ein einfaches Verfahren zur routinemäßigen Diagnose berichtet neuerdings Herpay (1961). Im Stichkulturverfahren wird ein halbstarres Medium folgender Zusammensetzung beimpft: Glycerin 8 ml, Amylum solubile 1,25 g, Glucose 1,20 g, Asparagin 0,06 g, K_2HPO_4 0,25 g, $NaNO_3$ 0,05 g, $CaCl_2$ 0,04 g, NaCl 0,02 g, $FeCl_2$ 0,01 g, Agar 1,80 g, Aqua dest. 1000,0 ml.

Die zweifellos in den letzten Jahren erzielten Fortschritte in der Züchtung der anaeroben Aktinomyceten dürfen aber nicht darüber hinwegtäuschen, daß es sicher in vielen Fällen nicht gelingt, aus einer klinisch eindeutigen Aktinomykose den allein als Erreger in Frage kommenden A. israeli zu züchten. Dies ist besonders dann der Fall, wenn ein Laboratorium nicht speziell auf die Züchtung von anaeroben Aktinomyceten eingestellt ist. Aus eigenen Erfahrungen wissen wir, daß der in seinen Nährbodenansprüchen sehr wählerische A. israeli selbst in der Reinkultur auf verschiedenen Nährbödenchargen, die mit Ausnahme z.B. des Asciteszusatzes eine gleiche Zusammensetzung aufweisen, sehr unterschiedlich wächst. Es empfiehlt sich daher, wenn die Züchtung aus Untersuchungsmaterial durchgeführt werden soll, die Nährböden vorher daraufhin zu überprüfen, ob auf ihnen A. israeli überhaupt wächst, oder aber gleichzeitig Untersuchungsmaterial einem Speziallaboratorium — wie dem von Lentze — zuzusenden. Dies erscheint um so notwendiger, da vom bakteriologischen, d.h. vom ätiologischen Standpunkt aus, die Bezeichnung „Aktinomykose" denjenigen Erkrankungen vorbehalten bleiben muß, bei denen als mutmaßlicher Krankheitserreger ein A. israeli auch tatsächlich nachgewiesen wird. Nach Gins und Paasch (1940) sollten alle anderen Erkrankungen mit dem Sammelnamen „Fadenpilzinfektion" benannt werden, eine Bezeichnung, die allerdings vom klinischen, speziell dermatologischen Gesichtspunkt aus, zumindest als irreführend anzusehen ist. Sie kamen zu dieser Ansicht, weil es ihnen häufig nicht gelang, aus dem entsprechend eingesandten Material A. israeli zu züchten, so daß auf Grund des tatsächlich erhaltenen Züchtungsergebnisses oft die Bezeichnung Leptothrix-, Fusiformis- oder Spirillen-infektion hätte gewählt werden müssen, zumal dann, wenn eine entsprechend hohe serologische Agglutination gegen diese Stämme nachgewiesen wurde.

Wichtig für die makroskopische kulturelle Diagnostik ist noch die Tatsache, daß es 4 verschiedene Kolonietypen vom A. israeli gibt, die etwa nach 5—7 Tagen in Erscheinung treten und je nach individueller Eigenart des Stammes zwischen 3—8 Wochen zur Entwicklung kommen. Nach Lentze findet man bei der typischen R-Form nach 48 Std die ersten verzweigten Fadengeflechte, nach 5—7 Tagen sind an diesen Stellen kleine, makroskopisch etwa stecknadelkopfgroße Knäuel entstanden, deren Gestalt überaus charakteristisch ist. In den nächsten Bebrütungstagen sind diese Knäuel zu kompakten, unregelmäßig konfigurierten Knöpfen herangewachsen. Einige Tage später zeigen sich dann die Unterschiede zwischen den einzelnen Kolonien, in dem bei einem Teil ein intensiv langfädiges Tiefenwachstum einsetzt, das schließlich zur Ausbildung eines regelmäßigen halbkugelig bis 3 mm tief in den Nährboden hineinwachsenden strahligen Fadengeflechts führt. Bei den übrigen Kolonien breitet sich das ebenfalls vorhandene Tiefenwachstum nicht über die Peripherie des Knopfes aus. Bei weiterer Bebrütung beginnt, wiederum nur bei einem Teil der beiden bisher beschriebenen Kolonieformen, eine neue Veränderung. Man hat den Eindruck, daß bei einzelnen Kolonien sowohl der einen wie der anderen Form, aus dem bröckeligen Zentrum eine glasig gekörnte andere Masse herausquillt und langsam wie eine Bakterienkolonie über die Nährbodenfläche vorwächst. Im mikroskopischen Ausstrich findet man keinen Unterschied in dem die Nährbodenfläche überragenden Anteil der 4 Kolonieformen, immer finden sich stäbchenförmige Fragmente, die in mancher Hinsicht Diphtheriebacillen ähneln, bei einiger Übung aber sofort an einer charakteristischen Neigung zur Bildungvon verfilzten Nestern als Aktinomyceten erkannt werden können.

Der von Lentze 1938 vertretene Standpunkt, daß sich zwei verschiedene Formen anaerober Typen züchten lassen, und zwar die festhaftende „R-Form" und die glatte Kolonien bildende „S-Form", ist später von ihm wieder verlassen worden, zumal die S-Form, die eine ausgesprochene Ähnlichkeit mit grampositiven diphtheroiden Stäbchen hat, biochemische und serologische Abweichungen zeigte. Nach neueren Untersuchungen soll es sich dabei um einen Begleitaktinomyceten handeln, dem keine pathogene Bedeutung zukommt. Hiervon zu unterscheiden ist jedoch der Erreger der Aktinomykose beim Tier, der nach Erikson (1940) häufig weiche Kolonien bildet. Erikson ist daher ebenso wie Lentze der Meinung, *daß auch in der Kultur der A. israeli von A. bovis streng getrennt werden kann*, so daß die unterschiedliche Bezeichnung der beiden Erreger entgegen der Auffassung vieler angloamerikanischer Autoren berechtigt ist. Rosebury, Epps und Clark (1944) halten jedoch auf Grund ihrer Züchtungen von Aktinomyceten aus der Mundhöhle in Subkulturen einen Übergang des A. israeli von der R-Form in die S-Form für möglich. Obgleich eine große Menge verschiedener Keime bei den Abstrichen von der Gingiva wuchs, waren die Kolonien von A. israeli so typisch und charakteristisch, daß bei einiger Erfahrung auch einzelne Kolonien auf der einen oder anderen Platte erkannt wurden. Alle Stämme zeigten entweder die Rauhform oder eine Übergangsform. Nach künstlicher Weiterzüchtung gingen einige in die S-Form über und verloren dabei ihr charakteristisches Aussehen. Solche Formen wurden niemals auf primären Platten gefunden.

d) Tierversuche

Die *anaeroben* Aktinomyceten (A. israeli und A. bovis) sind im Gegensatz zu den aeroben Aktinomyceten für Laboratoriumstiere wenig pathogen. Rosebury, Epps und Clark (1944) heben hervor, daß alle Versuche, A. israeli auf Tiere zu überimpfen, meist zu Fehlschlägen führten oder nur lokalisierte benigne Prozesse verursachten (NAESLUND 1931, LORD u. Mitarb. 1936). Traumen sowie das Eindringen von Fremdkörpern haben die Infektion nicht aggravieren können (GROOTTEN 1934, EMMONS 1938, SULLIVAN und GOLDSWORTHY 1940). Das gleiche gilt für die Zugabe bestimmter Begleitkeime einschließlich des Actinobacterium actinomycetem comitans, sowie die direkte Übertragung von Eiter mit Granula oder gereinigtem Material. Wurde bei Tierversuchen ein leichtes Angehen der Infektion beschrieben (BARONI 1928 u. a.), so hat es sich um einen aerob wachsenden Aktinomyceten gehandelt. Demgegenüber soll nach MATHIESON, HARRISON, HAMMOND und HENRICI (1935) die wiederholte Inoculation bei Meerschweinchen, wenn auch nicht regelmäßig, zu einer Infektion führen. Während EMMONS (1938) dies nicht bestätigen konnte, fand SLACK (1942) ein Angehen der Infektion bei 4 Kaninchen nach 3—4 intravenösen Injektionen und bei einem Meerschweinchen nach 7 intraperitonealen Injektionen. Granula mit Keulen wurden sowohl bei den Kaninchen als auch beim Meerschweinchen gefunden. ROSEBURY, EPPS und CLARK (1944) führten Tierversuche mit 9 Stämmen von A. israeli durch. Dabei wurden 5—6 Tage alte Kulturen in Dextrosebrühe zentrifugiert und das Sediment auf etwa $^1/_5$ des Originalvolumens mit 0,85% NaCl aufgefüllt. Die Injektionen wurden intravenös mit 0,5—1 ml bei Meerschweinchen und mit 1—2 ml bei Kaninchen begonnen und alle 3 Wochen steigend bis zu insgesamt 3,5 bzw. 5,5 ml wiederholt. Als aber die Tiere nicht, wie SLACK beschrieben hatte, mit Krankheitserscheinungen, insbesondere Gewichtsverlust, reagierten, wurden außer den intravenösen auch subcutane, intrapleurale und sublinguale Injektionen vorgenommen. Von 24 Meerschweinchen und 16 Kaninchen bekamen nur wenige Tiere eine lokalisierte (2 Kaninchen) oder eine generalisierte Aktinomykose (2 Meerschweinchen und 1 Kaninchen), wobei die Zugabe von sterilem Speichel die Infektion zu beschleunigen schien.

Eine erhebliche *Pathogenitätssteigerung* bei Mäusen ließ sich nach MEYER und VERGES (1950) durch Verimpfung von Actinomyces bovis in *Mucinlösung* erzielen. 12 je 1—4 Jahre alte Stämme wurden für die Versuche verwendet. 15 Stämme von anaeroben diphtheroiden Stäbchen von verschiedenem menschlichem pathogenem Material wurden zum Vergleich herangezogen, da sie unter den Begleitbakterien differentialdiagnostisch am schwierigsten von den Aktinomyceten abzugrenzen sind. Für die Infektion wurde 1 Teil einer Aufschwemmung, die einer Dichte von Röhrchen 4 des McFarland-Nephelometer entsprach, und 1 Teil 5% Mucinlösung (0,5 ml i.p.) verwendet. Zur Kontrolle erhielten Mäuse 0,5 ml der gleichen Keimdichte in physiologischer Kochsalzlösung. Die Tiere wurden routinemäßig nach 15 Tagen seziert, einige jedoch erst nach 30—45 Tagen, um den Verlauf der Infektion zu beobachten. Gramfärbung, direkte Untersuchung in 10% Kalilauge und Kulturen wurden von eitrigem Material gemacht. Folgende Ergebnisse waren zu verzeichnen: Durch die 12 menschlichen Aktinomycetenstämme wurden 88 von 93 Mäusen (94,6%) infiziert, wenn die A. in Mucinlösung gespritzt wurden. Bei Inoculation mit Kochsalzaufschwemmung wurden demgegenüber durch die Hälfte der Stämme die Mäuse überhaupt nicht infiziert, während von den mit den anderen 6 Stämmen infizierten Mäusen bei etwas mehr als der Hälfte die Infektion anging. Die Veränderungen waren in ihrer Art bei humanen und bovinen Stämmen gleich, jedoch schienen die humanen Stämme pathogener zu sein. Die Größe der Abscesse schwankte zwischen 2 und 10 mm im Durchmesser und glich denen durch M. tuberculosis. Der Häufigkeit nach waren folgende Organe befallen: Leber, Milz, Diaphragma, Lymphknoten, Bauchfell, Bauchwand, Nieren. Drusen oder Anhäufung von verzweigtem Mycel wurden sowohl im Eiter als auch in den Organen gefunden. Nachweis der A. in der Gramfärbung und in den Kulturen gelang bei allen erkrankten Tieren. Demgegenüber verursachten von den 14 diphtheroiden Stämmen nur 2 in Mucin gelöste Stämme Veränderungen, die aber nicht mit denen durch Aktinomyceten identisch waren. Drusen oder verzweigtes Mycel wurden nicht gefunden.

HAZEN, LITTLE und RESNICK (1952) konnten durch intraperitoneale Injektionen von Kochsalzaufschwemmungen von A. bovis bei jungen 3—4 Wochen alten Hamstern eine schwere Aktinomykose mit typischen aktinomykotischen Drusen und Keulen erzeugen. Verwendet wurden 8 Stämme, 7 stammten von kurz zuvor verimpftem pathologischem Material, einer war eine Trockenkultur aus dem Jahre 1943. Die 7 Kulturen wurden seit der Züchtung in Rinderherzbouillonagar mit 5% Pferdeblut aufbewahrt. Die Suspensionen wurden wie folgt hergestellt: 2mal 10 ml einer 1%igen Glucosebouillon wurden jeweils mit mehreren Kolonien der verschiedenen Stämme beimpft und anschließend eine Woche im Anaerostaten aufbewahrt. Die klare Brühe wurde vom Sediment getrennt und hierzu jeweils 1 ml physiol. Kochsalzlösung hinzugegeben. Die Aufschwemmung wurde Hamstern intraperitoneal injiziert. 21 von 28 Hamstern (75%) zeigten nach einer derartigen einmaligen Injektion eine Aktinomykose. Drusen wurden im Eiter immer gefunden. In Grampräparaten wurden pleomorphe verzweigte Mycelien nachgewiesen, aus dem Eiter wurde in jeder Kultur A. bovis gezüchtet. Möglicherweise sind nach Meinung der Verff. bei den 25% Hamstern, bei denen keine A. angegangen war, durch einen technischen Fehler zu wenig Keime gespritzt worden.

HASSEGAWA u. Mitarb. (1938) konnten mit sehr großen Keimmengen von anaeroben Aktinomyceten (150—180 mg) nach subcutaner Injektion bei Kaninchen Abscesse bis zu Hühnereigröße erzielen, die später als haselnußgroße Abscesse über eine Versuchsdauer von 228 Tagen bestehen blieben. Aus dem Absceßinhalt ließen sich die Pilze in Reinkultur züchten. Bei intrapulmonalen Impfungen kam es zur Mischinfektion, die zu einem progressiven Krankheitsbild führte, dessen Verlauf hauptsächlich durch den Grad der Mischinfektion und die Art der die Mischinfektion hervorrufenden Bakterien bestimmt wurde.

Die Ansichten über die Tierpathogenität der anaeroben Aktinomykose sind also noch geteilt. Eine Infektion läßt sich zumindest nicht regelmäßig und nur unter bestimmten Bedingungen erzielen.

e) Serologische Untersuchungsmethoden

Da den immunbiologisch-serologischen Nachweisverfahren von Pilzinfektionen in diesem Band des Handbuches ein spezielles Kapitel gewidmet ist, soll an dieser Stelle nur kurz hierauf eingegangen werden.

An Versuchen, die Aktinomykose auf serologischem Wege zu erkennen, hat es nicht gefehlt. Trotzdem hat keine der bekannten Untersuchungsmethoden (Agglutination, Komplementbindungsreaktionen, Präcipitation) diagnostisch eine praktische Bedeutung erlangt. Dabei kommt es im Verlauf der menschlichen Aktinomykose häufiger zur Bildung von Serumantikörpern, deren Nachweis nach SEELIGER (1958) methodisch mit beträchtlichen Schwierigkeiten verbunden ist. Agglutinationsreaktionen haben nur in höheren Serumverdünnungen (Titer 1:80 und höher) eine diagnostische Bedeutung. Das gleiche gilt in etwa für die diagnostische Bedeutung von Intracutantesten. SIELAFF und HEINRICH (1952) fanden nur bei 4 von 12 gesicherten Aktinomykosen stark positive Reaktionen andererseits reagierten aber auch unter 60 anderen Patienten 5 unspezifisch positiv. Nach NEUBER (1935—1939) scheint die Komplementbindungsreaktion noch am spezifischsten zu sein. Er verwendete für die KBR sowohl einen wäßrigen als auch alkoholischen Auszug aus mindestens 4—5 Stämmen. In Zusammenhang mit dem verdächtigen klinischen Bild hält NEUBER diese Reaktion für völlig beweiskräftig, was von anderen Untersuchern (CONANT u. Mitarb. 1954, LENTZE 1953) allerdings keineswegs im gleichen Umfang bestätigt werden konnte. Nach STADNICKI (1958) stellen die serologischen Methoden höchstens ein begrenztes diagnostisches Hilfsmittel im Rahmen anderer Untersuchungen dar. So fand JORDAN (1934) im Serum von Leprapatienten stark positive Komplementbindungsreaktionen mit Extrakten aus 3 verschiedenen Aktinomycesstämmen, die von Mycetomen stammten. Ebenfalls positiv reagierten diese Extrakte in Seren von 5 Patienten mit Aktinomykose sowie in einzelnen Seren von Patienten mit Tuberkulose, negativ jedoch in den meisten Tuberkuloseseren, 50 Normalseren, 12 seropositiven Luesseren sowie in Seren von 5 Fällen brasilianischer Blastomykose und einem Fall von Sporotrichose.

f) Ätiologie und Pathogenese

Bis in die jüngste Zeit hinein war die Ätiologie und Pathogenese der Aktinomykose umstritten. Die unterschiedliche Ansicht verschiedener Autoren war eng

verknüpft mit der Auffassung über die Natur des Erregers. Die Schwierigkeit der
Züchtung vergrößerte die Verwirrung. Oft gingen die Ansichten von Klinikern
und Bakteriologen weit auseinander. So ist es verständlich, daß der Kliniker
zunächst nach dem klinischen Bild der Erkrankung urteilt und je nach dem
Befund, den er aus dem bakteriologischen Laboratorium erhält, seine klinische
Diagnose bestätigt sieht oder diese revidieren muß, soweit er den bakteriologischen Befund überhaupt als beweisend für die Diagnose betrachtet, denn allzu-
oft gelang früher der Nachweis eines Aktinomyceten nicht. Gerade die bakteriologische Diagnostik der Aktinomykose setzt eine besondere Erfahrung voraus.
Mancher Kliniker kam bei Zusammenarbeit mit einem weniger in diese spezielle
Diagnostik eingearbeiteten Bakteriologen zu der Auffassung, daß die Aktinomykose ein klinisches Syndrom sei, dem bakteriologisch verschiedene Erreger
zugrunde liegen konnten. Demgegenüber vertritt Lentze die Auffassung, daß
bei den echten Aktinomykosen praktisch immer ein und derselbe *anaerobe* Erreger
(A. israeli) gezüchtet wird. Dies ist und war jedoch nicht immer eine allgemein-
gültige Auffassung. Neuber war noch 1934 der Meinung, daß die Ätiologie der
Aktinomykose noch weitgehend unbekannt sei und daß auch andere Autoren als
Erreger der Aktinomykose nicht nur verschiedenste Stämme des Genus Actinomyces, sondern systematologisch weit entfernte Pilzarten anerkennen und somit
keine einheitliche Ätiologie annehmen.

Man hat früher ganz allgemein die an Gräsern und Getreidehalmen häufig
in Massen vegetierenden Strahlenpilze als die Erreger der menschlichen Aktinomykose angesehen. Axhausen vertrat aber 1938 bereits die Meinung, daß diese
aeroben Aktinomyceten nur in Einzelfällen die Ursache der Erkrankung sind,
so z.B. in einem aus seiner Klinik beschriebenen Fall von Zungenaktinomykose,
bei dem ein drusenbedecktes Halmstück in der Tiefe der Geschwulst histologisch nachgewiesen werden konnte. Nach Ansicht verschiedener Autoren
(unter anderem Schuchardt und Lentze) beweisen auch solche Befunde nicht,
daß der Erreger von der Außenwelt stammt. Er kann ebenso, und das wird als
wahrscheinlicher angesehen, bei der Verletzung von der Mundhöhle in die Tiefe
gedrungen sein.

Nach Lentze (1942) ist die Einschleppung des Aktinomyceten ins Zwischen-
gewebe, seine Vermehrung und damit das Zustandekommen der Infektion nur
dann möglich, wenn das positive Oxydations-Reduktions-Potential des gesunden
Gewebes ins Negative hinein verschoben wird. Die Entstehung der Aktinomykose
unterliegt damit, abgesehen von bisher nicht erfaßbaren Virulenzschwankungen
der Aktinomyceten, bestimmten Voraussetzungen, die bei allen Infektionen mit
anaeroben Entzündungserregern erfüllt sein müssen. Es kommen daher vorwiegend solche Verletzungen in Betracht, bei denen die Durchblutung und damit
die „Atmung" des eröffneten Zwischengewebes gestört oder aufgehoben wird.
Die komplexe Natur dieser Voraussetzungen erklärt einerseits die Seltenheit der
Aktinomykose und schließt andererseits die Möglichkeit einer Ansteckung praktisch aus. Während seiner Meinung nach nur die klassischen Anaerobier, d.h. die
Erreger des Gasödems, bei aufgehobener Gewebsatmung auch dann zur Vermehrung kommen können, wenn sie allein — also gewissermaßen in Reinkultur —
anwesend sind, benötigt das A. israeli offensichtlich die Mitarbeit weiterer Mikroorganismen, die ihn bei der Verschiebung des Redoxpotentials des Gewebes und
vielleicht auch bei Überwindung der aktiven Gegenwirkung des Makroorganismus
unterstützen. Jedenfalls sei eine solche „Mischinfektion", die bei Gasödemfällen
nur in einem gewissen, wenn auch hohen Prozentsatz vorliegt, bei der Aktinomykose des Menschen offenbar stets dann nachzuweisen, wenn die Untersuchung
eingehend genug erfolgt. So fand Lentze 1957 bei 488 Aktinomykosen die in der

Tabelle 5 wiedergegebenen Begleitbakterien. Nur Kulturen von 2 Fällen, die im Kriege zu kurz bebrütet werden konnten und daher nicht zu verwerten waren, ergaben Reinkulturen von Actinomyces israeli.

Nach dem Stand des Wissens um die Ätiologie und Pathogenese der Aktinomykose kann zur Zeit als gesichert gelten, daß die Infektion der Aktinomykose praktisch immer *endogen*, d.h. von Aktinomyceten erfolgt, die als Commensalen im Organismus selbst vorkommen. Hauptsitz und damit gleichzeitig hauptsächliche Infektionsquelle sind pathologisch veränderte Zähne. Besonders geht die Infektion von pulpentoten, und zwar vor allem von wurzelbehandelten Zähnen aus. Daneben spielen Traumen, auch Mikrotraumen, eine erhebliche Bedeutung, z.B. Verletzungen durch Fremdkörper bzw. ihr gleichzeitiges Eindringen (Knochensplitter, Getreidegrannen, Borsten von Zahnbürsten) oder auch größere Verletzungen mit Quetschung und Zertrümmerung des Gewebes (Kieferfrakturen, Kriegsverletzungen, Operationstraumen).

Tabelle 5. *Arten der Begleitbakterien bei 488 Aktinomykosen.* (Nach LENTZE 1957)

Art der Keime	der Zahl Fälle
Aerobier	
Staphylokokken	167
Streptokokken, vergrünend .	81
Streptokokken, hämolysierend	19
Pneumokokken	1
Bacterium coli.	10
aerob steril	213
Anaerobier	
Actinobacterium actinomycetem comitans .	138
Bacteroides melaninogenicus.	181
Bacteroides funduliformis . .	4
Fusobakterien	79
Leptotrichia.	185
Corynebacterium acnes . . .	24

6. Therapie

Durch die Einführung der Sulfonamide und Antibiotica haben sich die Heilungsaussichten, besonders auch für die Aktinomykose der inneren Organe, erheblich gebessert. Trotzdem gibt es Fälle, die auch dieser Therapie trotzen, so daß die therapeutischen Erfahrungen der letzten drei Jahrzehnte mit anderen Medikamenten und Behandlungsmethoden keineswegs als überholt anzusehen sind. Ihrer zeitlichen Entwicklung nach lassen sich die Behandlungsmethoden aufteilen in die chirurgische, die medikamentöse Behandlung (außer mit Sulfonamiden und Antibiotica), die Röntgentherapie, die sog. spezifische Behandlung mit Vaccine und Rekonvaleszentenserum, die unspezifische Behandlung mit Reizkörpern und Bluttransfusionen und die chemotherapeutische und antibiotische Behandlung. Eine Kombination verschiedener Behandlungsmethoden ist für den endgültigen Erfolg auch heute oft noch notwendig. Neben der Chemotherapie stellte insbesondere die spezifische Behandlung mit Eigen- und Heterovaccinen durch PAYR (1933), NEUBER (1934) und LENTZE (1938) einen erheblichen therapeutischen Fortschritt dar.

a) Chirurgische Behandlung

Die chirurgische Behandlung war zu Beginn dieses Jahrhunderts die Methode der Wahl. Sie wurde jedoch meistens mit der Jodbehandlung kombiniert. Heutzutage dient sie nach SCHUCHARDT (1959) im wesentlichen nur noch der Beseitigung der Eintrittspforte der Infektion, der Abeßincision und Eingriffen am Knochen.

Bei der cervicofacialen Aktinomykose, die meist eine alveoläre Eintrittspforte zeigt, sind der als Ausgangspunkt der Mischinfektion in Frage kommende Zahn, evtl. auch mehrere Zähne, zu entfernen. Die weitere chirurgische Therapie sollte sich nach ZITKA auf die Eröffnung von subcutanen Abscessen beschränken. Die früher vielfach geforderte Auskratzung der Abszeßhöhle sowie Spaltung und

Excochleation der Fistelgänge wird neuerdings wegen der Gefahr der Infektionsausbreitung abgelehnt. Daher wird für die Eröffnung der Abscesse die Diathermiekoagulation oder der Elektrokauter empfohlen. Bei ausgedehnten Prozessen wird jedoch eine breite chirurgische Eröffnung, gegebenenfalls mit Drainage von tiefliegenden Krankheitsherden, nicht zu umgehen sein. Dies hat auch den Vorteil, daß durch den auf diese Weise möglichen Sauerstoffzutritt für die anaeroben Erreger ungünstige Lebensbedingungen geschaffen werden. Zusätzliche Anreicherung des erkrankten Gewebes mit Sauerstoff durch Zinkperoxyd wird empfohlen. Es besteht dabei auch die Möglichkeit, während der Operation Sulfonamide oder Antibiotica in stärkerer Konzentration örtlich an die Erreger heranzubringen. Die Indikation zur Anwendung chirurgischer Behandlungsverfahren wird allerdings je nach Erfahrung auf dem Gebiete der Behandlung der Aktinomykose unterschiedlich angegeben.

So schlug NEUBER im Jahre 1934 vor, bei der Hals- und Gesichtsaktinomykose eine ausgedehntere chirurgische Behandlung nicht mehr vorzunehmen, weil diese Prozesse meist gutartig sind und auf Strahlenbehandlung, medikamentöse Therapie, besonders aber auf die spezifische Therapie in einigen Wochen abzuheilen pflegen. AXHAUSEN (1936) hielt die chirurgische Behandlung im Frühstadium *kombiniert* mit fraktionierter Röntgenbestrahlung für eine ideale Behandlungsmethode. Seiner Meinung nach kommt es zu einer weiteren Ausbreitung des Prozesses, wenn nach operativen Eingriffen, insbesondere nach Radikaloperationen und Eingriffen am Knochen, die anschließende Röntgenbestrahlung *nicht* durchgeführt wird.

LORBEER setzte sich 1950 noch auf Grund seiner Erfahrungen im letzten Weltkrieg für die chirurgische Behandlung zusammen mit der Jodiontophorese ein. Hauptindikationen für chirurgische Eingriffe waren aber auch früher die primäre Hautaktinomykose und Fälle, bei denen der Krankheitsherd einer Operation leicht zugänglich war, so daß der ganze Prozeß in toto excidiert werden konnte, wie z.B. bei der Zungenaktinomykose. Als lebensrettender Eingriff war und ist die operative Behandlung auch heute noch indiziert, wenn schnell und in großer Menge produziertes Granulationsgewebe durch Druck die Funktionen von lebenswichtigen Organen, Gefäßen und Nervenstämmen bedroht.

b) Jod und andere Medikamente

Lange Zeit dominierte bei der *medikamentösen* Therapie der Aktinomykose das *Jod*, das sich auch bei der Rinderaktinomykose sehr bewährt hatte. Nach NEUBER waren für den Erfolg der Jodmedikation 2 Grundsätze maßgebend: Das Jod mußte 1. lange Zeit und 2. in großen Tagesdosen verabreicht werden. Je nach Verträglichkeit wurden pro die Mengen von 4—12 g Kalium jodatum verabfolgt. Kleine Dosen wurden gelegentlich schlechter als große vertragen. Statt des Jodkaliums kann auch Jodnatrium in gleicher Höhe verabfolgt werden. Von manchen Autoren [LORTAT-JACOB u. LEGRAIN sowie CHITTY (zit. n. FISCHER)] wurde das Jod in kolloïdaler Lösung gegeben, da es so energischer wirken und zu einer schnelleren Heilung führen soll. LORTAT-JACOB u. LEGRAIN [LORTAT-JACOB u. LEGRAIN: Un cas d'actinomykose traité par l'ingestion d'iode colloidal. Bull. Soc. franç. Derm. Syph. **32**, 148 (1925)] verabreichten eine 4%ige kolloidale Jodlösung in steigender Dosierung von 1—7 ml morgens nüchtern in Milch. Nach einer Pause von 16 Tagen steigerten sie auf 10 ml/die. Diese Menge wurde 28 Tage lang verabfolgt. CHITTY stellte sich eine kolloidale Jodlösung dadurch her, daß er 5—10 Tropfen Jodtinktur in Milch verrührte und dies 3mal täglich trinken ließ. Intravenös wurde Jod in Form der Lugolschen Lösung täglich oder 2tägig injiziert, wobei diese Lösung 4fach mit physiologischer Kochsalzlösung verdünnt wurde. Bis zu 15 Injektionen von 5—10 ml wurden verabfolgt.

Die Wirkung des Jods ist nach NEUBER fast immer nur symptomatisch, Heilungen sind lediglich bei oberflächlichen und umschriebenen Formen, vor allem bei Prozessen im Bereich des Gesichtes zu erwarten. Die Strahlenpilze werden unter der Jodbehandlung im Granulationsgewebe nicht abgetötet. Die Jodwirkung ist in einer zweifellos schnelleren Resorption des Granulationsgewebes zu suchen. Hierbei geht ein Teil der Strahlenpilze zugrunde, weil die Pilze nicht wieder in so kurzer Zeit einen entsprechenden Nährboden finden. NEUBER dehnte den bildlichen Vergleich, den er für syphilitische Gummen anwandte, auch auf die Aktinomykose aus. „Bricht die Hütte zusammen (Granulationsgewebe), so schlägt sie die Insassen tot, wenigstens verletzt sie sie empfindlich."

Als besonders wirksame Form der Jodbehandlung ist nach WASSMUND (1938) die *Jodiontophorese* anzusehen.

Für die Kieferaktinomykose gibt er folgende Methode an: In die Knochenwunde wird eine passend zurechtgeschnittene, mit Gaze umwickelte Zinnelektrode eingeführt. Danach wird die Knochenhöhle ganz mit Gaze austamponiert, die mit 10%iger Jodkalilösung getränkt wird. Dies ist der negative Pol. Die positive Elektrode kommt auf die Wange. Der galvanische Strom wird bis zur Grenze der Verträglichkeit etwa 20 min hindurchgeleitet. Nach der Behandlung wird die Knochenhöhle fest tamponiert, um einen schnellen Verschluß zu verhüten. Diese Iontophorese wird etwa 5—6 Wochen fortgesetzt. Auch in anderen Fällen wird die Jodiontophorese so durchgeführt, daß die negative mit einer Mullkompresse umwickelte Kathode auf das erkrankte Gebiet gelegt wird. Die Mullkompresse ist mit einer 1,5%igen Jodkalilösung oder mit Lugolscher Lösung, 1:1 verdünnt, getränkt. Als Gegenelektrode wird eine mit physiologischer Kochsalzlösung getränkte Mullkompresse verwendet. Man läßt den galvanischen Strom in Stärke von 3 mA 10—30 min hindurchströmen.

Andere medikamentöse Behandlungsmethoden mit Kupfersulfat (1%ige Lösung) sowie Thymol in 10—20%iger öliger Lösung haben heutzutage ihre praktische Bedeutung verloren. Das gleiche gilt für die Behandlung mit *Lymphknotenextrakten* nach TRAUNER (1931). Diese Behandlung fußte auf der Beobachtung, daß die Lymphknoten der aktinomykotischen Infektion starken Widerstand entgegensetzen. Dem an Lymphdrüsen armen subdermalen Gewebe sollte auf diese Weise Lymphdrüsensubstanz zugeführt werden und so die Infektionsabwehr unterstützt werden. Von TRAUNER selbst wurde jedoch gleichzeitig besonderer Wert auf eine sorgfältige chirurgische Therapie gelegt, so daß die auch von ZITKA (1951) beobachteten guten Ergebnisse in erster Linie auf diese gleichzeitig durchgeführte chirurgische Therapie zurückzuführen sind.

c) Röntgenbehandlung

Die Röntgenbehandlung der Aktinomykose wird wie andere Behandlungsmethoden am zweckmäßigsten in den Gesamtbehandlungsplan eingebaut. Sie wurde erstmals 1904 von BEVAN zur Behandlung der Aktinomykose herangezogen, aber bereits damals mit der internen Jodtherapie kombiniert. JÜNGLING (1930) und MENNIGER (1933) traten für die alleinige Röntgentherapie ein. JÜNGLING hielt bei der Gesichts- und Halsaktinomykose ein zusätzliches operatives Vorgehen nur bei umschriebenen Knochenherden für angezeigt.

Bei der Durchführung der Röntgenbehandlung wurde jedoch keine Einigkeit darüber erzielt, ob von Anfang an hohe Herddosen angewendet werden müssen, oder ob eine fraktionierte Bestrahlung mit kräftigen Reizdosen zur Erzielung des therapeutischen Erfolges genügt. Selbst erfahrene Therapeuten wie AXHAUSEN und WASSMUND standen im Widerspruch zueinander. Während AXHAUSEN sich für milde Reizdosen (150—200 r) einsetzte, war WASSMUND für höhere Dosen, die mindestens 1 HED entsprachen. Abgesehen von diesen Meinungsverschiedenheiten in der Dosierung wird aber von allen Autoren die günstige Wirkung der Röntgenbestrahlung bei der Behandlung der Aktinomykose hervorgehoben (BREMSER 1935, HAMMER 1938 u. a.).

Nach COPE (1938) wirken die Röntgenstrahlen insbesondere auch auf das fibröse Gewebe, das den entzündlichen aktinomykotischen Prozeß umgibt. Durch den Abbau dieser „Barrière" und die gleichzeitige stärkere Vascularisation wird die Durchdringung des Gewebes mit Sauerstoff verbessert und hierdurch ein ungünstiges Milieu für die anaeroben Aktinomyceten geschaffen. Der fraktionierten Bestrahlung wird auch von COPE, ebenso wie von den meisten anderen Autoren, der Vorzug gegeben. Von ihm wurden 200 r pro Sitzung, aber nie über 2000 r pro Bestrahlungsserie gegeben. Bezüglich Filterung und sonstiger röntgentechnischer Daten richtete sich die Bestrahlung nach der Lokalisation und Ausdehnung des Herdes.

Da die Röntgenbestrahlung keine spezifische Wirkung auf die Aktinomyceten hat, hat sie heute im Zeitalter der Chemotherapie im wesentlichen nur noch als Entzündungsbestrahlung eine hier allerdings nicht zu unterschätzende Bedeutung. Durch die Förderung der Durchblutung und die Steigerung der humoralen und cellulären Abwehrkräfte stellt sie für die Behandlung mit Sulfonamiden und Antibiotica, die häufig an den Ort der Entzündung nicht in genügender Konzentration herankommen, eine wertvolle Unterstützung dar [LINDEMANN, A.: Die gutartigen und bösartigen Geschwülste der Mundhöhle, der Kiefer und des Gesichtes. Öst. Z. Stromat. **52**, 617—632 (1955)].

d) Vaccinebehandlung

Die Vaccinebehandlung der Aktinomykose stellte neben der modernen antibiotischen Therapie den bedeutendsten Fortschritt in der Behandlung der Aktinomykose dar. Obwohl sie bereits 1905 von WRIGHT durchgeführt wurde, hat sie jedoch erst nach 1930 durch PAYR, NEUBER und LENTZE breitere Anwendung gefunden. NEUBER (1932—1934), der sich in ganz besonderer Weise der spezifischen Behandlung der Aktinomykose gewidmet hat, setzt für diese Behandlung eine spezielle ärztliche Erfahrung voraus. Seiner Meinung nach ist die Behandlungsmethode oft deshalb in Mißkredit geraten, weil die Kenntnisse der immunotherapeutischen Grundsätze fehlten und weil man gerade bei der Aktinomykosetherapie bezüglich der Wahl der Dosis mit größter Umsicht vorgehen muß.

Die Vaccinebehandlung hat sich insbesondere auch bei den Formen der Aktinomykose bewährt, deren Prognose vor Einführung der Antibioticatherapie nahezu infaust war, und zwar bei den Brust- und Bauchaktinomykosen. Solche Kranken kamen im allgemeinen mit starker Abmagerung, Entkräftung, herabgesetzter oder völlig fehlender Reaktionsfähigkeit (Anergie) zum Arzt. Eine spezifische Behandlung in diesem Stadium ist nach NEUBER nicht nur erfolglos, sondern sogar falsch. Der Kranke muß zunächst roboriert werden, damit er aus dem anergischen Stadium herauskommt. Nach erfolglosen Versuchen mit verschiedenen Eisen- und Arsenpräparaten fand NEUBER im Gold das Mittel, das am besten zur Kräftigung des anergisch gewordenen Organismus führte. Im allgemeinen nahmen die Kranken nach der Goldtherapie binnen kurzer Zeit, in einigen Wochen, spätestens aber in einigen Monaten, 10—15 kg an Gewicht zu. Am besten erwies sich Solganal B intramuskulär mit einer Anfangsdosis von 0,01 g, die in 4—5tägigen Intervallen je nach Verträglichkeit gesteigert wurde. Die Gesamtdosis betrug 3—12 g.

Die *Herstellung* einer zuverlässigen Vaccine war zunächst sehr schwierig. Eine Autovaccine konnte oft deshalb nicht hergestellt werden, weil ein Erreger entweder nicht zu züchten war, oder aber die Züchtung nicht in einer Reinkultur gelang. NEUBER verwandte daher für seine Versuche eine polyvalente Heterovaccine aus 6—10 verschiedenen Strahlenpilzstämmen, darunter auch aerobe Strahlenpilze.

Mit der kombinierten Gold- und Vaccinebehandlung konnte NEUBER (1938) über eine ganze Reihe überraschender Behandlungserfolge berichten. Unter ihnen befanden sich 11 Fälle (5 Bauchaktinomykosen, 1 Lungenaktinomykose und 5 sehr ausgedehnte Fälle von cervicofacialer Aktinomykose), deren Zustand durch vorherige Behandlung mit allen seinerzeit zur Verfügung stehenden Mitteln einschließlich chirurgischer Maßnahmen und Röntgenbestrahlung nicht gebessert worden war. Bei den meisten war sogar unter dieser Behandlung eine Verschlimmerung eingetreten. 1939 berichtete SCHUCHARDT erstmalig über Erfahrungen mit einer von LENTZE hergestellten Vaccine. Chirurgische Maßnahmen blieben auf Absceßeröffnungen beschränkt. 14 Fälle von bakteriologisch gesicherter Aktinomykose, darunter 9 mittelschwere und 5 schwere, wurden spezifisch mit Vaccine behandelt. Unter den letzteren befanden sich 3, die vorher durch monate- bis jahrelange anderweitige Therapie nicht beeinflußt werden konnten. Alle Fälle sprachen ausgezeichnet an, 12 wurden völlig geheilt, 2 befanden sich zur Berichtszeit noch in Behandlung, waren aber nahezu geheilt. 5 Fälle wurden mit Autovaccine, 9 Fälle mit Heterovaccine behandelt. Durch die Behandlung mit der Heterovaccine wird die lange Wartezeit von 4—6 Wochen, die für die Herstellung einer Autovaccine erforderlich ist, erheblich abgekürzt. Die Wirkung zeigt sich in auffallender Besserung des Allgemeinbefindens nach wenigen Injektionen und in einem schnellen Rückgang der Infiltration, die teilweise unter rascher Einschmelzung verlief. Die Besserung des Allgemeinbefindens und die Rückbildung der Infiltrate hielt auch dann an, wenn sich auf Grund der Einschmelzung neue Abscesse bildeten, so daß die Entstehung solcher Abscesse nicht als fortschreitende Erkrankung anzusehen war.

Die Vaccine mußte individuell dosiert werden. Bei Patienten mit mittlerer und schwerer Kieferaktinomykose in gutem bis genügendem Allgemeinbefinden wurde als durchschnittliche Anfangsdosis eine Vaccinemenge in einer Dichte von Actinomycesfragmenten gewählt, die der Dichte einer Aufschwemmung von etwa 100 Millionen Colibacillen in 1 ml Kochsalz entsprach. Bei geschwächtem Organismus war äußerste Vorsicht geboten. Hier mußte mit $^1/_{10}$ der genannten Anfangsdosis unter genauer Kontrolle des Allgemeinbefindens begonnen und bis zum Auftreten einer Herdreaktion gesteigert werden. Als durchschnittlich heilende Dosis war eine Aufschwemmung von einer Dichte notwendig, die der Aufschwemmung einer Milliarde Colibacillen im Milliliter entsprach. 10—15 Injektionen wurden in Abständen von 5—6 Tagen gegeben. Die Behandlung dauerte meistens 2—3 Monate, jedoch selbst bei schwerer Kieferaktinomykose nie über 6 Monate. Die Behandlung wurde über die Abheilung hinaus noch lange Zeit fortgesetzt.

Der Anwendung einer *Autovaccine* standen auch nach LENTZE (1942) in der Praxis erhebliche technische Schwierigkeiten entgegen. Wenn es auch verhältnismäßig leicht möglich war, den Erreger in der diagnostischen Kultur zum Wachstum zu bringen, gelang es doch nur unter erheblichem Zeitverlust (4—6 Wochen), aus der Primärkultur eine Reinkultur zu isolieren. Die Isolierung einer Reinkultur kann gänzlich mißlingen, wenn nicht Eiter aus geschlossenen Abscessen, sondern nur das Sekret chronischer Fistelgänge zur Verfügung steht, das namentlich bei Brust- und Bauchwandaktinomykosen häufig zusätzlich mit ausschwärmenden Proteusbakterien sekundär infiziert ist. Das Verfahren der Wahl ist daher die Behandlung mit einer *Heterovaccine*. Am zweckmäßigsten wird die Vaccine so stark dosiert, daß eine deutliche Herdreaktion auftritt, die bei der Aktinomykosebehandlung im Gegensatz zu anderen Infektionskrankheiten erwünscht ist. Diese Herdreaktion kann auch für diagnostische Zwecke Anwendung finden. Weitere Berichte über günstige Erfahrungen mit der Vaccinetherapie stammen von NEGRONI (1932), CROVERI und CUCCO (1933), BRANDT (1936) u.a. Neuerdings wird diese Behandlung auch mit der antibiotischen Therapie kombiniert (HERRMANN 1952, ROZENFELD 1952 u.a.).

Die aktive Immunisierung der Aktinomykosekranken läßt sich nicht immer durchführen. Dies ist besonders dann der Fall, wenn die Kranken sich in einem sehr schlechten Zustand befinden oder wenn eine völlige Anergie vorliegt. Hierfür wurde von NEUBER eine *passive* Immunisierung mit *Rekonvaleszentenserum* empfohlen. Besonders in Fällen vollständiger Anergie wirkte sie oft lebensrettend.

Ebenso wie die spezifische Immuntherapie setzt auch diese Behandlung eine gewisse Erfahrung und individuelle Dosierung voraus. Wegen der oft heftigen Herdreaktionen, die ein bedrohliches Ausmaß erreichen und zu schneller Einschmelzung führen können, darf bei Kranken mit Herden in oder neben lebenswichtigen Organen das Rekonvaleszentenserum nur in kleinen Dosen verabreicht werden. Im Beginn soll daher nicht mehr als höchstens 20 bis 30 ml intraglutäal gespritzt werden. In 5—7tägigen Zwischenräumen steigert man die Dosis bis zu 100 ml. NEUBER pflegte im allgemeinen 5—10 Injektionen zu geben. Abgesehen von den Herdreaktionen wurde die Behandlung ohne Beschwerden vertragen. Das Anwendungsgebiet war leider sehr beschränkt, weil das Material schwer zu beschaffen war. Außerdem verlor das Rekonvaleszentenserum in kurzer Zeit an Aktivität und war nicht transportabel. Eine Zentralstelle für die Herstellung und Aufbewahrung von Rekonvaleszentenserum wurde von ihm vorgeschlagen, da die Verabfolgung von Rekonvaleszentenserum in jedem Stadium der Aktinomykose den Verlauf abkürzte.

Zahlreiche mittelschwere und schwere Erkrankungen konnten durch diese Behandlung von Neuber völlig geheilt werden. Etwa 20% von ihnen bekamen jedoch nach 2—3 Monaten Rückfälle. Dies war bei den Patienten, die mit Vaccine behandelt wurden, nicht der Fall. Deshalb sollte im Anschluß an die Behandlung mit Rekonvaleszentenserum nach Wiedergewinnung der Hyperergie und Abheilung der Symptome noch mit spezifischer Vaccine nachbehandelt werden.

Gute Behandlungserfolge konnte Neuber auch mit *Bluttransfusionen* erzielen. Als Spender dienten an Aktinomykose Erkrankte, die höchstens $^1/_2$—1 Jahr geheilt waren. Diese Behandlungsmethode war allerdings nur bei 5 Patienten durchführbar. Die Ergebnisse waren jedoch überraschend, die Symptome gingen mit einer bisher nicht gekannten Schnelligkeit zurück.

Als *unspezifische* Behandlungsmethode gibt Neuber Eigenblutinjektionen an. 8 Kranke konnte er bis 1940 mit dieser Methode heilen. Es traten oft schwere Herdreaktionen auf. Im Laufe der Eigenblutbehandlung bekamen die Kranken in 5tägigen Intervallen 5, 10, 15, 20, 25 ml Blut. Zur endgültigen Heilung waren 12—15 Injektionen notwendig. Auch eine Kombination der Eigenblutbehandlung mit Gold führte zu guten Ergebnissen.

Es ist zweifellos das große Verdienst von Neuber, die Vaccinetherapie ausgebaut und zu einer wirksamen Behandlung der bis dahin therapeutisch schwer zugänglichen thorakalen und abdominellen Aktinomykosen gemacht zu haben. Darüber hinaus hat er als erster auf die Möglichkeit und die hervorragende Wirkung der passiven Immunisierung bei Aktinomykosekranken aufmerksam gemacht. Während die aktive Immunisierung unter anderem durch die Initiative von Lentze bis in die heutige Zeit hinein weiter fortgeführt wurde, hat sich die passive Immunisierung nicht mehr in dem Maße durchsetzen können. Dies ist wahrscheinlich auf die inzwischen bekannt gewordenen guten Behandlungsergebnisse mit Sulfonamiden und Antibiotica zurückzuführen.

e) Sulfonamide und Antibiotica

An dem erheblichen Fortschritt, den die Einführung der *Sulfonamide und Antibiotica* in der Behandlung der Aktinomykose gebracht hat, besteht kein Zweifel. Trotzdem bleibt nach Lentze (1957) oft der bei so vielen Infektionen gewohnte schlagartige Erfolg aus. Die auffallende Diskrepanz, die zwischen der in vitro nachgewiesenen relativ hohen Empfindlichkeit des A. israeli und dem erzielten klinischen Erfolg liegt (Schuchardt), hat folgende Gründe: 1. Schlechte Durchblutungsverhältnisse im narbenreichen aktinomykotischen Gewebe (Marchionini und Götz). 2. Drusenbildung der Pilze im Gewebe (Holm 1947). 3. Die stets bei Aktinomykose vorkommende unterschiedliche Begleitflora (Lentze 1957). 4. Unterschiedliche Empfindlichkeit bzw. Resistenzzunahme der verschiedenen Stämme des A. israeli (Hanf, Heinrich und Legler 1953).

Die Behandlung mit *Sulfonamiden* wird seit Einführung der Antibiotica praktisch nur noch mit diesen kombiniert oder alternierend durchgeführt. Allerdings wurden auch mit alleiniger Sulfonamidbehandlung vor der Antibioticaära gute Erfolge erzielt.

So schreiben Miller und Fell (1939) die Besserung einer Aktinomykose bei einem 11jährigen Knaben der Behandlung mit *Sulfanilamid* zu. Wilkinson (1941) berichtet über ein Mädchen mit einer ausgedehnten Aktinomykose an den Wangen, am Brustkorb, in den Lungen und in der Hüftgegend, die nach 83tägiger Behandlung mit Sulfanilamid völlig geheilt wurde. Gute Behandlungsergebnisse mit Sulfanilamiden wurden weiter von Dobson, Holman und Cutting (1941) beobachtet. Die Tagesdosis betrug 4—6 g, die Dauer der Behandlung 10 Tage. Diese Stoßbehandlung wurde 2—3mal wiederholt. Von den neueren Sulfonamidpräparaten bewährten sich nach Cap (1954) sowie nach Schönfeld und Kimmig (1948) die *Sulfathiazole, Sulfathiodiazole* sowie besonders die *Sulfapyrimidine*, die in den USA als *Sulfadiazine*, bei uns früher im Debenal und neuerdings in Kombinationspräparaten Supronal und Protocid enthalten sind. Heute ist bekannt, daß die Sulfonamide in erster Linie auf die aeroben Aktinomyceten (Nocardia), die Antibiotica jedoch vorwiegend auf die anaeroben Aktinomyceten wirken. Aus diesem Grund, aber auch wegen der unterschiedlichen

Antibiotica-Empfindlichkeit der Begleitbakterien des A. israeli wird eine kombinierte Behandlung von Sulfonamiden und Antibiotica einer isolierten Behandlung mit diesen beiden Therapeutica vorgezogen.

In vitro-Untersuchungen zur Feststellung der Empfindlichkeit der Aktinomyceten gegen Antibiotica wurden von einer ganzen Reihe von Autoren durchgeführt. Jedoch ist die Zahl der geprüften Stämme oft gering, da nach LENTZE bereits jeder rein gezüchtete Stamm des Actinomyces israeli eine Rarität ist, und zwar nicht nur wegen der Seltenheit der Aktinomykose an sich, sondern auch wegen der Schwierigkeit der Anzüchtung und Erhaltung des Stammes. Eine eingehende Besprechung der bis 1953 durchgeführten Untersuchungen verschiedener Autoren findet sich bei HANF, HEINRICH und LEGLER,

Die ersten Angaben über die Penicillinempfindlichkeit eines Aktinomycetenstammes finden sich bereits bei ABRAHAM u. Mitarb. (1941). Der geprüfte Stamm besaß seinerzeit die gleiche Empfindlichkeit wie Staphylokokken. Nach GARROD (1952) waren 6 untersuchte Stämme aber bereits 8—10mal resistenter als Staphylokokken. BOAND und NOVAK (1949) fanden bei ebenfalls 6 Stämmen eine Empfindlichkeit, die zwischen 0,05 und 0,5 E/ml lag. Nach DOBSON und CUTTING (1945) war bei 2 Stämmen jedoch erst eine Wachstumsverzögerung bei 1,5 E/ml zu erkennen. Nach STRAUSS, KLIGMAN und PILLSBURY zeigten von 3 getesteten Stämmen 2 eine Empfindlichkeit bei 1 γ/ml, während ein Stamm erst bei 50 γ/ml gehemmt wurde.

Ebenfalls unterschiedlich in ihrer Empfindlichkeit zeigten sich Aktinomyceten gegenüber Streptomycin. Während GARROD (1952) bei 12 Stämmen eine Differenz der Empfindlichkeit von 4—64 γ/ml fand, wurde von STRAUSS, KLIGMAN und PILLSBURY bei 3 verschiedenen Stämmen eine beginnende Hemmung zwischen 2 und 20 γ/ml, eine völlige Hemmung jedoch erst bei 10—200 γ/ml festgestellt. Ähnliche Schwankungen fanden sich auch beim Aureomycin. GARROD gibt eine Empfindlichkeit von 1—8 γ/ml für 12 Stämme an, während die vorgenannten Autoren auch hier Werte zwischen 20 und 50 bzw. 100 und 200 γ/ml fanden. Beim Chloromycetin waren die Unterschiede der Empfindlichkeit nicht so groß. MCLEAN u. Mitarb. (1949) fanden eine Wachstumshemmung bei 5 γ/ml. LITTMAN, PHILLIPS und FUSILLO (1952) sahen bei 6 Stämmen eine Empfindlichkeit, die zwischen 1 und 3 γ/ml schwankte. Für Terramycin fand GARROD (1952) unter 12 getesteten Stämmen eine Empfindlichkeit, die zwischen 0,5—8 γ/ml schwankte. Die von GARROD gefundenen Ergebnisse sind in der Tabelle 6 dargestellt.

Tabelle 6. *Antibioticaempfindlichkeit von 12 verschiedenen Actinomycesstämmen (γ/ml).*
(Nach GARROD)

	0,03	0,06	0,12	0,25	0,5	1	2	4	8	16	32	64
Penicillin . . .	2	3	6	1								
Streptomycin .								1	3	4	2	2
Aureomycin . .						1	3	5	3			
Chloramphenicol						2	4	6				
Terramycin . .					1	4	5	1	1			

1 E Pc. = 0,6 γ.

Nach HANF, HEINRICH und LEGLER (1953) hängen die unterschiedlichen Ergebnisse großenteils mit der *Versuchstechnik* zusammen. Eine endgültige Beurteilung ist oft erst nach 2—3 Wochen möglich. KEENEY, AJELLO und LANKFORD (1944) versuchten diese Fehlerquellen dadurch auszuschalten, daß sie alle 48 Std frisch bereitete Penicillinlösung zugaben. Es steht jedoch keineswegs fest, daß zu dieser Zeit das vorher zugesetzte Penicillin völlig zerstört war, so daß bei diesen Versuchen die Möglichkeit einer additiven Wirkung besteht. Weiterhin spielt die Verteilung der überimpften Suspensionen eine Rolle. PER HOLM (1947) fand bei ausgedehnten Studien über die Penicillinresistenz des A. israeli auffallende Unterschiede der abgelesenen Werte. Je nachdem, ob er fein verteilte Suspensionen oder kompakte Kolonien des zu untersuchenden Stammes in das Teströhrchen gab, wurde eine Penicillinempfindlichkeit von 0,05 E/ml bis weit über 1 E/ml gesehen. BOAND und NOVAK (1949) konnten nach 32 Passagen eine *Resistenzsteigerung* gegenüber Penicillin bei einigen Stämmen um das 2—4fache innerhalb von 2—3 Monaten beobachten, jedoch blieben die Stämme immer noch innerhalb der Empfindlichkeitsgrenze im Gegensatz zum Streptomycin, bei dem die Aktinomyceten bereits nach 10 Passagen resistent wurden.

Nach HANF, HEINRICH und LEGLER (1953) eignet sich das Kulturverfahren von LENTZE (Fortner-Platte) in besonderer Weise deshalb, weil durch die bald mögliche Untersuchung der Stämme eine Abnahme der Wirksamkeit der Antibiotica weitgehend entfällt. Mit dieser Untersuchungsmethode kamen sie zu Ergebnissen, die insbesondere beim Aureomycin weit unter den Werten anderer Autoren lagen (Tabelle 7). Auf gleiche Weise wurden später von HANF (1956) Untersuchungen mit anderen allgemein oder lokal wirksamen Antibiotica durchgeführt, wobei besonders das Erythromycin eine gute Wachstumshemmung auf 10 getestete Actinomycesstämme zeigte. Demgegenüber hemmte das Polymyxin B das Wachstum der Aktinomyceten überhaupt nicht. Sämtliche getesteten lokal wirksamen Antibiotica (Bacitracin, Neomycin, Thyrothricin, Xanthocillin und Suprathricin) zeigten eine gute Wirksamkeit in relativ niedrigen Konzentrationen.

Tabelle 7. *Resistenz von 10 Actinomyces israeli-Stämmen.* (Nach HANF, HEINRICH, LEGLER)

gegen
Allgemein-Antibiotica

Antibioticum	Wachstumshemmung		Erreichbarer Blutspiegel
	Beginn γ/ml	völlig γ/ml	γ/ml
Penicillin . .	0,05	0,1	0,1—4 IE
Streptomycin	2,5	5,0	7,5—15
Aureomycin .	1,0	2,5	2—10
Chloromycetin	1,0	2,5	5—10
Terramycin .	0,25	1,0	2—6
Erythromycin	0,025	0,25	0,5—10
Magnamycin .	0,025	0,25	0,1—1,4
Polymyxin B.	keine Hemmung bis 50 E/ml		10—80 E

Lokal-Antibiotica

Antibioticum	Wachstumshemmung		Gleich empfindlich
	Beginn γ/ml	völlig γ/ml	
Bacitracin . .	1,0	5,0	Staphylokokken
Neomycin . .	5,0	10,0	Bacterium coli
Tyrothricin .	0,5	1,0	
Xanthocillin .	1,0	5,0	Staphylokokken
Suprathricin .	0,5	2,5	u. Streptokokken

Aus den angeführten Untersuchungen geht hervor, daß der Erreger der Aktinomykose praktisch gegen alle Antibiotica empfindlich ist. Durch die Tatsache, daß die Aktinomykose nach LENTZE nicht durch einen Erreger, sondern durch einen „wechselnden Komplex mehrerer Mikrobentrabanten mit dem A. israeli als Leitorganismus" hervorgerufen wird, wird die Behandlung der Aktinomykose erheblich kompliziert. Man muß damit rechnen, daß im Verlauf der Behandlung der A. israeli durch eine normal durchgeführte

Behandlung beseitigt wird, während die Erkrankung trotzdem ihren Fortgang nimmt und wie in dem von uns im klinischen Teil erwähnten Fall einer Lungenaktinomykose letal ausgeht. Anhand einer entsprechend durchgeführten Testung (Tabelle 8) konnte LENTZE diese Tatsache bestätigen. Zwei häufige Begleitkeime des A. israeli (B. actinomycetem comitans und B. melaninogenicus) wurden gegen eine Reihe von Antibiotica ausgetestet. Dabei zeigte sich, daß das B. actinomycetem comitans gegen Penicillin und Erythromycin völlig resistent war, während das B. melaninogenicus gegen Streptomycin eine vollständige Resistenz aufwies. Auf diese Weise sind Antibioticaversager zu erklären.

Über *klinische* Behandlungsergebnisse mit verschiedenen Antibiotica liegt eine große Zahl von Berichten vor. Die Meinungen über die Wirksamkeit der verschiedenen Antibiotica bei der Aktinomykose sind jedoch noch geteilt. Dies liegt einerseits an den besonderen pathologischen Befunden der Aktinomykose — die Narbenbildung verhindert in unterschiedlichem Maße den Zutritt der Antibiotica zu den Erregern —, andererseits in der oft vorgenommenen Kombination mit anderen Behandlungsmethoden. Weiterhin entscheidend für den Erfolg ist das Stadium des Behandlungsbeginns sowie die gewählte Einzeldosis und die Art der angewandten Präparate.

Bei ausschließlicher Penicillinbehandlung konnte GOTTLIEB (1949) mit einer Tagesdosis von 3 × 100000 bis 3 × 300000 E und einer durchschnittlichen Behandlungsdauer von 21 Tagen

12 Fälle von cervicofacialer Aktinomykose heilen. Ein Einfluß auf die Zahnherde war selbstverständlich nicht festzustellen, diese mußten operativ entfernt werden. JENTSCH (1949) hebt hervor, daß die Behandlung der Aktinomykose mit Penicillin in vivo bessere Ergebnisse zeige als nach den Testungen in vitro erwartet werden könne. Allerdings seien durch die Behandlung mit Vaccine gleich gute Ergebnisse zu erzielen. STREUER (1954) konnte 2 röntgenrefraktäre Fälle von cervicofacialer A. mit Penicillin in einer Dosierung von täglich einem Mega, insgesamt 18 bzw. 15 Mega heilen. Nach FÖLDVARI (1951) ist die Penicillinbehandlung der Aktinomykose besser als alle anderen therapeutischen Verfahren. Von 15 Fällen konnten 10 geheilt und 5 gebessert werden. Die Dosis betrug zwischen 4,5 und 20 Mega. Die zu Beginn der Penicillinbehandlung angewandte relativ niedrige Dosis mußte später in vielen Fällen erheblich gesteigert werden. Insbesondere waren für die abdominale Aktinomykose sehr bald erheblich höhere Dosen erforderlich. DEMJEN (1951) berichtet über einen Behandlungserfolg bei einer 19jährigen Patientin mit einer Bauchaktinomykose, die im Anschluß an eine Appendektomie aufgetreten war. Insgesamt wurden 72 Mega Penicillin verabfolgt, von denen die größte Menge direkt in die Herde bzw. in die Fistelgänge injiziert wurde. Diese örtliche Anwendung des Penicillins hat sich nach SCHEFFLER (1949) auch bei einer seit 3½ Jahren bestehenden Lungenaktinomykose eines 57jährigen Mannes bewährt. Allerdings war der Erfolg nur vorübergehend. Nach SANFORD und BARNES (1949) müssen zur völligen Ausheilung der abdominellen Aktinomykose teilweise täglich 40 Mega bis zu einer Gesamtdosis von 600 Mega verabfolgt werden. Auch OCKLITZ (1952) weist darauf hin, daß die Dosierung von Penicillin teilweise bis auf 800 Mega insgesamt gesteigert werden mußte. *Zusätzlich* wurden oft noch bis zu 1000 g Sulfonamide

Tabelle 8. *Antibiotica-Empfindlichkeit zweier Begleitbakterien.* (Nach LENTZE 1957)

Empfindlichkeit gegen	Bact. comitans	Bact. melaninogenicus	(Actinomyces israeli)
Penicillin	resistent	+	+
Streptomycin . .	+	resistent	+
Chloramphenicol.	+	+	+
Tetracyclin . . .	+	+	+
Chlor-Tetracyclin	+	+	+
Oxy-Tetracyclin .	+	+	+
Erythromycin . .	resistent	+	++

gegeben. Bessere Erfolge sind nach HERRMANN (1952) durch die Kombination der Penicillinbehandlung mit der Vaccinetherapie zu erzielen.

Neben einer ausschließlichen Penicillinbehandlung wird die Behandlung häufig mit *Sulfonamiden kombiniert*. Aber auch hierbei ist nach BRAUN und PINKER (1951) eine ausreichend hoch und lange genug durchgeführte Behandlung notwendig, insbesondere bei Fällen von Lungen- und Bauchaktinomykose. Eine Heilung der Organmykosen stellt nach den genannten Autoren noch keineswegs die Regel dar, wenn auch bisweilen günstige Ergebnisse erzielt wurden. Neben der protrahierten Sulfonamidbehandlung kombiniert mit Penicillin wird auch die Verabfolgung von Sulfonamidstößen (KAUFMANN und VOEGT 1951) empfohlen. Zusätzlich sollten ihrer Meinung nach auch die Fisteln täglich mit 100000 E Penicillin in 50 ml Kochsalzlösung gespült werden.

Eindeutigen Behandlungserfolgen mit Penicillin stehen aber auch *Versager* gegenüber. So konnte z. B. GRÄF (1951) bei 3 Patienten keinen überzeugenden Erfolg durch die Penicillinbehandlung beobachten. Dagegen trat eine schlagartige Besserung auf *Streptomycinbehandlung* ein, die Aktinomykosen heilten nach 20 g aus. Neben ausgedehnter chirurgischer Behandlung scheint seiner Meinung nach Streptomycin das Mittel der Wahl zu sein, während Penicillin möglicherweise nur bei beginnenden Fällen wirkt. Auch LUGER (1951) konnte die gute Wirkung von Streptomycin bestätigen, während HELLER (1954) bei einem durch toxische Myokarditis komplizierten Fall einer primären Lungenaktinomykose ein Versagen nach Penicillin *und* Streptomycin beobachtete. Im Verlauf der Behandlung kam es zu einem Kollaps der linken Lunge mit Pneumothorax. Unter Aureomycin besserte sich der Zustand in unerwarteter Weise, so daß der Kranke nach 4½ Monaten aus dem Krankenhaus entlassen werden konnte.

Auch *Tetracycline* haben sich in der Behandlung der Aktinomykose bewährt. McVAY u. Mitarb. berichteten 1950 über die ersten Erfolge mit *Aureomycin*, und zwar in einem Fall, bei dem durch Penicillinbehandlung das Fortschreiten der Aktinomykose nicht aufgehalten werden konnte. Ein Jahr später konnten sie über 3 weitere Patienten berichten, 2 Patienten mit cervicofacialer Aktinomykose erhielten 10 Tage lang alle 6 Std 750 mg, danach 500 mg bis zu einer Gesamtdosis von 66 g oral, ein Patient mit einer Bauchaktinomykose erhielt 21 g intravenös und 158 g per os. Über einen weiteren durch Aureomycin geheilten Fall von Bauchaktinomykose berichtet TEN BERG (1952). Dieser Patient war zuvor chirurgisch mit Jodkali, Penicillin, Streptomycin, Röntgenstrahlen sowie Sulfonamiden und Penicillin erfolglos behandelt worden. Einen Patienten mit fortgeschrittener Aktinomykose der Lunge konnte WITT (1955) mit 70,0 g Aureomycin innerhalb von 56 Tagen heilen. Ein weiterer Fall von cervicofacialer Aktinomykose wurde mit 30,0 g innerhalb von 4 Wochen geheilt. Auch *Terramycin* erwies sich in der Behandlung der Aktinomykose als wirksam (LANE, KUTSCHER u. CHAVES 1953). Mit *Achromycin* konnten HINDS und DEGNAN (1955) in einer Dosis von zunächst 1,8 g täglich, später 1,0 g, gute Erfolge erzielen.

Gute Behandlungserfolge mit *Erythromycin* konnten HERRELL, BALOWS und DAILEY (1955) an 4 Fällen von Aktinomykose beobachten. Drei Patientinnen mit cervicofacialer und einem Patienten mit rectaler Aktinomykose wurden 3—4 Wochen lang alle 6 Std 300 mg verabfolgt. Nur in einem Fall von cervicofacialer Aktinomykose konnte der Erreger im Knochengewebe selbst nicht beeinflußt werden, so daß zusätzlich Penicillingaben verabreicht wurden.

Die unterschiedlichen Behandlungserfolge mit Antibiotica sind nicht allein durch die unterschiedliche Empfindlichkeit verschiedener A. israeli-Stämme zu erklären, wie sie unter anderem von HOWELL (1953) und von SUTER und VAUGHAN (1955) in vitro beobachtet wurde. Den besonderen ätiologischen Verhältnissen (Mischinfektion) und dem der Infektion eigenen pathologischen Verlauf (Tendenz zur Vernarbung) kommt auch bei der Antibioticatherapie eine besondere Bedeutung zu. Trotz des Fortschritts in der Behandlung der Aktinomykose durch die modernen Antibiotica sind in vielen Fällen kombinierte Behandlungsmaßnahmen unumgänglich oder zumindest zur Erzielung eines schnelleren Heilungsverlaufes zweckmäßig. Außer der Kombination von Antibiotica mit Sulfonamiden (GRANT 1951) oder Jodkali sind örtlich und zeitlich indikationsgerechte chirurgische Eingriffe (SCHMIDT 1949 und KAISER-MEINHARDT 1950) oft notwendig. Eine besonders zweckmäßige mit der Sulfonamid- und Antibioticabehandlung zu kombinierende Behandlungsmaßnahme ist auch die Vaccinebehandlung.

In neuerer Zeit wird über günstige Behandlungsergebnisse mit *Isonicotinsäurehydrazid* (INH) berichtet. DUPERRAT und GOUDOT (1954) konnten einen mit Aureomycin, Jod und Röntgenstrahlen erfolglos behandelten Fall von Aktinomykose durch 15 mg/kg/die innerhalb von 10 Wochen praktisch zur Abheilung bringen. McVAY und SPRUNT (1953) sahen gute Erfolge mit INH bei 3 Patienten mit Dosen zwischen 10 und 18 mg/kg/die. ANTONESCU und STANICIOIU (1956) konnten durch Kombination von Penicillin, chirurgischer Behandlung und anschließender INH-Behandlung (15 mg/kg) eine Aktinomykose zur Abheilung bringen.

Es stehen somit zur Behandlung der Aktinomykose heutzutage eine ganze Anzahl von Medikamenten zur Verfügung. Unter ihnen sind zweifellos die Antibiotica am wirksamsten. Eine möglichst frühzeitige Einleitung der Therapie und eine gegebenenfalls notwendige Kombination verschiedener Behandlungsverfahren führen fast immer zum Erfolg.

7. Prognose

Die Prognose der Aktinomykose hat sich seit Einführung der Chemotherapie wesentlich gebessert. Hierzu hat auch die schnellere und sichere Diagnostik durch geeignetere kulturelle Untersuchungsverfahren beigetragen. Weiterhin dürfte die prophylaktische Anwendung von Antibiotica bei operativen Eingriffen für den Rückgang der Aktinomykose von Bedeutung sein. Trotz allem kommen aber auch heute noch, insbesondere bei den thorakalen, abdominellen und generalisierten Formen der Aktinomykose Todesfälle vor. Zu einem Teil ist dies sicherlich auf die Behandlungsresistenz der Begleitkeime zurückzuführen (vgl. auch den Absatz Therapie). Bei frühzeitiger Diagnose, vor allem bei differentialdiagnostischer Berücksichtigung der Aktinomykose bei chronisch entzündlichen Erkrankungen ist durch die Kombinationsmöglichkeit mehrerer uns heute zur Verfügung stehender Behandlungsverfahren die Prognose der Aktinomykose als durchaus günstig zu bezeichnen.

8. Differentialdiagnose

Während die Aktinomykose der Haut, besonders im fortgeschrittenen Stadium, im allgemeinen keine allzu große diagnostische Schwierigkeit macht, ist die Diagnose der Frühfälle und diejenige innerer Organe äußerst schwierig. Die Aktinomykose zählt in solchen Fällen zu den am häufigsten fehldiagnostizierten Erkrankungen. Für die Hautaktinomykose sind im wesentlichen unspezifisch entzündliche Prozesse wie Tuberkulose (Tuberculosis cutis colliquativa), Syphilis (Gumma oder tuberoserpiginöses Syphilid), tiefe Mykosen (Sporotrichose, Blastomykose), gelegentlich, bei indurativen Formen, Neoplasmen, insbesondere sarkomatöser Natur, in Erwägung zu ziehen.

Unspezifische Entzündungen sind gewöhnlich akuter und schmerzhafter. Durch Incision und entsprechende Behandlungsmaßnahmen sind sie im allgemeinen schnell zu beseitigen. Außerdem sind sie durch eine schmerzhafte Lymphadenitis oder Lymphangitis abzugrenzen.

Tuberkulöse Erkrankungen kommen häufiger bei jungen Menschen vor, während die Aktinomykose im jugendlichen Alter, insbesondere bei Kindern, selten ist. Außerdem sind die Lymphknoten im Gegensatz zur Aktinomykose fast immer miterkrankt. Die Veränderungen bei der Tuberkulose sind im allgemeinen vielgestaltiger, Ulcerationen kommen häufiger vor, der Eiter ist dünn, gelb oder käsig und enthält niemals typische Drusen.

Syphilitische Veränderungen (Gumma, tuberoserpiginöses oder tuberoulceröses Syphilid) sind immer schmerzlos. Eine sichere Abgrenzung ist heutzutage serologisch durch den Treponema pallidum-Immobilisationstest (Nelson-Test) möglich.

Andere Mykosen können durch entsprechende mykologische Untersuchungen abgegrenzt werden. Klinisch ist das Granulationsgewebe im allgemeinen weicher.

Maligne Tumoren fisteln im allgemeinen nicht. Außerordentlich schwierig ist jedoch die Abgrenzung bei Tumoren innerer Organe (Fibrom, Osteom, Carcinom, Sarkom).

Die erwähnten differentialdiagnostisch in Frage kommenden Erkrankungen gelten für alle Formen der Aktinomykose. Für die *cervicofaciale* Form kommen differentialdiagnostisch besonders noch Zahnerkrankungen aus anderen Ursachen sowie Speicheldrüsenerkrankungen (z.B. durch Speichelsteine) in Betracht. Bei der Aktinomykose der Zunge sind außerdem noch Cysten differentialdiagnostisch mit in Erwägung zu ziehen. Im Genitalbereich muß auch das Lymphogranuloma inguinale abgegrenzt werden. Hirn- und Rückenmarktumoren aller Art spielen bei der Differentialdiagnose der Aktinomykose des Zentralnervensystems eine große Rolle.

Arbeiten zur Differentialdiagnose der Aktinomykose stammen unter anderem von Cope (1949), Navarro-Martin (1934), Tarantelli (1934), Leszezynski (1936), Arzt (1951), Bloom und Gamsager (1954), Eberhartinger (1956). Da die Prognose der Aktinomykose so wesentlich von der frühzeitigen Diagnose abhängt, sollte bei allen entzündlichen, insbesondere auch chronischen Erkrankungen ungeklärter Ätiologie die Aktinomykose differentialdiagnostisch mit in Erwägung gezogen werden.

Literatur

Abraham, E. P., E. Chain, C. M. Fletcher, A. D. Gardner, N. G. Healty, M. A. Jennings and H. W. Florey: Further observation on penicillin. Lancet 1941 I, 177. — Abramowitz, E.: Actinomycosis. Arch. Derm. Syph. (Chicago) 24, 679 (1931). — Adant, M., et P. Spehl: L'intradermo-réaction dans l'actinomycose. Ann. Derm. Syph. (Paris) 6, 429—432 (1935). — Abrahams, Irving and J. K. Miller: The in vitro action of sulfonamides and penicillin on actinomyces. J. Bact. 51, 145—148 (1946). — Albrecht: Aktinomykose nach

Verschlucken einer Getreidegranne. Schlesische Dermat. Ges., Breslau. Zbl. Haut- u. Geschl.-Kr. **58**, 415 (1938). — ALTEMEIER, W. A., and C. L. WADSWORTH: Penicillin; its use in surgery and influence on earlier typs of chemotherapy. Surg. Gynec. Obstet. **84**, 540—552 (1947). — ALVAREZ CASCOS: Zwei Fälle von Aktinomykose durch Diathermoexcision geheilt. Act. dermo-sifiliogr. (Madr.) **24**, 25—26 (1931). [Spanisch.] — ANTONESCU, ST., u. GH. STANICIOIU: Betrachtungen über den gegenwärtigen Stand der Behandlung der Aktinomykose. Derm.-Vener. (Bucureşti) **1**, 237—244 u. dtsch. Zus.fass. (1956). [Rumänisch.] Ref. Z. Haut- u. Geschl.-Kr. **99**, 38 (1958). — ARATA, P., e L. BAKUNIN: Su di un caso di actinomicosi cervico facciale e la sua cura con un autovaccino. Arch. ital. Sci. med. colon. **14**, 21—30 (1933). — ARCHER, V. W., and W. A. BARKER: The therapy of actinomycosis. With case showing lumbar spine involvement. Amer. J. Roentgenol. **30**, 508—514 (1933). — ARMITAGE, G., and J. SMITH: Abdominal actinomycosis. Case report and review of antibiotic treatment. Brit. J. Surg. **42**, 77 (1954). — ARTOM, M.: Actinomicosi primitiva della cute. Boll Sez. region. Soc. ital. Derm. **1935**, 40. — ARZT: Aktinomykose am Hals. Österr. Dermatol. Ges. vom 18. 10. 1951. Z. Haut- u. Geschl.-Kr. **80**, 120 (1952). — AUSTER, L. S.: Actinomycosis. A review of the subject with detailed clinical and autopsy reports of one case each of the intestinal and ovarian forms. Amer. J. clin. Path. **10**, 652—665, 688—699 (1940). — AXHAUSEN, G.: Die Pathogenese und Klinik der Kieferaktinomykose. Dtsch. Zahn-, Mund- u. Kieferheilk. **2**, 197 (1935). — Die Kieferaktinomykose. Bericht des IX. Internat. Zahnärztekongr. Wien 1936, S. 484. — Das Frühbild der Kieferaktinomykose. Dtsch. med. Wschr. **62**, 1449 (1936). — Diskussionsbemerkung. Dtsch. Zahn-, Mund- u. Kieferheilk. **5**, 534 (1938). — Die spezifischen chronischen Infektionskrankheiten im Mundbereich. Dtsch. Zahn-, Mund- u. Kieferheilk. **5**, 563—574 (1938).

BALDACCI, E.: Contributo alla sistematica degli attinomiceti. I. Sull'actinomyces bovis Harz e sull'actinomyces sulphureus Gasp. Atti Ist. bot. ecc. Pavia **9**, 243 (1937). Ref. Z. Haut- u. Geschl.-Kr. **59**, 609 (1938). — The classification of actinomycetes at the 3rd internat. congress of microbiology, New York, Sept. 2.—9. 1939. Mycopathologia (Den Haag) **3**, 42—43 (1941). — BALDACCI, E., C. SPALLA and A. GREIN: The classification of the actinomyces species (= streptomyces). Arch. Mikrobiol. **20**, 347—357 (1954). — BANCROFT, F. W., and M. STANLEY-BROWN: The treatment of actinomycosis with thymol. Ann. Surg. **108**, 468—471 (1938). — BANERJEE, B. N.: Actinomycosis of the skin. Indian med. Gaz. **87**, 253—255 (1952). — BARKER, C. S.: Thoracic actinomycosis. Canad. med. Ass. J. **71**, 332—334 (1954). — BARON, E., and L. J. ARDUINO: Primary renal actinomycosis. J. Urol. (Baltimore) **62**, 410 (1949). — BARONI, B.: Actinomycosi sperimentale. Arch. ital. Chir. **21**, 529—685 (1928). — BASU, C. C.: Human actinomycosis. A brief study of some species of actinomyces obtained from human sources. Indian med. Gaz. **87**, 237—244 (1952). — BATCHELOR, J. S.: Actinomycosis sumulating osteitis of the pelvis. Proc. roy. Soc. Med. **41**, 853 (1948). — BATES, R.: Actinomycosis. Lancet **1933I**, 571—573. — BAUMGARTNER, W.: Praktische Fragestellungen bei der Aktinomykose. Dtsch. med. Wschr. **1938**, 1840. — BENNETT, D. T.: A case of cervico-facial aktinomycosis. Brit. dent. J. **94**, 154—155 (1953). — BENSAUDE, R.: L'actinomycose anorectale primitive. Presse méd. **1933I**, 371—375. — BERGENHEM, B.: Beitrag zur Kenntnis der Aktinomykose. Z. Haut- u. Geschl.-Kr. **28**, 466 (1929). — BERGGREEN, P.: Primäre Aktinomykose der rechten Gesäßbacke. Berliner Dermat. Ges. vom 28. 2. 1941. Z. Haut- u. Geschl.-Kr. **67**, 282 (1941). — BERNSTEIN, S.: Zur Bakteriologie und Klinik der Aktinomykose. Odesskij med. Ž. **3**, 605—608 u. dtsch. Zus.fass. 608 (1928). [Russisch.] — BIBBY, B. G. A., and H. T. KNIGHTON: The actinomyces of the human mouth. J. infect. Dis. **69**, 148 (1941). — BJERRUM, O., u. S. HANSEN: Untersuchung über das Vorkommen von Aktinomyceten in der Mundhöhle und ihre Bedeutung für die akute Form der Aktinomykose. Ugeskr. Laeg. **1932**, 1075—1078. [Dänisch.] Ref. Z. Haut- u. Geschl.-Kr. **44**, 458 (1933). — BLOCH: Aktinomykose. Schweiz. med. Wschr. **1930II**, 831. — BLOEMEN, J. J.: Aktinomycosis faciei. Ned. T. Geneesk. **1934**, 848. — BLOOM, D., and D. GAMSAGER: Aktinomycosis and squamous cell epithelioma. Arch. Derm. Syph. (Chicago) **69**, 526—528 (1954). — BLÜMEL zit. nach WASSMUND 1942. — BLÜMEL, P.: Die primäre Strahlenpilzerkrankung des Penis. Zbl. Chir. **1941**, 1978—1982. — BOAND, A., and M. NOVAK: Sensitive changes of actinomyces bovis to penicillin and streptomycin. J. Bact. **57**, 501—508 (1949). — BODE, H. G.: Über klinische Identität von kolloquativer Hauttuberkulose und Aktinomykose. Arch. Derm. Syph. (Berl.) **167**, 550 (1933). — BOLLINGER, O.: Über eine neue Pilzkrankheit beim Rinde. Zbl. med. Wiss. **15**, 481 (1877). — BONNEY, G. L. W.: Actinomycosis of liver. Report of an unusual case. Brit. J. Surg. **34**, 316—318 (1947). — BOSTROEM, E.: Untersuchungen über die Aktinomykose des Menschen. Beitr. path. Anat. **9**, 1—235 (1891). — BOWYER, H. W.: Actinomycotic empyema. Brit. med. J. **1949**, No 4632, 848. — BRACHMANN, F.: Aureomycintherapie bei Aktinomykose. Zahnärztl. Rdsch. **62**, 290—291 (1953). — BRANDT: Aktinomykose (Gold-Vaccinebehandlung nach Neuber). Österr. Dermatol. Ges., Wien, Sitzg vom 13. 2. 36. Z. Haut- u. Geschl.-Kr. **53**, 604 (1936). — Aktinomykose. Österr. Dermat. Ges., Wien, Sitzg vom 12. 3. 1936. Z. Haut- u. Geschl.-Kr.

54, 72 (1937). — Heilung einer metastasierenden Aktinomykose. Chirurg **21**, 432—434 (1950). — Braude, I. L.: Aktinomykose der weiblichen Geschlechtsorgane. Akuš. i Ginek. **1952**, H. 6, 64. [Russisch.] Ref. Z. Haut- u. Geschl.-Kr. **88**, 339 (1954). — Braun, H., u. H. Pinker: Zur Therapie röntgenrefraktärer Fälle von Aktinomykose, unter besonderer Berücksichtigung der Penicillinbehandlung. Dtsch. med. Wschr. **1951**, 711—713. — Bremser, A.: Die Behandlung der Aktinomykose. Arch. Ohr-, Nas. u. Kehlk.-Heilk. **134**, 94—118 (1933). — Breu, W., u. H. Seyfried: Differentialdiagnostische Schwierigkeiten bei Lungenaktinomykose. Wien. klin. Wschr. **1939**, 142. — Breuer, J.: Die Kieferknochen- und Kiefergelenksaktinomykose und ihre Behandlung. Öst. Z. Stomat. **48**, 26 (1951). — Brofeldt: Zit. nach Fischer. — Brückner, H.: Eine seltene Lokalisation der Aktinomykose. Med. Klin. **1958**, 500—501. — Bull Engelstad, R.: Radiumbehandlung der Aktinomykose im Gesicht und am Hals. Norsk Mag. Laegevidensk. **93**, 161—175 u. dtsch. Zus.fass. 175 (1932). [Norwegisch.] Ref. Z. Haut- u. Geschl.-Kr. **41**, 372 (1932). — Bureau, Y.: Actinomycose du maxillaire résisent aux traitements usuels, très améliorée par l'izoniazide. Bull. Soc. franç. Derm. Syph. **62**, 232 (1955). — Bureau, Y., A. Jarry et H. Barriere: Actinomycose de la région humérale résistant aux traitements usuels et rapidement guérie par l'izoniazide. Bull. Soc. franç. Derm. Syph. **62**, 232 (1955). — Burrows, H. J.: Actinomycosis from punch injuries, with report of a case affecting a metacarpal bone. Brit. J. Surg. **32**, 506 (1945). — Busmanova, L. G.: Zur Penicillintherapie der Aktinomykose. Chirurgija **1952**, H. 3, 74. [Russisch.] Ref. Zbl. Haut- u. Geschl.-Kr. **83**, 176 (1953). — Butler, E. C. B.: Cervico-facial actinomycosis, penicillin therapy. Proc. roy. Soc. Med. **38**, 481 (1945).

Cap, J.: Zur Behandlung der Aktinomykose mit Penicillin und Sulfapyrimidin. Derm. Wschr. **124**, 321—325 (1954). — Cameron, O. J.: Primary actinomycosis of the tongue. With report of two cases. J. Amer. med. Ass. **99**, 1146—1150 (1932). — Carrion, A. L.: Actinomycosis in Puerto Rico. Puerto Rico J. publ. Hlth **13**, 367—382 (1938). — Chanial, G., et P. Rocher: Un cas d'actinomycose cervico-faciale. Bull. Soc. franç. Derm. Syph. **46**, 919—922 (1939). — Chanton, E. F., W. J. Hollis and M. D. Hargrove: Actinomycosis. A report of six cases. Treated with penicillin and sulfadiazine. Sth. med. J. (Bgham, Ala.) **41**, 1022—1026 (1948). — Chargin: Actinomycosis. Arch. Derm. Syph. (Chicago) **21**, 343—344 (1930). — Ch'in, T. L.: A mycological study of a case of actinomycosis with a report of three cases observed in North China. Chin. med. J. **48**, 551—562 (1934). — Chiurco: Zit. nach Jarmer. — Chompret et Crocquefer: Actinomycose primitive de la geneive. Bull. Soc. franç. Derm. Syph. **36**, 1221—1223 (1929). — Chompret et Dechaume: Actinomycose primitive de la glande sous-maxillaire traitée par la radiothérapie. Bull. Soc. franç. Derm. Syph. **38**, 14—18 (1931). — Chompret et Stuhl: Deux cas d'actinomycose cervico-faciale guéris par la radiothérapie. Bull. Soc. franç. Derm. Syph. **37**, 1140 (1930). — Combes, F. C.: Actinomycosis. Arch. Derm. Syph. (Chicago) **60**, 844—845 (1949). — Conant, N. F., D. T. Smith, R. D. Baker, J. L. Callawey and D. S. Martin: Manual of clinical mycology. Philadelphia and London: W. B. Saunders Company 1954. — Cope, V. Z.: Actinomycosis. London: Oxford University Press 1938. — Visceral actinomycosis. Brit. med. J. **1949**, No 4640, 1311. — Criado, Miguel F., u. E. R. Barrero: Ein Fall von Aktinomykose des Gesichtes. Ref. Z. Haut- u. Geschl.-Kr. **35**, 667 (1931). — Croveri, P., e G. Cucco: Su un caso di actinomicosi cervico mandibolare ioduro resistente, guarito rapidamente con trattamento misto di vaccino e ioduro di potassio. Boll. Soc. piemont. Chir. **3**, 1058—1069 (1933). Ref. Z. Haut- u. Geschl.-Kr. **48**, 234 (1933). — Arch. ital. Sci. med. trop. **15**, 241 (1934). — Csillery, A. v.: Symptomloses Vorkommen von Strahlenpilzen in carcinomatöser Zahnalveole. Dtsch. Zahn-, Mund- u. Kieferheilk. **5**, 102 (1938).

Damgaard-Morch, P.: Abdominal actinomycosis. Three cases of atypical localisation. Acta chir. scand. **110**, 458—463 (1956). — Daniel, C., et D. Mavrodin: L'actinomycose génitale de la femme. Rev. franç. Gynéc. **29**, 1—42 (1934). — Davies, I. A. L.: Primary actinomycosis of the breast. Brit. J. Surg. **38**, 378—381 (1951). — Davis, M. I. J.: Analysis of forty-six cases of actinomycosis with special reference to its etiology. Amer. J. Surg. **52**, 447—454 (1941). — Dechaume: Considérations sur l'étiologie de l'actinomycose. Bull. Soc. franç. Derm. Syph. **39**, 1266—1275 (1932). — Aktinomycose du maxillaire inférieur simulant une ostémyélite. Bull. Soc. franç. Derm. Syph. **39**, 1208—1210 (1932). — Dechaume, M., G. Carlier, M. Goudaert et H. Beerens: Die cervico-faciala Aktinomykose und ihre Probleme. I. Klinischer Aspekt. II. Bakteriologischer Aspekt. Presse méd. **1955**, 448—452. — Die cervico-faciale Aktinomykose als Krankheit und Syndrom. Rev. Stomat. (Paris) **56**, 1 (1955). — Decker, H. R.: The treatment of thoracic actinomycosis by penicillin and sulfonamide drugs. J. thorac. Surg. **15**, 430—440 (1946). — Delaveau u. S. Brion: Neue Behandlungen der Aktinomykose und Nocardiose. Therapiewoche **5**, 358—359 (1955). — Demjen, J.: Beiträge zur Penicillinbehandlung der Aktinomykose der Abdomen. Börgyógy. vener. Szle **5**, 35—36 (1951). [Ungarisch.] Ref. Z. Haut- u. Geschl.-Kr. **80**, 40 (1952). — Denti, A. V.: Actinomicosi della congiuntiva. Lettura oftal. **5**, 551—559 (1928). Ref. Z. Haut- u. Geschl.-Kr. **32**, 237 (1930). — Dobson, L., and W. Cutting: Penicillin and sulfonamides in the therapy of actinomycosis. Report of 16 additional cases and in vitro tests of susceptibility of actinomyces to penicilline and sulfadiazine. J. Amer. med. Ass. **128**, 856 (1945). — DOBSON, L., E. HOLMAN and W. CUTTING: Sulfanilamide in the therapy of actinomycosis. J. Amer. med. Ass. **116**, 272—275 (1941). — DORPH-PETERSEN, L., and J. J. PINDBORG: Actinomycosis of the tongue. Oral. Surg. **7**, 1178—1182 (1954). — DOSA, A.: Ein Fall von Actinomycosis pedis. Derm. Wschr. **1938**II, 894—897. — Zwei Fälle von primärer Hautaktinomykose. Ungar. Dermat. Ges. Budapest vom 9. 4. 1938. Ref. Zbl. Haut- u. Geschl.-Kr. **60**, 589 (1938). Die Heilwirkung des Sulfamides auf die experimentell erzeugte Blasto- und Aktinomykose der Ratte. Acta derm.-venereol. (Stockh.) **22**, 315—319 (1941). — DOUBININE, A.: Sur un cas atypique d'actinomycose primaire de la peau. Rev. franç. Derm. Vénér. **12**, 458—464 (1936). — DRAKE, CH.: The action of penicillin on several genera of actinomycetales. J. Bact. **51**, 199—203 (1946). — DUCHE, J.: Les actinomyces du groupe albus. Encyclopédie mycologique, vol. 6, p. 377. Paris: Paul Lechevalier & Fils 1934. — DUPERRAT, B., et B. GOUDOT: Actinomycose humérale rebelle à tous les traitements. Amélioration considérable après acupuncture et isoniazide. Bull. Soc. franç. Derm. Syph. **61**, 347—348 (1954). — DYES, O.: Die Behandlung der Aktinomykose. Strahlentherapie **50**, 641—657 (1934).

EBERHARTINGER, CHR.: Ein Fall von Aktinomykose und Carcinom. Z. Haut- u. Geschl.-Kr. **21**, 67—68 (1956). — EDWARDS, A. C.: Actinomycosis in children. A review of the literature and report of cases. Amer. J. Dis. Child. **41**, 1419—1443 (1931). — EDWARDS, C., W. A. ELLIOTT and K. J. RANDALL: Spinal meningitis due to actinomyces bovis treated with penicillin and streptomycin. Ref. Zbl. Haut- u. Geschl.-Kr. **84**, 172 (1953). — EIKEN, TH.: Über Aktinomykose mit besonderer Berücksichtigung der Diagnose und Behandlung. Ugeskr. Laeg. **1929**II, 581—593. [Dänisch.] Ref. Zbl. Haut- u. Geschl.-Kr. **32**, 631 (1930). — Über Pseudoaktinomykose. Ugeskr. Laeg. **1941**, 805—810. — ELLIS, R. W. B.: Actinomycosis in childhood. A clinical study and review. Arch. Dis. Childh. **10**, 1—24 (1935). — EMMONS, C. W.: Actinomyces and actinomycosis. Puerto Rico J. publ. Hlth **11**, 63—70 (1935). — The isolation of actinomyces bovis from tonsillar granules. Publ. Hlth Rep. (Wash.) **53**, 1967—1975 (1938). — ENGELHARDT, W., in GUNDEL: Die ansteckenden Krankheiten. Leipzig: Georg Thieme 1935. — ERIKSON, D.: Pathogenic anaerobic organismus of the actinomyces group. Zit. nach PEABODY, 1957. — The pathogenic aerobic organismus of the actinomyces group. Med. Res. Council, special Rep. Ser. No 203, vol. XII, p. 61. London: His Majesty's Stat. Off. 1935.

FABIAN, G., u. A. STAUFENBIEL: Über Diagnose und Therapie der Lungenaktinomykose des Menschen. Ärztl. Forsch. **9** (I), 42 (1955). — FARBER, E. M., H. M. SCHEIDMAN and J. B. PETERSON: Actinomycosis. Arch. Derm. Syph. (Chicago) **77**, 483 (1958). — FELLINGER, K.: Zur Kultur der Aktinomyceten. Zbl. Bakt., I. Abt. Orig. **122**, 361 (1931). — FERNANDEZ-BLANCO, M.: Primäre Aktinomykose der Haut. Sem. méd. esp. **1930**II, 1294—1303. [Spanisch.] — FESTEN, H.: Streptotrichose und Aktinomykose. Zbl. Chir. **1933**, 1952—1954. — FEUERSTEIN, W.: Aktinomykose der Kieferwinkelgegend. Österr. Dermatol. Ges. Wien. Zbl. Haut- u. Geschl.-Kr. **76**, 404 (1951). — Aktinomykose der Kieferwinkelgegend. Österr. Dermatol. Ges. Wien. Ref. Zbl. Haut- u. Geschl.-Kr. **76**, 410 (1951). — FIGI, F. A., and R. E. CUTTS: Actinomycosis in childhood. Amer. J. Dis. Child. **42**, 279—290 (1931). — FINNERUD, C. W.: Actinomycosis. Arch. Derm. Syph. (Chicago) **22**, 334 (1930). — FISHER, A. M., and J. C. HARVEY: Actinomycosis. Some concepts of therapy and prognosis. Postgrad. Med. **19**, 32 (1956). — FISCHER, H.: Aktinomykose. In JADASSOHNs Handbuch der Haut- und Geschlechtskrankheiten, Bd. IX/1, S. 441—465. Berlin: Springer 1929. — FLEISCHHAUER: Oberflächenaktinomykose der li. Gesichtshälfte. Ref. Zbl. Haut- u. Geschl.-Kr. **56**, 233 (1937). — FLEMMING, A.: Penicillin, its practical application. Zit. nach HANF, HEINRICH u. LEGLER. — FLOREY, M. E., and H. W. FLOREY: Zit. nach HANF, HEINRICH u. LEGLER. — FÖLDVARI, F.: Du traitement de l'actinomykose. Resultats obtenus par la penicillinothérapie dans 15 cas. Dermatologica (Basel) **102**, 77 (1951). — FÖLDVARI, F., et E. FLORIAN: Actinomycose primaire de la peau. Dermatologica (Basel) **109**, 22 (1954). — Durch Aktinomyces griseus globisporus verursachte Infektion. Börgyögy. vener. Szle **8**, 93—95 (1954). [Ungarisch.] Ref. Zbl. Haut- u. Geschl.-Kr. **90**, 15 (1954/55). — FRANKLIN, G. C. H.: Actinomycosis. A new species, pathogenic for man. Ann. intern. Med. **13**, 1205—1231 (1940). — FRIEBOES, W.: Critiche al capitolo della attinomicosi della pelle. Atti Soc. ital. Derm. Sif. **5**, 853 (1952). — FUSILLO, M. H., H. E. NOYES, E. J. PULASKI and J. Y. S. TOM: Antimicrobel spectrum and cross restistance studies of erythromycin and carbomycin. Antibiot. and Chemother. **3**, 581 (1953).

GAGE, M., CH. LYONS and P. T. DE CAMP: Essential therapeutic adjuvants in surgical arrest of Wollf Israel actinomycosis. Ann. Surg. **126**, 568—578 (1947). — GALLI-VALERIO, B., et M. BORNAND: Etudes sur les leptothricètes et les actinomycètes. Schweiz. med. Wschr. **1930**, 179—182. — GAMMEL, J. A.: Actinomycosis without granules. Arch. Derm. Syph. (Chicago) **29**, 287—297 (1934). — GANS, O., u. G. K. STEIGLEDER: Histologie der Hautkrankheiten. Berlin-Göttingen-Heidelberg: Springer 1955—1957. — GARROD, L. P.: The classification of oral actinomyces. Atti 6. Congr. intern. Microbiol. **5**, 136 (1955). Ref. Z. Haut- u. Geschl.-Kr. **95**, 46 (1956). — The sensitivity of Actinomyces israeli to antibiotics. Zit. nach LENTZE. — GARZON, R.: Einige persönliche Beobachtungen über Aktinomykosis. Ätiopathogenetische und therapeutische Betrachtungen. Rev. argent. Dermatosif. **22**, 99—123 (1938). — GAVINA, A. R., u. T. NEGRI: Aktinomykose des Beins. Vaccinebehandlung. Rev. argent. Dermatosif. **18**, 159—162 (1934). [Spanisch.] — GEISTER, R. S., and E. MEYER: The effect of aureomycin and penicillin on experimental actinomycosis infections in mice. J. Lab. clin. Med. **38**, 101—111 (1951). — GINS, H. A., u. E. PAASCH: Bakteriologische Befunde bei klinischer Aktinomykose. Zbl. Bakt., I. Abt. Orig. **145**, 402—424 (1940). — GIOLITTI and BERTANI: A method for the microscopical study of actinomycetes. J. Bact. **65**, 281—282 (1953). — GLAHN, M.: Cervico-facial actinomycosis. Typical and nontypical. Acta chir. scand. **99**, 537 (1950). — The treatment of cervico-facial actinomycosis with special regard of penicillin therapy. Acta chir. scand. **102**, 433 (1952). — Cervico-facial actinomycosis. Etiology and diagnosis. Acta chir. scand. **108**, 183 (1954). — The pathogenesis of cervico-facial actinomycosis. Acta chir. scand. **108**, 193 (1954). — GLAESMER-ZAFF, M.: Ein Schulfall einer Ovarialaktinomykose. Zbl. Gynäk. **74**, 1927—1932 (1952). — GODOY, E.: Actinomycosis pulmonar metastasica de forma cutanea con abscesos. Rev. argent. Dermatosif. **41**, 74—76 (1957). — GÖDENY, A.: Pathogene Aktinomyces-Stämme. Ungarische Dermatol. Ges., Budapest, Sitzg vom 20. u. 21. 12. 1940. Ref. Zbl. Haut- u. Geschl.-Kr. **67**, 665 (1941). — GOETTSCH, H. B.: Röntgentherapie der Aktinomykose. Ned. T. Geneesk. **1930 II**, 4645—4654. [Holländisch.] — GÖTZ, H.: Fortschritte der medizinischen Mykologie II. Hautarzt **7**, 481—487 (1956). — GOLD, L., and E. E. DOYNE: Actinomycosis with osteomyelitis of the alveolar process. Oral. Surg., Med. a. Path. **5**, 1056—1063 (1952). — GORDON, M. A., and H. M. DUBOSE: Anorectal actinomycosis. With extensive gluteal and thigh involvement. Amer. J. clin. Path. **21**, 460—463 (1951). — GOTSHALK, H. C., and C. J. WILEN: Actinomycosis in Hawaii. West. J. Surg. ect. **48**, 212—217 (1940). — GOTTLIEB, O.: Penicillin bei cervicofacialer Aktinomykose. Nord. Med. **42**, 1807—1810 (1949). — GOUGEROT, H., P. BLUM, DECHAUME et DUCHE: Actinomycose et syphilis associées guérissant par le 914. Paris méd. **1933 I**, 194—196. — GOUGEROT, H., BURNIER et GIRAUDEAU: Actinomycose, poussée aigue (réaction biotropique) au cours d'une actinomycose chronique après radiothérapie, puis guérison. Bull. Soc. franç. Derm. Syph. **36**, 1025—1027 (1929). — Actinomycoses. II. Poussée aigue. Réaction biotropique au cours d'une actinomycose chronique après radiothérapie puis guérison. Ref. Zbl. Haut- u. Geschl.-Kr. **36**, 345 (1931). — GOUGEROT, H., CIVATTE et MARCERON: Actinomycose gommeuse disséminée. Bull. Soc. franç. Derm. Syph. **46**, 1446—1448 (1939). — GOUGEROT, H., DECHAUME et GIRAUDEAU: Traitement radiothérapique de l'actinomycose cervico-faciale. Bull. Soc. franç. Derm. Syph. **39**, 722—736 (1932). — GRACIANSKY, P. DE, et CH. GRUPPER: Un cas d'actinomycose guérie par le rimifon. Bull. Soc. franç. Derm. Syph. **5**, 454—457 (1953). — GRÄF, H.: Heilung cervico-facialer Aktinomykose ohne und mit Streptomycin. HNO (Berl.) **2**, 312—314 (1951). — GRANDI, G.: Contributo alla conoscenza dell'actinomicosi cervico-facciale con particolare riguardo alla relazione fra trauma ed actinomicosi. Arch. Chir. Oris. (Bologna) **1**, 275—328 (1932). — GRANT, R.: Actinomycosis treated with aureomycin. Report of case. J. oral. Surg. **9**, 334—337 (1951). — GREEN, L.: Über einen mit Jod-Iontophorese geheilten Fall von Aktinomykose. Schweiz. med. Wschr. **1940 I**, 189 bis 190. — GREENE, L. W., and W. C. BLACK: Treatment of cervico-facial actinomycosis with isomazid. Rocky Mn med. J. **52**, 43 (1955). — GROHS, R.: Aktinomykose nach einer Unterkieferfraktur. Z. Stomat. **32**, 427—433 (1934). — GROOTTEN, O.: Caractères généraux et pouvoir pathogène expérimental de l'actinomyces israeli. Ann. Inst. Pasteur **53**, 311—323 (1934). — GRUBER, M. C.: Actinomycosis and fracture of the mandible. Oral. Surg. **5**, 809—815 (1952). — Actinomycosis of the mandible. Report of a case. Oral. Surg. **6**, 292—294 (1953). — GRUMBACH, A.: Die Aktinomykose und die Nocardiose. In GRUMBACH-KIKUTH, Die Infektionskrankheiten des Menschen und ihre Erreger, S. 841—861. Stuttgart: Georg Thieme 1958. — GRYTHE, O.: The actinomycetes and their occurrence in soil and in the organisms of warmblooded animals. Acta odont. scand. **1**, 155—170 (1939). — GUTSCHER, H.: Statistisches über Aktinomykose. Dtsch. Z. Chir. **244**, 398 (1934).

HACKER, v.: Actinomycose der Zunge. Anz. der k. k. Ges. der Ärzte in Wien 1884/85, S. 185. Zit. CAMERON. — HACKL, H.: Zur Züchtung von Anaerobiern (Bes. actinomyces hominis) auf Rollkulturen. Zbl. Bakt., I. Abt. Orig. **162**, 103—105 (1955). — HAHN: Zit. nach JARMER. — HALDRE, J., u. L. KOSKVEE: Beitrag zur Röntgenbehandlung der Aktinomykose. Röntgen- u. Lab.-Prax. **12**, 228—232 (1940). — HAMMER: Diskussionsbemerkung. Dtsch. Zahn-, Mund- u. Kieferheilk. **5**, 534 (1938). — HAMUY, J., y J. F. RIERA: Actinomicosis cutaneo-pulmonar (Primer caso). Arch. Pediat. Uruguay **26**, 597 (1953). — HANF, U.: Untersuchungen über die in vitro-Empfindlichkeit des A. israeli gegen Erythromycin, Magnamycin, Polymyxin B, Bacitracin, Neomycin, Thyrothricin, Xanthocillin und Suprathricin. Z. Hyg. Infekt.-Kr. **143**, 127 (1956). — HANF, U., u. G. HANF: Ein Beitrag zum Infektionsmodus der weiblichen Genitalaktinomykose. Geburtsh. u. Frauenheilk. **15**, 366—374 (1955). —

HANF, U., S. HEINRICH u. F. LEGLER: Untersuchungen über die Empfindlichkeit des Erregers der Aktinomykose gegen Antibiotica (Penicillin, Streptomycin, Aureomycin, Chloromycetin, Terramycin) und Methylenblau. Z. Hyg. Infekt.-Kr. 137, 527 (1953). — Zur Frage der Antibioticaresistenz des Erregers der Aktinomykose. Med. Klin. 1954, 250. — HARZ, K. O.: Actinomyces bovis, ein neuer Schimmel in den Geweben des Rindes. Jahresb. der. k. Centr. Tierarznei-Schule in München. Zit. nach PEABODY u. SEABURY. — HASSEGAWA, SHUJI, u. K. MUTSUYUKI: Über ein neues serologisches Phänomen der Aktinomyceten. Jap. J. exp. Med. 17, 197—209 (1939). — Über die homogene Kultur der Aktinomyceten und ihre Veränderlichkeit. I. Jap. J. exp. Med. 17, 185—195 (1939). — HASSEGAWA SHUJI, TAMEJIRO NAKAMOTO, YOSIO MIYASAKI, TOMOYUKI ARIMITI u. MASATOYO AKIYOSI: Beitrag zur Kenntnis der experimentellen Aktinomykose. Jap. J. med. Sci. 3, 27—83 (1938). — HAUSMANN, H.: Ein Fall einer ascedierenden Genital-Aktinomykose und seine Heilung in moderner Schau. Z. Gynäk. 74, 645—649 (1952). — HAZEN, E. L., G. N. LITTLE and H. RESNICK: The hamster as a vehicle for the demonstration of pathogenicity of Actinomyces bovis. J. Lab. clin. Med. 40, 914 (1952). — HEDMAN, D.: Two cases of actinomycosis, generalized and thoracic, respectively cured with penicillin. Acta chir. scand. 101, 411—418 (1951). — HEEREN, J.: Zur Bestrahlungstechnik der Aktinomykose. Röntgen- u. Lab.-Prax. 1, 475 (1929). — HEILMAN, F. R., W. E. HERRELL, W. E. WELLMAN and J. E. GERACI: Some laboratory and clinical observations on an new antibiotica. Erythromycin (Ilotycin). Proc. Mayo Clin. 27, 285 (1952). — HEINRICH, S.: Zur Ätiologie und Mikrobiologie der Aktinomykose. Zbl. Bakt., I. Abt. Orig. 177, 255—263 (1960). — HEINRICH, S., u. G. PULVERER: Zur Ätiologie und Mikrobiologie der Aktinomykose. III. Zbl. Bakt., I. Abt. Orig. 176, 91—161 (1959). — HEINRICH, S., G. PULVERER u. U. HANF: Über das physiologische Vorkommen des Bakteroides melanogenicus bei Mensch und Tier. Schweiz. Z. allg. Path. 22, 861—870 (1959). — HELLER, A.: Über die Behandlung einer primären Lungenaktinomykose mit Aureomycin. Med. Klin. 1954, 1475—1477. — HENDRICKSON, G. G., and E. P. LEHMANN: Cervico-facial actinomycosis successfully treated by penicillin without surgical drainage. J. Amer. med. Ass. 128, 438 (1945). — HENGEL, R., u. A. LINKE: Beitrag zur Differentialdiagnose und Therapie der Abdominal-Aktinomykose. Dtsch. med. Wschr. 1954, 1372—1375. — HENKEL, K.: Die Behandlung der Aktinomykose. Ther. d. Gegenw. 82, 171—173 (1941). — HERPAY, Z.: Ein einfaches Verfahren der routinemäßigen Diagnose der Aktinomykose. Mykosen 4, 69 (1961). — HERRELL, W. E., A. BALOWS u. J. S. DAILEY: Erythromycin bei der Behandlung der Aktinomykose. Antibiot. Med. 1, 507—512 (1955). — HERRERO, V. P., u. J. SAIZ MORENO: Aktinomyces und Aktinomykose. Ätiologische und klinische Betrachtungen über einen Fall von Aktinomykose und ihre Beziehungen zu einer Alopecia areata. Med. esp. 6, 433 (1941). [Spanisch.] — HERRMANN, H.: Zur Pathogenese und Therapie der Aktinomykose. Dtsch. zahnärztl. Z. 7, 725 (1952). — HERTZ, J.: Actinomycosis. Oral, facial and maxillary manifestations. J. int. Coll. Surg. 28, 539—556 (1957). — HEYMER, T.: Die Pilzflora der Tonsillen. Arch. klin. exp. Derm. 208, 74 (1958). — HINDS, E. C., and E. J. DEGNAN: The use of achromycin and neomycin in the treatment of actinomycosis. Oral Surg. 8, 1034 (1955). — HOFBAUER: Aktinomykose. Klin. Med. (Wien) 3, 233 (1948). — HOFHAUSER, J.: Vorkommen aktinomycesähnlicher Körperchen in den Gaumenmandeln. Arch. Ohr-, Nas.- u. Kehlk.-Heilk. 129, 293—298 (1931). — HOLLINGSWORTH, R. S.: Unusual case of actinomycosis of the hand. J. Amer. med. Ass. 105, 1266—1267 (1935). — HOLM, PER: Some investigations into the penicillin sensitivity of human-pathogenic actinomycetes. And some comments of penicillin treatment of actinomycosis. Acta path. microbiol. scand. 25, 376—404 (1947). — Studies on the aetiology of human actinomycosis. I. The „other microbes" of actinomycosis and their importance. Acta path. microbiol. scand. 27, 736—751 (1950). — II. Do the „other microbes" of actinomycosis possess virulence? Acta path. microbiol. scand. 28, 391—406 (1951). — HOPKINS: Aktinomykosis. Arch. Derm. Chicago 17, 272 (1928); 18, 773—774 (1928); 20, 744 (1929). — HOWELL jr., A.: In vitro susceptibility of actinomyces to terramycin. Antibiot. and Chemother. 3, 378—381 (1953). — HUANG, PING-TING: Über einen Fall von dyshidrosiformer, oberflächlicher Hautaktinomykose der Handteller und Fußsohlen. Derm. Wschr. 1933 II, 1679—1685. — HUNTER, G. C., and CH. M. WESTRICK: Cervicofacial abscess by actinomycosis. Oral Surg. 10, 793—800 (1957).

INGALLS, E. G., and K. A. MERENDINO: Actinomycosis of the female genitalia. Case report and review of the literature. West. J. Surg. 60, 476—479 (1952). — ISRAEL, J.: Neue Beobachtungen auf dem Gebiete der Mykosen des Menschen. Virchows Arch. path. Anat. 74, 15—53 (1878).

JACOBSON, J. R., u. R. B. CLOWARD: Actinomycosis of the central nervous system. J. Amer. med. Ass. 137, 769—771 (1948). — JANKE, D., u. K. W. KALKOFF: Zur Kenntnis der Hautaktinomykose unter Berücksichtigung der Abhängigkeit cutaner Strahlenpilzhaftung von der terminalen Strombahn. Arch. Derm. Syph. (Berl.) 193, 81—98 (1951). — JANNARONE, G.: Un caso raro di actinomicosi del volto. G. ital. Derm. Sif. 80, 535—543 (1939). — JARMER, K.: Zur Frühgeschichte der Aktinomykoseforschung. Dtsch. Zahn-,

Mund- u. Kieferheilk. 16, 289—294 (1952). — JENTSCH, M.: Zur Behandlung der Aktinomykose. Ther. d. Gegenw. 1949, 114—118. — JORDAN, A.: Typische und atypische Actino-
mycosisfälle. Acta derm.-venereol. (Stockh.) 11, 373 (1930). — JORDAN, P.: Studium über
das Lepraserum. Versuche mit Actinomycesextrakten als Antigene bei der Komplement-
ablenkungsreaktion. Folia clin. biol. (S. Paulo) 6, 81—84 u. dtsch. Zus.fass. 84 (1934). [Portu-
giesisch.] — JÜNGLING, O.: Zur ausschließlichen Röntgenbestrahlung der Aktinomykose.
Bemerkungen zu der Arbeit von Prof. Dr. F. TRAUNER: Ausbau der Therapie der Aktinomykose. Zbl. Chir. 1930, 2770—2771.

KAISER-MEINHARDT, I.: Die Behandlung der „cervicofacialen" Aktinomykose unter besonderer Berücksichtigung der Penicillintherapie. HNO (Berl.) 2, 159 (1950). — KALKOFF, K. W.,
u. D. JANKE: In GOTTRON u. SCHOENFELD, Dermatologie und Venerologie, Bd. II/2. Stutt-
gart: Georg Thieme 1958. — KALT, E.: Actinomycose faciale et orbitaire. Bull. Soc. Ophtal.
Paris 1939, 167—169. — KARGL, O. L.: Rippenveränderung bei Actinomykose. Radiol. clin.
(Basel) 24, 28—29 (1955). — KAROLYI, ST.: Actinomykose. Ungarische Dermatol. Ges.,
Budapest, Sitzg vom 14. 2. 1936. Ref. Zbl. Haut- u. Geschl.-Kr. 53, 668 (1936). — KAUF-
MANN, L., u. H. VOEGT: Kombinierte Penicillin-Supronalbehandlung der Aktinomykose.
Ärztl. Wschr. 1951, 293—296. — KAY, E. B.: Bronchopulmonary actinomycosis. Ann. intern.
Med. 26, 581 (1947). — Actinomyces in chronic bronchopulmonary infections. Amer. Rev.
Tuberc. 57, 355 (1950). — Pulmonary actinomycosis, its treatment by pulmonary resection
in conjunction with chemotherapy, report of two cases. Ann. Surg. 124, 535 (1946). —
KEDROWSKY, W. J.: Variabilité du groupe d'actinomycétes et son rapport à la doctrine de la
nature mycélienne des virus de la tuberculose et de la lèpre. Ref. Zbl. Haut- u. Geschl.-Kr. 55,
347 (1937). — KEENEY, E. L., L. AJELLO and E. LANKFORD: Studies on common pathogenic
fungi and on A. bovis. I. In vitro effect of fatty acids. II. In vitro effect of sulfonamides.
III. In vitro effect of penicillin. Bull. Johns Hopk. Hosp. 75, 377—416 (1944). — KELLY,
H. H. D.: Intestinal actinomycosis treated with chloramphenicol and aureomycin. Case report.
Brit. med. J. 1951 II, 779. — KERBRAT et CELLERIER: Actinomycose bronchopulmonaire à
forme tumorale. J. franç. Méd. Chir. thor. 8, 555—561 (1954). — KLABER, R.: Primary actino-
mycosis of the hand. Proc. roy. Soc. Med. 26, 750 (1933). — Primary cutaneous actinomycosis:
With a note on the bacillus actinomycetem comitans. Brit. J. Derm. 46, 12—19 (1934). —
KLIMMER, M.: Zur Ätiologie der Aktinomykose der Tiere. Berl. tierärztl. Wschr. 1934,
145—187. — KNAKE, H. J., u. K. H. ZEISS: Primäre Abdominalaktinomycose mit sekundärer
Ausbreitung auf beide Tuben und Netz. Geburth. u. Frauenheilk. 15, 816—822 (1955). —
KNORR, M.: Eigenartige Formen pathogener Actinomyceten im Gewebe. Zbl. Bakt., I. Abt.
Orig. 120, 249—251 (1931). — KOLOUCH, F., and L. F. PELTIER: Recent advances in surgery:
Actinomycosis. Surgery 20, 401—430 (1946). — KRAMER, P. H.: Die pyämische Form von
Aktinomykose. Ned. T. Geneesk. 1937, 1900—1905. [Holländisch.] — KRANZ, P. P.: Zur
Frage der Diagnosestellung und der Therapie bei Kieferaktinomykose. Dtsch. Zahn-, Mund-
u. Kieferheilk. 6, 287 (1939). — KREUDENSTEIN, SP. V.: Beiträge zur Therapie der Kieferaktinomykose. Frühfall von Zungenaktinomykose. Dtsch. Zahn-, Mund- u. Kieferheilk.
1936, 676; 1935, 439. — KÜTTNER, H.: Über traumatische Aktinomykose und ihre Begutachtung. Bruns' Beitr. klin. Chir. 156, 447—460 (1932).

LAMB, J. H., E. S. LAIN and P. E. JONES: Actinomycosis of the face and neck. J. Amer.
med. Ass. 134, 351 (1947). — LANE, S. L., A. H. KUTSCHER and R. CHAVES: Oxytetracycline
in the treatment of orocervical facial actinomycosis. Report of seven cases. J. Amer. med.
Ass. 151, 986—988 (1953). — LANGENBECK, V.: Zit. JARMER. — LARI, L.: Su un caso di
actinomicosi cervico-faciale. Riv. ital. Stomat. 1, 310—312 (1932). — LAWONN, H.: Kasui-
stischer Beitrag zur Penicillinbehandlung der Thoraxaktinomykose. Z. ges. inn. Med. 8,
120—124 (1953). — LENTZE, F. A.: Diskussion über Aktinomykose. Dtsch. med. Wschr.
1936, 1036. — Zur Bakteriologie und Vaccinetherapie der Aktinomykose. Zbl. Bakt., I. Abt.
Orig. 141, 21 (1938). — Verbesserung der bakteriologischen Diagnostik der Aktinomykose.
Dtsch. Zahn-, Mund- u. Kieferheilk. 5, 575—578 (1938). — Die mikrobiologische Diagnostik
der Aktinomykose. Münch. med. Wschr. 1938 II, 1826—1829. — Zur Ätiologie und spezifischen Diagnostik der Aktinomykose. Med. Klin. 1950, 992—996. — Zur Ätiologie und mikrobiologischen Diagnostik der Aktinomykose. Atti 6. Congr. internaz. Microbiol. 5, 145—148
(1955). — Zur antibiotischen Therapie der Aktinomykose. Fortschritte der Kiefer- und
Gesichts-Chirurgie, Bd. III, S. 306—313. 1957. — LENTZE, F. A. in GUNDEL: Die ansdecken-
den Krankheiten, 1. Aufl. Stuttgart: Georg Thieme 1942. — LENZNER, CHR.: Beitrag zur
Statistik und Anatomie der Aktinomykose, unter besonderer Berücksichtigung der Lungenaktinomykose. Zbl. allg. Path. path. Anat. 74, 273—278 (1940). — LESNEY, TH. A., and
K. A. TRAEGER: Cervicofacial actinomycosis: A postextraction complication. J. oral. Surg.
17, 51—59 (1959). — LESZEZYNSKI: Aktinomycosis faciei. Lemberger Dermatol. Ges. (Sektion der Polnischen Dermatol. Ges., Sitzg vom 2. 1. 1936. Ref. Z. Haut- u. Geschl.-Kr. 53,
594 (1936). — LEVI, V. G.: Fall von Aktinomykose der Bauchhaut. Vestn. Vener. Derm.
H. 11, 57—59 (1939). [Russisch.] Ref. Z. Haut- u. Geschl.-Kr. 65, 148 (1940). — LEWINSKA,

H.: Actinomycose de la grande lèvre sous l'aspect de Bartholinite. Bull. Soc. franç. Derm. Syph. **46**, 519—521 (1939). — LIESKE, R.: Morphologie und Biologie der Strahlenpilze (Aktinomyceten). Leipzig: Gebrüder Bornträger 1921. — LIGNIERES, J.: Ann. Parasit. **2**, 1 (1924). Zit. ROSEBURY. — LINDENBEIN, W.: Über einige chemisch interessante Aktinomycetenstämme und ihre Klassifizierung. Arch. Mikrobiol. **17**, 361—383 (1952). — LINKE, A., u. K. MECHELKE: Über die Behandlung der Aktinomykose mit Sulfanilamiden. Ärztl. Wschr. **1948**, 299—303. — Dtsch. med. Wschr. **74**, 10 (1949). — LISI, FR.: Su di un quadro mortale di micosi della regione cervicocranica ad aspetto pseudosarcomatoso e di probabile natura actinomicotica. Arch. ital. Derm. **13**, 176—209 (1937). — LITTMAN, M. L., J. S. PAUL and M. H. FUSILLO: Treatment of pulmonary actinomycosis with chloramphenicol. Report of a case. J. Amer. med. Ass. **148**, 8 (1952). — LITTMAN, M. L., G. E. PHILLIPS and M. H. FUSILLO: Amer. J. clin. Path. **20**, 1076 (1950). Zit. nach LENTZE 1957. — LJACHOVICKIJ, M.: Ein Fall von primärer isolierter Strahlenpilzerkrankung der Haut. Sovet. Chir. **1**, 516 (1932). [Russisch.] Ref. Zbl. Haut- u. Geschl.-Kr. **43**, 317 (1933). — LOMMEL, F.: Aktinomykose, Rotz, Maul- und Klauenseuche, Trichinose, Milzbrand, Wut. In Handbuch der inneren Medizin, Bd. 1, S. 1039—1084. Berlin-Göttingen-Heidelberg: Springer 1954. — LORTAT-JACOB, L., et P. GARNIER: Importance des doses elevées d'iodure de potassium dans un cas d'actinomycose étendue de la face, du cou, du thorax. Bull. Soc. franç. Derm. Syph. **38**, 18—24 (1931). — LORBEER, A.: Zur Aktinomykose und ihrer Behandlung. Zahnärztl. Welt **5**, 434—436 (1950). — LORD, F. T., and L. D. TREVETT: The pathogenesis of actinomycosis: Recovery of actinomyces-like organisms. J. infect. Dis. **58**, 115 (1936). — LORENZ, O.: Zum Problem der Aktinomykose. Zahnärztl. Welt **4**, 179—182 (1949). — Die cervico-faciale aktinomykotische Mischinfektion — eine stomatogene Infektion. Med. Mschr. **6**, 580—584 (1952). — Neue Erkenntnisse zur Pathogenese und Klinik der cervico-facialen Aktinomykose. Med. Klin. **54**, 9—13 (1959). — LUDWIG, E. H., and W. G. HUTCHINSON: A serological study of selected species of actinomycetes. J. Bact. **58**, 89 (1949). — LUGER, A.: 2 Fälle von Aktinomykose. Österr. Dermatol. Ges. vom 18. 10. 1951. Ref. Z. Haut- u. Geschl.-Kr. **80**, 112 (1952).

MACFEE, W. F.: Actinomycosis of the head an neck with intracranial and pulmonary metastases. Surg. Clin. N. Amer. **12**, 427—434 (1932). — MACGREGOR, A. B.: Cervico-facial actinomycosis. Proc. roy. Soc. Med. **38**, 639 (1945); **44**, 55 (1951). — MAGNUS, R.: Biochemical aspects of actinomyces of group II B (Ørskov), isolated from the human throat. Acta path. microbiol. scand. **24**, 11—32 (1947). — MARCHIONINI, A., u. H. GÖTZ: Penicillinbehandlung der Hautkrankheiten. Berlin-Göttingen-Heidelberg: Springer 1950. — MARTIN, W. J., D. R. NICHOLS, W. E. WELLMAN and L. A. WEED: Dissiminated actinomycosis treated with tetracycline. Arch. intern. Med. **97**, 252 (1956). — MARTIN-CRESPO, J.: Die Röntgentherapie der Aktinomykose. Strahlentherapie **56**, 650—659 (1936). — MATHIESON, D. R., R. HARRISON, C. HAMMOND and A. T. HENRICI: Allergie reactions of actinomycetes. Amer. J. Hyg. **21**, 405—421 (1935). — MATHIS, H., u. J. FINK jr.: Die Aktinomykose des Gesichtes und Halses. Z. Stomat. **38**, 33—49 (1940). — MCLEAN, J. W., J. L. SCHWAB jr., A. B. HILLEGAS and A. S. SCHLINGMANN: J. clin. Invest. **28**, 953 (1949). Zit. HANF, HEINRICH u. LEGLER. — MCQUOWN, A. L.: Actinomycosis and nocardiosis. Amer. J. clin. Path. **25**, 2—13 (1955). — MCVAY jr., L. V., D. DUNAVANT, F. GUTHRIE and D. H. SPRUNT: Treatment of actinomycosis with aureomycin. Report of a case. J. Amer. med. Ass. **143**, 1067—1068 (1950). — MCVAY jr., L. V., F. GUTHRIE and D. H. SPRUNT: Aureomycin in the treatment of actinomycosis. New Engl. J. Med. **245**, 91—96 (1951). — MCVAY jr., L. V., and D. H. SPRUNT: Treatment of actinomycosis with isonaizid. J. Amer. med. Ass. **153**, 95—98 (1953). — A long-term evaluation of aureomycin in the treatment of actinomycosis. Ann. intern. Med. **38**, 955 (1953). — Treatment of actinomycosis with isoniazid. J. Amer. Med. Ass. **153**, 95—98 (1953). — MEHL, W.: Aktinomykose der Haut in individualpathologischer Betrachtung. Dtsch. med. Wschr. **1949**, 706—710. — MENNINGER, W.: Zit. nach ZITKA. — MEYER, E., and M. S. KAGEN: Deep mycotic infections in Illinois. Illinois med. J. **94**, 308—315 (1948). — MEYER, E., and P. VERGES: Mouse pathogenicity as a diagnostic aid in the indentification of Actinomycesbovis. J. Lab. clin. Med. **36**, 667 (1950). — MEYER, K.: Sur la genèse des massues des actinomycètes. C. R. Soc. Biol. (Paris) **115**, 1684—1686 (1934). — MIANI, P., e G. VIDONI: Sulla actinomycosi cervico-faciale traumatica. Otorinolaring. ital. **26**, 236—242 (1958). — MILLER, E. M., and E. H. FELL: Sulfanilamide therapy in actinomycosis. J. Amer. med. Ass. **112**, 731 (1939). — MILLER, J. M., P. H. LONG and E. B. SCHOENBACH: Successful treatment of actinomycosis with „stilbamidine". J. Amer. med. Ass. **150**, 35 (1952). — MONTAGNANI, P., e M. MANZOTTI: Un caso di actinomicosi cutanea. Arch. ital. Sci. med. trop. **15**, 493 (1934). — MORRIS, E. O.: The life cycle of actinomyces bovis. J. Hyg. (Lond.) **49**, 46—51 (1951). — MORTON, H. S.: Actinomycosis. Canad. med. Ass. J. **42**, 231 (1940). — MOULONGUET, P.: L'actinomycose de la langue. Ann. anat. path. **9**, 999—1002 (1932). — MOUNSEY, J. P. D.: Complete occlusion of the superior vena cava with chronic mediastinitis in a case of generalized actinomycosis. Thorax **2**, 203—205 (1947). —

MUCHA, VOYTECH and D. PETELEN: Über Aktinomyceten und deren klinische und mikrobiologische diagnostische Möglichkeiten beim Menschen. Bratisl. lek. Listy 16, 272—282 (1936). Ref. Zbl. Haut- u. Geschl.-Kr. 54, 448 (1937). — MUSKATBLIT, E.: Actinomycosis simulating an abscess. Arch. Derm. Syph. (Chicago) 60, 960 (1949). — Primary actinomycosis of the skin. Report of a case. Arch. Derm. Syph. (Chicago) 56, 706—712 (1947). — MYERS, H. B.: Thymol therapy in actinomycosis. J. Amer. med. Ass. 108, 1875—1876 (1937).

NAESLUND, C.: Studies of actinomyces from the oral cavity. Acta path. microbiol. scand. 2, 110 (1925). — Studien über Speichelsteinbildung. Acta path. microbiol. scand. 2, 245 (1925). — Experimentelle Übertragung der Aktinomykose von Menschen auf Versuchstiere mittels Reinkulturen der Actinomycesformen WOLFF-ISRAEL (Act. Israeli). Acta path. microbiol. scand. 6, 66—77 (1929). — Experimentelle Studien über die Ätiologie und Pathogenese der Aktinomykose. Acta path. microbiol. scand. Suppl. 6, 1—156 (1931). — NAVARRO, MARTIN A.: Ein Fall von Aktinomykose von Haut und Lungen. Act. dermo-sifiliogr. (Madr.) 26, 311—317 (1934). [Spanisch.] — Erkrankungen der Lymphdrüsen durch Pilze (Sporotrichose und Aktinomykose). Rev. clin. esp. 2, 266—267 (1941). [Spanisch.] — NEGRONI, P.: Menschliche Aktinomykosen durch anaerobe Keime hervorgerufen. Rev. argent. Dermatosif. 18, 24—27 (1935). [Spanisch.] — 50 Fälle von Aktinomykose und Ergebnisse der Impfbehandlung. Rev. Inst. bact. B. Aires 7, 662—695 (1936). — Statistische Angaben über 50 Fälle von Aktinomykose und ihre Vaccinebehandlung. Rev. argent. Dermatosif. 20, 458—472 (1936). — NEGRONI, P., and H. J. BONFIGLIONI: Morphology and biology of A. Israeli. Trop. Med. Hyg. News 40, 226 (1937). — NEGRONI, P., J. M. BORDA u. J. ABULAFIA: Primitive Aktinomykose der Zunge. Arch. argent. Derm. 4, 58—60 (1954). — NEUBER, E.: Beiträge zur Immunbiologie der Aktinomykose mit besonderer Berücksichtigung der Immuntherapie. Wien. klin. Wschr. 1932 I, 357. — Neuere Ergebnisse der Aktinomykoseforschung. Dtsch. Z. Chir. 244, 122—139 (1934). — Über neuere Ergebnisse der Aktinomykoseforschung. Orvosképzés 25, 62—75 (1935). [Ungarisch.] — Neuere Untersuchungen und Beobachtungen in der Diagnose und Therapie der Aktinomykose. Orv. Hetil. 1937, 295—303. [Ungarisch.] — Mit spezifischem Rekonvaleszentenserum geheilte Aktinomykosefälle. Wien. klin. Wschr. 1937 II, 1176—1178. — Spezifische Rekonvaleszententherapie bei der Aktinomykose. Orv. Hetil. 1937, 2—4. [Ungarisch.] — Mit Gold-spez. Vaccine-spez. Rekonvaleszentenserum-spez. Bluttransfusion-geheilter Fall von Aktinomykose. Ungarische Dermatol. Ges., Sitzg vom 12. 11. 1937. Ref. Zbl. Haut- u. Geschl.-Kr. 59, 242 (1938). — Neuere Untersuchungen und Beobachtungen in Bezug auf Diagnose und Behandlung der Aktinomykose. Wien. klin. Wschr. 1938 I, 12, 48. — Neue Zweige in der spezifischen Diagnose und Therapie der Aktinomykose. Orv. Hetil. 1939, 1037—1039. [Ungarisch.] — Die Behandlung der Aktinomykose mit Gold-spez. Vaccine-spez. Rekonvalescentenserum und spez. Bluttransfusionen. Ungarische Dermatol. Ges., Sitzg vom 11. 3. 1939. Ref. Zbl. Haut- u. Geschl.-Kr. 64, 3 (1940). — Spezifische Diagnostik, Therapie der Aktinomykose. Klin. Wschr. 1940 II, 736—741. — Über die spezifische Diagnostik und Therapie der Aktinomykose. Nord. Med. 1942, 2188. — NEUMANN, A.: Aktinomykose des Halses. Mschr. Ohrenheilk. 66, 910 (1932). — NEW, G. B., and F. A. FIGI: Amer. J. med. Sci. 163, 507 (1922). Zit. CAMERON. — NICHOLS, D. R., and W. E. HERREL: Penicillin in the treatment of actinomycosis. J. Lab. clin. Med. 32, 1405 (1947); 33, 521 (1948). — NICOLAU, ST. G., A. AVRAM u. N. V. NEGULESCU: Klinisches, mykologisches und therapeutisches Studium an Hand eines Falles von submandibulärer Aktinomykose, verursacht durch Actinomyces israeli. Derm.-Vener. (Bucuresti) 4, 21—28 (1959). [Rumänisch.] Ref. Z. Haut- u. Geschl.-Kr. 104, 226 (1959). — NOGARA, G.: Su die una particolare tecnica per la recerca della „actinomeces" nel pus. Boll. Ist. sieroter. milan. 10, 217—224 (1931). — Contributo alla diagnosi precoce dell'infezione actinomycotica. Ref. Zbl. Haut- u. Geschl.-Kr. 43, 316 (1933).

OCKLITZ, H. W.: Aureomycinbehandlung der Lungenaktinomykose (AK). Ther. d. Gegenw. 91, 291—294 (1952). — OMMEN, B. VAN: Neuere Ansichten über die frühen Formen von Kieferaktinomykose. Ned. T. Geneesk. 1939, 5850—5854 u. dtsch. Zus.fass. 5854. — ONISI, M., and J. NUCKOLLS: Actinomycetes and other pleomorphic organisms recovered from pigmented carious lesions of human teeth. Oral. Surg. 7, 629—640 (1954). — OTTO, H.: Über die verschiedenen Lokalisationen der Aktinomyzes-Infektion im menschlichen Körper. Z. ges. inn. Med. 9, 578—592 (1954).

PALLARES, SANTIAGO u. BARRIE DE MEDINA: Ein Fall von Halsaktinomykose als maligner Tumor diagnostiziert. Ecos. esp. Derm. 6, 443—448 (1930). [Spanisch.] Ref. Zbl. Haut- u. Geschl.-Kr. 35, 129 (1931). — PANNEKOEK, J. H.: Actinomycosis of the liver; colisepsis. Ned. T. Geneesk. 1954, 1754—1761, engl. Zus.fass. 1761. — PARDO-CASTELLO, V., J. J. MESTRE u. Y. MONTEJO: Über vier Fälle von Aktinomykose in Cuba. Bol. Soc. cubana Derm. Sif. 2, 77—90 (1932). [Spanisch.] Ref. Zbl. Haut- u. Geschl.-Kr. 38, 94 (1931). — PAUTRIER, L. M., R. GLASSER et ZORN: Actinomycose cervico-faciale droite. Bull. Soc. franç. Derm. Syph. 38, 1255—1257 (1931). — PAUTRIER, L. M., et A. ULLMO: Actinomycose cervico-faciale. Bull. Soc. franç. Derm. Syph. 40, 183—188 (1933). — PAYR, E.: Zur Diagnose und Behandlung der Aktinomykose-Autovaccinetherapie. Münch. med. Wschr. 1933I, 1001—1003. — PEABODY jr., J. W., and J. H. SEABURY: Actinomycosis and nocardiosis. J. chron. Dis. 5, 374 (1957). — PERLSTEIN, W. H.: Cervico-facial actinomycosis. Report of case. New Engl. J. Med. 248, 67—69 (1953). — PING-TING HUANG: Aktinomykose. Derm. Wschr. 97, 48 (1933). — Arch. Derm. Syph. (Berl.) 168 (1933). — PLINER, M. A.: Zum Problem der Klinik der Aktinomykose der Zunge. Sovet. Med. 19, 7—74 (1955). [Russisch.] Ref. Zbl. Haut-u. Geschl.-Kr. 94, 228 (1956). — POLICHETTI, E.: Rifflessioni su un caso di actinomicosi primitiva della mammella. Gazz. int. Med. Chir. 38, 105—113 (1930). — POMPOSIELLO, J. M.: Actinomycosis. Arch. argent. Derm. 2, 230—231 (1952). — PONFICK: Zit. JARMER. — PORTER, I. A.: Actinomycosis in the north-east of Scotland. Brit. med. J. 1951, 1360—1363. — Actinomycosis in Scotland. Brit. med. J. 1953, 1084—1086. — PUNTONI, V.: Sur la pluralité des types de l'actinomyces bovis Harz. C. R. Soc. Biol. (Paris) 103, 303—305 (1930). — PUNTONI, V., e D. LEONARDI: Sulla sistematica degli attinomeceti, proposta del nuovo genere: Asteroides. Ann. Igiene 46, 529—540 (1936). — PUTMAN, H. C., M. B. DOCKERTY and J.WAUGH: Abdominal actinomycosis: An analysis of 122 cases. Surgery 28, 781 (1950).

RADTKE, G.: Über die Erreger der Aktinomykose. Berl. tierärztl. Wschr. 1935, 797—799. — RANANAVRE, M. N.: Primary actinomycosis of the lung. Indian J. med. Sci. 5, 63—66 (1951). — RAVNAY-PREININGER, TH.: Immuntherapeutische Ergebnisse bei Aktinomykose. Zugleich ein Beitrag zur Pathologie der Strahlenpilze. Dermatologica (Basel) 83, 283—289 (1941). — REDAELLI, P., e L. PIANTONI: La virulenza degli actinomiceti. G. Mal. infett. 5, 77—86 (1953). — RENANDER, A.: Le traitement radiologique de l'actinomycose. Acta radiol. (Stockh.) Suppl. 35. — ROBERTS, J. E. H., O. S. TUBBS and M. BATES: Pleural and pulmonary suppuration treated with penicillin. Lancet 1945I, 39—45. — ROBINSON, L. B.: Actinomycosis. Arch. Derm. Syph. (Chicago) 26, 1130 (1932). — ROBINSON, R. A.: Actinomycosis of the subcutaneous tissue of the forearm due to a human bite. J. Amer. med. Ass. 124, 1049 (1944). — RONCHESE, F.: Primary actinomycosis of the skin. Arch. Derm. Syph. (Chicago) 20, 1—9 (1929). — ROSEBURY, T.: The parasitic actinomycetes and other filamentous micro-organisms of the mouth. Bact. Rev. 8, 189—223 (1944). — ROSEBURY, T., L. J. EPPS and A. R. CLARK: A study of the isolation, cultivation and pathogenity of actinomyces israeli recovered from the human mouth and from actinomycosis in man. J. infect. Dis. 74, 131 (1944). — ROTTER, W., u. H. LAPP: In: Die Zahn-, Mund- und Kieferheilk. Bd. I, S. 819. München-Berlin: Urban und Schwarzenberg 1959. — ROZENFELD, M. S.: Actinomykose des Kiefer-Gesichts-Gebietes und die Methoden ihrer Therapie. Stomatologija (Mosk.) 1952, H. 4, 30—34. [Russisch.] Ref. Zbl. Haut- u. Geschl.-Kr. 86, 265 (1953/54).

SAINZ DE AJA: Ein Fall von Initialrezidiv der Aktinomykose. Act. derm.-sifiliogr. (Madr.) 23, 522 (1931). — SALVIN, S. B., and B. H. HOYER: Growth of actinomyces bovis: quantitative cultral methods. Proc. Soc. exp. Biol. (N.Y.) 78, 128—130 (1951). — SALZMANN, H. A., and I. KESSLER: Cutaneous actinomycosis. Report of two cases. Arch. Derm. Syph. (Chicago) 36, 131—139 (1937). — SANDEGARD, E.: „Hoffnungsloser" Fall von abdominaler Aktinomykose. Heilung nach Sulfapyridinbehandlung. Svenska Läk.-Tidn. 1941, 1961—1963. [Schwedisch.] Ref. Zbl. Haut- u. Geschl.-Kr. 68, 546 (1942). — SANFORD, G. E., and R. O. BARNES: Massiv penicillin therapy of abdominal actinomycosis. Surgery 25, 711 (1949). — SARTORY, A., R. SARTORY et J. MEYER: Deux cas d'actinomycose invétérée sans grains macroscopiques ou microscopiques, dus au même parasite. Bull. Acad. Méd. (Paris) 107, 597—599 (1932). — SBARIGIA, G.: La penicillina nel trattamento dell'actinomicosi abdominale. Minerva med. (Torino) 39, 448—449 (1948). — SCHEFFLER, K.: Beitrag zur Frage der Penicillinbehandlung der Aktinomykose. Arch. Ohr-, Nas.- u. Kehlk.-Heilk. 155, 639—648 (1949). — SCHMIDT, W. E.: Zur Behandlung der Lungen- und Bauch-Spätaktinomykose mit Penicillin. Ther. d. Gegenw. 1949, 41. — SCHMIDT-LANGE, W., u. H. BUCHERER: Die Chitinolyse pathogener Aktinomyceten. Arch. Hyg. (Berl.) 120, 304—308 (1938). — SCHNEIDER, G.: Die cervico-faciale Aktinomykose im Lichte diagnostischer Betrachtungen. Dtsch. Zahn-, Mund- u. Kieferheilk. 16, 396—424, 457—464 (1952). — SCHÖNFELD, W., u. J. KIMMIG: Sulfonamide und Penicilline. Stuttgart: Ferdinand Enke 1948. — SCHREUS: Aktinomykose der linken Wange. Zbl. Haut- u. Geschl.-Kr. 52, 68 (1936). — Aktinomykose des Brustbeins und der Lunge. Zbl. Haut- u. Geschl.-Kr. 51, 83 (1935). — SCHUBERT, K.: Die primäre Aktinomykose des Ohres. HNO (Berl.) 2, 306—309 (1951). — SCHUCHARDT, K.: Diskussionsbemerkung. Dtsch. Zahn-, Mund- u. Kieferheilk. 5, 534 (1938). — Zur Vaccinetherapie der Aktinomykose. Langenbecks Arch. klin. Chir. 196, 656—661 (1939). — Dtsch. Zahn-, Mund- u. Kieferheilk. 6, 634 (1939). — SCHUERMANN, H.: Zur klinischen Verwertbarkeit eines positiven Aktinomycetenbefundes. Dtsch. med. Wschr. 1938II, 1477—1478. — Zur klinischen Verwertbarkeit bakteriologischer Aktinomycetenbefunde. Zugleich ein Beitrag zur Flora der Hautdecke. Arch. Derm. Syph. (Berl.) 178, 757—771 (1939). — SCHUMANN, H. D., u. H. KRÜGER: Zur Penicillinbehandlung der Aktinomykose. Zbl. Chir. 76, 1506—1517 (1951). — SCHWARZ, H.: Aktinomykose in Lymphknoten. Zbl. Bakt., I. Abt. Orig. 122, 373—380 (1931). — SCHWARZ, L.: Aktinomykose. Zbl. Haut- u. Geschl.-Kr. 78, 393 (1952); 80, 111 (1952). — SCORER, C. G.:

Actinomycosis of the testis. Brit. J. Surg. 40, 244 (1952). — SCOTT, O. L. S.: Actinomycosis of hand. Brit. J. Derm. 61, 425—426 (1949). — SCOTT-YOUNG: Actinomycosis: A survey and a case report. Med. J. Aust. 1958I, 491—493. — SEELIGER, H. P. R.: Mykologische Serodiagnostik. Leipzig: Barth 1958. — SEGSCHNEIDER: Aktinomykose an Kinn und Hals. Ref. Zbl. Haut- u. Geschl.-Kr. 53, 693 (1936). — SELIGMAN, S. A.: Treatment of actinomycosis with aureomycin. Brit. med. J. 1954I, 1421. — SEMINARIO, C., u. E. R. GAVINA ALVARADO: Sarkomartige Aktinomykose des Beines. Sem. méd. esp. 1929II, 708—714. [Spanisch.] — SENEAR, F. E., and STOFF: Systemic actinomycosis. Arch. Derm. Syph. (Chicago) 58, 524—525 (1948). — SERFLING, H. J., K. H. PARNITZKE u. H. K. BAUDITZ: Beiträge zur Aktinomykose unter Berücksichtigung der modernen Behandlungsmethoden. Zbl. Chir. 79, 1002—1015 (1954). — SGALITZER, G.: Aktinomykose der Bauchdecke. Wien. klin. Wschr. 1938I, 75. — SHORVON, L. M.: Actinomycosis of the liver with recovery. Lancet 1948I, 349. — SIELAFF, H.-J., u. S. HEINRICH: Über die diagnostische Verwertbarkeit der Intracutantestreaktion bei der Aktinomykose. Dtsch. med. Wschr. 1951II, 977—979. — SIMON, N.: Über die Behandlung tiefer Mykosen mit isonicotinsaurem Hydrazid (Isonicid). Derm. Wschr. 131, 598—602 (1955). — SIMONS, R. D. G. PH.: Medical mycology. Amsterdam: Elsevier Publ. Company 1954. — SLACK, J.: The source of infection in actinomycosis. J. Bact. 43, 193—209 (1942). — SMITH, F.: Actinomycosis. A report of two unusual cases. N.Z. med. J. 52, 171—173 (1953). — SMITH, S. W.: A case of actinomycosis of the neck. Brit. J. Derm. 50, 187—189 (1938). — SOUTEEV, G., et S. GORELIK: Sur la dégénération cancéreuse du foyer actinomicosique. Chirurgia (Milano) 11, 123—127 (1940). Ref. Zbl. Haut- u. Geschl.-Kr. 67, 70 (1941). — STADNICKI, J.: The clinical significance of skin tests (actinolysates) and serological test in the diagnostic of cervicofacial actinomycosis. Čsl. Stomat. 58, 120—125 (1958). [Tschechisch.] Ref. Zbl. Haut- u. Geschl.-Kr. 102, 94 (1958/59). — STANGE, H. H.: Die exogene Aktinomykose des weiblichen Genitale. Z. Gynäk. 73, 1689—1694 (1951). — STEENROD, E. J.: Anorectal actinomycosis. Amer. J. Surg. 48, 567—575 (1940). — STEWART-HARRISON, R.: The radiation treatment of actinomycosis. Brit. J. Radiol. 7, 98—110 (1934). — Zur Aktinomykosebehandlung. Röntgen Lab. Praxis 6, 180—184 (1934). — STOCKER, H.: Die Behandlung der Aktinomykose und ihre Resultate. Dtsch. Zbl. Chir. 230, 169—181 (1931). — STRAUSS, R. E., A. M. KLIGMAN and D. M. PILLSBURY: Zit. nach LENTZE 1957. — STREUER, W.: Betrachtungen zur Bakteriologie, Diagnostik, Klinik und Therapie der Kiefer-Gesichts-Aktinomykose. Dtsch. Gesundh.-Wes. 1954, 300—307. — SULLIVAN, H. R., and N. E. GOLDSWORTHY: A comparative study of anaerobic strains of actinomyces from clinically normal mouth and from actinomycotic lesions. J. Path. Bact. 51, 253 (1940). — SUTER, L. S., and B. F. VAUGHAN: The effect of antibacterial agents on the growth of actinomyces bovis. Antibiot. and Chemother. 10, 557—560 (1955). — SZASZI, E.: Streuende Aktinomykose bovis-Infektion. Börgyögy. vener. Szle 11, 160—163. [Ungarisch.] Ref. Zbl. Haut- u. Geschl.-Kr. 100, 203 (1958). — SZENDE, B.: Angaben über Strahlenpilzerkrankung der Zunge. Mschr. Ohrenheilk. 72, 1084—1086 (1938). — SZENDI, B.: Konservative Behandlung von genitaler Aktinomykose mit Penicillin. Gynaecologica (Basel) 137, 161—170 (1954). — SZEP, E.: Aktinomykosis abdominis. Ref. Zbl. Haut- u. Geschl.-Kr. 70, 640 (1943).

TAKEMURA, T.: Biologische und tierexperimentelle Beiträge zu den Aktinomyceten. Jap. J. Derm. 47, 121 (1940). — TALICE, R. V., et J. E. MACKINNON: Sur quelques champignons parasites du genre actinomyces Harz, isolés à Montevideo. C. R. Soc. Biol. (Paris) 109, 144—146 (1932). — TARANTELLI, E.: Sull'actinomicosi colliquativa. Rif. med. 1934, 763—765. — TEN BERG, J. A. G.: Die Behandlung von Aktinomykose mit Aureomycin. Ned. T. Geneesk. 1952, 2801—2806. [Holländisch.] Ref. Zbl. Haut- u. Geschl.-Kr. 84, 295 (1953). — THÖNE, W.: Die Aktinomykose der Kiefer und ihre Behandlung mit Lymphdrüsenextrakt nach Prof. Dr. Trauner. Öst. Z. Stomat. 32, 699—707, 758—767 (1934). — TORRENS, J. A., and M. W. W. WOOD: Streptomycin in the treatment of actinomycosis. Report of three cases. Lancet 1949, 1091. — TRAUNER: Ausbau der Therapie der Aktinomykose. Zbl. Chir. 1930, 1974—1976. — Therapie der Aktinomykose mit Lymphdrüsenextrakt. Z. Stomat. 29, 571—577 (1931). — TRIUSS, M., u. E. POLITOWA: Zur Biologie des Erregers der Strahlenpilzkrankheit. Z. Bakt., I. Abt. Orig. 120, 408—422 (1931). — TRIVEDI, B. P., and S. K. SARKAR: Pulmonary actinomycosis. Indian. J. med. Sci. 6, 595—600 (1952). — TRÜB, C. L. P.: Die versorgungsmedizinische Beurteilung der Aktinomykose. Mschr. Unfallheilk. 58, 321—330 (1955). — TURNBULL, G. C.: Abdominal actinomycosis. J. Lab. clin. Med. 32, 1536 (1947). — TSUZUKI: Studien über Aktinomykose. Dtsch. med. Wschr. 1940II, 1127—1128.

VENETIANER, P.: Ein Fall von Zungenaktinomykose. Zbl. Chir. 1931, 1625. — VOLAVSEK: Aktinomykose am rechten Kieferwinkel. Zbl. Haut- u. Geschl.-Kr. 64, 571 (1940).

WAARD, T. DE, u. J. ELTE: Aktinomykose der Zunge. Ned. T. Geneesk. 71, 283—286 (1931). [Holländisch.] Zbl. Haut- u. Geschl.-Kr. 38, 797 (1931). — WAKSMAN, S. A.: The actinomycetes. Their nature, occurrence, activities and importance. Ref. Zbl. Haut- u. Geschl.-Kr. 78, 304 (1952). — WAKSMAN, S. A., and A. T. HENRICI: The nomenclature and classification of actinomycetes. J. Bact. 46, 337—341 (1943). — WALKER, J. M., and J. W.

HAMILTON: Treatment of actinomycosis with penicillin. Ann. Surg. 121, 373 (1945). — WASSMUND, M.: Pseudoaktinomykose oder echte Aktinomykose? Dtsch. med. Wschr. 1938 II, 1316—1320. — Aktinomykose der Kieferknochen beim Kinde. Dtsch. Zahn-, Mund- u. Kieferheilk. 5, 596 (1938). — Die primäre Strahlenpilzerkrankung des Penis. Einwendungen zur Arbeit von Doz. Dr. BLÜMEL. Zbl. Chir. 1942, 754—758. — WEED, A., and A. H. BAGGENSTOSS: Actinomycosis. A pathologic and bacteriologic study of twenty-one fatal cases. Amer. J. clin. Path. 19, 201—216 (1949). — WEHNER, T.: Zur Frage der Therapie der Aktinomykose. Tierärztl. Umsch. 4, 103—104 (1949). — WENDL, H. K.: Über die Behandlung der Aktinomykose mit Sulfonamiden und Antibiotica. Am Beispiel einer eigenen Beobachtung und umfassenden Hinweisen auf das neue Schrifttum. Med. Mschr. 6, 162—166 (1952). — WEYERS, H.: Beitrag zur Unterkieferaktinomykose im Kindesalter. Arch. Kinderheilk. 139, 161—174 (1950). — WIEDERKEHR, W.: Zur Epidemiologie der Aktinomykose. Schweiz. Z. allg. Path. 2, 145—150. — WILE, U. J.: Actinomycosis primary in the tongue. Arch. Derm. Syph. (Chicago) 22, 559—560 (1930). — WILKINSON, E. E.: Actinomycosis treated with sulfanilamide. J. Pediat. 18, 805—810 (1941). — WITT, O.: Zur Behandlung der fortgeschrittenen Aktinomykose, insbesondere der Lungenaktinomykose. Ärztl. Wschr. 1955, 975—977. — WOLFF, L., u. W. TEUSCH: Das Aktinomykoseproblem. Münch. med. Wschr. 94, 1653 (1952). — WOLFF, M., u. J. ISRAEL: Über Reinkultur des Actinomyces und seine Übertragbarkeit auf Tiere. Virchows Arch. path. Anat. 126, 11—59 (1891). — WUTZL, L.: Über die aktinomycesähnlichen Drusen in den Tonsillen. Mschr. Ohrenheilk. 85, 219—222 (1951).

YANNOPOULOU, K., et S. THIRY: Etude anatomo-clinique d'un cas d'actinomycose cérébrale. Acta neurol. belg. 55, 505—512 (1955).

ZANDER, E., u. F. BARONTINI: Über die Aktinomykose des Nervensystems. Schweiz. med. Wschr. 1956, 1409—1413. — ZINNER, H.: Aktinomykose der Zunge. Öst. Z. Stomat. 47, 241—245 (1950). Ref. Z. Haut- u. Geschl.-Kr. 77, 204 (1951/52). — ZISKIN, D. E., J. SHOHAM and J. M. HANFORD: Actinomycosis. A report of twenty-six cases. Amer. J. Orthodont. 29, 193 (1943). — ZITKA, E.: Vaccinebehandlung der Kieferaktinomykose. Z. Stomat. 46, 202—211 (1949). Ref. Z. Haut- u. Geschl.-Kr. 78, 304 (1952). — Diagnose und Therapie der Aktinomykose. Öst. Z. Stomat. 48, 249 (1951). — Klinische und therapeutische Erfahrungen bei cervicofacialer Aktinomykose. Öst. Z. Stomat. 48, 11, 67 (1951). — Tödlich verlaufene Fälle von cervicofacialer Aktinomykose. Wien. med. Wschr. 1952, 939—941.

Nocardiose

Von

Ferdinand Fegeler-Münster

Mit 1 Abbildung

Die Nocardiosen sind chronische, beim Menschen und Tier vorkommende, mit Bildung eitriger Abscesse einhergehende Erkrankungen durch aerob wachsende Nocardiaarten. Primär erkranken vorwiegend die Haut und die Lungen. Von hier aus können sekundär Lymphknoten und innere Organe befallen werden. Im Gegensatz zur Aktinomykose zeigt die Nocardiose eine größere Tendenz zur Generalisation, die meist auf dem Blutwege stattfindet. Der Lokalisation nach werden vorwiegend 3 Formen unterschieden. 1. Die Nocardiose der Haut (Mycetom). 2. Die Lungennocardiose. 3. Die generalisierte Form.

1. Geschichtliches

NOCARD isolierte 1888 aus torpiden Hautgeschwüren („farcin chronique") von Rindern einen aerob wachsenden Actinomycesstamm, der zunächst als „Nocardia farcinica" bezeichnet wurde. Beim Menschen wurde eine pathogene Nocardia erstmals 1891 von EPPINGER als Cladothrix asteroides aus einem chronischen Hirnabsceß isoliert. HENRICI und GARDNER konnten bis 1921 über 27 Fälle, CRUZ und CLANCY 1949 über 40 Fälle berichten. Von diesen 40 Fällen betrafen 24 primäre Lungenerkrankungen, 9mal waren Lunge und zentrales Nervensystem und 3mal war das Gehirn isoliert befallen. Die restlichen 5 Fälle verteilten sich auf die übrigen Organe. Bis 1954 wurden insgesamt nach WICHELHAUSEN u. Mitarb. 62 Fälle beschrieben.

2. Geographische Verteilung und Häufigkeit

Von dem Mycetom abgesehen, das vorwiegend eine Erkrankung der Tropen und Subtropen ist, kommt die Nocardiose ubiquitär vor. Insgesamt gesehen ist sie eine äußerst seltene Erkrankung. Nach McQUOWN (1955) soll jedoch die Lungennocardiose weit häufiger sein als sie diagnostiziert wird. Er glaubt, daß 5% aller Insassen von Tuberkuloseheilstätten eine Nocardiainfektion aufweisen.

3. Klinik

Die Nocardiosen der *Haut* sind nicht einheitlich beschrieben worden. So werden ganz offensichtlich Erkrankungen durch aerobe Aktinomyceten (Nocardien) als Aktinomykosen, wie umgekehrt eindeutige Aktinomykosen als Mycetom beschrieben. Die Bezeichnung Mycetom wird auch heutzutage noch gelegentlich für die cervicofaciale Form der Aktinomykose durch A. bovis von manchen Autoren gebraucht (VELUTINI, BORELLI, ESTRADA 1957). Zur Klinik des Mycetom im engeren Sinne sei auf das entsprechende Kapitel in diesem Handbuch verwiesen. Läßt man somit diese an Häufigkeit weit überwiegende Zahl der Nocardiosen der Haut unberücksichtigt, so bleibt nur noch eine geringe Anzahl von Fällen übrig.

Typisch ist der Fall von JANKE und KALKOFF (1951). *Klinisch* bestanden am Unterbauch, in der Kreuzbeingegend, vereinzelt auch auf dem Rücken sowie an Unterarmen, Daumenballen und Handinnenflächen erbs- bis walnußgroße, schlaffe, lilarötlich verfärbte, zentral erweichte, vielgestaltige Knoten von unregelmäßiger Oberfläche. Einige wiesen gelbbräunliche, blutig tingierte festanhaftende Krusten auf. Nach der Abhebung der Krusten entleerte sich aus stecknadelkopfgroßen Fistelöffnungen spärlich blutuntermischtes seröses Sekret ohne jede körnige Beimischung. Die umgebende Hautoberfläche zeigte keinerlei entzündliche Erscheinungen. Als Besonderheit waren neben diesen schlaffen Erweichungsherden mehrere teigige, kugelige bis haselnußgroße, teils einzelstehende, teils zu unregelmäßigen höckrigen Herden konfluierende Knoten vorhanden, deren glatte lividbräunliche, mattglänzende Oberfläche schwefelgelbe, kugelförmige, oft deutlich abgekammert nebeneinander liegende Einlagerungen durchschimmern ließ. Ähnliche xanthomartige Veränderungen bildeten sich an einer keloidartig veränderten Excisionsnarbe. Von FERNANDEZ BLANCO (1930) wurde über eine Nocardiose durch Nocardia asteroides am linken Handgelenk berichtet. Es bestanden schmerzlose harte, rötliche Knötchen auf der Streckseite des linken Handgelenkes. Im Verlauf von 2 Jahren ulcerierten einige von ihnen unter weiterem Auftreten neuer Knötchen. Knochen und Gelenke waren nicht befallen. Bei der von JANNARONE (1939) beschriebenen Aktinomykose des Gesichtes, die von einem Insektenstich ihren Ausgang nahm, hat es sich offenbar auch um eine Nocardiose gehandelt. Zur Zeit der Untersuchung bestand eine handtellergroße Schwellung mit zahlreichen Knoten von Mandel- bis Walnußgröße von roter bis dunkelroter Farbe, teilweise fluktuierend. Nach Ablösung der Krusten traten unregelmäßige Höhlen zutage. In dem Eiter waren zahlreich Actinomyceskörner nachweisbar. Eine seltene Lokalisation wies die von FÖLDVARI und FLORIAN (1955) beschriebene primäre Aktinomykose auf, die durch einen aeroben Aktinomyceten (A. griseus globisporus) verursacht war. An der Oberlippe befand sich eine etwa haselnußgroße blaurote, flach erhabene, derbe, leicht druckschmerzhafte und gut abgegrenzte tumorartige Schwellung.

Einen Sonderfall, der möglicherweise auch heutzutage als Nocardiose aufzufassen ist, stellt die von BODE (1934) beschriebene generalisierte Aktinomykose dar, die an der Haut klinisch dem Bilde einer colliquativen Hauttuberkulose glich. Die Diagnose wurde allerdings lediglich histologisch auf Grund der typischen Drusen im Gewebe gestellt. Durch die fehlende kulturelle Untersuchung läßt sich eine sichere Einordnung nicht vornehmen. Multiple fistelnde Abscesse bestanden auch bei einem 10jährigen Knaben, über den BRZIN (1960) berichtet.

Pathogenetisch ist für die Entstehung der Nocardiose an der Haut eine Verletzung notwendig, durch die die ubiquitär vorkommenden Nocardien eindringen können. SCOTT (1949) berichtet über eine „primäre Aktinomykose" bei einer 73jährigen Frau nach einer Holzsplitterverletzung an der rechten Hand. Ein 40jähriger Patient, über den RATTNER, BLUEFARB und NORINS (1957) berichten, war 11 Jahre zuvor durch Granatsplitterverletzung verwundet worden. Ein Jahr nach der Verwundung kam es zur Eiterung. Nach Entfernung eines Stecksplitters trat vorübergehende Heilung ein. Kurze Zeit danach trat eine erneute Eiterung auf, wodurch wiederholte chirurgische Eingriffe notwendig wurden. Nach 9jähriger Erkrankung gelang es, Nocardia asteroides nachzuweisen.

In vielen mitgeteilten Fällen von primärer Hautaktinomykose läßt sich nicht entscheiden, ob es sich nach neuer Nomenklatur tatsächlich um eine Aktinomykose oder um eine Nocardiose gehandelt hat. LAMB u. Mitarb. berichten über ein 6jähriges Mädchen, das sich mit einer Mistgabel in den Fuß gestochen hatte. Zunächst trat langsame Heilung unter Penicillinbehandlung ein. Bald darauf bildete sich jedoch eine neue Schwellung, die incidiert und drainiert wurde. Kulturell wurde nunmehr Nocardia asteroides nachgewiesen.

Eine einheitliche Terminologie aller durch aerobe Aktinomyceten verursachten Erkrankungen wäre hinsichtlich ihrer ätiologischen Zuordnung wünschenswert. Schwierig wird es jedoch immer bleiben, diejenigen Fälle einzuordnen, bei denen klinisch zwar das typische Bild einer Aktinomykose vorliegt, bakteriologisch anaerobe Aktinomyceten aber nicht nachgewiesen werden konnten. Es ist bekannt, daß Nocardiosen auch an Körperstellen auftreten, an denen im allgemeinen sonst typischerweise die Aktinomykose lokalisiert ist, wie im Bereich des Unterkiefers. So berichtet GRUBER 1953 über eine 41jährige Frau mit einer derben Schwellung im Bereich des rechten Unterkiefers. Der Prozeß ging von einem retinierten Zahn aus. Kulturell wurde Actinomyces granidus (aerobe Nocardia) gezüchtet. Wahrscheinlicher ist allerdings, daß es sich hierbei nicht um den eigentlichen Erreger, sondern um einen Saprophyten gehandelt hat. Bei dem ubiquitären Vorkommen aerober Aktinomyceten wird man mit der Diagnose Nocardiose besonders dann zurückhaltend sein müssen, wenn gleichzeitig der Verdacht auf eine Infektion durch anaerobe Aktinomyceten besteht. Der alleinige Nachweis aerober Aktinomyceten und der fehlende Nachweis anaerober Aktinomyceten bestätigt bei einmaliger Untersuchung weder die Nocardiose, noch schließt er umgekehrt eine Aktinomykose aus.

Das klinische Bild der Nocardiose *anderer* Organe ist sehr atypisch. Dabei wird die *Lunge* am häufigsten befallen. In der Regel wird die Lungennocardiose als Tuberkulose fehldiagnostiziert. Symptome wie Fieber, Nachtschweiße, Gewichtsverlust und Abgeschlagenheit stimmen mit der Tuberkulose weitgehend überein. Husten mit blutigem, nicht selten purulentem Auswurf ist meistens vorhanden. Die Differentialdiagnose wird dadurch noch erschwert, daß die Nocardien wie die Tuberkelbakterien säurefest sein können. Der Befall der Lunge kann durch das frühzeitige Auftreten cerebraler Symptome bei gleichzeitigem Befall des Zentralnervensystems übersehen werden (PEABODY u. SEABURY 1957). Ein derartiger akuter Verlauf ist jedoch selten, typischerweise ist der Verlauf chronisch. Da das Auftreten metastatischer Hirnabscesse bei der Aktinomykose äußerst selten ist, muß angenommen werden, daß eine größere Anzahl von Fällen, die als aktinomykotische Hirnabscesse bzw. als Aktinomykose des Zentralnervensystems beschrieben sind (KLOSS und THURNER 1955, ZANDER und BARONTINI 1956 u.a.), Nocardiosen (THURNER und SEMENITZ 1958) gewesen sind. Die *histologischen* Veränderungen entsprechen weitgehend denen der Aktinomykose (vgl. dort).

4. Mykologie

Morphologisch werden besonders auf Grund spezieller kultureller Merkmale 5 verschiedene pathogene Nocardiaarten unterschieden, die jeweils unter zahlreichen Synonymen beschrieben wurden (zit. nach CONANT u. Mitarb.).

1. *Nocardia asteroides* [synonym: Cladothrix asteroides (EPPINGER 1890); Streptothrix carnea (ROSSI-DORIA 1891); Actinomyces asteroides var. serratus (SATORY, MEYER und MEYER 1930); Proactinomyces asteroides var. crateriforme (BALDACCI 1938) u.a.].

2. *Nocardia brasiliensis* [synonym: Discomyces brasiliensis (LINDENBERG 1909); Actinomyces mexicanus (BOYD und CRUTCHFIELD 1921)].

3. *Nocardia madurae* [synonym: Streptothrix madurae (VINCENT 1894); Nocardia indica (CHALMERS und CHRISTOPHERSON 1916); Actinomyces micetomae (GRECO 1916) u.a.].

4. *Nocardia Pelletieri* [synonym: Micrococcus Pelletieri (LAVERAN 1906); Nocardia africanus (PIJPER und PULLINGER 1927); Nocardia Genesii (FROES 1930)].

5. *Nocardia paraguayensis.*

Die *Nährboden*ansprüche sämtlicher Nocardiaarten sind gering. Sie gedeihen im allgemeinen schon auf einfachem Agar, dem etwas Kohlenhydrat (z. B. Glucose) zugesetzt ist. So wächst der in Europa am häufigsten als pathogen in Frage kommende Erreger *Nocardia asteroides* gut auf Sabouraud-Glucoseagar oder auf Grützagar (Maltoseagar) und bildet hier an der Oberfläche glatte, unregelmäßig gefaltete oder granuläre Kolonien von verschiedener Farbe (gelb bis orange). Einige Stämme von gipsigem Typ zeigen auch eine kreidig-weiße Oberfläche. Auf CZAPEKs Agar sollen die Kolonien nach CONANT (1954) ein wachsiges gefälteltes und orangefarbenes Aussehen haben. Mikroskopisch bestehen derartige Kolonien aus feinen verzweigten Hyphen mit einem Durchmesser von etwa 0,6—0,8 μ, die an vielen Stellen in Stäbchen verschiedener Länge zerbrechen

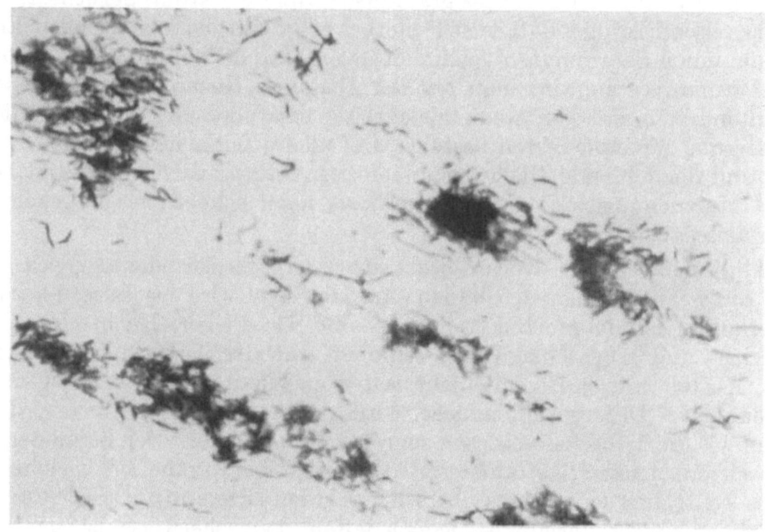

Abb. 1. Gefärbtes Ausstrichpräparat einer Kultur von Nocardia asteroides

(Abb. 1). Die Nocardia asteroides ist grampositiv, teilweise säurefest, verflüssigt keine Gelatine und koaguliert keine Milch. Die Granula (Drusen) sind, soweit vorhanden, gelblich-weiß.

Die *Nocardia brasiliensis* ist auf SABOURAUDs Glucoseagar kaum von der Nocardia asteroides zu unterscheiden. Die Kulturen haben aber einen ganz typischen erdigen Geruch. Auf CZAPEKs Agar ist die Kolonie erhaben, fein gefältelt, gelblich bis ockerfarben mit einer kalkigen Oberfläche. Im Gegensatz zur Nocardiose asteroides verflüssigt die Nocardia brasiliensis Gelatine und koaguliert Milch. Die Granula sind gelbweiß.

Die Kolonien der *Nocardia madurae* sind auf SABOURAUDs Glucoseagar glatt, feucht, wachsig und cremefarben, gelegentlich auch rosafarben. Auf CZAPEKs Agar ist die Kolonie weich, wachsig und ebenfalls cremefarben. Mikroskopisch zeigen die Hyphen im Gegensatz zu den beiden vorgenannten Nocardiaarten keine Fragmentation. Die Nocardia madurae ist auch nicht säurefest, verflüssigt aber ebenfalls Gelatine und koaguliert Milch. Die Granula sind ebenfalls gelbweiß.

Nocardia Pelletieri wächst langsam auf SABOURAUDs Glucoseagar, die Kolonien sind erhaben, stark gefältelt und rosa- bis korallenrot. Auf CZAPEKs Agar sind die Kolonien erhaben, feucht und korallenrot. Die Hyphen zeigen bei mikroskopischer Betrachtung ebenfalls keine Fragmentation, verflüssigen Gelatine und koagulieren Milch. Die Granula sind rot.

Die Kolonien der *Nocardia paraguayensis* sind glatt, feucht und tief cremefarben. Auf CZAPEKs Agar zeigen sie einen bräunlichen Farbton. Wie die anderen nichteuropäischen Nocardiaarten fragmentieren die Hyphen nicht, sind ebenfalls nicht säurefest; Gelatine wird verflüssigt und Milch koaguliert. Die Granula sind schwarz.

Neben diesen von CONANT u. Mitarb. empfohlenen Nährböden zur Kultivierung und Identifizierung werden auch andere Nährböden empfohlen. So halten KUHL und WHIGHAM (1958) den Sabouraud-Agar für ungeeignet, da es während des wochenlangen Wachstums zu Austrocknungserscheinungen kommt. Ihnen erwies sich als bester von mehreren untersuchten Nährböden ein Proteose-Agar mit Zusatz von 3% Dextrose und 10% Ascitesflüssigkeit. Das Wachstum von Begleitbakterien konnte durch Eintauchen der Drusen (Granula) in Alkohol (etwa 1 min) verhindert werden. CARTER und BUHLER (1957) geben eine Schnellmethode zur Unterscheidung atypischer (gelber) säurefester Kolonien von Nocardiaarten an. Sie verwendeten Thioglykolatbouillon, in der die atypischen säurefesten Stämme in festen Klumpen unterhalb der Oberfläche wachsen, während Nocardiaarten eine Haut auf der Oberfläche bilden und an den Gefäßwänden nach oben wachsen.

Im Gegensatz zu den anderen fakultativ menschenpathogenen Nocardiaarten ist Nocardia asteroides *tierpathogen*. Intraperitoneale Injektion einer großen Keimzahl führt bei Meerschweinchen innerhalb 7—10 Tagen zum Tode. STRAUSS, KLIGMAN und PILLSBURY (1951) konnten auch an Mäusen eine Pathogenität dieses Stammes bei Aufschwemmung der Keime in 5% Mucin nachweisen. THURNER und SEMENITZ (1958) fanden bei Hasen eine obligate Pathogenität bei intravenöser Injektion. 1 ml einer 48 Std bebrüteten Bouillon führte nach 7—9 Tagen zum Tode. Sämtliche Organe, namentlich die Skeletmuskulatur und Nieren, waren von bereits makroskopisch erkennbaren gelblich-weißen Herden durchsetzt.

5. Therapie

Die Behandlung der Nocardiose stimmt weitgehend mit der Behandlung der Aktinomykose überein. Jedoch sind die aeroben Nocardiaarten mehr gegen Sulfonamide empfindlich. Bettruhe, hohe Vitamindosen und calorienreiche Kost unterstützen den Behandlungserfolg. Die Sulfonamidbehandlung sollte nach CONANT (1954) 3—4 Monate über die klinische Heilung hinaus fortgesetzt werden.

6. Prognose

Die Prognose der Nocardiose hängt weitgehend von dem Organbefall sowie vom Zeitpunkt der Diagnose ab. Die generalisierten Formen weisen eine hohe Mortalität auf, zumal sie oft erst spät erkannt werden. Nocardiosen der Haut sind heutzutage im allgemeinen leicht zu heilen. Auch die Nocardiose der Lunge ist einer Behandlung durchaus zugänglich. Bei der großen Neigung der Nocardiose zur Generalisation, besonders auch mit Befall des Zentralnervensystems, ist eine frühzeitige Diagnose für die Prognose von größter Wichtigkeit.

7. Differentialdiagnose

Für die Differentialdiagnose der Nocardiose gilt im wesentlichen das gleiche wie für die Aktinomykose. Unspezifische Entzündungen, Tuberkulose sind jedoch die häufigsten Fehldiagnosen.

Literatur

BAUMANN, R.: Die Nocardiose (Streptotrichose). Wien. tierärztl. Wschr. **45**, 378—389 (1958). — BENBOW, E. P., D. T. SMITH and K. S. GRIMSON: Sulfonamidtherapy in actinomycosis; two cases caused by aerobic partially acid- fast actinomycetes. Amer. Rev. Tuberc. **49**, 395—407 (1944). — BINFORD, C. H., and J. D. LANE: Actinomycosis due to Nocardia asteroides; report of a case. Amer. J. clin. Path. **15**, 17—23 (1945). — BODE, H. G.: Über klinische Identität von kolliquativer Hauttuberkulose und Aktinomykose. Arch. Derm. Syph. (Berl.) **167**, 550—559 (1933). — BRZIN, B.: Die Nocardiose. Mykosen **3**, 37 (1960).

CAMPBELL, L. K.: On the production of acid-fastness in non-acid-fast bacilli. Amer. Rev. Tuberc. **11**, 450—451 (1925). — CARINI, A.: Ein Fall von Mycetoma actinomycotica des Beines, hervorgerufen durch „Nocardia asteroides". Folia clin. biol. (S. Paulo) **2**, 25 (1930). [Portugiesisch.] Ref. Z. Haut- u. Geschl.-Kr. **37**, 496 (1931). — CARTER, J. S., and V. B. BUHLER: A rapid method for distinguishing atypical (yellow) and fast colonies from nocardia species. Amer. J. clin. Path. **28**, 423—426 (1957). — CONANT u. Mitarb. vgl. Aktinomykose. — CRUZ, P. T., and C. F. CLANCY: Nocardiosis: Nocardial osteomyelitis and septicemia. Amer. J. Path. **28**, 607 (1952). — CUTTING, J. T., u. A. M. McCABE: Zit. nach MOHR.

DOSA, A.: Über die Pathogenität der Nocardia bovis. Dermatologica (Basel) **79**, 281 (1939).

EPPINGER, H.: Über eine neue pathogene Cladothrix und eine durch sie hervorgerufene Pseudotuberkulosis (Cladotrichica). Beitr. path. Anat. **9**, 287 (1891). — Wien. klin. Wschr. **3**, 321 (1890).

FERNANDEZ BLANCO M.: Primäre atypische Aktinomykose der Haut. Sem. méd. (B. Aires) **1930** II, 1294—1303. [Spanisch.] — FERRANDO, M., e A. CERUTI: Su di un caso di micosi della regione cervico-faciale. G. Bact. Immun. **21**, 393—400 (1938). — FÖLDVARI, F., u. E. FLORIAN: Durch Actinomyces griseus globisporus verursachte Infektion. Bőrgyőgy. vener. Szle 8, 93—95 (1954). [Ungarisch.] Ref. Zbl. Haut- u. Geschl.-Kr. **90**, 15 (1954/55).

GIUNTA, G.: Un caso di micosi cutanea da Nocardia bovis. (Bollinger e Harz 1877—1879.) Arch. ital. Sci. med. colon. **15**, 514—517 (1934). — GLOVER, R. P., W. E. HERREL, F. R. HEILMANN and K. H. PFUETZE: Nocardiosis, Nocardia asteroides infection simulating pulmonary tuberkulosis. J. Amer. med. Ass. **136**, 172—175 (1948). — GOUGEROT, H., P. BLUM, DUCHE et O. ELIASCHEFF: Kérion actinomycosique du à Nocardia bovis. Arch. derm.-syph. (Paris) **6**, 374 (1934). — GRUBER, M. D.: Actinomycosis of the mandible. Report of a case. Oral Surg. **6**, 292—294 (1953). — GRUMBACH, A.: Die Aktinomykose und die Nocardiosen. In A. GRUMBACH, Die Infektionskrankheiten des Menschen und ihre Erreger, S. 841—861. Stuttgart: Georg Thieme 1958.

HENRICI, A. T., and E. L. GARDNER: The acid fast actinomyces. With a report of a case from wich a new species was isolated. J. infect. Dis. **28**, 232 (1921).

JANKE, D., u. K. W. KALKOFF: Zur Kenntnis der Hautaktinomykose unter Berücksichtigung cutaner Strahlenpilzhaftung von der terminalen Strombahn. Arch. Derm. Syph. (Berl.) **193**, 81—98 (1951). — JANNARONE, G.: Un caso raro di actinomicosi del volto. G. ital. Derm. Sif. **80**, 535—543 (1939).

KALKOFF, K. W., u. D. JANKE: Vgl. unter Aktinomykose. — KIRBY, W. M. M., and J. B. McNAUGHT: Actinomycosis due to Nocardia asteroides. Report of two cases. Arch. intern. Med. **78**, 578—591 (1946). — KLOSS, K., u. J. THURNER: Aktinomykotische Hirnabszesse. Klin. Med. **10**, 489—502 (1955). — KUHL, J. W., and W. WHIGHAM: An improved culture medium for the growth of streptomyces (Nocardia) madurae. J. invest. Derm. **30**, 269 (1958).

LAMB, J. H., F. C. KELLY, P. O. SHACKELFORD, G. REBELL and R. C. KOONS: Pregnenolone acetate in treatment of mycetoma (nocardiosis). Arch. Derm. Syph. (Chicago) **67**, 141—145 (1935). — LEONE, R.: Caratteri micro- e macromorfologici, patogenicita sperimentale di un attinomicete aerobio, isolato da un caso mortale di attinomicosi umana. Minerva derm. (Torino) **32**, 229—241 (1957). — Contributo alla conoscenza della sensilibità antibiotica degli attinomeceti patogeni. Minerva derm. **32**, 323—327 (1957).

MARIAT, F.: Physiologie des actinomycètes aerobies pathogènes. Recherches sur l'activité protéolytique er sur la nutrition azotée et carbonnée de Nocardia asteroides, N. brasiliensis, Streptomyces madurae, S. pelletieri et S. somalensis. Mycopathologia (Den Haag) **9**, 111—149 (1958). — McQUOWN, A. L.: Actinomycosis and nocardiosis. Amer. J. clin. Path. **25**, 2—13 (1955). — MOHR, W.: Die Aktinomykose und verwandte Fadenpilzerkrankungen. In Handbuch der inneren Medizin, Bd. I/1, S. 903. Berlin-Göttingen-Heidelberg: Springer 1952. — MOORE, MORRIS, C. W. LANE and L. E. GAUL: Nocardiosis of the knee caused by Nocardia brasiliensis. Report of first case in an native of the USA. Arch. Derm. Syph. (Chicago) **70**, 302—310 (1954).

NOCARD, E.: Note sur la maladie des boeufs de la Guadeloupe, connue sous le nom de farcin. Ann. Inst. Pasteur **2**, 293 (1888).

Peabody, J. W., and J. H. Seabury: Actinomycosis and nocardiosis. J. chron. Dis. **5**, 374—403 (1957). — Peabody, J. W., and J. H. Seabury, H. A. Buechner, S. Katz and E. W. Davis: Nocardiosis, a critical review. Anual Meeting Nat. Tuberc. Assoc. Milwaukee, Wis. 1955.

Rattner, H., S. Bluefarb and A. Norins: Nocardiosis. Arch. Derm. Syph. (Chicago) **75**, 884 (1957).

Salas, A., y D. Borelli: Micetoma toracico producido por nocardia brasiliensis. Mem. 6. Congr. Venezolano Ci med. **5**, 2903—2911 (1957). Ref. Zbl. Haut- u. Geschl.-Kr. **100**, 205 (1958). — Scott, O. L. S.: Actinomycosis of hand. Brit. J. Derm. **61**, 425—426 (1949). — Shaw, F. W., A. R. Holt, and E. S. Ray: Pulmonary actinomycosis due to Actinomyces asteroides. Virginia med. Monthly **13**, 362—368 (1946). Zit. nach Weed u. Baggenstoss. — Strauss, R. E., A. M. Kligman and D. M. Pillsbury: The chemotherapy of actinomycosis and nocardiosis. Amer. Rev. Tuberc. **63**, 441 (1951).

Thurner, J., u. E. Semenitz: Die Nocardiose. Morphologische, kulturelle und klinische Beobachtung an Hand einer Beobachtung. Klin. Med. **13**, 322—338 (1958).

Velutini, L. A., D. Borelli u. E. Estrada: Micetoma cervico-faciale por actinomyces bovis en mujer con sindrome de cushing. Rev. Cent. méd. Caracas **2**, 9—16 (1957).

Weed, A. L., and A. H. Baggenstoss: Actinomycosis. A pathologic and bacteriologic study of twenty one fatal cases. Amer. J. clin. Path. **19**, 201—216 (1949). — Wichelhausen, R. H., L. B. Robinson, J. R. Mazzara and C. J. Everding: Nocardiosis: Report of a fatal case. Amer. J. Med. **16**, 201 (1954).

Zander, E., u. F. Barontini: Über die Aktinomykose des Nervensystems. Schweiz. med. Wschr. **86**, 1409 (1956).

Trichomycosis palmellina

Von

Ferdinand Fegeler-Münster

Mit 2 Abbildungen

Die Trichomycosis (Tr.) palmellina ist eine verhältnismäßig häufig vorkommende harmlose Erkrankung der Achsel-, seltener der Schambehaarung, die mit einem Glanzverlust und einer gelblichen (Tr. flava), roten (Tr. rubra) oder schwarzen (Tr. nigra) Verfärbung der Haare einhergeht. Meist besteht eine Doppelinfektion durch Nocardien und Mikrokokken.

Synonyma. Trichomycosis axillaris, Tr. nodosa, Tr. chromatica, Trichonocardiosis axillaris, Lepothrix.

1. Geschichtliches

Die Erkrankung wurde nach GALEWSKY (1932) erstmalig von PAXTON im Jahre 1869 als Lepothrix beschrieben. Von CASTELLANI wurde 1911 als Erreger die Nocardia tenuis für den gelben Typ nachgewiesen. Für die rote Variante wies CASTELLANI eine Symbiose dieses Erregers mit Micrococcus Castellani, für die schwarze Variante eine Symbiose mit dem Micrococcus negrescens nach. PING-TING HUANG (1933) gelang bei 25 Fällen die Kultur des Erregers.

2. Geographische Verbreitung und Häufigkeit

Die Erkrankung kommt praktisch ubiquitär vor, jedoch wird die rote und schwarze Variante vorwiegend in wärmeren Ländern (Tropen und Subtropen) beobachtet (MARMO 1935). So konnte SCOTTI (1940) bei italienischen Rückkehrern aus Ostafrika in 79% eine Tr. palmellina nachweisen. MIYAMURA fand die Erkrankung bei 3593 Untersuchten 772mal (21,5%), CRISSEY, REBELL und LASKAS (1952) fanden unter 100 untersuchten Fällen 28 erkrankt.

3. Klinik

Das klinische Bild ist typisch und praktisch kaum zu verkennen. Die Haare in der Achselhöhle haben ihren normalen Glanz verloren und weisen bei näherer Betrachtung eine Umscheidung auf, deren perlschnurartiger Charakter meist schon mit bloßem Auge (Abb. 1), ohne Schwierigkeiten aber mit einer Lupe zu erkennen ist. Deutlicher wird dies bei Betrachtung unter dem Mikroskop (Abb. 2). Gelegentlich können die Haare auch abbrechen (LINSER 1937). Während die gelbe Variante wegen fehlender Beschwerden oft erst als Nebenbefund entdeckt wird, führt bei der roten und schwarzen Variante die entsprechende Verfärbung der Wäsche die Erkrankten zum Arzt. Die umgebende Haut ist fast immer unverändert. Eine gelegentlich vorkommende Rötung ist durch den dispositionellen Faktor, die Hyperidrosis, bedingt. Der seltene Befall der Schambehaarung (CAJKOVAC 1935) weicht von dem klinischen Bild bei der Erkrankung der Achselbehaarung nicht ab.

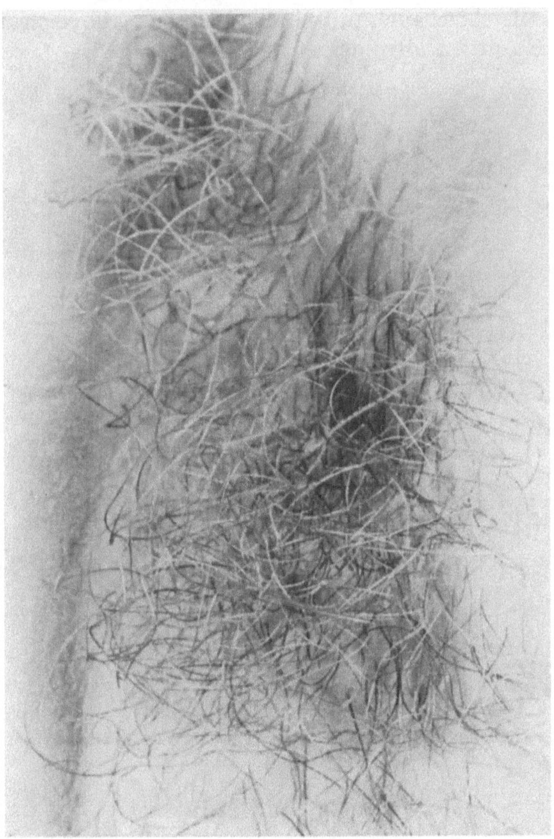

Abb. 1. Trichomycosis palmellina in der Achselhöhle

4. Mykologie und Pathogenese

Der Erreger, Nocardia tenuis, ist überwiegend ein kurzes, gelegentlich aber auch etwas längeres, seltener verzweigtes Stäbchen, das Ähnlichkeit mit Corynebakterien aufweist. Oft werden aber auch nur Corynebakterien (CRISSEY, REBELL und LASKAS 1952) oder nur Kokken (MÜHLENS 1953) nachgewiesen. MÜHLENS glaubt sogar, daß auf Grund von Dehnungsversuchen an den befallenen Haaren geschlossen werden kann, daß die krankhaften Veränderungen durch die Kokken verursacht werden. Auch weise das mikroskopische Bild eine Zerstörung der Haare durch Bakterien auf.

Die *Züchtung* der Nocardia tenuis ist nicht leicht. Meistens wachsen nur die Begleitkokken, die bei Tr. flava Ähnlichkeit mit Staphylococcus ochraceus oder cereus aufweisen. Auch SIBLEY, KNOWSLEY und MUENDE (1931) ist nur die Züchtung eines orange gefärbten Coccus gelungen. PING-TING HUANG (1933) weist bereits darauf hin, daß das Wachstum sehr unterschiedlich sein soll. Zur Diagnose ist die Kultur überflüssig. Sie hat lediglich mykologisch wissenschaftliches Interesse.

5. Therapie

Die Behandlung ist einfach, auch Spontanheilungen kommen vor (DU-BREUILH 1931). Am besten ist eine Rasur der Haare und nachfolgende Behandlung mit Formalin- oder Ichthyolpuder, die gleichzeitig der starken Schweißbildung begegnen soll. Aber auch mit einem 2%igen Salicylspiritus läßt sich die Erkrankung ohne Rasur im allgemeinen leicht beseitigen.

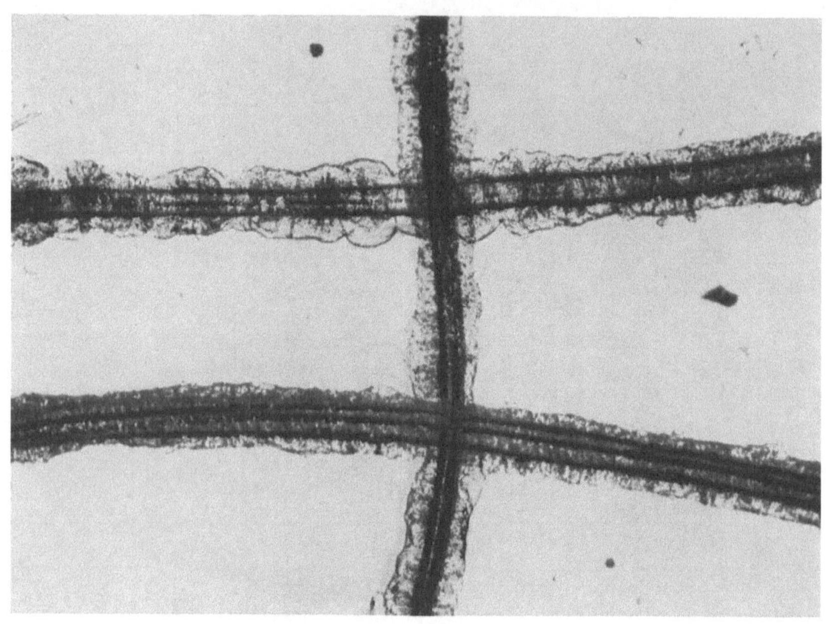

Abb. 2. Trichomycosis palmellina. Haare bei mikroskopischer Betrachtung

6. Differentialdiagnose

Die Abgrenzung von Haarerkrankungen (z.B. Trichorrhexis, Monilethrix) gelingt mikroskopisch ohne Schwierigkeiten. In den Tropen ist die Piedra differentialdiagnostisch in Betracht zu ziehen.

Literatur

CAJKOVAC: Trichomykosis palmellina an den Scrotalhaaren. Ref. Zbl. Haut- u. Geschl.-Kr. **51**, 321 (1935). — CASTELLANI, A.: Minor tropical diseases. Trichomykosis flava, rubra, and nigra. Trans. roy. Soc. trop. Med. Hyg. **24**, 403 u. 413 (1941). — CRISSEY, J. T., G. C. REBELL and J. J. LASKAS: Studies on the causative organism of trichomycosis axillaris. J. invest. Derm. **19**, 187—197 (1952).

DUBREUILH, W.: Trichomycosis axillaris. Brit. J. Derm. **43**, 213 (1931).

FRANKLIN, J.: Trichomycosis axillaris flava. Proc. roy. Soc. Med. **26**, 491—492 (1933). — FRIEDMAN, R.: Trichomycosis axillaris flava associated with Alopecia prematura, Alopecia areata (chin) and Fragilitas crinium (eyebrows and upperlip). Arch. Derm. Syph. (Chicago) **41**, 449 (1940).

GALEWSKY, E.: Lepothrix (Erasmus Wilson). In JADASSOHNs Handbuch der Haut- und Geschlechtskrankheiten, Bd. XIII/1, S. 208. Berlin: Springer 1932.

HUANG, PING-TING: Untersuchung über die Erreger von Lepothrix Wilson (Trichomycosis palmellina, Pick). Arch. Derm. Syph. (Berl.) **168**, 235—257 (1933).

LINSER: Trichomycosis nodosa. Zbl. Haut- u. Geschl.-Kr. **55**, 97 (1937).

Marmo, A.: Sulla tricomicosi del Castellani. Ann. Med. nav. colon. **41**, 929—947 (1935). — Miyamura, K.: On the studies of trichomycosis palmellina, especially on the causative bacteria. Jap. J. Derm. **32**, 941 u. engl. Zus.fass. 115 (1932). [Japanisch.] Ref. Zbl. Haut- u. Geschl.-Kr. **44**, 459 (1933). — Moore, M.: Trichomycosis axillaris rubra. Report of a case with a description on the condition. Arch. Derm. Syph. (Chicago) **37**, 967 (1938). — Trichomykosis axillaris nigra. Report of a case. Brit. J. Derm. **50**, 659 (1938). — Mühlens, K. J.: Haarveränderungen bei Trichomykosis palmellina unter dem Blickpunkt der bakteriellen Keratinzerstörung. Z. Haut- u. Geschl.-Kr. **15**, 377 (1953).

Scotti, G.: La tricomicosi ascellare nei reduci. dall'AOJ. Dermosifilografo **15**, 267 (1940). — Sibley, W. Knowsley and I. Muende: Notes on a case of Trichomycosis axillaris rubra. Brit. J. Derm. **43**, 88 (1931).

Erythrasma

Von
Ferdinand Fegeler-Münster

Mit 4 Abbildungen

Das Erythrasma ist eine vorwiegend in den Leistenbeugen und in den Achselhöhlen lokalisierte, gelegentlich auch an anderen Körperstellen, oder generalisiert
auftretende chronische Hautkrankheit in Form zart schuppender, scharf begrenzter braunroter Flecken. Sie wird vorwiegend bei Männern beobachtet und durch
die Nocardia minutissima (syn. Microsporum minutissimum) hervorgerufen. Sie
macht in der Regel keine oder nur geringe Beschwerden.

1. Geschichtliches

Im Jahre 1862 beschrieb und benannte als erster v. BAERENSPRUNG als
Erythrasma „eine auf Leisten und Achselgegend beschränkte, ansteckende, unter
dem Bilde von Pityriasis rubra in Form rundlicher oder rosettenförmiger, scharf
begrenzter Flecke erscheinende Krankheit" (POEHLMANN 1928). Die Infektiosität
des von v. BAERENSPRUNG mit dem Namen Microsporum minutissimum benannten
Erregers wurde erstmals 1866 von KÖBNER nachgewiesen. Bereits im Jahre 1859
war von BURCHARDT der Erreger im Kalilaugenpräparat entdeckt worden, was
HOFFMANN (1941) als erstaunliche Leistung hervorhebt. Bemerkenswert ist, daß
es bis heute noch nicht gelungen ist, den Erreger zu züchten, obgleich fast alle
anderen Nocardien leicht auf künstlichen Nährböden anwachsen.

2. Geographische Verteilung und Häufigkeit

Das Erythrasma ist über alle Länder verbreitet und offenbar nur bei farbigen
Afrikanern selten. Bei der weißen Bevölkerung in den Tropen kommt es jedoch
sehr häufig vor (KALKOFF und JANKE 1958). Männer werden weitaus mehr
befallen als Frauen; bei Kindern wird es nicht beobachtet. Nach Untersuchungen
an der Hautklinik Tübingen betrafen 75% aller Erkrankungen an Erythrasma
die Altersklassen zwischen 14 und 45 Jahren und nur 25% ältere Jahrgänge,
92% waren Männer (NIKOLOWSKI u. STÄHLE 1949).

3. Klinik

Das Erythrasma mit seinem typischen klinischen Erscheinungsbild dürfte in
seiner klassischen Lokalisation an den vom Scrotum und den Labien berührten
Innenseiten der Oberschenkel kaum zu verkennen sein. Die Erkrankung beginnt
mit kleinen rötlichen oder rotbraunen scharf begrenzten Flecken, die sich peripherwärts ausbreiten und eine bestimmte Größe im allgemeinen nicht überschreiten
(Abb. 1). Der Befall der Achselhöhlen ist zwar selten, aber ebenfalls noch eine
typische Lokalisation dieser Erkrankung (Abb. 2). Die Oberfläche zeigt auch hier
eine im allgemeinen zarte Schuppung. Nur selten werden Beschwerden (geringer

Juckreiz) geäußert, so daß die Kranken erst bei ausgedehnterem Befund in ärztliche Behandlung kommen. Die Farbe der in reizlosem Zustand mehr braunroten

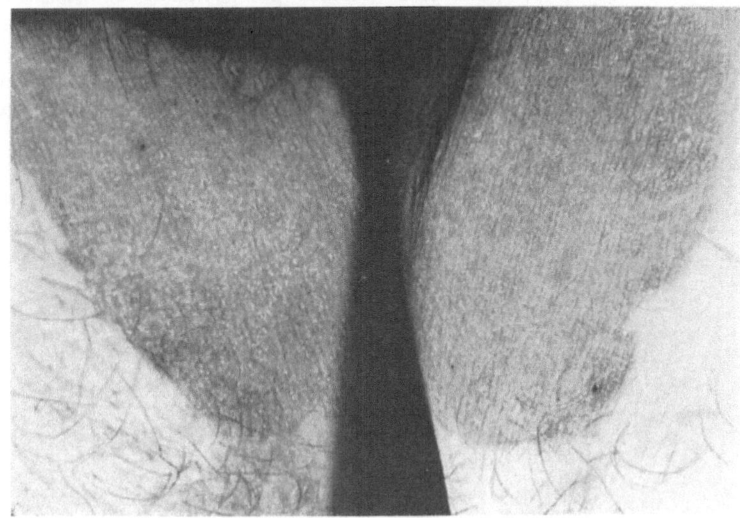

Abb. 1. Typisches Erythrasma im Genitalbereich

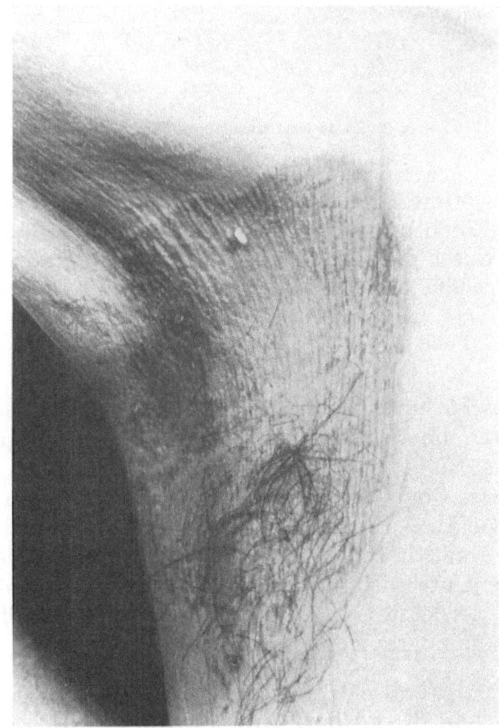

Herde kann je nach Irritation einen mehr rötlicheren Ton annehmen. Weit seltener als an den typischen Lokalisationsstellen tritt das Erythrasma auch an

anderen Körperstellen auf und bildet dort meist kleinere, multiple, münzgroße
und gering schuppende Flecke (Abb. 3). Auch kombinierte Erkrankungen von
Erythrasma und Pityriasis versicolor werden gelegentlich beobachtet (NIKO-
LOWSKI und STÄHLE 1949). Bemerkenswert und weniger bekannt ist der Nach-
weis von Nocardia minutissima in den Zwischenzehenräumen. RABEAU und
GUERRA (1936) konnten unter 25 Fällen von interdigitalen Mykosen 16mal
Nocardia minutissima nachweisen. Dies ist ein auffallend hoher Prozentsatz,

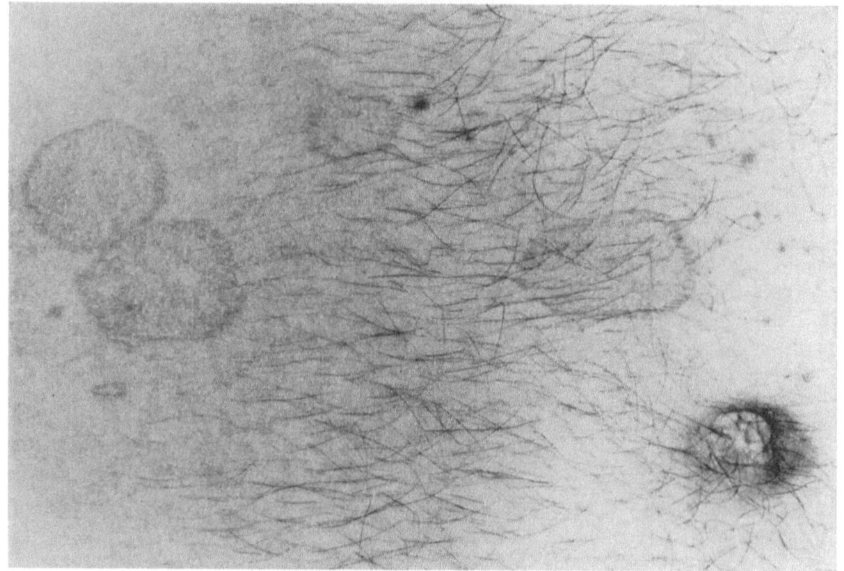

Abb. 3. Zarte Erythrasmaherde am Stamm

doch ist auch uns des öfteren der Nachweis dieses Erregers in den Zwischenzehenräumen gelungen. Einen ungewöhnlichen Fall von Erythrasma teilte CHARIF
(1935) mit, bei dem durch gleichzeitige filiforme Hyperkeratosen die Erkrankung
einer Acanthosis nigricans ähnlich sah.

4. Histologie

In den üblichen Färbeverfahren (vgl. Aktinomykose) lassen sich in feingeweblichen Schnitten im Stratum corneum ohne Schwierigkeiten die für das
Erythrasma typischen feinen, teilweise in Sporen zerfallenen Mycelfäden nachweisen. Normalerweise findet sich in der Cutis keine oder nur eine geringe Zellinfiltration um die Gefäße. Erst bei sekundärer Ekzematisation treten die vom
Ekzem oder der Dermatitis her bekannten histologischen Veränderungen auf.
Da die histologische Untersuchung lediglich theoretisches Interesse hat, liegen
neuere Arbeiten seit der letzten Darstellung im Handbuch außer in Lehrbüchern
oder mykologischen Monographien hierüber nicht vor.

5. Mykologie und Pathogenese

Der Erreger, die *Nocardia minutissima* (BURCHARDT 1912), besteht aus kurzen,
zarten, teilweise verzweigten Mycelien mit einem Durchmesser von etwa $1\,\mu$, die

leicht in kleine stäbchenförmige oder kokkoide Gebilde zerfallen. Synonyma sind: Microsporon minutissimum (BURCHARDT 1859); Sporotrichon minutissimum (SACCARDO 1886); Microsporoides minutissimus (NEVEU-LEMAINE 1906); Discoides minutissimus (VERDUN 1907); Oospora minutissima (RIDET 1911); Actinomyces minutissimus (BRUMPT 1927). Färberisch gelingt die Darstellung besonders gut mit dem Hotchkiss-McManus-Verfahren (Abb. 4). Der Nachweis kann jedoch meistens auch ohne größere Schwierigkeiten im Kalilaugenpräparat geführt werden, allerdings ist die Betrachtung bei stärkerer Vergrößerung (500—1000fach) notwendig. Normalerweise ist die Diagnose jedoch in den meisten Fällen klinisch

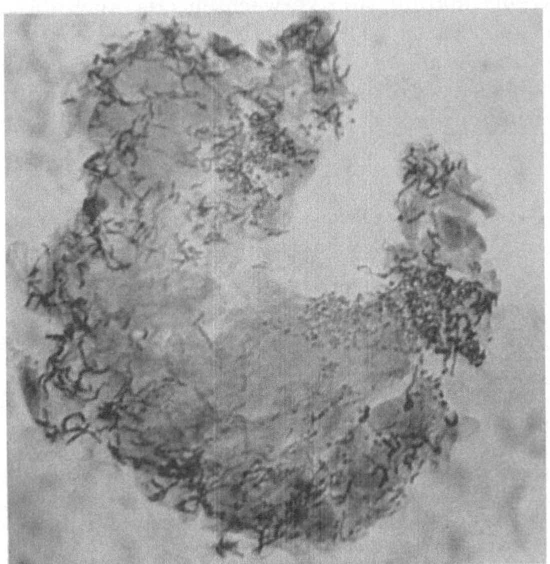

Abb. 4. Nocardia minutissima in Epithelschuppen

bereits zu stellen, so daß in der Praxis auf mikroskopische Untersuchungsverfahren verzichtet werden kann. Andere ebenfalls gut geeignete Färbeverfahren [Azureosin-Glycerin-Tropfmethode (HOFFMANN 1941), polychromes Methylenblau (RABEAU und GUERRA)] sollen ebenfalls gut für den Nachweis geeignet sein. Eine sichere *kulturelle* Züchtung des Erregers ist bis heute nicht gelungen[1]. Bei Betrachtung im Wood-Licht sollen die Herde nach MICHAELIDIS und SHATIN häufig eine charakteristische hellrote Fluorescenz aufweisen.

Pathogenetisch ist für die Entstehung eines Erythrasma sicherlich ein besonderer dispositioneller Faktor (Hyperidrosis bei behinderter Abdunstung) erforderlich. Wahrscheinlich werden hierdurch saprophytär auf der Haut vorkommende Erreger pathogen (KALKOFF und JANKE 1958).

6. Therapie

Das Erythrasma läßt sich leicht mit zahlreichen üblichen antimykotisch wirksamen Mitteln behandeln (Salicyl-Schwefelspiritus, Schwefelschüttelmixtur, Tct. Arning u.a.). Da es im allgemeinen keine oder wenige Beschwerden macht, wird die Behandlung oft nicht konsequent durchgeführt, so daß scheinbar Rezidive häufig sind.

[1] Neuerdings soll es sich nach SARKANY, TAPLIN und BLANK [J. Amer. med. Ass. **177**, 130 (1961)] bei dem Erreger des Erythrasma um grampositive Kurzstäbchen handeln, die gut erythromycinempfindlich sind. Abheilung konnte durch orale Gaben von Erythromycin bei mehreren Erkrankten erzielt werden.

7. Prognose

Sie ist in jedem Falle günstig. Komplikationen entstehen gelegentlich durch Hautreizung oder Allergien gegen die angewandten Medikamente. Wichtig ist die Beobachtung von Götz (1951), daß offensichtlich Patienten mit Erythrasma vermehrt zu Penicillinallergien neigen,

8. Differentialdiagnose

Gelegentlich wird das Erythrasma, insbesondere bei stärkerer Ekzematisation, mit dem Ekzema marginatum verwechselt, da auch diese Pilzerkrankung infolge eines in letzter Zeit zu beobachtenden Erregerwechsels (früher E. floccosum, jetzt Tr. rubrum) häufiger atypische Formen aufweist. Andere Pilzerkrankungen (z.B. Candidiasis) und die Intertrigo sind durch akutere Hautveränderungen leichter abzugrenzen.

Literatur

BAERENSPRUNG, V.: Neue Beobachtungen über Herpes. Ann. Charité **10** (1862). Zit. nach POEHLMANN. — BURCHARDT: Med. Z. Ver. Heilk. Preußen 1859. Zit. nach POEHLMANN.

CHARGIN, L.: Erythrasma (generalized). Arch. Derm. Syph. (Chicago) **38**, 819—820 (1938). — CHARIF, M.: Über atypische Formen des Erythrasma. Sovet. Vestn. Vener. i Derm. **4**, 167 (1935). [Russisch.] Ref. Zbl. Haut- u. Geschl.-Kr. **51**, 435 (1935).

DIETEL, F.: Erythrasma mit seltener Lokalisation. Derm. Wschr. **1931**II, 1443.

FEGELER, F.: Nebenwirkungen der Antibioticatherapie besonders vom mykologischen Standpunkt. Z. Haut- u. Geschl.-Kr. **25**, 249—263 (1959). — FISCHER, H.: Erythrasma. Münch. med. Wschr. **1951**, 2357. — FRANKS, A. G., and N. GOLDFARB: Erythrasma and Tinea versicolor. Arch. Derm. Syph. (Chicago) **71**, 405 (1955).

GALLEGO CALATAYUD, S.: Eine seltene Form parasitärer Achromie und Erythrasma. Act. dermo-sifiliogr. (Madr.) **27**, 202 (1934). — GÖTZ, H.: Penicillindermatitis infolge Gruppensensibilisierung nach Erythrasma. Hautarzt **2**, 183 (1951). — GOUGEROT, H., et J. DUCHE: Les trois teintes brune, brun-violacé, rouge de l'érythrasma à la lumière de Wood. Ann. Derm. Syph. (Paris) **8**, 277 (1941).

HOFFMANN, E.: Über Max Burchhardt, den Entdecker des Mikrosporon bei Erythrasma (1859) und zwei einfache Methoden zur Darstellung und Färbung dieses Pilzes. Med. Welt **1941**, 794. — HUANG, PING-TING: Wachstum des Erythrasmaerregers auf künstlichen Nährböden. Jap. J. Derm. **32**, 59 (1932). Ref. Zbl. Haut- u. Geschl.-Kr. **42**, 217 (1932).

KALKOFF, K. W., u. D. JANKE: Vgl. Aktinomykose. — KÖBNER: Erythrasma. Mh. prakt. Derm. **3**, 1884. Zit. nach POEHLMANN.

MICHAELIDIS, P., and H. SHATIN: Erythrasma fluorescence under the wood light. Arch. Derm. Syph. (Chicago) **65**, 614 (1952).

NICOLAS, J., et J. ROUSSET: Un cas d'"association parasitaire" mycosique. Bull. Soc. franç. Derm. Syph. **43**, 47 (1936). — NIKOLOWSKI, W., u. K. STÄHLE: Über seltene und ungewöhnliche lokalisierte Erscheinungsbilder des Erythrasma. Derm. Wschr. **1949**, 449.

POEHLMANN, A.: Erythrasma. In JADASSOHNs Handbuch der Haut- und Geschlechts-Krankheiten, Bd. XI, S. 711. Berlin: Springer 1928. — PREIMINGER, T.: Die Therapie der Epidermophytie und des Erythrasma, mit Berücksichtigung der biologischen Einstellung der Erreger. Orv. Hetil. **1932**, 124. [Ungarisch.] Ref. Zbl. Haut- u. Geschl.-Kr. **41**, 376 (1932).

RABEAU, H., et P. GUERRA: Sur une localisation peu connue de l'érythrasma: Erythrasma interdigital des pieds. Bull. Soc. franç. Derm. Syph. **43**, 464 (1936).

Immunbiologisch-serologische Nachweisverfahren bei Pilzerkrankungen

Von

Heinz Paul Richard Seeliger-Bonn*

Mit 46 Abbildungen

I. Einleitung

Obwohl die Immunbiologie der Mykosen im Jadassohnschen Handbuch für Haut- und Geschlechtskrankheiten, Band 11, abgehandelt wird und sich auch in den einzelnen Beiträgen manche weiteren Hinweise auf *serologische* Reaktionen finden, sucht der Interessierte vergeblich einen zusammenfassenden Beitrag, der ihn über die praktische Anwendungsmöglichkeit serologischer Methoden unterrichtet und als Grundlage eigener Betätigung dienen kann.

Das hängt nicht zuletzt damit zusammen, daß früher unter *immunbiologischen* Methoden hauptsächlich Verfahren zum Nachweis *sessiler* Antikörper verstanden wurden und dementsprechend die *Cutanreaktionen* sowohl von der technischen Seite her wie unter praktisch-klinischen Aspekten im Vordergrund standen. Die eigentlichen *Seroreaktionen* zum Nachweis *frei zirkulierender* Antikörper wurden meist nur am Rande gestreift. Entmutigt durch diagnostisch nicht verwertbare Befunde und technische Unzulänglichkeiten haben viele Untersucher ihre zunächst hoffnungsvoll begonnenen Arbeitsvorhaben bald wieder aufgegeben.

Ungeachtet des Werts, der gelegentlich serologischen Reaktionen beim Studium *tiefer* Mykosen und Dermatophytien beigemessen wurde (vgl. GRÜTZ u. a.), hat man bis in die jüngste Zeit hinein die Serologie „*als ein nur wenig brauchbares Hilfsmittel der medizinischen Mykologie*" beurteilt. BUSCHKE und JOSEPH schreiben 1928 als Fazit ihrer Darstellung der Soorkrankheit: „Jedenfalls haben die Immunitätsreaktionen bei der Soorinfektion nur biologisches Interesse und keine praktische Bedeutung."

Diese zunächst lediglich für ein bestimmtes Gebiet der medizinischen Mykologie gültige Feststellung wurde auf zahlreiche andere Bereiche dieses speziellen Fachgebietes verallgemeinert übertragen.

Ausgelöst durch die Studien vor allem amerikanischer Forscher, insbesondere BENHAM (1931, 1935), MARTIN (1935, 1938; MARTIN et al. 1937), CONANT und seiner Schüler (CONANT u. MARTIN, CONANT 1948; CONANT et al.), HOWELL (1947, 1948), SALVIN (1947a/b, 1949a/b, 1950; SALVIN u. HOTTLE 1948a/b), NEILL (NEILL et al. 1949, 1950, 1951, 1955; NEILL u. KAPROS 1950), EVANS (EVANS 1949, 1950; EVANS u. HAINES, EVANS u. KESSEL, EVANS u. MEHL, EVANS u. THERIAULT, EVANS et al. 1953, 1956), CAMPBELL (CAMPBELL u. SASLAW 1948, 1949), SMITH (CH. SMITH et al. 1946, 1948a/b, 1949, 1950; SMITH 1951) u.a.m., ist seit Anfang der dreißiger Jahre die *mykologische Serodiagnostik* unter dem Druck klinischer und epidemiologischer Fragestellungen erneut in Fluß gekommen. Dies beruhte zunächst auf der Erkenntnis, daß neben den bekannten oberflächlichen Pilzerkrankungen tiefe, *disseminierte Mykosen eine viel größere*

---

* Apl. Prof. für Hygiene und Mikrobiologie der Universität Bonn.

Rolle spielen, als man bisher wußte, und daß diese Mykosen unter offensichtlicher Bevorzugung bestimmter Landschaften und Bodenformationen einen großen Teil der dort vorübergehend oder dauernd lebenden Menschen und Tiere nicht nur gefährden, sondern auch befallen. Die auch heute noch gerade bei diesen Pilzinfektionen bestehenden Schwierigkeiten des Erregernachweises forderten die Erprobung *einer gezielten Serodiagnostik* heraus. Nach rund einem Jahrzehnt tastender, durch methodische Schwierigkeiten erheblich beeinträchtigter Versuche zeigten sich die ersten wirklich verwertbaren Ergebnisse (CONANT 1948); verwertbar für den Arzt in *diagnostischer* und — als neuer Gesichtspunkt — auch in *prognostischer Hinsicht*; verwertbar aber auch für den Epidemiologen und Hygieniker beim Studium der *epidemiologischen Situation.* Voraussetzung für diese Erfolge war, daß es wenigstens z.T. gelang, *Seroreaktionen zu standardisieren* und *die Ergebnisse zum klinischen Bild und zum Ausfall der Hautreaktionen* in Beziehung zu setzen. Die vor allem in den USA weit verbreitete Anwendung immunbiologischer bzw. serologischer Testverfahren in der Mykose-Diagnostik hat in neuerer Zeit eine entscheidende Rolle beim Wandel der Auffassungen über das Wesen der ·wichtigsten menschlichen Systemmykosen, nämlich der Coccidioidomykose und Histoplasmose, gespielt (CAMPBELL 1960, SEELIGER 1961).

Diese Entwicklung steht in engem Zusammenhang mit den Bemühungen zahlreicher Mykologen, die *Serodiagnostik im Sinne der Gruberschen Reaktion auch beim Studium der Pilze* zum Tragen zu bringen, hatten doch erfolgreiche Forschungen auf dem Nachbargebiet der medizinischen Bakteriologie das weite Feld der Antigenanalyse erschlossen und zu einer wesentlichen Bereicherung der Kenntnisse geführt. Durch die Folgeerscheinungen der Massenanwendung antibiotisch, aber nicht antimykotisch wirksamer Heilmittel und das gelegentliche Vorkommen disseminierter tropischer und subtropischer Mykosen im Krankengut europäischer Kliniken ist nun auch in Europa das Interesse an den exo- wie endogenen Pilzinfektionen erheblich gestiegen, und damit stellte sich auch die Frage nach *Untersuchungsmethoden,* die über den Pilznachweis hinaus beim Infizierten oder Erkrankten *Aufschlüsse über den Ablauf des immunbiologischen Geschehens vermitteln.*

Wenn auch nicht auf allen Gebieten der medizinischen Mykologie damit zu rechnen ist, daß immunbiologische — im eingeschränkten Sinne *serologische* — Nachweisverfahren eine wesentliche klinische Bedeutung haben, so kann doch ohne Übertreibung festgestellt werden, daß die *mykologische Serodiagnostik zunehmende Bedeutung beim Studium der Pilze, bestimmter Pilzinfektionen und anderer, mit Pilzbesiedlung zusammenhängender Erkrankungen bei Mensch und Tier gewinnt.*

Die Darstellung schließt sich unter Berücksichtigung der jüngsten Entwicklung an die Monographien SEELIGERs (1954, 1957a, 1961) an, in denen, gestützt auf langjährige Studien und Erfahrungen, die Ergebnisse eigener Untersuchungen denen der Weltliteratur (über 700 Einzelarbeiten) gegenübergestellt wurden.

Bewußt wird hier daher von der Wiederholung bzw. genauen Schilderung vieler Einzelheiten Abstand genommen, die dem Interessierten ja bereits zusammengefaßt zugänglich sind (JANKE 1959, SEELIGER 1957a, 1960, 1961).

Aus dem Gesamtgebiet der Immunbiologie werden die *immunbiologisch-serologischen Verfahren* und ihre Bedeutung *herausgegriffen,* während die *Cutan-Reaktionen* an anderen Stellen dieses Bandes besprochen werden. Nur dort, wo nötig, wird auf das Zusammen- bzw. Wechselspiel dieser beiden Reaktionsgruppen Bezug genommen.

Die Darstellung selbst wendet sich an den Kliniker und den medizinischen Mykologen (bzw. Serologen). Sie soll ihm die erforderlichen theoretischen und praktischen Arbeitsgrundlagen ebenso vermitteln wie die Möglichkeit zur Beurteilung von Untersuchungsbefunden. Hierauf ist auch die zitierte Literatur abgestimmt. Die Serologie der Pilze hingegen wird in diesem Rahmen nur soweit behandelt, als es zum Verständnis der klinisch-mykologischen Serodiagnostik erforderlich ist.

II. Grundlagen der Untersuchungstechnik

Unerläßliche Vorbedingung für die Anwendung serologischer Methoden in der mykologischen Diagnostik ist die *Gewinnung hochwertiger und stabiler Antigene*. Ihr Wert, ihre Empfindlichkeit und Erfassungsbreite werden aber erst *meßbar* und damit einer genauen *Einstellung (Standardisierung)* zugänglich, wenn *geeignete Immunseren* von Mensch und Tier vorhanden sind. Vielfach behilft man sich mit Antiseren, die durch Immunisierung oder Infektion von Versuchstieren, meist Kaninchen, hergestellt werden. Ungeachtet ihres großen Werts sind solche Seren menschlichen Immunseren in mancher Hinsicht unterlegen; denn die unter Verwendung von *Tierimmunseren* erhobenen Befunde und die sich daraus ergebenden Folgerungen sind für die Verhältnisse beim infizierten Menschen nur bedingt brauchbar. Sie sind im allgemeinen zur Entwicklung von Untersuchungsmethoden sowie für orientierende Vorversuche gedacht und können dabei wertvolle Hinweise liefern, wenn die Bewertung mit der stets gebotenen Zurückhaltung und Kritik erfolgt. Nur gelegentlich ist es angebracht, sich auf Tierseren zu beschränken, in erster Linie beim Studium der Antigenstruktur von Pilzen. Entscheidend für den Wert eines Antigens und die Brauchbarkeit einer Untersuchungsmethode ist jedoch der Reaktionsausfall bei Verwendung *menschlicher Seren*. Hierbei wird man nicht nur auf Serumproben von Menschen mit gesicherten Pilzinfektionen zurückgreifen, sondern auch entsprechende Kontrollseren Gesunder heranziehen.

1. Nährböden zur Antigenherstellung

Viele der in der Routine-Mykologie angewandten einfachen Nährböden erfüllen, soweit sie keine speziellen Zusätze (Salze, antibiotische Substanzen, selektive Pilzhemmstoffe, oberflächenaktive Mittel, Farbstoffe usw.) enthalten, bei einem p_H um den Neutralpunkt die Anforderungen zur Gewinnung brauchbarer Antigene (vgl. hierzu S. 613). Schwierigkeiten können sich aber dann einstellen, wenn blut- oder serumhaltige Substrate zur Umzüchtung der hyphomyzetären (saprophytären) in die parasitäre (Hefe-)Phase einiger Pilzarten benutzt werden und die Kulturmasse als Antigen dient. Auch durch mehrmaliges Waschen der Pilzabschwemmungen lassen sich nämlich die nährbodeneigenen Eiweißkörper nicht vollständig entfernen, so daß sich bei der Herstellung von Immunserum auch Antikörper gegen solche Begleitsubstanzen entwickeln können.

Von erheblicher praktischer Bedeutung ist die Frage, inwieweit im Nährboden *normalerweise* enthaltene Stoffe, die in die Antigenaufschwemmungen gelangen, selbst antigenetisch wirksam werden und serologische *Kreuzreaktionen* verursachen.

Nach den Untersuchungen von SLACK u. Mitarb. (1951, 1955a, b) an anaeroben Corynebakterien — irrtümlicherweise als *Actinomyces bovis* bezeichnet (BEERENS u. GOUDAERT 1953, LINZENMEIER 1954 und SEELIGER 1957a) — ist anzunehmen, daß dies tatsächlich zu erheblichen Störungen führen kann; denn es wurde gefunden, daß homologe Antiseren nicht nur die jeweiligen mikrobiellen Antigene erfassen, sondern auch bestimmte Nährbodeningredienzien präcipitieren, insbesondere Proteose-Pepton. Die Züchtung der Antigene war bei den SLACKschen Arbeiten in BREWERs Thioglykollatbouillon erfolgt. Solche unerwünschten und das Untersuchungsergebnis beeinträchtigenden Kreuzreaktionen blieben aus, wenn als Stickstoffträger ein Peptondialysat verwandt wurde (vgl. auch BAILEY u. RAFFEL, BUNNERY u. KOERBER).

Andererseits hat sich in zahlreichen Versuchen anderer Autoren gezeigt, daß in der Regel die in den Nährböden meist vorhandenen Peptone und in die Abschwemmungen hineingelangenden Peptonreste sowie andere Nährbodenbestandteile weder den Immunisierungsprozeß noch den Reaktionsablauf stören, selbst wenn Fleischwasser-Peptonbouillonkulturen monatelang intravenös verabfolgt werden (Seeliger 1954, 1957a).

Diese Diskrepanzen sind offenbar methodisch bedingt, zumal Slack u. Mitarb. in ihren Präcipitationsversuchen Proteose-Pepton-Konzentrate verwandten, Verf. unter anderem das Pepton in seiner üblichen 1%igen Verdünnung.

Trotzdem sollte man grundsätzlich versuchen, jede Möglichkeit serologischer Kreuzreaktionen durch Fremdstoffe zu vermeiden, die im Agglutinationsversuch weniger zum Tragen kommen als im Präcipitationsversuch und besonders in der Komplementbindungsreaktion, d.h. also mit zunehmender Empfindlichkeit des Verfahrens. Vorläufig ist aber noch ungeklärt, ob und in welcher Weise nährbodeneigene Stoffe ohne Veränderung ihrer molekularen Struktur und ihres antigenen Verhaltens in die Pilzzelle eingebaut werden.

Wenn sicher ausgeschlossen werden soll, daß hochmolekulare Nährbodenbestandteile in die Antikörperbildung eingreifen, müssen die Antigene auf *halbsynthetischen*, besser noch *vollsynthetischen Substraten* gezüchtet und vor Verwendung gründlich gewaschen, gegebenenfalls mehrfach dialysiert werden.

Mehrere speziell *zur Antigengewinnung brauchbare Nährböden* wurden beschrieben und haben sich vorzüglich bewährt. Aus der Vielzahl seien nur einige Rezepturen herausgegriffen:

a) Nährboden zur Züchtung aerober Strahlenpilze (Nocardia und Streptomyces-Arten) nach Shaffer und Schneidau (1956)

Casamino acids (Difco)	10,0 g
l-Asparagin	0,2 g
K_2HPO_4	1,5 g
$MgSO_4 \times 7 H_2O$	0,25 g
Eisen-Ammonium-Citrat	0,01 g
d-Mannose	5,0 g
Glycerin	40,0 ml
Aqua dest.	ad 1000,0 ml

b) Nährboden zur Züchtung anaerober Strahlenpilze (Actinomyces israelii und verwandte Arten) nach Pine und Watson (1959)

Lösung I.

1. *Actinomyces-Salze* (4fache Stärke) — Pro Liter Medium benutzte Menge: 250 ml
   - KH_2PO_4 . . . 60,0 g
   - $(NH_4)_2SO_4$ . . . 4,0 g — pro 1000 ml Aqua dest.
   - $MgSO_4 \times 7 H_2O$ . . . 0,8 g
   - $CaCl_2$ . . . 0,08 g
2. *Casitone* (Difco) . . . 4,0 g
3. *Cystein-HCl* . . . 1,0 g
4. *Spurenelementlösung* . . . 10,0 ml
   - $FeSO_4 \times 7 H_2O$ . . . 2,0 g
   - $MnSO_4 \times 2 H_2O$ . . . 0,075 g — pro 500 ml Aqua dest.
   - $NaMoO_4 \times 2 H_2O$ . . . 0,075 g

   Löse 1 ml konzentrierter HCl in 100 ml Aqua dest., füge dann die einzelnen Spurenelemente getrennt zu und fülle auf 500 ml auf.
5. *Purine und Pyrimidine* . . . 10,0 ml
   - Adeninsulfat . . . 200 mg
   - Guanin $HCl \times 2 H_2O$ . . . 200 mg
   - Uracil . . . 200 mg — pro 100 ml Aqua dest.
   - Xanthin . . . 200 mg
   - Thymin . . . 200 mg

   Die Bestandteile in 50 ml Aqua dest. (in 100 ml-Flasche) zum Kochen bringen. 10% NaOH tropfenweise zufügen, bis völlige Lösung erfolgt ist. Nach dem Abkühlen auf 100 ml auffüllen.

	Pro Liter Medium benutze Menge:
6. *Hefe-Extrakt*	1,0 g
7. *Coenzym* A: 5 mg/50 ml Aqua dest.	1,0 ml
8. *Vitaminlösung*	10,0 ml

Thiamin HCl	20 mg		
Pyridoxin HCl	10 mg		
Pyridoxamin 2 HCl	5 mg		
Pyridoxol HCl	5 mg		
Ca-pantothenat	20 mg	pro 100 ml	
Riboflavin	20 mg	Aqua dest.	
Nicotinsäure	10 mg		
Nicotinamid	10 mg		
p-Aminobenzoesäure	1,0 mg		
Biotin	0,5 mg		
Folsäure	0,5 mg		

Bestandteile der Lösung I in der angegebenen Menge und Reihenfolge mischen, mit 20%-KOH p_H auf 6,5 einstellen und auf 500 ml auffüllen.

Lösung II.		Pro Liter
	Aqua dest.	500,0 ml
	Dextrose.	5,0 g
	Gereinigte Bäckerstärke	1,0 g
	Ölsäure	1,0 mg
	(gegebenenfalls Agar bei Oberflächen- oder Stichkulturen)	7,0—15,0 g

Stärke in etwa 50 ml kalter Aqua dest. auflösen, mit 450 ml siedender Aqua dest. mischen und dann die übrigen Bestandteile zufügen.

Lösung I und II werden autoklaviert. Zu Lösung I wird Lösung II heiß zu einem Endvolumen von 1000 ml hinzugegeben. Abfüllen bzw. Plattengießen und unter anaeroben Verhältnissen (Pyrogallol-Soda) verwenden.

c) Nährboden nach SALVIN (1947b), modifiziert (1950b)

Zusammensetzung:

Casamino acids (technical) (Difco)	10,0 g
Dextrose	3,0 g
NaCl.	2,5 g
Cysteinhydrochlorid	0,5 g
KCl	2,5 g
Na_2HPO_4 (wasserfrei)	4,4 g
Hefeextrakt-Dialysat	3,0 g
Aqua dest.	ad 1000,0 ml

Anstelle des Hefeextrakt-Dialysats wurden später mit gleich gutem Ergebnis 20 μg Biotin/ml verwandt.

d) Glykogenmedium nach SALVIN und HOTTLE (1948b)

l-Asparagin	14,0 g
Glykogen.	10,0 g
Glycerin	25,0 g
$MgSO_4 \times 7 H_2O$	1,5 g
K_2HPO_4	1,31 g
$Na_3C_6H_5O_7 \times 5^1/_2 H_2O$	0,9 g
Ferricitrat	0,3 g
Aqua dest.	ad 1000,0 ml

e) Coccidioidinmedium nach C. E. SMITH et al. (1948b)

l-Asparagin	7,0 g
NH_4Cl	7,0 g
Dextrose	10,0 g

$$
\begin{array}{ll}
\text{Glycerin} & 25{,}0\ \text{g} \\
\text{MgSO}_4 \times 7\,\text{H}_2\text{O} & 1{,}5\ \text{g} \\
\text{K}_2\text{HPO}_4 & 1{,}31\ \text{g} \\
\text{Na}_3\text{C}_6\text{H}_5\text{O}_7 \times 5^{1}/_{2}\,\text{H}_2\text{O} & 0{,}9\ \text{g} \\
\text{Ferricitrat} & 0{,}3\ \text{g} \\
\text{Aqua dest.} & \text{ad } 1000{,}0\ \text{ml}
\end{array}
$$

Herstellung a) bis e) [ausgenommen b)]: Die Substanzen werden in der angegebenen Reihenfolge in 1000 ml destillierten Wassers gelöst und auf ein p_H von 7—7,2 eingestellt. Sterilisation 20 min im Autoklaven bei 1,1 atü.

f) Nährboden zur Züchtung von Coccidioides immitis in der parasitären Phase (Sphärulen-Antigen) nach CONVERSE und BESEMER (1959)

Grundsubstanz:

$$
\begin{array}{ll}
\text{Ammoniumacetat} & 0{,}046\ \text{M} \\
\text{Dextrose} & 0{,}022\ \text{M} \\
\text{KH}_2\text{PO}_4 & 0{,}003\ \text{M} \\
\text{K}_2\text{HPO}_4 & 0{,}003\ \text{M} \\
\text{MgSO}_4 \times 7\,\text{H}_2\text{O} & 0{,}0016\ \text{M} \\
\text{H}_2\text{SO}_4 \times 7\,\text{H}_2\text{O} & 1{,}24 \times 10^{-5}\ \text{M} \\
\text{Aqua dest. q. s.}
\end{array}
$$

p_H nach Autoklavieren 6,3

Zusätzlich Natrium- und Calciumionen, Natriumbicarbonat, Glutathion, Ölsäure und Linolensäure, Natriumfluorid, Kupfersulfat, Sulfaguanidin und Lithiumchlorid, außerdem das anionische Netzmittel Tamol „N". Bebrütung der Kulturen muß unter 20% CO_2 erfolgen.

Bezüglich der Nährböden und Methoden zur Gewinnung von Sphärulen-Endosporen-, Mycel- und Arthrosporen-Vaccinen von *C. immitis* sei auf die Arbeiten von H. B. LEVINE, J. M. COBB und C. E. SMITH: Trans. N.Y. Acad. Sci. **22**, 436 ff. (1960) verwiesen.

g) Neopeptondialysat-(NPD-)Medium nach EVANS und KESSEL (1951)

$$
\begin{array}{ll}
\text{Neopepton-Dialysat} & 1\ \text{Teil} \\
\text{Aqua dest.} & 2\ \text{Teile} \\
\text{Dextrose} & 2\%
\end{array}
$$

Herstellung des Dialysats: 60 g Neopepton (Difco) in 1 Liter Aqua dest. auflösen, 6—8 Std bei 70—80°C und anschließend 12 Std bei 4°C stehenlassen.

h) Synthetisches Kapselmedium für Cryptococcus neoformans nach LITTMAN (1958)

$$
\begin{array}{ll}
\text{KH}_2\text{PO}_4 & 2{,}0\ \text{g} \\
(\text{NH}_4)_2\text{SO}_4 & 2{,}0\ \text{g} \\
\text{MgCl}_2 \times 6\,\text{H}_2\text{O} & 0{,}2\ \text{g} \\
\text{CaCl}_2 \times 2\,\text{H}_2\text{O} & 0{,}02\ \text{g} \\
\text{FeCl}_2 \times 4\,\text{H}_2\text{O} & 0{,}04\ \text{g} \\
\text{MnCl}_2 \times 4\,\text{H}_2\text{O} & 0{,}0015\ \text{g} \\
\text{Na}_2\text{MoO}_4 \times 2\,\text{H}_2\text{O} & 0{,}0015\ \text{g} \\
\text{Thiamin} & 0{,}001\ \text{g} \\
\text{Maltose} & 5{,}0\ \text{g} \\
\text{Saccharose} & 5{,}0\ \text{g} \\
\text{Natriumglutaminat} & 2{,}0\ \text{g} \\
\text{Agar} & 20{,}0\ \text{g} \\
\text{Aqua dest.} & 1000{,}0\ \text{ml}
\end{array}
$$

p_H (eingestellt mit 1 n NaOH) 7,0

2. Züchtungsmethodik

Hinsichtlich der Züchtungsmethodik der zur Hauttest-Antigenherstellung benutzten Pilze sei zunächst auf das einschlägige Kapitel in diesem Band verwiesen.

Die in der Mykologie angewandten *Kulturmethoden* haben in diesem Zusammenhang nur begrenzte Bedeutung. Es kommt beispielsweise nicht darauf an, die für die betreffende Pilzart unter genau definierten Ernährungsbedingungen charakteristische und oft namensgebende Koloniezeichnung, -färbung, -größe usw. zu erzielen, sondern entweder in möglichst kurzer Zeit ein Massenwachstum des betreffenden Pilzes oder durch langfristige Bebrütung den Übertritt möglichst reichlicher Körpersubstanzen oder Stoffwechselprodukte in das umgebende flüssige Milieu zu erreichen.

Welche Methoden dabei angewandt werden, hängt von der jeweiligen Fragestellung und der Art des gewünschten Antigens ab.

Voraussetzung für einwandfreies Kulturwachstum zur Antigenherstellung ist die *Reinheit der benutzten Kultur*. Mischkulturen sind in mykologischen Laboratorien viel häufiger, als gemeinhin angenommen wird. Vor allem sind es — neben Verunreinigung mit anderen Pilzen — bakterielle Verunreinigungen, die unerkannt eine erhebliche Fehlerquelle darstellen. Deshalb ist größte Sorgfalt bei der Auswahl und Vorprüfung der Kulturen am Platze. Es ist auch ratsam, alle für serologische Zwecke benutzten Pilzkulturen *vor* ihrer Verwendung kulturell, morphologisch und biochemisch genau zu prüfen. Am fertigen Antigen sind solche Prüfungen meist nicht mehr möglich.

Zum *Alter* der zu benutzenden Stämme wird vielfach die Meinung vertreten, möglichst frisch isolierte, virulente und kulturell-physiologisch typische Kulturen zur Antigenherstellung heranzuziehen, wofür sich gewichtige Argumente anführen lassen. Der Nachteil liegt aber darin, daß dann der weltweite Gebrauch einiger bestimmter Antigene erschwert, wenn nicht gar unmöglich gemacht wird. Es liegen bisher keine sicheren Anhaltspunkte dafür vor, daß kulturell typische Laboratoriumsstämme frisch isolierten Patientenstämmen bei der Antigenherstellung unterlegen sind.

Hinsichtlich der *kulturellen Zustandsform* hat sich in Untersuchungen des Verf. an *Candida albicans* erwiesen, daß die R (Rauh)-Form von *Candida albicans* der S (Glatt)-Form gegenüber vermindert agglutinogen und präcipitinogen sowie weniger suspensionsstabil ist. Möglicherweise trifft dies auch für andere Pilzarten zu.

Die *Züchtungsmethodik* selbst wird von der jeweiligen Pilzart bestimmt. Viele Untersucher legen Wert darauf, nur möglichst *junge Kulturen*, in denen noch keine Absterbeerscheinungen und Zerfallsvorgänge eingesetzt haben, zu verwenden. Dies gilt in erster Linie für Pilzkulturen, deren intakte Zellen mit unbeschädigter Oberfläche als Antigen benutzt werden sollen.

Bei den meisten *Sproßpilzen* ist eine *Bebrütungsdauer* von 24 Std bis maximal 6 Tagen ausreichend, bei den *Strahlenpilzen* (Streptomyceten und Nocardien) werden meist 10—20 Tage benötigt, bei den meisten, aber nicht allen *Schimmelpilzen (Hyphomyceten)* 10—30 Tage. Dabei kommt es immer darauf an, *welche Art* von Antigen gewünscht wird, ob Mycelien, Conidien, Sporen, Sproßformen, Blastosporen u. a. m.

Die Verwendung *langfristig bebrüteter Kulturen* ist nur dann angezeigt, wenn der Nährboden selbst zur Antigengewinnung benutzt bzw. aufgearbeitet werden soll. Infolge autolytischer Prozesse ist dann der Antigengehalt im eigentlichen Pilzmaterial gelegentlich herabgesetzt.

Als Faustregel gilt, daß eine Kultur mit *Erreichen des Maximalwachstums* zur Antigenherstellung brauchbar ist. Dies ist auf geschüttelten flüssigen Substraten allerdings schwer zu entscheiden. Gelegentlich sind die Bebrütungszeiten auf 10—21 Tage zu verlängern, z.B. bei *Cryptococcus neoformans*, wenn die Ausbildung besonders gut ausgeprägter Kapseln erstrebt wird.

Zur Gewinnung *löslicher Reaktionsprodukte*, beispielsweise für Präcipitations- oder Intracutanteste, ist es hingegen erforderlich, daß möglichst viele reaktionsfähige Bestandteile in die flüssige Phase *in Lösung* gehen, wozu unter Umständen Bebrütungszeiten von 2—6 Monaten erforderlich sind.

Bei derartig langen Bebrütungszeiten machen sich nicht selten sekundäre *Verunreinigungen* durch Bakterien und Pilze störend bemerkbar. Diese lassen sich nur durch peinlich sauberes Arbeiten (vor allem bei der Beimpfung) und durch bakterien- und pilzdichte, mit Sublimat getränkte, aber trotzdem luftdurchlässige *Verschlüsse* und *zweckmäßige Kulturgefäße* weitgehend ausschalten. Hierzu sind *Petri-* oder *Drigalski*-Schalen nur wenig geeignet, einmal wegen der Verunreinigungsmöglichkeit, vor allem aber wegen der Gefährdung des Menschen bei den unerläßlichen Manipulationen. Bei kleinen Antigenmengen genügen zur Züchtung Kulturröhrchen, bei größeren *Kolle*-Schalen, *Erlenmeyer*-Kolben und noch größere Kulturgefäße (z.B. *Roux*-Flaschen). Es ist ratsam, stets *mehrere* Kulturgefäße zu beimpfen, wodurch nicht nur die Antigenausbeute erhöht wird, sondern Unterschiede im Wachstum (z.B. durch Verunreinigungen bedingt) besser erkannt und Störungen vermieden werden können.

Die Bebrütungsdauer steht in Beziehung zur *optimalen Wachstumstemperatur.* Diese ist meist durch die jeweils benutzte Pilzart gegeben, nötigenfalls empirisch zu ermitteln. Je günstiger die Temperatur, um so geringer ist auch die erforderliche Bebrütungsdauer.

Abhängig vom Nährstoffangebot, den p_H- und Sauerstoffverhältnissen, der Feuchtigkeit, der Bebrütungsdauer und -temperatur zeigen verschiedene menschenpathogene Pilzarten einen ausgeprägten *Dimorphismus.* In der Regel fördern Temperaturen unter 30°C die Auskeimung der saprophytären, mycelartigen Wuchsform, solche um 37°C dagegen ein hefeartiges Wachstum, das der parasitären Vermehrungsphase entspricht. Das gilt vor allem für folgende Pilzarten: *Histoplasma capsulatum, Histoplasma duboisii, Blastomyces dermatitidis, Blastomyces (Paracoccidioides) brasiliensis, Sporotrichum schenckii* und verschiedene *Dematium*-Arten der *Pullularia-*, *Cladosporium-* und *Phialophora*-Gruppe. Die *Hefephasen* der genannten Krankheitserreger sind *als Antigen besser zu handhaben* und infolge ihrer Feuchtigkeit weniger gefährlich als Mycelverbände mit Luftsporen.

Das *Problem der Umzüchtung* der Mycelphase in die Hefephase ist erst seit kurzer Zeit als gelöst zu betrachten. Für alle vorstehend genannten Pilzarten hat sich zu diesem Zweck ein *cystinhaltiger Nährboden* mit Blutzusatz nach Francis als besonders gut brauchbar erwiesen (Campbell 1945). Seine Rezeptur lautet:

<pre>
Rinderherz-Infusion pH 7,2 . . . . 500,0 ml
Polypepton. . . . . 10,0 g
Dextrose . . . .   10,0 g
NaCl. . . . .   5,0 g
l-Cystin . . . .   1,0 g
Agar. . . . .   15,0 g
Schafblut. . . . .   50,0 ml
</pre>

Herstellung. Pepton, Zucker und Salze werden in der Rinderherz-Infusion gelöst und nach Zusatz des Agars 20 min bei 1,5 atü sterilisiert. Nach Abkühlen auf 50°C wird das Substrat mit 10% Schafblut vermischt. Vor Beimpfung des erstarrten Substrats ist eine 24stündige Sterilitätskontrolle angezeigt.

Für *Blastomyces dermatitidis, Blastomyces (Paracoccidioides) brasiliensis* und die aufgeführten *Dematium*-Arten leistet Hirn-Herz-Infusions-Agar die gleichen Dienste. Auf diesem Medium ist jedoch eine Umzüchtung von *Histoplasma capsulatum* und *Sporotrichum schenckii* nicht zu erreichen.

Oft muß die Bebrütungstemperatur um 36—37°C liegen, wenn die Hefephase gezüchtet werden soll. Gelegentlich gelingt die Umzüchtung schon beim ersten Versuch; meist sind aber mehrere Passagen mit Abimpfung junger Kulturen in etwa fünftägigen Abständen nötig. Bei einzelnen Stämmen ist eine Umwandlung in die Hefephase nur durch eine *Tierpassage* zu erzielen, wobei weiße Mäuse intravenös oder intraperitoneal infiziert, die Erreger nach 10—20 Tagen aus Bauchhöhle oder Milz isoliert und auf Francis- bzw. Hirn-Herz-Infusions-Agar weiter kultiviert werden. Die *Weiterzüchtung* der *Hefephase* zum Zwecke der Antigengewinnung erfolgt am besten auf einem der weiter oben (s. S. 609) genannten Substrate ohne Blut- oder Serumzusatz.

Bei längeren Kulturpassagen von Hefephasen dimorpher Pilzarten macht sich trotz gleichartiger Ernährungsbedingungen und Bebrütung bei 37°C nicht selten eine Tendenz zum Rückschlagen in die saprophytäre Mycelform bemerkbar. Dann entsteht zwar kein echtes Luftmycel, aber die Kulturen verlieren ihre cremige bzw. bröcklige Konsistenz und werden glabrös. Nach eigenen Erfahrungen ist es recht schwer, diese intermediären Zustandsformen ohne Tierpassage in die reine Hefephase zurückzuführen.

Eine Sonderstellung unter den menschen- und tierpathogenen Pilzen nimmt der taxonomisch noch nicht sicher eingeordnete *Coccidioides immitis* ein, dessen parasitäre Phase nicht durch Sproßformen, sondern durch *Sphärulen* mit *Endosporen* gebildet wird. Diese lassen sich in infizierten Hühnerembryonen (VOGEL u. CONANT) und unter bestimmten Versuchsbedingungen auch in der Gewebskultur (LUBARSKY u. PLUNKETT) wie im unbelebten flüssigen Substrat züchten (CONVERSE u. BESEMER, LUBARSKY u. PLUNKETT). Im letztgenannten Verfahren ist die Ausbildung der Gewebsform nur dann gewährleistet, wenn ständig frisches Nährmaterial zugeführt wird (s. auch LEVINE et al. 1960, 1961).

Zahlreiche Pilzarten, z.B. die Dermatophyten und viele andere pathogene bzw. fakultativ pathogene Schimmelpilze, bilden keine echte Hefephase, wenngleich sich auch bei ihnen unter den zur Überführung in die Hefephase geeigneten Kulturbedingungen kulturelle und morphologische Veränderungen erkennen lassen. Niemals kommt es jedoch zur Ausbildung homogenisierbarer echter Sproßverbände, sondern lediglich zur Entstehung von *pseudoparasitären* Formen mit Arthrosporen.

Die An- oder Umzüchtung der pathogenen Pilze erfolgt in der Regel mittels *aerober Kulturverfahren*, häufig unter gleichzeitigem *Schütteln*, wobei nicht nur dem *Sauerstoffbedürfnis* entsprochen, sondern gleichzeitig mechanisch die Entwicklung größerer Pilzverbände verhindert wird, deren nachfolgende Homogenisierung Schwierigkeiten bereiten würde. Diese zuerst von SALVIN geübte Methode hat sich in eigenen Arbeiten vorzüglich bewährt. *Anaerobe Züchtungsmethoden* sind nur zur Antigengewinnung von strikt anaeroben Arten erforderlich, z.B. von *Aktinomyces israelii* und *Aktinomyces bovis*. Im Zusammenhang sei aber vermerkt, daß diese Keime — ebenso wie die übrigen Streptomyceten und Nocardien — nicht zu den echten Pilzen gehören, sondern den Bakterien sehr nahestehen.

Zur *Anaerobierzüchtung* kommen mehrere *Verfahren* in Betracht, so das *Fortner*-Verfahren, Züchtung in Anaerobiergefäßen nach ZEISSLER, BREWER u.a. sowie in festen und flüssigen Medien verschiedener Zusammensetzung. [Einzelheiten siehe bei LENTZE (1938a/b), PINE und WATSON (1959).]

3. Antigenherstellung

a) Chemie der Antigene

Die für die Antigenität verantwortlichen *Körperbestandteile* der Pilzantigene sind *chemisch keine einheitlichen Substanzen*, sondern *Komplexverbindungen* aus Proteinen, Nucleoproteiden, Lipoiden und Polysacchariden.

Die *Lipoide* spielen in der Antigen-Antikörperreaktion allem Anschein nach nur eine untergeordnete Rolle, sind aber am antigenen Reiz als stimulierende Adjuvantien nicht unwesentlich beteiligt (s. S. 635).

In der Komplementbindungsreaktion (KBR) können Lipoide aber erheblich stören und sind für übergreifende Reaktionen häufig verantwortlich. Ihre Anwesenheit, meist in Form komplexer Lipoid-Eiweiß-Polysaccharidverbindungen, fördert die Bildung unspezifischer Gruppenantikörper, die im Immunserum oft früher nachweisbar werden als spezifische Antistoffe gegen die Polysaccharidfraktionen. Eine Spezifitätssteigerung vieler Antigene ist durch *Entfernung der Lipoide* zu erzielen.

FISCHER u. LABZOFFSKY (1955, LABZOFFSKY u. FISCHER 1954) erreichten dies z. B. bei *Cryptococcus neoformans* und *Histoplasma capsulatum* durch *Extraktion mit Pyridin:*

Die Pilzkultur wird in gepufferter Kochsalzlösung abgeschwemmt, zweimal im gleichen Verdünnungsmittel gewaschen, und nach 30 min Zentrifugieren (3000 U/min) wird 0,1 mg des feuchten Sediments mit 5 ml Pyridin versetzt. Diese Mischung wird bei Zimmertemperatur 2 Std stehengelassen und von Zeit zu Zeit geschüttelt, um eine bessere Extraktion zu erreichen. Danach wird das Sediment zentrifugiert, dreimal in gepufferter Kochsalzlösung gewaschen, im Gewichtsverhältnis 1:20 in NaCl-Lösung aufgeschwemmt und 10 min in der Kälte ultrabeschallt (2000 kHz).

Der *Proteinanteil* des Antigens ist zwar als Träger der spezifischen Gruppen zur Immunisierung bzw. Bildung freier Antikörper unerläßlich, andererseits aber in seinem eigenen Reaktionsvermögen durch mangelnde Spezifität belastet. Zahlreiche serologische Kreuzreaktionen und natürlich auch divergierende Befunde verschiedener Autoren sind dem Übergreifen durch Eiweißkörper im Antigen zuzuschreiben. *Eiweißreiche Extrakte* werden nach NORDÉN (1951) in der auf S. 628 beschriebenen Weise hergestellt:

Die *Entfernung der Eiweißanteile* in Extraktantigenen ist nach SORENSEN und EVANS (1954) wie folgt zu erzielen:

Die flüssige Phase des Mediums wird vom Pilzmaterial durch scharfes Zentrifugieren getrennt und mit Zinkacetat auf eine Molarität von 0,025 gebracht. Das p_H wird mit 10% NaOH auf 7,0 eingestellt. Der sich bildende Niederschlag wird durch Zentrifugieren abgetrennt und in 4/5 mol Phosphatpuffer, p_H 7,3 (10% des Originalvolumens) gelöst. Das unlösliche Zinkphosphat wird entfernt. Nach Zugabe von 10% Natriumacetat und 1% Essigsäure wird das Eiweiß mehrfach mit Chloroform extrahiert (vgl. DYSON u. EVANS 1954). Die verbleibenden Polysaccharidfraktionen werden dann durch Fällung mit 4 bzw. 5 Volumina Äthylalkohol dargestellt.

Die Eiweißstoffe lassen sich ferner durch tryptische Verdauung und mittels der von SEVAG (SEVAG 1934; SEVAG et al. 1950—1952) angegebenen Methode beseitigen. Die weitere Reinigung der nunmehr vorwiegend Polysaccharide enthaltenden Fraktionen erfolgt durch Umfällung und Dialyse.

Wenn auch in den Protein-Fraktionen verschiedener Pilzarten ebenfalls spezifische Komponenten dargestellt wurden (SORENSEN u. EVANS 1954; SALVIN u. SMITH 1959), sind die *Polysaccharide* und *Mucopolysaccharide* als eigentliche *Träger der serologischen Spezifität* anzusehen. Sie besitzen den Charakter von *Haptenen*, d. h. sie sind als inkomplette Antigene nicht in der Lage, die Bildung freier Antikörper zu stimulieren, andererseits aber imstande, noch in sehr hohen Verdünnungen mit präformierten Antikörpern zu reagieren. Im gereinigten Zustand sind sie wenig toxisch, z. T. sogar atoxisch (BEUTMANN 1958, BURCIK u. BEUTMANN 1956, COX u. TOLHURST 1946, EVANS u. KESSEL 1951, JONSEN 1955b, KABAT u. MAYER 1948, KLIGMAN 1947, SEELIGER 1957a, STANLEY 1949 u. a. m.), allerdings nur unter der Voraussetzung, daß sie im Testobjekt nicht auf homologe Antikörper treffen.

Besonders intensiv wurden die *Cryptococcus*-Polysaccharide untersucht. Mittels der von GADEBUSCH [J. Inf. Dis. **102**, 219 (1958)] angegebenen Reinigungsmethode dargestellte Immunopolysaccharide 13 verschiedener Stämme aller 3 Kapseltypen zeigten weitgehend identische Infrarot-Absorptionsspektren mit einem Maximum der Schwefelsäure-Cystein-Polysaccharidkomplexe bei 270 und 380 mμ (GADEBUSCH 1960, GADEBUSCH u. STARK-

WEATHER 1960). Demgegenüber offenbart das Infrarot-Spektrum der verschiedenen *Crypto-coccus*-Typantigene zwar gewisse Übereinstimmungen in der Anordnung und Zahl der Bänder, aber beträchtliche Unterschiede in der Intensität der Acetylbänder, die deutliche Parallelen zum serologischen Verhalten erkennen ließen [LEVINE, S., E. E. EVANS u. P. W. KABLER: Studies of Cryptococcus polysaccharide by infrared spectrophotometry. J. Inf. Dis. **104**, 269—273 (1959)].

Die Antikörper reagieren teilweise mit den Fermenten von Pilzen, z.B. mit der Hefe-Hexokinase (MILLER et al. 1949) und der Carboxylase (PASTERNAK et al. 1951).

Die früher vielfach vertretene Annahme, daß es sich bei den Polysacchariden um einheitliche Körper handele, läßt sich im Lichte neuerer Forschungsergebnisse nicht mehr aufrechterhalten. TOMCSIK (1930) folgerte aus seinen Beobachtungen an Hefepolysacchariden, daß diese *immunbiologisch keine einheitliche Substanz* darstellten, was von JONSEN (1955b) durch chemische Aufarbeitung und von SEELIGER (1954, 1955, 1957a) sowie BIGUET (BIGUET et al. 1959a/b) durch Anwendung der Präcipitation im Agar-Gel bestätigt werden konnte. Danach ist hinreichend gesichert, daß die Polysaccharid-Haptene der Pilze aus mehreren reaktionsfähigen Gruppen bestehen.

Über die *chemischen Eigenschaften* löslicher Polysaccharide aus Pilzantigenen liegen umfangreiche Untersuchungen vor, deren Ergebnisse in Tabelle 1 zusammengefaßt sind (s. auch KEENEY u. ERIKSEN 1949).

Tabelle 1. *Chemische Eigenschaften löslicher Polysaccharide in Pilzen*

Pilzart	Stickstoffgehalt %	Reduzierender Zucker nach Hydrolyse %	Zuckerart	Autoren
Candida albicans, *Candida parapsilosis*	0,5—1,8		Dextrose	KESTEN und MOTT (1932)
Candida albicans, *Candida tropicalis,* *Candida macedoniensis,* *Candida robusta*	0,4—0,5	93—100	Dextrose Mannose	JONSEN (1955a)
Candida pseudotropicalis	0,4	100	Dextrose Mannose Spur Pentose	
Candida curvata	0,5	100	Dextrose Mannose Xylose	
Candida reukaufii	0,4	82	Mannane	BEUTMANN (1958)
Coccidioides immitis	3,23 Gesamt-N, 0,6 Amino-Säure-N	79,2	Dextrose und unidentifizierter Zucker (Monomethylmannose)	HASSID et al. (1943) (vgl. auch GOLDSCHMIDT und TAYLOR 1958)
Coccidioides immitis	3—4		Mannose Galaktose Monomethylmannose	PAPPAGIANIS und KOBAYASHI (1958, 1960)
Cryptococcus neoformans-Kapselsubstanz	0,3	60	Glucuronsäure Mannose Xylose	DROUHET, SEGRETAIN und AUBERT (1950)
Cryptococcus neoformans Typ A, B und C, Kapselsubstanz	weniger als 0,01	75	Glucuronsäure Mannose Xylose Galaktose (Spuren)	EVANS und MEHL (1951)

Tabelle 1. (Fortsetzung)

Pilzart	Stickstoffgehalt %	Reduzierender Zucker nach Hydrolyse %	Zuckerart	Autoren
Cryptococcus neoformans Typ B, Kapselsubstanz gereinigt	weniger als 0,01	75	Glucuronsäure Mannose Xylose	EVANS und THERIAULT (1953)
Cryptococcus neoformans (Stamm 3723)			Glucuronsäure Mannose Xylose Galaktose	GADEBUSCH und JOHNSON (1960, 1961)
Cryptococcus innocuus	0,3	47,5	6,7% Glucuronsäure, 18% Dextrose, 31% Pentose	EINBINDER, BENHAM und NELSON (1954)
Cryptococcus diffluens	0,3	63	Dextrose Mannose Xylose Glucuronsäure	BURCIK und BEUTMANN (1956)
Histoplasma capsulatum	0,046	vorhanden		CROSS und HOWELL (1948)
Nocardia asteroides	<0,5		D-Galaktose D-Arabinose	BISHOP und BLANK (1958)
Saccharomyces cerevisiae	0,19		Dextrose	MUELLER und TOMCSIK (1924)

Pilzart	Fraktion	Stickstoffgehalt %	Reduzierender Zucker nach Hydrolyse %	Zuckerart	Autoren
Torulopsis famata		0,25	84	Mannane	BEUTMANN (1958)
Torulopsis rotundata				Dextrose Mannose	MAGER und ASCHNER (1947)
Saccharomyces sp.		0,3	80	Dextrose	MIKULASZEK (1935)
Trichophyton sp.		6,75		Glucosamin	BLOCH et al. (1925)
Trichophyton mentagrophytes	C-1 C-2 I C-2 III	— 1,5 2,2	19 44 50	Dextrose Mannose Mannose	HUPPERT (1955)
Trichophyton gypseum		10% Eiweiß	30% (26—64% reduzierend)		MERKEL (1958)
Willia sp.		0,5—1,8		Dextrose	KESTEN und MOTT (1932)

Aus diesen Befunden ist ersichtlich, daß es sich bei den Polysacchariden regelmäßig um *komplexe Kohlenhydrate* mit nur einem *geringen Stickstoffgehalt* handelt. Nach milder Säurehydrolyse werden reduzierende Zucker verschiedener Zusammensetzung nachweisbar, die papierchromatographisch voneinander getrennt werden können. Die *serologischen Kreuzreaktionen* zwischen verschiedenen Sproßpilzarten werden nach BEUTMANN (1958) nicht durch Nucleotide, sondern durch *strukturelle Ähnlichkeiten* der meist vorhandenen *Mannane* bedingt. In gleicher Weise erklären PAPPAGIANIS und KOBAYASHI (1960) sowie PAPPAGIANIS, PUTMAN und KOBAYASHI (1961) die Antigengemeinschaften zwischen *C. immitis* und *H. capsulatum* mit der Ähnlichkeit der Zuckerbestandteile, die nach Hydrolyse der Pilzpolysaccharide freigesetzt werden.

b) Sitz der Antigene

Nach NEGRONI (1936), KLIGMAN (1947), STANLEY (1949), EVANS (1950) (EVANS u. KESSEL 1951, EVANS u. MEHL 1951, EVANS u. THERIAULT 1953), SEELIGER (1957a) u. a. ist der *Sitz* der serologisch reaktiven, aber nicht antigenen Polysaccharide in den äußeren Teilen der Zellwand zu suchen, bei bekapselten Pilzen, insbesondere *Cryptococcus neoformans*, auf den sich obengenannte Autoren in erster Linie beziehen, in der mehr oder weniger mächtigen Kapsel selbst.

Die *Kapselsubstanz* ist chemisch nicht einheitlich. ASCHNER und MAGER (ASCHNER u. Mitarb. 1945, MAGER u. ASCHNER 1947) sowie HEHRE u. Mitarb. (1949)

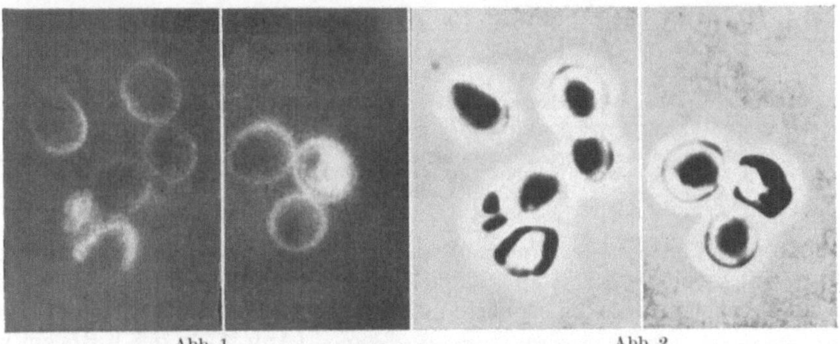

Abb. 1   Abb. 2

Abb. 1. Vegetative Zellen von *Candida albicans*. Einen Tag alte Kultur (Sabouraud-Dextrose-Agar) mit dem Gefriermikrotom geschnitten. Eine Zelle ist durchschnitten, weshalb auch das Plasma fluoresciert. Am Rande der Stelle, wo Cytoplasma ausgetreten ist, wird eine fluorescierende Grenzschicht sichtbar. Im Bilde halbmondförmig sieht man die leere Zellwand einer offenbar halbierten Zelle. Auch hier sind zwei zueinander konzentrisch gelagerte Antigen-Ringe erkennbar. Film: Ilford HP₃. Objektiv: Homogene Immersion. Endvergrößerung etwa 1600×. [Nach CH. KUNZ: Schweiz. Z. Path. **21**, 892—899 (1958)]

Abb. 2. Wie Abb. 1, jedoch Phasenkontrast-Aufnahme. Die beiden Antigenringe sind an der halbmondförmigen Zellwand als Grenzflächen sichtbar. [Nach CH. KUNZ: Schweiz. Z. Path. **21**, 892—899 (1958)]

haben neben dem Polysaccharid noch eine stärkeähnliche Substanz gefunden, die jedoch serologisch nicht aktiv zu sein scheint. Nachdem es LITTMAN (1958) gelungen ist, durch geeignete Nährböden (vgl. S. 610) die Voraussetzungen für die im Körper regelmäßige, aber auf künstlichen Substraten nicht immer ausgeprägte *Kapselbildung bei C. neoformans* zu schaffen, ist zu erwarten, daß noch manche offene Fragen hinsichtlich der serologischen Aktivität der Kapselmucopolysaccharide, -mucine und -amylose einer Klärung zugeführt werden können.

Durch Untersuchungen an Hefezellen mittels *fluoresceinmarkierter Antikörper* (Herstellung s. S. 658) konnte KUNZ (1958a) weitere Aufschlüsse über die *Verteilung der serologisch reaktiven Substanzen in der Pilzzelle* erbringen. Er beobachtete an einzelnen Zellen eine äußere fluorescierende Schicht, entstanden durch die Reaktion des markierten Antikörpers mit dem dort befindlichen Antigen. Darunter befand sich eine antigenfreie Zone. Weiteres Antigen wurde im gleichfalls fluorescierenden *Cytoplasma* nachgewiesen. Bei Austritt desselben ließ sich ein zweiter innerer Antigenring darstellen. KUNZ folgert, daß nicht nur die Zellwand, sondern auch das Cytoplasma Antigen enthält (Abb. 1 und 2).

Die antigenen Substanzen fanden sich bei den untersuchten Hefepilzen *(Hansenula anomala, Candida albicans* usw.*)* in gleicher Weise und Anordnung sowohl in den vegetativen Zellen [Sproßzellen, Pseudomycelfäden, Chlamydosporen (bei *C. albicans*)] als auch in den Asci bzw. Askosporen *(Hansenula)*.

Diese Befunde stehen in guter Übereinstimmung mit früheren chemischen und elektronenoptischen Untersuchungen und ergänzen die bereits vorhandenen

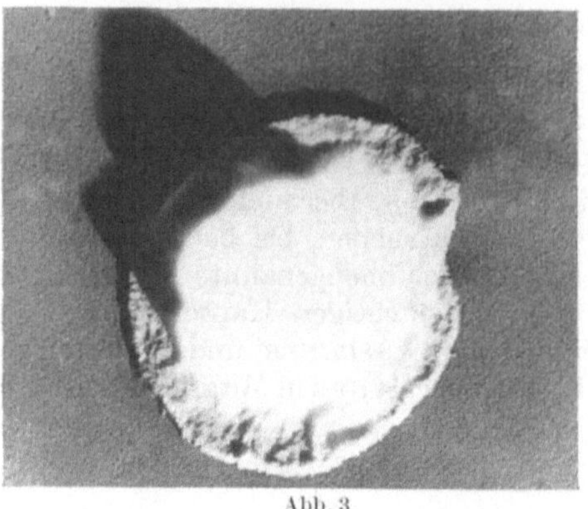

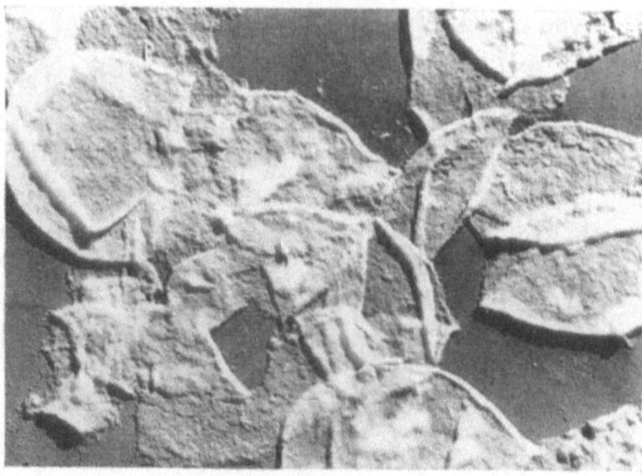

Abb. 3. *Histoplasma capsulatum*-Hefezelle, vor der Präparation mit Wasser gewaschen. Vergrößerung etwa 1:10000. [Nach E. Ribi u. S. B. Salvin mit Brown: Exp. Cell Res. **10**, 394 (1956)]

Abb. 4. Gereinigte Zellwände von *Histoplasma capsulatum*, nach Abtötung mit Äther, Zertrümmerung im Ultraschall und Trennung vom Protoplasma. Vergrößerung etwa 1:10000. [Nach S. B. Salvin u. E. Ribi: Proc. Soc. exp. Biol. (N.Y.) **90**, 287 (1955)]

Kenntnisse über den Sitz der Antigene in der Pilzzelle, die vor allem auf Salvin u. Ribi (1955) zurückgehen. Dabei hatte sich im elektronenoptisch kontrollierten Experiment gezeigt, daß die isolierten Zellwände von *Histoplasma capsulatum*

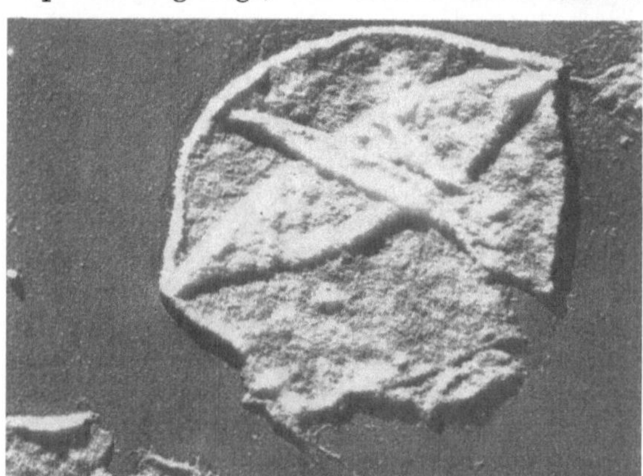

Abb. 5. Äußere, serologisch aktive Granulärschicht der Zellwand von *Histoplasma capsulatum*, bestehend aus Lipoid-, Eiweiß- und Eiweiß-Kohlenhydrat-Komplexen. Vergrößerung etwa 1:18000. (Von Dr. Ribi u. Dr. Salvin zur Verfügung gestellt)

(Abb. 3) in der KBR ein weitaus stärkeres Bindungsvermögen aufwiesen als gleiche Gewichtsmengen unbehandelter Zellen oder des isolierten Protoplasmas (Abb. 4). Die biologisch aktiven Substanzen fanden sich in einer äußeren granulären Schicht (Abb. 5), während die innere Schicht, die etwa 75% des Trockengewichts der Zellwand ausmacht, aus einem Netzwerk von Chitinfibrillen besteht (Abb. 6). Das von Salvin und Ribi (1955) aus *H. capsulatum* isolierte Chitin war serologisch inaktiv.

Es muß weiteren Untersuchungen vorbehalten bleiben zu klären, ob es sich bei den von Kunz (1958a) im Cytoplasma nachgewiesenen, serologisch aktiven Substanzen bereits um Vollantigene oder um ihre Vorstufen, die serologisch reaktionsfähigen, aber selbst nicht antigenen Haptene handelt. Hierfür würde sprechen, daß zellwandfreie Cytoplasmapräparationen eine schlechte bzw. überhaupt keine Antikörperstimulation bewirken.

Vorstehende Befunde stehen in prinzipieller Übereinstimmung mit den Beobachtungen von Douglas und Garrard (1958, Douglas et al.) an Streptomyceten, die allerdings keine Pilze sind, sondern in das Bakterienreich gehören. Durch

Behandlung mit *Ultraschall* und Einwirkung von *Lysozym* wurden serologisch reaktionsfähige Substanzen, mit denen sich rote Blutkörperchen des Kaninchens sensibilisieren ließen, nur aus der Zellwand extrahiert, in der sie auch mittels fluorescein-markierter Antikörper dargestellt werden konnten (Abb. 7).

Im Zellinneren wurden von DOUGLAS, ROBINSON u. CORKE (1958) ferner „Protoplasten"-ähnliche Strukturen festgestellt, die sich ebenfalls mit fluorochromierten Antikörpern färbten, obwohl sie rote Blutkörperchen nicht nachweisbar sensibilisierten (vgl. Abb. 8).

c) Gewinnung der Antigene

Bei den zur mykologischen Serodiagnostik benutzten Antigenen handelt es sich um unzerstörte Pilzzellen, homogenisierte kleinste Pilz- bzw. Mycelverbände, Extrakte aus den Pilzen, Lysate, Kulturfiltrate oder um chemisch aufbereitete Fraktionen derselben.

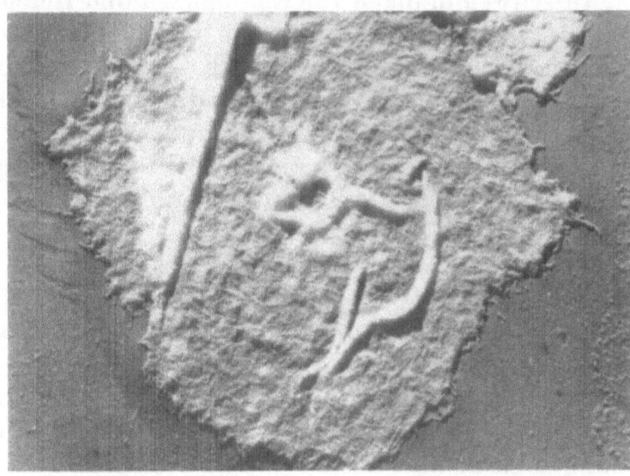

Abb. 6. Innere, serologisch inaktive Fibrillärschicht der Zellwand von *Histoplasma capsulatum*, zu 75% des Trockengewichts aus Chitin bestehend. Vergrößerung etwa 1:15000. (Von Dr. RIBI u. Dr. SALVIN zur Verfügung gestellt)

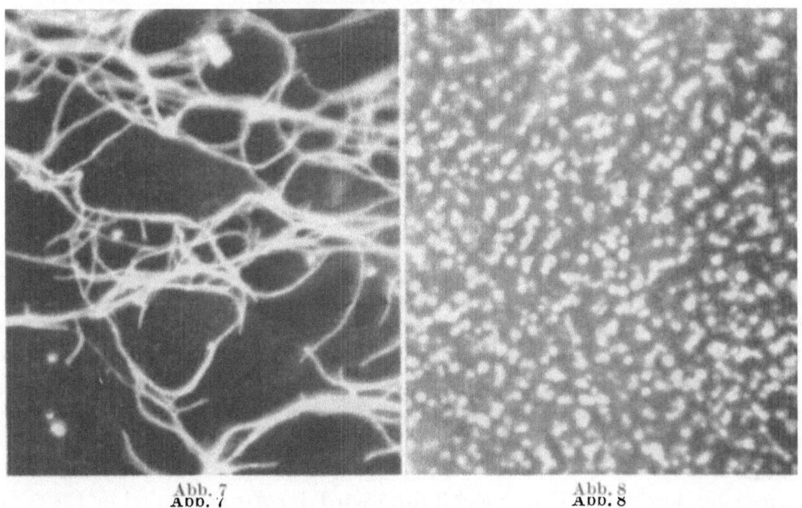

Abb. 7. *S. fradiae*-Fäden nach Anfärbung mit Fluorescein-markierten Antikörpern

Abb. 8. „Protoplasten" von *S. fradiae* nach Anfärbung mit Fluorescein-markierten Antikörpern. [Nach R. J. DOUGLAS u. E. H. GARRARD: Canad. J. Microbiol. 4, 557 (1958)]

Die morphologische Vielgestaltigkeit der Pilze und die Eigenheiten ihres Wachstums bringen eine Vielzahl von Methoden zur Antigengewinnung mit sich, die hier auszugsweise erörtert seien.

α) Antigene aus unzerstörten Pilzzellen und Pilzverbänden

Zur künstlichen Immunisierung von Tieren wie für Agglutinations- und Agglutininabsättigungsversuche und zahlreiche andere Verfahren werden *homo-*

gene Antigene benötigt. Vielfach bedient man sich hierzu unzerstörter Pilzzellen. Durch die Eigenheiten des Pilzwachstums ist aber die Homogenität solcher Abschwemmungen und Kulturen oft in Frage gestellt.

Aufschwemmungen von Sproßpilzen und Hefephasen. Am einfachsten gestalten sich die Verhältnisse bei Pilzen, die auf Oberflächenkulturen in glatten, butterweichen, leicht suspendierbaren Kolonien und im flüssigen Substrat gleichmäßig homogen, gegebenenfalls unter Sediment-, aber nicht mit echter Häutchenbildung wachsen (z. B. *Candida albicans* und verwandte Arten, *Cryptococcus neoformans* sowie die Hefephasen der auf S. 612 aufgeführten Arten). Vgl. hierzu Thjøtta u. Mitarb. (1951). Das gesamte Kulturmaterial besteht bei solchen Pilzen aus Sproßzellen (Blastosporen).

Die Kulturmasse wird nach entsprechender Bebrütungsdauer (z. B. 48 Std bei *Candida*- und *Cryptococcus*-Arten, 7 Tage bei Hefephasen von *H. capsulatum* usw.) entweder mit steriler physiologischer Kochsalzlösung, p_H 7,0 oder mit Phosphat- bzw. Veronal-Pufferlösung, p_H 7,0—7,3, von der Oberfläche halbstarrer Nährböden abgeschwemmt oder durch scharfes Zentrifugieren vom flüssigen Substrat getrennt und anschließend in einer der nachstehenden Pufferlösungen suspendiert.

Rezeptur der Pufferlösungen

a) Phosphatpufferlösung, p_H 7,0

Stammlösung:	NaH_2PO_4	28,81 g
	Na_2HPO_4	125,0 g
	Aqua dest.	1000,0 ml
Herstellung der Pufferlösung:	NaCl puriss.	8,5 g
	Phosphatpufferstammlösung	20,0 ml
	Aqua dest. ad	1000,0 ml
	15 min bei 1,1 atü autoklavieren	

b) Veronalpufferlösung p_H 7,3—7,4

Herstellung: 5,75 g 5,5-Diäthylbarbitursäure werden in 500 ml heißen Wassers gelöst, dazu werden 3,75 g Natrium-5,5-Diäthylbarbiturat und 85 g NaCl gegeben. Das Ganze wird mit Aqua dest. auf 2000 ml aufgefüllt. — Zum Gebrauch wird diese Stammlösung mit 4 Teilen Aqua dest. gemischt. Das p_H beträgt 7,3—7,4. Die Lösung verträgt 15 min Autoklavieren bei 1 atü.

Es ist ratsam, bereits bei diesem Vorgang, gegebenenfalls noch vor dem Zentrifugieren der flüssigen Kulturen, die Pilze abzutöten. Hierbei ist darauf zu achten, daß durch das jeweils angewandte Verfahren der Antigenbestand der Zellen möglichst unverändert bleibt.

Serologisch reaktive Pilzbestandteile befinden sich nicht nur im Zelleib, sondern auch im umgebenden Milieu, d. h. im flüssigen Substrat oder im Suspensionsmittel.

Abtötung der Antigene. Durch Erhitzung wird der Austritt solcher Bestandteile in die flüssige Phase gefördert. Zuverlässig wird die *Abtötung* durch *einstündige Erhitzung* auf 80°C erreicht. Anschließend wird zur Konservierung 0,3—0,5% *Phenol* zugesetzt. Dieses Verfahren ist für den Antigenbestand der Pilzzelle schonender, insbesondere für die *thermolabilen Oberflächen- oder Hüllantigene*, wie sie von Tsuchiya u. Mitarb. (1955) bei *Candida*-Arten nachgewiesen wurden, als *Kochen* oder *Autoklavieren*, wodurch die thermolabilen Leibessubstanzen zerstört werden. Auf das Reaktionsvermögen der thermostabilen, an die Zellwand gebundenen Körperantigene hat der Erhitzungsprozeß keinen nachteiligen Einfluß. Vorsicht ist allerdings geboten, wenn anstelle des üblichen Kochens autoklaviert wird. Nach eigenen Erfahrungen sind autoklavierte Pilzaufschwemmungen wegen ihrer Neigung zur *Spontanagglutination* häufig unbrauchbar. Bei kapselbildenden Pilzen, z.B. *Cryptococcus neoformans*, wird eine Zerstörung der Kapselantigene auch durch mehrstündiges Autoklavieren nicht erreicht. In der Praxis ist deshalb das Autoklavieren von Pilzantigenen zum Zwecke der Antigenherstellung meist entbehrlich.

Ein sehr *schonendes* Abtötungsverfahren besteht in der Zugabe von 0,3—0,5% Formalin zu den lebenden Aufschwemmungen, wodurch diese bei 37°C in 2 bis 3 Tagen abgetötet werden. Werden Erhitzung und Formalisierung kombiniert angewandt, ist es ratsam, das Formalin erst nach der Erhitzung zuzusetzen (JONSEN 1955b). Im Kühlschrank werden zur Abtötung etwa 7 Tage benötigt.

Durch zwei bis dreimaliges *Waschen* in einem der genannten Suspensionsmittel werden die Antigene von Nährbodenbeimengungen soweit als möglich befreit.

Einstellung der Antigene. Zur Erzielung *vergleichbarer* Ergebnisse ist es unerläßlich, daß man die Vollantigene auf einen bestimmten *Ausgangswert* einstellt. Dieser ist jeweils vom Untersucher festzulegen. Die *Einstellung* kann entweder volumetrisch, nephelometrisch, durch Bestimmung des Trockengewichts oder durch quantitative Stickstoffanalyse erfolgen. Am einfachsten ist die volumetrische Eichung. Dabei wird das gewaschene Vollantigen in graduierten Röhrchen eine festgelegte Zeit bei bestimmter Tourenzahl (z.B. 15 min bei 3000 Umdrehungen pro Minute) zentrifugiert. Das sedimentierte Antigen wird dann in Kochsalz oder Phosphatpufferlösung auf die gewünschte, z.B. 1%ige, Konzentration gebracht.

In konzentrierter Form sind formolisierte Vollantigene im Kühlschrank bei +4°C monatelang haltbar. — Die *Gebrauchsverdünnungen* werden auf eine Dichte von annähernd 10^9 Bakterien pro Milliliter eingestellt. Dies entspricht dem Bariumsulfat-Standard Nr. 3 von MACFARLAND.

Bariumsulfat-Vergleichsreihe nach MACFARLAND *zur Trübungsmessung mikrobieller Suspensionen*

Lösung I   1% H_2SO_4 in Aqua dest.

Lösung II   1% BaCl in Aqua dest.

Herstellung der Vergleichsreihe. Die beiden Lösungen werden im angegebenen Verhältnis gemischt und in Röhrchen der gleichen Größe abgefüllt, wie sie auch zur Herstellung der Antigen-Verdünnungen benutzt werden. Die Röhrchen der Vergleichsreihe können zugeschmolzen praktisch unbegrenzt aufbewahrt werden. Vor vergleichenden Trübungsmessungen sind sie kräftig zu schütteln.

Vollantigene von Strahlenpilzen. Wesentlich umständlicher gestaltet sich die Herstellung von Vollantigenen, wenn sich die Pilze infolge ihrer kulturellen Eigentümlichkeiten nicht gleichmäßig homogenisieren lassen. Dies ist bei den meisten sog. Strahlenpilzarten der Fall, desgleichen bei Kahmhefen. Bei *Nocardia asteroides*, als Beispiel für Strahlenpilze, kommt es bei 6—10tägiger Bebrütung bei 37°C zu einem meist knorpelig-harten, streuselkuchenartigen Wachstum auf der Oberfläche von Agar-Medien.

Röhr-chen-Nr.	1% H_2SO_4 ml	1% BaCl ml	Entsprechend einer Bakterien-verdünnung (annähernd) in Millionen
1	9,9	0,1	300
2	9,8	0,2	600
3	9,7	0,3	900
4	9,6	0,4	1200
5	9,5	0,5	1500
6	9,4	0,6	1800
7	9,3	0,7	2100
8	9,2	0,8	2400
9	9,1	0,9	2700
10	9,0	1,0	3000

Im flüssigen Substrat tritt das Wachstum in Form kompakter Submerskolonien und einer runzligen Oberflächenhaut in Erscheinung, die erst bei starkem Schütteln in mehr oder weniger große Fetzen zerfällt.

Homogenisierung. Durch mehrstündiges mechanisches Schütteln in Anwesenheit von Glasperlen lassen sich diese Pilzverbände zwar in noch kleinere Fetzen und Partikel zersprengen, aber nicht homogenisieren. Vor die Aufgabe gestellt, homogene Pilzaufschwemmungen zu gewinnen, versuchte AOKI (1935) schon Anfang dieses Jahrhunderts eine feine Verteilung der Strahlenpilze durch Zerreiben der Keimverbände mit Hilfe von Scheuersand im Mörser zu erreichen. Dieses Verfahren wurde von SHAFFER und SCHNEIDAU (1956, 1960) wesentlich verbessert.

Diese Autoren benutzten zur Züchtung das vorstehend (s. S. 609) angegebene flüssige Asparagin-Medium. Die Keime werden mit 1% Phenol abgetötet und 15—20 min mit 1—2 Volumina von sterilem *Celite*, einer fein zermahlenen Diatomeen-Erde, zu einer dicken Paste verrieben, der kleine Mengen eines Verdünnungsmittels zugefügt werden, das aus 0,15 m NaCl-Lösung, gepuffert mit 0,025 m Kalium-Phosphaten (pH 7,2—7,4), versetzt mit 0,3% Phenol und 0,1% Na-Taurocholat, besteht. Anschließend wird die Paste mit dem Verdünnungsmittel auf ein Gesamtvolumen von 100 ml aufgefüllt und 10 min im „Waring-Blender" (maschineller Zerkleinerer) behandelt. Danach werden nochmals 50 ml des Verdünnungsmittels zugefügt. Die Suspension wird 10 min bei 600—700 U/min zentrifugiert. Das gebrauchsfertige, suspensionsstabile Antigen findet sich dann im Überstand, während sich die nicht fein verteilten Teilchen und das Celite im Sediment absetzen.

Betreffs einer weiteren, zuverlässigen Technik zur Herstellung homogener Aufschwemmungen aus *A. israelii* sei auf eine neuere Arbeit von CHRISTIE und PORTEOUS (1960) sowie auf die interessanten Befunde von BEVIS (1961) verwiesen.

Bei der Homogenisierung von Kahmhefen haben wir mit zufriedenstellendem Ergebnis *Glashomogenisatoren* verwandt, wie sie beim Emulgieren von Mykobakterien usw. in der Bakteriologie benutzt werden.

Ultraschallbehandlung. Die Homogenisierung solcher schwer suspendierbarer Pilzverbände wird auch durch die Anwendung des *Ultraschalls* ermöglicht, eine Methode, die sich für die Bereitung von Strahlenpilzaufschwemmungen bewährt hat (HEINRICH und ANGERER 1953, LUDWIG und HUTCHINSON 1949, SEELIGER 1954, 1957a).

Bei einer Frequenz von 30 kHz sind hierbei Beschallungszeiten von 30—45 min erforderlich, um eine ausreichende Zerkleinerung der Keimverbände zu erzielen. Der Beschallungseffekt zeigt sich makroskopisch in einer zunehmenden Trübung des Suspensionsmittels und mikroskopisch in einem weitgehenden Zerfall der Keimverbände mit Auftreten reichlicher, einzeln gelagerter Stäbchen und Fäden. Größere Zellverbände lassen sich allerdings nicht immer mit Sicherheit homogenisieren. Deshalb ist erforderlich, die beschallten Kulturen nach Absetzenlassen der verbliebenen größeren Partikel bzw. nach vorsichtigem Zentrifugieren mit geringer Tourenzahl durch eine Schicht von mehreren Lagen steriler Gaze zu filtrieren.

Zermörsern und Beschallung versagen jedoch bei dem Versuch, die zähen Mycelrasen von Hyphomyceten ausreichend zu zerkleinern. Dies gelingt nur mechanisch-maschinell mit Hilfe von Homogenisatoren bzw. Mix-Geräten (Einzelheiten s. SEELIGER 1954, 1957a).

Conidien- und Sporensuspensionen. Derartig zerkleinerte Mycelverbände kommen für viele antigen-analytische Pilzuntersuchungen sowieso nicht in Betracht. Sie sind jedoch zur Herstellung von Immunseren und auch für die Durchführung von Komplementbindungsreaktionen oder für Extraktionsversuche erforderlich. Vielfach verzichtet man deshalb auf die Herstellung solcher Vollantigene und zieht die leichter zu handhabenden *Conidien-* oder *Sporensuspensionen* (Blasto- und Arthrosporen) vor. Das hat natürlich zur Voraussetzung, daß die betreffende Kultur ausreichend sporuliert. Bekanntlich ist dies, z. B. bei den Dermatophyten, häufig nicht der Fall, vor allem dann, wenn es sich um ältere pleomorphe Laboratoriumskulturen handelt. Gelegentlich gelingt es zwar, die Sporulation durch Wachstum auf bestimmten Nährböden und natürlichen Substraten, wie Reis, Hafermehl, Erde usw., anzuregen. Aber selbst dann, wenn ausreichend Conidien gebildet werden, bereitet es oft noch erhebliche Schwierigkeiten, diese homogen aufzuschwemmen. Die verschiedenen Pilzarten verhalten sich dabei recht unterschiedlich. Conidien von *Allescheria boydii* bzw. *Monosporium apiospermum* werden z. B. nach 10tägigem Wachstum vom Verdünnungsmittel sehr gut aufgenommen und bilden mit diesem eine homogene Suspension. Zwar setzt sich diese rasch ab, aber sie läßt sich auch leicht wieder aufschütteln. Die Conidien verklumpen dabei nicht spontan,

sondern erst nach Zusatz von homologem Antiserum (Abb. 9 und 10). Derartige Aufschwemmungen lassen sich wie Bakteriensuspensionen behandeln. Sie sind gut injizierbar und bei Aufbewahrung im Kühlschrank bei $+ 4^0$C mehrere Monate brauchbar. Aber schon bei der eng verwandten Art *Indiella americana*, wahrscheinlich eine kulturelle Variante von *Monosporium apiospermum*, versagt dieses Verfahren. Die Conidien dieser Art sitzen auf relativ langen Conidien-Trägern, die beim Aufschwemmen mit abbrechen, so daß die Suspension infolge unterschiedlicher Teilchengröße inhomogen wird. — Die Conidien vieler anderer Pilzarten, z.B. der meisten Dermatophyten, sind schlecht benetzbar, so daß es in der beschrie-

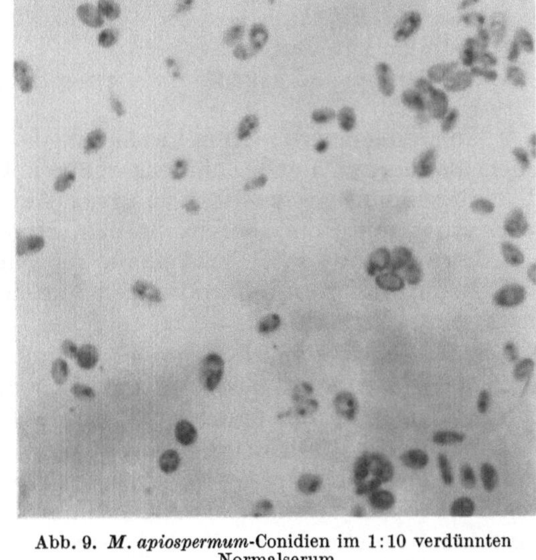

Abb. 9. *M. apiospermum*-Conidien im 1:10 verdünnten Normalserum

benen Weise meist nicht möglich ist, homogene Aufschwemmungen zu erhalten. Manchmal mischt sich nur ein Teil von ihnen mit dem Lösungsmittel, während der Rest unter Bildung von Klümpchen an der Oberfläche flottiert. Dieses Verhalten trifft man nicht selten auch bei *Aspergillus-*, *Penicillium-* und *Cladosporium*-Arten. Durch Beschallung lassen sich derartige Conidien-Aggregate nur unvollkommen zertrümmern. Dagegen lösen sie sich nach Zusatz von *Netzmitteln* rasch auf.

Verwendung von Netzmitteln. Hierzu hat sich das bekannte Netzmittel „Tween 80", ein Ester des Sorbitanmonooleats, in einer Endkonzentration von 0,1% als brauchbar erwiesen. Wird dieses Netzmittel einer nicht homogenen Conidien-Aufschwemmung zugesetzt, entsteht in der inhomogenen Flüssigkeit nach kurzer Einwirkungsdauer, am besten nach kräftigem Schütteln, eine völlig gleichmäßige Trübung, bewirkt durch die nunmehr fein verteilten Pilz-Conidien. Durch mehrfaches Waschen läßt sich der größte Teil des Netzmittels

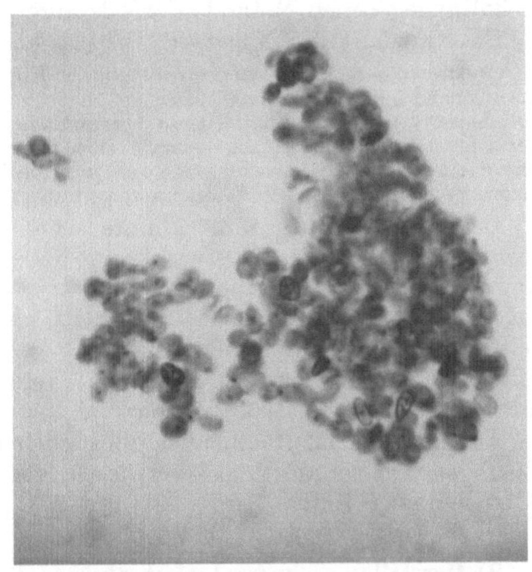

Abb. 10. *M. apiospermum*-Conidien im 1:10 verdünnten Immunserum einer Patientin mit Monosporium-Maduromykose

wieder entfernen. Auf das serologische Verhalten hat die Anwesenheit verbleibender Restmengen des Netzmittels anscheinend keinen wesentlichen Einfluß.

Aus *Makroconidien* lassen sich nur unter großen Schwierigkeiten homogene Aufschwemmungen herstellen. Die Teilchen sind infolge ihrer beträchtlichen Größe für serologische Versuche kaum geeignet.

Neuerdings sind auch Antigene aus den *Endosporen* der Sphärulen von *C. immitis* gewonnen worden. Betreffs der Bereitung solcher Vaccinen wird auf Levine et al. (1960, 1961) verwiesen.

Zusammenfassend stehen somit *verschiedene Möglichkeiten zur Gewinnung homogener Pilzaufschwemmungen* aus unzerstörten Pilzzellen bzw. zerkleinerten Pilzverbänden zur Verfügung:

1. Verwendung homogener Aufschwemmungen aus Oberflächen- und Bouillonkulturen;

2. Verwendung von Aufschwemmungen aus Mycelverbänden nach gründlichem Zermörsern unter Zuhilfenahme von Quarzsand oder Diatomeenerde;

3. Herstellung geeigneter homogener Aufschwemmungen durch mechanische Bearbeitung mit Homogenisatoren bzw. Mix-Geräten;

4. Verwendung von Aufschwemmungen nach Behandlung im Ultraschallgerät;

5. Benutzung von Mikroconidien-Aufschwemmungen, gegebenenfalls nach Zusatz eines Netzmittels.

Schließlich sei darauf hingewiesen, daß es auch möglich ist, Vollantigene durch eine *Kombination* verschiedener Methoden zu erhalten, z. B. durch mechanische Zerkleinerung mit nachfolgender Beschallung.

Antigene für Kapselreaktion. Werden *bekapselte Pilzaufschwemmungen* für die Durchführung der *Kapselreaktion* benötigt, was in erster Linie bei *Cryptococcus neoformans* und verwandten Arten in Frage kommt, ist die Züchtung auf Littmans Kapselmedium (1958) ratsam, da nicht alle *C. neoformans*-Stämme auf den üblichen Nährböden ausreichend große Kapseln bilden. Die einmal vorhandenen Kapseln werden durch keines der genannten Abtötungsverfahren in ihrer serologischen Reaktionsfähigkeit geschädigt. Nur durch relativ drastische chemische Eingriffe lassen sie sich z. T. zerstören, z. B. nach der von Benham (1935) angegebenen Methode der salzsauren Hydrolyse.

Gadebusch (1958) führt die *Dekapsulation* in folgender Weise durch:

Cryptococcus-Zellen werden für 60 min der Einwirkung von n/5 HCl bei 80°C ausgesetzt, anschließend mit NaOH neutralisiert und scharf zentrifugiert. Das Sediment wird mit einem Volumen CS_2 bei 5°C geschüttelt, dann zentrifugiert und mit Aqua dest. dreimal gewaschen. Der Überstand reagierte nach jedem Waschen in den üblichen Eiweißproben negativ; gab aber nach dem ersten Waschen noch eine positive Molisch-Probe. Danach zeigten sich keine Anzeichen mehr für das Vorhandensein von ausgewaschenen Kohlenhydraten. —

Der gleiche Autor (1960) konnte später die Entkapselung auch *enzymatisch* bewerkstelligen. Allerdings wirkte das aus einem *Alkaligenes*-Stamm gewonnene Enzym nicht auf die Kapseln aller *C. neoformans*-Stämme, sondern spezifisch nur auf die nicht zu den Typen A—C (Evans) gehörende Kultur 3723. Die Besonderheiten des Reaktionsvermögens von *Cryptococcus*-Kapseln gegen Normal- und Antiseren, gegen Polysaccharide und verschiedene Chemikalien wurden ausführlich von Evans (1962) erörtert.

Antigene aus Pilzfragmenten. Bezüglich der Herstellung von *Antigenen aus Pilzfragmenten* sei auf S. 644 verwiesen (vgl. Cozad und Larsh 1960, Kemp und Solotorovsky 1961).

β) Herstellung von serologisch aktiven, löslichen Substanzen aus Pilzzellen

Zahlreiche serologische Reaktionen, z. B. die Präcipitationsreaktion, Komplementbindungsversuche, Intracutan-Teste usw., werden nicht mit Vollantigenen aus unzerstörten Pilzzellen, sondern mit *gelösten Substanzen* durchgeführt, die aus Pilzkulturen extrahiert werden. Derartige lösliche Produkte dienen auch zur Sensibilisierung von roten Blutkörperchen und kolloidalen Teilchen für die Durchführung entsprechender Agglutinationsversuche. Für solche lösliche Substanzen und Extrakte wird vielfach der Ausdruck „Antigene" verwandt; meist allerdings zu Unrecht, da diese Stoffe sehr häufig nur *Haptenfunktion* besitzen und ohne Komplettierung nicht als Vollantigene wirken, d.h. nicht in der Lage sind, die Bildung von Antikörpern zu stimulieren (vgl. KABAT u. MAYER 1948, RAFFEL 1953).

Eine große Zahl von Verfahren teils physikalischer, teils chemischer Natur ist für die Herstellung solcher Lösungen oder Extrakte beschrieben worden. Im Grunde laufen alle auf dasselbe hinaus: Eine *möglischt schonende Trennung* der serologisch reaktionsfähigen, löslichen Leibessubstanzen vom Zellrest zu erreichen.

Kulturfiltrate. Durch *Diffusion* und *autolytische Vorgänge* kommt es schon beim Pilzwachstum im flüssigen Milieu zum Übertritt löslicher Antigenbestandteile in die Kulturflüssigkeit. Mit zunehmender Bebrütungsdauer reichern sich solche Substanzen im Substrat an. Nach Trennung der corpusculären Pilzbestandteile von der flüssigen Phase durch Zentrifugieren oder Filtration erhält man *Rohfiltrate*, die für serologische Versuche oft ausreichend sind. Durch Schütteln der Kulturen während des Wachstums läßt sich der Gehalt an löslichen Substanzen in Roh-Kulturfiltraten noch verstärken. — Den Filtraten haftet jedoch der Nachteil an, daß sie neben den löslichen Pilzsubstanzen auch noch Nährbodenmaterial enthalten. Dies läßt sich auf verschiedene Weise entfernen. Bei Verwendung synthetischer Substrate werden die Nährbodenbestandteile und zahlreiche Stoffwechselprodukte der Kulturen durch einfache *Dialyse* des Kulturfiltrats gegen Leitungswasser abgetrennt; denn die relativ großen Polysaccharid- und Eiweiß-Moleküle vermögen — im Gegensatz zu den Salzen, Zuckern und Aminosäuren der Nährböden — nicht die Cellophanhülle zu passieren.

Autolysate. In ähnlicher Weise lassen sich auch *Autolysate* von Pilzaufschwemmungen herstellen, indem man die abgeschwemmten Pilze im Verdünnungsmittel mehrere Tage im Kühlschrank stehen läßt. Durch wiederholtes *Tiefgefrieren und rasches Auftauen* wird die Zellauflösung erheblich beschleunigt. Das gleiche wird auch durch gründliche mechanische Zerkleinerung erreicht, wobei lösliche präcipitierbare Substanzen in das Suspensionsmittel bzw. Waschwasser überführt werden. Die Reinigung solcher Autolysate erfolgt in der angegebenen Weise.

Mit der Gewinnung solcher serologisch aktiver Autolysate aus verschieden virulenten Stämmen von *C. immitis* unter wechselnden Ernährungsbedingungen haben sich besonders PAPPAGIANIS et al. (1957, PAPPAGIANIS und KOBAYASHI 1958) befaßt. Sie fanden unter anderem bei Verminderung des Stickstoffangebots eine beträchtliche Erhöhung der Polysaccharidausbeute, während die Anwesenheit von NH_4Cl als N-Quelle eine merkliche Verminderung der Polysaccharidmenge im Autolysat bewirkte, wahrscheinlich als Folge der Säuerung des Substrats. Die Autolyse des Mycels ist *an ein entsprechendes alkalisches p_H* (hier 8,4—8,7) *gebunden*. In neueren Untersuchungen erhielten die kalifornischen Forscher (PAPPAGIANIS et al. 1961) bei der Autolyse junger, d.h. nur 3 Tage alter, *C. immitis*- und *Histoplasma*-Mycelien in An- und Abwesenheit von 3 Volumprozent Toluol ein serologisch aktives Material, das etwa 60—70% der Pilzkulturmasse repräsentiert. Das immunologisch aktive Prinzip fand sich in dem Zehntel der gelösten Bestandteile, das sich nicht dialysieren ließ. Es besteht aus 3—4% Stickstoff und zu 60—70% Kohlenhydraten (s. Tabelle 1). Die Lysate zeichneten sich durch einige bemerkenswerte Eigenschaften aus: sie waren nicht antikomplementär, fixierten in Gegenwart von Immunserum Komplement, präcipitierten homologe Antikörper und provozierten bei Infizierten positive Cutanreaktionen. Wichtig ist, daß die komplementbindenden Eigenschaften der Lysate durch Säuerung auf p_H 3,0 abgeschwächt und durch Erhitzung zerstört wurden, während Papain und 80% Alkohol die Bindungsfähigkeit nicht beeinflußten.

Durch fraktionierte Fällung mit Äthylalkohol ließen sich überdies in vorgenannten Versuchen die präcipitierenden und komplementbindenden Eigenschaften der Autolysate trennen.

Kochextrakte. Will man auf thermolabile, lösliche Substanzen verzichten, genügt einfaches Kochen oder *Autoklavieren* der flüssigen Kulturen oder Pilzaufschwemmungen, um das Suspensionsmittel mit löslichen Pilzsubstanzen anzureichern. Man spricht dann von Kochextrakten.

Polysaccharidantigene. Unter Berücksichtigung der Tatsache, daß die Anwesenheit von polysaccharidhaltigen Substanzen für die Durchführung serologischer Reaktionen meist entscheidend ist, bezweckt ein großer Teil der beschriebenen Methoden die Extraktion dieser Zellbestandteile. Dies erfolgt neben den genannten physikalischen Verfahren vor allem chemisch. Aus der Fülle der Extraktionsverfahren seien nur einige herausgenommen:

Extraktion mit Trichloressigsäure nach Boivin *und* Mesrobeanu *(1937).*

Hierzu wird das gewaschene Pilzmaterial mit 10—20 ml n/2-Trichloressigsäure 12 Std bei + 4°C extrahiert, das Lösliche durch Zentrifugieren vom Rückstand getrennt und unter Zusatz von n/4 NaOH auf ein p_H von 7,2 eingestellt. Der Zusatz der vierfachen Menge von Äthyl- oder Methylalkohol bewirkt die Entstehung eines wasserlöslichen Niederschlags, der eine positive Molisch-Reaktion gibt und das Präcipitinogen darstellt.

Extraktion mit Formamid nach Fuller *(1938).*

Mit Hitze abgetötetes und zerkleinertes Pilzmaterial wird einmal mit isotonischer NaCl-Lösung gewaschen. Das nach scharfem Zentrifugieren gewonnene Sediment wird mit 0,6 ml Formamid versetzt und 15 min ins Ölbad von 160°C gebracht. Nach Abkühlen werden 0,3 ml HCl-Alkohol (5 ml n/HCl in 95 ml 96%igem Äthylalkohol) zugesetzt. Der sich bildende Niederschlag wird nach dem Zentrifugieren verworfen. Die überstehende Flüssigkeit wird mit 2 ml Aceton versetzt und der entstehende Niederschlag abzentrifugiert. Das Sediment wird nach Verwerfen des Überstandes in 1 ml physiologischer NaCl-Lösung aufgenommen. Diese Lösung wird mit n/10 Na_2CO_3 auf ein p_H von 7,2 eingestellt und ist bei + 4°C mindestens ein Jahr haltbar.

Extraktion mit 2 n/H_2SO_4 bei 100°C, für 8 Std nach Burcik *und* Beutmann *(1956).*

Extraktion mit heißem alkoholischen Alkali nach Jonsen *(1955 b).*

Methode. Etwa 1 g getrocknete Hefezellen werden in 10 ml einer Mischung von 25 g KOH (anhydr.) plus 100 ml 96% C_2H_5OH aufgeschwemmt, 20 min im Wasserbad bei 75°C erhitzt und danach ¹/₂ Std bei 2000 U/min zentrifugiert. Der Überstand wird verworfen und das Sediment mit 10 ml der angegebenen Lösung in gleicher Weise behandelt. Das erhaltene Sediment wird in 5—10 ml Aqua dest. aufgenommen und diese Lösung nach Zentrifugieren mit einem Volumen 96% Äthylalkohol in Gegenwart einiger Tropfen Acetatpuffer versetzt. Das sich bildende Sediment wird in Aqua dest. aufgenommen und in der Kälte bei 12000 U pro min zentrifugiert. Der Überstand wird gegen Aqua dest. dialysiert, erneut scharf zentrifugiert und mehrmals mit Alkohol in Anwesenheit von Acetatpuffer repräcipitiert. Das endgültige Sediment wird mit 96% Alkohol gewaschen und getrocknet.

Extraktion mit Acetatpuffer nach Jonsen *(1955 b).*

Der Extraktionsgang wird bei p_H 6 und 0°C durchgeführt. Obwohl Jonsen vom Sproßpilzkulturwachstum von 200 Sabouraud-Agar-Platten ausging, betrug das trockene Endprodukt gewichtsmäßig nur Bruchteile von Prozenten des Ausgangsmaterials.

Methodik. Das Kulturwachstum wird in 0,3 Mol Acetatpuffer, p_H 6, zu einer Paste verrührt; diese wird in einer eisgekühlten Kugelmühle 48 Std zermahlen und anschließend 1 Std bei 2200 U/min zentrifugiert. Der Überstand wird zu gleichen Teilen mit 96% Äthylalkohol versetzt und das sich bildende Sediment für die weiteren Arbeitsgänge aufbewahrt. Zur Erhöhung der Ausbeute wird die Paste noch mehrmals (bis dreimal) gemahlen und das Alkoholpräcipitat in vorstehender Weise gesammelt. Das gesammelte Präcipitat wird in Aqua dest. aufgelöst, über Nacht bei 0°C stehengelassen und 3 Std bei 5000 Umdrehungen zentrifugiert. In 100 ml dieser Lösung werden 10 g Natriumacetat und 1 ml Eisessig zugegeben und mit 20 ml Chloroform plus 4 ml Butylalkohol wiederholt geschüttelt, bis sich nach 24 Std Schütteln keine Zwischenschicht mehr bildet. Die Zwischenschichten werden gewaschen und der enteiweißten Gesamtlösung wieder zugesetzt, die dann mit einem Volumen 96%igen Äthylalkohols präcipitiert wird. Nach Aufnahme des Sediments in Aqua dest. wird dieses 30 Std gegen Aqua dest. dialysiert und die dialysierte Lösung zentrifugiert. Dem Überstand wird erneut 1 Vol. 96% Äthylalkohol zugegeben und das Ganze über Nacht bei 0°C stehengelassen. Der weitere Gang wird schematisch veranschaulicht.

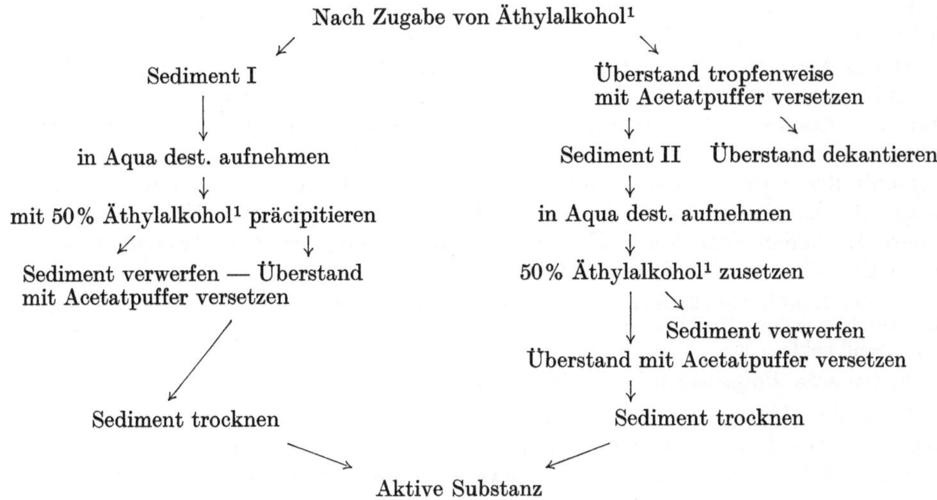

[1] 1 Teil Lösung plus 1 Teil 96% Alkohol.

Glykolextraktion mit nachfolgender Borat-Cetavlon-Präcipitation nach TROTTER (briefl. Mitt. 1959)[1].

Die Pilzkultur wird im *Oberflächenverfahren* gezüchtet, nach 4 Wochen geerntet, in Aceton getrocknet und zu einem feinen Pulver zermahlen. In der *Tiefenkultur* (flüssiges Medium aus 2% säurehydrolysiertem Casein mit 4% Dextrose) wird der Pilz unter ständiger Belüftung und unter ständigem Umrühren 7 Tage bebrütet. Das Mycel wird durch Filtration oder Zentrifugieren von der flüssigen Phase getrennt und in ein Acetonpulver überführt. Dieses wird dreimal mit Äthylenglykol extrahiert, dialysiert, seitzfiltriert und lyophilisiert. Eine wäßrige Lösung dieses Extraktes wird mit 3 Vol. Äthylalkohol gefällt und ebenso als Komplex mit Borat-*Cetavlon* bei p_H 9 [vgl. „Eine Methode zur Reinigung von Polysacchariden" nach S. A. BARKER, M. STACEY and G. ZWEIFEL, Chem. and Ind. 330 (1957)]. — Das gereinigte Polysaccharid aus Trichophytin enthält Dextrose und Mannose zu etwa gleichen Teilen mit etwa 1% Stickstoff. Es verursacht typische Intracutanreaktion, hat aber seine Bewährung in der serologischen Technik noch zu erbringen.

Durch Kombination physikalischer und chemischer Methoden gewann SEELIGER (1957, 1957a) präcipitierbares Pilzpolysaccharid nach folgendem Verfahren:

Als Ausgangsmaterial dient das Waschwasser oder die Kochflüssigkeit von Pilzaufschwemmungen nach 30 min Erhitzung im Autoklaven bei 1 atü. Das *Waschwasser* wird in folgender Weise hergestellt. Die Kulturaufschwemmung wird auf 80°C erhitzt und anschließend durch Zentrifugieren von der Kulturflüssigkeit bzw. dem Aufschwemmungsmittel getrennt. Anschließend wird sie ein- bis zweimal in isotonischer NaCl-Lösung mit einem Zusatz von 0,5% Phenol gewaschen. Danach wird die flüssige Phase von den corpusculären Bestandteilen durch scharfes Zentrifugieren getrennt. Während der Überstand verworfen wird, wird das Sediment mit 50 ml einer 0,85%igen NaCl-Phosphatpuffer-Lösung versetzt und, sofern er sich nicht homogenisieren läßt, maschinell gründlich zerkleinert. Die Suspensionen werden 2—4 Tage bei 4°C stehengelassen und anschließend klar zentrifugiert. — Das Kochfiltrat wird in der Weise gewonnen, daß die zerkleinerte bzw. homogenisierte Kulturaufschwemmung 30 min bei 1 atü autoklaviert und anschließend klar zentrifugiert wird. — Zur weiteren Verarbeitung dient die überstehende Flüssigkeit.

Die *Fällung des Präcipitinogens* aus dem klaren Überstand erfolgt durch Zugabe des Vierfachen an 96%igem Äthylalkohol. Dabei bildet sich in der Kälte innerhalb von 2—24 Std ein weißer, flockiger Niederschlag, der in Aqua dest. und isotonischer NaCl-Lösung gut löslich ist. Die Reinigung erfolgt durch Wiederholung der Ausfällung und Wiederauflösung. Nach dem Trocknen im Thermostaten erhält man ein weißes Pulver, das nach Auflösung in Wasser eine stark positive Molisch-Probe und negative Eiweißproben gibt. Solches Material

---

[1] Den Herren Dr. CRUICKSHANK und Dr. TROTTER, Universität Birmingham, sei für die Übermittlung ihrer Arbeitsergebnisse vielmals gedankt.

wird von guten Immunseren in Verdünnungen bis zu 1:5 Mill. präcipitiert. Es ist nicht antigen, sondern verhält sich serologisch wie ein Hapten.

Dieses Alkohol-präcipitierte Antigen (APA) entspricht weitgehend dem „Hefegummi" SALKOWKIs (1894), der von MUELLER und TOMCSIK (1924), GASIOROWSKI und MIKULASZEK (1931, MIKULASZEK 1935), SEVAG u. Mitarb. (1950—1952) und zahlreichen anderen analysiert wurde. Es handelt sich dabei vorwiegend um Kohlenhydrate mit einem geringen Stickstoffgehalt. Wie bereits weiter oben mitgeteilt, lassen sich restliche Eiweißstoffe durch tryptische Verdauung und andere Methoden entfernen. Eine weitere Reinigung der Pilzpolysaccharide ist durch Umfällen und Dialyse möglich.

Aus den Rohfiltraten können durch Zusatz von Aceton sowie 3 bzw. 5 Volumina 96%igen Äthylalkohols weitere Fraktionen ausgefällt werden, deren Bedeutung im einzelnen noch nicht hinreichend geklärt ist.

Spezifische Polysaccharidextrakte aus dimorphen Pilzen.

Erheblich komplizierter gestaltet sich die Gewinnnung spezifischer Polysaccharide aus dimorphen, menschenpathogenen Pilzen, z.B. *H. capsulatum* und *B. dermatitidis*. Nach KNIGHT und MARCUS (1958, KNIGHT 1959) schließt der Herstellungsgang folgende Schritte ein:

1. Präcipitation der Polysaccharide aus Kulturbouillon oder wäßrigen Zellextrakten durch Zusatz von 10 Volumina kalten Äthylalkohols;

2. Auflösung des Präcipitats in Acetat-gepufferter NaCl-Lösung pH 6,0 und Enteiweißung mit Chloroform;

3. Entfernung anorganischer Ionen und anderer kleiner Moleküle durch Dialyse gegen Aqua dest.;

4. endgültige Präcipitation der Polysaccharide mit 2 Volumina kalten Äthylalkohols;

5. Auflösung des Präcipitats in einer Minimalmenge von Aqua dest. und anschließend Evaporierung bis zur völligen Trocknung.

Bezüglich weiterer Methoden der Gewinnung löslicher Pilzpolysaccharide sei auf die Arbeiten der in Tabelle 1 zitierten Autoren verwiesen.

Eiweißreiche Filtrate nach NORDÉN (1951).

Alle vorstehend aufgeführten Filtrate usw. sind polysaccharidreich und eiweißarm bzw. -frei. Eine *eiweißreiche Lösung* wird nach NORDÉN folgendermaßen hergestellt:

Die Kulturmasse des zu untersuchenden Pilzes wird nach 4—5 Tagen Wachstum abgeschwemmt, anschließend mit Merthiolat (1:10000) desinfiziert, 2 Tage bei 37°C bebrütet und scharf zentrifugiert. Nach Abgießen des polysaccharidreichen Überstandes und dreimaligem Waschen wird das Sediment im Verhältnis von 1:10 in Veronalpufferlösung aufgeschwemmt und mit Merthiolat (1:20000) versetzt. Diese Suspension wird im Oscillator 15 min lang bei 60 Watt und 9000 Schwingungen je Sekunde beschallt und dann scharf zentrifugiert. Die überstehende Flüssigkeit wird mit der gleichen Menge gesättigter Ammoniumsulfatlösung gemischt und 12—16 Std bei + 4°C aufbewahrt. Dabei bildet sich ein dicker wolkiger Niederschlag, der nach Trennung von der zu verwerfenden Flüssigkeit mit destilliertem Wasser aufgenommen und anschließend bei 3—6°C gegen Aqua dest. dialysiert wird. Nach Zugabe von Kochsalz bis zur Isotonie und Neutralisierung ist die Lösung fertig. Sie gibt eine stark positive Biuretprobe und nur eine schwach positive Molisch-Reaktion.

Trockenantigen-Filtrate nach FEGELER u. Mitarb. (FEGELER 1958).

Ein eiweißschonendes Verfahren zur Herstellung von Trockenantigen-Filtraten wurde von FEGELER und FRYDRYCHOWICZ (FEGELER 1958, FRYDRYCHOWICZ 1959) angegeben. Dabei werden mycelbildende Pilze mit einer Öse, Hefen mit einem Glasspatel von der Agaroberfläche abgekratzt und in einem Mörser mit einer kleinen Menge Aqua dest. aufgeschwemmt. Anschließend wird die Emulsion im Vakuum-Trockenschrank bei 40—50°C getrocknet und zermörsert. 1 g dieser Substanz wird mit 100 ml einer 0,3%igen Phenolkochsalzlösung versetzt, 2 Std geschüttelt und dann 2 Tage stehengelassen. Abschließend erfolgt Filtration durch ein doppeltes Papierfilter. Das klare Filtrat wird an drei aufeinanderfolgenden Tagen jeweils 1 Std bei 56°C tyndallisiert.

Preß-Saft aus Pilzen (nach PEPYS et al. 1959).

Nach einmonatigem Wachstum bei 20—24°C wird der Pilzrasen von flüssigem Medium getrennt, gewaschen und dann im Star-Mix zermahlen. Aus dem entstandenen Brei wird der Zellsaft herausgepreßt. Er stellt seitzfiltriert ein für Hautteste und serologische Untersuchungen hervorragend geeignetes Material dar, da er bei richtiger Herstellung die flüssigen Pilzbestandteile in undenaturiertem Zustand enthält.

d) Hauttestantigene für serologische Untersuchungen

Ein Teil der vorstehend aufgeführten Antigen-Gewinnungsmethoden kommt auch für die Herstellung von Hauttest-Antigenen in Betracht. Ihre Herstellung wird in einem anderen Beitrag dieses Bandes eingehend erörtert. Nicht selten werden aber auch *Antigene,* die *primär für die Durchführung von Intracutanproben bestimmt* sind, *zu serologischen Untersuchungen benutzt,* vor allem für die Komplementbindungs- und Präcipitationsreaktion. Dies wird dadurch gefördert, daß eine ganze Anzahl derartiger Reagentien im Handel erhältlich ist und der Untersucher dadurch der Mühe enthoben wird, sich die erforderlichen Antigene selbst herzustellen. In der Regel werden Hauttest-Antigene bei serologischen Untersuchungen in beträchtlich höheren Konzentrationen verwandt, als es für Intracutanreaktionen üblich bzw. zweckmäßig ist.

Die folgende Übersicht soll dem Interessierten lediglich einen Überblick über die wichtigsten Hauttest-Antigene vermitteln, die auch bei der Durchführung serologischer Reaktionen — in der richtigen Gebrauchsverdünnung — Verwendung finden *können.* Die Übersicht selbst erhebt keinen Anspruch auf Vollständigkeit. Da vielfach der Wunsch nach der Beschaffung solcher Antigene besteht, werden auch die dem Verfasser bekannten Bezugsquellen aufgeführt:

1. *Aktinomycin*-Hauttest-Antigen nach LENTZE (1938a, b, 1950b) bzw. SIELAFF und HEINRICH (1951) besteht aus homogenisierten Keimaufschwemmungen von *Actinomyces israelii,* die durch 1% Formalin (2 Tage bei 37°C) abgetötet werden. Danach wird das Formalin ausgewaschen und die Keimsuspension in 0,5% Phenol-Kochsalzlösung aufgenommen. Die Stammlösung enthält etwa 2,5 Milliarden Keime (bzw. Keimfragmente) im Milliliter. Dieses Antigen ist im Handel nicht erhältlich.

2. *Aspergillin-Hauttest-Antigen* nach PEPYS u. Mitarb. (1959): *Aspergillin* wird aus verschiedenen *Aspergillus*-Arten gewonnen. Es handelt sich bei dem Hauttestmaterial um Seitz-Filtrate von Sabouraud-Bouillonkulturen nach einmonatiger Bebrütung. Daneben sind auch andere Herstellungsverfahren bekannt. Im Handel ist Aspergillin nicht erhältlich. Zur Herstellung wäßriger Extrakte aus *Aspergillus*-Sporen sei auf BHATNAGAR und KRISHNAN (1959) verwiesen.

3. *Asteroidin-Hauttest-Antigen:* s. unter *Nocardiin*-Hauttest-Antigen.

4. *Blastomycin-Hauttest-Antigen.* Ein vielfach benutztes Antigen besteht aus einer Aufschwemmung der Hefephase von *Blastomyces dermatitidis,* die nach Wachstum bei 37°C auf geeigneten Nährböden abgeschwemmt und 1 Std auf 58°C erhitzt wird. Nach MARTIN und SMITH (1936, 1939) ist dieses Antigen bei Aufbewahrung zwischen + 3° und + 6°C mehrere Monate haltbar. Es wird an der mykologischen Abteilung der Medical School der Duke University in Durham (North Carolina, USA) hergestellt. Ein 1:100 verdünntes Kulturfiltrat *(Blastomycétine)* wird vom Institut Pasteur, Paris, geliefert. Weitere Bezugsquellen: Parke-Davis & Comp., Detroit. — Ein Blastomycin-Antigen für die KBR ist vom Communicable Disease Center, US. Public Health Service, Atlanta, Ga., erhältlich.

5. *Candidin-Hauttest-Antigen* (Synonym: Oidiomycin-Levurin) wird entweder aus Kulturfiltraten von *Candida albicans* gewonnen (s. S. 625) oder aus Keimaufschwemmungen nach 18stündigem Wachstum bei 37°C, die 1 Std auf 58°C erhitzt und ähnlich wie Blastomycin verdünnt werden. Bezugsquellen für einen gereinigten Kulturfiltrat-Extrakt von *C. albicans:* Institut Pasteur, Paris (vgl. auch KITAMURA 1961).

6. *Coccidioidin-Hauttest-Antigen* besteht nach C. E. SMITH u. Mitarb. (1948) aus Kulturfiltratmischungen verschiedener Stämme von *Coccidioides immitis,* die 2—6 Monate auf einem synthetischen Asparagin-Medium (s. S. 609) gewachsen sind. Zur Verwendung gelangt das Rohfiltrat, das mittels Berkefeld-Filtration sterilisiert wird. Das Antigen wird an der School

of Public Health, Berkeley, California, USA, hergestellt. In Verdünnungen von 1:100 ist es vom Institut Pasteur, Paris, und auch von den Cutter-Laboratories, Berkeley, California, zu beziehen. Die immunologischen Eigenschaften wurden von Rapaport et al. (1960) näher untersucht. — Coccidioidin für die KBR wird auch vom US Public Health Service, Communicable Disease Center, Atlanta, Ga., geliefert.

7. *Cryptococcin-Hauttest-Antigen* (Synonym: Torulin). Das von Fegeler (1958) hierfür benutzte Herstellungsverfahren ist auf S. 628 angegeben. Es handelt sich dabei um ein sehr antigenreiches Material, dessen Spezifität noch nicht hinreichend standardisiert ist. Ein polysaccharidhaltiges Antigenkonzentrat ist unter der Bezeichnung Torulin von den Lilly Research Laboratories, Indianapolis, USA, erhältlich.

8. *Epidermophytin-Hauttest-Antigen* s. *Trichophytin-Hauttest-Antigen.*

9. *Geotrichin-Hauttest-Antigen.* Dieses Antigen wird analog zu den unter *Candidin* angegebenen Herstellungsverfahren gewonnen. Bezugsquellen sind nicht bekannt.

10. *Histoplasmin-Hauttest-Antigen.* Nach Emmons, Olson und Eldridge (Emmons et al. 1945) handelt es sich hierbei um ein Kulturfiltrat 80—200 Tage alter, im Dunkeln bei Zimmertemperatur in flüssigen Medien bebrüteter *Histoplasma capsulatum*-Stämme. Neuere Nährböden (s. S. 609 ff.) erlauben schnelleres Wachstum und damit erheblich kürzere Bebrütungszeiten. Das Antigen wird durch Filtration und gegebenenfalls durch Zusatz konservierender Mittel sterilisiert. Es ist in Deutschland von der Firma Fresenius, Homburg v. d. H., erhältlich, allerdings unseres Wissens vorerst nur in einer für Intracutanteste zweckmäßigen Gebrauchsverdünnung; weitere Bezugsquellen für Histoplasmin (1:100): Institut Pasteur, Paris, und Parke-Davis & Comp., Detroit, Michigan, ferner Eli Lilly Company, Indianapolis und WHO Regional Office for Europe, Kopenhagen, Scherfigsvej. Ein Antigen für die KBR wird vom US. Public Health Service, Communicable Disease Center, Atlanta, Ga., hergestellt.

11. *Levurin-Hauttest-Antigen* s. *Candidin-Hauttest-Antigen.*

12. *Monosporin-Hauttest-Antigen.* Hierzu wird nach Seeliger (1956, 1957a) eine formolisierte Conidien-Aufschwemmung von *Monosporium apiospermum* oder *Allescheria boydii* nach 7—10tägiger Bebrütung bei 30°C auf Sabouraud-Agar gewonnen und auf eine Dichte entsprechend MacFarland Nr. 3 eingestellt. In gleicher Weise eignen sich Kulturfiltrate (vgl. Histoplasmin-Gewinnung) und partiell gereinigte Polysaccharid-Extrakte. Bezugsquellen sind nicht bekannt.

13. *Nocardiin-Hauttest-Antigen* (Synonym: Asteroidin-Hauttest-Antigen). Dieses Antigen wird nach González Ochoa und Baranda (1953) aus zerriebenen Kulturen von *Nocardia*-Stämmen gewonnen, aus denen durch Phenolextraktion und anschließende Fällung mit 96% Alkohol ein wasserlöslicher Polysaccharid-Extrakt dargestellt wird. Bezugsquellen sind nicht bekannt.

14. *Oidiomycin-Hauttest-Antigen* s. *Candidin-Hauttest-Antigen.*

15. *Paracoccidioidin-Hauttest-Antigen.* Almeida, Lacaz und Cunha (Almeida u. Lacaz 1941, Almeida et al. 1945) haben verschiedene Herstellungsmethoden angegeben: *Paracoccidioidin I* ist eine Kulturfiltratmischung aus mehreren Stämmen. Das Kulturfiltrat selbst wird in Anlehnung an die bei der *Histoplasmin*-Gewinnung geschilderte Methode dargestellt. *Paracoccidioidin II* besteht aus einer Aufschwemmung der Hefephase des Pilzes *Blastomyces brasiliensis* in 0,5% Phenolkochsalzlösung, die durch 30 min Erhitzung auf 80°C an drei aufeinanderfolgenden Tagen abgetötet wird; *Paracoccidioidin III* ist dem Frei-Test-Antigen ähnlich und wird aus Eiter, der reichlich Pilzelemente enthält, gewonnen. Die Abtötung erfolgt durch fraktionierte Sterilisation bei 70°C. Bezugsquellen sind nicht bekannt.

16. *Phialophora-Hauttest-Antigen.* Nach Fernandez-Baquero (1959) werden wasser- und ätherlösliche Substanzen aus Kulturen von *Phialophora pedrosoi* nach Erhitzung auf 120° C extrahiert. Diese reagieren bei Patienten mit Chromoblastomykose ziemlich spezifisch. — Im Handel nicht erhältlich.

17. *Sporotrichin-Hauttest-Antigen* besteht nach Grütz (1928) aus einer mindestens 4 Wochen alten Sporenemulsion von *S. schenckii*, die an drei aufeinanderfolgenden Tagen je 10 min im Autoklaven bei 105°C sterilisiert wird. Zur Verwendung gelangen ferner nach Keeney (1950) Bouillon-Kulturfiltrate oder partiell gereinigte Polysaccharid-Extrakte aus *S. schenckii* (s. auch González Ochoa, Soto Figueroa 1947, Castro 1960). Bezugsquellen für einen 1:100 verdünnten Polysaccharid-Extrakt (Sporotrichine): Institut Pasteur, Paris.

18. *Torulin-Hauttest-Antigen* (s. Cryptococcin).

19. *Trichophytin-Hauttest-Antigen.* Hierzu werden Bouillonkulturfiltrate verschiedener Dermatophyten (*Trichophyton-, Epidermophyton-* und *Microsporum*-Gruppe) verwandt. Die Zahl der Produktionsmethoden ist kaum mehr zu übersehen. Ebenso wie bei den vorstehend aufgeführten Hauttest-Antigenen ist die Herstellung keineswegs standardisiert. Nach B. Bloch waren 1928 unter der Bezeichnung *Trichophytin* schon zahlreiche Präparate im Handel und nicht weniger als 15 verschiedene Herstellungsarten bekannt. Reiss u. Mitarb. (1953) teilen Näheres über einige bekannte Präparate mit:

a) *Trichophytin-Hoechst* wird aus Kulturfiltratgemischen jeweils mehrerer Stämme von *Trichophyton gypseum var. asteroides, Trichophyton cerebriforme, Trichophyton rosaceum, Trichophyton violaceum* und *Trichophyton faviforme* hergestellt. Die Züchtung erfolgt im flüssigen Milieu, die Gewinnung des Trichophytins in ähnlicher Weise wie die von Alttuberkulin, die Abtötung durch Erhitzung. Nachträglich werden die Filtrate konzentriert.

b) *Trichophytin-Lederle* wurde aus Trichophyton interdigitale *(T. mentagrophytes)* gewonnen und als unverdünntes Kulturfiltrat in den Handel gebracht. Der Hersteller hat nach Angabe von Reiss (Reiss et al. 1953) die Produktion eingestellt.

c) *Trichophytin-Arlington* ist eine Trichophytin-Mischung aus *Trichophyton gypseum, T. interdigitale* und *Epidermophyton inguinale.*

Bezüglich weiterer Angaben zur Gewinnung von Trichophytin und Trockentrichophytin sei auf Fischer (1956) verwiesen.

4. Herstellung von Tierimmunseren

Als Versuchstiere für die Herstellung von Tierimmunseren werden vorzugsweise *Kaninchen* benutzt. Aus bisher noch nicht geklärten Gründen bleibt aber bei manchen Tieren die Bildung freier Antikörper aus. Ob dies darauf beruht, daß Kaninchen schlechte Antikörperproduzenten für Pilzantigene sind, oder ob hierfür andere Umstände, z.B. die Art der benutzten Antigene und ihr Stimulierungsvermögen, der Immunisierungsmodus usw., verantwortlich sind, ist unklar. Zum Teil liegen die Ursachen für dieses eigentümliche Verhalten in der sog. „immunologischen Paralyse" (Stark) begründet. Dabei wird zwar die Antikörperbildung an sich nicht gehemmt; aber infolge der *Persistenz von überschüssigen Pilzantigenen* im Körper des Tieres kommt es gleichzeitig mit der Antikörperbildung auch zur *Adsorption* und Zerstörung derselben (Stark 1955). Auffallenderweise bereitet gerade die Herstellung von Immunseren solcher Pilzarten erhebliche Schwierigkeiten, die schleimig wachsen und über mehr oder weniger ausgeprägte Kapseln verfügen. Erst in jüngster Zeit scheint es gelungen zu sein, diesem Übel durch gleichzeitige Verabfolgung von antikörperstimulierenden Adjuvantien (Freund) zu begegnen (s. weiter unten).

Abgesehen von einzelnen Ausnahmen hat sich jedoch gezeigt, daß Antikörper gegen Pilzantigene — ungeachtet ihres gelegentlich zeitlich verlangsamten Auftretens — *mengenmäßig den Antikörpern gegen andere mikrobielle Antigene meist entsprechen.* Dies wurde unter anderem durch elektrophoretische Untersuchungen verschiedener Autoren belegt (Jonsen, Thjøtta und Rasch 1953b, Jonsen 1955b, v. Schrader-Beielstein und Seeliger 1956) [Tabelle 2].

Wegen der individuellen *Schwankungsbreite* des Antikörperbildungsvermögens ist es angezeigt, stets mehrere Tiere gleichzeitig zu immunisieren. Die Immunisierung selbst wird bei pathogenen bzw. fakultativ pathogenen Pilzarten — die reinen Saprophyten bleiben in dieser Darstellung unberücksichtigt — mit *abgetöteten Antigenen* vorgenommen, sofern man die Tiere nicht *experimentell infiziert.*

Die Gefahren solcher Infektionsversuche dürfen keinesfalls unterschätzt werden (Dickie u. Murphy 1955). Ohne entsprechende Schutzvorrichtungen ist von der Verwendung lebender Antigene pathogener Pilze in der mykologischen Serodiagnostik abzuraten. Die Erfahrung hat überdies gezeigt, daß die *Antikörperbildung bei infizierten Tieren ebenfalls unregelmäßig* ist und die Serumtiter oft unter denen liegen, die mittels intensiver parenteraler Verabreichung abgetöteter Antigene erzielt werden.

Hinsichtlich der Antigenherstellungs- und Abtötungsverfahren sei auf die vorhergehenden Ausführungen (S. 620) verwiesen. Im allgemeinen kommen für die Herstellung von Tierimmunseren corpusculäre Antigene in Betracht, da die polysaccharidhaltigen Extrakte und Filtrate meist als Haptene fungieren und nicht zur Bildung freier Antikörper führen.

Ein allgemeingültiges *Immunisierungsschema* gibt es bei einem biologischen Vorgang wie der Antikörperproduktion nicht. Man kennt auch kein Standard-

Tabelle 2. *Ergebnisse papierelektrophoretischer Trennung von Kaninchenseren vor und nach Immunisierung mit Pilzantigenen.* (Nach v. SCHRADER-BEIELSTEIN und SEELIGER 1956)

Versuchstier-Nr.	Immunisiert mit	Albumine %	Globuline			Serumtiter		
			α	β	γ	Agglutination	KBR	Präcipitation
58	—	74,0	9,1	6,6	10,3		0	0
	Blastomyces brasiliensis	59,3	8,0	15,5	17,2		320*	+++
20	—	69,8	9,5	9,0	11,7	0	0	0
	Candida krusei	67,8	11,9	9,2	11,7	80	40	++
19	—	66,3	11,0	10,4	12,3	0	0	0
	Candida tropicalis	64,5	11,4	9,5	14,6	320	40	+++
83	—	71,6	9,5	8,9	10,0		0	0
	Glenospora clapieri	64,7	8,4	14,3	12,6		160	+++
39	—	69,9	12,3	9,9	7,9	0	0	0
	Kloeckera apiculata	54,2	10,7	8,0	27,1	2560		+++
78	—	54,9	12,8	7,8	24,5		0	0
	Madurella grisea	50,5	13,6	12,1	23,8		320	+++
77	—	69,3	9,8	6,7	14,2	0	0	0
	Nocardia asteroides	a) 68,5[1]	10,5	9,9	11,1	320	160	+
		b) 54,6[2]	11,7	11,9	21,8	640	320	+++
3	—	65,3	14,5	7,8	12,4	0	0	0
	Pullularia pullulans	51,4	16,3	13,5	18,8	1280	160	+++
75	—	76,8	9,5	6,0	7,7	0	0	0
	Sporotrichum schenckii	64,3	12,2	8,0	15,5	640	160	+++

* Reziproke Titerwerte mit homologem Antigen.
[1] Serum nach 8 Wochen Immunisierung.   [2] Serum nach 6 Monaten Immunisierung.

verfahren, das Gewähr dafür bietet, mit einem gegebenem Antigen innerhalb einer gesetzten Frist stets einen bestimmten Antikörperspiegel zu erreichen.

Antigendosis und Intervall zwischen den einzelnen Antigengaben werden durch die *Verträglichkeit* und *Giftigkeit* der Antigene bestimmt. Todesfälle während der Immunisierung beruhen z.T. auf der *physikalischen Beschaffenheit* der Antigene, vor allem, wenn die intravenös verabfolgten Teilchen nicht homogen und klein genug sind, um das Capillarnetz der Lunge zu passieren. Ferner spielen *Giftstoffe* eine nicht unwesentliche Rolle. Unter Bezugnahme auf Beobachtungen an *Aspergillus fumigatus* und anderen Arten von CENI, BODIN u. a., HENRICI, GOERTNER u. BLAKESLEE sowie ABEL und FORD konnte SALVIN (1952) in ausgedehnten Untersuchungen bei zahlreichen apathogenen Pilzarten eine *endotoxische Wirkung* nachweisen. Während die *Kulturfiltrate* bei der Behandlung 21 Tage alter Mäuse atoxisch waren, starben die Tiere, wenn gleichzeitig mit dem Pilzmaterial Mucin oder getrocknete Tuberkelbakterien als Adjuvans injiziert wurden. SALVINs Befunde sind auszugsweise in Tabelle 3 wiedergegeben. Die Toxicität von *Candida albicans* ist für häufige Todesfälle bei der Immunserumgewinnung verantwortlich (SEELIGER 1954, 1956). Eingehend wurde diese Frage von HASENCLEVER und MITCHELL (1962) untersucht. Obwohl Verf. (1954) bei *Cryptococcus neoformans*-Stämmen keine direkt toxischen Wirkungen auf Kaninchen feststellen konnte, müssen die Todesfälle in den Versuchen PARIKHs (1962) ebenfalls mit dem Wirksamwerden toxischer Substanzen erklärt werden.

Neben *endotoxischen Wirkungen* der Pilzantigene (s. S. 633) und ihren Wirkungen auf Zellproliferation und die Gewebsumstimmung sind auch *phagocytosehemmende Eigenschaften* entdeckt worden. DROUHET und SEGRETAIN (1952) sowie später GADEBUSCH (1959) fanden *in vitro* und *in vivo*, daß die Kapselsubstanz von *Cryptococcus neoformans* die Phagocytose der Pilzzellen durch Granulocyten wirksam hemmt. Während sich bekapselte *C. neoformans*-Zellen im befallenden Gewebe ohne leukocytäre Abwehr vermehren, werden Herde unbekapselter oder wenig bekapselter Zellen von einem dichten Leukocytenwall umgeben. Es ist wahrscheinlich, daß dieser Umstand einen maßgeblichen Einfluß auf die Pathogenese der Cryptokokkose ausübt.

Verf. (SEELIGER 1954, 1957a) ermittelte als *Toleranzgrenze* für homogenisierte Mycelsuspensionen zahlreicher Hyphomyceten eine wöchentliche Dosis von 1 ml einer Aufschwemmung, deren Trübung etwa dem Röhrchen Nr. 2 der MacFarland-Skala (s. S. 621) entspricht (etwa 500000000 Bakterien/ml).

Häufige intravenöse Injektionen kleiner Mengen werden in der Regel besser vertragen als nur wenige hohe Dosen. Der Trübungswert vermittelt allerdings nur begrenzte Anhaltspunkte für die Antigenkonzentration. Es ist deshalb zweckmäßig, vom *Trockengewicht* der Pilzmasse oder deren *Stickstoffgehalt* auszugehen und danach die Immunisierungsdosis einzustellen.

Die Immunisierung selbst wird eingeleitet durch eine *Probeblutentnahme*. Das erhaltene Serum wird orientierend auf sein Reaktionsvermögen gegen das jeweilige Pilzantigen geprüft und bei negativem Ausfall steril, am besten in kleinen Portionen tiefgekühlt, aufbewahrt, die dann später zum Vergleich benutzt werden. Vor der Blutentnahme sollen die Tiere mindestens 12 Std fasten, da sonst Serumlipoide Trübungen bewirken können.

a) Intravenöse Immunisierung

In der Regel werden gleiche oder steigende Antigenmengen in mehrtägigen Abständen in die Ohrvenen des Kaninchens injiziert. Die Antigenmengen selbst richten sich nach der Toleranzgrenze (s. oben).

Tabelle 3. *Sterblichkeit 21 Tage alter weißer Mäuse innerhalb von 48 Std nach intraperitonealer Injektion von Candida-Zellen bzw. Aceton-getrockneter Zellen anderer Pilze mit 2 mg getrockneter Tuberkelbakterien. [Auszugsweise nach* SALVIN: *J. Immunol.* **69,** *94—96 (1952)]*

Pilzart	Toxicität LD$_{50}$ in mg
Candida stellatoidea . . .	4,1—6,6
Candida tropicalis	4,2—6,0
Candida pseudotropicalis .	3,4—6,2
Candida krusei	2,0—3,5
Candida parakrusei . . .	3,6—4,5
Candida guilliermondii . .	3,6—6,1
Candida albicans	2,4—5,7
Saccharomyces cerevisiae .	12,3
Actinomyces bovis . . .	3,4
Aspergillus fumigatus . .	1,2
Blastomyces dermatitidis .	1,7
Coccidioides immitis . . .	2,5
Cryptococcus neoformans .	3,4
Histoplasma capsulatum .	4,3
Microsporum gypseum . .	26,6
Rhizopus pygmaeus . . .	17,4
Sporotrichum schenckii .	4,6

Man beginnt beispielsweise mit einer Injektionsdosis von 1 ml und steigert die Dosis jeden 3. oder 4. Tag um jeweils 0,5 ml, bis eine Gesamtmenge von 5 ml pro Injektion erreicht ist. Auf diese Weise werden oft innerhalb von 28 Tagen Antiseren mit einem hohen Antikörperspiegel erzeugt.

Bei mangelnder Verträglichkeit ist die jeweilige Antigendosis entsprechend herabzusetzen oder das Intervall zwischen den einzelnen Injektionen zu vergrößern.

Durch Probeblutentnahmen, die ab Ende der 3. Woche nach Immunisierungsbeginn in wöchentlichen Abständen durchgeführt werden, überprüft man den Antikörpergehalt des Serums und entblutet die Tiere, wenn der Antikörperspiegel ausreicht.

Die *Resultate* derartiger intravenöser Immunisierungsversuche sind aber keineswegs einheitlich. Zwar bereitet die Herstellung guter Tier-Immunseren gegen Antigene von *Candida albicans* und verwandten Arten, *Sporotrichum schenckii, Histoplasma capsulatum, Blastomyces dermatitidis* und vielen anderen Pilzarten keine größeren Schwierigkeiten. Im Gegensatz hierzu stehen aber zahlreiche Beobachtungen bei dem Versuch der Herstellung hochwertiger Immunseren gegen *Cryptococcus neoformans* und andere Hefe-Arten, vor allem solche, die sich durch mächtige Kapseln auszeichnen (vgl. Parikh 1962). Aber auch hier sind nach der vorhandenen Literatur die Immunisierungsergebnisse recht unterschiedlich gewesen. Während Kaufmann (1944/45), Salvin (1949a), Evans u. Mitarb. (1949, 1950), Anderson u. Beech (1958) offenbar keine größeren Schwierigkeiten bei der *Cryptococcus*-Serumherstellung hatten, haben sich zahlreiche andere Autoren vergeblich um die Herstellung brauchbarer Antiseren gegen diese Pilzarten bemüht (vgl. Kligman und De Lamater 1950, Seeliger 1954 u. a.). Diese scheinbaren Widersprüche wurden von Neill u. Mitarb. (1950) damit erklärt, daß die *Kapselgröße* entscheidend den Ausgang von Immunisierungsversuchen beeinflußt. Die amerikanischen Autoren empfehlen folgendes *Immunisierungsschema*:

Den Tieren werden insgesamt 13 Injektionen von jeweils etwa 250 Mill. *schwach bekapselter Zellen* in täglichen Abständen verabfolgt. Sieben Tage nach der letzten Injektion werden die Kaninchen entblutet, da zu späteren Zeitpunkten anaphylaktische Reaktionen beobachtet wurden. — Dies war allerdings bei eigenen Versuchen (Seeliger 1954, 1957a) niemals der Fall.

Obwohl die Angaben von Neill u. Mitarb. (1950) sowie Evans u. Mitarb. (1949, 1950) vom Verf. weitgehend bestätigt werden konnten, ist zu vermerken, daß trotz Verwendung geringfügig bekapselter Stämme der *Cryptococcus*-Gruppe in der geschilderten Weise nicht immer hochwertige Immunseren zu gewinnen sind.

Dies beruht möglicherweise darauf, daß die Maximal-Titer zur Zeit der ersten Probeblutentnahme — d. h. 3 Wochen nach Immunisierungsbeginn — bereits überschritten sind, ausgelöst durch einen Vorgang, der der immunologischen Paralyse (Starck) ähnelt bzw. mit ihr identisch ist, so daß sich die gebildeten Antikörper dem serologischen Nachweis entziehen (Gadebusch 1958, Seeliger 1960). Dies wird unter anderem auch durch neuere Versuche von Cozad (1958) belegt. Die Agglutinin-Titer der mit Hefephase-Antigen von *Histoplasma capsulatum* geimpften Kaninchen zeigten bereits in der ersten Woche einen deutlichen Anstieg und erreichten ihr *Maximum am Ende der zweiten Woche*. Am Ende der neunten Woche waren sie nicht mehr nachweisbar, obwohl zu diesem Zeitpunkt die Komplementbindungsreaktion in Anwesenheit des homologen Antigens noch stark positiv ausfiel und selbst nach 13 Wochen noch hohe Titer in der KBR gefunden wurden. Im gleichen Sinne lassen sich Beobachtungen des Verf. bei der Immunisierung von Kaninchen mit *Cryptococcus*-Stämmen deuten (Seeliger 1957a, 1960).

Nach den bisherigen Ergebnissen lassen sich hochwertige Kapselseren gegen *C. neoformans* nur durch intensive, u. U. monatelange Immunisierung gewinnen (Evans 1949, 1950; Seeliger 1954, 1956). Bessere, aber nicht ganz regelmäßige Resultate erhält man durch i. v. Verabfolgung kapselarmer Varianten bzw. nach teilweiser bzw. völliger Dekapsulation, z. B. durch salzsaure Hydrolyse (Benham 1935, Beutmann 1956, Parikh 1962) oder enzymatischen Abbau der Kapselpolysaccharide (Gadebusch 1960c). — Es möge jedoch offenbleiben, ob die im ganzen unbefriedigenden Resultate nicht einfach dadurch bedingt sind, daß die Kapselsubstanz vom Kaninchen nicht als antigenetischer Reiz empfunden wird. Dies müßte durch Versuche an anderen Tierarten geklärt werden.

Nach dem Urteil vieler Untersucher ist die Antikörperbildung gegen Pilzantigene bei Versuchstieren unterschiedlich (Schubert, Ajello u. Hall 1957, Evans 1949, 1950; Evans u. Kessel 1951; Jonsen 1955a/b, Martchenkova 1958/59a, Seeliger 1957a, C. E. Smith, Smith et al. 1948 u. v. a.). Bei manchen Pilzen, z. B. *Sporotrichum schenckii*, wird der durch das Antigen gesetzte Reiz innerhalb von 10—14 Tagen mit kräftiger Antikörperproduktion beantwortet, unabhängig davon, ob Antigene in der Hefe- oder Mycelphase verabfolgt werden

(NORDÉN 1951). Hierbei zeigte sich, daß das Reaktionsvermögen der einzelnen Versuchstiere keineswegs einheitlich ist (s. Abb. 11).

Ähnliches gilt für die Herstellung der meisten Pilz-Antiseren einschließlich solcher, deren Gewinnung keine Schwierigkeiten bereitet, z.B. gegen *Candida albicans* und zahlreiche andere *Candida*-Arten. Das ist allerdings keine gattungsspezifische Eigenschaft; denn gegen manche *Candida*-Arten (z.B. *C. humicola*) wurden in eigenen Versuchen nur kümmerliche bzw. keine nennenswerten Antikörpermengen gebildet. Die diesbezüglichen Angaben vieler Untersucher zeigen für einzelne Arten, wie *C. utilis*, beträchtliche Divergenzen. Die gleichen Probleme zeigten sich bei der Herstellung von Antiseren gegen *Trichosporon*-Arten, wobei sich *T. cutaneum* als besonders schlechter Antikörperstimulant erwies (SEELIGER 1954, 1960, SCHRÖTER 1962).

Es hat nicht an Versuchen gefehlt, die teilweise *träge* Antikörperbildung zu *verstärken*. Hierzu scheinen Lipoide aus Nocardien, *Listeria monocytogenes*, Tuberkelbakterien und *Aspergillus*-Arten als Adjuvantien in Wasser-Öl-Emulsionen besonders geeignet (FREUND 1946, FREUND u. LIPTON 1948, GIRARD und MURRAY 1950a/b, STANLEY 1954) (s. folgenden Abschnitt).

Merkwürdig ist, daß solche bakteriellen Lipoide die Antikörperproduktion gegen die homologen Antigene nur wenig stimulieren, dagegen bei gleichzeitiger Verabfolgung mit Antigenen anderer Keime die heterologe Antikörperproduktion potenzieren. Günstige Ergebnisse wurden auch von P. MARTIN (1930) bei der Immunisierung von Kaninchen mit *Candida*-Antigenen erzielt, der gleich-

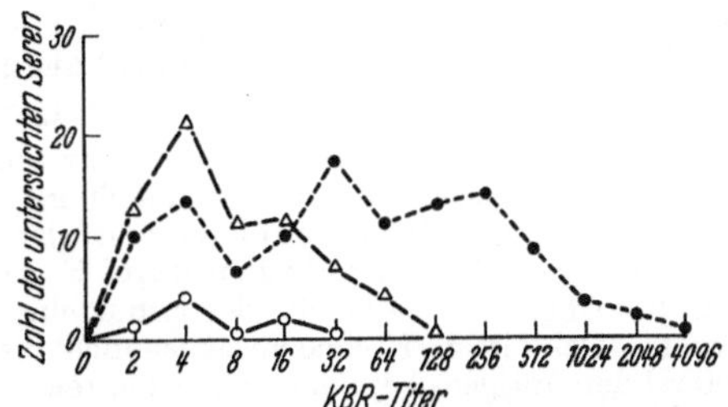

Abb. 11. *S. schenckii*-Agglutinintiter in Kaninchenseren nach einer einzigen Injektion mit verschiedenen Antigenbereitungen. [Nach A. NORDÉN: Acta path. microbiol. scand. Suppl. **139**, 36 (1951).] △ Hefephase; ○ Pigmentierte Mycelphase; ● Unpigmentierte Mycelphase; je 3 Tiere

zeitig Stärkelösungen aus Reis und Sago sowie Manganchlorid verabfolgte. Durch derartige Maßnahmen läßt sich der Antikörperspiegel in die Höhe treiben. Die *Spezifität* der Antiseren wird dadurch jedoch meist *verringert*, denn jede Titererhöhung — sei es durch langfristige Immunisierung oder durch Verwendung von Adjuvantien — birgt die Gefahr einer Spezifitätsverminderung in sich. Diese Tatsache — in der Bakteriologie seit langem geläufig — erklärt auch manche Divergenzen in der einschlägigen Literatur.

Die besondere Bedeutung der Antigenbereitung und Applikationsweise für die Entwicklung hoher spezifischer Agglutinationstiter geht aus einem Bericht von P. RIMBAUD, H. HARANT, C. BESSIÈRE, J. A. RIOUX und J. M. BASTIDE [„Contribution à l'étude séroimmunologique de la candidose expérimentale du lapin", Path. Biol. 8, 329—355 (1960)] hervor. Danach verstärkte eine gleichzeitig durchgeführte antibiotische Behandlung die Entwicklung von *C. albicans*-Titern (nach Schleimhautinfektion), während von verschiedenen Präparationen (zermahlenes, gewaschenes, tiefgefrorenes und rasch aufgetautes sowie mit Osmium- bzw. Chromsäure behandeltes Antigen) die höchsten Titer mit dem zermahlenen Vollantigen erhalten wurden.

Besondere Aufmerksamkeit verdient die *zunehmende Verbreiterung des Antikörperspektrums nach verlängerter Immunisierungsdauer* bei Sproß-, Strahlen- und Schimmelpilzen (SEELIGER 1954, 1957a, SCHRÖTER 1962).

So ist es nicht immer erstrebenswert, Antiseren mit einem möglichst hohen Antikörper-Titer zu gewinnen; für praktische Zwecke wird man sogar oft Seren mit niedrigen Titern, aber hoher Spezifität vorziehen.

b) Subcutane Immunisierung unter Verwendung von Lipoid-Adjuvantien nach FREUND (1946, FREUND u. LIPTON 1948)

Da es nicht immer gelingt, Antiseren mit ausreichendem Antikörpergehalt zu gewinnen, wurde schon vor vielen Jahren versucht, die Antikörperbildung durch Verwendung von geeigneten Schleppern, z.B. Serum-Eiweiß, zu verstärken. Dem haftet jedoch der Nachteil an, daß dabei auch eine zusätzliche Antikörperbildung gegen die als Schlepper benutzten Substanzen erfolgt. In neuerer Zeit wurden — wie bereits vorstehend ausgeführt — von FREUND et al. (1946, FREUND u. LIPTON 1948) hierfür Lipoide, die sog. Freundschen Lipoid-Adjuvantien, eingesetzt. Das *komplette Adjuvans* besteht aus Arlacel A, einem Mannidmonooleat (erhältlich von Atlas Powder Co., Delaware, Maryland; Typ 80 erhältlich von Atlas-Goldschmidt GmbH, Essen), Bayol F (einem gereinigten Paraffinöl, hergestellt und erhältlich von der Esso-Comp.) und Tuberkel-Bakterien (gewachsen auf einem flüssigen Medium, 20 min bei 100°C abgetötet, getrocknet und im Exsiccator aufbewahrt). Bezugsquelle für komplettes Adjuvans: Difco-Laboratories, Detroit, Michigan.

PEPYS (persönliche Mitteilung) hat mit gutem Erfolg das *imkomplette Adjuvans* (ohne Mykobakterien) zur Herstellung hochwertiger Pilzimmunseren benutzt:

Verfahren: 10 ml der Antigenaufschwemmung (Pilzkulturmasse suspendiert in physiologischer Kochsalzlösung) werden mit 90 ml Aluminium-Phosphatlösung (10 mg pro ml) gemischt und dann in 100 ml Adjuvans emulgiert. Das Adjuvans besteht aus einer Mischung von 20 ml Arlacel A-Typ 80 und 80 ml Bayol F. Die Homogenisierung erfolgt durch zweistündiges Schütteln bei 35°C. Anstelle des Schüttelns empfiehlt sich auch die Benutzung eines Mix-Geräts. Das fertige Homogenisat ist nicht haltbar und muß stets frisch hergestellt werden. 100 ml der Antigen-Adjuvans-Emulsion reichen zur Immunisierung von 4—5 Kaninchen aus. Die Immunisierung erfolgt in der Weise, daß je $^1/_2$—1 ml dieser Emulsion subcutan an 10 bis 20 verschiedenen Stellen des Tieres am gleichen Tage injiziert wird. Die erste Probepunktion erfolgt nach 3 Wochen, danach in wöchentlichen Abständen, bis der Antikörpertiter die gewünschte Höhe erreicht hat.

An den Injektionsstellen bilden sich knotige Infiltrate, die mehrere Wochen bestehen bleiben, und aus denen fortlaufend Antigen resorbiert wird. Die Tiere selbst vertragen diese Behandlung gut.

Der Vorteil der Methode liegt zunächst darin, daß die Verabfolgung des Antigens an einem einzigen Tage erfolgt, und ferner, daß toxische oder anaphylaktische Erscheinungen bisher in keinem Falle beobachtet wurden. Die Erfahrung wird zeigen, ob dieses empirisch ermittelte Immunisierungsschema bereits optimal ist oder ob die hierdurch zugeführte Menge von Antigen nicht bereits wieder den Schwellenwert überschreitet, der zur Erzeugung einer „immunologischen Paralyse" erforderlich zu sein scheint.

Unsere eigenen Versuche an Cryptococcen und *Trichosporon*-Arten gemeinsam mit PARIKH und SCHRÖTER haben bisher die in das Verfahren gesetzten Erwartungen nicht ganz bestätigt. Es wäre jedoch verfrüht, hier ein abschließendes Urteil zu fällen. Immerhin gelang es in Einzelfällen, *nur* unter Verwendung des kompletten Adjuvans brauchbare Antiseren zu erzielen (vgl. auch TORHEIM 1962).

c) Blutentnahme

Die Blutentnahme erfolgt entweder durch Herzpunktion oder durch Entbluten der Tiere nach Öffnung der Carotis. Das Blut wird unter sterilen Kautelen in möglichst großen Gefäßen (100 ml-Röhrchen, Kolben usw.) 8—12 Std bei Zimmertemperatur stehengelassen. Nach Retraktion des Blutkuchens wird das Serum abgegossen und dann klar zentrifugiert.

d) Konservierung und Aufbewahrung der Immunseren

Durch die unumgänglichen Manipulationen sind die Seren besonders leicht mikrobiellen Verunreinigungen ausgesetzt, so daß in der Regel ein Zusatz von

Desinfektionsmitteln [z.B. Phenol 0,5%, Merthiolat (1:10000)] erforderlich ist. Verunreinigte Seren werden bei mikrobiellem Wachstum rasch antikomplementär und meist bald völlig unbrauchbar.

Die Haltbarkeit von Immunseren wird von der jeweilig angewandten Konservierungsmethode bestimmt. Eine praktisch unbegrenzte Brauchbarkeit bzw. Haltbarkeit ist eigentlich nur dann gewährleistet, wenn die Seren tiefgefroren (bei —25°C) oder gefriergetrocknet (lyophilisiert) aufbewahrt werden.

Im flüssigen Zustand — vor allem nach Zusatz von Desinfektionsmitteln — spielen sich in Pilzseren gleiche Vorgänge ab wie in Immunseren gegen Bakterien: Die unmittelbar nach der Blutentnahme oft nachweisbaren hohen Antikörpertiter fallen im Laufe einiger Wochen meist ab. Dabei geht die Titereinbuße nicht selten zunächst mit einer Erhöhung der Spezifität einher. Im Verlaufe von Monaten oder Jahren tritt jedoch gelegentlich ein weiterer Titerrückgang bis zum völligen Titerschwund ein, so daß nicht selten anfänglich hochwertige Seren auch ohne Verunreinigung mit der Zeit unbrauchbar werden, wenn man sie nicht bei niederen Temperaturen, d.h. gefroren oder getrocknet, aufbewahrt. Sofern es nicht möglich ist, die Seren unmittelbar nach ihrer Gewinnung tiefgefroren in ihrem ursprünglichen Zustand aufzubewahren, empfiehlt es sich, die Titer unmittelbar nach der Entnahme und nach einer zusätzlichen Stabilisierungsperiode von 4—8 Wochen zu überprüfen. Bezüglich der Behandlung *trüber* Seren siehe nächster Abschnitt.

5. Gewinnung menschlicher Immunseren

Menschenseren werden zu verschiedenen Krankheitsstadien, am besten im Abstand von 10—14 Tagen, entnommen und bis zur Untersuchung kühl, am besten gefroren oder lyophilisiert, aufbewahrt. Ist eine Versendung über längere Strecken und vor allem bei hohen Temperaturen erforderlich, empfiehlt es sich, das vom Blutkuchen getrennte Nüchternserum mit Merthiolat in einer Endverdünnung von 1:10000 zu versetzen. Die Einsendung von Vollblut ist nach Möglichkeit zu vermeiden, da die Proben auf dem Transport leicht hämolysieren oder verunreinigen und damit für exakte Untersuchungen unbrauchbar werden.

Wenn immer möglich, soll die Untersuchung mehrerer, zu verschiedenen Zeitpunkten entnommener Proben gleichzeitig erfolgen, da nur so geringfügige Titerdifferenzen richtig gedeutet werden können. Untersuchte Seren sollten noch längere Zeit gefroren aufbewahrt werden, damit man gegebenenfalls zum direkten Vergleich auf sie zurückgreifen kann. Entsprechendes gilt für die Entnahme und Aufbewahrung von Kontrollseren gesunder Personen.

Für serologische Versuche dürfen nur *klare* Seren verwandt werden. Bei lipoidreichen Seren oder solchen, die bakteriell verunreinigt sind, empfiehlt sich als sicherste Maßnahme zur Klärung die Filtration unter Überdruck, bei kleinen Serummengen am besten mittels einer Filterspritze, oder durch hochtouriges Zentrifugieren.

Der Untersucher sei sich auch immer dessen bewußt, daß Seren, insbesondere solche von Kranken, häufig infektiös sind und eine Gefahr bedeuten können. Alle Versuche sollten deshalb nur unter entsprechenden Vorsichtsmaßnahmen vorgenommen werden.

6. Serologische Untersuchungsmethodik

Die serologischen Untersuchungsmethoden verfolgen einen doppelten Zweck: Im Sinne der GRUBER-Reaktion dienen sie der Diagnostik, indem Pilzantigene mittels bekannter Antiseren auf ihre Art- und Gruppenzugehörigkeit, ihren

Aufbau bzw. ihre Feinstruktur geprüft werden. Dagegen wird nach dem von WIDAL angegebenen Untersuchungsverfahren mit bekannten Antigenen versucht, einen Einblick in den Antikörpergehalt menschlicher oder tierischer Immunseren zu gewinnen, sei es, daß diese durch künstliche Immunisierung erhalten werden oder daß sie von gesunden oder mykotisch infizierten Probanden stammen. Letzteres Verfahren wird durch die Prüfung der Überempfindlichkeit im Cutantest ergänzt, auf den an anderer Stelle eingegangen wird.

Im folgenden werden einzelne wichtige Untersuchungsmethoden, die in der medizinischen Mykologie Anwendung finden oder noch Bedeutung erlangen könnten, aufgeführt.

a) Agglutinationsprobe mit Vollantigenen

Agglutinationsversuche mit mikrobiellen Antigenen gehören zu den ältesten serologischen Nachweisverfahren der Mikrobiologie und wurden frühzeitig auch in der medizinischen Mykologie angewandt. Infolge der schon geschilderten Eigenheiten des Pilzwachstums sind sie jedoch nur mit Antigenen möglich, die aus homogenen und suspensionsstabilen Aufschwemmungen von Pilzen gewonnen werden. Einzelheiten hierzu finden sich in den vorhergehenden Abschnitten.

Zur *Methodik:* Von dem jeweiligen Pilzantigen — z.B. homogenisierten Strahlenpilzaufschwemmungen, *Candida-* und *Cryptococcus-* Suspensionen, Hefephasen-Aufschwemmungen dimorpher Pilze, Conidien- und Sporen-Emulsionen — werden von der Stammlösung frische Gebrauchsverdünnungen hergestellt, deren Dichte dem MacFarland-Standard Nr. 3 (s. S. 621) entspricht. Als Verdünnungsmittel dient phosphatgepufferte 0,85%ige NaCl-Lösung, p_H 7 bis 7,2. Hierdurch werden störende Nebeneinflüsse, insbesondere durch geringe, während des Wachstums oder der Aufbewahrung freigesetzte Säuremengen, vermindert bzw. völlig aufgehoben. Auf die Neutralität der Suspensionen ist besonders zu achten, da bei saurem p_H die Agglutinabilität gesteigert ist und Spontanagglutinationen serologische Ergebnisse verfälschen können.

Die *Titerbestimmung* wird im *Reagensglas* oder auf dem *Objektträger* vorgenommen.

Im Reagensglasversuch wird das zu untersuchende Antiserum, angefangen bei Serumverdünnungen von 1:5 oder 1:10, in physiologischer Kochsalzlösung oder in Phosphatpuffer-Lösung in Röhrchen von 10 cm Länge und 0,6 cm Durchmesser verdünnt. Die Röhrchen müssen sauber und frei von Säure- oder Alkali-Resten sein. Die Verdünnung erfolgt geometrisch, indem beispielsweise in das erste Röhrchen die zu untersuchende Serumverdünnung in einer Menge von 1 ml eingefüllt wird. Die übrigen Röhrchen der Verdünnungsreihe enthalten eweils 0,5 ml Verdünnungsmittel. Dann werden 0,5 ml der Serumverdünnung aus dem ersten Röhrchen in das zweite Röhrchen pipettiert, durchmischt und wiederum 0,5 ml in das nächste Röhrchen überpipettiert. Die übrigbleibenden 0,5 ml aus dem letzten Röhrchen werden verworfen. Für die Herstellung einer solchen Verdünnungsreihe ist ein Pipettenwechsel nicht erforderlich. Anschließend werden jedem Röhrchen der Verdünnungsreihe jeweils 0,5 ml der Antigengebrauchsverdünnung zugesetzt. Nach gründlichem Schütteln der Antigen-Serumverdünnungsmischung werden die Ansätze bebrütet. Die Bebrütungstemperatur selbst beeinflußt den Reaktionsausfall nur unwesentlich, da die Bindung zwischen Antigen und Antikörper meist sofort erfolgt. Wichtig ist jedoch, daß *Bebrütungstemperatur* und die *Bebrütungsdauer* stets gleich gehalten werden müssen. Die Agglutination findet im Temperaturbereich zwischen 4 und 52°C statt. Zur Ausschaltung sekundären Keimwachstums, das bei verunreinigten Seren oft zur Bildung unspezifischer Aggregate führt, ist es zweckmäßig, die Ansätze entweder 2—4 Std bei 37 oder bei 52°C im Wasserbad zu bebrüten und anschließend weitere 20 Std bei 4°C aufzubewahren. GADEBUSCH (1958) schließt bei *C. neoformans*-Antigen an eine 2stündige Bebrütung bei 37°C eine 3tägige Aufbewahrung bei + 5°C an.

Die *Ablesung* erfolgt am besten mit dem bloßen Auge, wodurch sichergestellt ist, daß nur typische, leicht sichtbare Agglutinate bewertet werden. Infolge der Neigung vieler Pilzantigene zur Bildung feinstkörniger Klumpen muß die Ablesung relativ unempfindlich gestaltet werden, da sonst die Festlegung der Endpunkte (Serumtiter) erhebliche Schwierigkeiten bereiten kann. Gegen die Verwendung von Lupen, z.B. in Form des Agglutinoskops, bestehen keine Bedenken, sofern die Ablesung von geübten Personen vorgenommen wird. Wenn Unklarheiten bestehen, ob es sich bei den beobachteten Ballungen um echte Agglutinationen oder um spontane Aggregatbildungen handelt, kann eine mikroskopische Kontrolle angeschlossen werden.

Zu jedem Ansatz gehören auch eine *Antigen-* und eine *Serumkontrolle.* Beide sind vor Ablesung der Agglutinationsprobe zu prüfen. Bei Vorhandensein von spontanen Flockungen im Serum oder von Ballungen des Antigens in der Kochsalzlösung ist der Ansatz nicht auswertbar. Anstelle der Langzeitbebrütung kann auch die *Zentrifugiermethode* nach GAEHTGENS (1906) Verwendung finden. Sie wurde von NORDÉN (1951) in die mykologische Serodiagnostik eingeführt und ist außerordentlich empfindlich. Ihr Wert beruht darauf, daß die Ballung der mit Antikörpern beladenen Antigene durch Zentrifugieren wesentlich beschleunigt wird (GATES 1922).

Der Ansatz erfolgt in gleicher Weise wie vorstehend geschildert. Die numerierten Röhrchen werden zunächst 30 min bei Zimmertemperatur stehengelassen, anschließend 10 min bei 3000 Umdrehungen pro min zentrifugiert. Danach werden sie kurz geschüttelt und abgelesen.

Hierbei ist darauf zu achten, daß die einzelnen Röhrchen gleichmäßig aufgeschüttelt werden, damit die Endpunkte (Titer) auch sicher bestimmt werden können. Erfahrungsgemäß liegen die Agglutinationstiter bei Anwendung der Zentrifugiermethode um 1—3 Serumverdünnungen höher als bei der Langsamagglutination. Befunde mittels dieser beiden Methoden können demnach nicht unmittelbar miteinander verglichen werden.

Ein *positives* Ergebnis manifestiert sich meist durch Bildung eines Sediments, das

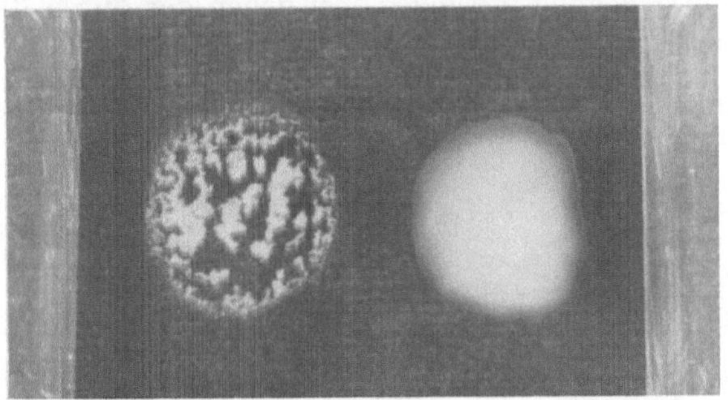

Abb. 12. Agglutination auf dem Objektglas mit *Cryptococcus neoformans*-Antigen. Links positives Ergebnis mit homologem Antiserum, rechts negatives Ergebnis mit *C. albicans*-Antiserum

die Kuppe des Röhrchens gleichmäßig überzieht. Nach kurzem Aufschütteln zeigen sich fetzige, wurstförmige oder körnige Agglutinate. Beim negativen Ergebnis sammelt sich das Antigen in der Kuppe des Röhrchens in Form einer gleichmäßig runden Scheibe, die nach dem Aufschütteln verschwindet. Dabei trübt sich der Inhalt des Röhrchens gleichmäßig homogen.

Anstelle der beschriebenen *Reihenverdünnungsmethode* im Reagensglas liefern auch *Agglutinationsversuche auf dem Objektträger* gut verwertbare Ergebnisse, sei es mittels der einfachen orientierenden Objektglasagglutination mit lebendem Antigen, sei es in Form einer regelrechten Titerbestimmung.

Zur orientierenden Objektglasagglutination werden Glasobjektträger benutzt. Auf den Objektträger wird ein Tropfen Serum bzw. der zu prüfenden Serumverdünnung mittels einer Capillarpipette oder einer entsprechend großen Öse aufgetragen. Eine kleine Menge des Antigens,entweder lebend aus frischen Kulturen oder aus der Stammlösung, wird mit Hilfe einer Platin-Öse neben dem Tropfen auf den Objektträger aufgetragen und vorsichtig in diesem verrieben. Anschließend wird das Gemisch auf dem Objektglas 30 sec bis 1 min vorsichtig hin und her gekippt und dann mit dem bloßen Auge kontrolliert. Positive Befunde zeigen sich in einer deutlichen Verklumpung des Antigens, während beim negativen Ausfall die Antigenserummischung gleichmäßig getrübt bleibt (Abb. 12).

Titerbestimmungen lassen sich mittels hohlgeschliffener Objektträger oder entsprechender Kunststoffplatten in gleicher Weise wie im Röhrchenverdünnungstest durchführen.

Technik. In jede Vertiefung der Hohlschliff- bzw. Kunststoffplatten werden je ein Tropfen der Serumverdünnung und des Antigens eingefüllt. Gleiche Tropfengrößen werden durch die Verwendung von Glascapillaren mit aufgeschmolzenen, glatt abgeschliffenen Nadeln desselben Durchmessers oder durch geeichte Capillarpipetten erzielt. Beim Einfüllen ist darauf zu achten, daß der Neigungswinkel der Tropfpipette annähernd gleich bleibt. — Nach Mischen der Antigenserummischung wird der Ansatz 15 min vorsichtig geschüttelt oder eine Stunde bei 37°C in einer feuchten Kammer bebrütet. Bei der anschließenden Ablesung sind starke Ballungen mit dem bloßen Auge gut zu erkennen, schwächere mit der Lupe.

Alle bisherigen Ergebnisse deuten darauf hin, daß die *Agglutinationsprobe* im Makro- wie Mikroverfahren hinreichend *spezifisch* ist. Trotz einer nicht unbeträchtlichen Zahl von *Fehlerquellen* — insbesondere durch Spontanagglutinabilität und Verdünnungsfehler bedingt — ist der Agglutinationsversuch unter bestimmten Voraussetzungen ein *brauchbares Mittel* der mykologischen Serodiagnostik. Seine begrenzte Anwendungsmöglichkeit beruht im wesentlichen darauf, daß nur ein Teil der Pilzarten agglutinierbare Formen bzw. Antigene bildet.

b) Bestimmung des durch das Antigen gebundenen Serumstickstoffs

Die Unsicherheit in der Festlegung der Serumtiter gab Anlaß zu verfeinerten Untersuchungsmethoden, bei denen der durch das Antigen gebundene *Eiweißstickstoff des Serums quantitativ* bestimmt wird.

Technik. Bei dieser Form der Titration, Einzelheiten s. bei JONSEN (1955a, b), wird mit Hilfe einer Mikro-Kjeldahl-Methode zunächst der Stickstoffgehalt des genau eingestellten Antigens bestimmt, ferner der Stickstoffgehalt der sedimentierten Antigenaufschwemmung nach Kontakt mit Antiserum. Letzterer wird als „gebundener Stickstoff" bezeichnet. Aus der Differenz der Stickstoffwerte wird dann der Anteil des an das Antigen gebundenen Agglutinin- bzw. Serumstickstoffs berechnet.

Dieses Verfahren erfordert mehrfaches Waschen der Antigenaufschwemmung sowie einwandfreies quantitatives Arbeiten im optimalen Konzentrationsbereich. Um sicherzustellen, daß alles Agglutinin gebunden wird, muß nach KABAT und MAYER (1948) ein geringfügiger Antigenüberschuß verwendet werden.

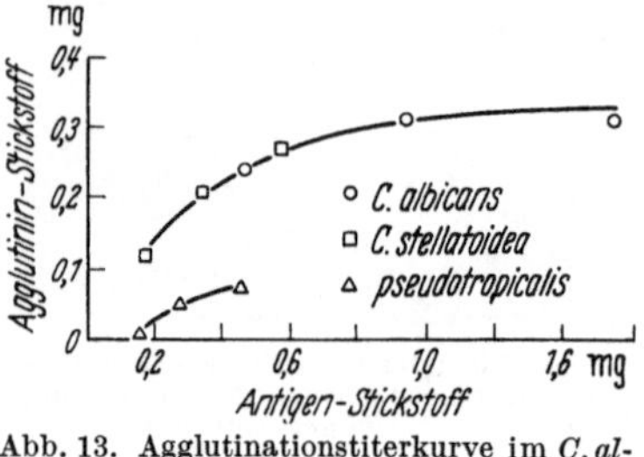

Abb. 13. Agglutinationstiterkurve im *C. albicans*-Antiserum. (Nach J. JONSEN: Thesis, Oslo 1955, S. 77)

Zwar haftet der Methode eine gewisse Umständlichkeit an, die aber durch ihre *Empfindlichkeit* und die *Genauigkeit* der Resultate mehr als ausgeglichen wird.

Abb. 13 erläutert die Proportionen zwischen Antigenstickstoff und Antikörperbindung anhand eines von JONSEN (1955b) durchgeführten Agglutinationsversuchs mit einem Antiserum von *Candida albicans*.

c) Agglutinationsversuche mit sensibilisierten Teilchen

Hierbei werden lösliche Pilzantigene — oft Substanzen von Polysaccharidcharakter, aber auch Eiweiße und Nucleinsäuren — an die Oberfläche serologisch indifferenter Teilchen angelagert. Diese Teilchen werden dann in sensibilisierter Form als agglutinables Antigen benutzt. — Verschiedene Verfahren wurden in der mykologischen Serodiagnostik mit Erfolg erprobt.

α) Kollodium-Partikel-Agglutination nach SASLAW und CAMPBELL (1948a, 1949)

Die Herstellung der Kollodium-Teilchen erfolgt nach dem Verfahren von CAVELTI (1944). Sie ist technisch nicht einfach und setzt beträchtliche Übung voraus. Eine brauchbare, etwas einfachere Modifikation wurde von COUDERT und COLY (1956) ausgearbeitet:

Zur Sensibilisierung wird eine Suspension dieser Partikel entsprechend einer Trübung des MacFarland-Standards Nr. 2 mit einem gleichen Volumen des löslichen Pilzantigens (Herstellung s. S. 624ff.), dessen optimale Konzentration empirisch ermittelt werden muß, gründlich vermischt und unter wiederholtem Schütteln eine Stunde bei 22—24°C aufbewahrt. Danach ist das Antigen gebrauchsfertig. Es muß täglich frisch hergestellt werden.

Der Ansatz der Agglutinationsreihe erfolgt wie oben geschildert. Nach 2stündiger Aufbewahrung bei Zimmertemperatur werden die Röhrchen mit der Antigenserummischung 3 min bei 1500 Umdrehungen pro min zentrifugiert und anschließend unter leichtem Aufschütteln gegen einen dunklen Hintergrund mit dem bloßen Auge abgelesen. Agglutinate sind leicht erkennbar (vgl. Abb. 14). Die Endpunkte sind deutlich abgegrenzt.

Das Verfahren wurde nicht nur von SASLAW und CAMPBELL (1949, 1950 a/b) in der Serologie der Histoplasmose, sondern neuerdings auch von HUPPERT (1955) in der Serologie der Dermatophyten erprobt.

β) Polystyren-Latex-Partikel-Agglutination nach CARLISLE und SASLAW (1958)

In einem verbesserten Verfahren werden sensibilisierte Polystyren-Latex-Partikel benutzt.

Hiervon wird zunächst mit Aqua dest. eine Stammlösung hergestellt, deren Dichte etwa dem MacFarland-Standardröhrchen Nr. 10 entspricht. Das Antigen wird frisch bereitet, indem 0,5 ml einer optimalen Menge löslicher Substanzen von Pilzen (z.B. Histoplasmin-Lösung) mit 0,1 ml der Latex-Stammlösung und 9,4 ml NaCl-Lösung vermischt werden.

Bebrütung und Ablesung erfolgen in der gleichen Weise wie bei der Kollodium-Partikel-Agglutination. Die Ergebnisse sind auch mit dieser gut vergleichbar (s. Abb. 14).

γ) Agglutination mit sensibilisierten Anionenaustauschern aus Kunstharzen nach EVANS und HAINES (1954)

Nicht alle Antigene lassen sich leicht an serologisch neutrale Partikel adsorbieren. Dieser Vorgang wird entscheidend durch die *elektrischen Ladungsverhältnisse* beeinflußt.

So mißlang der Versuch, S-Polysaccharid aus *Cryptococcus neoformans*-Kapseln an die Oberfläche von Kollodiumpartikeln zu binden (EVANS und HAINES 1954). Seine negative Ladung machte es hingegen wahrscheinlich, daß es von kationischen Gruppen eines Anionenaustauschers leicht angezogen wird. Dies gelang durch Benutzung von pulverisierten und speziell vorbehandelten Aufschwemmungen von „Amberlite IR—4—B" und „Amberlite IRA—400", in den USA erhältlichen Anionenaustauschern.

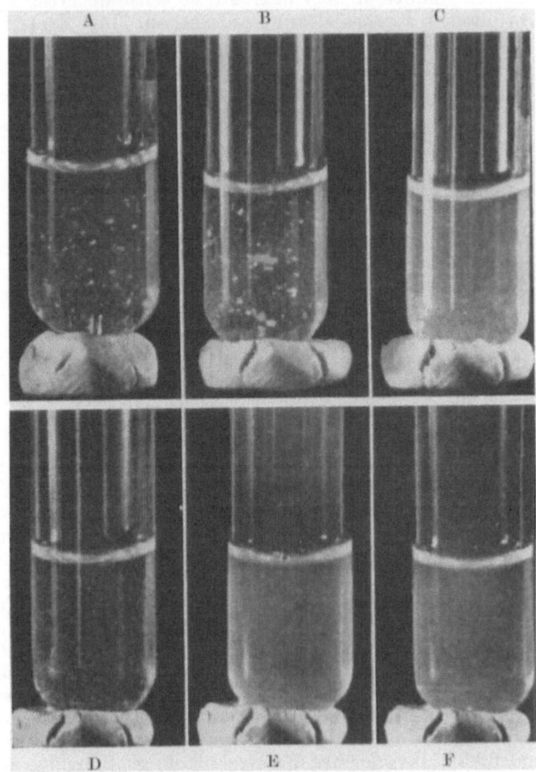

Abb. 14. Histoplasmin-Latex-Agglutinations-Test. A. 4+ Latex-Agglutination. B. 4+ Kollodium-Agglutination. C. 2+ Latex-Agglutination. D. 2+ Kollodium-Agglutination. E. Negative Latex-Agglutination. F. Negative Kollodium-Agglutination. [Nach S. SASLAW u. H. N. CARLISLE: Proc. Soc. exp. Biol. (N.Y.) 97, 700—703 (1958)]

Technik der Sensibilisierung. Gleiche Mengen dieser Partikel und des SB-Polysaccharids werden für eine halbe Stunde geschüttelt, nach dem Mischen zweimal mit Aqua dest. und anschließend einmal mit 0,2%iger NaCl-Lösung gewaschen. Dann wird das durch Zentrifugieren erhaltene Sediment mit 0,2%iger NaCl-Lösung auf das Ausgangsvolumen aufgefüllt.

Das so bereitete Antigen wird im Röhrchenverdünnungstest mit Serumverdünnungen in üblicher Weise vermischt und nach 2 Std Aufbewahrung bei 22—28°C auf Agglutination kontrolliert.

δ) Hämagglutinationsreaktion nach DUBOS und MIDDLEBROOK

Zu den in neuerer Zeit häufig benutzten Verfahren gehört auch die *Hämagglutinationsreaktion*. NORDÉN (1949), MARTIN (1953), VOGEL (VOGEL u. COLLINS 1955, VOGEL 1957 a/b), POSPÍŠIL 1959 SEELIGER (1954, 1957 a) sowie DOUGLAS u. GARRARD (1958, DOUGLAS et al. 1958) und andere verwandten diesen Test in der Pilzserologie.

Technik. Zur Herstellung des Antigens werden mindestens 24 Std alte Schaferythrocyten benutzt. Frische Aufschwemmungen roter Blutkörperchen sind weniger gut geeignet und adsorbieren oft schlecht. 0,1 ml der zweimal gewaschenen Schaferythrocyten werden mit 1 ml isotonischer, phosphatgepufferter NaCl-Lösung und 2 ml Antigen-Extrakt (lösliche Pilzsubstanzen) gemischt und anschließend 2 Std im Wasserbad bei 37°C unter mehrfachem leichten Schütteln bebrütet. Die so sensibilisierten Blutkörperchen werden dann dreimal mit isotonischer Kochsalzlösung gewaschen. Das Zentrifugieren erfolgt dabei mit nur geringer

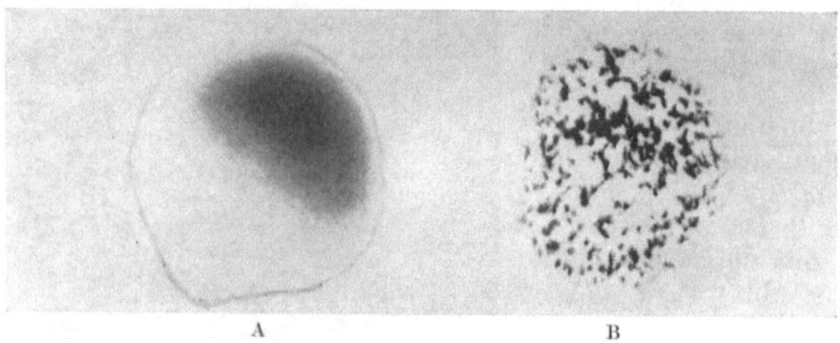

Abb. 15. Objektglasagglutination mit sensibilisierten Erythrocyten durch Antiserum. A: Negatives Ergebnis mit „Protoplasten"-sensibilisierten Blutkörperchen; B: positive Reaktion mit Blutkörperchen nach Sensibilisierung mit „extraprotoplastischer Substanz". [Nach R. J. DOUGLAS u. E. H. GARRARD: Canad. J. Microbiol. 4 (1958)]

Tourenzahl bei höchstens 2000 Umdrehungen pro min etwa 3 min lang. Ein stärkeres Zentrifugieren bewirkt eine zu kräftige Sedimentierung, die eine Resuspension erschwert. Die derart behandelten Erythrocyten stellen 1%ig das gebrauchsfertige Antigen dar.

Voraussetzung für das Gelingen der Sensibilisierung ist, daß die Antigenextrakte ausreichend konzentriert und frei von hämolytischen Eigenschaften sind. Der *Ansatz* erfolgt entweder im Reagensglas wie bei den übrigen Agglutinationsproben oder auf dem Objektträger.

Hierbei werden 0,3 ml Antigen (bzw. jeweils ein Tropfen auf dem Objektglas) zu gleichen Teilen mit den Serumverdünnungen vermischt und 2 Std bei Zimmertemperatur (gegebenenfalls in feuchter Kammer) stehengelassen. Als *Kontrollen* dienen sensibilisierte Erythrocyten in isotonischer Kochsalzlösung sowie unbehandelte Blutkörperchen in Immunserum, damit Spontanagglutination und heterophile Antikörperreaktion erkannt werden können. Bei *negativem* Reaktionsausfall sinken die Erythrocyten zu Boden und füllen nach 2 Std die Kuppe der Röhrchen aus. Bei *positivem* Ergebnis überziehen sie den Boden des Röhrchens und bilden nach leichtem Aufschütteln grobflockige Agglutinate. Die Ablesung erfolgt ohne Berühren der Ansätze am besten durch einen schräg unter die Gestelle gestellten Spiegel bei entsprechender Beleuchtung von oben her bzw. durch vorsichtiges Kippen der Objektträger oder Kunststoffplatten (Abb. 15).

Nach den vorliegenden Ergebnissen besitzt die Hämagglutinationsreaktion hinreichende *Spezifität*, um auch in der mykologischen Serodiagnostik Verwendung zu finden. Dem steht allerdings ihre außerordentliche *Empfindlichkeit* gegenüber, die einer routinemäßigen Anwendung gewisse Beschränkungen auferlegt (vgl. die Übersicht von NETER 1956 zur Frage der bakteriellen Hämagglutination).

Zahlreiche Versuche wurden unternommen, um eine *bessere Adsorption* der Antigene an die Oberfläche roter Blutkörperchen zu gewährleisten. Ein vielfach geübtes Verfahren besteht in der Vorbehandlung der Erythrocyten mit *Tannin* (BOYDEN 1951).

Technik der Tannisierung. Eine 2%ige Blutkörperchenaufschwemmung wird mit einer 0,003%igen Tannin-Lösung (Acidum tannicum purissimum DAB 6) zu gleichen Teilen versetzt. Nach WOERNER (1956) wird der Ansatz 1 Std bei Zimmertemperatur aufbewahrt und dabei mehrfach gut durchgeschüttelt. Nach BOYDEN (1951) erfolgt die Tannisierung während einer Zeitdauer von 10 min bei 37°C. Danach werden die tannisierten Blutkörperchen zweimal in physiologischer NaCl-Lösung gewaschen und anschließend mit NaCl-Lösung 1—2%ig aufgeschwemmt.

Die *Tanninlösung* wird als Stammlösung (1:500) hergestellt und alle 2—4 Wochen erneuert, da das p_H langsam absinkt und eine zunehmende Oxydation eintritt. Diese Stammlösung wird im Kühlschrank aufbewahrt. Hiervon wird die zur Tannisierung erforderliche Gebrauchslösung jeweils frisch hergestellt. Die tannisierten Erythrocyten dürfen nicht spontanagglutinabel sein.

Inzwischen ist dieses Verfahren durch die *Behandlung von roten Blutkörperchen mit tierischen und pflanzlichen Enzymen*, insbesondere Trypsin und *Papain*, ersetzt worden. Letzteres erwies sich nach KUHNS und BAILEY (1950) als besonders geeignet.

Technik der Papainisierung. Die Papainlösung besteht aus 0,8 g Papain in 250 ml einer 0,85%igen Kochsalzlösung. 5 Volumina dieser Lösung werden mit einem Volumen eines dreimal gewaschenen Erythrocyten-Sediments gemischt und 30 min bei 37°C bebrütet. Anschließend werden die papainisierten Blutkörperchen zweimal gewaschen. Nach einem anderen Verfahren werden 9 Volumina zentrifugierter roter Blutkörperchen mit 1 Volumen eines 1%igen Papain-Veronalpuffergemisches versetzt und dann wie oben behandelt. Die Sensibilisierung der papainisierten Erythrocyten erfolgt in gleicher Weise wie bereits beschrieben.

Über die *optimale Herstellungsmethode* für *sensibilisierende* Antigene besteht noch keine Einigkeit. In Übereinstimmung mit VOGEL (VOGEL u. COLLINS 1955) konnte SEELIGER (1954) feststellen, daß bei Sproßpilzen Extrakte in Kochsalzlösung gut wirksam sind. Derartige Extrakte lassen sich durch gründliche Enteiweißung, z.B. mit Chloroform-n-Butylalkohol, aber auch durch Seitz-Filtration, Albuminblockierung und Behandlung mit Lipase, inaktivieren (VOGEL 1957a). Dabei erwiesen sich Antigene aus *Saccharomyces cerevisiae* gegen Hitze und Lipase empfindlicher als solche von *Candida albicans*. Letztere wurden nach Aufbewahrung im Wasserbad bei 70°C oder nach 15 min Autoklavieren bei 1,1 atü in ihrer Aktivität wesentlich gesteigert. Das beiden Keimarten gemeinsame Gruppenantigen war hingegen kaum hitzeempfindlich. Durch Beschallung (5 min im 250 Watt 10 kz-Raytheon-Oszillator) konnten DOUGLAS und GARRARD (1958) aus den Zellwänden von *Streptomyces*-Kulturen ebenfalls sensibilisierende Substanzen isolieren, die sich an die Oberfläche von Kaninchen-Erythrocyten adsorbieren ließen.

Der *Vorteil der Benutzung roter Blutkörperchen als Träger adsorbierter mikrobieller Antigene* liegt auf der Hand, zumal hierdurch lösliche Substanzen aller Art — soweit sie nicht selbst die Erythrocyten agglutinieren oder auflösen — in einer einzigen Versuchsanordnung und leicht vergleichbar getestet werden können. Ein gewisser Nachteil muß jedoch in Kauf genommen werden; denn manche Sera enthalten heterologe Antikörper, besonders gegen Schaferythrocyten. Diese lassen sich durch Absättigung mit unvorbehandelten Blutkörperchen entfernen. Zur Vermeidung heterophiler Antikörperreaktionen wurde wiederholt versucht, anstelle der Schaferythrocyten solche vom Kaninchen oder rote Blutkörperchen der Blutgruppe 0 des Menschen zu verwenden.

Schließlich sei auch noch erwähnt, daß nach STANLEY (1949) Ribonucleinsäure-Extrakte an rote Blutkörperchen adsorbiert werden können und daß so sensibilisierte Antigene, z.B. mit *Cryptococcus neoformans*-Ribonucleinsäure, spezifisch durch homologe Antiseren geballt wurden, während die Adsorption des Polysaccharids der gleichen Pilzart nicht gelang.

ε) Hämagglutinations-Hämolyse-Reaktion nach MIDDLEBROOK

Durch Zugabe von $^1/_3$ Volumen Meerschweinchen-Komplement (mit phosphatgepufferter isotonischer NaCl-Lösung im Verhältnis von 1:10 verdünnt) zum Gemisch aus Serumverdünnung und sensibilisierten Erythrocyten läßt sich die Hämagglutinationsreaktion zur Hämagglutinations-Hämolyse-Reaktion erweitern. Dies beruht darauf, daß die Reaktion der Serumantikörper mit dem an die Erythrocyten-Oberfläche gebundenen Antigen *in Anwesenheit von Komplement zur Hämolyse führt*. Diese bleibt bei fehlender Antigen-Antikörperreaktion aus und ist demnach als spezifisch anzusehen.

Technik. Der Ansatz erfolgt in gleicher Weise wie bereits geschildert: Zu jedem Röhrchen werden 0,2 ml 1:10 verdünnten Komplements zugesetzt. Nach 30 min Aufbewahrung im Wasserbad von 37°C erfolgt die Ablesung. Röhrchen mit kompletter Hämolyse werden als positiv bewertet. Die Kontrollen müssen negativ reagieren.

Wie Versuche Seeligers (1954, 1957a) zeigten, ist dieses Verfahren noch empfindlicher als die Hämagglutination. Leider wird die erhöhte Empfindlichkeit unter den Testbedingungen mit einer gesteigerten Unspezifität erkauft. Gelegentlich tritt nämlich in niedrigen Verdünnungen von Immunseren bei Anwesenheit heterologer Antigene bereits eine komplette Hämolyse ein, obwohl die übrigen serodiagnostischen Methoden keine positiven Befunde erwarten lassen. Dies beruht möglicherweise darauf, daß bei dem geschilderten Verfahren auch Antigenfraktionen wirksam werden, die sich mit den üblichen, relativ unempfindlichen Nachweismethoden nicht sicher erkennen lassen.

Damit soll die Reaktion keineswegs als ungeeignet abgelehnt werden; denn sicher sind Antigenüberschneidungen bei verschiedenartigen Pilzarten häufiger, als man zur Zeit weiß. Es ist durchaus möglich, durch Änderungen der Versuchsanordnung vielleicht auch in der mykologischen Serodiagnostik ebenso brauchbare Ergebnisse zu erhalten, wie sie in der Tuberkulose-Diagnostik erzielt wurden.

d) Agglutinationsversuche mit zertrümmerten und gefärbten Zellbestandteilen
[Nach Cozad und Larsh (1960)]

Dieses Verfahren nimmt eine Mittelstellung zwischen der Verwendung von cellulären und löslichen, an corpusculäre Elemente adsorbierten Antigenen ein. Es wurde 1960 in die Histoplasmose-Serologie eingeführt [G. C. Cozad und H. W. Larsh: A capillary tube agglutination test for histoplasmosis. J. Immunol. 85, 387—390 (1960)] und in modifizierter Form auch beim Studium von *Candida*- und *Torulopsis*-Antigenen benutzt [G. Kemp und M. Solotorovsky: Antigens in disrupted components of Candida albicans. Bact. Proc. 120 (1961)]. Zur Agglutination dienen im wesentlichen die zertrümmerten Zellwände von Pilzen. Damit eröffnet sich ein weites Feld bisher ungenutzter Möglichkeiten der Pilzserologie.

Methodik der Antigenherstellung (Cozad und Larsh 1960): Hefezellen von *H. capsulatum* (bzw. anderer Pilzarten, Verf.) werden nach 4tägigem Wachstum auf der Oberfläche von Hirn-Herz-Infusionsagar (Difco) in einer kleinen Menge von physiologischer NaCl-Lösung aufgenommen und zur Entfernung kleiner Klümpchen durch mehrere Lagen steriler Gaze filtriert. Nach dreimaligem Waschen wird die Suspension 7 min bei 2400 U/min zentrifugiert. Dann wird 1 Vol. Zellsediment mit 99 Vol. 0,5%iger Formol-NaCl-Lösung vermischt und 10 Tage bei Zimmertemperatur im Dunkeln stehengelassen. Anschließend werden die Zellen nach Luotos Modifikation der Harris-Färbung [vgl. J. Immunol. 71, 226 (1953)] gefärbt. Ein Teil des Färbemittels (Hämatoxylin) wird mit 10 Teilen der Aufschwemmung 72 Std bei 37°C bebrütet, dann wird das Antigen mit Aqua dest. (mit verdünnter HCl auf pH 3,5 eingestellt) verdünnt und 7 min bei 2400 U/min zentrifugiert. Das gefärbte Zellsediment wird gewaschen und im Verhältnis von 1:30 mit 0,2% Formol-NaCl-Lösung verdünnt.

Das so bereitete Material wird mit Glasperlen (3,5 ml Zellaufschwemmung, 0,6 ml Glasperlen Typ Balotini Nr. 12) für 20 min in einem Gewebezerkleinerer (Typ Mickle oder andere) geschüttelt und dann 10 min bei 1800 U/min zentrifugiert. Der vorsichtig dekantierte Überstand enthält das Rohantigen, das nunmehr zweimal für 15 min bei einer Tourenzahl von 3200 U/min gewaschen und in 0,2% Formol-NaCl-Lösung aufgenommen wird.

Die Dichte des Antigens wird so eingestellt, daß eine Verdünnung von 1:15 der Stammaufschwemmung eine 35%ige Lichtdurchlässigkeit im Bausch und Lomb-Spectronic „20"-Colorimeter bei einer Wellenlänge von 5900 Å ergibt. — Bei 4°C ist diese Gebrauchsverdünnung stabil und für längere Zeit haltbar.

Agglutinationsversuch in Capillar-Röhrchen. Der Test wird in Capillaren von 7 cm Länge und einem Innendurchmesser von 0,5—0,9 mm durchgeführt. Durch Aufziehen wird etwa ein Drittel des Röhrchens mit Antigen gefüllt und ein weiteres Drittel mit Serum bzw. Serumverdünnung. Die Röhrchen werden dann umgedreht, so daß das Antigen im unteren Drittel ist, senkrecht in Plastilin gestellt und nach einer Stunde bei 22—24°C abgelesen. *Bewertung:* Blauschwarze, mit dem bloßen Auge sichtbare Klumpenbildung entlang des Capillarinhalts ist Anzeichen einer positiven Reaktion, deren Stärke mit 1—4 plus bewertet wird.

e) Kapselreaktion nach NEUFELD

Beim Agglutinationsversuch handelt es sich um ein Geschehen an der Oberfläche des Antigens bzw. der mit Antigen beladenen Partikel. Besondere Verhältnisse liegen vor, wenn die Zelloberfläche mit einer dicken Kapsel ausgestattet ist. Beim Kontakt mit Immunserum kann es auch mit solchen Zellen zu einer deutlichen Ballung kommen. Allerdings ist das nicht regelmäßig der Fall, da ja die Ballung erst den zweiten Schritt des serologischen Geschehens darstellt.

Ihm geht eine Anlagerung der Antikörper an die oberflächlich liegenden Kapselantigene voraus, die mit einer deutlichen Veränderung der Lichtdurchlässigkeit im Kapselbereich einhergeht.

Untersuchungstechnik. Bei der Antigengewinnung ist zu beachten, daß bekapselte Pilze auf den üblichen Pilznährböden nicht regelmäßig dicke Kapseln bilden. Das gilt auch für den wichtigsten pathogenen Vertreter bekapselter Pilze, *Cryptococcus neoformans.* Nach den Angaben von LITTMAN (1958), die vom Verf. (SEELIGER 1960) bestätigt werden konnten, gelingt es jedoch auf einem speziell auf die Ausbildung von Kapseln bei diesem Pilz eingestellten Medium (vgl. S. 610), nach zehntägiger Bebrütung maximale Bekapselung zu erzielen. Dadurch erübrigt sich die von NEILL u. Mitarb. (1949) und EVANS u. Mitarb. (EVANS 1949, 1950; EVANS u. KESSEL 1951) geübte Vorkultur von *Cryptococcus neoformans* im Mäuse-Peritonealexsudat weitgehend.

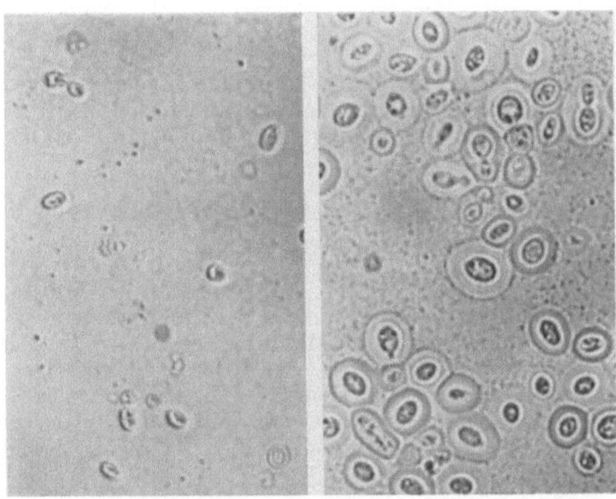

Abb. 16. Kapselreaktion mit *C. diffluens*-Antigen. Links: Antiserum gegen *L. lipoferus*; rechts: Antiserum gegen *C. neoformans.* [Nach H. P. R. SEELIGER: Ergebn. Immun.-Forsch. **32**, 23—64 (1959)]

Kapselreaktion. Ein Tropfen der Serumverdünnung wird mit einem Tropfen der Antigensuspension in isotonischer NaCl-Lösung auf dem Objektglas vermischt, oder es wird im Röhrchenversuch eine Verdünnungsreihe wie beim Agglutinationsversuch angesetzt. Die Ablesung erfolgt nach 30 min Bebrütung bei 37°C in der feuchten Kammer, sofern es sich um Objektglasversuche handelt. Dabei werden die Tropfen mit einem Deckgläschen bedeckt. Bei Untersuchung im Röhrchen wird nach 18 Std Bebrütung bei 37°C mittels einer Platinöse oder Capillarpipette ein Tropfen aus der Antigenserummischung entnommen, auf einen Objektträger gebracht und mit einem Deckgläschen bedeckt. Die Objektträger werden unter einer 40fachen Objektiv- und 6—8fachen Ocularvergrößerung betrachtet.

Bei *positivem* Ergebnis erscheinen die normalerweise nicht sichtbaren Kapseln im durchfallenden Licht als deutlich lichtbrechende, scharf gegen ihre Umgebung abgegrenzte Gebilde (vgl. Abb. 16).

Dieser Vorgang wird in der Mikrobiologie vielfach als *Quellungsreaktion* bezeichnet. Nach den Untersuchungen von NEILL u. a. (1949) sowie EVANS, SEELIGER u. Mitarb. (1956) geht er jedoch bei *Cryptococcus neoformans* nicht mit einer meßbaren Vergrößerung des Kapseldurchmessers einher. Die sich aus eingehenden Messungen ergebenden Werte sind in der folgenden Tabelle 4 dargestellt.

Da die Reaktion nur mit homologen Seren positiv, mit heterologen Seren jedoch negativ ausfällt, darf man sie als spezifisches Äquivalent der Neufeldschen Kapselquellung ansehen. Sie wird deshalb als *Kapselreaktion* bezeichnet.

Tabelle 4. *Mittelwerte[1] von Kapseldurchmessern in Tusche- und Antiserumpräparaten von Cryptococcus neoformans-Stämmen* (nach EVANS, SEELIGER, KORNFELD und GARCIA 1956)

Versuchs-Nr.	Präparation	Mittlerer Durchmesser in μ	Standard-Abweichung	Standard-Abweichung vom Mittelwert	Wahrscheinlichkeit[2] einer Fehlberechnung
1 a[3]	Tusche	36,72	2,18	0,40	0,001
	Antiserum	34,62	2,00	0,37	
2 b[3]	Tusche	38,43	3,22	0,59	0,001
	Antiserum	34,90	2,66	0,49	
3 b[3]	Tusche	38,00	3,43	0,63	0,001
	Antiserum	34,76	2,49	0,46	0,001
4 c[3]	Tusche	43,86	2,28	0,42	0,001
	Antiserum	41,16	2,21	0,40	0,001

[1] Werte ermittelt bei 30 Kapselmessungen mit Ocularmikrometer.
[2] Fehlerwahrscheinlichkeit berechnet nach der T-Methode von STUDENT.
[3] Methodik a) im hängenden Tropfen, b) Zählkammer, c) auf dem Objektträger mit Deckglas.

Solche Kapselreaktionen lassen sich auch *unspezifisch* ohne die Verwendung von Immunseren darstellen, z.B. nach dem von TOMCSIK und GUEX-HOLZER (1954) angegebenen *Verfahren.*

Nach Zusatz von Eiweiß — z.B. in Form von Normalserum, Casein oder Hämoglobin, aber nicht von Gelatine, Eialbumin, Pepsin oder Trypsin — wird die Kapsel in einem schmalen p_H-Bereich auf der sauren Seite des isoelektrischen Punktes sichtbar. Der Zusatz einer kleinen Menge 2%iger Essigsäure bewirkt eine salzähnliche Verbindung der Kapselpolysaccharide mit dem Serumeiweiß und damit an der Kapseloberfläche eine Veränderung der Lichtdurchlässigkeit, die sich in einer typischen Kapselreaktion manifestiert (Abb. 17).

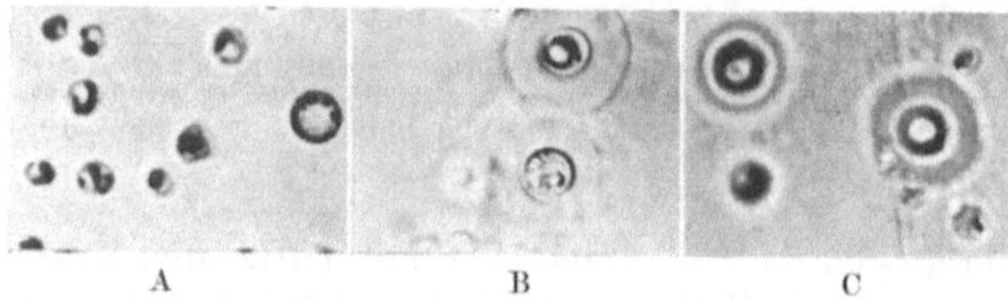

Abb. 17. *Cryptococcus neoformans* im Nativpräparat. A. Aufschwemmung in physiologischer Kochsalzlösung. B. Aufschwemmung in homologem Immunserum (Kapselreaktion). C. Kapselnachweis mit Kaninchenserum (*ohne* homologe Antikörper) nach Zusatz von Essigsäure

Mikroskopisch ähnelt dieser Vorgang der Kapselreaktion nach Zugabe von Immunserum täuschend.

Für die *Praxis* der serologischen Untersuchung kapselhaltiger Antigene ergibt sich, daß einschlägige Versuche nur in einem einwandfrei neutralen Milieu durchgeführt werden dürfen.

Die Serumtiter gegen die Kapselantigene werden in der üblichen Weise durch geometrische Verdünnungsreihen auf dem Objektglas oder in Röhrchen ermittelt.

Eine analoge „Kapselreaktion" und Agglutination werden auch durch ein Polygalaktosamin aus *Aspergillus parasiticus* hervorgerufen. Die positiv geladenen Polygalaktosamin-Moleküle verursachen überdies auch eine Präcipitation des *C. neoformans*-Kapselpolysaccharids [E. E. EVANS: Reaction of an Aspergillus polysaccharide with Cryptococcus capsules and various acidic polysaccharides, Proc. Soc. exp. Biol. Med. (N.Y.) **101,** 760—762 (1959), a. auch EVANS 1962].

f) Präcipitationsreaktion

Wie bereits ausgeführt, bereitet die Herstellung homogener, spezifisch agglutinabler Pilzsuspensionen nicht unerhebliche Schwierigkeiten. Deshalb müssen bei serologischen Untersuchungen zur Antigen- oder zur Serumanalyse häufig andere Methoden angewandt werden. Hierzu bietet sich die bewährte *Präcipitationsreaktion* an. Ihre Empfindlichkeit wird durch die eingeschlagene

Untersuchungsmethodik entscheidend beeinflußt. Die überwiegende Mehrzahl der Untersucher ist sich darin einig, daß sich das Präcipitationsverfahren durch besondere Spezifität auszeichnet und für Untersuchungen unter den verschiedenartigsten Gesichtspunkten hervorragend eignet. Dies wird nicht zuletzt dadurch unterstrichen, daß in den letzten Jahren das Präcipitationsverfahren in zunehmendem Maße auch Eingang in die Serodiagnostik mykotischer Infektionen gefunden hat.

Vergleicht man im Verlaufe der Immunisierung von Versuchstieren bei regelmäßigen Blutentnahmen den Agglutininspiegel mit dem Präcipitintiter des Serums, so findet man, daß zunächst agglutinierende und manchmal erst geraume Zeit später präcipitierende Antikörper — letztere oft nur in niedrigen Serumverdünnungen — auftreten. Dies beruht wohl weniger darauf, daß Agglutinine und Präcipitine verschiedenartige Antikörper sind. Vielmehr ist anzunehmen, daß dies nur die Folge einer empfindlicheren Untersuchungsmethodik im Agglutinationsverfahren und einer relativ unempfindlichen im klassischen Präcipitationsversuch ist. Sobald nämlich die präcipitierbaren Substanzen an die Oberfläche serologisch neutraler Teilchen adsorbiert werden, wie es in den vorhergehenden Abschnitten beschrieben wurde (S. 640), reagieren sie — nunmehr im Agglutinationsversuch — mit der gleichen und oft besseren Empfindlichkeit als die Vollantigene der Pilze selbst.

Beim Agglutinations- wie beim Präcipitationsversuch mit Pilzantigenen sind *Polysaccharidkomplexe* als eigentliche *Träger der Spezifität* anzusehen. Hieraus läßt sich für die Sproßpilze und wahrscheinlich auch für die meisten anderen Pilzarten mit JONSEN (1955b) schließen, daß die im Antiserum auftretenden Agglutinine und Präcipitine im Prinzip weitgehend *identisch* sind. Dies wurde in zahlreichen experimentellen Studien hinreichend gesichert (vgl. SEELIGER 1957a). Andererseits sind die präcipitierenden Antikörper oft verschieden von den komplementbindenden Serumbestandteilen, deren Auftreten in Immunseren oft erheblich später erfolgt und eine andere Bedeutung besitzt.

Weiter läßt sich folgern, daß die Agglutinationsverfahren unter Verwendung sensibilisierter Teilchen letztlich nichts anderes darstellen als modifizierte Präcipitationsversuche, wobei das Präcipitinogen an die Oberfläche geeigneter Teilchen adsorbiert wird. Ob dies gelingt, wird von den chemischen Beziehungen des Präcipitinogens zur Oberfläche der Teilchen bestimmt.

Im *klassischen Präcipitationsverfahren* wird der Versuch mit löslichen Substanzen aus den Pilzzellen ohne weitere Veränderung derselben durchgeführt, es sei denn, daß aus dem Gemisch der löslichen Leibes- bzw. Kapselsubstanzen durch chemische oder andere Behandlung einzelne serologisch reaktionsfähige Fraktionen gewonnen werden. Die Herstellung löslicher Pilzextrakte und einiger wichtiger Fraktionen derselben wurde auf S. 624ff. geschildert. Solche Filtrate und Extrakte stellen das *Ausgangsmaterial* für die nachfolgend beschriebenen Präcipitationsversuche dar. Sie müssen vor ihrer Verwendung neutralisiert und stets klar filtriert werden, da sonst leicht Fehler bei der Ablesung bzw. Auswertung der Versuche entstehen.

Der *Reaktionsausfall* wird vom richtigen *Verhältnis zwischen Antikörper und Präcipitinogen* nachhaltig beeinflußt. *Positive* Reaktionen treten nur in einer Zone der *optimalen Konzentrationsbereiche* auf (vgl. BROWN 1935). Diese lassen sich durch entsprechende *Vorversuche* ermitteln, wobei entweder die Antikörpermenge konstant gehalten und die Menge des Präcipitinogens variiert [entsprechend der α-Methodik von MARRACK (1938)] oder bei gleichbleibender Präcipitinogenkonzentration die Antikörpermenge geändert wird (entsprechend der β-Methodik des gleichen Autors). Dabei lassen sich verschiedene *Reaktionsoptima* unterscheiden. Als Beispiel mögen die Ergebnisse von NORDÉN (1951) an Polysacchariden aus *Sporotrichum schenckii*-Kulturen dienen: Bei positivem Ausfall im klassischen Präcipitationsversuch zeigte sich eine ziemlich breite Äquivalenzzone mit ungebundenem Antigen bzw. Antikörper. Im α-Verfahren ging die optimale Konzentration mit einem Antigenüberschuß und im β-Verfahren mit einem Antikörperüberschuß einher (s. Abb. 18).

In Übereinstimmung mit diesen Befunden wies Jonsen (1955b) an löslichen *Candida*-Polysacchariden nach, daß zwischen der Antigenmenge und dem gebundenen Präcipitin eine direkte, lineare Beziehung besteht. Aus dieser kann die theoretisch mögliche maximale Präcipitinmenge ebenso berechnet werden wie das Reaktionsoptimum. Da bei Antikörperüberschuß alles Antigen vom Eigenserum präcipitiert wird, wurde vermutet, daß es sich um eine chemisch einheitliche Substanz handele. Ob diese Vermutung zu Recht besteht, ist nach den Ergebnissen neuerer Untersuchungen — besonders bei Verwendung der noch später zu beschreibenden Methodik im Agar-Gel-Diffusionstest — fraglich geworden. Zu ähnlichen Folgerungen wie Nordén (1951) und Jonsen (1955a/b) gelangte auch Beutmann (1958) an Polysaccharid-Präparationen von *Cryptococcus diffluens*, *Candida reukaufii* und *Torulopsis famata*.

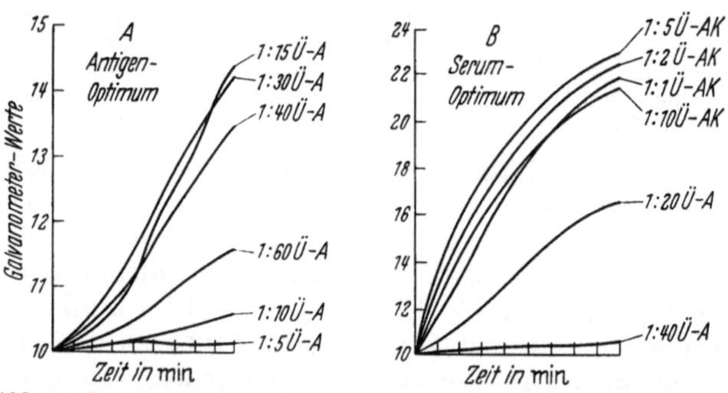

Abb. 18. Bestimmung der optimalen Antigen- und Antikörpermenge im Präcipitintest mit *S. schenckii*. A. Antigenoptimum bei 1:30. B. Serumoptimum 1:5. Testantigen: Autoklaviertes Antigen. [Nach A. Nordén: Acta path. microbiol. scand. Suppl. **139**, 73, 75 (1951)]

Die *Verdünnungen* des Präcipitinogens müssen auf einen festen und vergleichbaren *Ausgangswert* bezogen werden. Als Maß dient entweder das Gewicht der Trockensubstanz oder die chemisch bestimmte Stickstoffmenge. Hochwertige Seren sind in der Lage, Präcipitinogenverdünnungen von 1:1 Mill. bis 1:10 Mill. (bezogen auf das Trockengewicht) deutlich, mit dem bloßen Auge sichtbar, zu präcipitieren. Beträchtliche Antikörperstickstoffmengen werden bereits durch winzig kleine Antigenmengen, z.B. 0,02—0,039 mg, gefällt.

Für *Routineuntersuchungen* sind die vielfach benutzten Rohfiltrate, Autolysate oder Extrakte durchaus brauchbar. Für quantitative Untersuchungen sind sie aber nur bedingt geeignet, da sie ja in den meisten Fällen bereits Verdünnungen des Präcipitinogens darstellen. Diese liegen nach eigenen Erfahrungen meist bei Werten zwischen 1:500 und 1:10000. Eine Verdünnung von 1:100 solchen Filtrats entspräche dann Präcipitinogenverdünnungen von 1:50000 bzw. 1:1 Mill. Es liegt auf der Hand, daß solche „Verdünnungen" durchaus nicht immer die Zone des optimalen Reaktionsbereichs berühren müssen. Deshalb ist es unerläßlich, bei allen quantitativen Bestimmungen ein Höchstmaß an Genauigkeit walten zu lassen, indem das Präcipitinogen auf einen festen, vergleichbaren Bezugswert eingestellt wird.

Weiterhin ist zu berücksichtigen, daß die *Reaktionsgeschwindigkeit* von der jeweiligen *Temperatur* beeinflußt wird. Diese wird durch parallele Ansätze bei 4°C, 22°C und 37°C ermittelt. Jonsen (1955b), Seeliger (1957a) u.a. fanden in entsprechenden Versuchen bei Pilzpolysacchariden keine wesentlichen Unterschiede. Bei höheren Temperaturen tritt die Reaktion zwar am schnellsten ein, das Gesamtpräcipitat ist aber in der Kälte am größten. Dies steht im Einklang mit den Befunden Nordéns (1951) an *Sporotrichum schenckii*-Seren. Folglich dürfte es zweckmäßig sein, die Ansätze nur 1—2 Std bei Körpertemperatur zu bebrüten und nach einer Zwischenablesung weitere 18—24 Std im Kühlschrank bei 4—6°C aufzubewahren. Manche Autoren, z.B. C.E. Smith et al. (1950), dehnen die Beobachtungsdauer auf 4—5 Tage aus.

Soweit sich erkennen läßt, ist eine Verlängerung der Reaktionszeit über 24 Std hinaus nicht mehr mit einer Zunahme der präcipitierten Stickstoffmenge verbunden, wenn es sich um *Candida*-Extrakte handelt. Bei diesen sind p_H-*Änderungen* zwischen 6,6 und 7,9 ohne wesentliche Bedeutung für den Ausgang der Reaktion (Jonsen 1955b). Andererseits zeigen die Erfahrungen von C.E. Smith (Smith et al. 1948b, 1950, 1957) an Antiseren gegen *Coccidioides immitis*, daß diese Regel nicht für alle Pilze gilt.

Mehrere *Testmethoden* kommen für die Durchführung der *Präcipitationsreaktion* in Betracht:

α) Klassisches Überschichtungs- und Mischungsverfahren

Der Ansatz erfolgt im *Mikroverfahren*, indem Serum und Präcipitinogen in Haarcapillaren, am besten solchen, die im Handel erhältlich sind, überschichtet werden. Hierbei wird zunächst das Präcipitinogen in das Röhrchen aufgezogen und mit einer gleichen Menge des klaren Antiserums unterschichtet. Die Capillaren werden dann in kleine Plastilinblöcke gesteckt. Die Berührungsstelle der beiden Phasen bildet eine scharfe Grenze, an der bei positivem Reaktionsausfall ein weißes Präcipitat entsteht, das sich — je nach der Stärke des Reaktionsausfalls — zunehmend verbreitert und nach einiger Zeit den ganzen unteren Teil der Capillare ausfüllen kann. Das Präcipitat sinkt langsam zu Boden und bildet dann ein mehr oder weniger hohes Sediment.

Beim *Makroverfahren* werden nach C. E. Smith et al. (1950) 0,2 ml Serum mit 0,2 ml Präcipitinogen in Röhrchen von 7 cm Länge und 7 mm Durchmesser überschichtet. Die Röhrchen werden in passende Gestelle gestellt. Bei stark positiven Reaktionen kommt es

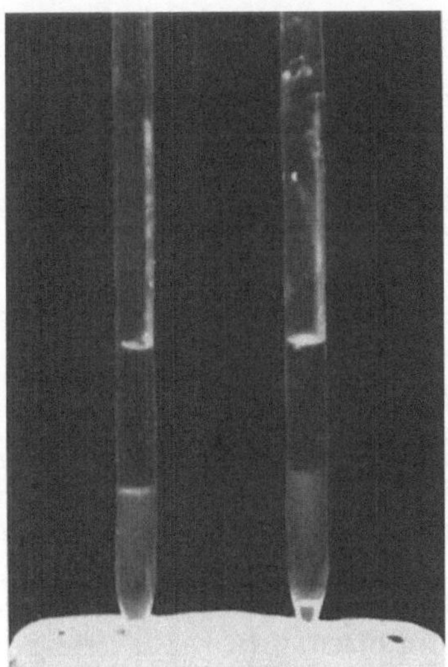

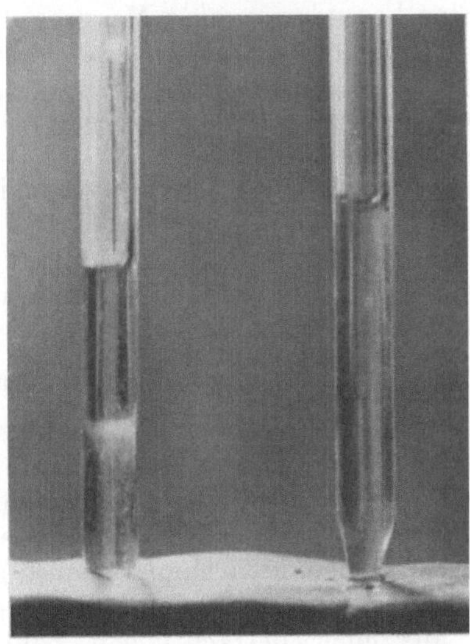

Abb. 19. Präcipitationsversuch im klassischen Überschichtungsverfahren. *Candida albicans*-Serum. Ringbildung (+ +) links; *C. albicans*-Extrakt. Negative Reaktion rechts; *N. asteroides*-Extrakt

Abb. 20. Präcipitationsversuch im klassischen Überschichtungsverfahren. Ausfall flockiger Präcipitate nach anfänglicher Ringbildung (links)

innerhalb kurzer Zeit zur Ausbildung eines deutlichen Präcipitats an der Grenzfläche in Form eines weißen *Ringes*. Nach der ersten Ablesung, z. B. nach 30 min oder einer Stunde Bebrütung bei Zimmertemperatur, wird der Inhalt der Röhrchen durch Schütteln vermischt; anschließend wird die Bebrütung 5 Tage lang bei 37 °C oder im Kühlschrank fortgesetzt. — Verf. (Seeliger 1954, 1957a) wählte für seine Versuche selbstgezogene Glascapillaren mit 3 mm Innendurchmesser.

Schließlich kann der Ansatz nach dem Verfahren von Brown (1938) auch auf *Glasplatten* erfolgen. Dabei wird aus gleichartigen Capillarpipetten ein Tropfen des Präcipitinogens mit einem Tropfen Serum bzw. Serumverdünnung gemischt und anschließend in der feuchten Kammer bei 37 °C bebrütet. Die Ablesung erfolgt mit der Lupe, wobei der positive Reaktionsausfall durch Präcipitatbildung kenntlich wird.

Der Neill-*Test* (s. S. 689) wird nach dem Überschichtungsverfahren durchgeführt. Als Antigen dient die zu untersuchende Körperflüssigkeit (Serum, Liquor, Urin).

Ablesung und Auswertung erfordern viel Sachkenntnis und Übung. Dies gilt besonders für den *Ringtest*. Da an der Grenzfläche zwischen Serum und Präcipitinogen, insbesondere bei Formamid-Antigenen nach Fuller (s. S. 626), leicht Lichterscheinungen auftreten und Trübungen entstehen, die mit echten Präcipitationsringen nichts zu tun haben, ist Vorsicht bei der Bewertung positiver Resultate geboten. Nur eindeutige Ringbildungen, die sich zunehmend verbreitern und schließlich zum Ausfall von flockigen Präcipitaten und Sedimenten führen, dürfen als positiv bewertet werden. Die Beurteilung der Ergebnisse wird durch zweckmäßige Beleuchtung gegen einen dunklen Hintergrund erleichtert. Die Ringbildungen werden nach ihrer Stärke mit 1+ bis 4+ bezeichnet. Die Ablesung nach dem Mischen von Serum und Präcipitinogen erfolgt ebenfalls mit dem bloßen Auge, gegebenenfalls unter Zuhilfenahme einer Lupe. Dabei dient die Menge des gebildeten Niederschlags in der Kuppe der Capillarröhrchen als Maßstab für die Bewertung des Reaktionsausfalls (Abb. 19 und 20).

Erheblich *genauer* ist die Ablesung mit Hilfe des *Photron-Reflektometers*.

Hierzu wird polarisiertes weißes Licht benutzt. Beim Durchtritt durch eine leere oder mit klarer Flüssigkeit gefüllte Kammer läuft es an einer Photozelle vorbei. Wird der Lichtstrahl beim Durchqueren einer getrübten Flüssigkeit zur Photozelle hin abgelenkt, treten im Galvanometer Ausschläge auf, deren Werte eine lineare Beziehung zur Menge der die Trübung verursachenden Partikel (Präcipitate) erkennen lassen.

Eine besonders exakte Messung der Präcipitatmengen ist durch Anwendung des *Beckman-Spektrophotometers* gegeben.

Die Präcipitate werden zunächst gewaschen und anschließend in 0,01 n NaOH aufgelöst. Bei der anschließenden Ablesung zeigen sich typische Adsorptionsspitzen. Einzelheiten s. bei NORDÉN (1951).

Unter den *chemischen* Verfahren ist die *Bestimmung der Präcipitatstickstoffmenge* zu erwähnen. Das Verfahren wird prinzipiell in gleicher Weise wie die Bestimmung des Antigen- bzw. Agglutinin-Stickstoffs auf chemischem Wege mit Hilfe einer Mikro-Kjeldahl-Reaktion durchgeführt und ist in seinen Grundzügen auf S. 640 beschrieben.

β) Präcipitation im Agar-Gel

Der Präcipitationsversuch im klassischen Überschichtungs- oder Mischungsverfahren eignet sich in erster Linie für qualitative Untersuchungen und vermittelt mit seinem Ergebnis einen Eindruck von der Summe der sich abspielenden Reaktionen. Er sagt allerdings nichts über die Beschaffenheit der einzelnen, im Gemisch reagierenden Komponenten aus. In den letzten Jahren konnte gezeigt werden, daß sich auch weitgehend gereinigte Substanzen, z.B. Diphtherie-Toxin, noch aus einer beträchtlichen Zahl von Teilkomponenten zusammensetzen. Deshalb stimmen wir GARD zu (SEELIGER 1957b), bei der Beurteilung von Präcipitations-Reaktionen größte Zurückhaltung zu üben, vor allem dann, wenn die Identität zweier gegebener Antigenbereitungen lediglich auf Grund quantitativer Präcipitationsbefunde postuliert wird.

Es lag nahe, zum Studium der löslichen Pilzsubstanzen und zur Serumanalyse den *Agar-Gel-Diffusionstest* anzuwenden. Dieser geht auf Arbeiten von BECHHOLD (1905), NICOLLE u. Mitarb. (1920), sowie PETRIE (1932) zurück und ist von OUDIN (1952, 1955), OUCHTERLONY (1948, 1949, 1953) und vielen anderen bei einschlägigen Studien mit größtem Erfolg benutzt worden. SEELIGER (1955, 1957a) hat dieses Verfahren — unter Bezugnahme auf Arbeiten von TUNEVALL, ELEK u. a. über Endotoxine — als brauchbares Hilfsmittel bei der O-Antigen-Analyse von Bakterien und Pilzen eingeführt. Es setzt den Untersucher in die Lage, Präcipitationsreaktionen mit löslichen mikrobiellen Antigenen mit größter Genauigkeit durchzuführen und das Vorhandensein verschiedener Komponenten zu objektivieren. Als wesentlicher Vorteil ist die Möglichkeit zur Herstellung von Dauerpräparaten zu sehen, die photographiert werden können, ferner, daß im Agar-Gel-Diffusionstest Verschiedenheiten in der somatischen Antigenstruktur und im Antikörpergehalt eines Serums mit einem Blick übersehbar werden und damit Vergleiche auch ohne zusätzliche Absättigungsversuche möglich sind.

Im Prinzip beruht das Verfahren darauf, daß Antigen und Antikörper von entsprechenden Vertiefungen aus in das Agar-Gel diffundieren. An den Treffpunkten kommt es im Bereich optimaler Konzentrationen zu Präcipitatbildungen in Form arkaden- oder bogenförmiger Präcipitatlinien. Allerdings müssen die gegebenen Versuchsanordnungen peinlich genau eingehalten werden.

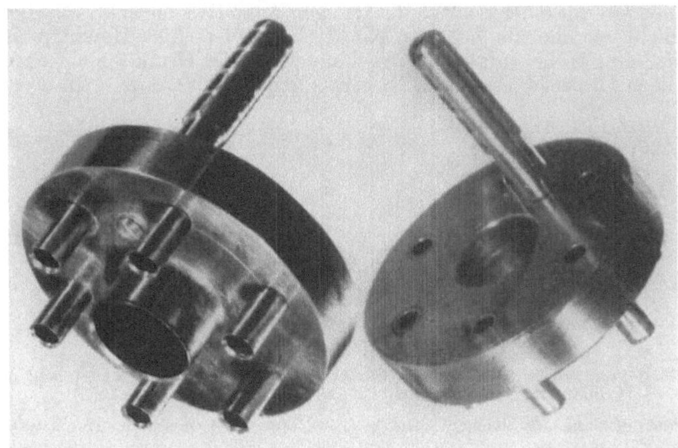

Abb. 21. Ober- und Unteransicht eines Stanzmusterschneiders. (Nach J. G. FEINBERG: Fourth International Congres of Biological Standardization, Brüssel, 24.—30. 6. 1958)

Technik der Makromethode. Herstellung des Agar-Gels (nach OUCHTERLONY)[1]: 60 g Faden-agar werden eingeweicht und in 100 ml kochenden Wassers gelöst. Nach Zugabe einer kleinen Menge von Calciumchlorid wird der gelöste Agar durch Glaswolle filtriert. Bei Verwendung

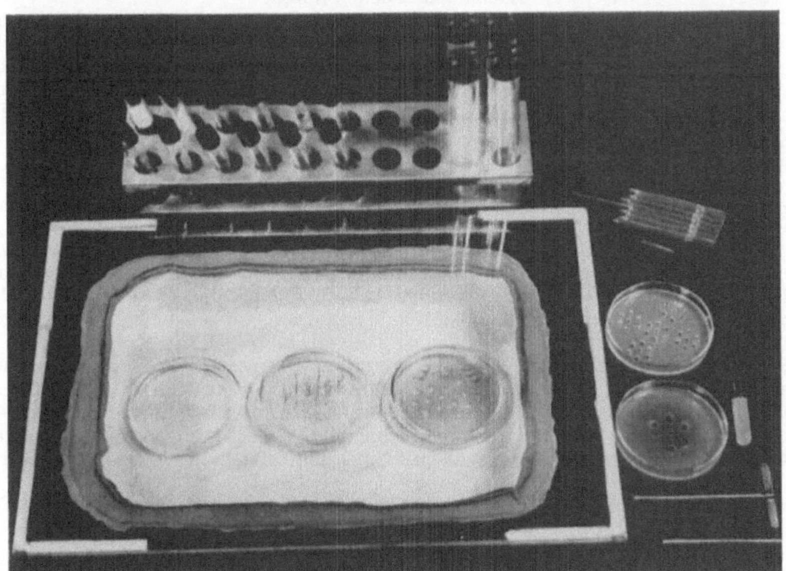

Abb. 22. Erforderliches Material für Präcipitationsversuche im Agar-Gel bei Histoplasmose. [Nach D. C. HEINER: Pediatrics **22**, 617 (1958)]

sehr klarer Agarsorten (z. B. Reinstagar-Hoechst) erübrigt sich dies. Man läßt den Agar erstarren und schneidet ihn in kleine Würfel, die anschließend 3 Tage in fließendem Leitungs-wasser und weitere 3 Tage in destilliertem Wasser gewaschen werden. Danach werden die Agarwürfel wieder verflüssigt, mit Aqua dest. auf 2 l aufgefüllt und in Glasflaschen im Kühl-

---

[1] Eine alternative Methode ist auf S. 656 beschrieben.

schrank bei + 4°C aufbewahrt. Zum Gebrauch wird der Agar geschmolzen und mit der gleichen Menge steriler 1,6% NaCl-Lösung sowie mit Merthiolat (Endkonzentration 1:10000) vermischt.

Herstellung der Platten. Die Präcipitation im Agar-Gel erfordert einwandfrei gereinigte Petri-Schalen, deren Bodenflächen keine Kratzer oder stumpfe Stellen aufweisen. Zunächst wird der Schalenboden mit einer Schicht des fertigen Agar-Gels bedeckt. Nach dem Erstarren dieser Grundschicht werden als Matrizen paraffinierte, viereckige Messingprismen von 1 cm Seitenlänge und 3 mm Höhe aufgesetzt. Sie können auf der Grundschicht entweder in Form eines rechtwinkligen Dreiecks oder eines Quadrats angeordnet werden. In den Scheitelpunkt

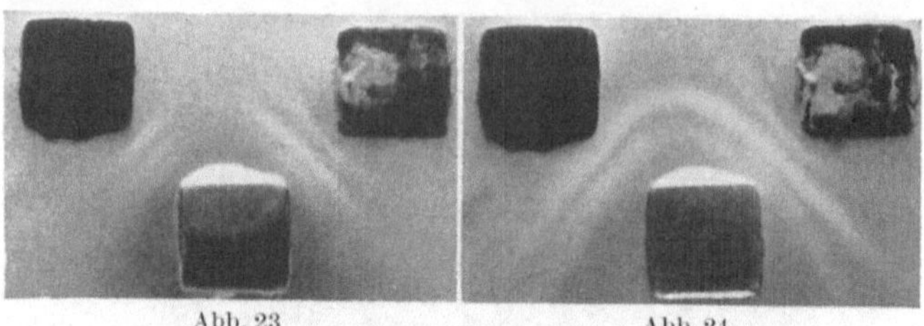

Abb. 23. Entwicklung von Präcipitationsstreifen zweier *Madurella grisea*-Antigene (oben) gegen homologes Immunserum (unten) nach 24—48 Std. (Nach SEELIGER 1955)

Abb. 24. Arkadenbildung des gleichen Ansatzes (Abb. 23) nach 4—6 Tagen. (Nach SEELIGER 1955)

des rechten Winkels bzw. den Flächenmittelpunkt des Quadrats kommt die Zentralmatrize zu liegen. Nun wird Agar eingefüllt, bis die Prismen geringfügig überragt werden. Nach dem Erstarren werden die Blöcke entfernt, und die Platte ist gebrauchsfertig. Sie enthält 3 bzw. 5 prismatische, etwa 3 mm tiefe Bassins, in die Serum bzw. Testflüssigkeit eingefüllt wird

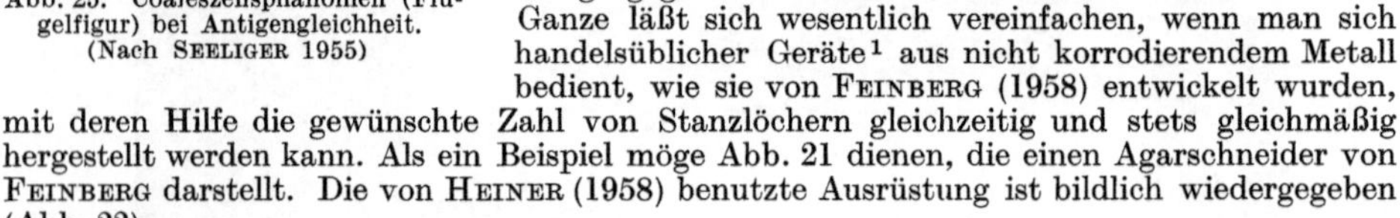

— dies geschieht steril oder unter Zugabe von 1:10000 Merthiolat — bis der Flüssigkeitsspiegel mit der Agaroberfläche eine Ebene bildet.

Die Anordnung läßt sich vielfältig modifizieren. Anstelle der viereckigen Messingprismen kann man sich auch mit Korkbohrern mit einem Durchmesser von 0,6 cm behelfen. Mit ihnen werden unter Zuhilfenahme einer unter die Agarplatte gelegten Schablone Löcher in der gewünschten Anordnung ausgestanzt. Die Grundfläche dieser Löcher wird anschließend mit Hilfe einer kleinen Agarmenge gegen die Glasfläche hermetisch verschlossen. Das Ganze läßt sich wesentlich vereinfachen, wenn man sich handelsüblicher Geräte[1] aus nicht korrodierendem Metall

Abb. 25. Coaleszensphänomen (Flügelfigur) bei Antigengleichheit. (Nach SEELIGER 1955)

bedient, wie sie von FEINBERG (1958) entwickelt wurden, mit deren Hilfe die gewünschte Zahl von Stanzlöchern gleichzeitig und stets gleichmäßig hergestellt werden kann. Als ein Beispiel möge Abb. 21 dienen, die einen Agarschneider von FEINBERG darstellt. Die von HEINER (1958) benutzte Ausrüstung ist bildlich wiedergegeben (Abb. 22).

Neuere Untersuchungen in den USA (GREENE und GORDON 1959, SCHUBERT 1960 u.a.) haben inzwischen gezeigt, daß gewöhnlicher 1%iger Bacto-Agar (mit Merthiolat 1:10000 versetzt) als Diffusionsmedium ebenfalls geeignet ist. In die Bodenfläche der Petri-Schale werden zunächst 5 ml des verflüssigten Agars eingefüllt; nach Erstarren werden die Matrizen aufgelegt und nochmals 7 ml Agar zugegossen. Nach dem Erstarren ist die Platte gebrauchsfertig.

Bebrütung und Ablesung. Die Platte wird mit dem Deckel bedeckt und 12—18 Std bei Zimmertemperatur oder bei 37°C stehengelassen. Nach dieser Zeit ist die Flüssigkeit, je nach dem Alter der Platte und ihrem Wassergehalt, mehr oder weniger stark in das Agar-Gel diffundiert, zum Teil auch verdunstet. Letzteres läßt sich durch Plastilinverschluß der Platten verhindern. Nach 12—18 Std ist die Reaktion meist nur angedeutet erkennbar. Falls nötig, wird nunmehr nachgefüllt. Dann werden die Platten in den Kühlschrank bei 4°C gestellt und täglich für 2 Wochen kontrolliert. Am 2. oder 3. Tag zeigen sich bei *positiven* Präcipitationsreaktionen zwischen Serum- und Antigen-Bassins ein bis mehrere weiße, bandförmige Streifen, die zunehmend größer werden. Dabei entstehen *Präcipitationsbänder* in charakteristischer Anordnung. Wenn diese undeutlich gegeneinander abgegrenzt oder verschwommen sind, ist das Verhältnis zwischen Antigen und Serum nicht optimal. Es ist

---

[1] Bezugsquelle Shandon Scientific Company Ltd., Cromwell Place, London, S. W. 7.

dann nötig, in einem weiteren Ansatz das Antigen stärker zu verdünnen. Die *optimale Antigenverdünnung*, die zur Entstehung scharf abgegrenzter Präcipitationsbänder führt, muß von Fall zu Fall *empirisch* ermittelt werden. Die Seren werden am besten unverdünnt verwandt. Nach 10 Tagen ist das Bild meist optimal.

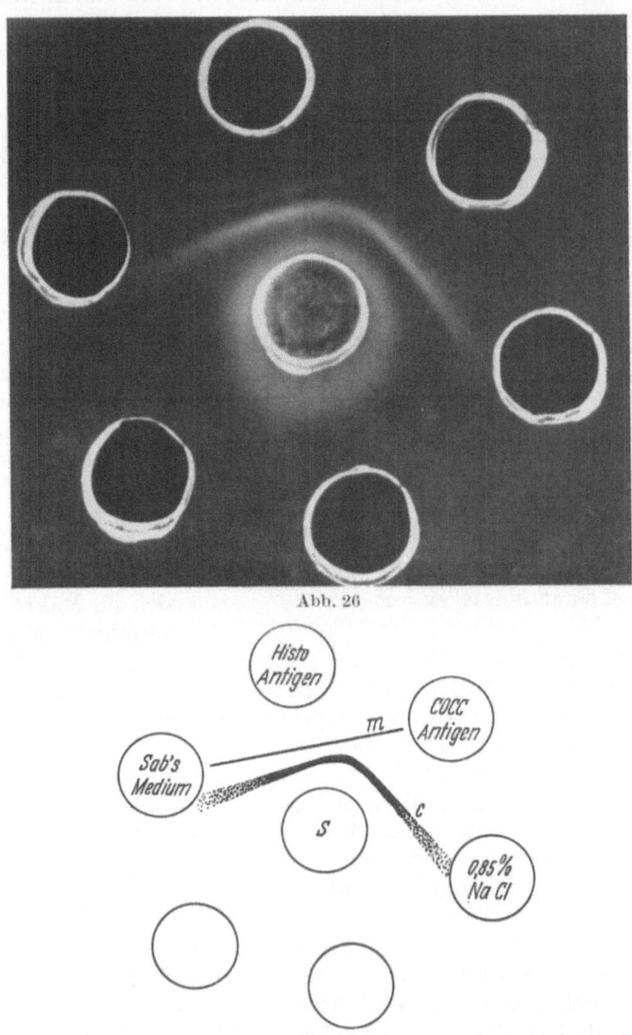

Abb. 26, Originalfoto—Abb. 27, Schematisches Diagramm: Bild des c-Antigens durch *H. capsulatum* und *C. immitis.* Das Patientenserum mit c-m-Antikörpern (hoher Titer) befindet sich in der zentralen Vertiefung (S). Serumtiter in KBR mit Blastomycin 1:256, mit Coccidioidin 1:32, mit Histoplasmin-Mycelphase 1:32 und mit Histoplasmin-Hefephase 1:128. Eine Vertiefung enthält konzentrierte, unbeimpfte Sabouraud-Bouillon. Ein weiteres Bassin enthält Roh-Histoplasmin, ein drittes Roh-Coccidioidin und ein viertes 0,85% Kochsalzlösung. Coccidioidin enthält kein m-Antigen, während c-Antigen im Coccidioidin und Histoplasmin vorhanden ist. Gleiches ergab sich in entsprechenden Versuchen mit Blastomycin; ein Beweis für die Bildung von c-Antigen durch *C. immitis*, *B. dermatitidis* und *H. capsulatum*. Schema für Präcipitation im Agar-Gel. *S* Serum; *m* Mycelhauttest-Antigen-Streifen (Histoplasmin); *c* Coccidioides-Antigen-Streifen. [Nach D. C. HEINER: Pediatrics **22**, 620 (1958)]

Je nach dem *Reaktionsausfall* lassen sich verschiedene Grundtypen unterscheiden:

a) *Negatives* Ergebnis, gekennzeichnet durch fehlende Präcipitation.

b) Auftreten von einem oder mehreren *Präcipitationsbändern*, die zusammenlaufen und *Arkaden* (Abb. 23, 24 und 25) oder symmetrische Flügelfiguren bilden.

Dieses Verhalten wird vielfach als *Coaleszens*-Reaktion bezeichnet und ist meist gleichbedeutend mit einer Identität der geprüften Antigene.

c) Auftreten einer *unterschiedlichen Zahl* von Präcipitationslinien, die in ihrer Anordnung weder seitengleich noch übereinstimmend sind und auch nur teilweise konfluieren. Hierbei handelt es sich fast stets um *serologische Kreuz- oder Verwandtschaftsreaktionen*. Ein typisches Beispiel aus der Praxis ist Abb. 26 und 27 (Heiner 1958) wiedergegeben.

Technik der Mikromethode. Auch die Präcipitation im Agar-Gel läßt sich als Mikromethode durchführen, indem der Agarfilm auf gereinigte Glasplatten bzw. Objektträger aufgetragen wird und aus diesem Löcher bzw. Rinnen für die Aufnahme des Antiserums und der Extrakte herausgeschnitten werden. Das Verfahren selbst wird im nachfolgenden Abschnitt über die Immunoelektrophorese noch eingehend geschildert, so daß hier von einer genauen Wiedergabe abgesehen wird (vgl. S. 655ff).

Abb. 28 vermittelt ein typisches Untersuchungsergebnis, wie es Biguet u. Mitarb. (1959 a/b) bei der Untersuchung von *Candida albicans*-Antiserum gegen Extrakte verschiedener *Candida*-Arten erhalten haben.

Abb. 28. Immunoelektrophorese nach Ouchterlony (Mikromethode von Scheidegger) mit *C. albicans*-Immunserum und verschiedenen Candida-Antigenen. Al C. albicans; Br C. brumptii; Tr C. tropicalis; St C. stellatoidea und Ze C. zeylanoides. [Nach J. Biguet u. Mitarb.: C. R. Acad. Sci. (Paris) 249, 895—897 (1959)]

Mit Hilfe der Agar-Gel-Diffusionsmethode lassen sich im Makro- oder Mikroverfahren konstante und reproduzierbare Ergebnisse erzielen, die einen wahrheitsgetreuen Eindruck von der Zahl der in einem Antigen-Antiserumgemisch vorhandenen reagierenden Systeme liefern. Soweit man weiß, entspricht die *Zahl der Präcipitationsbänder der Mindestzahl reaktionsfähiger Systeme*.

Selbst mit *gereinigten* Pilz-Polysacchariden entwickeln sich meist *mehrere* Präcipitationsbänder, deren Zahl in weitgehender Übereinstimmung mit den durch andere Verfahren ermittelten Antigenformeln steht. Man wird deshalb folgern dürfen, daß die verschiedenen Präcipitationsbänder verschiedenen Teilkomponenten des Antigens zugehören, die sich durch unterschiedliche Wanderungsgeschwindigkeiten im Agar-Gel auszeichnen. In zahlreichen Versuchen mit löslichen Kohlenhydratantigenen aus Pilzen ließen sich art- bzw. typenspezifische und gruppenspezifische Fraktionen darstellen, die in ihrer Gesamtheit einen objektiven Eindruck von der *Komplexität der Antigene* vermitteln und damit bewiesen haben, daß es sich um Gemische verschiedener Komponenten handelt.

Das Verfahren hat sich bei der Untersuchung der Antigenstruktur von Pilzen sowie der Analyse von Patientenseren bewährt (Heiner 1958, Seeliger 1957a/c, 1960, Ball et al. 1960, Greene und Gordon 1959, Schubert 1960). Darüber hinaus scheint es die *Methode der Wahl* zu sein, um Intracutantest-Antigene, wie sie in der Mykologie seit langem benutzt werden, in vitro qualitativ und quantitativ auf ihren Gehalt an spezifischen bzw. unspezifisch reagierenden Komponenten zu überprüfen (Seeliger 1957a, Kaden 1956, 1957, 1958, Feinberg 1958, Heiner 1958, Greene und Lalla 1959, Gordon, Greene und Elliott 1960, Schubert, Lynch und Ajello 1960, Abernathy und Heiner 1961, Schubert und Hampson 1962, King und Meyer 1962).

Trotz der beachtlichen Fortschritte, die der Agar-Gel-Diffusionstest mit sich gebracht hat, darf aber nicht übersehen werden, daß noch viele Fragen ungelöst sind. Die Deutung mancher Befunde, insbesondere von Präcipitationsbändern unklarer Spezifität, bereitet beim Studium der Systemmykosen noch erhebliche Schwierigkeiten (BALL u. Mitarb. 1960, FEINBERG 1960).

g) Immunoelektrophorese

α) Antikörperanalyse nach GRABAR und WILLIAMS (1953) (GRABAR 1955, 1956)

Die Immunoelektrophorese im Agar-Gel nach GRABAR und WILLIAMS (1953) stellt eine Weiterentwicklung der freien und der Papierelektrophorese dar. Dabei wird die Trennung von Eiweiß-Gemischen, wie sie z.B. im Serum vorliegen, durch unterschiedliche Wanderungsgeschwindigkeit der Einzelkomponenten im elektrischen Feld herbeigeführt.

Als Trägermedium dient ein Agar-Gel. Dieses ist mikroskopisch homogen, optisch leer und zeigt keine nennenswerte Adsorption von Eiweißen. Sobald der erste Schritt, die elektrophoretische Auftrennung des zu untersuchenden Serums, erfolgt ist, schließt sich eine Diffusion von spezifischen Antikörpern (Antimenschenserum vom Pferd bei Menschenserum, Antikaninchenserum bei Kaninchenseren usw.) senkrecht zur elektrophoretischen Wanderungsachse an. Am Treffpunkt von optimalen Proportionen der Eiweiß-Antigene und Antikörper kommt es zur Bildung unlöslicher Komplexe, die entsprechend dem Prinzip der Methode von OUCHTERLONY (vgl. vorstehenden Abschnitt) als Präcipitationsbänder erscheinen und das Endprodukt solcher Analysen darstellen. Diese Bänder sind je nach ihrer chemischen Zusammensetzung färbbar.

Dank der Reaktionsspezifität bildet jedes Antigen eine unabhängige Präcipitationslinie. Man kann also die serologisch aktiven Bestandteile einer Mischung mit Hilfe ihrer Beweglichkeit, d.h. ihrer Stellung auf der Wanderungsachse, bestimmen (GRABAR 1955, 1956; WIEME 1958; WUNDERLY 1958 u. a.). Diese Untersuchungsmethode hat sich, z.B. bei Serumanalysen, als ein Verfahren von größtem Wert für Klinik und Forschung erwiesen. An der Medizinischen Universitätsklinik Bonn wird die Serumimmunoelektrophorese seit längerem von VORLAENDER und ROSS[1] in folgender Weise durchgeführt:

Methodik. Reinagar (Behringwerke) wird in Konzentration von 1,5% in Puffer gelöst. *Zusammensetzung der Pufferlösung.* 29,34 g Acid. Diaethylbarbituricum, 19,42 g Natriumacetat, 180 ml 0,1 n Salzsäure, Aqua dest. ad 3 l. Die Pufferlösung hat eine Ionenstärke von 0,1 mA bei pH 8,6.

Glasplatten von 16:4 cm Größe (Bender u. Hobein, München) werden mit Alkohol gereinigt, getrocknet, auf etwa 50°C erwärmt. Die Platten werden auf einem mit Wasserwaage horizontal eingestellten Ständer gelagert. Heiße Agar-Lösung wird in eine 20 ml-Pipette gesaugt; man läßt 12 ml Agar auf die Oberfläche je einer Platte laufen. Nachdem der Agar erstarrt ist, müssen die Platten zur Vermeidung von Austrocknung sogleich in eine feuchte Kammer gelegt werden. Das Auftragen des zu untersuchenden Serums und des Antihuman-Serums geschieht mit Hilfe einer Schablone, die den glasklar durchscheinenden Agarplatten unterlegt wird.

Die Schablone sieht in der Mitte ein Rechteck von 12:4 mm vor, parallel zur Längskante der Platte einen Kanal von 120 mm Länge und 2 mm Breite. Der Kanal ist 5 mm von dem Auftragungsort des Serums entfernt.

Zum Auftragen des Serums dienen kleine, rechteckige Stückchen Filterpapier (Schleicher und Schüll Nr. 2043) von 12:4 mm Größe. Die mit Serum durchtränkten Papierstückchen werden für 30 min auf die Oberfläche des Agars gelegt, dann mit einer Pinzette abgenommen; der Agar wird danach mit Pufferlösung abgespült, um Serumreste zu entfernen, die nicht eindiffundiert sind. Die Elektrophorese findet in Elphor-Standardkammern (Bender und Hobein) unter Verwendung eines Plattenpaars statt. Für 5 Std wird eine Spannung von 220 V angelegt. Nach Beendigung der Elektrophorese wird eine der beiden Agarplatten sofort in 2%iger Essigsäure fixiert, anschließend bei 37°C getrocknet und mit Amidoschwarz 10 B gefärbt (Amidoschwarz 100 mg, Mercurichlorid 50,0 g, Eisessig 20 ml, Aqua dest. ad 1 l). Damit ist eine Serum-Elektrophorese im Agar-Gel gewonnen, die ein der Papier-Elektrophorese vergleichbares Ergebnis zeigt.

---

[1] Für die Übermittlung der Arbeitsvorschrift danken wir Herrn Prof. Dr. VORLAENDER und Dr. med. ROSS, Bonn.

Die andere Agarplatte wird sofort nach dem Abschalten der elektrischen Spannung auf die Schablone gelegt. Mit Hilfe einer Rasierklinge wird ein Kanal parallel zur Längskante der Platte eingeritzt und dieser mit einer sehr dünnen Pipette mit etwa 0,3 ml Anti-Human-Serum vom Pferd (Institut Pasteur, Paris) beschickt. Die Platte wird etwa 3—5 Tage in einer feuchten Kammer bei 25°C gehalten. Während dieser Zeit entwickeln sich die Immunpräcipitate, deren Zugehörigkeit mit Hilfe der Standardelektrophorese festgestellt werden kann. Die Immunoelektrophorese kann entweder ungefärbt photographiert werden, oder sie wird 2 Tage in Pufferlösung gespült, dann getrocknet und anschließend mit Amidoschwarz gefärbt.

β) Antigenanalyse

Die Immunoelektrophorese läßt sich in vielfältiger Weise modifizieren und wird auch zur elektrophoretischen *Trennung von löslichen Antigengemischen* benutzt. Die Bestandteile des Antigens wandern unter Einwirkung des elektrischen Feldes unterschiedlich und werden dann durch ein senkrecht zur Wanderungsachse diffundierendes Immunserum präcipitiert.

Biguet u. Mitarb. (1959a/b, 1960) haben hiermit beim Studium der komplexen Antigenstruktur von *Candida*-Arten eindrucksvolle Ergebnisse erzielt. Es unterliegt keinem Zweifel, daß die Immunoelektrophorese die derzeit empfindlichste Methode einer objektiven Antigenanalyse darstellt und noch viele wertvolle Aufschlüsse verspricht. Deshalb wird die Untersuchungstechnik, wie sie von Biguet u. Mitarb. angewandt wird, nachfolgend detailliert wiedergegeben[1].

Herstellung des Agar-Gels

a) *Reinigung des im Handel erhältlichen Agars.*

8 g Agar-Agar werden in 200 ml Aqua dest. (pH 7,0) in Roux-Flaschen vorsichtig im heißen, nicht kochenden Wasserbad geschmolzen und nach kompletter Lösung rasch klar filtriert (am besten im Unterdruck), anschließend auf eine saubere ebene Glasschale ausgegossen und nach dem Erstarren gegen Staubverunreinigung mit einer entsprechend großen Glasplatte bedeckt. Das Gel wird in Würfel von 3 cm Seitenlänge geschnitten, die 4 Tage ganz eingetaucht in einem Gefäß mit Aqua dest. bei täglichem Wasserwechsel aufbewahrt werden. Danach werden die gewaschenen Agar-Würfel zwischen zwei Filtrierpapieren getrocknet.

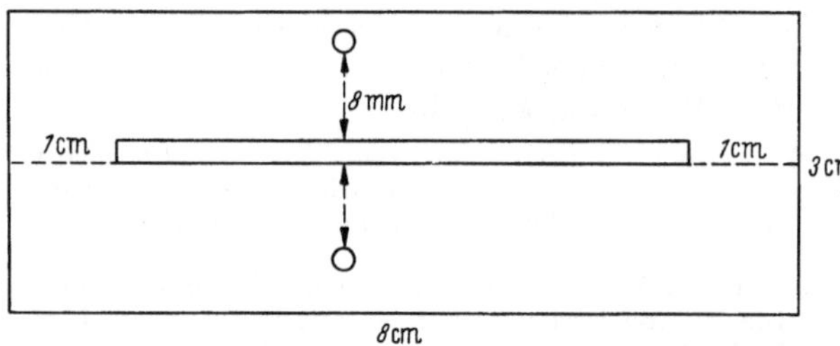

Abb. 29. Muster für Platten zur Immunoelektrophorese (nach Biguet u. Mitarb.). Das Modell wird auf Millimeter-Papier aufgezeichnet. Stanzlöcher und Longitudinalrinne werden nach Erstarren des Agarfilms unter Zuhilfenahme der Pause angebracht

b) *Herstellung des gepufferten Agars für die Elektrophorese.*

Der gereinigte Agar wird geschmolzen und mit Veronalpuffer (pH 8,2 und Ionenstärke 0,05 mA) auf eine Endkonzentration von 1,5 g% gebracht.

| Veronalpuffer-Stammlösung: | Veronalnatrium | 20,6 g |
| | Aqua dest. | ad 1000,0 ml |

Gebrauchslösung. 770 ml Stammlösung werden mit 230 ml n/10 HCl gemischt; pH kontrollieren!

(Man kann auch andere Pufferlösungen benutzen; das pH muß zwischen 6 und 9 liegen und die Ionenstärke zwischen 0,025 und 0,1 mA.)

Der gelöste, gepufferte Agar wird durch zwei Lagen Gaze unter Vakuum (Buchner) klar filtriert, mit Merthiolat in einer Endkonzentration von 1:10000 versetzt und dann in geeignete Glasbehälter abgefüllt. Jeder Behälter soll gerade die Menge fassen, die für einen Versuch benötigt wird.

---

[1] Herrn Prof. Dr. Biguet (Faculté de Médecine, Lille) sei für die Überlassung des in seinem Institut geübten Verfahrens herzlich gedankt.

Herstellung der Platten

Entsprechend den gebräuchlichen Methoden (*Makroverfahren* von GRABAR und WILLIAMS 1953, *Mikroverfahren* von SCHEIDEGGER 1955) werden Glasplatten von 11:4,5 cm oder Objektträger von 8:6 cm Seitenlänge benutzt. Diese müssen sorgfältigst gewaschen sein. Sie werden auf eine absolut ebene Fläche gelegt. Auf die 11:4,5 cm-Platte wird geschmolzener Veronalpuffer-Agar in einer Schichthöhe von 2 mm, auf die Objektträger in einer Schichthöhe von 1 mm aufgegossen.

Nach dem Erstarren werden unter Zuhilfenahme einer untergelegten Schablone (Abb. 29) Löcher (Näpfchen) für die Antigenlösungen ausgestanzt. Das Fassungsvermögen dieser Vertiefungen richtet sich nach den Versuchsbedingungen und ist den jeweiligen Antigenkonzentrationen anzupassen. BIGUET benutzt für seine Versuche zum Ausstanzen Lumbalpunktions-

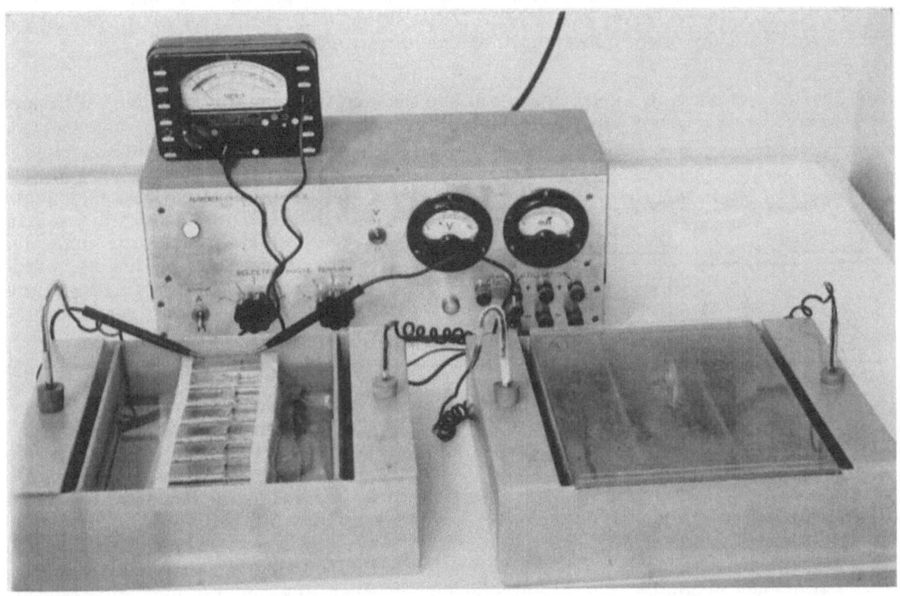

Abb. 30. Apparatur zur Immunoelektrophorese für Antigenanalyse. (Zur Verfügung gestellt von Prof. Dr. BIGUET, Lille)

kanülen, die 1 cm von der Spitze entfernt abgeschnitten sind und einen Durchmesser von 1—3 mm besitzen. Durch Absaugen unter Vakuum erhält man einwandfreie Stanzlöcher ohne Bruchstellen. 8 mm von den gegenüberliegenden Stanzlöchern, die zur Aufnahme der Antigene bestimmt sind, entfernt wird in der Längsrichtung der Glasplatte eine Rinne ausgeschnitten, deren Breite von Fall zu Fall wechselt (vgl. Schablone in Abb. 29). Das Ausschneiden wird entweder mit parallel aneinandergeschmolzenen Impfmessern oder mit entsprechend befestigten Rasierklingen vorgenommen. Der Agarfilm zwischen den Schneiden wird jetzt noch nicht hochgehoben oder entfernt.

Elektrophoretische Wanderung

Die so vorbereiteten Platten werden nach dem *Einfüllen des Antigens* in die ausgestanzten Näpfchen zwischen den kationischen und anionischen Polen des Elektrophorese-Apparats so eingelegt, daß das zur Verbindung der Pole mit der Gelschicht benutzte Whatman-Nr. 1-Papier den Strom leiten kann.

Die Potentialdifferenz zwischen den beiden Plattenenden beträgt nicht mehr als 5 V pro cm Plattenlänge, bei den von BIGUET u. Mitarb. benutzten Plattentypen demnach 20—25 V. Die anzuwendende Stromstärke in mA hängt von der Zahl der Platten im Versuch ab (Apparatur s. Abb. 30).

Bei den Objektträgern dauert die Elektrophorese 3 Std, bei den großen Platten 5 Std. Die Zeiten müssen an die Länge der Platten und an die Wanderungsgeschwindigkeiten der Antigenbestandteile angepaßt werden.

Immunoelektrophorese

a) Einfüllen des Immunserums

Nach Abstellen der Stromzufuhr wird der Agarfilm, der als Längsrinne ausgeschnitten wurde, mittels eines geeigneten Spatels oder einer bogenförmigen Nadel vorsichtig herausgehoben.

In die so hergestellte Rinne wird das Immunserum mittels einer Pasteur-Pipette eingefüllt. Danach werden die Platten in Petri-Schalen gelegt, die zur Verhinderung der Austrocknung mit Knetmasse hermetisch verschmolzen werden, und dann 24—48 Std bei 20°C stehengelassen.

b) Waschen

Danach werden die Platten aus den Petri-Schalen herausgenommen und in 0,9%iger NaCl-Lösung, der 0,05 g Streptomycin und 250 OE Penicillin pro 1000 ml zugesetzt werden, für die Dauer von 3—10 Tagen gewaschen. Die Waschlösung wird zweimal wöchentlich erneuert. Dabei wird der Eiweißüberschuß, der nicht reagiert hat, entfernt.

c) Trocknung

Die Platten werden nun „getrocknet", indem man sie zunächst mit trockenen Whatman-Nr. 1-Papier bedeckt. Dieses wird mit leichtem Fingerdruck auf die Oberfläche aufgelegt. Das Papier wird täglich gewechselt, ab 2. Tag wird es beim Aufbringen mit Aqua dest. befeuchtet. Wenn nur noch ein dünnes Agar-Gel-Häutchen auf den Glasträgern vorhanden ist, werden die Präparationen 12 Std unter Leitungswasser gewaschen.

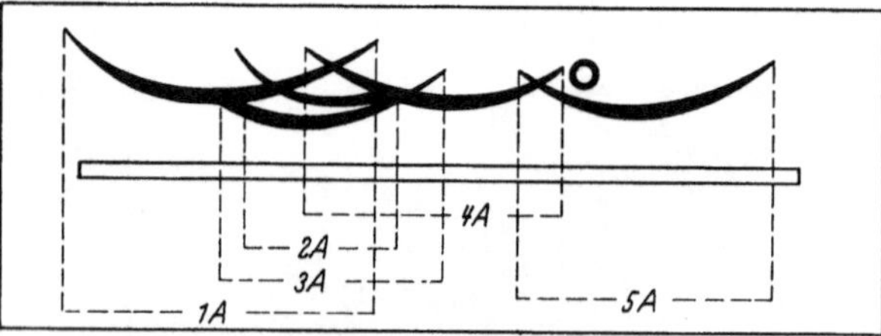

Abb. 31. Typisches Ergebnis einer immunelektrophoretischen Trennung von *Candida albicans*-Antigen mit homologem Serum. [Nach BIGUET u. Mitarb.: C. R. Acad. Sci. (Paris) **249**, 895—897 (1959)]

d) Färbungen

Daran schließt sich die Färbung der Eiweiße (in den Präcipitatlinien) an. Hierfür seien 3 Beispiele angeführt:

1. *Färbung mit Lissamingrün* (1 g Lissamingrün in 100 ml Aqua dest. mit 10 ml Essigsäure). Die Träger werden 10 min in das Reagens eingetaucht und dann in einer wäßrigen Lösung von 10%iger Essigsäure bis zur völligen Entfärbung des Gel-Häutchens gewaschen.

2. *Färbung mit Amidoschwarz* (1 g Amidoschwarz in 100 ml Methanol mit 10% Essigsäure). Färbedauer ebenfalls 10 min, anschließend in einer 10%igen Lösung von Essigsäure in Methylalkohol waschen.

3. *Färbung mit „Ponceau S"* (Ponceau S 30 g auf 1000 ml Acetatpuffer pH 5,2). Färbedauer 10 min, Entfärbung durch 5%ige wäßrige Essigsäure. Daran schließt sich die Trocknung, wie unter 5. geschildert, an.

Die drei Färbungen geben weitgehend gleiche Resultate. Die französischen Forscher bevorzugen das Lissamingrün.

Photometrische Registrierung der Ergebnisse:

Die photometrische Registrierung erfolgt quantitativ nach URIEL [Clinica chemica Acta **3** (1958)].

Das Ergebnis einer solchen Immunoelektrophorese unter Verwendung von *C. albicans*-Antigen und homologen Antiseren ist in Abb. 31 dargestellt (nach BIGUET u. Mitarb. 1959 a, b).

In gleicher Weise können auch abgesättigte Seren (Absättigungstechnik s. S. 666) geprüft werden, gegebenenfalls mehrere auf einer einzigen Platte, in der dann das Antigenbassin zwischen zwei parallel verlaufenden Längsrinnen, die zur Aufnahme der Seren dienen, angebracht ist.

h) Antigen-Antikörper-Reaktion mit fluorescierenden Antikörpern

Die von COONS u. Mitarb. (1942) beschriebene und später gemeinsam mit KAPLAN (COONS u. KAPLAN 1959) verbesserte Technik der Behandlung von Antikörpern (Immunseren bzw. γ-Globulin) mit fluorescierenden Farbstoffen hat auch bei mykologisch-serologischen Fragestellungen Bedeutung erlangt (GORDON 1958 a/b, 1959, VOGEL und PADULA 1958, KUNZ 1958 a 1959 a, b, EVELAND et al.

1958, MARSHALL et al. 1959, KAPLAN et al. 1960, KASE u. MARSHALL 1960, KEMP u. SOLOTOROVSKY 1960, PICKETT et al. 1960 sowie KUNZ u. KLAUSHOFER [Mitt. d. Versuchsstation f. d. Gärungsgewerbe Wien, Nr. 7/8, 1959], dieselben 1961 und KLAUSHOFER 1960, KAUFMAN und KAPLAN 1961, MARSHALL et al. 1961, SLACK, WINGER und MOORE 1961, vgl. auch zusammenfassende Übersichten von GORDON 1962 sowie KAPLAN und KAUFMAN 1962). Solche mit fluorescierenden Farbstoffen markierten Antikörper werden in der histochemischen Technik zum *Nachweis von Antigenen im Gewebe* benutzt (MAR-SHALL et al. 1959) und haben sich auch in vitro als brauchbares Hilfsmittel zur Feststellung der Lokalisation der serologisch reaktiven Substanzen in der Pilzzelle erwiesen (KUNZ 1958a,

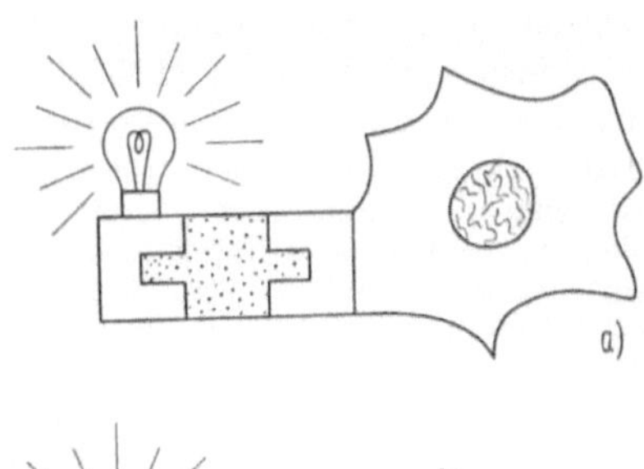

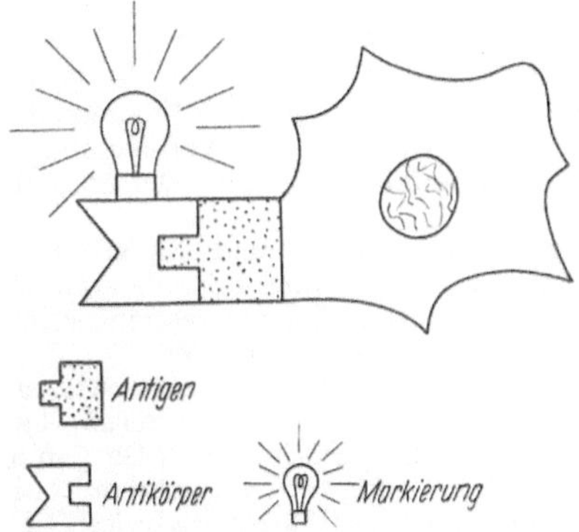

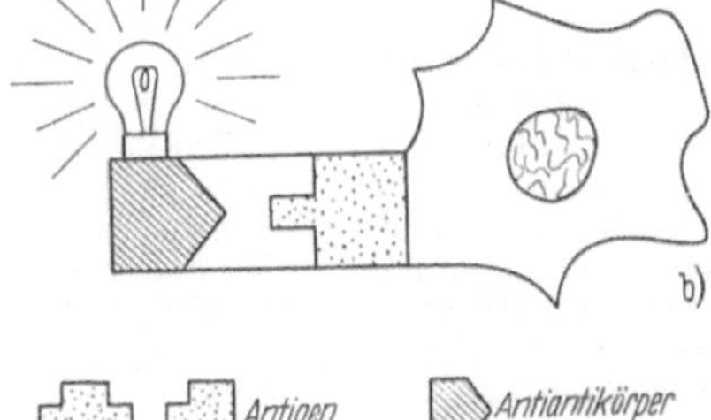

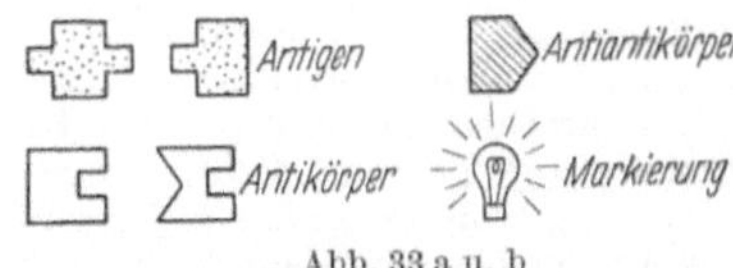

Abb. 32

Abb. 33 a u. b

Abb. 32. Grundprinzip der fluorescenzmikroskopischen Technik: einfacher Nachweis eines Antigens. Ein Spendetier wird gegen das nachzuweisende Antigen sensibilisiert und der erhaltene Antikörper mit einem Fluorescenzfarbstoff markiert. Dieser markierte Antikörper wird in histologischen Schnitten von zellständigem Antigen spezifisch präcipitiert, wodurch die Antigenorte im Fluorescenzmikroskop sichtbar werden. (Modifiziert nach MELLORS.) [Nach H. V. MAYERSBACH: Acta histochem. (Jena) 4, 260—275 (1957)]

Abb. 33a. Methodik zum Nachweis von zellständigen Antikörpern: „Sandwich-Methode" nach COONS. Der histologische Schnitt wird mit nichtmarkiertem Antigen überschichtet; das sich mit zellständigem Antikörper bildende Präcipitat wird durch einen markierten Antikörper, welcher sich an die präcipitierten Antigengruppen ansetzt, nachgewiesen

Abb. 33b. „Sandwich-Methode" zum Nachweis von zellständigem Antigen zur Ausschaltung gekreuzter Reaktionen oder zur Empfindlichkeitssteigerung der Methode Abb. 32. Der Antigen enthaltende Schnitt wird mit unmarkiertem homologen Antikörper inkubiert. Das sich bildende spezifische Präcipitat wird mit einem markierten Antiantikörper einer anderen Tierart nachgewiesen. Abbildungen modifiziert nach MELLORS. [Nach H. V. MAYERSBACH: Acta histochem. (Jena) 4, 260—275 (1957)]

EVELAND et al. 1958, GORDON 1958a, EVANS und KENT 1962, KENT und EVANS 1962, GORDON 1962, KAPLAN und KAUFMAN 1962). Abb. 32 gibt in der Darstellung von v. MAYERSBACH (1957) — modifiziert nach MELLORS — das Grundprinzip wieder:

Der Antikörper wird mit einem fluorescierenden Farbstoff gekoppelt. So markiert wird er auf dem histologischen Schnitt von zellständigem Antigen präcipitiert; dadurch werden die Antigenorte im Fluorescenzmikroskop sichtbar. Hierbei zeigt sich an den Reaktionsorten unter UV-Licht eine leuchtend grünliche Fluorescenz.

In prinzipiell gleicher Weise erfolgt der Nachweis *zellständiger Antikörper* nach der sog. „Sandwich-Methode" (COONS u. KAPLAN 1950).

Dabei wird das Schnittpräparat mit nichtmarkiertem Antigen überschichtet, wodurch eine Präcipitationsreaktion mit zellständigen Antikörpern eintritt. Diese werden dann durch einen markierten Antikörper, der sich an die noch freien Gruppen der Antigene anlagert, nachgewiesen (Abb. 33).

42*

Der Nachweis von *zellständigem Antigen* kann indirekt auch dadurch erbracht werden, daß der Schnitt mit nicht markierten Antikörpern bedeckt wird, wodurch diese an das Antigen gebunden werden. Das Präcipitat wird mit markiertem Antiserum gegen die verwandten Antikörper (z.B. markiertes Anti-Kaninchenserum bei Verwendung von Kaninchenimmunserum) nachgewiesen. Einzelheiten s. auch bei CHASE u. Mitarb. (1959). Solche bereits markierten Antikaninchen-Seren sind im Handel erhältlich.

Durch die *indirekte Färbemethode mit fluorescierenden Antikörpern* ließen sich nach VOGEL und PADULA (1958) Antikörper gegen pathogene Pilze auch dann nachweisen, wenn alle anderen Methoden versagten, z.B. bei der Cryptokokkose.

Dabei wurde das Antigen, *Cryptococcus neoformans*-Zellen, mit dem Patientenserum zusammengebracht und anschließend gründlich gewaschen. Die an das Antigen gebundenen Antikörper werden dann durch ein fluorescierendes Anti-Menschenserum vom Kaninchen dargestellt. Schwierigkeiten treten allerdings durch die Eigenfluorescenz bei vielen pathogenen Pilzen und gelegentlich durch unspezifische Anlagerung von Serumeiweiß an die Oberfläche bekapselter Pilzzellen (s. S. 646) auf.

Methodik[1]

Markierungsfarbstoffe. Zur Markierung der Antikörper wird vorzugsweise Fluorescein-4-Isocyanat benutzt, das 2%ig in Dioxan-trockenem Aceton gelöst und zur Vermeidung der Zersetzung unter N_2, in Ampullen luftdicht abgeschmolzen, aufbewahrt wird. Die Ampullen werden im Kühlschrank gelagert.

Die Herstellung des Fluorescein-Isocyanats ist recht umständlich und schließt unter anderem eine Behandlung des aus Nitrofluorescein gewonnenen Amins mit Phosgen ein. Manche der bestehenden Schwierigkeiten scheinen durch Einführung des Fluorescein-Isothiocyanats überwunden worden zu sein (MARSHALL et al. 1958, CHERRY et al. 1960).

Immunserum. Nach COONS und KAPLAN (1950) ist die Stärke der Fluorescenz eine Funktion des Isocyanat-Gehalts in ihrer Relation zum Gesamt-N der benutzten Serum- bzw. Globulinpräparation. Die erforderliche Konzentration der Antikörper wird durch Gewinnung der *γ-Globulinfraktion* ermöglicht. Diese wird durch Halbsättigung der Antiseren mit Ammoniumsulfat gewonnen und zur Salzentfernung gegen fließendes Wasser dialysiert. Der Eiweißgehalt der Globulinlösung wird auf 10 mg/ml eingestellt. Eine weitere Konzentration ist nach dem Konjugieren mit dem Markierungsfarbstoff möglich, indem das gereinigte Konjugat zur Erhöhung des Eiweißanteils durch Druckdialyse nach BREITENFELD und SCHÄFER (vgl. KUNZ 1958a) auf $2/3$ seines Volumens eingeengt wird (KUNZ 1958a). Die Kopplung des Markierungsfarbstoffes direkt an das Immunserum läßt sich aber auch ohne vorherige Konzentration des γ-Globulins durchführen.

Kopplung. Das Fluorescein-Isocyanat in Dioxan-Aceton-Lösung wird bei pH 9 in Eiseskälte an das Antiserum bzw. γ-Globulin gekoppelt. GÄDEKE[1] empfiehlt hierfür ein Verhältnis von 1 Teil Antiserum bzw. γ-Globulinlösung und 2 Teilen des 2%igen Markierungsfarbstoffes. COONS und KAPLAN (1950) halten ein Protein-Fluorescein-Verhältnis von 4,8 mg zu 5,1 mg für besonders günstig und schaffen durch vorherige Stickstoffbestimmung die Voraussetzung für die Bestimmung der optimalen Farbstoffmenge.

Nach halbstündiger Kopplungsdauer wird das Konjugat, das sehr fest ist, durch Dialyse gegen große Mengen gepufferter NaCl-Lösung in der Kälte von überschüssigem Farbstoff befreit und gegebenenfalls noch weiter gereinigt (vgl. v. MAYERSBACH 1957). KUNZ (1958a) hat in Übereinstimmung mit COONS das Konjugat 4 Tage im Kühlraum gegen 0,15 m NaCl-Lösung (pH 7,0), die 0,01 m Phosphat enthält, dialysiert und den restlichen ungebundenen Farbstoff durch zweistündiges Schütteln der markierten Antikörperlösungen mit Acetongetrocknetem Kaninchenleberpulver und anschließendes Zentrifugieren bei 15000 U/min getrennt. Der Antikörpertiter wird durch diese Behandlung nicht beeinträchtigt. Die Aufbewahrung des markierten Serums erfolgt nach Zusatz von Dioxan bei $+ 4^0$C.

Die Kopplung des Fluorescein-Iso*thio*cyanats an das γ-Globulin (pH 9,0 bei 0—5°C im Verhältnis von 0,05 mg pro mg Protein) wird nach KAPLAN und SUE IVENS (1960) bzw. CHERRY et al. (1960) (daselbst weitere Literatur) vorgenommen. Die durch langsame Zugabe des Farbstoffpulvers zur Globulinlösung entstehende Mischung wird bei 0—5°C 10—12 Std lang geschüttelt und dann in der Kälte 6—10 Tage gegen phosphatgepufferte NaCl-Lösung, pH 7,2, dialysiert. Zur Vermeidung unspezifischer Färbungen werden die erhaltenen Konjugate

---

[1] Den Herren Prof. Dr. SCHÜMMELFEDER, Bonn, Dr. EVELAND, Ann Arbor, Michigan, und Herrn Priv.-Doz. Dr. GÄDEKE, Freiburg, danken wir für wertvolle methodische Hinweise.

zweimal mit Hamsterleberpulver absorbiert und anschließend mit Merthiolat (1:10000) versetzt.

Herstellung und Färbung der Schnitte bzw. Ausstriche. Bezüglich Einzelheiten der Färbung bzw. Behandlung histologischer Schnitte sei auf die einschlägigen Arbeiten von Coons und Kaplan (1950), Cherry et al. (1960) und im deutschen Schrifttum auf v. Mayersbach (1957) sowie Kunz (1958, 1959, 1960) verwiesen.

Nach Kunz (1958a) werden die Gewebsstücke bei 70°C eingefroren und auf einem Gefriermikrotom mit gekühltem Messer geschnitten. Zur Fixierung der Schnitte dient Äthylalkohol.

Ausstriche von Pilzen werden in üblicher Weise auf Objektträgern angefertigt und nach Lufttrocknung 5—10 min in Äthylalkohol fixiert.

Die fixierten Schnitte bzw. Ausstriche werden mit der unverdünnten markierten Antikörperlösung bedeckt und in der feuchten Kammer 45 min bei Zimmertemperatur stehengelassen. Nach kurzem Abspülen mit Wasser werden dann die gefärbten Präparate 10 min in Phosphatpufferlösung durch leichtes Schwenken der Cuvette gewaschen.

Zur *Einbettung der Schnitte* wird gepuffertes Glycerin (9 Teile Phosphatpuffer + 1 Teil Glycerin) benutzt.

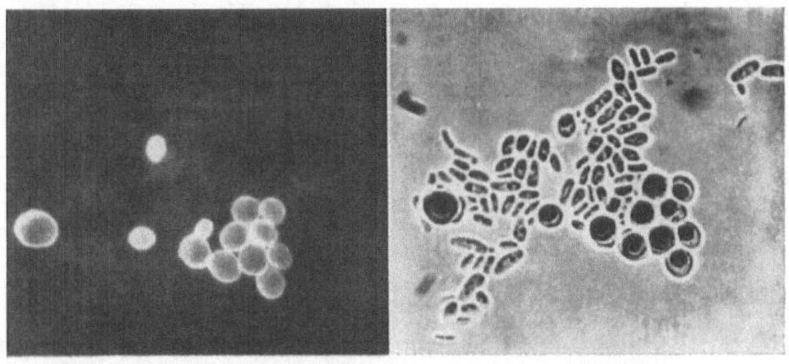

Abb. 34. Mischkultur von Sacch. carlsbergensis mit Pichia membranefaciens. Färbung mit fluorescein-markierten Anti-Sacch. carlsbergensis-Globulinen. Die Sacch. carlsbergensis-Zellen sind in dem Gemisch durch ihre kräftige spezifische Fluorescenz deutlich erkennbar. Reichert-Zetopan. Fluorescenzeinrichtung „Fluorlux". Endvergrößerung etwa 900mal. [Nach Kunz, Ch.: Schweiz. Z. Path. Bakt. 22, 742—746 (1959)]

Abb. 35. Wie Abb. 34, jedoch bei normaler Beleuchtung

Ablesung. Zur *Beurteilung* der Präparate ist es nötig, stets *Kontrollen* durchzuführen. Die Präparate dürfen ungefärbt im UV-Licht *keine Eigenfluorescenz* aufweisen. Die Spezifität der im UV-Licht nachweisbaren Fluorescenz wird durch entsprechende Kreuzversuche mit homo- und heterologen Seren oder durch Blockierung der Antigene mit unbehandelten homologen Seren und anschließender Färbung mit markierten Antikörpern überprüft. Abb. 34 und 35 veranschaulichen das Ergebnis einer spezifischen Anfärbung von *Saccharomyces* in Mischung mit einer serologisch differenten *Pichia*-Art.

Marshall, Eveland u. Mitarb. (1958, 1959), C. W. Smith et al. (1959) haben in neueren Arbeiten gezeigt, daß die gleichzeitige Anwendung zweier verschiedener Fluorescenz-Farbstoffe weitere interessante Möglichkeiten in sich birgt, z. B. bei der Unterscheidung verschiedener Keimarten in Keimgemischen oder bei der Kontrastierung von Gewebe und der in ihm vorhandenen Pilzzellen.

Hiervon zu trennen ist die *Kontrastfluorescenz* [Ch. Kunz, F. Gabler u. F. Herzog: Kontrastfluorescenz, eine neue Methode der Fluorescenz-Mikroskopie. Mikroskopie *16*, 1—7 (1961)], wobei die Kontrastierung durch eine entsprechende optische Einrichtung (C. Reichert, Wien) erzielt wird. Auch dieses Verfahren hat sich bereits bei experimentellen Versuchen mit Hefeantigen bewährt.

Gewisse Schwierigkeiten bei der Beurteilung der Färbeergebnisse werden allerdings dadurch bewirkt, daß Hyphen und Sporen mancher Pilzarten eine *Autofluorescenz* aufweisen, deren grünliche Färbung der von Fluorescein täuschend ähnelt. Durch Benutzung geeigneter Filter läßt sich dies umgehen. Nach Kaplan und Kaufman (The application of fluorescent antibody techniques to medical mycology — A review. Sabouraudia 1962) gelingt dies durch die Kombination eines primären Glassfilters (5113 Corning glass primary filter) von 3 mm Dicke mit einem zweiten Wratten 2 A-Filter von 2 mm Dicke.

i) Nachweis inkompletter Antikörper

Nicht immer kommt es beim Vorhandensein von spezifischen Antikörpern zu einer sichtbaren Reaktion mit dem homologen Antigen. Zwar wird auch in solchen Fällen der Antikörper an das Antigen gebunden, aber es bleibt die zweite Stufe der Reaktion, die Ballung oder Präcipitation, aus. Solches Verhalten wird nicht selten bei chronischen Infektionskrankheiten beobachtet und wurde wiederholt auch für den fehlenden Antikörpernachweis bei mykotischen Infektionen verantwortlich gemacht.

Methodik. Der Ansatz erfolgt zunächst in gleicher Weise wie beim Röhrchenagglutinationsversuch. Zum Nachweis inkompletter Pilzantikörper werden nach TOMŠÍKOVA und WAGNER (1956, 1958) diejenigen Röhrchen, die keine Anwesenheit von kompletten, d.h. agglutinierenden, Antikörpern erkennen lassen, 3 min bei 2000 U/min zentrifugiert. Nach dem Dekantieren des Überstandes werden 1,5 ml einer 0,85%igen NaCl-Lösung zum Sediment eines jeden Röhrchens zugegeben, mit demselben gründlich vermischt und anschließend erneut zentrifugiert. Nach dreimaligem Waschen des Sediments werden 0,25 ml Coombsches Antiglobulin-Serum pro Röhrchen zugesetzt. Dessen Titer muß vorher mittels der Kollodium-Agglutination eines Antiglobulin-Kaninchenserums gegen Menschenserum bestimmt werden. Nach gründlichem Mischen wird der Ansatz 1 Std im Wasserbad bei 45°C bebrütet. Nach leichtem Aufschütteln wird dann die Reaktion abgelesen. Positive Ergebnisse sind durch typische Agglutinatbildungen gekennzeichnet und zeigen das Vorhandensein inkompletter Antikörper an.

k) Komplementbindungsreaktion

Ungeachtet aller anderen serologischen Untersuchungsmöglichkeiten nimmt die Komplementbindungsreaktion (KBR) seit jeher eine *beherrschende Stellung* in der serologischen Diagnostik von Infektionskrankheiten ein. Das gilt auch für die mykotischen Infektionen. Verschiedene Gründe waren hierfür maßgebend: zunächst einmal, daß in den meisten Laboratorien geschulte Kräfte vorhanden sind, die mit dem Wesen und der Technik der KBR vertraut sind, und ferner, daß sich das Verfahren für die Diagnostik so vieler Infektionskrankheiten eignet, daß es nur von dem Vorhandensein des jeweiligen Antigens abhängt, ob die Reaktion durchgeführt werden kann. Dazu kommt der beachtliche diagnostische Wert, der dieses Verfahren vor vielen anderen Untersuchungsmethoden auszeichnet. Für die Pilzinfektionen gilt dies allerdings nur mit gewissen Einschränkungen; denn vielfach verlaufen sie oberflächlich, ohne daß es dabei zu einem Befall tiefer Gewebsschichten und damit zu einer intensiven Auseinandersetzung mit den Erregern und Ausbildung komplementbindender Antikörper kommt. Dementsprechend ist das Verfahren bei der Diagnostik oberflächlicher Haut- und Schleimhautaffektionen durch Pilze, wenn überhaupt, dann nur von begrenztem Wert. Seine Domäne sind die tiefen, disseminierten bzw. generalisierten Pilzerkrankungen mit dem Befall innerer Organe bzw. tiefer Gewebsschichten. Wiederholte Kontrollen im Verlaufe der Krankheit vermitteln dem Arzt oft einen Einblick in die Intensität des immunologischen Geschehens und erlauben ihm — vor allem bei gleichzeitiger Durchführung anderer Seroreaktionen sowie der Hautteste — manche prognostischen Schlüsse.

Infolge ihrer breiten Anwendung in allen Gebieten der medizinischen Mikrobiologie und Serologie seien die Grundzüge des Verfahrens nur kurz erläutert:

Bekanntlich stehen sich zwei Antigen-Antikörper-Systeme gegenüber. Das eine besteht aus dem zu untersuchenden Serum und dem Testantigen, das andere aus Schafblutkörperchen und Amboceptor (Kaninchenantiserum gegen Schafblutkörperchen). Dazu kommt Meerschweinchenserum als Komplement. Das Komplement wird bei der Vereinigung des Antigens mit dem Antikörper gebunden. Reagiert das zu untersuchende Serum mit dem Testantigen, wird das Komplement an diesen Komplex fixiert und steht nicht zur Hämolyse der Schafblutkörperchen durch den Amboceptor zur Verfügung. Diese bleiben deshalb ungelöst. Im gegensätzlichen Falle erfolgt eine Hämolyse. Dementsprechend sind *Hämolyse-Hemmungen* der Ausdruck *positiver Reaktionen*.

Bei einem Komplementbindungsverfahren gibt es zunächst keine feste Größe. Mehrere *Bezugssysteme* müssen so aufeinander abgestimmt werden, daß bei höchstmöglicher Spezifität und Empfindlichkeit die Komplementablenkung sicher erkennbar wird. Im *Vordergrund steht meist das Antigen*, wobei man lösliche Antigene als Filtrate, Extrakte oder chemisch gereinigte Substanzen oder homogenisierte Vollantigene unter Verwendung der gesamten Pilzkultur bzw. bestimmter Bestandteile derselben wie Sporen, Conidien usw. benutzt. Betreffs der Herstellung brauchbarer Antigene sei auf den Abschnitt „Antigengewinnung" (s. S. 619ff.) verwiesen.

Die *Verwertbarkeit* eines Antigens für die KBR ist von mehreren Faktoren abhängig: Es muß frei von hämolytischen Eigenschaften sein, einen geringen *Komplementverbrauch* aufweisen und in der Lage sein, sich in der Gebrauchsverdünnung mit den im Serum vorhandenen Antikörpern unter gleichzeitigem Verbrauch des Komplements zu vereinigen. Nach AJELLO u. Mitarb. ist jedes Antigen in der Gebrauchsverdünnung als antikomplementär anzusehen, das 1,25 Einheiten Komplement bindet. Die antikomplementäre Wirkung der Pilz-, insbesondere Hefeantigene beruht nach HAUROWITZ (1939) auf der Adsorption der dritten thermostabilen Komponente des Serums.

Der *Eigenverbrauch* des Antigens an Komplement läßt sich ermitteln, indem verschiedene Antigenverdünnungen im Kreuzversuch mit verschiedenen Komplementverdünnungen gemischt und nach einstündiger Bindungsdauer im Wasserbad von 37^0C mit sensibilisierten Schafblutkörperchen versetzt werden. Aus dem Maß der Hämolysehemmung ist der Verbrauch an Komplement ersichtlich. Dabei zeigt sich, vor allem bei Vollantigenen, daß die antikomplementäre Wirkung mit steigender Antigenkonzentration zunimmt. In weiteren Ansätzen wird geprüft, welche Antigenverdünnungen in der Lage sind, mit Serumantikörpern zu reagieren. Hierbei wird vielfach ein Überschuß an Komplement benutzt. — Setzt man die geringste Komplementdosis, die zur Lösung des hämolytischen Systems erforderlich ist, gleich einer Einheit, werden im Versuch mit Test-Antigen und Antiserum $1^1/_2$—2 Einheiten benötigt. Es gilt, in solchen Vorversuchen den geeigneten *Mittelwert* zu finden, d.h. diejenige Antigenverdünnung, die bei fehlendem Eigenverbrauch an Komplement gute Antikörperbindungsfähigkeit besitzt und bei positiver Reaktion Komplement maximal bindet.

Die *Standardisierung von Antigenen* ist zur Erzielung vergleichbarer Ergebnisse unbedingt notwendig. Sie ist nur mit hochwertigen Antiseren durchführbar. Ein schematisches Vorgehen etwa in dem Sinne, daß ein Antigen so weit verdünnt wird, bis es kein Komplement mehr verbraucht, ist unstatthaft, da dann nicht selten schon vorher die Grenze der Reaktionsfähigkeit mit *Antiserum* erreicht wird. Ein Antigen, das vorstehenden Ansprüchen nicht genügt, ist für die KBR unbrauchbar.

Über die *Eignung* von Pilzantigenen verschiedener Herstellungsarten für die KBR besteht keine Einmütigkeit. Vollantigene zeigen in der Regel eine stärkere Eigenhemmung als Polysaccharid-Extrakte. Letztere reagieren jedoch spezifischer. Aber die erhöhte Spezifität geht oft mit einer beträchtlichen Titereinbuße einher. Dazu zeigt die Erfahrung, daß bei menschlichen Mykosen von längerer Dauer vielfach Antikörper gebildet werden, die nicht gegen die Polysaccharid-Fraktionen der Erreger, sondern gegen andere Komponenten derselben gerichtet sind. Lipoid-Extrakte nach Auszug der Pilzkulturen mit Alkohol zeigen zwar kaum eine Eigenhemmung, neigen aber — ähnlich wie andere Lipoide — in erhöhtem Maße zu *unspezifischen Komplementablenkungen*, so daß sie sich in der Routine nicht durchsetzen konnten. In den meisten Fällen wird daher Vollantigenen bzw. wäßrigen Auszügen derselben oder Filtraten der Vorzug gegeben. Zur Zeit lassen sich noch keine bindenden Vorschriften über optimale Antigene für die KBR geben. Weitere Einzelheiten über die Gewinnung von Antigenen für die KBR finden sich in Arbeiten von AJELLO u. Mitarb. (AJELLO et al. 1950), BENEDEK (1928b), CAMPBELL u. Mitarb. (CAMPBELL u. SASLAW 1948, 1949, CAMPBELL u. BINKLEY 1953; CAMPBELL 1958), DYSON und EVANS (1954), EMMONS

u. Mitarb. (1945), FRIEDMAN und CONANT (1953), HAZEN u. Mitarb. (HAZEN u. TAHLER 1951, 1952, 1953; HAZEN u. GREENE 1954, 1955, 1956, 1957), JONSEN (1955b), LABZOFFSKY und FISCHER (1954; LABZOFFSKY et al. 1957), NETTO (NETTO et al. 1959), NORDÉN (1951), PAPPAGIANIS u. Mitarb. (PAPPAGIANIS et al. 1957), PRIOR und SASLAW (PRIOR et al. 1954), SALVIN u. Mitarb. (SALVIN 1947, 1950, SALVIN u. HOTTLE 1948b), SASLAW und CAMPBELL (1948b, 1950a), SEELIGER ((1957a), CH. SMITH u. Mitarb. (1950, 1957), SCHUBERT et al. (1953, 1955, 1957), SORENSEN und EVANS (1954), TENENBERG und HOWELL (1948) u. a. m. Da nur wenige Pilzantigene für die KBR handelsüblich erhältlich sind, muß sich der Untersucher solche Antigene meist selbst herstellen. Die nicht unerheblichen technischen Schwierigkeiten haben dazu geführt, daß zur Zeit die KBR mit Pilzantigenen nur von wenigen Stellen des In- und Auslandes durchgeführt wird. Gelegentlich werden mit unterschiedlichem Erfolg auch Hauttest-Antigene, z.B.

Tabelle 5. *Hauptversuch in der Komplementbindungsreaktion mit Pilzantigen und Kontrollen*

Röhrchen-Nr.	Veronal-puffer-lösung	Serum-verdünnung 1:5 bis 1:320	Komplement 1,5 Einheiten	Antigen-Gebrauchs-verdünnung	Zusatz von hämolytischem System nach 1 Std Bindungszeit bei 37°C
1—7		0,25 ml	0,5 ml	0,25 ml	0,5 ml
8	0,25 ml		0,5 ml	0,25 ml	0,5 ml
9	0,25 ml	0,25 ml[1]	0,5 ml		0,5 ml
10	0,5 ml		0,5 ml		0,5 ml
11	0,75 ml			0,25 ml	0,5 ml

[1] Serumverdünnung 1:5.

Histoplasmin, für die KBR benutzt. Solche Antigene müssen in Vorversuchen auf ihre Eignung genau geprüft werden.

Auch die *Methodik* der KBR ist keineswegs einheitlich. In den USA werden vorwiegend die von KENT (KENT u. REIN 1946; KENT 1950) und BENGSTON (1944) angegebenen Verfahren benutzt, oft mit geringfügigen Abänderungen. Eine detaillierte Schilderung der Methodik findet sich in der Monographie von NORDÉN (1951) und in der Arbeitsanweisung des Communicable Disease Center, US Public Health Service (1960).

Einige grundsätzliche wichtige Punkte seien hervorgehoben: Zur Ausschaltung störender Einflüsse ist es nötig, im Hauptversuch einen *Komplementüberschuß* zu verwenden. Je nach dem gewählten Verfahren werden hierzu 1,5—2 Komplementeinheiten benutzt. Hierbei ist jedoch zu beachten, daß die Einheit teilweise auf den Endpunkt der kompletten Hämolyse bezogen wird, teilweise aber nur für eine 50%ige Hämolyse gilt. Wird der Endpunkt nach der zweiten Methode gewählt, ist die Ablesung empfindlicher. SALVIN hat — in Bestätigung anderer Autoren — gezeigt, daß sich ein solcher Komplementüberschuß (2 Einheiten) *nicht* auf die Titerhöhe auswirkt. Immerhin ist dabei aber die Möglichkeit gegeben, daß schwach positive Befunde ausgeschaltet werden. Nach eigenen Erfahrungen geht der dadurch erzielte Gewinn an Spezifität häufig auf Kosten der Empfindlichkeit der Reaktion. — Solange keine Einmütigkeit über die optimale Methodik besteht, bleibt die Wahl der Komplementdosis dem Untersucher überlassen. Wesentlich ist lediglich, daß die einmal angewandte Methodik unverändert beibehalten wird.

Das *hämolytische System* wird in üblicher Weise hergestellt. Die Amboceptor-Menge entspricht der in der Wa.R. üblichen Konzentration. Diese muß für jede neue Charge gesondert ermittelt werden und liegt im allgemeinen bei den im Handel erhältlichen Präparaten zwischen 1:600 und 1:2000. Die Schaferythrocyten werden nach dreimaligem Waschen in 2%iger Aufschwemmung verwandt. Blutkörperchen und Amboceptor können getrennt zugesetzt oder vorher zu gleichen Teilen gemischt werden. — Alle Reagentien und Verdünnungen werden, vor allem in der warmen Jahreszeit, im *Eisbad* gehalten. — Als Verdünnungsmittel ist *Veronalpufferlösung* allen anderen überlegen. Ein typischer Ansatz für den *Hauptversuch* wird in Tabelle 5 wiedergegeben. Aus ihr ist zu ersehen, daß die KBR grundsätzlich quantitativ durchgeführt wird, wobei fallende Serumverdünnungen (angeangen bei 1:5) geprüft werden und sich bei positivem Ausfall *Serumtiter* ergeben.

Die Bindung erfolgt entweder im Wasserbad von 37°C für 1 Std oder in der Kälte bei + 4°C für 18 Std; die Titer liegen bei der Kältebindung nach KOLMER meist etwas höher.

Beim Hauptversuch müssen positive und negative *Antigenkontrollen* und *Testserumkontrollen* mit und ohne Komplement sowie *Kontrollen des hämolytischen Systems* mit und ohne Komplement mitlaufen.

Die *Ablesung* der Reaktion erfolgt 15—20 min nach Zugabe des hämolytischen Systems und Bebrütung im Wasserbad bei 37°C. Die Ablesung erfolgt in verschiedener Weise. Meist wird die Hämolyse-Hemmung in + -Zeichen ausgedrückt, wobei eine + + + +-Reaktion einer 100%igen Hämolyse-Hemmung entspricht, während eine + +-Reaktion etwa einer 50%igen Hämolyse-Hemmung gleichkommt. Die Beurteilung läßt sich beträchtlich erleichtern, wenn der gesamte Ansatz vor der Ablesung 5 min bei 2000 U/min zentrifugiert wird. Der jeweilige Hämolyse-Grad wird dann mit Hilfe einer täglich frisch hergestellten Vergleichsreihe ermittelt, die eine 10—100%ige Hämolyse zeigt. Eine komplette Hämolyse-Hemmung manifestiert sich in einem wasserklaren ungefärbten Überstand über dem Sediment ungelöster Erythrocyten.

Diese Art der Ablesung ist viel objektiver als die Angabe von plus-Reaktionen durch Abschätzung. Hämolyse-Hemmungen unter 50% werden von vielen Autoren nicht bewertet. Noch genauer ist die von NORDÉN benutzte Bestimmung des Hämolyse-Grades mit Hilfe des Spektrophotometers. In den USA hat sich in den letzten Jahren die sog. „50%-Endpunkt-Methode" durchgesetzt. Dabei werden 50% Hämolyse und weniger als „positiv" beurteilt, alle übrigen Reaktionen als negativ.

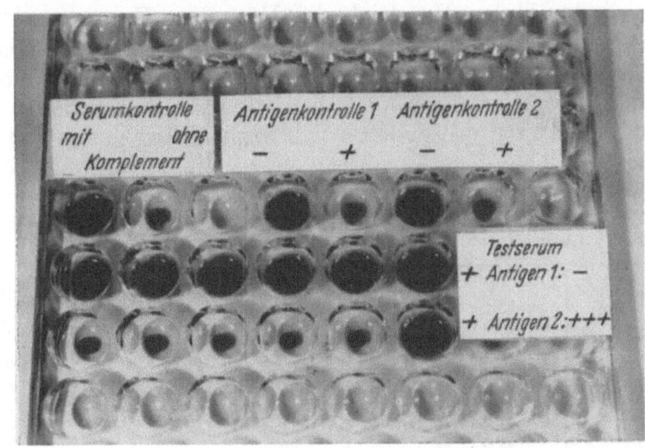

Abb. 36. Schema einer KBR in Plastikschalen

Neuerdings wird die bisher übliche Reagensglasmethode im klassischen Verfahren durch *Mikroverfahren* verdrängt, die in Kunststoffplatten durchgeführt werden.

Der *Gang der Untersuchung* unterscheidet sich prinzipiell nicht vom Röhrchenversuch. An die Stelle von je 0,25 ml im Standard-Test tritt ein Tropfen aus einer Capillar-Pipette oder einer Tuberkulinspritze, deren Öffnung durch abgeschliffene Intracutan-Nadeln gebildet wird. Bei gleichem Neigungswinkel ist die Tropfengröße annähernd konstant. Alle Versuche werden in ähnlicher Weise wie die auf S. 639 beschriebenen Agglutinationsversuche in der feuchten Kammer (z.B. in Kunststoff-Beuteln) bebrütet. Ein typisches Ergebnis ist aus Abb. 36 ersichtlich.

Für orientierende Untersuchungen z.B. im Verlauf der Immunisierung von Versuchstieren, oder wenn nur wenig Serum zur Verfügung steht, ist die Objektglasmethode ausgezeichnet brauchbar. Das gleiche gilt für Reihenuntersuchungen. Voraussetzung ist jedoch eine beträchtliche Übung in der Technik und der Beurteilung der Ergebnisse. Im Laboratorium des Verf. wurde die Methodik vor einigen Jahren völlig auf das Mikroverfahren umgestellt. Es hat den Anschein, daß durch diese moderne Methode die früher übliche, etwas umständliche Röhrchenmethode entbehrlich wird.

Charakteristisch für die geschilderte Untersuchungsmethodik nach KOLMER ist, daß im Hauptversuch *konstante Mengen von Antigen* und *Komplement* gegen *fallende Serumverdünnungen* getestet werden. Dieses Verfahren hat sich in der Routine bewährt, ist aber möglicherweise nicht optimal, da das Ergebnis auch bei der KBR von dem richtigen Verhältnis zwischen Antigen und Antikörper bestimmt wird. Dem kann man dadurch Rechnung tragen, daß in parallelen Ansätzen fallende Antigenkonzentrationen in Anwesenheit von fallenden Serummengen auf komplementbindende Eigenschaften untersucht werden. In der angloamerikanischen Literatur wird dieses Verfahren als *Box-Titration* bezeichnet. Es ist hochempfindlich und vor allem für wissenschaftliche Untersuchungen unentbehrlich.

Eine weitere Bereicherung der Technik ist durch Anwendung der von HENNESSEN (1955) beschriebenen Modifikation des Verfahrens von FULTON und DUMBELL (1949) gegeben. Das wesentliche dieser Methode ist, daß hierbeiAntigen und Serumverdünnung (1:4) konstant bleiben und die *Komplementmenge variiert* wird. Dabei wird das Komplement geometrisch verdünnt. Der Antikörper-Titer wird durch den Vergleich der Hämolyse-Hemmung des Testserums mit einem negativem Kontrollserum ermittelt. Obwohl ursprünglich für die Virusdiagnostik ausgearbeitet, hat sich in orientierenden eigenen Untersuchungen gezeigt, daß sich dieses Verfahren, das ebenfalls als Mikromethode ausgeführt wird, auch für die KBR in Anwesenheit von Pilzantigenen gut eignet.

Zum Hauptversuch wird eine Verdünnungsreihe von 10 Komplementverdünnungen angesetzt. In jede der 10 Vertiefungen (auf Kunststoffplatten) werden 1 Tropfen Serum (1:4 verdünnt), 1 Tropfen Antigen in der Gebrauchsverdünnung und 2 Tropfen der Komplementverdünnung eingefüllt. Diese werden wie folgt hergestellt:

Stufen-Nr.	Verdünnung	Berechnung	
	Komplement + Puffer	Stufendifferenz	Quotient
10	0,3 + 0,74	0,5	1,2
9	0,3 + 1,15	1	1,4
8	0,2 + 1,16	1,4	1,7
7	0,2 + 1,7	2	2
6	0,1 + 1,23	2,5	2,3
5	0,1 + 1,76	3	2,7
4	0,1 + 2,5	3,5	3,3
3	0,1 + 3,54	4	3,8
2	0,1 + 5,0	4,5	4,6
1	0,1 + 7,04	5	5,4

Der Ansatz wird 24 Std im Kühlschrank bei $+4^\circ$C stehengelassen. Danach werden 2 Tropfen des hämolytischen Systems (4% Schafblutkörperchen und Amboceptor zu gleichen Teilen) zugesetzt. Die Lösung erfolgt 2 Std bei 36°C. Dann schließt sich die Ablesung an. Bei positivem Ergebnis sind die ungelösten roten Blutkörperchen im Zentralteil der Vertiefungen leicht erkennbar. Bei der Auswertung wird der Quotient aus der lösenden Dosis des Patientenserums mit der des Normalserums ermittelt. Beim Ablesen wird nach HENNESSEN die lösende Dosis Komplement als Nummer notiert und die Differenz zum Normalserum festgestellt. Für die jeweilige Differenz ist der zugehörige Q-Wert aus vorstehender Tabelle ersichtlich.

Zur Auswertung sei bemerkt, daß der Komplementverbrauch nur dann als diagnostisch verwertbar angesehen werden kann, wenn er über die sog. „artspezifische Basisreaktion" hinausgeht. Bei der üblichen Methodik ist nach HENNESSEN (1955) nämlich jedes Serum positiv, das in Verdünnung von 1:4 und darüber zwei oder mehr Einheiten Komplement verbraucht.

l) Absättigungsversuch nach CASTELLANI (1902)

Die Auswertung serologischer Befunde wird häufig durch Kreuzreaktionen mit heterologen Antigenen erschwert. Diese beruhen auf partiellen Antigengemeinschaften oder strukturellen Ähnlichkeiten der den Reaktionsausfall bestimmenden Antigenfraktionen. Die Aufklärung ihrer chemischen Strukturen steckt erst noch in den Anfängen. Der Beweis für die Gleichartigkeit von Antigenen oder Antigenfraktionen wird — abgesehen von der bereits geschilderten Methode der Präcipitation im Agar-Gel — vielfach durch den *biologischen* Versuch erbracht, indem man versucht, durch einen Überschuß von Antigen die Antikörper bzw. ihre kreuzreagierenden Anteile aus dem Serum zu entfernen. Dies erfolgt mit Hilfe des zu Anfang dieses Jahrhunderts von Castellani angegebenen Absättigungsversuchs.

Technik. Zur *Agglutininabsättigung* wird Serum bzw. eine gewählte Serumverdünnung mit einem dreimal gewaschenen Sediment der homogenisierten Pilzkulturmasse gemischt und 12—18 Std im Wasserbad bei 52°C bebrütet. Das Antigen muß im Überschuß vorhanden sein, damit möglichst viel reagierende Antikörper entfernt werden können. Auf die Bebrütung folgt die Trennung durch scharfes Zentrifugieren. Es ist ratsam, die Absättigung mit einer gleichen absorbierenden Dosis frischer Kulturmasse einmal, gegebenenfalls auch mehrfach, zu wiederholen. Das *klar* zentrifugierte Serum wird dann für weitere Untersuchungen, wie sie in den vorstehenden Kapiteln angegeben wurden, benutzt.

Zur *Präcipitinabsättigung* wird Vollserum mit konzentriertem Extrakt bzw. Filtratantigen in gleichen Mengen gemischt und nach 18 Std Aufenthalt in der Kälte klar zentrifugiert. Dies ist so lange zu wiederholen, bis keine Präcipitate mehr ausfallen. Dadurch wird jedoch das Serum fortschreitend verdünnt.

Präcipitinabsättigung *ohne* wesentliche Verdünnung der zu absorbierenden Seren lassen sich mit sensibilisierten Blutkörperchen in prinzipiell gleicher Weise wie die Agglutininabsättigung durchführen.

Eine weitere Methode der Präcipitinabsättigung wurde von Martin (1942) angegeben und von Trimble (1957) wie Beutmann (1958) angewandt.

Dabei werden je 2 ml der Serumverdünnung mit fünf verschiedenen Verdünnungen des Präcipitinogens im Verhältnis 1:1 gemischt, 2 Std bei 37°C bebrütet und danach 8 Std bei + 3°C aufbewahrt. Nach Zentrifugieren wird der klare Überstand mit dem Testantigen geprüft. Nachteil auch dieser Methode ist die ebenfalls eintretende Serumverdünnung.

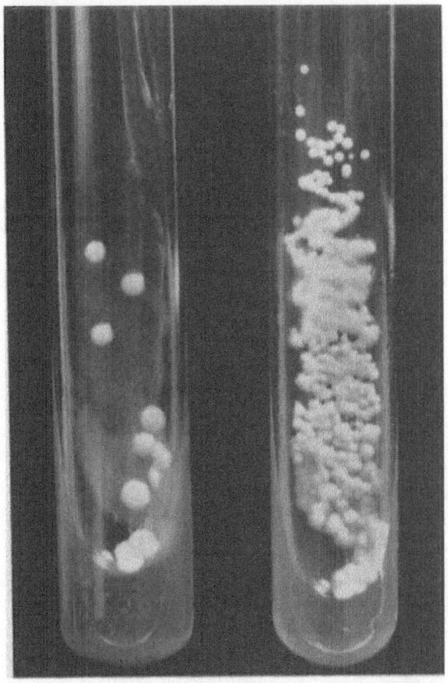

Im *Agar-Gel-Präcipitationsversuch* werden zur Absättigung Antigen- und Serummischung in die Stanzlöcher eingefüllt. Es können dann nur noch die Antikörper in das Gel diffundieren, die nicht durch Antigene gebunden sind.

Abb. 37. Serumfungistase-Test mit *Candida albicans* beim Vergleich von γ-Globulin (links) und menschlichem Normalserum (rechts). [Nach Seeliger (1958)]

Während des Absorptionsvorgangs gehen Kohlenhydrate in Lösung, die in der *KBR mit abgesättigtem Serum* zu einem erhöhten Komplementverbrauch führen. Durch gründliches Waschen der absorbierenden Antigene und durch Verkürzung der Absorptionsdauer läßt sich dem entgegenwirken. Da die Bindung der Antikörper an das homologe Antigen momentan und quantitativ erfolgt, kann man die Absättigung auch im Schnellverfahren vornehmen, wobei das absorbierende Antigen nach 30—60 min Bindungsdauer durch scharfes Zentrifugieren vom abgesättigten Serum getrennt wird.

m) Prüfung der fungistatischen Wirksamkeit von Serum

Bei verschiedenartigen Pilzinfektionen, insbesondere solchen durch Soorpilze und Dermatophyten, entwickeln sich nach Jessner und Hoffmann (1924) im Wirtsserum *fungistatische Eigenschaften*, deren Wesen im einzelnen noch ungeklärt ist. Nach Einführung in die medizinische Mykologie durch D. Janke (1953, 1955, 1957) hat diese Methode zunehmende Beachtung gefunden. Das früher von Janke angewandte Verfahren wurde inzwischen weiter verfeinert (1959); folgende *Untersuchungsmethodik* wird empfohlen:

α) Makromethode

Im Reagensglas: 24 Std bei 37°C bebrütete Kulturen von *Candida albicans* oder 3 Tage bei 30°C bebrütete Kulturen von *Trichophyton mentagrophytes* werden mit physiologischer Kochsalzlösung abgeschwemmt und so verdünnt, daß je 1 mm³ dieser Aufschwemmung 700 Hefezellen bzw. 1200 *T. mentagrophytes*-Conidien enthält. Im Hauptversuch werden 2 Tropfen der jeweiligen Aufschwemmung mit aktivem Testserum sowie zur Kontrolle mit Normalserum vermischt und bei 37°C bebrütet. Nach 24 und 48 Std wird je eine volle Öse des durchgeschüttelten Pilzserumgemisches gleichmäßig auf Pepton-Nervinamalz-Agar ausgestrichen. Die Ablesung erfolgt bei den Hefepilzen nach 24 Std bei 37°C und bei den Trichophyton-Pilzen nach 3 Tagen Bebrütung bei 30°C. Eine fungistatische Wirkung liegt vor, wenn die Zahl der Kolonien im Testserum verglichen mit dem Kontrollserum erheblich geringer ist.

Normalerweise erfolgt im Normalserum ein rasenartiges Wachstum gegenüber dem Erscheinen nur spärlicher Einzelkolonien in Seren Pilzinfizierter.

Ein typisches Versuchsergebnis, dargestellt an der fungiziden Wirkung von γ-Globulin gegenüber von Normalserum (SEELIGER 1958), ist in Abb. 37 wiedergegeben (die abtötende Wirkung auf das Inoculum ist nicht durch Desinfektionsmittel im γ-Globulin bedingt).

β) Mikromethode

Hierzu wird ebenfalls aktives Probanden- und Kontrollserum benutzt. Aufschwemmungen des lebenden Antigens werden in gleicher Weise wie bei der Makromethode hergestellt. Nach 24 und 48 Std Bebrütung wird je ein Tropfen (0,05 ml) des Pilz-Serumgemisches auf Sabouraud oder Grütz-Agar in Petri-Schalen von 4 cm Durchmesser aufgetropft. Jeder Tropfen wird mit einem Deckglas bedeckt und mit Paraffin so umrandet, daß schmale Luftkanälchen erhalten bleiben. Das Wachstum wird nach 24 Std, gegebenenfalls schon früher, mikroskopisch kontrolliert. Als Maß der Serumhemmwirkung dient der Vergleich mit dem Kontrollwachstum in einem Normalserum.

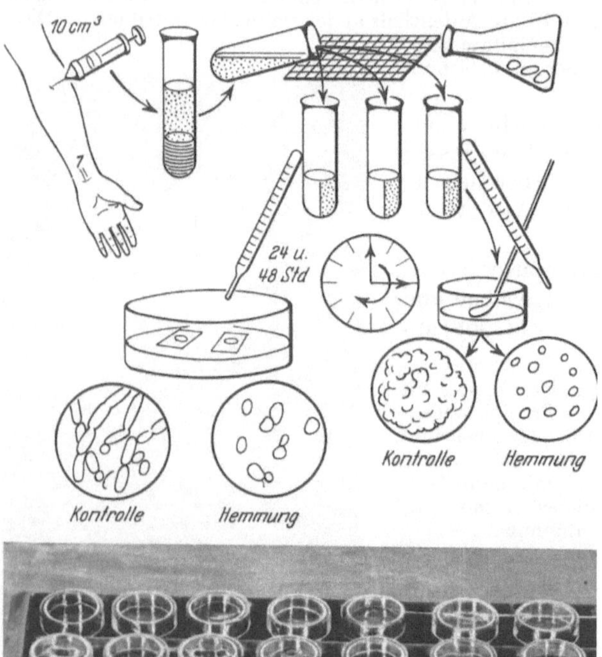

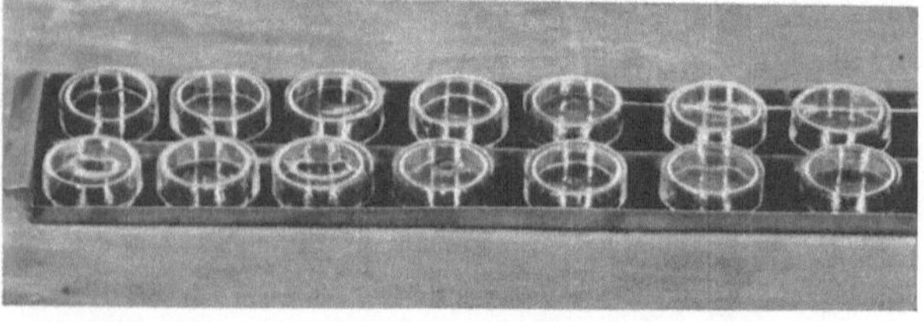

Abb. 38. Schematische Darstellung der Methode zum Nachweis der Serumfungistase. [Nach D. JANKE: Hautarzt H. 9, 422 (1959)]

Die Methode hat den Vorteil, daß sie mit kleinen Serummengen durchgeführt und die Ablesung zeitlich vorverlegt werden kann.

Es erwies sich als zweckmäßig, die Pilzsuspensionen vor dem Mischen mit dem Serum durch handelsübliches Nylongewebe zu filtrieren, wodurch größere Pilzpartikel zurückgehalten werden.

Die beiden Methoden werden durch Abb. 38 schematisch veranschaulicht.

III. Serologie der Pilze und menschlichen Mykosen

1. Grundlagen der serologischen Pilzdiagnostik

Die bisherigen Kenntnisse der Pilzserologie, insbesondere der Antigenstruktur verschiedener Pilzarten, erlauben — so unvollkommen und lückenhaft sie noch sein mögen — einige weitreichende Schlußfolgerungen. Soweit sich übersehen läßt, sind die *Pilzarten in sich serologisch einheitlich*. Nur bei der Art *Cryptococcus neoformans* ist es möglich gewesen, durch Differenzierung der Kapsel-Antigene eine weitere Aufgliederung in *Serotypen* (Kapseltypen) vorzunehmen. Zur Frage, ob der Artbegriff der *Systematik* im Sinne LINNÉs mit den Ergebnissen serologischer Forschungen grundsätzlich vereinbar ist, führt SEELIGER (1957a) folgendes aus:

„Es ist heute generell anerkannt, daß die Serologie ein außerordentlich feines Hilfsmittel zum Vergleich und zur Gegenüberstellung mikrobieller Antigene und Antigenbestandteile darstellt, das nicht nur bei der Identifizierung und Klassifizierung der Organismen eine wesentliche Rolle spielt, sondern alle übrigen Verfahren im Hinblick auf die Empfindlichkeit übertrifft (SHATTOCK). Allerdings verleitet die Komplexität der Antigenstruktur bei vielen genau durchforschten Bakterienarten oft zum Schluß, durch die verfeinerten Methoden der Antigenanalyse würden die ‚Arten‘ lediglich aufgesplittert und in eine mehr oder weniger große Zahl von Typen zerlegt. Dies ist aber nur bedingt richtig; denn oft wird übersehen, daß die Gruppierung oder Typisierung vorwiegend auf dem Ergebnis von Oberflächenreaktionen basiert, während tiefer gelegene, artspezifische Komponenten unberücksichtigt bleiben. Serologische Verwandtschaften auf phylogenetischer Grundlage finden auch bei den Bakterien ihren Ausdruck in Verwandtschaften der R-Antigene, z.B. bei den verschiedenen Enterobacteriaceen-Gattungen. Darüber hinaus sind auch bei größeren Einheiten im Bakterienreich, z.B. den Familien, noch Antigengemeinschaften vorhanden."

War man bisher geneigt, serologisch verschiedene Bakterien innerhalb einer einheitlichen biochemisch klassifizierten Gattung lediglich als Serotypen oder Serogruppen anzusehen, so bahnt sich auch hier ein entscheidender Wandel an, nachdem durch den Bakteriologen F. KAUFFMANN [Int. Bull. Bact. Nomenclat. Taxon 8, 173 (1958)] der Vorschlag gemacht wurde, die bisher als Serotypen angesehenen Einheiten als Species im wahrsten Sinne des Wortes anzuerkennen. Diese Forderung ist durch die natürlichen Gegebenheiten im Reich der Pilze bereits jetzt weitgehend erfüllt. Ungeachtet ihrer serologischen Vielfältigkeit werden auch die sog. Arten und Gattungen, teilweise sogar die Familien des Bakterienreichs, durch gemeinsame, serologisch faßbare Bausteine geeint.

Das gleiche gilt für die Serologie höherer Organismen, z.B. der Pflanzen, zu denen auch die Pilze gehören. Beobachtungen von BERTARELLI (1904), GASIS (1908), MAGNUS und FRIEDENTHAL (1906, 1907a, b), MAGNUS (1908) sowie KRITSCHEWSKY (1904) und RELANDER (1908) zu Anfang dieses Jahrhunderts hatten bereits mit aller Deutlichkeit gezeigt, daß Artverwandtschaften und phylogenetische Zusammenhänge bei Pflanzen in serologischen Verwandtschaftsreaktionen zum Ausdruck kommen (s. zusammenfassende Arbeit von BÄRNER und HELWIG 1927).

Ein Antiserum gegen *Triticum sativum* (Weizen) präcipitiert nicht nur homologe Preßsäfte, sondern auch solche von *Secale cereale* (Roggen) und *Hordeum sativum* (Gerste), nicht hingegen Extrakte aus *Avena sativa* (Hafer). Demgegenüber erfaßt Hafer-Antiserum auch Antigene von *Arrhenatherum elatius* (Glatthafer). *Pisum sativum*-(Erbsen-)Serum reagiert nicht nur mit dem Eigenantigen, sondern auch mit Preßsaft aus *Vicia sativa* (Futterwicke). Analog dazu verhielten sich in Versuchen SEELIGERs die Seren und Antigene verschiedener höherer Pilze, z.B. *Morchella conica* und *Morchella esculenta*. — Durch intensive Immunisierung lassen sich auch Seren gewinnen, die Entwicklungsreihen erfassen, z.B. *Gramineen* gleich welcher Art. Ähnlich reagieren *Leguminosen*-Antiseren, in denen neben art- auch gattungsspezifische Faktoren nachgewiesen wurden.

Die gleichen Regeln gelten ohne Einschränkung auch für die Serologie der niederen Pilze. Nahe verwandte Arten stehen häufig in engen serologischen Beziehungen. Nicht selten gehören solche serologisch verwandten Arten zur gleichen *Gattung*. Wenn dies nicht immer zutrifft, liegt es meistens an der Unvollkommenheit der mykologischen Systematik. Beispielsweise stellen die *Formgenera* der Hefen in erster Linie ein *praktisches Hilfsmittel der Klassifizierung* dar und sind nicht immer das Kriterium echter, phylogenetisch begründeter Verwandtschaften. Das läßt sich gut am Beispiel des Formgenus *Candida* aufzeigen: Einzelne Arten sind nichts anderes als imperfekte Stadien von Ascomyceten der Gattungen *Saccharomyces*, *Pichia* oder *Hansenula*, was sich auch serologisch erhärten läßt (SEELIGER 1954, 1957a; VAN UDEN et al. 1956; TSUCHIYA et al. 1958, 1959). Andere Species, wie *Candida humicola* und *Candida curvata*, darf man auf Grund ihres serologischen Verhaltens und auffallender biochemischer Eigentümlichkeiten als nahe Verwandte des Genus *Cryptococcus* ansehen (SEELIGER 1957a, 1959, 1960, 1961, 1962).

Hierdurch wird die ganze Problematik der vorwiegend morphologisch ausgerichteten Pilz-Systematik offenbar. So wurden enge serologische Verwandtschaftsreaktionen zwischen verschiedenen Species der Gattungen *Geotrichum*, *Endomyces*, *Trichosporon*, *Schizosaccharomyces*, *Candida*, *Lipomyces* und *Nadsonia* nachgewiesen, desgleichen solche zwischen *Histoplasma* und *Blastomyces* oder zwischen den verschiedenen Gattungen der Dermatophyten (SEELIGER 1957a). Auffallenderweise fehlen dagegen serologische Überschneidungen fast immer, wenn die Arten oder Gruppen in der Systematik weit voneinander entfernt stehen. In den unabhängig von vorstehenden Ergebnissen durchgeführten cytologischen Untersuchungen von WINDISCH u. Mitarb. (1960) haben sich neuerdings überraschende Übereinstimmungen mit den serologischen Befunden ergeben, z.B. bei den Verwandtschaftsreaktionen zwischen *Geotrichum* (Milchschimmel) und den angeführten Gattungen bzw. einzelnen Species derselben.

SEELIGER (1957a) hat betont, daß ein auf serologischen Verwandtschaften aufgebautes System der Pilzartendifferenzierung bzw. -klassifizierung mit gewissen Änderungen in der bisher geübten Nomenklatur verbunden wäre. Das hätte andererseits vielleicht den Vorteil, innerhalb serologisch charakterisierbarer Gruppen alle Übergänge von morphologisch einfachen zu hochdifferenzierten Formen auf phylogenetischer Grundlage zu vereinigen. Erscheinungsformen, die derzeit als „Arten" im gleichen Formgenus nebeneinander stehen, würden dann möglicherweise in einer phylogenetisch zusammengehörigen Entwicklungsreihe bei ganz anderen Gattungen oder Familien untergebracht werden müssen. Unter Zugrundelegung der Hypothese, daß sich die Form im Laufe der Entwicklung eher verändert als das antigenetische Erbgut, könnten somit Serologie und Antigen-Analyse zu einer *entwicklungsgeschichtlich begründeten Systematik* führen. Dem stehen jedoch die Lückenhaftigkeit unserer Kenntnisse, die Schwierigkeit der Methodik und zahlreiche praktische Gesichtspunkte entgegen.

Die *serologische Spezifität* hat ihre *klar umrissenen Grenzen*. Nahverwandte Arten oder kulturelle bzw. biochemische Varianten derselben Art lassen sich mit den vorhandenen serologischen Mitteln nicht ausreichend trennen, obwohl gewisse kulturelle und biochemische Unterschiede vorhanden sind. Auch dies findet seine Parallele im Bakterienreich, wo innerhalb einer serologisch definierbaren Art zahlreiche biochemische Varianten nachgewiesen werden können. — Die serologische *Spezifität* wird darüberhinaus auch durch *zufällige Antigengemeinschaften, Partialfaktoren oder chemische Ähnlichkeiten antigener Bestandteile beeinträchtigt*. Dies läßt sich gut am Beispiel serologischer Beziehungen zwischen Pilz- und Bakterienarten erkennen, die entwicklungsgeschichtlich nichts miteinander zu tun haben (SUGG u. NEILL 1929, AKSOYCAN u. KAUFFMANN 1957, FLAMM u. KUNZ 1956, NEILL et al. 1955, REBERS et al. 1958, SEELIGER 1957a, VARELA et al. 1959, AKSOYCAN, L. u. S. LE MINOR 1960). Trotz einer unendlich erscheinenden Mannigfaltigkeit ist letztlich auch die Zahl antigener Substanzen in der Natur nicht unbegrenzt.

Einer *praktischen Anwendung* serologischer Methoden, die in den letzten Jahren mit zunehmender Häufigkeit versucht wird, stehen bei dem *Versuch einer Identifizierung von Pilzen* noch viele Schwierigkeiten entgegen. Meist sind diese technisch-methodisch begründet. Andererseits ist zu berücksichtigen, daß nur ein relativ kleiner Teil des sehr großen Pilzreichs mit serologischen Mitteln durchforscht ist.

Mehrjährige Erfahrungen des Verf. haben gezeigt, daß die Serologie bei der Pilzidentifizierung durch ihre Schnelligkeit vielen anderen Verfahren überlegen ist. Oft läßt sich innerhalb weniger Minuten bei einer 24 oder 48 Std alten Hefekultur serologisch klären, ob sie beispielsweise zur *Cryptococcus-* oder *Candida*-Gruppe gehört. Eine anschließende Untersuchung der Kapselantigene mit Hilfe entsprechender Antiseren kann die Diagnose sichern. Ähnliches gilt für die keineswegs einfache Differentialdiagnose zwischen *Fusarien* in der *Cephalosporium-Wachstums-Phase* und echten *Cephalosporiumarten.* Im Verein mit wenigen kulturell-biochemischen Untersuchungsmethoden läßt sich serologisch oft binnen kurzer Frist eine sichere Gruppendiagnose stellen, wodurch viele zeitraubende Untersuchungen vermeidbar werden.

Als *alleinige* Untersuchungsmethode ist die Serologie zur Identifizierung von Pilzen jedoch ebensowenig geeignet wie in der Bakteriologie. Sie vermag lediglich die Diagnostik zu beschleunigen und zu verbessern. Es ist aber nicht ausgeschlossen, daß mit Erweiterung unserer Kenntnisse und der ständigen Verfeinerung der Methoden die Pilzserologie an diagnostischer Bedeutung gewinnen und manche zeitraubenden und umständlichen Untersuchungsgänge ersparen wird.

2. Grundlagen der serologischen Mykosediagnostik

Standen bei den bisherigen Erwägungen die Pilze — d. h. ihre Identifizierung, ihr Antigenaufbau und ihre Klassifizierung — im Mittelpunkt des serologischen Interesses, etwa im Sinne der Gruber-Reaktion der medizinischen Mikrobiologie, so soll im folgenden auf die *Bedeutung serologischer Verfahren bei der Diagnostik der durch Pilze ausgelösten Krankheitsprozesse* eingegangen werden.

Wie bei anderen Infektionen wird auch der durch Pilze und ihre Stoffwechselprodukte gesetzte Reiz vom Wirtsorganismus immunbiologisch beantwortet, einmal durch Bildung *humoraler Antikörper* (AK) und zum anderen in einer *Gewebsumstimmung*, die zur Überempfindlichkeit gegen Pilzantigene führt und sich in mannigfachen allergischen Erscheinungen äußert.

Nur relativ wenige zusammenfassende Arbeiten geben über die Anwendungsmöglichkeiten und den Wert serologischer Untersuchungsverfahren bei mykotischen Infektionen Aufschluß (BEAMER 1955, BLOCH 1928, BRUMPT 1949, CONANT u. Mitarb., CONANT 1948, CONANT et al. 1954, KLIGMANN und DE LAMATER 1950, MARTIN 1953, NEGRONI 1952a/b, SEELIGER 1957a/b, 1960, 1961a, b; SMITH u. Mitarb. 1950; ZAPATER 1953), Aus verständlichen Gründen standen *Lungenmykosen* meist im Vordergrund, da hierbei die Differentialdiagnose gegen klinisch ähnlich verlaufende, chronische Erkrankungen, insbesondere gegen die Lungentuberkulose, den Wert serologischer Methoden besonders auffällig vor Augen führte (z. B. CONANT 1948, CONANT et al. 1954, KLIGMAN, KLIGMAN und DE LAMATER 1950, MARTIN 1953, SEELIGER 1954, 1955b, 1957a; C. E. SMITH et al. 1948a/b, 1949, 1950; SMITH 1955; D. T. SMITH 1945, 1947, 1949a; WEGMANN 1952; ZAPATER 1953 u. v. a.). Die Eigenheiten der Pilzinfektion — mit meist langsamer Antikörperbildung einerseits und dem bekannt guten Allergisierungsvermögen der meisten pathogenen bzw. fakultativ-pathogenen Pilze andererseits — führten dazu, daß *Intracutan-Teste* bzw. *Cuti-Reaktionen mehr als bei anderen Infektionskrankheiten angewandt* wurden. In den meisten Fällen gingen diese sogar der eigentlichen Serodiagnostik (im Sinne der Widal-Reaktion) voraus mit dem Ergebnis, daß man *bei den Mykosen über das Wechselspiel humoraler und zellständiger Reaktionen relativ gut unterrichtet ist.* Aus diesem Grunde ist es unerläßlich, in den folgenden Ausführungen auf beide Reaktionsformen in ihrem zeitlichen Ablauf sowie in ihrer diagnostischen, klinischen und prognostischen Deutung Bezug zu nehmen.

Serologische Resultate an künstlich immunisierten oder infizierten Versuchstieren können nicht ohne weiteres auf die Verhältnisse beim infizierten bzw. allergisierten Menschen übertragen werden. Mensch und Tier setzen sich mit den antigen wirkenden Substanzen nicht immer in gleicher Weise auseinander. Allerdings hat sich bei einschlägigen Studien mit Pilzantigenen gezeigt, daß sich beim Menschen und Versuchstier (Kaninchen, weiße Maus usw.) vielfach analoge Vorgänge bei der Produktion humoraler Antikörper abspielen. Die mangelnde Übereinstimmung der Befunde verschiedener Untersucher und die nicht unerheblichen Meinungsdifferenzen zeigen aber deutlich, daß der Fragenkomplex der mykologischen Serodiagnostik noch keineswegs abgeklärt ist. Es handelt sich um ein relativ junges Forschungsgebiet, das vor allem noch *an mangelnder Einheitlichkeit der Untersuchungsmethodik krankt.* Die auf die Dauer unerläßliche Standardisierung der Untersuchungsmethodik hätte jedoch zur Voraussetzung, daß *international* verbindliche Vergleichsantigene und -seren zur Verfügung gestellt würden, die zu Wertigkeitsbestimmungen herangezogen werden können. Es ist deshalb schwierig, Ergebnisse verschiedener Untersucher zu vergleichen. Wenn sich trotzdem gewisse grundsätzliche Übereinstimmungen herausgestellt haben, nicht zuletzt auf Grund umfassender vergleichender Untersuchungen, wie sie erst kürzlich in den USA durchgeführt wurden (Smith et al. 1957), ist das nur ein Beweis mehr dafür, daß sowohl die serologisch faßbaren wie die allergisch wirkenden Reaktionsprodukte in ihrer Bildung gewissen *Gesetzmäßigkeiten* unterliegen, deren Kenntnis Vorbedingung für eine klinische Auswertung der Ergebnisse darstellt. Andererseits haben aber selbst bei der KBR Paralleluntersuchungen mit 5 verschiedenen Methoden an 700 Patienten mit disseminierter und 300 Kranken mit ausgedehnter Coccidioidomykose erwiesen, daß wirklich vergleichbare Resultate nur bei Benutzung derselben Antigencharge erhalten wurden (Smith, Saito, Campbell, Hill, Saslaw, Salvin, Fenton u. Krupp 1957). Die gegenwärtig zur Verwendung gelangenden Pilzantigene zeigen von Charge zu Charge gewisse Schwankungen hinsichtlich ihrer Empfindlichkeit wie Spezifität, selbst wenn sie mit den gleichen Stämmen und annähernd identischen Bedingungen hergestellt werden. Da keine Antigencharge unerschöpflich ist, scheint eine echte Standardisierung erst möglich zu sein, wenn es gelingt, die für die Reaktionen wesentlichen Komponenten rein darzustellen (Campbell 1960, Seeliger 1961 a/b).

Während die Prüfung der Überempfindlichkeit am Krankenbett oder in der Sprechstunde in der Hand des Arztes liegt, werden die *serologischen Untersuchungen* im Sinne der Widalschen Reaktion stets *im Speziallaboratorium* ausgeführt. Ihr Ergebnis wird wesentlich vom eingesandten *Untersuchungsmaterial* bestimmt. Dabei werden allerdings oft Fehler gemacht, so daß einige Hinweise angezeigt erscheinen:

Es ist beispielsweise meist erforderlich, mehrere Blutproben des gleichen Probanden, die während verschiedener Krankheitsstadien entnommen werden, auf Pilzantikörper zu untersuchen. Eine Blutentnahme ist besonders wichtig im Frühstadium unklarer Infektionskrankheiten; selbst wenn die Reaktionen zu diesem Zeitpunkt noch negativ ausfallen, ermöglichen spätere positive Befunde oder Titeranstiege wichtige Rückschlüsse. Erfolgt die Untersuchung erst nach langer Krankheitsdauer, kann ein Titer von solcher Höhe nachweisbar sein, daß er praktisch „beweisend" ist. Auch dann empfiehlt es sich, die serologischen Kontrollen im Abstand von mehreren Wochen zu wiederholen; denn vielfach setzt mit der Genesung ein Titerabfall ein, der von erheblicher prognostischer Bedeutung ist.

Bezüglich der Kautelen bei der Blutentnahme und Versendung von Seren sei auf die diesbezüglichen Ausführungen (S. 637) verwiesen.

Das untersuchende Laboratorium sollte möglichst alle Seren, auch die negativen, mehrere Monate lang aufbewahren. Bei positiv reagierenden Proben ist dies wohl selbstverständlich, da sie als Kontrollseren oder zur Wertbestimmung neuer Antigene benötigt werden. Die Aufbewahrung negativer Seren ist deshalb anzuraten, damit man sich bei später positivem Ausfall davon überzeugen kann, daß Titerschwankungen nicht etwa methodisch bedingt sind. Selbst bei weitgehender Vereinheitlichung der Methodik sind zahlreiche Untersuchungsverfahren so empfindlich, daß beweiskräftige Rückschlüsse manchmal nur bei *gleichzeitiger* Untersuchung *mehrerer* Proben, die zu verschiedenen Krankheitsstadien entnommen wurden statthaft sind. Die *Aufbewahrung* solcher Seren wird allerdings zum Problem, wenn die Möglichkeiten zur Lagerung in der Kälte unzureichend sind. Am besten hat sich die Konservierung in Kühltruhen bei —25°C bewährt. In diesem Zustand sind Seren praktisch unbegrenzt haltbar. — Die Ausbildung humoraler Antikörper ist bei Infektionen mit Pilzen recht unterschiedlich. Sie hängt vom Sitz, der Dauer und Ausdehnung des Prozesses sowie von der Artzugehörigkeit, Antigenität, Virulenz und Anzahl der Erreger (Infektionsdosis) ab. Alter, Geschlecht, Rassenzugehörigkeit des Wirts und vor allem seine jeweilige Abwehrlage beeinflussen den immunbiologischen Reaktionsablauf ebenfalls. Die geschilderten Faktoren bestimmen nicht nur den Zeitpunkt des Auftretens von Antikörpern, sondern auch ihre Zusammensetzung und Persistenz.

Unklar ist die Bedeutung des *Properdins* bei Pilzinfektionen. In experimentellen Untersuchungen konnten McNall et al. (1960) zeigen, daß die Fraktion P_1L-Lipopolysaccharid von *C. immitis* Properdin und alle vier Komplementfraktionen bindet. Die Autoren sehen die Bedeutung des Properdins vor allem darin, daß Patienten und Versuchstiere mit disseminierter Coccidioidomykose regelmäßig niedrige Properdinspiegel aufweisen. Die größere Empfänglichkeit von Farbigen (Negern) für diese Mykose wird mit den niedrigeren Properdinspiegeln, verglichen mit Weißen, in Zusammenhang gebracht. Obwohl der Soorpilz — ebenso wie das Zymosan aus *S. cerevisiae* — in der Lage ist, Properdin zu inaktivieren, findet man in künstlich infizierten Tieren schon 4—6 Std nach der Infektion eine Zunahme von C^3 und von Properdin, das sich in 48 Std verdoppelt bis verfünffacht (G. Young u. R. Lemanas: The effect of Candida albicans on complement and properdin in vitro and in vivo. Bact. Proc. 1961, 121). Auch bei der experimentellen Cryptokokkose ließen sich keine eindeutigen Beziehungen zwischen Properdinspiegel und Krankheitsablauf erkennen (Gadebusch 1961).

Bei den *oberflächlichen Pilzinfektionen*, insbesondere denen der oberflächlichen Schichten der Haut, aber auch bei lokalisierten Infektionen mit Erregern bestimmter Systemmykosen, gelingt häufig ein serologischer Nachweis von Antikörpern *nicht*. Dies ist wahrscheinlich dadurch bedingt, daß sich die Infektionen vorzugsweise im Keratin bzw. in abgestorbenen Gewebsschichten abspielen, wodurch es zwar zu einer Allergisierung der Haut gegen lösliche Pilzantigene, meist aber nicht zur Produktion humoraler Antikörper kommt. Demgegenüber erfolgt beim Befall *tiefer* gelegener Schichten, also *lebenden* Gewebes, und besonders bei *isolierten wie disseminierten Mykosen innerer Organe*, mit großer *Regelmäßigkeit* eine so intensive Beteiligung des RES, daß neben der fast immer eintretenden Umstimmung auch *humorale Antikörper nachweisbar* werden.

Entsprechend dem meist langsamen Krankheitsverlauf ist bei vielen Pilzinfektionen oft eine verzögerte serologische Antwort zu erwarten. Regelmäßig und relativ früh erscheinen Serumantikörper vornehmlich bei den generalisierten System-Mykosen vom Typ der Histoplasmose, der nord- und südamerikanischen Blastomykose sowie der Coccidioidomykose, alles Krankheiten, die in der Mehrzahl der Fälle primär durch aerogene Infektion zustande kommen und zunächst zum Befall der Lungen führen. Nach Überstehen der Krankheit zirkulieren die humoralen Antikörper oft noch lange Zeit im Blut und lassen sich, insbesondere mit Hilfe der KBR, nachweisen. So können oft noch Jahre nach Ablauf der

Erkrankung Rückschlüsse auf die Natur durchgemachter Pilzinfektionen gezogen werden. Dies hat in den letzten Jahren bei Versorgungsverfahren eine nicht geringe Rolle gespielt. Offen muß natürlich in vielen solchen Fällen bleiben, ob es tatsächlich zu einer völligen *Ausheilung*, d. h. zum Absterben aller Erreger im Wirtsorganismus, gekommen ist, oder ob sich nicht nur ein *Gleichgewicht* zwischen dem Erreger und dem Wirt eingestellt hat, das zwar nicht mit Krankheitserscheinungen einhergeht, sich aber in einer Persistenz humoraler Antikörper manifestiert.

Auch die im frühkindlichen Alter fast nie fehlende Besiedlung der Schleimhäute mit Soorpilzen geht mit der Bildung humoraler Antikörper einher, möglicherweise als Folge der auch im Tierversuch zu beobachtenden starken Antigenität von *Candida albicans*. Andererseits wird bei manchen tödlichen Mykosen, insbesondere den oft jahre- bzw. jahrzehntelang dauernden Cryptococcosen der Lunge und des ZNS, jegliche Antikörperproduktion vermißt, oft sogar auch die Allergisierung. Dies kann durch Eigentümlichkeiten des Erregers und mangelnde Antigenität bedingt sein, läßt sich aber vielleicht auch damit erklären, daß es bei der Überschwemmung des Wirtskörpers mit Antigenen zu einer Erscheinung kommt, die im vorstehenden (s. S. 634) bereits als *immunologische Paralyse* bezeichnet wurde. Die gleiche Erscheinung findet sich auch im Endstadium mancher anderer tödlicher Infektionskrankheiten, bei denen das Wechselspiel zwischen dem Vorhandensein humoraler Antikörper und dem Negativwerden der Hautproben *prognostisch* bedeutsame Rückschlüsse erlaubt.

Ebenso wie im Versuchstier sind auch *im Menschen verschiedene Arten von Serumantikörpern* zu unterscheiden. Diese richten sich gegen die verschiedenen Antigenbestandteile (Polysaccharide, Eiweiße, Lipoide usw.) und treten während der einzelnen Krankheitsstadien in unterschiedlicher Menge auf.

Relativ leicht und rasch werden *Agglutinine* gebildet, deren Nachweis allerdings das Vorhandensein von agglutinablen Aufschwemmungen der Erreger voraussetzt. Die *Deutung* positiver Befunde ist an sich einfach, wenn es sich um agglutinierende Antikörper gegen relativ seltene Pilzarten handelt. Erhebliche Schwierigkeiten entstehen jedoch, wenn es gilt, Titer gegen ubiquitäre, fakultativ-pathogene Pilze, z. B. *Candida albicans*, zu beurteilen. Alle Untersucher sind sich darüber einig, daß hier besonders strenge Maßstäbe angelegt werden müssen, da ein hoher Prozentsatz von Menschenseren Agglutinine enthält, ohne daß eine Soormykose vorliegt. Abgesehen von den relativ wenigen Fällen, in denen im Verlaufe der Beobachtung deutliche Titeranstiege oder -stürze nachweisbar und Titerkurven erkennbar werden, läßt hier die Agglutinationsprobe den Untersucher meist im Stich. Er wird dann sein Augenmerk auf andere Proben richten, z. B. auf den Nachweis *fungizider Antikörper* nach JANKE, eine Methode, die sich klinisch zunehmend bewährt. Abgesehen von den wenigen Fällen, in denen hohe Agglutinationstiter *für* das Vorliegen einer Soormykose sprechen, lassen sich *diagnostische* und gegebenenfalls auch *prognostische* Rückschlüsse nur aus *Titerbewegungen* ziehen. Dies gilt sinngemäß für zahlreiche andere Mykosen. Neben rein *qualitativen* Untersuchungen, die bestenfalls zur Orientierung dienen können, sind *quantitative* Titerbestimmungen unerläßlich, da sie allein geeignet sind, die Dynamik des immunbiologischen Geschehens meßbar zu verfolgen.

Sind Agglutinationsversuche nicht durchführbar, treten *Präcipitationsversuche* an ihre Stelle, zumal bei verschiedenen Systemmykosen Präcipitine nachweisbar werden, oft erheblich früher als komplementbindende Antikörper. Präcipitine scheinen sich vor allem in den Anfangsstadien derartiger Prozesse zu bilden. Ihr Kommen und Verschwinden erlaubt deshalb gelegentlich auch klinische Folgerungen hinsichtlich des Verlaufs. Deshalb sollten auch hierbei stets quantitative Untersuchungen durchgeführt werden.

Häufig steht der meßbare Antikörpertiter in direkter Beziehung zur Schwere des Krankheitsbildes und zur Ausdehnung des mykotischen Prozesses. Hohe Titer sind aber nicht gleichbedeutend mit einer ungünstigen Prognose. Eine gewisse prognostische Bedeutung kommt jedoch plötzlichen *Titerstürzen* zu, vor allem dann, wenn die klinischen Erscheinungen fortbestehen oder sich sogar verschlimmern. In solchen Fällen ist der Titerabfall als ein ungünstiges Vorzeichen zu werten, da er einen Ausdruck zunehmender *Anergie* darstellt. Nicht weniger bedeutsam ist das Negativwerden der Hautproben bei fortbestehenden Antikörpertitern, insbesondere in der KBR. Dies ist oft ein Ausdruck für das Erlahmen der Abwehrkräfte und damit einer ungünstigen Wendung (SMITH 1949b, 1953; MARTIN 1953 u. a. m.).

Wiederholte *Intracutantestungen beeinflussen den Antikörperspiegel*. Obwohl bei Histoplasmose und anderen Systemmykosen gesichert ist, daß mehrfache Hautteste beim *Gesunden* nur selten zu nachweisbaren Serumantikörpern führen, läßt sich dies keinesfalls verallgemeinern. So wird bei manchen Fällen von chronischer Soormykose und bei positiven Histoplasminreaktionen *nach* Intracutan-Testen die KBR positiv und kann dann trotz Fehlens klinischer Erscheinungen noch monatelang positiv bleiben. Deshalb empfiehlt es sich, *Intracutan-Teste nicht häufiger als unbedingt nötig* und nicht vor der Blutentnahme für serologische Teste durchzuführen. Dabei sollten stets Minimalkonzentrationen benutzt werden, da zunächst nie bekannt ist, wie der Patient reagieren wird.

Da serologisch verschiedene Pilzarten klinisch gleichartige Krankheitsprozesse auslösen können, müssen in der *Routinediagnostik* die Seroreaktionen bei ätiologisch unklaren Fällen mit einer entsprechend großen Zahl von verschiedenen Antigenen angesetzt werden. Das ist kostspielig und übersteigt oft die Möglichkeiten des kleinen Laboratoriums.

Das *Hauptgewicht der Diagnostik* sollte deshalb immer auf die *direkten Nachweismethoden* gelegt werden, d.h. auf den mikroskopischen Nachweis der Pilze in den Exsudaten, Ausscheidungen bzw. im histologischen Schnitt sowie durch Kultur auf optimalen Nährböden.

Trotzdem wird man heute auf die *Serodiagnostik* nicht mehr verzichten, vor allem, wenn es gilt, zurückliegende Pilzerkrankungen ätiologisch aufzuklären oder Näheres über die Erregernatur isolierter Pilze im Einzelfall zu erfahren. Dies gewinnt an Bedeutung, wenn „saprophytische" Pilze aus pathologischem Untersuchungsmaterial gezüchtet werden. Ihr *Hauptanwendungsgebiet* findet die *gezielte Serodiagnostik* weniger in der Dermatologie als in der *Inneren Medizin*, gelegentlich auch der *Chirurgie* und *Pädiatrie*, z.B. bei den Mykosen innerer Organe, bei denen der Erreger-Nachweis zu Lebzeiten des Patienten oft nicht gelingt oder nur unter Schwierigkeiten und mit erheblichem Aufwand geführt werden kann.

Nicht genug kann jedoch davor gewarnt werden, die Bedeutung serologischer Befunde, so aufschlußreich sie im Einzelfall auch sein mögen, zu überschätzen. Bei fehlendem Erregernachweis ist auch ein „positives" Ergebnis nicht immer mit einer Diagnose gleichbedeutend. Es kann sich bei nachgewiesenen Antikörpern sehr wohl um einen Resttiter nach einer längst abgelaufenen Erkrankung handeln. Wenn auch aus Titerhöhe und Reaktionsstärke sowie dem Auftreten von komplementbindenden Antikörpern und Präcipitinen gelegentlich Rückschlüsse erlaubt sind, daß tatsächlich eine Pilzinfektion vorliegt, so muß der Arzt stets daran denken, daß Titeranstiege auch unspezifisch erfolgen und solche Befunde das Bild einer Mykose vortäuschen können. Verf. hat mehrfach bei tumorkranken Patienten komplementbindende Antikörper gegen Pilzantigene beobachtet, ohne daß sich eine Pilzinfektion nachweisen ließ. Dazu kommt, daß manchmal die Komplementbindung gegen Antigene verschiedener Pilzarten gleichzeitig positiv ausfällt. Wahrscheinlich handelt es sich hierbei um Gruppenreaktionen. Solche Reaktionsausfälle bedürfen noch weiterer Aufklärung. Das serologische Laboratorium darf also in keinem Falle überfordert werden. Letztlich ist die Serologie nur ein Hilfsmittel für die Diagnostik, die allein in der Hand des Klinikers liegt. (CAMPBELL 1960; SEELIGER 1957a, b, 1960, 1961a, b; DROUHET u. SEGRETAIN 1960 u.a.)

Ist die Diagnose klinisch *und* durch Erregernachweis gesichert, erlaubt die laufende Kontrolle der Antikörpertiter, den Abwehrkampf des befallenen Organismus im Spiegel der immunbiologischen Auseinandersetzung zu verfolgen.

In der *Wahl der Untersuchungsmethoden* lassen sich heute noch keine festen Regeln aufstellen. Im allgemeinen empfiehlt es sich, die Untersuchungen auf *breiter Basis* unter Einsatz von Antigenen mehrerer Arten vorzunehmen und dabei der Verschiedenheit der Antikörper durch Agglutinations-, Präcipitations- und Komplementbindungsversuche *im Verein mit Hauttesten* Rechnung zu tragen.

Nachfolgend werden die bisher erzielten Ergebnisse bei den Mykosen des Menschen, geordnet nach den Infektionen durch „Strahlenpilze", Sproßpilze und Schimmelpilze besprochen. Dabei wird auf die Antigenstruktur der Erreger und der mit ihnen verwandten Arten nur soweit Bezug genommen, als es zum Verständnis nötig erscheint. Der Interessierte sei auf die Monographie des Verf. (1957a) und neuere Berichte (SEELIGER 1962) verwiesen, in der die Serologie der Pilze detailliert behandelt wird.

3. Serologische Befunde bei Pilzinfektionen

a) durch Strahlenpilze

α) Aktinomykose

Serologie der Erreger. Nach den weitgehend übereinstimmenden Befunden von HOLM (1930), LENTZE (1938b, 1950a, b, 1953) und ERIKSON (1940) an mikroaerophilen bzw. anaeroben Aktinomyceten gibt es im Genus *Actinomyces* mindestens zwei Serogruppen, die den beiden kulturell-biochemisch trennbaren Arten *A. israelii* und *A. bovis* entsprechen. Die von v. MAGNUS (1947) mit Hilfe der KBR sowie von YOKOYAMA und HATA (1953) mittels der Hämagglutinationsprobe erhaltenen Ergebnisse fügen sich gut in den Rahmen der vorstehend zitierten Befunde ein. Nach LENTZE (1953) überwiegen beim Menschen die *A. israelii*-Stämme.

Die anaeroben Aktinomyceten weisen viele Ähnlichkeiten mit anaeroben oder mikroaerophilen Corynebakterien auf und sind oft mit diesen verwechselt worden. Eine Abgrenzung ist nach LENTZE (1953), KING und MEYER (1957) sowie LINZENMEIER (1954) und SEELIGER (1954) serologisch ohne weiteres möglich. Dabei konnte BEERENS (BEERENS u. GOUDAERT 1952/53, BEERENS 1953) nachweisen, daß es sich bei den von SLACK u. Mitarb. (1951, 1955a, b) benutzten „Actinomyces bovis"-Stämmen nicht um Aktinomyceten, sondern um *Corynebacterium acnes* gehandelt hat (s. auch LINZENMEIER 1954, SEELIGER 1954). Neuderdings haben SLACK et al. (1961) innerhalb der Gattung *Actinomyces* mehrere Serogruppen festgestellt und auf enge Antigenbeziehungen zu *C. acnes* hingewiesen; vgl. auch KING und MEYER (1962). Abweichend von GONZÁLEZ OCHOA und VÁZQUEZ HOYOS (1953), nach denen Polysaccharid-Extrakte von *A. bovis* serologische Verwandtschaftsreaktionen mit pathogenen *Nocardia*-Arten zeigen, fanden LUDWIG und HUTCHINSON (1949), Verf. (1954, 1957a) und andere zwischen diesen beiden Gruppen scharfe serologische Grenzen.

Serologie der Aktinomykose. Verglichen mit der umfangreichen klinischen und mykologischen Literatur sind Berichte über die Serologie der menschlichen Aktinomykose ziemlich spärlich. Im Verlauf der Krankheit kommt es gelegentlich zur Bildung von Serum-Antikörpern (CONANT u. Mitarb. 1954, LIESKE 1921 u. a.). Ihr Nachweis ist jedoch methodisch schwierig. Gestützt auf die Untersuchungen COLEBROOKs (1920) haben sich zahlreiche Untersucher mit der Aktinomykose-Serologie befaßt (ASKIN u. FIRIUKOWA 1955; ERIKSON 1940, LACAZ 1945; LEÃO 1928; LENTZE 1938a, 1938b, 1950b; v. MAGNUS 1947; MAGNUSSON 1938; MILLER und DRAKE 1951 und NAESLUND 1931). Besonders eingehende Studien verdanken wir in Deutschland LENTZE u. Mitarb. (LENTZE 1938a/b, 1950a/b, 1953). Alle Autoren stimmen darin überein, daß *Agglutinationsreaktionen* nur in höheren Serumverdünnungen, d.h. bei Titern ab 1:80, diagnostischen Wert besitzen. Verf. (SEELIGER 1954, 1957a) fand bei drei ätiologisch gesicherten Fällen mit homologem Antigen nur einmal einen Titer von 1:80 bei gleichzeitig positiver KBR. Die anderen beiden Fälle reagierten serologisch negativ, eine Erfahrung, die mit den Angaben von LENTZE übereinstimmt. Möglicherweise ist die KBR von größerer Bedeutung. NEUBER (1938, 1940, 1941) mißt ihr bei positiven Reaktionsausfällen absolute Beweiskraft zu. Dieser Einstellung begegnen jedoch andere Autoren mit Zurückhaltung (CONANT et al. 1954, LENTZE 1950b, v. MAGNUS 1947).

HOLM und KWAPINSKI (1959, KWAPINSKI 1959) fanden zwar bei 12 von 16, meist cervico-facialen Aktinomykosen eine positive Hämagglutination und KBR mit gereinigten Polysaccharid- und Nucleoproteinfraktionen von *A. israelii*, erhoben aber ähnliche Befunde auch bei 50% der untersuchten Seren von Tuberkulösen und 25% der Proben von Patienten mit Streptokokkeninfektionen. Da umgekehrt ein Viertel der Aktinomykose-Seren auch mit Tuberkulin-sensibilisierten Erythrocyten reagierte, werden wechselseitige serologische *Kreuzreaktionen* der Antikörper vermutet. Diese Befunde mahnen zur *Vorsicht* bei der Bewertung positiver Reaktionen mit *A. israelii*-Antigenen.

Über das Wechselspiel positiver Hautreaktionen (SIELAFF u. HEINRICH 1951) und serologischer Befunde ist man noch unzureichend unterrichtet.

Der Vollständigkeit halber sei erwähnt, daß unter dem Sammelbegriff „Aktinomykose" auch andere Streptomykosen, insbesondere Nocardiosen, beschrieben wurden, was zu Fehlschlüssen über den Wert serologischer Methoden geführt hat. Im Vorstehenden wurden nur Erkrankungen erwähnt, bei denen mit Sicherheit feststeht, daß es sich um Infektionen durch *anaerobe* Aktinomyceten gehandelt hat.

β) Nocardiose und Streptomykose

Serologie der Erreger. Über die Serologie der *aeroben Nocardia*- und *Streptomyces*-Arten liegen zahlreiche Befunde vor. Durch die Präcipitation konnten GONZÁLEZ OCHOA und VÁZQUEZ HOYOS (1953) 4 Serogruppen unterscheiden: Gruppe 1 mit *N. asteroides, N. brasiliensis* und einigen Varianten; Gruppe 2 mit *N. madurae, N. pelletieri* und *N. africana* (letztere beiden sind wahrscheinlich identisch); Gruppe 3 mit *N. somaliensis* und Gruppe 4 mit *N. paraguayensis, Streptomyces albus, S. griseus* und *S. lavendulae*. Eigentlich sind nur die Arten *N. asteroides, N. brasiliensis* und *N. madurae* als Nocardien im engeren Sinne anzusehen, während die übrigen heute zur Gattung *Streptomyces* gerechnet werden. — Die spezielle Serologie der *Nocardia*-Gruppe stützt sich vor allem auf die Ergebnisse von LUDWIG und HUTCHINSON (1949), SHAFFER und SCHNEIDAU (1956) sowie SEELIGER (1954, 1957a), deren Befunde nur zum Teil mit den oben zitierten (GONZÁLEZ OCHOA u. VÁZQUEZ HOYOS 1953) übereinstimmen. *Nocardia asteroides*-Stämme aus verschiedensten Teilen der Welt reagieren serologisch einheitlich; eine serologische Abtrennung der sog. Arten *N. blackwellii* und *N. cuniculi* ist ebensowenig gelungen wie die von *N. polychromogenes, N. corallina* und *N. opaca*. Von dieser *N. asteroides*-Serogruppe deutlich abgrenzbar ist die *N. brasiliensis-(N. mexicana-)* Serogruppe (SHAFFER u. SCHNEIDAU 1956, SCHNEIDAU u. SHAFFER 1960). Wenn man von einigen weniger bekannten Arten (Varianten?) absieht, reduziert sich die große Zahl von beschriebenen Species innerhalb der Gattung *Nocardia* auf zwei große kulturell-biochemisch und serologisch unterscheidbare Gruppen, die den Arten *N. asteroides* und *N. brasiliensis (N. mexicana)* entsprechen. Diese beiden Gruppen sind jedoch durch übergreifende Antigene miteinander verbunden; insbesondere werden *N. asteroides*-Antigene durch Seren von *N. brasiliensis* geballt, während umgekehrt die *N. brasiliensis*-Antigene in Fremdseren schlecht oder gar nicht reagieren.

In der KBR und Agglutination zeigen sich zwischen diesen beiden Gruppen und *Nocardia*-ähnlichen *Streptomyces*-Stämmen Kreuzreaktionen von wechselnder Stärke. Ähnliches gilt auch für diverse *Mycobacterium*-Arten. In eigenen Versuchen (SEELIGER 1954) reagierte in der KBR ein *M. tuberculosis*-Vollantigen bis zu 50% des Serumtiters. Nach SHAFFER und SCHNEIDAU (1956) werden auch *M. fortuitum, M. phlei* und *M. smegmatis* von *Nocardia*-Seren geballt. Dies steht im Einklang mit früheren Befunden von CLAYPOLE (1913), NELSON und HENRICI (1922) sowie GOYAL (1937) und neuen Ergebnisse von BEVIS (1961). Da solche Kreuzreaktionen jedoch mit Polysaccharid-Extrakten fehlen und auch im Intracutan-Test nicht nachweisbar sind (DRAKE und HENRICI 1943), ist es wahrscheinlich, daß hierfür Proteine und Lipoide verantwortlich sind. SHAFFER und SCHNEIDAU (1956) schließen aus den geringen Kreuzreaktionen zwischen *Nocardia*- und *Streptomyces*-Antigenen, daß letztere wahrscheinlich nur wenig unspezifische Lipoide enthalten. Es fanden sich auch keine Kreuzreaktionen zwischen *Streptomyces*- und *Mycobacterium*-Arten.

Innerhalb der Gattung *Streptomyces* lassen sich wiederum mehrere Serogruppen unterscheiden (GONZÁLEZ OCHOA und VÁZQUEZ HOYOS 1953, LUDWIG und HUTCHINSON 1949, SHAFFER und SCHNEIDAU 1956, DOUGLAS und GARRARD 1958). Schon im alten Schrifttum (AOKI 1935, 1936a, b, c, BRETEY 1933a, b, CALENDOLI 1905, CHOUKEVITCH 1909, CLAYPOLE 1913, DONNA 1904, FRITZSCHE 1908) wurde wiederholt die serologische Vielgestaltigkeit der aeroben Strahlenpilze erwähnt. Neben artspezifischen Faktoren finden sich gruppenspezifische Antigene in unterschiedlicher Stärke, die die verschiedenen Serogruppen mehr oder weniger stark zueinander in Beziehung bringen. Dies gilt nach Douglas und Garrard für die Arten *S. impomoeae, S. fradiae, S. albus, S. scabies, S. griseus* und *S. olivaceus.* Tabelle 6 vermittelt einen Eindruck von den serologischen Wechselbeziehungen zwischen einigen *Nocardia-* und *Streptomyces*-Arten.

Wenn die Befunde verschiedener Untersucher somit auch prinzipielle Übereinstimmung aufweisen, weichen sie im Detail nicht selten beträchtlich voneinander ab. Das hat bisher verhindert, die Antigenbeziehungen schematisch durch Antigenformeln zu fixieren.

Im Gegensatz zu den vorstehend geschilderten Kreuzreaktionen steht das serologische Verhalten von Antigenen aus Sproß- und Schimmelpilzen in *Actinomyces-, Nocardia-* und *Streptomyces*-Seren. Übergreifende Reaktionen beschränken sich meist auf Lipoidextrakte solcher Pilze. Die heterologen Titer sind meist sehr niedrig, ebenso wie die Strahlenpilzantigene mit Seren der genannten Arten nicht reagieren.

Tabelle 6. *Agglutinintiter in Strahlenpilzseren bei Verwendung beschallter Antigene.*
(Nach Ludwig und Hutchinson 1949 [auszugsweise])

Antiserum	Antigen									
	N. aste-roides	N. far-cinia	N. ma-durae	Strept. aureus	S. flavo-virens	S. gri-seus	S. laven-dulae	S. reti-culi	S. scabies	A. ho-minis
N. asteroides[2]	5120[1]	40							160	
N. farcinia . .	80	320	40						40	
N. madurae .			640						40	
S.[3] aureus . .				640			20		20	
S. flavovirens					640			20	40	
S. griseus[2] . .						2560	20		40	
S. lavendulae.							—			
S. reticuli . .					40			1280		
S. scabies[2] . .	40	20		40		40			10240	
A. hominis . .				20				20	80	1280

[1] Reziproke Serumtiter im Röhrchenverdünnungstest.
[2] Seren nach mehrmonatiger Immunisierung.
[3] Streptomyces.

Serologie der Krankheit. Bisher ist wenig über die Serologie der Nocardiose und Streptomykose bekannt. Meist hat man sich auf die Durchführung von Intracutan-Reaktionen beschränkt. Lediglich Lacaz (1945, 1953) hat vergleichend Komplementbindungs- und Intracutan-Reaktionen geprüft und dabei gefunden, daß bei visceraler Nocardiose und ernstem Zustand die KBR fast stets positiv, die Hautreaktion dagegen negativ ausfällt. Demgegenüber findet sich bei benigner, lokalisierter Nocardiose eine negative KBR bei gleichzeitig positiver Hautreaktion.

Ebenso wie bei der Aktinomykose haben serologische Untersuchungen beim Studium der Nocardiose und Streptomykosen nur einen begrenzten Wert, da es meist ohne größere Schwierigkeiten gelingt, die Erreger durch direkte Verfahren nachzuweisen.

b) durch Sproßpilze

α) Candida-Mykose (Soor, Candidiasis, Moniliasis)

Serologie der Erreger. Keine andere Pilzart ist so häufig und mit so wechselnden Ergebnissen untersucht worden wie der Soor-Pilz *(Candida albicans)* und die mit ihm verwandten Arten. Neben manchen Übereinstimmungen finden sich in der einschlägigen Literatur zahlreiche Widersprüche, deren Ursache teils im Methodischen, teils in den geprüften Stämmen und nicht zuletzt in der unterschiedlichen Spezifität der jeweils benutzten Seren zu suchen ist. Erste Untersuchungen in Deutschland gehen auf Malvoz (1901), (Schütze 1902) und Lichtenstein (1914) zurück.

Die meisten Untersucher sind darin einig, daß der *Agglutinationsversuch* zwar leicht durchführbar ist, die Deutung positiver Ergebnisse aber durch Schwierigkeiten bei der Titerbestimmung und durch unspezifische Reaktionen beträchtlich erschwert wird. LILIENTHAL und GOLDSWORTHY (1950) berichten, daß 12 von 78 *C. albicans-* und 11 von 14 anderen Sproßpilz-Stämmen spontan-agglutinabel gewesen seien, so daß diese Autoren die Hämagglutinations-Methode vorzogen. Auch ALMON und STOVALL (1934) erwähnen das Vorhandensein von Normalagglutininen gegen *C. krusei* und *C. parapsilosis* in Serumverdünnungen bis maximal 1:640. Diese Umstände veranlaßten SCHÜTZE (1911), MELLON (1928), STONE (1930), D. S. MARTIN (MARTIN et al. 1937, MARTIN u. JONES 1940, MARTIN 1942), POSPIŠIL (1954) u. a., die KBR anzuwenden. Mit gutem Erfolg benutzten BALLS (1925), STONE und GARROD (1931), KESTEN und MOTT (KESTEN et al. 1930, KESTEN u. MOTT 1932), LAMB und LAMB (1935) auch den Präcipitationsversuch, während P. MARTIN (1930), BENHAM (1931), ALMON und STOVALL (1934), TSUCHIYA u. Mitarb. (1954—1960), THJØTTA u. Mitarb. (1951, 1952, 1953), KALLÓS (KALLÓS-DEFFNER 1940, KALLÓS u. KALLÓS-DEFFNER) und viele andere mit der Agglutination und Agglutininabsättigung reproduzierbare Ergebnisse erzielten. Dem Beispiel von TOMCSIK (1930) an anderen Hefepilzen folgend, haben CASTELLANI und MACKENZIE DOUGLAS (1937), D. S. MARTIN (MARTIN et al. 1937, MARTIN u. JONES 1940, MARTIN 1941, 1942), HOFFMEISTER et al. (1951), SALVIN (1949a, 1950a), POSPIŠIL (1954a, b, 1955, 1959), JONSEN (JONSEN, THJØTTA u. RASCH 1953a, JONSEN et al. 1955, JONSEN 1955a, b), SEELIGER (1954, 1957a, c, 1959) u. a. gleichzeitig verschiedene seroanalytische Methoden angewandt und damit ihre Befunde auf eine breite methodische Basis gestellt. Durch Einschaltung neuer Methoden, wie der Hämagglutination mit sensibilisierten Blutkörperchen (VOGEL 1954, 1957a, b, VOGEL u. COLLINS 1955, POSPIŠIL 1959, SEELIGER 1954, 1957a), der quantitativen Antikörper-Stickstoffbestimmung (JONSEN 1955a, b) und der quantitativen Antigenanalyse im Agar-Gel-Diffusionstest (SEELIGER 1955), sowie der Immunoelektrophorese (BIGUET u. Mitarb. 1959a, b, 1960) ließen sich weitere Fortschritte erzielen. Nach GOLDIN u. Mitarb. (1957) ist die Hämagglutination mit sensibilisierten Erythrocyten allen anderen Agglutinationsverfahren mit Vollantigenen infolge der erhöhten Spezifität vorzuziehen. Dabei fanden sich weder in Kaninchen- noch in Menschenimmunseren Anzeichen für das Vorhandensein von inkompletten oder blockierenden Antikörpern gegen *C. albicans, C. krusei, Geotrichum candidum* und *Saccharomyces*-Arten.

Durch umfassende Studien der genannten Autoren, zu denen sich noch CAPUTI (1953), HOPKINS und BENHAM (zit. BENHAM 1931), JONSEN u. Mitarb. (1955), KLOSE und SCHÜRMANN (1952), MUELLER und TOMCSIK (1924), NEGRONI (1933, 1934a, b, c, 1936), THJØTTA u. Mitarb. (1951, 1952, 1953), TODD (1937), TRIMBLE (1957) und vor allem TSUCHIYA und seine Mitarbeiterschar (1954—1961) gesellen, wurde gesichert, daß die für den Menschen wichtigsten *Candida*-Arten — *C. albicans, C. tropicalis, C. krusei, C. parapsilosis, C. pseudotropicalis* und *C. guilliermondii* — serologisch in sich weitgehend einheitlich sind. Sinngemäß dürfte dies auch für die hier nicht aufgeführten Arten des Genus *Candida* gelten. Zwar finden sich gelegentlich bei verschiedenen Stämmen derselben Art geringfügige serologische Unterschiede, z.B. durch den Verlust von Partialantigenen bei Rauhformen. Auf dieser Basis ist wohl auch die Differenzierung von *C. albicans* in zwei Serogruppen zu werten (HASENCLEVER u. MITCHELL 1960, 1961a, b).

Ein Großteil der im Formgenus *Candida* zusammengefaßten Sproßpilze steht untereinander in engen serologischen Beziehungen, die durch partielle Antigengemeinschaften verursacht werden. D. S. MARTIN (MARTIN et al. 1937, MARTIN 1942) postulierte bei *C. albicans, C. stellatoidea, C. tropicalis* und *C. parapsilosis* insgesamt drei qualitativ verschiedene Antigenfaktoren, die quantitativ in unterschiedlicher Menge vorhanden seien. Dies wird durch nachfolgendes Schema verdeutlicht:

C. albicans	X 4Y 3Z
C. stellatoidea	X 2Y 2Z
C. tropicalis	X 4Y
C. parapsilosis	X 4Z

Die Entwicklung der *Candida*-Serologie in den letzten Jahren wird am besten durch ein Antigen-Schema von TSUCHIYA u. Mitarb. (Tabelle 7) verdeutlicht, das auf Grund von Agglutinationsversuchen in Faktorenseren bei insgesamt 21 *Candida*-Arten aufgestellt wurde. Wie aus Tabelle 7 ersichtlich, lassen sich thermolabile und thermostabile Antigenfraktionen unterscheiden. Bisher wurden nicht weniger als 20 verschiedene Antigenfraktionen differenziert. Ähnlich komplexe Antigenbeziehungen wurden auch von JONSEN (1955b), SEELIGER (1957a) und anderen beobachtet. Durch Anwendung der Ouchterlony-Technik konnte SEELIGER einen Teil dieser Antigenbeziehungen auch im Agar-Gel-Präcipitationstest objektivieren (SEELIGER 1955, 1957a). Dies wird auch durch amerikanische Untersuchungen bestätigt (KEMP u. SOLOTOROVSKY, Bact. Proc. 1961, 121). Mittels der Immunoelektrophorese haben neuerdings BIGUET und seine Mitarbeiter (1959a, b, 1960) zunächst fünf verschiedene Antigenfraktionen trennen können. Nach einer brieflichen Mitteilung von BIGUET ist es in der

Tabelle 7. *Antigenstruktur von 21 Candida-Arten.* [Nach TSUCHIYA u. Mitarb. 1957, 1958, 1959 (ermittelt durch Objektglasagglutination in 1:10 verdünnten absorbierten, monospezifischen Seren)]

Sero-Gruppe	Art	Antigenformel	
		Thermostabile Antigene	Thermolabile Antigene
I	*C. albicans*[1]	1, 2, 3, 4, 5, 6, 7,	
	C. clausenii	1, 2, 3, 4, 5, 6, 7,	
	C. tropicalis	1, 2, 3, 4, 5, 6,	
II	*C. pseudotropicalis*[2]	1, 8, (10)	a
	C. macedoniensis	1, 8, 10,	(a)
	C. scottii	1, 3, 4, 10, 26	
	C. robusta[3]	1, 2, 3, (10) (14) 18,	
	C. melinii	1, (2) (3) 5, 10, 17, 25,	a, e
	C. stellatoidea	1, 2, 3, 4, 5, (10)	
III	*C. krusei*[4]	1, 2, 5, (11)	b
	C. catenulata	1, 2, 5, 11,	b
	C. reukaufii	1, 2, (5) (11) (12)	b, f
	C. mycoderma	1, 2, 5, 11, 12,	
	C. rugosa	1, 2, 3, 4, 19,	g
IV	*C. parapsilosis* (*C. parakrusei*)	1, 2, 3, 5, (13) (14) (15)	c
	C. pulcherrima	1, 2, 3, 5, 13, 14, (15)	d
	C. zeylanoides	1, 2, 3, 4, 13, 17,	(a), c, h
V	*C. guilliermondii*	1, 2, 3, 4, 9,	
	C. melibiosi	1, 2, 3, 4, (9)	
	C. tenuis	1, 2, 3, (5) (9)	
VI	*C. pelliculosa*[5]	1, 2, 14, 15, 16, 20	
	C. utilis[6]	(1) (2) (14) 16, 17,	c

In Klammern: schwach entwickelte oder gelegentlich ganz fehlende Antigene.
[1] antigengleich mit *C. clausenii* (s. VAN UDEN et al. 1956).
[2] antigengleich mit *Saccharomyces fragilis* (SEELIGER 1957a).
[3] antigengleich mit *Saccharomyces cerevisiae* (TSUCHIYA u. Mitarb. 1957, 1958).
[4] serologisch eng verwandt mit *Pichia fermentans* (SEELIGER 1957a).
[5] antigengleich mit *Hansenula anomala* (TSUCHIYA et al. 1957, 1958).
[6] serologisch eng verwandt mit der *Hansenula-Gruppe* (TSUCHIYA et al. 1958).

Zwischenzeit möglich geworden, bis zu 17 verschiedene Partial-Antigene zu differenzieren, woraus sich eine wesentliche Annäherung an die von TSUCHIYA und seiner Gruppe (1959) aufgestellten Antigenformeln ergibt. Bei der Verwendung fluorescierender Antikörper konnte GORDON (1958a, b) zeigen, daß auch die relativ eng verwandten Arten *C. albicans* und *C. tropicalis* voneinander abgegrenzt werden können. Durch diese Methode soll auch eine sichere Erkennung von *C. albicans* im Gewebe und in Ausstrichpräparaten möglich sein (GORDON 1958b, KUNZ 1958b, KEMP u. SOLOTOROVSKY 1960).

Die oft diskutierte Frage, ob *C. stellatoidea* lediglich eine Variante von *C. albicans* oder eine eigene Art im Sinne der Systematik darstellt, wurde mit Hilfe serologischer Methoden unterschiedlich beantwortet (D. S. MARTIN et al. 1937, MARTIN 1941, 1942; JONSEN, THJØTTA und RASCH 1953a, 1955b; CONANT et al. 1954; KLIGMAN und DE LAMATER 1950; SALVIN 1943a, 1950a; SEELIGER 1954, 1957a; GORDON 1958c; TRIMBLE 1957; TSUCHIYA u. Mitarb. 1954). Nachdem Verf. (1954, 1957a) bereits gezeigt hatte, daß manchen kulturell rauh wachsenden *C. albicans*-Stämmen ein Teil des Körperantigens fehlt, das in glatten Kulturen vorhanden ist, haben nunmehr HASENCLEVER und MITCHELL (1960, 1961) mittels klassischer serologischer Methoden bewiesen, daß neben der serologisch kompletten Form (Gruppe A) noch eine Minusvariante (Gruppe B) existiert, die von *C. stellatoidea* nicht unterscheidbar ist. Allerdings gehören zur Gruppe B nicht nur rauhe Stämme. Demgegenüber ist die serologische Vollform (Gruppe A) von *C. albicans* praktisch antigengleich mit *C. tropicalis*. Diese Befunde stehen in guter Übereinstimmung mit den bereits referierten Beobachtungen von GORDON (1958c). Zahlreiche, sich zunächst widersprechende Angaben der Literatur finden somit eine relativ einfache Erklärung.

Einige *Candida*-Arten unterscheiden sich jedoch serologisch wesentlich von den 6 Gruppen TSUCHIYAs und seiner Mitarbeiter (s. Tabelle 7). *Candida humicola, C. curvata* und *C. lipolytica* weisen praktisch keine Antigenbeziehungen zu den vorstehend genannten Arten auf (SEELIGER 1957a, b, 1959). Auf Grund ihres Antigenbestandes lassen sich *C. humicola* und *C. curvata* in enge Beziehungen zur Gattung *Cryptococcus*, und *C. lipolytica* zur Gattung *Geotrichum* bzw. einigen anderen mit *Geotrichum*-Arten verwandten Sproßpilzen bringen (SEELIGER 1961a, b).

Somit lassen sich die *Candida*-Arten in *mehrere Serogruppen* untergliedern, von denen ein Teil miteinander verwandt ist. Die Mehrzahl der *Candida*-Arten weist mannigfache Kreuzreaktionen zu den *Saccharomycetoideae* und den mit letzteren verwandten *Torulopsis*- und *Bretannomyces*-Arten auf. Verf. schließt aus antigenanalytischen Befunden, daß einzelne Species den Cryptokokken, andere den Geotrichen und die Mehrzahl verschiedenen Saccharomyceten nahestehen. Zwischen diesen drei großen Gruppen sind keine wesentlichen Antigenüberschneidungen vorhanden. Hinsichtlich der *diagnostischen Verwertbarkeit* der gewonnenen Erkenntnisse erscheint eine gewisse Skepsis angebracht. Nicht wenige Autoren sind in jüngster Zeit geneigt, die serologischen Verfahren bei der *Candida*-Diagnostik sehr hoch einzuschätzen, vor allem bei Benutzung absorbierter Seren (CHRISTIE u. MORTON 1953; ROSENTHAL u. FURNARI 1958; TSUCHIYA et al. 1956, 1959). Da jedoch mit den heutigen kulturell-biochemischen Schnellverfahren eine sichere Erkennung von *Candida albicans* und ihrer Verwandten innerhalb von 18—36 Std gewährleistet ist, wird durch die serologische Schnelldiagnostik nicht viel gewonnen. ROSENTHAL u. FURNARI (1958), TSUCHIYA u. Mitarb. (1959) sowie BASU et al. (1961) empfehlen die Objektglasagglutination in erster Linie für orientierende Untersuchungen, ohne auf die bewährten mykologischen Verfahren zu verzichten. Nach ROSENTHAL u. FURNARI (1958) läßt sich in Übereinstimmung mit früheren Befunden von SEELIGER (1954) ein relativ spezifisches *C. albicans*-Serum durch Absättigung mit *C. guilliermondii*-Antigen gewinnen, das aber neben *C. albicans* auch *C. tropicalis* erfaßt. Die Darstellung einer spezifischen Komponente von *C. albicans* ist mittels der chemischen Fraktionierung und der Anwendung der Immunelektrophorese gelungen (TRAN VAN KY et al. 1961).

Eine scharfe serologische Grenze besteht zwischen der gesamten *Candida*-Formgruppe und dem großen Heer der Hyphomyceten sowie den Strahlenpilzen. Aber auch diese Trennungslinie wird gelegentlich von geringfügigen Partialantigen-Gemeinschaften durchbrochen. SALVIN (1948a, 1950a) fand in *C. albicans*-Seren eine positive KBR mit niedrigen Titern in

Anwesenheit von *Histoplasma capsulatum*- und *Blastomyces dermatitidis*-Antigen, Verf. in der KBR auch ein Mitreagieren von *Nocardia asteroides*-Antigen in einem von drei *C. albicans*-Seren (Seeliger 1954). Umgekehrt wurde *C. albicans*-Antigen auch von einem *Trichophyton*-Serum erfaßt, während Antiseren von *H. capsulatum* und *Pullularia pullulans* verschiedene Sproßpilzantigene ballten. Gemessen an den homologen Serumtitern sind solche Überschneidungen quantitativ meist bedeutungslos. Sie können jedoch bei der Analyse menschlicher Seren zu Fehlbeurteilungen führen, wenn die Untersuchungen nur qualitativ, d. h. in einer einzigen niedrigen Serumverdünnung, angesetzt werden.

Teilantigengemeinschaften bestehen nach Flamm und Kunz (1956) sowie nach Aksoycan und Kauffmann (1957) ferner zwischen Sproßpilzen und Bakterien der *Salmonella*-Gruppe. *C. albicans* besitzt z. B. eine Komponente des *Salmonella-O*-Antigens 7. Ähnliches gilt nach Beobachtungen von Seeliger auch für andere, serologisch mit *C. albicans* verwandte Sproßpilzarten (Seeliger 1957a).

Der Vollständigkeit halber sei erwähnt, daß einzelne *Candida*-Arten imperfekte Stadien askosporogener Hefepilze sind. Ein typisches Beispiel hierfür ist *Candida pseudotropicalis*, in Wirklichkeit die imperfekte Form von *Saccharomyces fragilis* (s. Tabelle 7). Da sich unter den askosporogenen Hefen praktisch keine menschenpathogenen Pilze finden, wird hier von einer Erörterung der komplexen Serologie dieser Gruppe Abstand genommen (vgl. Seeliger 1957a und die Beiträge japanischer Autoren: Tsuchiya u. Mitarb. 1957, 1958, 1960).

Neben den Fällen, in denen perfekte und imperfekte Stadien desselben Pilzes einen gleichartigen Antigenaufbau besitzen, sind Kreuzreaktionen durch Gruppenantigene zu berücksichtigen, die die *Candida*-Gruppe mit den Gattungen *Saccharomyces*, *Endomyces*, *Hansenula*, *Debaryomyces*, *Schwanniomyces* und *Torulopsis* verbinden (s. Hines 1935; Benham 1931; Kesten und Mott 1932; Almon und Stovall 1934; Lamb und Lamb 1935; Boné 1936; Hoffmeister u. Mitarb. 1951; Seeliger 1954, 1957a; Tsuchiya u. Mitarb. 1954—1961; Vogel 1957a/b; Hasenclever u. Mitchell 1960; Kemp u. Solotorovsky 1961).

Die zwischen *Candida*-Arten und Salmonellen bestehenden Antigenbeziehungen finden ihre Parallele auch bei askosporogenen Hefen, z. B. den von Kauffmann (zit. Aksoycan u. Kauffmann 1957) beobachteten Partialantigen-Gemeinschaften zwischen *Saccharomyces cerevisiae*, *Salmonella hvittingfoss* und *Escherichia coli 0 11*.

Serologie der Candida-Mykose. Schon Widal u. Mitarb. (1910), Skrzynsk u. a. wiesen im Anschluß an Versuch von Roger (1896) und De Concetti (1900) in Menschenseren Agglutinine gegen den Soorpilz nach. Wie im Versuchstier werden auch im menschlichen Organismus relativ leicht humorale Antikörper gegen das Soorpilzantigen gebildet. Schon gegen Ende des ersten Trimenons lassen sich Agglutinine, die in Seren Neugeborener fast nie zu finden sind, bei rund 17% der Untersuchten nachweisen. Dies ist eine Folge der Soorinfektionen in den ersten Lebenswochen (Skobel, Schabinski und Essigke 1956). Mit zunehmendem Lebensalter werden Serumtiter gegen Soorpilze häufiger. Bei etwa einem Viertel der Erwachsenen-Bevölkerung finden sich *C. albicans*-Agglutinine in Serumverdünnungen zwischen 1:20 und 1:160. Diese Titer als Zeichen früher durchgemachter Infektion (Engelhardt u. Geissler 1929) oder einer bestehenden Besiedlung bei guter Abwehrlage werden als „Normaltiter" angesehen. Titer von 1:320 aufwärts werden beim Gesunden nur ausnahmsweise überschritten. In Anbetracht der Schwierigkeiten bei der Festlegung der Endpunkte (Titer) und der gelegentlichen Spontanagglutinationen des Soorpilzantigens lehnen Epstein (1924) und Martin (1942, 1953) die Agglutinationsmethode als Hilfsmittel der *Soor*diagnostik ab. Durch Verwendung junger Pilzaufschwemmungen und durch Verbesserung der Untersuchungstechnik lassen sich jedoch diese Fehlerquellen vermeiden. Todd (1937) fand unter der amerikanischen Bevölkerung bei der Untersuchung von über 1000 Personen folgende Häufigkeit von Antikörper-Titern:

1:10	bei 2,26%	1:160	bei 2,26%
1:20	bei 5,56%	1:320	bei 0,6 %
1:40	bei 7,10%	1:640	bei 0,09%
1:80	bei 4,69%		

Dabei zeigten sich beim männlichen und weiblichen Geschlecht deutliche Unterschiede. Nur 15,7% von 473 männlichen Probanden wiesen Antikörper gegen den Soorpilz auf gegenüber 30,4% von 533 Angehörigen des weiblichen Geschlechts. Die höhere Beteiligung des weiblichen Geschlechts ist statistisch gesichert und wird auch durch neuere Befunde aus England von WINNER (1955) bestätigt. Dem ist bei einer Bewertung von Soortitern besonders Rechnung zu tragen. Die positive Ausbeute wird größer, wenn die Reaktionen bei niedrigen Serumverdünnungen angesetzt werden. So fanden DRAKE (1945) bei 56%, NORRIS und RAWSON (1947a/b) sogar bei 64% der Probanden Sooragglutinine. Dem entsprechen auch Befunde SEELIGERs (1954, 1957a) an Seren gesunder und kranker Personen in Westdeutschland 1954; bei 106 Untersuchten wurden folgende Titer festgestellt:

14mal positive Reaktionen bei 1:20
13mal positive Reaktionen bei 1:40
9mal positive Reaktionen bei 1:80
13mal positive Reaktionen bei 1:160
2mal positive Reaktionen bei 1:320
3mal positive Reaktionen bei 1:640

Hierbei ist zu bemerken, daß ein Großteil der Patienten mit antibiotischen Mitteln, die eine Besiedlung mit *Candida*-Pilzen fördern, behandelt worden war. Vier der insgesamt fünf Seren mit Titern über 1:160 stammten von Lungenkranken, zwei davon von Patienten mit sekundärer Soormykose bei bestehender Tuberkulose; zwei weitere von solchen mit mykologisch und röntgenologisch wahrscheinlicher *Candida*-Pneumonie. Im Verlauf der letzten Jahre sind mehr als 1000 Seren auf *C. albicans*-Titer untersucht worden (SEELIGER 1961a, b). Bei 63,5% der 1334 Probanden wurden *Candida*-Agglutinine von 1:20 aufwärts nachgewiesen. Dabei fanden sich bei 13,97% Titer, die den Grenzwert von 1:160 überschritten. Unter 1002 Seren beobachteten FUENTES und GUARTON (1945) nur zweimal Soortiter. Die Ursache für diese geringe Quote ist nicht klar. CONANT et al. (1954) folgern — in Übereinstimmung mit BUSCHKE und JOSEPH (1928) —, daß die Agglutinationsprobe nur geringen Wert habe.

Dies gilt jedoch *nicht für die Fälle* mit *hohen Titern* (CONANT u. Mitarb. 1954). Schon REINHARDT (1931) hatte im Laboratorium BENEDEKs den Seroreaktionen (Agglutination und KBR) einen hohen Grad an Spezifität bei der Diagnostik der durch Spalthefen verursachten Erkrankungen zuerkannt. Auch KLIGMAN und DE LAMATER (1950) sahen bei Patienten mit Soorpneumonien Titer von 1:2400 bis 1:32000. TODD (1937) hatte bereits 1937 Zusammenhänge zwischen erhöhten Agglutinin-Titern und der Anwesenheit von Soorpilzen in Mund und Rachen festgestellt, eine Beobachtung, die sich allerdings nicht verallgemeinern läßt. FUENTES u. GUARTON (1945), POSPIŠIL (1954b, 1955), JOHN und SCHINDLER (1956), SKOBEL u. Mitarb. (1956), SEELIGER (1954, 1955b, 1957a, 1961a, b), SCHARPEGGE (1961) sowie AKIBA, IWATA und INOUE (1961) stimmen darin überein, daß *C. albicans*-Agglutinin-Titer über 1:160 nur ausnahmsweise als „Normalbefund" angesehen werden können und in Verbindung mit verdächtigen klinischen Erscheinungen eine gewisse Beweiskraft besitzen (vgl. auch DONOMAE et al. 1961). Auch FEGELER (1958) fand bei soorfreien Patienten nur ganz selten Titerwerte, die 1:40 überschritten, während nach SCURO und PERRONE (1959) 30—50% der Patienten mit Soormykosen erhöhte Agglutinin-Titer (1:50 bis 1:800), aber nur 14% komplementbindende Antikörper in Verdünnung von 1:16 und darüber aufwiesen. Im Zustand der *Anergie* und Resistenzminderung kann jedoch auch bei disseminierter *Candida*-Mykose jegliche Agglutininbildung ausbleiben.

Die *Spezifität* der Antikörper gegen den Soorpilz hält sich an die auf Grund der Antigenstruktur zu erwartenden Grenzen. Positive Menschenseren ballen nicht nur das Soorpilzantigen, sondern auch solches von *Candida tropicalis*, *Saccharomyces cerevisiae* usw.

Von Interesse ist das Vorhandensein *inkompletter Antikörper*. Während GOL-DIN et al. (1957) bei Asthmakranken niemals *Candida*-Antikörper nachwiesen, beobachteten TOMŠIKOVÁ und WAGNER (1958) in ihrem Krankengut komplette und inkomplette Soor-Antikörper in etwa gleicher Verteilung; sie messen aber dem Vorhandensein inkompletter Antikörper keine diagnostische Bedeutung bei. Trotzdem können diese nicht unbeachtet gelassen werden, da sie bei 34% der Kranken (gegenüber 31% bei Gesunden) in hohen Titern auftraten. Die tschecho-slovakischen Autoren deuten inkomplette Antikörper-Titer ab 1:80 lediglich im Sinne einer aktiven immunbiologischen Auseinandersetzung und erwähnen, daß diese Titer mit Rückgang klinischer Symptome ebenso wie die kompletten Anti-körper deutlich zurückgingen. Besser als einmalige Titerbestimmungen sind *wiederholte Kontrollen*. Hierdurch läßt sich der Ablauf der immunbiologischen Erscheinungen in Titerkurven verfolgen (STRAUBE et al. 1955, SEELIGER 1957a).

Im Gegensatz zu anderen Pilzinfektionen hat die *Präcipitinprobe* bei der *Candida*-Mykose bisher nur wenig Beachtung gefunden. NEGRONI (1934a/b/c) fand bei 42 Patienten mit Soormykose nur einmal Präcipitine, obwohl 27 eine positive KBR, 8 einen erhöhten Agglutinin-Titer und 16 einen positiven Haut-test aufwiesen. In eigenen Untersuchungen an 34, in der Agglutination und teil-weise auch in der KBR positiven Menschenseren fiel die Präcipitationsreaktion im klassischen Ringtest stets negativ aus (SEELIGER 1954, 1957a). Im Hinblick auf die diagnostische wie prognostische Bedeutung des Präcipitinnachweises bei anderen System-Mykosen erscheint es jedoch aussichtsreich, diese noch weit-gehend offene Frage bei der Soorkrankheit erneut aufzugreifen. Wahrscheinlich beruhen obige Befunde auf einer relativen Unempfindlichkeit der Methodik. Bei Anwendung der *Diffusion im Agar-Gel* haben nämlich erst kürzlich PEPYS und CLAYTON (briefliche Mitteilung) nachgewiesen, daß im Blut der meisten Menschen *Candida*-Präcipitine vorhanden sind. Diese wurden auch im Nabelschnurblut gefunden, so daß das Neugeborene in der Regel auch über geringe Soor-AK-Mengen, die von der Mutter stammen, verfügt. Mit den üblichen, relativ un-empfindlichen Methoden entziehen sich diese jedoch dem Nachweis. Neuere Be-funde von KADEN (1958), MIYAKE et al. (1961) und SEELIGER (unveröffentl. 1961) lassen jedoch keinen Zweifel daran, daß im Blut Soorkranker gelegentlich Präci-pitine nachweisbar sind und ihr Auftreten diagnostische Bedeutung besitzt.

Die bestehenden Schwierigkeiten gaben Veranlassung, die KBR beim Studium der *Candida*-Mykose zu erproben (WIDAL u. Mitarb. 1910, MICHEL, zit. nach KRAUSS 1921, EPSTEIN 1924, MARTIN 1953, NEGRONI 1934a/b/c u. a.). Hierzu wurden neben Vollantigenen auch Extraktantigene angewandt — z.B. ein Gluco-lipoid-Extrakt aus *C. albicans* nach LONGHIN u. Mitarb. (1956) —, die recht viel-seitig verwendbar sind und nicht nur für die KBR und Intracutanprobe, sondern auch therapeutisch zur Vaccineherstellung und Desensibilisierung benutzt wurden.

Die bisher erzielten Resultate zeigen *kein einheitliches Bild*. So fand EPSTEIN (1924) bei 20 Soorfällen (18 Säuglinge, 2 Erwachsene) nur einmal eine schwach positive KBR. GRÜTZ beobachtete bei einem Patienten mit chronischer Soor-mykose ein positives Ergebnis (BUSCHKE u. JOSEPH 1928). Demgegenüber erzielte NEGRONI (1934a/b/c) bei 50 Seren von Patienten mit Schleimhautsoor 38 positive und 3 zweifelhafte Reaktionen. Da sich bei 19 Kontrollseren nur 3 positiv-reagierende fanden, mißt er der Spezifität der Soor-KBR eine große Bedeutung zu. Bei 4 stark positiven Reaktionen fielen *Wa.R. und Kahn-Test* negativ aus; andererseits zeigten Syphilitiker-Seren und Patienten mit anderen schweren Mykosen keine Kreuzreaktionen mit NEGRONIs wäßrigem Soorextrakt-Antigen. RAMEL (1925) beobachtete bei einer tödlich verlaufenden Soormykose ebenfalls eine positive Komplementablenkung. Abweichend von BENEDEK (1928b), der die Resultate der KBR als „nichtssagend und oft irreführend" bezeichnete, sahen BIBERSTEIN und EPSTEIN (1930, 1932) bei 729 Kontrollpersonen nur 3,5% positive Reaktionen gegenüber 45,4% bei 99 sicheren und 24,3% bei 136 Soorverdachtsfällen. Nicht weniger aufschlußreich sind die Befunde von PECK u. Mitarb. (1955), die bei Verwendung eines wäßrigen *C. albicans-Extrakts* folgende Verteilung positiver KBR-Reaktionen feststellten: bei 793 Patienten mit Dermatosen fielen 13,5% der Reaktionen positiv aus, bei 120 seropositiven, behandelten Luetikern 17,5%, bei 48 Patienten mit klinisch gesicherten Soormykosen hingegen in 75%. Diese Resultate liegen jenseits der Streubreite. In Menschenseren, vorwiegend von Lungenkranken mit Verdacht auf *Candida*-Infektion, fand SEELIGER bei 15% positive Komplementablenkungen in Serumverdünnungen zwischen 1:2 und 1:8. Die Höchstwerte lagen bei 5 Seren zwischen Serumverdünnungen von 1:16 bis 1:64. Nur ausnahmsweise wurde bei klinisch gesunden Menschen eine positive Soor-KBR festgestellt. Desgleichen fehlten bei 105 Patienten mit Haut- und Schleimhautsoor erhöhte Soor-AK-Titer (POŠPISIL u. VLASIN 1960). Analoge Versuche der gleichen Autoren am Kaninchen zeigten, daß intradermale Infektionen — im Gegensatz zur i.v. Applikation — keine wesentlichen Titererhöhungen zur Folge haben.

Nach FEGELER (1958) fiel die KBR nach Benutzung eines eiweißreichen Candidins bei 15,2% von 175 nicht an Dermatophytie leidenden Probanden und bei 23,6% von 159 Patienten mit Dermatomykosen positiv aus.

Es unterliegt kaum einem Zweifel, daß die Soor-KBR in einzelnen Fällen geeignet ist, das Ergebnis klinischer, mykologischer oder histologischer Untersuchung zu stützen. POSPIŠIL (1954b, 1955) und JOHN u. SCHINDLER (1956) vertreten in Übereinstimmung mit dem Verf. die Ansicht, daß bei pulmonalen und visceralen *Candida*mykosen Titer bis zur Serumverdünnung von 1:8 nur eine geringe Bedeutung haben, da sie sich gelegentlich auch beim Gesunden finden. Zu ähnlichen Folgerungen gelangte MARTCHENKOVA (1958/59b) in Rußland.

Zwischen den Agglutinations- und Komplementbindungstitern besteht eine gewisse Korrelation, indem erhöhte Titer vielfach gemeinsam auftreten. Bei den Untersuchungen SEELIGERs (1961a, b) fand sich bei 7,87% von 1334 Serumproben eine positive KBR in Anwesenheit von Soorpilz-Antigen. Obwohl alle KBR-positiven Seren einen Mindestagglutinintiter von 1:80 aufwiesen, bestand keine absolute Übereinstimmung zwischen Titerhöhe in Agglutination und KBR. 18 der 105 positiven Proben (=17,14%) gaben aber auch eine Komplementablenkung in Anwesenheit von Antigenen anderer Pilzarten *(H. capsulatum, B. dermatitidis, C. immitis);* 15 weitere reagierten mit Antigen von *Geotrichum candidum.* Dadurch wird die Bewertung positiver Serumbefunde erheblich beeinträchtigt, in manchen Fällen sogar unmöglich. — Demgegenüber laufen nach NEGRONI (1934a/b/c) sowie BIBERSTEIN und EPSTEIN (1930, 1932) *Serumtiter- und Candidin-Allergie nicht immer parallel* (vgl. auch LEWIS u. HOPPER 1948).

Als Beispiel sei eine Beobachtung SEELIGERs (1957a) zitiert: Ein lungentuberkulöser Patient mit sekundärer Soormykose, massenhaft Soorpilzen im Sputum, hohen Titern in Agglutination und KBR reagierte im Intracutan-Test mit unverdünntem *C. albicans*-Extrakt negativ. Demgegenüber reagieren 2 von 4 gesunden Kontrollpersonen mit dem gleichen Extrakt in Verdünnungen von 1:100 bis 1:1000 heftig, obwohl bei ihnen keine Serumtiter nachweisbar waren. Ähnliches wurde schon früher von NEGRONI festgestellt, der bei chronischen Soormykosen Schwankungen in der Antikörperbildung fand. — Beim Verfolgen der

Titerkurve eines Probanden trat nach der Intracutantestung, die von einer heftigen Reaktion begleitet war, ein Titeranstieg in der Agglutination auf 1:640 und in der KBR auf 1:8 ein und blieb fast ein halbes Jahr positiv, verschwand aber später wieder.

Deshalb ist es nötig, bei der *Deutung* serologischer Befunde vorsichtig zu sein, vor allem dann, wenn Intracutanproben vorausgegangen sind. Die Kombination serologischer Proben mit Hauttesten erlaubt gewisse Rückschlüsse auf die Abwehrlage des Wirts: positive serologische Befunde in der Agglutination werden bei positivem Hauttest als Anzeichen einer guten Abwehrlage gewertet; höhere Titer in der KBR sprechen für einen ausgedehnten Befall, oft auch innerer Organe, und wurden im Verein mit negativen Hautproben bei tödlich verlaufenden Soorerkrankungen beobachtet. Fehlende humorale Antikörper und negative Hautteste scheinen bei resistenzgeminderten Patienten mit starkem *Candida*-Befall ein ungünstiges Vorzeichen für den weiteren Verlauf darzustellen.

Interessant ist eine Beobachtung von HIATT und MARTIN (1946): Eine Patientin mit Lungensoor zeigte trotz intensiver Vaccine-Therapie keine Antikörper-Bildung oder Allergie. Die Injektion einer kleinen Menge von *C. albicans*-Immunserum verursachte jedoch eine schwere Hautreaktion. Erst dann traten unter Fortsetzung der Serotherapie Agglutinine im Serum auf.

Nicht unerwähnt soll der Versuch von CASTELLI und GAGGINI (1950) bleiben, mittels der Agglutination von *C. albicans*-Antigen das Serum *Krebskranker* von dem Gesunder zu unterscheiden. Einem positiven Ergebnis (Titer von 1:160 und darüber) soll große Beweiskraft zukommen. KLOSE und SCHÜRMANN (1952), VERHAGEN und HOFFMANN (1952) und Verf. (SEELIGER 1957a) konnten hierzu feststellen, daß sicherlich nur ein kleiner Prozentsatz von Carcinom-Trägern derartige Titer aufweist. Diese sind zweifellos eine Folge des oft bei Carcinom- und anderen Tumorpatienten nachweisbaren *Candida*-Befalls. Als Hilfsmittel bei der Krebsdiagnostik muß die Anwendung der Castelli-Gaggini-Methode zu schweren *Fehlschlüssen* führen.

Die vielfach anzutreffende Ansicht, daß zwischen Bronchial-Asthma und *Candida*-Allergie Beziehungen bestehen, wird durch die Arbeiten von GOLDIN u. Mitarb. (1957) nicht gestützt.

In den Seren von Patienten mit Oidiomykiden, die nach JANKE stets mit einer positiven Intracutan-Reaktion einhergehen (JANKE 1953), finden sich *spezifische Hemmstoffe.* Der fungistatischen Hemmwirkung des Patientenserums scheint überdies auch eine diagnostische Bedeutung bei der *Candida*-Mykose der Lunge bzw. anderer innerer Organe zuzukommen.

Auf diese Weise konnte von JANKE (1955) eine Anzahl ungeklärter Lungenerkrankungen in deutschen Heilstätten ätiologisch geklärt werden. Dieser spezifische Hemmeffekt fehlt bei lokalisierten Soorinfektionen der Haut und Schleimhäute. Gelegentlich ist er aber im Sinne einer Gruppenreaktion auch bei Trichophytikern nachweisbar (JANKE 1955, 1957, 1959). IVÁDY und DÓZSA (1957) führen die fungistatischen Antikörper bei hautkranken Säuglingen (6 Fälle von Leinerscher Krankheit, 6 Dermatitiden und 1 Ekzem) auf eine gleichzeitige *Candida*-Infektion zurück. In vergleichenden Untersuchungen einiger von JANKE übersandter Seren mit erhöhter fungistatischer Wirksamkeit konnte SEELIGER (1957a) einen erhöhten Antikörperspiegel finden. Angesichts der Unsicherheit bei der Bewertung von Hautreaktionen erscheint es deshalb angebracht, dieses Hemmphänomen in seiner klinischen wie diagnostischen Bedeutung und im Hinblick auf seine Spezifität eingehend zu untersuchen. JANKE führt unter Berufung auf H. SCHMIDT aus, daß die Hemmstoffe nicht mit den Agglutininen bzw. den komplementbindenden Antikörpern identisch seien. Vgl. hierzu ROTH und GOLDSTEIN (1961).

Im Gegensatz zum Soorpilz besitzen andere *Candida*-Arten nur ausnahmsweise eine pathogenetische Bedeutung. Inwieweit *C. tropicalis, C. krusei, C. parapsilosis, C. mycoderma* und *C. pseudotropicalis* sowie verschiedene *Torulopsis*-Arten gelegentlich als Erreger in Frage kommen und als Allergene bzw. AK-Stimulatoren wirken, ist weitgehend offen.

In Zusammenarbeit mit Bontke (1955) konnte Seeliger bei einer Hodenmykose, verursacht durch *C. parapsilosis*, einen homologen Agglutinin-Titer von 1:640 und eine positive KBR nachweisen, die nach operativer Entfernung des erkrankten Organs verschwanden. Marengo (zit. nach Brumpt, É.: Précis de Parasitologie, Bd. II, 5e éd. Paris: Masson & Cie, 1949) fand bei einer chronischen Nagelinfektion, ebenfalls verursacht durch *C. parapsilosis*, einen Agglutinationstiter von 1:200. — Bei einem weiteren Fall einer chronischen Lungenaffektion wurde die Erregernatur der aus Punktionsmaterial isolierten *C. pseudotropicalis* auch durch den deutlich erhöhten Serumtiter dieses Patienten gegen den Pilz bestätigt (Skobel und Seeliger 1960, unveröffentlicht).

Mittels der sog. „Immun-Adhärenz-Methode" haben Brody und Finch (1960) im Serum Gesunder einen „natürlichen", für *C. albicans* spezifischen Antikörper nachgewiesen. Die bei Gesunden regelmäßig hohen Titer waren auch bei Patienten mit fortgeschrittener Leukämie und Lymphomatose nicht vermindert.

Der Wert serologischer Untersuchungen unter Verwendung *fluorochromierter Antikörper* hat sich bei der Klärung der umstrittenen Ätiologie der interstitiellen Pneumonie der Säuglinge erwiesen. Kunz (1958b, Kovac u. Kunz 1957) konnte z.B. feststellen, daß die von manchen Autoren als besondere Entwicklungsformen von *Candida*-Arten angesehenen *Pneumocystis-Cysten* keine *C. albicans*-Zellen sind. Bei den wiederholt isolierten *C. albicans*-Stämmen und anderen Sproßpilzen hat es sich somit offensichtlich um bedeutungslose Kommensalen gehandelt.

Nach Winner (1956) ist ein erhöhter AK-Spiegel gegen *C. albicans* nicht gleichbedeutend mit Immunität. Wahrscheinlich bildet der Soorpilz ein Toxin (Endotoxin?), das durch die mit der Zelloberfläche reagierenden Agglutinine nicht beeinflußt wird.

β) Cryptokokkose (Torulose, Europäische Blastomykose Typ Busse-Buschke)

Serologie des Erregers. Über die Serologie von *Cryptococcus neoformans* liegen umfassende Untersuchungen vor [Aschner u. Mitarb. 1945; Benham 1935, 1955b, 1956; Beutmann 1958; Burcik und Beutmann 1956; Cox und Tolhurst 1946; Drake 1948; Drouhet, Segretain u. Mitarb. 1949, 1950; Evans 1949, 1950, Evans u. Kessel 1951, Evans u. Mehl 1951, Evans u. Theriault 1953, Evans et al. 1953, Evans u. Haines 1954; Hirth und Drouhet 1953; Hoff 1942; Kligman 1947; Kröger und Hellner 1958; Mager und Aschner 1947; Negroni und Lanata 1952; Neill u. Mitarb. 1949, Neill u. Kapros 1950, Neill et al. 1951; Kaufmann 1944/45; Salvin 1949a, 1950a; Seeliger 1954b, 1957a, 1959, 1960; Kase und Marshall 1960; Kröger et al. (Cryptococcus neoformans var. uniguttulatus als Erreger einer endogenen Mykose. Zbl. Bakt., Abt. I Orig. — im Druck — 1961) u.a.m.].

Eine detaillierte Darstellung der Ergebnisse findet sich bei Littman und Zimmerman (1956) sowie in einer monographischen Darstellung Seeligers (1959) über das kulturell-biochemische und serologische Verhalten der *Cryptococcus*-Gruppe.

Nach allen vorliegenden Befunden ist die Antigenstruktur der Gattung *Cryptococcus* komplex, sowohl im Hinblick auf die Körperantigene als auch auf die Kapselsubstanzen, deren unterschiedliches serologisches Verhalten eine Unterteilung von *C. neoformans* in drei Kapseltypen erlaubte (Evans u. Mitarb. 1950, 1951) (s. Tabelle 8).

Tabelle 8. *Kapselreaktionen in C. neoformans-Seren vor und nach der Absättigung.* (Nach Evans 1950, vereinfacht)

Antiserum	Abgesättigt mit	Kapselreaktion mit		
		Typ A	Typ B	Typ C
Typ A	—	++++	—	—
	Typ B	+++	—	—
	Typ A	—	—	—
Typ B	—	++++	++++	+
	Typ A	—	—	—
	Typ B	—	—	—
Typ C	—	++	++	++++
	Typ A	—	—	+++
	Typ C	—	—	—

Allerdings ist die Spezifität der Kapselantigene begrenzt; denn sie finden sich auch bei apathogenen *Cryptococcus*-Arten. Diese sind darüber hinaus mit *C. neoformans* durch partielle Gruppenantigene verbunden.

Tabelle 9. *Agglutinations- und Kapselreaktion mit Cryptococcus- und Lipomyces-Stämmen.*
(Nach Seeliger 1959)

Antigen	Antiserum												
	C. neoformans				*C. diffluens* [***]	*C. luteolus*	*C. laurentii*	*C. terreus*	*Candida curvata*	*Candida albicans*	*Trichosporum cutaneum* †	*Geotrichum candidum*	*Lipomyces lipoferus / Lipomyces starkeyi*
	Poly-valent	Evans-Typ											
		A	B	C									
C. neoformans A (7)* . . .	KA	KA	KA	—	—	—	—	—	A	—	—	—	—
C. neoformans B (1) . . .	KA	—	KA	—	—	—	—	—	a	—	—	—	—
C. neoformans C (1) . . .	KA	—	—	KA	—	—	—	—	a	—	—	—	—
C. diffluens (1)	KA	KA	—	—	—	—	—	—	—	—	—	—	—
C. diffluens (2)	A	A	a	—	A	—	a	—	KA	—	—	—	—
C. diffluens (5)	A	a	—	—	a	—	a	—	a	—	—	—	—
C. diffluens (1)	a	—	—	—	—	—	—	—	—	—	—	—	—
C. albidus (2)	KA	KA	KA	—	—	—	a	—	KA	—	—	—	—
C. albidus (1)	A	A	a	—	—	—	a	—	A	—	—	—	—
C. albidus (1)	—	—	—	—	—	—	—	—	—	—	—	—	—
C. laurentii (1)	a	—	—	—	—	—	A	—	A	—	—	—	—
C. luteolus (1)	KA	KA	—	—	—	K**	—	—	KA	—	—	—	—
C. terreus (1)	—	—	—	—	—	—	—	A	(a)	—	—	—	—
T. aeria (1)	A	—	—	A	—	—	—	—	—	—	—	—	—
L. lipoferus/L. starkeyi (10)	—	—	—	—	—	—	—	—	—	—	—	—	KA/A

K = Kapselreaktion, A = starke Agglutination, a = schwache Agglutination,
* = Zahl der geprüften Stämme, ** = keine Agglutination.
*** Befunde an einem Antiserum mit niedrigem Agglutinintiter; bei neueren Untersuchungen (Schröter 1962 — unveröffentlicht) mit einem hochwertigen Antiserum starke Gruppenreaktionen mit den meisten *Cryptococcus*-Arten dieser Tabelle.
† Befunde an einem Antiserum mit nur geringem homologen Antikörpergehalt, daher nur mit Vorbehalt verwertbar.

Tabelle 9 vermittelt einen Überblick über diese Antigenbeziehungen. Wie bereits bei der Besprechung der *Candida*-Gruppe erwähnt, gehören einzelne *Candida*-Arten, z. B. *C. humicola* und *C. curvata*, nach ihrem serologischen Verhalten zur *Cryptococcus*-Gruppe. Ähnliches gilt für verschiedene *Trichosporon*-Arten. Die im Präcipitationsversuch ermittelten Antigenbeziehungen zwischen der *Cryptococcus*-Gruppe und anderen Sproßpilzarten sind aus nachfolgender Tabelle 10 ersichtlich.

Manche *Cryptococcus*-Seren sind imstande, Trichophytin, Pneumococcus-Typ 2-Polysaccharid und Tragant-Gummi zu präcipitieren (Evans u.a. 1953). Umgekehrt wird das spezifische Polysaccharid der Kapselsubstanz des *C. neoformans*-Serotyps A durch Antiseren der Pneumococcus-Typen 2 und 14 präcipitiert (Rebers u. Mitarb. 1958). Angaben Benhams (1955a) über Beziehungen zwischen *C. neoformans* und der Gattung *Lipomyces* ließen sich serologisch nicht stützen (Seeliger 1959, 1961, s. auch Tabelle 9 und 10).

Serologie der Krankheit. Obwohl die Cryptokokkose mit steigender Häufigkeit beobachtet wird (vgl. Littman und Zimmerman (1958), ist ihre Immunbiologie völlig ungeklärt. Aus den Darstellungen von Benham (1955b, 1956), Conant u. Mitarb. (1954), Cox und Tolhurst (1946), Littman und Zimmerman (1956, 1958), Seeliger (1957a, 1959, 1960; Seeliger u. Christ 1958) u. a. ist zu entnehmen, daß serologische Studien meist völlig negativ verliefen.

Littman und Zimmerman zitieren lediglich eine Beobachtung von Rappaport und Kaplan (1926), die einen homologen Agglutinintiter von 1:40 beobachteten. Bei einer chronischen menschlichen Cryptokokkose, verursacht durch einen kapselarmen Stamm, stellten

Tabelle 10. *Präcipitationsversuche mit Sproßpilzen.* (Nach SEELIGER 1959)

Antigen von (Zahl der geprüften Stämme in Klammern)	Präcipitation der Polysaccharide durch Antiserum von									
	C. neoformans	*C. luteolus*	*C. laurentii*	*C. terreus*	*C. curvata*	*T. cutaneum*	*C. albicans*	*G. candidum*	*L. lipoferus*	*L. starkeyi*
C. neoformans (9) .	+++	−	+++	+	+++	++	−	−	−	−
C. diffluens (9) . .	+++	−	+++	±	+++	++	−	−	−	−
C. albidus (4) . .	+++ oder−	−	++ oder−	±	+++	++	−	−	−	−
C. luteolus (1) . .	−	+++	−	−	+++	+	−	−	−	−
C. laurentii (1). .	++	−	+++	−	++	±	−	−	−	−
C. terreus (1) . .	−	−	−	++	++	−	−	−	−	−
T. aeria (1) . . .	−	−	−	−	++	−	−	−	−	−
C. curvata (3) . .	−	−	++	−	+++	+ oder−	−	−	−	−
C. humicola (1) .	−	−	++	−	++	−	−	−	−	−
C. albicans (10) .	−	−	−	−	−	−	+++	−	−	−
T. cutaneum (3) .	+	+	+++	−	++	+++	−	−	−	−
T. infestans (1) .	+	+	++	−	+	++	−	−	−	−
L. lipoferus (2). .	−	−	−	−	−	−	−	−	+++	+
L. starkeyi (8) . .	−	−	−	−	−	−	−	−	−, + oder ++	+++
G. candidum (3) .	−	−	−	−	−	−	−	+++	+++	n.d.

n.d. = nicht durchgeführt

KRÖGER et al. [(1962); s. S. 687] bei wiederholten Kontrollen einen Maximaltiter von 1:16 fest. Analog zu gleichen Erscheinungen bei immunisierten wie infizierten Versuchstieren dürften diese negativen Reaktionen in der besonderen Natur des *C. neoformans*-Antigens zu suchen sein, vielleicht aber auch mit der *immunologischen Paralyse* zusammenhängen (SEELIGER 1957a, 1960; GADEBUSCH 1958).

Weder der Präcipitationstest noch die KBR haben bisher dazu beitragen können, Licht in das Dunkel der Immunbiologie der Cryptokokkose zu bringen. Während der letzten Jahre gelang SEELIGER (SEELIGER u. CHRIST 1958; SEELIGER 1961a, b) bei keiner von 8 mykologisch und histologisch gesicherten menschlichen Cryptokokkosen ein Nachweis präcipitierender oder komplementbindender Antikörper. Es ist schwer, diese auch von anderer Seite bestätigten Befunde mit den Ergebnissen FEGELERs (1958) in Übereinstimmung zu bringen, der eine positive KBR mit Cryptococcin bei 13,4% von 175 Patienten ohne Dermatophytie (darunter 1,3% starke Reaktionen) fand. Bei 159 Patienten mit Dermatophytie war die Quote positiver Reaktionen mit 19,7% (davon 6,8% stark positive Ausfälle) noch höher. Diese Divergenzen sind möglicherweise dadurch bedingt, daß das von FEGELER benutzte eiweißreiche Antigen unspezifisch reagierte.

C. neoformans-Immunseren von Kaninchen zeigten bei passiver Immunisierung von Mäusen eine gewisse Schutzwirkung gegen eine tödliche Infektion (GADEBUSCH 1958). Dieser Schutz ist auf die Immunisierungsperiode beschränkt und streng typenspezifisch. Durch aktive Impfung mit formolisierten Zellen scheint es ebenfalls möglich zu sein, die Resistenz von Mäusen gegen tödliche Dosen von *C. neoformans* wesentlich zu erhöhen (ABRAHAMS u. GILLERAN 1960).

Neill-Test. Ausgehend von Versuchen an infizierten Mäusen, in deren Verlauf NEILL und KAPROS (1950) lösliche *Cryptococcus*-Antigene in der Peritonealflüssigkeit sowie in Milz- und Leberextrakten fanden, gelang es später NEILL u. Mitarb. (1951), lösliche *Cryptococcus*-Antigene mittels der Präcipitations- und Komplementbindungsreaktion im Liquor, Blut und Urin einer menschlichen Cryptokokkose nachzuweisen. Diese Befunde wurden von SEELIGER und CHRIST

(1958) durch Antigennachweis im Liquor bei einer tödlich verlaufenden *Cryptococcus*-Meningitis bestätigt. Der Nachweis von löslichen *Cryptococcus*-Antigenen im Liquor und möglicherweise anderen Körperflüssigkeiten stellt eine hochempfindliche und spezifische *Probe von großem diagnostischem Wert* dar. Der Untersucher benötigt zur Durchführung der Neillschen Reaktion lediglich ein präcipitierendes polyvalentes *Cryptococcus*-Antiserum. — Auch mittels der KBR scheint gelegentlich eine Frühdiagnose der Krankheit möglich zu sein. Nach Anderson und Beech (1958) werden hierzu — analog zur Neillschen Reaktion — die Körperflüssigkeiten des Erkrankten als Antigen benutzt, in denen die Kapselpolysaccharide vorhanden sind.

Über das mögliche Wechselspiel zwischen Seroreaktionen und dem Ausfall der *Hautreaktionen* ist bei der Cryptokokkose praktisch nichts bekannt, da — ausgenommen die Beobachtungen von Fegeler (1958) — die einschlägigen Untersuchungen meist mit negativem Ergebnis endeten.

Vogel und Padula (1958) konnten mit Hilfe einer indirekten Färbereaktion unter Zuhilfenahme fluorescierender Antikörper Serumreagine gegen *C. neoformans* nachweisen, obwohl alle übrigen Methoden versagt hatten. Diese Befunde lassen erhoffen, daß es mit Hilfe besonders empfindlicher Untersuchungsverfahren vielleicht doch möglich sein wird, serologische Teste beim Studium der Cryptokokkose zum Tragen zu bringen.

Von größter Bedeutung für die Diagnostik der Cryptokokkose scheint die Verwendung fluorescierender Antikörper, gegebenenfalls mit der von Eveland u. Mitarb. (1958) eingeführten Zweifarbenmethode, zu sein, bei der es durch Verwendung einer Farbstoffmischung, bestehend aus etwa 1 Teil Rhodamin B 200 und 20 Teilen Fluorescein-Isothiocyanat-konjugierten Antiserums, gelang, im histologischen Schnitt die Kapselsubstanz der Cryptokokken in gelbgrüner Farbe gegen einen rötlichen Hintergrund zur Darstellung zu bringen (Marshall u. Mitarb. 1959, C. W. Smith et al. 1959). Nach brieflicher Mitteilung von Eveland (1959) konnten hierdurch mehrfach die Erreger im Gewebe nachgewiesen werden, wenn alle anderen Färbemethoden, selbst das spezifische Mucicarmin, versagt hatten, und zwar besonders dann, wenn die Cryptokokken nur von einer winzigen Kapsel umgeben waren.

Emmons [C. W. Emmons: Prevalence of Cryptococcus neoformans in pigeon habitats. Publ. Hlth Rep. Wash. 75. 362—365 (1960)] hat jüngst erhebliche Bedenken hinsichtlich der Spezifität der *Cryptococcus*-Serologie geltend gemacht. Er bezieht sich dabei vor allem auf einen von Heller et al. (1957) veröffentlichten Fall von Boeckschem Sarcoid, das mit einer kulturell gesicherten Cryptokokkose vergesellschaftet war. In der KBR reagierte das Patientenserum wiederholt in diagnostisch bedeutsamen Verdünnungen mit Hefephase-Antigen von *H. capsulatum* und *B. dermatitidis*. Demgegenüber hat Seeliger (1961a, b) bei 8 menschlichen Cryptokokkosen ebensowenig wie in *Cryptococcus*-Tierimmunseren Kreuzreaktionen zwischen *C. neoformans* und den eben genannten Pilzantigenen beobachtet.

γ) Geotrichose

Serologie der Erreger. Nach Seeliger (1954, 1957a) gehören die *Geotrichum candidum*-Stämme zu einer einheitlichen Sero-Gruppe, zu der auch die Varianten *G. matalense* und *G. asteroides* zu rechnen sind. Bei der Untersuchung von 12 Stämmen kamen amerikanische Autoren (C. W. Cheek und J. T. Barrett: Immunologic studies with Geotrichum candidum. Bact. Proc. 1961, 121) zu ähnlichen Folgerungen [vgl. hierzu auch Thorheim, Sabouraudia 1962 (im Druck)]. Entsprechend den in Tabelle 11 niedergelegten Befunden bestehen zwischen *G. candidum* und verschiedenen *Trichosporon-*, *Candida-* und anderen Hefearten serologische Antigenbeziehungen. Diese Verwandtschaftsreaktionen werden interessanterweise auch durch das Ergebnis cytologischer Untersuchungen (Windisch et al. 1960) gestützt.

Tabelle 11. *Serologisches Verhalten einiger Candida- und Trichosporon-Arten in verschiedenen Sproßpilzseren im Präcipitationsversuch.* (Nach H. P. R. SEELIGER 1957 b)

Antigen von	Antiserum			
	Candida albicans, Saccharomyces cerevisiae	Candida pseudo-tropicalis, Saccharomyces fragilis	Cryptococcus laurentii, Cryptococcus neoformans	Geotrichum candidum, Nadsonia elongata, Endomyces magnusii
Candida albicans	+++	—	—	—
Candida tropicalis	+++	—	—	—
Candida parapsilosis . . .	++	—	—	—
Candida mycoderma . . .	+++	—	—	—
Candida guilliermondii . .	++	—	—	—
Trichosporon behrendii . .	+++	—	—	—
Saccharomyces cerevisiae .	+++	—	—	—
Candida pseudotropicalis .	—	+++	—	—
Saccharomyces fragilis . .	—	+++	—	—
Candida curvata	—	—	+++	—
Candida humicola	—	—	+++	—
Trichosporon cutaneum . .	—	—	+++	—
Trichosporon infestans . .	—	—	+++	—
Cryptococcus laurentii. . .	—	—	+++	—
Cryptococcus neoformans .	—	—	+++	—
Candida lipolytica	—	—	—	+++
Candida rugosa.	—	—	—	+++
Trichosporon capitatum . .	—	—	—	++
Trichosporon sericeum. . .	—	—	—	+++
Trichosporon fermentans .	—	—	—	++
Schizosaccharomyces pombe	—	—	—	+++
Geotrichum candidum. . .	—	—	—	+++
Nadsonia elongata	—	—	—	+++
Nadsonia fulvescens. . . .	—	—	—	+++
Endomyces magnusii . . .	—	—	—	+++
Candida krusei[1]	—	—	—	—
Candida utilis[1]	—	—	—	—

[1] Deutliche Reaktion im Eigenserum.

Serologie der Geotrichose. Über die Immunbiologie der Geotrichose ist fast nichts bekannt. Bekanntlich liegen über das Krankheitsbild der Geotrichose nur sehr wenige einschlägige Mitteilungen vor. Lediglich französische Forscher, so BORY (zit. nach NICAUD 1929), beobachteten positive Komplementbindungsreaktionen bei starkem *Geotrichum*-Befall der Lungen. Bei mehr als 1000 Menschenseren fand SEELIGER (1962) nur 18 mal positive Komplementablenkungen in Anwesenheit von *G. candidum*-Antigen (Serumverdünnungen von 1:2 bis 1:4). In keinem Falle gingen diese Befunde mit einer nachgewiesenen *Geotrichum*-Infektion einher. 15 dieser 18 Seren gaben in der KBR auch mit Soorpilzantigen einen positiven Befund, wahrscheinlich als Folge unspezifischer Gruppenantigengemeinschaften. Bei zahlreichen Personen, in deren Sputum oder Stuhl reichlich *G. candidum* festgestellt wurde, fanden sich ausnahmslos geringe oder keine Agglutinin-Titer und stets eine negative KBR. Da Serumproben von einwandfrei gesicherten Geotrichosen bisher nicht verfügbar waren, kann der Wert serologischer Befunde bei etwaigen *Geotrichum*-Infektionen derzeit nicht beurteilt werden. Daß gelegentlich *hohe* Agglutinintiter gegen *G. candidum* und *C. albicans* bei Personen mit Verdacht auf Lungengeotrichose zusammenfallen (SCHABINSKI 1960), sollte Anlaß sein, die ungeklärte Serologie der Geotrichose weiter zu verfolgen.

44*

c) durch Schimmelpilze

α) Chromoblastomykose und Cladosporiose

Serologie der Erreger. Eine Anzahl von *Dematium*-Arten, die als Erreger menschlicher Mykosen in Frage kommen, war Gegenstand eingehender serologischer Untersuchungen. Manche dieser Pilze vermögen unter geeigneten Kulturbedingungen hefeähnlich zu wachsen, z.B. *Sporotrichum gougerotii* (MATRUCHOT) und *Phialophora jeanselmei (Torula jeanselmei),* die nach STONE (1930) — bestätigt durch TRÉJOS und SEELIGER 1955, SEELIGER 1957c — serologisch identisch sind. Ihre Antigen-Verschiedenheit von anderen *Phialophora-* und *Pullularia*-Arten geht aus einem von TRÉJOS und SEELIGER (1955, SEELIGER 1957c) aufgestellten Antigenschema hervor (Tabelle 12).

Tabelle 12. *Antigenschema schwarzer hefeähnlicher Pilze*

Species	Antigenfaktoren
Pullularia pullulans .	A B C
Pullularia bergeri. . .	B D
Pullularia werneckei .	C E
Sporotrichum gougerotii	F . .
Phialophora jeanselmei	F . .
Sporotrichum schenckii	G

Die genannten Arten zeigen keine wesentlichen Antigenverwandtschaften zu *Cladosporium (Hormodendrum) pedrosoi*, *Phialophora (Fonsecaea) compacta, Phialophora verrucosa, Phialophora ligni-cola, Cladosporium trichoides* und *Cladosporium carrionii* (TRÉJOS u. SEELIGER 1955). Nach SEELIGER, LACAZ und ULSON (SEELIGER et al. 1959) sind *Phialophora werneckii* und *Cladosporium mansonii*, die beide als Erreger von *Tinea nigra* beschrieben wurden, serologisch verschieden. *Phialophora verrucosa*, ein wichtiger Chromoblastomykoseerreger, erwies sich nach MARTIN und CONANT (MARTIN 1938), sowie CONANT und MARTIN (1937) als antigengleich mit *Cadophora americana*, einem Saprophyten auf verrottendem Holz. Zwischen *Cladosporium (Hormodendrum) pedrosoi* und *Phialophora compacta* bestehen keine Antigenbeziehungen. Seren dieser beiden Arten erfaßten in der KBR aber das Antigen von *P. verrucosa*; deren Serum reagierte auch mit Antigenen von *C. pedrosoi*, nicht jedoch von *P. compacta*. Hiervon deutlich abgrenzbar war ein Stamm von *Cladosporium langeronii.* Die serologische Komplexität der *Cladosporium*-Gruppe zeigte sich auch im Agar-Gel-Präcipitationstest mit *C. herbarum-, C. fulvum-* und anderen Stämmen (LONGBOTTOM et al., zit. nach PEPYS 1960b).

Serologie der Chromo(blasto)mykose und Cladosporiose. Bei einer Infektion durch *S. gougerotii* — serologisch mit *P. jeanselmei* identisch — fand JANKE (1949) eine positive Sporenagglutination (Serumtiter 1:400) bei gleichzeitig negativer KBR. Die Spezifität dieses Befundes ist jedoch nicht hinreichend gesichert, da gleich starke Reaktionen auch mit Seren Soorkranker erfolgten. Ein weiterer, von GRÜTZ (1925) beobachteter Fall verhielt sich serologisch negativ. — Über die Serologie von *Cladosporium*-Infektionen ist bisher nichts bekannt, über die Immunbiologie der *Chromoblastomykose* nur wenig. CONANT und MARTIN (1937) sahen bei einer durch *Cladosporium (Hormodendrum) pedrosoi* verursachten Erkrankungen eine deutliche Komplementablenkung bei Verwendung verschiedener Erregerstämme aus Nord-, Süd- und Mittelamerika. Das Patientenserum erfaßte aber auch Antigene von *P. verrucosa*, nicht dagegen apathogene *Cladosporium*-Arten sowie Antigene von *S. schenckii* und *Blastomyces dermatitidis*. Mit Besserung des klinischen Zustandes sanken die Antikörper ab. Bei Verwendung eines Mischantigens aus *Phialophora* und *Acrotheca* beobachteten BALINA u. Mitarb. (zit. nach LACAZ 1945, 1959) eine positive KBR im Serum eines Patienten mit *Chromomykose*. Betreffs der Hautallergie solcher Patienten sei auf FERNANDEZ-BAQUERO (1959) verwiesen. — Ob ein Befall durch saprophytische *Pullularia*-Arten zur Bildung von Serumantikörpern führt, ist fraglich. Bei Versuchen des Verf. mit Seren von Menschen, in deren Sputum oder Urin wiederholt und massenhaft *P. pullulans* isoliert wurde, ergaben sich im Agglutinations- und Komplementbindungsversuch keine serologischen Anhaltspunkte für eine Infektion.

β) Sporotrichose

Serologie des Erregers. Im Anschluß an die Untersuchungen von WIDAL u. Mitarb. (1910) hat 1913 DAVIS (1913) die serologische Identität von *Sporotrichum beurmanii* und *Sporotrichum schenckii* nachgewiesen (s. GRÜTZ 1928). Dies wurde in neuerer Zeit wiederholt bestätigt (LURIE 1948; NORDÉN 1951; SEELIGER 1954, 1957a, 1957c u.a.). LURIE fand gemeinsame Antigene bei 16 pigmentierten wie nichtpigmentierten Stämmen aus verschiedenen Teilen der Welt einschließlich einiger Kulturen, die anläßlich der großen Epidemie in Witwatersrand (Südafrika) isoliert worden waren. Auch zwei als *Sporotrichum asteroides* bzw. *Rhinocladium equinum* bezeichnete Kulturen ließen sich in diese Serogruppe zwanglos einordnen. Zu ähnlichen Ergebnissen ist auch STONE (1930) mittels der KBR gelangt. Dabei hatte sich gezeigt, daß die *S. schenckii-S. beurmanii*-Gruppe von anderen schwarzen Hefen serologisch abgegrenzt werden kann (s. S. 692). Extrahierbare Polysaccharide sind auch hier die Träger der Spezifität. Nach GONZÁLEZ OCHOA und SOTO FIGUEROA (1947) haben sie Hapten-Charakter und sind nicht toxisch; sie werden jedoch von Immunseren in hohen Verdünnungen präcipitiert, was von NORDÉN (1951) bestätigt wird. Der schwedische Autor hat die Ergebnisse seiner eingehenden methodischen Untersuchungen in einer Monographie niedergelegt (NORDÉN 1951), auf die hier verwiesen sei.

Nach NEILL u. Mitarb. (1949, 1955) ist anzunehmen, daß manche *S. schenckii*-Stämme Kapselantigene besitzen. NORDÉN (1951) und SEELIGER (1957a) konnten allerdings bei einschlägigen Versuchen mit anderen Stämmen Kapseln bzw. Kapselantigene nicht nachweisen. Im Gegensatz zu den früheren Befunden von WIDAL u. Mitarb. (1910) bestehen nach SEELIGER (1954, 1957a) keine nennenswerten Kreuzreaktionen zwischen *S. schenckii* und Antigenen von *Actinomyces israelii, Nocardia asteroides, Mycobacterium tuberculosis, Candida albicans* sowie zahlreichen anderen Sproßpilzen und Hyphomyceten. Gelegentlich kommt es allerdings in niedrigen Serumverdünnungen zu Mitreaktionen, besonders in der KBR. Anschließend an Versuche des Verf. (SEELIGER 1955) hat KADEN (1956, 1957) im Agar-Gel-Präcipitationsversuch festgestellt, daß das *Sporotrichum*-Antigen aus einem Gemisch mehrerer Komponenten besteht. In Kreuzversuchen wurde keiner dieser Antigenbestandteile von heterologen Pilzseren präcipitiert. — KUNZ (1959) sowie KAPLAN u. SUE IVENS (1960) haben durch Anfärbung mit Fluorescein-markierten Antikörpern bei *S. schenckii* ebenfalls spezifische Resultate erzielt, die sich mit vorstehenden Ergebnissen decken.

Nach STONE (1930), JANKE (1949, KALKOFF u. JANKE 1947), SEELIGER (1957a, c, SEELIGER et al. 1959) u.a. läßt sich *S. schenckii* serologisch klar von *S. gougerotii* trennen. Dies deutet, im Verein mit anderen kulturell-biochemischen Merkmalen, darauf hin, daß letztere Pilzart nicht zum Genus *Sporotrichum* gehört (vgl. auch S. 692).

Nach NEILL, CASTILLO und PINKES (1955) bestehen zwischen *S. schenckii* und den S-Antigenen der Typen 10, 22, 23, 31 und 32 von *Diplococcus pneumoniae* wechselseitige Kreuzreaktionen. Möglicherweise sind diese die Ursache für die gelegentliche Ballung von *S. schenckii*-Antigen durch Seren von Menschen, die nie eine Sporotrichose durchgemacht haben.

Serologie der Sporotrichose. Die bis Mitte der 20er Jahre erhobenen Befunde finden sich in der Darstellung von GRÜTZ (1928). Der diagnostische Wert der *Sporotrichin-Hautprobe* wurde verschiedentlich betont (DU TOIT 1942, NEGRONI und PRADO 1950/53, GONZALEZ OCHOA et al. 1953, CASTRO 1960). Wenig ermutigend waren die Ergebnisse serologischer Untersuchungen von DU TOIT (1942) im Laufe der bisher wohl größten, bekannt gewordenen Sporotrichose-Epidemie in Witwatersrand. Bei 100 Erkrankten fielen zwar einschlägige Agglutinationsversuche regelmäßig positiv aus (Titer bis 1:600); die Spezifität dieser Titer ist jedoch fraglich, da sich ähnlich hohe Titer auch bei gesunden Kontrollpersonen fanden. Entgegen früheren Ansichten hat nunmehr NORDÉN (1951) nachgewiesen, daß positive Agglutinations-Titer bei gesicherten Sporotrichosen relativ selten sind. In Seren von 11 nord- und mittelamerikanischen Sporotrichose-Fällen ließen sich nur viermal Agglutinine — meist in niedrigen Verdünnungen von 1:10 bis 1:160 — finden. Bei eigenen Untersuchungen (SEELIGER 1954) an 12 Sporotrichose-verdächtigen Patienten, bei denen der Erregernachweis nicht gelang, und einer Anzahl von Kontrollpersonen fanden sich mehrfach Agglutinationstiter zwischen 1:10 und 1:40 (vgl. auch KLIGMAN und DE LAMATER 1950). Demnach ist die diagnostische Bedeutung einer positiven Agglutinationsprobe beim Verdacht auf Sporotrichose nur gering. — Die Hoffnungen, die man auf die KBR als Hilfsmittel der Sporotrichose-Diagnostik gesetzt hatte, haben sich bisher nur zum kleinen Teil erfüllt. Bei NORDÉNs Fällen fiel die Probe nur bei zwei Patienten positiv aus, einmal allerdings vergesellschaftet mit einem relativ kräftigen Agglutinintiter. Es ist zweifelhaft geworden, ob diese beiden Seroreaktionen bei der Sporotrichose stets parallel laufen wie früher angenommen. So wertvoll ein positives Ergebnis sein kann, so wenig schließt der negative Ausfall der KBR das Vorliegen einer Sporotrichose aus. Offenbar treten komplementbindende Antikörper nur bei Befall tiefer Gewebe und bei disseminierten Formen auf.

Einen größeren Wert scheint der Präcipitintest mit autoklavierten *S. schenckii*-Extrakten zu besitzen. Er fiel bei 8 von den 11 Patienten NORDÉNs positiv aus. Unter den drei negativen Reaktoren waren zwei bereits ausgeheilt, als die Untersuchung durchgeführt wurde, der dritte befand sich auf dem Wege der Besserung. Nach NORDÉN scheinen Präcipitine stets vorhanden zu sein, wenn eine der anderen Seroreaktionen positiv ausfällt. Ihr Auftreten ist aber nicht immer mit Agglutininen oder komplementbindenden Antikörpern gekoppelt. In einzelnen Fällen bleiben die Seroreaktionen Monate bis Jahre nach der Ausheilung der Erkrankung positiv. Ein positiver Präcipitationstest ist wahrscheinlich ein Zeichen für einen aktiven, aber lokalisierten Prozeß. Eine positive KBR spricht für eine stärkere Ausbreitung. Falls diese Annahme für alle Fälle zutrifft, würden die Seroreaktionen des Sporotrichose-kranken Menschen weitgehend dem Verhalten bei anderen tiefen Pilzinfektionen entsprechen. Der Vollständigkeit halber sei erwähnt, daß der Sporotrichin-*Hauttest* offenbar eine erheblich größere diagnostische Bedeutung besitzt. Über das Wechselspiel zwischen Sporotrichin-Hauttest und dem Auftreten serologisch faßbarer Antikörper ist relativ wenig bekannt. Nach DU TOIT (1942) reagieren die Befallenen bei der großen Sporotrichose-Epidemie in Südafrika fast ausnahmslos positiv. Diese Befunde können jedoch zu den gleichfalls beobachteten Agglutinationsproben nicht in Beziehung gesetzt werden, da die Agglutinationsproben nicht spezifisch ausfielen.

Die Zweifel an der diagnostischen Verwertbarkeit der Sporotrichose-Serologie (NORDÉN 1951, SEELIGER 1961a, 1962) werden jedoch durch neuere Beobachtungen erheblich abgeschwächt: LAVALLE (persönl. Mitteilung 1961) erwähnt, daß in Mexiko ein hoher Prozentsatz der an Sporotrichose Leidenden Serumantikörper gegen *S. schenckii* aufweist. Auch HASENCLEVER (persönl. Mitteilung 1961) erzielte bei einem gesicherten Fall einen Agglutinationstiter von 1:640. Bei einer der beiden von SCHABINSKI u. Mitarb. [SCHABINSKI, G., H. OEHRING und H. P. BRANDT: Zum Krankheitsbild der Sporotrichose. Dtsch. Med. Wschr. 87, 692—694 (1962)] nachgewiesenen Sporotrichosen wurde ebenfalls ein deutlicher Agglutinationstiter gegen den Erreger gefunden. Desgleichen sah Verf. bei einem in Frankfurt a. Main festgestellten Fall einer chronischen Sporotrichose eine spezifische Agglutination in der Verdünnung von 1:20 des Patientenserums, obwohl Präcipitation und KBR negativ ausfielen (vgl. SEELIGER 1961b).

Durch die Färbung des Antigens mit markierten Antikörpern (KUNZ 1959, KAPLAN u. SUE IVENS 1960) dürften sich auch die bisher bestehenden Schwierigkeiten des direkten Erregernachweises im menschlichen Untersuchungsmaterial erheblich vermindern lassen; denn die amerikanischen Untersucher (KAPLAN und SUE IVENS 1960) berichten von dem geglückten Direktnachweis in 3 Fällen nach Anwendung dieses Verfahrens.

Agglutinierende Antiseren mit Titern von 1:1280 bis 1:5120 übten nach HASENCLEVER und MITCHELL (1959) im Schutzversuch an der mit *S. schenckii* infizierten Maus keine Schutzwirkung aus.

γ) Cephalosporiose und Hemisporose

Cephalosporium-Pilze finden sich häufig als Verunreiniger und sind offenbar nur selten Ursache pathologischer Prozesse, z.B. gummöser Hautaffektionen, Abscesse und Mycetome. Mehrere Arten scheinen als seltene Krankheitserreger in Frage zu kommen. Ihr serologisches Verhalten ist bis auf *Cephalosporium acremonium* noch ungeklärt. Diese Pilzart läßt sich serologisch von anderen Pilzarten gut abgrenzen, insbesondere von den kulturell ähnlich wachsenden *Cephalosporium*-Phasen bestimmter *Fusarium*-Arten (SEELIGER 1954, 1957a). Nach GRÜTZ (1928) besitzen die wenigen bei fraglichen Cephalosporiosen erhobenen serologischen Befunde keine überzeugende Beweiskraft. Allerdings ist mit BENEDEK (1928a) zuzugeben, daß positive Sero- und Immunitätsreaktionen der einzig sichere Beweis für die meist fragliche Erregernatur solcher Arten sind. Dies wird durch positive Befunde im Agglutinations- und Komplementbindungs-versuch bei einer klinisch und mykologisch gesicherten Erkrankung belegt. Dem steht allerdings das negative Ergebnis bei einer Patientin mit histologisch und mykologisch bewiesener Cephalosporiose gegenüber (JANKE 1949).

Die anhand von mehr als 20 Fällen beschriebene, ebenfalls sehr seltene Hemisporose scheint gelegentlich mit der Bildung humoraler Antikörper einher-zugehen. Aber auch hier ist äußerste Vorsicht bei der Beurteilung positiver Seroreaktionen am Platze; denn *Hemispora*-Arten, insbesondere *Hemispora stellata*, sind als Saprophyten weit verbreitet. Die Ablesung von Agglutinations-reaktionen ist infolge der mangelnden Suspensionsstabilität der Sporen schwierig. Dies geht auch aus den von GRÜTZ (1928) zusammengestellten Ergebnissen fran-zösischer Forscher hervor (DE BEURMANN et al. 1908). Durch einen Bericht von JANKE (1949, 1950) wird belegt, daß bei chronisch-progressiver *Hemispora*-Infektion komplementbindende Antikörper auftreten können.

δ) Maduromykose durch Allescheria boydii (Monosporium apiospermum) und Madurella-Arten

Serologie der Erreger. Untersuchungen SEELIGERs (1954, SEELIGER u. REIFFERSCHEID 1955, SEELIGER 1956, 1957a) brachten weitgehende Klarheit über die Serologie der fakultativ menschenpathogenen Arten *Allescheria boydii* (imperfektes Stadium: *Monosporium apio-spermum*), *Madurella grisea*, *Madurella americana* und *Glenospora clapieri*, die alle als Erreger von Mycetomen, Maduromykosen und anderen Erkrankungen bekannt sind. Wie zu erwarten, erwies sich *A. boydii* als serologisch identisch mit seinem imperfekten Stadium *M. apio-spermum*. Zur gleichen Gruppe gehören auch die als synonym anzusehenden Arten *Indiella americana* und *Acremoniella lutzii*. Eine ähnliche Gruppenspezifität ergab sich bei 5 *M. grisea*-Kulturen. Antigene zweier als *M. mycetomi* und *Monotospora daleae* signierter Stämme reagierten in der KBR kräftig mit Antiserum gegen *M. grisea*, nicht hingegen im Präcipitations-versuch, so daß anzunehmen ist, daß diese Pilze über andere artspezifische Polysaccharide verfügen. *G. clapieri* und *M. americana* erwiesen sich als Vertreter serologisch selbständiger Gruppen. Das *M. americana*-Antiserum reagierte jedoch nicht mit Extrakten und Voll-antigenen aus *Madurella ikedai* und *M. mycetomi*, zwei Arten, die von MACKINNON [MACKIN-NON, J. E.: A contribution to the study of the causal organisms of maduromycosis. Roy. Soc. Trop. Med. & Hyg. 48, 470—480 (1954)] in eine Gruppe mit *M. americana* gestellt wurden. Da Untersuchungen bisher nur an wenigen Pilzen dieser Arten durchgeführt wurden, sind endgültige Schlußfolgerungen noch nicht statthaft. Interessanterweise erfaßte das Serum eines mycetomkranken Menschen ausschließlich Extrakte aus *M. ikedai*, aber nicht solche aus *M. americana*, was ebenfalls für eine serologische Verschiedenheit beider Arten spricht.

Die genannten Mycetom-Erreger ließen sich serologisch von über 30 anderen Pilzarten abgrenzen. Antigene aus *Monosporium apiospermum* bzw. *Allescheria boydii* zeigten übrigens keine Kreuzreaktionen mit Vollantigenen des vielfach als synonym erachteten Pilzes *Mono-sporium sclerotiale* (REIFFERSCHEID u. SEELIGER 1955).

Serologie der Erkrankung. Obwohl schon 1913 bei einer chronischen Mono-sporiose eine partielle Komplementablenkung beobachtet worden war (PEPERE, zit. nach GRÜTZ 1928), brachten spätere einschlägige Versuche GAMMELs keine ermutigenden Resultate (Gammel 1927). Ein Monosporiose-Fall von 26jähriger Dauer bei einer 57jährigen Frau gab Gelegenheit, der ungeklärten Immunbiologie dieser Form der Maduromykose nachzugehen. Dabei haben Seeliger und Reifferscheid (Reifferscheid u. Seeliger 1955; Seeliger 1956) in Agglutinations-, Präcipitations- und Komplementbindungsversuchen mit Antigenen des gezüchteten Pilzes und Antigenen von verschiedenen Sammlungsstämmen spezifische Antikörper im Patientenserum nachgewiesen. Die Agglutinationstiter lagen zwischen 1:80 und 1:160. Das Patientenserum präcipitierte Polysaccharid-Extrakte zweier Stämme bis zur Antigenverdünnung von $1:10^6$. Die KBR fiel in Serumverdünnungen von 1:4 bis 1:32 stark positiv aus. Auch die Hautproben mit Monosporin waren positiv. Mit klinischer Heilung sanken die Titer ab. Bei Vergleichsuntersuchungen an 20 menschlichen Kontrollseren wurden keine Antikörper gegen *M. apiospermum (A. boydii)* gefunden. Die Spezifität der Reaktionen wurde durch negative Befunde mit Antigenen zahlreicher apathogener und pathogener Pilze gesichert. Allerdings zeigten sich in der KBR einige Mitraktionen anderer Pilzarten. Die kreuzenden Antikörper ließen sich durch Absättigung ohne Titereinbuße für das homologe Antigen entfernen. Im Präcipitintest waren derartige Mitreaktionen niemals nachweisbar. Von 10 Seren Maduromykose-kranker afrikanischer Neger agglutinierten 4 auf dem Objektglas Conidienaufschwemmungen von *M. apiospermum* bzw. *A. boydii* inVerdünnungen von 1:10 und teilweise 1:20. Die Agglutinine erwiesen sich als spezifisch; denn in 3 von diesen 4 Fällen lag eine durch Erregernachweis (Prof. Dr. Vanbreuseghem, Antwerpen, pers. Mitteilung) gesicherte Monosporiose vor. Die übrigen Seren reagierten negativ, darunter allerdings auch das Serum eines weiteren gesicherten Monosporiose-Falles. Man wird daraus folgern dürfen, daß humorale Antikörper bei Maduromykosen nicht regelmäßig auftreten. Bei der Serumkontrolle eines anderen Falles, wahrscheinlich durch *M. grisea* verursacht, ließen sich gegen den als Erreger angesprochenen Pilzstamm keine Antikörper nachweisen, wohl aber Präcipitine und komplementbindende Antikörper gegen *M. ikedai*. Das Serum eines Mycetom-verdächtigen Patienten, das von Prof. Dr. Grütz zugänglich gemacht wurde, präcipitierte ausschließlich Extrakte aus *M. mycetomi*.

Obwohl die Zahl immunbiologisch kontrollierter Patienten mit Maduromykose noch sehr klein ist, ergibt sich, daß die Seroreaktionen — zumindest in einzelnen Fällen — eine diagnostische Bedeutung haben. Bei chronischen Erkrankungen unklarer Ätiologie, gelegentlich als therapieresistente Aktinomykose verkannt (Reifferscheid u. Seeliger 1955), können die Immunitätsreaktionen verwertbare diagnostische Hinweise geben. Agglutinationstiter über 1:10 und positive Komplementbindungsversuche bei der Serumverdünnung von 1:8 aufwärts scheinen in Anwesenheit spezifischer Antigene eine gewisse Beweiskraft zu besitzen. Nachdem in neuerer Zeit *Allescheria boydii* bzw. *Monosporium apiosperum* auch als Erreger chronischer Lungenmykosen und tödlicher Meningitiden sowie vereinzelt bei Blaseninfektionen nachgewiesen wurden, liegt es nahe, im Einzelfall die pathogenetische Bedeutung isolierter Stämme, die als Saprophyten relativ häufig sind, durch serologische Untersuchungsmethoden zu erhärten. Dies ist auch einer Arbeit von Meyer u. Herrold zu entnehmen [E. Meyer und R. D. Herrold: Allescheria boydii isolated from a patient with chronic prostatitis. Amer. J. Clin. Path. 35, 155—159 (1961)], die bei einem Patienten mit einer wahrscheinlich durch *A. boydii* verursachten Prostatitis einen homologen Agglutinintiter von 1:160 beobachteten. Einige Kontrollseren reagierten dagegen maximal bis 1:20, was vielleicht auf eine gewisse Labilität des Antigens hindeutet. Verf. konnte bei einer Blasen- und zwei Bronchialinfektionen durch die gleiche Pilzart keine Serumagglutinine bei Verdünnungen von 1:10 und höher nachweisen. Entsprechend anderen subcutanen Pilzinfektionen wird man auch bei der Monosporiose nur bei einem Teil der Infizierten eine serologische Antwort erwarten dürfen.

ε) Histoplasmose (DARLING)

Serologie der Erreger. Zum Studium von *Histoplasma capsulatum* wurden praktisch alle einschlägigen serologischen Methoden herangezogen. Die meisten Autoren sind darin einig, daß die relativ leicht herstellbaren homogenen Hefephasen als Antigene für direkte Agglutinationsversuche ungeeignet sind. Ob diese Inagglutinabilität auf dem Vorhandensein inkompletter Antikörper beruht, ist noch ungeklärt. Lediglich COZAD (1958) ist es gelungen, aus *Histoplasma capsulatum*-Hefezellen ein brauchbares Vollantigen zu gewinnen, das im Agglutinationsversuch mit Kaninchen-Immunseren einwandfrei reagierte. Behandlung mit Formalin, Phenol oder Hitze blieben ohne Einfluß auf die Spezifität. Die Agglutinin-Titer geimpfter Kaninchen zeigten einen deutlichen Anstieg in der 1. Woche und erreichten ihr Maximum bereits am Ende der 2. Woche. Am Ende der 9. Woche waren sie jedoch nicht mehr nachweisbar, wogegen mit der KBR noch nach 13 Wochen hohe Titer gefunden wurden. — Demgegenüber bereitet die Herstellung präcipitierbarer löslicher Polysaccharid-Extrakte keine wesentlichen Schwierigkeiten (SALVIN und HOTTLE 1948b; GRAYSTON 1952; SEELIGER 1954, 1957a u.a.). Die breiteste Anwendung hat die KBR gefunden (vgl. HOWELL 1947; CAMPBELL u. SASLAW 1948, 1949; CAMPBELL 1953, 1958, 1960; SCHUBERT, AJELLO et al.; SCHUBERT et al. 1953, 1955, 1957; SEELIGER 1957a u.a.m.). Serologisch stellt *Histoplasma capsulatum* eine Einheit dar. Dies ist für die praktische Diagnostik von erheblicher Bedeutung. Nach LINDBERG (1950) sollen sich Antigene aus der Mycel- und Hefephase nicht völlig entsprechen. In diesem Sinne sind auch Befunde von SCHEFF (1946, SCHEFF u. PFEIFFER-SCHEFF 1950), SALVIN und HOTTLE (1946b), CAMPBELL (1953, 1958, 1960) sowie von SCHUBERT u. Mitarb. (SCHUBERT et al. 1953, 1955, 1957) deutbar. Im hyperimmunisierten oder infizierten Versuchstier laufen die Präcipitations- und Komplementbindungstiter nicht immer parallel. Serumpräcipitine erscheinen etwa 10—14 Tage post infectionem und verschwinden innerhalb von 10 Wochen meist wieder,

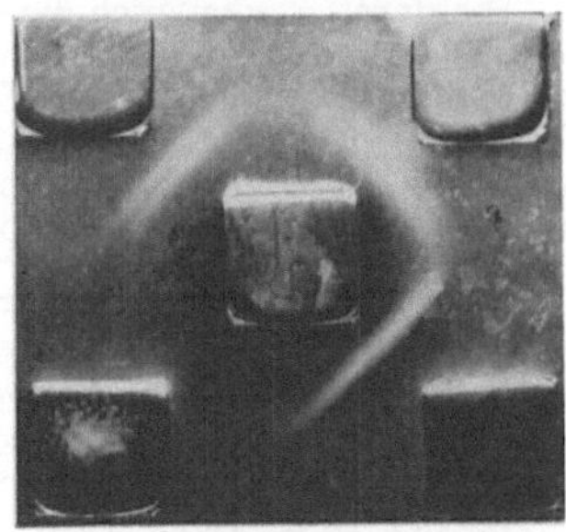

Abb. 39. Präcipitation im Agar-Gel mit Serum von *Histoplasma capsulatum* (mittleres Bassin). Links oben: Kulturfiltrat von *Histoplasma capsulatum*. Rechts oben: Kulturfiltrat von *Blastomyces dermatitidis*. Links unten: Kulturfiltrat von *Glenospora clapieri*. Rechts unten: Kulturfiltrat von *Blastomyces brasiliensis*. Beobachtungsdauer 20 Tage bei 4°C. (Nach SEELIGER 1955, 1958)

während die KBR später positiv wird, aber viel länger bestehen bleibt. Nach LABZOFFSKY u.a. (1957) treten Antikörper gegen verschiedene Antigenfraktionen zu verschiedenen Zeiten der Immunisierung auf. Die gleichen Autoren konnten nach physikalischer und chemischer Aufarbeitung mindestens sieben verschiedene Antigenfraktionen darstellen, die sich in der KBR teils art-, teils gruppenspezifisch verhielten. Nach SALVIN und SMITH (1959) finden sich im gereinigten Antigen neben dem spezifischen Polysaccharid noch Eiweißkomponenten.

H. capsulatum ist serologisch mit dem Erreger der afrikanischen Histoplasmose, *Histoplasma duboisii*, eng verwandt. Letztere Art verfügt jedoch nach COUDERT und COLY (1956) über eine artspezifische Komponente. Serologische Unterschiede werden auch durch die Befunde von GORDON (1959) offenbar; denn mit einem unverdünnten, spezifischen Konjugat von *H. capsulatum*-Serum färbten sich nur die Zellwände von *H. capsulatum* intensiv an, während bei *H. duboisii* nur die winzigsten Sproßknospen, nicht aber die Zellwände mit dem markierten AK reagierten. — Dem entsprechen auch unveröffentlichte Befunde von DROUHET, Paris (Mitteilung von Dr. SEGRETAIN in New York, März 1961), wonach sich die Antigene der beiden Arten mittels der Immunoelektrophorese unterscheiden.

Die Antigene von *H. capsulatum* zeigen deutliche Verwandtschaft zu *Blastomyces dermatitidis* und *Blastomyces (Paracoccidioides) brasiliensis* (vgl. S. 704, 706). Möglicherweise ist dies eine Folge stammesgeschichtlicher Beziehungen. Diese Kreuzreaktionen werden durch Polysaccharide bewirkt (CAMPBELL 1953, 1958; PECK u. Mitarb. 1940; SCHUBERT u. Mitarb.; 1953, 1955, 1957; SEELIGER 1957a u.a.). Nach CROSS und HOWELL (1948, HOWELL 1947) finden sich solche Gruppenreaktionen auch bei weitgehend gereinigten Polysaccharid-Fraktionen, die sich demnach als Gruppenantigene verhalten. Abweichend von Befunden des Verf. (SEELIGER 1954) (Abb. 39) sahen KNIGHT und MARCUS (KNIGHT u. MARCUS 1958, KNIGHT 1959) bei Prüfung der Polysaccharide von *H. capsulatum* und *B. dermatitidis* nur homologe Präcipitationsstreifen. Da die gleichen Autoren, im Gegensatz zu zahlreichen Befunden anderer Untersucher, auch im Cutantest weitgehend spezifische Resultate erzielten, scheint es gelungen zu sein, nunmehr auch die spezifischen Polysaccharide in gereinigter

Form darzustellen. Die Kreuzreaktionen zwischen *H. capsulatum* und *B. dermatitidis* sind auch mittels markierter AK nachweisbar; sie lassen sich allerdings durch Verdünnung des spezifischen H-3-Konjugats weitgehend ausschalten. Wie bei *H. duboisii* zeigt auch ein Teil der *B. dermatitidis*-Stämme eine Fluorescenz mit *H. capsulatum*-Konjugat nur an der Spitze junger Sproßzellen (GORDON 1959). Über erfolgreiche Versuche bei der Trennung spezifischer Antigenfraktionen mittels der Ionenaustauschchromatographie berichten GREENE, DELALLA und TOMPKINS (1960).

Über serologische Befunde an *Histoplasma farciminosum* ist nichts bekannt.

Neben den genannten Antigengemeinschaften fanden sich auch Kreuzreaktionen in Seren heterologer Pilzarten. Diese treten allerdings meist nur in niedrigen Verdünnungen auf und können durch Absättigungsversuche ausgeschaltet werden. Von erheblicher diagnostischer Bedeutung ist eine Antigenfraktion, die zu Kreuzreaktionen mit Antiseren gegen *Coccidioides immitis* führt. HEINER (1958) hat das im Agar-Gel-Präcipitationsversuch objektiviert (vgl. Abb. 26, 27).

Hierdurch werden auch die nicht selten zu beobachtenden Mitreaktionen von *Coccidioides immitis*-Antigen in Seren Histoplasmose-Kranker und umgekehrt erklärt. Die Befunde verschiedener Untersucher, z.B. SALVIN (1949a, 1950a), SASLAW und CAMPBELL (1948a, b), CH. SMITH u. Mitarb. (1946, 1948, 1949), SEELIGER (1957a) u.a. zeigen in diesem Punkt erhebliche Differenzen. Die von SKINNER u. Mitarb. (zit. nach RIBI u. SALVIN 1956) bei *H. capsulatum* vermuteten Kapseln ließen sich bisher weder serologisch noch elektronenoptisch nachweisen (RIBI und SALVIN 1956, SALVIN u. RIBI 1955). Weitere Einzelheiten über die Antigenstruktur des Erregers sowohl in mykologischer als auch in klinischer Sicht finden sich in Arbeiten von BEAMER (1955), BROWN et al. (1958), CAMPBELL und BINKLEY (1953, BINKLEY HILL u. CAMPBELL 1956), CROSS und HOWELL (1948), DYSON und EVANS (1954), EMMONS u. Mitarb. (1945), FURCOLOW u. Mitarb. (1948, 1955; FURCOLOW und BOZYM 1950), HILL (1958), HAZEN u. Mitarb. (HAZEN u. TAHLER 1951, 1952, 1953; HAZEN u. GREENE 1954, 1955, 1956, 1957), HOWELL (1947, 1948), NEGRONI (1940), PRIOR und SASLAW (1952), SALVIN (1947a, SALVIN u. HOTTLE 1948b, SALVIN 1949a, 1954; SALVIN u. SMITH 1959), SASLAW u. CARLISLE (CARLISLE u. SASLAW 1958), SCHEFF u. Mitarb. (1946), SCHUBERT u. Mitarb. (1953, 1955, 1957), SORENSEN (1956), SORENSEN u. EVANS (1954) u.a.m.

Der Vollständigkeit halber sei erwähnt, daß es jüngst mittels der Anwendung fluorescierender Antikörper gelungen ist, *H. capsulatum*-Chlamydosporen direkt in Erdproben nachzuweisen [W. KAPLAN, L. AJELLO, D. L. DI BITETTO und E. S. MCDONOUGH: The discovery of Histoplasma capsulatum in Connecticut soil incidental to the investigation of a case of feline cryptococcosis. Mycopath. et Mycol. Appl. 14, 1—8 (1961)].

Serologie der Krankheit. Die in verschiedenen Gegenden der Erde endemische Histoplasmose zählt zu den immunbiologisch am besten studierten Systemmykosen. Das ganze Ausmaß ihrer Verbreitung ist erst durch Anwendung immunbiologischer Untersuchungsverfahren erkannt worden. Hierbei steht der *Histoplasmin-Hauttest* an erster Stelle. Von NEGRONI (1940), ZARAFONETIS und LINDBERG (1941) sowie VAN PERNIS et al. (1941) in seiner Bedeutung erkannt, entwickelte er sich zu einer Testmethode, die in ihrem Wert nur mit dem Tuberkulin- und Coccidioidin-Hauttest verglichen werden kann (PALMER 1945; CHRISTIE und PETERSON 1945, 1946). Bezüglich Einzelheiten sei auf BEAMER (1955), FURCOLOW (FURCOLOW et al. 1948, 1955; FURCOLOW u. BOZYM 1950), MOHR (1950), NEGRONI (1952a/b), ZAPATER (1953) und auf die Referate von MOCHI und EDWARDS (1952), EDWARDS und KLAER (1956) sowie von SCHEFF u. Mitarb. (1950) verwiesen. Histoplasmin selbst ist keine einheitliche Substanz, sondern besteht aus mindestens zwei Komponenten, die von HEINER (1958) mit m und h bezeichnet wurden. Wie Abb. 40 zeigt, sind diese beiden Komponenten in unterschiedlicher Weise in Histoplasmin-Chargen enthalten, die zu Cutantestungen benutzt werden. — Hat die Histoplasmin-Probe eine besondere Bedeutung als *Ausschlußreaktion* und als *Hilfsmittel bei der Feststellung des Durchseuchungsgrades*, so ist sie für diagnostische Zwecke jedoch nur bedingt brauchbar. Anders die rein serologischen Methoden, insbesondere die KBR, um die sich im Tierexperiment wie bei Reihenuntersuchungen von Menschenseren SALVIN (1947a, 1954; SALVIN et al. 1954), TENENBERG und HOWELL (1948), FURCOLOW u. Mitarb. (FURCOLOW u. BOZYM 1950, FURCOLOW et al. 1955), GRAYSTON (1952),

HAZEN u. Mitarb. (HAZEN u. TAHLER 1951, 1952, 1953; HAZEN u. GREENE 1954, 1955, 1956, 1957), SASLAW und CAMPBELL (1948b, 1950a) sowie SEQUERA und MONTEMAYOR (1957/58) verdient gemacht haben. In Kombination mit Hauttesten wird die KBR zunehmend als Diagnosticum der Histoplasmose anerkannt (vgl. LARSH 1960, FURCOLOW et al. 1960).

Die Resultate werden allerdings von der Herstellungsweise der Antigene, der Untersuchungstechnik, sowie vom Krankheitsstadium, in dem die Serumentnahme erfolgt, wesentlich beeinflußt. Über den Wert der verschiedenen Antigenbereitungen gehen die Meinungen ziemlich auseinander. Während die einen meinen, daß Kulturfiltrate vom Typ des Histoplasmins den homogenisierten Aufschwemmungen der Hefephase und löslichen Antigenen aus zermahlenen Hefephaseaufschwemmungen unterlegen seien (SALVIN 1950a, 1954, SASLAW u. CAMPBELL 1948b, 1950a, CAMPBELL u. SASLAW 1948, 1949, GRAYSTON 1952, HAZEN et al., HAZEN u. TAHLER 1951, 1952, 1953; HAZEN u. GREENE 1954, 1955, 1956, 1957 u. a. m.), hat sich in anderen Untersuchungen, z. B. von SCHUBERT u. Mitarb. (1953, 1955, 1957) das Histoplasmin allen anderen Antigenen überlegen gezeigt. Dies wurde jedoch von BINKLEY HILL und CAMPBELL (1956) nur zum Teil bestätigt. Unter 1000 auf Histoplasmose geprüften Seren reagierten in der KBR 146 bei Verdünnungen von 1:32 und höher positiv, davon aber nur 48 mit etwa gleichen Titern bei Verwendung von Histoplasmin und Hefephase-Vollantigen. 57 Seren zeigten mit Hefephase-Vollantigen und 41 mit Histoplasmin höhere Titerwerte. Nach HAZEN et al. (HAZEN u. TAHLER 1951, 1952, 1953; HAZEN u. GREENE 1954, 1955, 1956, 1957), SALVIN u. Mitarb. (SALVIN 1954, SALVIN et al. 1954), SASLAW und CAMPBELL (1948b, 1950a),

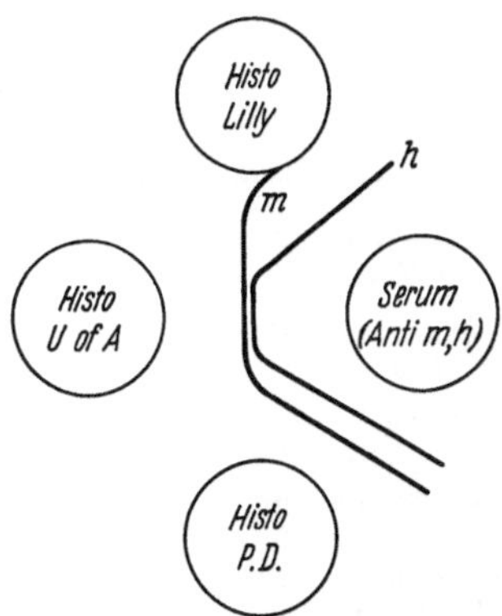

Abb. 40. Unterschiedliche Verteilung von h- und m-Antigen in verschiedenen Histoplasmin-Chargen, nachgewiesen durch Präcipitation im Agar-Gel mit Patientenserum. [Diagramm nach D. C. HEINER: Pediatrics 22, 624 (1958)]

SCHWARZ und FURCOLOW (1955), Verf. (SEELIGER 1957a), sowie SCHUBERT u. Mitarb. (1957) haben sich in der Diagnostik menschlicher Histoplasmose-Fälle Hefephase-Vollantigene bzw. zermahlene Antigene als brauchbar erwiesen. Infolge der unterschiedlichen Affinität einzelner Antigenbereitungen empfehlen SCHUBERT et al. (1953, 1957) die sorgfältige Vorprüfung mehrerer *verschiedener* Chargen auf ihre Brauchbarkeit. Die Standardisierung sollte möglichst mit Menschenseren von gesicherten Krankheitsfällen erfolgen. Nach neueren Untersuchungen (SCHUBERT et al. 1957, SMITH et al. 1957) können auch Hyperimmunseren von Tieren benutzt werden. Bei den nicht ganz einheitlichen Befunden ist es erforderlich, mindestens zwei verschiedene Antigene parallel laufen zu lassen. Gut bewährt hat sich dabei die *Kombination* von Histoplasmin mit einem Hefephase-Antigen (vgl. Arbeitsanweisung des Communicable Disease Center des US Public Health Service).

Durch zahlreiche Beobachtungen ist gesichert, daß die KBR bei etwa 90% der Infizierten im Laufe der Krankheit positiv wird, oft allerdings nur vorübergehend. Deshalb sind wiederholte Serumkontrollen in kürzeren Abständen unerläßlich. Nach CONANT u. Mitarb. (1954) reagieren aber auch etwa 8% Gesunde in niedrigen Serumverdünnungen positiv. Dies gilt jedoch wohl nur für die Bevölkerung in Endemiegebieten. In Mitteleuropa sind nach eigenen Untersuchungen positive Ergebnisse extrem selten. Zum Teil handelt es sich hierbei um Personen, die mit größter Wahrscheinlichkeit eine Histoplasma-Infektion durchgemacht haben, zum Teil aber auch um unspezifische Reaktionen, die nichts mit einer Histoplasmose zu tun haben. Wir konnten mehrfach derartige Fälle als Gruppenreaktionen bei anderen Mykosen, aber auch bei tumorkranken Patienten feststellen.

Im akuten Stadium der Histoplasmose sind die KBR-Titer höher als bei chronischen Erkrankungen. In der Regel ergibt sich eine Titerkurve, die ihren höchsten Stand in der zweiten bis sechsten Krankheitswoche erreicht.

Tabelle 13. *Komplementbindende Antikörper gegen H. capsulatum (Hefephase oder Histoplasmin), B. dermatitidis (Hefephase) und C. immitis (Coccidioidin) in 1334 Seren, untersucht zwischen 1954 und 1960*

	Positive KBR mit Antigen von		
	H. cap-sulatum	B. der matiti-dis	C. immi-tis
Zahl der Patienten			
(alle Serum-Verdünnungen) . . .	31	21	16
positiv 1:2—1:8	26	19	15
positiv >1:8	5	2	1
KBR gleichzeitig positiv mit Antigen von			
H. capsulatum.		17	12
B. dermatitidis.	16		6
C. immitis.	12	9	
C. albicans	12	7	7
A. fumigatus	1	—	1
Ätiologie:			
Histoplasmose (wahrscheinlich) .	5	5	2
Histoplasmose (gesichert)	2	2	2
Coccidioidomykose (wahrscheinlich)	2	2	3
Candidamykose (gesichert) . . .	8	6	4
Cryptokokkose (gesichert)	—	—	—
Südamerikanische Blastomykose (wahrscheinlich)	1	1	1
Aspergillose (wahrscheinlich). . .	1	1	1
Unbekannt (Histoplasmose, Blasto-mykose und Coccidioidomykose sehr unwahrscheinlich)	12	5	3

Die KBR ist dann in Serumverdünnungen zwischen 1:40 und 1:2560 positiv. Danach tritt meist ein Abfall bis etwa zum 8. Monat ein. Später findet man meist nur noch niedrige Titer, die unter einer Serumverdünnung von 1:20 liegen und oft noch längere Zeit nachweisbar sind. Bei chronisch-protrahierten Erkrankungen liegen die Titer monatelang um 1:320, bei fortgeschrittenen Fällen mit schlechter Prognose niedriger zwischen 1:5 und 1:80. In Ländern, in denen die Histoplasmose nicht heimisch ist, werden hohe Titer praktisch nie beobachtet.

Auf Grund unserer Erfahrungen an einem nur kleinen Material müssen in Europa stark positive Komplementablenkungen in Anwesenheit von *H. capsulatum*-Antigenen bei Serumverdünnungen von 1:5 aufwärts als bedeutsam erachtet werden, wenn sich die Probanden in Endemiegebieten aufgehalten haben.

Europäische autochthone Fälle, durch Erregernachweis und serologisch gesichert, wurden kürzlich in Italien beobachtet (SOTGIU u. CORBELLI 1957). Damit erhebt sich allgemein die Frage, wie häufig mit dem Auftreten positiver Seroreaktionen in Mitteleuropa zu rechnen ist. Wie aus Tabelle 13 ersichtlich, reagierten 97,67% von 1334 in der Zeit von 1954—1960 untersuchten Menschenseren aus Deutschland negativ (SEELIGER 1961a, b).

Die restlichen 31 Seren reagierten in niedrigen Verdünnungen mit Hefephasen- und zwei mit Mycelphasenantigen. Dabei befand sich das Serum einer Tuberkulösen, das bei mehrfach wiederholter Kontrolle stets *Histoplasma*-Titer zeigte. Unter den 25 Seren, die mit beiden Arten von *Histoplasma*-Antigen positiv reagiert hatten, befanden sich zwei von gesicherten Fällen von Coccidioidomykose, acht weitere von *Candida*-Mykose und je ein Serum von Patienten mit Aspergillose bzw. wahrscheinlicher südamerikanischer Blastomykose. Nur fünf der verbleibenden Seren stammten von Patienten, die wahrscheinlich eine Histoplasmose durchgemacht hatten. Mindestens drei dieser Gruppe hatten als Kriegsgefangene einige Zeit in Endemiegebieten der USA gelebt. Die Titer waren stets niedrig, aber immer vergesellschaftet mit einer positiven KBR in Anwesenheit des Hefephasen-Antigens von *B. dermatitidis*.

Dasselbe gilt auch für die Serumproben von *zwei bestätigten Histoplasmose-Fällen*, die zusätzlich geringfügige Kreuzreaktionen mit Coccidioidin zeigten. Eine dieser beiden Infektionen wurde bei einem Bergingenieur festgestellt, der sich in Venezuela wahrscheinlich in Höhlen infiziert hatte, in denen Fledermäuse hausten. Im Laufe einer langwierigen Lungeninfektion beobachtete MOHR (persönl. Mitteilung 1958) einen positiven Histoplasmin-Hauttest mit Antigenverdünnungen von 1:100 und 1:1000.Die im akuten Krankheitsstadium positive KBR wurde mit Besserung der Symptome negativ und ist im Laufe von zwei Jahren nicht mehr positiv geworden, obwohl die Krankheit anscheinend noch nicht endgültig ausgeheilt ist.

Der zweite Fall wurde von JANKE (briefl. Mitteilung 1960) durch Nachweis von *H. duboisii* in den Hautläsionen eines Erwachsenen, der sich in Afrika infiziert hatte, gesichert. Die Serumuntersuchung durch Verf. ergab mit Hefephase-Antigen von *H. capsulatum* einen KBR-Titer von 1:80 und mit Histoplasmin-Antigen einen solchen von 1:40. Desgleichen war die Präcipitation positiv. Gleichzeitig fand sich in der Präcipitation eine schwache und in der KBR eine starke Kreuzreaktion mit *B. dermatitidis*-Antigen. Dazu kam noch eine schwache Mitreaktion von Coccidioidin (Titer 1:4). Nach drei positiven Serumuntersuchungen wurden — bei gleichzeitiger klinischer Besserung nach operativer Entfernung des Haut-

herdes — die Seroreaktionen negativ (5 Kontrollen). Da kein Antigen aus dem Erregerstamm von *H. duboisii* vorhanden war, läßt sich allerdings nicht sicher sagen, ob tatsächlich eine serologische „Ausheilung" erfolgt ist.

Zusammenfassend ergibt sich, daß *nur 7 der 31 positiven Reaktionen sicher spezifisch waren*; bei 12 Reaktoren blieb die Ätiologie der Krankheit verborgen und bei weiteren 12 waren die beobachteten Serumreaktionen unspezifisch, d.h. Gruppenreaktionen bei anderen Mykosen.

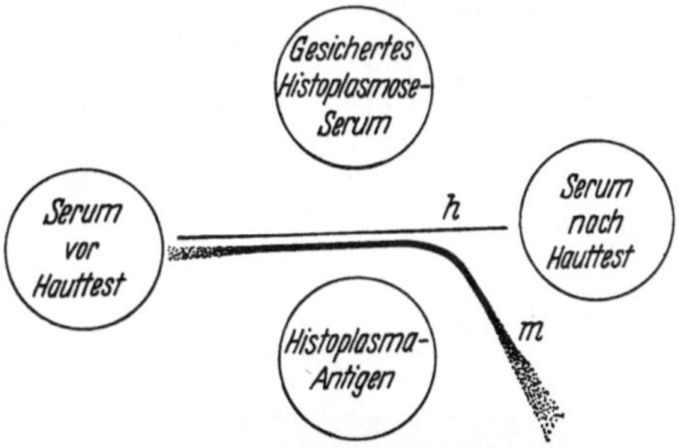

Für die *Spezifität* der Histoplasmose-KBR gelten die üblichen *Ein-*

Gesichertes Histoplasmose-Serum

Serum vor Hauttest

h

Serum nach Hauttest

Histoplasma-Antigen

m

Abb. 41. Diagramm. Antikörperentstehung nach Histoplasmin-Hauttest, nachgewiesen mittels der Präcipitation im Agar-Gel. [Nach D. C. HEINER: Pediatrics 22, 619 (1958)]

schränkungen: Hohe Titer sind zwar meist spezifisch für das Erreger-Antigen, werden aber nicht selten von *Mitreaktionen* anderer Pilzantigene begleitet. Seren mit hohen *C. albicans*- oder *C. immitis*-Titern binden in niedrigen Verdünnungen auch Komplement in Anwesenheit von *H. capsulatum*-Antigen. Besonders häufig sind Kreuzreaktionen bei Verwendung von *B. dermatitidis*-Antigen zu erwarten. Dies steht in weitgehender Übereinstimmung mit analogen Befunden im Hauttest.

Das Ausmaß der serologischen Kreuzreaktionen bei chronischen Systemmykosen zeigt nach CAMPBELL und BINKLEY (1953) folgendes Bild (vgl. Abb. 42):

Von 345 Histoplasmose-Seren reagierten 242 in annähernd gleicher Titerhöhe mit *H. capsulatum*- und *B. dermatitidis*-Antigen bei Titern zwischen 1:160 und 1:2560, nie dagegen mit *C. immitis*-Antigen bei Verdünnungen von 1:20 und darüber. In gleicher Weise verhielten sich umgekehrt 65 Seren von Patienten mit nordamerikanischer Blastomykose. Demgegenüber fanden sich bei Patienten mit Coccidioidomykose vielfach nur geringe homologe Titer, die sogar von *H. capsulatum*- und *B. dermatitidis*-Fremdtitern übertroffen werden können.

Diese Kreuzreaktionen sind unabhängig vom Antigen und stellen eine erhebliche Beeinträchtigung des diagnostischen Werts der Probe dar, vor allem bei niedrigen Titern. Dabei scheinen *H. capsulatum*-Antigene in besonderem Maße übergreifend zu reagieren, so daß CAMPBELL und BINKLEY schreiben:

"In fact cross reactions have been so extensive with histoplasmin in the CA test, that we now interpret positive findings as presumptive evidence that an infection is mycotic in origin rather than as indicative of invasion with *H. capsulatum* per se. While CF (KBR) titers of 1:10 to 1:80 with histoplasma yeast phase antigen are interpreted in a similar manner, there is considerable evidence to indicate that levels of 1:160 to 1:2560 are found only in active infections with this agent".

Welche Bedeutung *inkompletten Antikörpern* bei der Histoplasmose zukommt, ist noch ungewiß. SORENSEN (1956, SORENSEN u. EVANS 1956) erwähnt, daß in der KBR trotz vorheriger Präcipitation mit Histoplasmin und gereinigtem diagnostischen Antigen in optimalen Konzentrationen fast noch alle Antikörper verblieben waren. Dies wird mit der Anwesenheit kompletter und in kompletter Antikörper in den Patientenseren erklärt. Vielleicht verhindern letztere Antikörper auch die Agglutination von *H. capsulatum*-Hefezellen.

Wie bei anderen Pilzinfektionen sind positive Hautteste und humorale Antikörper nicht immer vergesellschaftet (Beamer 1955, Conant u. Mitarb. 1954, Zarafonetis und Lindberg 1941 u. a. m.).

Wiederholte Histoplasmin Hautteste vermögen bei positiven Reaktoren das serologische Bild monatelang zu verändern, wobei anfangs negative Komplementbindungsreaktionen auf Titer von 1:5 bis 1:40 ansteigen können. Dies wurde von Saslaw und Campbell (1953) bei 87% der Untersuchten gefunden. Demgegenüber wurden bei Histoplasmin-negativen Personen auch nach wiederholten Intracutantesten keine Serumantikörper nachweisbar (Conant u. Mitarb. 1954, Prior und Saslaw 1952, Saslaw und Campbell 1953). Salvin u. Mitarb. (1954) beobachteten allerdings bei Kontrollpersonen nach drei Hauttesten Titeranstiege, wenn die KBR mit Histo-

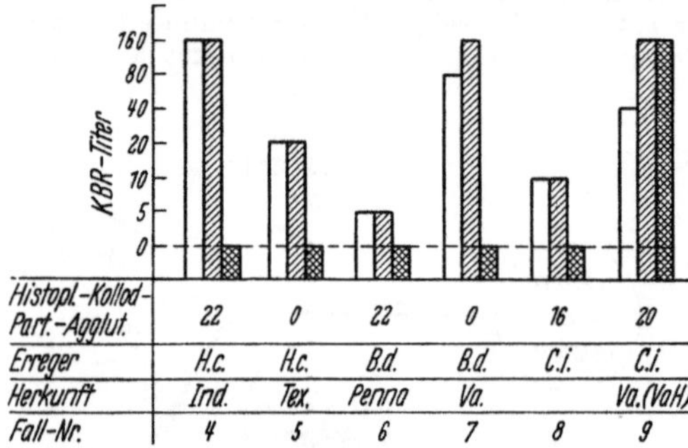

Histopl.-Kollod-Part.-Agglut.	22	0	22	0	16	20
Erreger	H.c.	H.c.	B.d.	B.d.	C.i.	C.i.
Herkunft	Ind.	Tex.	Penna	Va.		Va.(VaH)
Fall-Nr.	4	5	6	7	8	9

Abb. 42. Beispiele für serologische Kreuzreaktionen bei menschlichen Fällen von Histoplasmose, nordamerikanischer Blastomykose und Coccidioidomykose. [Nach Campbell u. Binkley: J. Lab. clin. Med. 42, 901 (1953)]

plasmin oder wäßrigem Überstand zermahlener Hefephasen-Zellen durchgeführt wurde. Parallelversuche mit Hefephase-Vollantigen fielen hingegen negativ aus.

Dem stehen die Ergebnisse zweier neuerer Reihenuntersuchungen in amerikanischen Lungenhospitälern gegenüber (McDearman et al. 1960, Nicholas et al. 1960, 1961). Bei etwa 20% der beim Histoplasmin-Hauttest positiven Personen traten innerhalb von 5—21 Tagen nach einem *einzigen* Histoplasmin-Hauttest Erhöhungen der KBR-Titer um 1—4 Serumverdünnungen auf. Bei einigen waren diese Titer noch nach drei Monaten deutlich erhöht. Obwohl die Bedeutung dieser Ergebnisse noch nicht endgültig übersehbar ist, scheint es, daß solche Befunde vielleicht wertvolle Hinweise für die *Erkennung der subakuten bzw. latenten Infektion* liefern können.

Unsere eigenen Erfahrungen stimmten zunächst mit den anfangs zitierten amerikanischen Beobachtungen überein. Trotz 2—4 Histoplasmin-Hauttesten bei jeder von 5—7 seronegativen Kontrollpersonen wurden innerhalb von 3 Jahren keine *Histoplasma*-Serumtiter in KBR oder Präcipitation festgestellt. Bei 3 Probanden schlug während der Berichtzeit der Hauttest von negativ nach positiv um, möglicherweise als Folge gutartiger, unerkannt gebliebener Laborinfektionen. Bei einer wiederholten Testung im Frühjahr 1961 reagierten nun 2 dieser 3 Personen auch in der KBR mit Hefephase-Antigen bei der Serumverdünnung von 1:5 deutlich positiv.

Wie Abb. 41 (S. 701) lehrt, läßt sich das Auftreten von Antikörpern nach Hauttesten auch mittels der Präcipitation im Agar-Gel objektivieren.

Mit gutem Erfolg wurden in der Histoplasmose-Diagnostik auch *sensibilisierte Kollodium-Partikel* angewandt (Saslaw und Campbell 1948a, 1949; Campbell 1958). Die Methode ist hinreichend standardisiert und gibt in Händen erfahrener Untersucher reproduzierbare Resultate. Allerdings ist sie erheblich empfindlicher als die KBR.

So reagierten von 206 Histoplasmin-positiven Probanden 26,7% mit sensibilisierten Kollodium-Teilchen gegenüber 21,4% von 303 negativen Reaktoren. Bei letzteren war jedoch die Agglutination meist schwach und nur in niedrigen Serumverdünnungen nachweisbar. Hierdurch wird die Bedeutung des Tests nicht entscheidend geschmälert, da sowieso nur stark positive Reaktionen bewertet werden.

Das Verfahren wurde durch Entwicklung des *Histoplasmin-Latex-Agglutinationstests* von CARLISLE und SASLAW (1958) ergänzt. Dieser Test ist für kleine Laboratorien besonders geeignet und weist ebenfalls eine ausreichende Spezifität auf. Eine 4+-Reaktion in Serumverdünnungen von 1:5 und darüber ist mit der Diagnose einer Histoplasmose vereinbar. 1+-bis 2+-Reaktionen gelten als negativ, Zwischenwerte als verdächtig (SASLAW und CARLISLE 1958). — MCDEARMAN u. Mitarb. (1958) verwandten auch die *Hämagglutinationsreaktion* mit sensibilisierten Schafblutkörperchen. Dabei stellte sich heraus, daß die in Menschenseren vorhandenen Reagine verschieden von denen sind, die eine positive Komplementablenkung und eine Kollodium-Partikel-Agglutination zur Folge haben. —

Wie bei der KBR vermögen wiederholte Histoplasmin-Hautteste bei positiven Reaktoren positive Partikel-Agglutinationen auszulösen.

Der von PATES (1948), SALVIN und HOTTLE (1948b) bzw. FURCOLOW (1954) ausgearbeitete *Präcipitintest* hat sich im Verein mit den übrigen Untersuchungsmethoden als wertvolles Hilfsmittel erwiesen. Sein Ausfall erlaubt auch prognostische Schlüsse. Da *Präcipitine* als Zeichen der aktiven Auseinandersetzung *oft nur kurzfristig nachweisbar* sind, müssen die Untersuchungen in kurzen Zeitabständen wiederholt werden, vor allem zu Beginn der Krankheit. Gelegentlich sind sie mehrere Monate lang nachweisbar. Sie gehen nur zum Teil mit einer positiven KBR einher. Der Präcipitintest hat sich als Diagnosticum bei leichten Erkrankungen mit negativer KBR und fehlendem Erregernachweis besonders bewährt. In solchen Fällen ist die Prognose gut. Das Negativwerden der Präcipitation geht oft der klinischen Heilung

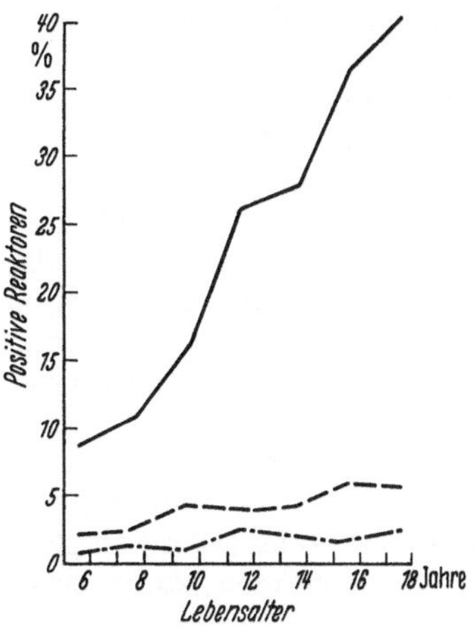

Abb. 43. Anstieg der Empfindlichkeit gegen Histoplasmin, Tuberkulin und Coccidioidin bei zunehmendem Lebensalter, getestet an Schulkindern in den Bell- und Coryell-Counties, Texas. [Nach M. L. FURCOLOW, CH. F. FEDERSPIEL u. H. W. LARSH: Publ. Hlth Rep. (Wash.) 70, 15 (1955)]. —— Histoplasmin; - - - Tuberkulin; —·—·—· Coccidioidin

parallel, obwohl auch diese Regel nicht ohne Ausnahme ist. Bei hohen Präcipitintitern zeigen sich verstärkt Kreuzreaktionen, z.B. mit Blastomycin und Coccidioidin. Bei einem kürzlich von JANKE nachgewiesenen Fall afrikanischer Histoplasmose wurden im Laboratorium des Verf. Präcipitine gegen *H. capsulatum* nachgewiesen (vgl. S. 701).

Mittels der Präcipitation im Agar-Gel hat HEINER (1958) mehrere Histoplasmose-Verdachtsfälle verifizieren können. Das Verfahren ist hochempfindlich. Ebenso wie mit Immunseren von Tieren (vgl. S. 698) treten auch mit Menschenseren bei Verwendung verschiedener Antigenbereitungen mindestens zwei Präcipitationsbänder, Indicatoren entsprechender Antigen-Antikörper-Systeme, in Erscheinung.

HEINER (1958) spricht dabei von m- und h-Bändern. Letztere waren nur bei gesicherter Histoplasmose vorhanden und stets mit m-Bändern vergesellschaftet. m-Bänder traten nur nach Histoplasmin-Hauttesten mit Mycelphase-Antigen auf. Ein typisches Ergebnis wird durch Abb. 26 und 27 (S. 653) veranschaulicht.

Einer persönlichen Mitteilung von HEINER (1960) ist zu entnehmen, daß nur einer von 28 Patienten mit gesicherter Histoplasmose keine Präcipitine im

Agar-Gel-Diffusionstest aufwies, bei 4 Patienten fehlte der h-Antikörper, und 6 zeigten Kreuzreaktionen mit *B. dermatitidis-* und *C. immitis*-Antigenen. — Das Verfahren selbst hat sich inzwischen durchgesetzt und ist zum festen Bestandteil der Routinediagnostik führender amerikanischer Laboratorien geworden (Greene u. Gordon 1959; Schubert et al. 1960; Ball et al. 1960).

Im Ganzen scheint die Bildung präcipitierender Antikörper bei Histoplasmose denselben Gesetzmäßigkeiten zu unterliegen wie bei der Coccidioidomykose (vgl. S. 709). Ähnlich wie bei anderen Seroreaktionen treten nach Hauttesten mit Histoplasmin bei positiven Reaktoren geringfügige Präcipitationen auf, die nach Salvin u. Mitarb. (Salvin u. Furcolow 1954, Salvin et al. 1954) aber nicht das Ausmaß typisch positiver Präcipitinteste erreichen.

Der Wert einer kombinierten Anwendung serodiagnostischer Methoden zur Erkennung der Histoplasmose ist eindeutig erwiesen. Auf diese Weise wurden retrospektiv auch Einzel- und Gruppenerkrankungen aufgeklärt, bei denen der Erregernachweis nicht bzw. nicht mehr möglich war (vgl. z. B. Salvin, Furcolow und Nishio 1954; Walls, Furcolow und Lehan 1958 u. a.). Sowohl der Haut-test wie die Seroreaktionen haben ihre hauptsächliche Bedeutung als *Such-reaktion*. Da die Histoplasmin- und Coccidioidin-Empfindlichkeit mit zunehmen-dem Alter ansteigen (Histoplasmin-Empfindlichkeit in Endemiegebieten natürlich am stärksten [s. Abb. 43]), kommt der Probe als *Suchreaktion im Kindes- und Jugendalter* erhöhte Bedeutung zu. Die Grenze ihrer Anwendungsmöglichkeit ist dadurch gegeben, daß etwa 25% sichere Histoplasmose-Patienten Histoplasmin-negativ und etwa 10% auch seronegativ reagieren. *Negative Ergebnisse schließen somit das Vorliegen der Krankheit nicht sicher aus* (Lehan u. Furcolow 1957). Der gesamte Fragenkomplex der serologischen Histoplasmose-Diagnostik wurde von Campbell (1960) eingehend besprochen. Auf diese wichtige Stellungnahme sei hier verwiesen, zumal sie sich auf die größte bisher untersuchte Fallzahl stützt.

ζ) Nordamerikanische Blastomykose (Gilchrist)

Serologie von Blastomyces dermatitidis. Vieles im vorstehenden Abschnitt Gesagte gilt sinngemäß für *B. dermatitidis.* Auch diese Pilzart verhält sich serologisch als Einheit. Da sich das Hefephase-Antigen dieses Pilzes nicht für Agglutinationsversuche eignet, wurden sero-logische Untersuchungen vorzugsweise mit Hilfe der Präcipitation und der KBR durch-geführt. Cross und Howell (1948, Howell 1947) haben festgestellt, daß die Gruppen-reaktionen zwischen *H. capsulatum* und *B. dermatitidis* durch Polysaccharide bewirkt werden, selbst wenn diese in weitgehend gereinigter Form vorliegen. Dies konnte später vom Verf. durch Präcipitationsversuche im klassischen Überschichtungsverfahren und im Agar-Gel bestätigt werden (Seeliger 1957a). Nach Campbell (Campbell u. Binkley 1953, Camp-bell 1953, 1958) ist anzunehmen, daß *B. dermatitidis*-Antigen über artspezifische Fak-toren verfügt. Dies ist auch den Versuchen von Marcus, Hill und Knight (1960) zu entnehmen. Besonders enge Verwandtschaften bestehen zwischen *B. dermatitidis*, dem Er-reger der nordamerikanischen Blastomykose, und *B. brasiliensis (Paracoccidioides brasilien-sis)*, dem Erreger der südamerikanischen Blastomykose. Auf Grund mannigfacher kulturell-biochemischer Eigenheiten haben Conant und Howell (zit. Conant et al. 1954) beide Er-reger in einer vorläufigen Form-Gattung *Blastomyces* zusammengefaßt, was mit dem Ergebnis antigen-analytischer Untersuchungen gut vereinbar ist.

Serologie der Krankheit. Im Vordergrund der Diagnostik steht auch hier die Hautprobe mit Blastomycin (Dulaney 1930), die von Martin und D. T. Smith (Martin u. Smith 1939; Martin u. Jones 1941; Martin 1935, 1953; Smith 1949b, 1953) in die Routine eingeführt wurde. Wie bereits vorstehend aus-geführt, ist ihre Spezifität durch *Kreuzreaktionen* mit Histoplasmin belastet. Unter den Seroreaktionen hat die KBR als diagnostisches wie prognostisches Hilfsmittel eine ständig steigende Bedeutung erlangt. Entsprechend der bereits erwähnten Antigenverwandtschaft sind serologische Kreuzreaktionen zwischen

B. dermatitidis und *B. brasiliensis* auch in Seren infizierter Tiere und Menschen vorhanden. Nach Friedman und Conant (1953) besteht keine Korrelation zwischen homo- und heterologen Titern. Die breite Anwendung der von Martin (Martin 1935, 1941, 1953) ausgearbeiteten KBR auf nordamerikanische Blastomykose führte, vor allem im Verein mit parallel durchgeführten Hauttesten, zu interessanten Ergebnissen, die von D. T. Smith (1949b) zusammengefaßt wurden. Danach lassen sich bei der nordamerikanischen Blastomykose vier immunologische Gruppen aufstellen (Tabelle 14). Die Prognose scheint bei Patienten

Tabelle 14. *Immunbiologie bei nordamerikanischer Blastomykose.* [Nach D. T. Smith, Ann. int. Med. **31**, 468 (1949)]

Gruppe	Frische Fälle	Ausgang unbekannt	Gutes Befinden	Gestorben
1. Hauttest positiv — KBR negativ	1	0	8	1
2. Hauttest positiv — KBR — positiv	1	1	5	3
3. Hauttest negativ — KBR positiv	0	0	2	8
4. Hauttest negativ — KBR negativ	4	0	4	2
Gesamt	6	1	19	14

mit positiver Intracutan-Reaktion und fehlenden Serumantikörpern am besten, im umgekehrten Fall am schlechtesten zu sein. Patienten mit negativen Haut- und Serumproben sollen vor der Behandlung mit einer durch Hitze abgetöteten *B. dermatitidis*-Vaccine immunisiert werden.

Bemerkenswerterweise zeigte sich jedoch in einem Endemiegebiet der nordamerikanischen Blastomykose bei Untersuchungen an 1275 Personen ohne klinisch erkennbare cutane oder pulmonale Formen der Krankheit keine Korrelation der Ergebnisse von KBR und Intracutanprobe (Harris et al.). Kreuzreaktionen zwischen Histoplasmin und Blastomycin waren durchaus nicht so häufig, wie immer angenommen wird. Nicht weniger aufschlußreich sind die Ergebnisse einer Wiederholungsuntersuchung in Pilt County, North Carolina, durch J. G. Smith u. Mitarb. (1959). Bei 43 von 83 Personen, die 1954 im Blastomycin-Hauttest oder in der KBR positiv reagiert hatten, waren positive Reaktionen 1956 erheblich seltener geworden. 34,8% hatten im Hauttest und 91% in der KBR ihre Reaktivität verloren. Positive Kreuzreaktionen mit Histoplasmin fanden sich bei 7 Personen wieder, bei 3 nicht mehr, und keiner der Untersuchten dieser Gruppe wies eine positive KBR mit *Histoplasma capsulatum*-Antigen auf.

Ähnlich wie bei der Intracutanprobe mit Blastomycin sind der diagnostischen Anwendung der KBR infolge Kreuzreaktionen mit anderen Antigenen gewisse Grenzen gezogen. Nach Cross und Howell (1948, Howell 1947) sowie Emmons u. a. (1945) erstrecken sich diese vor allem auf *Histoplasma capsulatum*-Antigene. Obwohl Martin (1935, 1953) bei seinen Kranken lange Zeit nur streng spezifische Reaktionen beobachtete, fanden später Bunnell und Furcolow (1948) bei Histoplasmose-Kranken auch eine positive KBR in Anwesenheit von *B. dermatitidis*-Antigen. Deshalb sind quantitative Titerkontrollen mit genau eingestellten Antigenen unerläßlich. Auch durch Benutzung beschallter Antigene bzw. partiell gereinigter Polysaccharid-Fraktionen lassen sich die Kreuzreaktionen nicht vermeiden. Seren menschlicher Blastomykose-Fälle reagierten nicht mit homologem

Polysaccharid-Antigen. Es ist jedoch ungeklärt, ob dies für alle Krankheitsstadien zutrifft. Bekanntlich werden Fälle von nordamerikanischer Blastomykose oft erst relativ spät erkannt. Abweichend von Histoplasmose-Seren fällt die KBR mit Coccidioidin bei nordamerikanischer Blastomykose fast stets negativ aus.

Martin und Jones (1941) gelang es, bei Patienten ohne Antikörper und ohne Hautallergie, durch wiederholte Intracutaninjektionen von *B. dermatitidis*-Kaninchenantiserum ein positives Reaktionsvermögen zu erzielen. Anschließend an Tierversuche von Saslaw und Campbell (1949) hat Martin (1953) das Hämagglutinationsverfahren bei der nordamerikanischen Blastomykose angewandt. Danach ist die Hämagglutinationsprobe mit Blastomycin-sensibilisierten Erythrocyten außerordentlich empfindlich. Da jedoch 65% der Seren gesunder Medizinstudenten das Testantigen ebenfalls ballten, kann die Methode für diagnostische Zwecke derzeit nicht empfohlen werden. Beim Vergleich der Hämagglutinintiter und der KBR fand sich keine Übereinstimmung. Negative oder nur geringfügige Hämagglutinintiter bei stark positiver KBR scheinen für eine ungünstige Prognose zu sprechen. Martin vermutet, daß die fehlenden Antikörper bei den schweren, meist tödlichen Infektionen nicht Ausdruck einer fehlenden Antikörperbildung seien, sondern eher die Folge eines Antigenüberschusses, durch den die Titer maskiert würden. Dies könnte auch eine Erklärung für die manchmal dramatische Besserung des klinischen Bildes unter Serumtherapie abgeben.

Im Rahmen einer kürzlich abgeschlossenen Reihenuntersuchung an etwa 300 Patienten wurden mittels des Agar-Gel-Präcipitin-Tests bei 17 Patienten deutliche Reaktionen mit einem im Handel erhältlichen Blastomycin festgestellt (Ball u. Mitarb. 1960). Die Präcipitationslinie war identisch mit jener, die mit Serum nachgewiesener Blastomykosefälle erhalten wurde und fehlte in Histoplasmose-Patientenseren. Keiner der 17 positiven Reaktoren hatte jedoch komplementbindende *B. dermatitidis*-Antikörper, und in keinem Falle fanden sich Anzeichen für eine milde bzw. subklinische nordamerikanische Blastomykose. Deshalb können diese interessanten Befunde zur Zeit nicht interpretiert werden; sie zeigen aber die Notwendigkeit, mit der Deutung solcher Befunde zurückhaltend zu sein.

Hinsichtlich des Wertes der *B. dermatitidis*-Antigene für serologische Studien bemerkt Campbell (1960) auf Grund langjähriger Erfahrungen: „Eine KBR mag nützlich bei der Bewertung der Prognose eines gesicherten Falles sein, aber derzeit ist diese KBR — mit den im Gebrauch befindlichen Antigenen — praktisch wertlos für die Diagnostik der Krankheit" (freie Übersetzung).

η) Südamerikanische Blastomykose (Lutz-Splendore-Almeida)

Serologie des Erregers. *Blastomyces (Paracoccidioides) brasiliensis* ist durch enge Antigenverwandtschaft mit *B. dermatitidis* und *H. capsulatum* gekennzeichnet. Das Ausmaß der Antigenbeziehungen unter Verwendung von Vollantigenen und teilweise gereinigten Polysaccharid-Fraktionen in KBR und Präcipitation wird durch Tabelle 15 veranschaulicht.

Diese Befunde konnten vom Verf. auch im Agar-Gel-Präcipitationstest verifiziert werden. Es unterliegt keinem Zweifel, daß diese Gruppenreaktion durch teilweise identische oder mindestens sehr eng verwandte Gruppenfaktoren bedingt wird. Es ist wahrscheinlich, bisher aber noch nicht ausreichend bewiesen, daß *B. brasiliensis* zusätzlich über eine artspezifische Komponente verfügt. Von den übrigen pathogenen Pilzarten läßt sich *B. brasiliensis* ebenso wie seine serologischen Verwandten recht gut abgrenzen.

Tabelle 15. *Serologische Kreuzreaktionen zwischen H. capsulatum, B. dermatitidis,*
B. brasiliensis und C. immitis. (Nach SEELIGER 1957 a)

Antigen	Antiserum					
	H. capsulatum		B. brasiliensis		C. immitis	
	KBR	Präcipitation	KBR	Präcipitation	KBR	Präcipitation
H. capsulatum-Mycelphase . .	160[1]	+++	80[2]	+++	20[3]	—
H. capsulatum-Hefephase. . .	80	+++	80[2]	+++	10[3]	—
B. dermatitidis-Mycelphase . .	160	+++	160	+++	10	—
B. dermatitidis-Hefephase . .	80	+++	80	+++	10	—
B. brasiliensis-Mycelphase . .	160	+++	160	+++	10	—
B. brasiliensis-Hefephase . . .	160	+++	160	+++	10	—
C. immitis	20	—	20	—	160	++

[1] Reziproker Wert des Serumtiters bei mehr als 50% Hämolysehemmung in Anwesenheit von 2 Einheiten Komplement.

[2] Antigene eines anderen Stammes ergaben Titer von 1:20.

[3] Antigen eines anderen Stammes gab negative Reaktionen.

Serologie der Krankheit. DA FONSECA und ARÊA LEÃO (1927) haben 1927 als erste über eine Paracoccidioidin-Hautprobe berichtet, nachdem schon vorher MOSES (1916) Komplementbindungsversuche durchgeführt hatte. Letzterer hatte bei 8 von 10 Patienten positive Ergebnisse erhalten. Nach LACAZ (1948a/b, 1955/56) fällt die KBR bei schweren Formen der Krankheit fast immer positiv aus. Ein negativer Befund schließt allerdings das Vorliegen der Erkrankung nicht aus, wie auch ein von GÖTZ (1954) studierter Fall lehrt, bei dem überdies eine unspezifische Mitreaktion von Trichophytin-Antigen die serologische Deutung erschwerte. Positive KB-Reaktionen können bei erfolgreicher Behandlung negativ werden. Wichtig ist auch hier die wiederholte Durchführung der Untersuchung. Als Folge der bereits erwähnten Antigenverwandtschaften sind serologische Kreuzreaktionen zwischen *B. dermatitidis* und *B. brasiliensis* auch in Seren infizierter Tiere und Menschen nachweisbar. Nach FRIEDMAN und CONANT (1953) besteht aber keine Korrelation zwischen homo- und heterologen Titern. Obwohl serologische Methoden den direkten Erregernachweis mittels kultureller und histologischer Verfahren nicht ersetzen können, sind sie eine wertvolle Hilfe. FAVA-NETTO (1955, NETTO et al. 1959, 1962) sieht ihren hauptsächlichen Wert in der Diagnostik visceraler Formen und in der Möglichkeit einer besseren Erfassung tierischer Wirte. In einer Monographie (FAVA-NETTO 1955) weist FAVA-NETTO vor allem auf die Notwendigkeit hin, neben quantitativen Untersuchungsmethoden hochwertige Antigene zu benutzen. Ein aus autoklaviertem Waschwasser hergestellter Polysaccharidextrakt war in der KBR den parallel benutzten Hefephase- und Kulturfiltrat-Antigenen überlegen. 89,5% der mykologisch gesicherten Fälle reagierten deutlich positiv. Obwohl das Polysaccharid-Antigen relativ spezifisch zu sein scheint, erfaßte es bei der Kontrolluntersuchung einiger Seren mykotisch infizierter Patienten gelegentlich auch solche von Kranken mit Histoplasmose, Aktinomykose und generalisierter Soormykose. Dies zeigte sich auch in neueren Untersuchungen (NETTO et al. 1959), in denen FAVA-NETTO u. Mitarb. die Präcipitinreaktion anwandten. Klinisches Verhalten und serologische Aspekte standen dabei in weitgehender Übereinstimmung.

Der von ALMEIDA, LACAZ et al. (ALMEIDA u. LACAZ 1941, ALMEIDA et al. 1945) angewandte Paracoccidioidin -Hauttest hat sich als Suchreaktion vorzüglich bewährt. Bei der Untersuchung von 606 Personen mit einem von MACKINNON standardisierten Paracoccidioidin wurden 25 positive Reaktoren gefunden. Da diese Personen auch in der KBR bzw. Präcipitation positiv reagierten, wird vermutet, daß es sich um klinisch stumme südamerikanische Blastomykosen gehandelt hat [(Lacaz, Rocha Passos, Filho, M. C. u. Fava-Netto: Contribucão para estudo da Blastomicose-Infecção. Rev. Inst. trop. São Paulo 1, 245—259 (1959)].

9) Coccidioidomykose (Posada-Wernicke)

Serologie des Erregers. Die außerordentliche Infektiosität von *C. immitis* hat bewirkt, daß sich nur ein relativ kleiner Kreis von Mykologen mit der *C. immitis*-Serologie auseinandergesetzt hat. Nach Ajello u. Mitarb. (1959, Walls u. Ajello 1958), Cheney u. Dennenholz (1950) sowie C. E. Smith et al. (1948b, 1950, 1956; Smith 1955) eignen sich für einschlägige serologische Untersuchungen in erster Linie Kulturfiltratantigene vom Typ des Coccidioidins (Hirsch u. D'Andrea 1927a, b) sowie homogenisierte Mycel- und Arthrosporen-Aufschwemmungen (Levine et al. 1961, Levine 1962); mit Erfolg wurden auch Mycel-Lysatantigene benutzt (Pappagianis u. Mitarb. 1957, Pappagianis u. Kobayashi 1958). Aufschwemmungen aus Sphärulen sind nach Vogel und Conant (1952) in der KBR nur brauchbar, wenn sie durch Erhitzung (60°C) abgetötet werden, nicht hingegen nach Formolisierung. Über die Anwendung von Agglutinationsversuchen mit Arthrosporen liegen unseres Wissens keine Berichte vor. Meistens wurde die Präcipitationsreaktion mit Kulturfiltraten und die KBR mit verschiedenen Antigenbereitungen durchgeführt. Kaninchenimmunseren zeigten in solchen Versuchen eine beachtliche Spezifität für das homologe Antigen (s. auch Seeliger 1957a — vgl. Tabelle 15). Dies gilt vor allem für den Präcipitationstest. In der KBR kommt es in niedrigen Serumverdünnungen zur Mitreaktion verschiedener Fremdantigene. Wie bereits auf S. 704 erwähnt, sind diese Kreuzreaktionen durch mindestens ein Gruppenantigen bedingt, das nach Heiner (1958) *H. capsulatum* und *C. immitis* verbindet (s. Abb. 26 u. 27). C.E. Smith et al. (1948b) betonen, daß verschiedene Coccidioidin-Chargen serologisch nicht gleichwertig sind. Deshalb ist sorgfältige Vorprüfung erforderlich. Besonders in der KBR findet man oft beträchtliche Schwankungen in der Bindungsfähigkeit solcher Antigene.

Das Ausmaß serologischer Kreuzreaktionen in *C. immitis*-Seren geht aus Abb. 44 nach Salvin hervor. Absättigung mit *H. capsulatum*-Antigen führt bei kreuzreagierenden *C. immitis*-Seren zu einem beträchtlichen Titerrückgang. Darüber hinaus hat Seeliger (1954, 1957a) Kreuzreaktionen mit *Penicillium*- und *Mucor-Antigen* beobachtet.—Die Polysaccharid-Ausbeute aus *Coccidioidin* oder *C. immitis*-Vollantigen ist oft recht gering. Obwohl die mit vier Volumina Äthylalkohol ausgefällten Polysaccharid-Fraktionen bei Versuchen des Verf. streng spezifisch reagierten, sind sie nach Baker (zit. nach Smith u. Mitarb. 1948b) nicht frei von Unspezifität.

Der Reaktionsablauf erscheint in der Präcipitation mit Coccidioidin oder *C. immitis*-Extrakten verlangsamt, so daß die Reaktionen manchmal erst nach 2—3 Tagen deutlich ausgeprägt sind (Smith et al. 1948b, 1949, 1950, 1956).

Die Aktivität von Coccidioidin und Sphärulen-Antigen ist im Komplementbindungsversuch mit Tierimmunseren annähernd gleich. Dagegen zeigten sich bei der Untersuchung von Seren infizierter Tiere gewisse Unterschiede. Die gegen Coccidioidin nachweisbaren Antikörper ließen sich mit Sphärulen-Antigen nicht entfernen. Desgleichen reagierte ein Menschenserum mit einem Coccidioidin-Titer von 1:32 in Anwesenheit von Sphärulen-Antigen negativ (Vogel und Conant 1952).

Serologie der Krankheit. Erste Untersuchungen über die Serologie der Coccidioidomykose gehen in die Jahre 1915/16 zurück und wurden später durch Hurwitz u. Mitarb. (1938) sowie Kessel (1939) auf eine breitere Basis gestellt. Die Erforschung dieser Krankheit und ihrer Immunbiologie ist jedoch vor allem ein Verdienst von C.E Smith und seinen Mitarbeitern, die im Laufe von nunmehr 25 Jahren ein Material von seltener Fülle und Reichhaltigkeit bearbeitet haben. Nachfolgende Ausführungen beziehen sich deshalb weitgehend auf die neueren Berichte von C. E. Smith u. Mitarb. (s. S. 709 und 710) in denen sich auch die ältere Literatur findet.

Wie bei den anderen Systemmykosen kommen neben der Erregerzüchtung und histologischen Untersuchung verschiedene immunbiologische Verfahren kombiniert zur Anwendung. An erster Stelle steht der *Intracutantest mit Coccidioidin*, das hierbei in der Gebrauchsverdünnung eine ausgezeichnete Spezifität zeigt. Deshalb gelang auch die Festlegung der Coccidioidomykose-Endemiegebiete leichter als die Abgrenzung der Histoplasmose-Herde. Bei der Coccidioidin-Hautreaktion ist die Sofortreaktion beim Hyperergischen von der meist vorhandenen Spätreaktion abzugrenzen. Letztere läßt sich passiv auf Gesunde übertragen (RAPAPORT et al. 1960a und b).

Unter den serologischen Untersuchungsverfahren haben KBR und Präcipitintest weite Anwendung gefunden. Allerdings versagen gelegentlich Coccidioidin-Chargen, die im Hauttest gut brauchbar sind, in der KBR und umgekehrt. Ein besonders leicht herzustellendes Antigen für die KBR wurde neuerdings von WALLS und AJELLO (1958) beschrieben. — Beide Verfahren sollen stets parallel nebeneinander durchgeführt werden. Nur eindeutige Komplementablenkungen und kräftige Präcipitationen, die täglich für 5 Tage kontrolliert werden, mit typischer scheibenförmiger Präcipitatbildung sind diagnostisch bedeutsam. Nach C. E. SMITH u. Mitarb. (1956) ergab sich in der Untersuchung von 39500 Menschenseren folgendes: Sowohl KBR wie auch Präcipitation zeigen *relativ spezifisch* an, allerdings mit der Einschränkung, daß bei anderen Systemmykosen, insbesondere Histoplasmose und auch nordamerikanischer Blastomykose, gelegentlich *Kreuzreaktionen* vorkommen, was durch die Befund evon CAMPBELL und BINKLEY (1953) bestätigt wird. Während bei komplikationsloser primärer Coccidioidomykose eine oder beide Seroreaktionen (in 90—95% der Fälle) positiv werden, ist dies nur bei 3—7% der symptomlosen Infektionen der Fall. Demgegenüber werden positive Ergebnisse bei 99% der disseminierten Erkrankungen, aber nur bei 60% der mit Lungeneinschmelzung einhergehenden Fälle gefunden. Nach SMITH u. Mitarb. zeigen die Prozentzahlen der serologisch positiven Reaktoren in den einzelnen Krankheitswochen deutliche Unterschiede. Präcipitine er-

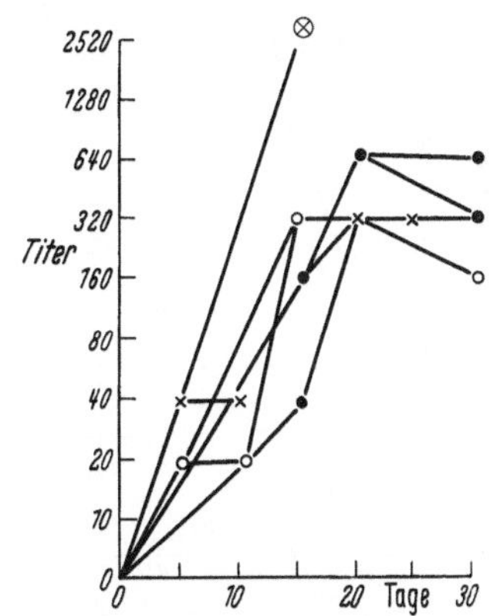

Abb. 44. Serologisches Verhalten von *C. immitis, Blastomyces dermatitidis*- und *Histoplasma capsulatum*-Antigenen in *C. immitis*-Seren. [Nach SALVIN: J. Lab. clin. Med. **34**, 1096 (1949)]. ● *C. immitis*-Antigen; × *B. dermatitidis*-Antigen; ○ *H. capsulatum*-Antigen

scheinen in der Regel früher, verschwinden aber eher als die komplementbindenden Antikörper, gelegentlich schon in der 3.—4. Krankheitswoche. Der Rückgang der KB-Titer beginnt meist nicht vor dem 2.—3. Krankheitsmonat. Dies wird eindrucksvoll durch Abb. 45 (nach CAMPBELL 1960) erläutert. Bei Erkrankungen von längerer Dauer als 5 Monaten haben demzufolge Präcipitinteste nur noch geringen Wert. Bei rund einem Drittel der Erkrankungen sind Präcipitine der einzig serologisch faßbare Ausdruck der Antikörperbildung. Bei primären Infektionen der Haut treten nach WILSON u. a. (1953) die Immunreaktionen meist verzögert auf. Neben den klassischen serologischen Verfahren wird mit sehr gutem Erfolg seit einiger Zeit auch die Präcipitation im Agar-Gel verwandt. Über den Wert dieser Methode im Vergleich zu den älteren Verfahren berichten SCHUBERT und HAMPSON (1962).

Für den Vergleich von Titerwerten verschiedener Untersucher ist die unterschiedliche Untersuchungsmethodik von großer Bedeutung (SMITH et al. 1957). So wird beispielsweise von CH. SMITH neuerdings — in Abänderung des früher geübten Verfahrens — in der KBR eine Bindungszeit von 18 Std bei 4°C vorgezogen, wodurch die Titer meist eine Verdünnungsstufe höher liegen.

Die *KB-Titer zeigen weitgehende Übereinstimmung mit dem klinischen Verlauf*. Deshalb ist es nötig, alle Seroteste *quantitativ* durchzuführen. Bei der von C. E. SMITH u. Mitarb. (1956) angewandten Technik sind Titer über 1:32 als Anzeichen einer Dissemination zu werten. Dagegen ist im Laboratorium der US Army Medical

School erst ein Titer von 1:80 im gleichen Sinne deutbar, da dort eine andere Technik verwandt wird (Smith et al. 1957). *Deutliche Titerrückgänge* sind meist ein *prognostisch günstiges Zeichen.* Positive Liquorreaktionen wurden bei 95% der *C. immitis*-Meningitiden gefunden und sind ein sicheres Zeichen für diese prognostisch sehr ungünstige Verlaufsform (s. auch Huppert, Walker und Bailey 1962). Die Reagine können auch die Placentarschranke passieren.

Paralleluntersuchungen fünf bekannter amerikanischer Laboratorien (Smith et al. 1957) ergaben bei Verwendung der gleichen Antigencharge vergleichbare Resultate und bewiesen den allgemeinen prognostischen und diagnostischen Wert quantitativer Teste auf Coccidioidomykose. Zur Standardisierung und Ermittlung des „kritischen Titers" wurde ein Pferdeserum hergestellt, das im Handel erhältlich ist.

Hinsichtlich der Beziehungen zwischen dem spezifischen Coccidioidin-Hauttest und den Seroreaktionen sei auf die einschlägigen Mitteilungen verwiesen (Fiese 1958, Smith 1955, Smith et al. 1948b, Haynes u. Hess 1946).

Bei eigenen Untersuchungen wurden bisher etwa 1300 Seren mitteleuropäischer Herkunft auf Anti-

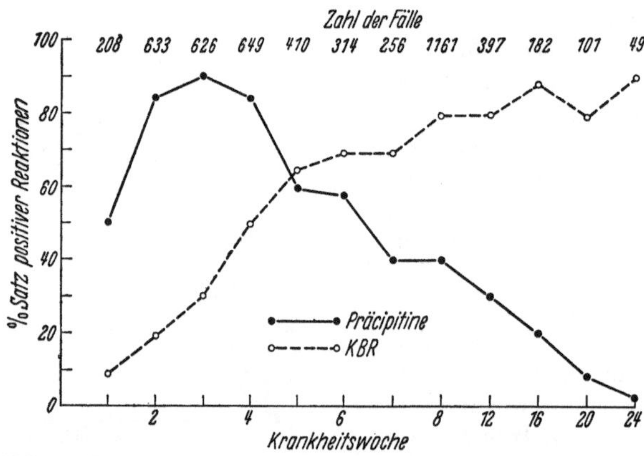

Abb. 45. Präcipitine und komplementbindende Antikörper in Serumproben von Patienten mit primärer, nicht disseminierender Coccidioidomykose. [Nach Campbell: Ann. N.Y. Acad. Sci. *89*, 165 (1960)]

körper gegen *C. immitis* mit einem selbst hergestellten Mycelphase- und Kulturfiltrat-Antigen in der KBR geprüft. Die Reaktion fiel 16mal positiv aus, dabei mit dem Serum eines Patienten, der sich im Laufe einer Studienreise nach den USA (mit Besuch des San Joaquin-Tales) infiziert hatte. Zwei weitere Seren ehemaliger Kriegsgefangener reagierten bei Serumverdünnungen bis 1:8 positiv, gleichzeitig aber auch mit *H. capsulatum*- und *B. dermatitidis*-Antigen. Das Serum einer Coccidioidin-positiven Patientin hatte einen 4+-Titer bei 1:2, gleichzeitig aber auch eine positive Komplementablenkung in Anwesenheit von *H. capsulatum*, *B. dermatitidis* und *C. albicans* in Serumverdünnungen bis 1:8. Ähnlich wie bei *H. capsulatum* wurden auch bei der Verwendung von *C. immitis*-Antigen vereinzelt positive Befunde bei Patienten erhoben, die mit Sicherheit nicht an Coccidioidomykose erkrankt waren und auch nie die Endemiegebiete dieser Krankheit aufgesucht hatten. Die Gründe für derartige, offensichtlich unspezifische Reaktionen sind noch unklar. Ihr gelegentliches Auftreten warnt vor einer Überbewertung serologischer Ergebnisse, vor allem in der KBR. In Coccidioidomykose-freien Gegenden, z.B. Europa, sollte sich deshalb die Diagnose der Krankheit niemals allein auf das Ergebnis der KBR stützen. Stets sind zusätzliche Kontrollen, insbesondere der Coccidioidin-Hauttest und die Präcipitation, mit heranzuziehen.

ι) Infektionen durch Dermatophyten (Trichophytie, Epidermophytie, Mikrosporie)

Serologie der Erreger. Schon 1919 war durch die grundlegenden Forschungen von Bruno Bloch u. Mitarb. (Bloch u. Massini 1909, Bloch et al. 1925, Bloch 1928), bekannt, daß die Pilze der Gattungen *Trichophyton, Epidermophyton* und *Microsporum* — wie sie heute genannt werden — durch Antigengemeinschaften miteinander verbunden sind. Dies wurde auch von SULZBERGER (1937) beobachtet, der weiter nachwies, daß Antigene von *Candida-*, *Alternaria-*, *Aspergillus-* und anderen Pilzarten im Intracutantest bei Infizierten keine nennenswerten Kreuzreaktionen erkennen lassen. JADASSOHN u. Mitarb. (JADASSOHN u. SCHAAF 1933, JADASSOHN et al. 1935) sind den Antigenverwandtschaften der Dermatophyten nachgegangen und haben sich dabei der Schultz-Dale-Technik bedient. Dieser liegt folgender Vorgang zugrunde:

Der jungfräuliche Meerschweinchen-Uterus reagiert mit Kontraktion auf Substanzen, gegen die das Tier allergisch bzw. anaphylaktisch gemacht worden ist. Die Kontraktionen zeigen das Vorhandensein bereits geringer Antigenmengen und geringfügiger Antigenunterschiede an.

Dabei offenbarten eiweißfreie Trockenextrakte verschiedener Hautpilze einen *gemeinsamen Antigenfaktor*. Zusätzlich fand man bei einzelnen Arten weitere, teils *gruppen-*, teils *artspezifische Komponenten* mit unterschiedlichem Sensibilisierungsvermögen. Bei vier wichtigen Vertretern pathogener Hautpilze ergab sich vereinfacht folgender Antigenaufbau (JADASSOHN et al. 1937):

$$
\begin{array}{ll}
\textit{Achorion quinckeanum} & \text{Q} \\
\textit{Trichophyton gypseum} & \text{G} \\
\textit{Epidermophyton Kaufmann-} & \\
\qquad\qquad\textit{Wolf} & \text{KW} \\
\textit{Achorion schoenleinii} & \text{SCH}
\end{array}
\left. \begin{array}{l} \ \\ \ \\ \ \end{array} \text{B} \right\} \text{A} \Biggr\} \text{H}
$$

Hierdurch wurde bewiesen, daß Trichophyton-Trockenextrakte komplexe Mischungen verschiedener Antigene darstellen, was auch von SULZBERGER (1937) und FISCHER (1956) bestätigt wurde. ZAMIECHOWSKA-MIAZGOWA (1958) stellte bei *Trichophyton plicatile* nicht weniger als 18 Fraktionen fest. WHARTON u. a. (1950) sowie KURODA (1953a, b, 1958) fanden gleichfalls gruppenspezifische Präcipitine bzw. Agglutinine in Dermatophyten-Antiseren, KEENEY und ERIKSEN (1949) Anzeichen für artspezifische Antigene bei Verwendung sensibilisierter Kollodium-Partikel. Dabei zeigten sich serologische Unterschiede zwischen *Trichophyton mentagrophytes* und *Trichophyton rubrum*-Antigen. Nach dem Ergebnis der Kollodium-Partikel-Agglutination mittels der sog. C-2-Fraktion ließen sich bei *T. mentagrophytes* mindestens drei verschiedene Serotypen unterscheiden (HUPPERT 1955). Ein von SEELIGER (1954, 1957a) benutztes Antiserum gegen *T. rubrum* verhielt sich gruppenspezifisch, indem es nicht nur die Extrakte homologer Stämme, sondern auch Polysaccharide zahlreicher anderer *Trichophyton-*, *Epidermophyton-* und *Microsporum*-Arten präcipitierte (vgl. auch BEVIS 1961, TOMOMATSU 1959, 1960). Antigene dieser Pilze reagierten in der KBR mit *T. rubrum*-Serum in hohen Verdünnungen. Gewaschene Conidien von *T. mentagrophytes* wurden durch *T. rubrum*-Antiserum kräftig agglutiniert. Darüber hinaus erfaßte das *T. rubrum*-Serum in der KBR Antigene verschiedener saprophytärer Schimmelpilze, allerdings nur in niedrigen Verdünnungen. Neben den art- oder gruppenspezifischen Polysaccharid-Komponenten existieren somit noch solche geringerer Spezifität (vgl. auch JADASSOHN u. a. 1937). Vielleicht sind diese Substanzen größeren Pilzgruppen eigen und am Zustandekommen bisher nicht völlig geklärter übergreifender Reaktionen beteiligt, wie sie bei Intracutantesten allergischer Personen auftreten. Dies wurde von PEPYS, RIDDELL und CLAYTON (briefl. Mitt.; PEPYS 1959b) durch Anwendung der Präcipitation im Agar-Gel belegt. Ein Menschenserum enthielt nicht nur spezifische Antikörper gegen *T. mentagrophytes var. interdigitale*, sondern auch Präcipitine gegen *Cladosporium herbarum* und *Penicillium notatum*. Gemeinsame Antigenbestandteile wurden auch zwischen *T. rubrum* und *C. herbarum* entdeckt. In einem anderen Serum zeigten sich übergreifende Reaktionen zwischen Antikörpern gegen *Aspergillus fumigatus* und *T. rubrum*.

In neueren Untersuchungen (M. E. LANDY und J. E. DYSON: Relationship of Trichophyton mentagrophytes to Trichophyton rubrum as shown by agar gel diffusion techniques. Bact. Proc. 1961, 121) wurden die Gruppenantigengemeinschaften zwischen *T. mentagrophytes* und *T. rubrum* bestätigt. Während 12 *T. rubrum*-Stämme im Agar-Gel-Präcipitintest einheitlich, d.h. als homogene Gruppe, reagierten, ließen sich bei *T. mentagrophytes* zwei Serogruppen unterscheiden, wovon eine zur Varietas *nodulare* gehörte. — Die ganze Komplexität der Antigenbeziehungen zwischen Dermatophyten hat sich erst in immunelektrophoretischen Untersuchungen gezeigt (BIGUET et al. 1961).

Interessant ist das Verhalten der einzelnen Antigenkomponenten nach chemischer Fraktionierung des Gesamtmycels von *T. mentagrophytes*, das nach MERKEL (1958) zu 60% aus Lipoiden, zu 30% aus Zucker und 10% aus Protein mit Spuren von Desoxyribonucleinsäure besteht. Obwohl alle Fraktionen mit Kaninchenimmunseren eine positive KBR gaben, führte nur die Eiweißfraktion zu einer positiven Hautreaktion. Möglicherweise ist die nur bedingte Spezifität dieses Eiweißanteils maßgebend für Beobachtungen einer gekreuzten Hautallergie gegen Tuberkelbakterien und Pilzantigene (LABORIE und LABORIE 1960).

JADASSOHN u. Mitarb. (1937) und Verf. (SEELIGER 1957a) haben die Anwendung serologischer Methoden bei der Klärung der verwickelten Zusammenhänge zwischen den verschiedenen Dermatophyten dringend empfohlen. Neuere Befunde, insbesondere aus England, haben gezeigt, daß mit hochempfindlichen Verfahren hierbei noch erhebliche Fortschritte zu erzielen sind.

Serologie der durch die genannten Erreger hervorgerufenen Hautpilzinfektionen. Schon 1905 hat CITRON (1905) über serologische Befunde bei Hautpilzinfektionen berichtet. Die einschlägige ältere Literatur wurde ausführlich von B. BLOCH (1928) sowie von ARZT und FUHS (1928) besprochen; neuere Arbeiten werden in einer Darstellung von KLIGMAN und DE LAMATER (1950) behandelt. Mitte der dreißiger Jahre hat FÖLDVARI (1935) zusammenfassend festgestellt, daß komplementbindende Antikörper nachweislich und in bedeutender Menge bei den tiefen Hautpilzerkrankungen gebildet werden, in geringerem Maße auch bei oberflächlichen Prozessen. Eine umfassende Darstellung der allergischen Phänomene wurde jüngst von RIVALIER (1960) gegeben.

Die Vielzahl der Erreger und Testantigene, deren unterschiedliche biologische Wertigkeit und die oft anfechtbare Untersuchungsmethodik erschweren eine sachliche Bewertung der teilweise gegensätzlichen Befunde verschiedener Forscher.

Französische Untersucher fanden beispielsweise nicht selten Agglutinine gegen *Trichophyton*-Conidienaufschwemmungen. Nach PECORI (zit. BLOCH 1928) sind diese stets nachweisbar, wenn komplementbindende Antikörper vorhanden sind. Die KBR scheint zur Diagnostik tiefer Trichophytien nicht ungeeignet, sahen doch BLUMENTHAL und HAUPT (1922) bei 58 Erkrankten 43 positive Ergebnisse. Bei 20 Trichophytien mit mäßigen Infiltrationen reagierten immerhin noch 12, und von 18 oberflächlichen Prozessen 7 positiv. Demgegenüber fand NATHAN (1920) in der KBR nur wenige positive Resultate, dafür aber häufiger eine spezifische Präcipitation. Alkoholische *Trichophyton*-Extrakte reagieren nach HASHIMOTO (HASHIMOTO u. ISHIBASHI zit. BLOCH 1928) in der KBR mit Trichophytiker-Seren oft positiv, was allerdings auch auf der mangelnden Spezifität vieler Alkoholextrakte beruhen kann. Nach KURODA (1958) laufen die mittels zerriebener Antigene von *T. asteroides* gefundenen Agglutinations- und KBR-Titer beim infizierten Kaninchen nicht parallel. Sie erreichen ihr Maximum meist im Höhepunkt der klinischen Erscheinungen. In weiteren Untersuchungen fand der japanische Autor positive Komplementbindungs- und Präcipitationsreaktionen bei pilzinfizierten Patienten in weitgehender Übereinstimmung mit dem Ausfall der Hautproben. Dem stehen jedoch widersprechende Angaben gegenüber, z.B. von GREENBAUM (1924) und MILLER u. Mitarb. (1941), die bei ihren Patienten keine Serumantikörper feststellten. Andererseits sah KALLENBERG (1956) bei 84 pilzkranken Männern und Frauen 52mal eine positive KBR, während 60 Gesunde negativ reagierten. Erst jüngst hat KOKUSHINA (1958/59) in der UdSSR beim Studium von 200 Patientenseren und 36 Kontrollseren gezeigt, daß die Antigene von 10 verschiedenen Dermatophyten-Arten in der KBR eine recht unterschiedliche Aktivität aufweisen. Von Interesse ist auch eine Mitteilung von PIREDDA (1955), der mit einem Mischextraktantigen aus *Trichophyton*- und *Microsporum*-Arten bei Trichophytikern spezifische Komplementablenkungen erzielte. Diese fielen übrigens mit der Flüssigkeit von Cantharidenblasen häufiger und stärker positiv aus als mit Serum. Dies wird mit einem erhöhten Antikörperspiegel in der Haut erklärt. Abweichend hiervon weisen die Ergebnisse von FEGELER (1958) mit einem eiweißreichen Dermatophytin als Antigen auf eine recht geringe Spezifität der KBR hin, die bei 31,4% von 109 Patienten mit wahrscheinlicher bzw. gesicherter Dermatophytie positiv ausfiel, in gleicher Weise aber auch bei 24% von 175 Probanden ohne nachweisbare Hautpilzerkrankung. In diesem Zusammenhang sei auch an den Nachweis serologischer Gruppenreaktionen zwischen Trichophytin (Dermatophytin) und Penicillin-Antigen nach FEGELER (1958) erinnert, was durch die bereits zitierten Befunde von PEPYS u. Mitarb. (PEPYS persönl. Mitteilung) mittels der Präcipitation im Agar-Gel weitgehend bestätigt wird.

BLOCH (1928) hat in einer kritischen Stellungnahme zu den älteren Arbeiten klargestellt, daß die humoralen Antigen-Antikörperreaktionen nicht ohne weiteres mit der spezifischen, im Hauttest nachweisbaren Allergie identifiziert werden können. Offenbar sind verschiedene Substanzen der komplexen Hautpilzantigene für die allergisierende und antigene Wirkung verantwortlich. Auf jeden Fall haben mangelnde Übereinstimmung der Ergebnisse, ungenügend standardisierte Untersuchungsverfahren, die nur teilweise vorhandene Korrelation zwischen klinischem Bild und serologischem Befund und die relative Leichtigkeit des Erregernachweises dazu geführt, daß *serologische Methoden bei der Diagnostik von Dermatophytien derzeit in der Praxis kaum angewandt werden.* Auch FEGELER (1958) folgert auf Grund seiner Untersuchungen, daß die Seroreaktionen bei den Pilzerkrankungen der Haut als diagnostische Methode entbehrlich sind. Andererseits ist nicht zu verkennen, daß mittels der KBR die Diagnostik tiefer Hautpilzerkrankungen bereichert werden kann (ITO 1957, 1959). So schreibt KOKUSHINA (1958/59), daß die KBR mit Hautpilzantigenen eine sehr nützliche zusätzliche Methode der Laboratoriumsdiagnostik darstelle, besonders in Fällen, bei denen der Erregernachweis Schwierigkeiten bereite. Aus wissenschaftlichen wie praktischen Erwägungen erscheint es angezeigt, mit den modernen Methoden der Antikörperanalyse sowie mit hochempfindlichen Verfahren zum Antikörpernachweis die bisher noch weitgehend offenen Fragen über Häufigkeit und Bedeutung humoraler Antikörper bei den Dermatophytien einer Beantwortung näherzubringen. Die eindrucksvollen Ergebnisse von PEPYS u. Mitarb. (1959, PEPYS 1959a/b) stellen sicher nur einen Anfang dar, der noch viele interessante und lohnende Ausblicke eröffnet, nachdem nun auch experimentelle Arbeiten aus Japan vorliegen, die zeigen, unter welchen Voraussetzungen die Antikörperbildung bei Mykosen der Haut diagnostisch genutzt werden kann (TOMOMATSU 1959, 1960).

Von den besprochenen Serumantikörpern sind *Hemmstoffe* zu trennen, die erstmals von JESSNER und HOFFMANN (1924) im Serum von Trichophytikern beobachtet wurden. Später haben AYRES und ANDERSON (1934) und in neuerer Zeit vor allem JANKE (1953, 1959) versucht, ihre diagnostische Bedeutung zu klären. Nach JANKE ist die Serum-Hemm-Methode zuverlässig und an Schnelligkeit allen anderen diagnostischen Verfahren (ausgenommen dem Direktpräparat) überlegen. Die spezifischen fungistatischen Substanzen gegen *Trichophyton-* und Soorpilze überschneiden sich in ihrer Wirkung nicht. LEWIS und HOPPER (1948) sahen jedoch unregelmäßige Ergebnisse und berichten auch über positive Reaktionen bei Gesunden. Erst kürzlich haben JANKE und NEWIG (1959) bei einer *T. verrucosum*-Infektion des Menschen spezifische fungistatische Antikörper nachweisen können. Ein Vergleich der klassischen serologischen Untersuchungsmethoden mit den Ergebnissen der Serumfungistase erscheint im Lichte neuerer Untersuchungsergebnisse besonders wünschenswert.

Nach wie vor nimmt jedoch unter den Immunreaktionen beim Hautpilzinfizierten Menschen die *Trichophytin-Hautprobe* eine dominierende Stellung ein. Über ihre Bedeutung wird an anderer Stelle dieses Bandes eingehend berichtet. Wenn sich auch *Immunisierungsversuche* gegen Hautpilze noch im Stadium der Entwicklung befinden (WHARTON et al. 1950), so wird deren Ergebnis doch entscheidend vom Antigen und der serologischen Aktivität bestimmt (HUPPERT 1962).

ϰ) Aspergillose, Mucormykose und andere Schimmelpilzinfektionen bzw. -allergien

Serologie der „Erreger". Die im folgenden zu besprechenden Pilzarten sind nur ausnahmsweise Erreger von Pilzinfektionen. Ihnen allen ist gemeinsam, daß sie primär ein saprophytäres Dasein außerhalb des menschlichen oder tierischen Organismus führen und nur unter besonderen Umständen als Ursache von Pilzinfektionen in Betracht kommen. Hierbei haben einige *Aspergillus*- und *Mucor*-Arten eine etwas größere Bedeutung erlangt.

Schon 1907 haben W. MAGNUS und FRIEDENTHAL (1906, 1907a) bei der Überprüfung der Spezifität serologischer Verwandtschaftsreaktionen von Pflanzen auch ein Immunserum gegen *Mucor racemosus* hergestellt. Dieses Serum reagierte im Präcipitationsversuch kräftig mit homologem Antigen. 1913 glaubte BLAKESLEE (BLAKESLEE u. DAVENPORT 1913), serologische Unterschiede zwischen den sexuellen Phasen einer dem *Mucor hiemalis* nahestehenden Art nachgewiesen zu haben, was sich jedoch in späteren Untersuchungen nicht bestätigen ließ (BLAKESLEE u. GORTNER 1915). Verf. (SEELIGER 1954) fand bei Präcipitations- und Komplementbindungsversuchen mit verschiedenen Schimmelpilzseren geringfügige Mitreaktionen zweier *Mucor*-Stämme, während Antigen aus *Rhizopus nigricans* in den Fremdseren negativ reagierte. Dies deutet auf eine serologische Eigenstellung dieser Arten hin, ohne daß bisher Näheres über die Antigenstruktur der *Mucorales* bekannt ist.

Auch über die Serologie von *Penicillium*-Arten weiß man wenig. In eigenen Präcipitationsversuchen wie in der KBR wurde von einem Antiserum gegen *Penicillium notatum* lediglich die Polysaccharid-Extrakte verschiedener, kulturell nicht näher bestimmter *Penicillium*-Arten erfaßt (SEELIGER 1954, 1957a). Serologische Gruppenantigengemeinschaften der *Penicillium*-Arten untereinander zeigten sich auch in der KBR, in der es auch zu Mitreaktionen heterologer Pilzantigene kam. Neuere Untersuchungen des Arbeitskreises um PEPYS (1958a, b, PEPYS et al. 1959) haben erwiesen, daß *Penicillium* neben artspezifischen Antigenen auch über Teilantigene anderer Schimmelpilze, z.B. *Aspergillus*- und *Cladosporium*-Arten, verfügt. Wahrscheinlich existieren auch gemeinsame Gruppenantigene zwischen *Penicillium* einerseits und pathogenen Pilzen andererseits, z.B. *Trichophyton*-Arten und *Coccidioides immitis* (SEELIGER 1954, 1957a).

Etwas besser ist man über die Serologie einzelner *Aspergillus*-Arten unterrichtet. Ältere Befunde von SARTORY (1922) an *Aspergillus fumigatus* und *Aspergillus fumigatoides* sind sehr schwer zu interpretieren. Spätere Untersuchungen von MATSUMOTO (1929) brachten etwas mehr Klarheit: Im Präcipitationstest erfaßten Immunseren von *Aspergillus amstelodami*, *A. glaucus*, *A. niger*, *A. carbonarius* und *A. fumigatus* wechselnd stark nicht nur homologe Extrakte, sondern auch die anderer *Aspergillus*-Arten. Dies beruht offenbar auf dem Vorhandensein von Gruppenfaktoren, die von SEELIGER (1954) im Agar-Gel-Diffusionstest mit *A. glaucus*-Serum erstmals objektiviert und später von PEPYS u. Mitarb. (PEPYS 1959a, b, PEPYS et al. 1959) nachgewiesen werden konnten. In Komplementbindungsversuchen des Verf. standen Gruppenreaktionen im Vordergrund. Daneben ließen sich Anhaltspunkte für artspezifische Antigenbestandteile erbringen, die auch in den Versuchen von PEPYS u. Mitarb. zum Tragen kamen. Von praktischer Bedeutung ist die serologische Verschiedenheit der menschenpathogenen Art *A. fumigatus* von anderen pathogenen Pilzen (SALVIN 1950a; SEELIGER 1954, 1957a, FUKUI und YASUDA 1961). Trotz mancher Fortschritte auf dem Gebiet der *Aspergillus*-Serologie gilt nach wie vor die Aussage MATSUMOTOS (1929), daß die bisherigen Ergebnisse eine Aspergillen-Klassifizierung auf serologischer Basis noch nicht ermöglichen.

Nicht weniger komplex ist die Serologie der *Cladosporium*-Pilze (vgl. auch Abschnitt über pathogene *Cladosporium*-Arten). PEPYS (1959b) konnte im Agar-Gel-Präcipitationstest mit Antiseren von *C. herbarum* und *C. fulvum* nicht weniger als acht Antigenkomponenten identifizieren. Die in der KBR auftretenden Kreuzreaktionen zwischen *Aspergillus*-, *Penicillium*- und *Cladosporium*-Antigenen verschiedener Arten ließen sich teilweise auf gemeinsame Antigenfraktionen zurückführen.

Über die Serologie von *Fusarium*-Pilzen liegen nur einige orientierende Untersuchungen vor, wonach mindestens zwei verschiedene Serogruppen zu unterscheiden sind (SEELIGER 1957a).

Serologische Befunde bei Schimmelpilzinfektionen und -allergien. In der einschlägigen Literatur finden sich nur wenige Hinweise über den Wert von Seroreaktionen, obwohl gerade sie eine entscheidende Bedeutung für die oft strittige Erregernatur der aus pathologischem Material isolierten Saprophyten erlangen könnten. Das gilt besonders für die nicht ganz seltene, aber vielfach verkannte *Aspergillose*. Versuche von NICAUD (1929) ergaben keine Anhaltspunkte für den Wert der Päcipitationsreaktion und der KBR (s. auch GOUGEROT u. VAUCHER). SEELIGER (1957a, 1961a, b) untersuchte mittels der KBR eine größere Zahl von Menschenseren auf *Aspergillus*-Antikörper. Nur ein Serum reagierte bei der

Verdünnung von 1:10 mit einem Antigen aus *A. fumigatus* positiv. Es stammte von einem Patienten mit einer ausgedehnten Karzinose, auf deren Boden sich subfinal eine kulturell bestätigte Aspergillose entwickelt hatte. 7 weitere Seren reagierten bei Verdünnungen bis 1:8 positiv. 4 der 8 insgesamt positiven Seren stammten jedoch von Personen mit anderen Mykosen. Der Hundertsatz der in der KBR mit *A. fumigatus*-Antigen positiven Proben betrug bei 1334 Seren nur 0,6%. Auch Leszczynski und Epler (1949) berichten über eine positive KBR bei einem durch *A. flavus* verursachten Absceß. Dagegen fand sich bei einer

Tabelle 16. *Ergebnis der Untersuchung von Menschenseren mit Aspergillus-Antigenen.* (Modifiziert nach Pepys, Riddell, Citron, Clayton und Short 1959)

Zahl der Patienten	Sputumkultur auf A. fumigatus	Hautprobe		Bronchialtest-Reaktion mit Aspergillus-Extrakt	Präcipitation
		Sofortreaktion	Spätreaktion		
13	+	10+ 2− 1 n.d.	3	7+ 2− 4 n.d.	+
14	+	+	3	10+ 1− 3 n.d.	0
8	+	0	0	0	0
6	0	+	0	2+ 2− 2 n.d.	0
5	n.d.	+	0	2− 3 n.d.	0
13	n.d.	8− 5 n.d.	0	n.d.	0

n.d. = nicht durchgeführt.

A. amstelodami-Infektion nur ein unspezifisches Resultat (Weil et al. 1949). Friedrich (pers. Mitteilung, 1956) berichtet gleichfalls über eine positive KBR bei einer Lungeninfektion durch *A. fumigatus*. — Der Wert von Hautproben mit Aspergillin bei einschlägigen Infektionen und *Aspergillus*-Allergien, wie sie als Ursache oder Begleiterscheinung bei Asthma und anderen allergischen Erkrankungen vermutet werden (vgl. Zapater 1953), ist umstritten. Deshalb verdienen neuere Befunde von Pepys u. Mitarb. (Pepys 1959a/b, Pepys et al. 1959) besondere Beachtung, zumal eine Überempfindlichkeit gegen *A. fumigatus*, angezeigt durch positive Hautreaktionen, nicht selten mit einer Präcipitation von *Aspergillus*-Extrakten im Agar-Gel-Präcipitationstest einhergeht (s. Tabelle 16).

Allerdings ist die Deutung solcher Befunde dadurch erschwert, daß sich im Agar-Gel Präcipitationslinien mit Extrakten aus *Aspergillus*-, *Cladosporium*- und *Penicillium*-Arten wechselnd häufig auch in Trichophytiker-Seren nachweisen lassen. Dies ist entweder durch gemeinsame Gruppenantigene bedingt oder die Folge von Doppelinfektion bzw. -allergisierung. Bezüglich weiterer Einzelheiten sei auf die grundlegenden Arbeiten von Pepys u. Mitarb. verwiesen. Diese Befunde deuten auch darauf hin, daß es durch Absättigungsversuche möglich ist, Gruppenreagine auszuschalten und die spezifischen Antikörper nachzuweisen. So ließen beispielsweise zur Absättigung benutzte *Cladosporium*- und *Penicillium*-Extrakte die spezifischen *Aspergillus*-Präcipitationslinien intakt; das gleiche gilt für Versuche mit heterologen *Aspergillus*-Arten gegenüber einem Antiserum aus *A. fumigatus*.

Die bisher erzielten Ergebnisse, die anhand eines Beispiels in Abb. 46 veranschaulicht sind, sind richtungweisend für den Weg künftiger Untersuchungen. Es ist erwiesen, daß bei einem Teil der mit *A. fumigatus* infizierten Patienten, vor allem bei Infektionen der Lunge und des Bronchialtrakts, spezifische Antikörper auftreten. Hierbei ist zu beachten, daß trotz Fehlen einer Aspergillin-Überempfindlichkeit im Hauttest präcipitierende Antikörper vorhanden sein können. Umgekehrt wurden aber bei 14 Patienten, aus deren Sputum *A. fumigatus* gezüchtet wurde, trotz positiver Hautteste keine Präcipitine nachgewiesen.

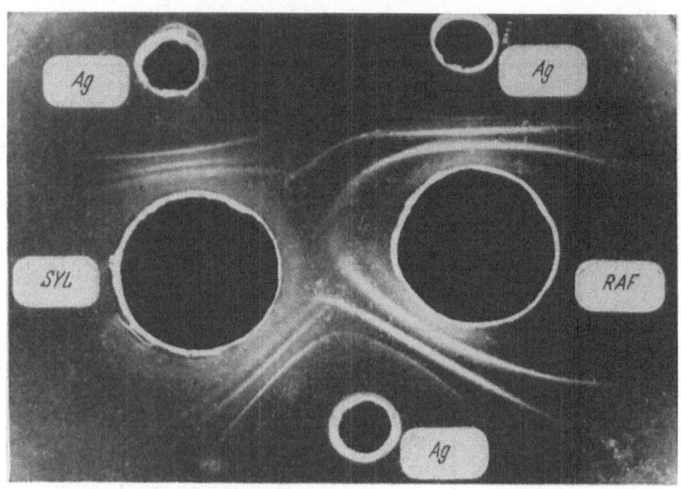

Abb. 46. Vergleich eines *A. fumigatus*-Kaninchen-Immunserums und eines Menschenserums im Agar-Gel-Diffusionstest mit *A. fumigatus*-Zellsaft. [Nach Pepys u. Mitarb.: Amer. Rev. Resp. Dis. **80**, 175 (1959).] Zeichenerklärung: *Ag* Bassins mit *A. fumigatus*-Zellsaft, dialysiert, gefriergetrocknet, in Konzentration von 10 mg/ml gelöst; *SYL* Serum eines Patienten mit bronchopulmonaler Aspergillose; *RAF* Kaninchenimmunserum gegen *A. fumigatus*

Pepys u. Mitarb. (1959) folgern, daß *A. fumigatus*-Überempfindlichkeit in Beziehung zum Auftreten einer pulmonalen Eosinophilie stehe und daß das Vorhandensein präcipitierender Antikörper an der Entstehung einer dem Arthus-Phänomen ähnlichen Reaktion in den Lungen beteiligt sei. Ergänzend sei noch mitgeteilt, daß es Verfasser und Mitarbeitern (1961, 1962 unveröffentlicht) mehrfach gelang, bei kulturell bzw. histologisch gesicherter Aspergillose den Nachweis homologer Antikörper zu erbringen. — Bezüglich der *Cladosporium*-Allergie sei auf Bernton und Thom (1937) verwiesen, weitere Literatur bei Seeliger (1957a) und Zapater (1953).

Demgegenüber ist das Vorhandensein von Antikörpern bei den ziemlich seltenen *Penicilliosen* relativ wenig bekannt. Es wird berichtet, daß bei einer durch *Penicillium giordanoi* verursachten Bronchomykose Sporenagglutination (Titer 1:200), KBR und Präcipitation positiv ausfielen (Giordano zit. nach Brumpt 1949).

Der Fragenkomplex der Antikörperbildung gegen Aspergillen und *Penicillium*-Pilzen bei verschiedenen Personengruppen wurde unter Verwendung der Kollodium-Partikel- und Latex-Agglutination, der Hämagglutination mit sensibilisierten Erythrocyten und der Präcipitation mit Extrakten aus *A. fumigatus, A. niger* und 6 verschiedenen *Penicillium*-Arten bearbeitet (Tomšíková u. Mitarb. 1960). Bei Personen mit dem der „Farmerlunge" ähnlichen Syndrom wurden überraschend häufig Antikörper gegen eine oder mehrere der aufgeführten Pilzarten gefunden. Bei Bronchitikern gelang der AK-Nachweis erheblich seltener; vereinzelt wurde er auch bei Gesunden geführt. Verglichen mit dem AK-Befund gelang der Pilznachweis viel häufiger, so daß — wie zu erwarten — eine Korrelation nicht vorhanden war. Von besonderer Bedeutung erscheint der relativ häufige Nachweis von *Penicillium*-AK bei „Farmerlunge", zumal solche AK bei Gesunden fast ausnahmslos fehlten.

Von erheblich größerer Bedeutung scheint das Auftreten von Antikörpern gegen *Penicillium* als Folge einer *Penicillin*-Allergie bzw. als Begleiterscheinung von *Trichophytin*- und *Aspergillin*-Überempfindlichkeit zu sein. FEGELER (1958) erwähnt, daß der Intracutantest mit Penicillin bei Patienten mit nachgewiesener Dermatophytie häufiger positiv ausfiel als bei nicht an Hautmykosen leidenden Menschen (Tabelle 17). Er fand dabei auch relativ häufig Komplementablenkungen in Gegenwart von Penicillin als Antigen. Wie bereits erwähnt, kommt es beim Vorhandensein von Serumantikörpern gegen *Aspergillus* auch zum Mitreagieren von *Penicillium*-Antigen, eine Erscheinung, die von PEPYS u. Mitarb. (1959) auf gemeinsame Gruppenantigene zurückgeführt wird. In ähnlicher Weise wurden in Seren von Trichophytikern auch Antikörper gegen *Penicillium notatum* nachgewiesen. Es wird Aufgabe künftiger Untersuchungen sein, die komplizierten und zur Zeit noch unübersichtlichen serologischen Beziehungen zwischen den genannten Pilzen und die Bedeutung der Serumreaktionen in diagnostischer Hinsicht zu klären (Tabelle 17).

Tabelle 17. *Häufigkeit positiver Pilz-KBR in Seren von Patienten mit positiver bzw. negativer Penicillin-KBR.*
(Nach FEGELER 1958)

		Eine Pilz-KBR	
		positiv	negativ
Penicillin-KBR	positiv	86%	14%
	negativ	36%	64%

Bei *Mucormykosen* wurden bisher kaum erfolgreiche serologische Untersuchungen durchgeführt. Lediglich VUILLEMIN (1949) erwähnt bei einem einschlägigen Fall eine Agglutination von Sporen aus *Lichtheimia corymbifera*. Da Mucoraceen relativ häufig allergisieren, ist zu erwarten, daß bei Anwendung empfindlicher Untersuchungsmethoden auch Serumantikörper nachgewiesen werden. Für die praktische Diagnostik von Mucormykosen gibt es derzeit kein serologisches Untersuchungsverfahren von diagnostischem Wert.

Das gleiche gilt auch für Infektionen bzw. Allergien durch *Scopulariopsis*-Arten. Bei einer durch *Scopulariopsis blochi* verursachten gummösen Mykose wurde ein spezifischer Agglutinationstiter von 1:400 festgestellt (zit. nach GRÜTZ 1928).

Schließlich seien noch die *Fusarium*-Arten genannt. Verf. fand im Serum einer Patientin mit einer chronischen, ätiologisch unklaren Hauterkrankung und wiederholtem Nachweis eines *Fusarium*-Pilzes eine Agglutination bei der Serumverdünnung von 1:20. Zahlreiche Kontrollseren reagierten mit dem gleichen Antigen negativ. Die diagnostische Bedeutung derartig niedriger Titer ist jedoch fraglich.

Faßt man die bisherigen Ergebnisse über serologische Untersuchungsbefunde bei Schimmelpilzinfektionen und -allergien zusammen, wird man folgern, daß ihr diagnostischer Wert zur Zeit noch gering ist. Das gilt vor allem für die Erkennung von Schimmelpilzinfektionen, ausgenommen vielleicht ein Teil der Aspergillosen. Die Bewertung positiver Teste wird durch serologische Gruppenbeziehungen zwischen den verschiedenen Schimmelpilzarten und durch die relativ häufig anzutreffende Überempfindlichkeit gegen Pilzantigene erschwert (SEELIGER 1957a). Es ist jedoch zu erwarten, daß mit Hilfe der klassischen serologischen Untersuchungsverfahren und mittels neuer subtiler Testmethoden in absehbarer Zeit viele noch offene Fragen auf diesem interessanten Gebiet der medizinischen Mykologie beantwortet werden.

Literatur

Abrahams, I., and T. G. Gilleran: Studies on actively acquired resistance to experimental cryptococcosis in mice. J. Immunol. 85, 629—635 (1960). — Ajello, L., K. Walls, J. C. Moore and R. Falcone: Rapid production of complement fixation antigens for systemic mycotic diseases. J. Bact. 77, 753—756 (1959). — Aksoycan, N., and F. Kauffmann: Antigenic relationships between Salmonella O group C 1 and Candida albicans. Acta path. microbiol. scand. 40, 345—346 (1957). — Almeida, F. P., y C. S. Lacaz: I. Intradermoreação com paracoccidioidina no diagnóstico do granuloma paracoccidióidico. Folia clin. biol. (S. Paulo) 13, 177 (1941). — Almeida, F. P., C. S. Lacaz y A. C. Cunha: Intradermoreação para o diagnóstico da blastomicose sul-americana (granulomatose paracoccidióidica). Arch. bras. Med. 35, 7 (1945). — Almon, L., and W. D. Stovall: Serologic reactions of cultures of Monilia and of some other yeast-like fungi. J. infect. Dis. 55, 12—25 (1934). — Anderson, K., and M. Beech: Serologic tests for the early diagnosis of cryptococcal infection. Med. J. Aust. 45, 601—602 (1958). — Aoki, M.: Agglutinatorische Untersuchungen von Aktinomyzeten. Z. Immun.-Forsch. 86, 518—524 (1935). — Weitere agglutinatorische Untersuchungen der Aktinomyzeten. Z. Immun.-Forsch. 87, 196—199 (1936a). — Beziehung der agglutinatorischen Einteilung der Aktinomyzeten zu der nach der Komplementbindungsreaktion. Z. Immun.-Forsch. 87, 200—201 (1936b). — Über die agglutinatorische Bedeutung von Arthrosporen bei Aktinomyzeten. Z. Immun.-Forsch. 88, 60—62 (1936c). — Arzt, L., u. H. Fuhs: Die Mikrosporie. Immunitätsverhältnisse. In Handbuch der Haut- und Geschlechtskrankheiten von J. Jadassohn, Bd. 11, S. 637—642. 1928. — Aschner, M., J. Mager and J. Leibowitz: Production of extracellular starch in cultures of capsulated yeasts. Nature (Lond.) 156, 295 (1945). — Askin, D. I., u. M. B. Firiukowa: Serodiagnose der Aktinomykosen. Z. Mikrobiol. (Mosk.) 1, 56—60 (1955). — Ayres, S., and N. P. Anderson: Inhibition of fungi in culture by blood serum from patients with „phytid" eruptions. Arch. Derm. Syph. (Chicago) 29, 536 (1934).

Bärner, J., u. B. Helwig: Beiträge zur serologischen Systematik der Pflanzen. Bibl. bot. 94, 83 (1927). — Bailey, H. G., and R. Raffel: Organ and species specifity of broths made from ox muscle, lung and small intestine in passive anaphylaxis. Amer. J. Hyg. 34, 8—20 (1941). — Ball, O. G., F. L. Lummus, M. L. Sigrest, J. F. Busey and F. Allison jr.: An immunologic survey for systemic fungus infections in general hospital patients of Central Mississippi. Amer. J. Hyg. 72, 231—243 (1960). — Balls, A. K.: The precipitin test in the identification of yeasts. J. Immunol. 10, 797 (1925). — Beamer, P. R.: Immunology of mycotic infections. Amer. J. clin. Path. 25, 66 (1955). — Bechhold, H.: Strukturbildung in Gallerten. Z. physik. Chem. 52, 185—199 (1905). — Beerens, H.: Etude comparative de six souches de bactéries anaérobies non sporulées. Ann. Inst. Pasteur 84, 1026—1032 (1953). — Beerens, H., et M. Goudaert: Etude de 30 souches d'une bactérie anaérobie non sporulée gram positive: Actinobacterium liquefaciens. Considérations taxonomiques. Ann. Inst. Pasteur Lille 5, 119—132 (1952/53). — Benedek, T.: Über Cephalosporiose. Ein Beitrag zur Kenntnis der seltenen Mykosen, unter besonderer Berücksichtigung der Serumdiagnose. Arch. Derm. Syph. (Berl.) 154, 96—107 (1928a). — Über immunbiologische Vorgänge bei der Schizosaccharomykose. Acta derm.-venereol. (Stockh.) 9, 76—97 (1928b). — Bengston, I. A.: Complement fixation in the rickettsial diseases. Technique of the test. Publ. Hlth Rep. (Wash.) 59, 402 (1944). — Benham, Rh. W.: Certain monilias parasitic on man. Their identification by morphology and agglutination. J. infect. Dis. 49, 183—215 (1931). — Cryptococci—their identification by morphology and serology. J. infect. Dis. 57, 255—274 (1935). — Cryptococcus neoformans: „An Ascomycete". Proc. Soc. exp. Biol. (N.Y.) 89, 243—245 (1955a). — The genus Cryptococcus: the present status and criteria for the identification of species. Trans. N.Y. Acad. Sci. 17, 418—429 (1955b). — The genus Cryptococcus. Bact. Rev. 20, 189—202 (1956). — Bernton, H. S., and S. Thom: The role of Cladosporium a common mold in allergy. J. Allergy 8, 363 (1937). — Bertarelli, E.: Die Verwendung der biologischen Methode zur Auffindung und Diagnose der Hülsenfruchtmehle mit besonderer Berücksichtigung der Wicke. Zbl. Bakt., II. Abt. 11, 8—13, 45—51 (1904). — Beurmann, L. de, H. Gougerot et Vaucher: Diagnostic rétrospectif de la sporotrichose par la sporoagglutination. Bull. Soc. méd. Hôp. Paris 25, 75 (1908). — Beutmann, W.: Immunbiologische und chemische Untersuchungen an Hefen. Arch. Mikrobiol. 29, 227—256 (1958). — Biberstein, H., u. St. Epstein: Immunreaktionen bei oberflächlichen Mykosen. Arch. Derm. Syph. (Berl.) 160, 116—121 (1930). — Immunreaktionen bei der menschlichen und tierexperimentellen Oidiomykose der Haut. Arch. Derm. Syph. (Berl.) 165, 716—742 (1932). — Biguet, J., R. Havez et T. van Ky: Les possibilités d'application aux champignons pathogènes de la méthode d'Ouchterlony et de l'immunoélectrophorèse. Résultats encourageants d'une première tentative concernant l'étude des antigènes de Candida albicans. Mykosen 2, 115—120 (1959a). — Les possibilités d'application aux champignons pathogènes de la méthode d'Ouchterlony et de l'immunoélectrophorèse. C.R. Acad. Sci. (Paris) 249, 895—897 (1959b). —

BIGUET, J., R. HAVEZ, T. VAN KY et R. DEGAEY: Étude électrophorétique, chromatographique et immunologique des antigènes de Candida albicans. Ann. Inst. Pasteur 100, 13—24 (1960). — BINKLEY HILL, G., and CH. C. CAMPBELL: A further evaluation of histoplasmin and yeast phase antigen of Histoplasma capsulatum in the complement fixation test. J. Lab. clin. Med. 48, 255—263 (1956). — BISHOP, C. T., and F. BLANK: The chemical composition of the actinomycetales: isolation of a polysaccharide containing d-arabinose and d-galactose from Nocardia asteroides. Canad. J. Microbiol. 4, 35—42 (1958). — BLAKESLEE, A. F., and C. B. DAVENPORT: The department of experimental evolution, vol. 12, p. 99. Washington: Year Book of the Carnegie Inst. 1913. — BLAKESLEE, A. F., and R. A. GORTNER: Reaction of rabbits to intraveneous injections of mold spores. Biochem. Bull. 4, 45—51 (1915). — BLOCH, B.: Allgemeine und experimentelle Biologie der Dermatomykosen. III. Die Trichophytin-Allergie. In Handbuch der Haut- und Geschlechtskrankheiten von J. JADASSOHN, Bd. 11, S. 336—363. 1928. — BLOCH, B., B. A. LABOUCHÈRE u. F. SCHAAF: Versuche einer chemischen Charakterisierung und Reindarstellung des Trichophytins. Arch. Derm. Syph. (Berl.) 148, 413 (1925). — BLOCH, B., u. R. MASSINI: Studien über die Immunität und Überempfindlichkeit bei Hyphomycetenerkrankungen. Z. Hyg. 63, 68—89 (1909). — BLUMENTHAL, F., u. A. v. HAUPT: Über Vorkommen von Antikörpern im Blutserum trichophytiekranker Menschen. Derm. Z. 36, 313—336 (1922). — BOIVIN, A., et L. MESROBEANU: Sur l'antigène O, endotoxine des pyocyaniques. C. R. Soc. Biol. (Paris) 125, 273 (1937). — BONÉ, G.: Les monilias. C. R. Soc. Biol. (Paris) 122, 803—805 (1936). — BONTKE, E.: Pilzgranulom des Hodens. Z. Urol. 48, 787—791 (1955). — BOYDEN, S. T. V.: The adsorption of proteins on erythrocytes treated with tannic acid and subsequent haemagglutination by antiprotein sera. J. exp. Med. 93, 107—120 (1951). — BRETEY, J.: Sur les propriétés allergisants des Nocardia et des Strepto-thrix et sur la toxicité de leurs extraits. C. R. Soc. Biol. (Paris) 113, 53—55 (1933a). — Sur les propriétés antigéniques in vivo et in vitro des Nocardia et des Streptothrix. C. R. Soc. Biol. (Paris) 113, 350—352 (1933b). — BRODY, J. I., and S. C. FINCH: Candida-reacting antibody in the serum of patients with lymphomas and related disorders. Blood 15, 830—839 (1960). — BROWN, A. M.: Optimal precipitin reactions. Brit. J. exp. Path. 16, 554 (1935). — BROWN, J. H.: A simplified method for grouping the hemolytic streptococci by the precipitin reaction. J. Amer. med. Ass. 111, 310—311 (1938). — BROWN, R., E. L. HAZEN and C. H. GREENE: Fungal antigens for complement-fixation tests. Histoplasma capsulatum. Annual Rep. Div. Laborat. N.Y. State Dept. Health., p. 46—47, 1958. — BRUHNS, C., u. A. ALEXANDER: Allgemeine Mykologie. In Handbuch der Haut- und Geschlechtskrankheiten von J. JADASSOHN, Bd. 11, S. 1—299. 1928. — BRUMPT, E.: Précis de parasitologie. Troisième partie: étude systématique des champignons parasites et des mycoses, tome 2, p. 1607—2039. Paris: Masson & Cie. 1949. — BUNNELL, I. L., and M. L. FURCOLOW: A report on ten proved cases of histoplasmosis. Publ. Hlth Rep. (Wash.) 63, 299—316 (1948). — BUNNEY, W. E., and W. L. KOERBER: Non-specific flocculation of scarlet-fever toxin and antitoxin. J. Immunol. 40, 449 (1941). — BURCIK, E., u. W. BEUTMANN: Zuckerbausteine wasserlöslicher Hefenpolysaccharide von Haptencharakter. Naturwissenschaften 43, 427—428 (1956). — BUSCHKE, A., u. A. JOSEPH: Blastomykose (Ascomykose). Mit einem Anhang: Soormykose. In Handb. d. Haut- u. Geschlechtskrankheiten von J. JADASSOHN, Bd. 11, S. 825—925. 1928.

CALENDOLI, E.: Experienze d'immunizzazione reciproca fra alcune specie di Streptotricae. Ann. Igiene 15, 113—121 (1905). — CAMPBELL, C. C.: The accuracy of serologic methods in diagnosis. Ann. N.Y. Acad. Sci. 89, 163—177 (1960). — CAMPBELL, CH. C.: Use of Francis' glucose cystine blood agar in the isolation and cultivation of Sporotrichum schenckii. J. Bact. 50, 233 (1945). — Antigenic fractions of Histoplasma capsulatum. Amer. J. publ. Hlth 43, 712—717 (1953). — Serologic diagnosis and epidemiological aspects of histoplasmosis. In RIDDELL and STEWART: Fungous diseases and their treatment, p. 142—157. London 1958. — CAMPBELL, CH. C., and G. E. BINKLEY: Serologic diagnosis with respect to histoplasmosis, coccidioidomycosis and blastomycosis and the problem of cross reactions. J. Lab. clin. Med. 42, 896—906 (1953). — CAMPBELL, CH. C., and S. SASLAW: II. Results with ground antigens. The use of yeast phase antigens in a complement fixation test for histoplasmosis. J. Lab. clin. Med. 33, 1207—1211 (1948). — Use of yeast-phase antigens in a complement fixation test for histoplasmosis. III. Preliminary results with human sera. Publ. Hlth Rep. (Wash.) 64, 551—560 (1949). — CAPUTI, F.: Mycotorula albicans come agglutinogeno e precipitinogeno. Boll. Soc. ital. Biol. sper. 27, 1598—1599 (1951). Zit. nach Rev. Med. Vet. Mycol. 2, 20 (1953). — CARLISLE, H. N., and S. SASLAW: A histoplasmin-latex agglutination test. I. Results with animal sera. J. Lab. clin. Med. 51, 793—801 (1958). — CASTELLANI, A.: Die Agglutination bei gemischter Infektion und die Diagnose der letzteren. Z. Hyg. 40, 1—19 (1902).—CASTELLANI, A., and DOUGLAS MACKENZIE: A short general account for medical men of the genus Monilia, Persoon 1797. J. trop. Med. Hyg. Dec. 1th (1937). —CASTELLI, V., et V. GAGGINI: Sérologie et diagnostic du cancer. J. suisse Méd. 80, 56 (1950). — CAVELTI, P.A.: Studies on technic of collodion agglutination; influence of certain qualities of collodion particles and of properties of antigen and collodion on sensitivity and specificity of reaction. J. Immunol. 49, 365 (1944). —CHASE,

M. W., I. S. Slizys and C. D. Dukes: Studies of fluorescent antibody in a particulate form of „immunologic sandwich". Bact. Proc. 89 (1959). — Cheney, G., and E. J. Dennenholz: Milit. Surg. 16, 148 (1945). Zit. nach Mohr 1950. — Cherry, W. B., H. Goldman, T. R. Carski and M. D. Moody: Fluorescent antibody technique in the diagnosis of communicable diseases. U.S. Dept. Hlth Educ. Welfare, Monographie No 729, 1960. — Choukevitch, I.: Recherches sur l'agglutination des actinomycetes et sur l'immunization des animaux contre les infections actinomycosiques. Arch. Sci. biol. (Mosk.) 14, 1—18 (1909). — Christie, R., and M. M. Morton: The detection of Candida albicans. Aust. J. Derm. 2, 87—93 (1953). — Christie, A., and J. C. Peterson: Pulmonary calcification in negative reactors to tuberculin. Amer. J. publ. Hlth 35, 1131—1147 (1945). — Benign histoplasmosis and pulmonary calcification. Amer. J. Dis. Child. 72, 460 (1946). — Citron, J.: Über das Verhalten der Favus- und Trichophytonpilze im Organismus. Z. Hyg. Infekt.-Kr. 49, 120—134 (1905). — Claypole, E. J.: On the classification of streptothrices, particularly in their relation to bacteria. J. exp. Med. 17, 30—39 (1913). — Colebrook, L.: The mycelial and other micro-organisms associated with human actinomycosis. Brit. J. exp. Path. 1, 197—212 (1920). — Conant, N. F.: The status of immunobiologic tests in the deep mycoses. Proc. 4th Internat. Congr. on Tropical Medicine and Malaria, Washington, p. 1263, 1948. — Conant, N. F., and D. S. Martin: The morphologic and serologic relationships of the various fungi causing dermatitis verrucosa (Chromoblastomycosis). Amer. J. trop. Med. 17, 553—576 (1937). — Conant, N. F., D. T. Smith, R. D. Baker, J. L. Callaway and D. S. Martin: Manual of clinical mycology, 2nd edit. Philadelphia and London: W. B. Saunders Company 1954. — Converse, J. L., and A. R. Besemer: Nutrition of the parasitic phase of Coccidioides immitis in a chemically defined liquid medium. J. Bact. 78, 231—239 (1959). — Coons, A. H., H. J. Creech, R. N. Jones and E. Berliner: The demonstration of pneumococcal antigen in tissues by the use of fluorescent antibody. J. Immunol. 45, 159—170 (1942). — Coons, A. H., and M. H. Kaplan: Localization of antigen in tissue cells. II. Improvements in a method for the detection of antigen by means of fluorescent antibody. J. exp. Med. 91, 1—13 (1950). — Coudert, J., et M. Coly: Essai d'application de la réaction d'agglutination des particules de collodion à quelques parasitoses. Ann Parasit. hum. comp. 31, 489—499 (1956). — Cox, L. B., and J. C. Tolhurst: Human torulosis, a clinical, pathological, and microbiological study with a report of thirteen cases. Melbourne: University Press 1946. — Cozad, G. C.: A study of the whole yeast cell agglutination test in rabbits experimentally infected with Histoplasma capsulatum. J. Immunol. 81, 368—375 (1958). — Cross, F. W., and A. Howell jr.: Studies of fungus antigens. II. Preliminary report of the isolation of an immunologically active polysaccharide from histoplasmin. Publ. Hlth Rep. (Wash.) 63, 179—183 (1948).

Davis, D. J.: Interagglutination experiments with various strains of Sporothrix. J. infect. Dis. 12, 140—143 (1913). — Dean, H. R., and R. A. Webb: The influence of optimal proportions of antigen and antibody in the serum precipitation reaction. J. Path. Bact. 29, 473 (1926). — Dickie, H. A., and M. E. Murphy: Laboratory infection with Histoplasma capsulatum. Amer. Rev. Tuberc. 72, 690—692 (1955). — Donna, A. di: Su di una Streptothrix pathogena con experimenti sull'immunizzazione. Ann. Igiene 14, 449—459 (1904). — Douglas, R. J., and E. H. Garrard: The technique of passive hemagglutination as applied to streptomycetes. Canad. J. Microbiol. 4, 557—564 (1958). — Douglas, R. J., J. B. Robinson and C. T. Corke: On the formation of protoplast-like structures from streptomycetes. Canad. J. Microbiol. 4, 551—554 (1958). — Drake, C. H.: Natural antibodies against yeastlike fungi as measured by slide agglutination. J. Immunol. 50, 185 (1945). — Antigenicity of Cryptococcus neoformans. Proc. Soc. Amer. Bact. 1, 57 (1948). — Drake, C. H., and A. T. Henrici: Nocardia asteroides, its pathogenicity and allergic properties. Amer. Rev. Tuberc. 48, 184—198 (1943). — Drouhet, E., et G. Segretain: Action de hyaluronidase sur la capsule de Torula histolytica. C. R. Acad. Sci. (Paris) 228, 424 (1949). — Biologie et pouvoir pathogène de Torulopsis neoformans (= Torula histolytica). Rev. Path. comp. 50, 37—43 (1950). — Actions réciproques entre phagocytes et Torulopsis neoformans. Bull. Sci. Roumain 1, 40—44 (1952). — Drouhet, E., G. Segretain et J. P. Aubert: Polyoside capsulaire d'un champignon pathogène. Torulopsis neoformans. Relation avec la virulence. Ann. Inst. Pasteur 79, 891 (1950). — Dulaney, A. D.: Immunologic studies in blastomycosis. J. Immunol. 19, 357 (1930). — Du Toit, C. J.: Sporotrichosis on the Witwatersrand. Proc. Transv. Mine med. Offrs'Ass. 22 (1942). — Dyson jr., J. E., and E. E. Evans: Skin test antigens from yeast phase cultures of Blastomyces dermatitidis and Histoplasma capsulatum. Univ. Mich. med. Bull. 20, 53 (1954).

Edwards, Ph. Q., and J. H. Klaer: World-wide geographic distribution of histoplasmosis and histoplasmin sensitivity. Amer. J. trop. Med. Hyg. 5, 235—257 (1956). — Einbinder, J. M., Rh. W. Benham and C. T. Nelson: Chemical analysis of the capsular substance of Cryptococcus neoformans. J. invest. Derm. 22, 279—283 (1954). — Emmons, C. W.: Prevalence of Cryptococcus neoformans in pigeon habitats. Publ. Hlth Rep. (Wash.)

75, 362—365 (1960). — Emmons, C. W., B. J. Olson and W. W. Eldridge: Studies of the role of fungi in pulmonary diseases. I. Cross reactions of histoplasmin. Publ. Hlth Rep. (Wash.) 60, 1383—1394 (1945). — Engelhardt, W., u. H. Geissler: Eccema seborrhoicum Unna oder Schizosaccharomycosis Benedek? III. Mitt. Über immunbiologische Vorgänge bei der Schizosaccharomykose (Spalthefemykose). Arch. Derm. Syph. (Berl.) 58, 277—289 (1929). — Epstein, St.: Studien zur Soorkrankheit. Jb. Kinderheilk. 104, 129 (1924). — Erikson, D.: The pathogenic aerobic organisms of the Actinomyces-group. Med. Res. Counc. Spec. Rep. Ser. No 240, p. 1—63, 1940. — Evans, E. E.: An immunologic comparison of twelve strains of Cryptococcus neoformans (Torula histolytica). Proc. Soc. exp. Biol. (N.Y.) 71, 644 (1949). — The antigenic composition of Cryptococcus neoformans. I. A serologic classification by means of the capsular and agglutination reactions. J. Immunol. 64, 423—430 (1950). — Evans, E. E.: Reaction of an Aspergillus polysaccharide with Cryptococcus capsules and various acidic polysaccharides. Proc. Soc. exp. Biol. (N.Y.) 101, 760—762 (1959). — Evans, E. E., and R. F. Haines: The agglutination of ion exchange resin particles coated with polysaccharide. J. Bact. 68, 130—131 (1954). — Evans, E. E., and J. F. Kessel: The antigenic composition of Cryptococcus neoformans. II. Serologic studies with the capsular polysaccharide. J. Immunol. 67, 109—114 (1951). — Evans, E. E., and J. W. Mehl: A qualitative analysis of capsular polysaccharides from Cryptococcus neoformans by filter paper chromatography. Science 114, 10—11 (1951). — Evans, E. E., H. P. R. Seeliger, L. Kornfeld and C. Garcia: Failure to demonstrate capsular swelling in Cryptococcus neoformans. Proc. Soc. exp. Biol. (N.Y.) 93, 257—260 (1956). — Evans, E. E., L. J. Sorensen and K. W. Walls: The antigenic composition of Cryptococcus neoformans. V. A survey of crossreactions among strains of Cryptococcus and other antigens. J. Bact. 66, 287—293 (1953). — Evans, E. E., and R. J. Theriault: The antigenic composition of Cryptococcus neoformans. IV. The use of paper chromatography for following purification of the capsular polysaccharide. J. Bact. 65, 571—577 (1953). — Eveland, W. C., J. D. Marshall and A. M. Silverstein: Rapid identification of pathogenic microorganisms using fluorescent antibodies of contrasting colors. Abstracts of communications delivered at paper sessions VIIth Internat. Congr. for Microbiology, p. 313, 1958.

Fava Netto, C.: Estudos quantitativos sôbre a fixação do complemento na blastomicose sul-americana, com antigeno polissacaridico. Arq. cir. 18, 197—254 (1955). — Fegeler, F.: Nebenwirkungen der Antibiotikatherapie vom mykologischen Standpunkt. Mykosen 2, 26—35 (1958). — Feinberg, J. G.: Specific titration of biological solutions in agar gel plates. Fourth Internat. Congr. of Biological Standardization, Brussels, July 24—30 1958. — Feinberg, S. M.: Allergy in practice. Chicago: Year Book Publ. 1946. — Fiese, M. J.: Coccidioidomycosis. Springfield, Ill.: Ch. C. Thomas 1958. — Fischer, E.: Antigenanalytische und tierexperimentelle Untersuchungen zu Mykologie der Erreger der Interdigitalmykosen. Arch. klin. exp. Derm. 203, 270—310 (1956). — Fischer, J. B., and N. A. Labzoffsky: Preparation of complement fixing antigen from Cryptococcus neoformans. Canad. J. Microbiol. 1, 454 (1955). — Flamm, H., u. Ch. Kunz: Aufspaltbarkeit des Salmonella-Antigens VII. Zbl. Bakt., I. Abt. Orig. 156, 424 (1956). — Földvári, F.: Untersuchung über Komplementbindung bei Pilzerkrankungen. Derm. Z. 70, 260—265 (1935). — Da Fonseca Filho, O., et A. E. A. Leão: Déviation du complément dans le granulome coccidioidal. Sensibilité du filtrat de culture de Coccidioides immitis employé comme antigène. C. R. Soc. biol. 97, 1776—1777 (1927). — Freund, J.: The mode of action of immunologic adjuvants. Advanc. Tuberc. Res. 7, 130—148 (1946). — Freund, J., and M. M. Lipton: Potentiating effect of Nocardia asteroides on sensitization to picryl chloride and on production of isoallergic encephalomyelitis. Proc. Soc. exp. Biol. (N.Y.) 68, 373—377 (1948). — Friedman, L., and N. F. Conant: Immunologic studies on the etiologic agents of North and South American blastomycosis. I. Comparison of hypersensitivity reactions. Mycopathologia (Den Haag) 6, 310—316 (1953). — II. Comparison of serologic reactions. Mycopathologia (Den Haag) 6, 317—324 (1953). — Fritzsche, E.: Experimentelle Untersuchungen über biologische Beziehungen des Tuberkelbazillus zu einigen anderen säurefesten Mikroorganismen und Aktinomyzeten. Arch. Hyg. (Berl.) 65, 181—220 (1908). — Frydrychowicz, H.: Zum Problem der Allergie bei Dermatomykosen. Inaug.-Diss. Münster 1959. — Fuentes, C., y G. Guarton: Investigación de las aglutininas normales contre la Candida albicans en el suero de los sereus humanos. Rev. méd. cubana 56, 104 (1945). — Fukui, M., u. J. Yasuda: Serological studies on Aspergillus fumigatus. Mycopathologia (Den Haag) 14, 39—56 (1961). — Fuller, A. T.: The formamide method for extraction of polysaccharides from hemolytic streptococci. Brit. J. exp. Path. 19, 130 (1938). — Fulton, F., and K. R. Dumbell: The serological comparison of strains of influenza virus. J. gen. Microbiol. 3, 97—111 (1949). — Furcolow, M. L., and A. A. Bozym: Development of complement fixing antibodies and chest lesions among histoplasmin converters. Amer. Publ. Health Ass. Meeting, St. Louis, Oct. 31, 1950. — Furcolow, M. L., J. L. Bunnell and D. J. Tenenberg: A complement fixation test for histoplasmosis. II. Preliminary results with human sera. Publ. Hlth Rep. (Wash.) 63, 169—173

(1948). — Furcolow, M. L., Ch. F. Federspiel and H. W. Larsh: Histoplasmin, cocci-dioidin and tuberculin sensitivity among school children in two Texas Counties. Publ. Hlth Rep. (Wash.) 70, 12—18 (1955). — Furcolow, M. L., R. W. Menges and H. W. Larsh: An epidemic of histoplasmosis involving man and animals. Ann. intern. Med. 43, 173—181 (1955). — Furcolow, M. L., F. E. Tosh, H. W. Larsh, H. J. Lynch jr. and G. Shaw: The emerging pattern of urban histoplasmosis. Conf. Publ. Hlth Vet. Epid. Sec. Nov. 1960, San Francisco.

Gadebusch, H. H.: Active immunization against Cryptococcus neoformans. J. infect. Dis. 102, 219—226 (1958). — Passive immunization against Cryptococcus neoformans. Proc. Soc. exp. Biol. (N.Y.) 98, 611—614 (1958). — Phagocytosis of Cryptococcus neoformans in anemic mice. J. Bact. 78, 259—262 (1959). — Specific degradation of Cryptococcus neofor-mans 3723 capsular polysaccharide by a microbial enzyme. II. Biological activity of the enzyme. J. infect. Dis. 107, 402—405 (1960). — Specific degradation of Cryptococcus neofor-mans 3723 capsular polysaccharide by a microbial enzyme. III. Antibody stimulation by partially decapsulated cells. J. infect. Dis. 107, 406—409 (1960). — Infra-red spectra of capsular polysaccharides from thirteen strains of Cryptococcus neoformans. Nature (Lond.) 185, 610—612 (1960). — Gadebusch, H. H., u. J. D. Johnson: Decomposition of the capsular polysaccharide of Cryptococcus neoformans 3723 by a soil microorganism. Naturwissen-schaften 47, 329—330 (1960). — Specific degradation of Cryptococcus neoformans 3723 cap-sular polysaccharide by a microbiol enzyme. I. Isolation, partial purification, and properties of the enzyme. Can. J. Microbiol. 7, 53—60 (1961). — Gadebusch, H. H., J. D. Johnson and C. Hertz: Specific decomposition of Cryptococcus neoformans capsular polysaccharide by an enzyme. Bact. Proc. 137 (1960). — Gadebusch, H. H., u. W. H. Starkweather: Ultraviolet absorption spectra of Cryptococcal capsular polysaccharides. Z. Naturforsch. 15b, 620 (1960). — Gaehtgens, W.: Beitrag zur Agglutinationstechnik. Münch. med. Wschr. 53, 1351 (1906). — Gammel, J. A.: The etiology of maduromycosis (with a mycologic report on two new species observed in the United States). Arch. Derm. Syph. Chicago) 15, 241—284 (1927). — Gasiorowski, N., u. E. Mikulaszek: Restantigen und anaphylaktischer Schock mit besonderer Berücksichtigung der Kapselbazillen-gruppe. Z. Immun.-Forsch. 70, 19—27 (1931). — Gasis: Über die Unterscheidung ver-schiedener Pflanzeneiweißarten mit Hilfe spezifischer Sera. Berl. klin. Wschr. 1908; zit. nach W. Magnus 1908. — Gates, F. L.: Studies on agglutination with the aid of the centri-fuge. The influence of temperature on absorption and flocculation. J. exp. Med. 35, 63 (1922). — Giordano: 1918, zit. nach Brumpt 2, 1669 (1949). — Girard, K. F., and E. G. D. Murray: The influence of a sustained monocytosis upon the antibody reponse in rabbits to various antigens. Canad. J. Biochem. 32, 1—13 (1954). — Götz, H.: Klinische und experimentelle Studien über das Granuloma paracoccidioides (Morbus Lutz-Splendore-De Almeida). Arch. Derm. Syph. (Berl.) 198, 507—528 (1954). — Goldin, M., A. Libretti, A. Hoffman and M. A. Kaplan: Studies on antibodies to yeasts in bronchial asthma. Ann. Allergy 15, 119—127 (1957). — Goldschmidt, E. P., and G. W. Taylor: Composition of an extracellular polysaccharide fraction produced by Coccidioides immitis. Bact. Proc. 127 (1958). — Gonzalez Ochoa, A., y F. Baranda: Una prueba cutanea para el diagnóstico del micetoma actinomicósico por Nocardia brasiliensis. Rev. Inst. Salubr. Enferm, trop. (Méx.) 13, 189—197 (1953). — Gonzalez Ochoa, A., y E. Soto Figueroa: Polisacáridas del Sporo-trichum schenckii. Rev. Inst. Salubr. Enferm. trop. (Méx.) 2, 143—153 (1947). Zit. nach A. Gonzalez Ochoa u. F. Baranda 1953. — González Ochoa, A., y A. Vázquez Hoyos: Relaciones inmunológicas de los principales Actinomycetes patógenos. Rev. Inst. Salubr. Enferm. trop. (Méx.) 13, 81—91 (1953). Zit. nach A. Gonzalez Ochoa u. F. Baranda 1953. — Relaciones serológicas de los principales Actinomycetes patógenos. Rev. Inst. Salubr. Enferm. trop. (Méx.) 13, 177—187 (1953). — Gordon, M. A.: Differentiation of yeasts by means of fluorescent antibody. Proc. Soc. exp. Biol. (N.Y.) 97, 694—698 (1958a). — Rapid identification of Candida albicans by means of fluorescent antibody. Bact. Proc. 66 (1958b). — Rapid serological differentiation of Candida albicans from Candida stellatoidea. J. invest. Derm. 31, 123—125 (1958c). — Fluorescent staining of Histoplasma capsulatum. J. Bact. 77, 678—681 (1959). — Gougerot, H., u. Vaucher: Zit. nach Nicaud 1929. — Goyal, R. K.: Etude microbiologique, expérimentale et immunologique de quelques streptothrices. Ann. Inst. Pasteur 59, 94—128 (1937). — Grabar, P.: L'analyse immuno-électrophorétique de mélanges de protéines. Extrait des Actes du Colloque sur la Diffusion, Montpellier, Juin 1955. Publications Scientifiques et Techniques du Ministère de l'Air, Nr N.T. 59. — Etude de mélanges de protéines par analyse électrophorétique et immuno-électrophorétique en milieu gélifié. Proc. III. Internat. Congr. Biochem. Brussels 1955, p. 37—41. New York: Academic Press 1956. — Grabar, P., and C. A. Williams: Method permetting the simultaneous study of electrophoretic and immunchemical properties of a protein. Application to blood serum. Biochem. biophys. Acta 10, 193 (1953). — Grayston, J. T.: A study of the complement fixation reaction in histoplasmosis. J. Lab. clin. Med. 40,

90—101 (1952). — GREENBAUM, S. S.: Immunity in ringworm infections. Arch. Derm. Syph. (Chicago) 10, 279 (1924). — GRÜTZ, O.: Über eine eigenartige Form von Sporotrichose mit Befund von Sporotrichon Gougeroti. Derm. Wschr. 81, 1660—1716 (1925). — Sporotrichose und verwandte Krankheiten. In Handbuch der Haut- und Geschlechtskrankheiten von J. JADASSOHN, Bd. 11, S. 722—824. 1928. — GREENE, C. H., and M. A. GORDON: Gel precipitin test for histoplasmosis. N.Y. St. Dept. Hlth 39 (1959). — GREENE, C. H., and L. S. DE LALLA: The separation and purification of crude mycelial phase histoplasmin. N.Y. St. Dept. Hlth 41 (1959).

HARRIS, J. S., J. G. SMITH, W. C. HUMBERT, N. F. CONANT and D. T. SMITH: North American blastomycosis in an epidemic area. Publ. Hlth Rep. (Wash.) 72, 95—100 (1957). — HASENCLEVER, H. F., and W. MITCHELL: Attempts to immunize mice against sporotrichosis. J. invest. Derm. 33, 145—149 (1959). — HASENCLEVER, H. F., and W. O. MITCHELL: The observation of two antigenic groups in Candida albicans. Bact. Proc. 136 (1960). — Antigenic relationships of Torulopsis glabrata and seven species of the genus Candida. J. Bact. 79, 677—681 (1960). — HASHIMOTO, T., u. T. ISHIBASHI: Zit. nach BLOCH 1928. — HASSID, W. Z., E. E. BAKER and R. M. MCCREADY: An immunologically active polysaccharide produced by Coccidioides immitis Rixford und Gilchrist. J. biol. Chem. 149, 303—311 (1943). — HAUROWITZ, F.: Chemie der Antigene und Antikörper. In KALLÓS, Fortschritte der Allergielehre. Basel u. New York: S. Karger 1939. — HAYNES, D. M., and W. I. HESS: Cutaneous test with coccidioidin. Review of literature and a report of a series in Texas. J. Lab. clin. Med. 31, 1317—1324 (1946). — HAZEN, E. L., and C. H. GREENE: Quantitative complement-fixation tests for evidence of histoplasmosis and blastomycosis. Annual Rep. Div. Laborat. N.Y. State Dep. Health, p. 78—79, 1954; p. 94—96, 1955; p. 97—100, 1956; p. 75—80, 1957. — HAZEN, E. L., and E. D. TAHLER: Quantitative complement-fixation tests for evidence of histoplasmosis and blastomycosis. Annual Rep. Div. Laborat. N.Y. State Dep. Health, p. 73—74, 1951; p. 77—78, 1952; p. 73—74, 1953. — HEHRE, E. J., A. S. CARLSON and D. M. HAMILTON: Crystalline amylose from cultures of a pathogenic yeast (Torula histolytica). J. biol. Chem. 177, 289—293 (1949). — HEINER, D. C.: Diagnosis of histoplasmosis using precipitin reactions in agar-gel. Pediatrics 22, 616—627 (1958). — HEINRICH, S., u. O. ANGERER: Zur Frage der Herstellung homogener, für serologische Reaktionen und zur Vaccination geeigneter Actinomyces-Suspensionen. Versuche mit Ultraschall. Z. Hyg. Infekt.-Kr. 136, 407—417 (1953). — HELLER, S., R. A. MCLEAN, C. C. CAMPBELL and I. H. JONES: A case of coexistent non-meningitic Cryptococcosis and Boeck's sarcoid. Amer. J. Med. 22, 986—994 (1957). — HENNESSEN, W.: Über eine Influenza-Komplementbindungsreaktion für die Praxis. Z. Hyg. Infekt.-Kr. 141, 557—564 (1955). — HIATT jr., J. S., and D. S. MARTIN: Recovery from pulmonary moniliasis following serum therapy. J. Amer. med. Ass. 130, 205—206 (1946). — HILL, G. A.: The serological characteristics of five systemically pathogenic fungi. Master's thesis, University of Utah, 1954. Zit. nach R. A. KNIGHT u. ST. MARCUS 1958. — HINES: J. infect. Dis. 34, 529 (1924). Zit. nach LAMB u. LAMB 1935. — HIRSCH, E. F., and D. D'ANDREA: The specific soluble substance of Coccidioides immitis. J. infect. Dis. 40, 634—637 (1927a). — Sensitization of guinea pigs with broth culture filtrates and with killed mycelium of Coccidioides immitis. J. infect. Dis. 40, 638 (1927b). — HIRTH, L., et E. DROUHET: Inhibition du virus de la mosaïque du tabac par le polyoside capsulaire de Torulopsis neoformans. Ann. Inst. Pasteur 84, 437—440 (1953). — HOFF, C. L.: Immunity studies of Cryptococcus hominis (Torula histolytica) in mice. J. Lab. clin. Med. 27, 751—754 (1942). — HOFFMEISTER, W., F. DICKGIESSER u. H. GÖTTING: Tierexperimentelle und serologische Untersuchungen zur Diagnostik und Therapie der Infektion mit Candida albicans. Dtsch. Arch. klin. Med. 198, 499—508 (1951). — HOLM, P.: Comparative studies on some pathogenic anaerobic Actinomyces. Acta path. microbiol. scand. Suppl. 3 (1930). — HOLM, P., and J. B. KWAPINSKI: Studies on the detection of Actinomyces antibodies in human sera by using pure antigenic fractions of Actinomyces israeli. Acta path. microbiol. scand. 45, 107—112 (1959). — HOWELL, A.: Studies of fungus antigens. I. Quantitative studies of cross-reactions between histoplasmin and blastomycin in guinea pigs. Publ. Hlth Rep. (Wash.) 62, 631—651 (1947). — III. Sensitization of normal animals with skin test antigens. Publ. Hlth Rep. (Wash.) 63, 595—601 (1948). — HUPPERT, M.: Immunological studies of the dermatophytes. Diss. Abstr. 15, 1294 (1955). — HURWITZ, S., J. E. YOUNG and B. U. EDDIE: Coccidioides immitis intradermal skin reaction; a preliminary report of 449 cases. Calif. west. Med. 48, 87—89 (1938).

ITO, K.: Immunbiologische Gesichtspunkte bei der Klassifikation der Dermatomykosen und Mykide. Mykosen 1, 50—51 (1957). — Experimental fungus granuloma as seen from comparative exanthematology. Mycopathologia (Den Haag) 12, 67—76 (1959). — IVÁDY, G., u. A. DÓZSA: Über die fungistatische Wirkung des Serums von an Leiner'scher Krankheit, Dermatitis und Ekzem leidenden Säuglingen. Ann. paediat. (Basel) 189, 177—180 (1957).

JADASSOHN, W., u. F. SCHAAF: Schultz-Dalesche Versuche mit dialysiertem Trichophytin. Klin. Wschr. 12, 1170—1171 (1933). — JADASSOHN, W., F. SCHAAF u. W. LAETSCH: Antigenanalytische Untersuchungen an Trichophytinen. Arch. Derm. Syph. (Berl.) 171, 461—468 (1935). — JADASSOHN, W., F. SCHAAF and G. WOHLER: Analysis of composite antigens by the Schultz-Dale-technic. Further experimental analyses of trichophytins. J. Immunol. 32, 203—227 (1937). — JANKE, D.: Zur systematischen Einordnung des Sporotrichum gougeroti. Arch. Derm. Syph. (Berl.) 187, 686—710 (1949). — Zur Klinik und Mykologie der Cephalosporiose. Arch. Derm. Syph. (Berl.) 188, 357—373 (1949). — Zur Kenntnis der Hemisporose. Arch. Derm. Syph. (Berl.) 190, 95—113 (1950). — Über die diagnostische Bedeutung der fungistatischen Wirkung von Serum. VI. Congr. Internaz. di Microbiologia, Roma, Riassunti delle Comunicazioni 2, 452—453 (1953). — Zur Diagnostik der Lungenmoniliasis mit Hilfe der Serumfungistase. Ärztl. Wschr. 10, 349—352 (1955). — Zur Serologie der Moniliasis. Arch. klin. exp. Derm. 206, 608—613 (1957). — Eine methodische Verbesserung des Nachweises der „Serumfungistase". Hautarzt 10, 422 (1959). — JANKE, D., u. H. NEWIG: Trichophyton verrucosum als Erreger von Trichophytien bei Mensch und Tier in Oberhessen. Mykosen 2, 75—89 (1959). — JESSNER, M., u. H. HOFFMANN: Der Einfluß des Serums Allergischer auf Trichophytonpilze. Arch. Derm. Syph. (Berl.) 145, 187—192 (1924). — JOHN, C., u. J. SCHINDLER: Experimentálni infekce kandidou albicans. Kandidy jako antigeny. In J. OBRTEL, Se spolupracovniky Onemocněni vyvolaná Kvasinkovitý mi microorganismy. Prag 1956, S. 61—69. — JONSEN, J.: Serological studies in fungi. Acta path. microbiol. scand. 37, 79—83 (1955a). — Serological studies in genus Candida. Thesis, Oslo 1955b. — JONSEN, J., S. RASCH, A. STRAND and TH. THJØTTA: Quantitative agglutination studies in fungi. III. The specificity of agglutinins in rabbit yeast antisera. Acta path. microbiol. scand. 36, 558—567 (1955). — JONSEN, J., TH. THJØTTA and S. RASCH: Quantitative agglutination studies in fungi. II. Serological relationship between C. albicans and C. stellatoidea. Acta path. microbiol. scand. 33, 86—31 (1953a). — Electrophoretic studies of yeast-antisera. Acta path. microbiol. scand. 33, 271—277 (1953b).

KABAT, E. A., and M. M. MAYER: Experimental immunochemistry. Springfield, Ill.: Ch. C. Thomas 1948. — KADEN, R. H.: Präzipitation von Sporotrichon-Antiserum im Agarmedium. Z. Haut- u. Geschl.-Kr. 21, 87—95 (1956). — Precipitin studies for the identity of antigens in different species of Sporotrichum. Mycopathologia (Den Haag) 8, 260—270 (1957). — KALKOFF, K. W., u. D. JANKE: Zur Kenntnis der durch Sporotrichum gougeroti hervorgerufenen Sporotrichose. Derm. Wschr. 119, 321—329 (1947). — Mykosen der Haut. In: Dermatologie, Bd. II, Teil 2, S. 991—1153. Stuttgart: Georg Thieme. — KALLENBERG, F. J.: Zum Antikörpernachweis mit der Komplementbindungsreaktion im Serum und Liquor von Pilzkranken und Gesunden. Inaug.-Diss. Köln 1956. — KALLÓS, P., u. L. KALLÓS-DEFFNER: Methodischer Beitrag zur Anwendung der Komplementbindungsreaktion zur serologischen Differenzierung von Hefearten. Ark. Kemi, Mineral. Geol. 14 (1940). — KALLÓS-DEFFNER, L.: Zur serologischen Differenzierung von Hefearten. Ark. Bot. 30 (1940). — KAPLAN, W., and M. SUE IVENS: Fluorescent antibody staining of Sporotrichum schenckii in cultures and clinical materials. J. invest. Derm. 35, 151—159 (1960). — KASE, A., and J. D. MARSHALL jr.: A study of Cryptococcus neoformans by means of the fluorescent antibody technic. Amer. J. clin. Path. 34, 52—56 (1960). — KAUFMANN, W.: Die serologische Differenzierung von Torulopsis neoformans und Torulopsis albida mittels der Präzipitation und Agglutination. Zbl. Bakt., II. Abt. 106, 434—437 (1944/45). — KEENEY, E. L.: Hypersensitivity to pathogenic and non-pathogenic fungi. Ann. intern. Med. 33, 418—430 (1950). — KEENEY, E. L., and N. ERIKSEN: The chemical isolation and biological assay of extracellular antigenic fractions from pathogenic fungi. J. Allergy 20, 172—184 (1949). — KENT, J. F.: The application of quantitative methods in studies of the antigen-antibody reactions. Thesis, Duke University 1950. — KENT, J. F., and C. R. REIN: Serodiagnosis of amebiasis. Science 103, 598 (1946). — KESSEL, J. F.: The coccidioidin skin test. Amer. J. trop. Med. 19, 199—204 (1939). — KESTEN, H. D., D. H. COOK, E. MOTT and J. W. JOBLING: Specific polysaccharides from fungi. J. exp. Med. 52, 813 (1930). — KESTEN, H. D., and E. MOTT: Soluble specific substances from yeastlike fungi. J. infect. Dis. 50, 459—465 (1932). — KING, S., and E. MEYER: Metabolic and serologic differentiation of Actinomyces bovis and anaerobic diphtheroids. J. Bact. 74, 234—238 (1957). — KLAUSHOFER, H.: Die Methode der Fluoreszein-markierten Antikörper. Ein neues Verfahren zum Nachweis „wilder Hefen" in der Gärungsindustrie. Brauwissensch. 13, 310—317 (1960). — KLIGMAN, A. M.: Studies on the capsular substance of Torula histolytica and the immunological properties of Torula cells. J. Immunol. 57, 395—401 (1947). — KLIGMAN, A. M., and E. D. DE LAMATER: The immunology of the human mycoses. Ann. Rev. Microbiol. 4, 283—312 (1950). — KLOSE, F., u. R. SCHÜRMANN: Experimentelle Untersuchungen über die Soormykose. Z. Hyg. Infekt.-Kr. 134, 63—77 (1952). — KNIGHT, R. A.: The chemical, serologic and skin test activities of polysaccharides extracted from Histoplasma capsulatum and Blastomyces dermatitidis. Diss. Abstr. 19, 1896—1897 (1959). — KNIGHT, R. A., and S. MARCUS: Polysaccharide skin test antigens derived from Histoplasma capsulatum and Blastomyces dermatitidis. Amer. Rev. Tuberc. 77, 983—989 (1958). — KOKUSHINA, T. M.: To the methods of carrying out the fixation of complement reaction with fungous antigens. Experimentalnie i klinitcheskie issledovania. Med. Gaz. 11, 146—151 (1952). Zit. nach P. N. KASHKIN, Mycopathologia (Den Haag) 10, 246 (1958/59). — Experimentalnie i klinitcheskie issledovania. Med. Gaz. 11, 146—151 (1952). Zit. nach P. N. KASHKIN, Mycopathologia (Den Haag) 10, 246 (1958/59). — KOVAC, W., u. CH. KUNZ: Experimentelle Untersuchungen mit Pilzstämmen aus Frühgeburten-Pneumonien. Zbl. Bakt., I. Abt. Orig. 168, 460—474 (1957). — KRAUSS, W.: Studies of monilia in connection with sprue. Amer. J. trop. Med. 1, 119 (1921). — KRITSCHEWSKY, J. L.: Über bakterielle Agglutinine und Präzipitine vegetabilischer Herkunft im Zusammenhange mit der Frage über die Fähigkeit der Pflanzen, Immunitätskörper zu produzieren. Z. Immun.-Forsch. 22, 381 bis 395 (1914). — KRÖGER, E., u. H. HELLNER: Zur mikrobiologischen Diagnostik endogener Mykosen. Klin. Wschr. 36, 47—48 (1958). — KUHNS, W. J., and A. BAILEY: Use of red cells modified by papain for detection of Rh antibodies. Amer. J. clin. Path. 20, 1067—1069 (1950). — KUNZ, C.: Untersuchungen mit fluorescein-markierten Antikörpern an Hefen. Schweiz. Z. allg. Path. 21, 892—899 (1958a). — Fluoreszenz-serologische Untersuchungen zum Nachweis von Candida albicans-Antigen bei Frühgeburtenpneumonien. Zbl. Bakt., I. Abt. Orig. 172, 446—448 (1958b). — Weitere fluorescenz-serologische Untersuchungen an Pilzen. Schweiz. Z. Path. Bakt. 22, 742—746 (1959). — Fluorescenz-serologische Untersuchungen an einem pathogenen Pilzstamm (Sporotrichum schenckii). Arch. klin. exp. Derm. 209, 200—205 (1959). — KURODA, T.: Serological studies of experimental trichophytosis. I. Serological reaction using a mechanically prepared antigen. Ann. Tuberc. (Tenri) 4, 15 (1953a). — II. Antibody production in infected rabbits. Ann. Tuberc. (Tenri) 4, 20—25 (1953b). — Complement fixation and precipitating reactions in patients with dermatomycosis, using crude polysaccharide from Trichophyton asteroides mechanically disintegrated as antigen. Bull. Pharmaceut. Res. Inst. Nr 15, p. 5—8, 1958. — KWAPINSKI, J. B.: Mikrobiologia i serologia gruzlcy Warzawa 1957/58. Zit. nach P. HOLM u. J. B. KWAPINSKY 1959.

LABZOFFSKY, N. A., and J. B. FISCHER: A simple method of preparing an antigen from Histoplasma capsulatum for use in the complement fixation test. Canad. J. Microbiol. 1, 520—524 (1954). — LABZOFFSKY, N. A., J. B. FISCHER and J. J. HAMVAS: Studies on the antigenic structure of Histoplasma capsulatum. Canad. J. Microbiol. 3, 975—985 (1957). — LACAZ, C. S.: Contribuição para o estudo dos actinomicetos productores de micetomas. Tese, São Paulo 1945. — Blastomicose sul-americana. Ann. Inst. Pinheiros 11, 23 (1948a). — Blastomicose sul-americana reação intra-dérmicas com a paracoccidioidina, coccidioidina e blastomicetina. Rev. Hosp. clin. 3, 11—18 (1948b). — Manual de micologia medica. São Paulo 1953. — South American blastomycosis. An. Fac. Med. (S. Paulo), 29 (1955/56). — LAMB, J. H., and M. L. LAMB: A grouping of the Monilias by fermentation and precipitin reactions. J. infect. Dis. 56, 8—20 (1935). — LARSH, H. W.: Natural and experimental epidemiology of histoplasmosis. Ann. N.Y. Acad. Sci. 89, 78—90 (1960). — LEAO, A. E. DE: Réactions sérologiques dans l'actinomycose. C. R. Soc. Biol. (Paris) 99, 878—880 (1928). — LEHAN, P. H., CH. A. BRASHER, H. W. LARSH and M. L. FURCOLOW: Evaluation of clinical aids to the diagnosis of chronic progressive cavitary histoplasmosis. Amer. Rev. Tuberc. 75, 938—948 (1957). — LEHAN, P. H., and M. L. FURCOLOW: Epidemic histoplasmosis. J. chron. Dis. 5, 489—503 (1957). — LENTZE, F. A.: Die mikrobiologische Diagnostik der Aktinomykose. Münch. med. Wschr. 1938a, 1826—1829. — Zur Bakteriologie und Vakzinetherapie der Aktinomykose. Zbl. Bakt., I. Abt. Orig. 141, 21—36 (1938b). — Die Aktinomykose und verwandte Fadenpilzinfektionen. In M. GUNDEL, Die ansteckenden Krankheiten, S. 589—601. Stuttgart: Thieme 1950a. — Zur Ätiologie und spezifischen Diagnostik der Aktinomykose. Med. Klin. 1950b, 992—996. — Zur Ätiologie und mikrobiologischen Diagnostik der Aktinomykose. Atti de VI. Congr. Internaz. di Microbiologia, Roma, 5, 145—148 (1953). — LESZCZYNSKI u. EPLER (1926): Zit. nach BRUMPT, 2, 1956 (1949). — LEVINE, H. B., J. M. COBB and C. E. SMITH: Immunogenicity of spherule-endospore vaccines of Coccidioides immitis for mice. J. Immunol. (1961, im Druck). — LEWIS, G. M., and M. E. HOPPER: An introduction to medical mycology. Chicago: Year Book Publ. 1948. — LICHTENSTEIN, ST.: Über die Differenzierung einzelner Hefearten mit Hilfe spezifischer Agglutinine. Berl. klin. Wschr. 47, 1836 (1914). — LIESKE, R.: Morphologie und Biologie der Strahlenpilze. Leipzig: Borntraeger 1921. — LILIENTHAL, B., and N. E. GOLDSWORTHY: Studies of the flora of the mouth. II. Yeast-like organisms: some morphological and physiological characters. Aust. J. exp. Biol. med. Sci. 28, 262—269 (1950). — LINDBERG, R. B.: The antigenic structure of Histoplasma capsulatum particularly the yeast phase. Ph. D. Diss., Univ. of Michigan, 1950. — LINZENMEIER, G.: Étude sérologique des Corynébactéries anaérobies par la méthode des agglutinines. Ann. Inst. Pasteur 87, 572—579 (1954). — LITTMAN, M. L.: Capsule synthesis by Cryptococcus neoformans. Trans. N.Y. Acad. Sci., Ser. II 20, 623—648 (1958). — LITTMAN, M. L., and L. E. ZIMMERMAN: Cryptococcosis. New York and London: Grune & Stratton 1956. — LONGHIN, S., T. TEODOSIU u. S. ANTONESCU: Der diagnostische und therapeutische Wert des Glucolipoidextrakts aus Hefepilzen. Derm.-Vener. (Bucureşti) 1, 198—202 u. dtsch. Zus.fass. (1956). — LUBARSKY, R., and O. A. PLUNKETT: In vitro production of the spherule phase of Coccidioides immitis. J. Bact. **70**, 182—186 (1955). — LUDWIG, E. H., and W. G. HUTCHINSON: A serological study of selected species of Actinomycetes. J. Bact. **58**, 89—101 (1949). — LURIE, H. J.: A common antigenic factor in different species of Sporotrichum. Mycologia (N.Y.) **40**, 106—113 (1948).

MAGER, J., and M. ASCHNER: Biological studies on capsulated yeasts. J. Bact. **53**, 283—295 (1947). — MAGNUS, R. v.: Biochemical aspect of Actinomycetes of group II B (Ørskov). Acta path. microbiol. scand. **24**, 11—32 (1947). — MAGNUS, W.: Weitere Ergebnisse der Serumdiagnostik für die theoretische und angewandte Botanik. Ber. dtsch. bot. Ges. **26a**, 532 (1908). — MAGNUS, W., u. H. FRIEDENTHAL: Ein experimenteller Nachweis natürlicher Verwandtschaft bei Pflanzen. Ber. dtsch. bot. Ges. **24**, 602 (1906). — Über die Spezifität der Verwandtschaftsreaktion der Pflanze. Ber. dtsch. bot. Ges. **25**, 242—247 (1907a). — Über die Artspezifität der Pflanzenzelle. Ber. dtsch. bot. Ges. **25**, 337—340 (1907b). — MAGNUSSON, H.: Acta path. microbiol. scand. **5**, 170 (1928). Zit. nach F. A. LENTZE 1938. — MALVOZ, E.: Sur les propriétés du sérum des animaux traités par les blastomycètes. Zbl. Bakt., I. Abt. Orig. **29**, 688—693 (1901). — MARRACK, J. R.: The chemistry of antigens and antibodies. Med. Res. Council, spec. Rep. Ser. No 230 (1938). — MARSHALL jr., J. D., E. IVERSON, W. C. EVELAND and A. KASE: Comparison of fluorescent antibody staining and special histologic stains for the identification of Cryptococcus neoformans. Amer. J. Path. **35**, 684—685 (1959). — MARTCHENKOVA, F. G.: Comparative evaluation of different methods of preparing immune sera to yeast fungi. Experimentalnie i klinitcheskie issledovania, Medgiz **11**, 163—164 (1956). Zit. nach P. N. KASHKIN, Mycopathologia (Den Haag) **10**, 260 (1958/59a). Diagnostic significance of complement binding reaction in yeast diseases. Experimentalnie i klinitcheskie issledovania Medgiz **11**, 165—168 (1956). Zit. nach P. N. KASHKIN, Mycopathologia (Den Haag) **10**, 260 (1958/59b). — MARTIN, D. S.: Complementfixation in blastomycosis. J. infect. Dis. **57**, 291—295 (1935). — The antigenic similarity of a fungus Cadophora americana isolated from wood pulp to Phialophora verrucosa isolated from patients with dermatitis verrucosa (Chromoblastomycosis). Amer. J. trop. Med. **18**, 421 (1938). — Practical application of some immunologic principles to the diagnosis and treatment of certain fungus infections. J. invest. Derm. **4**, 471—481 (1941). Zit. nach D. T. SMITH 1953. — Studies on the immunologic relationships among various species of the genus Candida (Monilia). Amer. J. trop. Med. **22**, 295—303 (1942). — Serologic studies an North American blastomycosis. J. Immunol. **71**, 192—201 (1953). — MARTIN, D. S., and C. P. JONES: Further studies on the practical classification of the Monilias. J. Bact. **39**, 609—630 (1940). — MARTIN, D. S., C. P. JONES, K. F. YAO and L. E. LEE jr.: A practical classification of the Monilias. J. Bact. **34**, 99 (1937). — MARTIN, D. S., and R. R. JONES jr.: Systemic blastomycosis. Surgey **10**, 939—946 (1941). — MARTIN, D. S., and D. T. SMITH: The laboratory diagnosis of blastomycosis. J. Lab. clin. Med. **21**, 1289—1296 (1936). — Blastomycosis. I. A review of literature. II. A report of thirteen new cases. Amer. Rev. Tuberc. **39**, 275 (1939). — MARTIN, P.: Contribution à l'étude de la précipitation et de l'agglutination sériques des champignons. Thèse, Nancy 1930. — MATSUMOTO, T.: The investigation of Aspergilli by serological methods. Trans. brit. mycol. Soc. **14**, 69—88 (1929). — MAYERSBACH, H. v.: Immunhistologische Methoden. Acta histochem. (Jena) **4**, 260—275 (1957). — McDEARMAN, S. C., V. F. McCLURE, E. D. CHERRY and E. W. ULRICH: Hemagglutination of histoplasmin-sensitized erythrocytes by sera from patients with culturally proven histoplasmosis. Bact. Proc. **66** (1958). — McDEARMAN, S. C., and J. M. YOUNG: The development of positive serologic tests with Histoplasma capsulatum antigens following single histoplasmin skin tests. Trans. of the 19th VA-Armed Forces Conference on the Chemotherapy of Tuberculosis. February 1960, p. 310—313. Amer. J. clin. Path. **34**, 434—438 (1960). — McNALL E. G., L. J. SORENSEN, V. D. NEWCOMER and T. H. STERNBERG: The role of specific antibodies and properdin in Coccidioidomycosis. J. invest. Derm. **34**, 213—216 (1960). — MELLON, R. R. C.: J. Bact. **22**, 229, 419 (1926) und Proc. Soc. exp. Biol. (N.Y.) **22**, 69 (1924). Zit. nach A. BUSCHKE u. A. JOSEPH in Handbuch der Haut- und Geschlechtskrankheiten von J. JADASSOHN, Bd. 11. 1928. — MERKEL, M.: The chemical and antigenic structure of Trichophyton gypseum. Bull. Acad. pol. Sci. **5**, 341—344 (1957). Zit. nach Rev. med. veter. Mycol. **3**, 44 (1958). — MIKULASZEK, E.: Bakterielle Polysaccharide. Ergebn. Hyg. Bakt. **17**, 415—496 (1935). — MILLER, H. E., R. A. STEWART and F. KIMURA: Undenatured Trichophytin. Preparation and clinical application. Arch. Derm. Syph. (Chicago) **44**, 804—815 (1941). — MILLER, N. G., u. C.H. DRAKE: Experimental actinomycosis. Mycopathologia (Den Haag) **6**, 28 (1951). — MILLER, R. E., V. Z. PASTERNAK and M. G. SEVAG: Inhibition of yeast hexokinase by homologous antiserum. J. Bact. **58**, 621—625 (1949). — MOCHI, A., and P. Q. EDWARDS: Geographical distribution of histoplasmosis and histoplasmin sensitivity. Bull. Wld Hlth Org. **5**, 259—291 (1952). — MOHR, W.: Die Mykosen. In Handbuch der inneren Medizin, Bd. 1, S. 827—942. Berlin-Göttingen-Heidelberg: Springer 1950. — MOSES, A.: Fixação de complemento na blastomicose. Mem. Inst. Osw. Cruz **8**, 68—70 (1916). — MUELLER, J. H., and J. TOMCSIK: The chemical nature of residue antigen prepared from yeast. J. exp. Med. **40**, 343 (1924).

NAESLUND: Experimentelle Studien über Ätiologie und Pathogenese der Aktinomykose. Kopenhagen 1931. — NATHAN, E.: Zur Kenntnis der Immunitätsvorgänge bei der Trichophytie des Menschen. Derm. Wschr. 71, 439—448 (1920). — NEGRONI, P.: Valeur comparative des réactions biologiques dans les moniliases cutanées et muqueuses. C. R. Soc. Biol. (Paris) 144, 709—711 (1933). — Etude analytique de l'antigène Monilia albicans. C. R. Soc. Biol. (Paris) 145, 342—344 (1934a). — La fijación del complemento en la Moniliasis cutaneo-mucosa. Rev. Inst. bact. Malbrán 6, 159—163 (1934b). — Valor comparativo de las reacciones biológicas en las Moniliasis cutáneo-mucosas. Rev. Inst. bact. Malbrán 6, 164—169 (1934c). — Propriedades antigénicas in vitro de la substancia capsular de Mycotorula albicans. Rev. Inst. Bact. Dep. Nac. hig. B. Aires 7, 568—569 (1936). — Rev. argent. Dermatosif. 20, 546—547 (1936). — Estudio micológico del primer caso sudamericano de histoplasmosis. Rev. Inst. bact. Dep. nac. Hig., B. Aires 9, 239 (1940). — Fuentes naturales de infección. VI. Congr. Internac. de Patologia Comparada, Madrid 1, 83—88 (1952a). — Alergia e immunidad en las micosis. VI. Congr. Internac. de Patologia Comparada, Madrid 1, 97—103 (1952b). — NEGRONI, P., y C. BRIZ DE NEGRONI: Naturaleza antigénica de la trichofitina. Rev. argent. Dermatosif. 21, 3 (1937). — NEGRONI, P., y C. A. LANATA: Estudios sobre el Cryptococcus neoformans. An. Soc. cient. argent. 153, 200—211 (1952). — NEGRONI, P., y J. M. PRADO: Alergia e immunidad en la esporotricosis experimental. Rev. Inst. bact. Malbrán 15, 301—304 (1950/53). — NEILL, J. M., I. ABRAHAMS and CH. E. KAPROS: A comparison of the immunogenicity of weakly encapsulated and of strongly encapsulated strains of Cryptococcus neoformans (Torula histolytica). J. Bact. 59, 263—275 (1950). — NEILL, J. M., C. G. CASTILLO and A. H. PINKES: Serological relationship between fungi and bacteria. I. Cross-reactions of Sporotrichum schenckii with Pneumococci. J. Immunol. 74, 120—125 (1955). — NEILL, J. M., C. G. CASTILLO, R. H. SMITH and CH. E. KAPROS: Capsular reactions and soluble antigens of Torula histolytica and Sporotrochum schenckii. J. exp. Med. 89, 93—106 (1949). — NEILL, J. M., and CH. E. KAPROS: Serological tests on soluble antigens from mice infected with Cryptococcus neoformans and Sporotrichum schenckii. Proc. Soc. exp. Biol. (N.Y.) 73, 557—559 (1950). — NEILL, J. M., J. Y. SÚGG and D. W. MCCAULEY: Serological reactive material in spinal fluid, blood, and urine from a human case of cryptococcosis (torulosis). Proc. Soc. exp. Biol. (N.Y.) 77, 775—778 (1951). — NELSON, E., and A. T. HENRICI: Immunological studies of actinomycetes, with special reference to the acid-fast species. Proc. Soc. exp. Biol. (N.Y.) 19, 351—352 (1922). — NETER, E.: Bacterial hemagglutination and hemolysis. Bact. Rev. 20, 166—188 (1956). — NETTO, C. F., R. G. FERRI y C. LACAZ: Proteinograma e algumas „Provas da fase aguda do sôro" na blastomicose sul-americana. Med. Chirurg. Farm. 277, 157—163 (1959). — NEUBER, E.: Wien. klin. Wschr. 1932, 357—361; 1934, 708—710; 1938, 12—17, 48. — Spezifische Diagnostik und Therapie der Aktinomykose. Klin. Wschr. 1940, 736—741. — Über spezifische Diagnostik und Therapie einiger infektiöser Haut- und Geschlechtskrankheiten. Dtsch. med. Wschr. 1941, 788—790. — NICAUD, P.: Etude des réactions humorales dans l'aspergillose. Paris méd. 71, 531 (1929). — NICHOLAS, W. M., J. A. WIER, L. R. KUHN, C. L. WEISER, C. C. CAMPBELL and G. B. HILL: Serologic effects of histoplasmin skin testing. Trans. 19th VA-Armed Forces Conference on the chemotherapy of tuberculosis. February 1960, p. 305—309. — NICOLLE, M., E. CÉSARI et E. DEBAINS: Etudes sur la précipitation mutuelle des anticorps et des antigènes. Ann. Inst. Pasteur 34, 596—599 (1920). — NORDÉN, A.: Agglutination of sheep's erythrocytes sensitized with histoplasmin. Proc. Soc. exp. Biol. (N.Y.) 70, 218—220 (1949). — Sporotrichosis. Acta path. microbiol. scand. Suppl. 89 (1951). — NORRIS, R. F., and A. J. RAWSON: Detection of serum agglutinins from Monilia and other yeast-like organisms. Science 105, 105 (1947a). — Occurence of serum agglutinins for Candida albicans and Saccharomyces cerevisiae in a hospital population. Amer. J. clin. Path. 17, 813—819 (1947b).

OUCHTERLONY, Ö.: Antigen-antibody reactions in gels. Ark. Kemi, Mineral. Geol. 26, 1 (1948). — Acta path. microbiol. scand. 26, 507 (1949). — Antigen-antibody reaction in gels. Types of reactions in coordinated systems of diffusions. Acta path. microbiol. scand. 32, 231 (1953). — OUDIN, J.: Specific precipitation in gels and its application to immunochemical analysis. In: Methods in medical research, vol. V. Chicago, Ill.: Years Book Publ. 1952. — L'analyse immunochimique par la méthode des gels. Ann. Inst. Pasteur 89, 531—555 (1955).

PALMER, C. E.: Non-tuberculous calcification and sensitivity to histoplasmin. Publ. Hlth Rep. (Wash.) 55, 513 (1945). — PAPPAGIANIS, D., and G. S. KOBAYASHI: Production of extracellular polysaccharide in cultures of Coccidioides immitis. Mycologia 50, 229—238 (1958). — Approaches to the physiology of Coccidioides immitis. Ann. N.Y. Acad. Sci. 89, 109—121 (1960). — PAPPAGIANIS, D., C. E. SMITH, G. S. KOBAYASHI and M. T. SAITO: Studies of antigens from young mycelia of Coccidioides immitis. J. infect. Dis. 108, 35—44 (1961). — PAPPAGIANIS, D., C. E. SMITH, M. T. SAITO and G. S. KOBAYASHI: Preparations and property of a complement-fixing antigen from mycelia of Coccidioides immitis. Proc. Symp. Coccidioidomycosis. Publ. Health Serv. Publ. No 575, p. 57—63, 1957. — PASTERNAK,

V. Z., M. G. Sevag and R. E. Miller: The inhibition of yeast carboxylase by homologous antiserum. J. Bact. 61, 189—193 (1951). — Pates, A. L.: Precipitin reactions in experimental histoplasmosis and blastomycosis. Science 108, 383—385 (1948). — Peck, R. L., D. S. Martin and C. R. Hauser: Polysaccharides of Blastomyces dermatitidis. J. Immunol. 38, 449 (1940). — Peck, S. M., R. Bergamini, L. C. Kelce cand C. R. Rein: The serodiagnosis of moniliasis. J. invest. Derm. 25, 301—310 (1955). — Peck, S. M., and S. Siegel: Immunologic relationship of antibiotics and trichophytin. Clinical observations and animal experiments. J. invest. Derm. 9, 165 (1947). — Pecori: Zit. nach Bloch 1928. — Pepys, J.: Allergic hypersensitivity to fungi. Postgrad. med. J. 35, 436—440, 469 (1959a). — Immunological aspects of allergic disorders. Nature (Lond.) 183, 296—297 (1959b). — Briefliche Mitteilung 1960. — Pepys, J., R. W. Riddell, K. M. Citron, Y. M. Clayton and E. I. Short: Clinical and immunologic significance of Aspergillus fumigatus in the sputum. Amer. Rev. Resp. Dis. 80, 167—180 (1959). — Pernis, P. A. van, M. Benson and P. H. Holinger: Specific cutaneous reactions with histoplasmin. J. Amer. med. Ass. 117, 436 (1941). — Petrie, G. F.: A specific precipitin reaction associated with the growth on agar plates of Meningococcus, Pneumococcus, and B. dysenteriae (Shiga). Brit. J. exp. Path. 13, 380 (1932). — Pine, L., and S. J. Watson: Evaluation of an isolation and maintenance medium for Actinomyces species and related organisms. J. Lab. clin. Med. 54, 107—114 (1959). — Piredda, A.: Della produzione di anticorpi antiifomicetici da parte della cute umana. G. ital. Derm. Sif. 5 (1955). — Pospišil, L.: Zur Serologie der mykotischen Erkrankungen. I. Komplementbindungsreaktion bei Moniliasis. Zbl. Bakt., I. Abt. Orig. 161, 311—314 (1954a). — K problematice léčby antibiotiky. Lék. Listy 9, 201 (1954b). — Zur Serologie der mykotischen Erkrankungen. II. Antigene Beziehungen einiger Arten von Genus Candida zueinander. Zbl. Bakt., I. Abt. Orig. 163, 407—409 (1955). — Agglutinations-, Komplementbindungs- und Hämagglutinationsreaktion bei der Bestimmung von Candida-Arten. Dermatologica (Basel) 118, 65—73 (1959). — Pospišil, L., u. Z. Vlašín: Zur Frage der serologischen Untersuchungen bei oberflächlichen Candida-Infektionen. Dermatologica (Basel) 120, 223—230 (1960). — Prior, J. A., and S. Saslaw: Effect of repeated histoplasmin skin tests on skin reactivity and collodion agglutination. Amer. Rev. Tuberc. 66, 588—593 (1952). — Prior, J. A., S. Saslaw and C. R. Cole: Experiences with histoplasmosis. Ann. intern. Med. 40, 221—244 (1954).

Raffel, S.: Immunity, hypersensitivity, serology. New York: Appleton-Century-Crofts 1953. — Ramel, E.: Ein Beitrag zur Kenntnis der Hautblastomykose mit besonderer Berücksichtigung der Allergieerscheinungen. Arch. Derm. Syph. (Berl.) 148, 128 (1925). — Rappaport, B. Z., and B. Kaplan: Generalized torula mycosis. Arch. Path. (Chicago) 1, 720—741 (1926). — Rapaport, F. T., H. S. Lawrence, J. W. Millar, D. Pappagianis and C. E. Smith: Transfer of delayed hypersensitivity to coccidioidin in man. J. Immunol. 84, 358—367 (1960). — Rebers, P. A., S. A. Barker, M. Heidelberger, Z. Dische and E. E. Evans: Precipitation of the specific polysaccharide of Cryptococcus neoformans A by types II and XIV antipneumococcal sera. J. Amer. chem. Soc. 80, 1135—1137 (1958). — Reifferscheid, M., u. H. Seeliger: Monosporiose und Maduromykose. Dtsch. med. Wschr. 80, 1841—1844 (1955). — Reinhardt, A.: Komplementbindung und Agglutination bei Erkrankungen durch Hefe. Zbl. Bakt., I. Abt. Orig. 122, 75—81 (1931). — Reiss, F., E. M. Rosenbaum and L. Caroline: The course of Trichophyton gypseum infection in rabbits previously infected with Trichophyton purpureum. J. invest. Derm. 21, 191—198 (1953). — Relander, L. K.: Kann man mit Präzipitinreaktionen Samen verschiedener Pflanzenarten und Abarten unterscheiden? Zbl. Bakt., II. Abt. 20, 518—522 (1908). — Ribi, E., and S. B. Salvin: Antigens from the yeast phase of Histoplasma capsulatum. I. Morphology of the cell as revealed by the electron microscope. Exp. Cell Res. 10, 394—404 (1956). — Rivalier, E.: Phénomènes d'immunité dans les dermatophyties. Path. Biol. 8, 307—312 (1960). — Rosenthal, S. A., and D. Furnari: Slide agglutination as a presumptive test in the laboratory diagnosis of Candida albicans. J. invest. Derm. 31, 251—253 (1958).

Salvin, S. B.: Complement fixation studies in experimental histoplasmosis. Proc. Soc. exp. Biol. (N.Y.) 66, 342—345 (1947a). — Cultural studies on the yeastlike phase of Histoplasma capsulatum Darling. J. Bact. 54, 655—660 (1947b). — The serologic relationship of fungus antigens. J. Lab. clin. Med. 34, 1096—1104 (1949a). — Cystein and related compounds in the growth of the yeastlike phase of Histoplasma capsulatum. J. infect. Dis. 84, 275—283 (1949b). — Quantitative studies on the serologic relationships of fungi. J. Immunol. 65, 617—626 (1950a). — Growth of the yeastlike phase of Histoplasma capsulatum in a fluid medium. J. Bact. 59 (1950b). — Endotoxin in pathogenic fungi. J. Immunol. 69, 89—99 (1952). — Cultural and serologic studies on non-fatal histoplasmosis in mice, hamsters and guinea-pigs. J. infect. Dis. 94, 22—29 (1954). — Salvin, S. B., and M. L. Furcolow: Precipitin in human histoplasmosis. J. Lab. clin. Med. 43, 259—274 (1954). — Salvin, S. B., M. L. Furcolow and J. Nishio: Serologic studies on outbreak of pulmonary disease at Camp Gruber, Okla. Arch. intern. Med. 93, 906—910 (1954). — Salvin, S. B., and G. A. Hottle: Factors influencing histoplasmin formation. J. Bact. 56, 541—546 (1948a). — Serologic studies on antigens from Histoplasma capsulatum. J. Immunol. **60**, 57—60 (1948b). — SALVIN, S. B., and E. RIBI: Antigens from yeast phase of Histoplasma capsulatum. II. Immunologic properties of protoplasm vs. cell walls. Proc. Soc. exp. Biol. (N.Y.) **90**, 287—294 (1955). — SALVIN, S. B., and R. F. SMITH: Antigens from the yeast phase of Histoplasma capsulatum. J. infect. Dis. **105**, 45—53 (1959). — SALVIN, S. B., R. W. WEBER, D. B. LACKMAN, J. NISHIO and G. MENGES: Influence of repeated histoplasmin skin tests on precipitins and complement-fixing antibodies. J. Lab. clin. Med. **44**, 56—62 (1954). — SASLAW, S., and CH. C. CAMPBELL: A method for demonstrating antibodies in rabbit sera against histoplasmin by the collodion agglutination technic. Proc. Soc. exp. Biol. (N.Y.) **68**, 559—562 (1948a). — The use of yeast phase antigens in a complement fixation test for histoplasmosis. I. Preliminary results with rabbit sera. J. Lab. clin. Med. **33**, 811—818 (1948b). — A collodion agglutination test for histoplasmosis. Publ. Hlth Rep. (Wash.) **64**, 424—429 (1949). — Serologic studies in histoplasmosis. Amer. J. publ. Hlth **40**, 427—435 (1950a). — Studies on the stability of the histoplasmin collodion agglutination test. J. Lab. clin. Med. **35**, 780—785 (1950b). — Effect of histoplasmin skin testing on serologic results. Proc. Soc. exp. Biol. (N.Y.) **82**, 689—691 (1953). — SASLAW, S., and H. N. CARLISLE: Histoplasmin-latex agglutination test. II. Results with human sera. Proc. Soc. exp. Biol. (N.Y.) **97**, 700—703 (1958). — SCHABINSKI, G.: Grundriß der medizinischen Mykologie. Jena: Gustav Fischer 1960. — SCHEFF, G. J.: Biochemical and immunological properties of Histoplasma capsulatum. Yale J. Biol. Med. **18**, 41—54 (1946). — SCHEFF, G. J., and J. M. PFEIFFER-SCHEFF: The cell and immunological reactions in rabbits infected with Histoplasma capsulatum. Amer. Rev. Tuberc. **62**, 374 (1950). — SCHEIDEGGER, J. J.: A micromethod of immunoelectrophoresis. Int. Arch. Allergy **7**, 103 (1955). — SCHRADER-BEIELSTEIN, H. W. v., u. H. P. R. SEELIGER: Papierelektrophoretische Untersuchungen an Pilzseren. Z. Immun.-Forsch. **113**, 328—332 (1956). — SCHUBERT, J.: The agar-gel precipitin test for histoplasmosis. Proc. 5th Biennial Planning Conference and Instrumentation Course, Atlanta, June 12—18, 1960. — SCHUBERT, J. H., L. AJELLO, J. S. COOPER and L. C. RUNYON: Evaluation of histoplasmin and yeast phase antigens derived from a single strain of Histoplasma capsulatum in the complement fixation test. J. Bact. **69**, 558—562 (1955). — SCHUBERT, J. H., L. AJELLO and J. HALL: Variation in complement fixation antigenicity of different yeast phase strains of Histoplasma capsulatum. J. Lab. clin. Med. **50**, 304—307 (1957). — SCHUBERT, J. H., L. AJELLO, S. STANFORD and V. R. GRANT: Variation in complement fixation antigen production by different strains of H. capsulatum grown on two media. J. Lab. clin. Med. **41**, 91—97 (1953). — SCHÜTZE, A.: Über weitere Anwendungen der Präzipitine. Dtsch. med. Wschr. **28**, 804—806 (1902). — Zur Frage der Differenzierung einzelner Hefearten mittels der Agglutinine. Z. Hyg. Infekt.-Kr. **44**, 423—427 (1903). — Zur Frage der Differenzierung einzelner Hefearten auf dem Wege der Komplementbindung. Z. Immun.-Forsch. **8**, 611—615 (1911). — SCHWARZ, J., and M. L. FURCOLOW: Some epidemiologic factors and diagnostic tests in blastomycosis, coccidioidomycosis and histoplasmosis. Amer. J. clin. Path. **25**, 261—265 (1955). — SCURO, L. A., e A. PERRONE: Valore diagnostico di alcuni indici immunobiologici per lo studio della candidosi. G. Mal. infett. **11**, 115—118 (1959). — SEELIGER, H.: Die Lungenmykose und ihre Immunbiologie. Med. Mschr. **10**, 692—698 (1954a). — Welche Hautteste kommen bei Verdacht auf Lungenpilzerkrankungen in Betracht? Dtsch. med. Wschr. **80**, 327 (1955a). — Mykologie und Serologie der Pneumomykosen. Tuberk.-Arzt **9**, 451—463 (1955b). — Zur Anwendungsmöglichkeit der Präzipitation im Agar-Gel bei der O-Antigenanalyse von Bakterien und Pilzen. Z. Hyg. Infekt.-Kr. **141**, 110—121 (1955). — A serologic study of hyphomycetes causing mycetoma in man. J. invest. Derm. **26**, 81—93 (1956). — SEELIGER, H., and M. REIFFERSCHEID: Sucessful treatment of mycetoma caused by Monosporium apiospermum. In TH. H. STERNBERG and V. D. NEWCOMER, Therapy of fungus diseases, p. 328—332. Boston and Toronto: Little, Brown & Co. 1955. — SEELIGER, H. P. R.: Experimentelle Untersuchungen zur mykologischen Serodiagnostik. Habil.-Schr. Bonn 1954b. — Mykologische Serodiagnostik. Leipzig: Johann Ambrosius Barth 1957a. — Fortschritte der mykologischen Serodiagnostik. Dtsch. med. Wschr. **82**, 1961—1963 (1957b). — Die Serologie schwarzer und roter Hefen. Zbl. Bakt., I. Abt. Orig. **167**, 396—408 (1957c). — Mykologische Berichte. III. Soorpilzbefall und Candida-Mykose. Medizinische Mitteilungen der Schering AG, Berlin, Jg. 19, H. 4, 1958. — Das kulturell biochemische und serologische Verhalten der Cryptococcus-Gruppe. Ergebn. Mikrobiol. Immun.-Forsch. exp. Ther. **32**, 23—72 (1959). — Les phénomènes d'immunité dans les cryptococcoses. Path. Biol. **8**, 297—306 (1960). — Advances in the serology of fungi. Trans. brit. mycol. Soc. **43**, 543—555 (1960). — Serology of fungi and deep fungus infections. Ann. N.Y. Acad. Med. (im Druck, 1961a). — Serodiagnostik der Pilze und mykotischen Infektionen. Tagungsbericht der Deutschen Gesellschaft für Hygiene und Mikrobiologie, Düsseldorf 1961, Zbl. Bakt. (im Druck, 1961b). — SEELIGER, H. P. R., u. P. CHRIST: Zur Schnelldiagnose der Cryptococcus-Meningitis mittels der Liquorpräzipitation. Mykosen **1**, 88—92 (1958). — SEELIGER, H. P. R., C. S. LACAZ and C. M. ULSON: Identification of fungi by serologic tests: further serologic studies with dematiaceous fungi. Proc. VIth Internat. Congr. on Tropical Medicine and Malaria, Lisbon, Sept. 1959. — Sequera, C. M., y L. Montemayor: Reacción de fijación de complemento con histoplasmina. Rev. Sanid. Asist. soc. 22, 479—486 (1957). Zit. nach Rev. Med. vet. Mycol. 3, 122 (1958). — Serologische Arbeitsanweisung für Pilz-KBR. US Public Health Service, Communicable Disease Center, Chamblee, Georgia. — Sevag, M. G.: Eine neue physikalische Enteiweißungsmethode zur Darstellung biologisch wirksamer Substanzen. Isolierung von Kohlenhydraten aus Hühnereiweiß und Pneumococcen. Biochem. Z. 273, 419—429 (1934). — Sevag, M. G., C. Cattaneo u. L. Maiweg: Justus Liebigs Ann. Chem. 519, 111 (1935). Zit. nach H. Schmidt, Fortschritte der Serologie. Darmstadt u. Frankfurt a. Main: Dr. Dietrich Steinkopff 1950—1952. — Shaffer, M. F., and J. D. Schneidau jr.: Antigenic and cultural properties of Nocardia. Us Navy Report No 131—151 (1956). — Shattock, P. M. F.: J. gen. Microbiol. 13, 367 (1955). — Sielaff, H. J., u. S. Heinrich: Über die diagnostische Verwertbarkeit der Intrakutantestreaktion bei der Aktinomykose. Dtsch. med. Wschr 76, 977—979 (1951). — Skobel, P., G. Schabinski u. G. Essigke: Untersuchungen über die Immunitätslage und den Wert der Serodiagnostik bei Candida-Mykosen. Ärztl. Wschr. 11, 317—320 (1956). — Slack, J. M., E. H. Ludwig, H. H. Bird and C. M. Canby: Studies with microaerophilic Actinomycetes. I. The agglutination reaction. J. Bact. 61, 721—735 (1951). — Slack, J. M., R. G. Spears and R. J. Kuchler: Serological grouping of microaerophilic Actinomycetes by the reciprocal agglutinin absorption technique. Bact. Proc. 84 (1955a). — Slack, J. M., R. G. Spears, W. G. Snodgrass and R. J. Kuchler: Studies with microaerophilic Actinomycetes. II. Serological groups as determined by the reciprocal agglutinin adsorptiontechnique. J. Bact. 70, 400—404 (1955b). — Smith, C. E.: Diagnosis of pulmonary coccidioidal infections. Calif. Med. 75, 385—391 (1951). — Coccidioidomycosis. Pediat. Clin. N. Amer. 2, 109—125 (1955). — Smith, C. E., R. R. Beard and M. T. Saito: Pathogenesis of coccidioidomycosis with special reference to pulmonary cavitation. Ann. intern. Med. 29, 623—655 (1948a). — Smith, C. E., R. R. Beard, E. G. Whiting and H. G. Rosenberger: Varieties of coccidioidal infections in relation to the epidemiology and control of the diseases. Amer. J. publ. Hlth 36, 1394—1402 (1946). — Smith, C. E., and C. C. Campbell: Question and answer period on the serology of Coccidioidomycosis. U.S. Publ. Hlth Serv. Publ. No 575, December 1957, p. 53. — Smith, C. E., M. T. Saito, C. C. Campbell, G. B. Hill, S. Saslaw, S. B. Salvin, J. E. Fenton and M. A. Krupp: Comparison of complement fixation tests for Coccidioidomycosis. Publ. Hlth Rep. (Wash.) 72, 888—894 (1957). — Smith, C. E., M. T. Saito, R. R. Beard, R. McFadden Kepp, R. Wheatlake Clark and B. U. Eddie: Serological tests in the diagnosis and prognosis of Coccidioidomycosis. Amer. J. Hyg. 52, 1—21 (1950). — Smith, C. E., M. T. Saito, R. R. Beard, H. G. Rosenberger and E. G. Whiting: Histoplasmin sensitivity and coccidioidal infection. 1. Occurence of cross-reactions. Amer. J. publ. Hlth 39, 722—736 (1949). — Smith, C. E., M. T. Saito, Ch. C. Campbell, G. B. Hill, S. B. Salvin, J. E. Fenton, M. E. Krupp and S. Saslaw: Comparison of five methods of quantitative complement fixation tests for coccidioidomycosis. Amer. J. publ. Hlth 47, 613 (1957). — Smith, C. E., M. T. Saito and S. A. Simmons: Pattern of 39.500 serologic tests in coccidioidomycosis. J. Amer. med. Ass. 160, 546—552 (1956). — Smith, C. E., E. G. Whiting, E. E. Baker, H. G. Rosenberger, R. R. Beard and M. T. Saito: The use of coccidioidin. Amer. Rev. Tuberc. 57, 330—360 (1948b). — Smith, C. W., J. D. Marshall jr. and W. C. Eveland: The use of a contrasting fluorescent dye as a counter stain in fixed tissue preparations. Proc. Soc. exp. Biol. (N.Y.) 102, 179—181 (1959). — Smith, D. T.: Pulmonary mycoses. Clinics 4, 994—1034 (1945). — Fungus diseases of the lungs. Springfield, Ill.: Ch. C. Thomas 1947. — Fungus diseases in the United States. J. Amer. med. Ass. 141, 1223—1225 (1949a). — Immunologic types of blastomycosis: a report on 40 cases. Ann. intern. Med. 31, 463—469 (1949b). — The diagnosis and therapy of mycotic infections. Bull. N.Y. Acad. Med. 29, 778—795 (1953). — Smith, J. G., W. C. Humbert and S. Olansky: Follow-up of blastomycin sensitivity in an epidemic area. Publ. Hlth Rep. 73, 610—614 (1958). Zit. nach Rev. Med. vet. Mycol. 3, 142 (1959). — Sorensen, L. J.: An investigation of the antigenic structure of the yeast phase of Histoplasma capsulatum. Diss. Abstr. 16, 12, 2283 (1956). — Sorensen, L. J., and E. E. Evans: Antigenic fractions specific for Histoplasma capsulatum in the complement fixation reaction. Proc. Soc. exp. Biol. (N.Y.) 87, 339—341 (1954). — Sotgiu, G., e G. Corbelli: Su due casi clinici di istoplasmosi autoctona: prime segnalazioni in Italia. Minerva med. (Torino) 68, 3791—3811 (1957). — Stanley, N. F.: Polysaccharide haptens from Torula histolytica. Aust. J. exp. Biol. med. Sci. 27, 409—415 (1949). — Biological properties of polysaccharide and lipoid fractions of a pathogenic strain of Aspergillus fumigatus. Aust. exp. Biol. med. Sci. 28, 99—108 (1950a). — The augmenting action of lecithin and the lipoids of Aspergillus fumigatus and Listeria monocytogenes in antibody production using Salmonella typhimurium as an antigen. Aust. J. exp. Biol. med. Sci. 28, 109 (1950b). — Stark, O. K.: Studies on pneumococcal polysaccharide. II. Mechanisms involved in production of immunological paralysis by type 1 pneumococal polysaccharide. J. Immun. 74,

130—133 (1955). — STONE, K.: A study of yeasts by the complement fixation test. Lancet **1930**, 577. — STONE, K., and L. P. GARROD: The classification of Monilias by serological methods. J. Path. Bact. **34**, 429—436 (1931). — STRAUBE, W., W. HAHN u. H. SEELIGER: Zur Klinik und Therapie von Soormykosen der Lunge. Dtsch. med. Wschr. **80**, 753—755, 760 (1955). — SUGG, J. Y., and J. M. NEILL: Studies in immunological relationships among the Pneumococci. III. Relationships between a variety of Saccharomyces cerevisiae and the type II variety of Diplococcus pneumoniae (Pneumococcus). J. exp. Med. **49**, 183—193 (1929). — SULZBERGER, M.: Introduction. Analysis of compositive antigens by Schultz-Dale-technic. Further experimental analyses of trichophytins. J. Immunol. **32**, 203 (1937).

TENENBERG, D. J., and A. HOWELL jr.: A complement fixation test for histoplasmosis. I. Technic and preliminary results on animal sera. Publ. Hlth Rep. (Wash.) **63**, 163—168, (1948). — THJØTTA, T., J. JONSEN and S. RASCH: Antigen studies in fungi. Acta path. microbiol. scand. Suppl. **93** (1952). — Studies on agglutination of fungi. I. Technique for quantitative determinations. Acta path. microbiol. scand. **33**, 72—78 (1953). — THJØTTA, T., S. RASCH and K. URDAL: Preparation of fungous antigens for immunization and for serological reactions. Acta path. microbiol. scand. **28**, 132—138 (1951). — TODD, R. L.: Studies on yeast-like organisms isolated from the mouths and throats of normal persons. Amer. J. Hyg. **25**, 212—220 (1937). — TOMCSIK, J.: Über die Rolle des Hefegummis in der serologischen Differenzierung einzelner Hefearten. Z. Immun.-Forsch. **66**, 8—16 (1930). — TOMCSIK, J., and S. GUEX-HOLZER: Demonstration of the bacterial capsule by means of a p_H-dependent, salt-like combination with proteins. J. gen. Microbiol. **10**, 97—109 (1954). — TOMŠÍKOVÁ, A., J. ŠACH, M. HOŘEJŠÍ, V. MALÝ u. D. NOVÁĆKOVÁ: Antikörper gegen Penicillia und Aspergilli. Z. Immun.-Forsch. **120**, 40—52 (1960). — TOMŠÍKOVÁ, A., u. V. WAGNER: Serologické studie u Monilias I. Vnitřni Lék **2**, 500 (1956). — Inkomplette Antikörper bei der Candida-Gruppe. Z. Immun.-Forsch. **116**, 239—245 (1958). — TRÉJOS, A., and H. P. R. SEELIGER: A serologic study of some yeast-like dematiaceous fungi. Unveröffentlichtes Manuskript 1955. — TRIMBLE, J. R.: The use of a precipitin test to differentiate Candida albicans from Candida stellatoidea. J. invest. Derm. **28**, 349—357 (1957). — TSUCHIYA, T., Y. FUKAZAWA, S. AMEMIYA, M. YONEZAWA and K. SUZUKI: Serological classification of the genus Rhodotorula. Yokohama med. Bull. **8**, 215—224 (1957). — TSUCHIYA, T., Y. FUKAZAWA, J. HAYASHI, Y. NISHIKAWA and M. DOI: Serological classification of the genus Hansenula. Jap. J. Microbiol. **1**, 339—346 (1957). — TSUCHIYA, T., Y. FUKAZAWA, S. HAYASHI, S. AMEMIYA and Y. SANO: Serological relationship among ascosporogenous and asporogenous yeasts. II. Antigenic structures of 5 species of the genus Saccharomyces. Jap. J. Microbiol. **1**, 205—212 (1957). — TSUCHIYA, T., Y. FUKAZAWA and S. KAWAKITA: A method for the rapid identification of the genus Candida. Mycopathologia (Den Haag) **10**, 191—206 (1959). — TSUCHIYA, T., Y. FUKAZAWA, F. MIYASAKI and S. KAWAKITA: Studies on the classification of the genus Candida. II. Thermostable and thermolabile antigens of the seven species of the genus Candida. Jap. J. exp. Med. **25**, 75—83 (1955). — TSUCHIYA, T., Y. FUKAZAWA, Y. SANO, Y. SHIMURA and T. MURATA: Serological classification of the genera Debaryomyces and Schwanniomyces. Jap. J. Microbiol. **4**, 61—71 (1960). — TSUCHIYA, T., Y. FUKAZAWA, I. SATO, S. AMEMIYA and T. MURATA: Further studies on the classification of the genus Hansenula. Jap. J. exp. Med. **28**, 105—114 (1958). — TSUCHIYA, T., Y. FUKAZAWA, I. SATO, S. KAWAKITA, M. YONEZAWA and Y. YAMASE: Serologic classification of the genus Saccharomyces. Yokohama med. Bull. **9**, 359—370 (1958). — TSUCHIYA, T., S. IWAHARA, F. MIYASAKI and Y. FUKAZAWA: Studies on the classification of genus Candida. I. Antigenic analysis of seven species of genus Candida. Jap. J. exp. Med. **24**, 95—103 (1954). — TSUCHIYA, T., K. KAMIYO, Y. FUKAZAWA, F. MIYASAKI and S. KAWAKITA: Studies on the classification of the genus Candida. IV. Relation of the isolated strains to the new antigenic structure. Yokohama med. Bull. **7**, 127—132 (1956). — TSUCHIYA, T., S. KAWAKITA, J. HAJASHI and T. KOBAYASHI: Serological classification of the genus Candida. Jap. J. exp. Med. **28**, 345—352 (1958). — TSUCHIYA, T., S. KAWAKITA, S. HAYASHI, I. SATO and M. TAKAHASHI: Further studies on the classification of the genus Candida. VI. Antigenic analysis of four species. Yokohama med. Bull. **8**, 8—14 (1957).

UDEN, N. VAN, M. DE MATOS-FAIA y L. ASSIS-LOPES: The relationship between Candida clausenii and C. albicans. Rev. bras. port. biol. **1**, 68—75 (1956).

VERHAGEN, A., u. K. HOFFMANN: Untersuchungen mit der serologischen Krebsreaktion nach Castelli-Gaggini. Zbl. Gynäk. **74**, 1508—1511 (1952). — VOGEL, R. A.: The polysaccharides of C. albicans. Proc. Soc. exp. Biol. (N.Y.) **86**, 373 (1954). — Role of lipid in hemagglutination by Candida albicans and Saccharomyces cerevisiae. Proc. Soc. exp. Biol. (N.Y.) **94**, 279—283 (1957a). — Heat stability of Candida albicans and Saccharomyces cerevisiae haemagglutinating antigens. Proc. Soc. exp. Biol. (N.Y.) **95**, 287—290 (1957b). — VOGEL, R. A., and M. E. COLLINS: Hemagglutination test for detection of C. albicans antibodies in rabbit antiserum. Proc. Soc. exp. Biol. (N.Y.) **89**, 138—140 (1955). — VOGEL, R. A., and N. F. CONANT: Coccidioides immitis spherule antigen in a complement fixation test for experimental coccidioidomycosis. Proc. Soc. exp. Biol. (N.Y.) **79**, 544—547 (1952). — VOGEL, R. A., and J. F. Padula: Indirect staining reaction with fluorescent antibody for detection of antibodies to pathogenic fungi. Proc. Soc. exp. Biol. (N.Y.) 98, 135—139 (1958). — Vuillemin, P.: Les champignons parasites et les mycoses de l'homme. Lechevalier, Paris (1931). Zit. nach Brumpt 2, 1607 (1949).

Walls, K., M. L. Furcolow and P. H. Lehan: Histoplasmosis as a problem in tuberculosis sanatoriums throughout the United States. J. Lab. clin. Med. 51, 266—270 (1958). — Walls, K. W., and L. Ajello: Rapid production of a consistently reproducible complementfixation antigen for coccidioidomycosis. Bact. Proc. 66 (1958). — Wegmann, T.: Blastomykose und andere Pilzerkrankungen der Lunge. Dtsch. Arch. klin. Med. 199, 192—205 (1952). — Weil, E., P. Chevalier u. Flandin (1927): Zit. nach Brumpt 2, 1954 (1949). — Wharton, M. L., F. Reiss and D. R. A. Wharton: Active immunization against Trichophyton purpureum infection in rabbits. J. invest. Derm. 14, 291 (1950). — Widal, F.: P. Abrami, E. Joltrain, E. Brissaud et A. Weill: Serodiagnostic mycosique. Applications au diagnostic de la sporotrichose et de l'actinomycose. — Les agglutinations et cofixations mycosiques. Ann. Inst. Pasteur 24, 1—33 (1910). — Wieme, R. J.: Über einige Aspekte der Elektrophorese im Agar-Gel. Behringwerk-Mitt. H. 34, 27—37 (1958). — Wilson, J W.: Clinical and immunologic aspects of fungous diseases. Springfield, Ill.: Ch. C. Thomas 1957. — Wilson, J. W., C. E. Smith and O. A. Plunkett: Primary cutaneous coccidioidomycosis. Calif. Med. 79, 233—239 (1953). — Windisch, S., u. W. Laskowski: Die hefeartigen Pilze. Hefen 1, 23—208 (1960). — Winner, H. I.: Immunity in experimental moniliasis. J. Path. Bact. 71, 234—237 (1956). — Winner, H. J.: A study of Candida albicans agglutinins in human sera. J. Hyg. (Lond.) 53, 509—512 (1955). — Woerner, H.: Wirkungen des Tannins auf immunbiologische Vorgänge. Zbl. Bakt., I. Abt. Orig. 166, 100—149 (1956). — Wunderly, Ch.: Immunoelektrophorese. Behringwerk-Mitt. H. 34, 81—90 (1958).

Yokoyama, Y., and T. Hata: Serological studies on Actinomycetes. II. On the chemical properties of the somatic antigens and on the hemagglutination reaction. J. Antibiot.. Ser. A 6, 8 0—86 (1953).

Zamiechowska-Miazgowa, J.: Chemical and antigen structure of Trichophyton plicatile. Bull. Acad. pol. Sci., Sér. Sci. biol. 6, 10, 423—428 (1958). — Zapater, R. C.: Micologia alergogena. Buenos Aires 1953. — Zarafonetis, C. J. D., and R. B. Lindberg: Histoplasmosis of Darling: observations on antigenic properties of causative agent. Univ. Hosp. Bull. Ann. Arbor 7, 47—48 (1941).

Literatur-Anhang

Abernathy, R. S., and D. C. Heiner: Precipitation reactions in agar in North American blastomycosis. J. Lab. clin. Med. 57, 604—611 (1961). — Akiba, T., K. Iwata and S. Inoue: Studies on the serologic diagnosis of candidiasis. In: Studies on candidiasis in Japan. Research Committee of Candidiasis, Monograph 1961, p. 65—77. — Aksoycan, N., et L. et S. Le Minor: Antigènes communs entre les Candida et les Salmonella-Arizona. Ann. Inst. Pasteur 99, 723—728 (1960).

Basu, N., R. Basu, S. N. Chatterjee and A. K. Banerjee: Slide agglutination as a presumptive test in laboratory diagnosis of Candida albicans. Bull. Calcutta Sch. trop. Med. 9 (1961). — Bevis, M. L.: Serological studies on mycobacteria, Nocardia, Actinomyces and fungi. Sabouraudia 1, 154—160 (1961). — Bhatnagar, G. M., and P. S. Krishnan: Some observations on the preparation of aqueous extracts of spores of Aspergillus niger. Arch. Mikrobiol. 34, 233—237 (1959). — Biguet, J., S. Andrieu et P. Tran van Ky: Application des méthodes électrophoriques et immunochimiques à l'étude des fractions antigéniques des dermatophytes. Premiers résultats concernant Ctenomyces mentagrophytes (Trichophyton mentagrophytes). C. R. Acad. Sci. Paris 253, 2167—2169 (1961).

Castro, E. M.: Prova da esporotriquina. Contribução para seu estudo. Rev. Inst. A. Lutz (S. Paulo) 20, 5—82 (1960). — Christie, A. O., and J. W. Porteous: A technique for obtaining uniform inocula of Actinomyces israelii. J. gen. Microbiol. 23, 261—265 (1960).

Donomae, I., E. Tsubura, M. Kuroda and H. Takahashi: Experimental studies on treatment of candidiasis. In: Studies on Candidiasis in Japan. Research Committee on Candidiasis, Monograph 1961, p. 122—144.

Evans, E. E.: Reactivity of the cryptococcal capsule. In: Fungi and Fungous Diseases, p. 187—206. Springfield (Ill.): Ch. C. Thomas 1962. — Evans, E. E., and S. P. Kent: The use of basic polysaccharides in histochemistry and cytochemistry: 1. The demonstration of acidic polysaccharides in tissue sections with fluorescein-labelled Aspergillus polysaccharides. J. Histochem. Cytochem. 10, 8—13 (1962). — The use of polysaccharides in histochemistry: 4. Precipitation and agglutination of biological materials by Aspergillus polysaccharide and deacetylated chitin. J. Histochem. 10, 24—28 (1962).

Fava Netto, C., T. de Brito and C. da Silva Lacaz: Experimental South American blastomycosis of the guinea pig. Path. Microbiol. 24, 192—206 (1961). — Feinberg, J. G.:

Misinterpretation of an agar-gel precipitation pattern. Nature (Lond.) 188, 684 (1960). — FERNANDEZ-BAQUERO, G.: The skin test with antigens of Phialophora pedrosoi. Bol. Soc. cuba. Derm. Sif. 16, 90—94 (1959).

GADEBUSCH, H. H.: Natural host resistance to infection with Cryptococcus neoformans. 1. The effect of the properdin system on the experimental disease. J. infect. Dis. 109, 147 (1961). — GORDON, M. A.: Differentiation and classification of yeasts by the Coons fluorescent antibody technique. In: Fungi and Fungous Diseases, p. 207—219. Springfield (Ill.): Ch. C. Thomas 1962. — GORDON, M. A., C. GREENE and J. ELLIOTT: Mycology, serologic tests. Ann. Rep. Div. Lab. Res. 110—112 (1960). — GREENE, C. H., L. S. DELALLA and V. N. TOMPKINS: Separation of specific antigens of Histoplasma capsulatum by ion-exchange chromatography. Proc. Soc. exp. Biol. (N.Y.) 105 (1960).

HASENCLEVER, H. F., and W. O. MITCHELL: Antigenic studies of Candida: 1. Observation of two antigenic groups in Candida albicans. J. Bact. 82, 570—573 (1961). — Toxicity of Candida albicans. Bact. Proc. 1962, Ref. M 17. — HASENCLEVER, H. F., W. O. MITCHELL and J. LOEWE: Antigenic studies of Candida: 2. Antigenic relation of Candida albicans group A and group B to Candida stellatoidea and Candida tropicalis. J. Bact. 82, 574—577 (1961).

HUPPERT, M.: Immunization against superficial fungous infection. In: Fungi and Fungous Diseases, p. 239—253. Springfield (Ill.): Ch. C. Thomas 1962. — HUPPERT, M., L. J. WALKER and J. BAILEY: Complement fixation for Coccidioidomycosis on spinal fluids filtered through molecular membranes. J. Bact. 83, 692 (1962).

KADEN, R.: Präcipitinreaktion bei Candidiasis. Arch. klin. exp. Derm. 211, 323 (1958). — KAPLAN, W., and L. KAUFMAN: The application of fluorescent antibody techniques to medical mycology—a review. Sabouraudia 1, 137—144 (1961). — KASE, A., and J. F. METZGER: Isolation of a dry variant from a mucoid strain of C. neoformans and preliminary comparative studies. (Unveröffentlichtes Manuskript 1962.) — KAUFMAN, L., and W. KAPLAN: Preparation of a fluorescent antibody specific for the yeast phase of Histoplasma capsulatum. J. Bact. 82, 729—735 (1961). — KENT, S. P., and E. E. EVANS: The use of basic polysaccharides in histochemistry: 2. The demonstration of acidic polysaccharides in tissue sections using fluorescein-labelled deacetylated chitin. J. Histochem. Cytochem. 10, 14—18 (1962). — The use of basic polysaccharides in histochemistry: 3. Altered staining of acidic polysaccharides in tissue sections induced by Aspergillus polysaccharide and deacetylated chitin. J. Histochem. Cytochem. 10, 19—23 (1962). — KING, S., and E. MEYER: Antigenic relationships within the genus Actinomyces and morphologically similar organisms using gel diffusion technique. Bact. Proc. 1962, Ref. M 20. — KITAMURA, F.: Study on the preparation of the antigen for diagnostic intradermal reaction obtained from Candida albicans on electric dissolution. In: Studies on Candidiasis in Japan. Research Committee of Candidiasis, Monograph 1961, p. 78—83. — KRÖGER, E.: Cryptococcus neoformans var. uniguttulatus als Erreger einer endogenen Mykose. Zbl. Bakt., Orig. I. Abt. 184, 260—264 (1962). — KUNZ, CH., and H. KLAUSHOFER: Purity control of the production of baker's yeast employing a fluorescent antiserum. Appl. Microbiol. 9, 469 (1961).

LABORIE, F., et R. LABORIE: Sur la coexistence d'allergies tuberculinique microbienne et mycosique comme une groupe allergénique. Rev. Path. gén. 715, 221—230 (1960). — Signification et portée immunothérapeutique de l'allergie croisée tuberculine, microbienne et mycosique. J. Méd. Bordeaux 137, 370 (1960). — LEVINE, H. B.: Immunogenicity of experimental vaccines in systemic mycoses. In: Fungi and Fungous Diseases, p. 254—276. Springfield (Ill.): Ch. C. Thomas 1962.

MARCUS, S., G. HILL and R. KNIGHT: Antigens of Blastomyces. Ann. N.Y. Acad. Sci. 89, 193—199 (1960). — MIYAKE, M., T. AKIBA, M. OKUDAIRA and S. INOUE: An immunopathologic study on deep-seated candidiasis, especially on the precipitin reaction using the infected tissue extract as antigen. Studies on Candidiasis in Japan. Research Committee of Candidiasis, Monograph 1961, p. 84—108.

NICHOLAS, W. M., J. A. WIER, L. R. KUHN, C. C. CAMPBELL, L. B. NOTLE and G. B. HILL: Serological effects of histoplasmin skin testing. Amer. Rev. resp. Dis. 83, 276 (1961).

PAPPAGIANIS, D., E. PUTMAN and G. S. KOBAYASHI: Polysaccharides of Coccidioides immitis. J. Bact. 82, 714—723 (1961). — PARIKH, R.: Über den Wert verschiedener Immunisierungs-Methoden zur Gewinnung von Antiseren gegen stark und schwach bekapselte Cryptococcus-Stämme. Inaug.-Diss. Bonn 1962. — PICKETT, J. P., C. M. BISHOP, E. W. CHICK and R. D. BAKER: A simple fluorescent stain for fungi. Selective staining of fungi by means of a fluorescent method for mucin. Amer. J. clin. Path. 34, 197—202 (1960).

RAPAPORT, F. T., H. S. LAWRENDE, J. MILLAR, D. PAPPAGIANIS and C. E. SMITH: Transfer of delayed hypersensitivity to coccidioidin in man. J. Immunol. 84, 358—367 (1960). — The immunologic properties of Coccidioidin as a skin test reagent in man. J. Immunol. 84, 368—373 (1960). — ROTH, F. J., and M. I. GOLDSTEIN: Inhibition of growth of pathogenic yeasts by human serum. J. invest. Derm. 36, 383—387 (1961).

SCHARPEGGE, D.: Pilzbefunde bei Lungentuberkulose und ihre klinische Bedeutung. Inaug.-Diss. Bonn 1961. — SCHNEIDAU, J. D., and M. F. SHAFFER: Studies on Nocardia and other Actinomycetales. 2. Antigenic relationships shown by slide agglutination tests. Amer. Rev. Resp. Dis. 82, 64—72 (1960). — SCHRÖTER, R.: Serologie der Trichosporon-Gruppe. Inaug.-Diss. Bonn 1962. — SCHUBERT, J. H., and R. C. HAMPSON: Appraisal of serologic tests for coccidioidomycosis. Bact. Proc. 1962, Ref. M 16. — SCHUBERT, J. H., H. LYNCH and L. AJELLO: Evaluation of the agar-plate precipitin test for histoplasmosis. Amer. Rev. resp. Dis. 84, 845—849 (1960). — SEELIGER, H. P. R.: Serology of fungi and deep fungous infections. In: Fungi and Fungous Diseases, p. 185—186. Springfield (Ill.): Ch. C. Thomas 1962. — Serodiagnostik der Pilze und mykotische Infektionen. Zbl. Bakt., I. Abt. Orig. 184, 203—226 (1962). — SKRZYNSK: C. R. Acad Sci. (Paris) 151, 520 (1920).— SLACK, J. M., A. WINGER and D. W. MOORE: Serological grouping of Actinomyces by means of fluorescent antibodies. J. Bact. 82, 54—65 (1961).

TOMOMATSU, S.: A serological study of experimental dermatomycoses using an antigen prepared from fungus mechanically desintegrated. 1. Antigenicity of antigen from T. mentagrophytes asteroides. Bull. pharm. Res. Inst. 23, 15—23 (1959). — A serological study of experimental dermatomycoses using an antigen prepared from fungus mechanically disintegrated. 3. Cross precipitation reactions among some fungi belonging to Trichophyton-, Epidermophyton- and Microsporum-genus. 4. Skin allergy and humoral antibody production in experimental trichophytosis using crude fractions (obtained from Trichophyton mentagr. v. ast. mechanically disintegrated) as antigen. Bull. pharm. Res. Inst. 34 (1961). — TRAN VAN KY, P., J. BIGUET et S. ANDRIEU: Isolement chromatographique d'une fraction antigénique spécifique de Candida albicans. C. R. Acad. Sci. Paris 253, 2288—2290 (1961). — TSUCHIYA, T., Y. FUKAZAWA and S. KAWAKITA: Serological classification of the genus Torulopsis (I). Sabouraudia 1, 135—153 (1961). — Serological classification in the genus Torulopsis (II). Yokohama med. Bull. 12, 184—191 (1961). — Serological classification of the genus Candida. Studies on Candidiasis in Japan. In: Research Committee of Candidiasis, Monograph 1961, p. 34—46.

VARELA, G., A. ALONSO and A. VAZQUEZ: The presence of fraction VII of Salmonellas in C. albicans. Rev. Inst. Salubr. Enferm. trop. (Méx.) 19, 1 (1959).

Namenverzeichnis

Die *kursiv* gesetzten Seitenzahlen beziehen sich auf die Literatur

Brumpt, E., G. Bouffard u. J. Chabaneix *511*
— u. M. Langeron 456, *461*
— s. Reynier, P. *523*
Brun 467
— Mozer u. Jadassohn 60, *65*
Brun, G., A. Broc, E. Burnet, C. Anderson u. F. F. Solovi *511*
— s. Anderson, Ch. *509*
— s. Blanc, G. 465, 481, *510*
— s. Burnet, E. *511*
Brunetto, S. s. Ciferri, R. *221*
Bruns, G. 85, *94*
Brunswic le Biham, E. s. Nicolle, Ch. *521*
Brunswic le Bihan, C., u. Ch. Nicolle *511*
Bruskin, S. s. Schaffer, N. 341, 354, *365*
Brutsaert, P. s. Dubois, A. 230, 234, *237*
Brux, J. de s. Bariéty, M. 359, *362*
Brygoo s. Levaditi 403
Brygoo, E. 374, 375, 377, 378, 380, 392, 394, 400, 403, 412, *429*
— J. Courdurier u. G. Meyer *429*
Brygoo, E. R., u. G. Segretain 384, 385, 386, 388, *429*
Brygoo, F. R. 371
Brzin, B. 590, *594*
Buchanan u. Mitarb. 467
Bucherer, H. s. Schmidt-Lange, W. *586*
Buchholz, A. s. Weinberg, B. J. 112, *119*
Buchner 656
Buckingham, W. W. s. Polk, J. W. 237, *239*
Buddingh, G. J. s. Howles, J. K. 374, 376, 378, 415, *431*
Budurin, A. A. s. Ajello, L. 300, 304, *311*
Buechner, H. A., A. E. Anderson L. H. Strug, J. H. Seabury u. W. J. Peabody jr. 112, *116*
— s. Peabody, J. W. *595*
Büngeler, W. *164*
Bueno, P., u. P. N. Faria 326, *330*
Buhler, V. B. s. Carter, J. S. 593, *594*
Bull Engelstad, R. *579*
Buncke, C. M. s. Reiss, F. *315*
Bunnell, I. L., u. M. L. Furcolow 705, *719*
— s. Furcolow, M. L. 235, *238*
Bunnell, J. L. s. Furcolow, M. L. 698, *721*
Bunney, W. E., u. W. L. Koerber 607, *719*

Burawski, J. s. Bernhardt, R. *94*
Burchardt 600, 602, 603, *604*
Burcik, E., u. W. Beutmann 614, 616, 626, 687, *719*
Burdick, K. H. *461*
Bureau, Y. *579*
— H. Barrière u. R. Trichereau 81, *94*
— u. M. Bronsard *94*
— A. Jarry u. H. Barriere *579*
— R. Trichereau u. H. Barrière *94*
Burette, A. s. Courtois, G. 467, *513*
Burger, C. H., u. N. E. Levan 304, *311*
— s. Levan, N. E. *314*
Burgess, J. F. 289, *311*
Burke, R. C. 302, 303, 305, *311*
Burnet 467
Burnet, E., A. Broc, G. Brun u. O. Jamin *511*
— u. G. Brun *511*
— s. Brun, G. *511*
Burnier s. Gougerot, H. *581*
Burnier, R. s. Gougerot, H. 348, *363*
Burnier, T. s. Gougerot, H. *282*
— s. Jeanselme, E. 258, *282*
Burnin, R. s. Cohen, R. *312*
Burns 467
Burns, E. L., Emma S. Moss u. J. W. Brueck *511*
Burns, R. E. 54, *65*, 373, *429*
Burr, A. H., u. T. R. Huffines 112, *116*
Burrows, B., u. W. R. Barclay *94*
Burrows, H. J. 546, *579*
Buschke 76, 374
— u. Joseph 204
— s. Busse 79
Buschke, A., u. A. Joseph 1, 2, 3, *65*, 76, 77, 79, *94*, 286, 297, 299, *310*, 372, *429*, 605, 683, 684, *719*
— u. E. Langer 241, 243, *280*
Busey, J. F. s. Ball, O. G. 654, 655, 704, 706, *718*
Busmanova, L. G. *579*
Buso-Carrasquillo, R. 467, *512*
Busse u. Buschke 79
Busse-Buschke 78, 79, 88
— u. Curtis 79
Bustus, F. M. *164*
Butler, E. C. B. *579*
Buvres, W. T. 467, *512*
Bystrova, V. V. s. Zajceva, G. I. 17, *74*

Cabral-Mota, O. *512*
Cáceres, M. s. Gonzalez-Ochoa, A. *313*
Caeiro-Carrasco 466

Caffrey, P. J. *512*
Caillon, L. s. Blanc, G. *510*
Cain, A. s. Spicknall, C. G. 224, *239*
Cain, A. R. s. Heilbrunn, I. B. 229, *238*
Cajkovac 597, *598*
Cajkovac, S. 242, *281*
— u. S. Purétic 14, *65*
Caldas, E. A. s. Marengo, R. *169*
Caldwell, G. T., u. J. D. Roberts 318, *330*
Calendoli, E. 677, *719*
Calero, C. 376, 416, *429*, 467, *512*
Callaway, I. L. s. Conant, Norman F. 76, 77, *95*
Callaway, J. L. s. Conant, N. F. 5, 7, 29, 43, 44, *65*, 112, *116*, 153, *165*, 198, 202, *202*, 209, *221*, 241, *280*, 290, 292, 293, 295, 304, *310*, 320, 322, 325, *329*, 333, 335, 345, 351, 354, 356, *360*, 379, 413, *430*, 565, *579*, 605, 671, 676, 681, 683, 688, 699, 702, 704, *720*
— s. Noojin, R. O. 278, *283*
Callomon, F. T. 309, *311*
Calzetta, D. s. Mazzini, M. A. 70
Camain 467, 508
— s. Segretain 465, 471
Camain, R., G. Segretain u. Olga Nazimoff 480, 484, *512*
— s. Baylet, J. 467, *510*
— s. Destombes, P. 488, 495, *513*
— s. Segretain, G. 480, *524*
Camargo, J. M., u. J. G. Carvalho 150, *164*
Cameron, O. J. 537, 538, *579*
Camp, P. T. de s. Acree, P. W. 112, *115*
— s. Gage, M. *580*
Campbell, C. C. *164*, 235, *237*, 241, 262, 271, *281*
— u. G. E. Binkley 104, *116*, 298, *311*
— u. S. Saslaw 235, 237, *237*
— s. Heller, S. 690, *723*
— s. Hill, G. B. 235, *238*
— s. Nicholas, W. M. 702, *727*, *733*
— s. Smith, C. E. 648, 664, 672, 699, 709, 710, *730*
Campbell, Ch. C. 605, 612, 663, 697, 702, 704, 710, *719*
— u. G. E. Binkley 663, 698, 701, 702, 704, 709, *719*
— u. S. Saslaw 605, 663, 697, 699, *719*
— s. Binkley Hill, G. 698, 699, *719*

Martin u. Mitarb. 43
— s. Jones 3
Martin, A. 254, *282*
Martin, D. S. 104, *117*, *169*, 379, 605, 642, 667, 671, 675, 679, 681, 682, 684, 692, 704, 705, 706, *726*
— R. D. Baker u. N. F. Conant 373, 376, 399, 416, *432*
— u. C. P. Jones 679, *726*
— — K. F. Yao u. L. E. Lee jr. 605, 679, 681, *726*
— u. R. R. Jones jr. *169*, 704, 706, *726*
— u. D. T. Smith 112, *117*, 629, 704, *726*
— s. Conant, N. F. 5, 7, 29, 43, 44, *65*, 112, *116*, 153, *165*, 198, 202, *202*, 241, *280*, 290, 292, 293, 295, 304, *310*, 320, 322, 325, *329*, 333, 335, 345, 351, 354, 356, *360*, 379, 413, *430*, *513*, 565, *579*, 605, 671, 676, 681, 683, 688, 692, 699, 702, 704, *720*
— s. Conant, Norman F. 76, 77, *95*
— s. Hiatt jr., J. S. 686, *723*
— s. Peck, R. L. 697, *728*
Martin, D. W. s. Fogel, D. H. 248, *281*
Martin, F. P., J. M. Lukeman, R. F. Ranson u. L. J. Geppert 351, *364*
Martin, M. 289, *314*
Martin, N., u. A. Laureht 466, *520*
Martin, P. 635, 679, *726*
Martin, R. s. Garcin, R. 402, *430*
Martin, S. D. s. Conant, N. F. 209, *221*
— s. Smith, T. D. *524*
Martin, W. J., D. R. Nichols, W. E. Wellman u. L. A. Weed *584*
— — W. E. Willman u. L. A. Weed *520*
Martin-Crespo, J. *584*
Martin-Mayer s. Fülleborn 466
Martin de Mirandol, P., G. Segretain u. Bataillard 373, *432*
Martin-Scott, I. 221, *222*
Martinez, B. L., u. J. del Rey Calero 353, *364*
Martinez, B. M., A. Reyes Mota u. A. Gonzales Ochoa 105, *117*
Martínez Baez 373, 376, 392, 393
Martins, A. A. s. Lacaz, C. S. *168*
Martirani, I. *520*
— s. Fieira-Filho, J. *514*

Márton, K., G. Tamás u. M. Thoroczkay 49, *70*
Marvin, R. M. 6, *70*
Marx, H. s. Sabalitschka, Th. 60, *72*
Masatoyo Akiyosi s. Hassegawa Shuji 565, *582*
Mason, A. s. Brown, R. 4, *65*
Masselot s. Brault 466
Masshoff 27, 28
Masshoff, W., u. W. Adam 27, *70*
Massini, R. s. Bloch, B. 710, *719*
Mastrocola, M. s. Tarchini, P. *96*
Mata, A. *520*
Matamoros, A. s. Montpellier, J. *520*
Matera, R. F. s. Prado, J. M. *172*
Matheis, H. 80, 83, 87, 88, *95*
Mathieson, D. R., R. Harrison, C. Hammond u. A. T. Henrici 564, *584*
Mathis, H., u. J. Fink jr. *584*
Matos-Faia, M. de s. Uden, N. van 670, 680, *731*
Matras, A., u. S. Tappeiner 81, *95*
Matruchot 241, 692
— u. Ramond 240
Matsumoto, K. K., D. S. Amatuzio, T. L. Lomasney, W. W. Ayres u. T. D. Cuttle 112, *117*
Matsumoto, T. 714, *726*
Matthews, A. R. K. s. Wade, J. L. 351, *366*
Mattman, L. s. Kaliski, S. R. 201, *202*
Maurique, J. *461*
Mavrodin, D. s. Daniel, C. 544, 545, *579*
Mayer 3, 29, 32
— u. Emmert 333
Mayer, C., Th. Wegmann u. A. Lichtensteiger 24, *70*
Mayer, J. s. Sartory, A. *523*
Mayer, J. B., H. Götz u. G. Seitz 15, *70*
Mayer, M. M. s. Kabat, E. A. 614, 625, 640, *724*
Mayer, R. L. s. Eisman, P. C. 48, *66*
Mayersbach, H. v. 659, 660, 661, *726*
Mazoue, H. s. Lecoq, R. 422, *431*
Mazza, S., u. E. J. Canal-Feijó 467, *520*
— u. Cutropia *169*
— u. S. Miyara *520*
— u. F. L. Niño 459, *461*
— u. B. Palamedi *169*
— u. S. Parodi *169*

Mazza, S., u. A. J. Senorans *520*
— u. I. Wofcy *432*
Mazza, S. A., R. Cornejo u. R. Pereyra *520*
Mazzai da Fonseca 299
Mazzara, J. R. s. Wichelhausen, R. H. 589, *595*
— s. Wichelhausen, Ruth *526*
Mazzini, M. A., M. Finkelberg, D. Calzetta, Orlando u. A. Bonafina *70*
McAleer, W. J. s. Dulaney, E. L. 342, *362*
McCabe, A. M. s. Cutting, J. T. *594*
McCaffrey, M. F. s. Minty, M. M. *282*
McCarthy, L. *520*
McCauley, D. W. s. Neill, J. M. 605, 687, 689, *727*
McClellan, J. T., u. A. Balowa 105, *117*
McClung, N. M. *520*
McClure, V. F. s. McDearman, S. C. 703, *726*
McCready, R. M. s. Hassid, W. Z. 615, *723*
McCrory, B. R. s. Davis, C. L. 342, *362*
McCullough, W. G. s. Roessler, W. G. 305, *315*
McCuskey, M. C. s. Stankaitis, J. 226, *239*
McDearman, S. C., V. F. McClure, E. D. Cherry u. E. W. Ulrich 703, *726*
— u. J. M. Young 702, *726*
McDonald, J. R. s. Kunkel jr., W. M. 112, *117*
McDonough, E. S. s. Denton, F. J. 97, *116*
— s. Kaplan, W. *698*
McFadden Kepp, R. s. Smith, C. E. 605, 648, 649, 664, 671, 708, *730*
McGee, H. S. *520*
McGregor, J. W. s. Shaw, R. M. 467, *524*
McKee, A. P. s. Layton, J. M. 112, *117*, 236, *238*
McKepp, R. s. Smith, C. E. 297, *315*
McKinnon, J. E. s. Talice, R. V. 275, *283*
McLean, J. W., J. L. Schwab jr., A. B. Hillegas u. A. S. Schlingmann 573, *584*
McLean, M. M. 54, *70*
McLean, R. A. s. Heller, S. 690, *723*
McLeod 8, 10
McLeod, J. M. H., u. G. B. Dowling *222*
McManus s. Gram 29
McManus Hotchkiss 189

Sachverzeichnis